Langenbecks Archiv für Chirurgie

Gegründet 1860

Kongreßorgan der Deutschen Gesellschaft für Chirurgie

Kongreßband 1993

Redigiert von W. Hartel

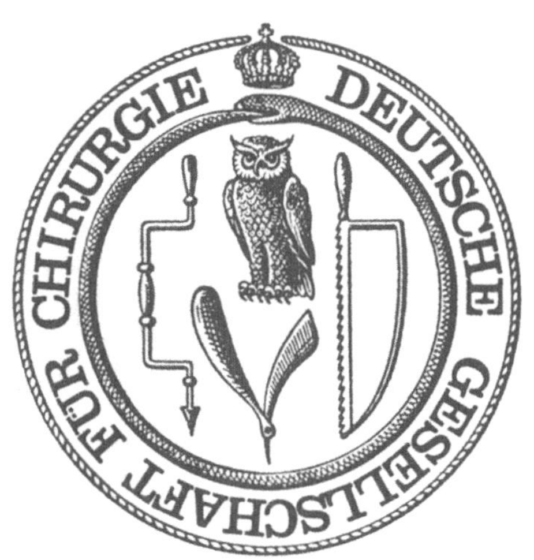

Wandel der Chirurgie in unserer Zeit

110. Kongreß der Deutschen Gesellschaft
für Chirurgie
13.–17. April 1993, München

Präsident: H.-M. Becker
Redigiert von W. Hartel

Mit 327 Abbildungen

Springer-Verlag
Berlin Heidelberg New York London Paris
Tokyo Hong Kong Barcelona Budapest

Langenbecks Archiv für Chirurgie

Ab Band 120 Kongreßorgan der Deutschen Gesellschaft für Chirurgie. „Archiv für klinische Chirurgie" begründet 1860 von B. v. Langenbeck. Herausgegeben von Th. Billroth, E. Gurit, E. v. Bergmann, W. Körte, A. v. Eiselsberg, A. Bier, F. Sauerbruch, E. Payr, A. Borchard, O. Nordmann u.a. Bis Band 117 (1921) Berlin, A. Hirschwald, ab Band 118 Berlin, Springer.

Seit 1948 (Band 207/260) unter dem Titel „Langenbecks Archiv für klinische Chirurgie" vereinigt mit: Deutsche Zeitschrift für Chirurgie. Begründet 1872 von A. v. Bardeleben, W. Baum u.a. Herausgegeben von H. v. Haberer und F. Sauerbruch. Bis Band 254 Leipzig-Berlin, F. C. W. Vogel, ab Band 255 (1941) Berlin, Springer.

Ab Band 324 (1969) unter dem Titel „Langenbecks Archiv für Chirurgie".

Ab Band 338 (1975) vereinigt mit Bruns' Beiträge für Klinische Chirurgie. München, Urban & Schwarzenberg.

Professor Dr. H.-M. Becker
Gefäßchirurgische Abteilung
Städtisches Krankenhaus
München-Neuperlach
Oskar-Maria-Graf-Ring 51
D-81738 München

Professor Dr. W. Hartel
Steinhölzle 16
D-89197 Westerstetten-Vorderdenkental

ISBN-13: 978-3-540-56566-6   e-ISBN-13: 978-3-642-78145-2
DOI: 10.1007/978-3-642-78145-2

Inhaltsübersicht

Inhaltsverzeichnis/Contents

Weiter- und Fortbildung: Intraluminale endoskopische Chirurgie   219

Hauptthema

Neues in der Chirurgie der Hernien   225

Hauptthema

Hauptthema

Grenzen chirurgischen Handelns — 387

Hauptthema

Die kritische Extremitätenischämie – eine interdisziplinäre Herausforderung 552

Rekonstruktive Eingriffe im Gesichtsbereich nach Tumor und Trauma

Unfallchirurgie

Die Bedeutung der Biologie in der Traumatologie

Moderne Osteosynthesetechniken zur verbesserten Schonung der Fragmentdurchblutung an Beispielen

EDV in der Chirurgie: Anwendungsbeispiele Gefäßchirurgie — 1023

In Zusammenarbeit mit dem Berufsverband: Anforderungsprofil mit der Position des leitenden Krankenhauschirurgen — 1027

Weiter- und Fortbildung

Intensivmedizin bei posttraumatischem Organversagen ... 1058

Perioperatives Risiko und Qualitätssicherung

EDV in der klinischen Chirurgie: Datenerfassung und Dokumentation

Posterausstellung

Eröffnungsansprache, Begrüßungsansprachen, Ehrungen, Mitgliederversammlung

Die feierliche Eröffnung des 110. Kongresses der Deutschen Gesellschaft für Chirurgie in der Aula der Ludwig-Maximilians-Universität, München, am Dienstag, 13. April 1993, um 17.30 Uhr wird eingeleitet mit dem

> Divertimento Köchel-Verzeichnis (KV) 213
> von Wolfgang Amadeus Mozart

für Bläser gesetzt von Prof. R. Zöbeley, Bläserensemble des Motettenchors der Ludwig-Maximilians-Universität, München

Eröffnungsansprache des Präsidenten

Präsident Prof. Dr. med. H. M. Becker, München

Meine sehr verehrten Damen, meine Herren!
Durch Ihr Vertrauen in das hohe Amt des Präsidenten unserer Gesellschaft berufen – habe ich heute die Ehre, nach dieser herrlichen Bläser-Einleitung von Mozart den 110. Kongreß der Deutschen Gesellschaft für Chirurgie zu eröffnen.

Ich heiße Sie alle herzlich in München, meiner Heimatstadt, willkommen – in den Räumen dieser Universität, die durch ihre Studenten und Professoren in den Jahren des nationalsozialistischen Terrors ein leuchtendes Symbol für Freiheit, Recht und Widerstand wurde – und bis heute ist. Damals haben Hans und Sophie Scholl und ihre Freunde aus dem Kreis der Weißen Rose sowie Professor Huber und andere Dozenten dieser Universität, dem Geist der Humanitas verpflichtet, warnend ihre Stimme erhoben – und haben, ohne auf die Gefahr für Leib und Seele zu achten, mit ihrem Leben bezahlt.

Heute muß man kein Held sein, wenn man seine Meinung und die Wahrheit sagt. Wir müssen mit unserem Votum laut und beharrlich eintreten für die Menschenrechte, ob für Deutsche oder unsere ausländischen Mitbürger, für Menschen, die schutzsuchend in unser Land kommen, für den demokratischen Rechtsstaat, dessen Bürger wir sind! Wir leben in einem Land und einer Gesellschaft, die wahrscheinlich noch die sozial erstrebenswerteste und in ihrem Rechtsverständnis sicherste der Welt ist. Dennoch ist diese Gesellschaft nicht gesund. Ich nenne nur den Rechts- und Linksradikalismus und die ungelösten und sträflich vernachlässigten Probleme der Umwelt, eine Belastung für uns und unsere Kinder und Enkel. Hierzu gehören auch die derzeitige wirtschaftliche Rezession, die hohe Arbeitslosigkeit, die Schwierigkeiten in der Bewältigung der Wiedervereinigung. Wenn die Gesellschaft krank ist, sind auch die Ärzte aufgerufen, ihre Stimme zu erheben und zur Diagnose und Heilung beizutragen. Neben der Klarheit der Gedanken gehört dazu auch heute noch Mut, zwar nicht der Mut, den die Studenten der Weißen Rose vor genau 50 Jahren hier bewiesen haben, aber immerhin Zivilcourage, die leider auch nicht sehr verbreitet ist. Die Eröffnung des 110. Chirurgenkongresses schien uns deshalb hier an diesem Platze besonders geeignet.

Ich begrüße Sie alle nochmals herzlich, besonders die Kollegin Frau Dr. med. Sabine Bergmann-Pohl, parlamentarische Staatssekretärin im Bundesministerium für Gesundheit, in Vertretung des Herrn Bundesministers Horst Seehofer. Wir danken Ihnen, daß Sie eigens Ihren wohlverdienten Urlaub unterbrechen und unserem Kongreß die Ehre Ihrer Anwesenheit geben.

Herr Dr. Max Streibl, der Bayerische Ministerpräsident, hat uns mit einem persönlichen Grußwort geehrt. In seiner Vertretung wird Frau Staatssekretärin Barbara Stamm, Ministerium für Arbeit, Familie und Soziales, uns das Grußwort der Bayerischen Staatsregierung überbringen. Ich bedanke mich auch für die Anwesenheit von weiteren Mitgliedern der Bayerischen Staatsregierung und des Parlaments, die uns damit die Ehre geben.

Desweiteren begrüße ich ganz besonders herzlich den Oberbürgermeister der Landeshauptstadt München, Herrn Georg Kronawitter, meinen direkten Dienstherrn, und Mitglieder des Stadtparlaments, insbesondere Herrn Gesundheitsreferenten Dr. Thomas Zimmermann, den in der Politik tätigen chirurgischen Kollegen.

Den Präsidenten der Bundesärztekammer, Herrn Kollegen Dr. Karsten Vilmar, möchte ich sehr persönlich begrüßen und für sein Kommen danken.

Desweiteren begrüße ich die Präsidenten der uns freundschaftlich verbundenen Chirurgischen Gesellschaften Österreichs und der Schweiz, weiter die Präsidenten und Vorsitzenden vieler wissenschaftlicher Gesellschaften des In- und Auslands, hier besonders Herrn Professor Schuster, den Vorsitzenden der Deutschen Gesellschaft für Innere Medizin als Repräsentanten unserer internistischen Partner, und die Präsidenten der alten und neuen chirurgischen Fachgebiete und Schwerpunkte, der Bayerischen Akademie der Wissenschaften, der Ärztlichen Berufsverbände, der Bayerischen Landesärztekammer und die Vertreter beider Kirchen.

Ich begrüße die Rektoren beider Münchner Universitäten und danke Ihnen, Magnifizenz, daß Sie uns diesen schönen Raum zur Verfügung stellten, und die Dekane der Medizinischen Fakultäten, die Vertreter der Max-Planck-Gesellschaft, des Wissenschaftsrates des Bayerischen Senates und die Vertreter des Sanitätsdienstes der Bundeswehr sowie des Deutschen und Bayerischen Roten Kreuzes.

Ein persönliches und herzliches Willkommen entbiete ich unseren Ehrenmitgliedern, den korrespondierenden Mitgliedern und allen anderen ausländischen Gästen, unter denen ich im besonderen unsere 6 Gäste aus den baltischen Staaten nennen möchte, gewissermaßen stellvertretend für alle Kollegen aus Ost und West, Nord und Süd.

Ein besonderer Gruß gilt den Vertretern von Presse, Rundfunk und Fernsehen sowie Angehörigen der medizinischen Assistenz- und Pflegeberufe und allen, die sich um die Gestaltung dieses Kongresses viel Arbeit und Mühe gemacht haben.

Durch Ihr Erscheinen geben Sie unserem 110. Chirurgenkongreß, dem größten medizinischen Fachkongreß deutscher Sprache, die Bedeutung, die ihm zukommt, wofür wir zu besonderem Dank verpflichtet sind.

Wie die Präsidenten vor mir, gedenke auch ich an dieser Stelle in Dankbarkeit meiner Lehrer, die mir Vorbild und Ausrichtung waren und meinen beruflichen Werdegang entscheidend beeinflußt haben.

So nenne ich RUDOLF ZENKER, der am 23. Februar dieses Jahres 90 Jahre alt geworden wäre. Ich möchte ganz besonders herzlich seine von uns allen verehrte Frau Gemahlin begrüßen, die hier unter uns ist. Rudolf Zenker war eine integrative Persönlichkeit, die – neben anderen – die deutsche Chirurgie der Nachkriegszeit geprägt hat, Präsident unserer Gesellschaft im Jahre 1968, dem ich eine harte, arbeitsanspornende und höchst disziplinierte Chirurgenschulung verdanke, der uns auch die Ehrfurcht vor dem kranken Menschen, dem Leiden und die Absolutheit ärztlicher Verantwortung gelehrt hat. Ihm ist gelungen, seine wissenschaftlichen Perspektiven in seine vielen Schüler zu pflanzen, wo sie fortgeführt werden und Früchte tragen, so auch in GEORG HEBERER, meinem zweiten Lehrer, Präsident unserer Gesellschaft 1980, der mich nicht nur mit der thorakalen Aortenchirurgie vertraut machte, sondern dessen bedingungslose Mitarbeiteraktivierung uns immer erneut anspornte, ob wir wollten oder nicht. Ich danke ihm für 13 Jahre strenge Führung – und Duldung auch individuellen Andersseins, die unser Verhältnis befruchtete und vertraut machte. Er lehrte uns die unbedingte Wissenschaftlichkeit unserer chirurgischen Arbeit am kranken Menschen in Forschung und Lehre. Ich freue mich, ihn vor mir in dieser Eröffnungsfeier begrüßen zu dürfen.

Ich stehe hier stellvertretend für die Schule, die seit mehr als 150 Jahren von Persönlichkeiten wie Vinzenz von Kern, Eduard Albert, Erwin Payr, Martin Kirschner über Zenker und Heberer geprägt, ihren wesentlichen Beitrag in der deutschen Chirurgie leistet und geleistet hat, was mich mit Dankbarkeit, Stolz und Demut erfüllt.

Lassen Sie mich von dieser Stelle aus einen weiteren Dank abstatten, nämlich meinem 91jährigen Onkel Professor Dr. FRANZ THEOPHIL BECKER, Orthopäde und Götzeschüler, Mitglied unserer Gesellschaft seit 1956, Lexerpreisträger, der in mir frühzeitig den Wunsch weckte, manuelle Geschicklichkeit dem kranken Menschen dienstbar zu machen und in der Chirurgie ärztliche Verantwortung zu tragen. Ich danke ihm für seine stete Beratung und Hilfe in meinem beruflichen und privaten Leben. Er sitzt hier neben meiner lieben Mutter unter uns.

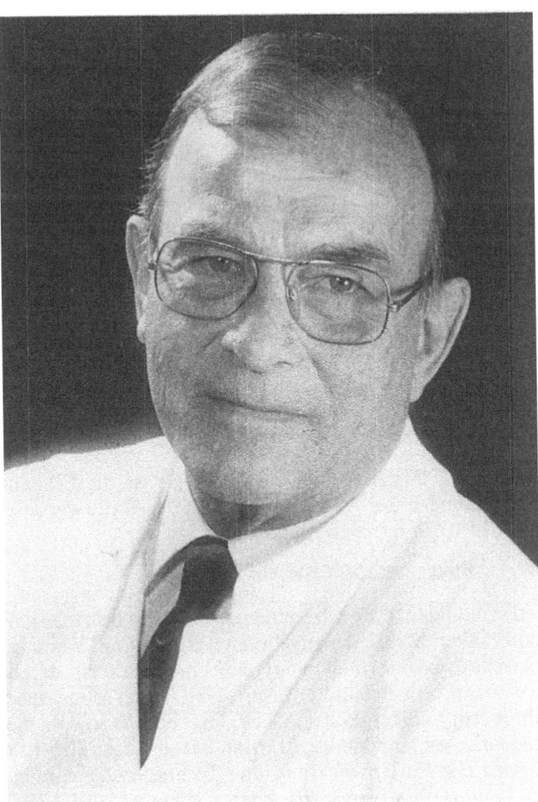

Prof. Dr. med. H.-M. BECKER, München

Meine Damen und Herren!

Ich habe als Leitthema für den diesjährigen Kongreß gewählt:

„Der Wandel der Chirurgie in unserer Zeit"

Meinen Erörterungen hierüber möchte ich voranstellen, was Bernhard von Langenbeck am 10. April 1872 in der Eröffnungsansprache des 1. Kongresses der Deutschen Gesellschaft für Chirurgie dazu anzumerken hatte [2]:

„Was die moderne Chirurgie insbesondere anbetrifft, so ist sie weit mehr bestrebt zu erhalten als zu zerstören. Man hat eingesehen, daß es weniger wichtig ist, neue Operationen und Operationsmethoden zu erfinden, als die Mittel und Wege aufzusuchen, um Operationen zu vermeiden, oder wo sie unvermeidbar sind, ihre Erfolge zu sichern." (Zitat Ende)

Wie viele prominente Chirurgen vor und nach ihm meinte von Langenbeck auch, die Chirurgie sei in ihrer Entwicklung weitgehend abgeschlossen. Ernst Kern hat vor zwei Jahren in seiner Abschiedsvorlesung eine Reihe namhafter Chirurgen mit dieser Meinung zitiert, die ums Vielfache verlängert werden könnte [6]. Auch wir erliegen heute der Versuchung, zu meinen, „die Hauptarbeit sei getan – und für unsere Nachfolger bleibe nur eine kärgliche Nachlese übrig" – wie Küster/Marburg 1901 aussprach [6].

Nun müsse, meint Langenbeck, an die Konsolidierung des Erreichten gegangen werden – in heutiger Diktion: an die Qualitätssicherung. Daß die verstümmelnde, also die resezierende Chirurgie, in den vergangenen 120 Jahren weitgehend der rekonstruierenden gewichen ist: darin hat von Langenbeck Recht behalten. Und die Vermeidung operativer Eingriffe ist ein ganz modernes Thema, darin sich die Chirurgen nicht von den Nichtchirurgen oder den interventionellen Kollegen übertreffen lassen sollten. Dieser Gesichtspunkt nimmt einen wesentlichen Anteil des 110. Chirurgenkongresses ein, insbesondere in der Standortbestimmung endoskopischer, intraluminaler und intravasaler therapeutischer Techniken.

Daß es aber weniger wichtig sei, „neue Operationen und Operationsmethoden zu erfinden" – hierin hat von Langenbeck geirrt: Welch stürmische Entwicklung hat die Chirurgie nach ihm in den vergangenen 100 Jahren genommen. Zunächst die operative Gastroenterologie, also die chirurgische Eroberung des Bauchraums, dann des Thorax, woran gerade die deutsche Chirurgie mit Sauerbruch und Nissen entscheidenden Anteil hatte. Dann die bis heute andauernde Entwicklung der rekonstruierenden orthopädischen Chirurgie, deren modernster Zweig sich in der Wirbelsäulenchirurgie präsentiert – und dann die Neurochirurgie, von der Langenbeck nur träumen konnte. Als Utopie haben unsere chirurgischen Vorväter auch die rekonstruierende Chirurgie am Herzen und an den Gefäßen angesehen, desgleichen die Transplantationschirurgie und die heute zum klinischen Alltag zählende Plastische Chirurgie mit den mikrovaskulären Techniken – und die modernen Osteosyntheseverfahren, die von Europa ausgehend in die Operationssäle der Welt eingezogen sind.

Wir wollen nicht vergessen, daß auch andere Erkenntnisse zur Fortentwicklung der Chirurgie beigetragen haben. So die zunehmende Verfeinerung anästhesiologischer Verfahren und die Intensivmedizin, die Beherrschung der Blutgerinnung und das Bluttransfusionswesen, die extrakorporale Zirkulation, die modernen Verfahren des Monitorings von Organfunktion, Entwicklung neuer und verbesserter Instrumente, neue Erkenntnisse über die Pathophysiologie des operativen Eingriffs und seine Folgen auf die Kompliziertheit des Zusammenspiels der Körperfunktionen.

> „Der größte Fortschritt der letzten 100 Jahre Chirurgie ist die Erkenntnis und Fähigkeit, die Entdeckungen und Erfindungen der Allgemeinmedizin, der Naturwissenschaften und der Technik den Bedürfnissen der Chirurgie nutzbar zu machen." [1]

Diese Erkenntnis von K. H. Bauer hat nach wie vor Gültigkeit.

Und die Chirurgen haben verstanden, ihr Fach weiterzuentwickeln bis zu dem hohen heutigen Standard der Behandlung, die dem kranken Menschen angeboten werden kann. Wenn man diese Entwicklungen innerhalb der letzten Jahrzehnte gewissermaßen mit Siebenmeilenstiefeln durchmißt, muß man feststellen, daß die Progression chirurgischer Behandlungsverfahren immer schneller vor sich geht, gepaart mit einer zunehmenden Technisierung chirurgischer Arbeit. Dies betrifft sowohl die diagnostischen Verfahren als auch unser therapeutisches Handeln [1, 3]. Man hat geradezu den Eindruck, daß bei der sich steigernden Geschwindigkeit der Fortentwicklung und Technisierung unserer Berufswelt der kranke Mensch ein wenig in den Hintergrund gerückt ist, oder, wie immer wieder fälschlicherweise behauptet wird, der technisierten Medizin zum Opfer gefallen ist [3, 12].

Wandel: Arzt und Patient

Gerät der Patient tatsächlich in die Mühlräder der Apparatemedizin? Eine solche plakative Formulierung mag bei manchen Menschen beliebt sein, entspricht aber überhaupt nicht den Tatsachen und Ansichten der überwiegenden Mehrheit unserer Kranken. Auch hier hat sich ein Wandel vollzogen: Die Patienten sind selbstbewußter, kritischer, entscheidungsfreudiger geworden. Und wir haben gelernt, uns der neuen technologischen Möglichkeiten zu bedienen, die uns Diagnostik und Therapie erleichtern. Der Kranke wünscht diese Erleichterung seiner Behandlung – die Technik läßt sich aus der heutigen Medizin gar nicht mehr wegdenken, diese ist vielmehr darauf angewiesen. Trotzdem ist der Arzt, wie der römische Dichter Petronius es in Worte gefaßt hat, für den Kranken „Die Tröstung der Seele" (Medicus nihil aliud est quam animae consolatio). Wir Chirurgen wissen, wie seelische Störungen körperliche Leiden auslösen können, wie noch häufiger physische Krankheiten mit seelischen Störungen, Unwohlsein, Verstimmungen, ja tiefen Depressionen einhergehen. Nur der Chirurg kennt die Angst des Patienten vor dem operativen Eingriff, vor dem Ausgeliefertsein, vor dem Schicksal, das ihn in die Nähe des Todes führt. Aus der neuen Mündigkeit des Patienten erwächst eine neue Patient-Arzt-Beziehung, ein Miteinander, das getragen wird von der Verantwortungsbereitschaft des Arztes und dem Vertrauen und der Leidensbereitschaft des Kranken. Hier ist Zuwendung gefragt, Gespräch, persönliche Wärme, Vertrauensbildung – ärztliche Eigenschaften, die an unseren Universitäten nicht gelehrt werden können –, und die doch ärztliches Handeln eigentlich ausmachen und bestimmen, auch bei aller Wissenschaftlichkeit als der wesentlichen Grundvoraussetzung unserer Berufsauffassung.

Die Grenzen chirurgischen Handelns werden gerade heute in der technisierten Medizin deutlicher, nicht nur bei fortgeschrittenem Stadium einer Tumorerkrankung oder der Arteriosklerose – oder dem Ausmaß traumatischen Gewebsschadens, sondern auch in ethischer Hinsicht. Leiden, ja auch der Tod, sind unverwechselbare Anteile des menschlichen Lebens, eine Tatsache, die unsere heutige Gesellschaft tabuisiert. Dabei steht doch das Ereignis des eigenen Sterbens jedem Menschen, trotz modernster Behandlungsverfahren, unabänderlich bevor. Vor diesem Hintergrund ist der Chirurg eben nicht Reparateur gestörter Körperfunktionen, die, als Störfall des Lebens aufgefaßt, in der Gesundheitswerkstatt wieder gerichtet werden. Als Arzt ist er Helfer, Begleiter, Vertrauter. Der Chirurg ist vom Sockel des

„Halbgotts in Weiß" auf den Boden sachlicher Menschlichkeit herabgestiegen – in der Tat ein wichtiger Wandel der Chirurgie in unserer Zeit.

Nicht an der Technisierung der Berufswelt krankt der Beruf des Chirurgen heute, sondern an den Umständen der Gesellschaft, deren Einfluß auf den Arbeitsablauf und den Inhalt seiner Tätigkeit er nicht abwehren kann: Die heutigen Arbeitsverhältnisse orientieren sich an der 38,5-Stunden-Woche. Daß dies für den Patienten Nachteile bedeutet, läßt sich leicht erklären: Wo sind Arzt und Schwester geblieben, die als Vertrauens- und Bezugspersonen jederzeit vom Kranken ansprechbar sind?

Es ist selbstverständlich, daß sich die moderne Arbeitswelt, auch im Krankenhaus, an den Zielvorstellungen unserer Gesellschaft ausrichtet, also auch am heutigen Freizeitverständnis [4]. Dadurch wird aber für die in Weiterbildung zum Chirurgen tätigen jungen Kollegen kaum mehr möglich, innerhalb der Mindestweiterbildungszeit Chirurg zu werden, weil die Fülle des zu erarbeitenden Stoffes zu- und die dafür zur Verfügung stehende Zeit abnimmt. Auch der Patient kommt – zumindest derzeit bei dem längst überalterten Personalschlüssel – und bei der dem Arzt aufgehalsten Verwaltungsarbeit zu kurz. An Krankenhäusern mit Schichtdienst sind die Verhältnisse noch ungünstiger: Nach einem Sonntagsdienst beispielsweise kommt der Assistenzarzt dann möglicherweise am Mittwochnachmittag oder Donnerstagmorgen wieder auf die Station. Viele Patienten haben gewechselt, er hat keine Kenntnis über diagnostische Probleme, Diskussionen über Therapieentscheidungen, wichtige Befunde. Kasuistisches Fallwissen – wir nennen es „ärztliche Erfahrung" – über Diagnose, Differentialtherapie, operative Besonderheiten, Nachsorgeschwierigkeiten – wird Mangelware.

Wahrscheinlich wird dadurch der Beruf des Chirurgen für die jungen Kollegen unattraktiv. Dennoch läßt sich das Idealbild des unverheirateten chirurgischen Arztes, der Tag und Nacht nur für seine Patienten da war, nicht zurückholen. Und das ist auch gerechtfertigt, muß auch der Chirurg als Berufsbild sich den Realitäten und Gegebenheiten der modernen Gesellschaft anpassen und unterordnen. Daß unter dem Zeitmangel des Arztes aber Patienten leiden, ist verständlich – und vergessen wir dabei unsere Pflegekräfte nicht, mitten im Umbruch ihres Berufsverständnisses, die ebenfalls darunter leiden und deren Tätigkeit sich dadurch der ärztlichen entfremden kann – auch zum Nachteil des Kranken. Johannes Horn hat in seinen arbeitsstrukturellen Betrachtungen über die heutige ärztliche Tätigkeit folgende Negativliste aufgestellt [4]:

- Häufiger Arztwechsel
- Informationsdefizit
- Mangel an Arbeitsmotivation und -qualität
- Distanz zur Verantwortlichkeit
- Ausbildungsdefizit
- Zunehmende Identitätsnot.

Ich möchte hinzufügen: steigende Resignation und Frustration. Welcher junge Mediziner wird sich künftig für die Chirurgie entscheiden, den therapeutischsten und faszinierendsten aller medizinischen Fachbereiche? Ein Berufsstand, der ins Visier häufig uninformierter und sachlich nicht kompetenter Medien geraten ist? Der Sozialstatus des Chefchirurgen beispielsweise ist längst dem Negativbild des leitenden Krankenhauschirurgen gewichen, der mit einer 70- bis 80-Stunden-Woche, auch am Wochenende, jeder sinnvollen Freizeittätigkeit und Ansprüchen der Familie entsagen muß, mit Verwaltungsarbeit zunehmend überlastet und Ziel ist für Juristen, deren Sport es ist, ihm Behandlungsfehler zu unterstellen. Ein sogenannter Besserverdiener mit gesellschaftlich negativem Ruf.

Der Begriff des Besserverdieners ist an sich ein Affront: Diese Personen sind die Leistungsträger des Gesundheitswesens, deren Verantwortungsbereitschaft den qualitativ hochstehenden Standard der deutschen Krankenversorgung gewährleistet! Krankenhausträger und Politiker sollten sorgsam umgehen mit dem Leistungswillen und dem Qualitätsbedürfnis leitender Ärzte. Daß sie zunehmend zur Finanzierung der Defizite ihrer Arbeitsplätze herangezogen werden, ist ein einmaliger Vorgang in unserer Gesellschaft. Keine andere Berufsgruppe würde sich dies so gefallen lassen.

Wandel und Fortschritt

Bleiben wir kurz noch bei Wandel und Fortentwicklung unseres Faches. Wir erleben zur Zeit eine innovative Flut auf allen Gebieten der Medizin, wie sie so wohl in der Geschichte der Menschheit und der Medizin einmalig ist. Dies erstreckt sich nicht nur auf neuartige Operationsmethoden oder neue bildgebende Verfahren, sondern auch auf die pharmazeutische und die gentechnologische Forschung, also bis hin an die Wurzeln des Lebens.

Vor 80 Jahren wies ein berühmter Chirurg seinem Schüler die Tür mit den Worten: „Mit so was können Sie im Zirkus auftreten!" Das, womit er im Zirkus hätte auftreten sollen, brachte ihm später weltweiten Ruhm.

6

Rund 30 Jahre später wurde erneut ein Chirurg mit genau den gleichen Worten abgetan, als er etwas Neues zuwege gebracht zu haben glaubte, was ihm später Anerkennung und sogar den Nobelpreis einbrachte [8].

Die Ironie beider Geschehnisse ist: Der Erstgenannte war Ferdinand Sauerbruch, der seinem Lehrer Mikulicz-Radetzky die Unterdruckkammer vorstellte, die den Beginn der Thoraxchirurgie bedeutete. Wenig später hat dieser die Bedeutung der Erfindung erkannt und Sauerbruch volle Unterstützung gegeben. Der zweite war Werner Forssmann, der den ersten Herzkatheter im Selbstversuch vorstellte und von Sauerbruch ebenso, wie es ihm selbst einst vorher widerfuhr, abgekanzelt wurde.

Die Quintessenz: Selbst der Erfahrene kann irren, wenn es sich um die innovative Entwicklung, den ständigen Wandel in der Chirurgie handelt.

Innovation heute: Wir sind Zeugen einer noch niemals zuvor dagewesenen, ja geradezu revolutionären Progression chirurgischer operativer Techniken. Im Vordergrund des Interesses stehen die endoskopischen Verfahren. Seit Jahrzehnten dient beispielsweise das Laparoskop zur Diagnose abdominaler Erkrankungen, und schon früh wurde durch diese Metallröhre mit therapeutischen Manipulationen begonnen, etwa intraluminal im Dickdarm oder auch in der Bauchhöhle selbst. Namen wie Frangenheim, Götz und viele andere müssen dabei genannt werden. Letztlich hat aber der Gynäkologe Kurt Semm dieser neuen Technik in seiner Beharrlichkeit zum Durchbruch verholfen.

Belächelt, angegriffen, ja angefeindet, fand die von ihm empfohlene Methode in Chirurgenkreisen zunächst nahezu nur Gegner. Heute erhebt der medienerfahrene Münchner Rechtsanwalt Rolf Bossi den Anspruch, jeden Chirurgen anzuklagen, der noch eine Gallenblasenoperation in konventioneller Weise und nicht laparoskopisch durchführt. Vor solchem medizinischen Unverstand kann jeder Chirurg eigentlich nur die Schulter zucken – dennoch hat sich in den vergangenen Jahren die Endochirurgie durchgesetzt.

Sie stellt die seit Jahrzehnten bewährten Techniken und Behandlungsverfahren in Frage, unterliegt aber auch der Gefahr von Fehleinschätzungen. Wir erleben trotzdem ihren Siegeszug durch die Operationssäle der Welt. Sie ist unter dem Begriff „Minimal invasive Chirurgie" das wesentliche Hauptthema des 110. Chirurgenkongresses. Hier ist eine Standortbestimmung fällig, die von den Fachleuten dieser Entwicklung gestaltet wird und für die Zukunft bestimmende Richtlinien erhoffen läßt.

Wandel der Chirurgie: Die Spezialisierung

Wenden wir uns der Spezialisierung zu, die die Chirurgie verändert. Der Deutsche Ärztetag 1992 hat entschieden: Drei der chirurgischen Spezialgebiete werden zu eigenen Fachgebieten: die Herzchirurgie, die Kinderchirurgie und die Plastische Chirurgie. Zweifellos bedeutet diese Verselbständigung einen Verlust für das Mutterfach Chirurgie. Als Gefäßchirurg selbst ein Spezialist innerhalb der Chirurgie, muß ich insbesondere die Distanzierung zur Herz- und Plastischen Chirurgie bedauern, zwei Disziplinen, die engsten Kontakt zur Gefäßchirurgie hatten und haben. Man hat ganz erheblich voneinander profitiert, sowohl in der Forschung als auch besonders in der Krankenversorgung. Das sollte eigentlich auch so bleiben!

„Man muß sich fragen, ob die Fülle der heute erkennbaren Probleme in der Medizin ohne weitere Spezialisierung zu meistern ist. Daß darauf nur mit einem klaren *Nein* geantwortet werden kann, ist sicher, wenn auch nicht allgemein beliebt. Es ist nicht zu befürchten, daß die Spezialisierung zu destruktiver Isolation führt" [10].

Diesen Worten von Karl Vossschulte aus dem Jahr 1965 über die Notwendigkeit und Unabänderlichkeit weiterer Spezialisierung in der Chirurgie ist nichts Erklärendes hinzuzufügen. Wilhelm Hartel hat seinen 108. Chirurgenkongreß unter das Motto gestellt: „Spezialisierung in der Chirurgie: eine Symbiose". Doch kam es jetzt zur Verselbständigung der Herz-, Kinder- und Plastischen Chirurgen. Was ist zu tun?

Schon lange sind Bestrebungen innerhalb der Deutschen Gesellschaft für Chirurgie im Gange, die notwendigerweise erfolgenden Abspaltungen von Spezialfächern aufzufangen und der Gesamtchirurgie zu erhalten. Insbesondere der viel zu früh verstorbene Generalsekretär Edgar Ungeheuer hat zusammen mit den Herren Schreiber und Koslowski Gedanken veröffentlicht, wie diesem Auseinanderstreben begegnet werden könne. Dabei sind auch Überlegungen angestellt worden, wie es möglich sein könnte, die in den vergangenen Jahrzehnten verselbständigten chirurgischen Spezialfächer – wie etwa die Neurochirurgen, die Urologen, die Orthopäden, die Gesichts- und Kieferchirurgen, ja möglicherweise auch die Gynäkologen und Hals-Nasen-Ohren-Chirurgen und andere – wieder in einen Verbund chirurgischer Fächer zurückzuholen. Es handelt sich immerhin um rund 44000 operativ tätige Ärzte, die eines Sprachrohrs bedürfen. Diese als *Föderation operativer Fachgebiete* bezeichnete Hypothese beginnt Wirklichkeit zu werden. Gespräche orientierenden Charakters haben bereits stattgefunden. Über alle Abgrenzungen hinaus sollte das Gemeinsame in Forschung und Lehre und vor allem in der

Krankenversorgung bestimmendes Element der Rückgewinnung einer Einheit der operativen Fächer sein. Hinzu kommt das Bedürfnis, die gemeinsamen Interessen und Probleme operativ tätiger Ärzte zusammenzufassen, etwa für die informierenden Medien oder den politischen Gestaltungsbedarf der kommenden Jahre im Gesundheitswesen. Hier wird die Föderation operativer Fachgebiete, die sicher in den kommenden Wochen aus der Taufe gehoben werden wird, jederzeit zu Gesprächen und Verhandlungen zur Verfügung stehen und gerne Entscheidungshilfe leisten. So wachsen den wissenschaftlichen Fachgesellschaften über fachliche und vielleicht ethische Fragen hinaus andere Aufgaben zu, auch berufsständischer Art, für welche die Berufsverbände wenig Interesse oder keine Verhandlungsbefugnis besitzen. Ich erinnere in diesem Zusammenhang nur an den Tierschutz oder an Forschungs- und Strukturfragen – Aufgaben, die für die Chirurgie und viele Chirurgen existentielle Bedeutung haben. Die fortschreitende Spezialisierung bleibt aber weiterhin ein ständiges Problem der Deutschen Gesellschaft für Chirurgie. 1992 wurden die verbleibenden Teilgebiete der Chirurgie in sogenannte „Schwerpunkte" aufgewertet, mit stärkerer Betonung der Weiterbildungserfordernisse für den jeweiligen Spezialbereich. Es wurde auch der neue Schwerpunkt „Viszeralchirurgie" geschaffen, womit die Gesellschaft über die Chirurgie hinaus jetzt vier Schwerpunkte repräsentiert:

Die Unfallchirurgie,
die Gefäßchirurgie,
die Thoraxchirurgie
und die Viszeralchirurgie.

Deren Bezeichnung gibt vielfach zur Frage Anlaß, was denn das nun sei: Es ist die zum chirurgischen Schwerpunkt erhobene frühere Bauch- und Weichteilchirurgie. Bis auf diese Gruppe haben alle Schwerpunkte ihre eigenen wissenschaftlichen Gesellschaften außerhalb der Muttergesellschaft gegründet; dennoch sind sie mit Delegierten im Präsidium und mit ihren Mitgliedern in der Deutschen Gesellschaft für Chirurgie vertreten. Ob sich in Zukunft eine eigene Deutsche Gesellschaft für Viszeralchirurgie bilden wird, ist momentan ungewiß, trotzdem möglich. Damit würde der traditionellen Chirurgengesellschaft eine völlig neue Rolle zuwachsen. Den früheren „Generalisten", den sog. Allgemeinchirurgen, wird es in Zukunft nicht mehr geben, sondern nur noch Schwerpunktchirurgen. Wahrlich ein Wandel der Chirurgie in unserer Zeit!

Wandel der Chirurgie in unserer Zeit: GSG

Wahrscheinlich gibt es zur Zeit keine Eröffnungsansprache einer medizinischen Fachtagung, ohne daß auf Seehofers Gesundheitsstrukturgesetz eingegangen wird. Im Rahmen der Eröffnungsveranstaltung dieses Kongresses kann allerdings nur in groben Zügen und nicht im Detail darauf Bezug genommen werden. Lassen Sie mich abschließend auf die Entwicklung dieser Problematik eingehen:

Das Krankenhausfinanzierungsgesetz 1971, das die Kostendämpfung im Gesundheitswesen gewährleisten sollte, ist trotz 6facher Nachbesserungsgesetze gescheitert. Nicht die Kostenexplosion, wie immer wieder behauptet wird, sondern die Ausgabensteigerung im Gesundheitswesen erforderte neue gesetzliche Maßnahmen, um das Gesundheitswesen in unserem Lande finanzierbar zu machen.

So ist durch Seehofer ein Gesetz entstanden, das eine sehr große Veränderung des Gesundheitswesens in unserem Lande bewirken wird. Prämisse war, den Beitrag zur Krankenversicherung stabil zu halten und damit das Krankenscheinsystem zu zementieren. Das GSG ist also eigentlich ein Krankenkassenfinanzierungsgesetz. Offenbar hat sich Herr Bundesminister Seehofer an das Wort von Rainer Barzel gehalten, der einmal sagte: „Wenn man in der Politik operieren will, darf man nicht nur ritzen." Ein wahrhaft chirurgisches Bonmot.

Der Schwerpunkt der Veränderungen für Chirurgen liegt bei den Vorschriften zur Vergütung der allgemeinen Krankenhausleistungen. Die Investitionsfinanzierung über Fördermittel und die Betriebskostenfinanzierung über Pflegesätze sind entkoppelt worden. Unverändert geblieben ist der Anspruch der Krankenhäuser auf investive Fördermittel der Länder; die Deckung der vorauskalkulierten Selbstkosten ist ersetzt worden durch den Anspruch auf „medizinisch leistungsgerechte" Pflegesätze, d. h. daß die Leistung kostengerecht erfaßt werden muß. Als Krankenhausleistung wird also nicht mehr das um Mitternacht belegte Bett gelten, sondern die sachgerecht ermittelte Behandlungs- und Pflegeleistung. Überhöhte Ausgaben werden durch Sonderentgelte ausgeglichen, und man wird sich auf Fallpauschalen, insbesondere im operativen Bereich, einrichten müssen. Hinzu kommt die sicher vorteilhafte vor- und nachstationäre Behandlung, wohingegen die Maßgabe für ambulantes Operieren, also die Tageschirurgie, meines Erachtens mehr Probleme aufwirft als Entlastung bringt.

Wahrscheinlich liegt ein erster Fehler in der Grundkonzeption dieses Gesetzes darin, die Beiträge für die Krankenkassen einzufrieren. Medizin wird nicht billiger, sondern teurer, insbesondere hochqualifizierte Behandlungsverfahren, und der Fortschritt kann den Patienten nicht aus Kostengründen verwehrt werden. Doch darüber später mehr.

Das führt zur Frage, wieviel dem einzelnen Kranken seine Behandlung und Gesundung wert ist. Ist das Anspruchsdenken so fortgeschritten, daß auf Kosten der Solidargemeinschaft das Recht zu optimaler medizinischer Betreuung bis zum Rande ausgeschöpft wird? Das GSG läßt Ansätze vermissen, den Mißbrauch des Gesundheitssystems einzudämmen. Überflüssige Leistungen werden nicht nur von Ärzten verordnet, sondern von Patienten verlangt. Es gibt kaum Ansätze dafür, die Versicherten zu einer sparsamen Inanspruchnahme von Leistungen zu bringen. Warum soll die Solidargemeinschaft dem chronischen Raucher Diagnostik und Therapie seines Bronchialkarzinoms und seiner arteriellen Verschlußkrankheit bezahlen [7]? Warum dem Alkoholiker die ärztliche Behandlung der alkoholbedingten Störungen? Sollten nicht Tabak- und Alkoholsteuern zweckgebunden der Finanzierung der ärztlichen Behandlung von Suchtschäden zugewiesen werden anstatt im allgemeinen Steuertopf aufzugehen, wo sie keine sachliche Berechtigung finden? Neuerdings werden Überlegungen laut, wie man die Verantwortlichkeit des Patienten für seine Gesundheit weckt und ihn an den Kosten der Behandlung entsprechend seinen Möglichkeiten beteiligt. Eigentlich eine positive Entwicklung!

Damit die Ausgabenentwicklung sofort eingeschränkt wird – und dadurch die Beitragssätze zur Krankenversicherung stabilisiert werden, sind Zuwachsraten im Krankenhausbereich begrenzt. Die Budgetierung gewährleistet – orientiert an den Ausgaben 1992 – daß die Ausgaben nicht stärker steigen als die beitragspflichtigen Einnahmen der Kassen. Und hierin liegt wahrscheinlich der zweite und entscheidende Fehler, der das Gesetz auf Dauer scheitern zu lassen droht: Die demographische Entwicklung mit immer mehr alten Menschen und geburtsschwachen Jahrgängen als Beitragszahler läuft den Intentionen des Gesetzes diametral zuwider. Und daß bei steigender Arbeitslosigkeit die Einnahmen der Kassen ebenfalls steigen sollen, ist wohl auch eine Fehlrechnung. Darüber hinaus verdrängt man leicht und gern die Tatsache, daß bessere und breitere medizinische Versorgung zwangsläufig mehr Kranke bedeutet [7]. Dem Morbiditätszuwachs wird das Gesetz also nicht gerecht, abgesehen davon, daß Medizin nicht billiger wird, will man nicht Abstriche an der Qualität der Versorgung machen. Und Qualität zum Nulltarif gibt es nicht. Wir werden also wahrscheinlich längere Wartelisten haben, um innovative Behandlungsverfahren kämpfen müssen und möglicherweise im Herbst dann den Behandlungsbetrieb einstellen müssen, weil das Budget aufgebraucht ist.

Im GSG sind für 1993 10,7 Mrd. DM Einsparungen vorgesehen.

Wo sollen derartige Summen eingespart werden:

Bei Verwaltungen	0,2 Mrd. DM
bei Heilmitteln und Kuren	0,6 Mrd. DM
bei Ärzten und Zahnärzten	2,1 Mrd. DM
Pharmaindustrie und Apotheken	2,1 Mrd. DM
Patienten	2,5 Mrd. DM
Krankenhäuser	3,2 Mrd. DM
	10,7 Mrd. DM

Um diese Summen anschaulich zu machen, muß man sich vorstellen, daß – gäbe es in Deutschland 3200 Krankenhäuser – jedes von ihnen in diesem Jahr durchschnittlich 1 Mio. DM gegenüber 1992 einsparen müßte. Daß dies ohne Leistungsabbau möglich ist, kann doch wohl der Gesetzgeber selbst nicht glauben. – Ein weiteres: Daß die Pharmaindustrie mit 2100 Mio. DM 1993 zur Kasse gebeten wird, muß fatale Folgen haben: Die deutsche Pharmaindustrie, einst die Apotheke der Welt, wird solche Summen nur durch Reduktion der Forschungstätigkeit aufbringen, und dadurch auf lange Sicht gesehen gegenüber der hoch subventionierten japanischen und amerikanischen ins Hintertreffen geraten, was Exporteinbußen und Arbeitsplatzverluste bedeuten muß. Welcher Politiker, der in Ordnungssystemen in die Zukunft hinein plant und projektiert, kann eine solche Fehlinvestition letztlich verantworten?

Das Gesetz will Ärzte nur nach Bedarf zulassen. Das ist ganz sicherlich gerecht und wichtig. Deshalb ist der Bedarf zu definieren. Die Budgetierung ist wahrscheinlich das geeignete Mittel dazu. Daß aber Tausende Studenten zum Studium zugelassen werden – und dann nach 6–7 Jahren harten Studiums erfahren müssen, daß ihre berufliche Zukunft begrenzt ist, wenn nicht gar vom Staat nicht zugelassen wird, kann das Gesetz doch nicht wollen?

Unter allen Ärzten ist erhebliche Unruhe und Unsicherheit spürbar, da auch Fachleute kaum mit dem Gesetz umgehen können und wir erst lernen müssen, das Gesetz richtig anzuwenden und auszulegen. Dies vor allem auf dem Hintergrund der Privatisierung der kommunalen Krankenhäuser, denen die Eigenbetrieblichkeit natürlich ohnehin Probleme und Sorgen macht.

Wir werden in den kommenden Jahren mit Begriffen wie Budgetierung, Wirtschaftlichkeitsprüfungen, Regresse, Richtgrößen, Positiv- und Negativlisten, Preissenkungen, Festbeträge, Finanzausgleich, Fallpauschalen, Arztzulassung nach Bedarf, leben müssen [5]. Möglicherweise sind diese Begriffe zeitlich notwendig. Die Ärzteschaft wird sich aber sicher der zunehmenden staatlichen Reglementierung des Gesundheitswesens entgegenstellen, im Angesicht der Erfahrungen in Ländern der Staatsmedizin, damit der hohe Standard der Krankenversorgung und das Wohl der Patienten in unserem Land erhalten bleiben. Der Arzt ist noch immer der beste Anwalt des Kranken gewesen – und nicht der Staat!

Fortschritt und Grenzen der Chirurgie

Das sind die Schwerpunkte des 110. Chirurgenkongresses unter dem Blickwinkel des Wandels der sich ändernden Gesellschaft und ihrer Chirurgie. Es sind Herausforderungen, mit denen wir uns ständig auseinandersetzen müssen. Einflüsse und Wandlungen der Politik, der Ethik und des Rechts, auch Fortentwicklungen der Technologie und Pharmazie und der Forschung – und wir selbst mit unseren täglichen Sorgen und Nöten gehen in diese Themen ein. Das darf uns aber nicht den Blick in die Zukunft verstellen.

„Mit der Medizin im allgemeinen befindet sich auch die Chirurgie in einem Wandel und Umbruch, im Übergang von der Medizin als bloßer Heiltechnik zu einer auch die Umwelt und Mitwelt umfassenden Heilkunde" [9].

Diese Worte von Heinrich Schipperges mögen Ansporn sein, daß sich Chirurgen, ältere und jüngere, zunehmend als verantwortliche Glieder unserer modernen Industriegesellschaft verstehen – und sich nicht nur für deren Gesundheit, sondern auch für deren Probleme – ja deren Krankheiten engagieren.

Meine Damen und Herren!
Lassen Sie mich zurückkehren zu Hans und Sophie Scholl, Professor Huber und ihrem Freundeskreis. In seiner Gedächtnisvorlesung zum 50. Jahrestag dieser dramatischen Ereignisse ist Herr Bundespräsident Richard von Weizsäcker den Beweggründen dieser mutigen jungen Menschen nachgegangen. *„Einer muß ja doch mal schließlich damit anfangen..."* antwortete Sophie Scholl vor dem sog. Volksgerichtshof auf die Frage, was sie zu ihrem Handeln bewogen habe [11, 13]. Herr Bundespräsident erwähnte auch einen Tagebucheintrag von Sophie Scholl: einen Satz des französischen Philosophen Jaques Maritain, der als eine Maxime für die Haltung der Weißen Rose gelten kann:

„Il faut avoir l'esprit dur et le coeur doux":

Nötig sind ein unbeugsamer Geist und ein einfühlsames Herz! Diese Worte gelten zu aller Zeit und für jede Generation. Hans und Sophie Scholl – Professor Huber und ihre Kreise sind uns hier und heute Beispiel, Herausforderung und Auftrag!

Literatur

1. Bauer KH (1991) Zit. n. G. Carstensen. Wie es einst begann . . ., Mitt. Österr. Ges. f. Chir. 29:108
2. v. Langenbeck B (1983) Leitwort aus: Chirurgie im Wandel der Zeit, Hrsg. von H. W. Schreiber und G. Carstensen, Springer Verlag, Berlin/Heidelberg/New York
3. Blömer H (1992) Der Mensch im Spannungsfeld von Medizin und Technik. Verlag Donau Courier, Ingolstadt
4. Horn J (1990) Der Arbeit einen Sinn geben (Arbeitsstrukturelle Betrachtungen über die ärztliche Tätigkeit), Der Chirurg BDC 29 Nr. 8, 114
5. Kannengiesser W (1992) Auf dem Weg zur Staatsmedizin. Leitartikel, in: Frankfurter Allgemeine Zeitung, 12. 10. 1992, S. 1
6. Kern E (4/1991) Echter und vermeintlicher Fortschritt in der Chirurgie. Mitt. der Dtsch. Ges. f. Chir.
7. Krämer W (1985) Wer soll das bezahlen? Die moderne Medizin als Opfer ihres eigenen Erfolges. Österr. Ärztezeitung, 40:39–45
8. Pförringer W (1991) Kreative Medizin – Vom Risiko der Innovationen, Münch. Ärztl. Anzeigen 51/52, 21. 12. 1991, S. 10ff.
9. Schipperges H (1983) Allgemeine und chrirurgische Krankheitslehre. In: Chirurgie im Wandel der Zeit. Hrsg. H. W. Schreiber und G. Carstensen, Springer, Berlin/Heidelberg/New York, S. 11–16
10. Vosschulte K (1966) Spezialisierte und fachliche Verselbständigung in der Medizin aus historischer Sicht. Münch. Med. Wschr. 108, 793
11. Kirchberger G (1980) Die Weiße Rose. Bilderdienst Süddt. Verlag München
12. Koslowski P, Kreuzer Ph, Löw R (1983) (Hrsg.) Die Verführung durch das Machbare, S. Hirzel Verlag, Stuttgart
13. v. Weizsäcker R, Ansprache zur Gedenkveranstaltung der „Weißen Rose" am 15. Febr. 1993 im Auditorium maximum der Ludwig-Maximilians-Universität München, Presse- und Informationsamt der Bundesregierung, Bulletin 1993, Nr. 15, S. 121–124

Begrüßungsansprachen

Präsident Professor Dr. med. Hans-Martin Becker: Ich darf jetzt Frau Kollegin Dr. Sabine Bergmann-Pohl, Parlamentarische Staatssekretärin im Bundesgesundheitsministerium, um ihr Grußwort bitten.

Frau *Dr. Sabine Bergmann-Pohl*, Parlamentarische Staatssekretärin im Bundesgesundheitsministerium: Sehr geehrter Herr Präsident, sehr geehrte Frau Kollegin Stamm, sehr geehrter Herr Bürgermeister, sehr geehrter Herr Vilmar, sehr geehrte Damen und Herren! Ich bin gern Ihrer Einladung gefolgt, um hier ein Grußwort in Vertretung des Ministers sprechen zu können, obwohl ich sagen muß, daß es in den letzten Monaten nicht immer ganz einfach gewesen ist, auf solchen Tagungen Grußworte in Vertretung des Ministers zu überbringen. Ich möchte Ihnen trotzdem die allerherzlichsten Grüße des Gesundheitsministers überbringen, der Ihrem Kongreß viel Erfolg wünscht und gute Diskussionen.

Herr Professor Becker, Sie sind in Ihren letzten Worten ausführlich auf das Gesundheitsstrukturgesetz eingegangen. Es gäbe sicherlich eine Menge dazu zu sagen. Aber ein Grußwort übersteigt dies, und darum möchte ich mich auf einige wenige Punkte beschränken.

Kongresse sind nicht nur Basis der Darstellung neuester wissenschaftlicher Ergebnisse der entsprechenden Fachdisziplinen, sie sind auch Gelegenheit der Begegnung und Diskussion über den rein fachlichen Rahmen hinweg. Sie geben Gelegenheit, Positionen darzustellen und zu diskutieren. Besonders nach den mit so großer Vehemenz geführten Diskussionen um das Gesundheitsstrukturgesetz möchte ich Ihnen heute einige wesentliche Grundzüge, die auch vor allen Dingen Sie betreffen, erläutern und somit vielleicht auch zu einer sachlichen Diskussion beitragen.

Das Gesundheitsstrukturgesetz hat für alle Bereiche der medizinischen Versorgung neue Rahmenbedingungen geschaffen. Dies war notwendig, um unser freiheitliches und modernes Gesundheitswesen zu erhalten und die hohe Qualität der gesundheitlichen Versorgung in der Bundesrepublik Deutschland zu sichern. Neue Entwicklungen in der Medizin stellen uns vor immer neue Herausforderungen. Auch die Themen Ihres Kongresses zeigen dies deutlich. Die Möglichkeiten der minimal invasiven Chirurgie und damit auch die Möglichkeiten des ambulanten Operierens sind in den letzten Jahren in einem rasanten, ja manchmal fast schon beängstigendem Tempo gewachsen.

Dabei steht selbstverständlich der Nutzen für den Patienten an erster Stelle. Dies muß der Maßstab für das Tun aller im Gesundheitswesen Tätigen sein. Mit dem Gesundheitsstrukturgesetz haben wir versucht, einige verbesserte Rahmenbedingungen zu schaffen. Wir haben alle Fragen rund um ambulante Operationen eingehend erörtert. Die Regelungen des Gesundheitsstrukturgesetzes in diesem Bereich tragen dem Anliegen der niedergelassenen Ärzte und der Krankenhäuser gleichermaßen Rechnung. Niedergelassene Ärzte und Krankenhäuser werden künftig die Leistungen des ambulanten Operierens zu gleichen Bedingungen erbringen können. Dies liegt sowohl im Interesse der Patienten als auch der Wirtschaftlichkeit.

Zusätzlich wurde für die niedergelassenen Ärzte der Spielraum für die Vergütungszuwächse beim ambulanten Operieren deutlich erweitert. In der Phase der strikten Grundlohnanbindung der Gesamtvergütung von 1993 bis 1995 kann die Vergütung für Leistungen des ambulanten Operierens über die Grundlohnsteigerung hinaus um weitere zehn Prozent pro Jahr angehoben werden. Dies gilt insbesondere für die Leistungen des ambulanten Operierens, die geeignet sind, einen stationären Krankenhausaufenthalt zu vermeiden. Damit erfährt dieser Bereich die weitestgehende Ausnahmeregelung von der Anbindung der Gesamtvergütung für vertragsärztliche Leistungen an die Grundlohnentwicklung.

Vor kurzem haben die Spitzenverbände der Krankenkassen, die Deutsche Krankenhausgesellschaft und die Kassenärztliche Bundesvereinigung die ihnen vom Gesetzgeber aufgetragene Vereinbarung zum ambulanten Operieren im Krankenhaus und in der Arztpraxis abgeschlossen. Danach besteht der Katalog ambulant durchführbarer Operationen aus den im EBM aufgeführten ambulanten Operationen. Dieser Katalog gilt also künftig auch für die Krankenhäuser. Bis zum 30. Juni dieses Jahres wollen die Vertragspartner diesen Katalog überarbeiten. Auch für die Vergütung ambulanter Operationsleistungen soll der EBM gelten. Bis spätestens 1994 will die Selbstverwaltung für geeignete Fälle Komplexgebühren einführen. Die von den Ärzten selbst dringend geforderten Vereinbarungen zur Qualitätssicherung beim ambulanten Operieren stehen noch aus. Ich hoffe, daß es hier bis spätestens Ende 1993 zu konkreten Vereinbarungen kommen wird. Denn eine stärkere Ausweitung des ambulanten Operierens sollte nicht ohne entsprechende Maßnahmen zur Qualitätssicherung erfolgen.

Meine Damen und Herren! Eine weitere grundlegende strukturelle Veränderung im Krankenhausbereich ist die Einführung eines neuen Entgeltsystems. In einem ersten Schritt wurden zirka 40 Fallpauschalen und 160 Sonderentgelte bundesweit zur Abrechnung vorgegeben. Die Krankenhäuser werden ab Januar 1996 verpflichtet, die vorgegebenen pauschalierten Sonderentgelte und Fallpauschalen abzurechnen. Ein zusätzlicher Anreiz zur freiwilligen Einführung dieser Entgelte bereits zum 1. Januar 1995 ist dadurch gegeben, daß die Krankenhäuser dann ein Jahr früher aus der sogenannten Budgetierung herausgenommen werden.

Die Sonderentgelte werden hinsichtlich der Leistung und Kostenabrechnung etwa den Sonderentgelten nach bisher geltendem Recht entsprechen. Sie beziehen sich ausschließlich auf chirurgische Leistungen. Erfaßt werden die Kosten, die im Operationssaal anfallen, einschließlich der Kosten für Implantate und Transplantate sowie Labor- und Medikamentenkosten. Mit Fallpauschalen werden dagegen die gesamten Leistungen dem Krankenhaus für die Dauer der Behandlung eines Patienten vergütet. Beide Kataloge sind hinsichtlich ihrer Leistungsabgrenzung mit den betroffenen medizinischen Fachgesellschaften und Berufsverbänden abgestimmt und bilden damit eine tragfähige Basis.

Die Fallpauschalen werden im ersten Schritt ausschließlich chirurgische Leistungen umfassen. Die im Zusammenhang mit Fallpauschalen auftretenden Probleme, Herr Professor Becker hat sie schon genannt, wie beispielsweise Multimorbidität, schwere Grade von Erkrankungen, werden in den Anhörungen mit den Fachgesellschaften und Berufsverbänden eingehend diskutiert werden.

An dieser Stelle möchte ich ganz ausdrücklich der Deutschen Gesellschaft für Chirurgie meinen herzlichen Dank aussprechen, die ebenso wie alle anderen Beteiligten durch ihre hohe Kompromißfähigkeit zum Entstehen der jetzt vorliegenden Kataloge beigetragen haben. Ich denke, daß wir bei der Abgrenzung der Fallpauschalen einen ähnlich breiten Konsens unter den Betroffenen herstellen können, wie uns dies bei der Definition der Sonderentgelte gelungen ist.

Meine Damen und Herren! Ein weiterer Schritt zu mehr Transparenz im Krankenhaus ist die verbindliche Aufgliederung der Krankenhausbudgets. Dazu soll für die einzelnen Krankenhausabteilungen ein Abteilungspflegesatz vereinbart werden. In dem Abteilungspflegegesetz sollen alle ärztlichen und pflegerischen Kosten der Abteilung abgegolten werden. Dadurch sollen die Ärzte stärker in die Kostenplanung, aber auch die Kostenverantwortung für ihre Abteilung eingebunden werden. Neben dem Abteilungspflegesatz wird ein Basispflegesatz für alle verbleibenden Kosten, wie Heizung, Verwaltung, Instandsetzung und ähnliches, vereinbart. Eine Pauschale für Unterkunft und Verpflegung soll innerhalb des Basispflegesatzes extra ausgewiesen werden.

Meine Damen und Herren! Die von mir skizzierten Regelungen des Gesundheitsstrukturgesetzes haben sowohl die Arztpraxen als auch den Krankenhäusern viele neue Möglichkeiten eröffnet. Ich hoffe, daß die neuen Chancen auch offensiv genutzt werden. Herr Professor Becker hat in seiner Rede ja auf viele Probleme hingewiesen, die in der Zukunft sicher auf uns zukommen werden und die wir alle miteinander sicherlich auch diskutieren müssen. Sie wissen, daß wir ein Gutachten an die Sachverständigen in der Konzertierten Aktion im Gesundheitswesen in Auftrag gegeben haben mit dem Sammelbegriff „Gesundheit 2000". Wir wissen alle, daß diese Probleme nicht sehr einfach zu diskutieren sind. Aber ich glaube, es ist wichtig, daß wir alle in den Dialog, in Konsens kommen. Denn ich glaube, daß bei aller Problematik, die dieses Gesundheitsstrukturgesetz aufgeworfen hat, für Sie vor allem aufgeworfen hat, sicherlich die Einsicht vorhanden ist, daß wir dieses Gesundheitswesen bezahlbar machen müssen. Das können wir nur, wenn wir gemeinsam überlegen, wo wir Kosten einsparen können und wo unbedingt die Kosten für eine gute medizinische Betreuung aufgebracht werden. Dabei setze ich auch auf die aktive Unterstützung der Deutschen Gesellschaft für Chirurgie, die sich neuen Entwicklungen gegenüber stets aufgeschlossen gezeigt hat. Dies stellt nicht zuletzt auch das anspruchsvolle Programm Ihres diesjährigen Kongresses unter Beweis.

Ich wünsche Ihnen viel Erfolg bei den wissenschaftlichen Diskussionen. Aber ich wünsche mir auch, daß vielleicht hier und da in der Pause einmal darüber diskutiert wird, wie wir weiter gemeinsam, die Politik und die Medizin, verfahren können, damit wir dann vielleicht auch wieder freundlicher begrüßt werden. Danke schön.

Präsident Professor Dr. med. Hans-Martin Becker: Vielen Dank, Frau Kollegin Bergmann-Pohl. Ich hoffe doch, daß Sie freundlich begrüßt worden sind. Ich danke Ihnen auch für die vermittelnde Art Ihrer Worte. Politik und Medizin, und hier an dieser Stelle die Deutsche Gesellschaft für Chirurgie, müssen, wie Sie sagen, das Gesundheitswesen finanzierbar halten. Dazu sind aber gegenseitige Absprache, Verhandlungen, Beratung und Information nötig. Vielen herzlichen Dank!

Ich darf Frau Staatssekretärin Barbara Stamm bitten, uns das Grußwort des Bayerischen Staatsministeriums für Arbeit, Familie und Sozialordnung zu überbringen.

Staatssekretärin Barbara Stamm, Bayerisches Staatsministerium für Arbeit, Familie und Sozialordnung: Sehr geehrter Herr Präsident, Herr Professor Becker, verehrte Frau Kollegin Dr. Bergmann-Pohl, ich darf Ihnen versichern, daß man auf bayerischem Boden immer freundlich begrüßt wird, auch wenn es noch so schwierig ist im Zusammenhang mit dem Gesundheitsstrukturgesetz, verehrte Ehrengäste, meine sehr verehrten Damen und Herren!

Es ist mir eine ganz besondere Freude, Ihnen zur Eröffnung des 110. Chirurgenkongresses die besten Grüße und Wünsche der Bayerischen Staatsregierung zu überbringen, allen voran die herzlichen Grüße unseres bayerischen Ministerpräsidenten Dr. Max Streibl. Ich darf Ihnen aber auch sehr, sehr herzliche Grüße übermitteln von meinem Minister Dr. Gebhard Glück.

Ich möchte Sie alle, meine sehr verehrten Damen und Herren, angefangen vom Assistenzarzt am Beginn seiner Laufbahn bis hin zum berühmten Operateur, nicht zu vergessen auch die zahlreichen Kongreßteilnehmer aus dem wichtigen Bereich der medizinischen Assistenz- und Pflegeberufe, auf das herzlichste in der bayerischen Landeshauptstadt willkommen heißen. Wir sind stolz darauf, daß eine so angesehene und für das gesundheitliche Wohl unserer Bürger und Bürgerinnen so bedeutsame Vereinigung ihr wissenschaftliches Jahrestreffen nicht nur in diesem Jahr bei uns abhält, in dem mit Ihnen, Herr Professor Becker, ein Münchner Chirurg die Präsidentschaft inne hat, sondern daß dies einer langjährigen, für diese Stadt ehrenvollen Tradition entspricht.

„Der Wandel der Chirurgie in unserer Zeit" – dieses Leitthema Ihrer diesjährigen Veranstaltung ist sicherlich vor allem unter medizinischen Gesichtspunkten gewählt worden. Es liegt aber nahe, seine Aktualitäten nicht nur in den enormen Entwicklungen der chirurgischen Möglichkeiten zu sehen, sondern dabei auch Veränderungen in strukturellen Bereichen einzubeziehen, da hier ein unmittelbarer Zusammenhang besteht. Ein gutes Beispiel dafür bietet eines der Hauptthemen Ihres Kongresses, die Bestandsaufnahme im Bereich der minimal invasiven Chirurgie. Die großartige Entwicklung auf diesem Gebiet hat nicht nur für die Patienten große Vorteile gebracht, sie hat vielmehr weitere Konsequenzen, die nicht übersehen werden dürfen.

Nun, meine sehr verehrten Damen und Herren, werde ich mein Manuskript verlassen, da ich Ihnen nicht Wiederholungen zumuten möchte, und die Gelegenheit wahrnehmen, mein Grußwort dazu zu benutzen, Herr Präsident Professor Becker, einige Gedanken aus meiner Sicht und aus der Sicht der Bayerischen Staatsregierung vorzutragen, was das Gesundheitsstrukturgesetz anbelangt. Selbstverständlich wissen wir alle, meine sehr verehrten Damen und Herren, daß es für einen Gesetzgeber nicht einfach ist, in so schwierigen Zeiten, in Zeiten eines enormen Ausgabenanstiegs in der gesetzlichen Krankenversicherung, dann im richtigen Moment Entscheidungen zu treffen, die von allen von vornherein auch mit Begeisterung aufgenommen werden können. Wir haben im Jahre 1992 in der gesetzlichen Krankenversicherung immerhin ein Defizit von nahezu 10 Milliarden DM gehabt, und es wäre auf uns im Jahre 1993, wenn vom Gesetzgeber nichts unternommen worden wäre, ein Defizit von nahezu 18 Milliarden DM, vielleicht sogar noch mehr, auf uns zugekommen.

So mußte Politik handeln, meine sehr verehrten Damen und Herren. Es ist eingangs von Ihnen, Herr Präsident Professor Becker, die Situation in der Wirtschaft angesprochen worden, die Rezession, die konjunkturelle Entwicklung. Wir wissen alle, was der Anstieg der Lohnnebenkosten und Lohnzusatzkosten für die Wirtschaft bedeutet, vor allem für die mittelständischen Betriebe, vor allen Dingen auch für den Dienstleistungsbereich. Angesichts dessen mußte die Bremse gezogen werden. Es blieb nicht viel Zeit. Es ging zunächst einmal darum, in der gesetzlichen Krankenversicherung den Ausgabenanstieg zu bremsen und Einsparungen vorzunehmen. Nun ist sicher richtig, daß es schwierig ist, bis zum Jahre 1995 unter den Bedingungen eines Gesetzes zu verfahren, das mit Begriffen wie Deckelung arbeitet, mit Budgetierung, so daß Medikamente nicht mehr so wie bisher verordnet werden können. Aber es war nur diese Möglichkeit gegeben.

Meine sehr verehrten Damen und Herren, ich bitte Sie auch darum um Verständnis: An diesem Gesetz haben viele Parteien mitgearbeitet, im Grunde alle Parteien des Deutschen Bundestags. Es war ja schon schwierig, CDU/CSU und FDP unter einen Hut zu bringen, und dann mußte die SPD auch noch mit ins Boot genommen werden. Das Gesetz mußte ja auch im Bundesrat verabschiedet werden, und so mußte dort mit einem Gesetz angetreten werden, das auch verabschiedet wird, das nicht auch noch in den Vermittlungsausschuß muß. Sonst hätte die Gefahr bestanden, daß es noch mehr verwässert wird. Ich gebe als Mitglied der Bayerischen Staatsregierung zu, daß wir die Konzeption von Bundesgesundheitsminister Seehofer nachhaltig unterstützt haben. Wir, die Bayerische Staatsregierung und vor allem unser Ressort, haben daran erheblich mitgearbeitet. Das Gesetz trägt die bayerische Handschrift, vor allem was den Krankenhausbereich anlangt, wo es um eine leistungsgerechte Vergütung geht, und vor allem auch was den vor- und nachstationären Bereich angeht, wo Bayern ja schon vor diesem Gesetz eine Regelung dadurch getroffen hat, daß ein dreiseitiger Vertrag abgeschlossen worden ist.

Meine sehr verehrten Damen und Herren! Ich möchte als Mitglied der Bayerischen Staatsregierung sagen, daß mit diesem Gesetz nicht das Ende im Gesundheitswesen gekommen ist oder daß wir damit überhaupt am Ende der Aufgabe wären; wir müssen innovativ weiterarbeiten. Ich gebe zu, daß es nur kurzfristige Maßnahmen bis 1995 sein können, um den Ausgabenanstieg zu bremsen. Ich unterstütze, was Frau Kollegin Dr. Bergmann-Pohl zum Ausdruck gebracht hat: Ich möchte Sie bitten, meine sehr verehrten Damen und Herren, mit ins Boot zu kommen, wenn ich noch einmal diese Formulierung gebrauchen darf, und gemeinsam mit uns innovativ rechtzeitig daran zu arbeiten, was nach 1995 werden soll und sein kann.

Ich möchte ausdrücklich betonen, daß wir selbstverständlich auch eine Bewußtseinsänderung in unserer Bevölkerung erreichen müssen, daß dem Einzelnen seine Gesundheit so viel wert ist, daß er auch bereit ist, bestimmte Dinge selbst zu übernehmen und selbst zu zahlen. Dieses Bewußtsein, meine sehr verehrten Damen und Herren, kann von der Politik allein nicht erreicht werden. Dazu ist unsere Gesellschaft insgesamt aufgerufen. Selbstverständlich ist es wichtig und notwendig, Medizin innovativ weiterzuentwickeln, es ist die Pharmaindustrie angesprochen worden, weil wir uns stets dem Menschen, stets dem Patienten verpflichtet fühlen. Es geht immer nur um den Menschen, meine sehr verehrten Damen und Herren, mit dem wir es zu tun haben – Sie als Chirurgen, aber auch wir als Politiker und Politikerinnen. Wir stehen gemeinsam in dieser Verantwortung. Diese Bewußtseinsänderung wird nicht leicht sein. Ich weiß natürlich, daß sich so das Motto eingeschlichten hat: Was soll's, die Kasse bezahlt's ja!

Ich denke, daß es auch eine ganz wichtige Aufgabe ist, daß unser Gesundheitswesen für den einzelnen Patienten transparenter wird. Es ist in Ansätzen in diesem Gesetz versucht worden. Wir wollten noch sehr viel mehr Transparenz auf der Ausgabenseite, wir konnten leider durch den Datenschutz längst nicht alles so ausgestalten, wie wir wollten. Aber ich denke, es besteht heute zumindest Gemeinsamkeit, daß wir uns der Verantwortung stellen wollen, daß wir uns nicht aus der Verantwortung entlassen wollen. Ich bin mir dabei auch Ihrer Unterstützung auf diesem 110. Chirurgenkongreß in München sicher.

Wir wissen, Umstellungen und Aufgabe liebgewonnener Gewohnheiten fallen uns allen nicht leicht. Aber ein Umdenken ist nötig, wenn unser Gesundheitssystem bezahlbar bleiben soll. Es gilt, daß der, der nichts verändern will, auch das verlieren wird, was er bewahren möchte. Ich möchte Sie, meine sehr verehrten Damen und Herren, an dieser Stelle recht herzlich um Ihre Aufgeschlossenheit für strukturelle Neuerungen und Ihre aktive Mithilfe bei der Umsetzung der durch das Gesundheitsstrukturgesetz eröffneten Möglichkeiten bitten, damit das anerkannt hohe Niveau der medizinischen Versorgung der Bevölkerung in unserem Land auch für die Zukunft gesichert werden kann. Nur wenn wir dort, wo es möglich ist, alle Chancen für Einsparungen im Gesundheitswesen nutzen, werden wir über ausreichende Ressourcen dazu verfügen.

Die Bayerische Staatsregierung, meine sehr verehrten Damen und Herren, wünscht dem 110. Chirurgenkongreß einen in jeder Hinsicht erfolgreichen Verlauf. Möge Ihr diesjähriges Jahrestreffen ein bedeutendes Ereignis in der ruhmreichen Geschichte Ihrer Gesellschaft, ja für die ganze medizinische Forschung werden. Möge dabei notwendige Begeisterung für den wissenschaftlichen Fortschritt stets eingebettet sein in den uns gemeinsam verbindenden und gemeinsam verpflichtenden Gedanken an den kranken Mitbürger, dessen Ängste und dessen Leiden. Wie formulierte Bernhard von Langenbeck auf Ihrem ersten Kongreß so trefflich:

Gebe Gott seinen Segen zu unserem Bemühen, auf daß unsere Arbeit Früchte trage zum Wohl der Menschen und zur Ehre unserer Wissenschaft.

Ich danke Ihnen.

Präsident Professor Dr. med. Hans-Martin Becker: Frau Staatssekretärin, herzlichen Dank für diese Worte. Ich kann Ihnen versichern, daß die Deutsche Gesellschaft für Chirurgie jederzeit jedem politischen Antrag auf Entscheidungshilfe entsprechen wird, vor allem auch dann, wenn es um die Diagnose und die Behandlung von Krankheiten unserer Gesellschaft geht. Das materialistische Anspruchsdenken, das Sie angesprochen haben, ist ein Krankheitszeichen, ein Krankheitssymptom dieser unserer Gesellschaft.

Verehrter Herr Oberbürgermeister Kronawitter, ich darf Sie als Oberbürgermeister meiner Heimatstadt München um Ihr Grußwort bitten.

Georg Kronawitter, Oberbürgermeister der Landeshauptstadt: Hochverehrter Herr Präsident, meine sehr verehrten Damen Staatssekretäre, meine hochverehrten Ehrengäste, meine sehr verehrten Damen und Herren!

Zum 110. Jahreskongreß der Deutschen Gesellschaft für Chirurgie begrüße ich Sie alle als besonders gerngesehene Gäste bei uns in München, einer Stadt, von der der frühere Bundeskanzler von Österreich, Kreisky, einmal gemeint hat, das Schöne an München ist, daß es nicht mehr Österreich ist und noch nicht Deutschland. Aber erlauben Sie mir, bevor ich fortfahre, daß ich Ihnen, Herr Präsident Professor Becker, herzlich zu der hohen Ehre gratuliere, Präsident der Deutschen Gesellschaft für Chirurgie zu sein. Sie wissen, daß seit König Ludwig Nordlichter nach München geholt werden, es gilt bis heute. Aber daß einer, der in München geboren ist und etwas geworden ist, auch noch Präsident dieser hochrangigen Gesellschaft wird, ist etwas Besonderes. Das wollen wir uns nicht nehmen lassen, hin und wieder müssen wir Münchner, wir Bayern, auch zum Zug kommen. Und die großartige Rede, die Sie heute gehalten haben, zeigt, daß wir schon auch ein bißchen denken können, ich gratuliere Ihnen zu dieser großartigen Rede.

Meine sehr verehrten Damen und Herren! Es ist seit 1951 bereits das 42. Mal, daß sich Ihre Gesellschaft zu dieser traditionsreichen Jahrestagung in München trifft. Das spricht auch für die guten Beziehungen zwischen der Deutschen Gesellschaft für Chirurgie und der bayerischen Landeshauptstadt. Das bestätigt aber auch die Rolle Münchens als ein gewisses Zentrum medizinischer Wissenschaft und Forschung. Die medizinische Bedeutung unserer Stadt wurde gerade in jüngster Zeit wiederholt herausgestellt. So ergab eine aktuelle Studie der Universität Erlangen-Nürnberg, daß nach dem sog. Zitierungsindex die meisten Top-Mediziner Deutschlands in München praktizieren. Das sage nicht ich, ich zitiere nur, ich muß vorsichtig sein. So schrieb der Münchner Dermatologe Professor Dr. Meurer erst letztes Jahr in einer Zeitungskolumne mit launigen Worten: „München ist ein Mekka der Medizin. Dazu tragen nicht nur Dermatologenpäpste, Staatschirurgen und Nierensteinzertrümmerer bei, auch Fernsehärztinnen und Politorthopäden bereichern die Szene, die stets um etliche Hundertschaften von Jungärzten und Jungärztinnen anwächst."

Zum Ruf Münchens als Mekka der Medizin hat auch die Chirurgie viel beigetragen, obwohl Philipp Franz von Walter, einer der großen Münchner Chirurgen, einmal behauptet hat: „An der Isar gedeiht die Chirurgie überhaupt nicht." Dabei war er es selbst, der im 19. Jahrhundert am Städtischen Allgemeinen Krankenhaus links der Isar die Verselbständigung der Chirurgie erreicht und durchgesetzt hat.

Welch große Tradition die Chirurgie in unserer Stadt hat, in der es immerhin schon 1753 eine Chirurgenschule gab, zeigen allein die Münchner Präsidenten Ihrer Gesellschaft. So sind Ottmar von Angerer, Ferdinand Sauerbruch in seiner Münchner Zeit, Erich Lexer, Emil Karl Frey, Rudolf Zenker, Georg Heberer und Georg Maurer aus den Annalen der Deutschen Gesellschaft für Chirurgie und der Münchner Medizin nicht wegzudenken. Deshalb freue ich mich besonders, daß wir mit Herrn Professor Becker erneut einen Münchner an der Spitze haben. Das unterstreicht aber vor allem das hohe Ansehen, das die Münchner Chirurgie und die chirurgischen Abteilungen unserer Krankenhäuser genießen.

Auch im Bereich der Chirurgie gilt es nun, angesichts der Kostenexplosion im Gesundheitswesen und des Pflegenotstandes die Leistungsfähigkeit der Kliniken und der medizinischen Versorgung in München zu sichern. Die Landeshauptstadt als größter kommunaler Krankenhausträger in Bayern hat zu diesem Zweck bereits eine Reihe von Initiativen ergriffen, die den Pflegeberuf insgesamt attraktiver machen sollen. Ich nenne als Beispiel dafür den finanziellen Anreiz der sog. München-Zulage, die städtischen Wiedereingliederungskurse für Pflegekräfte, die Schaffung von günstigeren Aufstiegsmöglichkeiten und besseren Arbeitsbedingungen, die Einrichtung von Betriebskindergärten oder die Bereitstellung von preiswertem Wohnraum speziell für Schwestern und Pfleger.

Eine wichtige Verbesserung verspreche ich mir aber auch vom Beschluß des Stadtrats, die vier großen städtischen Krankenhäuser heuer in kommunale Eigenbetriebe umzuwandeln. Dadurch wird diesen städtischen Krankenhäusern eine weitgehende Eigenständigkeit und Eigenverantwortlichkeit übertragen. Dadurch können sie nunmehr selbständig wirtschaften und auch die meisten Personalentscheidungen selbst treffen. Dadurch wird eine neue und, wie ich hoffe, unbürokratische und verantwortungsvollere Leistungsstruktur innerhalb der Krankenhäuser geschaffen.

Das alles zeigt, daß die Landeshauptstadt ihre Verantwortung für das Gesundheitswesen ernst nimmt und auch bereit ist, dafür erhebliche zusätzliche Aufwendungen zu erbringen. Das alles bekräftigt aber auch das unmittelbare Interesse und die besondere Wertschätzung, die München so hochrangigen medizinischen Tagungen wie dem Deutschen Chirurgenkongreß entgegenbringt.

Dazu heiße ich Sie alle noch einmal sehr herzlich willkommen in unserer Stadt, von der Wilhelm Hausenstein einmal gemeint hat: „Wer in München gewesen ist, hat, wenn er ein rechter Mensch war, hier mindestens die Hälfte seines Herzens zurückgelassen." Und dafür, so möchte ich hinzufügen, bedarf es nicht einmal eines chirurgischen Eingriffs.

Ich gebe Ihnen noch einen kleinen Rat auf den Weg: Ich hoffe, daß Sie ein bißchen Zeit haben, unsere schöne Stadt sich anzusehen. Gehen Sie mit offenen Augen durch unsere Stadt, mit einem offenen Herzen, aber auch mit einem offenen Geldbeutel. Ein bißchen was muß schon hängen bleiben. Herzlich willkommen in München!

Präsident Professor Dr. med. Hans-Martin Becker: Vielen Dank, Herr Oberbürgermeister. Sie wissen vielleicht, wie beliebt Ihre Grußworte an die Kollegen auf den Chirurgenkongressen sind. Man wartet immer schon, wann spricht der Herr Oberbürgermeister, und paßt dann ganz besonders auf.

Ihre Worte über die Regelung der städtischen Häuser kann ich nur unterstreichen. Hier ist viel getan worden. Es bleibt aber auch noch viel zu tun.

Ich darf jetzt Herrn Kollegen Dr. Vilmar bitten, als Bundespräsident – als Präsident der Bundesärztekammer sein Grußwort zu sprechen. Sie verzeihen diesen Versprecher.

Dr. Karsten Vilmar, Präsident der Bundesärztekammer: Herr Präsident, das ist keine Beleidigung, und was noch nicht ist, kann ja noch werden.

Herr Präsident, Frau Staatssekretärin Bergmann-Pohl, Frau Staatssekretärin Stamm, Herr Oberbürgermeister Kronawitter, meine sehr verehrten Damen, meine Herren! Es ist mir auch in diesem Jahr eine große Ehre, allen Teilnehmern dieses 110. Kongresses der Deutschen Gesellschaft für Chirurgie die Grüße der Bundesärztekammer zu überbringen.

Im 121. Jahr des Bestehens dieser traditionsreichen Gesellschaft haben Sie den Titel „Der Wandel der Chirurgie in unserer Zeit" gewählt. Es ist sicher seitdem eine ganze Menge geschehen, und es wird in Zukunft Weiteres geschehen.

Dieser Kongreß findet jetzt aber auch schon statt wenige Monate, nachdem durch das Gesundheitsstrukturgesetz 1993 tiefstgreifende Veränderungen in unserem Gesundheitswesen seit Bestehen der gesetzlichen Krankenversicherung, insbesondere seit Bestehen des Kassenarztrechts 1931 und 1955, erfolgt sind. Sie werden, sehr verehrte Frau Staatssekretärin Bergmann-Pohl, nicht erwarten, daß ich dieses Gesetz nun lobe. Daß ich dieses lobe, ist kaum zu erwarten; denn es ist eine Sofortbremse erfolgt, ohne daß man die Ursachen der Ausgabenentwicklung hinreichend analysiert bzw. die vorliegende Analyse berücksichtigt hätte. Man hat einfach Vergleiche gegenüber 1960, also einem relativ nahen Zeitraum im Vergleich zur Deutschen Gesellschaft für Chirurgie, herangezogen, um diese ungeheure Ausgabensteigerung zu belegen, ohne die gewaltige qualitative und quantitative Veränderung des Leistungsspektrums seitdem hinreichend zu berücksichtigen und ohne auch die gewaltigen demographischen Veränderungen in der Bevölkerung und im Bevölkerungsaufbau zu berücksichtigen. Das ist unser Monitum, weil wir in der Medizin es gewohnt sind, zuerst klare Analysen zu machen, dann zu einer Diagnose zu kommen, um ein zielgerichtetes Handeln dann wirksam beginnen zu können.

Was wir vermißt haben, ist eben genau dieses. Statt dessen hat man mit Reglementierung, Budgetierung, für zwei bis drei Jahre allerdings nur, versucht, der Probleme Herr zu werden. Man hat eine Weichenstellung hin zu einem Staatsgesundheitswesen, zur Einheitskrankenkasse gemacht; man hat die Selbstverwaltung zu einer Marionetten-Selbstverwaltung verändert und auch Veränderungen im freien Beruf eingeführt durch Zulassungssperren und Altersgrenzen, mit der Folge, daß diese Zulassungssperren sich für ganz junge Facharztgenerationen und nicht etwa nur für fertige Studenten wie ein Quasi-Berufsverbot auswirken werden. Genau dieses ist es, was wir monieren und was wir in all den Gesprächen vorgetragen haben. Man sollte sich überlegen, ob all dies richtig gewesen ist, was geregelt ist, vor allem dann überlegen, wenn von prominenten SPD-Gesundheitspolitikern gesagt worden ist, daß mit diesem Gesetz Ziele erreicht worden sind, um die die SPD seit 20 Jahren vergeblich gekämpft hat.

Es ist jetzt für 1995 die dritte Stufe angekündigt. Sie haben, Frau Staatssekretärin Bergmann-Pohl, angekündigt, daß auch der Sachverständigenrat für die Konzertierte Aktion im Gesundheitswesen einen Gutachtenauftrag erhalten hat, um Eigenverantwortung und Solidarität neu zu bestimmen. Die Ärzteschaft ist weiterhin dialogbereit. Wir hoffen nur, daß auf unsere Argumente in Zukunft mehr gehört wird, als es in der Vergangenheit leider der Fall war.

Die Regelungen in der gesetzlichen Krankenversicherung stehen zweifellos in einem Widerstreit zwischen dem Einzelinteresse des Patienten, der bestmögliche Hilfe haben möchte, und dem Allgemeininteresse. Die Allgemeinheit und insbesondere die Politik möchten die Kosten so gering wie möglich halten. Es ist auf der anderen Seite dann ja auch irgendwie erfreulich, daß die Mehrheit in der Bevölkerung immer noch die Gesunden darstellen, und von daher ist manche Haltung der Politik verständlich. Auf die Dauer wird aber mit dem politisch geforderten Dogma der Beitragssatzstabilität eine wirksame Versorgung aller Patienten nicht vereinbar sein, jedenfalls in der bisherigen Regelung nicht. Das hat schon der Sachverständigenrat für die Konzertierte Aktion 1991 festgestellt. Wir werden überlegen müssen, wo wir eben Eigenverantwortung und Solidarität neu begrenzen. Die Politik muß entscheiden, was zweckmäßig, notwendig und ausreichend ist und zu Lasten der gesetzlichen Krankenversicherung in Zukunft erbracht werden muß. Wenn wir das nicht tun, wird nur der Weg zur Rationalisierung übrigbleiben, die wir Ärzte ablehnen. Wir sind nicht diejenigen, die dem Patienten Gesundheitsleistungen zuteilen wollen und können.

Versuchen wir also, mit Herz, Ratio und Verstand eine Rationalisierung zu machen. Prüfen wir, ob all das von der gesetzlichen Krankenversicherung auch in Zukunft bezahlt werden muß, was heute bezahlt wird. Wenn das nicht möglich ist, sollten wir nicht bei denen sparen, die selbst überfordert wären, nämlich bei den Schwer- und Schwerstkranken, sondern da, wo das Gros der Bevölkerung nicht überfordert ist, bei vielen kleinen Dingen, die heute von der gesetzlichen Krankenversicherung bezahlt werden. Machen wir das nicht und halten wir nur an diesem Dogma der Beitragssatzstabilität fest nach dem Motto: Du bist nichts, Beitragsstabilität ist alles, dann allerdings befürchte ich die reine Renaissance eines Sozialdarwinismus.

Wir müssen auch überlegen, ob es richtig ist, daß alle bewußt in Kauf genommenen individuellen Risiken von der Solidargemeinschaft mit bezahlt werden. Das führt dazu, daß eine Individualisierung der Lust stattfindet, deren Folgen dann zu Lasten der Solidargemeinschaft vergesellschaftet werden. Auch hier ist viel zu überlegen, und es sind sachgerechte Entscheidungen zu treffen.

Möge dieser Kongreß „Wandel der Chirurgie in unserer Zeit" mit dazu beitragen, auch medizinische Orientierungsdaten für die Zukunft zu erarbeiten, die die Politik dann für sachgerechte Entscheidungen verwenden kann. Unser Ziel wird es sein, als Ärzteschaft mit unseren Argumenten mehr Akzeptanz in der Politik zu finden. Ich bitte um Bereitschaft für unsere Argumente, damit wir gemeinsam 1995 eine vernünftige dritte Stufe in Gang bringen können. Es sind sicher zahlreiche Entwicklungen da, die wir in den Auswirkungen noch überprüfen müssen. Sie haben einige angeschnitten: prä- und poststationäre Diagnostik und Therapie, teilstationäre Behandlung, hausärztliche und fachärztliche Gliederung, aber auch ambulantes Operieren. All dieses kann zusammen mit Entwicklungen in der Medizin das Nachfrageverhalten in der Bevölkerung erheblich verändern. Ich glaube, auch hierüber brauchen wir besseres Wissen, wenn wir auf Dauer tragfähige Lösungen im Gesetz verankern wollen.

Ein Schwerpunkt des nächsten Deutschen Ärztetages in wenigen Wochen in Dresden wird die Qualitätssicherung der ärztlichen Berufsausübung sein. Hier hat die Chirurgie in den letzten zehn Jahren Schrittmacherdienste geleistet. Dies ist in Zukunft wegen der eben erwähnten Veränderungen sicher noch wichtiger als in der Vergangenheit. Unser Ziel muß es sein, eine Qualität in allen Bereichen der ärztlichen Versorgung, sei es im Krankenhaus oder in der Praxis, zu sichern. Oberstes Gebot ist, die Sicherheit des Patienten zu wahren. Wir brauchen also eine wissenschaftlich begründete, dennoch praktikable Qualitätssicherung. Es ist erfreulich, daß das SGB V dies auch als Aufgabe mit den Krankenkassen erkannt und geregelt hat. Weil es Qualitätssicherung nicht zum Nulltarif geben kann, ist die Mitwirkung der Krankenkassen erforderlich. Wir werden uns auf unserem Ärztetag bemühen, eine Arbeitsgemeinschaft zusammen mit der Kassenärztlichen Bundesvereinigung, der Deutschen Krankenhausgesellschaft und den Krankenkassen auf Bundesebene zu etablieren, die sich all der Fragen der Qualitätssicherung annehmen soll.

Die Probleme der Zukunft werden nicht mit Glaubenskämpfen und unbewiesenen Heilslehren zu bewältigen sein. Wissenschaft ist nicht nur in der Medizin, sondern auch generell dort nötig, und sie war in der Vergangenheit und wird noch mehr in der Zukunft die Grundlage für Fortschritt und letzten Endes für soziale Sicherheit sein. Sie können deshalb mitnehmen, Frau Staatssekretärin Bergmann-Pohl und Frau Staatssekretärin Stamm, daß die Ärzteschaft keineswegs resigniert, sondern sich weiter politisch im besten Sinne um die Angelegenheiten der Polis engagieren will, um auf die Dauer eine leistungsfähige Gesundheitsvorsorge der Bevölkerung in Deutschland sicherzustellen. Dies erfordert auch die ethische Verpflichtung des Arztes, der nicht nur der Gesundheit des Einzelnen, sondern auch der Gesundheit der gesamten Bevölkerung dienen muß.

Möge dieser Kongreß einen wichtigen Beitrag dazu leisten. Ich danke Ihnen.

Präsident Professor Dr. med. Hans-Martin Becker: Der Beifall zeigt Ihnen, Herr Kollege Vilmar, daß Ihre Worte auf fruchtbaren Boden gefallen sind. Aber das Gesetz ist da und wir müssen mit ihm leben. Wir werden zusammen mit den Politikern Wege finden, dieses Gesetz so anzuwenden, daß unsere Patienten nicht darunter zu leiden haben.

Wir haben auf unserem Kongreß immer Wert auch auf Kollegen aus dem Ausland gelegt, die gewissermaßen die Internationalität der Chirurgen darstellen, die zunehmend Bedeutung gewinnt. Es gibt keine nationale deutsche Chirurgie mehr, die Chirurgie ist wie alle Wissenschaften international geworden.

So möchte ich Herrn Professor Dr. György Balázs, Debrecen/Ungarn, bitten, das Grußwort unserer ausländischen Gäste zu überbringen.

Professor Dr. György Balázs, Debrecen/Ungarn: Verehrter Herr Präsident, sehr geehrte Damen und Herren! Gestatten Sie mir, im Namen der ausländischen Teilnehmer, Sie zu Ihrem ehrwürdigen Kongreß recht herzlich zu begrüßen.

Ich darf meine Grußadresse an den Gedanken des Wandels knüpfen, an den Begriff Veränderung. Für Sie bedarf es wohl nicht einer Beweisführung, daß Veränderungen in der Chirurgie in unseren Tagen eingetreten sind und vor sich gehen. Es scheint, als würden chirurgische Eingriffe kaum mehr Grenzen kennen. Dabei verlangen Sie für die laparoskopischen und andere minimal invasive Verfahren einen angemessenen Stammplatz gegenüber den herkömmlichen operationstechnischen Lösungen. Wo sind hier nun Grenzen gesetzt, und wann soll man welche Technik wählen, ohne den Patienten einen Schaden zuzufügen?

Wir sind Beteiligte an diesen fast revolutionären Umwälzungen gleichermaßen wie an den politischen wie wirtschaftlichen Wandlungen. Nach einem grausamen und sinnlosen Krieg und einer lange Zeit dauernden unmenschlichen Ideologie schien es für immer zu heißen, daß das einheitliche menschliche Kulturgut und die Wissenschaft definitiv zweigeteilt bleiben sollen. Zum Glück ist es nicht so geschehen. Wir erleben heute bewegte Tage der Veränderungen und des Umdenkens. Wir, die wir bisher auf der anderen Seite in Ost-, Süd- und Mitteleuropa waren, hoffen zuversichtlich darauf, daß die Veränderungen irreversibel sind. Wir, die wir bisher auf der anderen Seite leben mußten, erkennen uns als Europa angehörig. Denn wir verfolgen und achten die zeitlosen Ideen unserer Vorfahren, deren Lehren und Taten. Als verdienstvoll betrachten wir die Aussage einer der größten chirurgischen Persönlichkeiten der Vergangenheit: „An den geistigen Schöpfungen bricht die Macht der Zeit, da sie in dem zeitlosen Fluß der Menschheit untergehen wird."

Ich als ungarischer Staatsbürger bin froh, daß mein Heimatland bei diesen Veränderungen eine wesentliche Rolle übernommen hat. Bei alledem bin ich weiterhin der Meinung, daß mitten in diesem großartigen Umbruch das Wichtigste ist, Mensch zu bleiben, unter allen Umständen, in jeder Situation. Dies wünsche ich Ihnen auch in Ihrem persönlichen Leben, in Ihrem beruflichen Wirken und bei Ihrer gesamten gesellschaftlichen und politischen Tätigkeit.

Zum Schluß möchte ich Ihnen ausgezeichnete Vorträge, wie gewohnt regen wissenschaftlichen Gedanken- und Erfahrungsaustausch und nicht zuletzt eine angenehme Geselligkeit wünschen. Ich bedanke mich für Ihre Aufmerksamkeit.

Präsident Professor Dr. med. Hans-Martin Becker: Ich danke Ihnen, Herr Kollege Balázs für diese liebenswürdigen Worte. Ich freue mich, wenn ich Sie nachher noch einmal aufs Podium bitten darf.

Totenehrung

Präsident Professor Dr. med. Hans-Martin Becker: Meine Damen und Herren! Lassen Sie uns der verstorbenen Kolleginnen und Kollegen gedenken. Es erreichte uns die Nachricht vom Tod von insgesamt 41 Mitgliedern unserer Gesellschaft. Sie sind alle hier aufgelistet. Sie sind uns vorangegangen. Wir wollen ihr Andenken in Ehren halten.

Liste der Verstorbenen

Gerhard Loycke	09. 03. 1991	Jutta Starke	15. 09. 1992
Hubert Stephani	Dezember 1991	Gerhard Witte	07. 10. 1992
Eduard Günther	September 1991	Ernst Harmstorf	10. 10. 1992
Jean Kunlin	11. 09. 1991	Edgar Ungeheuer	16. 10. 1992
Heinz Berg	29. 01. 1992	Will Bastian	05. 11. 1992
Gerhard Exner	20. 04. 1992	Walter Nowak	26. 11. 1992
Klaus Misslack	27. 04. 1992	Werner Flimm	26. 12. 1992
Gerhard Sich	Mai 1992	Joachim Schröer	22. 01. 1993
Margot Patz	21. 04. 1992	Peter Pohl	17. 01. 1993
Rüdiger Engelking	23. 05. 1992	Carl Blumensaat	11. 01. 1993
Hans Joachim Schulte	Mai 1992	Raimund Wittmoser	06. 01. 1993
Wilhelm Rieper	31. 05. 1992	Josef Kastert	24. 01. 1993
Ulrich Graff	07. 06. 1992	Paul Wilfingseder	23. 01. 1993
Joachim Taeschner	10. 06. 1992	Basile Kourias	10. 01. 1993
Hans W. Rauch	21. 06. 1992	Karl Kratochvil	05. 05. 1992
Fritz Weiss	21. 05. 1992	Erich Schwarzhoff	24. 02. 1993
Orhan Toygar	15. 05. 1992	Albrecht Schmölder	07. 03. 1993
Eduard Schmid	02. 07. 1992	Walter Hage	12. 03. 1993
Walter Genscher	Frühjahr 1992	Rolf Dohrmann	25. 03. 1993
Joachim Kirsch	August 1992	Hans Podgurski	26. 12. 1992
Rolf R. Wittke	12. 08. 1992	Jakob Lampbert	17. 03. 1993

Erlauben Sie mir bitte, daß ich zwei dieser teuren Verstorbenen hervorhebe, gewissermaßen stellvertretend für alle. Beide haben sich für unsere Gesellschaft besondere Verdienste erworben.

Am 16. Oktober 1992 verstarb nach langer, schwerer Krankheit Herr Prof. Dr. Edgar Ungeheuer. Er war Ehrenmitglied, 1979 Präsident und in den vergangenen fünf Jahren Generalsekretär unserer Gesellschaft. Diesem Amt hatte er eine besondere Bedeutung, ja eine Prägung gegeben. Gerade in den langjährigen Verhandlungen um die Neuordnung der Weiterbildungsordnung hat er sich für die Gesellschaft geradezu aufgeopfert und verzehrt. Sein Bemühen um die Einheit der Chirurgie und Gedanken zur Annäherung der operativen Fachgebiete sind uns Vermächtnis. Er war eine selten prägende Persönlichkeit, die ein eigenes Kapitel in der Geschichte unserer Gesellschaft geschrieben hat. Edgar Ungeheuer hat sich für die deutsche Chirurgie verdient gemacht.

Am 25. März 1993 verstarb, auch nach langer, schwerer Krankheit, Herr Prof. Dr. Rolf Dohrmann. Ebenfalls Ehrenmitglied war er insgesamt über 20 Jahre im Amt des Schatzmeisters unserer Gesellschaft. Es geschah in einer transparenten, korrekten, verantwortungsvollen und aufopfernden Weise. Über 20 Jahre im Vorstand hatte er wesentlichen Einfluß auf die Gestaltung unserer Gesellschaft. 22 Präsidenten, ich als der letzte, schulden ihm Dank für seine Unterstützung. Er hat uns vorgelebt, wie man unserer Gesellschaft dient. Rolf Dohrmann hat sich um die Deutsche Chirurgie verdient gemacht.

Wir werden beider Lebenswerk in Ehren halten.

Ich bitte Sie nun, zum Gedenken aller Kolleginnen und Kollegen, die uns verlassen haben, sich von den Plätzen zu erheben.

Ich lese einen Text aus den Moabiter Sonetten:

> Die Toten wissen die besonderen Zeichen,
> sie bleiben stumm für die Seelen, die begehren,
> und stumm für Seelen, die noch nicht verehren,
> doch lassen sich die Toten gern erreichen,
> wenn man befreit von aller Wünsche leben
> nur kommt, um ihnen Lebensdank zu geben.

Ich danke Ihnen.

Ehrungen

Verleihung der Ernst-von-Bergmann-Gedenkmünze in Gold

Präsident Professor Dr. med. Hans-Martin Becker: Meine Damen und Herren! Die Deutsche Gesellschaft für Chirurgie verleiht als höchste Ehrung die Ernst-von-Bergmann-Gedenkmünze in Gold an Persönlichkeiten, die sich besondere Verdienste um die Gesellschaft gemacht haben. In den vergangenen Jahren und Jahrzehnten sind nur acht Persönlichkeiten in dieser Form ausgezeichnet worden: Emil Karl Frey, K. H. Bauer, Eduard Rehn, Heinrich Bürkle de la Camp, Rudolf Nissen, Werner Wachsmuth, Herbert Junghanns, Rudolf Zenker.

Die Gesellschaft hat die Ernst-von-Bergmann-Gedenkmünze in Gold noch zu seinen Lebzeiten Herrn Prof. Dr. Edgar Ungeheuer zuerkannt. Er hat diese Ehrung mit großer Bewegung und mit Dank und Demut angenommen. Da die Medaille aber nur in der Eröffnungsfeier anläßlich des Chirurgenkongresses verliehen werden kann, fällt mir heute die Ehre und die traurige Pflicht zu, sie posthum zu verleihen. Ich darf sie an Herrn Ungeheuer jun. übergeben und ihn bitten, aufs Podium zu kommen.

Die Urkunde lautet:

Die Deutsche Gesellschaft für Chirurgie verleiht ihrem Ehrenmitglied
Herrn Professor Dr. med. Edgar Ungeheuer
posthum die höchste Auszeichnung, die sie zu vergeben hat, die

Ernst-von-Bergmann-Gedenkmünze in Gold

Sie anerkennt damit seine außerordentlichen Verdienste als Arzt, Wissenschaftler, akademischer Lehrer, aber insbesondere als langjähriger Generalsekretär der Gesellschaft um die deutsche Chirurgie. Sie würdigt damit seine klinisch-wissenschaftlichen Leistungen ebenso wie sein bedingungsloses Eintreten für die Belange der deutschen Chirurgie. Sie dankt ihm für die aufopfernde, bis an die Grenze seiner persönlichen Leistungsfähigkeit gehende Tätigkeit als Generalsekretär, die er bis an die Schwelle des Todes ausgeübt hat.

München, den 10. Oktober 1992

Der Generalsekretär   *Der Präsident*

Dr. med. Ungeheuer jun.: Sehr geehrter Herr Präsident, sehr geehrtes Präsidium, meine sehr geehrten Damen und Herren! Mein Vater hat wenige Tage vor seinem Tod von der Verleihung dieser höchsten Auszeichnung der Deutschen Gesellschaft für Chirurgie erfahren. Ich kann Ihnen sagen, er hat sich sehr, sehr darüber gefreut. Es war für ihn in seinem schweren Leiden, wenn man so sagen darf, ein letztes Glücksgefühl. Er wußte natürlich, daß er heute nicht mehr hier sein wird.

In seinem Namen und im Namen meiner Familie möchte ich mich bei allen, vor allen Dingen bei allen, die ihn in den letzten, nicht immer leichten Jahren, unterstützt und begleitet haben, recht herzlich bedanken. Es ist für mich einerseits ein sehr trauriger Anlaß, andererseits aber auch eine große Ehre. Ich bin stolz, diese hohe Würdigung für meinen Vater heute entgegennehmen zu können. Er wird mir stets ein chirurgisches, aber auch vor allem menschliches Vorbild sein. – Vielen Dank.

Präsident Professor Dr. med. Hans-Martin Becker: Ich darf Herrn Professor Dr. Günther Haenisch aufs Podium bitten.

Die Tatsache, daß ich hervorragende und verdienstvolle Persönlichkeiten auf der Eröffnungsfeier auszeichnen darf, bedeutet eine der schönsten und ehrenvollsten Amtshandlungen eines Präsidenten.

Herr Professor Haenisch ist vom Präsidium mit der Ernennung zum Ehrenmitglied der Gesellschaft ausgezeichnet worden. Ich darf die Urkunde verlesen:

Die Deutsche Gesellschaft für Chirurgie ernennt ihr Mitglied,
Herrn Professor Dr. med. Günther Haenisch, Hamburg, zu ihrem

Ehrenmitglied.

Sie ehrt damit eine große Arztpersönlichkeit, einen erfolgreichen Chirurgen, Wissenschaftler und beispielhaften Lehrer. Er hat standespolitisch einen wesentlichen Beitrag zur Sicherung der beruflichen Existenz der jungen Chirurgen geleistet und dadurch die deutsche Chirurgie insgesamt gefördert.

München, den 10. Oktober 1992

Der Generalsekretär   *Der Präsident*

Professor Dr. med. Günther Haenisch: Herr Präsident, meine sehr verehrten Damen, meine Herren, verehrte Collegae! Der 13. war schon immer ein Glückstag für mich, und so habe ich die Freude, am heutigen 13. April meinen herzlichen Dank sagen zu dürfen für die hohe Ehrung, die mir soeben zuteil geworden ist. Für mich hat er noch etwas Besonderes: Nach meinen Erkundigungen bin ich, abgesehen von dem Stalingrad-Arzt Dr. Kohler, der erste nichthabilitierte Chirurg, dem diese hohe Ehre zuteil wurde. Mir scheint das nachdenkenswert. Ich möchte in wenigen Minuten, die mir erlaubt sind, mich bei einigen Menschen bedanken, die ganz entscheidend dazu beigetragen haben, daß ich heute hier oben stehen darf.

Ich nenne als erstes meinen Vater, den Röntgenologen Haenisch. Mein Vater war ursprünglich Chirurg und um die Jahrhundertwende erster Oberarzt bei Geheimrat Marlow in Straßburg. Als er, wie es in jener Zeit so üblich war, seinen Chef um Erlaubnis bat, sich verloben zu dürfen, sagte Marlow nur: Mein Oberarzt ist nicht verlobt. Mein Vater verließ die Klinik und heiratete seine Verlobte und widmete sich ganz der jungen Röntgenologie, in der er es schon bald zu internationalem Ansehen brachte. Mein Vater hat mir viele Jahrzehnte lang wahres Ärztetum vorgelebt. Er starb später wie manche Pioniere der Röntgenologie an Strahlenschäden.

Als zweites nenne ich meine ärztlichen Lehrer. Ich habe zunächst unter dem Internisten Lichtwitz gearbeitet, dann unter dem Pathologen Pohlwil, unter dem Gynäkologen Seitz und unter dem Ophtalmologen Behr. Dann bin ich zwei Jahre als Schiffsarzt zur See gefahren und habe mir die Welt angesehen. Das Kennenlernen fremder Länder, Völker, Kulturen und Menschen hat meine Weltanschauung stark geprägt. Erst danach begann ich meine chirurgische Laufbahn, die später unterbrochen wurde durch sechs Jahre als Sanitätsoffizier und Chirurg in Feldlazaretten der Sanitätskompanien und zwei Jahre Gefangenschaft.

Von meinen chirurgischen Lehrern möchte ich namentlich von Metz und Diepold nennen, die mir beide ganz besondere Impulse gegeben haben. Alle meine Lehrer haben mich systematisch angeleitet, mir aber genügend Spielraum gelassen zur persönlichen Entwicklung.

Als letzte nenne ich meine Frau und meine Kinder, die am meisten unter meiner beruflichen und berufspolitischen Tätigkeit zu leiden hatten. Meine Frau hatte die Erziehung der Kinder fast allein zu leiten, weil ich an den Familientreffen so gut wie nie teilgenommen habe. Die Aufgabe hat sie vorbildlich gelöst. Unsere Kinder sind nach aller Meinung wohlerzogen. Sie lieben ihre Eltern, und sie lieben ihren Beruf. Der älteste Sohn ist Studienrat am Humanistischen Gymnasium, die Tochter ist Internistin und Betriebsärztin bei einer großen Versicherungsgesellschaft, und der jüngere Sohn ist niedergelassener Chirurg und Durchschnittsarzt. Ich habe der großen Geduld und dem Verständnis meiner Familie unendlich viel zu verdanken. Deshalb betrachte ich diesen Moment als eine gütige Fügung, daß ich hier in aller Öffentlichkeit meiner Frau und meinen Kindern für ihre jahrzehntelange Hilfe Dank sagen kann. Ich stehe hier als reuiger Sünder, aber ich konnte nicht anders.

Präsident Professor Dr. med. Hans-Martin Becker: Nun bitte ich Herrn Professor Dr. Dr. h.c. Georg Heberer, zu mir aufs Podium zu kommen.

Meine Damen und Herren! Vielleicht können Sie ermessen, welche Freude, Ehre und Genugtuung es für mich bedeutet, im Namen des Präsidiums der Deutschen Gesellschaft für Chirurgie meinem ehemaligen verehrten Lehrer selbst die Ehrenmitgliedschaft zu verleihen und die Urkunde überreichen zu dürfen. Die Urkunde lautet:

Die Deutsche Gesellschaft für Chirurgie ernennt ihr Mitglied,
Herrn Professor Dr. med. Dr. med. h.c. Georg Heberer, emeritierter Ordinarius für Chirurgie an der Chirurgischen Universitätsklinik München, Klinikum Großhadern, zu ihrem

Ehrenmitglied.

Mit dieser Ernennung wird ein Arzt und Chirurg, akademischer Lehrer und Wissenschaftler ausgezeichnet, der durch seine experimentellen und klinischen Forschungen unsere Kenntnisse über die kardiovaskuläre, die Gefäß- und Viszeralchirurgie sowie Polytraumatologie entscheidend bereichert und fortentwickelt hat. Seine Forschungen haben die deutsche Chirurgie gefördert und auch im Ausland Anerkennung und Bewunderung gefunden.

München, den 10. Oktober 1992

Der Generalsekretär   *Der Präsident*

Professor Dr. med. Dr. med. h.c. Georg Heberer: Herr Präsident, meine sehr verehrten Damen und Herren! Die Verleihung dieser Ehrenmitgliedschaft der Deutschen Gesellschaft für Chirurgie hier in der Ludwig-Maximilians-Universität durch Sie, lieber Herr Präsident, und die damit zum Ausdruck kommende Würdigung meiner Lebensarbeit durch das Präsidium erfüllt mich mit ganz besonderer Freude und Dankbarkeit.

In dieser Stunde habe ich vor allem meinen chirurgischen Lehrern Rudolf Zenker und Alfred Brunner zu danken, Persönlichkeiten, denen man in Verehrung folgen und an deren Beispiel man innerlich wachsen konnte. 13 Jahre habe ich in der wohlwollenden Förderung von Rudolf Zenker in Mannheim und in Marburg gelebt und gearbeitet. Ihm durfte ich nach meiner vierzehnjährigen Tätigkeit in Köln in München im Amt nachfolgen. Es war immer mein Bestreben, das in mich gesetzte Vertrauen zu rechtfertigen. Auch zahlreichen liebenswerten Kollegen schulde ich ganz besonderen Dank, die sich in den drei Jahrzehnten an den von mir geleiteten Universitätskliniken in Köln und München ausbilden und habilitieren konnten. Viele wurden Fachärzte, Chefärzte und Lehrstuhlinhaber. Ich denke sehr gern zurück an viele gemeinsame glückliche und erfolgreiche Arbeitsjahre; denn niemand steht mit seiner Lebensarbeit allein. So wie Sie, Herr Haenisch, habe auch ich den 13. April gut im Griff. Nicht zuletzt habe ich – ich wollte es eigentlich nicht, aber ich muß es tun – meiner Frau zu danken, die sich heute vor 41 Jahren entschloß, den manchmal doch sehr dornenreichen Weg der Frau eines Chirurgen zu gehen und die mir dabei immer den Rücken freigehalten hat, so daß ich ganz meine beruflichen Pflichten erfüllen konnte. Auch die drei Kinder sind zu kurz gekommen. Meine Frau hat dennoch alles richtig wieder ins Lot gebracht.

Verehrte Kolleginnen und Kollegen! Seit 40 Jahren bin ich Mitglied unserer Gesellschaft, wobei ich im Präsidium Entwicklungen und Wandlungen aus nächster Nähe miterleben konnte, auch die aktuellen Strömungen, die unser Präsident heute angesprochen hat, und Strukturveränderungen; denn jede Zeit verlangt nach der ihr angemessenen Form, insbesondere heute auch aus europäischer Sicht. Wenn ich da mit einem Wunsch schließen darf: Es gilt weiterhin im Miteinander Zukunftsperspektiven zu entwickeln, dabei aber die Einheit der Chirurgie zu wahren. Mit Fairneß und Loyalität sollte man nach der wissenschaftlichen Wahrheit im toleranten Streitgespräch weiter suchen, dabei aber angesichts zunehmender Spezialisierung und Technisierung niemals die ganzheitliche Betrachtung des chirurgischen Kranken und Verletzten aus dem Auge verlieren. Dazu wünsche ich unserer traditionsreichen Gesellschaft für Chirurgie Vernunft und Weitsicht. Ich danke Ihnen.

Präsident Professor Dr. med. Hans-Martin Becker: Ich danke Ihnen für diese Worte, lieber Herr Heberer. Das war ein Exzerpt Ihrer Eröffnungsrede auf dem Chirurgenkongreß 1980.

Meine Damen und Herren! Herr Professor Dohrmann wurde vom Präsidium einstimmig zum Ehrenmitglied ernannt. Auch diese Ernennung wurde ihm noch zu seinen Lebzeiten mitgeteilt. Die feierliche Ernennung erfolgt jedoch ebenfalls im Rahmen der Eröffnungsfeier zum Chirurgenkongreß. Wir denken mit großer Dankbarkeit an unser inzwischen verstorbenes Ehrenmitglied. Ich darf Herrn Dohrmann jun., Privatdozent Dr. med. Peter Dohrmann, bitten, aufs Podium zu kommen und die Urkunde über die Ehrenmitgliedschaft seines Herrn Vaters in Empfang zu nehmen.

Ich darf die Urkunde verlesen:

Die Deutsche Gesellschaft für Chirurgie ernennt ihr Mitglied,
Herrn Professor Dr. med. Rolf Dohrmann, Berlin, zu ihrem

Ehrenmitglied.

Diese Ehrung gilt einem großen Arzt, chirurgischen Lehrer und Wissenschaftler, der in einem allgemeinen Krankenhaus Chirurgie auf hohem Niveau ausübte. Darüber hinaus hat er 22 Jahre als Schatzmeister der Gesellschaft herausragende Dienste geleistet und die Kontinuität der Deutschen Chirurgenkongresse verkörpert. Die deutsche Chirurgie wurde durch ihn in besonderem Maße gefördert.

München, den 27. Februar 1993

Der Generalsekretär   *Der Präsident*

Privatdozent Dr. med. Peter Dohrmann: Sehr geehrter Herr Präsident, Hohes Präsidium, sehr verehrte Damen und Herren! Im Namen meines Vaters möchte ich mich für diese hohe Auszeichnung der Deutschen Gesellschaft für Chirurgie von ganzem Herzen bedanken. Wie sehr hätte er sich gefreut, heute hier an dieser feierlichen Eröffnung teilzunehmen und die Urkunde selbst in Empfang nehmen zu dürfen. Um so mehr freue ich mich, daß er die Nachricht über die Ernennung zum Ehrenmitglied zu einem Zeitpunkt erhielt, als die Tragik seiner Erkrankung unabwendbar, der rasche Verlauf jedoch noch nicht absehbar war. Ich danke Ihnen aufrichtig für die hohe Ehrung meines Vaters. Vielen Dank.

Präsident Professor Dr. med. Hans-Martin Becker: Wir kommen nun zur Verleihung der korrespondierenden Mitgliedschaft an Herrn Professor Dr. György Balázs aus Debrecen/Ungarn, den ich erneut aufs Podium bitte.

Korrespondierende Mitgliedschaften, meine Damen und Herren, sind Auszeichnungen unserer Gesellschaft an hervorragende ausländische Chirurgen, die sich der deutschen Chirurgie verbunden wissen und auch selbst ordentliche Mitglieder unserer Gesellschaft sein können. Herr Professor Balázs ist seit Jahren ordentliches Mitglied.

Die Urkunde lautet:

Die Deutsche Gesellschaft für Chirurgie ernennt Herrn Professor Dr. med. György Balázs, Direktor der 1. Chirurgischen Klinik der Universität Debrecen/Ungarn, zu ihrem

korrespondierenden Mitglied.

Sie würdigt seine hervorragenden Verdienste als Kliniker und Wissenschaftler und dankt stellvertretend für die stets fruchtbaren Beziehungen zwischen den Chirurgen Ungarns und Deutschlands. Die Rolle des ungarischen Volkes bei der deutschen Wiedervereinigung hat auch in solchen Beziehungen seine Wurzel.

München, den 10. Oktober 1992

Der Generalsekretär   *Der Präsident*

Professor Dr. med. György Balázs: Herr Präsident, meine Damen und Herren! Ich habe heute schon zuviel gesprochen. Nehmen Sie bitte meinen herzlichen Dank für diese schöne Auszeichnung im Namen der ungarischen Chirurgen und im Namen meiner Mitarbeiter. Ich persönlich danke Ihnen, daß Sie mich auch amtlich in Ihre Reihen geschlossen haben. Danke schön.

Präsident Professor Dr. med. Hans-Martin Becker: Ich habe die Ehre, eine weitere korrespondierende Mitgliedschaft zu verleihen und damit einen weiteren der deutschen Chirurgie verbundenen ausländischen Kollegen auszuzeichnen. Ich darf Herrn Professor Dr. Ernst Bodner aus Innsbruck aufs Podium bitten. Auch Herr Professor Bodner ist seit nunmehr über 20 Jahren ordentliches Mitglied unserer Gesellschaft.

Ich verlese die Urkunde:

Die Deutsche Gesellschaft für Chirurgie ernennt ihr Mitglied, Herrn Professor Dr. med. Ernst Bodner, Vorstand der II. Universitätsklinik für Chirurgie, Innsbruck/Österreich, zu ihrem

korrespondierenden Mitglied.

Herr Professor Dr. med. Ernst Bodner ist seit vielen Jahren der deutschen Chirurgie und vielen Chirurgen wissenschaftlich und freundschaftlich verbunden. Sie ehrt mit ihm ein ausländisches Mitglied unserer Gesellschaft, das besonders auch durch die Herausgabe von wissenschaftlichen Werken mit deutschen Kollegen Maßstäbe gesetzt hat.

München, den 27. Februar 1993

Der Generalsekretär   *Der Präsident*

Professor Dr. med. Ernst Bodner: Hohes Präsidium, meine Damen und Herren! Vor genau 20 Jahren, 1973, habe ich zum ersten Mal auf dem Deutschen Chirurgenkongreß hier in München einen Vortrag gehalten, und zwar über unsere Erfahrungen mit der Feinnadelbiopsie. Ich weiß noch genau, wie nervös und wie aufgeregt ich damals war. Denn vor diesem Forum zu bestehen, schien mir eine ganz besondere Herausforderung zu sein. Ich erinnere mich auch noch an die Diskussion nachher, bei der man die Zytodiagnostik des Pankreaskarzinoms als zu unsicher und unzuverlässig bezeichnet hat. Inzwischen hat diese Methode ihre Bewährungsprobe tausendfach bestanden; dies ist längst kein Diskussionsthema mehr. Das heißt aber nicht, daß ich nicht auch heute noch ein Diskussionsthema bin oder Anlaß und Gegenstand zu Diskussionen, wie ich auch bei den Beratungen des Präsidiums erfahren mußte. Aber nichtsdestotrotz erachte ich es als eine hohe Auszeichnung, nunmehr in den Kreis der korrespondierenden Mitglieder aufgenommen zu werden und diesem Kreis anzugehören. Ich verstehe diese Ehrung als eine Ermutigung, meine vielen wissenschaftlichen und freundschaftlichen Kontakte mit deutschen Chirurgen künftig noch zu vertiefen und weiterhin an den seit Jahren sehr innigen Beziehungen zwischen der Österreichischen und der Deutschen Gesellschaft für Chirurgie mitzuwirken. Ich danke Ihnen.

Preisverleihungen

Verleihung des von-Langenbeck-Preises

Präsident Professor Dr. med. Hans-Martin Becker: Ich darf Herrn Dr. Michael-Dieter Menger aus München aufs Podium bitten.

Meine Damen und Herren! Wir kommen jetzt zu den wissenschaftlichen Preisen unserer Gesellschaft für verdiente, fleißige und erfolgreiche Forscher, die laut Satzung Mitglied unserer Gesellschaft sein müssen. Ich hoffe, Herr Kollege Menger, Sie wissen, daß der Von-Langenbeck-Preis die höchste Auszeichnung unserer Gesellschaft für eine wissenschaftliche Leistung darstellt.

Die Urkunde lautet:

Die Deutsche Gesellschaft für Chirurgie verleiht ihrem Mitglied, Herrn Privatdozent Dr. med. M.-D. Menger, Institut für chirurgische Forschung der Universität München, Klinikum Großhadern, für die wissenschaftliche Arbeit „Die Mikrozirkulation des Skelettmuskels nach Ischämie-Reperfusion: Bedeutung von 'no-reflow'" den

von-Langenbeck-Preis 1993.

Herr Privatdozent Dr. med. M.-D. Menger hat die Ursachen des „no-reflow"-Phänomens untersucht und neben anderen Phänomenen besonders die Bedeutung von Sauerstoffradikalen herausgearbeitet. Darin liegt ein neuer Ansatz zum Verständnis dieses Phänomens.

München, den 13. April 1993

Der Generalsekretär   *Der Präsident*

Jubiläumspreis der Firma B. Braun, Melsungen

Nun bitte ich Herrn Professor Dr. med. Otto Scheibe aus Stuttgart aufs Podium.

Durch die Stiftung der Firma Braun, Melsungen, kann auch in diesem Jahr der Jubiläumspreis verliehen werden. Es wird dadurch eine Chirurgenpersönlichkeit ausgezeichnet, die sich besondere Verdienste um die Fortentwicklung der Deutschen Chirurgie erworben hat. Im Einvernehmen mit den Stiftern des Preises wird der Preis Herrn Professor Scheibe mit folgendem Text verliehen:

Die Deutsche Gesellschaft für Chirurgie verleiht Herrn Professor Dr. Otto Scheibe, Stuttgart, den

Jubiläumspreis der Firma Braun, Melsungen.

Sie zeichnet damit einen Chirurgen aus, der sich um die Weiterentwicklung der Chirurgie durch seine bahnbrechenden Arbeiten um die Qualitätsverbesserung und -sicherung chirurgischer Operationsverfahren besondere Verdienste erworben hat.

München, den 10. Oktober 1992

Der Generalsekretär   *Der Präsident*

Professor Dr. med. Otto Scheibe: Herr Professor Becker, Hohes Präsidium, meine sehr verehrten Damen, meine Herren! Ich darf mich ganz herzlich für diese hohe Ehre bedanken und den Jubiläumspreis auch stellvertretend für meine früheren und für meine jetzigen Mitarbeiter in Empfang nehmen.

Ich möchte aber einem Herrn für seine stetige Hilfe danken, der dem Problem der Qualitätssicherung in der Deutschen Gesellschaft für Chirurgie eigentlich erst zum Durchbruch verholfen hat. Das ist Herr Professor Schega.

Gestatten Sie mir an dieser Stelle auch meiner Lehrer zu gedenken. Es sind drei: Albert, genannt Axel, Lezius, der den Anstoß gegeben hat, Ludwig Zukschwerdt, der mich gezogen hat, und Helmut Herrmann Remé, dem ich helfen durfte. Vielen Dank.

Erich-Lexer-Preis

Präsident Professor Dr. med. Hans-Martin Becker: Ich darf Herrn Professor Dr. Harald Tscherne bitten.

In diesem Jahr wird der Erich-Lexer-Preis an Herrn Professor Tscherne verliehen für seine Verdienste um die Entwicklung und Vervollkommnung in der rekonstruierenden Chirurgie.

Der Erich-Lexer-Preis wird wechselweise in einem Jahr von der Deutschen Gesellschaft für Orthopädie und im anderen Jahr von der Deutschen Gesellschaft für Chirurgie verliehen. Dieses Jahr ist die Deutsche Gesellschaft für Chirurgie dran. Sie verleiht den Erich-Lexer-Preis mit folgendem Wortlaut:

Die Deutsche Gesellschaft für Chirurgie verleiht ihrem Mitglied, Herrn Professor Dr. med. Harald Tscherne, Direktor der Unfallchirurgischen Klinik, Zentrum für Chirurgie, Hannover, in Würdigung seiner Verdienste um die erhaltenden und rekonstruktiven Operationsverfahren in der Unfallchirurgie den

Erich-Lexer-Preis 1993 der Firma Ethicon.

Professor Dr. med. H. Tscherne hat sich herausragende Verdienste in der gesamten Unfall- und Wiederherstellungschirurgie und in der Behandlung des Polytraumas erworben. Er hat die Operationsverfahren der offenen Frakturen weiterentwickelt und verbessert und durch seine wissenschaftliche Arbeit wichtige Beiträge für die gesamte Chirurgie geleistet.

München, den 10. Oktober 1992

Der Generalsekretär   *Der Präsident*

Werner-Körte-Medaille in Gold

Ich bitte Herrn Professor Dr. Ernst Rebentisch aufs Podium.

Herrn Professor Rebentisch wird die Werner-Körte-Medaille in Gold verliehen mit folgendem Text:

Die Deutsche Gesellschaft für Chirurgie verleiht ihrem Mitglied, Herrn Professor Dr. med. Ernst Rebentisch, Generaloberstabsarzt a.D., Deisenhofen, in Anerkennung seiner Verdienste um die Deutsche Chirurgie die

Werner-Körte-Medaille in Gold.

Die Gesellschaft zeichnet damit eine Chirurgenpersönlichkeit aus, die seit vielen Jahren praktisch und wissenschaftlich die Katastrophen- und Notfallmedizin maßgeblich gefördert hat. Auch die damit verbundene Standhaftigkeit wird durch diese Auszeichnung gewürdigt.

München, den 10. Oktober 1992

Der Generalsekretär   *Der Präsident*

Professor Dr. med. Ernst Rebentisch: Herr Präsident, Hohes Präsidium, meine Damen und Herren! Ich bin ausgezeichnet worden für ein Aufgabengebiet, das mit der minimal invasiven Chirurgie nicht das mindeste zu tun hat. Das Gegenteil ist der Fall. Es hat, um es so zu sagen, alles einmal seine Basis gehabt. Diese Basis war einmal persönliches Erleben, und zweitens waren es Gespräche mit alten erfahrenen Chirurgen.

Mein persönliches Erleben war, daß ich als Truppenoffizier nach meiner ersten Verwundung von einem renommierten Münchner Chirurgen operiert wurde, der allerdings keine Ahnung von Kriegschirurgie gehabt hat, er hat wunderschön genäht. Nach dem Krieg habe ich mit meinem väterlichen Freund Wachsmuth über das Thema gesprochen, und ich erkannte und erlebte, welche Mühe er seinerzeit hatte, als beratender Chirurg des Heeressanitätsinspekteurs 1939 das Gebiet der Kriegschirurgie den jungen Kollegen, die an die Front geholt wurden, beizubringen. Es war sehr schwer, aber es wurde allmählich ein vorzüglicher Sanitätsdienst während des Krieges daraus. Ich hatte dann bei weiterer Verwundung das Vergnügen, in die Hände solcher Kollegen zu fallen, die mir dann auch wieder richtig auf die Beine geholfen haben. Als wir dann 1980 die Deutsche Gesellschaft für Katastrophenmedizin gegründet haben und Georg Heberer und Edgar Ungeheuer die ersten Präsidenten dieser Gesellschaft waren, sahen wir uns von verschiedenen Kollegen angegriffen, die einfach nicht verstanden haben, was man damit vor hat, daß man damit nicht etwa Krieg machen will, sondern Krieg verhindern will. Ich weiß, daß es manche auch heute noch nicht verstanden haben.

Wir haben uns dann mühsam durchgesetzt und können immerhin darauf zurückblicken, daß inzwischen eine Reihe von erfolgreichen Kongressen stattgefunden haben und daß eine ganze Reihe von jungen Kollegen bereits in Notgebieten tätig gewesen sind. Meine Sorge ist, das war auch die von Edgar Ungeheuer im Zusammenhang mit der Einheit der Chirurgie, daß bei diesen modernen, sehr effektiven Verfahren jetzt der junge Chirurg die einfache, primitive Chirurgie verlernt. Sie wird uns aber nicht erspart bleiben. Wir werden in Zukunft auch im Ausland mehr helfen. Wir brauchen gar nicht nach Bosnien oder sonst wohin zu schauen, sondern einfach nur in die Schweiz, die traditionell seit über 120 Jahren überall dort hilft, wo man Menschen in Not helfen muß, mit primitiven Mitteln helfen muß. Das werden wir weiterverfolgen. In dem Sinne danke ich Ihnen für diese Auszeichnung.

Preis für Chirurgische Tumorforschung, Karl-Heinrich-Bauer-Preis

Präsident Professor Dr. med. Hans-Martin Becker: Ich bitte nun Herrn Dr. Fritz Lindemann aus Augsburg zu mir zu kommen.

In diesem Jahr wird wieder einmal der Preis für Leistungen in der chirurgischen Tumorforschung verliehen. Er geht nach übereinstimmender Ansicht der Jury an Herrn Dr. Lindemann, Augsburg, mit folgendem Text:

Die Deutsche Gesellschaft für Chirurgie verleiht ihrem Mitglied, Herrn Dr. med. Fritz Lindemann, Chirurgische Klinik II, Krankenhauszweckverband Augsburg, für seine wissenschaftliche Arbeit „Prognostic significance of micrometastatic tumor cells in bone marrow of colorectal cancer patients" den

Preis für Chirurgische Tumorforschung, Karl-Heinrich-Bauer-Preis 1992

Durch präoperative Knochenmarkpunktion bei Patienten mit kolorektalem Karzinom und Nachweis von Mikrometastasen in Knochenmark sind die prognostischen Aussagen verbessert worden.

München, den 13. April 1993

Der Generalsekretär   *Der Präsident*

Förderpreis für Chirurgische Intensivmedizin

Als letzten Preis darf ich den Förderpreis Chirurgische Intensivmedizin an Herrn Dr. Jürgen Brand aus Bochum verleihen, den ich aufs Podium bitte.

Der Preis ist gestiftet von der Firma Fresenius AG, Bad Homburg, und wird heuer zum zweiten Mal verliehen. Die Urkunde lautet:

Die Deutsche Gesellschaft für Chirurgie verleiht den

Förderpreis Chirurgische Intensivmedizin 1993,

gestiftet von Fresenius AG, Bad Homburg V.D.H., Privatdozent Dr. med. Jürgen Brand, Chirurgische Klinik und Poliklinik Ruhr-Universität Bochum, in Anerkennung seiner wissenschaftlichen Arbeiten. Insbesondere wird damit die experimentelle Studie mit dem Titel „Die frühzeitige, nicht selektive Darmdekontamination (NSDD) – eine wirksame Sepsisprophylaxe?" ausgezeichnet.

München, den 13. April 1993

Der Generalsekretär   *Der Präsident*

Meine Damen und Herren! Damit kann die feierliche Kongreßeröffnung ausklingen mit der herrlichen Musik von Wolfgang Amadeus Mozart, Divertimento, Köchelverzeichnis 213, in G-Dur, das von Herrn Prof. Hans Rudolf Zöbeley für Bläser bearbeitet wurde. Es spielt, wie vorhin, das Bläserensemble des Münchner Motettenchores. Die musikalische Einleitung bestand aus dem ersten Satz. Wir hören nun den dritten und vierten Satz. Wir wollen uns in diesem herrlichen akustisch ausgezeichneten Saal von dieser ingeniösen Musik verzaubern lassen.

Musikalischer Ausklang: Mozart, Divertimento, KV 213, in der Bearbeitung für Blechbläser von Hans Rudolf Zöbeley, dritter und vierter Satz.

Mitgliederversammlung (Erster Teil)

Mittwoch, 14. April 1993

Präsident Professor Dr. med. Hans-Martin Becker: Meine Damen und Herren! Ich begrüße Sie alle zur ersten Mitgliederversammlung unseres Kongresses. Ich stelle fest, daß die Einladung mit Bekanntgabe auch der Tagesordnung rechtzeitig erfolgt ist; sie ist im Mitteilungsheft Nr. 2 veröffentlicht.

Bericht des Generalsekretärs

Herr Präsident!
Hohes Präsidium, meine Damen und Herren!

Lassen Sie mich im ersten Teil der Mitgliederversammlung und gewissermaßen als Einstimmung auf die zu vergebenden Stipendien über die Auslandsaktivitäten unserer Gesellschaft berichten. Es gibt sicherlich noch viele andere.

a) Ende November 1992 habe ich zusammen mit Herrn Hempel, dem Präsidenten des BERUFSVER-BANDES DEUTSCHER CHIRURGEN, an einer Tagung der Vereinigung europäischer chirurgischer Fachgesellschaften teilgenommen. Außer Portugal und Österreich waren alle europäischen Staaten vertreten.
Tagungsort war Den Haag.
Ein europäisches Examen wie schon bei den Urologen und einheitliche Richtlinien für die Weiterbildungsstätten standen im Vordergrund. Große Sorge bereitete die Wirkung der Arbeitszeitverkürzung auf unser Fach. Eine entsprechende Resolution wurde an den Europarat geschickt.

b) Im Juni 1993 soll in Tokio eine deutsch-japanische Chirurgengesellschaft gegründet werden. Dazu hat Herr Mishima gegeneingeladen, der im Sommer 1990 mit einer japanischen Delegation hier war. Herr Siewert hatte damals die Tagung organisiert.

c) Vom 15.–17. September 1993 ist in London der EUROCHIRURGIE-Kongreß. Herr Trede ist der Präsident. In 48 Sitzungen wird eine breite Themenpalette behandelt. Sicher würde der Präsident gerne viele deutsche Teilnehmer sehen.

d) Sicherlich auch ein Zeichen unserer Auslandsaktivität ist die Präsidentschaft von Herrn Trede auf dem 35. Kongreß der INTERNATIONAL SOCIETY OF SURGERY in Hongkong, vom 22.–27. August 1993.

e) Den EUROCHIRURGIE-Kongreß in Berlin vom 25.–29. Oktober 1994 organisiert im Augenblick Herr Häring.
Hauptthemen sind: Weiterbildung im europäischen Rahmen, Metastasen-Chirurgie, Fehler und Gefahren beim laparoskopischen Operieren.

f) Auf dem FRANZÖSISCHEN CHIRURGENKONGRESS in Paris vom 04.–07. 10. 1993 wird unsere Gesellschaft eine SEANCE ALLEMANDE bestreiten.
Mit der Organisation wurden die Herren Farthmann, Feifel und Junghanns betraut.

g) Auf Einladung unseres KORRESPONDIERENDEN MITGLIEDES, Herrn Steichen, konnte ich am 26. und 27. März 1993 an der Eröffnung eines neuen Instituts für minimal invasive Chirurgie, an der Universität New York teilnehmen.

h) Für den jetzigen Kongreß hat die GESELLSCHAFT 6 baltischen Kollegen die Teilnahme ermöglicht. Das Präsidium hat zugestimmt, daß ein Stipendium von 10 000 DM auf östliche Länder ausgedehnt wird.

Soweit mein Bericht über die Auslandsaktivitäten unserer Gesellschaft.

Bekanntgabe der Vorschläge für die Wahlen

In den MITTEILUNGSHEFTEN 1 + 2/1993 wurden Sie rechtzeitig zum 1. + 2. Teil der Mitglieder-versammlung eingeladen.

Anträge auf Ergänzung der Tagesordnung wie nach Satzungspunkt 10.4 möglich, sind bis zum 30. März nicht eingegangen.

Auch weitere Namensvorschläge habe ich bis zum Beginn dieser Sitzung, wie es nach Satzungspunkt 11.2.4 zulässig wäre, nicht bekommen.

Folgende Mitglieder unserer Gesellschaft hat das Präsidium in seiner Sitzung am 9. und 10. Oktober 1992 benannt, um sie heute der Mitgliederversammlung vorzutragen und zu den Wahlen vorzuschlagen:

1. Zweiter Stellvertretender Präsident 1993/94
   und Präsident 1994/95
   Professor Dr. med. Günther Hierholzer, Duisburg
2. Universitäts-Chirurg in leitender Stellung
   Professor Dr. med. Leonhard Schweiberer, München
3. Oberarzt in nichtselbständiger Stellung einer Chirurgischen Krankenhausabteilung
   Dr. med. Peter Breuer, Hamburg

Von den Sektionsvorständen wurden dem Präsidium fristgerecht je ein Vertreter für die nächste Amtspe-riode im Präsidium nominiert:

a) Sektion GEFÄSS-CHIRURGIE: Prof. Dr. med. Herbert Imig, Hamburg
b) Sektion UNFALL-CHIRURGIE: Prof. Dr. med. Axel Rüter, Augsburg
c) Sektion PLASTISCHE CHIRURGIE: Prof. Dr. med. Edgar Biemer, München
d) Sektion CHIRURGISCHE FORSCHUNG: Prof. Dr. med. Jürgen Seifert, Kiel.

Meine Damen und Herren, über diese Vorschläge des Präsidiums muß im zweiten Teil unserer Mitglie-derversammlung am Freitagnachmittag durch Wahl entschieden werden.

Reisestipendium

Um das Reisestipendium unserer Gesellschaft von 40 000 DM haben sich *vier* Mitglieder beworben. Die Bewerbungen waren satzungsgemäß.

Der Prüfungsausschuß, bestehend aus den Professoren Gall, Dohrmann, Herzog, Saeger und Hartel kam nach Beratung zu dem Schluß, alle Bewerber zu berücksichtigen.

Somit entfallen je 10 000 DM an folgende Bewerber:

a) Dr. med. Hubert Büchels, Augsburg
b) Privatdozentin Dr. Andreja Frilling, Hamburg
c) Dr. med. Hans-Rudolf Raab, Hannover
d) Privatdozent Dr. Hubertus Wenisch, Frankfurt/M.

Mit Schreiben vom 09. 03. 1993 wurde den Bewerbern das Ergebnis mitgeteilt. Ich freue mich, es jetzt öffentlich bekanntgeben zu können.

Ich beglückwünsche Sie herzlich im Namen des Präsidiums. Nur um Ihren pünktlichen Bericht, nach Beendigung Ihrer Reise, möchte ich bitten, da er in den MITTEILUNGEN veröffentlicht wird. For-dern Sie bitte die Reisekosten über die Geschäftsstelle an.

Damit möchte ich an den Herrn Präsidenten übergeben.

Präsident Professor Dr. med. Hans-Martin Becker: Meine Damen und Herren! Wünscht jemand zu dem, was der Herr Generalsekretär vorgetragen hat, das Wort im Sinne einer Frage oder eines Kom-mentars? – Dann sind wir mit der ersten Mitgliederversammlung schon zu Ende. Ich darf Sie zur zweiten Mitgliederversammlung am Freitagnachmittag um 14.30 Uhr zum zweiten Teil des Berichtes des Herrn Generalsekretärs und zum Bericht des Präsidenten ganz herzlich einladen.

Mitgliederversammlung (Zweiter Teil)

Freitag, 16. Februar 1993

Präsident Professor Dr. med. Hans-Martin Becker: Meine sehr verehrten Damen und Herren, liebe Kolleginnen und Kollegen! Ich begrüße Sie zum zweiten Teil der Mitgliederversammlung während des diesjährigen Kongresses.

Ich bitte, die Türen zu schließen. Wir sind sicher, daß wir alle Mitglieder sind, und ich bin sicher, daß Sie rechtzeitig durch Mitteilungsblatt 2 eingeladen worden sind, in dem auch die Tagesordnung für diesen zweiten Teil der Mitgliederversammlung enthalten ist.

Wir kommen zuerst zu den Wahlen.

Wahlen

Sie haben alle einen Stimmzettel erhalten. Wer von Ihnen hat keinen Stimmzettel? – Dann hat jeder einen Stimmzettel.

Wir haben zu wählen den zweiten stellvertretenden Präsidenten 1993/1994 und dann Präsident 1994/1995. Herr Generalsekretär Hartel hat in der ersten Mitgliederversammlung die vom Präsidium vorgeschlagene Persönlichkeit genannt. Weitere Kandidatennennungen aus der Mitgliedschaft unserer Gesellschaft sind nicht erfolgt. Zum zweiten stellvertretenden Präsidenten schlägt das Präsidium Herrn Hierholzer aus Duisburg vor.

Als Universitätschirurg in leitender Stellung ist Herr Schweiberer, München, vorgeschlagen, als Oberarzt in nichtselbständiger Stellung einer chirurgischen Krankenhausabteilung Herr Breuer aus Hamburg, als Vertreter für die Sektion Gefäßchirurgie Herr Imig aus Hamburg, als Vertreter für die Sektion Unfallchirurgie Herr Rüter aus Augsburg, als Vertreter für die Sektion Plastische Chirurgie soll Herr Biemer Herrn Berger aus Hannover ablösen. Der neue Leiter der Sektion Chirurgische Forschung soll als Nachfolger von Herrn Beger Herr Seifert aus Kiel sein. Wir haben den Namen auf Antrag der Sektion von „Sektion für experimentelle Chirurgie" geändert in „Sektion für Chirurgische Forschung".

Ich bitte Sie nun, die Wahl vorzunehmen. Darf ich Herrn Loeprecht bitten!

Liebe Kolleginnen und Kollegen! Sie werden sich wundern, daß der Vorstandstisch sechs Personen umfaßt. Ich darf Ihnen Herrn Dr. Münch, unseren Notar, vorstellen, der darüber wachen wird, daß die Wahl juristisch gesehen in Ordnung geht. Ich bitte Sie scharf darüber zu wachen, Herr Dr. Münch.

Sind alle Stimmen abgegeben? Hat noch jemand seine Stimme abzugeben? – Dann ist hiermit die Wahl abgeschlossen.

Liebe Kolleginnen und Kollegen, Sie werden verstehen, daß wir die Auszählung der Stimmen nicht abwarten wollen, sondern in der Tagesordnung fortfahren. Wir werden in den Tagesordnungspunkt Wahlen erneut eintreten, wenn die Auszählung abgeschlossen ist. Ich gehe davon aus, daß Sie damit einverstanden sind. Wir wollen in einer Stunde die Mitgliederversammlung auch abschließen können.

Video-Film-Preis 1993

Präsident Professor Dr. med. Hans-Martin Becker: Ich darf Herrn Kollegen Vogelbach und Herrn Prof. Harder bitten, aufs Podium zu kommen.

Die Jury für die Verleihung des Filmpreises 1993 hat entschieden, daß der *Videofilmpreis* 1993 an die Herren Dr. med. Peter Vogelbach und Prof. Dr. med. Felix Harder, Kantonspital Basel, geht. Ich verlese den Text:

Für ihren Videofilm „Die operative Behandlung des Mammakarzinoms unter Berücksichtigung brusterhaltender Verfahren".

Die Urkunde ist unterschrieben: München, den 16. April

Der Generalsekretär   Der Präsident

Meine Herren, ich danke Ihnen, daß Sie gekommen sind, und gratuliere Ihnen zu dem Preis.

Preis für Posterausstellung 1993

Der nächste zu verleihende Preis ist der *Posterpreis* für die beste Posterausstellung während des Kongresses. Die Kommission zur Preisverleihung hat als beste Präsentation ein Poster der Herren Neef, Pannwitz und Jäger von der Chirurgischen Universitätsklinik Halle ausgewählt. Herr Jäger, sind Sie da? – Nicht. Dann verlese ich das Kriterium:

Der Preis für die beste Posterpräsentation 1993 wird an die Herren H. Neef, H. G. Pannwitz und H. Jäger von der Chirurgischen Universitätsklinik Halle verliehen für ihr Poster Nr. 18/562 „Komplexe Behandlungsstrategie und Qualitätssicherung in der Thoraxchirurgie – Erfahrungen mit einem neuen Informations- und Dokumentationssystem".

Preis für Wissenschaftliche Ausstellung 1993

Der Preis für die beste *wissenschaftliche Ausstellung* wird verliehen an die Arbeitsgruppe H. Bödeker, L. Blinzler und Ch. Gebhardt, Zentrum für Chirurgie, Städtisches Klinikum Nürnberg, für die Ausstellung „Kontinuierliche venovenöse Haemofiltration bei schwerer nekrotisierender Pankreatitis". Der Preis wurde verliehen wegen neuer Ansätze für die Behandlung der Pankreatitis. Ich gratuliere Ihnen. Ich kann Ihnen vorerst nur einen Umschlag reichen mit Inhalt. Die Urkunde kommt nach.

Forumpreis 1993

Ich darf die Herren Hecht, Nolte, Botzlar, Menger und Messmer, zum mindesten den, den Sie von der Gruppe delegiert haben, bitten, zu mir aufs Podium zu kommen. – Es ist keiner da.

Der Preis für die beste *Forumarbeit* wird den Herren R. Hecht, D. Nolte, A. Botzlar, M. D. Menger und K. Messmer verliehen, die am Institut für Chirurgische Forschung der Universität München arbeiten, für ihre Arbeit „Monoklonarer Antikörper gegen Leukozytenadhäsionsmolekül CD 11 b (MAC-1) verhindert die postischämische Leukozytenadhärenz in vivo". Die Ergebnisse belegen die funktionelle Bedeutung von spezifischen Adhäsionsmolekülen für die postischämische Leukozytenadhärenz und belegen die zentrale Rolle der neutrophilen Granolozyten in der frühen Reperfusionsphase am Mausmodell.

Meine Damen und Herren! Damit können wir die Preisverleihung schließen. Oder ist einer der beiden Gruppen da, um den Preis in Empfang zu nehmen? – Wir werden dafür Sorge tragen, daß sie nicht nur den ausgesetzten Preis, sondern eben auch die nachzudruckende Urkunde übersandt bekommen.

Bericht des Präsidenten

Präsident Professor Dr. med. Hans-Martin Becker: Liebe Kolleginnen und Kollegen! Ich schulde Ihnen einen Bericht über die Zeit meiner Präsidentschaft. Diese war, wie Sie verstehen werden, überschattet von dem langsamen Sterben unseres Generalsekretärs, Herrn Prof. Dr. Edgar Ungeheuer, den ich noch kurz vor seinem Tod in Frankfurt besuchen konnte. Die Klarheit des Wissens über sein Schicksal und die christlich gegründete Akzeptanz dieses Weges haben mich, das muß ich ganz offen sagen, sehr bewegt.

Die Ausrichtung des 110. Kongresses war mir nur möglich durch einen Mitarbeiterstab, vor allem durch die Hilfe von Herrn Privatdozent Dr. Karl Walter Jauch, dem ich von dieser Stelle aus meinen ganz besonderen Dank aussprechen möchte.

Wie Sie sehen, sollte dieser Kongreß vor allem junge Chirurgen in Weiterbildung ansprechen. Neben 83 eingeladenen Referenten für die Hauptthemen haben wir insgesamt 14 Sitzungen mit Fort- und Weiterbildungscharakter mit insgesamt 81 eingeladenen Referenten. Auch die neuen Gebiete Herz-, Kinder- und Plastische Chirurgie sind wie die bisherigen Teilgebiete jetzt auch Schwerpunkte Unfall-, Gefäß- und neuerdings auch Thoraxchirurgie mit zusammen 71 Referenten in neun Sitzungen, die sie selbst gestaltet haben, beteiligt. Darin enthalten ist das von der Chirurgischen Klinik Innenstadt und dem Anatomischen Institut der Universität München gestaltete Schockraummanagement mit vier Blockpraktika. Hier möchte ich den vielen Kollegen der Innenstadtklinik und der Anatomie und auch dem das ganze Unternehmen leitenden Prof. Schweiberer herzlich danken.

Es gingen 583 Anmeldungen zu freien Vorträgen ein, im wesentlichen zu den vorgegebenen Themen. Hiervon konnten nur 29,2% berücksichtigt werden. Für mich betrüblich war, daß von diesen 583 Anmeldungen nur drei Arbeiten aus den neuen Bundesländern eingereicht wurden. Aus diesem Grunde haben wir uns bemüht, als Sitzungsleiter und als eingeladene Referenten Kolleginnen und Kollegen aus dem Osten unseres Vaterlandes bevorzugt zu gewinnen. Das ist zum Teil sehr schwierig gewesen, weil die politische Vergangenheit eben auch ihre Schatten in unsere Gesellschaft wirft und manche Namen bei einigen Mitgliedern Anstoß erregten, manche andere aber unser Bemühen um Konsens und Freihalten des Kongresses von derartigen Konflikten mißbilligten.

Ich glaube, wir haben für diesen 110. Kongreß eine tragbare Lösung gefunden. In Zukunft wird dies aber auch für alle weiteren Kongresse, wie ich fürchte, ein kleines Problem bleiben, solange eben unterschiedliche Auffassungen über die politische Vergangenheit einzelner weiter bestehen bleiben. Wenn wirklich betroffene Kollegen Zurückhaltung üben und andere dann auch nicht jeden Namen auf die Waage legen, sondern ein Gefühl des Miteinander wieder Platz greift in unserer Gesellschaft, sollte das Problem langsam vom Tisch kommen.

Zurück zum Kongreß. Es sind insgesamt 583 Veranstaltungen einschließlich der wissenschaftlichen und der Posterausstellung und auch der Forumssitzungen. Übrigens war die Annahmerate bei den Forumssitzungen mit 29% gleich hoch wie bei den Anmeldungen zu freien Vorträgen. Daß dabei auch 25 Anmeldungen zu den Forumssitzungen aus dem Ausland kamen, ist ganz sicher ein Zeichen der zunehmenden Internationalisierung unserer Wissenschaft und damit eigentlich ein positiver Weg in die Zukunft.

Wie ich in der Eröffnungssprache schon mitteilen konnte, ist unser Schatzmeister, Herr Prof. Dr. Rolf Dohrmann, am 25. März 1993 verstorben. Wir haben ihn schon geehrt. Er ist seit der letzten Präsidiumssitzung im Februar dieses Jahres auch Ehrenmitglied gewesen.

Für den neuen Generalsekretär, Herrn Prof. Hartel, und mich, wir sind ja beide gewissermaßen Neulinge im Amt, war der Verlust zweier so routinierter Vorstandsmitglieder für unsere Arbeit ein schwerer Schlag. Daß die Präsidiumsarbeit, auf die ich jetzt nicht näher eingehen möchte, aber letzten Endes so reibungslos getan werden konnte, verdanken wir der hingebungsvollen Vorarbeit der beiden teueren Verstorbenen.

Dann darf ich auch gesondert begrüßen Herrn Prof. Dr. Hartwig Bauer, der vom Präsidium als neuer Schatzmeister gewählt worden ist und der jetzt am Vorstandstisch für die nächsten Jahre sitzt.

Die Verselbständigung der Gebiete Herz-, Kinder- und Plastische Chirurgie hat nicht dazu geführt, daß die drei Bereiche aus der Deutschen Gesellschaft für Chirurgie und ihrem Präsidium ausscheren, wofür wir alle, glaube ich, sehr dankbar sein müssen. Sie haben sich ja auch intensiv am Kongreß beteiligt. Es wurde aber eine Kommission gebildet, auf die der Herr Generalsekretär dann auch noch eingehen wird, die unsere Satzung den jetzigen realen Gegebenheiten anpassen muß. Dies wird aber sicherlich neben den Verhandlungen um die zu erstellenden Richtlinien zur Musterweiterbildungsordnung dann ausführlich vom Herrn Generalsekretär dargestellt werden.

Nur die offene und unterstützende, ja geradezu freundschaftlich zugewandte Zusammenarbeit mit Herrn Generalsekretär Hartel machte die Kongreßvorbereitungen für einen Chefarzt einer kleinen Abteilung mit einem nur ganz kleinen Mitarbeiterstab und auch die Präsidiumssitzungen und alle weiteren Führungsgeschäfte unserer Gesellschaft möglich. Dazu ist es mir ein Bedürfnis, Herr Hartel, Ihnen ganz herzlich vor Ihnen allen zu danken.

Mein Kurzbericht ist hiermit zu Ende. Ich stehe Ihnen aber gern für Fragen oder Kommentare zur Verfügung. No Comment? Keine Frage, keine Kommentare? – Es ist ja eigentlich auch alles ganz klar.

Dann möchte ich bitten, daß wir zu Punkt 6 der Tagesordnung übergehen und den Herrn Generalsekretär um seinen Bericht bitten.

Bericht des Generalsekretärs

Herr Präsident,
Hohes Präsidium,
Meine Damen und Herren!

Die Arbeit des Generalsekretärs konnte fortgeführt werden, weil der verstorbene Generalsekretär seine Pflicht bis an die Schwelle des Todes erfüllt hat.

In den letzten Wochen hat Herr März, Frankfurt/M., ihm seine Kraft geliehen und einen reibungslosen, wenn auch schweren Übergang möglich gemacht.

Identisch hat sich der verstorbene Schatzmeister verhalten. Er schloß seinen Bericht zwei Tage vor seinem Tod ab.

Unser Wirtschaftsprüfer, Herr Dr. Mihm, und der neue Schatzmeister, Herr Professor Dr. Hartwig Bauer, haben mir bei diesem zweiten schweren Verlust geholfen.

All diesen Herren danke ich!

Ich berichte nun über die Ereignisse des vergangenen Geschäfsjahres.

1. Am 10. Juli 1992 erhielt unsere Gesellschaft den Auftrag, Richtlinien zur neuen Weiterbildungsordnung zu erarbeiten.
   In Übereinstimmung mit Herrn Hempel, Präsident des Berufsverbandes Deutscher Chirurgen, bat Herr Ungeheuer Herrn Schriefers diese Aufgabe zu übernehmen.
   Eine WEITERBILDUNGSKOMISSION aus Vertretern des Präsidiums, der Schwerpunkte, der neuen Gebiete, der Lehrstuhlinhaber und der leitenden Krankenhausärzte für Allgemein-Chirurgie tagte am 20. August, 8. und 18. September 1992 in Frankfurt/M. In guter Atmosphäre wurden die Richtlinien erarbeitet und ein Dissens mit der Kinderchirurgie ausgeräumt.
   In zwei Sitzungen, am 15. Januar und 15. Februar 1993, gingen die Richtlinien noch einmal hin und her. Dabei wurde die Präambel zahlenmäßig präzisiert und der Laborkatalog wieder ergänzt. Im Augenblick steht nur noch die zahlenmäßige Spezifizierung bei SONOGRAPHIE und RÖNTGEN aus.
   Es ist zu erwarten, daß die neue Weiterbildungsordnung bald an die Landesärztekammern geht und danach Gesetzeskraft erlangt.
   Dafür gebührt Herrn Schriefers großer Dank.
   Herr Encke und Herr Schildberg haben in einer Sitzung am 16. 02. 1993 die Richtlinien zur fakultativen Weiterbildung in CHIRURGISCHER INTENSIVMEDIZIN mitberaten und in einer zweiten Sitzung am 4. März 1993 in Frankfurt/M. konsensfähig abgeschlossen. Auch diesen Herren danke ich sehr.
2. Ich komme nun zur zukünftigen Gestaltung unseres KONGRESSBANDES. Zusammen mit dem Präsidenten, Herrn Professor Becker, mit Herrn Dr. Götze vom Springer-Verlag und seinem Sohn, Herrn Professor Götze wurde die Neugestaltung am 9. Dezember 1992 besprochen. Die FREIEN VORTRÄGE sollen zitierfähig aufgenommen werden. Dazu müssen sie einem peer review unterworfen werden. Darauf wurde in den MITTEILUNGEN 1/1993 und in einem Brief an die Autoren hingewiesen.
2 a) Eine weitere Maßnahme soll vor allem dem wissenschaftlichen Nachwuchs dienen: Die Institute für chirurgische Forschung wurden gebeten, ein Angebot fachübergreifender Seminare vorzubereiten und Grundkenntnisse in chirurgischer Forschungsmethodik zu vermitteln. Das Programm soll noch in diesem Jahr gestartet werden.
3. Herr Koslowski hat zusammen mit den Herren Carstensen, Ungeheuer, Beger, Nerlich, Rühland und Köckerling in den MITTEILUNGEN 1/1993 Empfehlungen für unseren Jahreskongreß veröffentlicht.
   Ich fasse das Wesentliche zusammen: *Alle* Schwerpunkte und neuen Gebiete sollen beteiligt werden, sollten insbesondere die Gebiete dies wünschen. Und das würden wir sehr begrüßen. In Verbindung mit einer zu gründenden FÖRDERATION OPERATIVER FÄCHER sind interdisziplinäre Themen vorzusehen. Dies vorausgesetzt, daß sie zustande kommt. Der Präsident bestimmt die Leitthemen und erhält Hilfe durch eine Programmkommission. So war es bisher eigentlich auch! Die

Bedeutung von Kursen, Filmen und Videos soll aufgewertet werden. Kurzvorträge sollen von der Programmkommission mitausgewählt werden.

Man könnte sich aber auch vorstellen, daß die Auswahl zur zitierfähigen Veröffentlichung erst nach dem Kongreß stattfindet.

Die Zahl der Vorträge, die gehalten werden dürfen, soll auf *200* (außer Forum) reduziert werden.

Die Diskussionszeit soll auf 40% angehoben werden.

Die Erprobungszeit soll 2 Jahre dauern.

Nun komme ich zum BILLROTH-Haus auf Rügen und zum Von-LANGENBECK-Haus in Berlin.

4. Es besteht die Absicht, eine Stiftung „BILLROTH-Haus" zu gründen. Die Beteiligten sind: die Stadt Bergen, die DEUTSCHE GESELLSCHAFT FÜR CHIRURGIE, die ÖSTERREICHISCHE GESELLSCHAFT FÜR CHIRURGIE und die SCHWEIZER GESELLSCHAFT FÜR CHIRURGIE. Mit der Bürgermeisterin aus Bergen, Frau Köster, steht ein Besprechungstermin bevor.

5. Wir stehen kurz vor der Übernahme des von-LANGENBECK-VIRCHOW-Hauses in Berlin. In seinen Besitz teilen wir uns mit der Berliner Medizinischen Gesellschaft.

   Am 2. April 1993 haben Vertreter des Präsidiums mit den Rechtsanwälten Forkel, Berlin, und Dr. Mihm, Rosenheim sowie Herrn Professor Habermehl, Berlin, diesbezügliche Gespräche geführt. Die Renovierungsfinanzierung muß z. T. von potenten Mietern, mit denen wir verhandeln, mitgetragen werden.

6. Einige Worte zum AMBULANTEN OPERIEREN!

   Das GSG sieht seine Stärkung vor. Es soll sowohl von NIEDERGELASSENEN als auch von KRANKENHÄUSERN evtl. als Institutsleitung vorgehalten werden. Das bedeutet eine Konkurrenzsituation und evtl. Verlust der Ermächtigung des Chefarztes.

   Zusammen mit den Herren Hempel und Bauch sowie Vertretern der Schwerpunkte und Gebiete, habe ich am 28. Januar 1993 an einer Anhörung bei der Kassenärztlichen Vereinigung in Köln teilgenommen. Dabei blieben Fragen offen:

   a) Wer gewährleistet die häusliche Versorgung und die ärztliche Nachkontrolle?

   b) Ist im Krankenhaus die geforderte „Facharztoperation" gesichert?

   c) Wer macht die ambulanten Operationen am Wochenende?

   d) Wird es einen finanziellen Ausgleich für die teure Krankenhausoperation geben?

   Man rechnet auf Dauer mit 30% ambulanter Operationen.

7. Schließlich gab es am 20. Januar 1993 im Gesundheitsministerium eine Sitzung zu den FALLPAUSCHALEN.

   Wir legten Wert darauf, bestimmte Kriterien wie z. B. Carzinome, hohes Alter, Multimorbidität, Notfälle sowie Rezidivfälle auszuklammern. Bis jetzt sind aus der Chirurgie und Unfallchirurgie etwa 15 Operationen vorgesehen. Verbindlichkeit besteht ab 01. 01. 1995.

8. Abschließend möchte ich über die *geplante Föderation* operativer Fächer berichten.

   Andere Fächer kamen spontan auf uns zu nach einer Veröffentlichung in den MITTEILUNGEN 4/1992 der Herren Koslowski, Schreiber und Ungeheuer mit dem Titel: Strukturwandel, eine aktuelle Herausforderung an die Chirurgie.

   Eine Föderation wäre gut:

   1) Weil 44000 operierende Ärzte mehr erreichen als ein Bruchteil und

   2) weil eine Strukturierung deshalb erwünscht ist, weil man sich regelmäßig unorganisiert in der BUNDESÄRZTEKAMMER oder im Gesundheitsministerium trifft.

   Solche gemeinsamen Probleme sind:

   – Sonderentgelte

   – Pauschalierungen

   – ambulantes Operieren

   – wissenschaftlicher Tierschutz

   – das „Sekundärarztproblem"

   – verzetteltes Vorgehen bei Politikern und Medien.

   Durch eine *Föderation*, die *keine neue* wissenschaftliche Gesellschaft ist, gewinnen alle.

Die *Herstellung* und *Vertiefung* der Beziehungen zu den Nachbarfächern der Chirurgie und Medizin im allgemeinen ist ein besonderer Punkt unserer Satzung und zwar der Punkt 2.1.2.

Bekanntgabe der Wahlergebnisse

Präsident Professor Dr. med. Hans-Martin Becker: Liebe Kolleginnen und Kollegen! Die Wahlen sind entschieden. Als zweiter stellvertretender Präsident 1993/94 und Präsident unserer Gesellschaft 1994/95 ist Herr Professor Günther Hierholzer gewählt.

Professor Dr. med. Günther Hierholzer: Herr Präsident, Hohes Präsidium, sehr geehrter Herr Generalsekretär, sehr geehrte Kolleginnen und Kollegen! Ich muß zunächst erklären, daß ich die Wahl annehme. Ich tue dies im Bewußtsein einer besonderen Verantwortung und besonderer Pflichten, die mit diesem Amt verbunden sind. Herr Präsident! Sie werden mir vielleicht erlauben, daß ich noch eine ergänzende Anmerkung mache. Ich bedanke mich zunächst für das Votum und werde bemüht sein, dieses in den kommenden Jahren zu rechtfertigen. Mit der Wahl ist ja automatisch die Herausforderung zur Vorbereitung eines entsprechenden Kongresses verbunden, zur Auswahl von Themen, bei denen sich die verschiedenen Schwerpunkte wiederfinden und die auch den verschiedenen chirurgischen Gruppen so viel Interesse aufzeigen, daß sie gern mitarbeiten. Nun ist der jährliche Kongreß noch nicht die Chirurgie, und die Chirurgie ist auch nicht die Summe der fachlichen Schwerpunkte und der Gruppen. Chirurgie ist viel mehr. Sie ist eine Gesamtaufgabe mit einer bekannten Vielfalt und einer langen Tradition. Diese Gesamtaufgabe kann nur gemeinschaftlich gelöst werden.

Sehr geehrte Kolleginnen und Kollegen! Wir müssen die aktuelle Politik im Sozialrecht und im Berufsrecht sehr eingehend verfolgen. Es wird offenkundig, daß in verschiedenen Bereichen dem Sozialrecht gegenüber dem Berufsrecht ein höherer Rang eingeräumt wird. Dies kann ganz prinzipielle Folgen auch für uns haben. Für uns ergibt sich daraus eine ganz klare Konsequenz. Wir dürfen es nicht bei den zurückliegenden Bemühungen und Aktivitäten belassen, wir müssen vielmehr mit neuen Anstrengungen für eine partnerschaftliche, kollegiale und faire Zusammenarbeit wirken. Ohne ein gemeinsames Sprechen nach außen, ohne ein Zusammenrücken, wird uns das Steuerungsinstrument genommen. Für dieses Ziel gibt es natürlich verschiedene Voraussetzungen. Es gibt aber ein ganz besonders wichtiges, das ist das kollegiale Umgehen untereinander. Jeder Kollege sollte den anderen achten, und jeder Kollege mit einem bestimmten Schwerpunkt sollte nicht glauben, daß der andere Kollege mit einem anderen Schwerpunkt nicht ebenso wichtig wäre.

Herr Präsident! Ich bin der Auffassung, daß wir uns die Entwicklung der Chirurgie und die Wandlungen, die bevorstehen, nicht von außen aufdrängen lassen dürfen, sondern daß wir selbst dieses Steuerungsinstrument in die Hand nehmen müssen. Wir selbst haben zu entscheiden, ob in der Zukunft das gemeinsame Fachgebiet zur Illusion wird oder ob wir mit kooperativen und einvernehmlichen Strukturen die Chirurgie gedeihlich weiter entfalten lassen. Ich werde meinen Beitrag dazu leisten. Ich bitte Sie um Unterstützung und um ein entsprechendes Mitwirken.

Herr Präsident! Es ist ein guter Brauch, daß man an dieser Stelle seinen Lehrern dankt. Ich danke meinem klinischen und akademischen Lehrer Professor Dr. Jörg Rehn. Ich bedanke mich für die klinische Weiterbildung, ich bedanke mich für die akademische und die menschliche Wegweisung. Es ist für einen Chirurgen eine ganz besondere Ehre, wenn er die Freundschaft durch seine Lehrer erfährt, und diese Freundschaft währt nun seit vielen Jahren. Ich bedanke mich aber auch ausdrücklich bei weiteren chirurgischen Vorbildern, nicht zuletzt bei denen, die hier im Raum sind. Sie haben mir Orientierung, Unterstützung, aber auch das notwendige Maß an Kritik gegeben. Ich hoffe, daß dies so bleiben wird. Ich wünsche allen nachrückenden Chirurgen, daß auch sie möglichst viele Leitbilder finden.

Ich bedanke mich nochmals für das Votum. Herr Präsident, Herr Generalsekretär! Ich freue mich auf eine konstruktive und enge Zusammenarbeit. Vielen Dank.

Präsident Professor Dr. med. Hans-Martin Becker: Vielen Dank, Herr Hierholzer. Wie Sie sehen, gratulieren wir Ihnen alle. Wir sehen Ihrer Präsidentschaft mit großer Erwartung entgegen. Sie werden selbstverständlich mit der Hilfe des gesamten Präsidiums, meine Person mit eingeschlossen, rechnen können. Sie haben bereits angenommen, also brauche ich Sie nicht mehr zu fragen.

Als zukünftiger Universitätschirurg in leitender Stellung ist als Nachfolger von Herrn Pichlmayr Herr Professor Dr. Leonhard Schweiberer gewählt. Ich darf Sie fragen, ob Sie die Wahl annehmen.

Professor Dr. med. Leonhard Schweiberer: Herr Präsident, verehrte Kolleginnen und Kollegen! Ich bedanke mich für das Vertrauen und nehme die Wahl an.

Präsident Professor Dr. med. Hans-Martin Becker: Als neues Mitglied des Präsidiums ist als Oberarzt in nichtselbständiger Stellung einer chirurgischen Krankenhausabteilung Herr Dr. Breuer aus Hamburg gewählt. Herr Breuer, nehmen Sie die Wahl an?

Dr. Peter Breuer, Hamburg: Herr Präsident, meine Damen und Herren! Ich bedanke mich sehr herzlich für das entgegengebrachte Vertrauen und nehme die Wahl an.

Präsident Professor Dr. med. Hans-Martin Becker: Als Nachfolger von Herrn Kollegen Rühland in der Leitung der Sektion Gefäßchirurgie ist Herr Professor Herbert Imig gewählt. Wir sind Duzfreunde. Lieber Herbert, nimmst Du die Wahl an?

Professor Dr. med. Herbert Imig: Herr Präsident, meine Damen und Herren! Ich bedanke mich und nehme die Wahl an.

Präsident Professor Dr. med. Hans-Martin Becker: Für die Sektion Unfallchirurgie ist als Nachfolger von Herrn Professor Tscherne Professor Dr. med. A. Rüter aus Augsburg gewählt. Herr Rüter, nehmen Sie die Wahl an?

Professor Dr. med. A. Rüter: Herr Präsident, meine Damen und Herren! Ich danke für das Vertrauen und nehme die Wahl gern an.

Präsident Professor Dr. med. Hans-Martin Becker: Für die Sektion Plastische Chirurgie ist als Nachfolger von Herrn Berger aus Hannover Herr Professor Biemer aus München gewählt.

Professor Dr. med. Biemer: Herr Präsident, liebe Kolleginnen und Kollegen! Ich bedanke mich für das Vertrauen und hoffe auf eine gute Zusammenarbeit. Ich nehme die Wahl an.

Präsident Professor Dr. med. Hans-Martin Becker: Für die Sektion Chirurgische Forschung ist als Nachfolger von Herrn Beger Herr Professor Seifert aus Kiel gewählt. Herr Seifert, nehmen Sie die Wahl an?

Professor Dr. med. Seifert: Vielen Dank, Herr Präsident, meine Damen und Herren. Ich nehme die Wahl an. Für Ihr Vertrauen vielen Dank.

Präsident Professor Dr. med. Hans-Martin Becker: Ich und das gesamte Präsidium gratulieren den Gewählten. Wie Sie sehen, haben Sie eine große Akzeptanz in der Mitgliederschaft. Das läßt auf eine sehr gedeihliche und fruchtbringende Zusammenarbeit hoffen. Ich erwarte, daß Sie die Präsidiumssitzung mit Ihrer Kritik und mit Ihren Kommentaren sehr lebendig gestalten werden.

Bericht des Schatzmeisters

Präsident Professor Dr. med. Hans-Martin Becker: Herr Professor Bauer, bitte sehr!

Professor Dr. med. Hartwig Bauer, Schatzmeister: Herr Präsident, meine sehr verehrten Damen und Herren! Unser langjähriger Schatzmeister, Herr Professor Dohrmann, hat, wie Sie gehört haben, am 24. März, zwei Tage vor seinem Tod, seinen Jahresbericht fertiggestellt und abgezeichnet. Mit hohem Respekt vor seiner Leistung, aber auch mit Respekt vor diesem Amt, möchte ich diesen Bericht des Schatzmeisters, so wie er ihn verfaßt hat, wörtlich verlesen:

> Der Jahresabschluß 1992, der nach den neuen Bilanzrichtlinien erfolgte, und die Prüfung der Bücher mit der Rechnungslegung für die Zeit vom 01. 01. bis 31. 12. 1992 wurden auftragsgemäß wie in den Vorjahren von dem Rosenheimer Wirtschaftsprüfer Dr. jur. Ekkehard Mihm vorgenommen. Die Prüfung war Anfang Februar abgeschlossen. Der Bericht wurde unter Beachtung der gesetzlichen Bestimmungen und der Satzung am 09. 02. 1993 mit dem Prüfungsvermerk versehen. Eingeschlossen in die Prüfung wurden sieben Arbeitsgemeinschaften.
>
> Das für die Gesellschaft zuständige Finanzamt für Körperschaften in Berlin hat in einer Anlage zu dem antragsgemäß für die Jahre 1989 bis 1991 unter dem 13. 01. 1992 ergangenen Freistellungsbescheid bezüglich Körperschafts-, Vermögens- und Gewerbesteuer erstmals darauf hingewiesen, daß bei der erreichten Höhe der von uns gebildeten Rücklage eine Gemeinnützigkeit nicht mehr zulässig sei, da Körperschaften, die gemeinnützige Zwecke verfolgen, grundsätzlich ihre Einnahmen vollständig und fortlaufend satzungsgemäßen Zwecken zuführen müßten, wenn sie die vorgesehene Steuervergünstigung erhalten wollen.

Abweichend von der bisherigen Behandlung wurde unser Jahresüberschuß von 305 000 DM nicht mehr in voller Höhe dem Reinvermögen der Gesellschaft zugeschlagen. Vielmehr wurde er erstmalig mit 39 000 DM einer freien Rücklage in Höhe eines Viertels des Überschusses aus der Vermögensverwaltung und einer gebundenen Rücklage, einer Betriebsmittelrücklage, in Höhe von 266 000 DM zugeführt.

Von diesem Reinvermögen wird im Wirtschaftsjahr 1993 ein wesentlicher Teil ebenfalls einer gebundenen Rücklage für die Wiederherstellung des Von-Langenbeck/Virchow-Hauses zugeführt werden müssen. Für diese Wiederherstellung waren in den letzten Jahren im Reinvermögen rund 1,1 Millionen DM angespart worden. Da die freie, während der Dauer der Gesellschaft nicht aufzulösende Rücklage nur mit einem Viertel des Überschusses aus der Vermögensverwaltung gebildet werden kann, werden die darüber hinausgehenden Teile künftiger Jahresüberschüsse etwa bis zur Höhe von 700 000 DM der oben ebenfalls schon erwähnten Betriebsmittelrücklage zugeführt werden können bzw. zunächst der zu bildenden gebundenen Rücklage für die Wiederherstellung des Von-Langenbeck/Virchow-Hauses, wo eine zeitnahe Auflösung durch Inanspruchnahme der entsprechenden Mittel zu erwarten sein dürfte. Soweit zum Jahresüberschuß 1992 und seiner Verwendung nach den neuen Finanzamtsrichtlinien.

Nun zur Zusammensetzung des Jahresüberschusses. Dazu ist zu sagen, daß dem sog. ideellen Bereich, also dem Vereinsbereich – Mitgliederbeiträge, Spenden und sonstige Erträge – von insgesamt 903 000 DM Aufwendungen von 826 000 DM gegenüberstehen, so daß sich wegen des hohen Spendenanteils ein Überschuß von 77 000 DM ergab. Im zweiten Bereich, dem sog. Zweckbetriebsbereich – Kongresse, Symposien und Publikationen – ergab sich ein Überschuß von 63 000 DM und im Publikationsbereich von 11 000 DM gegenüber einem ausgeglichenen Ergebnis 1991.

Im Vermögensbereich – Wertpapiere und Zinsen – wurde mit rund 154 000 DM aufgrund der Kurs- und Zinsentwicklung ein etwas geringeres positives Ergebnis verzeichnet.

Ich hoffe, daß Sie dieser kurzen Erläuterung haben entnehmen können, daß die Deutsche Gesellschaft für Chirurgie aufgrund der sparsamen Haushaltsführung und der Spendenzuflüsse geordnete solide Verhältnisse aufweist, die es auch erlauben, die für die Wiederherstellung des Von-Langenbeck/Virchow-Hauses angesparten Mittel für diesen Zweck aufzuwenden. Tendenziell wird man allerdings davon auszugehen haben, daß in Zukunft mit Unterstützung von seiten der einschlägigen Industrie in geringerem Maße gerechnet werden muß, so daß die von mir bereits angesprochene Erhöhung der seit 1982 unveränderten Mitgliederbeiträge erforderlich werden sollte.

Ich schließe meinen Bericht mit dem Dank an die Kassenprüfer. Ganz besonders danke ich natürlich den Damen in der Münchner Geschäftsstelle und hier speziell der Finanzbuchhalterin Frau Blaschke.

Berlin, den 24. 03. 1993 gez. Dohrmann

Präsident Professor Dr. med. Hans-Martin Becker: Vielen Dank, Herr Bauer. Herr Zumtobel, möchten Sie bitte Ihre Prüfungsergebnisse mitteilen.

Professor Dr. med. Volker Zumtobel, Rechnungsprüfer: Herr Präsident, Hohes Präsidium! Ich habe den von Herrn Dr. Mihm erstellten Bericht mit meinen bescheidenen Kontrollmöglichkeiten sorgfältig überprüft und keinen Grund zur Beanstandung im Bereich der Einnahmen und Ausgaben gefunden. Ich begrüße die positive finanzielle Entwicklung und empfehle der Mitgliederversammlung die Entlastung des Schatzmeisters.

Präsident Professor Dr. med. Hans-Martin Becker: Darf ich den anderen Kassenprüfer, Herrn Schumpelick, um seinen Kommentar bitten.

Kassenprüfer Prof. Dr. med. Schumpelick schließt sich dem Antrag des Kassenprüfers Prof. Dr. med. Zumtobel an.

Meine Damen und Herren, hat jemand noch einen Kommentar oder eine Frage zu den Ausführungen des Herrn Generalsekretärs? – Herr Vossschulte!

Professor Dr. med. Vossschulte äußerte in einem Beitrag aus der Versammlung Bedenken gegen die genannte Föderation. Durch Ausfall der Tonaufzeichnung kann der Beitrag nicht wörtlich wiedergegeben werden. Er beinhaltet jedoch, daß keine Notwendigkeit gesehen wird, eine solche Föderation zu schaffen, weil damit die Gefahr einer ausufernden finanziellen Ausstattung gegeben sei. Immerhin sei von einer Ausstattung von 200 000 bis 300 000 DM und einem Sekretär die Rede. Föderation aller operativen Fächer klinge zwar gut, aber der Föderation gehörten dann auch Gebiete an, die sich schon längere Zeit von der Chirurgie abgesondert hätten, zum Beispiel Hals-, Nasen-, Ohrenärzte. Diese

Gruppen hätten bewiesen, daß sie sich selbst wirksam vertreten könnten. Im übrigen könnte man sich, wenn etwas gemeinsam durchzusetzen sei, ad hoc zusammensetzen. Dies sei immer schon die Aufgabe der Gesellschaft und des Präsidenten gewesen. Gerade habe man von Herrn Hierholzer gehört, daß er sich dieser Aufgabe auch besonders widmen wolle. Für eine Förderation bestehe von daher kein Anlaß. Der Gedanke sollte mindestens im Augenblick nicht weiter verfolgt werden.

Generalsekretär Professor Dr. med. Hartel: Herr Vossschulte, ich danke für Ihre sehr kritische Bemerkung. Es ist in der Tat so, daß wir vor vielen Jahren schon einmal einen Vorstoß gemacht haben. Damals bestand das Bedürfnis nach einer solchen Föderation nicht, die sich jetzt spontan zusammengetan hat; die Zeit ist einfach weitergegangen. Es sind neue Bedürfnisse hinzugekommen, auf die wir reagieren müssen. Wir haben im Augenblick überhaupt nichts vorweggenommen. Sie waren in dieser Präsidiumssitzung, und in dieser Präsidiumssitzung ist lediglich beschlossen worden, eine Föderationskommission zu gründen und zu prüfen, was die Deutsche Gesellschaft für Chirurgie beitragen kann oder nicht. Es ist sogar davon gesprochen worden, daß wir uns aus diesen Bemühungen wieder zurückziehen, wovon ich sehr abrate. Wir bleiben zunächst beim Votum des Präsidiums, das wir haben, nämlich Kommissionsgründung, dann Sondierung, neue Gespräche, dann erst Beschlüsse. Die Zahlen, die Sie genannt haben, sind absolut nichts Abgemachtes, das ist mal in die Diskussion geworfen worden. An dieser Diskussion haben Sie ja nicht persönlich teilgenommen.

Präsident Professor Dr. med. Hans-Martin Becker: Noch eine Wortmeldung? – Dann kommen wir zum letzten Punkt:

Verschiedenes

Herr Generalsekretär, liegt Ihnen dazu eine Anfrage vor?

Generalsekretär Prof. Dr. med. Hartel: Nein! – Es ist kein Bedarf, noch etwas·zu diskutieren.

Dann danke ich Ihnen für die Teilnahme an der Mitgliederversammlung und wünsche Ihnen noch einen sehr schön zu Ende gehenden Kongreß und schönen Tag in München.

Hauptthema

Minimal invasive Chirurgie (MIC):
Eine Bestandsaufnahme

1. Wandel der Chirurgie durch die MIC

G. Feifel

Chirurgische Universitätsklinik Homburg/Saar, Oscar-Orth-Straße, 66421 Homburg

Minimal Invasive Surgery

Summary. Minimal-invasive surgery (MIS) has become possible through the enormous progress in endoscopic techniques. Inspite of rather sceptical reactions in the beginning these new methods are nowadays worldwidely accepted. In relation to special indications (arthroscopy, transanal endoscopic microsurgery) surgical standards have even undergone a complete change. But still MIS represents only one aspect of the overall surgical task. Therefore, careful analysis of the results remains to be necessary. Looking at the laparoscopic procedures inspite of the multiple application of MIS, only cholecystectomy and appendectomy can be considered as standardized techniques based upon sufficient experience.

Key words: Minimal invasive surgery

Zusammenfassung. Die minimal-invasive Chirurgie (MIC) wurde ermöglicht durch die Fortschritte der endoskopischen Technik. Nach anfänglicher Skepsis sind die neuen Methoden inzwischen weltweit akzeptiert. Bei speziellen Indikationen (Arthroskopie, transanale endoskopische Mikrochirurgie) kann bereits von einem Wandel in der Operationstechnik gesprochen werden. Die MIC ist jedoch nur ein Aspekt des gesamten chirurgischen Auftrages. Deshalb ist eine sorgfältige Analyse der Therapieergebnisse notwendig. Bei den laparoskopischen Verfahren kann nur bei der Cholecystektomie und der Appendektomie von einer standardisierten Technik mit ausreichender Erfahrung gesprochen werden. Speziell bei der Cholecystektomie scheinen die Vorteile der MIC zu überwiegen.

Schlüsselwörter: Minimal invasive Chirurgie

Zu Beginn einer Bestandsaufnahme ist es angebracht, einen kurzen historischen Überblick zur Entwicklung der minimal-invasiven Chirurgie zu geben. Ihr technisches Fundament ist die Geschichte der Endoskopie; deren Wurzeln reichen weit bis in letzte Jahrhundert hinein. Stellvertretend für viele seien wenigstens einige Pioniere der endoskopischen Technik unseres Jahrhunderts genannt, ohne deren Vorarbeiten endoskopisches Operieren nicht entstanden wäre:

Georg Kelling (1860–1945), ein Schüler von Mikulicz, der 1902 in der Münchner Medizinischen Wochenschrift über Zoelioskopie berichtete, die er mit einem Nitze-Zystoskop ausführte.

Hans Christian Jakobaeus (1879–1937), der die Endoskopie auf den Thoraxraum ausdehnte.

Otto Götze (1886–1955), der das diagnostische Pneumoperitoneum bereits 1918 einführte.

Kenij Tagaki (1888–1963), der im gleichen Jahr die 1. Arthroskopie vorgenommen hat, Janos Veress, dessen Nadel seit 1938 in Gebrauch ist.

Ohne die Beiträge von Schindler, Hopkins und Hirschowitz wäre die weitere Entwicklung der endoskopischen Technik nicht denkbar gewesen. Bereits in den siebziger Jahren wurden die ersten arthroskopischen Kurse abgehalten und die arthroskopische Operationstechnik, die mit den Namen Watanabe und Jackson verknüpft ist, begann ihren unbestritten erfolgreichen Verlauf. Wenn heute am Kniegelenk in ca. 70–80 % routinemäßig arthroskopische Operationen vorgenommen werden, so dürfen wir mit Recht von einem Wandel in der chirurgischen Technik sprechen.

Die Entwicklung pelviskopischer und laparoskopischer Operationen hatte ein sicheres Pneumoperitoneum zur Voraussetzung. Seine Erarbeitung ist das große Verdienst von Semm, der auch viele andere instrumentelle Neuerungen einführte. Zu den Pionieren dürfen wir auch Herrn Buess zählen, der bereits Mitte der achtziger Jahre mit der Ausarbeitung der transanalen endoskopischen Mikrochirurgie einen wesentlichen Beitrag zur minimal-invasiven Chirurgie geliefert hat. Nicht zu vergessen die geduldige Detailarbeit an endoskopischen Eingriffen durch Wittmoser, aber auch durch Soehendra und den großen Einsatz für die Endoskopie durch Troidl [2, 3, 16].

Als Ende der achtziger Jahre die laparoskopische Technik zur Cholecystektomie eingesetzt wurde, war der Spott wohlfeil. Man sprach von „Mickey Mouse-Chirurgie", „Knopflochchirurgie" und von „small brain, small incision".

Aber das war nur eine kurze Episode. Inzwischen hat das Pendel ausgeschlagen. Selten ist eine Technik so rasch akzeptiert und so enthusiastisch kommentiert worden wie die minimal-invasive Chirurgie: Als Innovation, als neue Ära, als chirurgische Revolution, als neuer Goldstandard. Tatsächlich wurde die Phase skeptischer Beobachtung einer Operationsmethode selten so rasch und auf so breiter Front durchschritten wie bei den laparoskopischen Eingriffen. Es gibt kaum ein Organ oder eine topographische Region, in der nicht bereits Versuche unternommen werden, sie auch mit endoskopischen Mitteln zu beherrschen. So erfreulich dieser Aufbruch zu neuen Ufern auch sein mag, so notwendig erscheint eine nüchterne Bestandsaufnahme. Skepsis scheint geboten, wenn man aktuelle Hochrechnungen betrachtet, quasi eine Marktanalyse zu einem Zeitpunkt, zu dem Langzeitergebnisse noch gar nicht beurteilt werden können.

In den USA werden z.B. bis zum Jahre 1996 knapp 2½ Millionen laparoskopische Eingriffe erwartet [12]. Die Zahl der laparoskopischen Cholecystektomien wird sich demnach mehr als verdoppeln. Eine über zehnfache Steigerung erfahren die Appendektomie, der Bruchlückenverschluß und die Adhäsiolyse. Die Darmresektion wird von 12 000 auf 230 000 pro Jahr vorhergesagt. 90 % der Cholecystektomien, 30 % der Appendektomien, die Hälfte der Hernienoperationen und 18 % aller Darmresektionen werden nach dieser Hochrechnung in Zukunft laparoskopisch durchgeführt [12].

Hat der Wandel der Chirurgie durch minimal-invasive Methoden also bereits stattgefunden?

Eine pauschale Antwort ist nicht möglich, schon deshalb nicht, da sich die technischen und instrumentellen Bedingungen gerade erst zu konsolidieren beginnen und sicher noch nicht zum Abschluß gekommen sind. Es geht auch nicht nur um die Beurteilung der technischen Machbarkeit, obwohl sie eine notwendige Voraussetzung aller weiteren Schritte ist; es geht um ihren Gebrauch. Kritische Fragen sind also angezeigt. Unsere Bestandsaufnahme ist nur ein weiterer Aspekt des umfassenderen Themas Technisierung und Technikfolgen. Erstaunlicherweise wird in diesem Zusammenhang in der Öffentlichkeit der Vorwurf der Apparatemedizin nicht erhoben. Im Gegenteil, der technologische Fortschritt wird förmlich eingefordert.

Um so mehr ist Vorsicht vor Schlagworten geboten. Etwa: Weniger Radikalität versus schonendes Operieren. Weniger standardisiertes, dafür mehr individuelles Vorgehen. Solche Verknüpfungen entsprechen nicht der Wirklichkeit chirurgischen Arbeitens, schon gar nicht in der Onkologie. Mehr Lebensqualität bedarf unter Umständen durchaus einem Mehr an technischem Einsatz und das schonende Operieren kann die kurative Zielsetzung nicht außer Acht lassen. Mit anderen Worten, auch die minimal-invasive Chirurgie ist nur eine Dimension des gesamten chirurgischen Auftrags, und nicht umsonst wird von der Operationsindikation als von einer Kunst gesprochen. Es geht also nicht um Pro und Contra minimal-invasiver Chirurgie, es geht um ihren richtigen Platz im jeweiligen Behandlungskonzept. Um mit Markel zu sprechen [4]: „Das Übel kommt nicht aus der Verfügbarkeit neuer Technologien. Das Übel kommt durch die Begründung unseres Handelns auf falschen Fundamenten". Kein neues Thema für unser Fach, aber ein besonders aktuelles. Ethische Fragen, d. h. der schmale Grat zwischen Können und Sollen, Augenmaß und Verantwortung, ist in unserer Gesellschaft vielfältig diskutiert worden. Da Können die Drehscheibe zwischen Wissen und Dürfen ist, darf gerade in unserem Fach nur dann etwas ausprobiert werden, wenn die Konsequenzen überschaubar sind [4]. Die Gefahr ist nicht zu übersehen, daß eine faszinierende Methode ihre Indikationen sucht und daß der Experimentierfreude, gegen die ja grundsätzlich nichts einzuwenden ist, ohne die notwendigen Voraussetzungen nachgegeben wird.

Abgesehen von diagnostischen Aspekten kann von einer standardisierten Technik der MIC nur bei der Cholecystektomie und der Appendektomie gesprochen werden. Die Ergebnisse weiterer Indikationsbereiche sind noch immer sehr widersprüchlich. So konnten Wexner u. Mitarbeiter in einer prospektiven Studie über laparoskopische Colektomie keinen Vorteil gegenüber der konventionellen Laparotomie finden [19].

Mit Sicherheit kann jedoch festgestellt werden, daß das diagnostische und therapeutische Potential der minimal-invasiven Chirurgie wesentlich größer ist als noch vor kurzem angenommen. Die minimal-invasive Chirurgie ist integraler Bestandteil der operativen Disziplin, in aller Regel ein klassisches Operationsverfahren über schonendere Zugangswege und unter Handhabung eines speziellen Instrumentariumsa [1, 3]. Insofern gibt es keinen Zweifel, daß die therapeutischen Möglichkeiten durch die minimal-invasive Chirurgie erweitert und bereichert worden sind. Nach übereinstimmender Erfahrung stellt sie zumindest bei der Cholecystektomie die geringere operative Belastung dar mit der kürzeren Verweildauer und einem guten kosmetischen Ergebnis [3, 12].

Dennoch scheint Vorsicht geboten. Die minimal-invasiven Verfahren sind nicht frei von schweren Komplikationen [7]. Das ist auch unsere Erfahrung auf der Basis von 370 Cholecystektomien seit 1990. Trotz aller Vorsicht hatten wir eine Choledochusverletzung, eine Cysticusinsuffizienz und 7 × eine Blutung zu verzeichnen, die zur Konversion zwangen.

Nur wenn es gelingt, die in Jahrzehnten erarbeiteten Therapieergebnisse der konventionellen Operationen zu erreichen oder zu überbieten, kann von einem Gewinn für den Patienten gesprochen werden. Aus rechtlicher Sicht hat Weissauer die Ziellienie klar beschrieben: „Gibt es zwei Methoden mit gleicher Wirksamkeit und gleich guten Erfolgsaussichten, so muß der Arzt die risikoärmere Methode wählen". Im Bereich der Rektumchirurgie, insbesondere der Rektumadenome, hat das spezielle Verfahren der transanalen endoskopischen Mikrochirurgie (TEM) bei Einhaltung indikatorischer Grenzen unseres Erachtens seine Bewährungsprobe bestanden. Die TEM, die wir seit 1989 durchführen, umfaßt inzwischen 27 % aller Eingriffe und zeichnet sich durch eine niedrige Komplikationsrate im Vergleich zu konventionellen Methoden aus.

Es gilt aber nicht nur Vorteil und Nachteil für den Patienten abzuwägen, es gilt auch darauf zu achten, daß wertvolle handwerkliche Errungenschaften unseres Berufes für die nächste Generation nicht verloren gehen. Oder war etwa die integrale Sinneserfahrung, z. B. das viel zitierte Gewebegefühl, lediglich eine nostalgische Remineszenz älterer Kollegen?

Schließlich bleibt die Frage, von wem der operationstechnische Wandel ausgeführt werden wird. Mit der einfachen Formel vom Spezialisten und Generalisten läßt sich die Antwort wohl nicht finden. Abgesehen von Zentren, die sich den speziellen Problemen von Forschung und Entwicklung minimal-invasiver Verfahren widmen, wird wohl die Heranbildung eines Generalisten mit speziellen Kompetenzen die sinnvollste Lösung darstellen.

Nicht die Chirurgie hat sich gewandelt, die Chirurgen haben nach erstaunlich langer Latenz ihre Haltung zu endoskopischen Techniken geändert. Wir haben keinen Grund, die Aufbruchstimmung zu beklagen. Im Gegenteil, das chirurgische Arbeiten hat einen enormen Impuls erhalten, der von der intensiven Beschäftigung mit der topographischen Anatomie über die Instrumentenkunde und kontrolliertem Training bis hin zur alten Tugend des Teamworks reicht. Zum gegenwärtigen Zeitpunkt sollten wir das wirksamste Korrektiv gegen jede Fehlentwicklung beherzigen: Es ist die Offenlegung von Fehlern und Gefahren sowie die Akzeptanz einer fundierten Kritik. Wenn wir in diesem Sinne an die neuen Techniken herangehen, dann gewinnen auch die konventionellen Methoden, und von denen wird noch lange die Rede sein müssen.

Literatur

1. Buess G (Hrsg) (1990) Endoskopie. Von der Diagnostik bis zur neuen Chirurgie. Deutscher Ärzteverlag, Köln
2. Buess G, Mentges B, Manecke K, Starlinger M, Becker HD (1992) Technique and results of transanal endoscopic microsurgery in early rectal cancer. The American Journal of Surgery 163:63–70
3. Cuschieri A, Buess G, Perissat J (1992) Operative Manual of Endoscopic Surgery. Springer, Berlin Heidelberg New York London Paris Tokyo Hong Kong Barcelona Budapest
4. Eigen M (1988) Perspektiven der Wissenschaft. Jenseits von Ideologie und Wunschdenken. DVA, Stuttgart
5. Goetze O (1918) Die Röntgendiagnostik bei gasgefüllter Bauchhöhle, eine neue Methode. Münch Med Wschr 65:125–127
6. Hirschowitz BI (1993) Development and Application of Endoscopy. Gastroenterology 104:337–342
7. Hunter JG (1991) Avoidance of bile duct injury during laparoscopic cholecystectomy. The American Journal of Surgery 162:71–76
8. Jackson RW (1991) History of Arthroscopy. In: McGinty JB (ed) Operative Arthroscopy. Raven Press, New York 1991
9. Jacobaeus H (1911) Kurze Übersicht über meine Erfahrungen mit der Laparothorakoskopie. Münch Med Wschr 58:2017–2019
10. Kelling G (1902) Über Oesophagoskopie, Gastroskopie und Kölioskopie. Münch Med Wschr 49:21–24
11. Kock W (1978) Zur Frühgeschichte der Laparoskopie, der Thorakokospie und der Thorakokaustik. In: Habrich Ch, Marguth F, Wolf JH (Hrsg) Medizinische Diagnostik in Geschichte und Gegenwart. Werner Fritsch, München 517–527
12. Malt RA (1992) Gallstones: role of surgery. In: Sackman M (ed) Diagnosis and management of biliary stones. Clinical Gastroenterology Vol. 6. 743–765 Baillière Tindall, London Philadelphia Sydney Tokyo Toronto
13. Semm K (1967) Die Laparoskopie in der Gynäkologie. Geburtshilfe und Frauenheilkunde 27:1029
14. Semm K (1969) Die Technik des Pneumoperitoneums. Endoskopy 1:67–70
15. Semm K (1983) Endoscopic appendectomy. Endoscopy 15:59–62
16. Troidl H (1989) Endoskopie und Sonographie in der Chirurgie. Die Chirurgie am Scheideweg? Chirurg BDC 28:35–40
17. Veress J (1938) Neues Instrument zur Ausführung von Brust- oder Bauchpunktionen und Pneumothoraxbehandlung. DMW 41:1480
18. Weissauer W (1990) Rechtliche und ethische Aspekte des endoskopischen Operierens. Chirurg BDC 29:161–163
19. Wexner StD, Johansen OB, Nogueras JJ, Jagelman DG (1992) Laparoscopic total abdominal colectomy. Dis Colon Rectum 35:651–655

2. Aus- und Weiterbildung in der minimal-invasiven Chirurgie

W. Hartel[1] und H. P. Becker[2]

[1] Generalsekretär der Deutschen Gesellschaft für Chirurgie, Elektrastr. 5, 81925 München
[2] Abteilung Chirurgie, Bundeswehrkrankenhaus, Postfach 1220, 89073 Ulm

Education in Minimal Invasive Surgery

Summary. Laparoscopic and thoracoscopic procedures have begun to replace many conventional operations. In order to prevent the patients from severe complications rules for training in minimal invasive surgery have to be established. The present article gives an overview on possible indications of endoscopic operations, shows possibilities of teaching and demonstrates bad conditions in the learning phase. According to the recommendations of the German Society of Surgery the systematic way of education in the new techniques is illustrated. Despite the offer of many courses training in endoscopic surgery must not drift away from the surgical departments. The chief has to consider his responsibility of the residents' education.

Key words: Minimal invasive surgery – Education – Responsability

Zusammenfassung. Laparoskopische und thorakoskopische Eingriffe ersetzen immer mehr konventionelle Operationen. Um den Patienten vor schweren Schäden auf dem Boden mangelnder Technik zu schützen, müssen Ausbildungsrichtlinien vorliegen. Anhand der derzeit möglichen endoskopischen Operationen werden Lern- und Lehrwege aufgezeigt. Ebenso werden aber auch schlechte Voraussetzungen für den Start in die neue Technik dargestellt. Hierzu geben die Empfehlungen der Arbeitsgemeinschaft für Chirurgische Endoskopie systematische Hinweise. Nicht zuletzt wird auf die Verantwortung des Chefarztes in der Ausbildung zur laparoskopischen Chirurgie eingegangen.

Schlüsselwörter: Minimal-invasive Chirurgie – Lehr-/Lernwege – Verantwortlichkeit

Einleitung

Die stürmische Entwicklung auf dem Gebiet der minimal-invasiven Chirurgie hat eine Fülle von Innovationen bezüglich Operationstechnik und Instrumentarium gebracht, die ohne ein geordnetes Ausbildungswesen für den einzelnen Chirurgen nicht zu bewältigen sind. Diese neue Phase hat die Chirurgen in zwei Lager gespalten: in enthusiastische Bewunderer und pessimistische Warner. Aber schon heute hat die MIC unser Fach revolutioniert, und dieser Prozeß wird weitergehen. Schonendes Operieren, von allen angestrebt, wird durch sie geradezu gefördert. Die MIC liegt im Trend der Zeit, was Bestand haben wird, ist abzuwarten.

Um in dieser Lernphase die Patienten zu schützen, ist eine Aus- und Weiterbildungsordnung unumgänglich. Darauf haben sich die Chirurgische Arbeitsgemeinschaft für Endoskopie (CAE) in der Deutschen Gesellschaft für Chirurgie und der Berufsverband der

Chirurgen geeinigt. Der folgende Beitrag soll das sich dauernd ergänzende Programm vorstellen. Dabei sollen folgende Fragen als Leitlinie dienen:

1. Welche Operationen sind heute laparoskopisch und thorakoskopisch durchführbar?
2. Welche Ausbildungswege führen zur MIC?
3. Welche schlechten Voraussetzungen gibt es in der Lernphase?
4. Welche Verantwortung trägt der Chefarzt in der Ausbildung zur MIC?

Welche Operationen sind heute laparoskopisch und thorakoskopisch möglich?

Die Tabelle 1 gibt einen Überblick über derzeit laparoskopisch mögliche Operationen, allerdings ohne Anspruch auf Vollständigkeit.

Davon sind die vier erstgenannten die wohl häufigsten Eingriffe. Bis zu 95 % der Fälle von Cholezystolithiasis werden an erfahrenen Kliniken laparoskopisch behandelt [3]. Bei der laparoskopischen Appendektomie und Leistenhernienoperation fehlt eine abschließende Beurteilung, da Langzeitergebnisse noch nicht verfügbar sind. Teilweise werden auch die übrigen Operationsverfahren ihren festen Platz finden, möglicherweise kombiniert mit einem offenen Vorgehen. Bei der laparoskopischen Chirurgie des Kolons und des Rektums wird dies zur Zeit so praktiziert [5]. Auch für das akute Abdomen dürfte die laparoskopische Exploration verbunden mit definitiver Therapie einen Stellenwert bekommen. So haben Mouret et al. kürzlich auf die endoskopische Übernähung eines perforierten Magenulcus hingewiesen [8].

Umfassende Trainingskurse für die laparoskopische Chirurgie sollten zumindest wesentliche Elemente des derzeitigen operativen Spektrums anbieten. Hierbei sind Operationen am Tier unverzichtbar, da am Menschen keine Eingriffe mit experimentellem Charakter vorgenommen werden sollten. Für notwendige Tierversuche bei Politikern zu werben, gilt zwar als unpopulär, ist aber gerade für das Etablieren einer neuen Technik nicht zu vermeiden. Oft erschöpft sich die Überzeugungsarbeit daran, daß es unter den Politikern zuwenig unabhängige Fachleute gibt, die die Bedeutung von Tierversuchen in der Grundlagenforschung aus eigener Erfahrung beurteilen können.

Die wichtigsten thorakoskopischen Operationen zeigt Tabelle 2.

Auch dafür sollte es Trainingskurse geben. Der Einsatz des Endo-GIA-Staplers für periphere Lungenparenchymresektionen hat für gewaltige Fortschritte auf diesem Gebiet gesorgt. Hauptvorteil dieser Methode ist die postoperative wenig behinderte Atmung [4].

Tabelle 1. Übersicht über derzeit mögliche laparoskopische Operationen (nach 3)

- Cholezystektomie
- Choledochusrevision
- Appendektomie
- Herniotomie
- Lebercystenausräumung
- Varicozele
- Adhäsiolyse
- Vagotomie
- Antirefluxoperation
- Kardiomyotomie
- Kolektomie, teilweise laparoskopisch
- Staging-Laparotomie
- Gastrostomie
- Jejunostomie

Tabelle 2. Thorakoskopisch mögliche Operationen

- Pleurektomie
- Periphere Resektion
- Trunkuläre Vagotomie
- Ösophagektomie

Welche Ausbildungswege führen zur MIC?

Der Ausbildungsweg zur MIC läßt sich für den Chirurgen in drei Phasen unterteilen [1]: In der cognitiven Phase sollte er vorbereitend aktiv werden. Dazu zählt die Beschäftigung mit Lehrbüchern, Atlanten und Videofilmen. Allein passive Wissensvermittlung genügt nicht. Die integrative Phase bindet den Assistenten durch Fragen nach Ablauf und Ziel der Operation ein. Sie bereitet ihn auf die autonome Phase vor, die besonders die operativen Fähigkeiten schult. In diesem Abschnitt sollte der Lernprozeß immer noch unter Aufsicht eines Erfahrenen stattfinden.

Welche schlechten Voraussetzungen gibt es in der Lernphase?

Schlechte Voraussetzungen in der Lernphase führen zwangsläufig zu operativen Komplikationen. Hier ist besonders eine gewisse unbeschwerte Sorglosigkeit zu nennen, mit der ein Chirurg zu Anfang an die neue Technik herangeht. Dies ist insofern verwerflich, weil die dadurch entstehenden Schäden den Patienten und nicht den Operateur treffen. Ein leichtfertiger Pilot, der seine Maschine nicht beherrscht, würde hingegen selbst bestraft. Ein Chirurg mit mangelhaften Kenntnissen über Gerät und Instrumentarium gleicht einem Fahrer ohne Führerschein. In diesem Fall kann die Operation Versuchscharakter bekommen. Mangelnde Erfahrung im konventionellen Operieren kann einen Chirurgen niemals plötzlich zu einem excellenten laparoskopischen oder thorakoskopischen Operateur machen. Komplikationen jeder Art sollten immer konventionell beherrschbar sein. Das setzt voraus, daß zumindest ein Mitglied des Teams voll chirurgisch ausgebildet sein muß. Die endoskopische Operation gewinnt durch das gemeinsame Betrachten des Bildschirms an Teamcharakter. Gerade infolge dieser Situation lassen sich Korrekturen des Vorgehens und das Steuern des Lehr- und des Lernprozesses am besten im Verband eines erfahrenen Teams realisieren. Verheerend würde sich Inkompetenz in der Summe auswirken.

Empfehlungen der Chirurgischen Arbeitsgemeinschaft für Endoskopie

Zum Schutz für die Patienten und als Hilfe für lernende Chirurgen hat die Chirurgische Arbeitsgemeinschaft für Endoskopie (CAE) in Verbindung mit der Deutschen Gesellschaft für Chirurgie in ihren Mitteilungen erstmals 1991 Empfehlungen ausgesprochen, die mittlerweile präzisiert sind [2, 6, 7]. Diese sollen im folgenden kurz dargestellt werden.

Beim endoskopischen Operieren ist dafür zu sorgen, daß der Eingriff jederzeit durch einen erfahrenen Chirurgen weitergeführt werden kann. Empfohlen wird die Teilnahme an einem Grund- und Fortgeschrittenen-Kurs. Ihr Spektrum sollte die Cholezystektomie, die Appendektomie und die Adhäsiolyse umfassen. Eine weitere Empfehlung sind 20 Assistenzen bei einem Erfahrenen mit mindestens 100 Eingriffen pro Jahr. In der autonomen Phase sollten mindestens fünf Eingriffe selbst unter Anleitung eines derartigen Erfahrenen vorgenommen werden. Ganz wichtig ist auch der Aspekt, daß Schwestern und Pfleger entsprechend in der laparoskopischen Technik aus- und weitergebildet werden. Hierfür hat der operierende Chirurg selbst Sorge zu tragen.

Die präoperative Aufklärung des Patienten muß alle therapeutischen Möglichkeiten nennen und auf die eventuelle Notwendigkeit zum Umstieg auf ein konventionelles Operationsverfahren hinweisen. Inzwischen gibt es für den ausführlichen Operationsbericht Dokumentationsbögen bei der CAE.

In den Mitteilungen der Deutschen Gesellschaft für Chirurgie wurde auch ein Anforderungsprofil für die Trainingszentren und die jeweiligen Kursleiter vorgestellt [2]. Kurse müssen an operative Zentren mit ausreichender Erfahrung im endoskopischen Operieren und kontinuierlicher Praxis gebunden sein. Die Kursleiter müssen Mitglied in der CAE sein, wobei Absprachen mit deren Vorsitzenden obligat sind. Der Grundkurs sollte 20 Stunden umfassen und der Kursplatz dem neuesten Stand der Technik entsprechen. Die Kurse müssen kostendeckend arbeiten, Honorare für Kursleiter und Assistenten sind nicht vorgesehen. Kontrollinstanzen für die Lehrinhalte gelten als wünschenswert, sind aber derzeit noch nicht realisiert. Auf ihrer Sitzung vom 4.12.1992 hat die CAE ihre Empfehlungen zu den Kursen nochmals so präzisiert, daß sie demnächst einen Kurs C mit klinischen Assistenzen anbieten möchte. An speziellen Trainingszentren sind Training am Tier und experimentelles Arbeiten möglich.

Die oben beschriebenen Möglichkeiten sind lediglich Angebote, die freiwillig genutzt werden können. Sie werden von Juristen gutgeheißen und stellen eine Orientierungshilfe für die Krankenhäuser dar. Allerdings sind die Zertifikate nur im Sinne von Teilnahmebestätigungen zu verstehen.

Welche Verantwortung trägt der Chefarzt in der Ausbildung zur MIC?

Die Autorität und die Verantwortung des Chefarztes für die Weiterbildung sollen durch die angebotenen Kurse nicht geschmälert werden. Im Gegenteil, man könnte sich nach einer gewissen Übergangsphase sogar die Wiederauflösung der Trainingszentren vorstellen. Hierzu sind drei Voraussetzungen notwendig: Der Chefarzt nimmt seine eigene Weiterbildung im laparoskopischen Operieren ernst, er nimmt Lehrassistenzen auf sich und ist sich seiner Weiterbildungsverantwortung bewußt.

Literatur

1. Barnes RW (1987) Teaching and learing surgical skills. Am J Surg 153:422–427
2. Buess G, Manegold BC, Schreiber HW, Troidl H (1991) Trainingskurse der Chirurgischen Arbeitsgemeinschaft für Endoskopie (CAE) der Deutschen Gesellschaft für Chirurgie für die minimal-invasive Chirurgie. Dt Gesellschaft für Chirurgie – Mitteilungen Heft 5:23–26
3. Cushieri A (1992) The spectrum of laparoscopic surgery. World J Surg 16(6):1089–1097
4. Inderbitzi R, Furrer M, Klaiber CH, Ris HB, Striffler H, Althaus U (1992) Thoracoscopic wedge resection. Surg Endosc 6(4):189–192
5. Köckerling F, Gastinger I, Schneider B, Krause W, Gall FP (1992) Laparoskopische colorektale Chirurgie: Kolon- und Rektumanastomosen in Triple-Stapling-Technique. Minimal Invasive Chirurgie 1(1):44–50
6. Manegold BC (1993) Wie soll die Ausbildung in der minimal-invasiven Chirurgie erfolgen? Empfehlungen der Chirurgischen Arbeitsgemeinschaft für Endoskopie (CAE) der Deutschen Gesellschaft für Chirurgie. Abstracts „Internationales Symposium Minimal Invasive Chirurgie", 21.1.–23.1.1993, Erlangen
7. Manegold BC (1993) Novellierung der Empfehlungen der Chirurgischen Arbeitsgemeinschaft für Endoskopie (CAE) zur endoskopischen Chirurgie am Beispiel der laparoskopischen Cholezystektomie. Noch nicht veröffentlicht
8. Mouret P, Francois Y, Viganl J, Barth X, Lombard-Platet R (1990) Laparoscopic treatment of perforated peptic ulcer. Br J Surg 77:1006

3. Ökonomische und strukturelle Folgen der MIC

H. Bauer

Kreiskrankenhaus Alt-/Neuötting, Vinzenz-von-Paul-Str. 10, 84503 Altötting

Minimal Invasive Surgery (MIS) and its Effects on Economy and Structure of Health Care

Summary. Payment of medical care based on the actual system has led through the reduction auf hospitalization periods caused by MIS to substantial economic and structural problems. It created, calculated on total number of hospitalization days, major financial deficits for many hospitals. As ways out of this situation additional payments and/or case-related payments are mentionend. In addition MIS will also reduce the total number of hospital beds. These economic and structural changes are reflected by the new „Gesundheitsstrukturgesetz" (Health Care Law).

Key words: Minimal invasive surgery (MIS) – Hospital economy – Health care structure

Zusammenfassung. Die minimal-invasive Chirurgie (MIC) bringt durch eine dadurch mögliche Verweildauerverkürzung bei unserem derzeit geltenden Finanzierungs- und Entgeltsystem im Krankenhaus bedeutende ökonomische und strukturelle Folgen mit sich. Bei Kostenerstattung über einen tagesgleichen Pflegesatz haben die Kliniken erhebliche Defizite zu tragen. Als Ausweg in der Finanzierung werden Sonderentgelte und Fallpauschalen angesehen. Außerdem wird die zunehmende, durch die MIC geförderte Verweildauerverkürzung flächendeckend zu einem Bettenabbau führen. Diese ökonomischen und strukturellen Aspekte finden im Gesundheitsstrukturgesetz ihren Niederschlag.

Schlüsselwörter: Minimal-invasive Chirurgie – Ökonomie – Strukturfolgen

Der Hauptvorteil der minimal-invasiven Chirurgie liegt, infolge einer Minimierung des Zugangstraumas, in einer geringeren Belastung der Patienten. Dies ermöglicht z. T. deutlich reduzierte Verweildauern, aus denen sich nicht unerhebliche ökonomische und strukturelle Folgen für unsere chirurgischen Kliniken und Krankenhausabteilungen ergeben.

Um dies beurteilen zu können, ist ein Blick auf die derzeitigen Entgeltformen im Krankenhaus notwendig. Die Vergütung erfolgt über den sog. tagesgleichen Pflegesatz, der sich aus dem Quotient aus den Kosten, die der Klinik für die Behandlung der Gesamtzahl ihrer Patienten pro Jahr entstehen, und der Summe der dafür aufzuwendenden Pflegetage ergibt. Diese Kostenerstattung führt dazu, daß die ersten kostenintensiven Tage des Krankenhausaufenthaltes mit Diagnostik, Operation und früher postoperativer Phase z. T. weit über dem durch den Tagessatz gewährten Erstattungsbetrag liegen. Erst bei längerer Verweildauer wird bei dann geringeren Kosten dieser Tagessatz unterschritten. Durch diese sog. „Subventionsverweildauer" muß insgesamt eine Kostendeckung erreicht werden. In dieser Pflegesatzdynamik liegt es nun begründet, daß immer dann, wenn z. B. durch innovative Behandlungsverfahren eine Kürzung der Verweildauer, d. h. eine Reduzierung der Tage im Bereich der Subventionsverweildauer entsteht, dies entweder zu höheren Tagessätzen oder logischerweise zu Defiziten für das Krankenhaus führen muß. Dies zeigt aber auch, daß eine Qualitätsverbeserung der Behandlung immer dann, wenn sie mit Verweildauerverkürzung einhergeht, bei der derzeitigen Entgeltform im Krankenhaus ökonomisch gewissermaßen bestraft wird.

Beispielhaft läßt sich dies an der laparoskopischen Chirurgie, insbesondere der laparoskopischen Cholezystektomie, darstellen. In einer vom Bundesgesundheitsministerium geförderten, gemeinsam mit der Hochschule der Bundeswehr München (Prof. Dr. Neubauer) durchgeführten Studie wurden an unserer Abteilung in sehr differenzierter Weise Kostenvergleiche für die laparoskopische und die konventionelle Cholezystektomie durchgeführt (Abb. 1). Die größten Kosteneinsparungen ergeben sich infolge der verringerten Verweildauer insbesondere bei den Hotel- und Pflegeleistungen (Tabelle 1). Um bei pauschalen Fallkosten für die laparoskopische Cholezystektomie von DM 3687,– auf eine ausgeglichene Kostenerstattung zu kommen, wären bei unserem Pflegesatz von DM 330,– über zwölf Berechnungstage erforderlich gewesen. Bei real nur 6 Berechnungstagen (Tabelle 1) hätte

Tabelle 1

Laparoskopische Cholecystektomie		Laparoskopische Cholecystektomie	
Kosteneinsparungen gegenüber konv. Cholecystektomie		Kostenunterdeckung bei pauschalierten Pflegesätzen	
Arztleistungen auf Station	− 147,80 DM	Fallkosten	DM 3 687,–
Pflegeleistungen	− 326,80 DM	Pflegesatz	DM 330,–
Medikamente	− 95,20 DM	Bei 6 Berechnungstagen	DM 1 980,–
Medizinischer Bedarf	− 184,60 DM	Unterdeckung/Fall	DM 1 707,–
Hotel-Leistungen	− 866,80 DM	Bei 120 Fällen/Jahr	DM 204 840,–
Gesamt	−1621,20 DM		

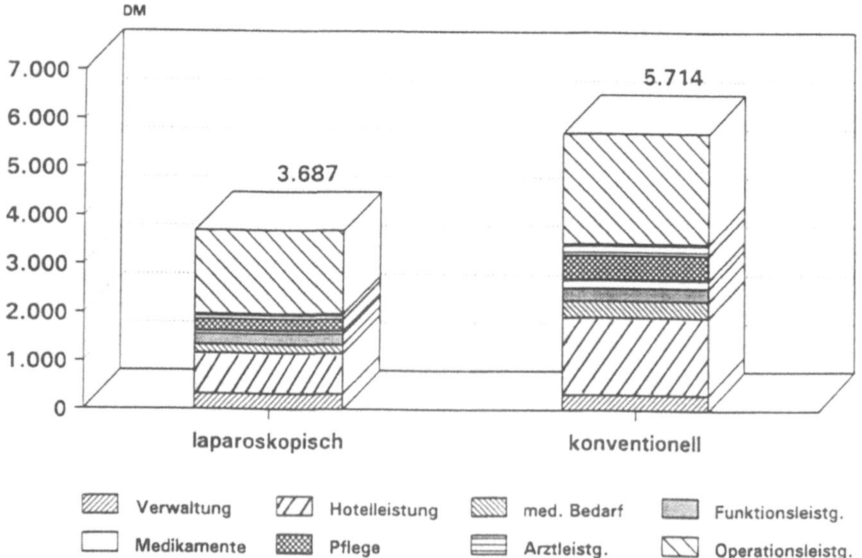

Abb. 1. Kostenvergleich für laparoskopische und konventionelle Cholezystektomie (1991)

sich eine Unterdeckung pro Fall von über DM 1700,– und bei 120 Fällen pro Jahr eine Mindereinnahme alleine für diese Fallgruppe von über DM 200 000,– für unsere Abteilung ergeben. Zu betonen ist, daß das Defizit bei einer im gleichen Zeitraum beobachteten raschen Fallzahlsteigerung noch größer geworden wäre. An der eigenen Klinik konnte diese ungünstige Entwicklung durch frühzeitige Vereinbarung von Fallpauschalen abgefangen werden.

Als alternative Entgeltformen sind, in Kenntnis dieser Finanzierungsproblematik, seit längerem Sonderentgelte und Fallpauschalen im Gespräch und haben sich jetzt auch im Gesundheitsstrukturgesetz niedergeschlagen. Mit Sonderentgelten werden die operativen und anaesthesiologischen Leistungen, d. h., der Kostenblock, den der Patient im OP verursacht, erstattet, mit Fallpauschalen soll der gesamte Behandlungsverlauf im Krankenhaus abgegolten werden.

Stellt man sich am Beispiel der laparoskopischen Cholezystektomie die Kostenerstattung über ein Sonderentgelt dar (Abb. 2), so erscheint bei vordergründiger Betrachtung diese Erstattungsform als besonders günstig, da mit ihr der hauptsächliche, über dem Tagessatz liegende Kostenblock abgefangen wird. Allerdings, und dies ist bei dieser Darstellung nicht berücksichtigt, reduziert sich der Restpflegesatz, je nach prospektiv erwarteter Fallzahl, ganz erheblich, da der erwartete Erlös über Sonderentgelte vom Gesamtbudget der Abteilung abgezogen werden muß und sich so für die zu erwartenden Gesamtberechnungstage der Abteilung ein reduzierter Tagessatz ergibt. Die Problematik der Verweildauerverkürzung bleibt im wesentlichen bestehen.

Letzterer sollen vor allem die Fallpauschalen gerecht werden. Für das laparoskopische Operieren, das sich sowohl in dem vom Gesetzgeber vorbereiteten Katalog von 160 Sonderentgelten wie auch der geplanten 40 Fallpauschalen findet (Auszug s. Tabelle 2), werden in den derzeit laufenden und bis 30. 05. 1993 abzuschließenden Erhebungen an 10 unterschiedlich strukturierten Kliniken in der Bundesrepublik die entsprechenden Kosten ermittelt. Für die Fallpauschalen sollen dann bundeseinheitlich Punktzahlen angegeben werden, die Festsetzung des Punktewertes erfolgt auf Länderebene. Erhebliche Vorbehalte sind aufgrund unserer eigenen Erfahrungen mit Fallpauschalen, die unter Bezug auf ein sehr differenziertes Fallklassifikationssystem diagnosebezogen entwickelt wurden, gegenüber dem jetzt vorgelegten Fallpauschalenkonzept zu erheben. Es ist zu sehr prozedurenbezogen und unterscheidet sich damit kaum von den Sonderentgelten. Der Schweregrad der Erkrankung und patientenspezifische Unterschiede werden nicht berücksichtigt. Außerdem ist nur schwer

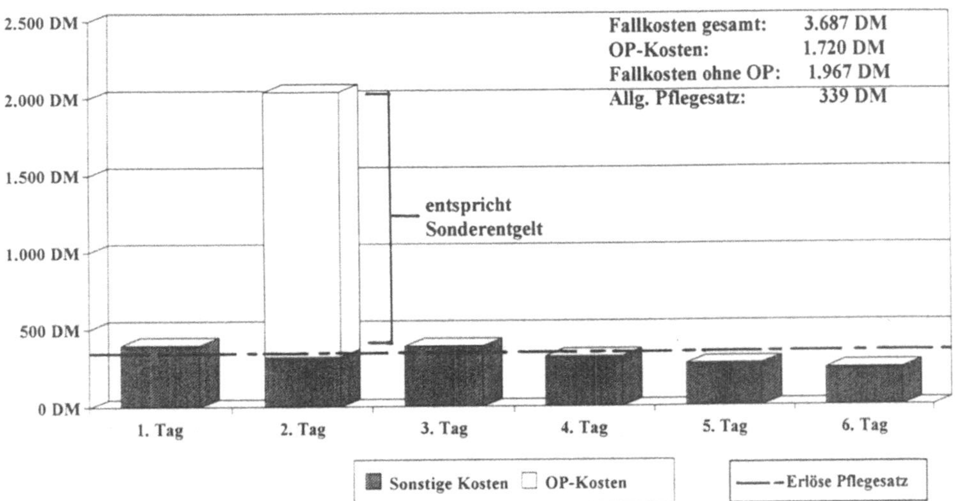

Abb. 2. Geschätzter Kostenverlauf für die laparoskopische Cholezystektomie (Kreiskrankenhaus Alt-/ Neuötting 1991)

Tabelle 2. Auszug aus dem vorgesehenen Fallpauschalenkatalog

Chirurgie

	Gruppe 2: Gallenblase	
4	Cholezystitis/Cholezystolithiasis, akut	Cholezystektomie, konventionell
5		Cholezystektomie, laparoskopisch
6	Cholezystitis/Cholezystolithiasis, elektiv	Cholezystektomie, konventionell
7		Cholezystektomie, laparoskopisch
	Gruppe 4: Appendizitis	
9	Appendizitis	Appendektomie, konventionell
10		Appendektomie, laparoskopisch
	Gruppe 5: Hernien	
11	Hernien (femoral, inguinal, umblikal)	Hernienoperation, konventionell
12		Hernienoperation, laparoskopisch
13	Rezidiv-Hernien	Hernienoperation, konventionell
14		Hernienoperation, laparoskopisch
15	Hernien, Inkarzeriert	Hernienoperation, ohne Darmresektion
	Gruppe 9: Frakturen des coxalen Femurendes	
23	Schenkelhalsfraktur, geschlossen	Endoprothetische Versorgung
24		Osteosynthetische Versorgung
25	Pertrochantere Oberschenkelfraktur, geschlossen	Osteosynthetische Versorgung
26	Sprunggelenksfraktur (Typ BIC), geschlossen	Osteosynthetische Versorgung
	Gruppe 10: Schilddrüsenfunktionsstörungen	
27	Struma	Teilresektion
28		Doppelseitige subtotale Resektion
	Gruppe 14: Gefäßerkrankungen	
18	Stammvaricosis	Venenexhairese durch Stripping mit Unterbrechung der Venae perforantes, einschl. Crossektomie

erkennbar, wie strukturelle Besonderheiten der einzelnen Kliniken mit ganz unterschiedlichen Kostengewichten hier ihren Niederschlag finden sollen.

Neben diesen ökonomischen Folgen bringt die Verweildauerverkürzung sicher auch tiefgreifende strukturelle Änderungen an unseren Kliniken mit sich. Dies soll an einem Beispiel dargestellt werden, wie sich die sog. „Short Stay"-Chirurgie, in der laparoskopische Operationen, aber auch vermehrt durchzuführende ambulante Eingriffe eingehen, auf die Bettenauslastung auswirken wird. Nimmt man die drei häufigsten Diagnosen der Cholelithiasis, der Leistenhernie und der Appendizitis (Tabelle 3), wiederum ohne die real eingetretene Fallzahlsteigerung, dann läßt sich errechnen, daß bei einer durchschnittlichen Halbierung der Verweildauer von unserer 110-Betten-Abteilung alleine bei diesen drei Diagnosen fast 10 % der Betten eingespart werden könnten. Ähnliche Berechnungen wurden 1990 von Werner für den Großraum Hamburg angestellt. Er kam hier unter Zugrundelegung nur der beiden Diagnosen Appendizitis und Cholelithiasis bei einer durchschnittlichen Auslastung der Betten von knapp 87 % zu der hypothetischen Rechnung, daß bei diesen beiden Diagnosen unter der zu erwartenden Verweildauerverkürzung insgesamt 93 Betten, d.h. eine ganze chirurgische Abteilung, geschlossen werden könnte. Bei allen Vorbehalten gegen derartige hypothetische Rechnungen bleibt doch festzustellen, daß es flächendeckend zu einer – gesundheitspolitisch gewollten – Konzentration in der Vorhaltung chirurgischer Betten kommen wird.

Betrachtet man nun insgesamt die ökonomischen und strukturellen Folgen der minimal-invasiven Chirurgie, so lassen sich hier eindeutige Parallelen darstellen zu den Auswirkun-

Tabelle 3. VD-Verkürzung durch „Short Stay"-Chirurgie (Beispiel 110-Betten-Abteilung, Auslastung 98%)

	n/Jahr	VD bisher	Tage/Jahr	VD verkürzt	Tage/Jahr
Cholelithiasis	200	13,5	2700	6	1200
Appendicitis	180	8	1440	4	720
Hernien	200	9	1800	4	800
Gesamt	580		5940		2720 (−3220)

3220 Pflegetage/Jahr weniger bedeuten bei hoher Auslastung von 98% (358 Pflegetage pro Bett u. Jahr) eine Freigabe von 9 Betten, bei durchschnittlich 87% Auslastung (317 Pflegetage pro Bett u. Jahr) werden 10,2 Betten (rel. 10% der Abteilung) freigesetzt.

Tabelle 4. Auswirkungen auf das Krankenhaussystem

Höhere Effizienz durch
- Reduktion der Kosten (Verweildauer)
- Höhere Fallzahl pro Bett
- Spezialisierung des Leistungsprogramms

Neue Betriebsstrukturen
- Führungsorganisation
- Ablauforganisation (prä-poststationäre Versorgung, ambulantes Operieren)
- Neue Rechtsformen

Überbetriebliche Kooperation
- Schwerpunktbildung
- Akutversorgung/Nachsorge/Rehabilitation

Schließung von Krankenhäusern
- Bürgernähe vs. Wirtschaftlichkeit

gen des Gesundheitsstrukturgesetzes auf das Krankenhaussystem (Tabelle 4). Erwartet wird eine höhere Effizienz, die Einführung neuer Betriebsstrukturen, der Zwang zu einer überbetrieblichen Kooperation und schließlich eine Konzentration von Krankenhausabteilungen. Bei abnehmender Bettendichte ergibt sich eine höhere Kosten- und Personaldichte pro Krankenhaustag. Inwieweit dies wirklich zu ökonomisch sinnvollen Entwicklungen führt, bleibt abzuwarten. Sicher nähern wir uns, von vielen gutgläubigen Gesundheitspolitikern, aber auch Vertretern der Kostenträger gewünschten „amerikanischen Verhältnissen", die allerdings nur vor den dortigen gänzlich anders gearteten Strukturen, aber auch immensen Problemen verständlich sind und deren kritiklose Übertragung auf unsere Krankenhauslandschaft sicher nicht wünschenswert ist.

4. Qualitätskontrolle im Rahmen der MIC

H. Hamelmann und O. A. Scheibe

Prof. Dr. med. Horst Hamelmann, Langeneßweg 1, 24107 Kiel

Surgical Quality Control MIS

Summary. Since 1989 quality control in surgery is constitutional in Germany. Minimal invasive surgery (MIS) with it's fast and often uncontrolled development gives a necessary option to put quality control to the test. Data about laparoscopic cholecystectomy in comparison to conventional cholecystectomy obtained in Baden-Württemberg are being presented. Minimal invasive operations on other organs have to be further evaluated, thus under the guidelines of quality control.

Key words: Surgical quality control – MIS – Laparoscopic cholecystectomy

Zusammenfassung. Seit 1989 ist die medizinische Qualitätssicherung in Deutschland gesetzlich verankert. Die minimal-invasive Chirurgie (MIC) verpflichtet uns aufgrund ihrer schnellen und oft unkontrollierten Entwicklung in besonderer Weise zu dieser Maßnahme. Die in Baden-Württemberg gewonnenen Ergebnisse der laparoskopischen Cholezystektomie im Vergleich zur konventionellen Cholezystektomie werden vorgestellt. Minimal-invasive Operationen an anderen Organen müssen in der Zukunft mit den Mitteln der Qualitätssicherung bewertet werden.

Schlüsselwörter: Chirurgische Qualitätssicherung – MIC –Laparoskopische Cholezystektomie

Gedanken zur Forderung einer Selbstkontrolle ärztlicher Leistungen gehen weit zurück und verbinden sich mit Namen wie von Langenbeck und Billroth.

Angeregt durch Erfahrungen in den USA und in Holland hat Müller-Osten schon in den 60er Jahren eine Leistungs-Selbstkontrolle auch deutscher Chirurgen gefordert.

1977 vollzog der damalige Präsident der Deutschen Gesellschaft für Chirurgie, Schega, einen weiteren Schritt und initiierte durch ein gemeinsames Vorgehen der Deutschen Gesellschaft für Chirurgie und des Berufsverbandes die *chirurgische Qualitätssicherung in Deutschland*. Er appellierte an die Chirurgen, diese Kontrolle selbst in die Hand zu nehmen, bevor es andere, also der Staat oder die Krankenkassen tun. Dennoch kam diese Entwicklung nur zögernd und sporadisch in Gang. Der überwiegende Teil der Chirurgen lehnte kontrollierende Maßnahmen ab, weil der zu erwartende bürokratische Aufwand abschreckte *und* aus der Überzeugung, für Qualität und Stand ihrer Arbeit selbst verantwortlich zu sein.

Seit 1989 ist die Qualitätssicherung gesetzlich verankert. Das *Gesundheitsreformgesetz* fordert mit dem § 137 des SGB V die Beteiligung aller Krankenhäuser an qualitätssichernden Maßnahmen, darüber hinaus *Qualitätsvergleiche* zwischen den Krankenhäusern, deren Form mit Krankenkassen und Krankenhausgesellschaften zu vereinbaren ist.

Damit sind wir zur Qualitätssicherung verpflichtet.

Vielleicht rücken viele Chirurgen von ihrer ablehnenden Haltung ab, wenn sie über die *Zielsetzung dieser Maßnahmen* nachdenken: Qualitätssicherung hat die *Aufgabe*, die Chirurgie sicherer zu machen. Das gilt besonders in Zeiten spektakulärer Veränderungen, wie wir sie jetzt erleben.

Dabei müssen wir zwischen den Begriffen *Qualitätskontrolle* und *Qualitätssicherung* unterscheiden (Tabelle 1).

Unter der ersteren versteht man nach Selbmann die interne und externe Beobachtung *ärztlichen Handelns*, das Sammeln von Daten und die Problemerkennung.

Die *Qualitätssicherung* geht darüber hinaus:

Sie umfaßt die *Gesamtheit aller Maßnahmen*, die geeignet sind, die Qualität medizinischer Versorgung zu sichern. Sie sammelt nicht nur die Daten, sondern *bewertet unsere diagnostischen und therapeutischen Verfahren*. Sie erfordert als wesentliches Merkmal die *Definition von Standards*, mit denen die Ergebnisse unserer Arbeit verglichen werden.

Als verläßliches Steuerorgan wacht sie auch über den *Wandel medizinischen Wissens*. Sie schützt unser Fach vor möglichen Fehlentwicklungen, besonders wenn neue Erfahrungen, wie die MIC, eine Art Orientierungslosigkeit hervorrufen. Sie unterstützt andererseits auch den Mut, eine neue, vielleicht unkonventionelle Methode zu plazieren. Qualitätssicherung ist damit ein unumgängliches Instrument zur Vertrauensbildung.

Das gilt insbesondere für die MIC, denn der Sog der *laparoskopischen* Cholezystektomien war unerwartet stark, nicht zuletzt durch ihre Bevorzugung von Seiten der Patienten. Dadurch entfielen die Voraussetzungen für einen Vergleich mit der *konventionellen* Operation durch an und für sich notwendige randomisierte kontrollierte Studien.

So kristallisierte sich eine schwerwiegende Frage heraus: wird der offensichtliche Vorteil dieser neuen Methode für den Patienten durch vereinzelte gravierende Komplikationen infrage gestellt? Die Beantwortung dieser Frage sind wir unseren Patienten und der Öffentlichkeit gegenüber schuldig. So bietet die MIC ein notwendiges und optimales Erprobungsfeld für die Qualitätssicherung.

Die *Rahmenbedingungen* hierfür sind (Tabelle 2):

Die Compliance aller laparoskopisch operierenden Chirurgen, ebenso die Erhebung einheitlicher qualitätsrelevanter Merkmale. Diese müssen übersehbar, gut definierbar, meßbar und für alle ausgewählten Leistungsbereiche relevant sein.

Sie sollen vergleichbar, empfindlich für Qualitätsunterschiede und von hoher Aussagekraft (Sensitivität und Spezifität) sein, und es müssen *vergleichbare Gruppen* in *vergleichbarer Zeit* aufgestellt werden.

Tabelle 1

Qualitätskontrolle
- Beobachtung ärztlichen Handelns (intern und extern)
- Sammeln von Daten
- Problemerkennung

Qualitätssicherung
- Gesamtheit von Maßnahmen, die geeignet sind, die Qualität medizinischer Versorgung zu sichern
- Datenanalyse, Problemanalyse
- Bewertung diagnostischer und therapeutischer Verfahren
- Definition von Standards
- Behebung von Mängeln
- Anpassung an Wandel und Entwicklung medizinischen Wissens

Tabelle 2. Rahmenbedingungen der Qualitätssicherung (MIC)

- Bereitwilligkeit und Beteiligung aller laparoskoisch. op. Chirurgen
- Erhebung qualitätsrelevanter Merkmale
- Einheitliches Organisationsschema
- Zentrale Erfassung der Daten
- Kuratorium (Beraterkommission)
- Professionelle Betreibung
- Absolute Vertraulichkeit
- Schutz vor Mißbrauch

Wichtig ist ein *einheitliches Organisationsschema, eine zentrale Erfassung der Daten*, die Lenkung durch ein zu bildendes *Kuratorium mit* Beraterfunktion. Qualitätssicherung muß *kompetent und professionell* betrieben werden, sonst ist sie weiter nichts als unnötiger administrativer Arbeitsaufwand.

Qualitätssicherung steht unter der Prämisse *absoluter Vertraulichkeit*. Da sie die Analyse schlechter – aus den Referenzbereichen herausfallender – Ergebnisse ermöglicht, kann sie als Mittel der *Beratung*, aber nicht als unerwünschte Belehrung oder rücksichtslose Bloßstellung angewandt werden. Der *Mißbrauch der Daten* würde alle Bemühungen um die Qualitätssicherung zunichte machen. Wir haben erlebt, daß die Öffentlichkeit daran interessiert ist, solche Daten zur Schau zu stellen und wir müssen alles tun, um den Anfängen zu wehren. In *Baden-Württemberg* wird Qualitätskontrolle der MIC seit 1987 betrieben. Unter der Leitung von Prof. Scheibe und unter Mitarbeit der Baden-Württembergischen Krankenhausgesellschaft sowie der Landesärztekammer sind zuverlässige Daten über die laparoskopische Cholezystektomie im Vergleich zur konventionellen Operation erarbeitet worden. An dieser freiwilligen Selbstkontrolle nahmen im 1. Jahr – 1987 – 42 % und im Jahr 1991 80 % aller chirurgischen Abteilungen des Landes teil. Diese Entwicklung beweist, daß die Chirurgen dieser Maßnahme Vertrauen entgegenbringen.

Die Tabelle 3 zeigt den *Anstieg der laparoskopischen Cholezystektomien* in Baden-Württemberg. 1990 betrug ihr Anteil 1,9 %, 1991 waren es bereits 23 % und 1992 45,5 %.

Im Jahre 1991 traten nach laparoskopischer Cholezystektomie in 6 % *Komplikationen* auf, nach *konventioneller* Cholezystektomie in 14,5 % (Tabelle 4). Der Unterschied zeigt sich auch bei *pulmonalen, kardiovaskulären und thromboembolischen Komplikationen*: sie sind nach konventionellen Operationen dreimal so hoch.

Tabelle 3. Anstieg der laparoskopischen Cholezystektomien in Baden-Württemberg

		MIC	Konventionell
Zahl der Patienten	1990	1,9 %	
aus 146 Kliniken	1991	2574 (23 %)	6146 (72,1 %)
Baden-Württemberg	1992 (Vorl.)	2829 (45,4 %)	3404 (54,6 %)

Tabelle 4. Qualitätssicherung bei MIC (Baden-Württemberg)

	Laparoskopische Cholezystektomien	Konventionelle Cholezystektomien
Komplikationen insges.	6 %	14,5 %
pulmonale		
kardiovask. Komplikationen		3 × höher
thromboembol.		
Nachblutung	ohne Unterschied	
Liegedauer	7 Tage	14 Tage
präop. Liegezeit	2 Tage	1 Tag
Temp. <38°	1 %	6,1 % (9 %)
Risikofaktoren		
Ikterus	1,2 % (0,8 %)	7,9 % (9,3 %)
Adipositas		
Begleiterkrk. Diab. mell.		1,5–2,5mal höher
Varikose		
Letalität	0,1 %	0,5 %
Letalität nach OP am Hep.-choledochus	6,5 %	1,9 %

Tabelle 5

1980 Semm: 1. lap. Appendektomie		
1985 Mühe: 1. lap. Cholezystektomie		

Gallenblase	Zwerchfell: p.-traum. Hernie	Thorax: Exploration
Gallenwege:		Pleurodese
transzystisch	Appendix	Pleurektomie
Choledochus-Eröffnung		Sympathektomie
Körbchen, Fogaty-	Dünndarm:	Zysten, Trauma
Obstruktion (Stent)	Ileus, Obstruktion	atyp. Resektionen
	traumat. Perforation	
Oesophagus:		Herz
Myotomie	Dickdarm:	
Divertikel	Hemicolektomie re	Gefäße:
ben. Tumoren	Colonresektion	Arterien, Venen
Ca. (Resektion)	Rektum (simultan)	
	Drainage, Abszesse	Urologie:
	mal. Stenosen	Nierenzysten
Gastr.-oesoph.		Nephrektomie
Übergang:	Leber:	Lymphadenektomie
Fundoplicatio	Zysten, Verletzungen	
Magen:		
Perforation	Pankreas:	
Vagotomie	Zugang z. Ductus	
(trunk., SPV)	Lithotripsie	
G-E		
Pylorusstenose	Milz	
Nebenniere	Hernien	
	Hodenretention	

Kein Unterschied besteht bei den *Nachblutungen*. Die *Liegedauer* beträgt nach *laparoskopischen* Cholezystektomien median 7, nach *konventionellen* Cholezystektomien median 14 Tage.

Die präoperative Liegezeit vor laparoskopischen Operationen beträgt 2, vor konventionellen Operationen nur 1 Tag.

Vorerst ist die *geringe Rate an Komplikationen* nicht alleine der MIC zuzurechnen. Die Auswertung von *Risikofaktoren und Begleitkrankheiten* belegt eindeutig, daß bis zum Jahr 1992 hierfür auch eine *Selektion* verantwortlich ist. So finden sich z. B. *am Operationstag* vor *laparoskopischen* Eingriffen *Temperaturen über 38°C* nur in einem, vor *konventionellen* Eingriffen in 6,1%. Im Jahre 1992 waren es ebenfalls 1 bzw. 9%. Auch *Ikterus am Operationstag* ist bei konventionellen Operationen häufiger.

Ebenso sind *Begleiterkrankungen* wie Adipositas, Diabetes mellitus und Varikose bei den konventionellen Operationen höher.

Die *Letalität* nach alleiniger Cholezystektomie beträgt nach laparoskopischen Eingriffen 0,1%, nach konventionellen Operationen 0,5%. Wird allerdings bei der Cholezystektomie auch am *Hepatocholedochus* operiert, so sterben nach laparoskopischen Eingriffen 6,5%, im Gegensatz zu 1,9% bei konventionellen Operationen. Das belegt eindeutig, daß laparoskopische Eingriffe an den Gallengängen gefährlich sind, besonders in einer Phase, in der sich viele Chirurgen mit dieser Methode erst vertraut machen.

Dieser routinemäßig in Baden-Württemberg, wie auch in Nordrhein-Westfalen, Sachsen und Sachsen-Anhalt eingeschlagene Weg einer Qualitätssicherung mit hohem Anspruch kann z. Z. als beispielhaft und effektiv angesehen werden.

Die Qualitätssicherung darf nicht nur das Aushängeschild der MIC, die *Gallenblase*, umfassen. Beim Betrachten dieser Tabelle (Tabelle 5) zeigt sich eindeutig die Schwierigkeit jeder Prognostizierung. Fortschrittspotentiale werden selten richtig eingeschätzt. Fast 10 Jahre dauerte es, bis nach der 1. laparoskopischen Appendektomie der „Funke" übersprang. Heute gibt es kaum ein Organ, an dem nicht endoskopisch oder laparoskopisch operiert wird. Noch können wir nicht unterscheiden, was hier Experimentierfeld und was echter Fortschritt ist.

Wir stehen erst am Anfang einer Entwicklung revolutionären Charakters, der die gesamte operative Medizin betrifft. In dieser Phase wird es schwer sein, mit den Methoden einer Qualitätskontrolle eingreifen und lenken zu wollen. Einerseits liegen für einige Operationen noch zu wenig Fallzahlen vor, z. B. für die *Fundoplicatio*, für Eingriffe am *Zwerchfell* oder an der *Leber*. Andererseits erleben wir unter dem Aspekt der geringeren therapeutischen Aggressivität einen Wandel chirurgischer Indikationen und Techniken, der noch nicht abgeschlossen ist. Das gilt z. B. für laparoskopische Verfahren bei der Magenperforation, der Vagotomie und auch bei Dickdarmeingriffen.

Prospektive Beobachterstudien sind eine unerläßliche Forderung, um diese Entwicklung zu verfolgen und um rechtzeitig zu erkennen, inwieweit neue Operationsprinzipien mehr der eigenen Profilierung oder dem Wohl des Patienten dienen.

Dies gilt besonders für laparoskopische Operationsmethoden beim *Dickdarm-Karzinom*. Hier stehen bei den elektiven Eingriffen die *Radikalitätskriterien* im Vordergrund. Erst wenn es erwiesen ist, daß die *MIC* diese Prinzipien nicht vernachlässigt und vergleichbare *Spätergebnisse* erzielt, kann sie hierfür empfohlen werden. Bis dahin werden aber Jahre vergehen.

Auch für die *Leistenhernie* ist die Frage noch offen, ob die laparoskopische Operation einen wirklichen Fortschritt bedeutet. Ihre *Machbarkeit* steht außer Zweifel, doch sie darf nicht das Kriterium für ihre Anwendung am Patienten sein. Hier besteht noch die Chance, unter der Zusammenarbeit aller beteiligten Chirurgen rechtzeitig prospektive Studien anzulegen, um aussagefähige Ergebnisse zu gewinnen. Diese können ebenfalls erst nach Jahren vorliegen. Somit ergibt sich ein lohnendes Aufgabenfeld für die Qualitätssicherung.

Neugebauer und Mitarbeiter wiesen darauf hin, daß *randomisierte* Studien in der Entwicklungsphase einer neuen Technologie aus verschiedenen Gründen ungeeignet sind.

Für die *laparoskopische Appendektomie* trifft dies nicht im selben Umfang zu wie für die Cholezystektomie. Der Qualitätssicherung fällt für diese Operation eine besondere Bedeutung zu, um Patienten vor ihrer falsch indizierten oder fehlerhaften Anwendung – auch von nicht autorisierten Laparoskopikern – zu schützen.

Meine Damen und Herren, Qualitätssicherung mit definierten Zielen wird gerade für die MIC in Zukunft eine verantwortungsvolle Aufgabe sein. Für die beteiligten Chirurgen und Krankenhäuser wird sie ein Gütesiegel bedeuten.

5. Fehleranalyse – Evaluierung und Verhütung von Komplikationen; ihre juristische Implikation

H. Troidl[1], B. Bäcker[1], B. Langer[3] und A. Winkler-Wilfurth[2]

[1] Chirurgische Klinik, II. Lehrstuhl für Chirurgie der Universität. zu Köln, Ostmerheimer Str. 200, 51109 Köln 91
[2] Anwaltskanzlei Dr. Wilfurth und Kollegen, Amberg
[3] University of Toronto, Dept. of Surgery, The Toronto Hospital

Failure Analysis – Evaluation and Prevention of Complications; its Juridical Implications

Summary. The present methods of clinical research and their publication give no practical advices to prevent negative outcomes. Meticulous collection of complication rates and their publication do not prevent negative results in single patients.
Failure analysis is the method of choice. Failure analysis attempts to answer the following questions:
1. What happened?
2. Why did it happen?
3. How can the failure be prevented in the future?
Obviously failure analysis has also a juridical aspect.
But spirit and method of failure analysis are prerequisites for a more effective surgery.

Key words: Negative events in surgery – Failure analysis – Juridical implications – Endoscopic surgery

Zusammenfassung. Die derzeitige Methode der klinischen Forschung und ihre Öffentlichmachung liefern keine praktische Information, Negativa oder gar katastrophale Einzelfälle zu vermeiden. Das sorgfältige Ermitteln von Komplikationen und ihre Veröffentlichung bedeutet keine Hilfe, sie zu vermeiden.
Die Fehleranalyse ist die Methode der Wahl. Fehleranalyse heißt:
1. Was ist passiert?
2. Warum ist es passiert?
3. Wie kann der Fehler in der Zukunft vermieden werden?
Natürlich hat die Fehleranalyse eine juristische Problematik.
Geist und Methode der Fehleranalyse sind eine Voraussetzung für eine effektive Chirurgie.

Schlüsselwörter: Fehler in der Chirurgie – Fehleranalyse – Juristische Implikation – endoskopische Chirurgie

Methoden chirurgischer Forschung und ihre Verbreitung

Es gibt viele „wissenschaftliche" Methoden in unserer Zeit, mit denen wir die Wirksamkeit chirurgischer Interventionen prüfen! Der höchste Evidenzgrad wird der kontrollierten klinischen Studie zuerkannt. Alternativen mit geringerem Evidenzgrad sind Konsensuskonferenzen, Diskussionen auf Kongressen, aber auch Qualitätsfindungsmaßnahmen, sog. Audits.

Die Verbreitung dieser so gewonnenen Erkenntnisse unterliegt etablierten Ritualen. Da gibt es die Zeitschriften, wobei der Wirkungsfaktor einer Zeitschrift [1] und der Peer review Prozeß [2] der Wahrheit gleichgesetzt werden; vor allem, wenn dies in englischer Sprache „abläuft".

Bei Kongressen übernehmen diese Rolle Gesellschaften, manchmal auch besonders anerkannte Universitäten und „bekannte" Kollegen. Es locken aber auch schöne Gegenden in fernen Ländern. Man spricht vom Kongreßtourismus.

Äußerst selten berichten Chirurgen aus großen und kleineren Krankenhäusern, obwohl sie mehr als 80 % der chirurgischen Behandlungen durchführen.

Es bleibt die bohrende Frage, was der Wirkungsfaktor (Impact-Factor) einer Zeitschrift für die Wirksamkeit einer chirurgischen Therapie am Krankenbett bedeutet!

Ein weiteres Problem wird immer eminenter. „Medicine is not anymore a profession, but it is real business" [12].

Sarmiento, ein bekannter amerikanischer Orthopäde, schreibt dazu: „Frequently, when an industrial concern directly or indirectly subsidises scientific meetings it expects the opportunity to select speakers. Thereby garanteeing the presence at the podium of someone who will advertise its products" [13].

„Industrial driven research" oder auch „industrial driven surgery" heißt die verhängnisvolle, demaskierende Feststellung.

Eines ist diesen Analysen für wissenschaftliche Erkenntnisse gemeinsam: *Das Positive ist die Dominante, nicht selten als Sensation gefeiert.*

So haben wir nicht nur einmal miterlebt, daß große Chirurgen in ihrer überschäumenden Begeisterung ihre absolute Unfehlbarkeit mit einer Letalität „unter 0 %" verkünden. Natürlich ist unsere Begeisterung und positive Sicht der faszinierenden, neuen chirurgischen Errungenschaften verständlich und nicht nur richtig, sondern sogar notwendig. Es ist absolut legitim, vorteilhafte Therapiekonzepte in die Öffentlichkeit zu bringen, und gerade in der modernen Chirurgie gibt es Fantastisches zu berichten, Dinge, die vor Jahren noch für unmöglich gehalten wurden.

Trotzdem muß man sich immer wieder klarmachen, wie Sokrates feststellte: „Ich weiß, daß ich nichts weiß" oder Popper: „Wir raten!" [11]. Dazu gehört auch die andere wichtige Dimension: „Errare humanum est".

Da dies so ist, ist es weder verständlich noch zu akzeptieren, daß es keine Methode gibt, die mit Systematik, Engagement und Verantwortungsbewußtsein die Negativa – die Fehler – aufzeigt, sie nicht nur ermittelt, sondern ihre Ursachen aufspürt mit der einzigen Absicht, praktische Erkenntnisse zu gewinnen, um Fehler zu *vermeiden* und diese Information möglichst schnell an die Kollegen weiterzugeben:

Das Konzept hierzu ist die Fehleranalyse

Es kann doch nicht im Interesse der Chirurgie sein, vor allem in ihrer Verantwortung für das Wohl der Patienten, daß diese Öffentlichmachung in den Händen von Gerichten, Fernsehre-

---

[1] Der Wirkungsfaktor einer Zeitschrift ist das Verhältnis der Zitate, die ihre Artikel z. B. im Jahre 1986 und 1987 im Jahre 1988 erhielten zu der Anzahl ihrer Artikel in den Jahren 1986 und 1987. Mit anderen Worten: Der Wirkungsfaktor ist die reale Chance, die die Zeitung aufgrund ihres Niveaus und ihrer Power bietet, daß ihre Publikationen zitiert werden [15, 2].
[2] Peer review ist die möglichst blinde Beurteilung einer Arbeit vor Aufnahme zur Publikation durch unabhängige, meist zwei, Experten [15, 2].

portern und unseriösen Zeitschriften liegt, besser gesagt vermarktet wird, was natürlich nur für die Medien gilt.

Beispiele hierfür sind:

The New York Times, 14.07.92: „Surgical injuries lead to new rules!" Im Text wird im Detail beschrieben, was verschiedenen Kliniken in New York passiert ist.

Ähnlich, wenn auch nicht so im Detail, mit Namensnennungen der Kliniken, gab es einen großen Bericht im Boston Globe, 18.05.92: New surgery sores and so do the injuries. In Deutschland berichtete Die Woche, 20.04.93: Riskante Röhren, Komplikationen statt Erfolge: Die sanfte Chirurgie kommt ohne Skalpell aus; aber nicht ohne Nebenwirkungen [1, 5, 9].

Tatsache ist, daß Komplikationen mit katastrophalen Folgen, wie sie in Abb. 1, Abb. 2 und Abb. 3a und 3b dargestellt sind, in der sog. offiziellen Berichterstattung extrem selten

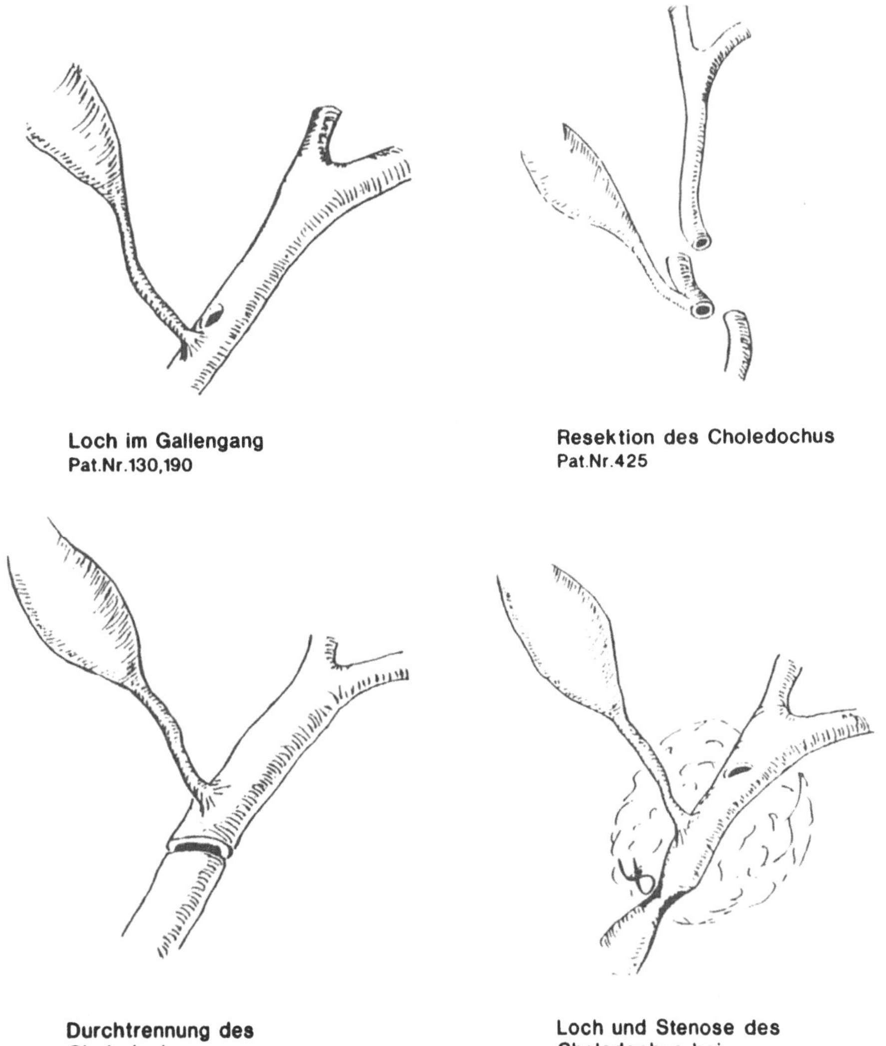

Abb. 1. Lokalisation und Anzahl der Verletzungen der extrahepatischen Gallengänge bei 1500 Operationen, verursacht von 4 Operateuren. Auch diese plakative, detaillierte „Darstellung" erbringt keinen praktischen Hinweis, wie diese Verletzung der Gallengänge systematisch zu vermeiden ist

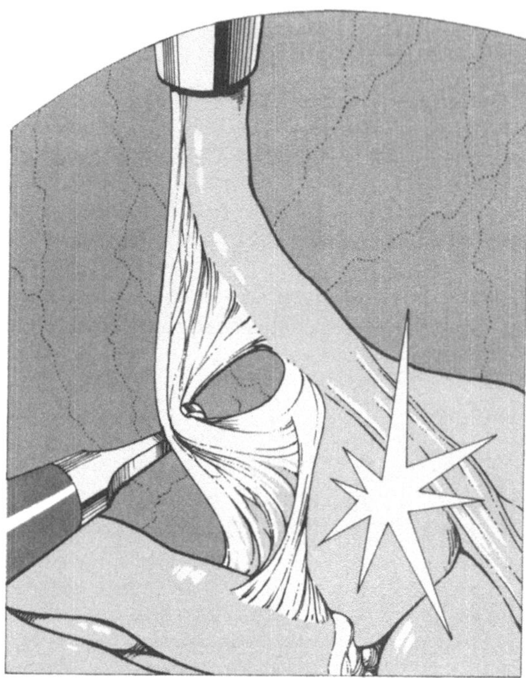

Abb. 2. Gefahrenmomente der monopolaren Elektrochirurgie mit einem „dicken", für die Präparation günstigen Koagulationshaken bei der laparoskopischen Appendektomie.
„Dicker" Haken bedeutet geringer Kontaktwiderstand; voluminöser Gewebsstrang (Mesenteriolum) = dickes Kabel; Strom fließt in Richtung Coecalpol. Es treten „unerwünschte, deplazierte, thermische Wirkungen" auf.
Die möglichen Folgen: Verbrennung des Coecums mit Nekrose

oder nie vorkommen. Werden diese schlimmen Situationen aber nicht diskutiert, eben nicht systematisch analysiert, fehlt der entscheidende Schritt, sie in der Zukunft zu vermeiden – das Kernstück der Fehleranalyse.

Die Tatsache, daß nur wenige Kollegen, vor allem solche an Universitäten, die Welt der Publikationen bestimmen, kann man ihnen natürlich nicht zum Vorwurf machen – im Gegenteil. Der Vorwurf richtet sich an all die Kollegen, die einen akademischen Titel irgendwann, irgendwie erworben haben, aber auch an aktive Chirurgen, die nicht in der Lage sind, ihrer ethisch/moralischen Verpflichtung nachzukommen [14].

In diesen publizierten Daten ist z. B. die Häufigkeit der Verletzung der Gallengänge in der konventionellen Chirurgie gleich der endoskopischen Chirurgie; jedenfalls in dieser so dargestellten Wirklichkeit (Tabelle 1). Sie liegt bei 0,4%. In Tabelle 2, einem typischen Beispiel moderner Berichterstattung aus New England Journal of Medicine wird eindrucksvoll die von mir kritisierte Szenerie demonstriert (dieses Journal liegt an 7. Stelle in der Rangfolge des Wirkungsfaktors). Trotz einer Vielzahl von Ereignissen, ca. 30, die eine große Sorgfalt der Analyse vorgeben, ist diese so typische Darstellung unpräzise, langweilig, sogar irreführend, auch falsch.

An einem mir in der täglichen Praxis sehr wichtigen Beispiel möchte ich dies beweisen. Abb. 4a und 4b zeigen zwei verschiedene postoperative Zustände mit der Komplikation „Infektion postoperativ". Bei der Betrachtung dieser beiden Abbildungen wird auch dem medizinischen Laien klar, daß die große infizierte Wunde, die mediane Laparotomie, im Vergleich zu einer infizierten Stichinzision nach endoskopischer Chirurgie völlig unterschiedliche Tatbestände und damit Folgen für den Patienten bedeuten.

Nach der somit falschen Definition bedeutet dies in der Statistik das gleiche.

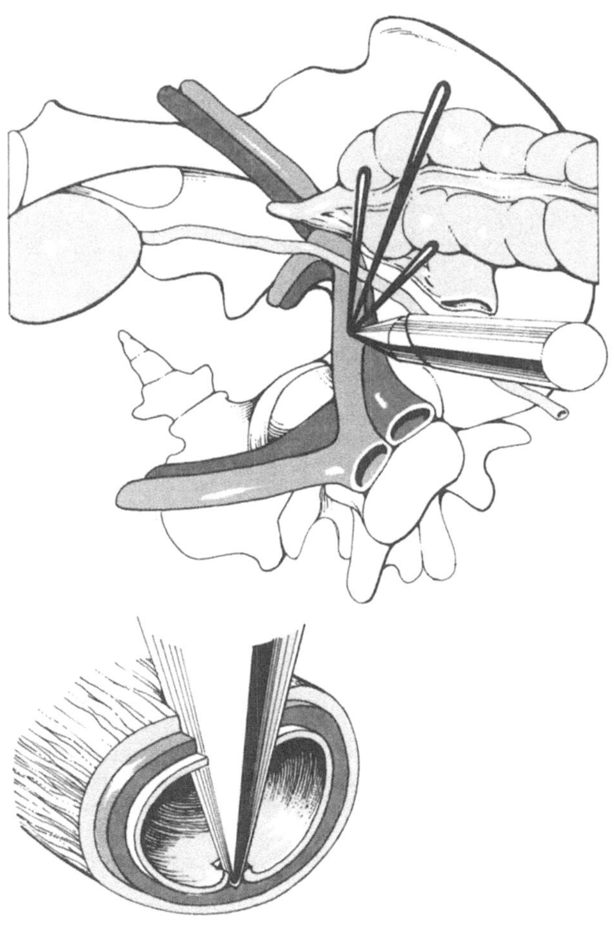

Abb. 3a. Gefährlichkeit des spitzen, scharfen „Trokars" bei der endoskopischen Chirurgie, hier bei der laparoskopischen Appendektomie. Gerade bei Kindern und schlanken Patienten mit festen muskulösen Bauchdecken und dem relativ kleinen Abstand Bauchdecke–Beckenknochen ist die Gefahr groß, beim Einbringen des Trokars – sogar unter Sicht – die Gefäße zu verletzen.
Im Insert wird angezeigt, daß die Hinterwandverletzung möglich und häufig ist; wenn nicht erkannt und nicht optimal versorgt, ist sie die Ursache für katastrophale Folgen: Rethrombosierung, Ischämie, Muskelnekrose, irreversible Nervenschäden.
Der Trokar, der spitze Trokar, ist obsolet

Definitionen haben es in sich. Es bedarf einer sehr sorgfältigen, vor allem klinisch relevanten Basis für Definitionen.

Resümee des Szenariums

Nach dieser Analyse derzeitiger Praktiken klinischer Forschung komme ich zu folgendem Resümee:
Sorgfältig durchgeführte Studien mit klinischen Fragestellungen liefern *Daten von Komplikationen*, die im chirurgischen Alltag brauchbar sind. Klinische, kontrollierte Studien sind in der Lage, relativ zweifelsfrei *Unterschiede* von diagnostischen und therapeutischen Fragen zu erkennen. Sie haben häufig dafür gesorgt, daß Dogmen, sog. Erfahrungen, Traditionen und zunächst als *logisch gepriesene Therapiekonzepte verschwunden sind*, zum Wohle des Patienten und der Chirurgie. In der Chirurgie sind sie aber oft nicht durchführbar [4, 15]

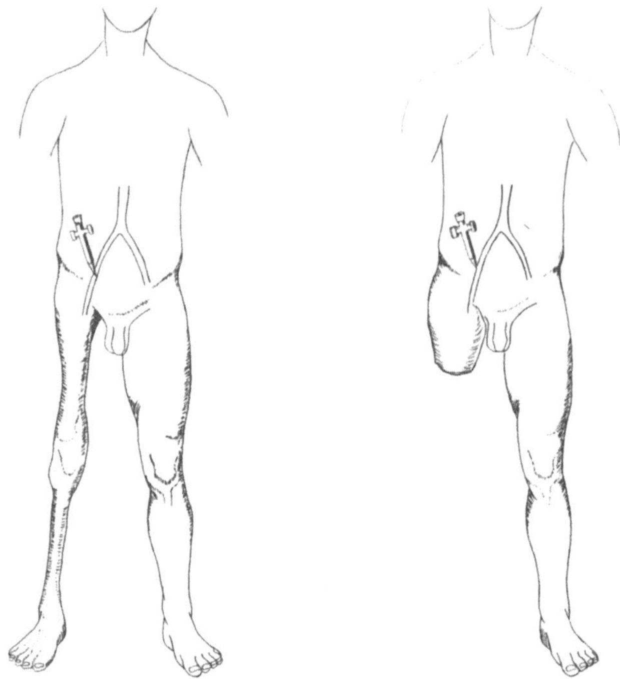

Abb. 3b. Mögliche Folgen der endoskopischen Chirurgie.
Ursache: Gefäßverletzung beim Einbringen des spitzen, scharfen Trokars. Nichterkennen oder zu spätes Erkennen der Folgen: Stenose mit Ischämie; zu lange Ischämiedauer bis effektive Gefäßversorgung. Ischämie durch Thrombosierung, wiederholte Rethrombosierung bei nicht Erkennen einer Gefäßhinterwandverletzung oder irgendeiner Intimastufe.
Daraus kann resultieren: Völliger Verlust von Motorik und Sensibilität, Muskelnekrose („warme Stelze") bzw. deshalb Amputation

Tabelle 1. Ein Beispiel für die „Welt der Publikationen": 1. „Erfolgsstatistik": publizierte Daten; 2. „Erfolgsstatistik": von Zentren; 3. „Erfolgsstatistik" unter Studienbedingungen. In dieser Welt der Publikationen sind die Verletzungen an den Gallenwegen bei beiden Operationsmethoden gleich

Serie	Jahr	lap. Cholezystektomie	Gallenwegsverletzungen	
		n	n	(%)
University of Louisville	1991	1983	5	0,25
Southern Surgical Club	1991	1518	7	0,47
European Multicenter	1991	1236	4	0,32
Köln-Merheim	1993	1500	5	0,33
		offene Cholezystektomie		
Profession Activity Study	1973	63252	336	0,50
Gilliland et al.	1990	671	3	0,44
Shively et al.	1990	579	0	0,00

Tabelle 2. Demonstratives Beispiel derzeitiger Veröffentlichungspraktiken mit über 30 Variablen als Information für die Wirkung der endoskopischen Cholecystektomie. ([New Engl. J. Med. 1991] Impaktfaktor 7! Die lange Liste ist nur vordergründig sorgfältig und informativ. Im Falle der Wundinfektion ist sie absolut irreführend (siehe Text)). *Diese sehr sorgfältige Art der Darstellung von negativen Ereignissen liefert absolut keinen Hinweis, derartige Komplikationen zu vermeiden*

Complication	No.	Incidence %	No. resulting in delayed	No. resulting in readmission
Wound infection				
superficial	14	0.9	0	0
deep	2	0.1	2	0
Bile-duct injury				
recognized immediately	4	0.3	4	1
recognized later	3	0.2	1	2
Prolonged ileus	6	0.4	5	1
Urinary retention	6	0.4	6	0
Retained stones				
definite	4	0.3	2	2
probable	2	0.1	1	1
Operative bleeding	5	0.3	0	0
Other delay of discharge	5	0.3	5	0
Bowel injuries	4	0.3	4	0
Subcutaneous emphysema	4	0.3	0	0
Pulmonary problems				
pulmonary edema	2	0.1	2	0
empyema	1	0.07	1	0
pneumonia	1	0.07	1	0
Unexplained abdominal pain				
without changes in liver function	2	0.1	1	1
with changes in liver function	1	0.07	0	1
Biliary leakage	3	0.2	1	2
Postoperative transfusion	3	0.2	1	0
Unexplained fever	2	0.1	5	0
Postoperative electrocardiographic changes	1	0.07	6	0
Gastritis	1	0.07	1	0
Peptic ulcer	1	0.07	1	1
Drug reaction	1	0.07	1	0
Pancreatitis	1	0.07	1	0
Cautery burn	1	0.07	1	0
Unexplained pleuritic pain	1	0.07	0	1
Death	1	0.07	0	0
Total	82*	5.1	44	13

* These complications occurred in 78 patients

Ergebnisse kontrollierter, klinischer Studien sind oft erst nach Monaten oder gar Jahren verfügbar. Der Einzelfall, speziell der katastrophale Einzelfall, kommt selten oder nie zur Sprache. Die Relevanz für die klinisch praktisch tätigen Chirurgen ist mit dem sog. Studieneffekt und der allgemeinen Übertragbarkeit auf verschiedene Patientengruppen eingeschränkt.

In den Publikationen werden dann die Unterschiede oder die Vorteile verschiedener Therapien aufgeführt. Die Basis hierfür ist der gewählte Endpunkt, der nicht selten für die Praxis völlig irrelevant ist. Dazu werden meist modernste, statistische Verfahren angewandt,

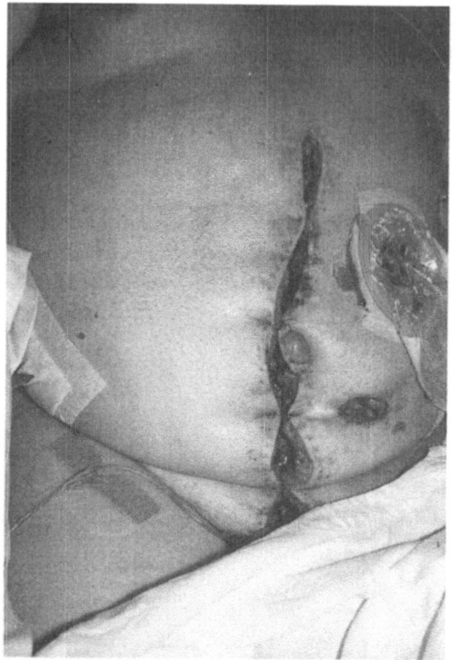

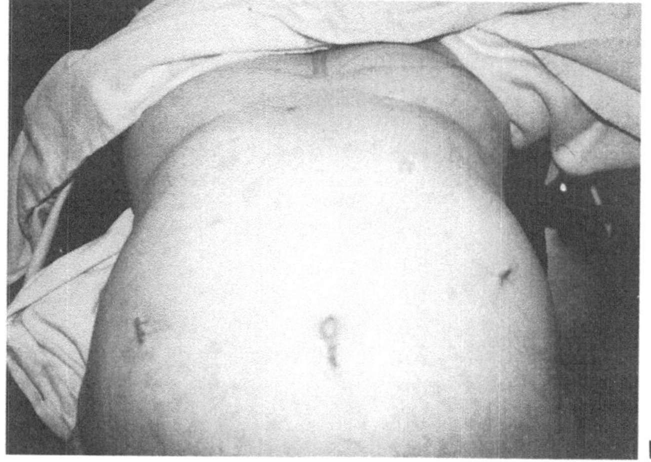

Abb. 4a, b. Fragewürdigkeit der Definition: *Wundinfektion:*
a nach medianer Laparotomie;
b nach Stichinzision
→Infektionstiefe
→positiver Wundabstrich
→schmieriger Belag (Eiter)
Klinische Relevanz absolut different!

um einen sog. signifikanten Unterschied auf entsprechendem Niveau mitzuteilen. Es ist aber wiederum Realität, daß die so hoch gepriesene statistische Signifikanz auch unter Einschluß von Vertrauensgrenzen und Ausschluß des „Beta-Delta-Fehlers" absolut nicht gleichbedeutend ist mit klinischer Brauchbarkeit! Wie ebenfalls im Detail ausgeführt und begründet, wird aus der Forschung und chirurgischen Tätigkeit das Positive an die Öffentlichkeit gebracht. Die Darsteller sind wenige, nicht die große Masse der Chirurgen.

Daraus folgt: Die Welt der Publikationen und Darstellung chirurgischer Leistung entspricht nicht ohne Einschränkung der Realität.

Die Fehleranalyse: Eine Methode für Praxis und Forschung in der Chirurgie

Eine Verbesserung dieser Szenerie ist möglich durch den Geist und das Konzept der Fehleranalyse.

In den 12 Prinzipien der **Neuen Berufsethik** von Sir Karl Popper [11] lautet Prinzip 6: „Das neue Grundgesetz ist, daß wir, um zu lernen, Fehler möglichst zu vermeiden, gerade von unseren Fehlern lernen müssen. Fehler zu vertuschen, ist deshalb die größte intellektuelle Sünde".

An anderer Stelle fordert er: „Eine exakte und detaillierte Fehleranalyse ist deshalb Voraussetzung zur Weiterentwicklung einer effektiven Medizin".

In der Industrie, sogar im Sport, ist die Fehleranalyse die Methode der Wahl. In der Luftfahrt wird sie uns in ihrer Effektivität bei jedem Flugzeugunglück eindrucksvoll demonstriert. „Nach dem Absturz beginnt die Suche" heißt die Devise.

Unter Fehleranalyse verstehen wir eine systematische, rigorose, objektive Untersuchung des Sachverhaltes, des Entscheidungsprozesses, der Aktion, der Handlung und der übrigen Umstände, die zu einem „nicht erwünschten Ereignis" geführt haben. Dies zu dem absolut einzigen Zweck, die nötigen praktischen Erkenntnisse zu gewinnen, die helfen, den Fehler, die Katastrophe in Zukunft zu vermeiden.

Ein weiterer Aspekt ist, das so gewonnene Ergebnis öffentlich zu machen, d.h. es den Kollegen, und zwar nur den Kollegen, schnell und verständlich mitzuteilen.

Die Konzeption der Fehleranalyse ist in Tabelle 3 dargestellt.

Die Fehleranalyse ist also nicht dazu da, Komplikationen möglichst sorgfältig zu ermitteln und sie dann minutiös aufzulisten. *Sie ist die Methode, die Ursachen der Fehler zu eruieren und dies möglichst sorgfältig, um sie in der Zukunft zu vermeiden.* Praktische Information zur Korrektur des Fehlers ist nicht die primäre Intention, sie ist sozusagen eine praktische Zugabe.

Dieser Hinweis führt mich zu der Feststellung, daß die Fehleranalyse gerade in der Chirurgie natürlich nicht etwas absolut Neues ist. Jeder Chirurg macht oft mehr „unbewußt" entweder noch am OP-Tisch oder auch noch Wochen danach seine eigene, individuelle Fehleranalyse. Dabei müssen wir uns aber auch eingestehen, daß diese Art der Fehleranalyse meist nicht vollständig und systematisch ist und möglicherweise nicht ganz objektiv. Vor allem ist sie nicht „öffentlich". Selbst sog. „MM-Konferenzen" (Mortality-Morbidity-Konferenzen) sind, wenn sie schon systematisch angelegt und in Kliniken auch wirklich durchgeführt werden, nur für einen begrenzten Kreis von beteiligten Kollegen in ihrem Informationsgehalt zugänglich!

Wenn man die Fehleranalyse als eine entscheidend wichtige Methode für die Effektivität der Chirurgie fordert und akzeptiert, gibt es mindestens zwei Fragen, mit denen man sich auseinanderzusetzen hat.

Tabelle 3. Konzeption der Fehleranalyse. Die Fehleranalyse ist in der Industrie, sogar im Sport, die Methode der Wahl. Allein die Fehleranalyse erbringt mit ihrem methodischen Vorgehen *praktisch anwendbare Informationen.* Fehler, katastrophale *Fehler*, in der Zukunft *zu vermeiden.* Das Kernstück ist: Wie kann ich den Fehler in Zukunft vermeiden

A.	1.	Wie war die Situation?
	2.	Was ist passiert?
B.	3.	Warum ist etwas passiert?
C.	4.	Wie kann ich das negative Ereignis, den Fehler, (die Komplikation) in Zukunft verhindern?
	5.	Wie kann ich ihn therapieren, den „Schaden" begrenzen?
D.	6.	Veröffentlichung der gewonnenen Informationen auf allen Ebenen.
	7.	Diskussion mit anderen Experten und „Normaldenkern"

Es sind dies:

1. Was versteht man in der Chirurgie als Fehler?
2. Was hat all dies für juristische Implikationen?

Im Chirurgen haben wir hierzu schon ausführlich Stellung bezogen [16].

Von einem Fehler muß man sprechen und einen Tatbestand mit diesem Begriff belegen, wenn ein Therapiekonzept in der Chirurgie nicht erreicht oder sogar pervertiert wird. Vor allem, wenn mangelndes Engagement („kümmern"), ungenügende Sorgfalt oder Ignoranz beim Entscheidungsprozeß, bei der Durchführung der Intervention oder auch bei der weiteren Betreuung das Therapieziel verfehlen lassen. Kommt es andererseits zum Therapieversagen ohne diese Verfehlungen, dann hat die Chirurgie, aber nicht der Chirurg versagt. Dies ist eine chirurgische Vorstellung vom Fehler in der Chirurgie.

Ein Behandlungsfehler im juristischen Sinn hingegen ist nach der Rechtsprechung jeder Verstoß gegen die allgemein anerkannten Grundsätze der ärztlichen Wissenschaft [6, 10]. Läßt der Arzt die „erforderliche Sorgfalt außer Acht, wo solche allgemein anerkannten Regeln nicht gelten, so kommt eine Haftung wegen Sorgfaltspflichtverletzung in Betracht" [6, 10].

Im weiteren Sinn werden auch Sorgfaltspflichtverletzungen vom juristischen Begriff „Behandlungsfehler" umfaßt.

Bei dem Bemühen, die laparoskopische Cholezystektomie und sogar die endoskopische Chirurgie möglichst informativ und praktisch relevant zu prüfen, haben wir eine Klassifikation von positiven und negativen Ereignissen geschaffen (Tabelle 4). Die Basis dieser Klassifikation ist die Konzeption der *„maximal schonende"* Chirurgie! Mit anderen Worten, die endoskopische Chirurgie hat ihr Therapieziel im Komfort, in der ganz allgemeinen geringen Belästigung des Kranken. Was „schonend" bzw. was „Komfort" ist, bestimmt vor allem der Patient.

In der Tabelle 4 ist auch – erstmalig – die juristische Relevanz dieser Klassifikation aufgenommen. Hier wird schon ein entscheidender Aspekt beim Umgang mit den negativen Ereignissen deutlich, nämlich die erforderliche Aufklärung.

In den in Tabelle 5 dargestellten, unterschiedlich möglichen Ergebnissen chirurgischer Therapie mit ihren juristischen Konsequenzen wird ein weiterer Unterschied chirurgischen bzw. juristischen Umgangs mit positiven und negativen Ereignissen offensichtlich. Chirurgen definieren Klassen, um eine Methode zu evaluieren. Juristen bilden Klassen, um in erster Linie den Kranken, darüber hinaus auch die Allgemeinheit durch straf- bzw. zivilrechtliche Rechtsfolgen zu schützen.

In diesem Zusammenhang ist es wichtig festzuhalten, daß es nicht der Fehler ist, der ein Verhalten zum haftungsbegründenden Behandlungsfehler werden läßt, sondern der schuldhaft vorwerfbare Mißerfolg als Konsequenz dieses Fehlers [6, 10].

Der nach unserem Vorschlag definierte Fehler in der Chirurgie entspricht der Klasse IV der hier vorgestellten „juristischen" Einteilung mit der Folge zivil- und strafrechtlicher Haftung (Tabelle 5).

Das hier zitierte Therapieversagen ohne mangelnde Sorgfalt, mangelndes Engagement oder Ignoranz findet seine juristische Entsprechung in Klasse II und bleibt folgerichtig ohne rechtliche Konsequenzen.

Wenn man in der systematisch angelegten Fehleranalyse mit Schritt C.4./Tab. 3 („wie kann man den Fehler vermeiden?"), dem Kernstück der „Fehleranalyse", im Detail auflistet, wie der Fehler, der entscheidend war, vermieden werden kann, so kann dies Grundlage für juristische Konsequenzen in geradezu idealer Weise bieten.

Es sind hier jedoch zwei Fälle zu unterscheiden:

A. Beruht die Vermeidbarkeit des Fehlers für die Zukunft darauf, daß nachträgliche Erkenntnisse gewonnen wurden, die den jetzigen Stand der Medizin mitprägen und hat die analysierte Operation trotz der Komplikation dem damaligen Standard der Wissenschaft entsprochen?

B. Oder hat der Arzt das nach dem Stand der medizinischen Wissenschaft zur Zeit der Operation gebotene Maß an Sorgfalt und Fachkunde nicht aufgebracht?

Tabelle 4. Klassifikation positiver und negativer Ereignisse in der Chirurgie, speziell endoskopischen Chirurgie und ihre juristische Implikation.
Die Basis ist die Konzeption maximal schonender Chirurgie; was schonend ist, bestimmt der Kranke.
Die Klasseneinteilung I bis V und ihr Inhalt ist zunächst juristisch neutral.
Die Klassifikation ermöglicht Informationen über die Machbarkeit, technischen Probleme und Folgen für den Patienten.
Sie hat eine Graduierung, die sich an der Konzeption der „maximal schonenden Chirurgie" orientiert.
Je weniger die sog. „maximale Schonung" des Kranken erreicht wird, um so gravierender ist der Fehler in der Graduierung.
Die Darstellung umfaßt auch die möglichen juristischen Konsequenzen der einzelnen Klassen und Graduierungen

Klasse	Inhalt „schonend" aus der Sicht des Patienten	Graduierung positiver und negativer Ereignisse	Juristische Relevanz
I	kein chir.-techisches Problem kein negatives Ereignis für den Patienten *Incident-free surgery*	positiv/erfolgreich	– Haftung nur bei nicht erfolgter Aufklärung über Eingriff als solchen
II	ein oder mehrere chir.-technische Probleme kein negatives Ereignis für den Patienten *Inconsequential incident surgery*	positiv/erfolgreich	– Haftung nur bei nicht erfolgter Aufklärung über Eingriff als solchen – keine Haftung wegen schuldhaften Behandlungsfehlers oder Sorgfaltspflichtverletzung, da kein Schaden für den Patienten
III	kein chir.-technisches Problem, aber ein oder mehrere negative Ereignisse für den Patienten *Consequential non-incident surgery*	Belästigung, eher negativ	– Haftung bei nicht erfolgter Aufklärung, wenn sich mögliches für den Eingriff „typisches" unvermeidbares Risiko verwirklicht hat
IV	ein oder mehrere chir.-technische Probleme mit Nachteil für den Patienten *Consequential incident surgery*	negativ Fehler	– Haftung bei nicht erfolgter Aufklärung, wenn sich mögliches für den Eingriff „typisches" unvermeidbares Risiko verwirklicht hat oder – Haftung, wenn negative Folge(n) aufgrund schuldhaften Behandlungsfehlers oder schuldhafter Sorgfaltspflichtverletzung
V	mit oder ohne technische Probleme, Letalität *Most consequential surgeryy*	Fehler	– Haftung bei nicht erfolgter Aufklärung, wenn sich mögliches für den Eingriff „typisches" unvermeidbares Risiko verwirklicht hat oder – Haftung, wenn negative Folge(n) aufgrund schuldhaften Behandlungsfehlers oder schuldhafter Sorgfaltspflichtverletzung

Tabelle 5. Juristische Klassifikation des ärztlichen Behandlungsrechts und Darstellung der juristischen Konsequenzen. Einteilung in Anlehnung an Maurach-Schroeder-Maiwald, Strafrecht BT Bd. 1 C.F. Müller, Juristischer Verlag, Heidelberg–Karlsruhe, 8 IV, RZ 26 ff [8]

---

1. *Der sachgemäße (lege artis) und erfolgreiche Eingriff*
   Zivil- und strafrechtliche Haftung nur bei Aufklärungspflichtverletzung
2. *Der sachgemäße erfolglose Eingriff*
   Zivil- und strafrechtliche Haftung nur bei Aufklärungspflichtverletzung
3. *Der infolge Behandlungsfehlers bzw. Sorgfaltspflichtverletzung verunglückte Eingriff*
   Keine zivil- und strafrechtliche Haftung bei *schuldlosem Handeln,* Eingriff jedoch rechtwidrig
4. *Der infolge schuldhaften Behandlungsfehlers bzw. schuldhafter Sorgfaltspflichtverletzung verunglückte Eingriff*
   Zivil- und strafrechtliche Haftung

Nur im letzten Fall liegt ein Behandlungsfehler vor.

Angewandt auf unseren konkreten Fall (Tabelle 6) lag demzufolge kein Behandlungsfehler vor, da die Anwendung des *scharfen Trokars* noch „Standard" war! Erst die Fehleranalyse erbrachte, daß in Zukunft dieser Zugang in die Bauchhöhle, konkret dieses Instrument, bei Kindern und schlanken Menschen nicht mehr verwendet werden sollte.

Falls jedoch zum Zeitpunkt der Operation nach dem Stand der medizinischen Wissenschaft schon das Einbringen einer stumpfen Arbeitshülse angebracht gewesen wäre, wäre von einem Fehler im juristischen Sinn auszugehen gewesen.

Die Prüfung der Vermeidbarkeit eines Fehlers im Rahmen der Fehleranalyse ist somit – nur – dann juristisch relevant, wenn bei der Operation erforderliche Standards nicht eingehalten werden, nicht jedoch, wenn durch die Fehleranalyse bestehende Standards erst weiterentwickelt werden.

Es wäre fatal, wenn eine ehrliche und offene, detaillierte Fehleranalyse an der Angst der Mediziner vor rechtlichen Konsequenzen scheitert. Gerade durch die Fehleranalyse wird es möglich, daß Behandlungsfehler – in bestimmten Situationen – künftig vermieden werden und der medizinische Standard fortentwickelt wird. Dies kommt letztlich dem Kranken zugute.

Sollte aufgrund der Fehleranalyse ein Fehler nachgewiesen werden, muß der behandelnde Chirurg diesen Fehler akzeptieren und die Konsequenzen in moralischer und rechtlicher Hinsicht übernehmen.

Es gilt deshalb, die Fehleranalyse sorgsam zu behandeln und wegen ihrer offensichtlichen Vorteile zu schützen. Die Vorteile sind:

1. praktische Information zur Fehlervermeidung;
2. es bedarf hierzu keiner großen Studie;
3. die praktisch relevante Information des Einzelfalls ist ausreichend.

Dies ist ohne große Kosten in jedem Krankenhaus zu erreichen. Ein weiterer wichtiger Vorteil ist, daß diese Information im Gegensatz zu großen, aufwendigen Studien sehr schnell zu gewinnen ist.

Der Geist der Fehleranalyse ist im übrigen auch Grundlage für die doch sehr notwendige Selbstkontrolle und Bescheidenheit.

Tabelle 7 zeigt in der Gegenüberstellung die wichtigsten Methoden der derzeitigen klinischen Forschung und ihrer speziellen Vorteile.

Am Beispiel der systematischen Fehleranalyse für den folgenschweren Fall einer Gefäßverletzung mit einem sog. scharfen Trokar bei der endoskopischen Appendektomie (Tabelle 6) kann man beim aufmerksamen Lesen diese Vorteile der Fehleranalyse überzeugend nachvollziehen.

Tabelle 6. Fehleranalyse am Beispiel der Gefäßverletzung durch einen Trokar bei der endoskopischen Appendektomie

Situation	Was ist passiert?	Warum ist es passiert?	Wie kann der Fehler vermieden werden?
6j. Mädchen normal entwickelt, akuter re. „Unterbauch", Spontanschmerz, Druckschmerz, Temperatur 38 °C, Leukozyten 10 000 Op-Beginn: laparoskopische Appendektomie, keine „Sicht" möglich Umstieg: offene Appendektomie, retroperitoneales Hämatom, Verletzung der Iliaca communis rechts, Vorderwand	1. massive Blutung, retroperitoneales Hämatom 2. Verletzung der Iliaca communis re. 3. Stenosierung der Iliaca communis re. 4. mehrmalige Rethrombosierung 5. Ischämie 6. irreversible Schädigung der Endplatten 7. Compartment-Syndrom 8. Muskelnekrose 9. weitgehender Verlust der Muskulatur, Verlust von Sensibilität und Morotik (warme Stelze) 10. Amputation empfohlen	1. kein oder geringes Problembewußtsein 2. kein adäquates Training 3. falsche Lagerung: Kyphose anstatt Lordose 4. falsche, inadäquate Technik 5. nicht Realisierung der geringen Distanz: eingedrückte Bauchdecke – knöchernes Becken 6. feste, muskulöse Bauchdecke erhöht die Gefahr durch notwendige Überwindung des Widerstandes, den Trokar zu weit vorzustoßen 7. falsches, extrem gefährliches Instrument: Trokar I. Gefäßverletzung: – fehlendes Bewußtsein der Gefahr der Hinterwandverletzung, – fehlendes Bewußtsein der Gefahr einer Intimastufe II. Ischämiezeit über 4,5 Stunden nicht realisiert III. keine adäquate Therapie des Compartment-Syndroms IV. zu späte Spaltung der Faszie vor allem bei „gefäßgesunden" Patienten	1. Problembewußtsein 2. effektiveres Training; Theorie: Hinweis auf seltene aber in der Wirkung katastrophale Fehlermöglichkeit; Technik: auch Appendektomie anstatt nur Cholezystektomie realitätsnahes Training 3. Verbannung des *scharfen* Trokars. Einbringen einer „stumpfen Arbeitshülse" 4. ohne Sicht kein Einbringen; Umsteigen auf „offene" Technik 5. auch bei guter Sicht Einbringen stumpfen Trokars mit offener bzw. halboffener Technik 6. adäquate Gefäßchirurgie, Kenntnisse für Gefäßverletzung und deren Folgen (Vermeidung von Intimastufe, überzeugende Kontrolle der Hinterwand, Therapie bzw. Prophylaxe des Compartment-Syndroms, Fasciotomie bei Gefäßgesunden eher früher, Heparinisierung) 7. Eine exakt geplante, strukturierte Weiterbildung unter der verantwortlichen Kontrolle der wissenschaftlichen Gesellschaft und Standesorganisation, nicht der Industrie

Tabelle 7. Systematische Gegenüberstellung gebräuchlicher Methoden klinischer Forschung mit ihren offensichtlichen Vorteilen für den jeweiligen Informationsgewinn.
0 = kein Informationsgewinn; xxx = deutlicher Informationsgewinn für die anstehende Fragestellung

	Fehler-Analyse	Revision (Audit)	Studien	Qualitäts-sicherung
1. Prospektiv	0	x	xxx	xx
2. Auflistung von Ereignissen	xxx	xxx	x	xxx
3. Hypothesenerstellung (Beobachtung → Frage)	xx	xx	xxx	x
4. Hypothesentestung (Frage → Beobachtung)	x	xx	xxx	0
5. Beobachtung von Ereignissen (Gruppen)	x	xxx	xxx	xxx
6. Beobachtung von Einzelereignissen	xxx	x	x	xxx
7. Sofortige Verfügbarkeit der Informationen	xxx	x	0	0
8. Schwerpunkt: praktische Informationen	xxx	xx	x	x
9. Einzelbeobachtung ausreichend	xxx	xxx	0	0

Literatur

1. Altmann LK (1992) Surgical injuries lead to new rule. The New York Times, 14.06.92
2. Bär S (1993) Forschen auf Deutsch – Der Machiavelli für Forscher – und solche, die es noch werden wollen. Verlag Harri Deutsch, Frankfurt a. M.
3. Bernard HD, Hartmann ThW (1993) Complications after Laparoscopic Cholecystectomy. Am J Surg 165, 4:533-535
4. Jennett B (1986) High technology medicine: benefits and burdens. Oxford University Press, Oxford
5. Langbein K (1993) Riskante Röhren. Die Woche, 22.04.93
6. Laufs A (1988) Arztrecht, 4. Auflage, Reck-Verlag, München
7. Larson GML (1992) Multipractice Analysis of Laparoscopic Cholecystectomy in 1983 Patients. Am J Surg 163:221–226
8. Maurach R, Schroeder F-Chr, Maiwald M (1990) Strafrecht, Besonderer Teil, Band 1, 7. Auflage. CF Müller, Juristischer Verlag, Heidelberg Karlsruhe
9. Meyer H (1992) New surgery soars and so do the injuries. The Boston Globe, 18.05.92
10. Narr H (1977) Ärztliches Berufsrecht Band 2, 7. Auflage, Deutscher Ärzteverlag, Köln
11. Popper K (1984) Auf der Suche nach einer besseren Welt – Vorträge und Aufsätze aus dreißig Jahren. Verlag Piper, München Zürich
12. Relman AS (1991) Shattuck lecture – The health care industry: Where is it taking us? N Engl J Med 325:854–859
13. Sarmiento A (1993) Orthopaedics at a Crossroads. The Journal of Bone and Joint Surgery, 75-A, No. 2:159–160
14. Small WP, Krause U (1972) An Introduction to Clinical Research. Verlag Churchill Livingstone, Edinburgh and London
15. Troidl H (1992) Elemente, Auftrag und Beurteilung: Schrittmacher oder Nachzügler? In: Schweiberer L, Izbicki JR (Hrsg) Akademische Chirurgie. Springer-Verlag, Berlin Heidelberg New York
16. Troidl H, Gaitzsch A, Winkler-Wilfurth A, Müller W (1993) Fehler und Gefahren bei der laparoskopischen Cholezystektomie. Chirurg 64:212–220.

6. Rechtliche Aspekte der MIC

G. Carstensen

Bleichstraße 5, 45468 Mülheim/Ruhr

Nach dem Prinzip der Therapiefreiheit ist es zulässig, laparoskopische Methoden im Zuge der minimal-invasiven Chirurgie zu erproben und anzuwenden, sofern damit Vorteile verbunden erscheinen und keine unverhältnismäßigen Gefahren entstehen. Im Interesse der Weiterentwicklung der Chirurgie und der Verbesserung ihrer operativen Technik ist es bei der notwendigen Prüfung dieser Verfahren am Menschen vertretbar, von der bislang gewohnten Praxis abzuweichen und gewisse Risiken einzugehen, die sich aus der besonderen Art und den noch unzureichend vorliegenden Erfahrungen der neuen Methode ergeben.

Der „Standard" der Behandlung, den der Arzt einzuhalten verpflichtet ist, hindert daran nicht. Der Standard wird an den wissenschaftlich-praktischen Möglichkeiten zur betreffenden Zeit gemessen; er verlangt das, was ein durchschnittlich befähigter, gewissenhafter Arzt an Kenntnis sowie Können erbringen muß und was ein Patient in einem verantwortlich geführten Krankenhaus erwarten kann [5]. Standard repräsentiert also den jeweiligen Stand naturwissenschaftlicher Erkenntnis und ärztlicher Erfahrung, der zur Erreichung des chirurgischen Behandlungszieles erforderlich ist und sich nach Erprobung bewährt hat; er ist ein Richtmaß für die durchschnittliche Beschaffenheit von guter ärztlicher Übung und soll den richtigen sowie sichersten Weg weisen [1]. Standard verlangt nicht das Festhalten am bisher Üblichen, auch wenn es sich bislang als gut erwiesen hat.

Zwar setzt nicht jede neue Therapie eine vorhergehende kontrollierte randomisierte Studie voraus. Erprobung und Entwicklung neuer Operationsverfahren können auch ohne solche Studien erfolgen und zwar gerade dann, wenn der neue Weg in bestimmter Hinsicht deutlich überlegen erscheint [3]. Förderlich wäre aber eine kontrollierte vergleichende Überprüfung unter sorgfältiger Dokumentation, die gegebenenfalls spätere Folgen in die Erhebung einbezieht. So sollte es gerade zugunsten der neuen, fortschrittlichen Methode geschehen.

Zulässig, ja erforderlich ist die Entwicklung und Erprobung neuer, erfolgversprechender Wege oder mit weniger Belastungen verbundenen Verfahren, die naturgemäß noch nicht vollständig auf ihre Risiken, Nebenwirkungen und Folgen – einschließlich Spätfolgen – untersucht sein können. Andererseits darf eine neue Operationsmethode nur angewendet werden, wenn sie hinreichend sicher beherrscht wird und keine zusätzlichen erheblichen Gefahren einschließt [4, 6].

Laparoskopische Operationen sind durch die aufwendige Lernphase belastet. Es verbietet sich ein selbständiges endoskopisches Operieren ohne vorheriges gründliches Erlernen der Technik unter Anleitung eines Arztes, der mit diesem operativen Vorgehen vertraut ist. Die Methode stellt kein Betätigungsfeld für unbeaufsichtigte Anfänger dar [2]. Die bloße Übernahme etwa anhand von Beschreibungen in der Literatur wäre ein Verstoß gegen die erforderliche Sorgfalt. Operiert ein praktisch nicht besonders ausgebildeter Arzt, unterliegt er haftungsrechtlich einem Übernahmeverschulden [7].

Ein unbekanntes Sicherheitsrisiko muß sich im Haftungsrecht auf eine sachliche Rechtfertigung stützen. Für die ärztliche Berufshaftung ist die Expertenqualität ausschlaggebend, so Steffen vom Bundesgerichtshof [7]. Erkenntnislücken spezifischer Komplikationen müssen durch großzügig bemessene Sicherheitspolster neutralisiert werden. Der selbständig operierende Arzt muß die Beherrschung sowohl der Laparoskopie wie auch der konventionellen Verfahren gewährleisten.

Nachdrücklich zu verweisen ist auf die Empfehlungen der Chirurgischen Arbeitsgemeinschaft für Endoskopie (CAE) zur endoskopischen Chirurgie [8]. Für den Richter sind sie nach Steffen sachverständige Äußerungen zum Trainingserfordernis, die er bei der Frage nach einem Übernahmeverschulden beachten werde. Wenn sie verlangen, daß der noch nicht ausreichend eingearbeitete Operateur nur unter Assistenz eines entsprechend versierten Arztes operieren solle, auch der Facharzt also zunächst wieder als Berufsanfänger gelte, dann entspreche das der Rechtsprechung des Bundesgerichtshofes zum Einsatz des Berufsanfängers, das hier durchaus zu übertragen sei [7].

Die Aufklärung hat die Vorzüge und die Risiken sowohl des laparoskopischen wie auch des konventionellen Operierens zu umfassen [9]. Bei der Laparoskopie sollen die eingeschränkte Zugänglichkeit des Operationsfeldes, mögliche Blutungen, Infekte, Verletzungen und Operationserweiterungen durch eine Laparotomie genannt werden. Nicht geboten erscheint aber in Anlehnung an die Grundsätze, die der Bundesgerichtshof in der Anfänger-Operations-Entscheidung entwickelt hat, eine Erwähnung der vom Operateur bisher durchgeführten Zahl endoskopischer Operationen.

Soll ein endoskopisches Verfahren auf bislang nicht erfaßte Organe oder Organteile ausgedehnt oder verändert werden, so muß die Aufklärung gerade auch den neuartigen Charakter des Eingriffes enthalten und eine Einwilligung dafür einholen.

Fraglich kann sein, ob der Chirurg, der nicht endoskopisch, sondern nach herkömmlicher Art operieren will, den Patienten ungefragt von sich aus darüber aufklären muß, daß er in anderen Kliniken endoskopisch operiert werden könnte. Das endoskopische Operieren ist noch nicht zum Standard geworden, von dem abzuweichen sorgfaltswidrig wäre. Steffen [7] vertritt hierzu den Standpunkt, solange die Methode für bestimmte Operationen noch der Experimentierphase zuzurechnen sei, werde dieser Hinweis, wie schon mehrfach gesagt, sicher nicht geschuldet.

Abschließend ist zu betonen: Das Risiko in der Aneignung laparoskopischer Erfahrungen darf nicht dem Patienten angelastet werden. Die Einordnung der Laparoskopie als fortschrittliche Methode hat auf dem Boden einer zuverlässigen Berichterstattung über die gesammelten Erkenntnisse mit einer lückenlosen Dokumentation zu erfolgen. Die Wissenschaft hat darüber zu entscheiden, wann oder unter welchen Voraussetzungen die Laparoskopie den Rang des Standards erreicht hat. Dies bedeutet zugleich, daß die medizinische Wissenschaft der Rechtsprechung mitteilt, wo die Anwendung der Laparotomie statt der Laparoskopie ein Behandlungsfehler ist.

Literatur

1. Carstensen G (1984) Fortschritt und Standard in der Chirurgie. Langenbecks Arch Chir 364:299–301
2. Carstensen G (1990) Endoskopische Chirurgie – Forensische Aspekte. Akt Chir 25:130–132
3. Carstensen G, Schreiber H-L (1990) Dürfen neue Behandlungsmethoden erst aufgrund statistisch signifikanter Ergebnisse kontrollierter klinischer Studien eingeführt werden? Akt Chir 25:73–74
4. Manegold BC, Schreiber HW, Troidl H (1991) Die endoskopische, laparoskopische Chirurgie. Deutsche Gesellschaft für Chirurgie – Mitteilungen 20:11–12
5. Schreiber H-L (1984) Rechtliche Maßstäbe des medizinischen Standards. Langenbecks Arch Chir 364:295–298
6. Schreiber HW, Effenberger Th (1991) Chirurgische Laparoskopie – minimal-invasive Chirurgie. Langenbecks Arch Chir 376:65–66

7. Steffen E (1992) Probleme der Arzthaftung bei der Einführung neuer Behandlungsmethoden. (im Druck)
8. Ungeheuer E, Schreiber HW, Manegold BC, Buess G, Troidl H (1991) Empfehlungen der Chirurgischen Arbeitsgemeinschaft für Endoskopie (CAE) zur endoskopischen Chirurgie am Beispiel der laparoskopischen Cholecystektomie. Deutsche Gesellschaft für Chirurgie, Mitteilungen 20:29
9. Weissauer W (1990) Rechtliche und ethische Aspekte des endoskopischen Operierens. Chirurg Informat Berufsverb Dtsch Chir 29:161–163

7. Entwicklungsperspektiven der MIC

G. Buess

Universität Tübingen, Klinik für Allgemeinchirurgie, Hoppe-Seyler-Str. 3, 72076 Tübingen

Perspectives of Techniques of MIC

Summary. Compared to conventional surgery, endoscopic surgery has a number of advantages. In other sectors important qualities of conventional surgery have been lost today, which have to be restored in the future using advanced technology. Following projects have priority: 1. Further development of technology for single operative steps. 2. The restitution of principle qualities of open surgery as stereoscopic vision, sensoric and higher degrees of freedom in movement. 3. Development and coordination of subsystems to systems. The future operative system OREST I will allow the use of different advanced subsystems and will be steered by a central steering computer, so that in future MIC will be faster and saver.

Key words: Technology for MIC – Stereoscopic vision – Sensoric – System-operation theatre

Zusammenfassung. Im Vergleich zur konventionellen Chirurgie wurde mit der Minimal Invasiven Chirurgie in einigen Bereichen Qualitäten gewonnen. Wichtige Möglichkeiten der konventionellen Chirurgie müssen in Zukunft aber mit Hilfe aufwendiger Technologien wieder erarbeitet werden. Folgende Entwicklungen haben dabei Priorität: 1. Die Verbesserung der Technologie für einzelne operative Schritte. 2. Die Wiederherstellung der grundsätzlichen Qualitäten der offenen Chirurgie: stereoskopische Sicht, Sensorik und Freiheitsgrade der Bewegung. 3. Die Entwicklung und die Koordination von Subsystemen in Systemen. Der künftige System-OP OREST I wird es erlauben, alle verwendeten Subsysteme gemeinsam über einen zentralen Steuerungscomputer zu steuern, um so die MIC in Zukunft schneller und sicherer zu machen.

Schlüsselwörter: Technologie für die MIC – stereoskopische Sicht – Sensorik – System-OP

1. Einleitung

In den letzten Jahrzehnten wurden verschiedene Operationssysteme für die Minimal Invasive Chirurgie entwickelt.

Das erste System für die thorakoskopischen Nervendurchtrennungen ist auf Wittmoser [1] zurückzuführen. Das zweite System für die operative Laparoskopie auf Semm [2]. Auf dem Sektor der Allgemeinchirurgie wurde zwischen 1980 und 1983 ein System für die Transanale Endoskopische Mikrochirurgie entwickelt, das seit 10 Jahren in der Klinikroutine eingesetzt wird [3].

Die genannten Systeme konnten in dem Zeitrahmen ihrer Entwicklung nur bis zu einer gewissen Perfektion hin entwickelt werden, weil von Seiten eines Großteils der Chirurgen keine Bereitschaft vorhanden war, sie breit anzuwenden. Die Industrie sah sich deshalb auch nicht in der Lage, einen großen Entwicklungsaufwand in die neuen Verfahren zu investieren.

Mit Einführung der laparoskopischen Cholecystektomie hat sich diese Situation dramatisch geändert. Die Minimal Invasive Chirurgie stellt heute das dynamische Gebiet der allgemeinen Chirurgie dar, aufgrund der vergleichsweise aufwendigen Technologie ist sie auch für die Industrie von hohem Interesse.

Die Entwicklungen der letzten 3 Jahre sind dadurch charakterisiert, daß rasch Modifikationen vorhandener Instrumentarien durchgeführt werden mußten, um den neuen operativen Ansprüchen gerecht zu werden.

In meinen Augen läßt sich der Stand der Entwicklung heute so darstellen, daß einfache Aufgaben wie die Appendektomie und die Cholecystektomie mit dem vorhandenen Instrumentarium relativ rasch und sicher durchführbar sind, daß aber die aufwendigeren chirurgischen Aufgaben, wie die Fundoplicatio oder die Resektion im colorektalen Bereich mit noch nicht befriedigenden Techniken durchgeführt werden müssen.

Die MIC zeigt heute bei korrekter Anwendung in den etablierten Bereichen überzeugende Vorteile im Vergleich zur konventionellen Chirurgie: Die Schmerzbelastung des Patienten ist geringer, die Rehabilitationszeit ist teilweise drastisch verkürzt, die Komplikationen der konventionellen Chirurgie, die durch die Einschränkungen der körperlichen Aktivität in der postoperativen Phase bedingt waren, sind in ihrer Bedeutung stark zurückgegangen. Infektionen im Bereich der Bauchdecke sind deutlich seltener geworden und sind aufgrund der kleinen Incisionen nicht von hoher Signifikanz. Narbenbrüche stellen kaum mehr ein klinisches Problem dar. Andererseits kommen zu häufig kritische Komplikationen, wie Gallengangsverletzungen, vor.

Bei der kritischen Betrachtung der operativen Abläufe zeigen sich im Vergleich zur offenen Chirurgie Nachteile, die sich 3 verschiedenen Ebenen zuordnen lassen:

2. Die Problemebenen

2.1 Unbefriedigende Technologie für einzelne operative Schritte

Betrachtet man zum Beispiel die Aufgabe eine Ligatur gefäßführender Strukturen im Bereich des Mesocolons durchzuführen, dann sind die zur Verfügung stehenden Verfahren heute ausgesprochen mühsam. Die Alternative, die Anwendung von Nahtklammergeräten, ist aus Kostengründen nur in speziellen Situationen zu verantworten.

Präparationsaufgaben im Bereich gefäßführender Strukturen sind mit dem Problem verbunden, daß die Möglichkeiten einer gezielten Blutstillung im Vergleich zur offenen Chirurgie deutlich eingeschränkt und zeitaufwendig sind.

2.2 Der Verlust grundsätzlicher Qualitäten der offenen Chirurgie

Die „TRIAS" der Defizite

Sehr wichtige Bereiche, aus denen während einer offenen Operation Informationen geschöpft werden bzw. mit denen präzise chirurgische Maßnahmen durchgeführt werden können, sind bei der endoskopischen Chirurgie heute verloren gegangen.

Diese sind:

2.2.1 Die stereoskopische Sicht

Diese Qualität des Sehens ist in der offenen Chirurgie immer gegeben. Bei komplexen operativen Aufgaben der endoskopischen Chirurgie beeinträchtigt die monokulare Sicht die Qualität der Koordination der bimanuellen Arbeit, wie zum Beispiel beim Nähen.

78

2.2.2 Die Sensorik

Bei der MIC können zwar in verschiedensten Bereichen bessere optische Informationen durch die Möglichkeit der Annäherung der Optik an das Objekt bzw. die Möglichkeit von verschiedenen Winkeln aus das Operationsareal zu betrachten gewonnen werden. Entscheidende intraoperative Informationen, die aus der Palpation der Organe gewonnen werden, sind aber komplett verloren gegangen. Wie so häufig läßt sich die Wichtigkeit dieser Information erst einschätzen, wenn man ohne sie auskommen muß. Für die colorektale Chirurgie ist es auf alle Fälle ein großes Defizit, daß ein Tumor nicht mehr palpatorisch lokalisiert werden kann, daß Befunde wie Weichheit, Infiltration in die Nachbarorgane, Bezug zu den versorgenden Gefäßen nicht mehr erhoben werden können.

2.2.3 Die fehlenden Freiheitsgrade der Bewegung

In der offenen Chirurgie ist es in der Regel problemlos möglich, Instrumente in der gewünschten Richtung in allen Ebenen des Raumes zu führen. Dies ist möglich durch die Kombination der relativ einfachen Instrumente mit der Bewegungsmöglichkeit von Hand, Ellbogen und Schultergelenk. Diese Freiheitsgrade der Bewegung, wie die Ingenieure sie nennen, sind zwar auch in einigen Bereichen der konventionellen Chirurgie, wie zum Beispiel bei der endorektalen Chirurgie unter Verwendung von Spreizern deutlich eingeschränkt, sie sind aber in der endoskopischen Chirurgie aufgrund der Fixierung der starren Instrumente an den Eingangsstellen der Trokare auf einem kritischen Bereich zurückgedrängt worden.

2.3. Subsysteme und Systeme

Die Technologie für die Minimal Invasive Chirurgie ist im Vergleich zur offenen Chirurgie wesentlich komplexer geworden. Besonders bei größeren operativen Eingriffen müssen mehrere Hilfsgeräte zum Einsatz kommen. Eine Vielzahl von Kabeln und Schläuchen muß deshalb zum Operationsgebiet hingeführt werden. Gegenwärtig sind diese einzelnen Elemente nicht systematisiert. Wichtige Informationen der Hilfsgeräte können vom Chirurgen nicht mehr simultan überwacht werden. Modifikationen der Einstellung der Geräte sind nur über eine Hilfsperson möglich.

Wir charakterisieren deshalb die gegenwärtige Organisationsstruktur im OP aus didaktischen Gründen als die „Phase des Chaos in der MIC!".

3. Die Problemlösungen

Eine Vielzahl von Arbeitsgruppen beschäftigt sich heute mit der Entwicklung für die Minimal Invasive Chirurgie. Der Focus lag bisher darin, verschiedenste konventionelle Operationen auf die endoskopische Vorgehensweise zu übertragen. Heute ist bereits ein großer Teil der bekannten operativen Verfahren einmal endoskopisch durchgeführt worden.

Wir sehen unsere Aufgabe in der Entwicklung darin, zunächst einmal die Technologie, also die Werkzeuge der Chirurgen zu verbessern, um so zu einer sicheren Umsetzung der Minimal Invasiven Chirurgie zu kommen.

Unsere Vorstellungen zu den Problemlösungen bewegen sich naturgemäß auf verschiedensten Realisationsebenen. Es gibt Ebenen, auf denen die Lösung zumindest in Form von Prototypen bereits existiert, andere Ebenen wie zum Beispiel die des „künstlichen Tastsinnes" sind aber noch weit von einer Realisation entfernt.

ad 2.1. Präparative Aufgaben müssen durch entsprechende Instrumente effektiver durchgeführt werden können. Wir sehen einen entscheidenden Entwicklungsschritt zur Erleichterung der Präparation von Gewebe zum Beispiel darin, die Funktion des bipolaren Koagulierens mit der des mechanischen oder bipolaren Schneidens zu kombinieren. Dazu sind

Instrumente erforderlich, die möglichst in gebogener Form, vergleichbar einem Overhold, eine elegante Präparation ermöglichen und die in Arealen, in denen keine stärkeren Gefäße vorliegen, eine bipolare Koagulation und dann die Durchtrennung in einem Arbeitsschritt erlauben. Lösungen auf diesem Bereich sind in Ansätzen vorhanden. Die Verwendung von Metall und Keramikkombinationen wird hier eine völlig neue Entwicklung und Qualitätsverbesserung ermöglichen.

Ligaturen von kräftigeren Gefäßen sind mit den heutigen Methoden ausgesprochen mühsam. Lösungsansätze sind insofern vorhanden, als wir gegenwärtig mit Prototypen arbeiten, die die Durchführung von zwei Ligaturen in Form von zwei vorgeknoteten Endoloops in einem Arbeitsgang ermöglichen, andere Techniken zur Ligatur und Durchtrennung gefäßführender Strukturen sind in der Entwicklung.

ad 2.2.1 Die stereoskopische Sicht. Im Bereich der Transanalen Endoskopischen Mikrochirurgie verwenden wir seit über 10 Jahren ein binokulares stereoskopisches Endoskop mit direktem Einblick. Dieses Endoskop erlaubt die präziseste endoskopische Sicht mit bestem räumlichen Eindruck. Wir können deshalb Präparationen und Nähte mit hoher Sicherheit durchführen. Wenn wir zum Beispiel die Zugriffsicherheit bei der Naht mit der Technik in der Laparoskopie vergleichen, dann finden wir in der Laparoskopie deutliche Einschränkungen, weil zum Beispiel nicht erkennbar ist, ob bei abgekippter Nadelposition die Nadelspitze vom Betrachter wegzeigt. Diese Frage kann oft nur durch „Ertasten" geklärt werden.

Die Frage der Manipulation in nicht zugänglichen Räumen wurde in den letzten Jahren von Arbeitsgruppen des Kernforschungszentrums Karlsruhe (KfK) für den nuklearen Bereich bearbeitet. Es liegen dort Technologieentwicklungen vor, die eine perfekte stereoskopische Sicht über zwei Kameras übertragen. Diese Techniken wurden jetzt für die Anwendung der endoskopischen Chirurgie abgewandelt. Ein Endoskop, mit zwei Optiken versehen, wird an zwei getrennte Kameras angeschlossen. Diese Informationen werden über eine Kontrolleinheit auf einen speziellen hochfrequenten Monitor gegeben. Die endoskopischen Bilder werden hintereinander auf dem Monitor dargestellt. Bei der KfK-Lösung trägt die Operationsmannschaft aktiv gesteuerte Shutterbrillen. In diesen Brillen wird, durch eine Infrarotsteuerung ausgelöst, jeweils das linke bzw. rechte Auge mit dem entsprechenden Kamerabild beliefert, während das andere Auge in dieser Phase abgeblendet wird (Abb. 1).

In der klinischen Anwendung zeigt sich mit dem heute zur Verfügung gestellten System zwar eine etwas erschwerte Handhabung durch die großen Kameras [4, 5, 6]. Die gegenwär-

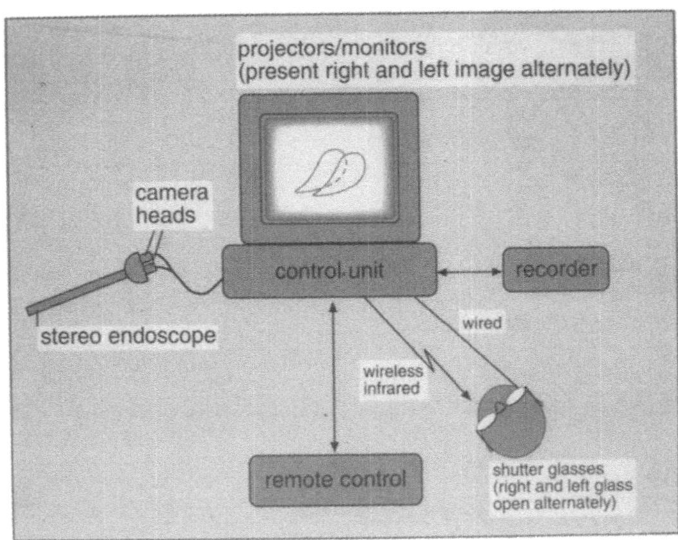

Abb. 1. Prinzip der stereoskopischen Sicht

tig realisierte Lösung wird aber dieses Problem bereits beheben. Die optische Information über die 3 D-Technik gibt einen brillianten räumlichen Eindruck und wir konnten deshalb in der klinischen Anwendung eine deutliche Verbesserung der Zugriffssicherheit feststellen, so daß wir davon überzeugt sind, daß zumindest für komplexere operative Eingriffe in Zukunft die 3 D-Technik sich zum Standard entwickeln wird.

ad 2.2.2 Die Sensorik. Für den Bereich der Sensorik gibt es heute noch keine technologischen Lösungen, die in absehbarer Zeit klinisch eingesetzt werden können. In Grundlagenarbeiten müssen zunächst erst die entsprechenden Sensoren entwickelt werden. Projekte sind konzipiert, um diese Grundlagenentwicklung in Zukunft anzugehen.

ad 2.2.3 Die Freiheitsgrade der Bewegung. Es gibt bisher mehrere Ansätze, die Beweglichkeit der Instrumente beim endoskopischen Vorgehen zu verbessern. Erste Lösungsansätze bestehen in der Verwendung von gebogenen Instrumenten, die über flexible Trokare eingesetzt werden. Instrumente wurden entwickelt, die unter Verwendung von superelastischen Materialien die Einführung über starre Trokare erlauben und dann im Körperinneren in die gebogene Form übergeführt werden können.

Wir führen gemeinsam mit dem KfK ein Entwicklungsprojekt durch, das sich der Frage der Verwendung von Gelenkkonstruktionen in diesen Instrumenten widmet. Dafür mußten zunächst neue Gelenke entwickelt werden, die nicht nur eine Abbiegung der Instrumente erlauben, sondern die auch gewährleisten, daß eine stabile Position in der gewünschten Abwinkelung gehalten werden kann, um dann mit der Spitze des Instrumentes mechanische Aktivitäten durchführen zu können.

Abbildung 2 zeigt eines dieser Instrumente bei der Umfahrung von Strukturen.

Die Bedienung des im Bild dargestellten Instrumentes erfolgt hier noch manuell, allerdings wird die Bewegung dieser Instrumente immer komplexer, so daß rein manuelle Manipulationen erschwert sind. Instrumente mit elektrischen Antrieben werden gegenwärtig entwickelt und sollten dieses Problem lösen.

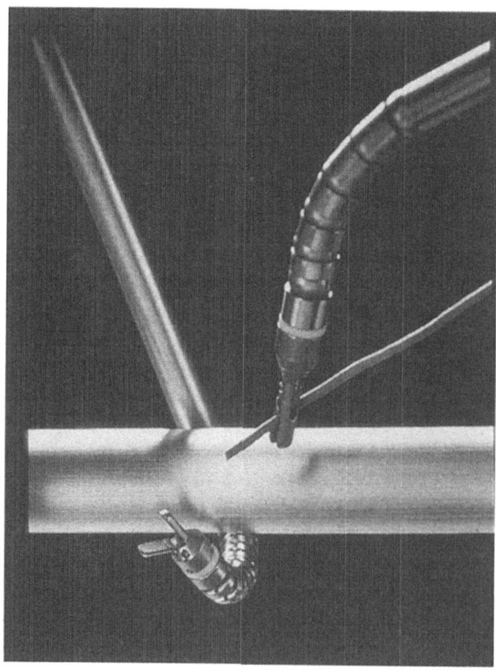

Abb. 2. Flexibles Instrument

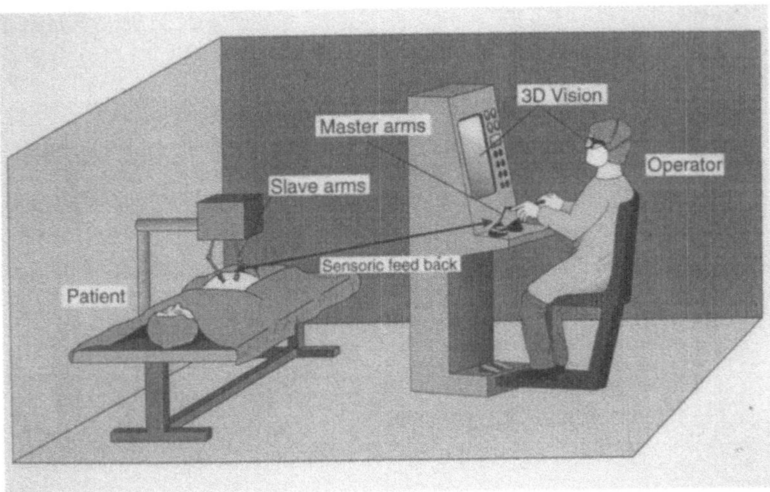

Abb. 3. Konzept des chirurgischen Manipulators

Die Entwicklung der Zukunft wird aber wohl voraussichtlich darin bestehen, für komplexe chirurgische Eingriffe Manipulatoren zu verwenden. Manipulatoren sind roboterartige komplexe computergesteuerte Systeme, die erlauben, daß eine Bewegung im Körperinneren genau vorgegeben werden kann. Es läuft also nicht wie beim Roboter eine automatische wiederholte Bewegung ab, sondern der Chirurg steuert selbst jede Phase der Maßnahme.

Wahrscheinlich wird erst diese Technik die perfekte Führung des endoskopischen Instrumentariums in allen Ebenen des Raumes ermöglichen. Diese komplexe Entwicklung, bei der auf Erfahrungen des KfK auf dem Sektor der Manipulation nuklearer Substanzen zurückgegriffen werden kann, wird allerdings bis zur klinischen Anwendbarkeit noch mehrere Jahre in Anspruch nehmen.

Abbildung 3 zeigt die prinzipiellen Vorstellungen, wie ein Manipulatorsystem in der Zukunft vom Chirurgen gesteuert werden könnte.

ad 2.3 Subsysteme und Systeme. In einer schrittweisen Entwicklung müssen die gesamten Hilfstechniken, die heute in der MIC verwendet werden und die aufgrund der oben dargestellten Entwicklungen in Zukunft noch komplexer und vielschichtiger werden, zu einer gut überschaubaren und gut steuerbaren Einheit zusammengefaßt werden.

Wir gehen für diese Entwicklung in Stufen vor, indem wir zunächst in Subsystemen einzelne Funktionen so zusammenfassen, daß sie gut steuerbar sind. Als Beispiel dafür sei das mit der Firma Erbe (Tübingen) entwickelte Subsystem erwähnt. Dieses Instrument vereinigt mehrere mechanische und elektrische Funktionen, wobei ein neu konzipiertes Hochfrequenzgerät eine Computersteuerung erlaubt. Mit diesem Gerät (Abb. 4) läßt sich eine stumpfe Präparation durchführen, elektrisch geschnitten wird mit einer dünnen bipolaren Drahtelektrode, die bei der Aktivierung des Schneidestromes mit Hilfe eines integrierten pneumatischen Zylinders während des Schneidevorganges ausgefahren wird. Nach Beendigung des Schneidevorganges, bzw. bei der Auslösung des Koagulationsstromes wird diese Elektrode wieder pneumatisch zurückgezogen. Die Sonde erlaubt weiter Spülen über einen Spülkanal, der die Elektrode umgibt und die monopolare Koagulation mit der Spitze der Elektrode sowie über die Absaugung über den darunter verlaufenden Kanal [7, 8].

Ein weiteres Subsystem entwickeln wir gegenwärtig mit der Firma Wiest (München). Bei diesem System werden die CO_2-Insufflation und Reinigungsfunktionen der Optik gekoppelt. Eine konventionelle 10-mm-Laparoskopoptik wird mit einem Überrohr versehen, in das ein Spülkanal für Wasser und ein Kanal zur Druckluftreinigung der Optik integriert

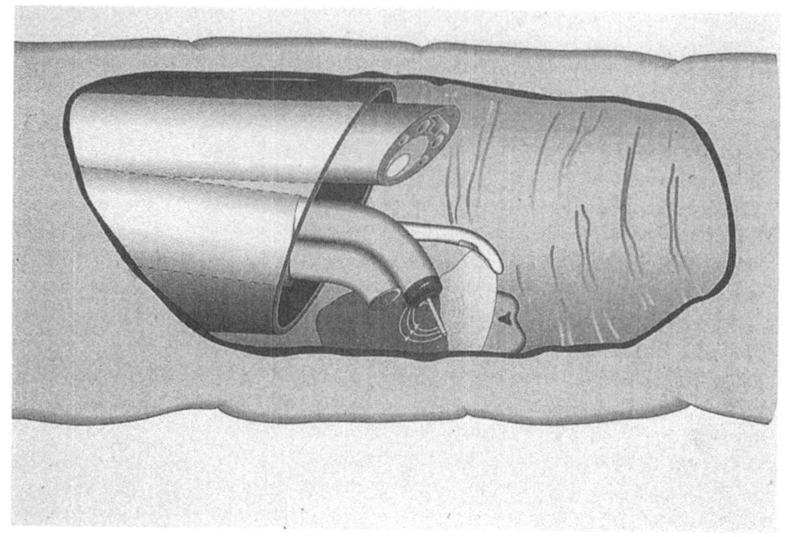

Abb. 4. Subsystem für die TEM

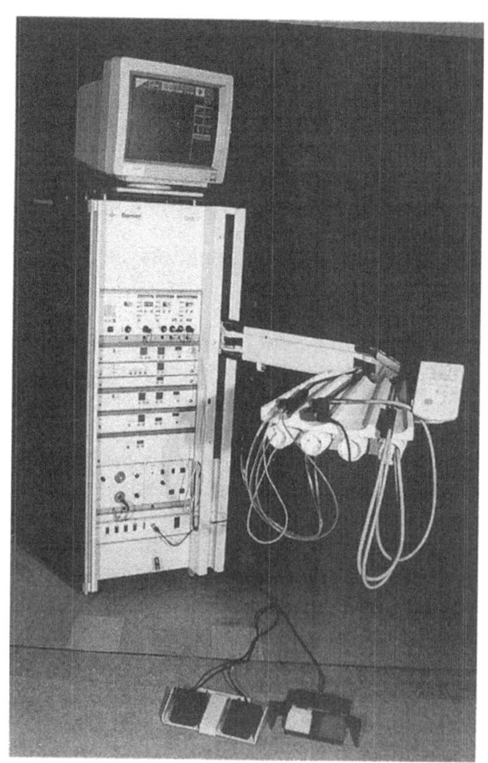

Abb. 5. System-OP, OREST I

sind. Weiter gewährleistet ein Kanal die automatische Absaugung von Rauch über Öffnungen am Schaft. Die entsprechende Menge von frischem CO_2 wird direkt an der Spitze der Hülse auf die Optik gebracht. Es resultiert dadurch eine konstante freie Sicht im Bereich des frisch zugeführten Gases.

Die einzelnen Subsysteme werden in einem System zusammengefaßt. Dieses System wird gegenwärtig von der Firma Dornier (München) entwickelt. Alle Hilfstechniken sind in einem zentralen Wagen untergebracht. Ein Steuercomputer ist mit allen Hilfsgeräten verbunden, so daß eine zentrale Steuerung und Überwachung gewährleistet ist (Systemop. OREST I). Über einen Arm werden alle Verbindungen direkt in den Sterilbereich geführt. Der Arm ist mit einer Folie überzogen und weist ein Anschlußfeld auf. Steckverbindungen zum Anschlußfeld werden im Sterilbereich unter sterilen Bedingungen erstellt.

Die Steuerung der gesamten Einheit ist über einen logisch aufgebauten Steuercomputer direkt vom Sterilfeld aus möglich, so daß keine 3. Person für die Bedienung der Geräte zwischengeschaltet werden muß.

Am Ende des Eingriffes wird mit einem Computerausdruck der gesamte intraoperative Ablauf mit Dokumentation aller technologischer Funktionen dokumentiert. Ein Modell des Gerätes ist in Abbildung 5 dargestellt. Der klinische Einsatz des Systems ist für die 2. Jahreshälfte 1993 geplant.

Zusammenfassend sind wir zuversichtlich, daß die Probleme in der praktischen Durchführung den endoskopisch-chirurgischen Maßnahmen in Zukunft durch den Einsatz modernster Technologie gelöst werden können. Damit verbunden wird natürlich eine grundlegende Änderung des Arbeitsumfeldes des Chirurgen sein. Die konsequente Nutzung der dargestellten Technologie sollte aber in Zukunft dazu beitragen, die gegenwärtig teilweise problematischen Komplikationen der Minimal Invasiven Chirurgie zu senken und das Vorgehen nicht nur sicherer, sondern auch schneller und zuverlässiger zu machen.

Grafiken mit Genehmigung des Thieme Verlages aus (6), (7) und Heft 3 von Endoscopic Surgery and Allied Technologies.

Literatur

1. Wittmoser R (1992) Thoracoscopic Sympathectomy and Vagotomy. In: Cuschieri A, Buess G, Périssat J (ed) Operative Manual of Endoscopic Surgery. Springer-Verlag, Heidelberg, pp 110–133
2. Semm K (1990) Operative Pelviskopie. In: Buess G (Hrsg) Endoskopie: Von der Diagnostik bis zur neuen Chirurgie. Deutscher Ärzte-Verlag, Köln, S 245–268
3. Buess G, Hutterer F, Theiss R, Boebel M, Isselhard W, Pichlmaier H (1984) Das System für die transanale endoskopische Rektumoperation. Chirurg 55:677
4. Lange Th (1993) State of the Art of Video Technique for Endoscopic Surgery. Endoscopic Surgery and Allied Technologies 1:29
5. Zobel J (1993) Basics of Three Dimensional Endoscopic Vision. Endoscopic Surgery and Allied Technologies 1:36
6. Becker H, Melzer A, Schurr MO, Buess G (1993) 3-D Video Techniques in Endoscopic Surgery. Endoscopic Surgery and Allied Technologies 1:40
7. Farin G (1993) Pneumatically Controlled Bipolar Cutting Instrument. Endoscopic Surgery and Allied Technologies 2:97
8. Kanehira E, Raestrup H, Schurr MO, Wehrmann M, Manncke K, Buess G (1993) Transanale Endoscopic Microsurgery Using a Newly Designed Multifunctional Bipolar Cutting and Monopolar Coagulation Instrument. Endoscopic Surgery and Allied Technologies 2:102

8. Cholezystektomie –
laparoskopische versus Mini-Lap-Cholezystektomie.
Ergebnisse einer prospektiv randomisierten Studie

R. Kunz

PD Dr. med. R. Kunz, Abt. Chirurgie I, Universität Ulm, Steinhövelstr. 9, 89075 Ulm/Donau

Laparoscopic versus Mini-Lap-Cholecystectomy.
Results of a Prospective Randomized Study

Summary. In a prospectively randomized study 100 pts., 50 laparoscopic cholecystectomies (LCCE), 50 mini-lap-cholecystectomies (MCCE), were compared. The study showed that there were no significant differences of sex, age, body weight, morbidity and mortality in both groups. Postoperative pulmonary function (total vital capacity) was significantly improved after LCCE, postoperative pain perception (VAS 0–50) was attenuated for the first three postoperative days. Hospital stay was 3.8± versus 5.6± days after LCCE/MCCE – statistically highly significant. Regaining of occupational and recreational activities was significantly earlier after LCCE. The study shows the superiorness of LCCE over MCCE. This is in contrast to the risk of bile duct injury during LCCE.

Key words: Cholecystectomy – Laparoscopy – Mini-lap-CCE – Prospective randomized study

Zusammenfassung. In einer prospektiv randomisierten Studie wurden 100 Pat., 50 laparoskopische Cholecystektomien (LCCE), 50 Mini-Lap-Cholezystektomien (MCCE), verglichen. Es zeigten sich keine signifikanten Unterschiede bezüglich Geschlecht, Alter, Körpergewicht, Morbidität und Letalität. Die postoperative Lungenfunktion (gesamte Vitalkapazität) war nach LCCE signifikant besser, das postoperative Schmerzempfinden (VAS 0–50) war in den ersten drei postop. Tagen abgemildert. Der Krankenhausaufenthalt war 3,8± versus 5,6± Tage nach LCCE/MCCE. Die Wiederaufnahme von Arbeit und Freizeitaktivitäten erfolgte nach LCCE wesentlich früher. Die Studie belegt die Überlegenheit der LCCE über die MCCE. Dagegen besteht bei LCCE das Risiko der Gallengangsverletzung.

Schlüsselwörter: Cholezystektomie – Laparoskopie – Mini-Lap-Cholezystektomie – prospektiv randomierte Studie

Laparoskopische Operationstechniken, insbesondere die laparoskopische Cholezystektomie (LCCE), haben weitestgehende Akzeptanz gefunden, obwohl der Beweis ihrer Vorteile gegenüber konventionellen Operationsmethoden bisher fehlt oder nur vereinzelt erbracht werden konnte [1, 4, 5].

Tabelle 1. Mini-Lap-Cholezystektomie

	Pat.	Dauer	Kompli-kationen	Kranken-haus-aufenthalt	Arbeitsun-fähigkeit	Sterb-lichkeit
	n	min	%	Tage	Tage	%
Goco 1983	50	52	8	1,5	18,6	0
Moss 1986	100			1,1		0
Reddic 1989	25	65	3	2,8*	34	

* postop. Krankenhausaufenthalt

Viele der retrospektiven, oder aber prospektiven, aber nicht randomisierten Studien beziehen sich zusätzlich auf den Vergleich laparoskopischer Cholezystektomie gegenüber der konventionellen Cholezystektomie (CCE), nicht jedoch auf die günstigeren Ergebnisse, die mit der Mini-Lap-Cholezystektomie (MCCE) erzielt werden können. Dagegen konnte schon frühzeitig bewiesen werden, daß die MCCE mit einer niedrigen Morbidität, einer Letalität von nahe Null, einer geringen Komplikationsrate – insbesondere an systemischen Komplikationen –, einer extrem kurzen stationären Aufenthaltsdauer und Arbeitsunfähig-keit einhergehen kann ([3, 7, 8], Tabelle 1). Prospektiv randomisierte Vergleiche, die den Vorteil der LCCE belegen sollen, müssen deshalb die Technik und die Ergebnisse der MCCE im direkten Vergleich berücksichtigen.

An der Chirurgischen Klinik I der Universität Ulm wurde frühzeitig, d.h. kurz nach erfolgreicher Einführung der LCCE, versucht, einen möglichen Vorteil der LCCE in bezug auf die Ergebnisse der MCCE mit kontrollierten Daten nachzuweisen.

Die Voraussetzungen für den Beginn einer entsprechenden prospektiven randomisierten Studie 1990 in Ulm waren:

– eine entsprechend große Erfahrung in der konventionellen Gallensteinchirurgie
– mehr als 3300 Cholezystektomien seit 5/1982
– eine abgeschlossene Trainingsphase für laparoskopisches Operieren
– die erfolgreiche Einführung der LCCE in die Klinik
– die Mitteilung erster laparoskopischer Ergebnisse, aber das Fehlen von mitgeteilten kon-trollierten Vergleichsdaten.

Die Ulmer prospektiv randomisierte Cholezystektomie-Studie, initial für 120 Patienten geplant, wurde insgesamt an 100 Patienten durchgeführt, die zur elektiven Cholezystektomie stationär aufgenommen wurden und die an der von der regionalen Ethikkommission geneh-migten Studie teilnehmen wollten. Aufgrund der anläßlich einer Zwischenauswertung erho-benen Ergebnisse wurde die Studie nach Patient 100 vorzeitig abgeschlossen.

Kontraindikationen für die Aufnahme in die Studie waren: der präoperative Nachweis einer akuten Cholezystitis oder Leberzirrhose, der Malignomverdacht oder aber Voropera-tionen im Oberbauch.

Die Randomisation erfolgte unter Berücksichtigung der Schichten Normal- bzw. Über-gewicht (entsprechend $\leq, > 15\%$ nach Broca) bzw. Vorliegen oder Fehlen eines kardiopul-monalen Risikos (Angina pectoris, Herz-Rhythmus-Störungen, Emphysembronchitis).

Neben Morbidität und Mortalität wurden perioperative Funktionsparameter wie Schmerz, Analgetikabedarf, Lungenfunktion sowie zusätzlich biochemische Traumapara-meter (Endotoxin, Interleukin-6, Tumor-Nekrose-Faktor, C-reaktives Protein) evaluiert.

Bei nicht normal verteilten Daten erfolgte die Signifikanzberechnung mit Wilcoxon-Tests und Durchführung einer Bonferoni-Holm-Korrektur.

Die Ergebnisse zeigten, daß für beide Operationsmethoden (LCCE/MCCE, n = 50/50) die Altersverteilung, die Gewichtsverteilung, die Letalität, Morbidität, Anaesthesie- und Operationsdauer sowie der Analgetikaverbrauch nicht signifikant unterschieden waren. An Komplikationen traten in der Gruppe LCCE eine postoperative Sickerblutung bei liegender

Tabelle 2. Klinische Parameter, Morbidität und Letalität bei LCCE und MCCE, Wilcoxon-Tests and Holm-Korrektur wegen multiplen Testens

	LCCE n = 50	MCCE n = 50		
	Median ± S.D.		p-Wert	Holm-Korr.
Letalität	0	0		
Morbidität	1 (Blutung)	2 (Gallengangsverletzung, Pneumonie)		
Anästhesiedauer (min.)	151 ± 44	146 ± 33	0,99	n.s.
Operationsdauer (min.)	102 ± 35	102 ± 32	0,49	n.s.
KKH-Aufenthalt				
postop. (Tage)	3,8 ± 2,3	5,6 ± 3,1	0,001	1 %
Vitalkapazität				
präop.	3762 ± 1082	3624 ± 1044	0,7	n.s.
postop. Tag 1	3056 ± 1054	2338 ± 895	0,0015	5 %
postop. Tag 2	3449 ± 978	2740 ± 1015	0,0024	5 %
postop. Tag 3	3416 ± 855	3038 ± 1079	0,06	n.s.
FEV (in % VK)				
präop.	74 ± 10	75 ± 9	0,97	n.s.
postop. Tag 1	74 ± 11	76 ± 9	0,71	n.s.
postop. Tag 2	75 ± 10	73 ± 11	0,30	n.s.
postop. Tag 3	73 ± 12	72 ± 11	0,43	n.s.
Schmerzen (VAS 0–50)				
präop.	43 ± 9	42 ± 11	0,82	n.s.
in Ruhe				
postop. Tag 1	7 ± 11	28 ± 13	0,001	1 %
postop. Tag 2	4 ± 10	20 ± 13	0,001	1 %
postop. Tag 3	2 ± 7	15 ± 12	0,001	1 %
Husten				
postop. Tag 1	14 ± 13	39 ± 8	0,001	1 %
postop. Tag 2	6 ± 11	30 ± 11	0,001	1 %
postop. Tag 3	4 ± 9	22 ± 13	0,001	1 %
Aufstehen				
postop. Tag 1	12 ± 12	36 ± 10	0,001	1 %
postop. Tag 2	6 ± 11	28 ± 11	0,001	1 %
postop. Tag 3	4 ± 9	22 ± 13	0,001	1 %
Analgetikaverbr. Dipidolor (mg)				
postop. Tag 1	1,4 ± 4.9	3,1 ± 5,9	0,5	n.s.
postop. Tag 2	0	1,0 ± 4,7	0,08	n.s.
postop. Tag 3	0	0,1 ± 1,0	0,33	n.s.
Diclofenac (pc)				
postop. Tag 1	0,2 ± 0,6	0,3 ± 0,6	0,54	n.s.
postop. Tag 2	0,1 ± 0,6	0,2 ± 0,5	0,22	n.s.
postop. Tag 3	0	0,1 ± 0,3	0,05	n.s.

Drainage (nicht HK- oder kreislaufwirksam) sowie bei einem anderen Patienten eine Pneumonie auf. In der MCCE-Gruppe kam es bei einer Patientin zu einer Choledochusobstruktion, die eine Reintervention erforderte bzw. bei einem weiteren Patienten zu einer Pneumonie.

Im Gegensatz zu diesen für beide Gruppen vergleichbaren Parameter zeigte sich, daß die Vitalkapazität als Testgröße der Lungenfunktion für den postoperativen Tag 1 und 2 nach LCCE signifikant weniger eingeschränkt war. Ebenso war die postoperative Algesie nach LCCE für die Tage 1–3 postoperativ signifikant geringer (Tabelle 2). Die postoperative Krankenhausaufenthaltsdauer betrug 3,8 (LCCE) versus 5,6 (MCCE) Tage; p = 0,001. Die mittlere Arbeitsunfähigkeit betrug 25 Tage nach LCCE und 32 Tage nach MCCE (p = 0,008). Die Freizeitaktivitäten wurden im Mittel 15 Tage nach LCCE, jedoch erst 21 Tage nach MCCE aufgenommen (p = 0,005).

Zur Beurteilung des operativen Traumas mittels biochemischer Parameter wurden bei insgesamt 42 Patienten peri- und postoperativ Endotoxinkonzentrationen im Plasma sowie die Interleukin-6- und die Tumor-Nekrose-Faktor-Freisetzung bestimmt. Es zeigte sich, daß während MCCE peri- und postoperativ eine signifikante Endotoxinfreisetzung beobachtet werden konnte, die bei LCCE nicht vorhanden war. Die Interleukin-6-Freisetzung erfolgte statistisch signifikant intra- und postoperativ, während es nach LCCE erst im postoperativen Verlauf zu einem signifikanten Anstieg des Interleukin-6 kam.

Mit dieser Studie konnte somit erstmalig mittels kontrollierter Daten für die LCCE gezeigt werden, daß sie eine vergleichsweise niedrige Morbidität und Mortalität aufweist. Im Vergleich zu MCCE ist jedoch das operative Trauma, gemessen mit biochemischen Parametern, geringer. Zusätzlich wird eine geringere postoperative Schmerzperzeption für den 1. bis 3. postoperativen Tag nachgewiesen sowie für den 1. und 2. postoperativen Tag eine geringer eingeschränkte Lungenfunktion. Die postoperative Krankenhausaufenthaltsdauer ist um 2 Tage kürzer sowie die postoperative Arbeitsunfähigkeit signifikant kürzer bzw. die Normalisierung der Freizeitaktivitäten wird signifikant schneller erzielt nach LCCE.

Diese, vorwiegend den perioperativen Verlauf begünstigenden Faktoren der LCCE werden allerdings mit einem erhöhten Risiko der Gallenwegsverletzungen erkauft (Tabelle 3). Das Risiko einer entsprechenden Gallenwegsobstruktion schwankt nach Literaturangaben zwischen 0,2 und 1,9% bei LCCE, nach konventioneller Cholezystektomie jedoch zwischen 0,1 und 0,5% [9, 6, 10]. Deziel [2] konnte in einer Übersicht von über 77 000 laparoskopisch cholezystektomierten Patienten in den USA zeigen, daß das Risiko der Gefäßverletzung besteht.

Diese erhöhten Risiken der intraabdominellen iatrogenen Verletzungen müssen berücksichtigt werden, wenn über die Vorteile der LCCE gesprochen wird.

Tabelle 3. Gallenwegsverletzung bei LCCE

	LCCE	CCE
Rossi	0,2–3%	0,1% Arch. Surg. 1992
Moossa	–7%	0,5% Ann. Surg. 1992
Shanahan	1,9%	0,3% Br. Med. J. 1992
Deziel*	0,6% (+0,3% Gallefistel)	
	0,14% Verletzung GI-Trakt	
	0,25% Gefäßverletzung	

* Übersicht 77 604 Pat. Am. J. Surg. 165 (1993) 1–14

Literatur

1. Barkun JS, Barkun AN, Sampalis JS, Fried G, Taylor B, Wexler MJ, Goresky CA, Meakins JL and the McGill Gallstone Treatment Group (1992) Randomised controlled trial of laparoscopic versus mini cholecystectomy. The Lancet 340:1116–1119
2. Deziel DJ, Millikan KW, Economou SG, Doolas A, Ko ST, Airan MC (1993) Complications of Laparoscopic Cholecystectomy: A National Survey of 4,292 Hospitals and an Analysis of 77,604 Cases. Am J Surg 165:9–14
3. Goco IR, Chambers LG (1983) Mini-cholecystectomy and operative cholangiography. A means of cost containment. Am Surg 49:143–145
4. Herfarth Ch, Schumpelick V, Siewert JR (1993) Fehler und Gefahren des laparoskopischen/endoskopischen Operierens. Chirurg 64:211
5. Kunz R, Orth K, Vogel J, Steinacker JM, Meitinger A, Brückner U, Beger HG (1992) Laparoskopische Cholecystektomie versus Mini-Lap-Cholecystektomie. Chirurg 63:291–295
6. Moossa AR, Easter DW, van Sonnenberg E, Casola G, D'Agostino H (1992) Laparoscopic Injuries to the Bile Duct. A Cause for Concern. Ann Surg 215:203–208
7. Moss G, Regal ME, Lichtig L (1986) Reducing postoperative pain, narcotics, and length of hospitalization. Surgery 99:206–210.
8. Reddick EJ, Olsen DO (1989) Laparoscopic laser cholecystectomy. A comparison with mini-lap cholecystectomy. Surg Endosc 3:131–133
9. Rossi RL, Schirmer WJ, Braasch JW, Sanders LB, Munson JL (1992) Laparoscopic bile duct injuries. Risk factors, recognition, and repair. Arch Surg 127:596–601
10. Shanahan D, Knight M (1992) Laparoscopic cholecystectomy. BMJ 304:776–777

9. Cholecystektomie – laparoskopisch versus konventionell

A. Quentmeier und O. Scheibe*

Chirurgische Universitätsklinik, Im Neuenheimer Feld 110, 69120 Heidelberg

Laparoscopic Versus Conventional Cholecystectomy

Summary. The results of 29065 cholecystectomies have been referred to the center for surgical quality control in Baden-Württemberg. The rate of gallbladders operated by laparoscopy has increased from 2% in 1990 over 23% in 1991 to 47% in 1992. Surgery was somewhat protracted but the hospital stay only half as long compared to the conventional procedure. The operation had to be converted to open cholecystectomy in 2% of the patients. Morbidity and lethality was far less in the laparoscopically operated patients in comparison to the conventional cholecystectomy. Assuming correct indications, laparoscopic cholecystectomy is a favourable method for treatment of uncomplicated cholecystolithiasis.

Key words: Cholecystectomy – Laparoscopic – Conventional – Quality control

Zusammenfassung. Von 1990 bis 1992 wurden die Ergebnisse von 29065 Cholecystektomie an die Qualitätssicherung Chirurgie Baden-Württemberg gemeldet. Die Rate laparoskopischer Operationen nahm von 1990 bis 1992 von 2% über 23% auf 47% zu. Die Operationszeit war bei laparoskopischer Cholecystektomie zwar geringgradig länger, die Hospitalisationszeit gegenüber der konventionellen Operation auf die Hälfte verkürzt. Auch die Morbidität und Letalität waren im Vergleich zur konventionellen Cholecystektomie deutlich erniedrigt. Bei korrekter Indikationsstellung erweist sich die laparoskopische Cholecystektomie als eine empfehlenswerte Methode zur Behandlung der unkomplizierten Cholecystolithiasis.

Schlüsselwörter: Cholecystektomie – laparoskopisch – konventionell – Qualitätskontrolle

Selten hat eine neue Operationstechnik [1, 2] derart schnell weltweite Verbreitung erfahren, wie die laparoskopische Cholecystektomie. Auch in unserem Land hat dieses Verfahren in kurzer Zeit Raum gegriffen, daß keine Zeit blieb, die Risiken und Grenzen der neuen Technik in kontrollierten Studien zu untersuchen [3, 4]. Um so wichtiger scheint es deshalb, die Ergebnisse des Verfahrens in der augenblicklichen Lern- und Einführungsphase sehr intensiv zu erfassen, kritisch zu werten, und wenn nötig Fehlentwicklungen rechtzeitig gegenzusteuern. Hier kann die Arbeitsgemeinschaft Baden-Württemberg für Qualitätssicherung in der Chirurgie einen substantiellen Beitrag leisten.

---

* Für die Arbeitsgemeinschaft Baden-Württemberg für Qualitätssicherung ärztlicher Leistungen in der Krankenhausbehandlung

Noch im Jahr 1990 wurden in Baden-Württemberg lediglich 195 laparoskopische Chole-cystektomien gemeldet, was anteilig 2% entsprach (Abb. 1). Seitdem ist jedoch eine rasante Zunahme des Anteils laparoskopischer Eingriffe über 23% im Jahr 1991 auf 47% im Jahr 1992 zu verzeichnen. Hinsichtlich aller berichteten Zahlen für das Jahr 1992 müssen wir einschränkend erwähnen, daß es sich um vorläufige Ergebnisse handelt, da die Datenerhe-bung des Jahrganges 1992 noch nicht vollständig abgeschlossen ist. Dennoch liegt angesichts der schon auswertbaren ca. 8200 Fälle ein so großer Datensatz vor, daß schwerwiegende Veränderungen des Ergebnisses nicht mehr erwartet werden müssen.

Parallel mit der Zunahme der Gesamtzahl laparoskopischer Cholecystektomien hat von 1991 auf 1992 erwartungsgemäß auch die Zahl der Kliniken zugenommen, an denen die laparoskopische Technik eingeführt wurde (Abb. 2). Aktuell steht 70% der an der Qualitäts-sicherung teilnehmenden Kliniken, und das sind 79% aller Kliniken in Baden-Württemberg, dieses neue Operationsverfahren zur Verfügung. Angesichts der raschen Zunahme darf erwartet werden, daß schon in 2 bis 3 Jahren an nahezu jeder Klinik des Landes die laparoskopische Cholecystektomie als Routineverfahren angeboten werden wird.

Wiederum erwartungsgemäß hat der Anteil laparoskopischer Eingriffe an der Ge-samtheit der Cholecystektomien von 1991 nach 1992 an allen Kliniken, welche mit der neuen

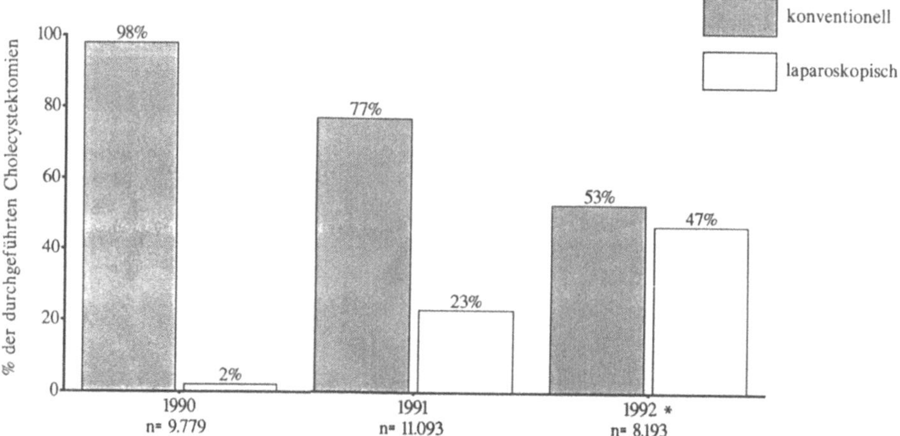

Abb. 1. Anteil konventioneller versus laparoskopischer Cholecystektomien (Teilergebnis)

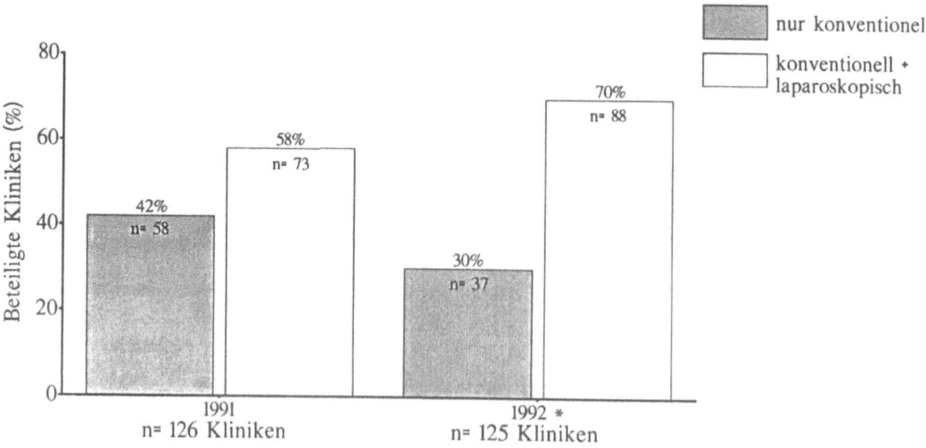

Abb. 2. Zunahme der Kliniken mit laparoskopischer Cholecystektomie (Teilergebnis)

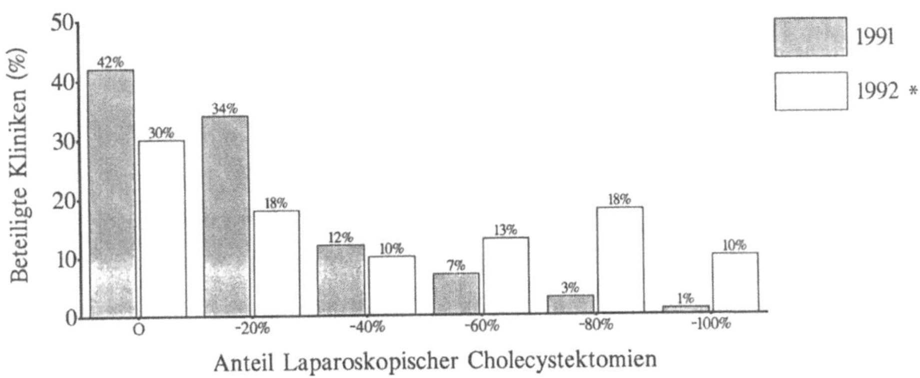

Abb. 3. Anteil laparoskopischer Operationen an allen Cholecystektomien (Teilergebnis)

Operationstechnik begonnen haben, zugenommen. Das Jahr 1991 ist noch sehr stark von der Einführung der minimal-invasiven Chirurgie an vielen Kliniken bestimmt (Abb. 3). 42% der Kliniken hatten noch keinerlei Erfahrung mit der laparoskopischen Technik. 34% der Kliniken unternahmen erste Gehversuche und operierten bis zu 20% ihrer Cholecystektomien minimal-invasiv, weitere 12% der Kliniken bis zu 40%. Lediglich an 11% der Kliniken bestand 1991 schon ausreichend Übung, um mehr als 40% der Gallenblasenentfernungen laparoskopisch vorzunehmen. Offensichtlich hat die Erfahrung mit der neuen Technik rasant zugenommen, so daß 1992 schon 41% der Kliniken mehr als 40% der Patienten laparoskopisch operierten. Ob es sich bei jenen Kliniken, welche eine laparoskopische Operationsquote von 80% und mehr erreichen, um besonders spezialisierte Häuser handelt, oder ob zusätzlich auch eine besondere Patientenselektion und eine Ausweitung der Indikationsstellung auf die symptomfreie Cholecystolithiasis zu diesem Ergebnis beitragen, ist aus den vorliegenden Daten zur Zeit nicht ablesbar.

Auf jeden Fall wird auf absehbar Zeit kontrovers diskutiert werden [5, 6] wie hoch der Anteil laparoskopischer Operationen getrieben werden kann. Wir haben deshalb versucht für unsere Klinik, die Chirurgische Universitätsklinik Heidelberg, zu evaluieren, wie viele unserer Patienten mit Steinerkrankungen der extrahepatischen Gallenwege prinzipiell für eine minimal-invasive Operation geeignet erscheinen. Um Bias durch eventuelle indikatorische Veränderungen zu vermeiden, wurde für die retrospektive Analyse bewußt der Jahrgang 1989 ausgewählt, das letzte Jahr vor der Einführung de laparoskopischen Technik an unserer Klinik.

Wir fanden bei 28% der Patienten allgemein anerkannte Kontra-Indikationen für die laparoskopische Technik, wie z.B. Verwachsungsbäuche, haemorrhagische Diathese oder Gallenblasen-Carcinome bei 4%, die Notwendigkeit alleiniger oder begleitender Choledochusrevisionen bei 18%, eine Schrumpfgallenblase bei 3% und sonstige Kontra-Indikationen wie Lebercirrhose oder andere Hepathopathien bei weiteren 3% der Patienten. Wenn man weitere 20% akut entzündlicher Gallenblasenerkrankungen gleichfalls, wie bei uns gehandhabt, nur mit Einschränkung für eine Indikation hält, verbleiben sichere 52% der Patienten zur laparoskopischen Chirurgie und das ist nur 1%-Punkt weniger, als wir im laufenden Jahr 1992 effektiv laparoskopisch cholecystektomiert haben. In Zukunft wird mit zunehmender Erfahrung sicherlich auch ein gewisser Anteil der akut entzündlichen Gallenblasenerkrankungen laparoskopisch operiert werden können, diese Entwicklung hat offensichtlich bei den Kliniken mit einem besonders hohem Anteil minimal-invasiver Operationen schon stattgefunden.

Obwohl die laparoskopische Cholecystektomie allgemein als besonders wenig belastendes Operationsverfahren mit geringerem intraoperativem Anfall humoraler Streßparameter, niedrigem postoperativem Schmerzmittelbedarf und schneller Rekonvaleszenz der Patienten gerühmt wird [6, 7], werden zur Zeit noch Patienten mit eher günstigem Risikoprofil

(Abb. 4) für diese Operation selektioniert. Diese Tendenz nimmt von 1990 bis 1992 zwar ab, ist aber auch im Jahr 1992 noch nachweisbar. Dieses gilt sowohl für die unter der Rubrik „Risikofaktor" zusammengefaßten allgemeinen Risikofaktoren, wie Alter über 60 Jahre und Vorerkrankungen cerebraler, cardio-pulmonaler, renaler, etc. Natur, als auch für einige hier speziell herausgegriffene Parameter, wie Diabetes mellitus, Adipositas oder Varikosis. Interessanterweise werden auch an jenen Kliniken, welche derzeit schon eine laparoskopische Cholecystektomierate von mehr als 50% erreichen, die Patienten, welche aufgrund ihres ungünstigeren Risikoprofils und ihrer größeren Gefährdung eventuell besonders von dem weniger traumatisierenden Operationsverfahren profitieren könnten, mehrheitlich konventionell behandelt.

Darüber hinaus weist eine vergleichsweise niedrige Konversionsrate von laparoskopischer auf konventionelle Vorgehensweise von etwa 2%, in der Literatur werden Umsteigequoten zwischen 1 und 12% angegeben [5], wie auch das hier aufgeführte, für die Operationsregion spezifische Risikoprofil (Abb. 5) darauf hin, daß zur Zeit in Baden-Württemberg noch eine vorsichtige Indikationsstellung zum laparoskopischen Eingriff vorherrscht, und daß die durch lokale Entzündung oder Choledocholithiasis komplizierte Gallenwegserkrankung vorerst weitgehend von der minimal-invasiven Operationsvariante ausgeschlossen wird.

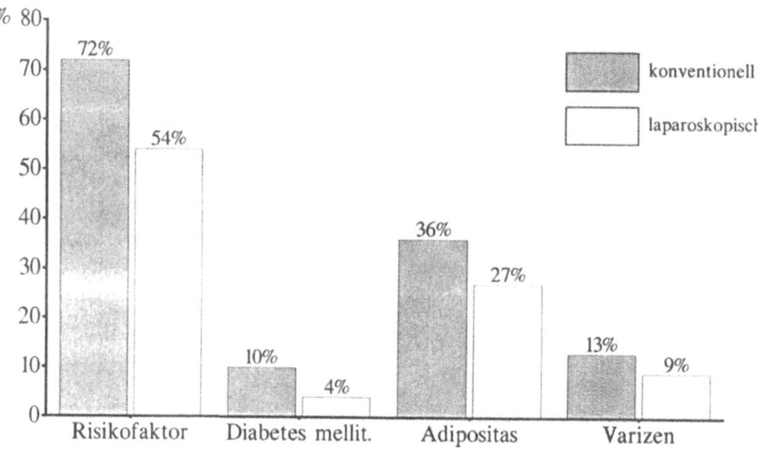

Abb. 4. Risikoprofil bei konventionellen und laparoskopischen Cholecystektomien 1992 (Teilergebnis)

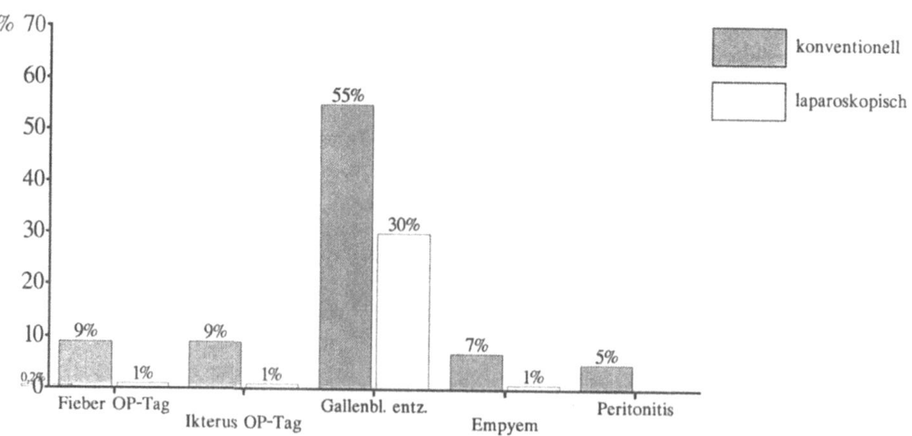

Abb. 5. Lokales Risikoprofil bei konventionellen und laparoskopischen Cholecystektomien 1992 (Teilergebnis)

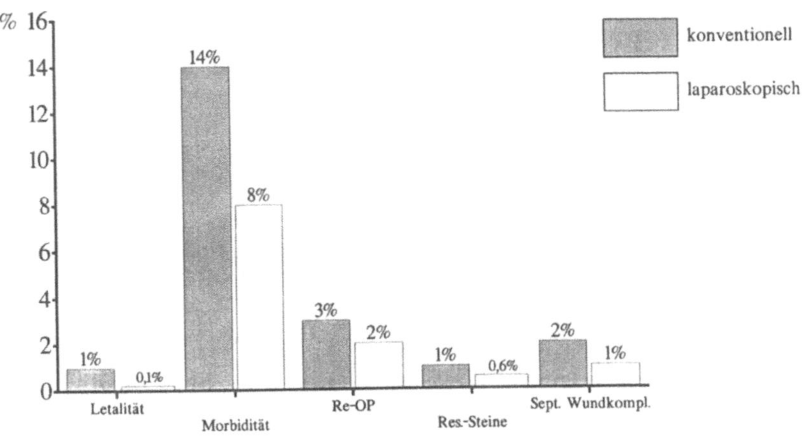

Abb. 6. Konventionelle versus laparoskopische Cholecystektomie-Komplikationen 1992 (Teilergebnis)

Übereinstimmend mit allen Angaben der Literatur [3] wird auch aus den Kliniken Baden-Württembergs eine längere Operationszeit für die laparoskopische Cholecystektomie berichtet (laparoskopisch 80 Minuten versus konventionell 75 Minuten), wobei die erhebliche Streuung der Operationszeiten im Vergleich zur konventionellen Operation bedingt durch die Angabe der Medianwerte nicht zum Ausdruck kommt.

Die Halbierung der postoperativen Hospitalisationszeit von 12 Tagen (Median) bei der konventionellen auf 6 Tage (Median) bei der minimal-invasiven Operation mag begünstigt sein durch die zuvor ausführlich dargestellte Selektion risikoärmerer Patienten mit weniger schweren Befunden. Viel entscheidender aber ist mit Sicherheit die weniger traumatisierende Operation und die schnelle postoperative Beschwerdearmut der Patienten.

Die bis in die neueste Zeit beschworenen Fehler und Gefahren der Methode, verbunden mit der Warnung vor eklatanten Fehlergebnissen [4] kann aus den Meldungen an die Qualitätssicherung Baden-Württemberg nicht bestätigt werden. In allen erhobenen und hier nur auszugsweise dargestellten Parametern (Abb. 6) schneidet das laparoskopische Verfahren deutlich besser ab als die konventionelle Operation. Auch hier trägt sicherlich die günstige Patientenselektion zu dem guten Ergebnis bei. Darüberhinaus muß berücksichtigt werden, daß in schwierigen Fällen eine Konversion zur offenen Cholecystektomie erfolgt und die bei diesen Patienten höhere Komplikationsquote dem konventionellen Operationsverfahren zugeschlagen wird. Dennoch können diese einschränkenden Bemerkungen die positiven Aspekte des schonenden Operationsverfahrens, der kürzeren Hospitalisationszeit und der insgesamt niedrigeren Morbidität und Letaliät nicht ernsthaft schmälern.

Aus den aktuellen Daten der Qualitätssicherung Chirurgie in Baden-Württemberg kann geschlossen werden:

Die Gallensteinchirurgie in Deutschland befindet sich im rasanten Umbruch hin zur minimal invasiven Chirurgie. Diese Veränderung vollzieht sich nicht, wie vielfach befürchtet wird, auf dem Rücken und zu Lasten unserer Patienten. Ein hoher qualitativer Standard und ein vorsichtiges Herantasten und die Grenzen des neuen minimal invasiven Verfahrens lassen sich zweifelsfrei nachweisen.

Literatur

1. Dubois F, Berthelot G, Lavrad H (1989) Cholécystectomie par coelioscopie. Press méd 18:980–982
2. Perissat J, Collet DR, Belliard R (1989) Gallstones – Laparoscopic treatment, intracorporeal lithotripsy followed by cholecystectomy or cholecystectomy – a personal technique. Endoscopy 21:373–374

3. Krämling HJ, Lange V, Heberer G (1993) Aktueller Stand der Gallensteinchirurgie in Deutschland. Umfrageergebnisse und retrospektive Analyse von 27 403 Eingriffen – offene versus laparoskopische Chirurgie. Chirurg 64:295–302
4. Siewert JR, Feussner H, Scherer MA, Brune IB (1993) Fehler und Gefahren der laparoskopischen Cholecystektomie. Chirurg 64:221–229
5. Gai H, Thiele H (1992) Sonograpische Selektionskriterien für die laparoskopische Chirurgie. Chirurg 63:426–431
6. Fuchs KH, Freys SM, Heimbuchler J, Thiede A (1992) Laparoskopische Cholecystektomie – Lohnt sich die laparoskopische Technik in „schwierigen" Fällen? Chirurg 63:296–304
7. Troidl H, Spangenberger W, Dietrich A, Neugebauer E (1991) Laparoskopische Cholecystektomie. Erste Erfahrungen und Ergebnisse bei 300 Operationen – eine prospektive Beobachtungsstudie. Chirurg 62:257–265

10. Kosten und Kosten-Nutzen-Relation der MIC

M. Rothmund

Klinikum der Philipps-Universität, Klinik für Allgemeinchirurgie, Baldingerstraße, 35043 Marburg/L

Costs and Cost-Benefit Relation of MIC

Summary. Based on the current reembursement system in the Federal Republic of Germany minimal invasive surgery will lead to a financial desaster for each particular hospital. The reason for this is the short hospital stay and the hospital reembursement system of a fixed daily average amount for the whole hospital stay. At the Department of Surgery, University Hospital of Marburg, each laparoscopic cholecystectomy leads to a deficit of DM 1000,–. It is absolutely necessary for hospitals in Germany to establish disease or treatment related groups which are at the moment only available in pilot projects. The federal law provides disease/treatment related reembursement, which can be used in 1995 and will be obligatory starting in 1996. Therefore coverages must be calculated based on the actual costs of each individual disease or treatment.

Key words: MIC – Hospital stay – Reembursement system

Zusammenfassung. Ausgehend von dem jetzigen Krankenhausfinzierungssystem in der BRD ist zu sagen, daß die Kosten der minimal-invasiven Chirurgie (MIC) durch die erheblich verkürzte Verweildauer auf der Basis der herkömmlichen Bezahlung im Pflegesatz pro Pflegetag nicht kompensiert werden können. Langfristig wird jedes Krankhaus auf diesem Sektor eine defizitäre Bilanz vorlegen müssen. Sie beträgt am Klinikum Marburg etwa DM 1000,– pro laparoskopische Cholezystektomie. Schon allein aus diesem Grund müßten Krankenhäuser an der Etablierung von Fallpauschalen interessiert sein, die derzeit in Pilotprojekten über den tatsächlichen Kosten liegen. Wenn laut Vorgaben des Gesundheitstrukturgesetzes ab 1995 bestimmte Krankheitsbilder über Fallpauschalen abgerechnet werden können und ab 1996 müssen, werden wahrscheinlich den tatsächlichen Kosten entsprechende Fallpauschalen ausgewiesen werden können.

Schlüsselwörter: MIC – Verweildauer – Finanzierungssystem

11. Laparoskopische Eingriffe am Magen

K. Schönleben, I. Brune, G. Adamidis und F.-U. Zittel

Klinikum der Stadt Ludwigshafen, Chirurgie, Bremserstraße 79, 67063 Ludwigshafen

Laparoscopic Procedures in Gastric Surgery

Summary. Advancing instrumental development and growing experience in laparoscopic surgery have opened new possibilities for gastric surgery. At present following procedures are tested: cardiomyotomy, reflux-preventing operations, pyloromyotomy, different vagotomy procedures, oversewing of perforated ulcers and – as palliative procedures gastrostomy and gastrojejunostomy. The few publications existing about small series without longterm results cannot prove the value of these methods, although the first results are encouraging. To ensure the laparoscopic practicability it is not commendable to deviate from the established indications and methods. The very good results we achieved ourselves were obtained mainly in oversewing of ulcers and gastrojejunostomies.

Key words: Laparoscopic gastric surgery

Zusammenfassung. Instrumentelle Weiterentwicklung und Erfahrungszuwachs in der laparoskopischen Operationstechnik haben für die Magenchirurgie neue Akzente gesetzt. Derzeit werden erprobt: Kardio-Myotomie, refluxverhütende Operationen, Pyloro-Myotomie, verschiedene Vagotomieverfahren, inkl. Übernähung perforierter Ulcera u. als Palliativeingriffe Gastrostomie u. Gastro-Jejunostomie. Nur wenige Literaturberichte über kleine Serien ohne Langzeitverläufe können die Wertigkeit dieser Verfahren nicht belegen, wenngleich die ersten Ergebnisse positiv zu sein scheinen. Hinsichtlich Indikation und Methodenwahl sollten zu Gunsten der laparoskopischen Durchführbarkeit keine Kompromisse gemacht werden. Die eigenen, sehr guten Erfahrungen beschränken sich vorwiegend auf Ulkusübernähungen und Gastro-Jejunostomien.

Schlüsselwörter: Laparoskopische Magenchirurgie

Die zunehmende Vertrautheit mit dem laparoskopischen Operieren, aber auch die technische Weiterentwicklung des Instrumentariums, haben das Indikationsspektrum für diese Art der minimal-invasiven Chirurgie von den rein ablativen Eingriffen auch auf organerhaltende, ja rekonstruierende Verfahren erweitert.

Was den Magen anbelangt, derzeit als erprobte bzw. in Erprobung befindliche Eingriffe gelten:

Die Heller'sche Kardio-Myotomie

Wie in der konventionellen Chirurgie dient sie zur Therapie der Achalasie im Stadium III. Nach der erstmals von De Paula, Brasilien, angegebenen Technik erfolgt die Kardio-Myotomie nach Freipräparation des oesophago-kardialen Überganges. Die Myotomiefläche wird gedeckt, indem die Fundusvorderwand mit laparoskopischen Einzelknopfnähten im Sinne einer Semifundoplikatio über den Muskeldefekt gesteppt wird. De Paula berichtet über sehr gute Ergebisse bei bisher 50 Patienten.

Antirefluxoperationen

Für Antirefluxoperationen bei der gastro-oesophagealen Refluxkrankheit, mit oder ohne Hiatushernie, werden verschiedene Verfahren angegeben. So haben Ligamentum-teres-Plastik, Hemifundoplikatio und das Einbringen einer Angelchik-Prothese vermutlich deshalb eine Renaissance erfahren, weil diese Operationsarten laparoskopisch leichter durchführbar sind. Inzwischen hat sich aber erwiesen, daß auch die probate Nissen-Fundoplikatio laparoskopisch perfekt vorgenommen werden kann. Erste Berichte darüber stammen von Dallemagne aus Belgien, von Hinder, USA und von Fuchs aus Würzburg.

Die Operation sieht nach entsprechender Skelettierung des distalen Oesophagus und der Fundusregion die muskuläre Hiatoplastik und die klassische Fundoplikatio vor. Größte Erfahrung scheint die belgische Arbeitsgruppe zu haben, die bei bisher etwa 180 Patienten die Indikation zu diesem Eingriff stellen konnte. Es wird über sehr positive Nachuntersuchungsergebnisse berichtet.

Pyloro-Myotomie

Auch die Pyloro-Myotomie bei der hypertrophen Pylorusstenose des Säuglings kann unter Verwendung eines entsprechend kleindimensionierten Instrumentariums laparoskopisch durchgeführt werden. J. L. Alain hat seit Mai 1990 25 Säuglinge ohne nennenswerte Komplikationen so operiert.

Chirurgische Ulkustherapie

Auch bezüglich der chirurgischen Ulkustherapie kann die Laparoskopie moderne Akzente setzen. Über Vagotomieverfahren wird an anderer Stelle berichtet.

Zunehmende Erfahrungen werden mit dem diagnostischen, aber auch therapeutischen Einsatz der Laparoskopie beim akuten Abdomen gesammelt. Als gute Indikation für die Akutsituation am Magen kann die laparoskopische Versorgung perforierter Ulcera gelten. Anzustreben ist, daß durch eine präoperative Gastroskopie gesichert werden kann, daß die Reparation auch laparoskopisch durchführbar ist. Es sollte sich um ein Säureulkus an der Vorderwand gelegen handeln, das außer der Übernähung keine weiteren rekonstruktiven Maßnahmen erfordert. Sehr große Ulkusperforationen oder Perforationen nach dorsal scheiden genauso aus, wie das exzisionsbedürftige Magenulkus oder gar ein malignomverdächtiger Befund. Die kleinere, ventrale Ulkusperforation läßt sich laparoskopisch gut identifizieren. Durch Spülung und mechanisches Débridement wird die Abdominalhöhle gereinigt, das Ulkus mit durchgreifenden laparoskopischen Nähten verschlossen. Zur Sicherheit kann ein Netzzipfel über die Übernähungsstelle gesteppt werden. Eine Drainage kann über eine der Trokarinzisionen gezielt auf die Übernähungsstelle gelegt werden. Die persönliche Erfahrung mit bisher neun so versorgten Patienten ist sehr gut (Tabelle 1).

Mageneingriffe aus palliativer Indikation

Besonders der inkurable Tumorpatient kann hinsichtlich der noch verbleibenden Lebensqualität von den Vorteilen des minimal-invasiven Eingriffes profitieren, wenn es möglich wird, gastrointestinale Unwegsamkeiten durch palliative Maßnahmen zu beseitigen.

Tabelle 1. Laparoskopische Magenchirurgie

Eigene Erfahrungen (Dez. 1991 – Feb. 1993):

	durchgeführt	abgebrochen
Fundoplicatio	2	–
prox. selektive Vagotomie	3	–
Ulkusübernähung	9	1
Gastro-Jejunostomie	5	–
	19	

Die perkutane laparoskopische Gastrostomie als Alternative zur Witzelfistel findet ihre Indikation bei endoskopisch nicht überwindbaren Oesophagus- oder Mageneingangsstenosen. Die Göttinger Arbeitsgruppe um Lüdtke und Neufang hat in Deutschland erstmals darüber berichtet. Über eine laparoskopisch vorbereitete, kleine Mageninzision wird durch die Bauchdecken ein Ballonkatheter eingebracht, im Magen plaziert und aufgeblasen. Er dichtet die Inzision ab. Die Magenvorderwand wird an der Bauchwand fixiert, indem Haltefäden an der Magenwand mit einer von außen angebrachten Retentionsscheibe verknüpft werden.

Liegt die unüberwindliche Stenose am Magenausgang, bietet sich die *laparoskopisch durchgeführte Gastro-Jejunostomie* an.

Es wird unter Verwendung der laparoskopisch einsetzbaren Linearstapler eine antecolische, isoperistaltische Seit-zu-Seit-Gastro-Jejunostomie mit der ersten Jejunalschlinge angelegt. Die Insertionsöffnungen für den Stapler können mit laparoskopischer Handnaht oder mit den laparoskopisch einsetzbaren Klammernahtgeräten verschlossen werden.

Wir haben bisher fünf Patienten mit inkurablen, den Magenausgang verschließenden Pankreaskarzinomen so versorgt (s. Tabelle 1). Die Ergebnisse waren ausnahmslos sehr gut. Sie wurden endoskopisch und radiologisch kontrolliert. Bestätigt wurde der Operationserfolg aber vorwiegend dadurch, daß diese schwerkranken Patienten nach kurzer Zeit wieder voll oral ernährt werden konnten. Auf die Anlage einer Braun'schen Fußpunktanastomose haben wir jeweils ohne Nachteile verzichtet.

Diskussion

Es gibt weltweit bisher nur wenige Literaturberichte über laparoskopische Eingriffe am Magen. Allenfalls wird über kleine Serien bzw. Einzelbeobachtungen ohne Langzeitverläufe referiert. Das Fehlen von Langzeitergebnissen muß derzeit noch als Einschränkung für die Beurteilung der Wertigkeit aller laparoskopischen Operationsverfahren angesehen werden. Unsere eigenen Erfahrungen hinsichtlich der Übernähung perforierter Ulcera und der Anlage von Gastro-Jejunostomien aus palliativer Indikation dürfen wir sehr positiv werten. Für die übrigen laparoskopischen Mageneingriffe, wie Vagotomie und Fundoplicatio sehen wir aus grundsätzlichen Überlegungen nur selten eine Indikation, limitierend aber wirken auch die langen Operationsdauern und damit die zeitlichen Kapazitäten. Bestätigen sich die bisherigen Ergebnisse der laparoskopischen Magenchirurgie, vor allem belegt durch größere Zahlen und den Nachweis von Langzeitverläufen, so darf man für die Zukunft sicherlich Gutes erwarten. Es sollten jedoch bewährte chirurgische Prinzipien keinesfalls dem laparoskopisch Machbaren geopfert werden, wenn es um Indikationen und Methodenwahl geht.

Literatur

Alain JL, Grousseau D, Terrier G (1991) Extramucosal pylorotomy by laparoscopy. J pediat Surg 26:1191–1192

Brune IB, Schönleben K (1992) Laparoskopische Seit-zu-Seit-Gastro-Jejunostomie. Chirurg 63:577–580

Dallemagne B (1991) Laparoscopic Nissen fundoplication. Preliminary report. Laparosc Surg 1:138–143

De Paula AL, Hashiba K, Bafutto M (1993) Laparoskopische, modifizierte Oesophagusmyotomie nach Heller. In: Laparo-endoskopische Chirurgie. H.-Marseille-Verlag, München

Neufang T, Köhler H, Bukhari W, Lepsien G, Lüdtke FE (1992) Die perkutane laparoskopische Gastrostome (PLG). Minimal-invasive Chirurgie 1:31–34

12. Laparoskopische Vagotomie

H.-F. Weiser und H. G. Klärner

Diakoniekrankenhaus Rotenburg, I. Chir. Klinik, Elise-Averdieck-Straße 17, 27356 Rotenburg
(Wümme)

Laparoscopic Vagotomy

Summary. In preliminary investigations it could be shown that the various types of
vagotomy may be carried out by laparoscopic means, and evidence for their acid reducing capacity was provided. But before laparoscopic vagotomy can be more widely
adopted, proof of its efficiency in the sense of a controlled, comparative trial is indispensable. It is the precondition enabling one to decide whether laparoscopic vagotomy
presents a serious therapeutic alternative to the conventional PGV saving a considerable
number of patients the lifelong medication.

Key words: Laparoscopic Vagotomy

Zusammenfassung. In ersten Untersuchungen konnte gezeigt werden, daß unterschied-
liche Vagotomievarianten laparoskopisch durchführbar und in ihrer säurereduktiven
Wirkung zu belegen sind. Voraussetzung für einen breiten Einsatz der laparoskopischen
Vagotomie ist ihr Effektivitätsnachweis im Sinne einer kontrollierten Vergleichsstudie.
Erst dann kann entschieden werden, ob die laparoskopische Vagotomie eine ernsthafte
Therapiealternative zur konventionellen PGV darstellt und einem breiten Patientenkol-
lektiv die lebenslange Medikation ersparen kann.

Schlüsselwörter: Laparoskopische Vagotomie

Die Indikation zur Vagotomie wurde in den vergangenen zwei Dekaden zunehmend zurück-
haltender gestellt, so daß für die Chirurgie eine Entwicklung begann, an deren Ende nunmehr die Beschränkung auf die Behandlung weniger therapieresistenter Ulcera bzw. von
Ulcuskomplikationen steht. Wie dramatisch die Entwicklung verlaufen ist, zeigt eine von
Siewert und Mitarbeitern 1990 im „Chirurgen" publizierte Umfrage, die den Rückgang der
Ulcuschirurgie bis 1989 eindeutig aufzeigt [16]. Die Rate elektiver Ulcusoperationen ist bis
heute auf <20% des Ausgangswertes gesunken, die Zahl der Notfalleingriffe ist dagegen
konstant, d. h. im Verhältnis zur elektiven Operation sogar gestiegen. Hierfür ist neben einer
stetigen Abnahme der Ulcusinzidenz in erster Linie die hohe Effektivität der konservativen
Akut- und Langzeittherapie verantwortlich. Beurteilt man die Langzeitresultate allerdings
unter Berücksichtigung unselektionierter Patientenkollektive und Risikofaktoren, so zeigt
sich, daß unter säuresupprimierender Dauermedikation in bis zu 30% der Fälle mit Rezidiven zu rechnen ist. Eine statistisch signifikante Verbesserung der Rezidivraten am unselek-
tionierten Krankengut konnte bislang auch für Omeprazol nicht belegt werden [1, 2, 3, 4,
5, 6, 17, 19].

Neu gewonnene patho-physiologische Ansätze zur Ulcusentstehung wie die helico-bacter-assoziierte Typ-B-Antrumgastritis scheinen analog zum Schwarz'schen Diktum „Ohne Säure kein Ulcus" zumindest für das Ulcus duodeni auch das komplementäre Diktum „Ohne Helicobacter kein Ulcus" zu belegen und beeinflussen so in zunehmendem Maße die konservative Therapie. Dies hat weniger Auswirkungen auf die etablierte Akuttherapie als vielmehr auf die Langzeitprognose [7]. Gelingt es nämlich, z. B. durch eine Kombinationstherapie den Keim zu eradizieren, scheinen gute Chancen zur Ausheilung der Ulcuskrankheit zu bestehen [7, 14]. Allerdings ist die Behandlung mit einer Reihe von Nebenwirkungen belastet, die bei jedem 4. Patienten einen vorzeitigen Therapieabbruch erforderlich machen. Zudem bleibt die Problematik der Re-Infektion unberücksichtigt [14].

Im Vergleich dazu lassen sich mit der konventionellen PGV deutlich günstigere Langzeitresultate erzielen. So konnten z. B. Herbst und Mitarbeiter mittels Kaplan-Meyer-Schätzung zeigen, daß das Rezidivrisiko der PGV nach 13 Jahren maximal 15 % für unkomplizierte Fälle und bis zu 25 % für komplizierte Fälle beträgt [8] (Abb. 1).

Ein weiteres Problem der konservativen Therapie sind die erheblichen Therapiekosten. In Deutschland werden derzeit jährlich ca. 22 Mio. Tagesdosen H_2-Rezeptor-Antagonisten mit einem Tagespreis von 5,– DM sowie 3 Mio. Tagesdosen Omeprazol mit einem Tagespreis von 6,– DM zur Behandlung chronisch rezidivierender Ulcera duodeni eingesetzt. Stellen wir diese Summe einer hypothetischen Vagotomierate ähnlich der 70er Jahre von ca. 10 000 Eingriffen pro Jahr bei Fallkosten von ca. 3000,– DM pro laparoskopischer Vagotomie gegenüber, so errechnet sich daraus ein Kostenaufwand von maximal 30 Mio. DM pro Jahr, d. h. verglichen mit dem derzeitigen Aufwand der konservativen Therapie von ca. 128 Mio. DM ein geringer Betrag. Werden die Kosten pro Einzelfall überschlägig kalkuliert, so amortisiert sich die laparoskopische Operation bei Jahreskosten der konservativen Therapie von ca. 1800,– bis 2000,– DM einschließlich aller operationsbezogener Folgekosten spätestens nach 2 bis 2,5 Jahren [15].

Im Vergleich zwischen Helicobacter-pylori-Eradikation und laparoskopischer Vagotomie errechnen sich nach E. Hentschel folgende Therapiekosten: Ranitidin 300 mg in Kombination mit Amoxicillin 3 × 750 mg und Metronidazol 3 × 500 mg pro die – jeweils 70 Tagesdosen zu einem Tagesdosispreis von Ranitidin 6,– DM, Amoxicillin 7,20 DM und für Metronidazol 5,30 DM, d. h. es resultiert ein Gesamtkostenaufwand von 1295,– DM pro Eradikation.

Bei Re-Infektionsraten von 10–20 % pro Jahr sowie Therapieabbrüchen in 25 % der Fälle erscheint der vordergründige Kostenvorteil der Eradikation im Vergleich zur laparoskopischen Vagotomie zumindest fraglich.

Davon ausgehend, daß die nächsten Jahre sowohl aus medizinischen wie auch aus volkswirtschaftlichen Notwendigkeiten durch einen Umverteilungskampf zwischen konservativer Therapie, offener und endoskopischer Chirurgie geprägt sein werden, wäre für die laparoskopische Vagotomie zum einen unter dem Gesichtspunkt der potenteren Rezidivverhütung als bei konservativer Säuresuppression, zum anderen infolge des minimaleren postoperativen Dyskomforts als nach konventioneller PGV und wahrscheinlich auch unter volkswirtschaftlichen Aspekten eine gewisse Renaissance denkbar.

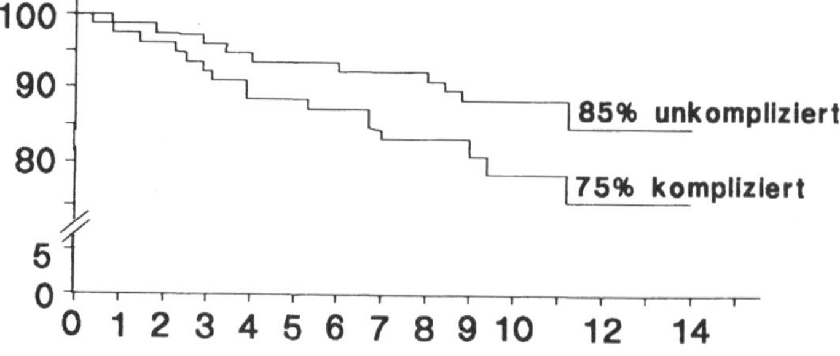

Abb. 1. Rezidivrisiko nach proximal gastrischer Vagotomie: Kaplan-Meier-Schätzung [8]

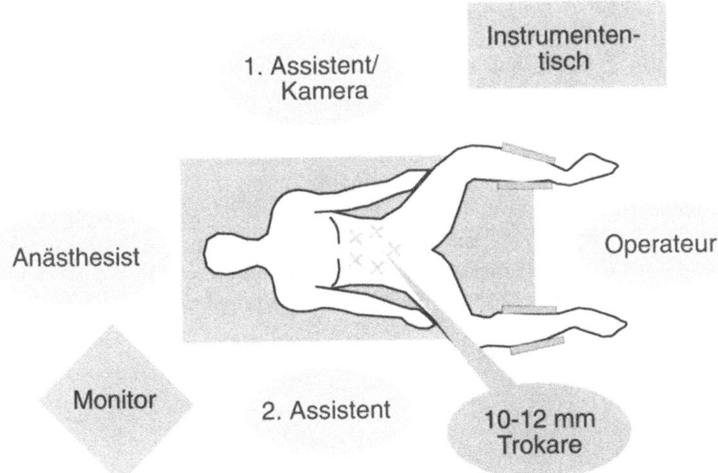

Abb. 2. Lagerung des Patienten in modifizierter Goligher-Position. Anordnung der Trokare, des Monitors und des Instrumententisches sowie Position des Operateurs, der Assistenten und der Anästhesie

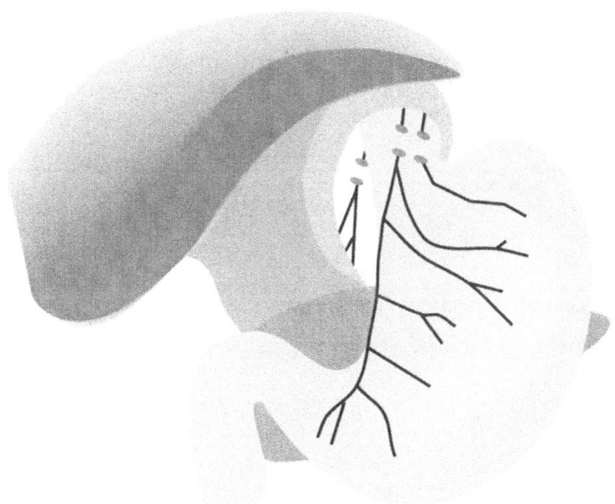

Abb. 3. Halbschematische Darstellung der trunkulären Vagotomie

Zur laparoskopischen Vagotomie werden die Patienten in einer modifizierten Goligher-Position gelagert (Abb. 2). Der Operateur steht zwischen den Beinen des Patienten. Nach Aufbauen des üblichen Kapnoperitoneums werden 5 Trokare in der dargestellten Anordnung zur Aufnahme der erforderlichen 30°-Optik bzw. der Operationsinstrumente für alle Vagotomieformen in gleicher Weise eingebracht.

Die anteriore trunkuläre Vagotomie gelingt laparoskopisch problemlos (Abb. 3). Die einzige Schwierigkeit besteht darin, den abdominalen Oesophagus nach rechts-lateral abzudrängen, um so die am linken Oesophagusrand und im Bereich des His'schen Winkels verlaufenden Vagusäste sicher darzustellen und durchtrennen zu können.

Zur Darstellung des hinteren Vagusstammes wird der abdominale Oesophagus zwischen rechtem Zwerchfellschenkel und rechtem Oesophagusrand nach dorso-cranial präpariert. Nach Abdrängen des abdominalen Oesophagus nach links antero-lateral mit einem entspre-

chenden Retraktor spannt sich der dorsale Vagusstamm im retro-oesophagealen Bindege-
webe bogensehnenförmig zwischen Oesophagus und Aortenvorderwand an. Der hintere
Stamm kann nach eindeutiger Identifikation zwischen Titan-Clips cranial des Abganges des
Ramus grasseri durchtrennt werden.

Deutlich stärkere Beachtung als die trunkulären Vagotomieformen hat die Kombination
aus posteriorer trunkulärer Vagotomie und anteriorer PGV nach Hill/Baker bzw. die hintere
trunkuläre Vagotomie und anteriore Seromyotomie nach Taylor gefunden [12, 18, 20].

Im Rahmen der Seromyotomie (Abb. 4) wird die Magenvorderwand mit jeweils einer
rechts- und links-lateral im Oberbauch gelegenen Faßzange gespannt. Das Ausmaß der
Seromyotomie wird mit dem Koagulationslaser markiert und anschließend die Seromuscu-
laris bis auf die Tela submucosa am oesophago-gastralen Übergang beginnend, nach aboral

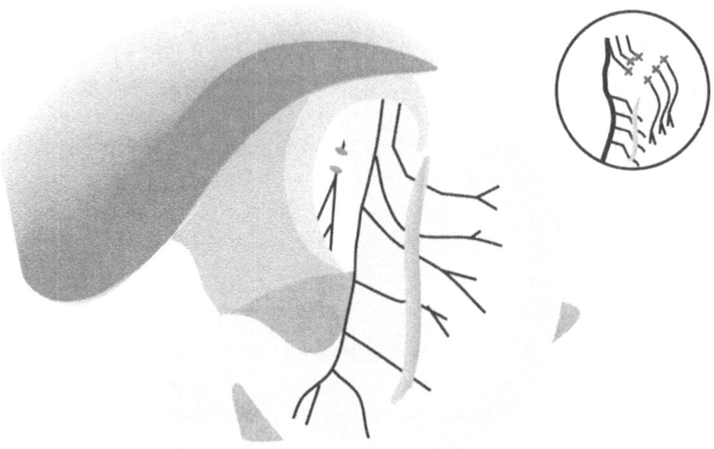

Abb. 4. Halbschematische Darstellung der anterioren Seromyotomie mit posteriorer trunkulärer Vagotomie nach Taylor

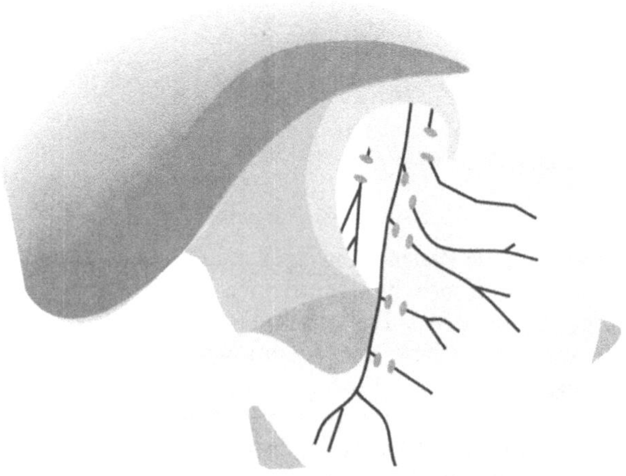

Abb. 5. Halbschematische Darstellung der hinteren trunkulären Vagotomie mit proximal-gastrischer
Vagotomie nach Hill/Baker

bis zum oralen Ast des Krähenfußes gespalten. Nach sorgfältiger Blutstillung wird die Intaktheit der Mucosa durch Instillation von Methylen-blau überprüft und anschließend der Seromuscularisdefekt fortlaufend in überlappender Nahttechnik versorgt.

Wir bevorzugen die von Hill und Baker beschriebene Technik (Abb. 5). Nach hinterer trunkulärer Vagotomie und Umsetzen der Kamera in den linken Oberbauch wird der Nervus Latarjet aufgesucht und das vordere Blatt vom cranialen Latarjet-Ast beginnend zwischen Titan-Clips skelettiert. Das Skelettierungsausmaß entspricht dem der konventionellen proximal-gastrischen Vagotomie.

Proximal-gastrische Vagotomien sind in ersten experimentellen und klinischen Untersuchungen ebenfalls vorgestellt worden. Die Technik unterscheidet sich nicht von der der proximal-gastrischen Vagotomie des ventralen Blattes im Rahmen der Hill-Baker-Operation, ist jedoch auch für den laparoskopisch Erfahrenen wesentlich aufwendiger und erscheint zumindest aus theoretischer Sicht hochgradig komplikationsgefährdet [10, 21].

Insgesamt wurden in den letzten zwei Jahren im Schrifttum Berichte über ca. 400 laparoskopisch durchgeführte Vagotomien vorgestellt, wobei berücksichtigt werden muß, daß die Angaben über Indikation, prä- und postoperative Säuresekretionsanalysen, intragastrale Langzeit-pH-Metrie, Konversionsraten, Operationszeit, postoperative Komplikationen und Abheilungsraten der Ulcera duodeni teilweise unvollständig sind oder fehlen [9, 10, 11, 12, 13, 18, 20, 21].

Wir führten die laparoskopische Vagotomie nach der Hill-Baker-Technik an 13 Patienten im Zeitraum vom 9.1.1992 bis 31.1.1993 durch. Die durchschnittliche Operationszeit lag bei 193 Minuten, zur Konversion wurden wir in 2 Fällen wegen einer endoskopisch nicht stillbaren Blutung gezwungen. Die Heilungsrate lag 8–12 Wochen postoperativ bei 9 von 11 Patienten. Die zur Erfolgskontrolle nach laparoskopischer Vagotomie eingesetzte intragastrale Langzeit-pH-Metrie (Abb. 6) zeigte im eigenen Krankengut im prä- und postoperativen Vergleich für pH < 2 eine Gesamtreduktion von 67%.

Zusammenfassend kann aufgrund der vorliegenden Daten derzeit lediglich festgehalten werden, daß die laparoskopische Vagotomie mit vertretbarem Aufwand in verschiedenen technischen Varianten durchführbar ist.

Wesentliche Punkte zugunsten des MIC-Verfahrens sind in besseren Langzeitresultaten als nach konservativer Säuresuppression sowie in aktuellen volkswirtschaftlichen Notwendigkeiten zu sehen.

Der Analogieschluß, daß die laparoskopische Vagotomie in welcher Modifikation auch immer die gleichen günstigen Ergebnisse wie die konventionelle PGV aufweist, erscheint uns

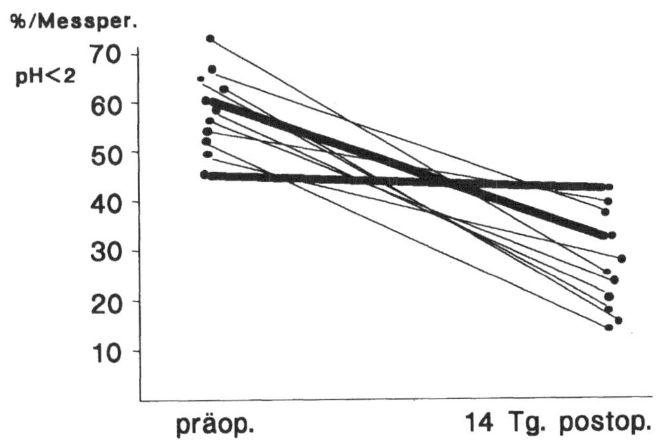

Abb. 6. Intragastrale Langzeit-pH-Metrie nach laparoskopischer Vagotomie.
– Ulcusabheilung 8–12 Wochen nach laparoskopischer Vagotomie (n = 9)
– persistierende Ulcera duodeni nach laparoskopischer Vagotomie (n = 2)

aufgrund der eigenen Ergebnisse und der bislang vorliegenden Schrifttumsangaben nicht erlaubt.

Voraussetzung für den Effektivitätsnachweis kann nur eine prospektiv randomisierte, multizentrisch angelegte Vergleichsstudie zwischen offener, konventionell durchgeführter PGV und einer standardisiert durchgeführten laparoskopischen Vagotomievariante sein.

Ob eine derartig aufwendige Studie unter dem Aspekt der Helicobacter-Eradikation mit neuen Medikamentenkombinationen überhaupt noch zum Tragen kommen kann, erscheint zumindest fraglich, da die verbleibenden, extrem kleinen Zahlen therapieresistenter Ulcera duodeni unseres Erachtens nicht ausreichen, um mit einer neuen, technisch extrem aufwendigen Methode sowohl eine statistisch abgesicherte Vergleichsstudie als auch einen gleich guten Ergebnisstand zu erreichen wie mit der konventionellen PGV.

Literatur

1. Blum AL (1989) Omeprazole: Implications for therapy of peptic ulcer and reflux oesophagitis. Digestion 44 (Suppl 1):87–91
2. Blum AL, Arnold R, Classen M, Goebell H, Fischer M, Witzel L (1990) The RUDER-Study-Group: RUDER-Prospective study of the risk factors for duodenal ulcer recurrence in 2109 pat. Gastroenterology 98:A 22
3. Bresci G, et al. (1986) Prevention of relapse with various antiulcer drugs. Scand J Gastroenterol 21 (Suppl 121):58–62
4. Eberle R, Siebert K, Weiser HF (1992) Die laparoskopische Vagotomie. Laparo-endosk chir 1:37–42
5. Gear MWL (1983) Proximal gastric vagotomy versus longterm maintenance treatment with cimetidine for chronic duodenal ulcer: A prospective randomized trial. Brit Med J 286:98
6. Harling H et al. (1985) Parietal cell vagotomy or cimetidine maintenance therapy for duodenal ulcer? A prospective controlled trial. Scand J Gastroenterol 20:747
7. Hentschel E et al. (1993) Effect of ranitidine and amoxicillin plus metronidazole on the eradication of helicobacter pylori and the recurrence of duodenal ulcer: The New England Journal of Medicine, Feb 4
8. Herbst F et al. (1992) Ergebnisse der selektiv proximalen Vagotomie nach 13 Jahren. Langenbecks Archiv für Chirurgie, Band 377, Heft 5, S 262–266
9. Katkhouda N, MD, et al. (March 1991) A new technique of surgical treatment of chronic doudenal ulcer without laparotomy by videocoelioscopy. The American Journal of Surgery 161:361–364
10. Legrand M et al. (1992) Laparoscopic highly selective vagotomy. Br J Surg 79:68
11. Mouiel J et al. (1991) Laparoscopic truncal and selective vagotomy. In: Zucker KA et al. (ed) Surgical Laparoscopy. Quality Medical Publishing, St. Louis, pp 263–279
12. Mouiel J et al. (1992) Tayler's vagotomy by laparoscopy in the treatment of chronic duodenal ulcer. Br J Surg 79 (Suppl.):68.
13. Murphy JJ et al. Laparoscopic truncal vagotomy without drainage for the treatment of chronic duodenal ulcer. British Medical Journal, Dec/Jan 1991/92, Vol 84, No 4
14. Rösch W (1992) Ulcusrezidivraten mit und ohne Helicobacter pylori Eradikation. Therapiewoche 42:2748–2753
15. Schwabe und Paffrath (1991) Arzneiverordnungs-Report 91, Fischer, Stuttgart, S 283
16. Siewert JR et al. (1990) Wandel der Eingriffshäufigkeiten in der Allgemeinchirurgie. Chirurg 61:855–863
17. Ström M et al. (1984) Cimetidine of parietal cell vagotomy in patients with juxtapyloric ulcers. Lancet 894
18. Taylor TV et al. (1990) Anterior lesser curve seromyotomy and posterior truncal vagotomy versus truncal vagotomy and pyloroplastic in the treatment of chronic duodenal ulcer. Br J Surg 77:1007–1009
19. Valenzuela JE et al. (1991) U. S. experience with omeprazole in duodenal ulcer. Multicenter double-blind comparative study with ranitidin. Digestive Disease and Sciences 36/6:761–768
20. Völler GR et al. (1991) Laparoscopic posterior truncal vagotomy and anterior seromyotomy: A porcine model. J Laparoendosc Surg 1:375–378
21. Weerts J (1992) Highly selective vagotomy: laparoscopic approach. Br J Surg 79 (Suppl):68

13. Laparoskopische Resektionen an Dünn- und Dickdarm

E. Kraas, U. Kleine, A. Gemperle, E. Löhde und H. Loss

I. Chirurgische Abteilung, Krankenhaus Moabit, Turmstraße 21, 10559 Berlin

Laparoscopic Assisted Bowel Resection

Summary. Laparoscopic bowel resections are feasible, but not yet standardized. Profit of lesser trauma and faster recovery is opposed by higher expenses in time and material, and a higher risk during the surgeon's learning. The procedure is subdivided into: 1. laparoscopic preparation and mobilization of the bowel segment, 2. a mini-lap incision with resection and anastomosis, 3. final laparoscopic inspection with lavage and placement of a drainage.
In 20 laparoscopically assisted bowel operations (age range: 27–83) we found a zero letality. In 5 cases early conversions to laparotomy were necessary. Postoperatively there occurred: 2 intraabdominal bleedings, 1 stenosis of the anastomosis, and 1 wound infection. Prior to the first laparoscopic bowel operation experience from at least 500–1000 minor laparoscopic operations should be required in the department.

Key words: Laparoscopic surgery – Bowel-Resection – Minimally invasive surgery – Hemicolectomy

Zusammenfassung. Laparoskopische Darmresektionen sind technisch möglich, müssen jedoch noch standardisiert werden. Dem theoretischen Zugewinn an geringerem Operationstrauma und kürzerer Rekonvaleszenz steht als Nachteil der höhere Zeit- u. Materialaufwand sowie das höhere Operationsrisiko in der Lernphase gegenüber. Die laparoskopisch assistierte Darmresektion gliedert sich in 1. laparoskopische Präparation u. Mobilisation des zu resezierenden Darmabschnitts mit Unterbindung der zugehörigen Gefäße. 2. Mini.-Lap., Eventration des mobilisierten Darmabschnitts, Resektion u. Anastomose, Rückverlagerung der Anastomose u. Minilapverschluß. 3. Laparoskopische Endversorgung mit Drainage und Inspektion.
Bei 20 lap. assistierten Darmoperationen (Pat.-Alter 27–83) betrug die Letalität 0%. 5 × mußte der Eingriff vorzeitig durch Laparotomie zu Ende geführt werden. Als postoperative Komplikationen traten 2 × intraabdominelle Blutungen, 1 × Anastomosenstenose u. 1 × Wundheilungsstörung auf. Vor der ersten lap. Darmoperation sollten an einer Klinik Erfahrungen mit 500–1000 leichteren lap. Operationen vorliegen.

Schlüsselwörter: Laparoskopische Darmresektion – Minimal-invasive Chirurgie – Sigmaresektion, Hemicolektomie

Die Entwicklung von laparoskopischen Darmeingriffen befindet sich in einer Übergangsphase:
In den vergangenen 3 Jahren wurde vielerorts (1 bis 10) gezeigt, was in Einzelleistungen technisch möglich ist. Nunmehr geht es darum, kritisch zu analysieren, was sinnvoll ist. In

dieser Phase geht es um eine operationstechnische Standardisierung in Kliniken mit großer laparoskopischer Erfahrung. Nach dieser Phase sollte es möglich sein, allgemeingültige Indikationen und Kontraindikationen zu entwickeln, um die laparoskopischen Verfahren in den normalen Operationsalltag zu integrieren. Bei der diesjährigen Jahresversammlung der amerikanischen Gesellschaft für gastroenterologische und endoskopische Chirurgie (SA-GES), beschäftigten sich bereits 11 % aller Vorträge mit laparoskopischen Eingriffen am Darm. Meist sind die Fallzahlen noch unter 20, aber es gibt auch Serien einzelner Kliniken mit über 100 Eingriffen an Dünn- und Dickdarm. Ronald Malt vom Mass General Hospital schätzt, daß in Zukunft etwa 20 % aller Darmeingriffe laparoskopisch durchgeführt werden.

Dem theoretischen Zugewinn an geringerem Bauchwandtrauma und kürzerer Rekonvaleszenz steht den laparoskopischen Eingriffen nachteilig der höhere Zeit- und Materialaufwand sowie ein erhöhtes Operationsrisiko in der Lernphase gegenüber.

Nicht gelöst sind derzeit bei den laparoskopischen Darmeingriffen folgende Problembereiche:

1. Art und Technik der intraabdominellen Anastomose
2. Die Präparatebergung
3. Die für onkologische Kriterien ausreichende Radikalität beim Malignom.

Für die intraabdominellen Anastomosen findet zur Zeit eine stürmische Instrumentenentwicklung statt. Bei dem enormen Aufwand, den die medizinisch-technische Industrie auf diesem Sektor leistet, ist schon in relativ kurzer Zeit in diesem Bereich mit neuen Lösungsmöglichkeiten zu rechnen. Ungelöst erscheint bisher die Frage, wie die Entsorgung von Einmalinstrumenten stattfinden soll, bzw. wie die Reinigung von wiederverwendbarem Instrumentarium befriedigend durchgeführt werden kann. Die Gefahr der zu großen Abhängigkeit vom Instrumentarium und seinem Hersteller muß vermieden werden.

Auf dem Sektor der Präparatebergung geht die Entwicklung hin zum Bergebeutel, mit dem man das Präparat entweder über eine Minilaparotomie oder über einen großen Trokar ohne Kontakt mit der Bauchwand aus der Bauchhöhle herausziehen kann.

Hinsichtlich der Radikalität beim Malignom-Patienten, gibt es erste Vergleichsstudien [2, 3, 5, 9], die durch Lymphknotenzählen der Operationspräparate zeigen wollen, daß grundsätzlich eine onkologischen Kriterien genügende Radikalität erreicht werden kann. Da dieses Problem jedoch zur Zeit noch nicht endgültig gelöst ist, werden in der eigenen Klinik, im Krankenhaus Moabit, bisher nur Patienten mit praeoperativ benignen Befunden an Dünn- und Dickdarm laparoskopisch operiert.

Operationstechnik

Nach Anlage des Pneumoperitoneums und Inspektion der gesamten Bauchhöhle mit der Videooptik sollte entschieden werden, ob der Operationssitus für ein laparoskopisches Vorgehen geeignet ist. Danach werden in der Regel 4 weitere 10-mm-Trokare in die Bauchwand eingebracht, um die Darmoperation durchführen zu können.

Bei einer laparoskopisch assistierten Anlage eines Anus praeter, wird neben dem Optiktrokar nur noch an der Stelle ein Trokar eingeführt, wo die Durchtrittsstelle für den Anus praeter gewählt wird.

Zum jetzigen Zeitpunkt der laparoskopischen Entwicklung werden am Krankenhaus Moabit grundsätzlich nur laparoskopisch assistierte bzw. Hybrideingriffe durchgeführt. Diese gliedern sich in 3 Abschnitte:

1. Laparoskopische Präparation und Mobilisation des zu resezierenden Darmabschnittes mit Unterbindung der zugehörigen Gefäße.
2. Minilaparotomie und Eventration des mobilisierten Darmabschnittes. Resektion, Anastomose u. Mesoverschluß. Rückverlagerung der Anastomosenregion in die Bauchhöhle und Verschluß der Minilaparotomie.
3. Laparoskopische Endversorgung mit Einbringen einer Drainage durch einen Trokarkanal und abschließende Inspektion der Anastomose.

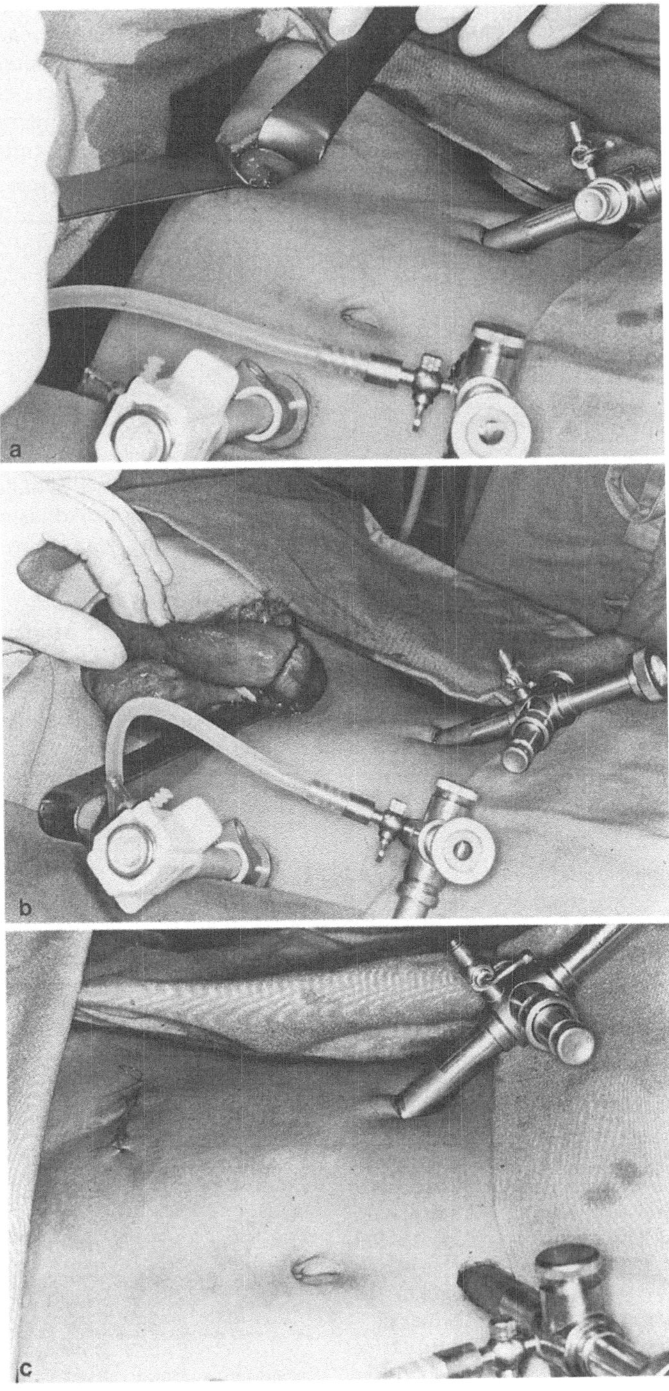

Abb. 1 a–c. Laparoskopisch assistierte Ileocoecalresektion bei M. Crohn. **a** Die Ileocoecal-Mobilisation per Laparoskop ist beendet und der Darm wird durch die Minilaparotomie im re. Unterbauch vor die Bauchdecke gezogen. **b** Die extraabdominelle Resektion und Anastomosierung (Valtrac-Ring) ist beendet, der Mesoschlitz verschlossen. **c** Rückverlagerung der Anastomose ins Abdomen und Bauchwandverschluß vor der abschließenden laparoskopischen Kontrolle

Die im Operationsablauf fest eingeplante Minilaparotomie entlastet den Operateur und kann zu jedem Zeitpunkt, falls es die Situation erfordert, zur Laparotomie und offenen Operation erweitert werden. Dies erscheint insbesondere in der Lernphase für die Patientensicherheit wichtig.

Um in der Lernphase unnötige Frustrationen und nicht vertretbar lange Operationszeiten zu vermeiden, gelten im Krankenhaus Moabit Berlin zur Zeit folgende Kontraindikationen für laparoskopische Darmresektionen.
- Tumor nur palpatorisch identifizierbar
- Fisteltragender Tumor
- Voroperationen im Unterbauch
- Sehr adipöse Patienten
- Malignom-Patienten.

Patientengut und erste eigene Ergebnisse

Nachdem bis November 1991 in der I. Chirurgischen Abteilung des Krankenhauses Moabit über 1000 laparoskopische Operationen (Cholecystektomien, Appendektomien, Adhäsiolysen) durchgeführt wurden, begannen wir mit der behutsamen Einführung von laparoskopisch assistierten Operationen im Darmbereich.

Tabelle 1 zeigt die Daten von 20 Patienten, die in der Zeit von November 1991 bis April 1993 laparoskopisch assistiert operiert wurden. Es handelt sich um 15 Frauen und 5 Männer im Alter zwischen 27 und 83 Jahren. Die Operationszeiten variierten zwischen minimal $1/2$ Stunde zur Anlage eines Anus praeter bis zu 5 Stunden beim Versuch einer Rektopexie. Zur Resektion kamen nur Patienten mit einer benignen Diagnose, allerdings fand sich bei einer Patientin mit praeoperativ stenosierender Sigmadivertikulitis in der Histologie des Operationspräparates ein Sigmacarcinom und bei einer weiteren Patientin mit praeoperativ

Tabelle 1. Patienten- u. Operationsdaten (I. Chir. Abt. – Krankenhaus Moabit)

Name	Alter/Ges.	Diagnose	Operation	Anastomose	OP-Zeit/ Min.
1. E.S.	46/w	Anal-TM	Anus praeter	–	65
2. R.L.	60/w	Angiodysplasie	Hemikol. re.	End-/End Valtrac	270
3. D.K.	53/w	Ileum-TM	Ileum-Res.	Handnaht	55
4. P.M.*	72/m	Vill.Adenom/ Divertikulitis	Hemikol. re.	GIA-90	125
5. M.R.	49/m	Sigma elong.	Sigma-Res.	End-/End Valtrac	220
6. S.E.*	46/w	Buschke-Löw.	Sigma-Res.	Hartmann-OP	240
7. I.K.	27/w	M. Crohn	Ileocoec.-Res.	End-/End Valtrac	150
8. H.T.	83/w	Rekt.-Ca.-Rez.	Anus praeter	–	45
9. C.H.	31/m	M. Crohn	Ileocoec.-Res.	End-/End Valtrac	140
10. M.H.	80/w	Sigma-Ca.	Sigma-Res.	Endo-GIA	230
11. C.W.*	58/w	Divertikulitis	Hemikol. li.	TEA-	220
12. H.D.*	62/w	Rektum-Prol.	Rektopexie	–	310
13. G.F.	43/m	Anal-Ca.	Anus praeter	–	30
14. M.R.	44/w	Tub.vill.Adenom	Ileocoec.-Res.	End-/End -Hand	160
15. H.W.	48/w	Colon-Ca.	Hemikol. re.	End-/End Valtrac	200
16. G.W.*	69/w	Z.n.Hartm.-OP	A.pr.-Rückverl.	TEA	140
17. D.B.	64/m	Rekt.-Perforat.	A.pr.-Anlage	–	160
18. M.H.	51/w	Vill.Adenom	Sigma-Res.	End-/End TA-55	170
19. N.Z.	32/w	M. Crohn/Colitis	Hemikol. li.	End-/End -Hand	140
20. M.B.	20/w	M. Crohn	Ileo-Coec.-Res.	End-/End Valtrac	70

* Verfahrenswechsel

Tabelle 2. Laparoskopisch durchgeführte Operationen und Gründe zum Verfahrenswechsel (I. Chir. Abt. – Krankenhaus Moabit – Berlin)

			Verfahrenswechsel zur Laparotomie	
Art der Operation	n	OP-Zeit/Min.	n	Ursache
Anus-praeter-Anlage	4	75 (30–160)	–	–
Anus-praeter-Rückverl.	1	140	1	Starke Verwachsungen
Ileocoecal-Resektion	5	115 (55–160)	–	–
Hemikolektomie re.	3	205 (125–270)	1	Nicht mobilisierb. Ileocoecalregion
Hemikolektomie li.	2	180 (140–220)	1	Blutung im Mesocolon
Sigmaresektion	4	215 (170–240)	1	zu derber entzündl. Tumor
Rektopexie	1	310	1	Blutung aus praesacraler Vene bei Fixation des Mesh
Gesamt	20		5	

diagnostiziertem villösen Adenom des Colon ascendens in der endgültigen Histologie ein Colon-ascendens-Carcinom.

Alle 20 Operationen wurden mit Erfolg durchgeführt. Die Letalität war 0%. Aufgrund der strengen Indikation und der noch langen Operationszeiten kamen innerhalb der vergangenen 18 Monate nur 20 Patienten für das laparoskopische Verfahren in Frage. Bei diesen mußten wir 5 mal früher, als im Operationsablauf geplant, umsteigen und die Operation per Laparotomie weiterführen. Die Gründe hierfür sowie die für die einzelnen Operationsverfahren benötigten Operationszeiten sind in Tabelle 2 aufgeführt.

Zu einer intraoperativen Komplikation kam es bei einer Ileocoecalresektion. Während wir den Ileocoecalbereich bei einer Morbus-Crohn-Patientin durch die Minilaparotomie vor die Bauchdecke gezogen hatten und die Resektion bzw. die Anastomosierung durchführten, kam es zu einem Einriß im Mesoileum und zur unbemerkten Blutung intraabdominell. Erst nachdem die Patientin mit einem Herzfrequenzanstieg reagierte, inspizierten wir noch einmal durch die liegenden Trokare die Abdominalhöhle (das Mesoileum verschließt die Minilaparotomiewunde für die zwischenzeitliche Neuanlage des Pneumoperitoneums ausreichend!), bemerkten wir die Blutung und konnten diese laparoskopisch beherrschen.

An postoperativen Komplikationen beobachteten wir einmal eine Nachblutung aus der Bauchwand, aus einer Trokareinstichstelle, die wir noch am Operationstag durch Relaparoskopie beherrschen konnten.

Bei einer Patientin kam es nach Sigmaresektion mit GIA-Anastomose im postoperativen Verlauf zu einer Engstellung der Anastomose. Diese konnte endoskopisch bougiert und behoben werden.

Bei einer Patientin kam es im Bereich der Minilaparotomie zu einer Wundheilungsstörung.

Bei den meisten Patienten war der völlig blande postoperative Verlauf mit schneller Rekonvaleszenz auffallend. Die Patienten selbst waren mit dem Operationsergebnis äußerst zufrieden.

Schlußfolgerung

Auch wenn die eigenen Operationszahlen noch gering sind und die Operationszeiten aufgrund der geringen Standardisierung noch zu lange sind, erscheinen uns die laparoskopisch assistierten Operationen bei Coloneingriffen geeignet, um das Operationstrauma bei einem Teil der Patienten zu verringern. Beim jetzigen Entwicklungsstand erscheinen uns Hybridoperationen mit einem laparoskopischen Teil und einem konventionellen Operationsteil

110

nach Minilaparotomie am ehesten gerechtfertigt, um eine schrittweise Entwicklung unter Betonung der Patientensicherheit zu ermöglichen.

Mit der Weiterentwicklung des Instrumentariums werden die Freiheitsgrade erhöht und die Operationsverfahren lassen sich standardisieren. Dies erscheint gerade beim laparoskopischen Eingriff unumgänglich.

Aus den eigenen Erfahrungen erscheinen selbst laparoskopisch assistierte Operationen im Bereich des Darmes nicht einfach. Erst wenn eine chirurgische Abteilung etwa Erfahrungen mit 500 bis 1000 einfacheren laparoskopischen Eingriffen (Appendektomien, Cholecystektomien, Adhäsiolysen) gesammelt hat, sollte sie mit Darmresektionen beginnen. Günstig sind hierfür zunächst Trainingskurse am Tier, wichtig erscheint die richtige Auswahl der Patienten, indem zunächst nur schlanke Patienten mit benignen Befunden, möglichst am rechtsseitigen Colon ausgewählt werden. Schrittweise können dann auch Eingriffe am linksseitigen Colon und schließlich mit intraabdominellen Anastomosen eingeplant werden. Niemals sollte das laparoskopische Operieren um seiner selbst willen oder als artistische Einzelleistung und nie um den Preis der Patientensicherheit durchgeführt werden. Stets muß die Einwilligung auch zur offenen Operation vorliegen.

Zum jetzigen Zeitpunkt, bei dem eine Standardisierung der laparoskopischen Operationen noch nicht befriedigend erreicht ist, erscheint es nicht sinnvoll, COST-Benefit-Analysen des neuen Operationsverfahrens anzustellen und noch verfrüht, prospektive Studien durchzuführen.

Literatur

1. Cooperman AM, Zucker KA (1991) Laparoscopic Guided Intestinal Surgery. In: Zucker A (ed) Surgical Laparoscopy. Quality Medical Publishing, Inc St Louis
2. Falk PM, Thorson AG, Beart RW, Wexner SD, Jagelmann DG, Lavery IC, Johansen OB, Fitzgibbons RJ (1992) Laparoscopic Colectomy: A Critical Appraisal, Dis Colon Rectum submitted (1992)
3. Fowler DL, White SA (1991) Laparoscopic assisted sigmoid resection. Surg Laparosc Endosc 1:183–188
4. Jacobs M, Verdeja GD, Goldstein DS (1992) Minimally invasive colon resection (laparoscopic colectomy). Surg Laparosc Endosc: 1:144–150
5. Köckerling F, Gastinger I, Schneider B, Krause W, Gall FP (1992) Laparoskopische kolorektale Chirurgie: Kolon- und Rektumanastomosen in Triple-Stapling-Technique. Minimal-invasive Chirurgie 1:44–50
6. Kraas E, Loss H, Kleine U (1992) Partially laparoscopic right colectomy for Angiodysplasia: 3rd World Congress of Endoscopic Surgery Abstract No. 934
7. Lirici MM, Bueß G, Weinreich S, Melzer A, Becker HD (1992) The Tübingen Endoscopic Sigmoidectomy: A combined Laparoscopic-Rectoscopic Approach. 3rd World Congress of Endoscopic Surgery Abstract No. 27
8. Mouret Ph, Espalieu PH, Boulez J, Gelez CH (1992) Experience Preliminaire en Chirurgie Colo-Rectale. 3rd World Congress of Endoscopic Surgery Abstract No. 796
9. Wexner SD, Johansen OB (1992) Laparoscopic Bowel Resection: Advantages and Limitations, Annals of Medicine 24:105–110
10. Wexner SD, Johansen OB, Nogueras JJ, Jagelmann DG (1992) Laparoscopic Total Abdominal Colectomy, Dis Colon Rectum 35:651–655

14. Laparoskopische Eingriffe am Rektum

F. Köckerling, I. Gastinger, Th. Reck und B. Schneider

Chirurgische Klinik mit Poliklinik der Universität Erlangen-Nürnberg, Maximiliansplatz,
91054 Erlangen

Laparoscopic Rectal Surgery

Summary. Following appropriate experimental preparation, laparoscopic rectopexy for rectal prolapse and abdominoperineal resection with high ligation of the inferior mesenteric artery for low carcinoma of the rectum was introduced into our department. The requirement of extended lymph node dissection with ligation of named vessels close to their origin were also be fulfilled. The postoperative course in nine patients with laparoscopic rectopexy and 14 patients with laparoscopic abdominoperineal resection dramatically illustrates the advantages of minimal invasive surgery. The indications for laparoscopic colorectal surgery will increase as a result of further developments of instruments and machines, increasing operator's experience and additional experimental studies.

Key words: Laparoscopic rectopexy – Laparoscopic abdominoperineal resection – Rectum extirpation – Laparoscopic colorectal surgery

Zusammenfassung. Die laparoskopische Rektopexie beim Rektumprolaps und die abdomino-perineale Rektumexstirpation mit hoher Durchtrennung der Arteria mesenterica inferior beim tiefsitzenden Rektumkarzinom konnten nach entsprechender experimenteller Vorbereitung in die Klinik eingeführt werden. Dabei kann die Forderung nach erweiterter Lymphknotendissektion mit stammnaher Ligatur benannter Gefäße auch laparoskopisch erfüllt werden. Der postoperative Verlauf unserer 9 Patienten mit laparoskopischer Rektopexie und unserer 14 Patienten mit laparoskopischer abdomino-perinealer Rektumexstirpation belegen eindrucksvoll die Vorteile der minimal-invasiven Chirurgie. Weitere instrumentelle und gerätetechnische Entwicklungen, zunehmende Erfahrung der Operateure und weitere experimentelle Arbeiten werden eine Indikationsausweitung in der laparoskopischen kolorektalen Chirurgie mit sich bringen.

Schlüsselwörter: Laparoskopische Rektopexie – Laparoskopische abdomino-perineale Rektumexstirpation – Laparoskopische kolorektale Chirurgie

Die wesentlichen Probleme bei der klinischen Einführung der laparoskopischen kolorektalen Chirurgie sind in Tabelle 1 zusammengefaßt. Dabei erwies sich erstaunlicherweise die technische Umsetzung einer laparoskopischen Technik zur erweiterten Lymphknotendissektion mit stammnaher Ligatur der Arteria mesenterica inferior, wie sie für alle Sigma- und Rektumkarzinome gefordert wird, als sicher durchführbar [2, 3, 4, 5]. Die stammnahe Ligatur der Arteria mesenterica inferior stellt ein wesentliches Kriterium für die Einhaltung onkologischer Radikalitätsprinzipien dar. In gleicher Weise gilt es, die radikale pelvine

Tabelle 1. Probleme und Grenzen der laparoskopischen kolorektalen Chirurgie

---

- Erweiterte Lymphknotendissektion mit stammnaher Durchtrennung benannter Gefäße.
- Laparoskopische Anastomosierungstechniken.
- Präparatebergung ohne zusätzliche Laparotomie in onkologisch vertretbarer Weise.

Dissektion mit Ausräumung des kleinen Beckens unter Mitnahme sämtlichen Binde- und Fettgewebes sowie der Lymphknoten und Lymphbahnen laparoskopisch zu realisieren. Damit ist auch die Voraussetzung zur ausreichenden Mobilisation des Rektums im Rahmen der laparoskopischen Rektopexie nach Wells gegeben.

Wir führten erstmals am 8. 01. 1992 eine laparoskopische abdomino-perineale Rektumexstirpation und am 13. 04. 1992 eine laparoskopische Rektopexie nach Wells klinisch durch.

Laparoskopische Rektopexie

Die Indikation zur laparoskopischen Rektopexie unterscheidet sich nicht zu der konventionellen Rektopexie nach Wells mit Laparotomie (1). Bei einem im Abdomen voroperierten Patienten muß vom Einzelfall abhängig gemacht werden, ob ein laparoskopisches Vorgehen möglich ist. Handelt es sich um einen älteren Patienten mit systemischen Risikofaktoren, die gegen eine Intubationsnarkose oder einen abdominellen Eingriff sprechen, sollte dem extraabdominellen Korrekturverfahren des Rektumprolapses der Vorzug gegeben werden.

Zur laparoskopischen Rektopexie wird der Patient auf einem Rektumtisch in extremer Trendelenburgposition gelagert, damit der Dünndarm in den Oberbauch zurückfällt. Die Anlage des Pneumoperitoneums mit der Verres-Nadel erfolgt nicht in der Nabelgegend, sondern im linken Oberbauch, etwas links lateral von der Mittellinie, um nicht in das Ligamentum teres hepatis zu insufflieren. Anschließend erfolgt das Einbringen eines 10-mm-Optiktrokars mit Schraubenfixierung. Unter optischer Kontrolle werden dann im linken und rechten Unterbauch jeweils 2 Arbeitstrokare von 10 bzw. 12 mm Durchmesser eingebracht.

Insgesamt bilden die 5 Trokare einen sich in Richtung des kleinen Becken öffnenden Halbkreis um den Nabel herum. Die Präparation beginnt mit der Durchtrennung der embryonalen Verwachsungen des Colon sigmoideum mit der lateralen Bauchwand. Dazu verwenden wir Stieltupfer zum Ausspannen des Gewebes und atraumatischen Halten des Colons und Rektums sowie einen Koagulationshaken und eine Koagulationsschere. Anschießend wird ebenfalls mit einem Präpariertupfer von links das Mesocolon sigmoideum von der Gerota'schen Faszie bis zur Aorta abgelöst. Dabei kommt der Ureter an der Überkreuzungsstelle mit der Arteria iliaca communis dorsal der Gerota'schen Faszie und medial der Vena spermatica bzw. Vena ovarica zur Darstellung. Danach erfolgt die Eröffnung des dorsalen Faszienspaltraumes zwischen der Waldeyer'schen Faszie und Mesorektum. Dazu wird das Mesorektum mit einem Stieltupfer nach ventral gedrängt und somit der Zugang zum dorsalen Faszienspaltraum geschaffen. Bei der weiteren Mobilisation werden die feinen Faserverbindungen zwischen den Grenzlamellen des dorsalen Faszienspaltraumes soweit wie möglich in Richtung Beckenboden durchtrennt. Ist eine weitere Eröffnung des dorsalen Faszienspaltraumes von links nicht mehr möglich, wird das Sigma nach links herübergeschlagen, das seitliche Peritoneum am Beckeneingang eingeschnitten und das Sigma mit Mesosigma hinter der Gefäßachse auf einen Stieltupfer aufgelagert. Um eine komplette Mobilisierung des Rektums bis zum Beckenboden erreichen zu können, werden die Paraproktien beidseits schrittweise unter gezielter Koagulation und Klippen von Gefäßen durchtrennt. Auf eine Präparation im vorderen Faszienspaltraum wird verzichtet, da durch den Eingeweidebruch bereits ein Auswalzen des Douglasperitoneums zwischen Scheidenhinterwand und Rektumvorderwand erfolgt ist, und eine weitere Präparation hier vermutlich nur zu einer Schädigung der vegetativen Nervenfasern führt. Für die Rektopexie wird ein nichtresorbierbares Netz in entsprechender Größe zurechtgeschnitten, über eine Reduzierhülse in zusammengerolltem Zustand eingebracht und vor dem Os sacrum ausgerollt (Abb. 1). Die Fixierung des nichtresorbierbaren Netzmaterials an der Waldeyer'schen Faszie erfolgt sowohl mit dem Hernien-Stapler als auch mit mehreren Einzelknopfnähten (Abb. 2). Nach Fixierung des Netzes vor der Waldeyer'schen Faszie wird das Rektum in das

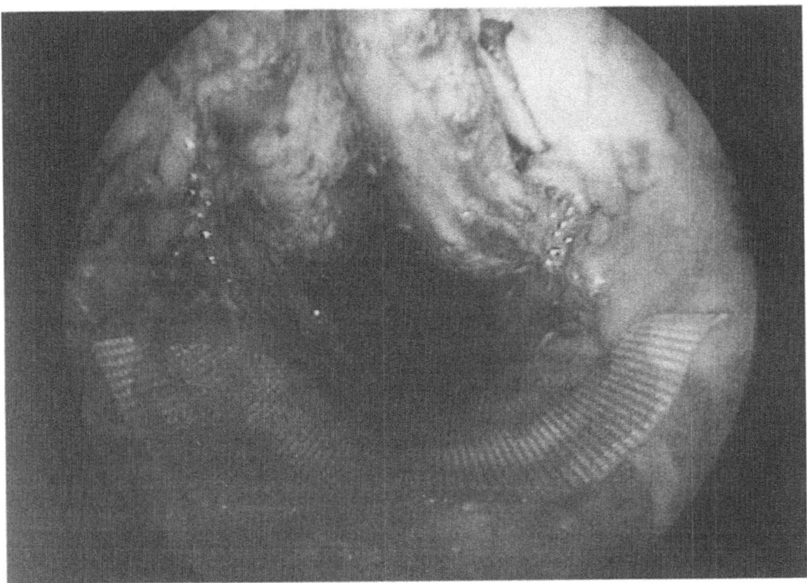

Abb. 1. Plazierung eines nichtresorbierbaren Netzes vor der Waldeyer'schen Faszie in Höhe des Promontoriums nach kompletter Mobilisierung des Rektums

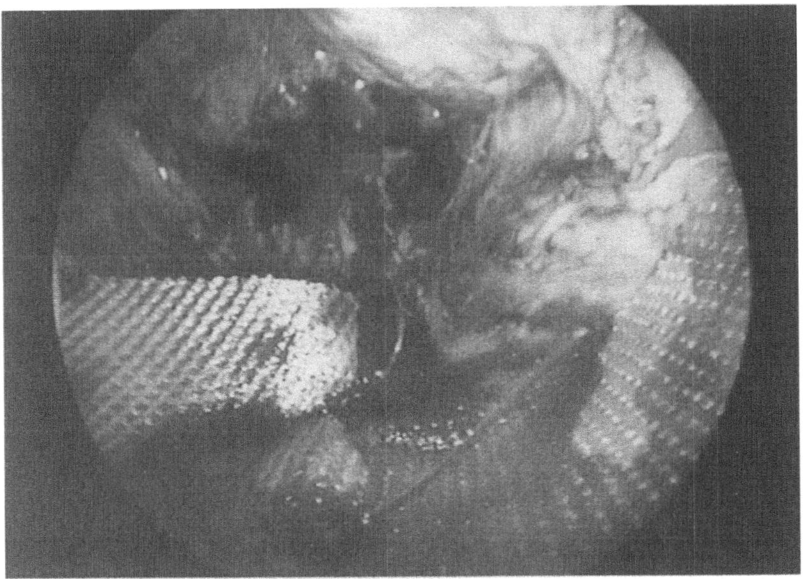

Abb. 2. Fixierung des Netzes an der Waldeyer'schen Faszie mit Einzelknopfnähten

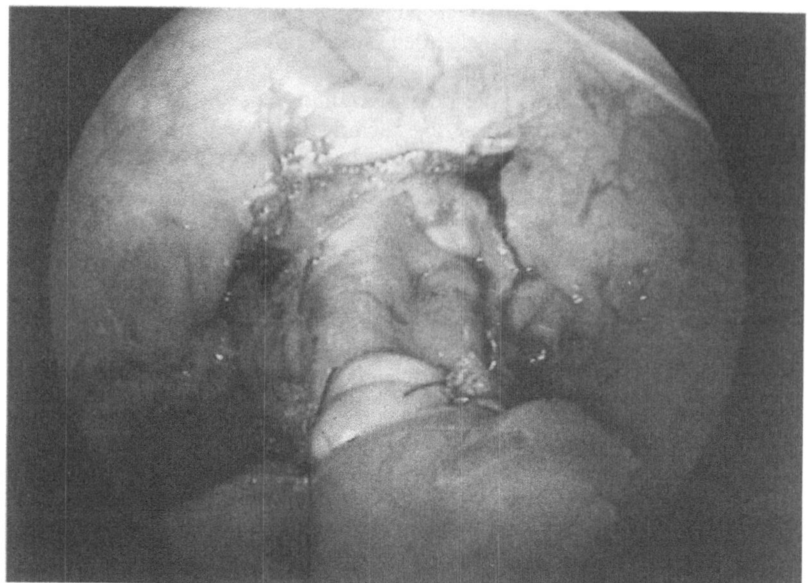

Abb. 3. Annähen der äußeren Lefzen des Netzes an die Rektumwand mit jeweils 3 Einzelknopfnähten

Netz hineingelegt, mit Stieltupfern unter Spannung gehalten und die beiden äußeren Lefzen des Netzes so an die Rektumwand genäht, daß es ³/₄ der Zirkumferenz umfaßt (Abb. 3).

Wir haben 9 Patienten in der oben angegebenen Technik operiert. Es mußte in keinem Fall umgestiegen werden, bei keiner Operation traten intra- oder postoperative Komplikationen auf. Eine endgültige Beurteilung kann natürlich erst nach Vorliegen von Langzeitergebnissen bezüglich der Rezidivrate erfolgen.

Laparoskopische abdomino-perineale Rektumexstirpation

Die Indikationen zur laparoskopischen Rektumexstirpation sind in Tabelle 2 angegeben. Neben den üblichen präoperativen Untersuchungen erfolgt zusätzlich eine Endosonographie des Rektums zur Beurteilung der Tiefeninfiltration des Rektumkarzinoms und des eventuellen Vorliegens von Lymphknotenmetastasen sowie ein CT des Abdomens zum Ausschluß von Lebermetastasen.

Die Lagerung und Trokarplazierung entspricht der oben angegebenen Vorgehensweise. Auch bei der laparoskopischen Rektumexstirpation wird mit der Durchtrennung der fetalen Verklebung des Sigmas mit der lateralen Bauchwand begonnen. Das Ablösen des Mesosigmas von der Gerota'schen Faszie erfolgt bis zur Aorta. Auch hier wird wieder größter Wert auf die Präparation des Ureters an seiner Überkreuzungsstelle mit der Arterial iliaca com-

Tabelle 2. Indikationen und Kontraindikationen der laparoskopischen abdomino-perinealen Rektumexstirpation

- Tiefsitzendes Rektumkarzinom bis zu einer Höhe von 4–5 cm ab der Anokutanlinie.
- Fortgeschrittene tiefsitzende Rektumkarzinome mit Infiltration von Nachbarstrukturen (uT4) müssen ausgeschlossen werden.
- Frühe Tumorstadien (uT1, uT2 innen) ohne Lymphgefäßeinbrüche, G1–G2, Tumordurchmesser 2–3 cm können durch transanale Vollwandexzision organerhaltend operiert werden.
- Lymphknotenmetastasen stellen keine Kontraindikation dar.

munis sinistra gelegt. Ist das Mesosigma bis zur Aorta ausreichend mobilisiert, wird das Sigma mit Präpariertupfern nach links herübergeschlagen und von rechts her das Peritoneum über der Aortenebene unterhalb der Gefäßebene der Arteria rectalis superior eingeschnitten. Dabei eröffnet sich zwischen der Ebene der Aorta und der Gefäßachse der Arteria rectalis superior im Mesosigma eine Lücke, in die man jetzt von links mit einem Stieltupfer hineingeht und das Sigma mit dem Mesosigma in Richtung Bauchdecke anheben kann. Durch dieses Manöver öffnet sich der dorsale Faszienspaltraum nach Stelzner und es spannt sich das seitliche Peritoneum des Rektums an. Es werden nun die feinen Bindegewebsfasern zwischen der Waldeyer'schen Faszie und dem Mesorektum schrittweise mit der Koagulationsschere durchtrennt, wodurch sich der dorsale Faszienspaltraum öffnet und die Präparation bis zum Beckenboden gelingt. Die pelvine Präparation wird nur so weit fortgesetzt, wie sie zunächst zwanglos möglich ist. Es wird dann die Präparation nach kranial in Richtung auf den Stamm der Arteria mesenterica inferior fortgesetzt. Das sichere Absetzen der Arteria mesenterica inferior am Stamm gelingt entweder mit dem linearen Klammernahtgerät oder nach völliger Freipräparation mit dem Koagulationshaken durch Plazieren von PDS-Clips. Anschließend wird das Colon am Übergang Colon descendens/Sigma und das Mesocolon ebenfalls mit linearen Klammernahtgeräten durchtrennt. Zur Komplettierung der pelvinen Dissektion wird das Peritoneum des kleinen Beckens U-förmig um das Rektum herum durchtrennt. Die ventrale Mobilisation des Rektums im vorderen Faszienspaltraum gelingt in der Regel mit dem Stieltupfer. Nach ausreichender vertraler und dorsaler Präparation in den Faszienspalträumen verbleibt noch die Durchtrennung der Paraproktien mit der Arteria rectalis media beidseits. In den ausgespannten Paraproktien läßt sich die Arteria rectalis media mit dem Koagulationshaken freipräparieren, mit dem Endo-Overhold umfahren und dann clippen. Ist die A. rectalis media abgesetzt, läßt sich die Mobilisation des Rektums im kleinen Becken nach Durchtrennung der Bindegewebszüge der Paraproktien mit dem Koagulationshaken vervollständigen (Abb. 4).

Der abdominelle Teil der Operation wird mit der laparoskopischen Anlage des endständigen Anus praeter naturalis beendet. An der vorher angezeichneten Plazierungsstelle für das Stoma wird der 12-mm- gegen einen 20-mm-Trokar ausgetauscht. Mit einer kräftigen Faßzange wird über den Bergetrokar das proximale Colonende unter Ablassen des Pneumo-

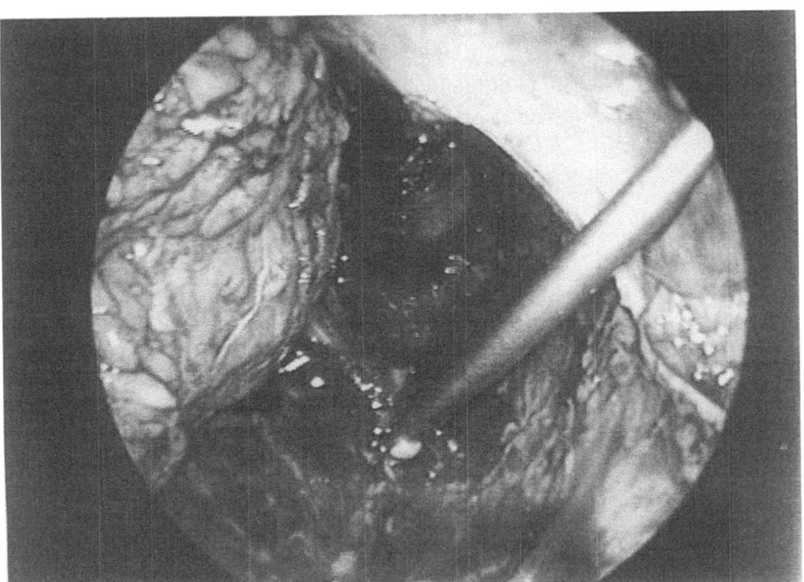

Abb. 4. Pelvine Dissektion unter Mitnahme des gesamten Binde- und Fettgewebes sowie der Lymphbahnen und Lymphknoten entlang der Waldeyer'schen Faszie und der lateralen Beckenwand

peritoneums in die Bauchdecke hineingezogen. Die Klammernahtreihe wird mit der Diathermie abgesetzt und das endständige Descendostoma mit Einzelknopfrückstichnähten in die Haut eingenäht.

Der sacrale Teil der Operation erfolgt in der von Gall angegebenen Technik. Hier ergeben sich keine Unterschiede zur konventionellen Vorgehensweise. Nach schichtweisem Verschluß der sacralen Wundhöhle wird nochmals ein Pneumoperitoneum angelegt und die sacrale Höhle ausgespült sowie eventuelle Restblutungen gestillt. Über die rechte oder linke untere Trokareinstichstelle wird eine Robinsondrainage in das kleine Becken eingelegt.

Der postoperative Verlauf bestätigte auch hier das Konzept der minimal-invasiven Chirurgie. Die Patienten klagten kaum über abdominelle Schmerzen, der Anus praeter naturalis förderte früher und es konnte eher mit dem Kostaufbau begonnen werden.

Bei unseren bisher 14 operierten Patienten traten nur in 2 Fällen sakrale Wundheilungsstörungen als schwerwiegendste Komplikationen auf. Bei einem älteren Patienten mußten wir wegen einer ausgeprägten Sigmadivertikulitis und einem Aneurysma der Iliaca communis beidseits aus Sicherheitsüberlegungen umsteigen. Die Operationszeiten lagen zwischen 4½ und 7 Stunden. Die Zahl der mitentfernten Lymphknoten entsprach im Mittel 23, was exakt dem Mittelwert bei unseren konventionellen Rektumexstirpaten entspricht.

Zusammenfassend können die laparaskopische Rektopexie und die laparoskopische abdomino-perineale Rektumexstirpation als schonende und effiziente minimal-invasive Operationstechniken empfohlen werden. Sie stellen für uns einen Einstieg in die laparoskopische kolorektale Chirurgie dar. Bei weiteren technischen und instrumentellen Verbesserungen sowie zunehmender Erfahrung der Operateure dürften weitere schonende Techniken in der kolorektalen Chirurgie einsetzbar sein.

Literatur

1. Köckerling F, Gastinger I, Gall CW, Schneider B, Krause W, Gall FP (1992) Laparoskopische Rektopexie. Minimal-invasive Chirurgie 1:68–72
2. Köckerling F, Gastinger I, Schneider B, Krause W, Gall FP (1991) Laparoskopische abdomino-perineale Rektumexstirpation. Laparo-endosk Chir 1:99–113
3. Köckerling F, Gastinger I, Schneider B, Krause W, Gall FP (1992) Laparoskopische abdomino-perineale Rektumexstirpation mit hoher Durchtrennung der Arteria mesenterica inferior. Chirurg 63:345–348
4. Köckerling F, Gastinger I, Schneider B, Krause W, Gall FP (1993) Laparoscopic Abdominoperineal Excision of the Rectum with High Ligation of the Inferior Mesenteric Artery in the Management of Rectal Carcinoma. End Surg 1:16–19
5. Gastinger I, Köckerling F, Gall FP (1993) Kolorektale Karzinomchirurgie. MMW 135, Nr. 13:39–42

15. Minimal-invasive Chirurgie in Kombination mit offener Chirurgie

Ch. Klaiber, J. Tschudi, A. Metzger und M. Wagner

Chirurgische Abteilung, Spital Aarberg, CH-3270 Aarberg

Minimal Invasive Surgery in Combination with Open Surgery

Summary. Laparoscopic bowel surgery bears some technical difficulties in restoring bowel continuity, which can be solved in combination with an open procedure, known as open assisted laparoscopic surgery. This combination is safer compared to a pure laparoscopic procedure and less traumatic than conventional surgery performing a coeliotomy, offering an expansion of the indications of laparoscopy. 25 cases are reported which underwent a combined procedure for appendectomy, adnexectomy, small and large bowel segmental resection. From our results it can be supposed, that this approach offers a promising step in the development of an exclusively laparoscopic surgery

Key words: Laparoscopic surgery – Intestinal resection – Colon resection – Ileus

Zusammenfassung. Bei der laparoskopischen Darmchirurgie birgt die Wiederherstellung der Kontinuität technische Schwierigkeiten, welche durch Kombination mit dem offenen Verfahren, wir nennen dies offen assistierte laparoskopische Chirurgie, überwunden werden können. Die Kombination ist sicherer als das rein laparoskopische Vorgehen und atraumatischer als die konventionelle Operation durch eine Laparotomie. Damit eröffnen sich neue Indikationen der Laparoskopie. Wir berichten über 25 kombiniert operierte Fälle mit Appendektomien, Adnexresektionen sowie Dünndarm- und Kolonresektionen. Die Resultate zeigen, daß dieses Vorgehen einen erfolgversprechenden Zwischenschritt in der Entwicklung zur ausschließlich laparoskopischen Chirurgie darstellt.

Schlüsselwörter: Laparoskopische Chirurgie – Darmresektion – Kolonresektion – Ileus

Einleitung

Die Entwicklung der laparoskopischen Chirurgie erfolgte historisch gesehen in vier Phasen.

Am Anfang stand die Diagnostik, danach kamen einfache chirurgische Manöver hinzu, wie zum Beispiel die Tubenkoagulation (Bösch 1934) oder die Durchtrennung von Verwachsungen (Fervers 1933). Zur Zeit befinden wir uns mitten in der dritten Phase, der Entfernung von Organen [1–3], an erster Stelle die Gallenblase, und nun stehen wir am Anfang der Ära der laparoskopischen Rekonstruktion. Dies betrifft ganz besonders die laparoskopische Darmchirurgie.

Erste experimentelle und klinische Berichte liegen vor [4–6]. Die größte Schwierigkeit der laparoskopischen Technik ist die sichere Anastomose. Noch fehlt die Erfahrung mit der Nahttechnik und es fehlen ausgereifte Instrumente. Die Kombination der offenen mit der laparoskopischen Chirurgie ermöglicht es, diese Schwierigkeiten besser zu meistern.

In der Regel werden diese Eingriffe auch in der Literatur als laparoskopisch assistierte Eingriffe beschrieben, richtigerweise handelt es sich aber um offen assistierte laparoskopische Eingriffe. Durch diese Kombination erweitern sich die Indikationen der minimal-invasiven Chirurgie.

Patienten und Operationstechnik

Von Juni 1990 bis März 1993 wurden am Spital Aarberg 25 Patienten kombiniert operiert. Die Daten wurden retrospektiv ausgewertet. Es handelte sich um 16 Frauen und 9 Männer. Das Alter lag zwischen 12 und 85 Jahren (Durchschnitt 56). Es wurden durchgeführt: 6 Eingriffe am Dünndarm, 11 am Colon und Rectum, 2 Appendektomien und 6 Adnexresektionen. In 15 Fällen erfolgte der Eingriff notfallmäßig, in 10 elektiv (Tabelle 1–3).

Technik

Eine wichtige Voraussetzung für die Durchführung einer kombinierten Operation ist die Mobilisierbarkeit des betreffenden Organs. Bei Notfalleingriffen ergibt die Laparoskopie die exakte Diagnose und nach Evaluation des Befundes wird entschieden, ob der Eingriff laparoskopisch, kombiniert oder offen erfolgt.

Appendektomie

Adhäsionen der Appendix und des Coecum werden gelöst. Der Wurmfortsatz wird dann in eine Trokarhülse eingezogen und mit dieser bis zur Basis vor die Bauchdecke gezogen. Die Resektion wird dann auf konventionelle Weise vorgenommen [7].

Adnexektomie

Bei Adnexektomien wird ähnlich vorgegangen. Die Größe des Ovars erfordert eine Minilaparotomie im Unterbauch durch einen Wechselschnitt [7].

Dünndarmresektion

Nach Diagnose und Mobilisation (Adhäsiolyse, Bridendurchtrennung) wird der mobile Dünndarm durch eine Minilaparotomie an optimaler Stelle vor der Bauchdecke reseziert und anastomosiert.

Colorektale Eingriffe

Das drucklose Pneumoperitonaeum durch mechanische Elevation der Bauchdecke (nach Mouret) erleichtert diese Operationen wesentlich, da auch konventionelle Instrumente eingesetzt werden können. Die laparoskopische Sicht ist auch nach Bergung des Resektates durch eine kleine Laparotomie gewährleistet [7].

Bei Resektionen des Colon ascendens und des C. transversum werden die Adhäsionen zur Bauchwand gelöst und die entsprechenden Gefäße laparoskopisch ligiert und durchtrennt. Der Darm wird durch eine Minilaparotomie vorverlagert, reseziert und anastomosiert.

Bei Resektionen des Colon descendens, Sigma und des Rectums kommt ein modifiziertes Vorgehen zur Anwendung, da eine Vorverlagerung nur selten möglich ist. Nach Mobilisation des Darmes und Anschlingen des Ureters erfolgt die Resektion des Darmes mittels Endostapler intraabdominal und des Resektat wird durch eine Minilaparotomie geborgen.

Tabelle 1. Appendektomien und Adnexektomien

Geschlecht:	Diagnose:	Kombinierte Operation:	Modus:	Umstieg:	OP-Zeit in Minuten:	Kompli-kationen:	Hospitalisations-dauer in Tagen:
männlich	Akute Appendizitis	Appendektomie	Notfall	Nein	90	keine	9
männlich	Unklare Unterbauchschmerzen re	Appendektomie	Notfall	Nein	60	keine	9
weiblich	Ovarialzyste II, Adhäsionen bei St.n. abdom. Hysterektomie	Lap. Adhäsiolyse und Adnexektomie li	Notfall	Nein	80	keine	3
weiblich	Fibrothekom Ovar rechts, gestieltes Myom des Uterus	Adnexektomie rechts und Myomexzision	Notfall	Nein	115	keine	6
weiblich	Adnextorsion bei Dermoidcyste	Ovarektomie rechts	Notfall	Nein	80	keine	3
weiblich	Stielgedrehte Ovarialzyste li	Ovarektomie links	Notfall	Nein	105	keine	9
weiblich	Teratom Ovar re, hämor-rhagisches Corpus luteum sowie zystische Follikel Ovar li	Adnexektomie bds, Milzrevision	Notfall	Nein	105	keine	4
weiblich	Torquierte Adnexe rechts	Adnexektomie rechts	Notfall	Nein	110	keine	6

Tabelle 2. Dünndarmeingriffe

Geschlecht:	Diagnose:	Kombinierte Operation:	Modus:	Umstieg:	OP-Zeit in Minuten:	Kompli-kationen:	Hospitalisations-dauer in Tagen:
weiblich	Inkarzerierte Obturatoriushernie re mit Ileus	Dünndarmsegmentresektion und Bruchpfortenverschluß mittels Prolennetzeinlage	Notfall	Nein	180	keine	12
weiblich	Bridenileus bei St. n. Myomoperation	Dünndarmsegmentresektion mit Seit-zu-Seit-Stapler-Anastomose	Notfall	Nein	140	keine	14
weiblich	Dünndarmileus bei Pertinoeal-karzinose eines metastasierenden Ovarialkarzinom	Anlage einer Katheter-Jejunostomie	Elektiv	Nein	70	keine	16
männlich	Inkarzerierte Femoralhernie links	Dünndarmsegmentresektion und Femoralhernienverschluß mittels Netzeinlage	Notfall	Nein	150	keine	16
männlich	Ileus bei ileocoecaler Invagination eines Meckel'schen Divertikel	Reposition der Invagination und Resektion des Meckel'schen Divertikel	Notfall	Nein	150	keine	7
weiblich	Adhäsionsileus	Lap. Adhäsiolyse und Dünndarmsegmentresektion mit End-zu-End-Anastomose	Notfall	Nein	110	keine	11

Tabelle 3. Koloneingriffe

Geschlecht:	Diagnose:	Kombinierte Operation:	Modus:	Umstieg:	OP-Zeit in Minuten:	Kompli-kationen:	Hospitalisations-dauer in Tagen:
weiblich	Tubulo-villöses Adenom des Kolon ascendens	Hemikolektomie rechts mit End-zu-Seit-Anastomose	Elektiv	Nein	235	keine	18
männliche	Polypöses Fibrolipom der rechten Kolon flexur	Hemikolektomie rechts mit End-zu-End-Anastomose	Elektiv	Nein	185	keine	11
weiblich	ischämisch bedingte Coecumnekrose	Hemikolektomie rechts mit End-zu-End-Anastomose	Notfall	Nein	190	Exitus letalis bei CVI	8
männlich	Tubuläres Adenom der rechten Kolonflexur	Hemikolektomie rechts und lap. Adhäsiolyse	Elektiv	Nein	170	keine	9
weiblich	Stenosierendes Adenokarzinom des Colon transversum	Transversum-Resektion mit End-zu-End-Anastomose	Elektiv	Nein	240	keine	13
männlich	Subileus bei stenosierendem M. Crohn	Resektionsversuch, Umstieg und offene Resektion eines Dünn-darm- und Kolonsegmentes mit Seit-zu-Seit-Reanastomose von Dünndarm und Colon	Elektiv	Ja	255	Wundinfekt	31
weiblich	Maligner Sigmapolyp	Sigmaresektion mit End-zu-End-Anastomose	Elektiv	Nein	295	Frühileus	14
weiblich	Adenokarzinom des Sigma	Sigmaresektion mit End-zu-End-Stapler-Anastomose	Elektiv	Nein	245	Pneumonie basal	14
männlich	Perforierte Sigmadivertikulitis	Lap. Sigmamobilisation, Umstieg und Sigmaresektion nach Hartmann mit Descendostomie	Notfall	Ja	120	Exitus letalis bei St.n. Myo-kardinfarkt	43
weiblich	Adenokarcinom des rektosigmoidalen Überganges	Low-anterior-Resektion mit End-zu-End-Stapler-Anastomose	Elektiv	Nein	310	keine	8
männlich	Maligner Sigmapolyp mit St.n. endoskopischer Abtragung	Low-anterior-Resektion mit End-zu-End-Stapler-Anastomose	Elektiv	Nein	300	keine	13

Das proximale Darmende wird außen für die Anastomose vorbereitet und die Anastomose innen mit einem transanal eingeführten, zirkulären Stapler vollzogen (Doublestapling).

Resultate

Von den 25 kombinierten Eingriffen wurden 10 elektiv und 15 notfallmäßig wegen eines akuten Abdomens vorgenommen. Die kombinierten Appendektomien und die gynäkologischen Operationen verliefen komplikationslos. Die durchschnittliche Operationszeit betrug 93 Minuten (60 bis 115 Minuten), die durchschnittliche Hospitalisationsdauer 6 Tage (3 bis 9).

Bei den Dünndarmresektionen war die Indikation in allen Fällen ein mechanischer Ileus (Tabelle 2). Es gab ebenfalls keine Komplikationen, die Darmtätigkeit setzte bei allen Patienten innert 24 Stunden ein. Die Hospitalisationsdauer betrug im Durchschnitt 13 Tage (7 bis 16 Tage). Die Operationszeit betrug im Durchschnitt 135 Minuten (70 bis 180 Minuten).

Die Eingriffe am Colon und Rectum sind in der Tabelle 3 ersichtlich. 2 Patienten mit notfallmäßiger Operation starben (Herzinsuffizienz nach Hartmann-Resektion wegen perforierter Divertikulitis mit Umstieg, bzw. CVI nach Hemicolektomie rechts wegen Coecuminfarktes). Bei einem weiteren Patienten mit Morbus Crohn mußte auf das offene Verfahren umgestiegen werden. Im postoperativen Verlauf traten 3 leichtere Komplikationen auf, die alle konservativ abheilten: 1 Frühileus, 1 Pneumonie und 1 Wundinfekt. Die Operationszeit betrug durchschnittlich 231 Minuten (120 bis 310), die Hospitalisationsdauer belief sich im Mittel auf 16 Tage (8 bis 43 Tage). Die Darmtätigkeit setzte bei allen kombiniert operierten Patienten am 1. postoperativen Tag ein. Die Operationsindikation bzw. die Diagnosen sind aus den Tabellen ersichtlich.

Diskussion

Ermutigt durch die guten Ergebnisse der laparoskopischen Cholecystektomie [7] erweitert sich für die Chirurgie das Spektrum der möglichen rekonstruktiven Operationen. Es eignen sich vor allem Enterostomien, Dünndarm-, Colon- und Rectumsresektionen. Die Anwendung des drucklosen Pneumoperitonaeum ist für die technisch anspruchsvollen Rectosigmoidresektionen besonders hilfreich. Die Erfahrungen in der offenen Chirurgie helfen uns bei der Überwindung der technischen Probleme, insbesondere bei der Wiederherstellung der Kontinuität. Unsere 16 Fälle mit Darmresektion ohne Anastomosenkomplikationen bestätigen dies.

Auffallend an unseren Fällen ist das rasche In-Gang-kommen der Darmtätigkeit und die geringen Schmerzen, wie wir es von der laparoskopischen Cholecystektomie kennen [8]. Die Kombination des atraumatischen laparoskopischen Verfahrens mit der Sicherheit des offenen Vorgehens ergeben die erwähnten Vorteile für den Patienten. Da zur Bergung des Präparates ohnehin eine Laparotomie durchgeführt wird, stellt der kombinierte Eingriff keinen Nachteil für den Patienten dar.

Noch sind die Operationszeiten lang, da wir uns in der Lernphase befinden. Auch die Hospitalisationsdauer ist bei unseren Patienten ziemlich lang. Wir begründen dies mit unserem Wunsch, den postoperativen Verlauf dieser neuen Verfahren unter stationären Bedingungen beobachten und verfolgen zu können.

Bedenken aus onkologischer Sicht werden dadurch entkräftet, da die Operationen nach den gleichen Prinzipien durchgeführt wurden, wie wir sie seit jeher in der offenen Chirurgie anwenden. Wir sind überzeugt, daß die Kombination offen/laparoskopisch neue Möglichkeiten eröffnet. Es ist dies ein weiterer, vielversprechender Schnitt in Richtung rein minimalinvasive Chirurgie.

Literatur

1. Semm K (1983) Endoscopic appendectomy. Endoscopy 15:59
2. Dubois F, Berthelot G, Levrad H (1989) Cholecystectomie par coelioscopie. Presse med 18:980
3. Perissat J, Collet DR, Belliard R (1989) Gallstones: laparoscopic treatment-intracorporeal litho-tripsy, followed by cholecystostomy or cholecystectomy. A personal technique. Endoscopy 21:373
4. Monson JR, Dorzi A, Corey PD, Guillou PJ (1992) Prospective evaluation of laparoscopic-assisted colectomy in an unselected group of patients. Lancet 340 (Oct 3):831
5. Függer R, Herbst F, Gnant M, et al (1992) Die experimentelle laparoskopische Sigmaresektion. Minimal-Invasive Chirurgie 1:167
6. Köckerling F, Gastinger I, Schneider B, Krause W, Gall FP (1992) Laparoskopische abdominoperineale Rectumexstirpation mit hoher Durchtrennung der Arteria mesenterica inferior. Chirurg 63:345
7. Klaiber C, Metzger A (1992) Manual der laparoskopischen Chirurgie. Hans Huber, Bern Göttingen Toronto
8. Klaiber CMA, Leepin H, Saager Ch (1991) Die laparoskopische Cholezystektomie: 100 konsekutive Fälle ohne postoperative Morbidität. Schweiz med Wschr 121:898.

16. Minimal-invasive Oesophaguschirurgie

H. D. Becker

Chirurg. Univ.-Klinik, Hoppe-Seyler-Str. 3, 72076 Tübingen

Die minimal-invasive Chirurgie hat in einigen Bereichen der Allgemeinchirurgie heute bereits einen festen Stellenwert. Dagegen ist die Bedeutung der endoskopischen Chirurgie für die chirurgische Therapie von Erkrankungen der Speiseröhre noch weitgehend unbekannt.

Die endoskopischen Eingriffe an der Speiseröhre werden bei Motilitätsstörungen, der Refluxkrankheit, bei gutartigen Tumoren und beim Oesophaguskarzinom angewandt [2, 6, 7, 16, 21]. Dabei kommen resezierende und nichtresezierende Verfahren zur Anwendung, wobei sowohl thorakoskopische [13] als auch laparoskopische Techniken möglich sind.

1. Minimal-invasive Eingriffe bei Motilitätsstörungen der Speiseröhre

Minimal-invasive Techniken haben in den letzten Jahren Anwendung bei der Achalasie und dem diffusen Spasmus der Oesophagusmuskulatur gefunden [21, 22]. Während beim diffusen Spasmus vorwiegend ein thorakoskopischer Zugang gewählt wurde, wird bei der Achalasie von den meisten Autoren die laparoskopische Technik bevorzugt.

Der thorakoskopische Eingriff wird über 4–5 Punktionen von rechts, möglichst in Bauchlage oder strenger Seitenlage durchgeführt. Nach Durchtrennung des Ligamentum pulmonale wird eine Myotomie mit dem Koagulationshaken oder auch mit einer Schere entsprechend der manometrisch bestimmten Länge der Motilitätsstörung vorgenommen.

Die Achalasie wird heute sehr effektiv durch eine pneumatische Dilatation mit nachfolgender medikamentöser Therapie behandelt. Kommt es jedoch zu kurzzeitigen Rezidiven, muß in das Therapiekonzept eine Myotomie eingeplant werden, die durch den laparoskopischen Zugangsweg heute mit sehr wenig Beschwerden für den Patienten verbunden ist. In der von uns verwandten Technik wird unter Schonung des ventralen Nervus vagus der abdominelle Oesophagus von der rechten Seite her freigelegt. Bei gleichzeitigem Zug nach distal kann die Myotomie am gestreckten Oesophagus vorgenommen werden. Mit der Schere spreizt man die Muskelfasern, um dann mit der Hakenelektrode nach distal die Myotomie fortzusetzen.

Durch gleichzeitige intraluminäre Druckmessung kann der Effekt der Myotomie exakt registriert werden. Wir führen im allgemeinen eine Reserosierung der Myotomie durch den Magenfundus durch; jedoch wird dieses Therapieverfahren nicht von allen Autoren empfohlen.

Häufige Dilatationen mit Vernarbungen des oesophag.-cardialen Überganges können evtl. die Myotomie erschweren, so daß im Behandlungskonzept die Myotomie heute einen größeren Stellenwert einnehmen dürfte als in der Vergangenheit.

2. Eingriffe bei benignen Veränderungen der Oesophaguswand

Auf thorakoskopischem Weg lassen sich benigne Tumoren und auch intrathorakale Divertikel effektiv therapieren [4, 11, 22]. Bei den meist kleineren gutartigen Tumoren muß bei einer Lokalisation im oberen Drittel bei rechtsseitigem Zugang zuerst die Vena azygos durchtrennt werden. Dies geschieht am sichersten mit einem linearen Stapler. Bei Lokalisation der Veränderungen im distalen Drittel der Speiseröhre wird zunächst das Ligamentum pulmonale inzidiert. Bei Tumoren wird dann die Muscularis längs eröffnet und der Tumor freigelegt. Um die Mucosa sicher zu schonen, sollte möglichst auf die Anwendung von Hochfrequenzstrom verzichtet werden. Nach Entfernung des Tumors werden die Längsfasern mit fortlaufender Naht wieder adaptiert.

Bei intrathorakalen Divertikeln kann nach Darstellung des Stils des Divertikels und Durchtrennung mittels linearem Stapler ebenfalls die Adaptation der Muskulatur über dem Abtragungsareal sinnvoll erscheinen.

3. Minimal-invasive Chirurgie beim Oesophaguskarzinom

Das Oesophaguskarzinom gehört auch heute noch zu den selteneren Tumoren mit einem deutlichen Überwiegen der Männer. Mehr als 80 % der primären Oesophaguskarzinome stellen Plattenepitheltumoren dar, wobei der Anteil der Adenokarzinome deutlich zunimmt [8, 18, 23]. Starker Alkoholkonsum und Rauchen scheinen entscheidende ätiologische Faktoren für das Auftreten der Plattenepithelkarzinome zu sein, woraus sich die hohe Rate von Zweiterkrankungen der Lungen und der Leber erklärt. Aus diesem Grunde ist bei der chirurgischen Behandlung des Oesophaguskarzinoms die postoperative Letalität immer noch ein erhebliches Problem in Europa und den Vereinigten Staaten [8, 9, 10, 15, 17, 20].

Ein weiteres Charakteristikum der primären Oesophagusmalignome ist die frühe Dissemination der Tumoren, wohl bedingt durch das Fehlen einer umgrenzenden Serosa bei gleichzeitiger ausgeprägter Lymphdrainage der Oesophaguswand. Des weiteren existieren zahlreiche Lymphverbindungswege zwischen vorderem und hinterem Mediastinum sowie zum Hals und zu den subdiaphragmalen Lymphknotenstationen. Im Gegensatz zu anderen Organen erscheint es daher außerordentlich schwierig, eine systematische Lymphadenektomie in gleicher Art vorzunehmen, wie diese bei einigen gastrointestinalen Tumoren und beim Mammakarzinom durchgeführt werden kann.

Trotz dieser anatomischen Situation ist von einigen Autoren ein sehr aggressives Vorgehen mit regionaler Lymphknotenentfernung in der Umgebung der Tumoren und sogar weiter entfernt gelegener Lymphknotenstationen empfohlen worden [1, 24]. Gleichzeitig wurde von anderen Gruppen ein mehr palliatives Vorgehen erarbeitet, um den Patienten eine normale Schluckfunktion zu garantieren bei relativ geringer postoperativer Letalität und Morbidität [3, 12, 9]. Ein typisches Beispiel für die palliative Operation ist die stumpfe Dissektion des Oesophagus ohne Thorakotomie.

Von den Protagonisten dieses Therapieverfahrens wird betont, daß es sich hierbei um eine relativ sichere Methodik handelt, bei nahezu identischen Langzeitergebnissen. Bei der stumpfen Dissektion der Speiseröhre treten jedoch einige spezifische Komplikationen, wie massive Blutung, Zerreissung der Pars membranacea, der Trachea und vor allem des rechten Bronchus auf, die uns veranlaßt haben, eine Modifikation der stumpfen Dissektion zu erarbeiten.

Seit 1989 führen wir die endoskopische mediastinale Oesophagusdissektion durch, die von Buess und Mitarb. [5] im Tierexperiment erarbeitet worden ist.

4. Technik der endoskopischen Dissektion des Oesophagus

Die Operation wird von zwei Teams simultan begonnen, wobei das endoskopische Team vom Hals nach Inzision vor dem Musculus sternocleidomastoideus den Oesophagus präpariert und dann die bindegewebigen Strukturen stumpf abschiebt, die Gefäße koaguliert und durchtrennt und so schrittweise die Speiseröhre aus dem Mediastinum herausschält. Nach kompletter Freilegung wird die Speiseröhre kollar abgesetzt und unter endoskopischer Kontrolle nach abdominal extrahiert. In dieser Phase können verbliebene Muskelfasern und Gefäße unter Sicht exakt durchtrennt und versorgt werden. Im Anschluß daran wird der vom abdominellen Team präparierte Ersatzmagen unter Sicht nach kollar hochgeführt und im Halsbereich anastomosiert.

5. Ergebnisse der endoskopischen Oesophagusdissektion

Die durchschnittliche Operationsdauer bei 31 Patienten betrug 3:20 Stunden, wobei der endoskopische Teil im Mittel 70 Min. währt. Durch die synchrone Arbeit zweier Operationsteams ließ sich die Gesamt-Operationszeit deutlich verkürzen. Der mittlere Blutverlust des endoskopischen Operationsteils lag zwischen 40 und 80 ml.

An besonderen Komplikationen traten nach endoskopischer Dissektion zwei Blutungen im Mediastinum auf, die einmal durch Applikation eines Clips gestillt werden konnten, ein zweites Mal zu einer Thorakotomie führten. Eine weitere Thorakotomie war notwendig nach Präparation des rechten Bronchus mit Tumorinfiltration. Diese Tumorinfiltration konnte durch alle zur Verfügung stehenden bildgebenden Verfahren präoperativ nicht verifiziert werden, ebenfalls zeigte die durchgeführte Bronchoskopie präoperativ keine Tumorinfiltration.

Der Stellenwert der endoskopischen Dissektion der Speiseröhre im Behandlungskonzept des Oesophaguskarzinoms läßt sich aus den Ergebnissen ersehen. In den letzten 6 Jahren wurden an der Chirurgischen Universitätsklinik Tübingen 263 Patienten mit Oesophaguskarzinom operiert (Tabelle 1), wobei unterschiedliche Therapiekonzepte verwandt wurden. Bei 219 Patienten lag ein Plattenepithelkarzinom vor (83%), 41 Patienten hatten ein Adenokarzinom (13%), während bei 3 Patienten seltene Tumoren bestanden. Die Krankenhausletalität betrug insgesamt 12,5%. Es wurden damit alle Patienten erfaßt, die postoperativ und im anschließenden primären Krankenhausaufenthalt in der Klinik verstarben.

Bei der standardmäßig verwandten einzeitigen transthorakalen Resektion lag die Letalität bei 10,9%, bei der erweiterten En-bloc-Resektion bei 11,6%. Die stumpfe Dissektion war in unserem Krankengut mit 14,7% belastet, während die endoskopische Dissektion eine Letalität von 6,4% aufwies.

Die endoskopische Dissektion ist insbesondere geeignet, wenn unter palliativem Aspekt ein Tumor operiert wird und der Tumor distal der Bifurcation der Trachea lokalisiert ist. Hierbei läßt sich lokal eine sehr gute Tumorkontrolle erzielen, wenn parallel mit zwei Teams gearbeitet wird.

Die Frage der notwendigen operativen Radikalität beim Oesophaguskarzinom ist zum heutigen Zeitpunkt jedoch noch nicht geklärt [10, 15, 20, 25]. So existieren keine kontrollierten Untersuchungen, die randomisiert ein radikales gegen ein weniger radikales Therapie-

Tabelle 1. Ergebnisse der operativen Therapie des Oesophaguskarzinoms (1987–1992)

Therapieverfahren	n	Klinikletalität	
		n	%
Transthorakale Res.	198	26	13,91
einzeitig	174	19	10,9
zweizeitig	24	7	29,1
en bloc	86	10	11,6
Stumpfe Dissektion	34	5	14,7
Endoskop. Dissektion	31	2	6,4
Total	263	33	12,5

verfahren vergleichen. Von Hankins u. Mitarb. [14] wurde ein nicht randomisierter Vergleich berichtet, in dem sich keine Überlegenheit des radikaleren transthorakalen Vorgehens nachweisen ließ.

Die endoskopische Dissektion der Speiseröhre aus dem Mediastinum ermöglicht keine systematische Entfernung von Lymphknoten, wobei auf die Problematik der Lymphknotenstationen im Mediastinum hingewiesen wurde. Andererseits kann ein Staging der Lymphknoten durch das Mediastinoskop schon herbeigeführt werden, da die Lymphknoten unter sich in gewisser Höhe entfernt werden können und dann evtl. multimodalen Therapiekonzepten zugeführt werden.

Literatur

1. Akiyama H (1990) Surgery for cancer of the esophagus. Williams & Wilkins, Baltimore
2. Bailey RW, Zucker K (1993) Laparoscopic management of peptic ulcer disease. In: Zucker K (Hrsg) Surgical Laparoscopy. Quality Medical Publishing, St. Louis, Mo
3. Parbier PA, Becker CD, Wagner HE (1988) Esophageal carcinoma: Patient selection for transhiatal esophagectomy. A prospective analysis of 50 consecutive cases. Word J Surg 12:263–269
4. Bardini R, Segalin A, Ruol A, Pavanello M, Peracchia A (1992) Videothoracoscopic enucleation of esophageal leiomyoma. Ann Thorac Surg 54:576–577
5. Buess G, Becker HD, Naruhn M, Mentges B (1991) Endoscopic esophagectomy without thoracotomy. Problems in general surgery. Vol 8/3:478–486
6. Cuschieri A, Shimi S, Nathanson LK (1992) Laparoscopic reduction, crural repair and fundoplication of large hiatal herniae. Am J Surg 163:425–430
7. Dallemagne B, Weerts JM, Jehaes C, Markiewicz S, Lombard R (im Druck) Techniques and Results of Endoscopic Fundoplication. Endoscopic Surgery and Allied Technologies
8. De Meester TR, Barlow AP (1988) Surgery and current management for cancer of the esophagus and cardia. Part I+II. Curr Probl Surg 25:477–605
9. Earlam R, Cunha-Melo JR (1980) Esophageal squamous cell carcinoma: A critical review of surgery. Brit J Surg 67:381–390
10. Ellis FH (1989) Treatment of carcinoma of the esophagus or cardia. Mayo Clin Proc 64:945–955
11. Everitt NJ, Glinatsis M, McMahon MJ (1992) Thoracoscopic enucleation of leiomyoma of the oesophagus. Br J Surg 79:643
12. Fok M, Sin KF, Wong J (1989) A comparison of the transhiatal and transthoracic resection for carcinoma of the thoracic esophagus. Amer J Surg 158:414–419
13. Gossot D (1992) Thoracoscopic surgery of the esophagus. In: Gossot D, Kleinmann P, Levi JF (Hrsg) Surgical thoracoscopy. Springer-Verlag, France
14. Hankins JR, Attar S, Coughlin TR, Miller JE, Hebel JR, Suter CM, Mc Laughlin JS (1989) Carcinoma of transhiatal versus transthoracic resection. Ann Thorac Surg 47:700–705
15. Hennessy TP, O'Connel R (1986) Carcinoma of the hypopharynx, esophagus and cardia. Surg Gynec Obstet 162:243–247
16. Hinder R, Filipi C (1992) The Technique of Laparoscopic Fundoplication. Surgical Laparoscopy & Endoscopy 2:265–273
17. Matthews HR, Powell DJ, Mc Conkey CC (1986) Effect of surgical experience on the results of resection for esophageal carcinoma. Brit J Surg 73:621–623
18. Müller JM, Erasmi H, Stelzner M, Zieren U, Pichlmaier H (1990) Surgical therapy of esophageal carcinoma. Brit J Surg 77:845–857
19. Orringer MB (1987) Transthoracic versus transhiatal esophagectomy: what difference does it make? Ann Thorac Surg 44:116–118
20. Shahian DM, Neptune WB, Ellis FH, Watkins E (1986) Transthoracic versus extrathoracic esophagectomy: Mortality, morbidity and long term survival. Ann Thorac Surg 41:237–246
21. Shimi S, Nahanson LK, Cuschieri A (1991) Laparoscopic cardiomyotomy for achalasia. JR Coll Surg Edinb 36:152–154
22. Shimi S, Nathansos LK, Curschieri A (1992) Thoracoscopic long myotomy for nutcracker oesophagus: initial experience of a new surgical approach. Br J Surg 79:533–536
23. Siewert JR, Hölscher AH, Roder J, Bartels H (1988) En-bloc-Resektion der Speiseröhre beim Oesophaguscarcinom. Langb Arch Chir 373:367–376
24. Skinner DB, Little AG, Ferguson MK, Soviano A, Staszak VM (1986) Selection of operation for esophageal cancer based on staging. Ann Surg 204:391–401
25. Wong J (1987) Esophageal resection for cancer: The rationale of current practice. Amer J Surg 153:18–24

17. Wandel im Therapiekonzept des Spontanpneumothorax – ein Vergleich konservativer mit konventionell operativer und thorakoskopischer Therapie

M. Kästel, H. Wilkening, P. Bölcskei und Ch. Gebhardt

Fachabteilung für Abdominal-, Thorax- und Endokrine Chirurgie am Zentrum für Chirurgie, Städt. Klinikum, Flurstr. 17, 90340 Nürnberg

Changing in the Treatment of Spontaneous Pneumothorax – a Comparison of the Non-surgical Treatment With the Traditional Thoracotomy and with Minimal Invasive Therapy

Summary. During 3 periods (1980–1983, 1985–1987 and 10/91–3/93) diagnostic methods, different kinds of therapy and recurrence rate of the spontaneus pneumothorax (SP) were compared. From 1980–1983 74% of SP were only treated with drainage resulting a 40% recurrence rate. Pleurography, CT and thoracoscopy allowed the differentiation of the morphological reasons of SP. Drainage with fibrinsealing, in some cases under direct view reduced the recurrence rate to 20%. Using the minimal invasive surgery as a part of the differentiated therapy the over all relapse rate was reduced to 13%, concerning the MIS it was 3%.

Key words: Spontaneus pneumothorax – Pleurography – Differentiated treatment – Thoracoscopy

Zusammenfassung. In 3 Zeiträumen (1980–1983, 1985–1987 und 10/91–3/93) wurden Diagnostik, Therapie und Rezidivrate des Spontanpneumothorax verglichen. Wurden 1980–1983 74% der Spontanpneumothoraces nur drainiert, resultierten damals insgesamt etwa 40% Rezidive. Die Einführung von Pleurographie, CT und Thorakoskopie ließ die Differenzierung der morphologischen Ursachen zu. Saugung und Fibrinklebung, z.T. unter Sicht, senkte die Rezidive auf etwa 20% (1985–1987). Seit dem gezielten Einsatz der minimal-invasiven Chirurgie als Teil des Therapiekonzeptes ließen sich die Rezidive auf insgesamt 12% reduzieren, die MIC zeigte bisher nur 3% Rezidivrate (1991–1993).

Schlüsselwörter: Spontanpneumothorax – Pleurographie – differenzierte Therapie – Thorakoskopie

Die zunehmende Verfeinerung der Diagnostik pulmonaler Erkrankungen führt auch zu einer Differenzierung und Weiterentwicklung der therapeutischen Maßnahmen. Die bisher überwiegend konservative Therapie des Spontanpneumothorax wird im Rahmen dieser Entwicklung zunehmend von minimal-invasiven Therapieverfahren bis hin zur endoskopischen Emphysemblasenresektion abgelöst. Dieser Wandel in der Therapie soll an drei Zeitperioden der letzten 13 Jahre am eigenen Krankengut dargestellt werden.

1. Therapieschwerpunkt: Saugdrainage

In einer früheren 1989 im „Chirurgen" [2] veröffentlichten Untersuchungsreihe hatten wir zwei Behandlungszeiträume verglichen.

1980 bis 1983 bestand die Diagnostik im wesentlichen aus der Röntgenuntersuchung in 2 Ebenen, therapiert wurde in über 90% der Fälle mit einer Thoraxsaugdrainage, in knapp 20% unterstützt von einer diffusen Fibrinapplikation im Bereich der Pleurakuppel. Von den in diesem Zeitraum behandelten 135 Fällen erlitten 40,7% Rezidive, hierbei sind die primären Mißerfolge, d. h. eine fehlende Ausdehnung der Lunge nach zweiwöchiger Therapie, als sog. Therapieversager mit 18,5% mit eingerechnet.

Diese unbefriedigenden Ergebnisse sowie die Weiterentwicklung der Röntgendiagnostik führte zunächst zu einer Änderung im diagnostischen Vorgehen.

2. Therapieschwerpunkt: Gezielte Fibrinklebung

In den Jahren 1985 bis 1987 wurde routinemäßig eine Pleurographie mit Fisteldarstellung durchgeführt. Zunehmend wurde auch die Computertomographie routinemäßig eingesetzt. Ein Fistelnachweis in der Pleurographie ließ in gleicher Sitzung eine gezieltere Fibrinklebeapplikation unter Röntgenkontrolle als Ergänzung der Drainagebehandlung zu. Vermehrt wurde jedoch diagnostisch und therapeutisch die Thorakoskopie eingesetzt. Hier konnte die Fibrinklebeapplikation dann auch unter Sicht durchgeführt werden, in den meisten Fällen als fibrin glue direkt in subpleurale Blasen injiziert. Große Emphysemblasenkonvolute wurden einer konventionellen operativen Therapie, in den meisten Fällen als atypische Segmentresektion, zugeführt. So ließ sich in über 75% der Fälle ein morphologisches Substrat des Spontanpneumothorax gegenüber nur knapp 50% im vorherigen Zeitraum nachweisen. Entsprechend konnte die Rezidivrate von 40,7 auf 21,8% gesenkt werden.

Faßt man die 300 behandelten Pneumothoraxfälle der genannten Zeiträume zusammen, so ergeben sich für die einzelnen Methoden deutliche Unterschiede in den Rezidivraten. Die alleinige Drainage führte damals zu 43% Rezidiven, die ungezielte Fibrinklebeapplikation zu 24%, die gezielte Fibrinklebung zu 12%, bei den 28 konventionell operierten Patienten erlitt nur einer ein Rezidiv (Abb. 1).

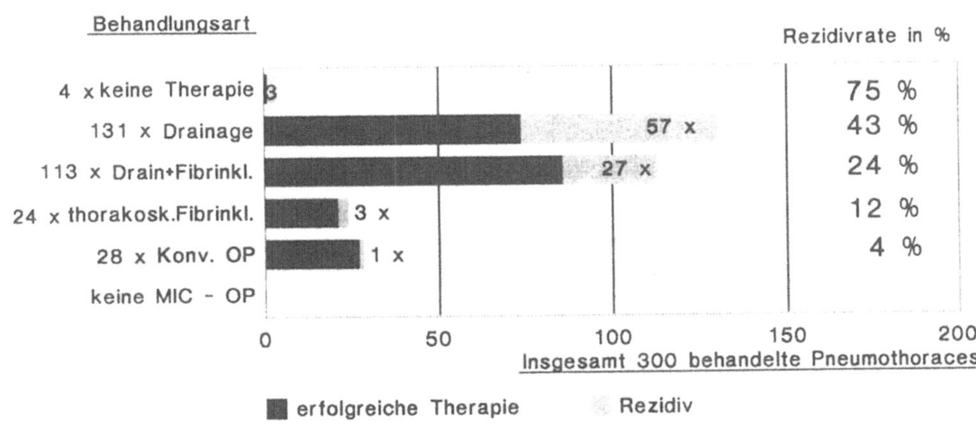

Abb. 1. Rezidive der Therapien 1980–1983/1985–1987

3. Therapieschwerpunkt: Minimal-invasive Chirurgie

Die operative Entfernung der Emphysemblasenkonvolute wurden seit Oktober 1991 thorakoskopisch durchgeführt. Wir können zur Zeit auf die Erfahrung von etwa 90 thorakoskopisch durchgeführten Eingriffen zurückblicken. Hier handelt es sich um über 70 sog. Wedge-
Resektionen, die zur Hälfte diagnostische Makrobiopsien und Rundherdentnahmen und
zur anderen Hälfte Emphysemblasenresektionen waren.

Im letzten Untersuchungszeitraum von Oktober 1991 bis März 1993 behandelten wir
zusammen mit unseren Pulmonologen 60 Fälle eines Spontanpneumothorax, hiervon 46
primäre Spontanpneumothoraces, 7 Rezidive und 7 Therapieversager, die zu einem Wechsel
der Behandlungsmethoden zwangen. Die alleinige Drainagetherapie kam nur noch in 30 %
zur Anwendung. Hiervon war wiederum ⅓ nicht erfolgreich und wurde später endoskopisch operiert. Die ungezielte Fibrinklebung wurde nicht mehr durchgeführt, der fibrin glue
bei 7 Patienten, wovon 1 Patient weiter fistelte und später ebenfalls operiert wurde. Bei 2
Patienten waren die Konvolute so ausgedehnt, daß primär eine konventionelle Operation
durchgeführt worden war. 34 Patienten hatten wir endoskopisch reseziert, hiervon haben
wir in der bisher noch relativ kurzen Nachbeobachtungszeit ein Rezidiv gesehen (Abb. 2).

Zusätzlich haben wir 3 Patienten ohne Pneumothorax bei ausgedehnten Emphysembla-
senkonvoluten der Gegenseite im Intervall thorakoskopisch operiert. Diese 3 erfolgreich
behandelten Fälle sind hier nicht mit einberechnet. Bei fehlendem Substratnachweis durch
Pleurographie und Computertomogramm halten wir die Thorakoskopie schon allein aus
diagnostischem Ansatz unbedingt für notwendig [3, 5].

Die Pleuraresektion zur Erzielung einer Pleurodese sowie das „shrinking" von Emphysemblasen mit Laser haben wir nicht durchgeführt. Beides sind ernstzunehmende Therapie-
alternativen. Da die thorakoskopische Resektion des erkrankten Lungenbezirkes jedoch als
kausale Therapie anzusehen ist, erscheint sie uns aufgrund der bisher sehr guten Ergebnissen
verbunden mit geringer Komplikationsrate und geringer Belastung für den Patienten als
Therapie der Wahl.

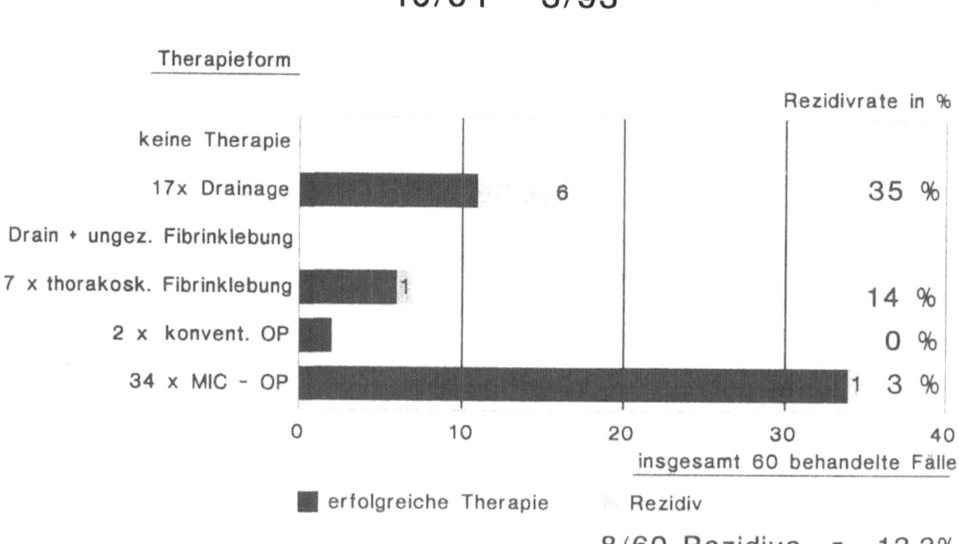

Abb. 2. Rezidive der Therapien 1991–1993

Operationstechnik

Operationstechnisch bereitet die Emphysemblasenresektion in der Regel keine Schwierigkeiten. Man benötigt 3 Zugänge in den Thoraxraum, in der Regel läßt sich der erkrankte Lungenbezirk mit mehreren Staplermagazinen mit 30 mm Schnittlänge ausklammern. Nur bei ausgedehnten Befunden kommen die Magazine mit 60 mm Länge zum Einsatz. Dies erfordert einen entsprechend großen Trokar, die Extraktion eines so großen Resektionspräparates erfordert jedoch auch eine größere Öffnung in der Thoraxwand. Zusätzlich Adhäsiolyse sowie Fibrinversiegelung kleiner, nicht resektionsbedürftiger Emphysemblasen ist zusätzlich technisch leicht möglich [4]. Nur einen Patienten mußten wir bisher wegen persistierender Fistel rethorakoskopieren, die Fistel im Bereich der Klammernahtreihe wurde mit einem zusätzlich aufgesetzten Magazin abgedichtet.

Differenzierte Therapieempfehlung (Abb. 3)

Das erstmalige Ereignis eines Spontanpneumothorax erfordert neben der einzulegenden Saugdrainage eine Pleurographie sowie in der Regel auch ein CT. Finden sich weder Fistelungen noch Blasen, kann man sich zunächst auf die alleinige Drainagebehandlung beschränken. Kleine Fisteln oder Blasen führen zur diagnostischen Thorakoskopie, gegebenenfalls mit Fibrinkleberapplikation. Größere Fisteln oder große Blasenkonvolute sollten thorakoskopisch in Vollnarkose durch Resektion des erkrankten Bezirkes behandelt werden. Nur ausgedehnte Konvolute erfordern eine konventionelle Operation. Bei einem Rezidivpneu verspricht die alleinige Saugung keinerlei Erfolg.

Sind aus dem Vor-CT keine Blasen bekannt, so kann zunächst pleurographisch oder thorakoskopisch nach einer Fistel gesucht werden. Häufig sind hier Verwachsungsstränge für das Rezidiv verantwortlich. Sind aus dem CT Blasenkonvolute bekannt, sollte der Patient umgehend thorakoskopisch reseziert werden. Die geringe Komplikationsrate der

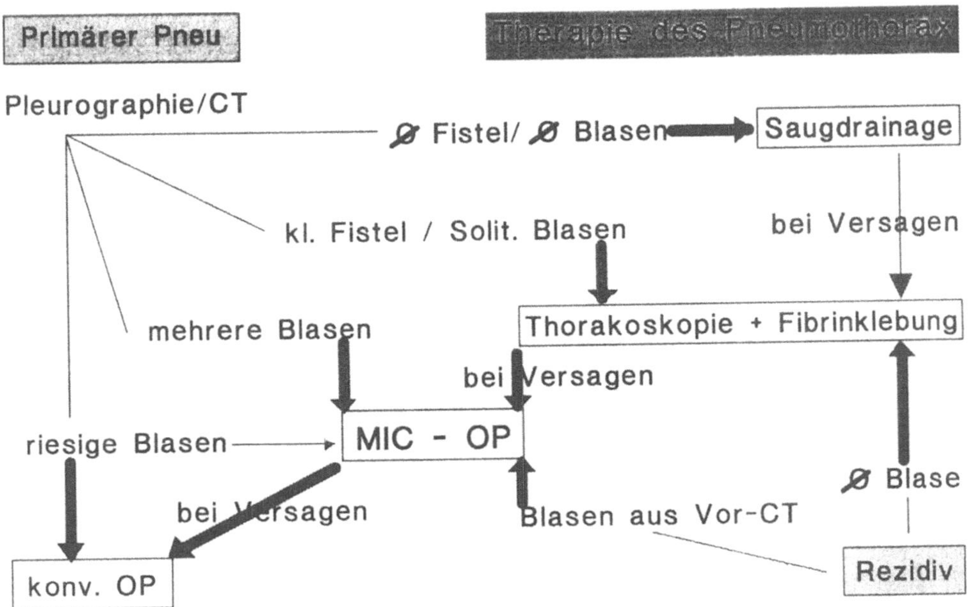

Abb. 3. Welche Therapie bei welchem Befund?

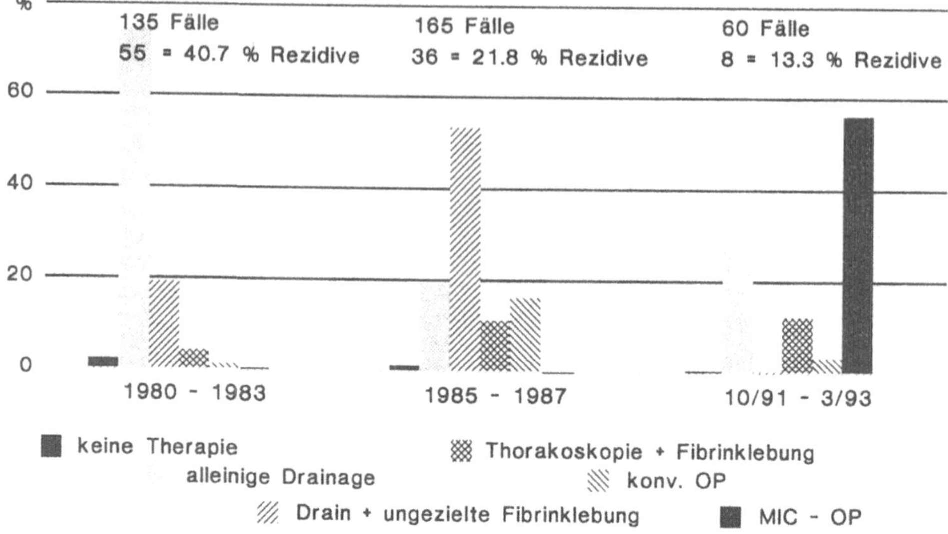

Abb. 4. Gesamtrezidivrate für alle Therapien

thorakoskopischen Eingriffe und die niedrige Komplikationsrate der operativen Therapie [1] läßt es nicht sinnvoll erscheinen, die operative Therapie bis zum Rezidiv hinauszuschieben.

Zusammenfassung

Der differenzierte Einsatz der diagnostischen Methoden von der alleinigen Röntgendarstellung über die Pleurographie, Computertomographie und Thorakoskopie hat zu einer differenzierten Therapie des Spontanpneumothorax von der alleinigen Drainagebehandlung zur gezielten thorakoskopischen Verklebung von Fisteln und Blasen, der thorakoskopischen Emphysemblasenresektion oder aber der konventionellen Operation geführt. Gleichzeitig konnte durch diese Differenzierung von Diagnostik und Therapie die Rezidivrate in unserem Krankengut von 40,7 über 21,8 auf zuletzt 13 % gesenkt werden, die minimal-invasive Operationstechnik selbst ergab bisher lediglich 3 % Rezidive (Abb. 4).

Literatur

1. Branscheid D, Trainer S, Bülzebruck H, Vogt-Moykopf I (1988) Ergebnisse chirurgischer Therapie beim Spontanpneumothorax. Langenbecks Arch Chir Supp II Kongreßbericht 1988:505–509
2. Gebhardt Ch, Bölcskei P, Wilkening H, Havasy G, Juckenat R (1989) Behandlung des Spontanpneumothorax. Langenbecks Arch Chir 374:156–163
3. Inderbitzi R, Furrer M (1992) The surgical treatment of spontaneous pneumothorax by video-thoracoscopy. Thorac cardiovasc Surgeon 40:330–333
4. Kaiser D (1989) Fibrinklebung beim Spontanpneumothorax. Pneumologie 43:101–104
5. Vanderschueren RG (1990) The role of thoracoscopy in the evaluation and management of pneumothorax. Lung 168:1122–1125

18. Thorakoskopische Tumorchirurgie

W. Wayand, R. Rieger und R. Woisetschläger

II. Chir. Abt. u. Ludwig-Boltzmann-Institut für operative Laparoskopie, AKh, Krankenhausstr. 9, A-4020 Linz

Thoracoscopic Tumor Surgery

Summary. 12 patients with single peripheral lung lesions underwent thoracoscopic resection. Median size of the lesions ranged from 1 to 4 cm, localisation was 6 times in the right upper lobe, 4 times left upper lobe, 1 time left lower lobe, and 1 time in the right middle lobe. Histology revealed tubercolomas in 5 cases, 1 hamartoma, 1 fibrosis, 4 times carcinomas and 1 time unclear. In 2 cases of carcinomas (79 year and 76 year old male) subsequent thoracotomy was not performed. Postop. complications occurred 3 times (pneumonia, atelectases, skin emphysema). There was no letality.

Key words: Minimal invasive surgery – Lung resection

Zusammenfassung. Bei 12 Pat. haben wir die thorakoskop. Resektion von peripheren Lungenrundherden versucht. Die Größe variierte von 1–4 cm, die Lokalisation war 6 × re OL, 4 × li OL, 1 × li UL, 1 × re ML. Die histolog. Befunde ergaben 5 × Tuberkulom, 1 × Hamartom, 1 × Fibrose, 4 × Carcinom, 1 × unklar. Bei 2 der Carcinome (79jähriger u. 76jähriger Pat.) wurde auf die sonst anzuschließende Thorakotomie mit Lobektomie u. Lymphknotendissektion verzichtet. Die postop. Komplikationen betrafen je 1 × Pneumonie, Atelektase, Hautemphysem. Kein Patient verstarb.

Schlüsselwörter: MIC-Thorax – Lungenresektion

(Manuskript bis Redaktionsschluß nicht eingegangen)

19. Laparoskopie beim akuten Abdomen

E. Eypasch, R. Mennigen, W. Spangenberger und H. Troidl

II. Chirurg. Lehrstuhl für Chirurgie, Krankenhaus Köln-Merheim, Ostmerheimer Str. 200, 51109 Köln

Laparoscopy for Acute Abdominal Emergencies

Summary. Laparoscopic surgery for acute abdominal emergencies is a growing field. While some indications are already established, i.e. appendicitis, cholecystitis or peptic ulcer perforation, others are unter investigation. This article presents and discusses current data about a laparoscopic approach to the acute abdomen.

Key words: Laparoscopic surgery – Acute abdomen

Zusammenfassung. Die laparoskopische Chirurgie des akuten Abdomens ist ein weites Indikationsgebiet. Während Indikationen wie die akute Cholezystitis, die Appendizitis und die Ulcusperforation für den laparoskopischen Zugang gerade erschlossen werden, sind andere Indikationen Gegenstand der Diskussion. Diese Arbeit präsentiert und diskutiert einen Überblick über den aktuellen Stand der laparoskopischen Chirurgie des akuten Abdomens.

Schlüsselwörter: Laparoskopische Chirurgie – Akutes Abdomen

Der aktuelle Stand der laparoskopischen Chirurgie des akuten Abdomen wird kontrovers diskutiert. Die Kontroverse wird reflektiert durch die von Siewert, Schumpelick und Trede moderierten Diskussionen in Langenbecks Archiven für Chirurgie [29, 31]. Einerseits wird hier die laparoskopische Cholezystektomie als sogenannter „Gold-Standard" bei der blanden Cholezystolithiasis diskutiert. Andererseits wird gefragt, ob die laparoskopische Appendektomie überhaupt noch einen Stellenwert hat. In dieser kurzen Bestandsaufnahme soll die aktuelle Situation der laparoskopischen Chirurgie des akuten Abdomens dargestellt werden.

Akute Cholezystitis

Die laparoskopische Behandlung der akuten Cholezystitis zeigt eine deutliche Entwicklung. Während in der ersten Datensammlung von Cushieri 1991 [5] noch die akute Cholezystitis als Kontraindikation betrachtet wurde, nahmen die folgenden Sammelstatistiken Patienten mit akuter Cholezystitis auf (Tabelle 1). Die Autoren favorisieren seither, auch bei der akuten Cholezystitis, die Operation laparoskopisch zu beginnen [13, 21, 28, 32]. Diese Empfehlung wird darüber hinaus von den Autoren unterstützt, die sich speziell mit der Behandlung der akuten Cholezystitis befassen und Konversionsraten im selben Bereich wie bei der blanden Cholezystolithiasis anführen [9, 10, 34, 37]. Gebündelt und reflektiert wird diese Ansicht in der Empfehlung der NIH-Konsensus-Konferenz, daß Patienten mit akuter Cholezystitis oder abgeklungener chologener Pankreatitis Kandidaten für die laparoskopische Cholezystektomie sind, sofern der Chirurg hinreichende Erfahrung mit komplexen Problemen bei der laparoskopischen Gallenblasenoperation hat [25].

Akute Appendizitis

Zur laparoskopischen Behandlung der akuten Appendizitis finden sich in der Literatur einarmige retrospektive Serien mit großen Zahlen [14, 35, 37] sowie kontrollierte Vergleichsstudien mit leider nur kleineren Patientenzahlen [1, 15, 20]. Gleichlautend kommen die großen retrospektiven Serien zu dem Ergebnis, daß die Komplikationsrate der laparoskopischen Appendektomie mit 3–4% in einem niedrigen Bereich liegt und ebenfalls die Reinterventionsrate, sei es als Relaparotomie oder Relaparoskopie, ebenfalls mit 0,5–3% nicht hoch ist. Der Nachteil retrospektiver einarmiger Studien ist immer die mangelnde Definition von Komplikationen sowie das Fehlen einer vergleichbaren Kontrollgruppe. Zum Teil werden diese Probleme gelöst durch die verfügbaren kontrollierten Studien (Tabelle 1). McAnena kommt nach Auswertung der Zielkriterien Krankenhausaufenthalt, Komplikationen, Analgetikaverbrauch sowie Konversionsrate zu dem Ergebnis, daß die laparoskopische Appendektomie eine weiter zu untersuchende Alternative zur konventionellen Behandlung ist [20]. Bei einer ähnlich geringen Patientenzahl, nach Auswertung der gleichen Zielkriterien und bei angeblich statistisch signifikanten Unterschieden zugunsten der laparoskopischen Appendektomie, bezeichnete Attwood letztere bereits als Verfahren der Wahl [1]. Goh führt eine differenziertere Analyse durch und findet nach laparoskopischer Appendektomie weniger Infekte, einen geringeren Analgetikaverbrauch und eine schnellere Erholung der Patienten [15]. In der an unserer Klinik durchgeführten randomisierten Studie mit den gleichen Zielkriterien fanden wir eine hohe Konversionsrate von 25% als Ausdruck der Akuität der Fälle und des technischen Aufwandes. Allerdings zeigten die Patienten nach laparoskopischer Appendektomie eine um ca. ¹/₃ geringere Schmerzintensität als die konventionell operierten Patienten.

Ein noch ungelöstes Problem bei der laparoskopischen Appendektomie, speziell bei jungen und schlanken Patienten, sind die aufgetretenen Verletzungen größerer Gefäße mit konsekutiver Extremitätenischämie, Kompartementsyndromen und Erfordernis zur Amputation, wie sie aus Gutachten oder Kasuistiken bekannt geworden sind. Wir führen daher an der eigenen Klinik bei diesen Patienten grundsätzlich einen stumpfen oder offenen Zugang zur Peritonealhöhle durch [33].

Eine praktikable Methode zur strukturierten Beobachtung und Analyse auch geringer Fallzahlen ist die Fehleranalyse, die sich in der Industrie und in der Evolution als sinnvolles Verbesserungsverfahren bewährt hat. Sie gliedert sich in 5 wichtige Einzelschritte [33]:

1. Situation – Wie war die klinische Situation?
2. Ereignis – Was ist passiert?
3. Ursache – Warum ist es passiert?
4. Vermeidung – Wie kann es vermieden werden?
5. Behandlung – Wie ist es behandelt worden?

Da bei den weiteren zu beschreibenden Indikationen des akuten Abdomens noch keine bedeutsamen Fallzahlen aus der Literatur bekannt sind, werden die Ergebnisse unserer eigenen Klinik in Form einer Fehleranalyse präsentiert und diskutiert (Tabelle 2).

Ileus

Unter der Diagnose eines mechanischen Ileus wurden 11 Patienten laparoskopisch operiert. Die laparoskopische Operation war gekennzeichnet durch schlechte, beengte Sichtverhält-

Tabelle 1. Laparoskopische Therapie beim akuten Abdomen

Autor	Jahr	N	Akute Cholezyst.	Konversion	Kommentar
Akute Cholezystitis					
Cuschieri	1991	1236	0	3,6%	Kontraindikation
Meyers	1991	1518	9,6%	5%	–
Gigot	1992	3244	6,5%	6,5%	Laparoskop. Beginn
Perissat	1993	700	21%	7,3%	Laparoskop. Beginn
Troidl	1993	1500	10%	5,1%	Laparoskop. Beginn
Unger	1991	210	26%	7%	Laparoskop. Beginn
Wilson	1992	350	10%	7%	Laparoskop. Beginn
Fuchs	1992	176	13%	4%	Laparoskop. Beginn
Fabre	1992	262	24%	25%	Selektion der Patienten

Autor	Jahr	N	Kontrollgr.	Morb.	Reop.	Konv.	Kommentar
Akute Appendizitis							
Goetz	1991	653	keine	3%	0,5%	2%	Machbarkeit
Valla	1992	565	keine	3,6%	1,3%	1%	Machbarkeit
Wilker	1993	493	keine	4%	3%	1%	Machbarkeit
McAnena	1992	65	Ja	4–11%	–	2/29	Alternative
Attwood	1992	62	Random.	0–10%	–	2/30	Methode der Wahl
Goh	1992	109	Random.	0–9%	–	–	Weniger Infekte u. Analgetika, Schnellere Erholung
Troidl	1992	57	Random.	1–10%		9/34	Hohe Konv.-Rate, weniger Schmerzen

Autor	Jahr	N	Technik	Morb.	Reop.	Konv.	Mort.	Kommentar
Ulcusperforation								
Mouret	1990	5	Fibrinkleber Omentumpatch	1/5	1/5	–	1/5	Machbarkeit
Nathanson	1990	1	Naht (3 mm!) Spülung, Drain.	–	–	–	–	–
Costalat	1991	7	Lig. ter. hep. Patch-Plastik Sonde→Zug	0	0	0	0	Machbarkeit Belästigung
Sunderland	1992	6	Naht, Omentum Plastik	0	0	0	0	Machbarkeit
Eypasch	1993	16	Naht, Spülung Drainage	4/16	2/16	2/16	1/16	Machbarkeit Geringer Analgetikaverbrauch!

Kongrollgr.: Kontrollgruppe; Morb.: Morbidität; Mort.: Mortalität; Reop.: Reoperation; Konv.: Konversion zur Laparotomie; Machbarkeit: technische Machbarkeit dokumentiert; (Zahlen: Anzahl der Patienten oder %)

nisse, Schwierigkeiten mit der Manipulation der Instrumente sowie anatomische Probleme, bedingt durch Inkarzerationen des Darms, Adhäsionen und Konglomeratprozesse von Dünn- und Dickdarm. Bei 2 Patienten traten unerwünschte Ereignisse auf, einmal eine Darmperforation mit Darminsufflation, ein weiteres Mal eine übersehene Darmverletzung mit der Veress-Nadel, welche zu einer Peritonitis mit Relaparotomie führte. Die Ursachen für diese Ereignisse waren die gefüllten, sehr verletzlichen Darmschlingen, die anatomisch bedingte Situation und die Probleme mit der Manipulation der Bauchorgane. Die vorge- schlagenen Strategien zur Vermeidung dieser Situation sind eine verbesserte Selektion der

Tabelle 2. Laparoskopie beim akuten Abdomen; Fehleranalyse bei einzelnen Indikationen

Indikation	Situation	Ereignis	Ursache	Behandlung	Verbesserung
Ileus	11 Pat., schlechte Sicht, Adhäsionen, Konglomerate, eingeschränkte Manipulationen	Darmperforation mit Gasinsuffl. (1), Darmverletzung durch Verres-Nadel (1)	Volle Darmschlingen, anatom. Situat., wenig Arbeitsraum	Konversionen (7), Pat. mit Darminsuffl., Pat. mit Darmverletz., Laparosk. Op. (4), Derotation (1), Bridenlösung (3)	Selektion der Patienten, obligater offener Zugang, Video-Kontrolle v. Manipulationen
Mesenteriale Ischämie	6 Patienten, dunkler Darm (5), normaler Darm (1)	Fehlbeurteilung der Darmfarbe (1), Diagnost. Fehler BAA (1)	Farbqualität auf dem Monitor	Keine Laparotomie bei Unkurabilität (4), Fehlindiz. Laparot. (1), Laparotomie bei BAA (1)	Inspektion ohne Kamera, Mini-Laparotomie
Ulcusperforation	16 Patienten	Techn. Konversion bei Nahtproblem (2), Nahtinsuffizienz (1), Peritonitis (1)	Beginn der Lernkurve, Nahtbruch, Knotenproblem	Laparoskop. Übernähungen (14), Konversion (2), Relaparotomie (2)	Verbesserung von Training, Knotentechnik und Instrumenten
Leistenhernien-Inkarzeration	4 Patienten, Peritonitis bei Darminkarzeration (1)	–	Anatom. Situation, Enge	Konversion (1), Ausschluß-En-bloc-Repos. (2), Repos. einer Netzinkarzeration (1)	Training, Technik, Entwicklung der laparoskopischen Hernienchirurgie

(Zahlen in Klammern: Anzahl der Patienten)

Patienten, die bei einem mechanischen Ileus laparoskopisch operiert werden. Ein offener stumpfer Zugang zur Bauchhöhle ist obligat, und eine subtile Videokontrolle sämtlicher Manipulationen ist zu fordern.

In unserer kleinen Serie konnten 4 Patienten laparoskopisch operiert werden, darunter eine Derotation eines Dünndarmvolvulus sowie 3 umschriebene Bridenlösungen. Dagegen erforderten 7 Patienten eine Konversion zur Laparotomie, darunter die eine Patientin mit der akzidentellen Darmperforation und Darminsufflation sowie die Patientin mit der Darmverletzung durch die Veress-Nadel.

Mesenteriale Ischämie

Unter der Verdachtsdiagnose einer mesenterialen Ischämie wurden 6 Patienten laparoskopiert. Fünf Patienten zeigten einen dunklen und typisch blau-schwarzen Darm, wie bei der Ischämie zu erwarten. Eine Patientin hatte einen normalgefärbten Darm und zeigte ein kleines penetrierendes Bauchaortenaneurysma, welches durch Laparotomie behandelt wurde.

Das unerwünschte Ereignis an einem dieser 6 Patienten war eine Fehlbeurteilung der Farbe des Darmes, welche zur Laparotomie mit dem Ziel der Darmresektion Anlaß gab. Intraoperativ zeigte sich jedoch, daß die dunkle Farbe des Darmes durch eine Blutfüllung mit Teerstuhl bedingt war. Wegen einer inkurablen Situation mit fortgeschrittener Darmischämie wurden 4 Patienten nicht laparotomiert. Das wesentliche intraoperative Problem war jedoch, die Farbe des Darmes exakt zu beurteilen. Eine Verbesserung dieser Situation erscheint durch Inspektion ohne Kamera, eine Minilaparotomie sowie durch weiteres Training und Erfahrung möglich.

Inkarzerierte Leistenhernien

Unter der Indikation einer inkarzerierten Leistenhernie wurden 4 Patienten laparoskopisch operiert. Wegen einer Dünndarminkarzeration mußte bei einem Patienten auf eine Laparotomie zwecks Dünndarmresektion umgestiegen werden. Drei Patienten konnten laparoskopisch operiert werden mit Ausschluß einer En-bloc-Reposition in 2 Fällen und Beseitigung einer Netzinkarzeration in einem weiteren Fall.

Ulcusperforation

Zur laparoskopischen Behandlung perforierter peptischer Ulcera sind in der Literatur verschiedene Techniken beschrieben [4, 7, 22, 24, 31]. An unserer Klinik wurden unter der Diagnose Ulcusperforation 16 Patienten laparoskopisch operiert. Zu Beginn dieser Serie mußte in 2 Fällen aus technischen Gründen auf eine Laparotomie umgestiegen werden, da eine laparoskopische Naht noch nicht möglich war (1989). Weiterhin traten bei 2 Patienten im postoperativen Verlauf einmal eine Nahtinsuffizienz – bedingt durch Nahtbruch – und einmal eine fortbestehende Peritonitis auf, so daß beide Patienten relaparotomiert werden mußten; ursächlich waren fehlendes Training sowie ein Nahtbruch bei Knotenproblemen zu sehen. In Zukunft können diese Probleme durch Verbesserung der Knotentechnik, weiteres Training und eine Fortentwicklung der Instrumente vermieden werden. Insgesamt gelang der laparoskopische Nahtverschluß in 14 Fällen. Ein Vergleich dieser 14 laparoskopisch operierten Patienten mit den zuvor durchgeführten, noch konventionellen Übernähungen zeigte, daß die laparoskopisch operierten Patienten einen geringeren Analgetikakonsum hatten.

Laparoskopie auf der Intensivstation

Zur Laparoskopie von Patienten auf der Chirurgischen Intensivstation finden sich in der Literatur nur sehr kleine Serien [2, 11, 14]. Zur Relaparoskopie von intensivstationspflichtigen Patienten haben wir mehrfach ein Bauchdeckenventil (Trokarhülse) eingesetzt, um Relaparoskopien durchzuführen. Eine abschließende Beurteilung ist jedoch verfrüht.

Laparoskopie beim akuten Abdomen – Bestandsaufnahme 1993

Die diagnostische und therapeutische Laparoskopie beim akuten Abdomen stellt ein weites Arbeitsfeld dar [20]. Für die großen Indikationsgebiete, wie akute Appendizitis, Cholezystitis, Ulcusperforation und unspezifische Schmerzen ist die technische Machbarkeit der laparoskopischen Therapieoptionen bereits dargestellt. Die diagnostische Laparoskopie ist ohnehin etabliert [3, 9, 19, 26, 29, 30]. Unter Ausschöpfung all dieser Möglichkeiten könnten bei entsprechender Eignung des Krankengutes und Erfahrung der laparoskopischen Operateure bis zu 80% der Patienten mit akutem Abdomen laparoskopisch angegangen werden [10, 20]. Aktuelle Einschränkungen sind jedoch derzeit noch das fehlende Training und die nicht ausreichende Verfügbarkeit versierter Operateure sowie logistische Probleme mit Teams, Dienstzeiten und zunächst noch verlängerter Operationsdauer.

Stellte man die genannten Indikationen in Beziehung zu einem Raster der Technologiebewertung, – wie es Jennett [21] vorgibt –, mit den Kriterien Sicherheit, Effizienz, Vorteil für den Patienten, Vorteil für den Arzt, Effektivität und Kosten-Nutzen-Relationen (Abb. 1), fällt auf, daß wir zwar bei einigen Patientengruppen Informationen zu diesen Kriterien bereits besitzen. Unübersehbar ist jedoch, daß wir beim überwiegenden Anteil der Indikationen und den relevanten Kriterien derzeit noch im dunkeln tappen und weitere Informationen zur Beurteilung der laparoskopischen Chirurgie des akuten Abdomens benötigen.

Nur wenn wir diese Kriterien, hier speziell die Sicherheit, die Effizienz und der konkrete Vorteil für den Patienten, im Auge behalten, wird erreicht werden können, daß sich die chirurgische Behandlung des akuten Abdomens in eine sinnvolle Richtung weiterentwickelt.

Kriterium der Bewertung	Indikationen						
	Diagn.	Galle	App.	Ulc.Perf.	Divert.	Ileus	Varia
1. Sicherheit	+++	+++	++?	+?	?	?	?
2. Effizienz	+++	+++	+++	++	?	+	+
3. *Vorteil Patient*	++	+++	?	?	?	?	?
4. Vorteil Arzt	+	?	?	?	?	?	?
5. Effektivität	+	++	+	?	?	?	?
6. Kosten - Nutzen	?	?	?	?	?	?	?

Daten 60 % der Pat. (bei 1. Sicherheit, Spalten App./Ulc.Perf.)
Unwissenheit 40 % der Pat. (bei 5. Effektivität, rechte Spalten)

Abb. 1. Technologiebewertung nach Jennett [21]: Laparoskopische Chirurgie beim akuten Abdomen. Diagn.: Diagnostische Laparoskopie; Galle: akute Cholezystitis; App.: akute Appendizitis; Ulc. Perf.: Perforation peptischer Ulzera; Divert.: Sigmadiverticulitis; Ileus: mechanischer Ileus; Varia: verschiedene Indikationen.
+ + + = ausreichende Informationen vorhanden; + + = einige Informationen vorhanden; + = spärliche Informationen vorhanden; ? = fraglich; keine Informationen vorhanden

Literatur

1. Attwood SEA, Hill ADK, Murphy PG, Thornton J, Stephens RB (1992) A prospective randomized trial of laparoscopic versus open appendectomy. Surgery 112:497–501
2. Bender JS, Talamani MA (1992) Diagnostic laparoscopy in critically ill intensive-care-units. Surg Endosc 6:302–304
3. Berci G, Sackier JM, Paz-Partlow M (1991) Emergency laparoscopy. Am J Surg 191:332–336
4. Costalat G, Dravet F, Noel P, Alquier Y, Vernhet J (1991) Coelioscopic treatment of perforated gastroduodenal ulcer using the ligamentum teres hepatis. Surg Endosc 5:154–155
5. Cuschieri A, Dubois F, Mouiel J, Mouret P, Becker HD, Buess G, Trede M, Troidl H (1991) The European experience with laparoscopic cholecystectomy. Am J Surg 161:385–389
6. Easter DW, Cuschieri A, Nathanson LK, Lavellen-Jones M (1992) The utility of diagnostic laparoscopy für abdominal disorders. Arch Surg 127:379–383
7. Eypasch E, Spangenberger W, Hebebrand D, Troidl H (1992) Erste Ergebnisse der operativen Laparoskopie bei akuten abdominellen Notfallsituationen. In: Fuchs KH (Hrsg) Endoskopie in der Chirurgie. Blackwell Wissenschaft Verlag, Berlin, S 421–429
8. Eypasch E, Troidl H, Mennigen R, Spangenberger W, Barlow AP (1992) Laparoscopy via an indwelling cannula: an alternative to planned relaparotomy. Br J Surg 79:1368
9. Fabre JM, Pyda P, de Seguin des Hons C, Lepage B, Balmes M, Baumel H, Domergue J (1992) Evaluation of the laparoscopic cholecystectomy on patients with simple and complicated cholecystolithiasis. World J Surg 16:113–117
10. Fuchs KH, Freys SM, Heimbucher J, Thiede A (1992) Laparoskopische Cholezystektomie – Lohnt sich die laparoskopische Technik in „schwierigen" Fällen? Chirurg 63:296–304
11. Forde KA, Treat MR (1992) The role of peritoneoscopy (laparoscopy) in the evalution of the acute abdomen in critically ill patients. Surg Endosc 6:219–221
12. Ger R (1991) Laparoskopische Hernienoperation. Chirurg 62:266–270
13. Gigot F (1992) Persönl. Mitteilung und Vortrag. Paris, American Hospital of Paris, 28.3.1992
14. Götz F, Pier A, Bacher C (1991) Die laparoskopische Appendektomie. Chirurg 62:253–256
15. Groh P. Persönliche Mitteilung
16. Iberti TJ, Salky BA, Onofery D (1989) Use of bedside laparoscopy to identify intestinal ischemia in postoperative cases of aortic reconstruction. Surgery 105:868–869
17. Irvin T (1989) Abdominal pain: a surgical audit of 1190 emergency admissions. Br J Surg 76:1121–1124
18. Jennett B (1986) Technology assessment – a question of information. In: Jennett B (ed) High technology medicine. University Press, Oxford, S 227–248
19. Kunz R, Vogel J, Steinacker JM, Brückner U, Beger HG (1992) Laparoskopische Cholezystektomie versus Mini-Lap-Cholezystektomie. Chirurg 63:291–295
20. McAnena OJM, Austin O, O'Connell PR, Hederman WP, Gorey TF, Fitzpatrick J (1992) Laparoscopic versus open appendicectomy: a prospective evalution. Br J Surg 79:818–820
21. Meyers C and the Southern Surgeons Club (1991) A prospective analysis of 1518 laparoscopic cholecystectomies. N Engl J Med 324:1073–1078
22. Mouret P, Francois Y, Vignal J, Barth X, Lombard-Platet R (1990) Laparoscopic treatment of perforated peptic ulcer. Br J Surg 77:1006
23. Nagy AG, James D (1989) Diagnostic laparoscopy. Am J Surg 157:490–493
24. Nathanson LK, Easter DW, Cuschieri A (1990) Laparoscopic repair/peritoneal toilet of perforated duodenal ulcer. Surg Endoscopy 4:232–236
25. NIH Consensus Conference (1993) Gallstones and laparoscopic cholecystectomy. JAMA 269:1018–1024
26. Paterson-Brown S, Eckersley JRT, Sim AJW, Dudley HAF (1986) Laparoscopy as an adjunct to decision making in the „acute abdomen". Br J Surg 73:1022–1026
27. Paterson-Brown S, Vipond MN, Simms K, Gatzen C, Thompson JN, Dudley HAF (1989) Clinical decision making and laparoscopy versus computer prediction in the management of the acute abdomen. Br J Surg 76:1011–1015
28. Perissat JJ, Collet D, Belliard R, Desplantez J, Magne E (1993) Laparoscopic Cholecystectomy: The state of the art. A report on 700 consecutive cases. World J Surg 16:1074–1082
29. Schumpelick V, Schippers E, Schildberg FW, Lange V, Peiper HJ, Rosso R, Rothenbühler JM, Harder F, Eßer G (1992) Hat die laparoskopische Appendektomie noch einen Stellenwert bei der akuten Appendizitis? Langenbecks Arch Chir 377:317–321
30. Sunderland GT, Chisholm EM, Lau WY, Chung SCS, Li AKC (1992) Laparoscopic repair of perforated peptic ulcer. Br J Surg 79:785

31. Trede M, Troidl H, Herfarth Ch, Beger H, Feussner H (1992) Ist die laparoskopische Cholezystektomie bereits als Goldstandard bei der blanden Cholezystolithiasis anzusehen? Langenbecks Arch Chir 377:190–194
32. Troidl H, Spangenberger W, Dietrich A, Neugebauer E (1991) Die laparoskopische Cholezystektomie. Chirurg 62:257–265
33. Troidl H, Gaitzsch A, Winkler-Wilfurth A, Müller W (1993) Fehler und Gefahren bei der laparoskopischen Appendektomie. Chirurg 64:212–220
34. Unger SW, Edelman DS, Scott JS, Unger HM (1991) Laparoscopic treatment of acute cholecystitis. Surgical Laparoscopy & Endoscopy 1:14–16
35. Valla JS, Limmone B, Valla V (1991) Laparoscopic appendectomy in children: report of 465 cases. Surg Laparosc Endosc 1:166–172
36. Wilker DK, Usmiani J, Altenhain (1993) Ist das Risiko der laparoskopischen Appendektomie vertretbar? Minimal-invasive Chirurgie 2:8 Supplement 1, W.-Zuckschwerdt-Verlag, München
37. Wilson RG, Macintyre IMC, Nixon SJ, Saunders JH, Varna JS, King PM (1992) Laparoscopic cholecystectomy as a safe and effective treatment for severe acute cholecystitis. Br Med J 305 394–396

20. Appendektomie – Laparoskopisch vs konventionell

E. Schippers

Chirurgische Klinik, Klinikum der RWTH, Pauwelsstr., 52074 Aachen

Appendicectomy – Laparoscopic vs Open

Summary. Documented experience in 3049 patients after laparoscopic appendicectomy allow a first comparison with the open technique. The overall complication rate varies between 2.8 and 14%. Minor complications occur in 3.3%, major complications in 1.6%. Advantages of the laparoscopic approach are evident, concerning the aid in differentialdiagnosis, the cosmetic result and the reduction of woundinfection. Reduction of pain and hospitalstay are not convincing. Disadvantages are the high expense of technical equipment, the costincrease and the kind of major complications.

Key words: Laparoscopic vs open appendicectomy – Advantages – Disadvantages

Zusammenfassung. Dokumentierte Erfahrungen von 3049 laparoskopischen Appendektomien erlauben einen ersten Vergleich zur offenen Technik. Die globale Komplikationsrate schwankt zwischen 2,8 und 14%. „Minor complications" werden mit 3,3% und „Major complications" mit 1,6% angegeben. Vorteile der laparoskopischen Technik ergeben sich in der Differentialdiagnose, der Kosmetik und verminderter Wundinfektionen. Schmerzreduktion und Verkürzung des stationären Aufenthaltes sind nicht ausgeprägt. Nachteile sind hoher technischer Aufwand, erhöhte Kosten und die schwerwiegenden Komplikationen.

Schlüsselwörter: Laparoskopische vs offene Appendektomie – Vorteile – Nachteile

Galt die Technik der offenen Appendektomie jahrzehntelang als Standardverfahren in der Therapie der akuten Appendizitis, so wurde sie durch die Beschreibung einer laparoskopischen Technik erstmals wieder in Frage gestellt. Kam es auch in den letzten 4 Jahren zu einer geradezu epidemiehaften Anwendung laparoskopischer Techniken, so spricht die im Vergleich zur laparoskopischen Cholezystektomie geringe Frequenz der Beschreibungen klinischer Ergebnisse nach laparoskopischer Appendektomie für die nur zögernde Akzeptanz in Chirurgenkreisen. Unabhängig hiervon liegen nun Beschreibungen und Erfahrungen über ein größeres Patientenkollektiv (n = 3049) vor. Diese sind zum Teil im Rahmen einer Multicenterstudie [14, 17] zum Teil als persönliche Erfahrung einzelner Autoren [6, 9, 15] dokumentiert. Anhand dieser Daten und unseren eigenen Erfahrungen mit der laparoskopischen Technik sollen die Vor- und Nachteile des neuen Verfahrens, gemessen am Standard der konventionellen Appendektomie (n = 6266) [7], aufgezeigt werden.

Ergebnisse der laparoskopischen Technik

In Abhängigkeit von Erfahrungsgrad, Dauer der Anwendung und Spezialisierung der Kliniken, schwanken die Angaben zur Häufigkeit des laparoskopischen Verfahrens zwischen 57 und 97 % [6, 9, 15]. Während in laparoskopischen Zentren die Frequenz mit 92–97 % [9, 15] sehr hoch ist, werden von anderen Autoren die Verfügbarkeit des Instrumentariums ebenso wie die Präsenz laparoskopisch erfahrener Operateure als limitierende Faktoren angegeben [14]. Verdacht auf Perforation der Appendix bzw. Peritonitis waren ebenso wie Karzinomverdacht zusätzliche Gründe, primär die konventionelle Technik anzuwenden. In unserem eigenen Patientengut kommt nach einer initialen Erprobungsphase die laparoskopische Technik nur im Rahmen einer diagnostischen Laparoskopie zum Einsatz. Die Frequenz liegt mit 13 % entsprechend niedrig. Die Notwendigkeit eines intraoperativen Verfahrenswechsel ergab sich bei 1–11 % [6, 9, 14, 15, 17]. Ein elektiver Wechsel aufgrund unklarer anatomischer Verhältnisse (Verwachsungen, Lageanomalien der Appendix etc.) wird mit 2,2 % angegeben. Intraoperativ diagnostizierte Perforationen der Appendixbasis, Abszesse, Instrumentendefekt, Blutung, Karzinom und extreme Adipositas erzwangen in 0,1–0,6 % einen Verfahrenswechsel (Tabelle 1). Die durchschnittliche Operationszeit liegt bei 38 min und ist damit vergleichbar der konventionellen Technik [2, 13]. Die Dauer des stationären Aufenthaltes nach Appendektomie wird sowohl im deutschen Schrifttum [9, 15] im Durchschnitt mit 5 Tage postoperativ als auch in den USA [1, 2, 13] mit 2,5 Tage nicht wesentlich von der angewandten Technik beeinflußt. Ausgeschlossen wurden in den angloamerikanischen Studien jedoch die Patienten mit Appendixperforation bzw. generalisierter Peritonitis. Daten zur Arbeitsunfähigkeit nach laparoskopischer Appendektomie liegen bisher nur bei kleinen Patientenkollektiven vor [2], eine repräsentative Aussage ist zur Zeit nicht möglich. Für die offene Technik wird von dem Verband der Allgemeinen Ortskrankenkassen die Dauer der Arbeitsunfähigkeit mit 22 Tagen angegeben. Vergleichende Kostenanalysen haben bei der laparoskopischen Technik eine deutliche Steigerung, im wesentlichen bedingt durch die Verwendung von Einmaltrokaren und dem zunehmenden Einsatz des endoskopischen Klammernahtapparates, von bis zu 1000–1400 US $ [1, 8] ergeben. Im Gegensatz zur laparoskopischen Cholezystektomie lassen sich die operativen Mehrkosten nicht durch eine Verkürzung des stationären Aufenthaltes kompensieren.

Komplikationen

Angaben zur globalen Komplikationsrate schwanken zwischen 2,8 und 14 % [12, 15]. Eine differenziertere Betrachtung der Komplikationen läßt eine Einteilung in sog. „Minor complications", welche ohne wesentliche Beeinträchtigung des Patienten einhergehen, und „Major complications", welche zur operativen Revision führten, sinnvoll erscheinen. Unter den mit 3,3 % vertretenen „Minor complications" sind erwähnenswert die Zökumdistension und

Tabelle 1. Gründe für den Verfahrenswechsel bei laparoskopischer Appendektomie (n = 3049)

	n	%
Anatomie (Adhäsion, Lage)	69	2,24
Perforation	19	0,61
Abszeß	17	0,54
Instrumente	9	0,27
Blutung	8	0,25
Karzinom	6	0,17
Adipositas	3	0,09
Gesamt	127	4,17

Tabelle 2. „Minor Complications" im Rahmen der laparoskopischen Appendektomie (n = 3049)

	n	%
Wundinfekt	44	1,44
Bauchdeckenhämatom	16	0,52
Narbenhernie	6	0,18
Zoekum-Distension	35	1,14
Gesamt	101	3,28

der Wundinfekt mit 1,4%. Dies ist jedoch im Vergleich zur globalen Wundinfektionsrate von 9,6% nach offener Appendektomie [11] sehr gering (Tabelle 2). Im Gegensatz hierzu ist die Relaparatomierate mit 1,6% gegenüber der offenen Appendektomie mit 0,9% [7] erhöht. Die besonders in der Lernphase beschriebene [14] hohe Revisionsrate von 8 auf 48 Eingriffen unterstreicht ihre Wertigkeit. Bis zu 75% der Revisionen waren durch intraabdominelle Abszesse bedingt (Tabelle 3). Ein weiteres Indiz für die deutlich höhere Morbidität der laparoskopischen Technik ist die zunehmende Zahl anstehender Verfahren zur laparoskopischen Chirurgie bei der Gutachterkommission der Landesärztekammer Nordrhein (n = 25) im Zeitraum 5/90–2/93 [3]. Die Technik der laparoskopischen Appendektomie ist hier mit 12 Vorwürfen in Relation zur Häufigkeit des Eingriffes deutlich überrepräsentiert. Gründe zur Vorlage bei der Gutachterkommission waren gravierende Komplikationen wie intraabdominelle Abszesse, 4-Quadranten-Peritonitis und Verletzung der Iliakalgefäße mit konsekutivem Verlust der unteren Extremität. Daten zur Letalität nach laparoskopischer Appendektomie liegen derzeit noch nicht vor. Zukünftige Letalitätsziffern werden an der offenen Technik mit 0,3–0,7% zu messen sein [7, 10].

Vorteile der laparoskopischen Technik?

Die Protagonisten der laparoskopischen Technik unterstreichen ihre Bedeutung in der Diagnostik der akuten Appendizitis. Eine Gegenüberstellung der negativen Appendektomierate mit 12–14% nach laparoskopischer Technik [9, 14] und 10–12% nach offener Technik [7, 10] läßt jedoch keinen generellen Vorteil erkennen. Anders verhält es sich jedoch bei der Problemgruppe der Frauen im gebärfähigen Alter, hier steigt die Rate der negativen Appendektomie auf 40% [4]. Der gezielte Einsatz der Laparoskopie in dieser Patientengruppe zur Differentialdiagnose klinisch unklarer Befunde im rechtsseitigen Unterbauch führte zur Reduktion der Laparotomierate um 25–30% [5, 16]. Relativiert wird dies jedoch durch den Umstand, daß eine Appendizitis, beginnend in der Mukosa, bereits klinische Symptome verursachen kann, bevor sie zu makroskopisch erkennbaren Veränderungen der Serosa führt. Als weitere Vorteile der laparoskopischen Technik werden eine verbesserte Kosmetik, ebenso wie eine deutliche Schmerzreduktion angeführt. In einer prospektiven randomisierten Studie konnten wir bei 40 Patienten jeweils nach laparoskopischer (n = 20) und konventioneller Appendektomie (n = 20) keine statistisch signifikante Verbesserung der prä- und postoperativ dokumentierten subjektiven Schmerzeinschätzung sowie der schmerzabhängigen klinischen Parameter wie respiratorische Funktion, Analgetikabedarf und Mobilisation beobachten (Tabelle 4). Die subjektive Einschätzung des kosmetischen Ergebnisses in diesen Patienten ergab jedoch einen deutlichen Vorteil zugunsten der laparoskopischen Technik. Während hier alle Patienten zufrieden bzw. sehr zufrieden mit dem kosmetischen Resultat waren, zeigten sich 33% unzufrieden mit der Narbe nach offener Appendektomie. Eine Senkung der Relaparotomierate wegen Bridenileus von derzeit 1%

Tabelle 3. Revisionsgründe nach laparoskopischer Appendektomie (n = 3049)

	n	%
Abszeß	32	1,0
Ileus	9	0,3
Stumpfinsuffizienz	4	0,1
Peritonitis	2	0,05
Blutung	1	0,0025
Gesamt	48	1,6

Tabelle 4. Laparoskopische vs offene Appendektomie – Schmerzeinschätzung (Visuelle Analogskala), Spirometrie u. klin. Parameter am 1 postop. Tag

	Laparos. App.	Offene App.
Schmerz	4,6 + 2,5	4,6 + 2,2
PF (l)	3 + 1,9	3,3 + 2
FVC (l)	1,6 + 0,7	1,5 + 0,8
FEV 1 (%)	87,8 + 9	89,6 + 10
Analgetika (%)	65	60
Mobilisation (%)	100	100

[10] wird für die laparoskopische Technik postuliert. Vom theoretischen Ansatz ist hier mit geringeren Verwachsungen zur Bauchdecke bzw. zwischen den manipulierten Darmschlingen zu rechnen, Verwachsungen zum Appendixstumpf sind jedoch methodenunabhängig möglich. Seit Einführung der laparoskopischen Technik haben wir 2 Patienten mit Bridenileus ausgehend vom Appendixstumpf nach laparoskopischer Appendektomie gesehen.

Die laparoskopische Technik bietet Vorteile bezüglich der Differentialdiagnose des unklaren rechtsseitigen Unterbauchschmerzes, der Kosmetik und der Wundinfektionsrate. Postulierte Vorteile wie Schmerzreduktion und Verkürzung des stationären Aufenthaltes kommen im klinischen Alltag im Gegensatz zur laparoskopischen Cholezystektomie nicht zum tragen. Als wesentliche Nachteile sind anzuführen der hohe technische Aufwand, die Kostensteigerung und die bisher nur unzureichend dokumentierte Rate an schwerwiegenden Komplikationen. Vor dem Hintergrund einer jährlichen Appendektomierate in der BRD von ca. 250000 halten wir derzeit die laparoskopische Technik nicht für den neuen Goldstandard. Obwohl sie in der Hand des Spezialisten eine sichere Alternative zur offenen Technik darstellen kann, ist sie derzeit nicht generell als Routineverfahren und insbesondere nicht zum Einstieg in die laparoskopische Chirurgie zu empfehlen. Wir sehen ihre Wertigkeit in der Differentialdiagnose des unklaren Unterbauchschmerzes und bei extrem adipösen Patienten.

Mit zunehmender Erfahrung und sorgfältiger Dokumentation der Komplikationen wird in Zukunft eine endgültige Wertung des Verfahrens eher möglich sein.

Literatur

1. Apelgreen KN, Molnar RG, Kisala JM (1992) Is laparoscopic better than open appendicectomy? Surg Endosc 6:298–301
2. Attwood S, Hill A, Murphy P, Thornton J, Stephens R (1992) A prospective randomized trial of laparoscopic versus open appendectomy. Surgery 112:497–501
3. Carstensen G (1993) Laparoskopische Verfahren bei der Gutachterkommission. Vortrag IV. Laparoskopischer Trainingskurs Davos
4. Chang FC, Hogle HH, Welling DR (1973) The Fate of the Negative Appendix. Am J Surg 126:752–754
5. Deutsch A, Zelikovsky A, Reiss R (1982) Laparoscopy in the prevention of unnecessary appendicectomies: a prospective study. Br J Surg 69:336–337
6. Eichen R, Nietschke R, pers. Mittl.
7. Gastinger I, Eckhardt W (1991) Bericht über eine prospektive Multicenterstudie der Appendizitisbehandlung. Zentbl Chir 116:267–280
8. Gilchrist BF, Lobe T, Schropp K, Kay G, Hixson D, Wrenn E, Philippe P, Hollabaugh RS (1992) Is there a Role for Laparoscopic Appendectomy in Pediatric Surgery? J Ped Surg 27:209–214
9. Götz F, Pier A, Bacher C (1991) Die laparoskopische Appendektomie. Indikation, Technik und Ergebnisse bei 653 Patienten. Chirurg 62:253–256
10. Käufer C, Franz I, Löblich HJ (1989) Appendicitis – Wandel des Krankheitsbildes. Chirurg 60:501–507
11. Krukowski ZH, Irwin ST, Dentholm S, Matheson NA (1988) Preventing wound infection after appendicectomy: a review. Br J Surg 75:1023–1033
12. Lange J, Zünd M, Nägeli J (1993) Prospektive randomisierte Studie – Röderschlinge versus Endo-GIA bei der laparoskopischen Appendektomie. Minimal-invasive Chirurgie 2 Suppl 1:8
13. McAnena O, Austin O, O'Connel P, Hederman W, Gorey T, Fitzpatrick J (1992) Laparoscopic versus open appendicectomy: a prospective evaluation. Br J Surg 79:818–820
14. Metzger A, Wehrli H (1993) Die laparoskopische Appendektomie: Techniken und Resultate in der Schweiz. Helv Chir Acta, im Druck
15. Raguse T, Hufschmidt M (1993) Komplikationen bei der laparoskopischen Appendektomie. Minimal-invasive Chirurgie 2 Suppl 1:6
16. Spirtos N, Eisenkop S, Spirtos T, Poliakin R, Hibbard L (1987) Laparoscopy – A diagnostic aid in cases of suspected appendicitis. Am J Obstet Gynecol 156:90–94
17. Valla J, Limonne B, Valla V, Montupet P, Daoud N, Grinda A, Chavrier Y (1991) Laparoscopic Appendectomy in Children: Report of 465 Cases. Surg Lap Endos 1:166–172

21. Laparoskopische Verfahren beim Adhäsionsbauch

G. Schaller, B. C. Manegold und M. Künkel

Lorettokrankenhaus, Mercystr. 6–14, 79100 Freiburg

Laparoscopic Procedures with Abdominal Adhesions

Summary. Intraabdominal adhesions put risks to the laparoscopic procedure. The usual technique with double blind puncture leads to 0.3% serious complications. To avoid these Marin and Sigel discovered areas of adhesions through ultrasonic mapping. Hasson recommended the minilaparotomy. Semm developped the technique of visualcontrolled perforation of the peritoneum. Dingfelder used slim optics to verify the correct position of the trocar tip. We use a cannula armed with a glasfiber optic to perforate the abdominal wall under permanent visual control. The puncture is dilated to 5 mm/10 mm or more. The pneumoperitoneum is created under view. The procedure was performed in 100 patients with success.

Key words: Laparoscopy – Visual approach – Optical veress needle

Zusammenfassung. Intraabdominelle Verwachsungen stellen ein Risiko für das laparoskopische Vorgehen dar. In 0,3% treten erhebliche Verletzungen auf. Zu deren Vermeidung lokalisieren Marin und Sigel Verwachsungsareale mit Sonografie. Hasson empfiehlt die Minilaparotomie. Semm entwickelte die sichtkontrollierte Peritonealperforation. Dingfelder nutzte schlanke Optiken zur Sicherung der korrekten intraabdominellen Lage. Wir nutzen eine optikbewehrte Kanüle zur Punktion der Bauchdecke unter dauernder Sichtkontrolle. Der Stichkanal wird auf 5 mm/10 mm aufbougiert und das Pneumoperitoneum unter Sicht angelegt. Das Verfahren wurde an 100 Patienten mit Erfolg angewendet.

Schlüsselwörter: Laparoskopie – Sichtzugang – Veress-Nadeloptik

Intraabdominelle Verwachsungen stellen ein Risiko für das laparoskopische Vorgehen dar. Wir erwarten Adhäsionen bei voroperierten Patienten, in unserem Krankengut sind dies 32%. Aber auch ohne Voreingriffe weisen ein Sechstel aller Patienten Verwachsungen auf. Bei steigender Zahl laparoskopisch durchgeführter abdomineller Operationen addieren sich selbst kleine Komplikationsraten von 0,3% und erfordern neue Vorgehensweisen beim laparoskopischen Zugang.

Das Standardverfahren mit zweifacher Blindpunktion des Bauchraumes nutzt die 1936 von Veress entwickelte Punktionsnadel mit Mandrin. Es wird damit ein Pneumoperitoneum vor Blindeinstich mit dem Trokar angelegt.

Marin (1987) und Sigel (1991) erprobten den Einsatz der Sonografie zur Darstellung von Verwachsungsarealen. Dieses Verfahren, das die longitudinale Verschiebung von Darm-

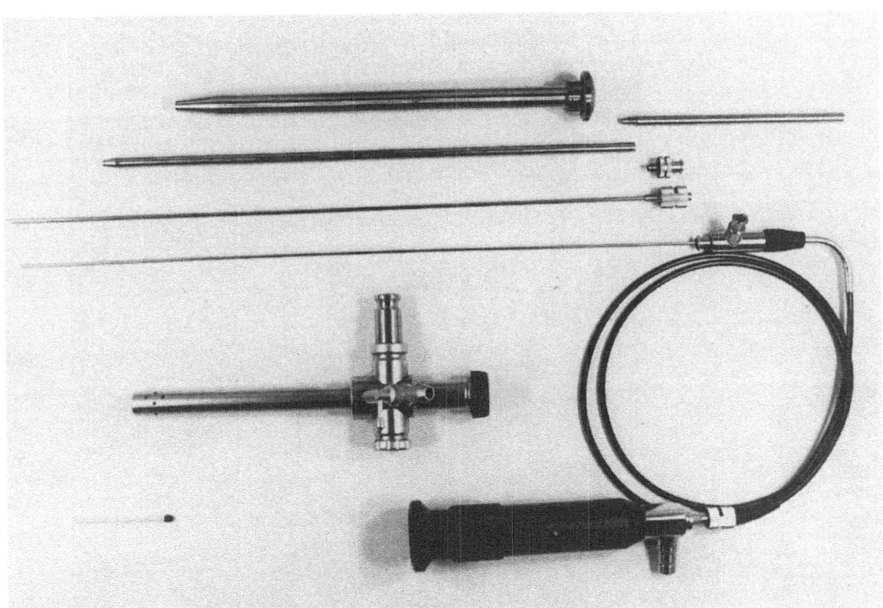

Abb. 1

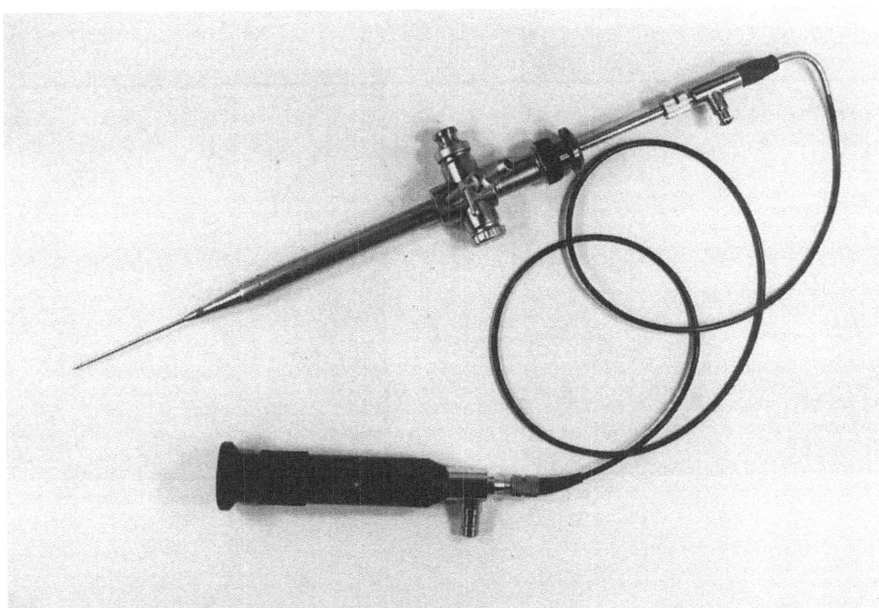

Abb. 2

schlingen gegen die Bauchwand sichtbar macht, markiert Adhäsionen vor der Operation und läßt den Ort des Zuganges planen.

Dagegen eröffnen Hasson (1974) und auch Schollmeyer (1985) das Abdomen durch eine Miniinzision in der Nabelregion und dichten diese zur Anlage des Pneumoperitoneums ab.

Semm (1988) empfiehlt die sichtkontrollierte Durchdringung des Peritoneum nach Gasinsufflation. Dabei wählt er ein Areal, das bei aufscheinendem Licht Verwachsungen aus-

148

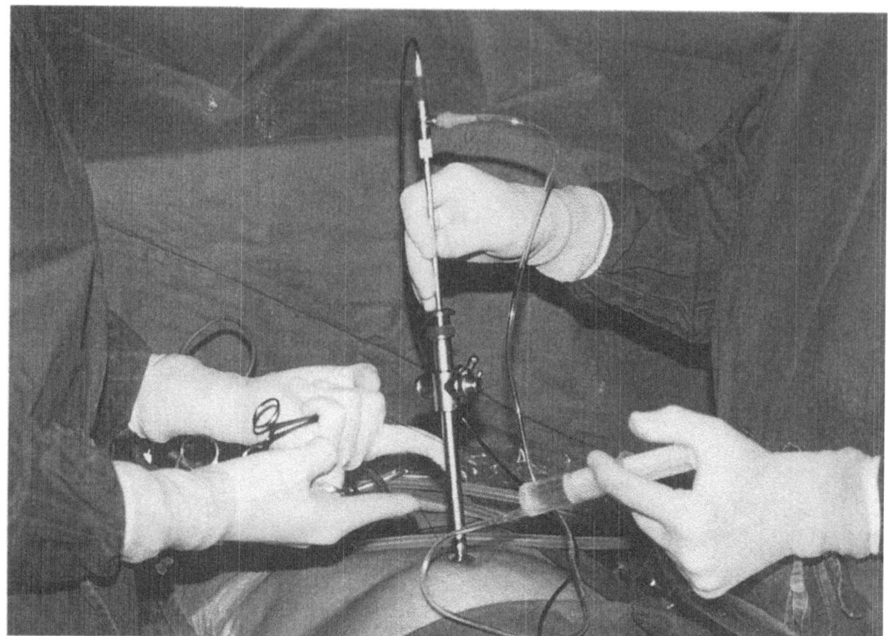

Abb. 3

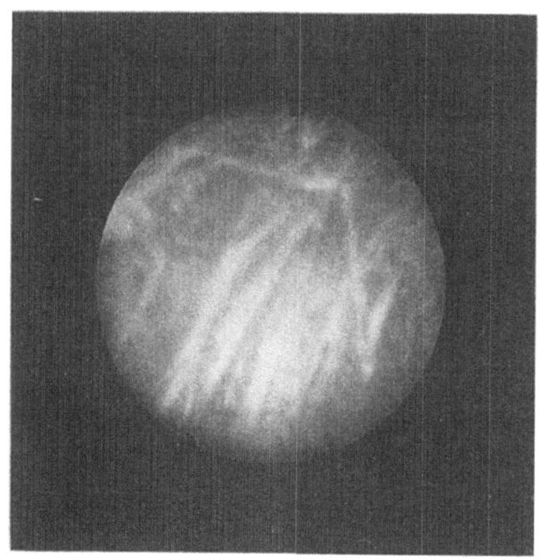

Abb. 4

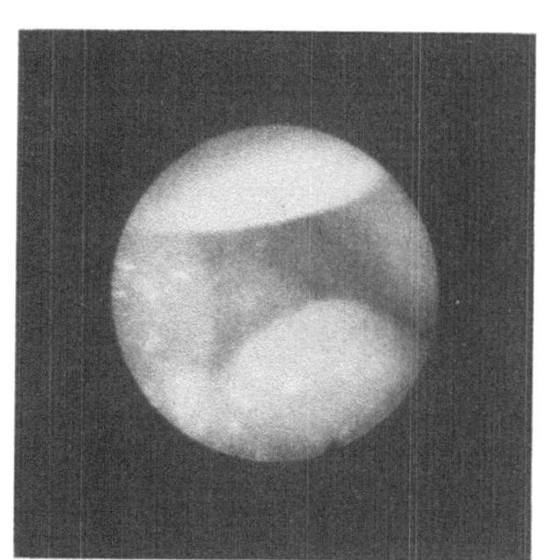

Abb. 5

schließen läßt. Klemm (1993) entwickelt diese Methode dadurch weiter, daß er unter Verzicht der primären Blindpunktion das Peritoneum ansaugt und auch so verwachsungsfreies Bauchfell perforiert.

Pahlke (1976) konstruierte einen 5,5 mm starken Sichttrokar und konnte alle zu durchstoßenden Bauchdeckenschichten optisch kontrollieren. Dagegen punktierte Dingfelder (1976) mit einem 2-mm-Trokar blind und führte dann eine dünne Optik ein. So sicherte er Lage im freien Bauchraum und kontrollierte nach Anlage des Pneumoperitoneums Eingriffe mittels derselben Optik.

Wir entwickelten ein Instrumentarium, bestehend aus einer 300 mm langen Glasfaseroptik, die in einer 2 mm schlanken Punktionskanüle geführt ist (Abb. 1). Wahlweise können

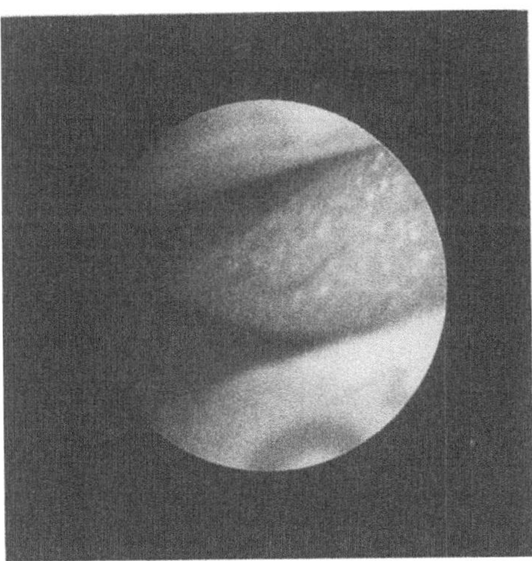

Abb. 6

noch Dehnungshülsen auf 5 mm und 10 mm sowie die Trokarhülse kombiniert werden (Abb. 2). Nun geschieht unter ständiger Spülung die Punktion von Faszie, die mit zwei Haltenähten angehoben wird, und Peritoneum unter ständiger Sichtkontrolle (Abb. 3).

Das präperitoneale Gewebe sieht spinnennetzartig aus, das Fettgewebe wirkt hier wie zerrissener Schaumstoff (Abb. 4). Die intraabdominelle Sicht zeigt dann das weißlich glänzende Peritoneum, typische Darmoberfläche und das geleeartig aussehende Fettgewebe des Netzes (Abb. 5 und 6). Verwachsungen zeigen auch hier ein fädenartiges Bild. Zweimal konnte bei Punktion des Darmes die Schleimhaut an ihrem samtartigen Aussehen sicher erkannt werden.

Seit April 1991 erfolgte bei 102 Patienten der sichtkontrollierte Zugang zum Bauchraum. Im Patientengut bestand die typische Geschlechts- und Altersverteilung bei Gallenblasenoperationen. 32% waren voroperiert. Zweimal scheiterte das Verfahren, zweimal wurde Darm punktiert, Komplikationen traten in keinem Fall auf.

Das Vorgehen mit dem neuen Instrumentarium ist eine sichere Alternative zum üblichen laparoskopischen Verfahren, kann leicht erlernt werden und könnte bei weiterer Bewährung bei massiven Verwachsungen und auch beim Ileus empfohlen werden.

Literatur

Literatur beim Verfasser

22. MIC im Kindesalter

J. Waldschmidt *

Univ.-Klinikum Steglitz, Hindenburgdamm 30, 12203 Berlin

MIC in Infancy and Childhood

Summary. MIC in infancy and childhood is performed at our department since 1978 (laparotomy) and 1981 (thoracoscopy). The indications for laparoscopy are: Interventions at the inner genitalia, at the peritoneum, stomach, bowel, bile ducts, liver, spleen, in cryptorchidism, varicocele, hiatal hernia, and pancreatitis. Indications for thoracoscopy are: fistulae, cysts, metastases, pleurodesis, empyema, interventions at the pericardium, the thoracic duct, vagal nerve, and the sympathic trunc. Age, size and maturity of the children do not restrict indications. The youngest child undergoing laparoscopic cholecystectomy was 7 months of age, the youngest child with thoracoscopic resection of a lung cyst 1 day old. The smallest child had a weight of 1250 grams. With an experienced surgeon MIC represents a valuable expansion of therapeutic options.

Key words: Laparoscopy – Thoracoscopy – Newborns – Laser

Zusammenfassung. Wir führen die MIC beim Säugling und Kind in Form der Laparoskopie seit 1978 und in Form der Thorakoskopie seit 1981 durch. Indikationen im Bauchraum sind: Eingriffe am inneren Genitale, Peritoneum, Magen, Darm, Gallenwegen, Leber, Milz, beim Kryptorchismus, bei der Varikozele, Hiatushernie und bei der Pankreatitis. Indikationen an den Thoraxorganen sind: Fisteln, Zysten, Metastasen, Pleurodese, Empyem, Eingriffe an Pericard, D. thoracicus, N. vagus und Sympathicus. Die Größe, das Alter und die Reife der Kinder schränken die Indikationen nicht ein. Das jüngste Kind zur laparoskopischen Cholezystektomie war 7 Monate, das zur thorakoskopischen Resektion einer Lungenzyste 1 Tag alt. Das kleinste Kind wog 1250 Gramm. Die MIC ist in den Händen erfahrener Chirurgen eine wertvolle Ergänzung der therapeutischen Möglichkeiten.

Schlüsselwörter: Laparoskopie – Thorakoskopie – Säuglingsalter – Laser

1. Einleitung

Die Vorteile der MIC werden auch im Kindesalter im zunehmenden Maße genutzt. Die besondere Attraktivität besteht im kleinen operativen Trauma mit der verkürzten Liegezeit, dem guten Überblick über die Bauch- und Thoraxorgane, in der Bildvergrößerung durch den Lupeneffekt der Optiken, durch die Repetitionsmöglichkeit der Videoaufzeichnung und durch die gute Ausleuchtung der Thorax- und Bauchhöhle. Weitere Vorteile sind die geringen postoperativen Verwachsungen und die kleine Komplikationsrate.

---

* Herrn Prof. Dr. med. R. Häring zum 65. Geburtstag gewidmet

2. Technische Voraussetzungen

Die MIC ist in Form der Laparoskopie und Thorakoskopie in jedem Lebensalter möglich. Körpergewicht, Reife und Alter der Kinder schränken die Indikation nicht ein. Bei den Neugeborenen, insbesondere den untergewichtigen Frühgeborenen, sind jedoch verschiedene Besonderheiten zu beachten. Voraussetzungen sind ein heizbarer Operationssaal, ein in der Kinderanästhesie erfahrenes Anästhesisten-Team, Kenntnisse sämtlicher konventionellen Operationstechniken und Komplikationen bei den im Neugeborenen- und Säuglingsalter auftretenden Erkrankungen sowie eine moderne instrumentelle und apparative Ausstattung mit der Möglichkeit einer intraoperativen Röntgendiagnostik.

Wir gebrauchen das Storz-Instrumentarium. Dieses wird ergänzt durch verschiedene Einmalinstrumente.

3. Operations-Technik

3.1 Laparoskopische Technik

Die Laparoskopie erfolgt beim Neugeborenen und Säugling grundsätzlich in Allgemeinanästhesie bei Muskelrelaxation. Magen, Harnblase und Darm sind präoperativ zu entleeren. Die initiale Punktion mit der Veress-Kanüle erfolgt am Munro-Punkt bzw. korrespondierend im rechten Unterbauch bei linksseitigen Prozessen. Hier wird auch der Optik-Trokar eingeführt. Die weiteren Trokare werden im diagonal-kontralateralen Quadranten unter videoskopischer Sicht eingestochen. Der maximale Insufflationsdruck beträgt 15 mmHg. Wegen der niedrigen Compliance ist die CO_2-Insufflation beim Neugeborenen und Säugling langsam vorzunehmen, maximal 200 ml/min. Blutstillung und Schneiden werden bei den älteren Kindern mit der Bipolar-HF-Diathermie und bei den Neugeborenen und Säuglingen mit dem Laser vorgenommen. Dafür am besten geeignet ist der Nd:YAG-Laser. Die Energieübertragung erfolgt mit der „bare fiber" im Kontaktverfahren (Schneiden: 25 W, 0,2/ 0,3 s) oder im Non-Kontaktverfahren (Blutstillung: 35 bis 40 W, 0,5/0,3 s).

Für die interstitielle Laseranwendung beträgt die Energie 4 bis 6 Watt, cw 30 bis 60 Sekunden.

3.2 Thorakoskopische Technik

Die allgemeinen Voraussetzungen sind die gleichen wie bei der Laparoskopie. Die Kinder werden auf der kontralateralen Seite gelagert, die Veress-Kanüle bzw. der Optik-Trokar werden in der mittleren Axillarlinie im 4. oder 5. ICR eingeführt. Benötigt werden 3- und 5-mm-Trokare und 4-mm-Optiken (0 und 30 Grad). Die Thorakoskopie erfolgt beim Spontankollaps der Lunge oder bei einem Insufflationsdruck von 4- bis 6 mmHg. Wegen des guten Versiegelungseffektes und Blutstillung am Lungenparenchym wird auch im Thoraxraum der Laser bevorzugt.

4. Indikationen zur MIC im Kindesalter

4.1 Indikationen zur operativen Laparoskopie beim Kind

Sie sind vielfältig und umfassen die Eingriffe am inneren Genitale, am Peritoneum, am Magen, am Darm, an den Gallenwegen, an Leber und Milz sowie am Pankreas (Tabelle 1). Unser jüngstes Kind zur laparoskopischen Cholezystektomie war 7 Monate alt. Wegen der kurzen Arbeitsdistanzen und kleinen Trokare hat sich hier besonders der Laser bewährt. Bei der Laser-Cholezystektomie werden Ductus cysticus und A. cystica zunächst mit dem Laser provisorisch verschlossen und durchtrennt und anschließend mit der Laparoskopie-

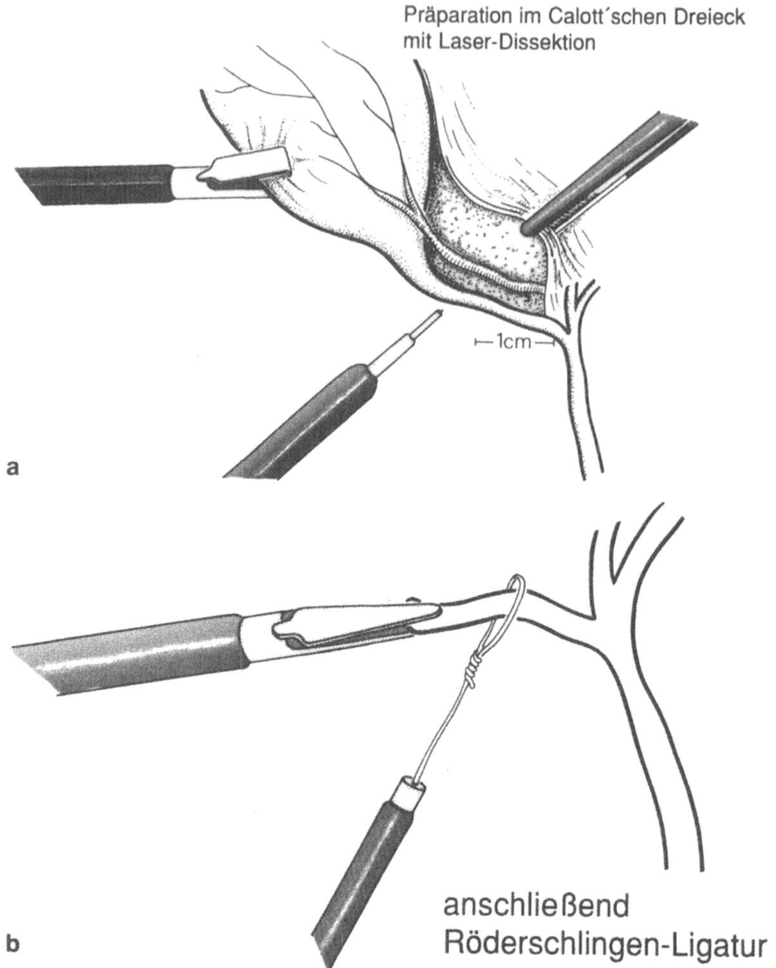

Abb. 1. a Lasercholezystektomie beim Säugling. D. choledocus und Art. zystika werden zunächst mit dem ND:YAG-Laser verschlossen und durchtrennt. **b** Die proximalen Stümpfe werden dann mit der Zange gefaßt und ligiert

Zange gefaßt und mit der Roederschlinge ligiert (Abb. 1). In gleicher Weise gehen wir bei der Appendektomie und bei der Resektion eines Meckel'schen Divertikels vor (Abb. 2). Auch Zysten und Geschwülste lassen sich ohne Blutverlust aus Leber und Milz entfernen (Abb. 3). Als schonend und vorteilhaft hat sich die laparoskopische Lavage und Drainage der Bauchhöhle bei der akuten hämorrhagischen Pankreatitis des Kindes bewährt.

4.2 Indikation zur thorakoskopischen Chirurgie beim Kind

Indikationen zur operativen Thorakoskopie im Kindesalter sind Eingriffe an der Lunge, an der Pleura, am Pericard und an den Strukturen des Mediastinums (Tabelle 2).

Auch große und multiple kongenitale Zysten der Lunge lassen sich schon beim Neugeborenen resezieren (Abb. 4).

Bei bilateraler Manifestation kann der Eingriff sequentiell in einer Sitzung vorgenommen werden. Das Trauma ist nicht größer als beim Legen einer Thoraxsaugdrainage (Abb. 5). Das betrifft ebenso Fisteln der Bronchien und des Lungenparenchyms, die mit dem Laser verschweißt und anschließend mit Fibrinkleber verschlossen werden (Abb. 6).

Tabelle 1. Indikationen zur operativen Laparoskopie im Kindesalter

I	Inneres Genitale – Diagnostik und Gonadektomie beim Intersex, Zysten, Tumoren, Tube und Ovar, kongenitale Ligamente, Zysteneinblutung und Ruptur, Hydatidentorsion, Adnextorsion, Kryptorchismus, Varikozele
II	Peritonealhöhle – erworbene Verwachsungen, kongenitale Ligamente und Adhäsionen, Omentum, Appendix epiploicus, Hernia ing., innere Hernie, Zysten des Mesenteriums
III	Magen – Hiatushernie, Vagotomie, Ulkusperforation, Pyloromyotomie
IV	Darm – Appendektomie, Meckel'sche Divertikel-Resektion, Coecopexie, Lagekorrektur, Hämangiome, Enterostomie
V	Gallenwege – Cholezystektomie, Spülung bei „inspissated bile"-Syndrom
VI	Leber – Zysten, Angiome, AV-Aneurysmen, traumatische Ruptur, Metastasen, Tumorbiopsie, Exstirpation
VII	Milz – Biopsie, Zysten, traumatische Ruptur
VIII	Pankreas – Lavage und Drainage bei Pankreatitis, Zystotomie

Tabelle 2. Indikationen zur operativen Thorakoskopie im Kindesalter

I Lunge – Parenchym-Bronchusfisteln – Emphysemblase – Lungenresektion – Zystenresektion – Resektion und Vaporisation von kleinen Tumoren und Metastasen – Biopsie II Pleura – Pleurodese – Dekortikation – Empyem, gezielte Drainage	III Perikard – Perikardfensterung – Perikardzyste IV Mediastinum – Verletzung des Ductus thoracicus – Ligatur des Ductus botalli – Vagotomie – Sympathektomie – Resektion von Zysten – Lymphknotenbiopsie

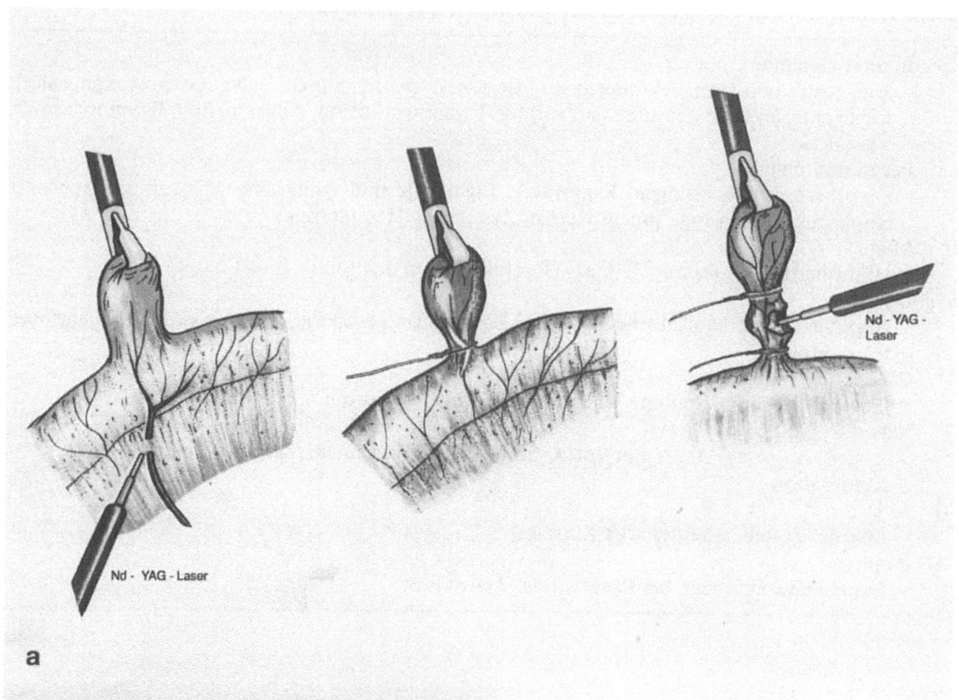

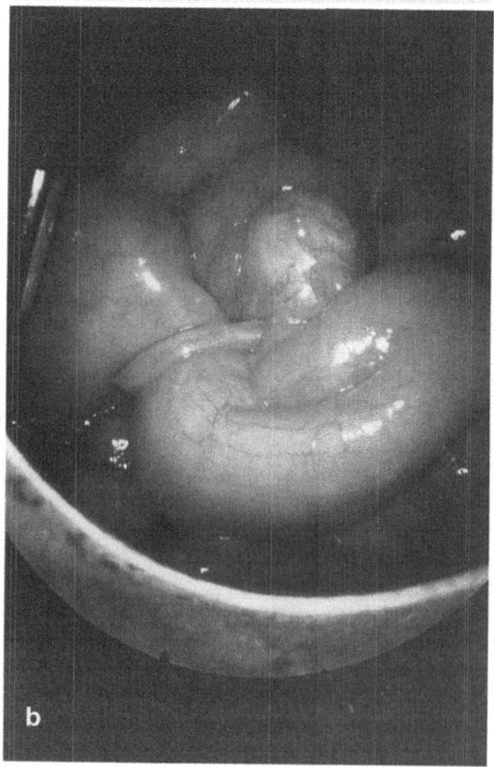

Abb. 2a,b. Resektion eines Meckel-Divertikels beim Kind. **a** technisches Vorgehen, **b** Laparoskopischer Blick auf ein MD mit mesodivertikulärem Ligament bei einem 7jährigen Knaben

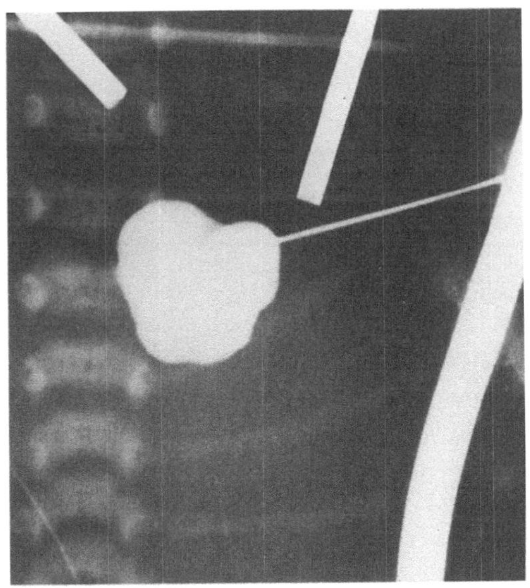

Abb. 3. MIC bei einem 5 Tage alten Neugeborenen mit einer großen kong. Leberzyste. Resektion mit dem Laser. Laparoskopisches Zystogramm

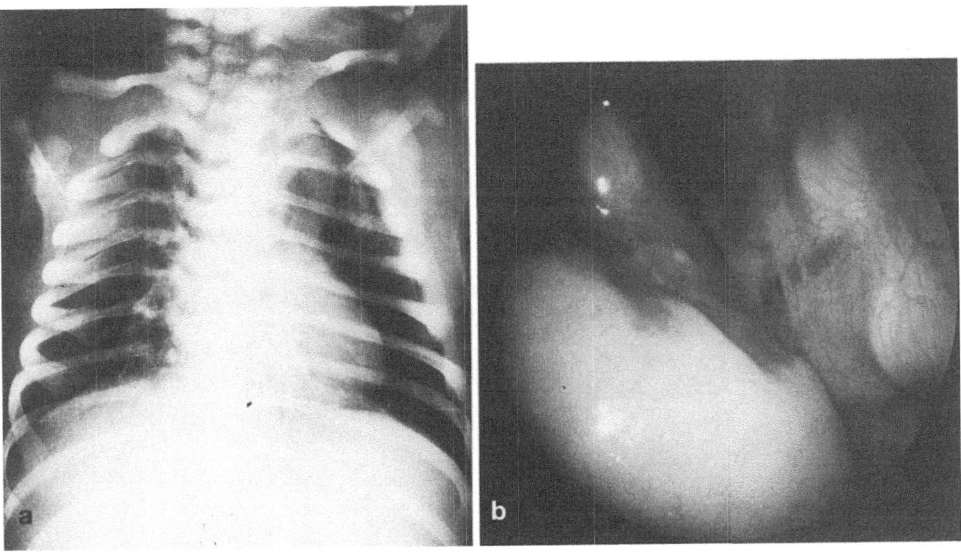

Abb. 4a,b. Thorakoskopische Lungenresektion. **a** Bronchuszyste. MIC-Resektion bei einem Neugeborenen am 1. Lebenstag, **b** kollabierte Bronchuszyste bei einem 11 Monate altem Mädchen

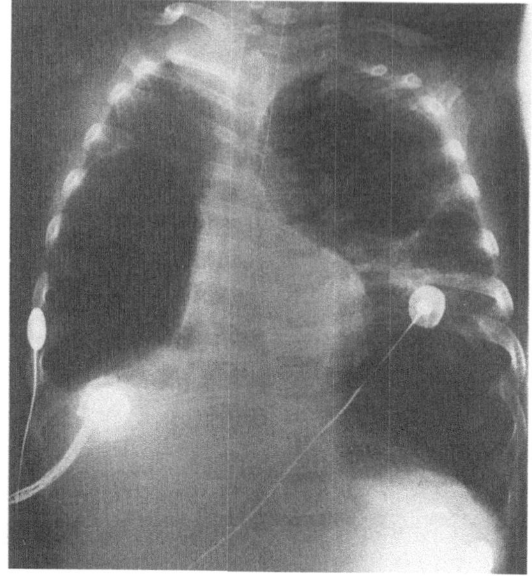

Abb. 5. Multiple bronchogene Spannungszysten in beiden Lungen bei 7 Monate altem Säugling. Thorakoskopische Resektion in 3 Sitzungen

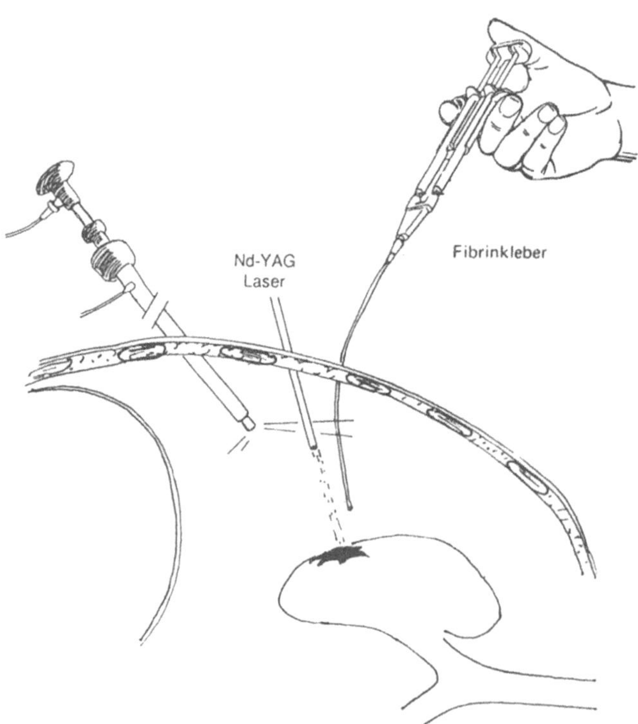

Abb. 6. Technik der thorakoskopischen Fistelokklusion mit dem Laser und Fibrinkleber

5. Diskussion

Die laparoskopische und thorakoskopische Chirurgie bereichert die Therapie auch im Neugeborenen- und Kindesalter. Das Spektrum der Indikationen ist sehr breit. Die Indikationen hängen allerdings weitgehend vom Geschick und von der Erfahrung des Endoskopikers ab. Bei guten technischen und personellen Voraussetzungen, insbesondere auch der Möglichkeit der Laseranwendung, kann die MIC die konventionellen Operationstechniken ergänzen und zum Teil bereits ersetzen. Alter und Größe der Kinder schränken die Indikationen nicht ein. Unser kleinstes Frühgeborenes wog 1250 g. Verschiedene Besonderheiten sind im Kindesalter aber zu beachten, so die kleine Compliance der Thorax- und Peritonealhöhle, die kurzen Arbeitsdistanzen, die dünne Bauchdecke und Thoraxwand.

Die Begeisterung für die MIC darf jedoch nicht zu unkritischen Anwendungen führen. Zu beachten sind die traditionellen Indikationen und die Standards der konventionellen Chirurgie mit der Beschränkung auf die Bereiche, bei denen ein zumindest gleichgutes oder sogar besseres Ergebnis gesichert ist. Grundsätzlich ist die MIC so durchzuführen, daß sie jederzeit vom gleichen Operateur zu einer Laparotomie oder Thorakoskopie erweitert werden kann. Bei einer angemessenen Ausbildung der Operateure und Schulung des Laparoskopie-Teams sind die Komplikationen gering, so daß die MIC auch im Kindesalter noch weiter an Bedeutung erlangen wird.

23. Erfahrungen mit der laparoskopischen Vagotomie nach Taylor

A. Keiler, Ch. Pernegger und R. Hornof

Abt. f. Allgemein- und Gefäßchirurgie des a.ö. Krankenhauses Ried/I, Schloßberg 1, A-4910 Ried im Innkreis

Experiences with Laparoscopic Vagotomy by Taylor

Summary. Posterior truncal vagotomy and anterior seromyotomy (ASMPTV) seems to be a very proper vagotomy proceduce for the laparoscopic approach. 44 patients suffering from chronic recurrent duodenal-ulcer disease underwent this laparoscopic operation between April 1991 and April 1993. Clinical and functional follow up examinations up to two years show very promising results and optimistic expectations are allowed.

Key words: Duodenal ulcer therapy – Laparoscopic vagotomy – Results

Zusammenfassung. Die hintere trunkale Vagotomie und vordere Seromyotomie (ASMPTV nach Taylor) erweist sich als sehr geeignete Vagotomievariante für den laparoskopischen Zugang. 44 Patienten wurden von April 1991 bis April 1993 mit chronisch rezidivierendem Ulcus duodeni operiert. Klinische und funktionelle Nachuntersuchungen bis zu 2 Jahre zeigen sehr vielversprechende Resultate und berechtigen zu optimistischen Erwartungen.

Schlüsselwörter: Ulcus-duodeni-Therapie – Laparoskopische Vagotomie – Ergebnisse

Einleitung und Operationsindikation

Die Therapie des chron. Ulcus duodeni wurde auf Grund potenter pharmakologischer Substanzen zur Domäne der konservativen Gastroenterologie. Unter diesem Aspekt wurde die elektive organerhaltende Ulcuschirurgie in den letzten Jahren bis zur zahlenmäßigen Bedeutungslosigkeit reduziert. Andererseits haben sich die Gesamtmortalität der Ulcuskrankheit sowie die Anzahl der Noteingriffe wegen Ulcuskomplikationen nicht verändert und in höheren Altersgruppen muß eine Zunahme ulcusbedingter Komplikationen festgestellt werden.

Wenngleich die Abheilungsrate des Ulcus duodeni unter medikamtöser Therapie als sehr zufriedenstellend beurteilt werden kann, läßt die hohe Rezidivrate auch unter und nach Langzeittherapie viele Fragen und Wünsche offen. Ob die Berücksichtigung des Helicobakter pylori im neuen pathogenetischen Konzept der Ulcus-duodeni-Erkrankung und die daraus resultierenden aktuellen Therapievarianten die gewünschten Dauererfolge haben werden, wird erst die Zukunft zeigen. Sicherlich werden sie aber gemessen werden müssen an den Ergebnissen der selektiv proximalen Vagotomie, die in einem Zeitraum von 5 bis 10 Jahren post operationem eine durchschnittliche Rezidivquote von 5–15% erwarten läßt. Die laparoskopische Chirurgie gibt nun dem Chirurgen und dem Patienten die Möglichkeit, unter dem Aspekt der verringerten therapeutischen Aggressivität die Indikationsstellung zur

Operation aus einem neuen Blickwinkel zu beurteilen. Wir sehen daher derzeit die Indikation zur laparoskopischen Vagotomie gegeben bei einer langjährigen rezidivierenden Ulcusanamnese, wobei auf Grund des Krankheitsverlaufes und der Patientencompliance bedrohliche Komplikationen zu erwarten sind.

Die laparoskopische Vagotomie nach Taylor

Ein Maximum an Radikalität und technischer Machbarkeit auf laparoskopischem Weg scheint uns möglich durch die 1979 erstmals von T. V. Taylor durchgeführte hintere trunkale Vagotomie mit vorderer Seromyotomie [5], deren laparoskopische Anwendung 1991 erstmals von Kathkhouda [1] vorgestellt wurde. Das Prinzip dieser Methode beruht darauf, daß nach hinterer Stammvagotomie die weitere Reduktion der Säureproduktion durch die Durchtrennung aller schräg durch die Magenwand ziehenden Äste des Latarjet'schen Nerven, einschließlich des ersten Krähenfußastes, erfolgt (Abb. 1). Dadurch ist es möglich, ohne gesonderte Präparation des Nervus Latarjet auch bei anatomisch ungünstig geeigneten Patienten sicher und ausreichend zu denervieren. Zudem besteht keine Verletzungsgefahr des Latarjet'schen Nerven, dessen Integrität für die ungestörte Magenentleerung von wesentlicher Bedeutung ist. Durch den vollständigen Erhalt der Vaskularisation im hinteren Netzblatt wird das Auftreten von Magenwandnekrosen verhindert. Diese Tatsache erlaubt in der von uns beschriebenen Modifikation [2] neben der Seromyotomie noch ein zusätzli-

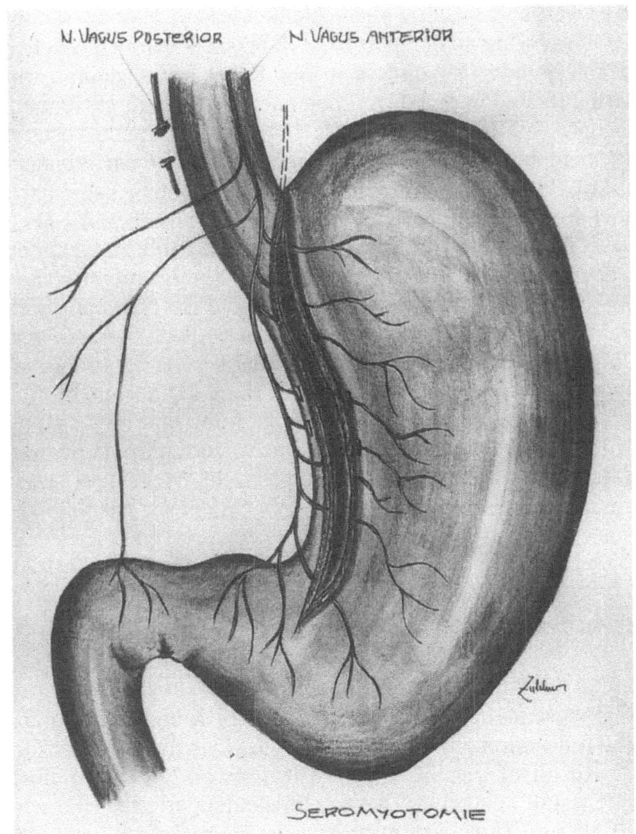

Abb. 1. Skizze einer Taylor'schen Vagotomie. Links: Hintere trunkale Vagotomie; rechts: vordere Seromyotomie an der kleinen Kurvatur

ches Durchtrennen des Gefäß-Nervenbündels des vorderen Blattes, hart an der Magenkante, um einerseits die laparoskopisch schwierig zu handhabende Blutungsneigung während der Seromyotomie zu reduzieren und andererseits eine zweifache Durchtrennung der vorderen Nervenbahnen zu erreichen. Ob damit eine spätere Reinervation hintangehalten oder sogar verhindert werden kann und dies vielleicht sogar zu einer verringerten Rezidivneigung führt, wird durch spätere Funktionskontrollen und Nachuntersuchungen der Patienten zu klären sein.

Operative Technik

In Intubationsnarkose und Rückenlage erfolgt eine supraumbilicale Stichinzision, und nach Anlegen des Pneumoperitoneum wird über einen 10-mm-Trokar das Laparoskop mit der Endokamera (30-Grad-Optik) eingeführt. Vier weitere 10-mm-Trokare werden links und rechts in der Medioclavicularlinie variabel, je nach Patientenkonstitution, eingebracht, wobei der Trokar rechts unten als Arbeitskanal dient. Die übrigen Trokare dienen zum Einführen von Instrumenten, vor allem Klemmen und Faßzangen. Es wird nach Ausspannen des Magens die Pars flaccida von unten nach oben gedrängt, wobei die meist gut erkennbaren Rami hepatici erhalten werden. Neben dem nun gut sichtbaren Lobus caudatus wird der rechte Zwerchfellschenkel angesteuert und der Sulcus zwischen Zwerchfellschenkel und Oesophagus aufgesucht. Mit stumpfer Präparation wird nun der hinter dem Oesophagus liegende hintere Vagusstamm freipräpariert, soweit wie möglich kranialwärts durchtrennt und in einem ausreichenden Segment reseziert. Die Seromyotomie wird im Bereich des His'schen Winkels begonnen und es werden sorgfältig alle Schichten bis zur bläulich schimmernden Submucosa durchtrennt. Durch Zug an den gesetzten Babcock-Klemmen weichen die durchtrennten Muskelfasern auseinander, so daß es in der Regel leicht gelingt, mit Häkchen die weiteren Muskelfasern aufzuladen und durch Zug nach oben zu durchtrennen. Die Seromyotomie wird in Richtung kleine Kurvatur weitergeführt und in einem Abstand von 1 bis 1,5 cm vom Rand der kleinen Kurvatur nach aboral bis etwa 6 cm vor dem erkennbaren Pylorus fortgesetzt. Sobald sich der Krähenfuß deutlich darstellt, wird nach Durchtrennen des ersten Astes die Seromyotomie beendet. Regelmäßig versuchen wir auch die Gefäßnervenbündel des vorderen Blattes mit Titanklips an der Magenkante zu klemmen und zu durchtrennen. Dadurch gelingt es uns, sowohl die anfangs häufig aufgetretenen Blutungen im Rahmen der Seromyotomie zu reduzieren, als auch größere Nervenäste im Bereich des Gefäßbündels zu durchtrennen. Die Seromyotomie kann schließlich durch eine fortlaufende Naht oder durch Klips adaptiert werden, wir haben aber bereits bei 16 Patienten auf den Verschluß der Seromyotomie vollständig verzichtet. Entlang der Seromyotomie wird ein Fibrinkleber aufgebracht, um eine Verbesserung der Blutstillung und Abdichtung der Seromyotomie zu bewirken. Eine nasogastrale Sonde wird im Antrum plaziert und ein Easyflowdrain über den Arbeitskanal an die kleine Kurvatur eingebracht. Sonde und Drain werden nach 48 Stunden entfernt und nach dem ersten Stuhlgang beginnen wir mit flüssiger Nahrungszufuhr.

Patientenstatistik und Ergebnisse

Von April 1991 bis April 1993 wurden 44 Patienten, 28 Männer und 16 Frauen im Alter von 26 bis 69 Jahren operiert. Die Anamnesendauer lag zwischen 2 und 17 Jahren, im Durchschnitt 8,1 Jahre. 28 mal wurde die Indikation zur Operation wegen eines mehrfach rezidivierenden Ulcus duodeni (3 bis 7 Rezidive) gestellt. Fünf Patienten wurden wegen eines chron. rezidivierenden Ulcus duodeni und letztlicher Therapieresistenz operiert. 11 Patienten wurden nach einer konservativ therapierten Blutung aus wiederum mehrfach rezidivierenden Ulcera vagotomiert. Bei 2 Patienten konnte die Operation nicht laparoskopisch in der gewünschten Form beendet werden. Einmal erfolgte eine elektive Konversion, da der hintere Vagusstamm nicht identifiziert werden konnte. Bei einem anderen Patienten erfolgte eine Perforation im Rahmen der Seromyotomie. Eine weitere Perforation wurde übernäht und bei einem Patienten wurde eine vordere und hintere trunkale Vagotomie durchgeführt. Als häufigste intraoperative Schwierigkeit erwiesen sich Blutungen im Verlaufe der Seromyotomie, die aber ausnahmslos suffizient laparoskopisch versorgt werden konnten.

Die Operationszeit betrug zwischen 92 bis 180 Minuten, im Mittel 115 Minuten.

Der postoperative Verlauf war bei 41 Patienten komplikationsfrei. Eine Patientin hatte eine leichte postoperative seröse Pankreatitis. Zwei Patienten hatten mäßiggradige Nachblutungen über das Drain, wobei eine chirurgische Korrektur nicht erforderlich wurde. Die Patienten wurden durchschnittlich am 8. postoperativen Tag entlassen. Die Spitalsverweildauer wird zweifellos kürzer zu halten sein, wir hielten aber derzeit eine längere stationäre Kontrolle für sinnvoll.

Alle Patienten wurden nach 2, 6, 12, 18 und 24 Monaten p.o. nachuntersucht. Neben einer klinischen Kontrolle wurde eine Gastroskopie, ein postoperativer Säuretest sowie eine prä- und postoperative Bestimmung der Magenentleerung [4] durchgeführt.

Von den postoperativen Kontrollen nach 8 Wochen wurden bisher 39 Patienten erfaßt. Alle Patienten befanden sich im Stadium I und II des Befindlichkeitsschemas nach Visick und bei allen Patienten war das Ulcus endoskopisch gesichert abgeheilt.

Nach 6 Monaten wurden 30 Patienten kontrolliert. Die klinischen Ergebnisse waren unverändert zufriedenstellend (Visick I und II). Es fand sich ein Ulcusrezidiv bei einem Patienten mit chronisch aggressiver Hepatitis und Interferonbehandlung, so daß ein Zusammenhang zwischen dieser Therapie und dem Ulcusrezidiv naheliegend ist.

In der weiteren Folge wurden 19 Patienten nach 12 Monaten, 8 Patienten nach 18 Monaten und 2 Patienten nach 24 Monaten kontrolliert. Auch diese Patienten sind mit dem Operationsergebnis sehr zufrieden und sie haben ihren Entschluß zur laparoskopischen Operation nicht bereut, sondern als äußerst sinnvoll bestätigt. 43 Patienten haben seit der Operation auf jegliche Einnahme eines Säuresekretionshemmers verzichtet.

Postoperative Pentagastrinteststudien weisen eine Reduktion des postoperativen BAO-Wertes bis zu 71 % und des PAO-Wertes bis zu 78 % im Vergleich zu den präoperativ erhobenen Befunden auf.

In der Magenentleerungsstudie konnte gezeigt werden, daß Patienten, die nach der angegebenen Vagotomietechnik laparoskopisch operiert wurden, nach endoskopisch bestätigter Ulcusabheilung ein normales Magenentleerungsverhalten aufweisen, das mit den Ergebnissen einer Kontrollgruppe gesunder Probanden vergleichbar ist [4].

Schlußbemerkung

Daß die Taylor'sche Vagotomie trotz offenkundiger Vorteile nicht mehr den großen klinischen Anklang gefunden hat, dürfte auf die bereits allseits sinkenden Operationsfrequenzen zurückzuführen sein. Dementsprechend liegen auch nur wenige prospektiv randomisierte Studien vor. Die überzeugenden Ergebnisse klinischer Untersuchungen sowie die ersten Mitteilungen über den laparoskopischen Eingriff [1] haben uns bewogen, vorerst für das laparoskopische Vorgehen die hintere trunkale Vagotomie und vordere Seromyotomie zu wählen. Unsere Erfahrungen und letzten Ergebnisse aus Frankreich [3] bestätigen die Tauglichkeit dieses laparoskopischen Eingriffes in der von uns durchgeführten Operationstechnik.

Johnston et al. wiesen bereits 1969 darauf hin, daß ihre Frühergebnisse nach SPV ermutigend seien, aber der Zustand des Patienten nach 5 bis 10 Jahren entscheidend wäre. Diese Aussage hat natürlich ebenso für die beschriebene Operationsmethode und für die laparoskopische Chirurgie zu gelten. Da aber, wie auch in der laparoskopischen Gallenchirurgie, nur die Operationstechnik nicht aber der Operationsmodus geändert wird, und Langzeiterfahrungen über die Operationsergebnisse offener Eingriffe bereits vorliegen, kann in Anbetracht der gegebenen Parallelität zur Gallenchirurgie und unter dem Aspekt der zunehmenden laparoskopisch-chirurgischen Erfahrung eine idente günstige Entwicklung erwartet werden.

Literatur

1. Kathkhouda N, Mouiel I (1991) A new technique of surgical treatment of chronic duodenal ulcer without laparotomy by videocoelioscopie. Am J Surg 161:361–364
2. Keiler A, Pernegger Ch, Hornof R (1992) Die laparoskopische Vagotomie zur Behandlung des chronischen Ulcus duodeni. Min Invas Chir 1:98–105
3. Mouiel I, Kathkhouda N, Gugenheim I, Fabiani P, Crafa F, Iovine L (1992) Endoskopisch-laparoskopische Vagotomietechnik und Ergebnisse. Chir Gastroenterol 8:387–394
4. Pernegger Ch, Stowasser G, Keiler A (1993) Magenentleerung nach laparoskopischer hinterer trunkaler Vagotomie und vorderer Seromyotomie. Min Invas Chir 2: in Druck
5. Taylor TV, Mac Leod D, Gunn AA, Mac Lennan I (1982) Anterior lesser curve seromyotomy and posterior truncal vagotomy in the treatment of chronic duodenal ulcer. Lancet 55:846–849

24. Die laparoskopische, extramuköse Pyloromyotomie: Ein kombiniertes laparoskopisch-endoskopisches Verfahren

J. Schleef, M. Maragakis, K. Schaarschmidt und G. H. Willital

Klinik und Poliklinik für Kinder- und Neugeborenenchirurgie der Universität Münster, Albert-Schweitzer-Straße 33, 48149 Münster

The Laparoscopic Extramucous Pyloromyotomia: a Combined Laparoscopic Endoscopic Procedure

Summary. Pyloric hypertrophy is a disease of neonates and small infants. The operative therapy is the extramucosal pyloromyotomy. A laparoscopic approach to treat this disease surgical is presented and discribed. The procedure itself concists of a laparoscopic operation, which is perform under endoscopic controll from the stomach. The combination of laparoscopy, being performed from two abdominal stab incisions, and endoscopy permits the intraoperative control of the operative procedure and insures a higher security of the operation.

Key words: Pyloric hypertrophy – Laparoscopic pyloromyotomy – Endoscopic intraoperative control

Zusammenfassung. Die extramuköse Pyloromyotomie ist ein operatives Verfahren zur Therapie der Pylorushypertrophie bei Neugeborenen und Säuglingen. Eine laparoskopische Technik zur Operation der Pylorushypertrophie wird dargestellt. Das Verfahren besteht aus einer operativen Laparoskopie unter gleichzeitiger intraoperativer endoskopischer Kontrolle vom Magen aus. Durch die Kombination beider Verfahren (endoskopisches-laparoskopisches Vorgehen) kann die Sicherheit der Operation erhöht und das operative Ergebnis unmittelbar kontrolliert werden.

Schlüsselwörter: Pylorushypertrophie – Laparoskopische Pyloromytomie – Endoskopische intraoperative Kontrolle

Einleitung

Die hypertrophe Pylorusstenose ist eine Erkrankung der ersten Lebenswochen. Die Indikation zur operativen Therapie ist immer dann gegeben, wenn ein konservativer Behandlungsversuch fehlschlägt [2]. Fredet [3] und Ramstedt [4] haben erstmals die operative Technik zur Behandlung der Pylorushypertrophie beschrieben. Die Operationsletalität für den Eingriff liegt in der Literaturübersicht deutlich unter 1 % [2]. Operationsbedingte Komplikationen können eine Peritonitis, bei übersehener Eröffnung des Magendarmtraktes, Nachblutungen und Infektionen sein. Bei der benutzten Standardtechnik treten diese Probleme jedoch selten auf.

Hier soll nun eine laparoskopische Technik zur operativen Therapie der Pylorushypertrophie beschrieben werden.

164

Technik

Technische Voraussetzungen

Zur Durchführung dieser Operation benutzen wir eine 5-mm-30°-Winkeloptik mit angeschlossener Kamera und Lichtquelle. Desweiteren wird zur Anlage des Pneumoperitoneseums ein automatischer CO_2-Insufflator benötigt. Zur Applikation von monopolarem Koagulationsstrom benutzen wir ein HF-Gerät der Fa. Erbe. Das Instrumentarium besteht aus zwei 5-mm-Trokaren, einem monopolarem Präparations-Haken, einer speziellen, atraumatischen Minipräparierzange.

Operationstechnik

Der Patient wird zu in Rückenlage auf dem Op-Tisch gelagert. Im Magen befindet sich eine Magensonde, über die vor Operationsbeginn der Magen vollständig entleert wird. Über einen Blasenkatheter wird die Blase entleert, um eine Fehlpunktion zu vermeiden.

Im Bereich der linken Nabelcircumferenz erfolgt zunächst eine Stichinzision durch die Bauchdecke. Mit einem Klemmchen wird diese Inzision leicht gespreizt und bei angehobener Bauchdecke wird ein 5-mm-Trokar ohne spitzen Mandrin eingeführt. Auf die Punktion mit der Verress-Nadel zur Anlage des Pneumoperitoneums kann bei diesem Vorgehen verzichtet werden. Durch den direkten, offenen Zugang zum Abdomen über diese kleine Stichinzision ist die Verletzungsgefahr wesentlich gemindert. Desweiteren bedeutet diese Art des Zugangs eine erhebliche Zeitersparnis. Über den Trokar erfolgt das Einsetzen der 30°-Winkeloptik. Es erfolgt die Inspektion des Abdomes zum Ausschluß weiterer Mißbildungen. Nun wird im Bereich des rechten Oberbauches unter Sicht ein weiterer 5-mm-Trokar eingesetzt. Der Patient wird in einer leichten Linksseiten- und Kopflage gelagert. Mit einem Taststab wird zunächst das Colon transversum nach kaudal geschoben. Jetzt erhält man einen freien Blick auf die Pylorusregion. Anschließend erfolgt das Einführen eines Kinderendoskopes in den Magen. Mittels dieses Endoskopes kann der Magen ausgespannt werden und wird fixiert. Ein dritter Zugang zum Einbringen einer Faßzange wird nicht benötigt. Die anschließende Präparation beginnt mit der monopolaren Inzision des Peritoneums im Bereich des Pylorus. Um eine Verletzung der Strukturen zu vermeiden, erfolgt die weitere Präparation mit einer atraumatischen, speziell entwickelten Präparierzange, die die monopolare Koagulation bei eventuell auftretenden kleineren Blutungen erlaubt. Wie nach der von Ramstedt beschriebenen Technik erfolgt nun das Spreitzen der Muskulatur, bis die Schleimhaut sichtbar wird. Nach kompletter Durchtrennung des Muskelringes erfolgt nun die Insufflation von Luft in den Magen. Bei korrekter und ausreichender Lage der Inzision findet sich eine Vorwölbung der Pylorusschleimhaut. Ist die Inzision nicht ausreichend, so kann nach dieser Prüfung die Myotomie erweitert werden. Nach abschließender Kontrolle auf Bluttrockenheit werden alle Instrumente entfernt, das Pneumoperitoneum wird abgelassen. Eine Drainage ist wie bei der offenen Technik nicht notwendig. Die Einstichstellen der Trokare werden mit subkutanen Einzelknopfnähten versorgt. Der Hautverschluß erfolgt nach Adaptation der Wundränder durch das Aufkleben einen transparenten Wundverbandes (Comfeel). Dieser Verband verbleibt für vier Tage.

Postoperativ wird keine Magensonde eingelegt, das Kind wird im Bett mit dem Kopf hochgelagert. Die weitere postoperative Behandlung erfolgt nach dem gleichen Schema, wie bislang nach der konventionell durchgeführten offenen Technik.

Eine postoperative Ultraschallkontrolle wird am dritten postoperativen Tag zum Nachweis der Durchgängigkeit und der ausreichenden Inzision durchgeführt.

Ergebnisse

Bei fünf Kindern (2 Mädchen, 3 Jungen) im Alter zwischen 2 Wochen und 8 Wochen führten wir diesen Eingriff durch. Die Operation verlief in allen Fällen ohne intra- und postoperative

Komplikationen. Die mittlere Operationszeit betrug 31 min (min. 19 min, max. 65 min). Der postoperative Verlauf war bei allen Patienten unauffällig. Nach 4, bzw. 5 Tagen konnten die Patienten aus der Klinik entlassen werden.

Diskussion

Die Anwendung der laparoskopischen Technik ist nachgewiesen mit vielen Vorteilen verbunden. Sie führt zu einer Minimierung ds operationsbedingten Traumas, Wundheilungsstörungen im Bereich der Bauchdecke sind äußert selten. Narbenhernien können durch die Anwendung dieses Verfahrens vermieden werden. Besonders bei kleinen Neugeborenen und untergewichtigen Kindern können diese Komplikationen schwerwiegend sein.

Das hier vorgestellte Verfahren kann eine Alternative zur bisher bekannten Technik darstellen. Im Gegensatz zu beschriebenen Verfahren [1] halten wir den Einsatz eines Endoskopes im Bereich des Magen für sehr hilfreich. Durch die Kombination der Laparoskopie und begleitenden Endoskopie kann eine introperative Kontrolle mit verbesserter Sicherheit erreicht werden.

Literatur

1. Alain JL, Grousseau D, Terrier G (1991) Extramucosal pyloromyotomy by laparoscopy. Surg Endosc 5:174
2. Benson CD (1970) Infantile pyloric stenosis: historical aspects and current surgical concepts. Prog Pediatr Surg 1:63
3. Fredet P, Lesne E (1908) Sténose du pylore chez le nourrisson. Résultat anatomique de la pylorotomie sur un cas traité et guéri depuis 3 mois. Bull Mem Soc Nat Chir 54:1050
4. Ramstedt C (1912) Zur Operation der angeborenen Pylorusstenose. Med Klin 8:1702

25. Laparoskopische Behandlung einer Magenperforation mit einem Ethisorbstopfen

H. Niebuhr, U. Nahrstedt, J. Holste und K. Rückert

Chirurg. Abteilung, John-Rittmeister-Haus, Krankenhaus Heidberg, Tangstedter Landstr. 400, 22417 Hamburg

Laparoscopic Treatment of Stomach Perforation by a Ethisorb Clog

Summary. In our animal trial we proved a plug technique to close an experimentally induced lesion in the antral prepyloric stomach wall laparoscopically. In all animals (18 minipigs, 20 kg) we observed secure closure and a strong scar tissue within mucosal and serosal layers. Conclusion: The plug technique is a simple and secure method to repair lesions in the antral stomach wall laparoscopically.

Im Rahmen einer tierexperimentellen Studie haben wir die Möglichkeit überprüft, ein einfaches, auch im Notdienst anwendbares, laparoskopisches Verfahren zum sicheren Verschluß eines perforierten Ulkus zu entwickeln.

Technik

Am intubierten, narkotisierten Tier (Minipig, ca. 20 kg) wurde auf laparoskopischem Weg mittels Elektrokoagulation eine künstliche Läsion im Bereich der präpylorischen, antralen, vorderen Magenwand erzeugt. Der Rand der Läsion entsprach dabei einer Koagulationsnekrose. Die Läsion wurde mit einem speziell geformten Stopfen (Abb. 1), der aus resorbierbarem Material besteht (Ethisorb), laparoskopisch verschlossen.

Die gewählte Stopfenform des „angespitzten Kragenknopfes mit Handgriff" ist nur aufgrund der Materialeigenschaften des Ethisorbs realisierbar. Ethisorb ist eine Mischung aus Polyglactin (PG) und Polydioxanon (PDS). Beide Materialien sind resorbierbar (PG ca. 30 Tage, PDS ca. 120 Tage). Das geschmeidigere, elastische Polyglactin dient als verformbare Oberfläche, während das steife Polydioxanon den stabilen Kern des Implantates stellt. Beide Materialien sind stark bindegewebsinduktiv.

Voraussetzung für die Einbringung des Implantates ist das „segelartige" Ausspannen der antralen Magenvorderwand. Vor dem eigentlichen Einsetzen erfolgte eine Histologieentnahme mit einer Schere und einer kleinen Faßzange. Danach konnte der Stopfen mit einer stabilen Faßzange gefaßt, über den Trokar eingeführt und in die Magenwandläsion eingebracht werden. Durch die „Kragenknopfform" ist ein deutliches „Einrasten" des Stopfens zu spüren.

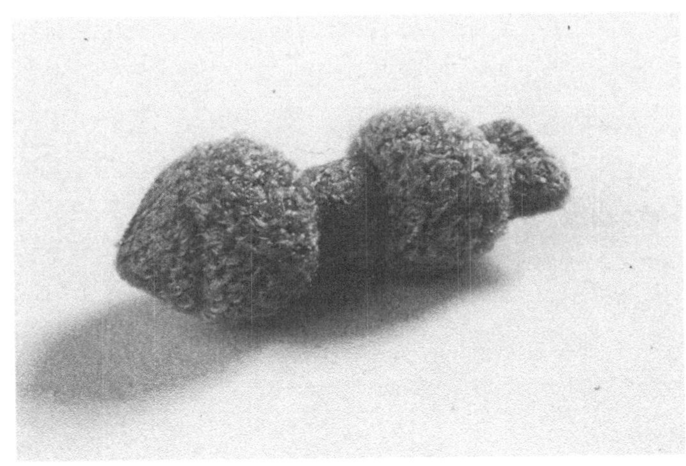

Abb. 1. Ethisorbstopfen

Ergebnisse

18 Tiere wurden auf die angegebene Weise operiert. Es wurden Überlebenszeiträume festgesetzt: 7, 14, 21, 28, 42, 70, 84, 98, 120 Tage. Jeweils zwei Tiere wurden zu den angegebenen Zeitpunkten euthanasiert, die Magenwand makroskopisch beurteilt, photographiert und es wurden Proben für die histologische Untersuchung entnommen. Die histologische Untersuchungen erfolgten sowohl licht- wie auch elektronenmikroskopisch.

Selektionsbefunde: bis 7. und 14. Tag nach Implantation. Die vier bis zum 14. Tage obduzierten Tiere zeigten ein komplett erhaltenes, nicht disloziertes Implantat. Man sieht jeweils eine serosaseitige Abdeckung des Implantates bei noch nicht ausreichender Mukosa (Abb. 2).

28. Tag nach Implantation. Die zwei am 28. Tag gewonnenen Proben zeigten makroskopisch noch eine homogene Wandverdickung im Sinn einer noch nicht vollständigen Narbenbildung mit jeweils komplettem Serosa- bzw. Mukosaüberzug. Mikroskopisch waren noch große Mengen Fremdmaterials zu erkennen.

42.–120. Tag nach Implantation. Ab dem 42. Tag war bei allen Tieren makroskopisch nur noch eine schüsselförmige Narbe zu erkennen, die jeweils von Serosa bzw. Mukosa komplett überzogen war. Mikroskopisch konnten je nach Obduktionszeitpunkt unterschiedliche – geringer werdende – Mengen Fremdmaterials beobachtet werden.

Diskussion

Im Rahmen der weiten Verbreitung laparoskopischer Techniken werden unterschiedliche Möglichkeiten der Versorgung von perforierten Ulcera ad pylorum angegeben. Nathanson [2] berichtet über Nahtverfahren; Costalat [1] beschreibt eine Ligamentum-teres-Plastik im Sinn eines laparoskopisch-gastroskopischen „Rendezvous-Verfahren". Da beide Methoden einen deutlich höheren Zeitaufwand als das konventionelle Verfahren bedingen, haben wir die oben beschriebene, einfache Stopfentechnik entwickelt.

Zur Erzeugung der Läsion bot sich die monopolare Löffelelektrode an. Hierdurch wird eine der Ulkusperforation vergleichbare Läsion gesetzt, die mit ihrer Koagulationsnekrose im Randbereich der peptischen Randnekrose der „natürlichen" Perforation weitgehend entspricht.

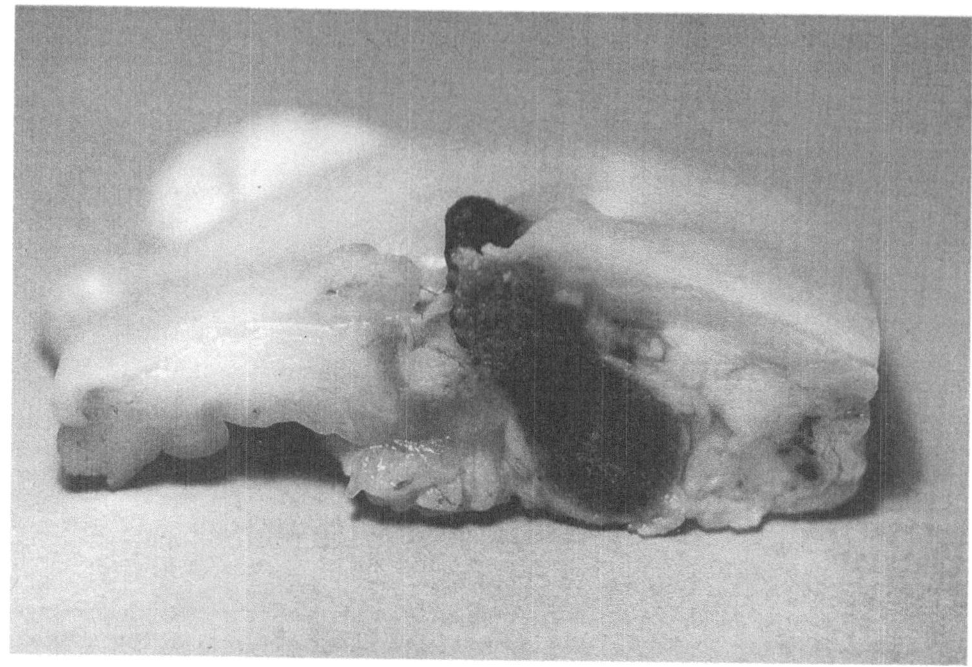

Abb. 2. Implantat nach 7 Tagen mit ausreichendem Serosaüberzug bei noch nicht geschlossener Mukosa

Die Technik der Stopfeneinbringung ist nach kurzer Übung einfach und sicher durchzuführen. Eine zunächst befürchtete Dislokation des Stopfens haben wir zu keinem Zeitpunkt beobachtet, so daß wir im Tierexperiment auf eine denkbare, zusätzliche Nahtsicherung des Implantates verzichteten.

Nach den dargestellten Verläufen ergibt sich der folgende Schluß:

Die beschriebene Ethisorbstopfen-Technik hat sich als sicheres und einfach durchzuführendes laparoskopisches Verfahren zum Verschluß einer experimentell erzeugten Läsion im Bereich der antralen, präpylorischen Magenvorderwand erwiesen.

Literatur

1. Costalat G, Dravet F, Noel P, Alquier Y, Vernhet J (1991) Coelioscopic treatment of perforated gastroduodenal ulcer using the ligamentum teres hepatis. Surg Endosc 5:154–155
2. Nathanson LK, Easter DW, Cushieri A (1990) Laparoscopic repair peritoneal toilet of perforated duodenal ulcer. Surg Endosc 4:232–233

26. Minimal-invasive Chirurgie bei symptomatischen Milzzysten

T. Reck, F. Köckerling, I. Gastinger, B. Schneider und F. P. Gall

Chirurgische Klinik mit Poliklinik der Universität, Maximiliansplatz, 91054 Erlangen

Minimal Invasive Surgery in Symptomatic Cysts of the Spleen

Summary. In the case of nonparasitic splenic cysts a partial resection of the cyst wall (decapsulation) may be indicated. We were able to do this safely by a laparoscopic prodecure.

Key words: Splenic cysts – Laparoscopic procedure – Laparoscopic unroofing

Zusammenfassung. Bei nichtparasitären symptomatischen Milzzysten, wie kongenitalen und posttraumatischen Zysten, besteht therapeutisch die Möglichkeit einer Zystenwandabdeckelung. Dies konnten wir erfolgreich bei vier Patienten laparoskopisch durchführen, wobei die Patienten von den Vorteilen eines minimal-invasiven Eingriffes profitieren.

Milzzysten sind seltene, meist sonographische Zufallsbefunde und machen sich nur in Ausnahmefällen durch Beschwerden bemerkbar. Eine Therapie derartiger Milzzysten richtet sich vor allem nach deren Pathogenese. Während bei infektiösen, parasitären oder neoplastischen zystischen Läsionen in der Regel eine Splenektomie bzw. Milzteilresektion erforderlich ist, besteht bei kongenitalen oder posttraumatischen Milzzysten die Möglichkeit einer Zystenwandfensterung, d. h. breiten Eröffnung der Zyste zur Bauchhöhle. Anderweitige Behandlungsversuche, wie perkutane Punktionen und Sklerosierungsversuche von Milzzysten sind nicht erfolgversprechend. Innerhalb eines Jahres wurden wir mit vier Fällen symptomatischer Milzzysten konfrontiert und berichten über die von uns angewandte Methode der laparoskopischen Zystenwandresektion.

Material und Methode

Die vier Patienten waren zwischen 10 und 63 Jahren alt. Die Beschwerdesymptomatik bestand in ziehenden linksseitigen Oberbauchschmerzen und postprandialem Völlegefühl. Anamnestisch war lediglich bei dem 10jährigen Jungen ein stumpfes Bauchtrauma durch Fahrradsturz in der Vorgeschichte eruierbar. Eine präoperative Computertomographie war jeweils obligatorisch und zeigte eine glatt begrenzte, homogene, bis zu 20 cm große zystische Läsion ohne Kontrastierung bei intravenöser Kontrastmittelgabe. Eine durchgeführte Echinococcus-Serologie (Komplementbindungsreaktion, indirekter Hämagglutinationstest) erwies sich in allen Fällen als negativ.

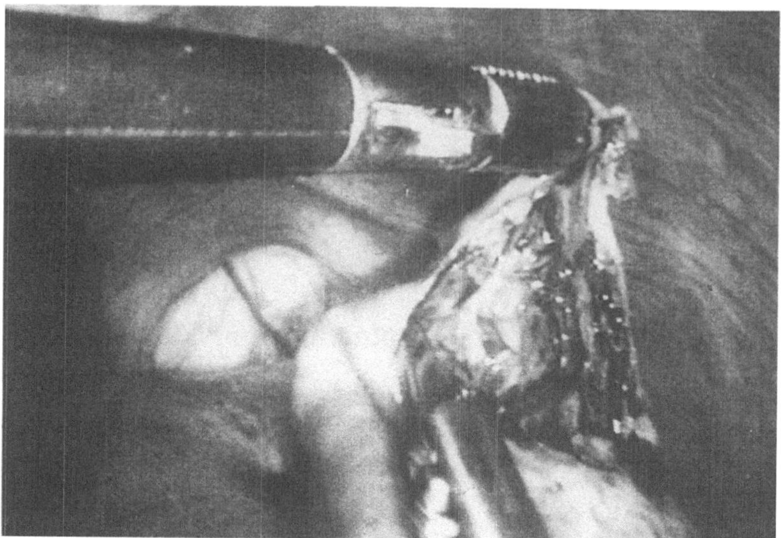

Abb. 1. Laparoskopisches Eröffnen und Abtragen der Zystenwand

Operationstechnik

Nach Anlage des Pneumoperitoneums und Plazierung des Optik-Trokars am Nabel erfolgt die weitere Positionierung von 10-mm-Arbeitstrokaren entsprechend der Größe und Lokalisation der Zyste im linken Oberbauch, wobei in der Regel zwei Arbeitstrokare ausreichend sind. Nach Darstellung der Milzzyste wird der Zysteninhalt abpunktiert und die Milzzyste im parenchymfreien Anteil eröffnet. Die innere Zystenwandung zeigt in typischer Weise ein trabekuliertes Aussehen. Die Zystenwand selbst wird möglichst nahe am Übergang zum Milzparenchym mit dem Koagulationshaken bzw. der Schere abgetragen. Der verbleibende Resektionsrand wird sorgfältig auf Bluttrockenheit überprüft. Es sollte ein möglichst großer Zystenwanddeckel reseziert werden, um ein Zusammenkleben der Zystenränder und damit ein Rezidiv zu verhindern. Aus demselben Grund plazieren wir einen Anteil des Omentum majus als sogenannte „Netzplombe" in den entstandenen Parenchymdefekt. Zusätzlich legen wir eine Drainage in den linken Oberbauch.

Ergebnisse

Alle vier Patienten mit symptomatischen Milzzysten konnten auf diese Weise therapiert werden. Intra- oder postoperative Komplikationen traten nicht auf. Die Patienten wurden beschwerde- und rezidivfrei. Die histologische Aufarbeitung der Zystenwandanteile ergab zweimal eine posttraumatische Pseudozyste mit reaktiver fibrotischer Zystenwand und in zwei Fällen eine kongenitale Zyste, charakterisiert durch eine innere Auskleidung mit einem Deck-Epithel.

Diskussion

Echte Milzzysten sind gekennzeichnet durch eine Endothelauskleidung und werden nach Martin [1] in angeborene (vor allem Epidermoid- und Dermoidzysten), in neoplastische (zystische Lymphangiome und Hämangiome) und in parasitäre (Echinococcus-) Zysten unterteilt. Sekundäre Pseudozysten entstehen meist posttraumatisch als Folge einer Einblutung ins Milzparenchym. In unserem Krankengut werden wir vor allem mit kongenitalen und posttraumatischen Zysten konfrontiert. Bei diesen besteht grundsätzlich die Möglichkeit eines minimal-invasiven Vorgehens im Sinn einer laparoskopischen Zystenwandabdekkelung. Dieses Verfahren hat sich per Laparotomie bereits als erfolgreich erwiesen [2, 3] und kann technisch einfach und komplikationslos laparoskopisch nachvollzogen werden. Präoperativ sollte jedoch an Hand bildgebender Verfahren bzw. auch serologisch sowohl eine parasitäre Zyste als auch eine zystische Neoplasie ausgeschlossen werden.

Literatur

1. Martin JW (1958) Congenital splenic cysts. Am J Surg 96:302
2. Touloukian RJ, Seashore JH (1987) Partial splenic decapsulation: A simplified operation for splenic pseudocysts. J Paed Surg 22:135
3. Wolters K, Keller HW, Lorenz R, Pichlmaier H (1990) Milzzysten: Indikation zur Operation und operatives Vorgehen. Langenbecks Arch Chir 375:231

27. Laparoskopische Therapie dysontogenetischer Lebercysten

A. Emmermann, C. Zornig und M. Peiper

Chirurg. Universitätsklinik, Martinistraße 52, 20251 Hamburg

Laparoscopic Treatment of Dysontogenic Cysts of the Liver

Summary. Laparoscopically technique of deroofing has been performed upon seven patients with non parasitic liver cysts including one with polycystic disease. With a low rate of complications and the same rate of recurrences as the conventional technique the patients have the advantage of a reduced abdominal trauma.

Einleitung

Die Prävalenz solitärer, nichtparasitärer Lebercysten liegt bei etwa 1–5%. Sie entstehen aus Fehlbildungen des Gallenwegssystems, sind mit Epithel ausgekleidet und haben im allgemeinen keine Kommunikation mit den Gallengängen. Der weitaus größte Anteil ist asymptomatisch, lediglich ein Zufallsbefund bei einer durchgeführten Sonographie oder einem abdominellen Computertomogramm und bedarf keiner Therapie.

In etwa 5% der Fälle kommt es jedoch zu klinischen Symptomen wie unspezifischen Oberbauchschmerzen und Druckgefühl durch Spannung, oder seltener zu Komplikationen wie Cholestase, Blutung, Ruptur, portaler Hypertension oder Infektion. Vereinzelt sind Fälle maligner Entartung beschrieben. Erst wenn Lage oder Ausmaß der Cysten zu Symptomen führen, ist eine chirurgische Therapie indiziert.

Gleiches gilt für die Behandlung der Cystenleber im Rahmen einer polycystischen Organdegeneration. Auch hier ist eine chirurgische Therapie nur bei sehr großen Cysten indiziert, die zu Komplikationen führen.

Die Therapie von dysontogenetischen Lebercysten besteht meist in der partiellen Resektion der Cyste im Sinn einer Abdeckelung.

Die rasante Entwicklung in der minimal-invasiven Chirurgie legt nahe, das etablierte chirurgische Verfahren der partiellen Resektion mit einer neuen Technik zu kombinieren, die für den Patienten eine deutlich geringere Belastung darstellt.

Patienten und Methode

Im Zeitraum von Juli 1991 bis April 1992 wurden in der Chirurgischen Abteilung der Universitätsklinik Eppendorf sechs Patienten mit symptomatischen dysontogenetischen Lebercysten und ein Patient mit einer Cystenleber laparoskopisch operiert. Alle Patienten waren weiblich, mit einem Altersdurchschnitt von 53,3 (43–56) Jahren. Die Indikation zur operativen Behandlung war in Oberbauchschmerzen, Druck- und Völlegefühl oder in einer deutlichen Zunahme der Cystengröße begründet. Im Rahmen der präoperativen Diagnostik zeigten sich sonographisch und in der Computertomographie des Abdomens bis zu 16 cm durchmessende, solitäre Lebercysten in verschiedenen Segmenten, jeweils partiell an der Leberoberfläche gelegen (Abb. 1). In dem Fall der Cystenleber waren insbesondere im linken Leberlappen große cystische Raumforderungen zu sehen. Eine Ösophagogastroduodenoskopie erfolgte zum Ausschluß eines Ulcus duodeni sive ventriculi, die negative Echinococcus-Serologie war ebenfalls Voraussetzung für die geplante Therapie.

Die Operation erfolgte in Allgemeinanästhesie in Rückenlagerung. Es wurden 4 Trokare in ähnlicher Position wie zur laparoskopischen Cholecystektomie verwendet. Im ersten Schritt wurde die Cyste punktiert und der Cysteninhalt aspiriert. Hierbei handelte es sich in jedem Fall um klares, wäßriges Sekret. Es folgte eine ausgedehnte Entdeckelung der Cyste bis an den Übergang zum normalen Lebergewebe, hierzu wurde uni- oder bipolare Diathermie verwendet, in speziellen Situationen auch Clips oder ein Klammernahtgerät. In vier Fällen gelang es, Omentum maius in den Defekt einzuschlagen und mit Clips am Cystenrand zu fixieren (Abb. 2). Auf eine Verschorfung des Cystengrundes haben wir verzichtet, um die hier gelegenen größeren Gefäße und Gallengänge nicht zu verletzen. Abschließend erfolgte die Einlage einer Silikondrainage.

Ergebnissse

Die Operationszeiten betrugen 50–90 Minuten, in einem Fall mit simultaner laparoskopischer Cholecystektomie 110 Minuten. Intraoperativ sahen wir keine Komplikationen, es war keine Substitution von Blutkonserven nötig. In der postoperativen Phase kam es bei einer adipösen Patientin mit starkem Nikotinabuses zur Ausbildung einer Dyspnoe auf dem Boden einer partiellen Unterlappenatelektase. Unter Sauerstoffgabe und intensiver Atemgymnastik besserte sich dieses Beschwerdebild rasch. Der postoperative Krankenhausaufenthalt betrug im Mittel 7 (3–14) Tage.

Im Nachbeobachtungszeitraum von 11–20 Monaten zeigten sich zwei Frührezidive. In beiden Fällen war die Einlage einer Netzplombe nicht möglich gewesen und der Cystenrand direkt postoperativ mit der vorderen Bauchwand verklebt, so daß sich die Cyste erneut füllen konnte. Eine der beiden Patientinnen wurde inzwischen konventionell operiert, die andere ist beschwerdefrei, so daß von einer erneuten operativen Therapie zunächst Abstand genommen wurde. Alle anderen Patientinnen sind beschwerdefrei und zeigten bislang kein Rezidiv.

Diskussion

Die konventionell chirurgische Therapie symptomatischer nichtparasitärer Lebercysten besteht in der partiellen Resektion im Sinne einer Abdeckelung [1, 3]. Rezidivraten bis zu 30% werden in Kauf genommen, da hierbei das gesunde Lebergewebe weitestgehend geschont werden kann [1, 3]. Komplette Enukleationen oder Resektionen sind nur selten indiziert. Die einfache percutane Punktion der Cysten resultiert hingegen in einer bis zu 100%-Rezidivrate [2].

Mit einiger Erfahrung in der minimal-invasiven Chirurgie ist die laparoskopische Entdeckelung von nichtparasitären Lebercysten eine sicher durchzuführende Methode mit geringem Aufwand. Bei einer vergleichbaren Rezidivrate wie nach konventioneller Technik sowie einer niedrigen Komplikationsrate profitieren die Patienten vom deutlich geringern abdominellen Trauma.

Literatur

1. Litwin DEM, Taylor BR, Greig P, Langer B (1987) Nonparasitic Cysts of the Liver. Ann Surg 205:1
   45–48
2. Saini S, Müller PR, Ferrucci JT Jr, Simeone JF, Wittenberg J, Butch RJ (1983) Percutaneous aspiration of hepatic cysts does not provide definitive therapy. Am J Roent 141:559–560
3. Sanchez H, Gagner M, Rossi RL, Jenkins RL, Lewis WD, Munson JL, Braasch JW (1991) Surgical Management of Nonparasitic Cystic Liver Disease. Am J Surg 16:113–118

28. Laparoskopische Splenektomie

C. Zornig, A. Emmermann, M. Peiper und C. E. Broelsch

Abteilung für Allgemeinchirurgie, Chirurg. Universitätsklinik Hamburg-Eppendorf, Martinistr. 52, 20251 Hamburg

Laparoscopic Splenectomy

Summary. From January 1992 until March 1993 laparoscopic splenectomy has successfully been performed in 4 out of 8 patients in whom this operation has been tried. Six of them suffered from idiopathic thrombocytopenia, two had Hodgkin's disease. In one of the patients with Hodgkin's disease a complete abdominal staging including liver biopsies and sampling of mesenterial, paraaortal and parailiacal lymph nodes was done laparoscopically.

Vor der Milz hatten Chirurgen wegen des außergewöhnlichen Blutreichtums, der starken Blutungsneigung und der sehr beschränkten Möglichkeit der Blutstillung traditionell viel Respekt. Erst nach zunehmender Erfahrung mit der laparoskopischen Operationstechnik und mit verbessertem Instrumentarium haben wir versucht, Splenektomien ebenfalls auf laparoskopischem Wege durchzuführen. Dafür boten sich zunächst Patienten mit einer konservativ nicht mehr zu beherrschenden idiopathischen Thrombozytopenie (ITP) an. Letztlich haben wir auch eine Splenektomie im Rahmen eines abdominellen Staging bei M. Hodgkin durchgeführt.

Material und Methoden

Von Januar 1992 bis März 1993 haben wir bei 8 Patienten eine laparoskopische Splenektomie versucht. Sechs Patienten litten an einer ITP. Bei zwei Patienten mit M. Hodgkin lag jeweils 2 Jahre nach Strahlentherapie (Mantelfeld supradiaphragmal) im Stadium IA nun ein Milztumor vor. Alle Patienten wurden mit Pneumovax geimpft.

Neben einem Optikkanal infraumbilikal werden drei Arbeitskanäle hoch im linken Epigastrium, rechten Oberbauch und links auf Höhe der Spina iliaca ant. sup. geschaffen. Die Trokare werden möglichst weit voneinander distanziert halbkreisförmig um die Milz plaziert, um jedem Instrument einen möglichst großen Arbeitskreis zu gewähren. In Fußtief- und Rechtsseitenlage kann die Milz gut dargestellt werden. Die Adhäsionen zur linken Kolonflexur werden scharf durchtrennt. Nach Lösen der hinteren peritonealen Aufhängung werden die Gefäße hilusnah präpariert und in drei Schritten mit Hilfe des ENDO-GIA durchtrennt. Die Gastricae-breves-Gefäße werden ebenfalls mit dem ENDO-GIA versorgt oder aber mit Clips. Eine stärkere Blutung in dieser Phase der Operation zwingt zum Umsteigen zur konventionellen Laparotomie. Die Bergung der Milz erfolgt in einem Plastikbeutel über einen auf ca. 4 cm erweiterten Arbeitskanal. Ist eine histologische Aufarbeitung weniger wichtig (ITP), so kann die Milz intraabdominell im Beutel morcelliert werden. Eine Schnittvergrößerung wird dann unnötig.

Bei einer Staging-Laparoskopie werden zusätzlich mit der Schere Keile aus beiden Leberlappen (ca. 1 ml) entnommen. Für die Präparation mesenterialer, paraaortaler und parailiakaler Lymphknoten ist es sinnvoll, einen weiteren Zugang im rechten Unterbrauch anzulegen.

Resultate

Vier Splenektomien haben wir erfolgreich in laparoskopischer Technik beendet. Dazu gehört einer der Patienten mit M. Hodgkin, bei dem ein komplettes abdominelles Staging auf diesem Weg gelang. Die Operationszeit lag bei 2:40 bis 3:10 Stunden, der Blutverlust jeweils unter 500 ml.

In vier Fällen mußten wir auf das konventionelle Verfahren umsteigen. Dreimal war es beim Unterfahren der Milzgefäße zu einer Blutung gekommen. Einmal machte eine vor den Hilusgefäßen gelegene Nebenmilz und ein daran angrenzendes Lymphknotenpaket bei M. Hodgkin eine Präparation unmöglich. Bis auf eine verlängerte Operationszeit entstand für die Patienten kein Nachteil.

Diskussion

Eine laparoskopische Splenektomie ist technisch möglich. Dieses ist auch schon im Schrifttum dargestellt [1–4]. Dabei profitieren die Patienten in ähnlicher Weise von der geringeren Traumatisierung der Bauchdecke, der schnelleren Rehabilitation, besseren Kosmetik etc. wie bei anderen laparoskopischen Eingriffen.

Eine Indikation ergibt sich z.B. bei der ITP mit meistens kaum vergrößerter Milz. Da auch die Entnahme von Leberkeilen und retroperitonealen Lymphknoten laparoskopisch erfolgen kann, ist auch das abdominelle Staging beim M. Hodgkin (in den Stadien I A und II A ohne Risikofaktoren) auf laparoskopischem Weg möglich.

Eine relative Kontraindikation sehen wir in einer Splenomegalie mit über 17 cm Längsdurchmesser, deutlicher Adipositas und ausgedehnten Lymphknotenpaketen am Milzhilus bei M. Hodgkin. In allen diesen Fällen ist eine Präparation der Hilusgefäße deutlich erschwert.

Die laparoskopische Splenektomie bei ITP wie auch die Staging-Laparoskopie bei M. Hodgkin kann heutzutage sicherlich nicht als Routineverfahren bezeichnet werden. Das kann sich aber in wenigen Jahren ändern. Zunächst profitieren die Patienten, bei denen die laparoskopische Methode erfolgreich abgeschlossen werden kann, ohne daß die anderen Patienten, bei denen auf das konventionelle Verfahren umgestiegen werden muß, darunter leiden.

Literatur

1. Carroll BJ, Phillips EH, Semel CJ, Fallas M, Morgenstern L (1992) Laparoscopic splenectomy. Surg Endosc 6:183–185
2. Delaitre B, Maignien B (1991) Splenectomie par voie coelioscopique. 1 observation. Presse medicale 20:2263
3. Hashizume M, Sugimachi K, Ueno K (1992) Laparoscopic splenectomy with an ultrasonic dissector. N Engl J Med 327:438
4. Zornig C, Emmermann A, Peiper M, Zschaber R, Broelsch CE (1993) Laparoskopische Splenektomie. Chirurg 64:314–316

29. Minimal-Invasive Simultanoperationen

G. Meyer, V. Lange und F. W. Schildberg

Chirurgische Klinik und Poliklinik der Ludwig-Maximilians-Universität München, Klinikum Großhadern, Marchioninistr. 15, 81377 München

Minimally-Invasive Simultaneous Operations

Summary. Minimally-invasive simultaneous operations do not seem to increase the total
operative risk. Because of the minimal access trauma and technical advantages operations in different areas of one body cavity are possible and procedures in different
cavities are easily performed.

Aufgrund der Zunahme laparoskopisch- und thorakoskopisch-operativer Möglichkeiten
ergibt sich heute gelegentlich bereits die Frage nach einem minimal-invasiven Simultaneingriff und verbunden damit natürlich auch die Frage nach den Indikationen und dem Risiko
derartiger Operationen.

In der Zeit von Juli 1991 bis März 1993 haben wir bei 25 Patienten eine minimal-invasive
Simultanoperation durchgeführt: dies entspricht etwa 2% unserer minimal-invasiv operierten Patienten. Das Durchschnittsalter der Patienten betrug 54 Jahre. Bei der Altersverteilung findet sich ein deutlicher Gipfel im 6. und 7. Lebensjahrzehnt. Immerhin 40% unserer
Patienten befanden sich in der Altersgruppe jenseits des 60. Lebensjahres, für die nach der
Literatur [1, 4] das kardiovaskuläre Risiko nach konventionellen Simultanoperationen erhöht ist.

Bei 19 Patienten (76%) erfolgte der Simultaneingriff geplant wegen einer symptomatischen Zweiterkrankung. In diesen Fällen besteht eine besonders intensive Aufklärungs-
pflicht gegenüber dem Patienten. Hier waren die häufigsten Kombinationen (Tabelle 1) mit
7 Fällen beidseitige Hernioplastiken, gefolgt von 4 Hernioplastiken mit Cholecystektomien
sowie 4 Eingriffen am Magen (1mal Vagotomie in der Modifikation nach Taylor wegen
chronisch rezidivierender Ulcera duodeni und 3 mal Hiatusplastik mit Fundo-Gastropexie
wegen Hiatushernien mit Refluxsymptomatik oder einer paraösophagealen Hernie) mit
Cholecystektomien. Bei 2 Patienten erfolgte in einer Sitzung eine Spitzenresektion beider
Lungenoberlappen wegen eines bilateralen Pneumothorax. Bei 2 weiteren Patienten mit
symptomatischen Leberzysten wurden deren Entdeckelung jeweils einmal mit einer Cholecystektomie zbw. atypischen Lungenresektion kombiniert. Bei dieser letztgenannten Patientin war im Rahmen der präoperativen Diagnostik zufällig ein kleiner Rundherd im
rechten Lungenunterlappen entdeckt worden. Daraufhin wurde in gleicher Sitzung zunächst
laparoskopisch die Leberzyste entdeckelt und dann der Rundherd thorakoskopisch über
eine atypische Lungenresektion entfernt. Histologisch handelte es sich bei dem Rundherd
um ein primäres Adeno-Karzinom der Lunge, weshalb später eine Unterlappenresektion
mit Lymphadenektomie angeschlossen werden mußte.

Tabelle 1. Geplante und ungeplante minimal-invasive Simultanoperationen (n = 25)

Primäreingriff	Sekundäreingriff	n
Atypische Lungenresektion	Atypische Lungenresektion	2
Hernioplastik	Hernioplastik	7
Cholecystektomie	Hernioplastik	4
Leberzystenentdeckelung	Cholecystektomie	2
Leberzystenentdeckelung	Atyptische Lungenresektion	1
Cholecystektomie	Vagotomie n. Taylor	1
Cholecystektomie	Hiatusplastik mit Fundo-Gastropexie	3
Appendektomie	Seromyotomie dist. Ileum	1
Appendektomie	Resektion Paraovarialzyste	1
Abd.-perin. Rektumexstirpation	Abtragung Meckel'sches Divertikel	1
Resektion Netzteilnekrose	Appendektomie	1
Resektion App.-Epiploicum-Nekrose	Appendektomie	1

Bei 6 Patienten (24%) erfolgte ein ungeplanter Zweiteingriff wegen zusätzlich intraoperativ erhobener Befunde, präoperativer Fehldiagnose oder intraoperativ iatrogener Organläsion. Bei einer Patientin fand sich im Rahmen einer explorativen Laparoskopie wegen rezidivierender Subileuszustände eine schwere, endometriose-bedingte Entzündung am Ileozökalpol und eine narbige Knickstenose des terminalen Ileums. Es wurde eine Appendektomie und Seromyotomie im narbigen Ileumabschnitt durchgeführt. In einem weiteren Fall sahen wir neben der vermuteten eitrig-phlegmonösen Appendicitis eine eigroße, mehrfach torquierte Paraovarialzyste, so daß neben der Appendektomie eine Resektion der Zyste erfolgte. Ein weiteres Mal fand sich bei einem Patienten mit Rektum-Ca zufällig ein Mekkel'sches Divertikel, das vor der abdomino-perinealen Exstirpation abgetragen wurde. Bei den Patienten mit präoperativer Fehldiagnose war in beiden Fällen unter dem Verdacht auf eine Appendicitis laparoskopiert worden. Einmal fand sich jedoch ein Netzinfarkt im rechten Unterbauch, im anderen Falle ein stielgedrehtes, nekrotisches Appendix epiploicum in diesem Bereich. Die entsprechenden Befunde wurden reseziert und mit einer Appendektomie kombiniert. Bei einer Patientin kam es im Rahmen der Entdeckelung einer symptomatischen Leberzyste zu einer iatrogenen Verletzung der Gallenblasenwand, so daß diese zusätzlich entfernt werden mußte.

Die meisten Simultanoperationen erfolgten in den gleichen Körperregionen, nämlich im oberen oder unteren Abdomen (Abb. 1). In beinahe ⅓ der Fälle waren jedoch zwei weiter voneinander entfernte Regionen betroffen: 4mal das obere und untere Abdomen, 2mal linker und rechter Hemithorax und 1mal Abdomen und Thorax.

Hier stellt sich unseres Erachtens ein Vorteil der minimal-invasiven gegenüber der konventionellen Chirurgie heraus. Zum einen ist das simultane Operieren in zwei getrennten Körperhöhlen infolge des wesentlich kleineren Zugangstraumas für den Patienten weniger belastend und kann daher eher gewagt werden. Zum anderen können zwei topographisch voneinander entfernte Regionen einer Körperhöhle mit minimal-invasiver Technik durch Schwenken der Trokare mit Optik und Instrumenten leichter und weniger traumatisierend erreicht werden. Oft können für den Sekundäreingriff die gleichen Trokare wie für den Primäreingriff verwendet werden (32%). Häufig muß an einer Stelle ein wenige Millimeter größerer Trokar (44%) oder ein zusätzlicher Trokar (24%) plaziert werden. Simultanoperationen in verschiedenen Abdominalregionen mit konventioneller Technik werden dagegen allgemein nicht empfohlen, da sie mit einer nicht unerheblichen zugangsbedingten und intraabdominellen Traumatisierung einhergehen [3].

Für die konventionelle Simultanchirurgie wird allgemein auch gefordert, daß Primär- und Sekundäreingriff, möglichst beide saubere, aseptische Operationen sein sollen [3, 4]. In unserem Krankengut war dies nur in 40% (n = 10) der Fall. In mehr als der Hälfte der Operationen (n = 14) wurde dagegen ein aseptischer, dann immer zuerst ausgeführter Eingriff, mit einem nur bedingt aseptischen Eingriff wie beispielsweise einer Cholecystektomie

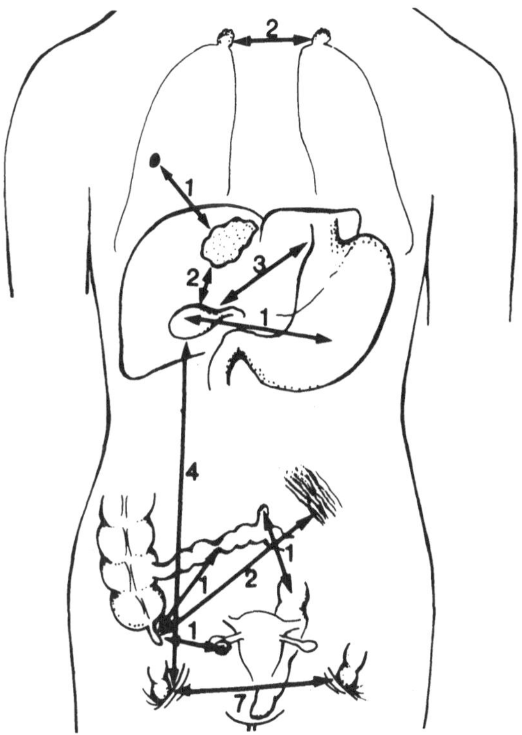

Abb. 1. Häufigkeit der Kombinationen von Primär- und Sekundäreingriff

kombiniert. Einmal wurden zwei bedingt aseptische Operationen simultan ausgeführt. Diesbezügliche Komplikationen sahen wir bisher nicht.

Die durchschnittliche Operationszeit aller Simultaneingriffe betrug 105 Minuten, wobei eine beidseitige atypische Lungenresektion wegen Spontanpneumothorax mit 45 Minuten am kürzesten und die abdomino-perineale Rektumexstirpation mit Abtragung eines Meckel'schen Divertikels mit 240 Minuten am längsten dauerte. Der durchschnittliche postoperative stationäre Aufenthalt betrug 6 Tage. Hier geht auch der 25tägige Aufenthalt unserer Patientin mit simultaner Leberzystenentdeckelung und atypischer Lungenresektion mit ein, der sich einerseits aus einer postoperativen Komplikation in Form einer Lungenembolie und andererseits aus der aufgrund des diagnostizierten Bronchialkarzinoms notwendigen weiteren diagnostischen und therapeutischen Maßnahmen ergab.

Als weitere postoperative Kompliktion sahen wir bei einem 84jährigen Patienten nach Cholecystektomie und Hernioplastik eine Ulcusblutung, die konservativ beherrscht werden konnte. Die Gesamtkomplikationsrate beträgt also 8% und liegt somit niedriger als bei konventionellen Simultanoperationen [2, 3, 4]. Sämtliche Patienten sind derzeit beschwerdefrei.

Literatur

1. Esser G (1986) Prophylaktische und simultane Operationen im Abdomen. Langenbecks Arch Chir 369:167
2. Löhlein D, Pichlmayr R (1977) Simultaneingriffe bei Operationen an Magen, Duodenum und dem Gallenwegssystem. Zbl Chir 102:1174
3. Siewert JR, Castrup JH (1981) Indikationen zu Simultaneingriffen im Rahmen der Abdominalchirurgie. In: Heberer G, Schweiberer L (Hrsg) Indikationen zur Operation. Springer, Berlin Heidelberg New York, S 125
4. Reiferscheid M, Langer S (1973) Möglichkeiten und Grenzen des Simultaneingriffs. Langenbecks Arch Chir 333:109

30. Ergebnisse der laparoskopischen Appendektomie im Vergleich zur konventionellen Operationstechnik

R. Raakow, H. Keck und P. Neuhaus

Klinik für Allgemeinchirurgie, Universitätsklinikum Rudolf Virchow, FU Berlin, Augustenburger Platz 1, 13353 Berlin

Results of Laparoscopic Appendectomy in Comparison to Conventional Surgical Technique

Summary. In our series of 147 laparoscopic and 201 open appendectomies, we had the experience that laparoscopic appendectomy is a practicable and reasonable alternative to routine surgery. The results show that laparoscopic appendectomy is superior to open appendectomy in terms of hospital stay, and return to normal activities, postoperative complications are similar in both groups.

Key words: Laparoscopic appendectomy – Complications – Return to normal activities

Zusammenfassung. Wir berichten über eine vergleichende Serie von 147 laparoskopischen und 201 konventionellen Appendektomien. Die Ergebnisse zeigen eine Gleichwertigkeit beider Verfahren, insbesondere bezüglich der postoperativen Komplikationsrate. Vorteile des laparoskopischen Vorgehens finden sich in einer kürzeren Krankenhausverweildauer und einer verkürzten Krankheitsdauer.

Schlüsselwörter: Laparoskopische Appendektomie – Komplikationsrate – Krankheitsdauer

Mit der Appendektomie begann der Boom laparoskopischer Operationen in der Allgemeinchirurgie [1]. Gleichwohl wird die Anwendung der laparoskopischen Appendektomie unverändert kontrovers diskutiert [2]. Als Beitrag zu dieser Diskussion möchten wir unsere prospektiv erhobenen Ergebnisse vorstellen.

Patienten und Methode

Von Juni 1990 bis Januar 1993 wurden am Universitätsklinikum Rudolf Virchow 348 Appendektomien durchgeführt, davon 147 (42,2%) in laparoskopischer und 201 (57,8%) in konventioneller Operationstechnik. Die Entscheidung zum laparoskopischen Vorgehen war abhängig von organisatorischen Gegebenheiten, wie der Verfügbarkeit des Instrumentariums und der Anwesenheit eines entsprechend erfahrenen Chirurgen. Bei der klinischen Indikationsstellung bestanden keine Unterschiede zwischen beiden Operationsverfahren; einziges Ausschlußkriterium für die laparoskopische Appendektomie war der präoperative Verdacht auf eine diffuse Peritonitis.

Tabelle 1. Appendektomien am Universitätsklinikum Rudolf Virchow 6/90–1/93

	Laparoskopisch	Konventionell
Anzahl	147 (42,2%)	201 (57,8%)
Alter [Jahre]	25,2 (9–86)	33,4 (11–89)
Frauen:Männer	86:61	104:97
Histologisch akut	87,4%	88,5%

Die biographischen Daten beider Patientengruppen sind annähernd gleich. Auch die histologischen Befunde unterscheiden sich nicht wesentlich (Tabelle 1).

Die konventionelle Appendektomie wurde in üblicher Technik nach McBurney und Sprengel über einen Wechselschnitt (93,5%), bzw. eine mediane Laparotomie (6,5%) vorgenommen. Die laparoskopische Appendektomie erfolgte mit einer doppelten Stumpfligatur (PDS) in Anlehnung an die Technik nach Götz [1]. Bei 5 Patienten (3,3%) wurde wegen einer diffusen Peritonitis (n = 2) oder unübersichtlicher anatomischer Verhältnisse (n = 3) von der laparoskopischen auf die konventionelle Operationstechnik umgestiegen.

Ergebnisse

Nach 147 laparoskopischen Appendektomien beobachten wir 5 postoperative Komplikationen (3,4%). Dabei handelte es sich um 2 oberflächliche Wundinfekte, eine Zökalpolentzündung und zwei retrozökale Abszesse, ohne daß eine Stumpfinsuffizienz ursächlich war. Beide Abszesse wurden über eine Laparotomie operativ saniert.

Die postoperative Komplikationsrate bei konventioneller Operationstechnik betrug 5% (n = 10). Im einzelnen waren hier 9 Wundinfekte und ein intraabdomineller Abszeß zu verzeichnen. Dieser, sowie ein ausgeprägter Wundinfekt, machten eine operative Revision (1,0%) notwendig.

Neben den Komplikationen ist das postoperative Befinden der Patienten ein wesentlicher Aspekt zur Methodenbeurteilung. Nach laparoskopischer Appendektomie benötigten 29,9% (n = 44) der Patienten keinerlei Analgetika; nach der konventionellen Appendektomie kamen nur 9,9% (n = 20) ohne Schmerzmedikation aus. Die mittlere Krankenhausverweildauer der laparoskopisch Operierten betrug 3,8 Tage, herkömmlich appendektomierte Patienten verblieben 5,1 Tage in der Klinik. Die durchschnittliche postoperative Krankheitsdauer, gerechnet von der stationären Aufnahme bis zur Wiederaufnahme der normalen Tätigkeit (Arbeit, Schule o. ä.), war bei laparoskopisch Operierten mit 12,3 Tagen um rund ein Drittel kürzer als nach konventioneller Appendektomie mit 18,1 Tagen (Tabelle 2).

Tabelle 2. Postoperatives Auskommen nach Appendektomie

	Laparoskopisch	Konventionell
Komplikationen	5 (3,4%)	10 (5,0%)
Kein Schmerzmittelbedarf	29,9%	9,9%
Krankenhausverweildauer [Tage]	3,8 (1–14)	5,1 (2–20)
Krankheitsdauer [Tage]	12,3	18,1

Diskussion

Aufgrund der gewonnenen Ergebnisse halten wir die laparoskopische Appendektomie für ein gegenüber der konventionellen Operationstechnik gleichwertiges Verfahren. Dies betrifft vor allem die postoperative Komplikationsrate, welche in unserer Serie nach laparoskopischer Appendektomie den Ergebnissen anderer Autoren [1, 3, 4] entspricht. Vorteile des minimal-invasiven laparoskopischen Vorgehens zeigen sich in verminderten postoperativen Schmerzen, der etwas kürzeren Krankenhausverweildauer und einer deutlich verkürzten postoperativen Krankheitsdauer. Allerdings bleibt zu bedenken, daß die konventionelle Appendektomie bei einem universellen Indikationsspektrum ein einfaches und historisch bewährtes Verfahren ist.

Literatur

1. Götz F, Pier A, Bacher C (1991) Die laparoskopische Appendektomie. Indikation, Technik und Ergebnisse bei 653 Patienten. Chirurg 62:253–256
2. Schumpelick V, Schippers E, Schildberg FW, Lange V, Peiper H-J, Rothenbühler JM, Harder F, Eßer G, Siewert JR (Redaktion) (1992) Hat die laparoskopische Appendektomie noch einen Stellenwert bei der akuten Appendizitis? Langenbecks Arch Chir 377:317–321
3. Raguse T, Hufschmidt M (1993) Komplikationen bei der laparoskopischen Appendektomie. Chir Gastroenterologie 9:28–32
4. Attwood SEA, Hill ADK, Murphy PG, Thornton J, Stephens RB (1992) A prospective randomized trial of laparoscopic versus open appendectomy. Surgery 112:497–501

31. Die transanale endoskopische mikrochirurgische Behandlung von „low risk" und „high risk" Karzinomen der Rektumschleimhaut

A. Heintz, H. Menke, Th. Böttger und Th. Junginger

Klinik und Poliklinik für Allgemein- und Abdominalchirurgie, Johannes-Gutenberg-Universität Mainz, Langenbeckstr. 1, 55131 Mainz

The Transanal Endoscopic Microsurgical Treatment of "Low Risk" and "High Risk" Carcinomas of the Rectal Mucous Membrane

Summary. Transanal endoscopic microsurgery was performed in 78 patients with rectal carcinoma. Complications were observed in two patients (2.5%), no patient died after local excision. In case of local excised "low risk" T1-carcinoma and tumor free margins no recurrences were observed.

Einleitung

Zur lokalen Exzision von Rektumtumoren stehen verschiedene Techniken zur Verfügung. In der eigenen Klinik setzen wir seit 1986 das Verfahren der transanalen, endoskopischen Operation ein. Im Folgenden sollen unsere Ergebnisse vorgestellt werden.

Patientengut und Methodik

Bei der transanalen, endoskopischen Operation nach Buess [1] wird ein Operationsrektoskop in die Rektumhöhle eingeführt. Durch konstante CO_2-Insufflation wird die Rektumhöhle aufgedehnt. Eine über das Operationsrektoskop eingeführte stereoskopische Optik erlaubt eine gute Übersicht in der Rektumhöhle. Mit bis zu vier mikrochirurgischen Instrumenten kann der Tumor in Vollwand-, Teilwand- (das heißt unter Mitnahme von Anteilen der Muscularis propria) bzw. in Mukosektomie-Technik lokal exzidiert werden.

Anfänglich haben wir die Indikation zur lokalen Exzision eng gestellt. Es wurden ausschließlich benigne Rektumtumoren lokal operiert. Ergab die postoperative Histologie ein Karzinom, schloß sich bei vertretbarem Operationsrisiko in jedem Fall die radikale Nachoperation an. Aufgrund günstiger Literaturergebnisse verzichteten wir ab 1987 bei histologisch gesichertem „low risk" T1-Karzinom auf die radikale Nachoperation, die sich in allen anderen Fällen anschloß. Die histologische Definition von „low risk" und „high risk" Karzinomen erfolgte entsprechend den von Hermanek [2] angegebenen Kriterien.

Im Zeitraum Januar 1986 bis März 1993 wurden insgesamt 259 transanale, endoskopische Operationen durchgeführt. Die postoperative Histologie ergab in 181 Fällen ein Adenom und bei 78 Patienten ein Karzinom. Im Folgenden soll ausschließlich auf die Karzinom-Patienten eingegangen werden.

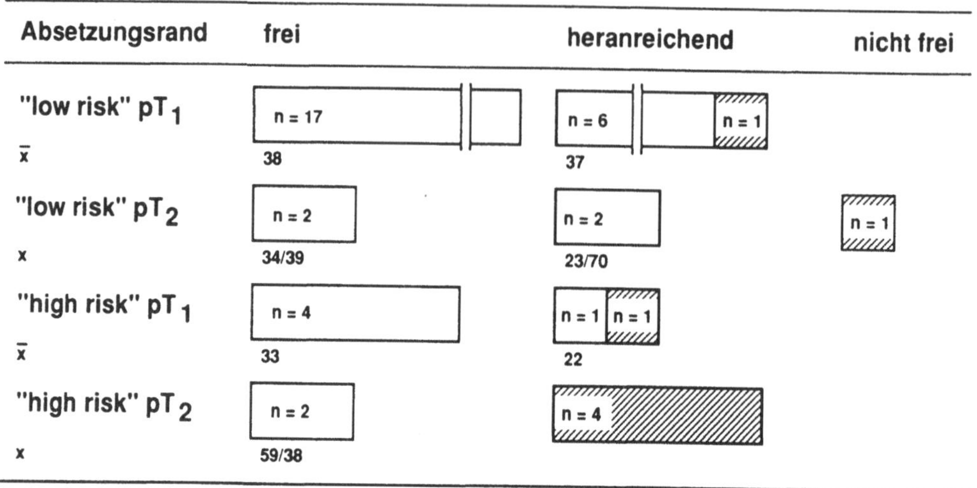

Abb. 1. Rezidive nach lokaler Exzision von Rektumkarzinomen (1/86–3/93; n = 41)

Ergebnisse

Das Durchschnittsalter der Patienten lag bei 66 (min. 41–max. 89) Jahren. Die durchschnittliche Operationsdauer betrug 104 (min. 34–max. 234) Minuten. Der größte Präparatedurchmesser kann gemittelt mit 3,2 (min. 0,6–max. 10,2) Zentimeter angegeben werden. 48mal erfolgte die Exzision in Vollwand-, 30mal in Teilwand-Technik. An Komplikationen beobachteten wir eine rektovaginale Fistel sowie eine Nahtinsuffizienz, die beide mit einem temporären Anus praeter versorgt wurden (Komplikationsrate 2,5 %). Kein Patient verstarb nach der lokalen Exzision.

52 Patienten wurden ausschließlich lokal-chirurgisch behandelt, bei 26 schloß sich eine radikale Nachoperation an. 41 der 52 Patienten konnten nachbeobachtet werden. Unter den nachbeobachteten Patienten finden sich 29 „low risk" sowie 12 „high risk" Karzinome. Die durchschnittlichen Nachbeobachtungszeiten der Patienten sowie die T-Kategorie der exzidierten Tumoren sind Abb. 1 zu entnehmen. Histologisch wurde bei 25 von 41 Patienten ein tumorfreier Absetzungsrand nachgewiesen, kein Patient dieser Gruppe entwickelte ein Rezidiv. Bei 15 Patienten reichte der Tumor – trotz makroskopischer Tumorentfernung im Gesunden – an den Absetzungsrand heran. Sechs Rezidive wurden in dieser Gruppe beobachtet, wovon fünf bei den „high risk" Karzinomen und ein Rezidiv bei den „low risk" T1-Karzinomen auftrat. Eine Patientin mit palliativ lokal exzidertem „low risk" T2-Karzinom entwickelte bei nicht freiem Absetzungsrand ebenfalls ein Rezidiv.

Diskussion

Bei der Entwicklung eines Tumorrezidives kommt der histologischen Klassifizierung sowie dem Absetzungsrand entscheidende Bedeutung zu. Im Fall eines „low risk" T1-Karzinoms erscheint uns die lokale Exzision unter der Voraussetzung tumorfreier Absetzungsränder gerechtfertigt. Im eigenen Krankengut entwickelte kein Patient mit freiem Absetzungsrand ein Rezidiv. Im Fall von „low risk" T2- bzw. „high risk" Karzinomen sollte bei vertretbarem Operationsrisiko die Nachoperation aufgrund einer erhöhten Lymphknotenmetastasierung angeschlossen werden [2]. Ein weiterer Grund für die Nachoperation ergibt sich aus der

Tatsache, daß es trotz makroskopischer Tumorentfernung im Gesunden insbesondere bei den „high risk" Karzinomen schwierig erscheint, mittels transanaler endoskopischer Operation freie Absetzungsränder zu erzielen.

Literatur

1. Buess GF, Hutterer M, Theiß W, Böbel W, Isselhard H, Pichlmaier H (1984) Das System für die transanale endoskopische Rektumoperation. Chirurg 55:677–680
2. Hermanek P, Gall FP (1986) Early (microinvasive) colorectal carcinoma. Int J colorect Dis 1:79–84

32. Laparoskopisch assistierte Ileocoecalresektion/Hemicolektomie rechts – erste Erfahrungen

F. Haaf, K.-H. Vestweber, M. Horatz und T. Weyer

Dhunnberg 60, 51375 Leverkusen

Summary. We present 18 cases of laparoscopically assisted colectomy (17 ileocolecto-mies, 1 resection of right colon): 17 patients were operated on for various benign lesions and 1 patient for carcinoma of coecum. The study shows that the procedures are feasible with low morbidity. They are an accetable alternative to the conventional techniques.

Seit der ersten Publikation über die Technik der laparoskopisch assistierten Colonresektio-nen 1991 von Jacobs et al. [1] sind inzwischen einige weitere Veröffentlichungen zu diesem Operationsverfahren bekannt. Kontrollierte Studien, die einen kritischen Vergleich mit den herkömmlichen Verfahren erlauben, fehlen jedoch bisher. Wir wollen über unsere ersten Erfahrungen mit der minimal-invasiven Technik bei rechtsseitigen Colonresektionen berich-ten.

Patienten und Methode

Seit März 1992 wurden 20 Patienten (15 weiblich, 5 männlich) mit erforderlicher rechtsseiti-ger Colonresektion in unsere Untersuchung aufgenommen. Ausschlußkriterien waren mit einer Ausnahme (Palliativ-OP bei metastasiertem Coecum-Ca) maligne Erkrankungen. Bei zwei Patienten mußte zur offenen konventionellen Technik gewechselt werden (s. u.). Bei 18 Patienten (14 weiblich, 4 männlich), Altersmedian 29 (22–74) Jahre, führten wir eine laparo-skopisch assistierte Ileocoecalresektion bzw. Hemicolektomie rechts durch (Tabelle 1). 14 Patienten litten an einem M. Crohn. Bis auf eine Patientin befanden sich hiervon alle Patienten präoperativ bereits in internistischer Behandlung. Diese eine Patientin wurde notfallmäßig wegen akuten Abdomens laparoskopiert und eine Penetration am Coecum bei ausgeprägter florider Ileitis terminalis festgestellt. Zwei Patientinnen wurden wegen breitba-siger Adenome im Coecum operiert, ein Patient litt an einer hochgradigen narbigen Stenose an der Bauhin'schen Klappe nach Appendektomie, eine Patientin in reduziertem AZ wurde wegen eines stenosierenden, metastasierenden Colon-ascendens-Karzinoms hemicolekto-miert.

Operative Technik

In Kopf-tief-Lagerung der Patienten auf normalem Operationstisch mit leicht gespreizten Beinen wurden über einen durch den Nabel eingeführten Kameratrokar (11 mm) und zwei

Tabelle 1. Operations-Indikationen und -Verfahren

laparoskopisch assistiert n = 18		„Umsteiger" n = 2	
Diagnose	Verfahren	Grund	
M. Crohn	14	ileocoec.	Abszeß	1
Adenome	2	ileocoec.	Adhäsionen	1
Stenose	1	ileocoec.		
Karzinom	1	Hemi-re		

Arbeitstrokare rechts (5 mm) und links (11 mm) parainguinal das rechte Hemicolon und terminale Ileum vollständig mobilisiert. Hierbei wurde die Kamera bei Bedarf zur besseren Übersicht zeitweise auf den linksseitigen Unterbauchtrokar umgesetzt. Die Präparation erfolgte fast ausschließlich stumpf/scharf mit Koagulationsunterstützung wie bei der konventionellen Technik. Eine vollständige intraabdomielle Skelettierung erfolgte nur bei der Patientin mit Karzinom sowie einer Patientin mit hochfloridem M. Crohn, bei der die massiv verdickte Mesenterialwurzel eine Eventeration unmöglich erscheinen ließ. Die Gefäße wurden hierbei separat geclippt oder mit Endoschlinge ligiert. Auf den Einsatz des Endo-GIA's konnten wir in beiden Fällen verzichten.

Nach vollständiger Mobilisation wurde mit verbleibenden Trokaren an geeigneter Stelle eine Mini-Laparotomie von ca. 3–4 cm angelegt, über die Ileum und Colon ascendens eventeriert werden konnten. Nach konventioneller Resektion und Anastomose wurde der Darm in das Abdomen zurückverlagert und die Laparotomiewunde verschlossen. Mit einer abschließenden laparoskopischen Kontrollinspektion wurde der Eingriff beendet.

Ergebnisse

Bei zwei Patienten (beide M. Crohn) mußte zur offenen Technik gewechselt werden: Einmal bestanden ausgeprägte retroperitoneale Abszedierungen mit Fisteln, einmal komplette Dünndarmadhäsionen nach vorausgegangener Notfall-Loop-Ileostomie bei Perforation.

In den übrigen 18 Fällen gelang es trotz teilweise erheblicher Verdickungen des Mesenteriums und entzündlicher Verwachsungen des Hemicolon bzw. Ileum laparoskopisch zu mobilisieren bzw. zu skelettieren. Auf kostspielige Stapler-Anwendung konnte verzichtet werden.

Alle Patienten wurden am ersten postoperativen Tag mobilisiert, die Magensonde wurde entfernt und mit oralem Nahrungsaufbau begonnen. Analgeticumbedarf bestand bei allen Patienten maximal bis zum 2. postoperativen Tag. Die Operationsdauer der Eingriffe betrug im Median 104 (65/201) Minuten (Abb. 1). Die Darmfunktion kam bei allen Patienten ohne Verzögerung in Gang mit der ersten Stuhlentleerung zwischen dem 2. und 3. postoperativen Tag. Die postoperative Verweildauer betrug einschließlich internistischer Nachbehandlung im Median 10 (6–18) Tage. Bei einem Patienten trat am ersten postoperativen Tag eine revisionspflichtige Nachblutung auf. Ein Patient erlitt eine Wundheilungsstörung in Form eines subcutanen Abszesses an der Laparotomiewunde.

Diskussion

Die laparoskopischen Operationsverfahren beginnen sich auch in der colorectalen Chirurgie zu etablieren. Bis heute gibt es jedoch noch keine kontrollierten Studien, die einen kritischen

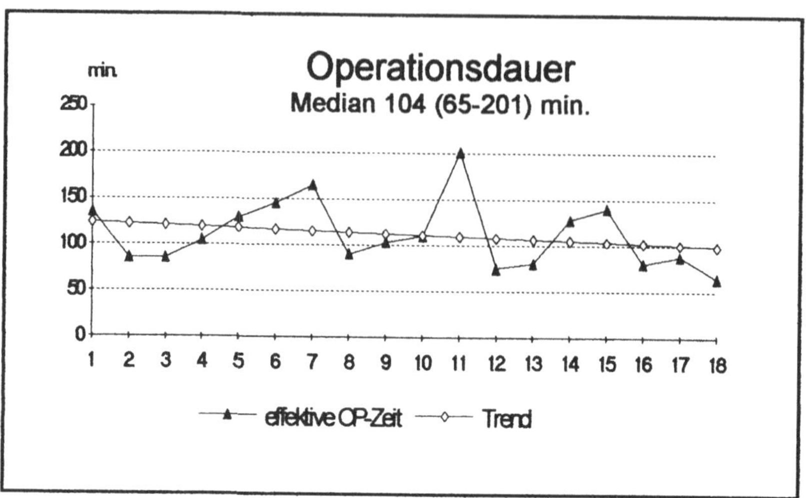

Abb. 1. Operationszeiten und Trend

Vergleich beider Verfahren ermöglichen. Die bisher bekannten Ergebnisse [1, 2, 3, 4] können – wie auch unsere Untersuchung – nur die Praktikabilität bestätigen.

Nach unseren Erfahrungen darf jedoch, soweit dies anhand der geringen Fallzahlen erlaubt ist, vermutet werden, daß die von der Cholecystektomie her bekannten Vorteile der minimal-invasiven Verfahren auch in der colorectalen Chirurgie ihre Geltung zu haben scheinen; rasche Mobilisation mit oralem Nahrungsaufbau, wenig postoperative Schmerzen, kurzer Klinikaufenthalt sowie akzeptable Operationszeiten auch schon zu Beginn der „Lernkurve" und kosmetisches Ergebnis könnten den Stellenwert als Alternativ-Methode zumindest bei benignen Erkrankungen bestätigen. Eine endgültige Wertung sollte jedoch künftigen Studien vorbehalten bleiben.

Literatur

1. Jacobs M, Verdeja JC, Goldstein HS (1991) Minimally invasive colon resection. Surg Laparosc Endosc 1:144–150
2. Milsom JW, Lavery IC, Böhm B, Fazio VW (1993) Laparoscopically assisted ileocolectomy in Crohn's disease. Surg Laparosc Endosc 2:77–80
3. Quattlebaum JK, Flanders HD, Usher III CH (1993) Laparoscopically assisted colectomy. Surg Laparosc Endosc 2:81–87
4. Schlinkert RT (1991) Laparoscopic-assisted ileocolectomy. Dis Colon Rectum 34:1030–1031

33. Minimal-invasive Chirurgie: Endoskopisch transthorakale Spondylodese bei traumatischer Bandscheibenläsion – Eine tierexperimentelle Studie –

J. W. Maurer[1], J. Henke[2], St. Scharvogel[2] und H. Feussner[1]

[1] Chirurgische Klinik und Poliklinik, [2] Institut für Experimentelle Chirurgie, Technische Universität München, Klinikum rechts der Isar, Ismaninger Str. 22, 81675 München

Minimal Invasive Surgery: Transthoracic Endoscopic Spondylodesis in Traumatic Lesions of the Intervertebral Disc

Summary. We developped a new endoscopic method for intervertebral body fusion of the thoracic spine in sheep. Under endoscopic control partial resection of the intervertebral disc and the adjacent endplates of the vertebral bodies can be performed, followed by the insertion of a solid bone-graft.

Die traumatische Läsion der Bandscheibe bei Wirbelfrakturen erfordert neben der Reposition und Osteosynthese von dorsal zur Prävention einer kyphotischen Deformität die ventrale Spondylodese des betreffenden Bewegungssegmentes (1). Die intercorporelle Spondylodese erfolgt an der Brustwirbelsäule über eine Thorakotomie. Geringer invasiv ist das von Daniaux beschriebene Verfahren der transpedikulären, partiellen Ausräumung des Discus und Auffüllung mit autologer Spongiosa (2). Eine weitere Methode ist die von Leu angegebene diskoskopische Teilresektion des Nucleus pulposus und Auffüllung des Defektes mit Spongiosa (3). Bei beiden Verfahren fehlt die initiale, mechanisch stabile Abstützung, wie sie konventionell durch Verblockung mittels cortico-spongiösem Knochenspan erzielt werden kann. Wir haben eine endoskopische Methode zur intercorporellen Fusion unter Verwendung eines cortico-spongiösen Knochenspanes entwickelt, die im folgenden vorgestellt werden soll.

Material

Wir haben das neue Operationsverfahren an 8 ausgewachsenen Merino-Schafen erprobt. An weiteren 7 Schafen führten wir eine konventionelle Spondylodese durch. Die Inhalationsnarkose (4) wurde mit einem Servo-Ventilator (Siemens) durchgeführt, der endexspiratorische Druck betrug 0 cm H_2O. Die Anlage des Pneumothorax erfolgte bei den endoskopisch operierten Tieren spontan ohne Anwendung einer intrathorakalen Gasinsufflation.

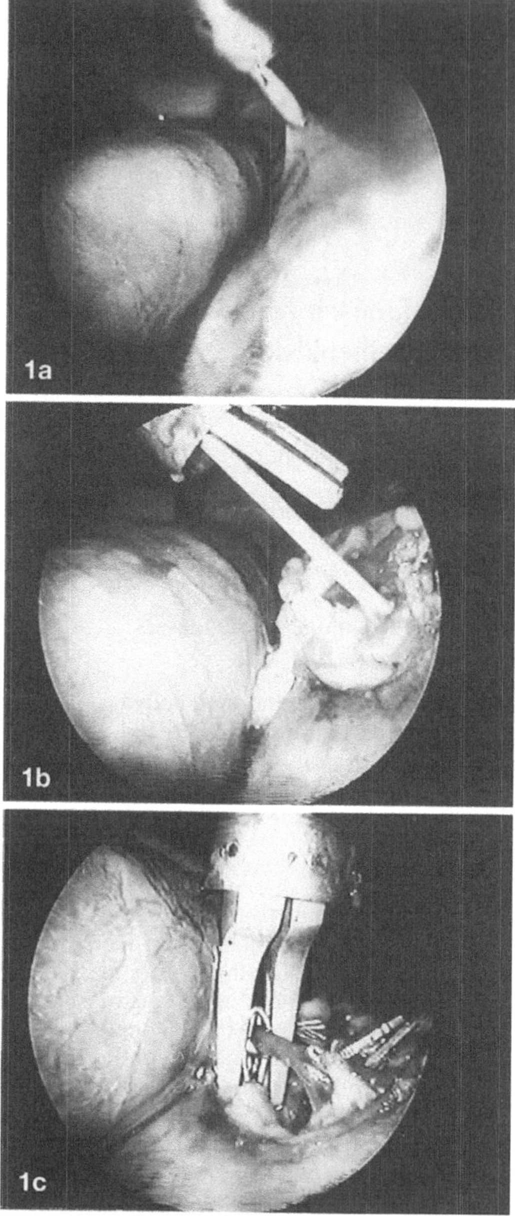

Abb. 1a–c

Operationsmethoden

Bei allen Tieren wurde das Segment Th7/Th8 mittels USIS-System nach Zielke (5) von dorsal fixiert. Der Zugang zum Intervertebralraum erfolgt konventionell über eine linksseitige Thorakotomie. Nach Ligatur der Intercostalgefäße wird ein kubisches Spanlager von 10 mm Kantenlänge unter Resektion der Wirbeldeckplatten präpariert. Zur Verblockung dient ein etwas größer dimensionierter, autologer, cortico-spongiöser Beckenspan.

Beim endoskopischen Verfahren wird ein Pneumothorax durch Einstechen einer Kanüle in den 7. Intercostalraum ca. 15 cm links-lateral der dorsalen Medianlinie angelegt. Nach Auswechseln gegen einen 12-mm-Trokar werden ein weiterer 12-mm-Trokar unter Sicht

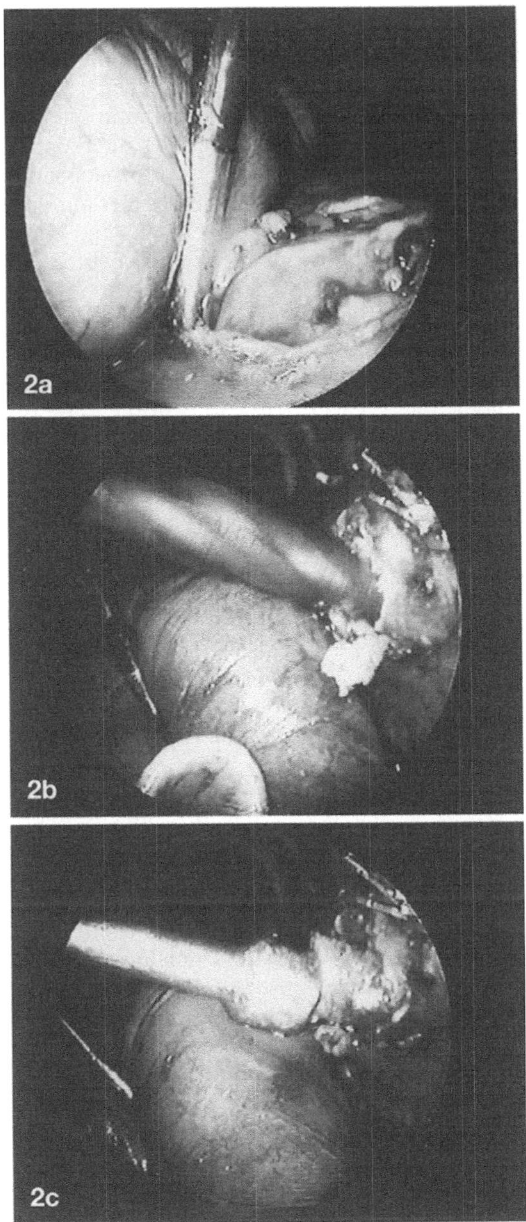

2a

2b

2c

Abb. 2 a–c

dorsal in den 10. ICR und ein 5-mm-Trokar dorsal in den 5. ICR eingebracht. Nach Umsetzen der Optik in den 10. ICR kann die Lunge mittels eines Taststabes (5. ICR) komprimiert und beiseitegehalten werden. Dies ermöglicht einen einwandfreien Blick auf die thorakale Wirbelsäule (Abb. 1 a). Die Präparations-Instrumente werden über den Arbeitstrokar im 10. ICR seitlich zur Wirbelsäule geführt.

Im ersten Schritt erfolgt die Längsspaltung der parietalen Pleura mit einer PE-Zange unter Anwendung der Elektrokoagulation (Abb. 1 a). Sukzessive können unter Zuhilfenahme eines Präpariertupfers die Interkostalgefäße freigelegt werden. Das Unterfahren der Gefäße mit der Branche herkömmlicher Clip-Zangen ist auch bei Einführen des Instrumentes von weiter cranial bzw. caudal nicht möglich. Abhilfe schafft ein Instrument mit integrierter Hakensonde, mit deren Hilfe die Gefäße unterfahren (Abb. 1 b) und zwischen die Branchen der Zange eingezogen werden können.

Arterie und Vene werden mit je 4 Clips sicher verschlossen (Abb. 1 c) und dann mit der Schere zwischen den Clip-Paaren durchtrennt. Die Darstellung der Bandscheibe gelingt durch Wisch-Präparation mit einem Tupfer (Abb. 2 a). Der Intervertebralraum ist beim Schaf durch die starke Taillierung der Wirbelkörper als deutlicher Vorsprung zu erkennen. Bei drei Tieren führten wir die partielle Ausräumung der Bandscheibe und der benachbarten Wirbeldeckplatten mit überlangen Meißeln, Rongeuren und Küretten durch. Der autologe cortico-spongiöse Beckenspan wird in das vorbereitete Spanlager eingebracht und eingestößelt. Die außerordentlich dichte, harte sowie spröde Spongiosa des Schafwirbels erlaubt nur eine mühsame Präparation.

Deshalb wurde bei fünf Schafen der Intervertebralraum durch eine überlange Fräse eröffnet. Sie wird über einen vierten Trokar (12 mm) im 7. ICR genau seitlich auf die BWS geführt. Der Trokar liegt 10 cm links-lateral der dorsalen Medianen. Die Abb. 2b zeigt dieses Verfahren, zur übersichtlicheren Dokumentation wurde auf die Anwendung von Kühlflüssigkeit verzichtet. Die Verblockung erfolgt mit einem bikortikalen, zylindrischen Beckenspan von 10 mm Durchmesser, der mit einem Stößel in das vorbereitete Spanlager eingetrieben wird (Abb. 2c). Der Knochenspan wird mittels einer Lochsäge auf die erforderliche Zylinderform zugeschnitten. Ca. 33 bis 50 % des intervertebralen Querschnitts können mit dieser Methode beim Schaf verblockt werden.

Nach Einführen einer Bülau-Drainage über den 10. ICR wird die Lunge unter Sicht gebläht und der luftdichte Verschluß der Incisionen durchgeführt. Die Drainage wurde bei allen endoskopisch und konventionell operierten Tieren nach 18 Stunden entfernt.

Ergebnisse

Ein Tier der konventionellen Serie verstarb 5 Stunden postoperativ an einer Atemlähmung. Ein weiteres Tier erlitt durch unsachgemäße Lagerung eine rechtsseitige, reversible Radialisparese.

Aus der Tiergruppe mit endoskopischer Operation mußte Tier 2 nach 9 Tagen wegen einer irreversiblen Parese der Hinterklauen getötet werden. Die Sektion ergab eine Perforation der Wirbelkörperhinterkante mit dem Meißel. Ein weiteres Schaf entwickelte einen Wundinfekt im Bereich der Metallimplantate, der Infekt konnte durch einmaliges Débridement und Spülung zur Ausheilung gebracht werden. Weitere – insbesondere neurologische – Komplikationen traten in beiden Tiergruppen nicht auf.

Die Operationszeiten betrugen konventionell zwischen 125 und 85 Minuten (Median: 106,8 Min.), die Zeiten lagen beim endoskopischen Verfahren zwischen 135 und 66 Minuten (Median: 105,1 Min.).

Die Tiere überleben derzeit im 4. bis 8. Monat nach dem Eingriff, mit ersten radiologischen, biomechanischen und histologischen Untersuchungen wurde begonnen.

Literatur

1. Aebi M (1990) Stabilisationsoperationen an der Wirbelsäule. Schweiz med Wschr 120:605–616
2. Daniaux H, Seykora P, Genelin A, Lang Th, Kathrein A (1991) Application of posterior plating and modifications in thoracolumbar spine injuries. Indications, techniques and results. Spine 16/3S:S125–S133
3. Leu HJ (1990) Von der perkutanen Nukleotomie mit Diskoskopie bis zur perkutanen Spondylodese: Ein neues Konzept zeichnet sich ab. Z Ortop 128:266–275
4. Schindele M, Blättchen C, Brosch W, Blümel G, Roder J, Erhardt W (1990) Die Kombinationsanästhesie beim Schaf mit Ketamin-(Fentanyl-)Guaifenesin (My 301®-)Lachgas-Halothan. Tierärztl Prax 18:585–589
5. Giehl JP, Zielke K, Hack H-P (1989) Die ventrale Derotationsspondylodese nach Zielke. Orthopäde 18:101–117

34. Zeitliches Splittung im laparoskopischen OP-Plan bei Choledochuskonkrementen

J. M. Funovics, M. A. Funovics, Ph. Spießberger und G. Hochwarter

KFJ-Spital, Kundratstraße 3, A-1100 Wien

Therapeutical Splitting in Laparoscopic Surgery of Common Bile Duct Stones

Die zunehmende Anwendung, die verbesserte Effizienz und die Ausdehnung der Indikation zur laparoskopischen Cholecystektomie auch auf Patienten mit Choledochuskonkrementen stellt die Frage des zeitlichen Splittings in zweifacher Weise in den Vordergrund: (a) Die Gruppe I jener Steinträger, bei denen durch präoperative Sonographie und/oder laborchemischer Untersuchung Gallengangsteine bereits verifiziert wurden. (b) Die Gruppe II jener, bei denen erst durch intraoperative Cholangiographie (oder intraoperative Sonographie) die Konkremente entdeckt werden.

Die Festlegung der für die Betroffenen optimalen Vorgangsweise impliziert sowohl die Festlegung der sog. *„Splittingfolge"* bei verifizierten präoperativen Choledochuskonkrementen als auch die *obligatorische intraoperative Cholangiographie*, zumal die Ergebnisse eine höhere Anzahl erst intraoperativ entdeckter als präoperativ bereits nachgewiesener Gallengangsteine zu beweisen scheinen. Die Klärung der Frage der Splittingfolge und der Stellung der obligatorischen, intraoperativen Cholangiographie wird im folgenden angestrebt.

Krankengut und Ergebnisse

Im Zeitraum von 1.1.91 bis 31.12.92 gelangten 785 Patienten zur Cholecystektomie, von denen 252 aus vielerlei persönlichen, chirurgischen und internen Gründen einer primär offenen, konventionellen Cholecystektomie unterzogen wurden.

533 wurden laparoskopisch cholecystektomiert, bei 489 (92%) der Operierten wurde ein komplikationsloser Verlauf registriert, bei 44 Patienten (8%) mußte eine sog. Konversionsoperation (intraoperativer Umstieg) angeschlossen werden.

Von den 489 endoskopisch Operierten hatten 483 (91%) einen unauffälligen postoperativen Verlauf, insgesamt 6 Patienten mußten aus den angegebenen Gründen einer Re-Operation unterzogen werden: 2 × Choledochusläsion, eine nicht erkannte choledochoduodenale Fistel, 1 Cholaskos (aberranter Gallengang), eine Blutung aus dem Leberbett und ein „akutes Abdomen" (falsche Diagnose).

Die genaue Analyse der 533 endoskopischen Cholecystektomien beweist die auffällig hohe Anzahl der erweiterten Indikationsstellung zur endoskopischen Cholecystektomie, wobei nicht weniger als 243 Patienten (43%) bereits voroperiert waren, bei 123 (23%)

bestand eine akut phlegmonöse Entzündung, bei 54 (10 %) eine Schrumpfblase, bei 35 (7 %) eine Adipositas mit über 120 kg Gewicht und noch immer bei 20 (4 %) eine Chirrhosis hepatis Child A. Bei einer Morbidität von 2 % betrug die Letalität bisher 0 %.

Gruppe I

Präoperativ durch biochemische Labortests und eine obligate Sonographie wurden nur 15mal (2,8 %) Choledochuskonkremente festgestellt. Die Gruppe dieser 15 verifizierten Gallengangsteinträger unterlag der Splittung-Therapie, wobei in der 1. Sitzung einer ERC mit endoskopischer Papillotomie und Steinextraktion aus dem Choledochus durchgeführt und 2 Tage danach die endoskopische Cholecystektomie angeschlossen wurde. Alle diese Eingriffe waren erfolgreich im Hinblick auf die Steinfreiheit, es war keine Konversionsoperation erforderlich und keine Nachoperation. Komplikationen und Letalität in dieser Gruppe beträgt 0 %.

Gruppe II

Zur Festlegung der Häufigkeit der präoperativ nicht diagnostizierten und intraoperativ ohne Cholangiographie übersehenen Choledochuskonkremente wurde eine *prospektive Untersuchung zur obligatorischen intraoperativen Cholangiographie* an 221 Patienten angeschlossen, welche alle präoperativ ein normales Sonogramm und Laborbefunde aufwiesen. Von diesen 221 Patienten war bei 204 (92 %) die Cholangiographie möglich, bei 17 (8 %) technisch nicht durchführbar. 185 Patienten (91 %) hatten ein unauffälliges intraoperatives Cholangiogramm, aber in nicht weniger als 19 (9 %) aller intraoperativ Cholangiographierten wurden Choledochuskonkremente erst intraoperativ durch die obligatorische Cholangiographie festgestellt.

Diese zweite Gruppe mit intraoperativ aufgedeckten Choledochuskonkrementen wurde zum Teil (8 Patienten, 42 % der Betroffenen) wegen multipler, bis in die Leber nach cranial reichender Konkremente in einem dünnen Gallengang unter 6 mm einer Konversionsoperation unterzogen, der größere Teil dieser Gruppe (11 Patienten, 58 % der Betroffenen) unterlag dem umgekehrten Splittingverfahren: Fertigstellung der endoskopischen Cholecystektomie mit intraoperativer Cholangiographie im ersten Akt und nach 2–3 Tagen anschließende ERC mit endoskopischer Papillotomie und Steinextraktion. Auch bei dieser therapeutischen Gruppe wurden keine Komplikationen gesetzt, die Letalität betrug 0 %.

Diskussion

Während im eigenen Krankengut und auch in den publizierten Ergebnissen anderer (Perissat, Ponsky, Siewert) eine Übereinstimmung besteht über die Vorgangsweise bei präoperativ verifizierten Choledochuskonkrementen, sind die Meinungen sowohl über die obligatorische intraoperative Cholangiographie als auch über die zu ziehenden Konsequenzen über das Vorgehen von erst intraoperativ entdeckten Gallengangskonkrementen sehr geteilt.

Nicht negierbar ist das Ergebnis der eigenen prospektiven Untersuchung, die ziemlich eindeutig belegt, daß die präoperative Standarduntersuchung (Sonographie und Labor) nur in 2,8 % aller Fälle zum Nachweis von Gallengangskonkrementen führt, während die obligatorische intraoperative Cholangiographie in nicht weniger als 9 % der Untersuchten die Zahl der Gallengangssteinträger auf das Vielfache anschnellen läßt. Da auch in anderen Publikationen (Perissat, Siewert) über ähnliche Unterschiede berichtet wird, muß die intraoperative Cholangiographie letztlich als unverzichtbare Forderung für das endoskopische Operieren gelten. Für die danach zu ziehende Konsequenz gibt es derzeit zwar mehrere Empfehlungen, es wird aber erst mit kontrollierten Studien zu belegen sein, ob die intraoperative transcystische Steinextraktion oder die intraoperative Choledocho-Liothotomie gleich gute Ergebnisse zu erbringen imstande ist, wie die postoperative ERC-Papillotomie.

Ebenso notwendig wird die wissenschaftliche Abklärung der Frage mittels einer Vergleichsstudie über die Sinnhaftigkeit bzw. die Notwendigkeit der unmittelbar danach anzuschließenden Konversionsoperation bei erst intraoperativ entdeckten Gallengangsteinträgern.

Unter allen erwähnten chirurgischen Optionen hat das zeitliche Splitting (zunächst laparoskopische Cholecystektomie und nach 2–3 Tagen die ERC + Papillotomie mit Steinextraktion), derzeit noch beträchtliche Vorteile, deren Umkehrbarkeit erst durch kontrollierte Studien zu belegen sein wird.

Schlußfolgerungen und Zusammenfassung

1. Bei bereits *präoperativ* verifizierten Choledochuskonkrementen wird zur Sanierung des Gallensteinleidens als erster Schritt die ERC + Papillotomie mit endoskopischer Gallengangssteinextraktion durchgeführt und nach 2–3 Tagen die laparoskopische Cholecystektomie angeschlossen. Auch bei dieser Vorgangsweise gilt die intraoperative Cholangiographie als obligatorisch (Therapeutisches Splitting I).
2. Bei unauffälligem präoperativen Gallengangsbefund wird bei der laparoskopischen Cholecystektomie eine obligatorische intraoperative Cholangiographie durchgeführt. Wenn dabei *Gallengangskonkremente neu entdeckt* werden, kann der Versuch der Sanierung des Gallenganges entweder über den transzystischen Weg, über die endoskopische Choledochotomie, über eine anzuschließende Konversationsoperation oder vorzugsweise nach 2–3 Tagen über eine ERC + Papillotomie mit Gallengangsteinextraktion erfolgen. Therapeutisches Splitting II).

Literatur

1. Perissat J, Collet D (1992) Laparoscopic Cholecystectomy: The state of the Art. A report on 700 consecutive cases. World J Surg 16:1074–1082
2. Ponsky JL (1992) Endoscopic Management of Common Bile Duct Stones. World J Surg 16:1060–1065
3. Siewert JR, Feussner H, Brune IB (1993) Fehler und Gefahren der laparoskopischen Cholecystekomie. Chirurg 64:221–229

35. Was ist weniger invasiv bei der laparoskopischen Cholezystektomie: Die Hakenelektrode oder der Laser?

R. Hoffmann, K. B. Brülhart, R. Flury und F. Largiadèr

Klinik für Viszeralchirurgie, Universitätsspital, Ramistraße 100, CH-8091 Zürich und
Institut für Pathologie, Universitätsspital Zürich

What is Less Invasive in Laparoscopic Cholecystectomy: Laser or Hook Electrode?

Summary. To control heat damage in the liver after cholecystectomy caused by electrosurgery or Laser five gallbladders were resected at autopsy partly by the Holmium: YAG-Laser and Nd:YAG-Laser and partly by electrosurgery. Heat damage was documented by histological examinations of the liver-bed of the gallbladder. Microscopical evaluation showed that electrocautery tends to produce deeper heat damage in the livertissue than the Holmium:YAG-Laser.

Zusammenfassung. Um das Ausmaß der Hitzeschädigung nach Elektro- und Laser-Resektion bei der Cholezystektomie bestimmen zu können, wurden bei 5 Leichenlebern die Gallenblasen teils mittels Holmium:YAG-Laser und Nd:YAG-Laser, teils mittels monopolarer Elektrokoagulation reseziert. Die Hitzeschädigungen wurden histologisch ausgemessen. Die mikroskopische Beurteilung zeigt, daß monopolare Elektroresektion zu größeren Hitzeschädigungen in der Leber führt als der Holmium:YAG-Laser.

Einleitung

Ein Hauptziel der laparoskopischen Chirurgie ist die minimale Invasivität. Die Hochfrequenz-Elektrochirurgie ist in der heutigen Operationstechnik nicht mehr wegzudenken. Bei der laparoskopischen Chirurgie allerdings handelt es sich beim Operationsfeld um einen Faraday'schen Käfig. Die Ausbreitung des monopolaren Stroms folgt anderen Gesetzen als bei der offenen Chirurgie [1]. Ein Teil der Komplikationen ist auf die Anwendung monopolaren Stroms zurückzuführen. Beispielsweise sind Thermonekrosen des Zystikus-Abtragungsrandes beschrieben [2].

Hypothese

Das Herauslösen der Gallenblase mit dem Laser bewirkt geringere Hitzeschäden in der Leber als die Präparation mit der monopolaren Hakenelektrode.

Tabelle 1. Hitzeschäden in der Leber. Die Gallenblasenpräparation mit monopolarer Hakenelektrode, Holmium-Laser und Nd:YAG-Laser (Contact- und Non-Contact-Methode)

Methode	Hitzeschäden (Tiefe in mm) (n = 5)
EK (22 Watt)	0,4–0,4–0,8–0,8–2,0
Holmium-Laser (22 Watt)	0,2–0,2–0,2–0,2–0,6
Nd:YAG-Laser	
– contact (22 W)	0,4–0,4–0,4–0,6–0,8
– non-contact (22 W)	1,8–1,8–1,8–2,0–2,0
Signifikanz (Kruskal-Wallis-Test)	
1) Holmium versus EK:	p = 0,0227 (s)
2) Nd:YAG (contact) versus EK:	n.s. (p = 0,309)

Methodik

Die Gallenblase wird bei 5 frischen Leichenlebern aus ihrem Bett präpariert. Die Hälfte der Präparation erfolgt mittels Holmium:YAG-Laser (2,1 nm Wellenlänge, 350 nsek. Pulslänge, 22 Watt, 2 Joule), die andere Hälfte mittels monopolarer Hakenelektrode (22 Watt).

Eine analoge Untersuchung erfolgt mit dem Nd:YAG-Laser (1,060 nm, 22 Watt), sowohl in der Kontakt-(Dual-Effekt-Fiber) als auch in der Non-Contact-Technik. Das Leberbett wird anschließend fixiert und histologisch untersucht, die Tiefe der Hitzeschädigung wird ausgemessen.

Resultate (Tabelle 1)

Die monopolare Hakenelektrode bewirkt eine Tiefenschädigung von 0,4–2,0 mm. Mit dem Holmium-Laser wird das Leberbett zwischen 0,2 und 0,6 mm geschädigt. Der Nd:YAG-Laser in der Contact-Methode führt zu Hitze-Schädigungen zwischen 0,4 und 0,8 mm, und in der Non-Contact-Methode zu Hitzeschäden von 1,8–2,0 mm.

Sowohl nach monopolarer Hakenelektrode als auch nach Laser-Präparation können im Leberbett zwei Arten von Hitzeschädigungen unterschieden werden:

– Die *direkte Hitzeschädigung*, welche aus Zellverbrennungen, also Nekrosen, besteht und
– die *fortgeleiteten Hitzeschäden*: Parenchym-Quellung, Zellkernschädigungen und peliose-artige Veränderungen der Sinus mit Endothelverlust (Abb. 1).

Die Präparation mit monopolarer Hakenelektrode und die Non-Contact-Methode des Nd:YAG-Lasers bewirken die tiefsten Hitzeschädigungen. Deutlich geringere Hitzeschädigung weist die Non-Contact-Methode des Nd:YAG-Lasers auf. Der Holmium-YAG-Laser schädigt das Parenchym am wenigsten. Statistisch gesehen resultieren nach Holmium-Laser-Resektion mit starker Signifikanz die geringsten Hitzeschäden; gegenüber der Hakenelektrode mit einem p von 0,0227 (Kruskal-Wallis-Test, Tabelle 1).

Der Unterschied der Hitzeschäden zwischen Nd:YAG-Laser und Elektrochirurgie ist statistisch nicht signifikant (p = 0,309).

Diskussion

Tritt Laser-Licht auf ein Gewebe, erfolgt Transmission, Absorption und Remission der Laserstrahlung. Diejenige Laser-Energie, welche im Gewebe absorbiert wird, ist für den Schneid- und Koagulationseffekt verantwortlich, aber auch für die Hitzeschädigung. Ge-

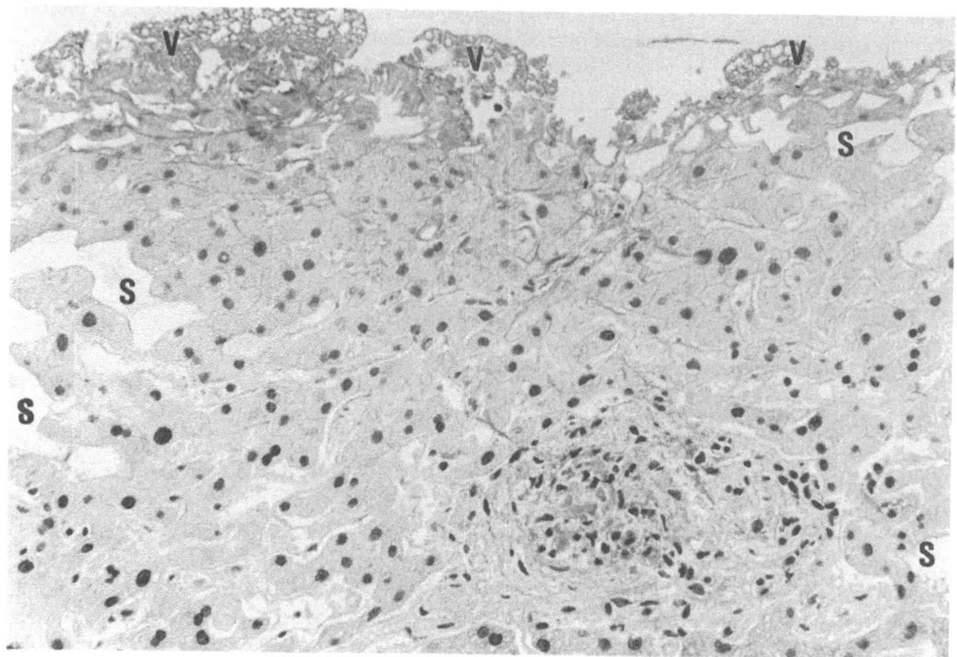

Abb. 1. Gallenblasenbett der Leber nach Präparation mit monopolarer Hakenelektrode. Fehlende Leberkapsel (weggebrannt), oberste Zellschicht verquollen und verbrannt (*V*) (Zeichen der direkten Hitzeschädigung), darunter schrumpfartige Artefakte und pelioseartige Sinuserweiterungen (*S*) als Zeichen der fortgeleiteten Hitzeschädigung. Gesamte geschädigte Tiefe 1,4 mm

mäß theoretischen Angaben hat der Holmium-Laser eine ganz geringe Eindringtiefe von 0,4–0,6 mm, der Nd:YAG-Laser hingegen eine viel größere von 3–5 mm [3, 4]. Die Angaben dieser Eindringtiefe des Nd:YAG-Lasers von 3–5 mm beziehen sich allerdings auf die Non-Contact-Methode. Über die Eindringtiefe des Nd:YAG-Lasers mit den neuen Lichtleitern (Silikon-Silika-Fibern), bei welchen die Laser-Energie zu 90% vom Gewebe absorbiert und in Wärme umgewandelt wird, existieren bisher keine Angaben. Unsere Untersuchungen sind deshalb von Bedeutung, weil der Nd:YAG-Laser zunehmend auch im Kontakt-Verfahren propagiert wird, also als chirurgisches Schneideinstrument. Es geht uns bei unseren Untersuchungen um eine objektive Ausmessung der Hitzeschädigungen durch monopolare Elektrochirurgie und Laser-Anwendung und nicht darum, bereits jetzt eine klinische Relevanz dieser Schädigungstiefe zu postulieren.

Folgerungen

Da die Anwendung der monopolaren Hakenelektrode in der laparoskopischen Chirurgie nicht unproblematisch ist und zu Spät- und Fernschäden führen kann, sollen Schädigungsmöglichkeiten mit anderen Resektionsverfahren (Ultraschall, Laser) verglichen werden. Der Laser hat eine exakt definierte Eindringtiefe und ist in seiner Koagulations- und Schneidwirkung (je nach Laser-Art) sehr präzis. Unsere Untersuchungen zeigen, daß der Holmium-Laser im Leberbett eine signifikant geringere Schädigungstiefe aufweist als die monopolare Hakenelektrode. Dieser Grund rechtfertigt die teure Anschaffung eines Holmium-Lasers allein für die laparoskopische Cholezystektomie allerdings noch nicht. Wir sind uns auch bewußt, daß unsere Resultate der Leichenleber zwar die direkte und fortgeleitete Hitzeschädigung exakt wiedergeben, hingegen keine Auskunft über Entzündungsparameter, reversible Schädigungen oder Spätschäden machen können. Um diese Beurteilung vornehmen zu können, sind tierexperimentelle Untersuchungen notwendig, weil im durchbluteten Organ die Ausbreitung der Hitzeschädigung größer ist [4] und die monopolare Hakenelektrode wahrscheinlich noch schlechter abschneidet.

Literatur

1. Hoffmann R, Brülhart KB, Kossmann Th, Flury R, Largiadèr F (1993) Laparoskopische Cholezystektomie: Hitzeschäden in der Leber durch monopolare Hakenelektrode und durch Holmium-YAG-Laser. Minimal-invasive Chirurgie, Suppl 2, 12–17
2. Rumstadt B, Assmus HP (1993) Die Anwendung von hochfrequentem monopolarem Strom in der laparoskopischen Chirurgie – lege artis? Minimal-invasive Chirurgie, Suppl 2, 10–11
3. Hoffmann R (1992) Die laparoskopische Laser-Cholezystektomie (LLC). In: Hoffmann R, Largiadèr F, Troidl H (Hrsg) Aktuelle Gallenstein-Therapie. Verlag Hans Huber, Bern Göttingen Toronto, S 119–126
4. Hagemann R, Walter JH, Zgoda F (1989/92) Wirkungsmechanismen von Laser-Strahlung im biologischen Gewebe. In: Berlien HP, Müller G (Hrsg) Angewandte Laser-Medizin, II – 3.1–3.3. Ecomed-Verlag

36. Diagnostik und Therapie bei Gallengangsläsionen nach laparoskopischer Cholezystektomie

Th. Manger und H. Wolff

Universitätsklinik und Poliklinik für Chirurgie, Medizinische Fakultät (Charité)
der Humboldt-Universität zu Berlin, Schumannstr. 20/21, 10117 Berlin

Diagnosis and Treatment of Lesions of the Common Bile Duct After Laparoscopic Cholecystectomy

Summary. After wide-spead introduction of the laparoscopic cholecystectomy in our local area a growing number of severe bile duct injuries habe been referred to our clinic for definitive therapy. We report on 6 patients, 3 of them suffering of a classic type of injury including a long distant resection of the common bile duct and ligation of the right hepatic artery. The method of choice was a Roux-en-Y hepaticojejunostomy.

Key words: Bile duct injuries – Laparoscopic cholecystectomy

Schlüsselwörter: iatrogene Gallengangverletzung – Laparoskopische Cholezystektomie

Eine schwerwiegende und stets gefürchtete Komplikation der Cholezystektomie stellt die Verletzung der extrahepatischen Gallenwege dar. Während bei der konventionellen Cholezystektomie mit 0,1 bis 0,5% Gallenwegsläsionen gerechnet werden muß [4], wird in ersten Publikationen von der laparoskopischen Cholezystektomie (LCCE) eine Läsionsrate von 0,2 bis 3% angegeben [3, 5].

Die höhere Gallengangverletzungsrate bei der laparoskopischen Cholezystektomie ist sicher auch das Ergebnis einer Lernphase. Darauf weisen Beobachtungen hin, welche die ersten 13 Eingriffe eines Operateurs mit einer Verletzungsrate von 2,2% und danach nur noch mit 0,1% belasten [2]. Das nicht generell mit einer erhöhten Gallengangverletzungsrate gerechnet werden muß, zeigt neben eigenen Erfahrungen bei über 750 Eingriffen der LCCE ohne Gallengangverletzung, eine Multizentrumsstudie über 2621 laparoskopische Cholezystektomien [1].

Mit Verbreitung der laparoskopischen Cholezystektomie (LCCE) in unserer Region wurden zunehmend häufiger zum Teil schwere Gallengangverletzungen zur definitiven Therapie überwiesen (Tabelle 1). Wir berichten über 6 Patienten, von denen 3 ein klassisches Verletzungsmuster mit langstreckiger Resektion des D. hepatocholedochus und Ligatur der A. hepatica dextra aufwiesen. Hier war das Rekonstruktionsverfahren der Wahl die Hepaticojejunostomie mit Y-Roux-Schlinge. Keine dieser schweren Verletzungen wurde intraoperativ geröntgt oder erkannt. In einem Fall wurde eine akut entzündete Gallenblase beschrieben. Bei den übrigen 3 Patienten fanden sich eine Zysticusstumpfinsuffizienz nach abgerutschter Clipligatur, ein inkompletter Clipverschluß des D. choledochus sowie eine frühe narbige Striktur nach tangentialer Läsion des Hepatocholedochus als Ursache für Fieber,

Tabelle 1. Auswärtige Patienten mit iatrogener Choledochusläsion nach LCCE

Pat.-alter (J.)	Geschl. m/w	Histologie (Entzündung)	Erste p.o. Sympt.	Verlegungs-zeitpunkt nach LCCE	i.o. Rö.-Ko.	Um-stei-ger	Reop. auswärts	Verletzungsmuster
25	w	akute	4 Wo.	10 Mon.	+	+	−	tangentiale Läsion des Hepatocholedochus mit Verschluß der A. hepatica dextra
31	m	chronische	2. d	4. d	−	−	Drainage-Op. am 2. d	klassisch
38	w	akute	2. d	4. d	−	−	−	klassisch
41	w	chronische	2. d	10. d	−	−	−	Clipfehlpositionierung
52	w	chronische	2. d	2 Mon.	−	−	Hepatico-jejunostomie am 2. d	klassisch
62	w	chronische	2. d	8. d	−	−	−	Clipdislokation

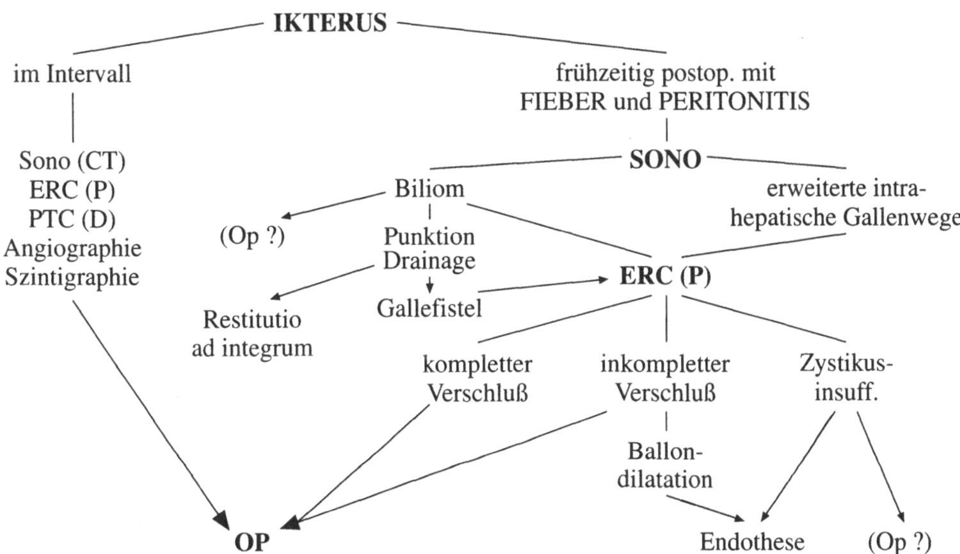

Abb. 1. Diagnostik und Therapie bei Gallengangsläsionen

Ikterus und Peritonitis. Hier konnte die Kontinuität des ableitenden Gallenwegsystems nach Resektion und End-zu-End-Anastomosierung erhalten werden.

Die Diagnostik und Therapie einer iatrogenen Choledochusläsion infolge der laparoskopischen Cholezystektomie unterscheiden sich damit zusammenfassend in keiner Weise von der konventionellen Technik (Abb. 1).

Alle rekonstruktiven Eingriffe konnten ohne Letalität sowie frühe Morbidität durchgeführt werden. Im postoperativen Verlauf von maximal 12 Monaten traten lediglich gering erhöhte Leberwerte ohne Cholangitis oder Ikterus auf. Da auch zukünftig mit einer Spätentwicklung einer Striktur gerechnet werden muß, fordern auch wir einen Nachbeobachtungszeitraum von mindestens 10 Jahren.

Das Rekonstruktionsverfahren der Wahl für die „klassische" Gallengangsläsion ist die Hepatico-Jejunostomie mit Y-Roux-Schlinge. Dabei halten wir eine Schienung der Anastomose je nach bestehendem Entzündungsstadium von 14 Tage bis 6 Monate für angezeigt.

Bei uns hat sich die schonende transhepatische Drainage durch den Gallengang des linken Leberlappens bewährt. Bei enzündungsfreier Anastomose kann die Schienung schon innerhalb von 14 Tagen entfernt werden.

Gallengangsläsionen infolge der laparoskopischen Cholezystektomie können mit großer Wahrscheinlichkeit vermieden werden, wenn folgende Prinzipien Berücksichtigung finden:

1. Eine kritische Indikation zur laparoskopischen Cholezystektomie abhängig von der Erfahrung des Operateurs.
2. Eine zweifelsfreie Präparation des Calotschen Dreiecks ohne Hf-Strom.
3. Nur sicher identifizierte Strukturen werden geclipt und durchtrennt.
4. Unerwartete Blutungen mahnen zur besonderen Vorsicht.
5. Die intraoperative Cholangiographie kann helfen bei der Klärung schwieriger anatomischer Situationen.

Literatur

1. Airan M, Appel M, Berci G et al. (1992) Retrospective and prospective multi-institutional laparoscopic cholecystectomy study organized by the Society of American Gastrointestinal Endoscopic Surgeons. Surg Endosc 6:169–176
2. Davidoff AM, Pappas TN, Murray EA, Hillren DJ, Johnson RD, Baker ME, Newmann GE, Cotton PB, Meyers WC (1992) Mechanisms of Major Biliary Injury During Laparoscopic Cholecystectomy. Ann Surg 215:196–202
3. Gigot JF (1991) Laparoscopic Cholecystectomy: A Multicenter Belgian Experience. Dig Surg 8:126–127
4. Raute M, Schaupp W (1988) Iatrogene Schäden an den Gallenwegen infolge Cholecystektomie. Behandlung und Ergebnisse. Langenbecks Arch Chir 373:345–354
5. Rossi RL, Schirmer WJ, Braasch JW, Sanders LB, Munson L (1992) Laparoscopic Bile Duct Injuries. Risk Factors, Recognition, and Repair. Arch Surg 127:596–602

37. Minimal-invasive Thoraxchirurgie:
Erweitertes Indikationsspektrum und verbesserte diagnostische Treffsicherheit der Thorakoskopie

R. Bumm, H. Vogelsang und H. W. Präuer

Chirurgische Klinik und Poliklinik der Technischen Universität München, Sektion Thoraxchirurgie, Klinikum rechts der Isar, Ismaninger Str. 22, 81675 München

Minimal Invasive Thoracic Surgery: Extended Indication and Increased Diagnostic Security in Thoracoscopy

Summary. Between 1/1990 and 3/1993 77 patients underwent thoracoscopy for diagnostic and therapeutic indications. The rising use of video-endoscopy enabled thoracoscopic wedge resections, removal of benign tumors and "bleb"-resections in patients with recurrent pneumothorax. In 27% of the cases the operation could be finished with a "therapeutic" result. No patient died in hospital, and the morbidity was low. The main indications to date are: removal of benign tumors, "bleb" resections and diagnostic removal of metastases.

Zusammenfassung. Im Zeitraum von 1/1990–3/1993 wurden 77 Patienten in diagnostischer, und z. T. in therapeutischer Intention thorakoskopiert. Der zunehmende Einsatz der Videoendoskopie erlaubte die Durchführung von Lungenbiopsien, Lungenkeilexzisionen und Resektion von Lungenrundherden. In 27% der Fälle konnte der Eingriff therapeutisch abgeschlossen werden. Kein Patient verstarb in der Klinik, die Komplikationsrate war niedrig. Als Hauptindikationen stellen sich derzeit die diagnostische Entfernung von Lungenrundherden oder Tumormetastasen und die Abtragungen von „blebs" beim rezidivierenden Spontanpneumothorax dar.

Schlüsselwörter: Thoraskopie – Lungenresektionen – Spontanpneumothorax

Einleitung

Die Thorakoskopie ist eine standardisierte Untersuchungstechnik der Thoraxchirurgie, die im Gegensatz zu den in den vergangenen Jahren stark propagierten laparoskopischen Techniken eine historische Entwicklung hinter sich hat (Jacobaeus 1910 [1]). Der Grund dafür sind die anatomischen Voraussetzungen der für „Spiegelungen" idealen Thoraxhöhle. Allerdings waren die technischen Möglichkeiten der Thorakoskopie in den vergangenen Jahrzehnten durch die „einäugige" Optik auf die unmittelbaren Manipulationen des Hauptoperateurs beschränkt, der durch das Fehlen einer Assistenz und durch zumeist einhändiges Präparieren behindert war. Es verwundert daher nicht, daß die Domäne der Thorakoskopie im wesentlichen diagnostische Eingriffe bei pleuralen Läsionen und Pleuraergüssen waren.

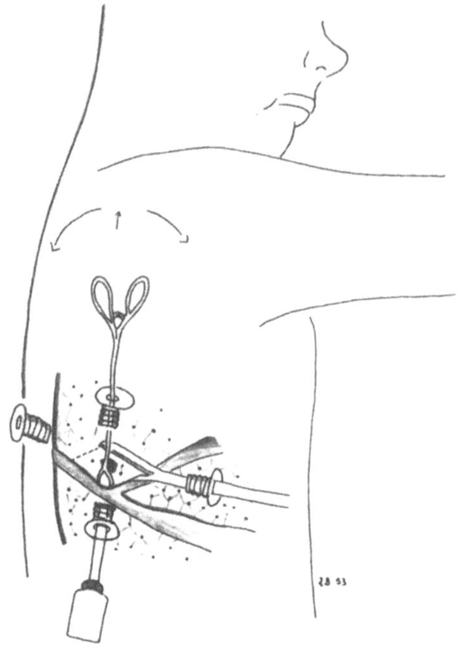

Abb. 1. Trokarposition zur thorakoskopischen Resektion eines Rundherdes im rechten Lungenunterlappen. cranial: Port zum Einbringen des Halteinstrumentes; caudal: Kameraport; bilateral: Ports für
Klammernahtinstrument

Die Einführung von miniaturisierten Videokameras und insbesondere die Verfügbarkeit
eines durch einen Port einführbaren endoskopischen Klammernahtgerätes (Endo-GIA R,
Fa. Autosuture) haben, wie auch in der Laparoskopie, zu einer deutlichen Verbesserung der
Übersicht geführt, durch die Monitorübertragung zum Operieren „im Team" beigetragen
und durch die Klammernaht das schnelle und schonende Durchführen von atypischen
Lungenresektionen ermöglicht [2].

Im folgenden sollen anhand der eigenen klinischen Erfahrungen die Operationstechnik,
die etablierten Indikationen und der Raum für klinisch sinnvolle Zukunftsentwicklungen
von videoendoskopischen Eingriffen in der Thoraxchirurgie dargestellt werden.

Methode

Die Thorakoskopie wird in unserer Klinik in Vollnarkose und Intubation mit Doppellumen-
tubus mit einseitiger Lungenventilation durchgeführt. Der Patient wird in Seitenlage auf
dem Operationstisch gelagert und der Einstich des ersten 10,5-mm-Ports (Einmalinstrument
Thorakoport [Fa. Autosuture] oder flexibler Thoraxport [Fa. K. Storz]) für die Optik wird
nach Hautinzision im 4.–6. ICR in der Axillarlinie und Anlage eines Pneumothorax durch
stumpfe Spreizung der Interkostalmuskulatur und Pleurapenetration vorgenommen. Es hat
sich für einen ersten orientierenden Überblick oder für rein diagnostische Eingriffe an der
Pleura der Einsatz des konventionellen Thorakoskops mit Arbeitskanal und Manipulations-
instrument (Fa. K. Storz, Tuttlingen) bewährt. Nach Einbringen der Videooptik wird je
nach Objektlokalisation ein zusätzlicher 5-mm-Port für Instrumente sowie fallbezogen ein
11,5-mm-Port für das Klammernahtgerät unter Sicht eingebracht. Die empfohlene Anordnung der Trokare bei der Durchführung von Wedge-Resektionen ist in Abb. 1 dargestellt.
Nach dem Eingriff wird eine Thoraxdrainage eingelegt, die im allgemeinen am 1. p.o. Tag
(Lungenresektionen 3. p.o. Tag) entfernt werden kann, worauf der Patient am Folgetag
entlassungsfähig ist.

Patientengut

Im Zeitraum 1/90 bis 3/93 wurden an unserer Klinik 77 Patienten (47 Männer, 30 Frauen) thorakoskopiert. Das mediane Alter der Patienten betrug 63 Jahre (range 27–81). In diesem Zeitraum wurde bei allen therapeutischen Eingriffen, wie z. B. der Wedge-Resektionen der Lunge, die Videothorakoskopie eingesetzt. Der Eingriff erfolgte in 38 Patienten diagnostisch wegen einem rezidivierendem Pleuraerguß (49%), bei 33 Patienten zur Abklärung eines Rundherdes (42%), in 4 Fällen wegen rezidivierendem Spontanpneumothorax (5,1%) und in je einem Fall zur Therapie einer Mediastinal- und Perikardzyste. In insgesamt 21 Fällen konnte der Eingriff therapeutisch (z. B. durch die Entfernung eines Lungenherdes) abgeschlossen werden. In 6 Fällen mußte, zumeist wegen pleuraler Verwachsungen, thorakotomiert werden. Ein Fall einer Blutung aus einer Interkostalarterie wurde registriert, wobei zur definitiven Versorgung thorakotomiert wurde. Eine methodenbezogene Letalität wurde nicht registriert. In allen Fällen der diagnostischen Thorakotomie erlaubte die Methode durch repräsentative Biopsie eine eindeutige Diagnosestellung. In einem Fall wurde durch die thorakoskopische Abtragung einer Karzinommetastase eine Brustwandmetastase im Trokarkanal implantiert; drei Monate später mußte bei dieser Patientin eine Brustwandteilresektion durchgeführt werden.

Diskussion

Die ersten Ergebnisse zeigen, daß die Videothorakoskopie sicher durchzuführen ist und das therapeutische Spektrum der Thorakoskopie erweitert. Technische Probleme sind vor allem in der Initialphase die korrekte Positionierung der Trokare, die oft unzureichende Ausleuchtung des Thoraxinnenraumes durch schwache Lichtquellen und die oftmals schwierige Lokalisation von subpleural gelegenen Lungenrundherden. Als Hilfstechniken bieten sich hier die präoperativ computertomographisch vorgenommenen Markierung des Herdes mit Methylenblau und der Einsatz der intraoperativen Sonographie bei der kollabierten Lunge an. Die interventionelle Thorakoskopie sollte immer in Thorakotomiebereitschaft vorgenommen werden. Die Durchführung der Methode unter Lokalanästhesie scheint nicht indiziert. Folgende Indikationen der Methode werden aktuell diskutiert:

Spontanpneumothorax

Die Abtragung von subpleuralen Zysten und die Pleurodese (durch Pleurabrasio und Elektrokoagulation) lassen sich thorakoskopisch bei guten kosmetischen Resultaten durchführen [3]. Die Langzeitergebnisse dieser Technik sind derzeit noch nicht evaluiert.

Lungenkeilexzisionen

Mit der Verfügbarkeit der endoskopischen Klammernahtgeräte ist die Durchführung einer Lungenkeilexzision thorakoskopisch möglich. Periphere, kantennahe Lungenabschnitte sind für diese Technik ideal geeignet. Bei der Entfernung eines Lungenherdes muß darauf geachtet werden, daß das im zu resezierenden Lungenteil durch den Schluß des Nahtgerätes kein zu hoher Druck ausgeübt wird und es zur peritumoralen Eröffnung der Pleura kommt. Dieser Fehler kann durch eine korrekte Instrumentenposition verhindert werden. Zentrale Lungenabschnitte eignen sich zur thorakoskopischen Keilexcision nicht.

Bronchialkarzinom

Die thorakoskopische Entfernung eines Bronchialkarzinoms ist derzeit auch bei Frühstadien unserer Meinung nach nicht indiziert.

Metastasenchirurgie

Theoretisch eignen sich nach unserer Erfahrung nur 30% bzw. 26% von Colon- bzw. Hypernephrommetastasen aufgrund der Lokalisation und des singulären Auftretens zur thorakoskopischen Abtragung. Die Austastung der Lunge nach weiteren Metastasen kann thorakoskopisch nur unzureichend vorgenommen werden. Daher ist unserer Meinung der Einsatz der Thorakoskopie in der Metastasenchirurgie nur diagnostisch indiziert: Nach Bestätigung der Metastasendiagnose sollte, auch bei Vorliegen eines hochauflösenden CT's, thorakotomiert werden.

Zukunftsperspektiven

Die ersten Kongreßberichte über thorakoskopisch vorgenommene Lobektomien und Pneumonektomien sind erfolgt, ohne daß die Wertigkeit dieser Methoden definiert ist. Die bei uns vereinzelt durchgeführte Kombination von Minithorakotomie und Videoendoskopie erscheint erfolgversprechend. Kleine Serien berichten über thorakoskopische Resektionen des Ösophagus [4], und bei der transmediastinalen Ösophagektomie wird ein videokontrolliertes Mediastinoskop zur Auslösung des thorakalen Ösophagus eingesetzt [5]. Durch die rasche Entwicklung der verfügbaren Instrumente und Operationstechniken läßt sich das endgültige Indikationsspektrum der interventionellen Thorakoskopie heute noch nicht abschätzen.

Literatur

1. Brandt HJ (1989) Geschichte und Entwicklung der Thorakoskopie. Pneumolologie 43:46–47
2. Miller IJ Therapeutic thoracoscopy: New horizons for an established procedure. Ann Thor Surg 52:1036–1037
3. Nathanson KL, Shimi SM, Wood ABR, Cuschieri A (1991) Videothoracoscopic ligation of bulla and pleurectomy for spontaneous pneumothorax. Ann Thor Surg 52:316–319
4. Cushieri A, Shimi S, Banting S (1992) Endoscopic esophagectomy through a right thoracoscopic approach. J R Coll Surg Edinb 27:7–11
5. Bumm R, Hölscher AH, Feussner H, Tachibana M, Bartels H, Siewert JR (1993) Endodissection of the thoracic esophagus: Technique and clinical results in transhiatal esophagectomy. Ann Surg 218,1:97–104

38. Thorakoskopische Resektion von T1-Karzinomen der Lunge

M. Hürtgen, K. Henneking, W. Padberg und K. Schwemmle

Klinik für Allgemein- und Thoraxchirurgie der Justus-Liebig-Universität, Gießen, Klinikstraße 29, 35392 Gießen

Thoracoscopic Resection for T1 Lung Cancer

Summary. Nodules of the lung may be resected thoracoscopically with great benefit for the patient. Care must be taken however, not to break the guidelines of oncologic surgery as about 50% of all nodules are malignant. T-1 carcinomas usually demand thoracotomy for lobectomy and formal lymphadenectomy and may rarely be treated be thoracoscopy.

Zusammenfassung. Nach zweijährigen guten Erfahrungen bei über 50 thorakoskopischen Parenchymresektionen im Rahmen sicher benigner Erkrankungen haben wir seit Januar 1992 die Indikation zur thorakoskopischen Resektion auf pleuranahe, gut abgrenzbare Rundherde ausgedehnt.
Unsere Technik soll in einem kurzen Video oder mit Dias demonstriert werden.
Von Januar bis August 1992 haben wir 11 Lungenrundherde in dieser Weise entfernt, darunter ein Plattenepithelkarzinom, ein adenosquamöses Karzinom, zwei Adenokarzinome und ein kleinzelliges Karzinom (im April 1993 aktualisierte Zahlen).
Bei den Malignomen handelte es sich entweder um Metastasen anderer Primärtumoren, eine „Extended disease" beim kleinzelligen Bronchialkarzinom oder um im Schnellschnitt bestätigte T1-Karzinome bei ausgesprochenen Risikopatienten. Hier hatte das präoperative klinische Staging und die Computertomographie sowie die thorakoskopische Inspektion des Mediastinums und der Hilusregion kein Hinweis für Lymphknotenmetastasen ergeben. Auf eine Thorakotomie konnte daher in allen Fällen verzichtet werden.
Ob die thorakoskopische Keilresektion bei T1-Karzinomen auf breiterer Basis empfohlen werden kann, bleibt fraglich. In unserem gesamten Patientengut hatten immerhin 20% aller Patienten mit T1-Karzinomen Lymphknotenmetastasen bei einer Letalität der Lobektomie von 6,4%.
Die thorakoskopische Resektion oberflächlicher Lungenrundherde ist geeignet, Patienten mit benignen histologischen Befunden, metastasierten Tumorleiden oder Risikopatienten mit T1-Karzinomen, die wesentlich belastendere Thorakotomie zu ersparen. Ernste Komplikationen sind bei unseren thorakoskopierten Patienten weder intra- noch postoperativ aufgetreten.

Tabelle 1. Präoperative Diagnostik

- Allgemeine OP-Fähigkeit
- Röntgen konventionell
- Computertomographie
- Bronchoskopie
- Spirometria, ggf. Perfusionsszintigraphie

Tabelle 2. Indikationen zur thorakoskopischen Resektion

- kein dringender Malignomverdacht
- günstige Lage
- Größe <3 cm
- schlechte Lungenfunktion

Tabelle 3. Operationstechnik

- Lagerung für Thorakotomie
- mindestens 3 Zugänge
- Endo-GIA mehrfach einsetzen
- Präparatebergung im Beutel
- Pleuralavage zur Zytologie vor Resektion und nach Präparatebergung

Tabelle 4. Gefahren

- Quetschen des Tumors
- Resektion nicht im Gesunden
- Eröffnen des Tumors

Nach zweijährigen guten Erfahrungen mit über 50 thorakoskopischen Parenchymresektionen im Rahmen benigner Erkrankungen haben wir seit Januar 1992 die Indikation zur thorakoskopischen Resektion auf Lungenrundherde unklarer Dignität ausgedehnt.

Bekanntermaßen sind etwa 50% aller Lungenrundherde maligne, wobei die Bronchialkarzinome gegenüber den Metastasen deutlich überwiegen. Alle Patienten, bei denen die Schnellschnittuntersuchung ein primäres Bronchialkarzinom ergibt, sollten lobektomiert und lymphknotendisseziert werden. Hiervon ausgenommen werden können nur Patienten mit einem T1-Karzinom ohne radiologischen oder thorakoskopischen Hinweis für Lymphknotenmetastasen und mit einem zugleich deutlich erhöhten Operationsrisiko.

Thorakoskopische Resektionen bei Lungenrundherden sollten nur an thoraxchirurgischen Zentren erfolgen. Die Patienten müssen prospektiv erfaßt und der weitere Verlauf dokumentiert werden.

Die präoperative Diagnostik unterscheidet sich nicht vom üblichen Vorgehen bei Lungenrundherden und umfaßt allgemeine Operationsfähigkeit, konventionelle Röntgendiagnostik, Computertomographie des Thorax, Bronchoskopie und Perfusionsszintigraphie der Lunge bei eingeschränkter Lungenfunktion (Tabelle 1).

Die Indikation zur thorakoskopischen Resektion sehen wir bei pleuranahen Herden von maximal 3 cm Durchmesser. Bei einem bereits metastasierten Bronchialkarzinom oder beim Verdacht auf Lungenmetastasen können auch größere Befunde thorakoskopisch angegangen werden. Dies gilt auch für Patienten, deren Lungenfunktion keine Lobektomie erlauben würde (Tabelle 2).

Gelagert werden die Patienten wie zur Thorakotomie, außer daß der obenliegende Arm nicht um 90 Grad abduziert sondern horizontal ausgelagert und über 90 Grad eleviert wird.

Eine Doppellumenintubation mit der Möglichkeit der seitengetrennten Beatmung ist Voraussetzung zur thorakoskopischen Operation.

Mindestens 3 Zugänge sind erforderlich. Über sie wird der Tumor mit mehreren Nahtreihen des Endo-Gias mit Sicherheitsabstand reseziert. Übertriebene Sparsamkeit erhöht das Risiko eines ungenügenden Sicherheitsabstandes und rafft das Restparenchym unnötig. Das 60-mm-Endo-Gia kann aufgrund des mangelnden Bewegungsfreiraumes bei der Thorakoskopie nicht zur Resektion von Rundherden empfohlen werden.

Die Präparatebergung sollte immer in einem Beutel oder Handschuh erfolgen, um das Risiko einer Tumorzellaussaat zu verringern.

Eine vor Beginn der Resektion und nach der Extraktion des Tumors durchgeführte Pleuralavage zur zytologischen Untersuchung soll dieses Risiko der Tumorzellaussaat objektivieren (Tabelle 3).

Das Patientengut von Januar 1992 bis April 1993 umfaßt insgesamt 21 Thorakoskopien bei Lungenherden, darunter 10 Malignome (Abb. 1; Tabelle 5).

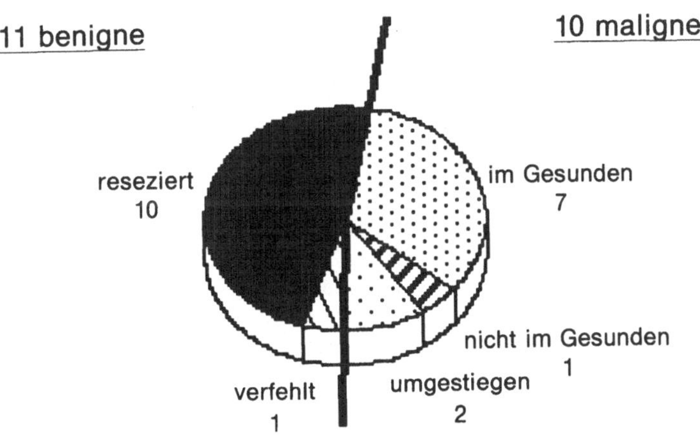

Abb. 1. 21 Thoraskopien bei Lungenherden

Tabelle 5. 10 maligne Rundherde

Metastase, Adeno-Ca	3	
Metastase, adenosquamöses Ca	1	
Melanommetastase	1	umgestiegen
Schwannommetastase	1	umgestiegen
Adeno-Ca pT2	2	1 × nicht im Gesunden
Plattenepithel-Ca pT1	2	

Tabelle 7.

- erfahrener Operateur
- onkologische Kriterien einhalten
- für sekundäre oder metastasierte Malignome sinnvolle Therapie
- beim T1-Karzinom thorakoskopische Resektion als definitive Therapie noch fragwürdig

Tabelle 6

- ca. 50% aller Rundherde maligne
- T1-Karzinome sind selten, in ca. 20% Lymphknotenmetastasen
- bei Keilresektion von Karzinomen erhöhte Lokalrezidivgefahr

Unter diesen waren zwei „Umsteiger" wegen ausgeprägter Verwachsungen bei Metastasen eines Schwannoms bzw. Melanoms. Drei Metastasen von Adenokarzinomen und eine eines adenosquamösen Karzinoms wurden erfolgreich thorakoskopisch reseziert.

Zwei primäre Adenokarzinome der Lunge wiesen ein pT2-Stadium auf. Im einen Fall lagen bereits Metastasen vor, weswegen auf die Thorakotomie verzichtet wurde. Der andere Patient hatte eine vorausberechnete FEV1 von 0,7 l für den Fall der Lobektomie. Wegen des in der Histologie ungenügend erscheinenden Sicherheitsabstandes der Keilresektion wurde trotzdem eine Lobektomie angeschlossen. In der Pleuralavage nach der initialen Keilresektion waren jedoch maligne Zellen nachweisbar.

Von zwei Patienten mit Plattenepithelkarzinomen im Stadium T1 war einer 81 Jahre alt. Wegen des deutlich erhöhten kardiopulmonalen Risikos erfolgte lediglich die thorakoskopische Keilresektion. Der zweite Patient, jünger und ohne erhöhtes Operationsrisiko, wurde in gleicher Narkose thorakotomiert. Bei der vorangegangenen Keilresektion war die Pleura viszeralis über dem Tumor infolge der beim Schließen des Endo-Gias auftretenden Spannung eingerissen, so daß der Tumor frei lag. Hierbei wurden möglicherweise Tumorzellen freigesetzt, da sich in der Pleuralavage maligne Zellen nachweisen ließen (Tabelle 4).

Während die Ergebnisse bei benignen Tumoren und Metastasen zufriedenstellen, wurde unser anfänglicher Optimismus bezüglich der thorakoskopischen Resektion kleiner primärer Bronchialkarzinome deutlich gedämpft. Für die thorakoskopische Resektion geeignete Fälle sind selten. Den meisten Patienten kann eine Lobektomie zugemutet werden. Diese betrachten wir nach wie vor aus onkologischen Gründen als Standardtherapie auch beim T1-Karzinom (Tabelle 6).

Infolge der aufgetretenen Probleme bei primären Bronchialkarzinomen stellen wir die Indikation zur Thorakoskopie sehr eng. Zu groß ist das Risiko, gerade bei den wenigen Patienten mit kurablem Bronchialkarzinom die Prognose zu verschlechtern. In jedem Fall erfordert dieser einfach erscheinende Eingriff einen erfahrenen Operateur zur bestmöglichen Einhaltung onkologischer Kriterien (Tabelle 7).

Für benigne Rundherde oder Lungenmetastasen erscheint die thorakoskopische Resektion ideal. Legt die Vordiagnostik oder der thorakoskopische Aspekt ein Bronchialkarzinom nahe, sollte die Indikation zur Thorakotomie großzügig gestellt werden.

Literatur

Toomes H, Delpendahl A, Manke H-G, Vogt-Moykopf I (1981) Der solitäre Lungenrundherd. Deutsches Ärzteblatt 37:1717–1722

Read RC, Yoder G, Schaeffer RC (1990) Survival After Conservative Resection for T1 N0 M0 Non-Small Cell Lung Cancer. Ann Thorac Surg 49:391–400

39. Lungenrundherde unklarer Dignität und Stadien: verbesserte Diagnostik und Therapie mittels thorakoskopischer Resektion

R. Schwarz, C. Posner, P. F. Ferson und R. J. Landreneau

Department of Surgery, University of Pittsburgh Medical Center, Pittsburgh, PA 15261, U.S.A.

Circular Shadows of the Lung of Uncertain Dignity and Improved Staging Diagnosis and Treatment by Thoracoscopic Resection

Summary. The indeterminate pulmonary nodule: improved diagnosis and therapy with thoracoscopic resection. Since 1990, thoracoscopic resections (or video-assisted thoracic surgery – VATS) were performed for 255 pulmonary nodules on 193 patients, 33 of which had undergone preoperative CT-guided needle localization for intraoperative guidance. All thoracoscopic resections were well tolerated with minor operative morbidity and improved postoperative pain and shoulder mobility, and all pulmonary nodules were successfully identified by TR with a conversion rate to open thoracotomy of 6%. TR is an accurate and reliable diagnostic means for pulmonary nodules not amenable to less invasive diagnostic techniques, and has therapeutic potential for primary lung cancer in cases of limited pulmonary reserve.

Einleitung

Lungenrundherde unklarer Dignität stellen den behandelnden Chirurgen vor diagnostische als auch therapeutische Probleme. Während bei hohem Verdacht auf Vorliegen eines primären Bronchuskarzinoms und Abwesenheit von Kontraindikationen normalerweise eine „offene" Thorakotomie und Lungenresektion angezeigt ist, kommen bei vermuteten metastatischen Läsionen in der Regel weniger invasive Aspirationsbiopsietechniken zur Anwendung. Beide Verfahren haben jedoch signifikante Nachteile, bezüglich Patiententoleranz und Durchführbarkeit bei schweren Störungen der Lungenfunktion einerseits und hinsichtlich diagnostischer Treffsicherheit bei kleineren Rundherden andererseits [1]. Thorakoskopische Resektionen von Lungenrundherden haben sich seit kurzem als gut durchführbare Alternative zu herkömmlichen Lungenresektionen erwiesen [2].

Die vorliegende Studie untersucht minimal-invasive, organerhaltende thorakoskopische (Keil-)Resektionen (TR) und Nadel-lokalisierte thorakoskopische (Keil-)Resektionen (NLTR) von unklaren Lungenrundherden (LRH) auf diagnostischen Wert, perioperative Komplikationen, Patiententoleranz und therapeutischen Einfluß.

Methodik

Im Zeitraum von Dezember 1990 bis September 1992 wurden an der Universität in Pittsburgh 255 TR an 193 Patienten mit peripheren Lungenrundherden oder Bronchialkarzinomen bei Vorliegen von Kontraindikationen zur ausgedehnteren Resektionsbehandlung nach präoperativer Durchführung von nichtinvasiver Diagnostik ausgeführt. Endoskopische Klammernaht (66,7 %), Nd:YAG-Laser-Resektion (13,5 %), Klammernaht-Laser-Kombination (19 %) und Elektrokauterisation (0,8 %) kamen als Techniken zur Anwendung. An 30 Patienten mit kleineren (8,1 +/− 5,6 mm mittl. Durchmesser) oder tiefer gelegenen Läsionen wurden 33 NLTR ausgeführt wie zuvor beschrieben [3].

Ergebnisse

145 gutartige (56,9 %), 49 primär maligne (19,2 %) und 60 metastatische (23,5 %) Läsionen konnten mit TR identifiziert werden. 2 Lobektomien und 1 Pneumonektomie wurden thorakoskopisch, 15 weitere Resektionen mit offener Thorakotomie gehandhabt. In 5 Fällen war eine Thorakotomie notwendig geworden, weil der LRH thorakoskopisch nicht eindeutig identifiziert werden konnte. NLTR zeigte 16 benigne (50 %), 12 metastatische (37,5 %) und 4 primär maligne (12,5 %) Läsionen. Bei Vorliegen von maligner LRH-Histologie erwiesen sich alle Resektionsränder tumorfrei. Alle thorakoskopische Verfahren wurden ohne operative Komplikationen oder Letaliät gut toleriert. Postoperative Komplikationen umfaßten Atelektasenbildung (6), Pneumonien (6), Blutungen (4), ausgedehntere bronchopleurale Fistulierung (10), Chylothorax (1), Arrhythmien (2) und 2 postoperative Todesfälle unabhängiger Ursache 2 und 5 Wochen nach TR. 2 der bronchopleuralen Fisteln erforderten Bleomycin-Pleurodese, und ein Chylothorax machte eine operative Ligatur des Ductus Thoracicus notwendig. Die mittlere Thoraxdrainagedauer war 3,3 $\pm$ 3,0 Tage. Der Krankenhausaufenthalt nach elektiven, unkomplizierten Operationen betrug 5,7 $\pm$ 4,9 Tage für TR und 5,68 $\pm$ 2,1 Tage für NLTR verglichen zu 10,5 $\pm$ 4,7 Tagen für Thorakotomiekontrollen. Postoperativer Schmerz (Narkoticabedarf, Notwendigkeit eines Interkostalblocks und subjektive Schmerzempfindung) und frühe postoperative Beweglichkeit im Schultergürtel waren jeweils signifikant besser nach TR im Vergleich zu Thorakotomien. Sensitivität und Spezifizität für Excisionsbiopsien waren 97 % bzw. 100 % für TR, und jeweils 100 % für NLTR. NLTR-Histologiebefunde führten bei allen Krebspatienten (n = 20) und Transplantationspatienten (n = 5) zur signifikanten Beeinflussung weiterer onkologischer Behandlungen beziehungsweise Transplantationsmaßnahmen.

Kommentar

Für Lungenrundherde, die weniger invasiven Verfahren nicht zugänglich sind, stellen TR und NLTR sichere, gut tolerierte und akurate diagnostische Methoden mit direkter oder indirekter therapeutischer Bedeutung dar. Überlegene Patiententoleranz verglichen zu herkömmlichen Thorakotomien hat sich in unserer Erfahrung bestätigt [4]. Bei Vorliegen von kleinen (< 1 cm) oder ungünstig gelegenen LRH oder in Fällen von erfolglosen weniger invasiven Diagnoseverfahren hat sich die präoperative Nadellokalisation als sehr erfolgreich erwiesen und bewährt [5]. Die Rolle von TR als ultimative Therapie von operablen nichtkleinzelligen Bronchialkarzinomen ist gegenwärtig in unserer Klinik auf Patienten mit Einschränkungen der Lungenfunktion begrenzt.

Literatur

1. Mack MJ, Hazelrigg SR, Landreneau RJ, Acuff TE (1993) Thoracoscopy for the diagnosis of the indeterminate solitary pulmonary nodule. Ann Thorac Surg (im Druck)
2. Landreneau RJ, Hazelrigg SR, Ferson PF, Johnson FA, Nawarawong W, Boley TM, Curtis J (1992) Thoracoscopic resections of 85 pulmonary lesions. Ann Thorac Surg 54:415–420
3. Plunkett MB, Peterson MS, Landreneau RJ, Ferson PF, Posner MC (1992) Peripheral pulmonary nodules: preoperative percutaneous needle localization with CT guidance. Radiology 185:274–276
4. Landreneau RJ, Hazelrigg SR, Mack MJ, Dowling RD, Burke D, Gavlak J, Perrino MK, Ritter PS, Bowers CM, DeFino J, Nunchuck S, Freeman J, Keenan RJ, Ferson PF (1993) Early postoperative morbidity differences between video-assisted thoracic (VATS) approaches and open thoracotomies. Ann Thorac Surg (im Druck)
5. Schwarz RE, Posner MC, Plunkett MB, Ferson PF, Keenan RJ, Landreneau RJ (1993) Needle-localized thoracoscopic resection (NLTR) of indeterminate pulmonary nodules: impact on patients with malignant disease. Ann Surg Oncol (im Druck)

Kursus: Endosonographie

40. Transösophageale Endosonographie (TEE) bei Herz- und Aortenerkrankungen

J. L. Fischer und L. Henselmann

Städt. Krankenhaus München-Neuperlach, II. Med. Abteilung, Kardiologie und Pneumologie, Akademisches Lehrkrankenhaus der LMU, Oskar-Maria-Graf-Ring 51, 81737 München

Transesophageal Endosonography (TEE) in Heart- and Aortic Diseases

Summary. The transesophageal echocardiography has provided a new acoustic window to the heart, the aorta and the mediastinum. The ultrasound probe will be used monoplane, biplane and multiplane in various image planes with pulsed, continuous and color-coded Doppler. The clinical indications for this procedure have included thoracic aortic dissection, prosthetic cardiac valve dysfunction, detection of an intracardiac source of embolism, endocarditis, cardiac and paracardiac masses, and mitral regurgitation. It is also proved to be useful in assessment of critically ill patients in whom standard transthoracic echocardiographic images did not provide complete assessment. The TEE is not only opening a new window to the chest, but it is also extending the diagnostic spectrum.

Key words: Transesophageal endosonography/echocardiography – Aortic dissection – Cardiac valve prosthesis – Intracardiac source of embolism

Zusammenfassung. Die transösophageale Echokardiographie (TEE) bietet die Möglichkeit der Beurteilung des Herzens, der thorakalen Aorta und des Mediastinums. Eine monoplane, biplane oder multiplane Sonde ermöglicht die Beschallung in verschiedenen Schnittebenen mit der gepulsten, kontinuierlichen und Farbdoppleroption. Die Komplikationsrate liegt unter 1 %. Gesicherte Indikationen sind die Aortendissektion, die Klappenprothesendysfunktion, die Suche nach intrakardialen Thromben bei Embolie, die Klappenendokarditis, ein unklarer Schockzustand, Infarktkomplikationen, postoperative Komplikationen und transthorakal eingeschränkte Untersuchung bei wichtiger Fragestellung. Die transösophageale Echokardiographie eröffnet ein neues Fenster in den Thoraxraum und erweitert das diagnostische Spektrum.

Schlüsselwörter: Transösophageale Endosonographie/Echokardiographie – Aortendissektion – Herzklappenprothesendysfunktion – Emboliequelle

41. Endosonographie bei Oesophagus- und Magenerkrankungen

H.-J. Dittler

Chirurgische Klinik u. Poliklinik, Technische Universität München, Ismaninger Str. 22, 81675 München

Role of Endoscopic Ultrasonography in Diseases of Esophagus and Stomach

Summary. Endosonography (EUS) enables to differentiate between submucosal tumor of esophagus and stomach and external impression or infiltration. The EUS in achalasia is helpful for the exclusion of carcinoma of the cardia. EUS is frequently used in tumor staging and at time represents the most effective procedure in the evalution of the T- and N-category in esophageal (acurracy T: 85%, N: 80%) and gastric cancer (acurracy T: 78%, N: 73%). For the evaluation of the M-category the computertomography still is absolutely essential.

Key words: Endoscopic ultrasonography – Esophageal cancer – Gastric cancer

Zusammenfassung. Eine Differenzierung zwischen submukösem Tumor von Oesophagus und Magen und einer Impression bzw. Infiltration von außen ist mittels Endosonographie (EUS) gut möglich. Bei der Achalasie liegt die Bedeutung der EUS im Ausschluß eines Cardiotumors. Hauptanwendungsgebiet der Endosonographie ist das Tumorstaging. Sie stellt das derzeit genaueste Verfahren zur Bestimmung der T- und N-Kategorie beim Oesophagus- (Treffsicherheit T: 85%, N: 80%) und Magencarcinom (Treffsicherheit T: 78%, N: 73%) dar. Für die Beurteilung der M-Kategorie ist nach wie vor die Computertomographie unerläßlich.

Schlüsselwörter: Endosonographie – Oesophaguscarcinom – Magencarcinom

42. Endosonographie zur Beurteilung von Pankreas- und Gallenwegerkankungen

T. Rösch, München

(Manuskript bis Redaktionsschluß nicht eingegangen)

43. Laparoskopische Sonographie – Technik und Indikationen

A. Brüggemann, T. Neufang und G. Lepsien

Chirurgische Universitäts-Klinik, Robert-Koch-Str. 40, 37075 Göttingen

Laparoscopic Ultrasound – Equipment and Indications

Summary. Since 1964, laparoscopic ultrasound had been tried to improve laparoscopic diagnostic. We have used 2 different systems in 20 patients. The first had a flexible shaft and a linear array, the second a rigid shaft and a rotating sector scanner. We found that the "ideal" probe should have a linear array connected to a rigid shaft by a bending area.

Furtheron, laparoscopic ultrasound can easily detect stones in the common bile duct, colonic tumors and hepatic or lymph node metastases. The infiltration of the vessels in pancreatic cancer can be estimated.

Key words: Laparoscopy – Ultrasound

Zusammenfassung. Seit 1964 wird versucht, die laparoskopische Sonographie zu verbessern. Wir haben bei 20 Patienten 2 unterschiedliche Systeme angewendet. Beim ersten war ein Linear-Array an einem flexiblen Schaft, beim zweiten ein rotierender Sektorscanner an einem starren Schaft angebracht. Die „ideale" Sonde sollte ein Linear-Array besitzen, das über ein Bewegungssegment mit einem starren Schaft verbunden ist. So lassen sich Choledochussteine, Kolontumoren sowie Leber- und Lymphknotenmetastasen problemlos darstellen. Eine Gefäßbeteiligung bei Pankreastumoren kann ermessen werden.

Schlüsselwörter: Laparoskopie – Ultraschall

44. Endosonographie des Kolons

G. Federmann

Klinik für Allgemeinchirurgie, Kreiskrankenhaus Goslar, Köslinerstr. 12, 38642 Goslar

Endosonography of the Colon

Summary. Endosonography of the colon images colonwall-lesions endoscopically and regardes their wallinfiltration sonographically. Compared to transcutaneous US of the colon imaging of inflammations (unspecific colitis, M. Crohn, C. ulcerosa) and tumours (staging; sensitivity 70–90%) is improved. Stenotic processes often cannot be passed and imaged, however. In order to reveal clinical value of the method in comparison to transcutaneous US or hydrosonography of the colon further investigations are necessary.

Key words: Endosonography – Colon – Colonoscopy

Zusammenfassung. Mit der Endosonographie des Kolons lassen sich Kolonwandläsionen endoskopisch und in ihrer Tiefen sonographisch beurteilen. Gegenüber der transcutanen Kolonsonographie zeigt sich eine bessere Darstellung von Entzündungen (unspezifisch, M. Crohn, Colitis ulcerosa) und Tumoren (Polypen, Tumorstaging [Sensitivität 70–90%]). Stenotische Prozesse sind aber oft nicht passierbar und sonographisch darstellbar. Die klinische Wertigkeit dieses aufwendigen Verfahrens im Vergleich zu transcutaner Kolonsonographie oder Hydrosonographie des Kolons muß jedoch noch in vergleichenden Studien belegt werden.

Schlüsselwörter: Endosonographie – Kolon – Koloskopie

45. Endosonographie bei Rektumtumoren

U. Hildebrandt, Homburg, Saar

(Manuskript bis Redaktionsschluß nicht eingegangen)

46. Endosonographie bei entzündlichen anorektalen Prozessen

B. Eibl-Eibesfeldt, S. Herzog und S. Siebeck

LMU München, Klinikum Innenstadt Chirurgische Klinik, Nußbaumstr. 20, 80336 München

Endosonographic Findings in Pelvic and Anorectal Sepsis

Summary. 78 endorectal sonographies were done to assess anorectal and/or pelvic septic processes in 63 pts. from 3/88 to 10/92. The diagnoses: Douglas abszess [11], perianal abszess [24], abszess or fistula with Crohn's disease or ulcerative colitis [10], pararectal abszess [5], anastomotic dehiscence [3], others [15]. The diagnostic value in the detection of previously unknown septic processes as compared to the clinical course and operative findings gives a senitivity of 100%, a specificity of 94%, the pos. pred. value was 83% and the neg. pred. value 100%. In known anorectal abszesses or fistulae the accuracy of detection of high intersphincteric, pararectal or transsphincteric extension was evaluated. Sensitivity is 93%, specificity 80% pos. pred. value 87% neg. pred. value of 89%. It is concluded that endorectal sonography can accurately detect and describe the extension of anorectal and pelvic septic processes.

Key words: Endorectal ultrasound – Perianal abszess – Fistuala in ano – Crohn's disease

Zusammenfassung. Endorectale Ultraschalluntersuchungen wurden zur Erfassung und zur Beurteilung der Ausdehnung anorektaler und pelviner Enzündungen von 3/88 bis 10/92 78 mal bei 63 Pat. durchgeführt. Diagnosen: Douglas-Abszeß [11], perianaler Abszeß oder Fistel [24], Abszeß oder Fistel bei Crohn oder Colitis ulcerosa [10] pararectale Abszesse [5], Anastomoseninsuffizienz [3], verschiedene [15]. Die Aussagekraft bezüglich der Entdeckung zuvor unbekannter Enzündungsherde wurde mit dem klinischen Verlauf und operativen Befunden verglichen. Es ergibt sich: Sensitivität 100%, Spezifität 94%, pos. präd. Wert 83% und neg. präd. Wert 100%. Bei bekannten anorectalen Infekten wurde die Aussagekraft bezüglich chirurgisch relevanter klinisch schwer erfassbarer Abszeßausbreitungen nach hoch intersphinctär, pararectal oder transsphinctär erfaßt und mit dem operativen Befund verglichen. Sensitivität 93%, Spezifität 80%, pos. präd. Wert 87%, neg. präd. Wert 89%. Durch Endosonographie sind anorectale und pelvine Entzündungen sicher zu entdecken und hinsichtlich ihrer Ausdehnung zu erfassen.

Schlüsselwörter: Endorektaler Ultraschall – Perianalabszeß – Analfistel – Crohn

47. Endosonographie im Kindesalter

P. Dohrmann, M. Löhnert und W. Mengel

Chirurgische Uni-Klinik Kiel, Arnold-Heller-Str. 7, 24105 Kiel

Transrectal Ultrasound in Childhood

Summary. Transrectal ultrasound may provide a clear visualisation of rectal adenomas, inflammation of the rectum, fistulas and fistulacanals even during infancy. Abscesses, cysts and extrarectal tumors can be explored and a diagnostic or therapy by interventional techniques is possible. Ultrasound assessment of the function and malfunction of the anal sphincter is available. The continence functioning after anal atresia operation can early be examined.

Key words: Transrectal ultrasound

Zusammenfassung. Durch die endorektale Sonographie lassen sich auch im Kindesalter Polypen, entzündliche Darmveränderungen, Fistelbildungen und deren Gangsysteme leicht darstellen. Abszesse, Zysten und pathalogische Raumforderungen können aufgesucht und durch interventionelle Techniken einer Diagnostik oder Therapie unterzogen werden. Funktionsabläufe des Schließmuskelorgans und deren Störungen lassen sich aufzeichnen. Nach der Versorgung der Analatresie kann frühzeitig die Funktionsfähigkeit der Schließmuskulatur bewertet werden.

Schlüsselwörter: Endorektale Sonographie

Weiter- und Fortbildung:
Intraluminale endoskopische Chirurgie

48. Intraluminäre endoskopische Chirurgie

B.C. Manegold

Klinikum der Stadt Mannheim, Abteilung für Endoskopie der Chir. Klinik, Theodor-Kutzer-Ufer, 68167 Mannheim

Intraluminar Endoscopic Surgery

Summary. Endoscopic surgery in the definition of H. W. Schreiber/Hamburg ist differentiated in endocavitary, interstitial and intraluminal. Endocavitary challenges intraluminar surgery, id est EGD, ERCP and Colonoscopy in frequency and quality as well. Combined endocavitary/intraluminary operations are in progress. The surgical claim to intraluminary endoscopy is evident and convincing, it is defined to time and anatomy and the claim is in surgical competence. Special theoretic knowledge and practical skills are expected for, both should be obtained by two years further education in a specialized lab.

Key words: Intraluminary – Endoscopic surgery – Quality control – Postgraduate education

Zusammenfassung. Die endoskopische Chirurgie ist nach H. W. Schreiber/Hamburg differenziert in intraluminär, interstitiell und intrakavitär. Die endokavitäre Chirurgie fordert die intraluminale Chirurgie mit ÖGD, ERCP und Coloskopie nach Frequenz und Qualität heraus. Kombinierte endokavitäre/intraluminäre Operationsverfahren sind in Entwicklung. Der chirurgische Anspruch an die intraluminäre Endoskopie ist evident und überzeugend. Er ist zeitlich und anatomisch definiert. Er liegt in chirurgischer Kompetenz. Es werden spezielle theoretische Kenntnisse und praktische Erfahrungen erwartet, die in einer fakultativen zweijährigen Ausbildung erworben und nach außen sichtbar gemacht werden sollte.

Schlüsselwörter: Intraluminäre endoskopische Chirurgie – Qualitätskontrolle – Fakultative Weiterbildung

49. Stents im Tracheobronchialbereich

K. Häussinger, Gauting

(Manuskript bis Redaktionsschluß nicht eingegangen)

50. Selbstexpandierende Stents in Ösophagus und Magen – eine Standortbestimmung

G. Porse, U. Gerlach, D. Tübergen und B. C. Manegold

Klinikum der Stadt Mannheim, Abteilung für Chirurg. Endoskopie, Theodor-Kutzer-Ufer, 68167 Mannheim

Self-Expanding Stents in Esophagus and Stomach – Current State

Summary. Between 8/91–2/93 a total of 18 self-expanding metal stents were implanted in 16 patients with obstructions of the esophagus or the gastric outlet. Following endoscopic examination and bougienage the stents were placed with a small lumen catheter. We treated 7 otherwise inoperable patients with a 14 mm Wallstent and 9 with a 18 mm Nitinol-Stent. Reobstruction occurred in 7 due to tumor infiltration. Recanalisation was achieved by laser or diathermia. Other complications were food impaction (3), bleeding (3), esophagobronchial fistula (1) and stent migration (2). We recommend metallic stents only in cases of failure with conventional prostheses.

Key words: Endoprosthesis – Self-expanding metal stent – Palliation of esophageal and gastric carcinoma

Zusammenfassung. Im Zeitraum von 8/91–2/93 wurden 16 Patienten mit malignen Obstruktionen des Ösophagus und des Magenausgangs Stents unter endoskopischer Kontrolle implantiert. Wir behandelten 7 lokal inoperable Pat. mit einem 14-mm-Wallstent und 9 Pat. mit einem 18-mm-Ultraflex-Nitinol-Stent. Bei 7 Pat. kam es zu einer Reobstruktion durch Tumorinfiltration. Eine Rekanalisation wurde durch Laser oder Diathermie erreicht. Andere Komplikationen waren Bolusverschlüsse (3), Blutungen (3), ösophagobronchiale Fistel (1) und Stentdislokationen (2). Wir empfehlen die Anwendung von Metallstents nur beim Versagen der konventionellen Pertubation.

Schlüsselwörter: Endoprothesen – Selbstexpandierender Metallstent – Palliation von Ösophagus- und Magenkarzinom

51. Neues endoskopisches Behandlungsverfahren zur Palliation beim stenosierenden Rektumkarzinom

M. Dohmoto

Ruhr-Universität Bochum im Knappschafts-Krankenhaus, Bochum-Langendreer, In der Schornau 23/25, 44892 Bochum

New Endoscopic Palliative Therapy with Prosthesis of Stenotic Rectal Carcinom

Summary. In patients with inoperable rectal carcinoma causing intestinal obstruction the stenosis was dilated using YAG-Laser and balloon dilation. Since 1990 a plastic prosthesis was implanted there after in 7 patients and a self expanding metal stent in 2 patients. 5 patients objected palliative colostomy, 3 due to a reduced general condition, one was technically inoperable. Indication: 1) same as laser-therapy of stenosing tumor until the rectosigmoid junction, 2) objection to palliative colostomy. The mean survival time was 8.1 months.

Key words: Inoperable stenotic rectal carcinom – Rectal endoprosthesis

Zusammenfassung. Eine Indikation zur endoskopischen Inplantation einer Rektumprothese sind bei Patienten mit stenosierendem Tumor gegeben: die 1) die Einwilligung zur Op. (Anus praeter) nicht geben, 2) vom Allgemeinzustand her nicht operabel sind. Die Stenose wurde zuvor mittels Nd:YAG-Laser und Ballondilatation rekanalisiert. Bei 7 Patienten wurde eine Kunststoffprothese, bei 2 Patienten ein selbstexpandierender Metallstent seit 1990 implantiert. Die Prothese wurde maximal bis auf Höhe des rektosigmoidalen Übergangs plaziert. Die durchschnittliche Überlebensrate betrug 8,1 Monate. 3mal Dislokation der Prothese wurde bei 2 Patienten beobachtet.

Schlüsselwörter: Inoperables, stenosierendes Rektumkarzinom – Metallstent und Kunststoffprothese des Rektums

52. Akute Pankreatitis:
Indikation zur ERCP und Papillotomie

M. Heinerman

Abteilung für Interventionelle und Laser-Endoskopie, Landeskrankenanstalten Salzburg, Müllner Hauptstr. 48, A-5020 Salzburg

Acute Pancreatitis: Indication for ERCP and Papillotomy

Summary. Laboratory-chemical acute pancreatitis combined with cholestasis and/or sonographically dilated common bile duct was the indication for ERCP in 125 patients within 48 hours after admission to the hospital. Endoscopic removal by sphincterotomy ± consecutive measures were performed in 37 patients with incarcerated, in 65 patients with not incarcerated stones and in the remaining patients with other obstruction causes. In 66 patients cholecystectomy was carried out subsequently in the pancreatitis-free interval. The complication and lethality rates of this combined therapy amounted to 9,6% (12/125) and 4% (5/125) respectively.

Key words: Acute pancreatitis – Endoscopic diagnosis – Endoscopic/surgical therapy

Zusammenfassung. Laborchemische, akute Pankreatitis in Kombination mit Cholestase und/oder sonographisch dilatiertem Ductus choledochus stellte bei 125 Patienten die Indikation zur ERCP innerhalb von 48 Stunden nach Krankenhausaufnahme dar. Bei 37 Patienten inkarzerierte, bei 65 Patienten nichtinkarzerierte Steine, bei den restlichen Patienten andere Obstruktionshindernisse wurden endoskopisch durch Sphinkterotomie ± Folgemaßnahmen beseitigt. Die Cholezystektomie wurde im pankreatitisfreien Intervall bei 66 Patienten angeschlossen. Die Komplikations- bzw. Letalitätsrate dieser kombinierten Therapie betrug 9,6% (12/125) bzw. 4% (5/125).

Schlüsselwörter: Akute Pankreatitis – Endoskopische Diagnose – Endoskopische/chirurgische Therapie

53. Die Sklerotherapie bei Ösophagus- und Magenvarizen: heutiger Stand

K.-J. Paquet

Department Chirurgie-Gefäßchirurgie, Heinz-Kalk-Krankenhaus, Postfach 2180, 97688 Bad Kissingen

Sclerotherapy of Esophagogastric Varices: State of the Art

Summary. In case of gastrointestinal bleeding an emergent gastroscopy should be performed. Bleeding esophagogastric varices immediate sclerotherapy should be carried out. Potential bleeding sources are hypertensive gastropathy, gastroduodenal ulcers and duodenal varices. Sclerotherapy ist the method of choice for bleeding esophageal varices. Different injection techniques are used (intra-, paravariceal or combined). There ist no essential difference in their effect. Preferred sclerosant for esophageal varices is Polidocanol (0.5–2% Aethoxysklerol®); injection volume is 0.5–3.0 ml. In case of bleeding fundal varices intravariceal injection of cyanocrylate (Histoacryl blau®) is the modality of choice. Controversy still exists concerning prophylaxis of recurrent and first bleeding. Complication rates of long-term sclerosis are 20–40%. Because of the possibility of recurrences of hemorrhage regular endoscopic controls every six months are necessary.

Key words: Sclerotherapy – Esophageal and gastric varices

Zusammenfassung. Der Verdacht auf eine obere gastrointestinale Blutung erfordert die Durchführung einer Notfallendoskopie. Bei Nachweis einer Ösophagus- oder Magenvarizenblutung sollte eine Sklerosierungstherapie (ST) erfolgen. Als weitere potentielle Blutungsursachen kommen eine hypertensive Gastropathie, Ulcera ventriculi und duodeni und Duodenalvarizen, jedoch nur bei etwa 10–20% aller Varizenträger in Betracht. Die ST ist die Methode der Wahl zur Behandlung der akuten Ösophagusvarizenblutung. Es werden unterschiedliche Injektionstechniken (intra-, paravarikös und kombiniert) angewandt, die sich hinsichtlich des Therapieeffektes unwesentlich unterscheiden. Als Sklerosierungsmittel wird bei Ösophagusvarizenblutung Polidocanol (Aethoxysklerol®, 0,5–2%) eingesetzt, wobei das Injektionsvolumen pro Einstich zwischen 0,5 und 3 ml liegt. Bei gesicherter Fundusvarizenblutung hat sich die intravasale Injektion des Kunststoffharzes Cyanoacrylate (Histoacryl blau®) bewährt. Die Stellung der wiederholten ST zur Prophylaxe der Rezidivblutung ist ebenso wie der günstige Effekt einer Prophylaxe der ersten Blutung umstritten. Die Gesamtkomplikationsrate bei wiederholten Sklerosierungen liegt zwischen 20 und 40%. Im Mittel sind 4–6 Sitzungen erforderlich. Wegen des Risikos der Rezidivblutungen sind endoskopische Verlaufskontrollen nach sechs Monaten sinnvoll.

Schlüsselwörter: Sklerosierungstherapie – Blutende Ösophagus- und Magenvarizen

54. Sind chirurgische portosystemische Shunts noch indiziert?

G. Otto, G. M. Richter, L. Theilmann und Ch. Herfarth

Chirurgische Universitätsklinik, Im Neuenheimer Feld 110, 69120 Heidelberg

Is Portosystemic Shunt Surgery Still Indicated?

Summary. Survival and complications after portosystemic shunts for esophageal varices depend on severity of underlying cirrhosis. The same applies for transjugular intrahepatic portosystemic stent shunt (TIPSS). Liver transplantation (LTX) is the final treatment in many instances. LTX is not compromized by previous TIPPS which is, therefore, the method of choice in Child B and C patients. Final decision concerning the best form of therapy for Child A patients needs further evaluation.

Key words: TIPSS – Liver transplantation

Zusammenfassung. Das Überleben und Komplikationen nach chirurgisch angelegtem portosystemischen Shunt bei Ösophagusvarizenblutung hängen vom Schweregrad der zugrundeliegenden Zirrhose ab. Das gilt nach den bisherigen Ergebnissen auch für den transjugulären intrahepatischen Stent-Shunt (TIPSS). Die Lebertransplantation (LTX) ist letztendlich die entscheidende Therapieform. Mit dem TIPSS ist eine Behandlungsmöglichkeit für Child-B- und C-Patienten gegeben, die eine spätere LTX nicht tangiert. Die Entscheidung über das Vorgehen bei Child-A-Patienten bedarf weiterer Evaluierung.

Schlüsselwörter: TIPSS – Lebertransplantation

55. Endoskopisches Vorgehen bei Fisteln im Bronchial- und Gastrointestinaltrakt

V. Lange, G. Meyer, G. Maiwald und T. Souvatzi

LMU München, Chirurgische Klinik Klinikum Großhadern, Marchioninistr. 15, 81377 München

Endoscopic Intervention for Fistulae of the Bronchial-Tree and the Gastrointestinal-Tract

Summary. The endoscopic treatment of fistulae can generally be performed in two fashions: by the application of a prothesis or by sealing. The procedure to be chosen depends on the genesis and localisation of the fistula. A prothesis or a stent is favoured in case of fistulae of the esophagus, the trachea and the biliary tree. Sealing can be attempted in the remaining, mostly postoperative fistulae. For occlusion fibrin-sealant seems to be superior to other substances and is followed by a successrate of about 75% in our patients.

Key words: Endoscopy – Occlusion of fistulae – Prothesis – Fibrin-sealant

Zusammenfassung. Für die endoskopische Behandlung von Fisteln stehen prinzipiell zwei Verfahren zur Verfügung: das Einbringen von Prothesen oder die Abdichtung mit klebenden Substanzen. Die Indikation zum Vorgehen im Einzelfall hängt von der Genese und Lokalisation der Fistel ab. Prothesen kommen besonders im Ösophagus, der Trachea und den Gallenwegen zum Einsatz. Die Klebung kann bei den übrigen, vorwiegend postoperativen Fisteln versucht werden. Fibrinkleber ist dafür anderen Substanzen überlegen und zeigt im eigenen Krankengut eine Erfolgsrate von 75%.

Schlüsselwörter: Endoskopie – Fistelverschluß – Prothese – Fibrinkleber

56. Monitoring in der Endoskopie: was ist notwendig – was ist zuviel?

K.-D. Rückauer und R. Salm

Chirurgische Univ.-Klinik, Hugstetterstraße 55, 79106 Freiburg

Monitoring in Endoscopic Examinations: What is Mandatory – What is Unnecessary?

Summary. During gastro- and colonoscopy tachycardias are seen in up to 54%; arrhythmias in 70%; systolic blood pressure >200 mmHg in 14%; depression of paO_2 below 90% in 60% of the patients. The rate-pressure-product increases by about 30%. Consequences are as follows: 1. Thourough detection of risk factors (cardiopulmonary diseases, age, premedication, diameter of the endoscope, enema). 2. Continuous monitoring of cardiac rhythm, blood pressure and paO_2. 3. Training of the staff. 4. An emergency equipment must be on hand.

Key words: Endoscopy – Monitoring – Risk factors – Cardiopulmonary diseases

Zusammenfassung. Gastro- und Coloskopie zeigen Tachykardien bis 54%, Arrhythmien bis 70%, systolische Drücke >200 mmHg bei 14%, paO_2-Abfall unter 90% bei bis zu 60% der Patienten. Das Rate-pressure-Produkt steigt um ca. 30%. Folgende Konsequenzen sind abzuleiten: 1. Sorgfältige Risikoerfassung (kardiopulmonale Erkrankungen, Alter, Prämedikation, Gerätedurchmesser, Reinigungseinlauf). 2. Kontinuierliche Überwachung von Herzrhythmus, Blutdruck und paO_2. 3. Schulung des endoskopischen Personals. 4. Eine Notfallausrüstung muß bereitstehen.

Schlüsselwörter: Endoskopie – Monitoring – Risikofaktoren – Kardiopulmonale Erkrankungen

Hauptthema

Neues in der Chirurgie der Hernien

57. Die Leistenhernie im Kindesalter

W. Lambrecht

Abteilung für Kinderchirurgie, Chirurgische Universitätsklinik, Martinistraße 52, 20246 Hamburg

Inguinal Hernia in Infants and Children

Summary. Continued patency of the processus vaginalis is the principal factor in the development of congenital hernia and hydrocele. The difference between a hernia and a hydrocele is the diameter of the processus and the content of the sac. The presence of a hernia is indication for operation, especially in infants who have a high risk of incarceration. The recurrence rate is between 1 and 2%. A hydrocele is repaired after the second year of life. The principle objective in correcting a hernia and a hydrocele is high ligation of the hernia sac which can be done on an outpatient basis. Laparascopic operations are not indicated in children.

Key words: Inguinal hernia – Hydrocele – Children

Zusammenfassung. Der Leistenbruch des Kindes ist angeboren. Der Bruchsack entspricht dem nicht obliterierten Processus vaginalis peritonei. Besteht der Bruchsack aus Baucheingeweiden, spricht man von einer Hernie. Besteht er aus Flüssigkeit, liegt eine Hydrocele vor. Der Leistenbruch des Kindes sollte dann operiert werden, wenn er diagnostiziert ist. Dabei ist die Operation um so dringender, je jünger das Kind ist. Die Rezidivrate liegt zwischen 1 und 2%. Hydrocelen werden frühestens im 3. Lebensjahr operiert. Das Operationsprinzip besteht in der hohen Bruchsackabtragung. Der Eingriff kann in der Regel ambulant oder tageschirurgisch durchgeführt werden. Laparoskopische Operationen sind beim Kind nicht indiziert.

Schlüsselwörter: Leistenhernie – Hydrocele – Kindesalter

Grundlegend neue Therapiekonzepte, wie für die Behandlung der Leistenhernie im Erwachsenenalter, wurden für die Leistenhernie beim Kind in den vergangenen Jahren nicht entwickelt. Insbesondere wurden keine laparoskopischen Eingriffe durchgeführt.

Wir halten es auch weder medizinisch noch wirtschaftlich für vertretbar, beim Kind aus einem kleinen zehnminütigen ambulant oder tageschirurgisch durchzuführenden extraperitonealen Eingriff mit einer fast 99%igen Erfolgsquote eine aufwendige und teure intraperitoneale Operation zu machen. Diese einleitenden Bemerkungen machen deutlich, daß es erhebliche Unterschiede zwischen der kindlichen und der Erwachsenenleistenhernie gibt.

Es soll auf einige Aspekte der kindlichen Leistenhernie eingegangen werden, die praktisch wichtig ist. Dabei kann die Hydrocele wegen der engen Verwandtschaft zur Leistenhernie nicht unerwähnt bleiben.

Die Diagnose ist einfach. Eine intermittierende Schwellung in der Leiste oder im Skrotum im Kindesalter stellt praktisch immer eine indirekte laterale Leistenhernie oder eine

Hydrocele dar. Nur ganz selten kommen direkte Hernien oder Schenkelhernien vor. Der Leistenbruch des Kindes ist angeboren. Der Bruchsack entspricht dem nicht obliterierten Processus vaginalis peritonei.

Aber erst durch den Austritt von Bruchinhalt Tage, Wochen, Monate oder Jahre nach der Geburt wird der Bruch manifest. Meist tritt dieses Ereignis früh ein – der Leistenbruch des Kindes ist daher eine typische Erkrankung des Säuglings.

Besteht der Bruchinhalt aus Baucheingeweiden, liegt eine Hernie vor. Besteht er aus Flüssigkeit, spricht man von einer Hydrocele. Hydrocele und Leistenbruch unterscheiden sich beim Kind nur durch die Weite des Processus vaginalis. Die Flüssigkeit in der Hydrocele stammt aus der Bauchhöhle und gelangt durch den meist sehr feinen Processus vaginalis in den Hydrocelensack. Die Hydrocele des Kindes hat also eine andere Pathogenese als die des Erwachsenen.

Beim weiblichen Säugling ist das Ovar häufigster Bruchinhalt. Dieses ist palpatorisch leicht erkennbar. Es kann ohne wesentliche klinische Symptomatik einklemmen; die Operation ist daher dringlich. Immer sollten beim Mädchen in derartigen Fällen die Gonaden bei der Operation genau inspiziert werden. Besteht der Verdacht, daß es sich um Hoden handelt, daß also eine testikuläre Feminisierung vorliegt, sollten sie biopsiert werden. Erst nach Erreichen der Pubertät müssen sie wegen des hohen Risikos einer malignen Entartung exstirpiert werden. Bis dahin sollten sie als Östrogenbilder belassen werden.

Ein seltener Befund sind die interstitiellen Leistenhernien. Sie entstehen, wenn der Hoden bei seinem Deszensus nicht in das Skrotum, sondern zwischen die verschiedenen Schichten der Bauchwand nach cranial wandert und den Processus vaginalis zwischen diese Schichten mitnimmt. Wir haben diese Form des Leistenbruchs unter etwa 5000 Leistenbruchoperationen bisher 5mal beobachtet.

Das klinische Bild ist typisch. Die Schwellung liegt sehr weit außen im Bereich der Spina iliaca, das zugehörige Skrotum ist leer. Ist diese anatomische Variante bekannt, sind Diagnose und Korrektur einfach.

Diskussionen über Indikation und Zeitpunkt einer Leistenhernienoperation sollten der Vergangenheit angehören. Eine Leistenhernie bei einem gesunden Kind sollte dann operiert werden, wenn sie diagnostiziert ist. Die Inkarzeration stellt die Hauptgefahr des Leistenbruchs auch im Kindesalter dar. Die Häufigkeit liegt bei etwa 10 %. Die Abbildung 1 zeigt 304 Kinder aus dem eigenen Krankengut mit eingeklemmten Leistenhernien, die innerhalb

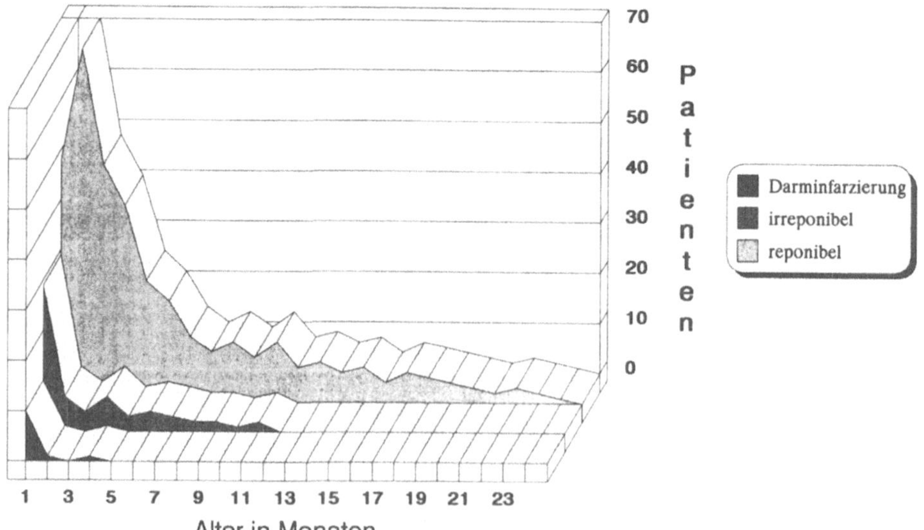

Abb. 1. Altersverteilung von 304 Kindern mit eingeklemmten Leistenhernien

eines Zehnjahreszeitraums notfallfäßig aufgenommen wurden. Die Einklemmung kam praktisch nur in den beiden ersten Lebensjahren vor. Nur drei dieser Kinder waren älter als zwei Jahre. Die meisten dieser Einklemmungen ließen sich manuell reponieren. Irreponibel waren 54 Leistenhernien oder etwa 20%. Diese Kinder waren noch jünger – alle befanden sich noch im ersten Lebensjahr – also im Säuglingsalter.

Schließlich haben wir eine Gruppe von Kindern gehabt, bei denen es bereits zu einer Darminfarzierung gekommen wurde, so daß eine Laparotomie mit Darmresektion erforderlich war. Bis heute waren dieses 16 Kinder. Diese waren noch jünger. Bis auf zwei handelte es sich um Neugeborene, also um Kinder in den ersten 28 Lebenstagen. Eine weitere Komplikationsmöglichkeit einer Einklemmung ist beim Knaben die nicht seltene Hodeninfarzierung. Die Ergebnisse zeigen, daß die Häufigkeit der Einklemmung umgekehrt proportional zum Lebensalter ist. Zudem wird die Einklemmung um so gefährlicher, je jünger das Kind ist. Die Schlußfolgerung daraus muß sein: Je jünger ein Kind, um so dringender die Operation. Im Gegensatz zur Leistenhernie kann man mit der Operation einer Hydrocele zurückhaltend sein.

Anders als bei der Hernie kommt es bei den Hydrocelen im ersten Lebensjahr sehr häufig zur Obliteration des offenen Processus vaginalis und zur spontanen Rückbildung. Hydrocelen sollten daher frühestens im zweiten Lebensjahr operiert werden. Die doppelseitige Hernie sollte in einer Sitzung operiert werden. Sehr umstritten ist dagegen die Frage der Exploration der Gegenseite bei einer einseitigen Hernie. Es gibt sicher eine ganze Reihe von Argumenten für und gegen die Exploration der Gegenseite. Wir sind immer eher konservativ gewesen und haben uns auf die Operation einer klinisch nachweisbaren Hernie beschränkt.

Die spezielle Operationstechnik beim kindlichen Leistenbruch ergibt sich aus der Pathogenese. Wichtig ist allein die Versorgung des Bruchsacks und damit die Korrektur der angeborenen Fehlbildung. Der Querschnitt in der Unterbauchfalte hat entscheidende kosmetische Vorteile.

Nach Eröffnung des Leistenkanals wird der Bruchsack quer durchtrennt, im Bereich des inneren Leistenrings durchstochen und abgetragen. Der distale Bruchsackanteil wird belassen, eine Entfernung wäre zu traumatisierend. Wir haben früher den Musculus internus mit 1–2 Nähten an das Leistenband fixiert, seit vielen Jahren aber darauf verzichtet – ohne Nachteile zu sehen. Da die Hydrocele beim Kind die gleiche Pathogenese wie der Leistenbruch hat, wird sie in gleicher Weise operiert. Eine Winkelmann'sche Operation berücksichtigt dieses pathogenetische Prinzip nicht und ist im Kindesalter kontraindiziert. Bei 7–9% aller Knaben ist eine Leistenhernie mit einem Leistenhoden kombiniert. Es muß dann nach Abtragung des Bruchsacks der Hoden gleichzeitig in das Skrotum verlagert werden. Beim Säugling – noch mehr in der Neugeborenenperiode – stellt eine solche Operation einen diffizilen Eingriff dar.

Komplikationen bei und nach kindlichen Leistenbruchoperationen sind selten. Eine irreversible Obliteration des Ductus deferens kann bereits durch Fassen mit einer Pinzette entstehen. Eine postoperative Hodenatrophie tritt in 0,2–0,6% der Fälle auf. Meist ist diese Atrophie Folge einer präoperativen Einklemmung und nicht Folge des operativen Eingriffs. Dies ist gutachterlich von Bedeutung.

Zum postoperativen Hodenhochstand kann es kommen, wenn am Ende einer Leistenbruchoperation der Hoden, welcher intraoperativ bei der Präparation möglicherweise in die Leiste hochgezogen wurde, manuell nicht wieder in das Skrotum verlagert wird. Er wird dann in dieser Position narbig fixiert. Rezidive kommen in 0,5–2% der Fälle vor und treten gehäuft nach notfallmäßigen Operationen von inkarzerierten Leistenhernien auf. Auch beim Rezidiv ist die hohe Bruchsackabtragung ausreichend.

Die Leistenbruchoperation stellt beim Kind einen dankbaren Eingriff dar. Sicherlich ist dies der wesentliche Grund dafür, daß grundlegend neue therapeutische Verfahren in den letzten Jahren nicht entwickelt wurden. Bewährtes muß man nicht verändern! Fehler können aber gemacht werden; die Folgen sind dann schwerwiegend. Die Operation sollte daher insbesondere im Säuglingsalter nur vom Erfahrenen durchgeführt werden.

58. Verfahrenswahl: Bassini- versus Shouldice-Plastik in der Behandlung der Leistenhernie

U. Herzog, N. Demartines und P. Tondelli

Chirurgische Abteilung, St. Claraspital, CH-4016 Basel

Long-term Results After Transversalis Repair. A Comparison with Bassini-repair

Summary. We present with a medium follow-up of 4.3 years our long-term results after transversalis repair. 339 of 408 patients (83%) were controlled personally. The recurrence rate was 7.9%; 56% within 2 years after the operation. Testicular atrophy occurred in 1.7% and an entrapment of the ilioinguinal nerve in 5%. A lower rate of recurrences was seen after transversalis repair (Bassini 23%) whereas the rate of testicular atrophy (1.2%) and entrapment (3.9%) was higher. A significant higher rate of recurrences was seen in the group of unexperienced surgeons. Therefore we should take more care in the formation of young surgeons. Whether our technique is responsible for the relatively high recurrence rate cannot yet be answered.

Key words: Transversalis repair – Long-term results – Recurrent hernia – Inguinal hernia

Zusammenfassung. 339 von 408 Patienten (83%) konnten 4,3 Jahre nach Transversalisplastik persönlich nachkontrolliert werden. Die Rezidivrate betrug 7,9%; 56% in den ersten 2 postoperativen Jahren. Eine Hodenatrophie fand sich in 1,7%, ein Entrapment des N. ilioinguinalis in 5%. Im Vergleich zur Bassini-Plastik mit 23% Rezidiven konnten wir eine Reduktion der Rezidivrate erreichen. Nach Bassini-Plastik: Hodenatrophie 1,2%, Entrapment 2,9%. Die Rezidivrate war bei unerfahrenen Chirurgen signifikant höher. Wir glauben, daß der Ausbildung junger Kollegen mehr Achtung geschenkt werden muß. Ob unsere Operationstechnik die relativ hohe Rezidivrate mitträgt, kann noch nicht beantwortet werden.

Schlüsselwörter: Transversalisplastik – Hernienrezidiv – Herniennachkontrolle – Spätresultate

Einführung

Haben wir vor 1986 die Inguinalhernien bei Erwachsenen mit einer modifizierten Bassini-Plastik versorgt, kommt seit 1986 eine modifizierte Shouldice-Plastik, die Transversalisplastik, zur Durchführung. Die Umstellung auf die neue Technik erfolgte, weil nach Bassini-Plastik der Anteil an Rezidiven zu groß war [7]. Die Eingriffe erfolgen standardisiert und werden von Chirurgen verschiedenen Ausbildungsstandes vorgenommen.

Das Ziel dieser Arbeit liegt darin, unsere Operationsmethode zu beschreiben und die damit erzielten Resultate aufgrund einer persönlich geführten klinischen Nachkontrolle zu analysieren und sie mit den Resultaten der Bassini-Plastik zu vergleichen.

Patienten und Methode

In einem Zeitraum von zwei Jahren (01.01.86 bis 31.12.87) wurden 408 Patienten wegen primärer Inguinalhernie operiert. 33 Patienten (8%) sind bis zum Zeitpunkt der Nachkontrolle (1991/1992) verstorben und 36 (9%) konnten nicht nachuntersucht werden [je 16 (3,9%) Patienten konnten nicht erreicht werden oder sind abgereist, nur 4 (0,9%) Patienten – angeblich ohne Beschwerden – waren nicht bereit, zu einer unentgeltlichen Nachkontrolle zu erscheinen]. Es verblieben somit 339 Patienten (83%), welche nach durchschnittlich 51 (range 41–67 Monate) Monaten nach Operation nachkontrolliert werden konnten. Die Patienten waren zum Zeitpunkt der Operation 17–87 Jahre, im Durchschnitt 55 Jahre alt. 74% der Patienten waren 65 Jahre alt oder jünger; 95% aller Patienten waren Männer.

Die linksseitige Hernie war mit 49% am häufigsten, die rechtsseitige fand sich in 42,5% und in 8,5% lag eine doppelseitige Leistenhernie vor. In der Folge wird die doppelseitige Leistenhernieplastik als Einfacheingriff aufgeführt. Die indirekte Hernie überwog mit 59,3%, gefolgt von der direkten mit 31% und der kombiniert direkten und indirekten in 9,7%. Eine Gleithernie fand sich bei 28,9% aller operierten Hernien.

131 der 339 Patienten (38,6%) waren übergewichtig ($> / = 120\%$ der Relation Körpermasse für Körperlänge) [20]. 63 von 339 Patienten (18,6%) waren Raucher und 31 der 321 (9,7%) operierten Männer hatten klinische Zeichen einer Prostatahyperplasie. 65% (220/339) aller Patienten wurden, bedingt durch die Zuweisungspraxis der Hausärzte und den hohen Anteil an Privatversicherten, von Fachärzten, 35% (119/339) von Chirurgen in Ausbildung operiert.

Die statistische Signifikanz wurde mit dem Chi-Quadrattest berechnet; signifikant wird ein $p < 0,05$ erachtet.

Nach Incision der Externusaponeurose wird der Nervus ilioinguinalis schonend freipräpariert und in der Folge unter Roux-Haken aus dem Operationsfeld ferngehalten. Danach erfolgt Mobilisation und Anschlingen des Funiculus spermaticus und Darstellung des Musculus cremasters, welcher vom Bruchsack, resp. den übrigen Samenstranggebilden, freipräpariert und zirkulär auf einer Breite von ca. 2 cm reseziert wird. Der indirekte Bruchsack wird bis an den inneren Leistenring isoliert dargestellt, eröffnet und über Durchstechungsligatur abgetragen. Die nun freiliegende Fascia transversalis wird 1 cm medial der Basis des Ligamentum inguinale incidiert. Bei Vorliegen einer direkten Hernie erfolgt Resektion des „ausgewalzten" Anteiles der Fascia transversalis. Nach cranial erfolgt Darstellung des Arcus tendinosus m. transversus abdominis, nach lateral der Vena femoralis und einer allfällig vorhandenen femoralen Bruchlücke, nach caudal des Ligamentum Cooperi und nach medial der lateralen Begrenzung des Os pubis. Die Doppelung der Fascia transversalis beginnen wir medial, indem der freie Rand der incidierten Fascia transversalis an den Arcus tendinosus genäht wird. Lateral lassen wir eine kleinfingerkuppengroße Restlücke und führen die Naht danach von lateral nach medial, indem der freie craniale Anteil der Fascia transversalis an die Basis des Ligamentum inguinale genäht wird. Wir empfehlen, die zweite Nahtreihe bis über das Os pubis weiterzuführen. Als Fadenmaterial verwenden wir einen atraumatischen, doppelten Ethilon-2/0-Faden. Den Funiculus, resp. den Nervus ilioinguinalis, belassen wir unter der wieder zu vernähenden Externusaponeurose (Abb. 1).

Resultate

Im Gesamtkollektiv von 339 nachkontrollierten Patienten trat bei 27 Patienten (7,9%) nach durchschnittlich 27 (3–58 Monaten) Monaten ein Rezidiv auf. Das Rezidiv definieren wir

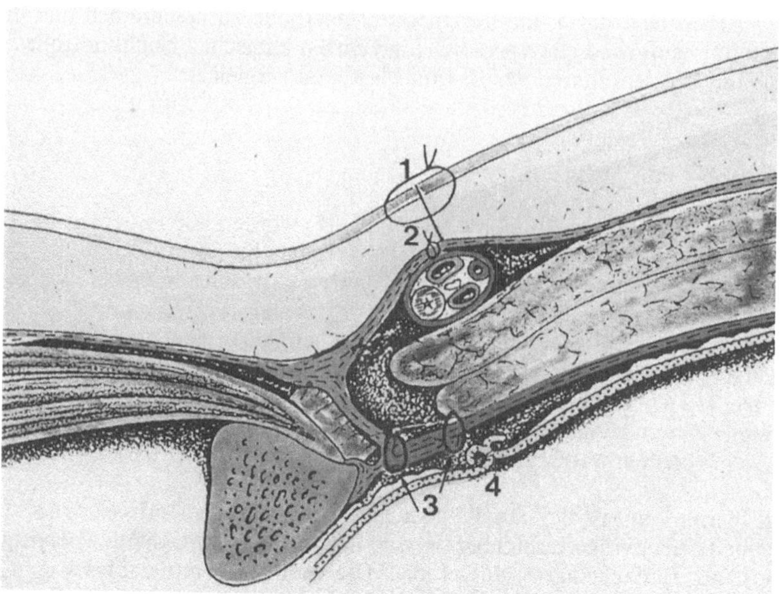

Abb. 1. Transversalisplastik. *1* Hautnaht, *2* Naht Externusaponeurose, *3* Doppelung Fascia transversalis, *4* Ligatur Bruchsack

Tabelle 1. Hernienart, resp. -lokalisation und Rezidivhäufigkeit

	Anzahl Operationen	Rezidiv N	%
Indirekte Hernie	202	12	5,9
Direkte Hernie	105	11	10,5
Kombinierte Hernie	32	4	12,5
Gleithernie			
ja	64	7	10,9
nein	275	20	7,3
Links	166	13	7,8
Rechts	144	10	6,9
Beidseits	29	4	13,8

Tabelle 2. Patientenbezogene Faktoren ohne Einfluß auf Rezidivhäufigkeit

	Anzahl Operationen	Rezidiv n	%
Geschlecht	18	1	5,5
	321	26	8,1
Alter			
≤ 65 J.	251	19	7,6
> 66 J.	88	8	9,1
Adipositas			
ja	131	11	8,4
nein	208	16	8,2
Prostatahyperplasie			
ja	31	2	6,5
nein	290	24	8,6

als eindeutig digital nachweisbare Schwellung im Bereich der früheren Operationsnarbe in der Leiste. Kumulativ traten 26% der nachgewiesenen Rezidive innerhalb des ersten, 56% innerhalb von zwei Jahren, 63% innerhalb von drei Jahren und 85% innerhalb von vier Jahren auf. 12 (44,4%) der Rezidive lagen palpatorisch eher medial, 14 (51,9%) lateral und bei einem Patienten (3,7%) fand sich ein femorales „Rezidiv". 6 der 27 Rezidive (22,2%) waren asymptomatisch – zwei bei medialem, vier bei lateralem Rezidiv. Über das Verteilmuster der Rezidive entsprechend der Hernienlokalisation, resp. dem Hernientyp, gibt Tabelle 1 Auskunft. Die beobachteten Unterschiede bleiben ohne Signifikanz. Ebenfalls fanden wir keinen signifikanten Einfluß von Geschlecht, Alter, Adipositas oder Prostatahyperplasie auf die Rezidivhäufigkeit (Tabelle 2). Wurde die Hernie von einem unerfahrenen

Tabelle 3. Faktoren mit Einfluß auf die Rezidivhäufigkeit

	Anzahl Operationen	Rezidiv		p
		n	%	
Facharzt	220	12	5,5	<0,025
Chirurg in Ausbildung	119	15	12,6	
Raucher				
ja	63	10	15,9	<0,005
nein	276	17	6,5	

Tabelle 4. Resultatvergleich Bassini-, Transversalisplastik

	Bassini-P.	Transversalis-P.
Anzahl Patienten	341	339
Nachkontrollrate (%)	40,7	83,1
Nachkontrollzeit (Jahre)	13,2 (11–17)	4,3 (3,4–5,6)
Rezidiv	23,2%	7,9%
Hodenatrophie	1,2%	1,9%
Entrapment	2,9%	5%

Operateur versorgt oder lag eine Raucheranamnese vor, zeigten sich signifikant mehr Rezidive (Tabelle 3).

Eine postoperative Hodenatrophie fanden wir bei 1,7% (n = 6) aller bei Männern vorgenommenen Operationen (Primäroperation wegen: 3 × indirekter, 2 × direkter und 1 × kombinierter Hernie; 3 × lag eine Gleithernie vor). Das Durchschnittsalter dieser 6 Männer betrug 59,5 Jahre. Diese Komplikation verteilt sich auf die beiden Gruppen der Operateure – Facharzt (1,8%) und Arzt in Ausbildung (1,7%) – gleich.

Bei 5% (17/339) aller operierter Patienten lag eine Schmerzsymptomatik im Sinne eines Entrapments vor. Ähnlich der Rezidivverteilung fanden sich, wenn auch nicht signifikant, bei den in Ausbildung stehenden Chirurgen mehr Entrapment-Probleme (9,2% vs. 2,7% bei Fachärzten).

Auf die Erfassung der postoperativen Morbidität (Wund- resp. Harnwegsinfekte u.a.) haben wir, da die Untersuchung retrospektiv geführt wurde, verzichtet.

Die postoperative 30-Tages-Letalität betrug 0%.

Diskussion

Die von uns erzielten Resultate mit der Transversalisplastik sind, was die Rezidivrate anbelangt, besser als jene, welche nach Bassini-Plastik resultierten. Die Hodenatrophie, resp. das Entrapment, beobachteten wir häufiger nach Transversalisplastik (Tabelle 4).

In Anlehnung an Berliner [3], welcher Einheitlichkeit in der Wiedergabe von Patienten- und Nachkontrolldaten fordert, haben wir unsere Nachkontrolle so durchgeführt, daß ein Vergleich mit unseren „Bassini-Daten" [7] und mit der Literatur möglich wird.

Die von uns berichtete Rezidivrate von 7,9% ist hoch, zu hoch. Aus der Literatur werden nach Shouldice-Plastik Werte zwischen 0,5 bis 5,8% angegeben [1, 3, 11, 13, 14]. Diese günstigen Werte sollten als anzustrebender Standard angesehen werden, dürfen aber nicht mit unseren Werten verglichen werden. Der Vergleich ist nicht statthaft, da wohl eine ähnliche Idee, aber in ihrer Ausführung andere Technik vorliegt. Resultate nach Transversalisplastik sind rar. Küttel [9] berichtet über eine Rezidivrate von 3,3%. Bei einer Nachkontrollrate von 92% erfolgte die Kontrolle durchschnittlich schon nach 16 Monaten uneinheitlich durch den Hausarzt oder die Operateure. Im Wissen, daß die Rezidivrate in den ersten beiden Jahren nach Operation am höchsten ist – Ris [11] fand 64,5% in den ersten zwei Jahren nach Operation, Grundmann [6] ca. 70% –, muß angenommen werden, daß die von Küttel mitgeteilte Rezidivhäufigkeit bei längerer Beobachtungsdauer noch zunehmen wird. Auch die Kontrolle durch den Hausarzt dürfte eher zu einer Unterschätzung der Rezidivquote führen. Wie Ris [12] bei Patienten mit chronischer Bronchitis haben wir eine signifikant höhere Rezidivrate bei Rauchern gefunden (15,9% vs. 6,5% bei Nichtrauchern).

Als erster berichtete Decurtins [4] über den Einfluß des Ausbildungsstandes auf die Rezidivrate. Da in seiner Untersuchung beim Bruchlückenverschluß nach Methode Bassini die Erfahrung des Operateurs ohne Einfluß blieb, zog er den Schluß, daß die „Leistenbruchoperation von einem Chirurgen am Anfang seiner Ausbildung durchgeführt werden darf". Diese Beobachtung konnten wir, als wir noch die Bassini-Plastik durchführten, bestätigen [7]. In den jetzigen Untersuchungen mit der Transversalisplastik traten signifikant (p < 0,005) mehr Rezidive bei in Ausbildung stehenden Chirurgen auf (12,6% vs. 5,5% bei Fachärzten). Eine ähnliche Beobachtung wird von Rötker [13] mitgeteilt: Rezidivrate beim Chefarzt 1,3%, Oberarzt 2,6% und Assistenzarzt 4,1%. Die im Vergleich zur Bassini-Technik anspruchsvollere Operationstechnik bei der Transversalisplastik mag für diese erhöhte Rezidivhäufigkeit beim Unerfahrenen verantwortlich sein.

Für unsere zu hohe Rezidivrate mögen mehrere Erklärungen Gültigkeit haben. Erstens dürfen unsere Werte nicht mit denen der von der unsrigen Technik abweichenden Shouldice-Technik [17] verglichen werden. Zweitens sind wir als Ausbildungsklinik aktiv und beschäftigen uns nicht ausschließlich mit der Chirurgie der Leistenhernie. Drittens erfolgen unsere Eingriffe an einem nicht selektionierten Krankengut – anders bei anderen Autoren [3, 8]. Viertens haben wir die Nachkontrolle einheitlich selbst bei ausreichend langer Nachkontrollzeit und genügend langer Nachkontrollrate durchgeführt – anders bei anderen Autoren [7, 9, 15].

Die Hodenatrophie betrug in unserem Kollektiv 1,7%. Nach Bassini-Plastik fanden wir in 1,2% eine Hodenatrophie [7]. Diese Zunahme schreiben wir der ausgedehnteren Präparation im Bereich des Funiculus spermaticus zu. Als direkte Ursache muß, wie dies Schumpelick [16] beschreibt, entweder eine Verletzung vor allem der venösen Strombahn oder ein zu enger innerer Leistenring angenommen werden. Daß die Cremaster-Resektion ohne Einfluß auf die Rate der Hodenatrophie bleiben kann, zeigten Töns und Mitarbeiter [18]. Bei ausbleibender Cremaster-Resektion fanden sie in 1,3%, nach durchgeführter in 0,4% Hodenatrophien. Daß trotz ausgedehnter Präparation im Bereich des proximalen Funiculus die Durchblutung – arteriell und venös – des Hodens nicht gestört wird, konnten Kupczyk-Joeris und Mitarbeiter [10] aufgrund von Doppler-Sonographien der Hodengefäße aufzeigen. Fong und Wantz [5] warnen vor zu ausgedehnter distaler Präparation, da dadurch vermehrt die hodennahen Kollateralgefäße verletzt würden. Indem sie auf die Freipräparation des apikalen Bruchsackanteiles verzichteten, konnten sie die Rate der Hodenatrophien um einen Faktor 4 (0,12% vs. 0,03%) reduzieren.

Das postoperative Ilioinguinalis-Syndrom mit seiner oft belastungsabhängigen Symptomatik [2] fanden wir in 5% aller operierten Patienten. Nach Bassini-Plastik beobachteten wir diese Schmerzen in 2,9%. Diese Zunahme erklären wir uns mit der Tatsache, daß wir bei der Bassini-Technik den Nervus ilioinguinalis regelmäßig reseziert haben und so einen Miteinbezug des Nerven in die Naht oder die Narbe, wie wir es für den Fall der Transversalisplastik annehmen, entfällt. Beim Verschluß der Externusaponeurose neigt der Unerfahrene – hat er den Hauptteil des Eingriffs, die Transversalisplastik, zu seiner Zufriedenheit abgeschlossen – zu unkontrollierter Naht der Externusaponeurose unter Miteinbezug des Nerven in die Naht (Entrapment bei Facharzt in 2,7%, beim Chirurgen in Ausbildung in 9,2%). Wird der chronische Leistenschmerz in größeren Serien mit 0,6% [19] bis 1,3 [19] angegeben, berichtete kürzlich Rötker [13] mit 4,3% über eine ähnlich hohe Rate an chronischen Leistenschmerzen.

Schlußfolgerungen

Durch Einführen der Transversalisplastik konnten wir die Rezidivrate – im Vergleich zur Bassini-Plastik – deutlich reduzieren. Bei einer allerdings stets noch zu hohen Rezidivrate, vorwiegend bei unerfahrenen Chirurgen, müssen wir der Ausbildung vermehrte Aufmerksamkeit schenken. Ob durch die nur zweireihige Rekonstruktion der Hinterwand des Leistenkanals Nachteile im Sinn einer höheren Rezidivrate erkauft werden, könnte nur durch eine prospektiv randomisierte Untersuchung Transversalisplastik vs. Shouldice-Plastik beantwortet werden.

Für die statistische Auswertung möchte ich mich bei der Firma Hoffmann-La Roche, Basel und Herrn S. Christeller herzlichst bedanken. Ebenso gebührt Dank Frau S. Hofer für die Anfertigung des Manuskripts.

Literatur

1. Bendavid R (1986) L'opération de Shouldice. Encycl Méd Chir (Paris, France) 40112:4.11.12,1
2. Benini A (1992) Die Ilioinguinalis- und Genitofemoralisneuralgie. Schweiz Rundschau Med (Praxis) 81:1114
3. Berliner S, Burson L, Katz P, Wise L (1978) An Anterior Transversalis Fascia Repair for Adult Inguinal Hernias. Am J Surg 135:633
4. Decurtins M, Buchmann P (1984) Ist die Behandlung des Leistenbruches eine Anfängeroperation? Chirurg 55:589
5. Fong Y, Wantz GE (1992) Prevention of ischemic orchitis during inguinal hernioplasty. Surg Gynecol Obstet 174:399
6. Grundmann R, Schaaf H, Van Maercke P, Pichlmaier H (1985) Postoperative Komplikationen und Rezidive nach Leistenbruchoperationen. Akt Chir 20:88
7. Herzog U (1990) Spätresultate nach Leisten- resp. Femoralhernienoperation. Langenbecks Arch Chir 375:5
8. Iles JDH, Cantab MB (1965) Specialisation in elective Herniorrhaphy. Lancet I:751
9. Küttel JC, Peterli R, Schüpfer C, Horn R, Muller C, Grötzinger U (1990) Frühergebnisse nach Transversalisplastik. Helv chir Acta 57:931
10. Kupczyk-Joeris D, Kalb A, Höfer M, Toens Ch, Schumpelick V (1989) Doppler-Sonographie der Hodendurchblutung nach Leistenhernienreparation. Chirurg 60:536
11. Ris H-B, Aebersold P, Stucki U, Stirnemann H, Doran J (1987) 10 Jahre Erfahrung mit einer modifizierten Operationstechnik nach Shouldice für Inguinalhernien bei Erwachsenen. I. Methode und Resultate bei 726 nachkontrollierten Operationen. Chirurg 58:93
12. Ris H-B, Aebersold P, Küpfer K, Stucki U, Stirnemann H, Doran J (1987) 10 Jahre Erfahrung mit einer modifizierten Operationstechnik nach Shouldice für Inguinalhernien bei Erwachsenen. II. Welche Faktoren beeinflussen die Rezidivgenese von Inguinalhernien? Chirurg 58:100
13. Rötker J, Ulrich B, Wundram U (1992) Rezidivhäufigkeit nach Leistenbruchoperationen mit der Shouldice-Technik unter Ausbildungsaspekten. Akt Chir 27:188
14. Schumpelick V, Schillak N, Bay V, Hempel K, Imig H (Kongreßbericht 1986) Erstergebnisse einer prospektiven Studie zur Leistenbruchoperation nach Shouldice. Langenbecks Arch Chir 369:801
15. Schumpelick V (1990) Hernienchirurgie heute. Langenbecks Arch Chir 375:1
16. Schumpelick V (1990) Hernien. Ferdinand-Enke-Verlag, Stuttgart
17. Shouldice EE (1944) Surgical treatment of hernia. Ontario Med Rev 11:43
18. Töns Ch, Kupczyk-Joeris D, Pleye J, Rötzscher VM, Schumpelick V (1990) Cremasterresektion bei Shouldice-Reparation. Chirurg 61:109
19. Wantz GE (1984) Complications of Inguinal Hernial Repair. Surg Clin N Am 64:287
20. Wissenschaftliche Tabelle Geigy (1982) Teilband Somatometrie und Biochemie, 8. Auflage, Ciba-Geigy, Basel

59. Ergebnisse der Hernienchirurgie beim Erwachsenen

W. Seidel und O. Scheibe

Städtisches Krankenhaus, 71065 Sindelfingen

Results of Inguinal Hernia Repair in Adults

Summary. 93 Hospitals participated in a quality control for surgery of inguinal hernia repair in Baden-Württemberg. Within 12 months 9516 patients underwent operations. In a follow-up 3 years later 8.1% recurrences were reported from 4045 adult patients operated upon for the first time. After repeated repair the recurrence rate amounted to 36.2%. Problems concerning the operative technique are discussed.

Key words: Inguinal hernia – Recurrence of hernia quality control

Zusammenfassung. Im Rahmen der freiwilligen Qualitätskontrolle in Baden-Württemberg wurden in 12 Monaten von 93 Kliniken 9516 Patienten an Leistenhernien operiert. Diese wurden nach mindestens 3 Jahren mit Fragebögen angeschrieben. Als vorläufiges Ergebnis waren bei Erwachsenen nach 4045 Erstoperationen 8,1% Rezidive gemeldet, nach 516 Rezidivoperationen sogar 36,2%. Als wahrscheinliche Ursache der hohen Rezidivrate werden operativ technische Probleme diskutiert.

Schlüsselwörter: Inguinalhernie – Rezidivhernie – Qualitätssicherung

Neues in der Chirurgie der Hernien ist als Hauptthema vorgegeben. Manches hörten wir schon gestern. Herr Witte wird nachher noch einmal referieren. Ohne ihm vorgreifen zu wollen, kann man feststellen, daß sich die Diskussion im Bereich der Leistenhernien gegenwärtig auf drei Themenkreise konzentriert: zum einen immer noch die Frage, ob einer der gebräuchlichen Operationsmethoden der prinzipielle Vorzug gebühren soll (Bassini oder Shouldice?), dann der Entscheidung, ob die Implantation von Fremdmaterial wenigstens in Sonderfällen entscheidende Vorteile zu bringen mag, und schließlich die Prüfung der Zuverlässigkeit der laparoskopischen Korrektur.

Ich möchte als viertes Thema die *Qualitätssicherung* hinzufügen. Auch sie vermag nämlich künftig eine interessante Rolle in der Verbesserung der Ergebnisse chirurgischer Tätigkeit zu spielen. – Ihre Aufgaben sind in Tabelle 1 skizziert. Grundsätzlich sollten sie positiv, also nicht nur als „Kontrolle", sondern als *Hilfe* bei dem Bemühen um bessere Qualität verstanden werden.

Ich werde darauf zurückkommen, möchte aber zunächst noch eine Warnung mit dem Begriff „*Standard*" verbinden: man setze nicht voreilig als „Standard" die *Spitzenleistung* einer hochspezialisierten Institution! Dies ist prinzipiell falsch und könnte zu höchst unliebsamen forensischen Konsequenzen selbst für Operateure mit Durchschnittsergebnissen führen.

Tabelle 1. Qualitätssicherung. Bemühung um bessere Chirurgie

---

a) Erhebung der Ist-Daten
b) Auswertung: Vergleich mit „*Standard*"
c) Motivation zur Qualitätssteigerung
d) *Hilfe* bei der Fehlerkorrektur
e) Verbesserung des Standards

Aber ich möchte von diesen Spitzenleistungen ausgehen. Sie liegen bei *allen* gängigen Methoden hinsichtlich der *Rezidive*, und auf diese möchte ich mich im folgenden beschränken, *unter 2%*. Ich habe keine Tabelle mit allerneuesten Werten und weiß, daß man für manchen Wert andere Beispiele nennen könnte. Und für die Originalmethode von Bassini kenne ich lediglich kleine retrospektive Studien und die eigenen Ergebnisse. Daß die Methode aber nicht prinzipiell schlechter als die anderen ist, belegen nun auch erste vergleichende Studien, die gestern und eben von Herrn Herzog vorgetragen wurden. In den hier gezeigten Ergebnissen von Kingsworth u.a. (Br. J. 79, 1992) wurde sogar nur eine Art „Mini-Bassini" (plication darn) durchgeführt und brachte in seinen Händen dennoch bessere Werte als die Shouldice-Modifikation.

Allerdings gilt für alle Studien dieser Größenordnung, und das ist auch meine Kritik an einigen der gestern vorgestellten Ergebnisse: sie mögen noch so schön sein, wenn in einem Kollektiv *nur vier Ereignisse* überhaupt eingetreten sind in einem System, auf das wenigstens 20 relevante Variable einwirken, dann bleibt der Zufall noch im Spiel (oder gemäß dem chirurgischen Sprachgebrauch die „Duplizität der Fälle"). Die Statistik kann dann nur bestätigen, daß der Studie noch mehr Fälle hätten zugeführt werden müssen.

Meine Damen und Herren, ich möchte nun die Spitzenergebnisse verlassen und mich der Realität in der Durchschnittsklinik zuwenden. In der Qualitätssicherung in Baden-Württemberg wurden die von Juli 1988 bis Juni 1989 eingebrachten *9516* Patienten nach drei bis vier Jahren mit Fragebögen angeschrieben. Bis 3/93 waren 5793 Fragebögen (60,3%) zurückgekommen, 4824 davon waren auswertbar. *8,1%* der Patienten hatten bereits ein Rezidiv, von den Rezidivoperationen sogar 36,2% (Tabelle 2).

Die Studie ist wegen unerwarteter Schwierigkeiten noch nicht abgeschlossen. Allerdings würde eine Verschiebung um 1 oder gar 2 Prozentpunkte am Prinzip nichts ändern: die *Rezidivquote* scheint in jedem Falle *zu hoch*, wenn man die erreichbaren Spitzenwerte vor Augen hat. Aber *das ist im Lande der Standard*.

Denn man darf nicht vergessen, daß es sich hierbei um einen *Mittelwert* handelt. Unter den 93 teilnehmenden Kliniken gibt es jedenfalls auch solche mit sehr wenigen Rezidiven. Auch die 6-Jahres-Rezidivrate meiner Abteilung liegt bei 2,6%. Daher muß die Rezidivrate einer Reihe von Kliniken noch deutlich über diesem Wert liegen (Höchstwerte bis 21% bei allerdings kleinen Fallzahlen).

Die Qualitätssicherung kann also erstens den Nachweis eines *Handlungsbedarfes* erbringen, bei der einzelnen Klinik wie auch landesweit. Was kann nun Qualitätssicherung aber *zur Problemlösung direkt beitragen*? Hier sind die Möglichkeiten sehr beschränkt. In der Regel werden ja nur sehr summarische Werte aus der Zeit des stationären Aufenthaltes

Tabelle 2. Qualitätskontrolle Baden-Württemberg – Leistenhernien 1988/89, Ergebnisse bei Erwachsenen 3–4 Jahre postop.

	Erst-Op.		Rezidiv-Op.	
Geamtzahl Patienten:	4045		516	
davon: *Rezidive:*	329	*8,1%*	187	*36,2%*
Hodenatrophie:	254	7,3%	73	14,7%

Tabelle 3. Qualitätskontrolle Baden-Württemberg – Leistenhernie, Jahresauswertung 1989 (13 918 Patienten aus 118 Kliniken)

Thromboseprophylaxe	77,7%
Thromboembol. Komplikationen	0,1%
Risikofaktoren	50,5%
Op-Dauer >60 min (einseitig, reponibel)	27,1%
Allgemeinanaesthesie	60,0%
Wundeiterung, Dehiszenz	*1,2%*
Wundhämatome, Serome	5,6%
Gesamtkomplikationen	10,9%
Verweildauer postop. (Tage)	11

Tabelle 4. Leistenhernie – Einteilung der Rezidive nach Lokalisation

Ursachen für *echtes Rezidiv:*
> innerer Leistenring zu weit
> Begrenzung schlecht genäht
> beginnende laterale Hernie belassen
> sog. präperitoneales Lipom belassen
> Subkutanverlagerung (Kirschner)
> indivuelle Festigkeit der Narbe

Tabelle 5. Leistenhernien – Rezidive

Ursachen einer *Narbenhernie* (Mißverhältnis zwischen Nahtfestigkeit und Belastung)
→ zu schwaches Gewebe genäht
→ Durchschneiden von Fäden
→ Gewebsnekrose (*zu feste Naht*)
→ Wundinfektion, Hämatom
→ Exzitation nach Allgemeinnarkose
→ mangelhafte Beratung des Patienten

abgefragt. Immerhin könnte die Rate der Wundheilungsstörungen direkt und die Häufigkeit von Risikofaktoren und allgemeinen Komplikationen indirekt Anhaltspunkte geben (Tabelle 3). Die Rate der Wundeiterungen ist aber mit 1,2% recht niedrig. Sie kann die hohe Rezidivrate also nicht erklären.

An der Wahl der Methode liegt es auch nicht, denn mit *allen* Methoden können ja ausreichend gute Ergebnisse erzielt werden, wie ich vorher dargelegt habe. Also liegt es an der Operations*technik.*

Wirksame Hilfestellung würde die Kenntnis der spezifisch rezidivträchtigen Einzelursachen erfordern. Grundsätzlich einteilen kann man die Rezidive nach ihrer Lokalisation: 1) echte Rezidive entlang dem Samenstrang, 2) Narbenbrüche im ehemaligen Nahtbereich und 3) spätere Femoralhernien als Pseudorezidiv. Die Verhütung eines derartigen *Pseudorezidivs* ist kein Problem. Hier genügen Nähte nach Lotheissen–McVay. Man rechnet, daß man dadurch einen erneuten Eingriff bei *0,3 bis 0,5% der operierten Patienten* vermeiden kann.

Echte Rezidive entlang dem Samenstrang gibt es nur bei Männern (Tabelle 4). Die Weite des inneren Leistenringes wird man zu normieren versuchen durch Hegar-Stifte oder dgl. Das Bemühen um genügende Enge und Festigkeit des inneren Leistenringes bleibt dennoch eine chirurgische *Ermessensfrage.* Meine Assistenten diskutieren: warum die Durchblutung eines für den Patienten wichtigen Organes gefährden, nur um nicht gelegentlich auch mal einen Patienten ein zweites Mal operieren zu müssen?

Ich bin mit vielen anderen Autoren davon überzeugt, daß man auch bei scheinbar isolierten medialen Hernien die kleinen *Ausziehungen des Peritoneum* sorgfältig vom Samenstrang abpräparieren muß. Daß man durch Belassen eines sog. *präperitonealen Lipoms* ein Rezidiv vorprogrammiert, weiß wohl jeder. Die schlechteren Ergebnisse der *Subkutanverlagerung des Samenstranges* sind ausreichend belegt.

Ursache einer *Narbenhernie* ist immer ein Mißverhältnis zwischen Nahtfestigkeit und *Belastung* (Tabelle 5). Es gibt genügend Beweise, daß die Narbenheilung nach 6 Wochen erst etwa 80% der normalen Gewebsfestigkeit erreicht hat. Der Patient muß gut aufgeklärt sein, um sich entsprechend verhalten zu können.

Tabelle 6. Leistenhernie – Methodenvergleich plastische Op.

	Bassini	Shouldice
3 Gewebsschichten	*durchgreifende Nähte*	einzelne Schichten gesondert genäht
Fascia Transversalis	exakte Präparation?	nahtfähige F.t.?
straffe Bauchdecke	evtl. Spannung auf Muskelnaht	*evtl. Entlastung durch Fascienraffung*
bei Adipositas:	*Klöppeltechnik*	4 fortlaufende Nähte
Fadenspannung	individuell wechselnd (*Einzelkopfnaht*)	*automatischer Ausgleich (fortlaufende Naht)*
Rutschfestigkeit Knoten	ca. 12 Knoten	2 Knoten
Femoralkanal	*B.-Lotheissen*	

Ursache einer *Narbenhernie* ist beim Bassini nach meiner Überzeugung aber meistens eine zu fest gezogene Naht. Durchgreifende Nähte verleiten förmlich zum Festzurren des Fadens, die Angst vor dem Aufgehen der Knoten mag beim Anfänger rohe Gewalt induzieren. *Nekrosen* sind dann nicht nur der Weg für das Rezidiv. Man kann auch die postoperativen Schmerzen des Patienten sehr niedrig halten, wenn man die Gewebe mit der Naht nur locker adaptiert. Ja, man kann den Kandidaten für ein Rezidiv schon daran erkennen, daß er nach dem 4. oder 5. postop. Tag noch Schmerzen beim Aufstehen oder gar beim Gehen hat. Hier scheint mir ein entscheidender Vorteil der Shouldice-Modifikation zu liegen.

So erlauben Sie mir, abschließend auf den *Vergleich* der beiden wichtigsten Variationen der plastischen Op, also *zwischen Shouldice und Bassini*, noch einmal einzugehen (Tabelle 6). Ein Vorteil der Bassini-Originalmethode ist die durchgreifende Naht besonders beim *Adipösen*, denn man kann *klöppeln*. Nachteilig kann sich die Notwendigkeit von vielen Einzelknoten auswirken, wenn sie ungleich oder überhaupt zu fest geknotet werden oder aufgehen. So kommt die Variation nach Shouldice dem Anfänger entgegen, indem sie ihn nicht nur zur sorgfältigen *Darstellung der Anatomie* zwingt, sondern grundsätzlich verhindert, daß er größere Anteile der *Muskeln durch grobe Nahttechnik beschädigt*.

Meine sehr verehrten Damen und Herren, abschließend zeige ich nochmals mein erstes Dia: ich sagte, Qualitätssicherung solle nicht als Kontrolle, sondern als Hilfe zu optimaler Therapie aufgefaßt werden. Schreiben wir als 4. Punkt also besser „*optimale Technik*". Ich glaube gezeigt zu haben, daß hier in den nächsten Jahren noch vieles zu verbessern ist.

60. Laparoskopischer Hernienverschluß

G. Lepsien, T. Neufang, M. Barthel und H.-J. Peiper

Chirurgische Universitätsklinik Göttingen, Robert-Koch-Str. 40, 37075 Göttingen

Laparoscopic Hernia Repair

Summary. We started with laparoscopic hernia surgery in Dec. 1990 using a plug & patch technique in 101 hernias/88 patients (absorbable material: 23, nonabsorbable: 78 hernias). In Febr. 1992 we changed to a preperitoneal mesh repair (patch size 10×5 cm in 35 hernias and patch size $>12 \times 8$ cm in 123 hernias) following the principles of tension-free posterior wall reinforcement. Plug & patch resulted in high recurrence rates (absorb. material: 35%, nonabsorb.: 9%). There were 2 with the small and no recurrence with the large patch. We can conclude that 1. plug & patch is not better than „open surgery", 2. laparoscopic preperitoneal approach offers tensionfree repair in the right space, and 3. preperitoneal mesh repair shows good results for primary and recurrent groin hernias.
Key words: Groin hernia – Preperitoneal repair – Laparoscopy

Zusammenfassung. Im Dez. 1990 begannen wir die lap. Hernienchirurgie mit dem Plug & Patch-Verfahren (101 Hernien (H.)/88 Pat.; resorbierbares Material: 23, nicht resorbierbar: 78 H.). Im Febr. 1992 gingen wir zur anatomiegerechten präperitonealen Präparation über und legten zum spannungsfreien Verschluß Marlexnetz (10×5 cm/35 H. und später $>12 \times 8$ cm/123 H.) ein. Folgende Rezidive traten auf: Plug & Patch resorb.: 35%, nicht resorb.: 9%; „kleines" 2 und „großes" Netz 0. Wir folgern, daß 1. die Plug & Patch-Methode der konventionellen Technik nicht überlegen ist, 2. der lap. präperitoneale Zugang einen spannungsfreien Verschluß in der richtigen Ebene ermöglicht und 3. die lap. präperitoneale Netzeinlage bisher gute Ergebnisse bei primären und Rezidivhernien erbringt.
Schlüsselwörter: Leistenhernie – Laparoskopische Hernioplastik – Laparoskopie

Nach dem bemerkenswerten und inzwischen begründbaren Erfolg der laparoskopischen Cholezystektomie erschien es folgerichtig, auch für andere häufige allgemeinchirurgische Operationen zu überprüfen, ob der gleiche Nutzen möglich sei. Nach Schumpelick [1] werden in Deutschland jährlich 28000 kindliche Leistenhernien chirurgisch versorgt und 105000 Patienten wegen einer primären sowie 15000 wegen einer Rezidivleistenhernie operiert. Können von Experten mit dem Verschluß nach Shouldice extrem niedrige Rezidivraten erzielt werden, so gilt dieses jedoch nicht für den Durchschnitt der Chirurgen, wie die Qualitätssicherungsstudie aus Baden-Württemberg zeigt [2]. Hier fand sich bei 41000 Patienten eine Rezidivrate von 8,1% bei Primärverschluß und eine von 36% nach der Versorgung von Rezidivhernien. Diese Zahlen belegen, daß über die operative Versorgung von

Leistenhernien weiterhin diskutiert werden muß, um möglicherweise doch zu einer Verbesserung der Resultate zu kommen.

Laparoskopische Verfahren des Hernienverschlusses gehen die Bauchwand von innen an und erreichen bei Inzision des Peritoneums sofort die Bauchwandebene, die für die Entstehung einer Leistenhernie verantwortlich ist. Es handelt sich um die Transversalisfaszie, der, von Bassini [3] erstmals beschrieben und von den Anhängern des präperitonealen Verschlusses [4] ebenso wie von den Shouldice-Anwendern allgemein akzeptiert, beim suffizienten Verschluß einer Leistenhernie die Schlüsselrolle zukommt. Allerdings kann hier bei der „offenen" Chirurgie die Erzeugung von das Ergebnis gefährdender Gewebespannung nicht immer vermieden werden [5]. So gab es durchaus Gründe, sich mit Verfahren der laparoskopischen Hernioplastik auseinanderzusetzen.

Patienten und operative Technik

Wir haben mit der laparoskopischen Leistenhernienchirurgie im Dezember 1990 begonnen und zunächst ein Verfahren in Anlehnung an Schultz [6] praktiziert. Da uns ein alleiniges transperitoneales Ausstopfen des präperitonealen Bruchkanales nicht als ausreichend erschien, haben wir die 2–4 zigarettenartigen Röllchen stets von innen mit 1–2 geknäulten Flicken überdeckt. Die Peritonealinzision wurde dann sorgfältig darüber geschlossen. In dieser Technik mit Röllchen und Flicken (plug & patch) versorgten wir 101 Leistenhernien bei 88 Patienten (direkte H. 24%, indirekte H. 59%, Schenkelhernie 1%, Rezidivhernie 16%). Resorbierbares Material (Polyglactin/Polydioxanon) benutzten wir bei 23 und nicht resorbierbares Polypropylen bei 78 Hernien.

Nach eigenen und ausländischen Erfahrungen änderten wir im Februar 1992 unser Vorgehen und führten nun die transperitoneale präperitoneale Netzeinlage (Polypropylen) ein [7, 8]. Hierzu wurde eine an der Anatomie orientierte, sorgfältige komplette Präparation der betroffenen Leiste durchgeführt, bei der außer dem Peritoneum keine weitere Struktur inzidiert werden muß. Die Schritte der Präparation bzw. Reparation werden unter beidhändiger Operationstechnik folgendermaßen vorgenommen:

1. nach Legen von 3 Trokaren Inzision des Peritoneums 2 QF oberhalb der inneren Bruchöffnung und Darstellung der epigastrischen Gefäße, die vollständig isoliert werden
2. Mobilisierung des Bruchsackes, Unterfahren des Samenstranges und Entfernung des möglichen Begleitlipomes, Präparation aller Ankerpunkte
3. Verschluß von medialen bzw. lateralen Defekten durch Naht (intra- oder extrakorporale Knotung)
4. Netzeinlage (Polypropylen) zwischen epigastrischen Gefäßen und Bauchwand mit breitem Streifen unterhalb des Samenstranges
5. Netzfixation an den Ankerpunkten mittels Hernienstapler
6. Nahtverschluß der Peritonealinzision
7. Beendigung der Laparoskopie in typischer Weise mit obligatem Nahtverschluß aller Trokareinstiche > 10 mm.

Anfangs legten wir bei Anwendung dieser Technik ein Polypropylennetz in der Größe von 10 × 5 cm ein, ohne es unter dem Samenstrang hindurchzuführen (n = 35). Da das Netz dieser Größe nach Befestigung die Bruchpforten jedoch mehrfach nur knapp überlappte, wählten wir später das Netz mit den Maßen 12 × 8 cm deutlich größer und führten es immer partiell unter dem Samenstrang hindurch (bis 3/93 n = 123). Gleichzeitig führten wir den spannungsfreien Nahtverschluß des jeweiligen Defektes ein, um für das Netz eine plane Auflage zu erzeugen und der Protrusion des Materiales vorzubeugen. Von den mit präperitonealer Netzeinlage versorgen Patienten hatten 20% eine direkte Hernie, 43% eine indirekte, Typ II nach Nyhus, 14% eine indirekte, Typ III b nach Nyhus, 1% eine Schenkelhernie und 22% eine Rezidivleistenhernie.

Ergebnisse

Bei der laparoskopischen Versorgung von 259 Leistenhernien (bei 219 Patienten) waren folgende Komplikationen zu verzeichnen:

Röllchendislokation aus dem äußeren Leistenring heraus	1
Durchtrennung des Duct. deferens	1
Infekt des Netzlagers	1
Dünndarmhernierung in eine nicht verschlossene 12-mm-Trokarwunde (Ileus)	1
postoperative Blutung aus Trokarwunde	1

Somit beträgt die Rate ernster Komplikationen 1,9%. Das mit einem Ende in das obere Skrotalfach dislozierte Röllchen wurde operativ entfernt. Die Präparation war mühsam. Die Durchtrennung des Duct. deferens wurde sofort bemerkt und unseren Urologen vorgestellt, die keine Therapieindikation sahen. Der Infekt im Netzlager bei einer Patientin konnte durch Inzision des Abszesses, Netzentfernung, Spülung und Drainage behandelt werden. Das Peritoneum war glücklicherweise intakt geblieben. Der Ileus durch Schlingeninkarzeration und die direkt postoperative intraperitoneale Blutung konnten jeweils laparoskopisch behoben werden.

Wichtig und das entscheidende Maß für die möglicherweise dauerhafte Anwendung einer Methode zur Therapie der Leistenhernie sind die Rezidivraten. Ende März 1993 konnten wir zusammen mit einem Urologen 75% unserer Patienten nach Versorgung mittels Röllchen und Flicken (<3a) und 85% unserer Patienten mit kleinerem und größerem präperitonealem Netz (<1a) nachuntersuchen. Die Untersuchung wurde gesondert vom Urologen und von Chirurgen durchgeführt und beinhaltete eine ausgiebige Sonographie einschließlich Dopplertechnik.

Eine relativ hohe Rezidivrate fanden wir bei den Patienten nach Röllchen- und Flickentechnik. Zum Zeitpunkt der Nachuntersuchung konnten wir bei 15 Patienten (15%) ein Rezidiv nachweisen. Hier lagen jedoch die Ergebnisse nach Einsatz von Polypropylen mit 7 Rezidiven (9%) deutlich günstiger als nach dem Gebrauch von resorbierbaren Material, wo wir 8 Rezidive (35%) registrieren mußten. Die laparoskopische Re-Operation bei 6 dieser Patienten zeigte, daß das eingebrachte Material offenbar vollständig resorbiert worden war. Bis auf die Peritonealnarbe wirkten die Leisten wie unberührt.

In der Gruppe der nach präperitonealer Versorgung mit Polypropylennetz nachuntersuchten Patienten fanden wir bislang 2 Rezidive (1,3%). Bei beiden Patienten war das kleinere Netz (8 × 5 cm) eingesetzt worden, und sonographisch war deutlich zu erkennen, daß die Re-Hernierung sich unterhalb des Netzes hindurchgearbeitet hatte.

Hervorzuheben ist, daß in dieser Gruppe bisher kein Patient, der wegen einer Rezidivhernie operiert worden war, ein erneutes Rezidiv erlitten hat.

Diskussion

Die Triebfeder, laparoskopische Techniken auch auf andere allgemeinchirurgische Indikationen zu übertragen, hat dazu geführt, daß unterschiedliche Techniken der laparoskopischen Leistenhernienversorgung eingeführt worden sind. Einige wurden inzwischen modifiziert oder gar wieder verlassen, da die Rezidivraten zu hoch waren, die Technik zu schwierig erschien, neue Operationshilfen auf den Markt kamen, oder sich das Verständnis des Operateurs geändert hatte. Auch wir können bereits feststellen, was im Rahmen der laparoskopischen Leistenhernienchirurgie nicht angezeigt ist. So ist resorbierbares Material in der bisherigen Aufbereitung nutzlos, da es Rezidive nur unzureichend verhindert. Das alleinige Ausstopfen des Bruchkanales mit Röllchen ignoriert die Anatomie und verkennt die wahre Herniensituation. Die meisten „Rezidive" nach dieser Versorgung waren primär nicht erkannte direkte Hernien. Zu kleine Netze decken die Bruchpforten nicht ausreichend sicher ab und verhindern damit Rezidive nur unzuverlässig.

Werden die Vorteile des laparoskopischen Vergehens in unserer Technik betrachtet, so ist die bessere anatomische Übersicht unbestreitbar. Basierend auf den guten Erfahrungen der Anwender des präperitonealen Vorgehens [4], wo herausgearbeitet werden konnte, daß die Übersicht von innen sehr viel besser ist, daß die zu reparierende Bauchwandschicht innen liegt und ein Defekt dieser Schicht dann besser repariert werden kann, wenn er vollständig und klar übersehen wird, finden wir die Rationale für unser laparoskopisches präperitoneales Vorgehen mit Fremdmaterial. Wir verstärken die Bauchwand in der Ebene des für die Hernie kausalen Defektes, ohne Gewebe dort gewinnen zu wollen, wo es nicht verfügbar ist. Dadurch wird eine schädliche Gewebespannung vermieden. Das Netz deckt anatomisch orientiert alle potentiellen Bruchpforten der Leistenregion ab, ist also unter Umständen Therapie und Prophylaxe zugleich. Damit wird mehr erreicht als beim konventionellen Vorgehen, wo zwar eine Hernie therapiert, aber bezüglich Schenkelhernie keine Prophylaxe betrieben werden kann.

Die Ergebnisse unserer präperitonealen Bauchwandverstärkung mit Netz sind gut. Die laparoskopische Leistenhernienchirurgie war in unserer Hand mit vertretbaren Risiken möglich. Langzeitergebnisse stehen aus. Große kontrollierte Studien wären angezeigt, jedoch erscheinen sie praktisch nicht realisierbar. Was soll unter Wahrung allgemeiner Gültigkeit womit verglichen werden? Zu viele Verfahren der konventionellen Hernienchirurgie werden geübt, zu viele persönliche Modifikationen kommen zur Anwendung [1]. So dürfte es sehr schwierig sein, einen Chirurgen zu finden, der alle Verfahren durchführen kann. Möglich wären kleinere kontrollierte Studien zu 2 oder 3 Verfahren auf einer begrenzten Basis, wenn überhaupt noch Patienten für das konventionelle Vorgehen zur Verfügung stehen. So muß und kann sich die laparoskopische Operationstechnik bei der Leistenhernie nur aus sich selbst, aus der kritischen Anwendung heraus beweisen oder deklassieren.

Unsere Erfahrungen bestätigen, daß der laparoskopische Zugang technisch möglich und sicher ist, wenn die Grundregeln eines jeden chirurgischen Vorgehens beachtet werden. Laparoskopische Chirurgie ist nicht per se einfacher, leichter durchführbar oder minimaler als die konventionelle Chirurgie. Laparoskopisches Operieren erlaubt keinen Kompromiß wegen technischer oder persönlicher Ausstattungs- bzw. Ausbildungsdefizite. Handelt der Chirurg kritisch und kompromißfrei, so kann mit der dargestellten transperitonealen präperitonealen, großflächigen Netzverstärkung bei geringer Belästigung des Patienten die Zahl der Frührezidive gering gehalten werden und dieses besonders bei Rezidivoperationen nach Versagen der konventionellen Therapie. Entschließt man sich in eigener Verantwortung zur laparoskopischen Hernienoperation, so sind sorgfältige Langzeitkontrollen der operierten Patienten unter Einbeziehung anderer Fachrichtungen, z. B. Urologie, eine Verpflichtung.

Literatur

1. Schumpelick V (1993) Herniensitzung, 110. Kongreß der Deutschen Gesellschaft für Chirurgie, München, 13.–17.4.1993
2. Seidel W (1993) Herniensitzung, 110. Kongreß der Deutschen Gesellschaft für Chirurgie, München, 13.–17.4.1993
3. Bassini E (1888) Sopra 100 casi di cura radicale dellèrnia inguinale operata col metodo dellautore. Arch Ed Atti Soc Ital Chir 5:315–319
4. Nyhus LM (1989) The preperitoneal approach and iliopubic tract repair of inguinal hernia. In: Nyhus LM, Condon RE (eds) Hernia. JB Lippincott, Philadelphia, pp 154–188
5. Read RC, McLeod PC (1981) Influence of a relaxing incision on suture tension in Bassini's and McVay's repairs. Arch Surg 116:440–445
6. Schultz I, Graber J, Pietraffitta J, Hickok D (1990) Laser Laparoscopic herniorrhaphy. A clinical trail, preliminary results. J Laparoendose Surg 1:41–45
7. Arregui ME, Chad JD, Osman Y, Nagan RF (1992) Laparoscopic mesh repair of inguinal hernia using a preperitoneal approach: A preliminary report. Surg Laparosc & Endosc 1:1–6
8. Gazeryerli MM (1992) Anatomic laparoscopic hernia repair of direct or indirect hernias using the transversalis fascia and iliopubic tract. Surg Laparosc Endosc 2:49–52

61. McVay und Nyhus: Alternativen?

G. Ott, W. Dudda und E. Wenzel

Evangelisches Krankenhaus, Chirurgische Abteilung, Waldstr. 73, 53177 Bonn

McVay and Nyhus: Alternatives?

Summary. Still today the traditional Lotheissen-McVay technique is a good choice in the surgical treatment of groin hernia. This shows an experience with this technique over more than 20 years. From 1970 until 1992 there were 1747 groin hernias operated in this technique. The late follow-up shows the dependence of the recurrence rate on follow-up time (1 year – 0.7%/10 years – 9.1%/15 years – 11.5%) and surgeon's experience (experienced surgeon 2.4% and inexperienced surgeon's 14.8% after 10 years). The results of recurrent hernias are comparable on the results of primar hernias. The complication rate is not higher than in other techniques.

Key words: McVay repair – Cooper ligament repair – Recurrence rate – Complications

Zusammenfassung. Auch heute noch ist die Verwendung des Cooperschen Bandes bei der Stabilisierung der Hinterwand des Leistenkanals eine gute Wahl. Dies belegt eine mehr als 20jährige Erfahrung mit der Technik nach Lotheissen-McVay bei 1747 Operationen. Die Nachuntersuchung zeigt eine deutliche Abhängigkeit der Rezidivquoten von der post-op. Zeit (1 Jahr – 0,7%/10 Jahre – 9,1%/15 Jahre – 11,5%) sowie von der Operateurerfahrenheit (z. B. Chefarzt 2,4% und unerfahrene Assistenten 14,8% nach 10 Jahren). Rezidivoperationen haben mit Erstoperationen vergleichbar gute Ergebnisse. Komplikationen sind gegenüber anderen Techniken nicht häufiger.

Schlüsselwörter: Lotheissen–McVay – Coopersches Band – Rezidivquoten – Komplikationen

Die Medizingeschichte der Leistenhernien lehrt: Altbekanntes wird vergessen und längst Erprobtes neu entdeckt. Variierende Bruchbänder, Kollagenpfröpfe aus Catgut für die Bruchpforte – vor über 100 Jahren erprobt –, vor 30 Jahren die Kunststoffnetze, wir älteren mußten diese „Dauerfistler" jahrelang wieder herausmontieren – auch auf unserem Kongreß hören wir manches neu, was abgeschlossen schien. Bewährte Operationsverfahren wiederum stehen heute nicht zur Diskussion. Bassini oder Shouldice und variierte endoskopische Techniken sind zur Zeit der modische Trend. Klinische Anatomen, die bewährten Lehrmeister auch der Hernienchirurgie, sind derzeit leider wenig gefragt. Die Hinterwand des Leistenkanals, ein gewichtiges Moment der Operationstechniken bei Leistenhernien, wird oft kaum beachtet. Herr Stelzner versucht dies in seinen Arbeiten zum Fascienskelett der Bauchhöhle neu ins Bewußtsein zu bringen [1]. Alles in allem: Gibt es Alternativen zum derzeit viel Gepriesenen? Ja, es gibt sie.

Anatomisch wohl begründet hatte bereits 1898 Lotheissen [2], nur 12 Jahre nach Bassini [3, 4] eine Operationstechnik erarbeitet, mit der die Hinterwand der direkten, indirekten und Rezidivhernien in ein- und derselben Technik stabil verschlossen und stabilisiert wird. Dabei wird hinter dem Samenstrang die 3fache Schicht der Bauchwand mit Fascia transversalis nicht wie bei Bassini mit dem Leistenband, sondern eine Etage tiefer mit dem Cooper'schen Band vernäht. Dieses oft wie eine Achillessehne starke Band ist an der Oberkante des Schambeines gelegen und gewährt eine ungleich stabilere Konstruktion der Hinterwand des Leistenkanales als eine Doppelung der Fascia transversalis wie bei Shouldice oder die Fixation am Leistenband wie bei Bassini.

Ein halbes Jahrhundert später wurde diese uns deutschen Chirurgen wohlvertraute Operation von dem amerikanischen Anatomen McVay erneut entdeckt und publiziert [5, 6, 7]. Als einzige Variation zu Lotheissen hat er empfohlen, zur Entspannung der Nahtreihe die vordere Rectusscheide einzukerben. Die Operation nach McVay ist also weitgehend identisch mit der Operation des deutschen Chirurgen Lotheissen.

Bei der 1960 von Nyhus [8] vorgestellten Technik wird nach querer Spaltung der Fascia transversalis und präperitonealer Präparation von dorsal der Bruchsack freigelegt, abgetragen und ebenfalls die Fascia transversalis bzw. internus mit dem Cooper'schen Band vernäht. Dies erspart uns, besonders bei Rezidivhernien, die aufwendige Präparation im Narbengebiet. Beide Operationstechniken haben gemeinsam, daß hier die stabile Rekonstruktion der Leistenkanalhinterwand mit dem Cooper'schen Band erfolgt, diesem sehnenartigen Band an der Oberkante des Schambeinastes. Was bringt das?

Wir können Ihnen dazu eine über 22 Jahre reichende Erfahrungsanalyse bei über 2000 operierten Leistenhernien vorlegen, bei denen wir in 1747 Fällen nach Lotheissen–McVay operierten. Das Besondere an unseren Ergebnissen ist, daß erreicht wurde, minutiös das Spätschicksal mit Nachuntersuchungen bei 87% aller Patienten zu erfassen. Das war nur möglich, weil es uns vergönnt war, über mehr als ein Jahr einen Kollegen ganztägig mit dieser Aufgabe zu betrauen. Dabei war die Auffindung aller Fälle seit 1970 durch unser EDV-System Meddok sichergestellt. Damit haben unsere Ergebnisse ein überaus solides Fundament. Die ersten Analysen haben wir hierzu bereits 1990 publiziert (Dudda u. Schunck [9]). Inzwischen haben wir auch die letzten Jahre aufgearbeitet, (wobei die auf 20 Jahre zurückreichenden Werte noch als Näherungswerte anzusehen sind). Bei unseren Analysen haben wir eine Reihe von „Gesetzmäßigkeiten" aufgespürt, die nach unserer Überzeugung bei allen solchen Analysen zu beachten sind. Sie erleben aber auch auf diesem Kongreß, daß dies kaum geschieht. Welches sind diese Faktoren?

1. Die Rezidivquoten sind abhängig von der Beobachtungszeit (Abb. 1). Sie steigen abhängig von der Erfahrung des Operateurs Jahr für Jahr um 0,3–1%. Nach 20 Jahren differieren die Rezidivquoten zwischen 7–21% (Abb. 2). Rezidivquoten müssen deshalb immer in Abhängigkeit zur Nachbeobachtungszeit betrachtet werden. Es lohnt sich demnach, vom Chef operiert zu werden, bei ihm ist die Rezidivquote halb so hoch gegenüber erfahrenen und nur ein Viertel so hoch gegenüber unerfahrenen Operateuren. Dabei finden sich keine Unterschiede bei den Früh- und Langzeitergebnissen.
2. Die Rezidivhernien waren, wie die Operationssituationen klärten, oft nach Bassini andernorts voroperiert. Man muß also beachten, ob es sich um eigene oder andernorts voroperierte Hernien handelt, um die Rezidivgefährdungen zu ermitteln.
   Rezidive wurden bei uns ausnahmslos nach Lotheissen–McVay operiert. Hierbei zeigte sich auch für uns überraschend, daß diese Rezidivoperationen, über 20 Jahre kontrolliert, post-operativ keine signifikanten Unterschiede hinsichtlich der Dauerheilchancen gegenüber Erstoperationen haben (Abb. 3). Hier bleibt zu untersuchen, ob die Operationstechnik nach Nyhus nicht die Operationsrisiken noch mindern könnte; wir haben dazu keine eigenen Erfahrungen.
3. Die Rezidivgefährdung ist bei Frauen etwa ein Drittel niedriger gegenüber Männern (Abb. 4). Sie ist zudem bei Schenkelhernien deutlich niedriger gegenüber der bei direkten und indirekten Leistenhernien (Abb. 1).

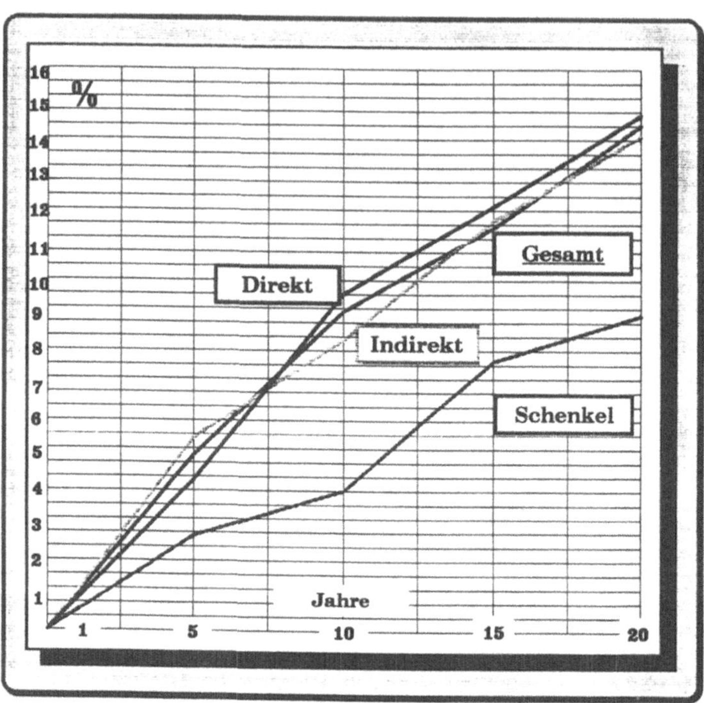

Abb. 1. Rezidivquoten in Abhängigkeit von der postoperativen Zeit und Hernienlokalisation bei Erstoperationen

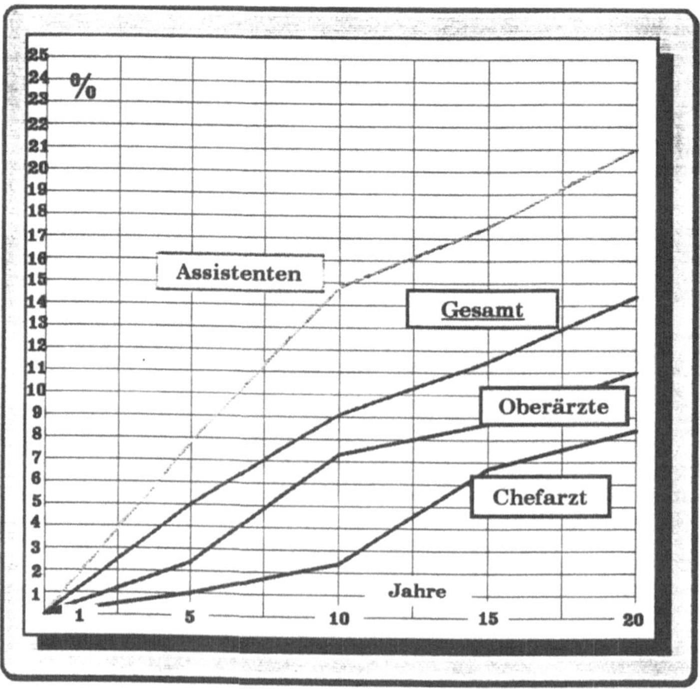

Abb. 2. Rezidivquoten in Abhängigkeit von der Operateurerfahrenheit und der Nachbeobachtungszeit bei Erstoperationen

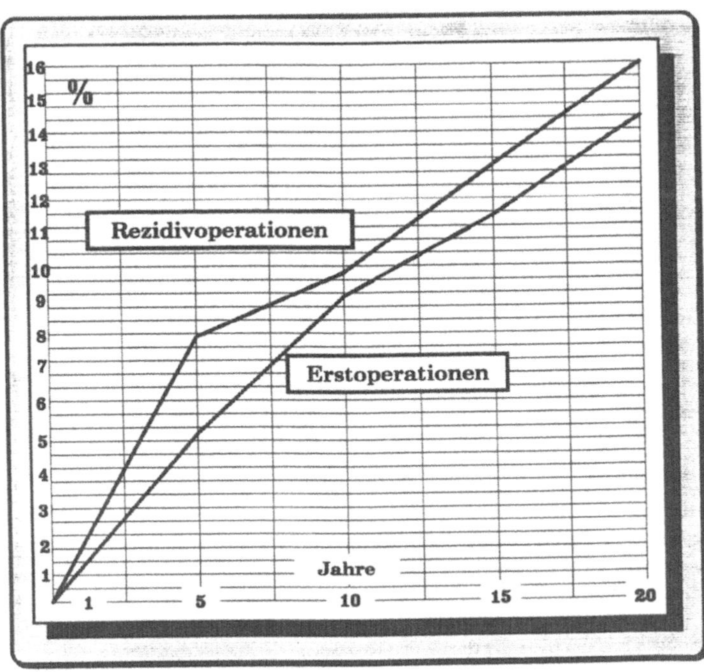

Abb. 3. Rezidivquoten bei Erst- und Rezidivoperationen in Abhängigkeit von der Nachbeobachtungszeit

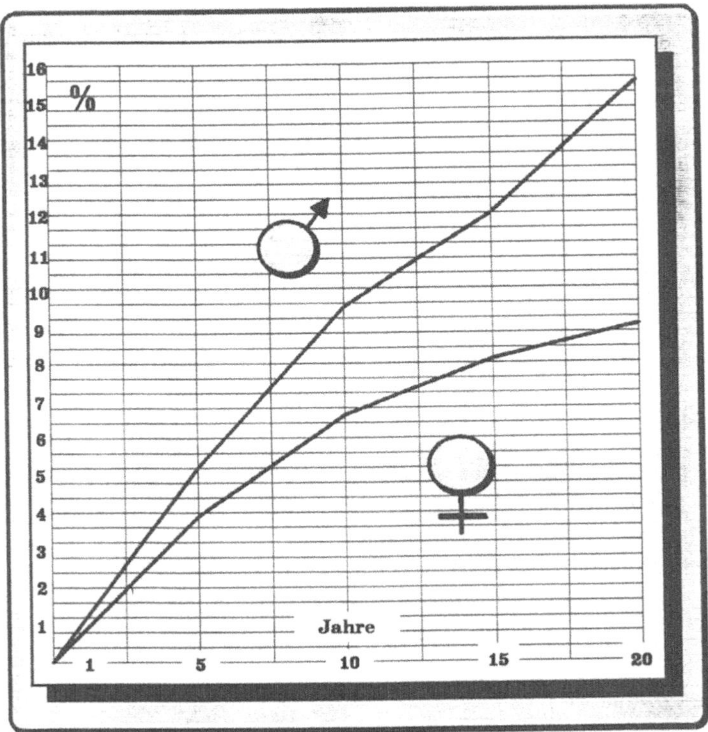

Abb. 4. Rezidivquoten in Abhängigkeit vom Geschlecht und der Nachbeobachtungszeit

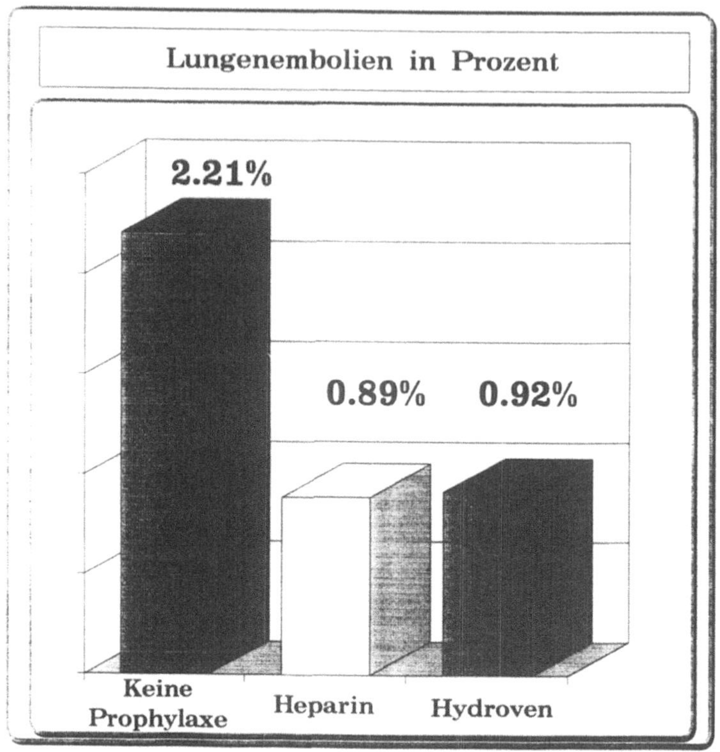

Abb. 5. Häufigkeit von Lungenembolien in Abhängigkeit von der Thromboseprophylaxe 1970–1992

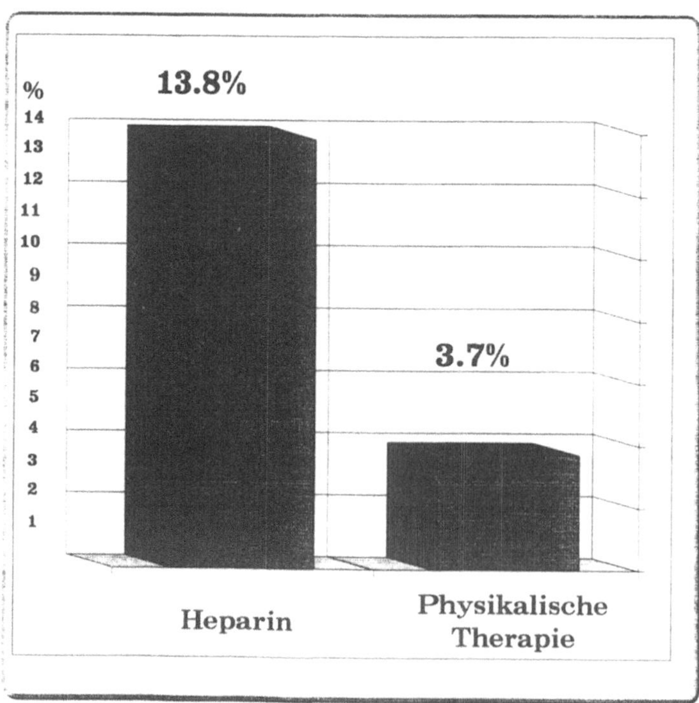

Abb. 6. Verteilung der Wundheilungsstörungen (Hämatome, Serome, Infektionen) in Abhängigkeit von der Thromboembolieprophylaxe

4. Die zu beobachtenden post-operativen Komplikationen, insbesondere auch Hodenatrophien (0,4% bei Erstoperationen) infolge von Gefäßverletzungen oder Gefäßstrangulationen, sind bei dieser Operation nicht häufiger gegenüber anderen Operationstechniken.

5. Ein bemerkenswertes Ergebnis unserer Studie bleibt noch zu erwähnen. Bei jeweils rund 600 Patienten mit Leistenhernien haben wir die Effektivität verschiedener Methoden zur Lungenembolieprophylaxe erprobt. Ohne Prophylaxe ist dieses Risiko mehr als doppelt so hoch gegenüber der Low-Dose-Heparinisierung mit $3 \times 5000\,iE$ Heparin. Es ist aber gleich hoch, ob heparinisiert oder als physikalische Prophylaxe mit $2 \times$ täglich intermittierenden Druckmassagen von jeweils 20–30 Minuten Dauer behandelt wird (Abb. 5). Die Wundheilungsstörungen waren aber mit Heparin fast viermal so hoch als ohne Heparin (Abb. 6).

Alles in allem, die Operationstechniken nach Lotheissen–McVay und Nyhus, welche die Hinterwand des Leistenkanals am Ligamentum Cooperi fixieren, sind klinisch anatomisch wohl begründet. Die Erfahrungen bei 2000 Leistenhernienoperationen läßt viele Gesetzmäßigkeiten zur Rezidivgefährdung erkennen. Wir können diese Technik als Alternative zu den OP-Techniken von Bassini wie auch Shouldice einsetzen, ganz besonders aber bei Rezidivhernien. Man darf sogar postulieren, daß ihnen sogar eine Priorität zukommt, so lange nicht vergleichbar umfangreiche Langzeitergebnisse dem widersprechen. Dieser Nachweis steht noch aus.

Literatur

1. Stelzner F (1991) Das Fascienskelett der Bauchhöhle –Hernien und anorektale Inkontinenz. Langenbecks Arch Chir 376:108
2. Lotheissen G (1898) Zur Radikaloperation der Schenkelhernien. Centralbl Chir 21:548
3. Bassini E (1887) Sulla cura radicale dell'ernia inguinale. Arch Soc Ital Chir 4:380
4. Bassini E (1890) Über die Behandlung des Leistenbruches. Arch Klin Chir 40:429
5. McVay CB, Anson BJ (1942) A fundamental error in current methods of inguinal herniorrhaphy. Surg Gynecol Obstet 74:746
6. Anson BJ, Morgan EH, McVay CB (1949) The anatomy of hernial regions – inguinal hernia. Surg Gynecol Obstet 89:417
7. McVay CB (1965) Inguinal and femoral hernioplasty. Surgery 57:615
8. Nyhus LM, Condon RE, Harkins HN (1960) Clinical experiences with preperitoneal hernial repair for all types of hernia of the groin. Amer J Surg 100:234
9. Dudda W, Schunck R (1990) Die Hernienoperation nach Lotheissen-McVay. Spätschicksalsanalyse nach 1202 Operationen von Leisten- und Schenkelhernien. Langenbecks Arch Chir 375:351

62. Ambulante Hernienchirurgie bei Erwachsenen – medizinische und sozialwirtschaftliche Aspekte

J. Reydelet

Langestr. 4–6, 70806 Kornwestheim

Ambulatory Surgical Treatment of Hernia of Adults – Medical, Economical and Social Point of View

Summary. Ambulatory hernial surgery is no novelty and not our generation's heritage. 2000 years ago already, it took its first steps. At a technical level and from the point of view of quality, it is absolutely comparable with surgery traditionally practised in Germany.

In spite of irrevocably proven savings to the benefit of the public health sector, its further development is being blocked for lack of incentives. In addition to medical commitment, its further expansion requires political decisions. Ambulatory surgery quo vadis?

Key words: Ambulatory surgery – Hernia – Economic

Zusammenfassung. Die ambulante Hernienchirurgie ist kein Novum und nicht das Erbe unserer Generation. Schon vor über 2000 Jahren hat sie ihre ersten Schritte gemacht. Technisch und qualitätsmäßig ist sie mit der in Deutschland herkömmlichen stationären Chirurgie vollkommen vergleichbar.

Trotz unwiderruflich bewiesener Ersparnisse für den Sozialträger bleibt ihre Entwicklung mangels Förderung auf Sparflamme gehalten. Neben medizinischem Engagement sind für ihren weiteren Ausbau politische Entscheidungen erforderlich. Ambulante Chirurgie quo vadis?

Schlüsselwörter: Ambulante Hernienchirurgie – Wirtschaftlichkeit

Das ambulante Operieren ist kein Novum und auch nicht das Erbe unserer Generation. Die gegenwärtige Verschiebung vom stationären zum ambulanten Sektor ist eine notwendige, wirtschaftliche Umstrukturierung, medizinisch vertretbar, politisch gesteuert.

Ist diese Entwicklung zeitgemäß adäquat?

Wird der fromme Wunsch des Gesetzgebers „so wenig stationär wie nötig, so viel ambulant wie möglich", jemals Wirklichkeit?

Die ambulante Hernienchirurgie bei Erwachsenen, eine der wichtigsten Säulen des Aufbaus, liefert uns ein hervorragendes Beispiel für die Analyse dieser Situation.

Ambulantes Operieren? Unter diesem Begriff versteht man nach Müller-Osten „alle operativen Behandlungsmethoden, bei denen der Pat. die Nacht vor und nach dem Eingriff im eigenen Bett verbringt". Diese Definition entspricht auch der des American College of Surgeons.

Alle anderen Begriffe mit einem kurzen stationären Aufenthalt (angelsächsisch „short stay surgery" – „Kurzstationäre Chirurgie") schildern de facto eine stationäre und keine ambulante Chirurgie.

Geschichtliche Entwicklung

1. Aus medizinischer Sicht: Praxagoras von Kos (340 v.u.Z.) war der erste, von dem wir sicher wissen, daß er eingeklemmte Leistenbrüche operierte. Leistenhernienoperationen gehörten zum OP-Katalog der alexandrinischen Kollegen im 1. Jahrhundert vor unserer Zeit.

Die retrograde Entwicklung der Medizin bis zum Mittelalter führte damals zu unterschiedlichen, teilweise gewagten, nicht immer erfolgreichen, aber dennoch häufig radikalen Operationstechniken, z.B. mit grundsätzlichen Semicastratio anno 1500.

Ganz ohne Frage machte die Chirurgie ab der Renaissance Fortschritte; trotzdem waren zum damaligen Zeitpunkt auch einem guten Chirurgen durch fehlende Betäubung und Asepsis in vielen Fällen die Hände gebunden.

Dank ausschlaggebender Fortschritte dieser zwei Fächer am Ende des 19. Jahrhunderts begann die moderne Ära unserer Chirurgie.

Die gegenwärtige Operationstechniken sind Folge dieser Entwicklung und gehören, ob in Lokalanästhesie oder Narkose, sowohl dem stationären als auch dem ambulanten Sektor an.

Ohne Zweifel hat Shouldice durch Propagation der „short stay hernioplasty" in der Toronto Clinic vor 45 Jahren auf dem Weg zur ambulanten Chirurgie die ersten Steine gelegt.

Heutzutage stellen nur auf die Patienten bezogene Faktoren die Weichen der Alternative stationäre/ambulante Chirurgie. Nicht jeder Leistenhernienträger ist grundsätzlich ein Kandidat für das ambulante Operieren!!!

Ist die Indikation zur Operation gegeben, sind nach Ausschluß von Risikopatienten, die psychosoziale Struktur und das familiäre Umfeld des Patienten sorgfältig zu überprüfen.

Ambulantes Operieren heißt Kooperation!!

Wir sind auf die Mitarbeit vom Patienten und seiner Familie angewiesen. Ebenfalls ist die Compliance mit dem Hausarzt und dem unmittelbar in der Nähe liegenden Krankenhaus eine Grundvoraussetzung.

Bei Alleinstehenden, bei unzureichenden Nachrichtenverbindungen, bei zu großen Entfernungen während der unmittelbaren postoperativen Phase sowie kritiklosen und uneinsichtigen Patienten, ist von einer ambulanten Operation abzusehen. Präoperative Aufklärung, schriftlich postoperative Richtlinien sind goldene Regeln (Tabelle 1).

2. Aus wirtschaftlicher Sicht: Sowohl die insuffiziente Honorierung, als auch die Barriere der Deckelung haben das ambulante Operieren in chirurgischen Praxen bis zum Ende der 80er Jahre auf Sparflamme gehalten. Neben der Gebührenreform 1978 und 1987 wurden am 01.04.1981 die abgestuften Zuschläge 100 bis 102 für die Bereitstellung der perioperativen Infrastrukturen bei Durchführung bestimmter ambulanter Eingriffe eingeführt. Die Förderung des ambulanten Operierens von Leistenhernien nach Zif. 2620 wurde mit der Abrechnung der Zusatzziffer 102 (1000 Punkte ca. 100 DM) unterstrichen.

Die Einführung der Ziffern 80 bis 83 ab dem 01.07.89 und die Honorierung der operativen Leistung außerhalb des Pauschalhonorars ab dem 2. Quartal 1990 haben diese Neigung verstärkt.

Tabelle 1. Der zur amb. OP geeignete Patient

Indikation
Morbidität und biologischer Zustand
Psychosoziale und familiärer Status
Entfernung und Nachrichtenverbindungen
Compliance
Hausarzt
Patient – Chirurg –
Krankenhaus
Prä-operative Aufklärung
Post-operative Richtlinien

Tabelle 2. Amb. Leistenhernienoperation bei Erwachsenen. Postoperative Komplikationen 1970/1986 – 4343 Fälle

	Anzahl	Häufigkeit %
Blutung	1	0,02
L.E.	3	0,07
Hodenatrophie	14	0,32
Hämatom	19	0,43
Wundinfektion	24	0,55
Isch. orchitis	25	0,58
Tuberculum-Schmerzen	37	0,85

Tabelle 3. Qualitätssicherung Chirurgie Baden-Württemberg, 4-Jahres-Vergleich Leistenhernie (alle Kliniken)

Jahr	N*	Thromboseprophylaxe		septische Komplikationen	
		abs.	%	abs.	%
1987	6484	5631	86,8	49	0,8
1988	8101	7458	92,1	61	0,8
1989	11336	10518	92,8	82	0,7
1990	11921	11541	96,8	79	0,7

Jahr	Hoden-/Skrotalschwellen		op.-pflichtige Nachblutung		postop. Liegedauer	
	abs.	%	abs.	%	Mean	STD
1987	122	1,9	8	0,1	10,1	9,2
1988	119	1,5	29	0,4	10,0	7,5
1989	168	1,5	35	0,3	9,6	5,2
1990	169	1,4	23	0,2	9,4	52

* Erstoperierte >14 Jahre

Das zum 01.01.93 in Kraft getretene Gesundheitsreformgesetz V ist die Fortsetzung dieser Tendenz. Die Bildung einer eigenen Budgetierung für ambulante Operationen, Anaesthesien und den Zuschlägen zeigt, trotz wirtschaftlichem Marasmus, den Wunsch des Gesetzgebers, unsere Tätigkeit zu fördern. Die bis 1995 geplante jährliche Anhebung um den Anteil der Lohnsummenerhöhung, sowie zusätzlich um weitere 10%, bleibt jedoch unzureichend, da in den Vorjahren der Leistungsbedarf für ambulante Operationen jeweils um rund 20% gestiegen ist. Eine Senkung des Punktwertes ist bei weiterem Ausbau unserer Tätigkeit, was grundsätzlich gewünscht wird, von vornherein zu erwarten.

Gegenwärtige Situation

1. Aus medizinischer Sicht: Salus Aegroti suprema lex. Ist ambulantes Operieren zweitrangige Chirurgie? Die Bedenken, die in den 80er Jahren gegen diese Tätigkeit geäußert worden sind, sind nicht zu belegen. Die Komplikationsrate ist ohne weiteres mit dem stationären Bereich vergleichbar. Eine geringere Infektionsrate von ca. 30% läßt sich statistisch belegen (Tabelle 2 und 3). Sogar außerhalb des nosokomialen Milieus bleibt die Virulenz der Keime bei amb. Eingriffen relativ harmlos.

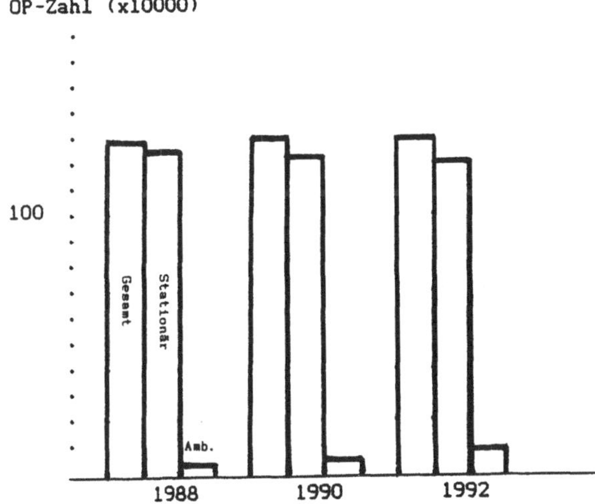

Abb. 1. Wandel des Habitus – Stationär/Ambulantes Operieren. Abrechnungsziffer ICD 550/EBM 2620

Tabelle 4. Wirtschaftlichkeit der ambulanten Hernienchirurgie bei Erwachsenen – Belastung für die gesetzlichen Krankenkassen bei durchschnittlicher Verweildauer von 10 Tagen – 1992

Stationäre Behandlung bei Durchschnittswerten für Pflegesätze (1992) von DM 370,00 pro Tag		DM 3700,–
Ambulante Operation:		
– Erlös OP-Leistung	DM 469,48	
Ergänzende Leistungen (Beratung, Anästhesie, Praxisbedarf...)	DM 188,48	
– Postoperative Behandlung:		
Beratung, Verbände, Thromboseprophylaxe, Fäden, AU... (9 Tage)	DM 153,30	
– Gesamt		DM 811,26

GKV Allgemeine Pflegesätze im Krankenhaus (lmu 921213)
ZI KBV 1992
ARGE Qualitätssicherung ärztlicher Leistungen in der Krankenhausbehandlung – 1987/1990
Ambulantes Operieren BDC Reydelet 1990

In Deutschland, mit über 20% aller Eingriffe, stellt die Leistenhernienoperation bei Erwachsenen im stationären Bereich die häufigste Operationsart dar. Dafür kommt dies im ambulanten Sektor mit einem Anteil von 0,8% an 16ter Position. In den Vereinigten Staaten dagegen ist die ambulante Hernienchirurgie, dank des Medicares, Standard geworden, stationäre Behandlungen bleiben eine Ausnahme.

Warum bleibt die Zuwachsrate ambulanter Hernienoperationen von 2,2% 1988 bis 6,5% 1992 (Abb. 1) so bescheiden?

2. Aus ökonomischer Sicht: Ohne Zweifel liegt die Ausbaubremse im wirtschaftlichen Bereich. Ist ambulantes Operieren unwirtschaftlich? Ganz im Gegenteil! Das ambulante Operieren führt mit ca. DM 2900,– pro Eingriff zu enormen Entlastungen für den Sozialträger (Tabelle 4).

Der Mangel an Entwicklung ist ein Mangel an Förderung (Tabelle 5). Die gegenwärtige Almosenhonorierung unserer Leistung deckt zur Zeit mit einem Verlust von über DM 342,– pro Herniotomie noch lange nicht die Praxiskosten.

Tabelle 5. Wirtschaftlichkeit. Amb. OP eines Leisten- oder Schenkelbruches nach Zif. 2620

Erlös OP-Leistung	DM 469,48
Gesamtkosten	DM 793,80

Gesamtkosten
(Raumnutzung bei Operation + Arztzeit insgesamt + Personalzeit insgesamt bewertet mit Std.-Sätzen und Allgemeinkostenzuschlag)

Die Entwicklung der ambulanten Chirurgie überhaupt und insbesonders im Hinblick auf die Leistenhernienoperation bleibt deswegen auf Sparflamme gehalten. Engagement von seiten der Chirurgenschaft, Motivation von seiten der Patienten sowie Mitarbeit von seiten überweisender Kollegen sind zweifellos vorhanden.

Die schwache sozio-ökonomische Konjunktur in den EG-Ländern hat offensichtlich politische Entscheidungen erzwungen. In Brüssel, am 19. und 20. 3. 93, wurden unterschiedliche Tendenzen vorgetragen. Lediglich Irland und Frankreich haben den Abbau von stationären Betten als conditio sin aequa non zur Abrechnung ambulanter Leistungen für Kliniken festgeschrieben.

Durch die Zulassung der Krankenhäuser, ohne eine Entscheidung des Zulassungsausschusses zur ambulanten Durchführung von zu vereinbarenden Operationen, hat unser Gesetzgeber sein Ziel festgelegt. Bedenklich ist nur bei der bestehenden Honorierung, ob dieses in der Krankenhausambulanz, abgesehen von Organisationsproblemen, trotz Finanzierung aus dem Krankenhausbudget, wirtschaftlich durchführbar ist.

Zusammenfassung

Die Qualität und die Wirtschaftlichkeit des ambulanten Operierens am Beispiel der Hernienoperation bei Erwachsenen ist heutzutage unwiderruflich belegt. Die unzureichende Förderung dieser Tätigkeit stellt eindeutig eine Sperre zur Ausdehnung dar. Genauso wie chirurgische, sind politische Entscheidungen erforderlich, verlangen Mut und sind konsequenzträchtig. Ohne Verbesserung der gegenwärtigen Honorierung bleibt die ambulante Chirurgie ein wirtschaftliches Wagnis und ihre Entwicklung weiterhin eingeschnürt.

Literatur

ARGE (22.1.93) Qualitätssicherung – Gesamtstatistik „Leistenhernie" 1987, 1988, 1989 und 1990
Bundesgesetzblatt (29.12.92) GSG V, Gesetz zur Sicherung und Strukturverbesserung der gesetzlichen Krankenversicherung, 21.12.92, 2266
Fritz K (1992) Ambulantes Operieren, Deutscher Ärzte-Verlag
Gold BS, Kitz DS, Lecky JH, Neuhaus JM (1.12.89) Unanticipated Admission to the Hospital Following Ambulatory Surgery. JAMA 262/21:3008
Hempel H, Fritz K (1990) Perspektiven der ambulanten Chirurgie. Chirurg 61/12:864
Hermann RE (1990) Ambulante Chirurgie in den Vereinigten Staaten von Amerika. Chirurg 61/12:870
Lehr L, Muschaweck U, Siewert JR (1991) Das Konzept der Tageschirurgie am Beispiel der Leistenhernienoperation. Chirurg 8:587
Reydelet J (1992) Ambulante Chirurgie zwischen Lust und Frust. Sonderdruck Der Chirurg 7:126
Rüster D (1986) Alte Chirurgie. Deutscher Ärzte-Verlag
Schumpelick V (1991) Operation der Leistenhernie. Chirurg 9:641
Siewert JR (1990) Wandel der Eingriffshäufigkeit in der Allgemeinchirurgie. Chirurg 61/12:855
Surg BrJ (1989) Ambulatory hernia surgery. Vol 76, 1228–1229
Wantz GE (1986) Ambulatory surgical treatment of groin hernia. Problems in General Surgery 3:3
ZI KBV (1992) Wirtschaftliche und medizinische Aspekte des ambulanten Operierens. Deutscher Ärzte-Verlag, Band 47

63. Verfahrenswahl bei Schenkelhernien

U. Fleck und W. Nowak †

Medizinische Hochschule Erfurt, Klinik und Poliklinik für Chirurgie, Nordhäuser Str. 74, 99089 Erfurt

Surgical Approach of Femoral Hernias

Summary. Femoral hernias are seldom. During a 6-year period, only 36 (3.3%) of 1091 adult patients had a femoral hernia. Crural hernias are more frequent in women than in men (22/14) and tend to incarceration. We saw 22 incarcerated hernias (61%). The lethality of the most elderly patients reached 3%. The different surgical approach, the crural, the inguinal, the preperitoneal, the laparoscopic and the approach via primary laparotomy are presented and discussed.

Key words: Femoral hernia – Surgical approach

Zusammenfassung. Schenkelhernien sind selten. Innerhalb von 6 Jahren hatten nur 36 (3,3%) von 1091 erwachsenen Patienten eine Femoralhernie. Frauen haben häufiger Schenkelhernien als Männer (22/14) und tendieren mehr zur Inkarzeration. Wir sahen 22 inkarzerierte Hernien (61%). Die Letalität der meist älteren Patienten betrug 3%. Die verschiedenen Techniken des cruralen, des inguinalen, des präperitonealen, des laparoskopischen und des Verfahrensweges über eine Laparotomie werden dargestellt und diskutiert.

Schlüsselwörter: Femoralhernie – Verfahrenswahl

Georg Lotheissen begann 1898 seine im Zentralblatt veröffentlichte Arbeit mit dem Satz: „Die Radikaloperation der Schenkelhernien ist beim Publikum noch lange nicht so beliebt, wie die der Leistenhernien" [20]. Daß sich daran bis heute nichts geändert hat, liegt an mehreren Gründen. Femoralhernien sind selten (Tab. 1). Frauen haben häufiger Schenkelhernien als Männer [8–10]. Schenkelbrüche neigen zur Inkarzeration [8–11] und bei der Seltenheit des Vorkommens fällt die Vielfalt der empfohlenen Operationsmethoden auf.

Um die verschiedenen Operationsverfahren besser verstehen zu können, einige anatomische Vorbemerkungen. Das Gerüst der femoralen Bruchpforte, den Anulus femoralis, bilden ligamentäre und knöcherne Strukturen; nach oben das Leistenband (Ligamentum inguinale Pouparti), nach unten der Schambeinkamm (Pecten ossis pubis) mit dem darauliegenden Cooperschen Band (Ligamentum pubicum superius Cooperi) als Ansatz des Musculus pectineus, nach medial das Ligamentum lacunare Gimbernati und nach lateral die Gefäßscheide mit anliegender Vena femoralis. Die im Zentrum der Pathogenese aller vorderen Bauchwandbrüche stehende, enttäuschend zartwandige Fascia transversalis bildet in der Nähe der femoralen Bruchpforte zwei chirurgisch wichtige Strukturen. Als zarte Bindegewebslage deckt das Septum femorale die femorale Bruchpforte ab und der Tractus iliopubicus zieht hinter dem Leistenband in gleicher Verlaufsrichtung und ist eine bandartige Verstärkung der Fascia transversalis.

Tabelle 1. Relative Häufigkeiten von Schenkelhernien

Autor (Jahr)	Leistenhernie (n)	Schenkelhernie (n)	Häufigkeit (%)
McClure 1939	2678	90	3,4
Koontz 1952	2277	139	6,1
Burton 1958	4512	165	3,6
Glassow 1965	43000	1143	2,6
Margoles 1971	751	24	3,2
Schumpelick 1983	2140	186	8,7
Rutledge 1988	1097	45	4,1
Erfurt 1993	1091	36	3,3
Insgesamt	57546	1828	3,2

Operationsindikation

Die Diagnose einer Femoralhernie ist auch die Indikation zur Operation, denn die Einklemmungsgefahr drängt zum operativen Handeln.

Zugangswege

Aus den anatomischen Besonderheiten, der schwer adaptierbaren Strukturen des Anulus femoralis und die zartwandige Fascia transversalis sowie die Tatsache, daß der Schenkelkanal nicht wie der Leistenkanal der Länge nach aufgeschnitten werden soll, ergeben sich verschiedene Zugangswege zur Versorgung der Femoralhernie:

- der crurale (femorale) Zugang,
- der inguinale Zugang,
- der präperitoneale Zugang,
- der Zugang über eine Laparotomie und
- der laparoskopische Zugangsweg.

Technik

Crurale (femorale) Verfahren

Bei diesem Verfahren erfolgt ein direkter Verschluß der Bruchpforte. Mit kräftigen Nähten wird das Ligamentum inguinale an das Ligamentum pubicum superius Cooperi adaptiert. Das straff gespannte Leistenband und der unterschiedlich große Durchmesser der Bruchpforte verursachen mitunter Schwierigkeiten. Die Modifikation des direkten Bruchpfortenverschlusses verbindet sich mit den Namen Bassini [12], Fabricius [13], Kummer [14] und Payr-Kleinschmidt [15]. Bei diesem Verfahren ist die Fascia transversalis unberücksichtigt gelassen worden.

Die Modifikation mit Rekonstruktion der Fascia transversalis hat Schumpelick [10] vorgestellt, wobei mit einer inneren fortlaufenden Nahtreihe der Tractus iliopubicus an das Coopersche Ligament adaptiert wird und ein Verschluß des Schenkelkanals mit einer zweiten äußeren fortlaufenden Naht zwischen Ligamentum inguinale und Fascia pectinea erreicht wird.

Ein spannungsfreier Verschluß, die Bruchpforte zu verschließen, und die Fascia transversalis zu verstärken, ist die Methode nach Salzer [16]. Ein zungenförmiger Lappen mit der

Basis zum Pecten ossis pubis wird als Ersatz für das Septum femorale genutzt (Onlay-Technik).

Inguinales Verfahren

Wählt der Operateur den inguinalen Zugang, können zwei Rekonstruktionsprinzipien verfolgt werden. Beim ersten erfolgt der direkte Verschluß der Lücke im Septum femorale am Eingang zum Femoralkanal, mit evtl. zusätzlicher Naht von crural. Hierbei wird der Tractus iliopubicus an das Coopersche Ligament adaptiert. Dieses Verfahren wurde von Shouldice [17] und Moschcowitz [18] beschrieben. Der Inguinalkanal wird dann nach Bassini [19] oder Shouldice [17] rekonstruiert.

Beim zweiten, bekannteren Rekonstruktionsweg soll nahttragendes Gewebe aus der hinteren und oberen Begrenzung des Leistenkanals nach Lotheissen-McVay [20, 21] herangeführt werden. Dieses Rekonstruktionsverfahren eignet sich gut bei gleichzeitigem Vorliegen einer Inguinalhernie.

Präperitoneales Verfahren

Nach stumpfer Präparation zwischen Fascia transversalis und Peritoneum gelangt man zum Anulus femoralis. Der Bruchsack läßt sich nun nach innen luxieren. Die Bruchpforte wird durch Nähte zwischen Tractus iliopubicus und Cooperschen Ligament verschlossen oder durch Implantation eines Netzes (Inlay-Technik) [6, 22–24, 26]. Dieses Verfahren verbindet sich mit den Namen Henry [27], Nyhus [28] und Wantz [29].

Verfahren über die primäre Laparotomie

Das Verfahren über die primäre Laparotomie ist die inkarzerierte Femoralhernie als Überraschungsbefund bei der Indikation „Ileus mit präoperativ nicht zu klärender Ursache". Die sichere Beseitigung des Ileus zur Abwendung der unmittelbaren Lebensgefahr ist in dieser Situation das Operationsziel. Der Bruchpfortenverschluß muß eine dem Operationsrisiko angepaßte Entscheidung des Operateurs bleiben.

Laparoskopisches Verfahren

Die zunehmende Zahl laparoskopischer Operationen führte ebenfalls dazu, daß Femoralhernien laparoskopisch angegangen werden [30–34]. Bei diesen laparoskopischen Operationen werden zwei Rekonstruktionsverfahren bevorzugt, der anatomiegerechte Verschluß zwischen Tractus iliopubicus und Cooperschen Ligament mittels Naht oder Endoklammern [30] sowie die Implantation eines Netzes im „Inlay-Verfahren" mit Fixierung des Implantates [32–34].

Nahtmaterial und Netze

Für den Bruchpfortenverschluß benutzen wir Polyester in der Stärke 1 oder 2. Nähen wir nur Strukturen der Fascia transversalis, bevorzugen wir den monofilen Polypropylenfaden der Stärke 2/0. Dies gilt sowohl für den Verschluß des Septum femorale als auch für die fortlaufende Naht der Fascia transversalis im Falle der Shouldice-Rekonstruktion. Mit der Entwicklung gut gewebeverträglicher implantierbarer Netze, insbesondere bei Rezidiven, sollte auch an die Implantation von Netzen gedacht werden. Dabei werden wiederum zwei Implantationsprinzipien verfolgt, das Austamponieren des Femoralkanals [35–40] und Einlage zwischen Peritoneum und Fascia transversalis [29, 32–34]. Dieses Inlay-Verfahren erscheint methodisch plausibler als das Aufsteppen von Nahtmaterial auf einen Gewebedefekt [29, 41].

Tabelle 2. Rezidivraten nach Schenkelhernienoperation (aufgeschlüsselt nach Operationsverfahren)

Operationsverfahren	Autor	Patientenanzahl (Rezidiv)	Rezidivrate (%)
Crurales V.	Bassini 1894	53 (0)	0
	Wheeler 1975	23 (1)	4,4
	Nyhus 1978	74 (8)	10,8
	Ponka 1980	102 (3)	3,0
	Schumpelick 1989	31 (0)	0
	Erfurt 1993	27 (6)	22,2
Insgesamt		310 (18)	5,8
Inguinales V.	Telle 1957	30 (5)	16,7
	Margoles 1971	14 (2)	14,2
	Ponka 1980	378 (30)	7,9
	Glassow 1985	2105 (40)	1,9
	Schumpelick 1985	25 (2)	8,0
	Rudledge 1988	45 (0)	0
	Erfurt 1993	6 (1)	16,7
Insgesamt		2603 (80)	3,1
Präperitoneales V.	Nyhus 1960	42 (0)	0
	Margoles 1971	10 (0)	0
	Wheeler 1975	32 (4)	12,5
	Harcourt 1978	7 (1)	14,0
	Ponka 1980	8 (0)	0
	Salem 1991	1 (0)	0
	Berliner 1992	44 (2)	4,5
	Erfurt 1993	1 (0)	0
Insgesamt		145 (7)	4,8

Die Bewertung jeder Operationsmethode in der Hernienchirurgie ist die Rezidivrate. Nach einer Literaturzusammenstellung konnten keine Unterschiede zwischen den verschiedenen Verfahren gefunden werden, obwohl zwischen den Autoren große Unterschiede bestehen. Das laparoskopische Verfahren ist noch zu jung, um definitive Aussagen zu treffen (Tab. 2).

Zusammenfassend stehen folgende Aussagen. Der crurale Zugang zur Schenkelhernie ist einfach, wenig zerstörend, der schnell mit wenig postoperativem Schmerz in Lokalanästhesie durchgeführt werden kann. Nachteilig ist die hohe Rezidivrate. Der inguinale Zugang, ebenfalls in Lokalanästhesie durchführbar, hat den Vorteil der gleichzeitigen Versorgung einer Inguinalhernie und der Inspektion des Darmes. Nachteil ist die erhebliche Dissektion der Bauchwand. Der präperitoneale Zugang, als auch der laparoskopische, ist technisch aufwendig bei guter Übersicht und gleichzeitiger Versorgung der anderen Seite. Nachteil ist die Durchführung in Allgemeinnarkose [39].

Literatur

1. McClure RD, Fallis LS (1939) Femoral hernia: report of 90 operations. Ann Surg 109:987–999
2. Koontz AR (1992) Femoral hernia: operative cases of the Johns Hopkins Hospital during a twenty-one-year period. Arch Surg 64:298–308
3. Burton CC, Bauer RA (1958) Femoral hernia: a review of 165 repairs. Ann Surg 148:913–918
4. Glassow F (1965) Femoral hernia: review of 1143 consecutive repairs. Ann Surg 163:227–231

5. Margoles JS, Braun RA (1971) Preperitoneal versus classical hernioplasty. Ann Surg 121:641–643
6. Schumpelick V, Susemiehl H (1983) Chirurgie des Leistenbruchs. Langenbecks Arch Klin Chir 361:297–304
7. Rutledge RH (1988) Cooper's ligament repair – a 25-year experience with a single technique for all groin hernias in adults. Surgery 103:1–10
8. Nowak W, Fleck U (1991) Chirurgische Therapie der Schenkelhernien. Chirurg 62:649–655
9. Berliner SD (1990) The femoral cone and its clinical implications. Surg Gynecol Obstet 171:111–114
10. Schumpelick V, Johanna C de Lager, Klinge U (1989) Fortlaufender zweireihiger Nahtverschluß der Schenkelbruchpforte. Chirurg 60:882–885
11. Gallegos NC, Dawson J, Jarvis M, Hobsley M (1991) Risk of strangulation in groin hernias. Br J Surg 78:1171–1173
12. Bassini E (1894) Neue Operationsmethode zur Radikalbehandlung der Schenkelhernie. Arch Klin Chir 47:1–26
13. Fabricius J (1894) Über eine neue Methode der Radikaloperation von Schenkelhernien. Zentralbl Chir 21(6):121–125
14. Kummer E (1912) Über ein Verfahren der Radikaloperation freier Schenkelbrüche. Dtsch Z Chir 116:301–302
15. Kleinschmidt O (1948) Operative Chirurgie. Springer, Berlin Heidelberg
16. Salzer FA (1892) Ein Vorschlag zur Radikalheilung großer Cruralhernien. Zentralbl Chir 19(33):665–669
17. Shouldice EE (1945) Surgical treatment of hernia. Out Med Rev 4:3–12
18. Moschcowitz AV (1907) Femoralhernia: A new operation of radical cure. N Y Med J 7:396–400
19. Bassini E (1890) Über die Behandlung des Leistenbruchs. Arch Klin Chir 40:429–435
20. Lotheissen G (1898) Zur Radikaloperation der Schenkelhernie. Zentralbl Chir 25:548–550
21. McVay CB, Anson BJ (1949) Inguinal and femoral hernioplasty. Surg Gynecol Obstet 88:473–477
22. Lindholm A, Magard K, Nilsson O, Vestergaard-Hansen M (1989) Longterm results of preperitoneal hernioplasty. Acta Chir Scand 155:175–176
23. Pans A, Plumacker A, Legrand M, Mohdad F, Dubois J, Meurisse M, Honore P, Desaive C, Jacquet N (1991) Traitement chirurgical des hernies inguinocruruales etranglees par interposition de prothese en situation preperitoneale. Acta Chir Belg 91:223–226
24. George SM Jr, Mangiante EC, Voeller GR, Britt LG (1991) Preperitoneal herniorrhaphy for the acutely incarcerated groin hernia. Am Surg 57:139–141
25. Salem MG, Manigiante EC, Voeller GR, Britt LG (1991) Preperitoneal herniorrhaphy for the acutely incarcerated groin hernia. Am Surg 3:139–141
26. Berliner SD, Burson LC, Wise L (1992) The Henry operation for incarcerated and strangulated femoral hernias. Arch Surg 127:314–316
27. Henry AK (1936) Operation for femoral hernia by a midline extraperitoneal approach. Lancet I:531–532
28. Nyhus LM, Pollak R, Bombeck CT, Donakue PE (1988) The preperitoneal approach and prostetic buttress repair for recurrent hernia. Ann Surg 208:733–735
29. Wantz GE (1991) Atlas of hernia surgery. Raven Press New York
30. Ger R (1991) Laparoskopische Hernienoperation. Chirurg 62:266–270
31. Spaw AT, Ennis BW, Spaw LP (1991) Laparoscopic hernia repair: the anatomic basis. J Laparoendosc Surg 1:269–277
32. Petelin J (1993) Laparoscopic Hernia Repair. Vortrag zum Internationalen Symposium Minimal-invasive Chirurgie. Erlangen, 21.–23. 1. 1993
33. Le Blanc (1993) Laparoscopic Hernia Repair. Vortrag zum Internationalen Symposium Minimal-invasive Chirurgie. Erlangen, 21.–23. 1. 1993
34. Schafmayer A (1993) Laparoskopische Hernioplastik – Technik und Ergebnisse. Vortrag zum Internationalen Symposium Minimal-invasive Chirurgie. Erlangen, 21.–23. 1. 1993
35. Witzel O (1900) Über den Verschluß von Bauchwunden und Bruchpforten durch versenkte Silberdrahtnetze. Zentralbl Chir 27(10):259–260
36. Sick P (1911) Radikaloperation des Schenkelbruches durch Pektineusplastik. Münch med Wschr 58:1003–1005
37. Lichtenstein IL, Shore JM (1974) Simplified repair of femoral and recurrent inguinal hernias by a „plug" technic. Am J Surg 128:439–444
38. Shulman AG, Amid PK, Lichtenstein IL (1992) Prosthetic mesh plug repair of femoral and recurrent inguinal hernias: the american experience. Ann R Coll Surg 74:97–99
39. Amid PK, Shulmann AG, Lichtenstein IL (1990) The femoral canal: the key to femoral herniorrhaphy. Int Surg 75:69–72

40. Allan SM, Heddle RM (1989) Prolene plug repair for femoral hernia. Ann R Coll Surg Engl 71:220–221
41. Muller M (1992) La prothese de renforcement du sac peritoneal dans les hernies de l'aine: a propos de 476 operes. Helv Chir Acta 58:851–853
42. Read RC (1989) Preperitoneal herniorrhaphy: a historical review. World J Surg 13:532–539
43. Wheeler MH (1975) Analysis of the results of surgical treatment. Proc R Soc Med 68:177–178
44. Nyhus LM, Condon RE (1978) Hernia. Lippincott, Philadelphia
45. Donka JL (1980) Hernia of the abdominal wall. WB Saunders, Philadelphia
46. Telle LD (1957) Inguinal and femoral hernia. Am J Surg 93:433–438
47. Glassow F (1985) Femoral hernia. Am J Surg 150:353–356
48. Harcourt KF (1978) Henry's „Heinous" herniorrhaphy. Am J Surg 44:465–471
49. Nyhus LM, Condon RE, Harkins HN (1960) Clinical experiences with preperitoneal hernial repair for all types of hernia of the groin. Am J Surg 100:234–244

64. Das Hernienrezidiv

M. Schmolke

Chirurgische Klinik, Diakoniekrankenhaus, Kreuzbergstrasse 79, 40489 Düsseldorf (Kaiserswerth)

Recidivation of Inguinal Hernia

Summary. Common to all procedures so far is connecting the transversal fascia to the strong oblique abdominal muscles. Trunk movements, straining and coughing have effect on the zone of repair. Producing a double layer of the transversal fascia is efficient for hernial repair. The Shouldice procedure avoids problems in this area by neglecting a fusion to the transversal fascia by the rare muscle sutures. The reduced number of failure are due to a thinning of the spermatic cord, non resorbable continuous suture, absence of tissue damage, post operative pain reduction.

Key words: Recidivation – Reasons – Shouldice

Zusammenfassung. Allen bisher beschriebenen Verfahren ist gemeinsam, daß sie die Fascia transversalis mit der starken Muskulatur der schrägen Bauchmuskeln verbinden. Bewegungen des Rumpfes, Pressen, Husten wirken auf die Reparaturzone ein. Die Doppelung der Fascia transversalis reicht zur Hernienreparation aus. Bei der Methode nach Shouldice wird Unruhe in diesem Bereich vermieden, weil die sparsamen Muskelnähte nicht mit der Fascia transversalis verbunden werden. Weitere Ursachen der Rezidivarmut sind die Verschmächtigung des Samenstranges, die fortlaufende nicht resorbierbare Naht, die Vermeidung von Gewebsnekrosen und die postoperative Schmerzarmut.

Schlüsselwörter: Leistenbruch-Rezidiv – Ursachen – Shouldice

(Manuskript bis Redaktionsschluß nicht eingegangen)

65. Das Faszienskelett der Bauchhöhle und die Hernien

F. Stelzner

Chirurgische Universitätsklinik, Sigmund-Freud-Str. 25, 53127 Bonn

The Fascial Skeleton of the Peritoneal Cavity and the Hernias

Summary. The peritoneal cavity has a fascial skeleton with always active musculature. The wall tension is very high, 10–20 kilopond/cm. While the fascia is suitable for suture the muscle is not. Hernias develop with the disrupture of a scar like the umbilical hernia. While in a child the common inguinal hernia develops in an open vaginal processus in an adult it develops after a congenital muscular defect in the abdominal wall.
The successful therapy of an incisional or an umbilical hernia is the suture with a continuous stable thread. The best therapy for the inguinal hernia is the suture of the hyperplastic fascia transversalis and the reconstruction of the muscle shutter mechanism. Bassini operated on very large hernias with hyperplastic fascia. Therefore his results were excellent. The increase of fascia hyperplasia has been demonstrated by the use of tissue expanders.

Key words: Fascial skeleton – Fascia hyperplasia – Hernie

Zusammenfassung. Die Bauchhöhle hat ein Faszienskelett mit einer immer aktionsbereiten Muskulatur. Ihre Wandspannung ist sehr hoch, 10–20 kp/cm. Nähbar ist nur die Faszie, nicht die Muskulatur. Hernien entstehen durch Narbenrupturen wie die Nabelhernie, beim Kind durch einen offenen Processus vaginalis und beim Erwachsenen durch einen Muskeldefekt im Inguinalbereich. Die Therapie einer Narbenhernie und einer Nabelhernie ist durch eine fortlaufende Naht mit einem stabilen Faden sicher möglich. Bei einer Inguinalhernie muß die Fascia transversalis genäht werden und mit ihr die Verschlußfunktion der Bauchmuskulatur rekonstruiert sein. Bassini operierte meist große Hernien mit hyperplastischer Faszie, deshalb seine guten Erfolge. Von den Gewebsexpandern wissen wir, daß unter mechanischem Druck Faszien hyperplasieren.

Schlüsselwörter: Faszienskelett – Faszienhyperplasie – Hernien

Die Bauchhöhle mit ihren Hernien ist die urtümlichste Körperhöhle geblieben. Sie hat noch ein Faszienskelett, wie die Weichtiere das überall ihr Eigen nennen [18, 19].

Ihre ganze flache Muskulatur, zu der beim Menschen Beckenboden und Zwerchfell gehören, hat eine variable Ruheaktivität. Diese Kraft hält das Bindegewebsfachwerk der Bauchhöhlenarchitektur verspannt. Das Fascienskelett garantiert die natürliche Verformung der Bauchhöhle. Die Verspannung wird durch die Schwerkraft ausgelöst, die den Reflexbogen fordert. Extremitätenmuskel sind in Ruhe stumm. Die Schwerkraft ist dann durch das knöcherne Skelett unwirksam. Die mögliche Wandspannung einer Bauchhöhle ist die höchste, die der Organismus kennt, 10, ja 20 kgp pro cm werden gemessen. Die Aorta folgt erst mit 4 [17].

Die Hernie, der Bruch, entsteht, wenn das Faszienskelett zu Bruch geht, zerdehnt wird oder zerreißt.

Die einfachste Hernie ist theoretisch akut, der Platzbauch und chronisch die Narbenhernie, z. B. nach einer medianen Laparotomie.

Ein unfreiwilliges Experiment lehrt uns, daß z. B. bei der künstlichen Beatmung die pulsatorische Spannungserhöhung die Platzbauchhäufigkeit verdoppelt [6].

Da, wie oben erwähnt, die Bauchdecke unter einer Dauerspannung steht, so ist an einer Bauchdecke eine spannungslose Naht unmöglich, nähbar ist nur ein Gewebe, und das ist die Fascie. Die Muskulatur ist nicht nähbar, sie muß sogar geschont werden, damit sie ihre Haltefunktion erfüllen kann. Eine durchschnittliche Faszie erreicht niemals mehr, auch wenn sie per primam verheilt, ihre frühere Festigkeit [3]. Deshalb ist es sinnvoll, mit den heute verfügbaren, lebenslang haltenden inerten Kunststofffäden zu nähen. Die mechanisch festeste Naht ist die fortlaufende Naht [17], sie schnürt das Gewebe nicht. Eine Narbe ist und bleibt also Flickgewebe, das unter der natürlichen Belastung immer nachzugeben geneigt sein wird. Das ist auch die Erklärung für die mit der verstreichenden Lebenszeit unabwendbare zunehmende Zahl der Hernienrezidive [4]. Im ersten Jahr nach dem Eingriff werden 48% der Rückfälle beobachtet. Nach 15 und mehr Jahren immer noch 15% [14] (Tab. 1).

Der Nabelbruch ist ein physiologischer Narbenbruch. Er ist selten, nur 3% aller Brüche sind Nabelbrüche. Das Morbiditätsterrain Nabelnarbe hat eine komplizierte, stammesgeschichtlich uralte Entwicklung hinter sich. Beim Erwachsenen ist es gewöhnlich das am Nabel und in der Bauchdecke eingelagerte Fett, das die Narbenlamellen aufsplittet, und so den Bruch entstehen läßt. Die chirurgische Therapie ist die eines Narbenbruches [8].

Ein Wort zur Rolle des Fetts bei den Hernien. Ein Narbenbruch ist z. B. unvermeidlich, wenn Sie bei der Colostomie eine Lücke in der Bauchdecke offen lassen müssen. Leiten Sie ein Sigmasegment mit einem extrem fettreichen Mesenterium durch eine meist dann ja auch zentimeterdicke Bauchdecke, so baut sich in den folgenden Jahren das Mesenterialfett nur dort ab, wo es in der Bauchdecke zum Liegen kommt. Es entsteht die Paracolostomiehernie. Wir können sie vermeiden, wenn Sie bei extremer Fettsucht, die ja nur in den freien Mesenterien vorkommt, ein verklebtes Mesenterium als Colostoma einnähen. Das ist z. B. das Colon descendens. Primär oder sekundär verklebte Mesenterien bleiben immer zart. Ein schlankes Colon durch den gespalteten innervierten Rectusmuskel als Colostoma eingenäht, kennt keine Paracolostomiehernie.

Bei der häufigsten Hernie, dem Leistenbruch, er umfaßt 90% aller Leibschäden, liegt eine Hemmungsmißbildung des *natürlichen Bauchdeckenmuskelverschlußsystems* in der Regio inguinalis vor. Polya hat schon 1912 darauf hingewiesen. Herr Kollege Kreyer aus Stade hat vor 10 Jahren aufgrund eigener Untersuchungen in Kenia und unter Hinweis auf Ergebnisse von Radojevicz auf die Bedeutung der Form des knöchernen Beckens für alle Hernien der Inguinalregion verwiesen [9, 10]. Ein knöchernes Becken mit steilen Schaufeln hat ein steil zur Symphyse abfallendes Leistenband, und bei diesen Menschen setzt die Musculus-internus-transversus-Kulisse bisweilen zu hoch an der Rectusscheide an. Hier besteht dann die Bauchdecke inguinal nur aus der Fascia transversalis und der Externusaponeurose [13, 1]. Unter diesen Umständen eröffnet sich das meist längs versiegelte Urstromtal, der Weg der Auswanderung der Geschlechtsdrüsen wieder, dieser Weg ist ja schon vor der Geschlechtsdifferenzierung bei beiden Geschlechtern vorbereitet gewesen [18].

Tabelle 1

Es treten auf:	
Das Erstrezidiv im ersten postoperativen Jahr:	48%
Das Zweit- und Mehrfachrezidiv im ersten postoperativen Jahr:	66%
Rückfälle bis zum 10. postoperativen Jahr:	75%
Rückfälle nach 15 und mehr Jahren:	15%

E. A. Ryan: 369 Rückfälle nach Leisten- und Schenkelbruchoperationen (1953)

Wie wichtig die suffiziente, wie ein Augenlid diese Region abschließende Muskulatur ist, sehen wir bei der Leistenhernie des Kindes, das ja noch keinen Leistenkanal und keinen Muskelhochstand hat. Hier ist allein der offene Processus vaginalis die Ursache einer Hernie. Dabei genügt nach Lorthioir nur das Durchtrennen des Bruchsackhalses ohne jede Naht, um diese Hernie zu beseitigen [12], denn die Rolladenfunktion der Bauchmuskulatur ist hier immer schlüssig. Das ist beim herniendisponierten Erwachsenen mit dem steilen Becken und der hochstehenden Muskulatur nicht mehr der Fall. Hier bildet die Bauchdecke über dem Leistenband nur eine Faszien- und Aponeurosenbegrenzung und noch dazu mit Löchern mit dem inneren und äußeren Leistenring. Der Verschluß fehlt. Die heute so oft zitierte Fascia transversalis ist kein homogenes Blatt. Ihre Textur schwankt vom Schleier bis zur verfilzten Platte. Besonders dicht als Tractus ileopubicus an der Hinterwand des Leistenbands ausgebildet [5]. Bei einer Hernie wird diese Faszie gedehnt und, da sie lebendig ist, reagiert sie mit Hyperplasie, ja sogar mit der Entwicklung kontraktiler Elemente, aber vergeblich, sie kann die Hernie trotzdem nicht verhindern. Es fehlt ja das Muskelwiderlager. Auch hier dürfte das eingelagerte Fett abgebaut, umgebaut oder verschoben eine helfende Rolle spielen. Jeder kennt die gewaltigen Fettmassen, in der der Bruchsack einer direkten Leistenhernie eingebettet ist. Deshalb ist es so schwierig, manchmal den Bruchsack zu finden. Sie erinnern sich auch an die oft lipomatösen Gebilde im Bereich des Funiculus spermaticus. Diese Verdickung lebendiger Faszien sehen wir auch an den Grenzlamellen des Halses bei einer Struma [16] oder, wie in einem Experiment, bei subcutan eingebrachten Gewebsexpandern [15]. Der Beweis, daß lebendiges Gewebe hyperplastisch organoplastisch reagiert, sind die Riesenhernien [11]. Hier gibt es keine Decubitalulcera wie z. B. bei übergroßen Narbenhernien, sondern dicke Hüllfascien. Narben können sich auf Druck nicht wehren. Die Hernienoperation ist nur sinnvoll, wenn wir nach Beseitigung des bei den großen Hernien ja auch sehr derben Bruchsackes, diese Fascia transversalis doppeln und darüber die hochstehende Internus-transversus-Muskelkulisse funktionsfähig an das Leistenband oder an den horizontalen Schambeinast herunternähen.

Bei Riesenhernien kann man durch ein Pneumoperitoneum die kaum gesteigerte Ruheaktivität überwinden und den Defekt verschließen [7].

Die Hernien, die Eduardo Bassini vor 100 Jahren operierte, waren meist sehr große Leibschäden [2]. Das können Sie an seinen veröffentlichten Krankengeschichten sehr genau ablesen (Tab. 2). Seine Leistenbrüche hatten deshalb eine ganz dicke Transversalfaszie, oft verschweißt mit der Internus-transversus-Kulisse. So konnte er nach Längsinzision der Fascia transversalis mit einer einfachen fortlaufenden Nahtreihe Faszie und funktionsfähige Muskulatur gemeinsam am Leistenband verankern und die schwache Stelle ideal verschließen. Deshalb hatte er so wenig Rezidive (Tab. 3). Der Chirurg aus Padua operierte also andere Hernien als wir heute, 100 Jahre später!

Tabelle 2

Von den ersten 100 Hernien waren		
voluminös	= 28%	
mittelgroß	= 54%	82%
klein	= 14%	
keine Größenangabe	= 4%	

Als „klein" bezeichnet Seite 432, Bassini, eine Hernie, wenn sie „birnengroß" war.
E. Bassini: Über die Behandlung des Leistenbruchs (1890) *Langenb. Arch. 40, S. 429*

Tabelle 3

Von den ersten 100 Operationen Zeitpunkt der Nachschau und Ergebnisse		
über 4 Jahre	2 geheilt	
über 3 Jahre	13 geheilt	
über 2 Jahre	38 geheilt	
über 1 Jahr	40 geheilt	
unter 1 Jahr	1 geheilt	= 94
Rückfälle	3	
verstorben	2	
nicht nachgesehen	1	
	100	

E. Bassini: Über die Behandlung des Leistenbruchs (1890) *Langenb. Arch. 40, S. 429*

Wir müssen jetzt meist einen Entlastungsschnitt in der vorderen Rectusscheide anbringen, um die allein nähbaren Faszien spannungsarm am Leistenband oder am Periost des horizontalen Schambeinastes so sicher wie möglich zu verankern. So sicher, daß sie dem immerwährenden Zug, der Brandung an einer Bauchdecke standhalten können und daß der lebendige Muskelvorhang sicher abschließt und wie ein Augenlid ungestört zur Wirkung kommt [4, 18].

Kümmern wir uns nicht um diese Ruheaktivität der Bauchwandmuskeln und nähbare Faszien. Zerren wir bei dünner Transversalisfaszie die Muskulatur mit umgreifenden Nähten nach unten, so wird sie atrophisch, der lidartige Rolladen wird zum wehenden Vorhang. Das Rezidiv ist entstanden. Zu Unrecht nannte man den meist als direkte Hernie zu beobachtenden Rückfall, das Bassini-Rezidiv.

Nach diesen Überlegungen wird es keine Standardoperation einer Hernie geben. Jede Therapie, auch die mikroinvasive, wird erfolgreich sein, wenn die Faszien genäht und Muskeln geschont verschoben werden. Vielleicht muß auch einmal das Kunststoffnetz zur Anwendung kommen, um diese zwei Bedingungen, feste Fascien, lebendige Muskulatur, zu erfüllen.

Eine Hernia incipiens mit einem Muskelhochstand und schleierdünner löchriger Fascia transversalis ist sicher empfindlicher gegen eine unsachgemäße Radikaloperation als eine Hernia permagna mit einer im Laufe der Zeit erworbenen, sehr dicken Fascia transversalis und einer schlüssigen, lebendigen Bauchdeckenmuskulatur.

Literatur

1. Anson JB, Morgan HE, McVay Ch (1960) Surgical Anatomy of inguinal region based upon a study of 500 Body halves. SGD 111:707
2. Bassini E (1890) Über die Behandlung des Leistenbruchs. Langenb Arch 40:429
3. Douglas DM (1952) The healing of aponeurotic incissions. Brit J Surg 40:79
4. Dudda W, Schunk R (1990) Die Hernienoperation nach Lotheissen und McVay. Spätschicksalsanalyse von 1202 Leisten- und Schenkelhernien. Langenb Arch 375:351
5. Eisler P (1912) Die Muskeln des Stammes. Handbuch der Anatomie des Menschen. v K v Bardeleben (Hrsg) 2.2.1.644, Verlag Fischer, Jena
6. Hahn N. Cit Stelzner 88
7. Henrich M, Stelzner F (1976) Präoperatives Pneumoperitoneum für die Erleichterung der Operation bei großen Bauchwandbrüchen. Chir Praxis 21:47
8. Keith A (1924) On the origin and nature of hernia. Brit J Surg 11:455
9. Kreyer M (1983/84) Die Versorgung der inguinalen und femoralen Hernien nach der Methode McVay und ihre anatomischen Grundlagen. Chir Praxis 32:41
10. Kreyer M (1968) Inguinalhernien bei Zentralafrikanern. Münch Med Wschr 110:1750
11. Ledderhose G (1919) Beiträge zur Lehre vom äußeren Leistenbruch. D Zschr Chir 148:145
12. Lorthioir. Cit. Zukschwerdt
13. Polya E (1912) Die Ursache der Recidive nach Radikaloperation des Leistenbruches. Langenb Arch 99:817
14. Ryan EA (1953) An Analysis of 369 Consecutive Cases of recurrent inguinal and femoral hernias. SGO 96:343
15. Stark GB, Jaeger K, Rhades JC (1992) Histomorphologische Befunde humanen expandierten Gewebes. Handchir, Mikrochir, plast Chir 24:50
16. Stelzner F (1988) Die chirurgische Anatomie der Grenzlamellen der Schilddrüse und die Nn. laryngei. Langenb Arch 373:355
17. Stelzner F (1988) Theorie und Praxis der fortlaufenden Laparotomienaht. Chirurg 59:654
18. Stelzner F (1991) Das Fascienskelett der Bauchhöhle. Langenb Arch 376:108
19. Stelzner F, Beyenburg S, Hahn N (1993) Erworbene Bauchhöhlenmuskelstörungen. Langenb Arch 378:49
20. Zukschwerdt L, Zettel H (1932) Hodenatrophie und Recidive nach Operation kindlicher Leistenbrüche. Chirurg 4:873

66. Inzidenz, Pathogenese und Prophylaxe von Narbenhernien der Bauchwand

R. Engemann, B. Lünstedt und A. Thiede

Chirurgische Universitätsklinik, Josef-Schneider-Str. 2, 97080 Würzburg

Incidence, Pathogenesis and Prophylaxis of Incitional Hernias

Summary. A frequency of incisional hernias after laparotomy varies between 0.7% and 9%, only about 50% of these hernias appear in between the first year. Endogenic risk factors are male sex, obesitas, jaundice, pulmonary infection and abdominal distension, as exogenic factors are discussed type of incision, type of closure, suture material and wound infection. The type of incision does not influence the rates of incisional hernias much, resorbable sutures with a short time of resorbation may lead to a someone higher incidence of incisional hernias compared to non resorbable monofil materials. 40% of the hernias develop after wound infection. The holding capacity of the continuous suture is superior to the single stich technique. Prophylaxis consists of optimal surgical technique, choice of the adequat suture material and aseptic surgical techniques and perioperative antibiotic prophylaxis.

Key words: Incisional hernia – Suture technique – Suture material – Wound infection

Zusammenfassung. In großen Serien wird die Narbenhernienrate nach Laparotomien zwischen 0,7% und 9% angegeben, nur ca. 50% manifestieren sich bereits im ersten Jahr postoperativ. Endogene Faktoren, die die Wundheilung beeinflussen, sind das männliche Geschlecht, Adipositas, Ikterus, pulmonale Infektionen und Erhöhung des Bauchinnendrucks. Besser zu beeinflussende exogene Faktoren sind Schnittführung, Verschlußtechnik, Nahtmaterial und die Wundinfektion. Die Schnittführung beeinflußt die Entstehung von Narbenhernien nicht signifikant, kurzfristig resorbierbare Fäden können eher als spät oder nicht resorbierbare Fäden die Ausbildung von Narbenhernien veranlassen. Der fortlaufende Bauchdeckenverschluß hat die größte mechanische Haltekraft. In 40% geht der Narbenhernienbildung eine Wundinfektion voraus. Prophylaxe wird erzielt durch präzise chirurgische Naht- und Knotentechnik, Auswahl des geeigneten Nahtmaterials, sterile Operationstechnik und perioperative Antibiotikaprophylaxe.

Schlüsselwörter: Narbenhernie – Nahttechnik – Fadenmaterial – Wundinfektion

Einleitung

Die Entwicklung und chirurgische Anwendung von synthetisch hergestellten resorbierbaren und nicht resorbierbaren Nahtmaterialien mit definierbaren physikalischen Eigenschaften hat der chirurgischen Literatur zur Narbenhernienbildung seit Anfang der 70er Jahre eine Fülle von Publikationen beschert. Bei der Bewertung ergeben sich die bekannten Probleme grundsätzlicher Art: Serien mit großen Patientenzahlen sind meistens retrospektive, allenfalls prospektive Analysen, die randomisierten kontrollierten Studien haben häufig das Problem der kleinen Zahl und können rein statistisch gesehen für die geforderte klinische Relevanz Signifikanzen nicht erreichen. Hinzu kommt, daß die Heterogenität des Patientengutes die Vergleichbarkeit der Analysen erschwert. Dennoch soll im folgenden der Versuch unternommen werden, Gesichertes herauszustellen.

Inzidenz von Narbenhernien

Narbenhernien nach Laparotomien treten nach großen Sammelstatistiken zwischen 0,7 % [17] und 9 % [23] auf, bei Unterteilung des Patientengutes nach verschiedenen Techniken oder Subpopulationen kann sich dieser Prozentsatz auf 20–44 % erhöhen [28, 21]. Neben den bereits in der Einleitung ausgeführten allgemeinen Gesichtspunkten werden auch andere, zum Teil rein auswertungstechnische Aspekte für diese Diskrepanzen verantwortlich zu machen sein. Die Festigkeit der Bauchdecken wird durch die Aponeurosen mit ihrem Kollagengehalt bestimmt, durch die Linia alba und die Rektusscheiden. Die Wundheilung dieser Schichten ist langsam: Nach 120 Tagen ist ca. 80–90 % der Ausgangsfestigkeit erreicht [6]. Deshalb sollte man meinen, daß ein Jahr postoperativ die Mehrzahl der Narbenhernien manifest geworden ist. Es manifestieren sich aber im ersten Jahr postoperativ nur ca. 50–70 % der Narbenhernien, weitere 30–50 % werden erst nach 5–9 Jahren festgestellt [8, 13, 20]. Die absolute Höhe der Narbenhernienrate hängt also stark vom Untersuchungszeitpunkt ab, was beachtet werden muß, wenn solche Zahlen verglichen werden sollten.

Pathophysiologie

Die Heilung einer Laparotomiewunde wird durch viele Faktoren beeinflußt, von denen einige besondere Bedeutung erlangt haben. Allgemein können für die Entstehung von Narbenhernien weniger zu beeinflussende, endogene Faktoren und mehr, vor allem von chirurgischer Seite zu beeinflussende Faktoren verantwortlich gemacht werden.

Endogene Faktoren

Zu den endogenen Faktoren gehören männliches Geschlecht, Adipositas, Ikterus, pulmonale Infektion, Erhöhung des Bauchinnendruckes und eine Wundinfektion oder stattgehabte Wunddehiszenz [19]. Die beiden letzten Komplikationen werden allerdings auch stark durch exogene Faktoren beeinflußt und müssen beiden Kategorien zugeordnet werden. Pollock [21] zeigte anhand einer großen retrospektiven Analyse von fast 1000 Patienten deutlich zum einen den Unterschied in der Häufigkeit zwischen Männern (17,1 %) und Frauen (4,2 %), als auch den Einfluß der Risikofaktoren pulmonale Komplikation und Wundinfektion bei der Entstehung von Narbenhernien. Die Analyse weiterer Risikofaktoren, z. B. eines bestehenden Ikterus, ergibt, daß solche wiederum eine Reihe voneinander unabhängige Risikofaktoren enthalten können. So wird zwar in vitro durch die Zugabe von bilirubinhaltigem Serum das Wachstum von Fibroblastenkulturen gehemmt und gestört [27], in vivo ist die Wundheilungsstörung bei einem Ikterus jedoch nicht per se auf ein erhöhtes Bilirubin zurückzuführen [1]. Ähnliche Zusammenhänge werden auch bei den Risikofaktoren männliches Geschlecht – Bronchitis, Raucher – gesehen.

Exogene Faktoren

Als exogene Faktoren, die Einfluß auf die Wundheilung bzw. Narbenhernienbildung nehmen können, gelten die Schnittführung, die Verschlußtechnik (fortlaufend, Einzelknopf schichtweise, einschichtig), das Nahtmaterial und die Wundinfektion und vorausgegangene Wunddehiszenz. Die beiden letzten Faktoren unterliegen neben exogenen auch endogenen Einflüssen (s.o.).

Schnittführung

In retrospektiven Analysen ist die mediane Laparotomie mit einer höheren Narbenhernienrate behaftet als quer angelegte Schnittführungen und das entspricht auch dem „klinischen Eindruck". Dieses ist darauf zurückzuführen, daß die mediane Laparotomie als idealer, schneller Zugangsweg bei Notfällen oder unklaren Situationen gilt. Schaltet man dieses Ungleichgewicht durch kontrollierte und randomisierte Studien aus, so ergibt sich zwischen der Narbenhernienrate beim Vergleich vertikale und horizontale Schnittführung kein signifikanter Unterschied [3, 12, 25]. Gleiches gilt auch für den Vergleich paramedian versus quere Schnittführung [9]. Diese Studien sind sogar relativ gut vergleichbar, da sie überwiegend in einer einheitlichen fortlaufenden Nahttechnik mit monofilem Nahtmaterial erstellt sind.

Zwischen einer medianen und medial-paramedianen Schnittführung besteht ebenfalls kein signifikanter Unterschied der Narbenhernienrate, sie liegt zwischen 6 und 8,8 % [3, 8]. Lediglich der von Donaldson propagierte lateral paramediane Schnitt [5] hat eine signifikant geringere Narbenhernienrate, die bei einigen Autoren 0 beträgt [4, 11]. Der Nachteil dieser Schnittführung, die sich eines ausgesprochenen Kulisseneffektes des Rektummuskels bedient, besteht in dem größeren Zeitbedarf.

Verschlußtechnik

Bei der Verschlußtechnik haben wir zunächst die Wahl zwischen einem schichtweisen Bauchdeckenverschluß (bei dem vor allem das Peritoneum extra verschlossen wird), und dem einschichtigen Vorgehen. Da der Verschluß von Peritonealdefekten durch die Mesothelzellen pathophysiologisch anders abläuft als die Narbenbildung im Bereich des übrigen Bauchdeckengewebes [22] und da ein Bauchdeckenschnitt als eine einschichtige Narbe heilt und nicht in Schichten, muß das Peritoneum nicht fortlaufend verschlossen werden. Die Dehiszenz und Narbenhernienrate unterscheidet sich nicht, ob es verschlossen oder offen gelassen wird [10, 14].

Die Verschlußtechnik – fortlaufend oder Einzelknopftechnik – unterliegt in den einzelnen „chirurgischen Schulen" und in den verschiedenen Ländern starken traditionellen Einflüssen. In England wird beispielsweise schon seit Jahren eher fortlaufend genäht, in Deutschland und auch in den skandinavischen Ländern wurde die Einzelknopftechnik bevorzugt. Der fortlaufende Bauchdeckenverschluß hat die größte mechanische Haltekraft, sie ist doppelt so groß wie bei einer Einzelknopfnaht [7, 12]. Durch Untersuchungen mit polarisiertem Licht wurde gezeigt, daß sich bei der fortlaufenden Naht bessere Druck-Zugverhältnisse in der Wunde ergeben [26]. Hinzu kommt, daß ein fortlaufender Bauchdeckenverschluß gegenüber einer Einzelknopfnahttechnik doppelt so schnell ausgeführt werden kann [24]. Besonders wichtig für jedwede Verschlußtechnik ist es, eine ausreichende Stichweite zu wählen [16]. Die praktischen Empfehlungen lauten deshalb, die Stichweite muß mindestens 1–1,5 cm vom Schnittrand betragen, der Stichabstand mindestens 1–1,5 cm. Bei der fortlaufenden Naht sollte der Fadenverbrauch das Vierfache der Wundlänge betragen. Werden diese technischen Vorgaben eingehalten, ergeben sich für die Einzelknopfnahttechnik und fortlaufende Nahttechnik keine Unterschiede bezüglich der Narbenhernienbildung [24, 28].

Nahtmaterial

Bei der Bewertung von resorbierbarem und nicht resorbierbarem Nahtmaterial bestehen zum Teil Kontroversen. Während von einigen Autoren für die kürzer resorbierbaren Fäden keine höhere Narbenhernienbildung beschrieben wird [15], treten Narbenhernien in anderen Studien signifikant höher auf im Vergleich zu Polyamid bei der fortlaufenden Nahttechnik [2, 28]. Bei den spät resorbierbaren monofilen Fäden Polygluconat und Polydioxanon lassen sich bei fortlaufender Nahttechnik im Vergleich zu Polyamid oder Polypropylen keine Unterschiede in randomisierten Studien erkennen [18, 28]. Wenn von resorbierbarem Nahtmaterial beim Bauchdeckenverschluß, auch unter dem Gesichtspunkt einer geringeren Fadenfistelung, Gebrauch gemacht werden soll, so bieten sicherlich die spät resorbierbaren Nahtmaterialien Sicherheitsvorteile besonders bei Risikopatienten.

Wundinfektion

Der Einfluß der Wundinfektion auf die Narbenhernienbildung war bereits bei den endogenen Faktoren betont worden. Aber auch durch atraumatische Technik und eine korrekte perioperative Antibiotikaprophylaxe in den geeigneten Fällen läßt sich dieses Risiko mildern: Es sollte die Bedeutung der Wundinfektion für die Narbenhernienentstehung jedem Chirurgen klar sein, da bei bis zu 40 % der Patienten, die eine Narbenhernie entwickeln, eine postoperative Wundinfektion vorausgeht.

Prophylaxe

Aus dem bisher Ausgeführten ergeben sich daher für die Prophylaxe einer Bauchwandhernie folgendes:

Bei der korrekten chirurgischen Nahttechnik muß die Stichweite vom Wundrand mindestens 1–1,5 cm betragen, der Stichabstand sollte ebenfalls 1–1,5 cm groß sein. Für die Anwendung der fortlaufenden Nahttechnik, die besonders bei postoperativen Bauchwanddistensionen Vorteile bringt, ist zu beachten, daß die verbrauchte Fadenlänge ungefähr der vierfachen Wundlänge entspricht.

Als geeignete Nahtmaterialien sind monofile, nicht resorbierbare (Polyamid, Polypropylen) und spät resorbierbare (Polygluconat und Polydioxanon) Fäden besonders für den fortlaufenden allschichtigen Bauchdeckenverschluß anzusehen. Für den normalen, nicht mit einem Risiko versehenen Bauchdeckenverschluß sind, besonders in der Einzelknopfnahttechnik, wegen der angenehmeren Knüpfeigenschaften die resorbierbaren Fäden Polyglykolsäure und Polyglactin geeignet.

Ein wichtiger Beitrag zur Prophylaxe von Narbenhernien ist die Prophylaxe der Wundinfektion. Neben subtiler und atraumatischer chirurgischer Technik muß eine korrekte Antibiotikaprophylaxe bei den dafür geeigneten Patienten bzw. Krankheitsbildern durchgeführt werden.

Das Erkennen und der Versuch, endogene Risikofaktoren zumindest teilweise zu senken, kann, beispielsweise durch präoperative Konditionierung der Patienten, ebenfalls der Ausbildung einer Narbenhernie entgegenwirken.

Literatur

1. Armstrong CP, Dixan JM, Duffy SW, Elten RA, Davies GC (1984) Wound healing in obstructive jaundice. Br J Surg 71:267–270
2. Bucknall TE, Ellis H (1981) Abdominal wound closure – A comparison of monofilament nylon and polyglycolic acid. Surgery 89:672–677
3. Bucknall TE, Cox PJ, Ellis H (1982) Burst abdomen and incisional hernia: a prospective study of 1129 major laparotomies. Br Med J 284:931–933
4. Cox PJ, Ausobsky JR, Ellis H, Pollock AV (1986) Towards no incisional hernias: lateral paramedian versus midline incisions. J Royal Soc Med 79:711–712
5. Donaldson DR, Hegarty JH, Brennan TG, Guillou PJ, Finan PJ, Hall TJ (1982) The lateral paramedian incision – Experience with 850 cases. Br J Surg 69:630–632

6. Douglas DM (1952) The healing of aponeurotic incisions. Br J Surg 40:79–82

7. Dudley HAF (1970) Layered and mass closure of the abdominal wall. Br J Surg 57:664–667

8. Ellis H, Gajraj H, George C (1983) Incisional hernias: when do they occur? Br J Surg 70:290–291

9. Ellis H, Coleridge-Smith PD, Joyce AD (1984) Abdominal incisions: Vertical or transverse? Postgrad Med J 60:407–410

10. Gilbert JM, Ellis H, Foweraker S (1987) Peritoneal closure after lateral paramedian incision. Br J Surg 74:113–115

11. Goulliou PJ, Hall TJ, Donaldson DR, Broughton AC, Brennan TG (1980) Vertical abdominal inscisions – a choice? Br J Surg 67:395–399

12. Greenall MJ, Evans M, Pollock AV (1980) Midline or transverse laparotomy? A random controlled clinical trial. Part I: Influence on healing. Br J Surg 67:188–190

13. Harding KG, Mudge M, Leinster SJ, Hugh LE (1983) Late development of incisional hernia: an unrecognized problem. Br Med J 286:519–520

14. Hugh TB, Naukivell CH, Meagher AP, Li B (1990) Is closure of peritoneal layer necessary in the repair of midline surgical abdominal wounds? World J Surg 14:231–234

15. Irvin TT, Koffman CG, Duthie HL (1976) Layer closure of laparotomy wounds with absorbable and non-absorbable suture materials. Br J Surg 63:793–796

16. Jenkins TPN (1976) The burst of abdominal wound: a mechanical approach. Br J Surg 63:873–876

17. Knight CHD, Griffen FD (1983) Abdominal wound closure with a continuous monofilament polypropylene suture. Arch Surg 118:1305–1308

18. Krukowski ZH, Cusick EL, Engeset J, Matheson NA (1987) Polydioxanone or polypropylene for closure of midline abdominal incisions: a prospective comparative clinical trial. Br J Surg 74:828–830

19. Lamont PM, Ellis H (1988) Incisional hernia in re-opened abdominal incisions: An overlooked risk factor. Br S Surg 75:374–376

20. Mudge M, Hugh LE (1985) Incisional hernia: a 10 year prospective study of incidence and attitudes. Br J Surg 72:70–71

21. Pollock AV (1981) Laparotomy. J Royal Soc Med 73:480–484

22. Raftery AT (1990) Peritoneum. In: Bauknecht KJ, Bucknall TE, Ellis H, Germer Ch (Hrsg) Postoperative Wundheilung von Organen und Organsystemen. De Gruyter Berlin New York, 205–224

23. Regnard JR, Hay JM, Rea S, Fingerhut A, Flamant Y, Maillard JN (1988) Ventral incisional hernias: incidence, date of recurrence, localisation and risk factors. It J Surg Sci 18:259–265

24. Richards PC, Balch ChM, Aldrete JS (1983) Abdominal wound closure. A randomized prospective study of 571 patients comparing continuous vs interrupted suture techniques. Ann Surg 197:238–243

25. Schoetz DJ, Coller GA, Veidenheimer MC (1988) Closure of abdominal wounds with polydiaxanone. Arch Surg 123:72–74

26. Stelzner F (1988) Theorie und Praxis der fortlaufenden Laparotomienaht. Chirurg 59:654–660

27. Taube M, Elliot P, Ellis H (1981) Jaundice and wound healing – a tissue culture study. Br J Exp Pathol 62: 227–231

28. Wissing J, von Vroonhhoven TJ, Schattenkerk ME, Veen HF, Ponsen RJG, Jeekel J (1987) Fascia closure after midline laparotomy: results of a randomized trial. Br J Surg 74:738–741

67. Indikation und Verfahrenswahl bei Narbenhernien

V. Zumtobel und K. H. Bauer

Chirurgische Klinik der Ruhr-Universität, St.-Josef-Hospital, Gudrunstr. 56, 44791 Bochum

Indication and Operative Procedure in Incisional Hernias

Summary. Occurrence of an incisional hernia indicates surgical correction if there are no general contraindications. Correlating to wound tension hernia repair can be performed by duplication of the fascia or by direct suture with or without onlay respectively underlay of prosthetic materials or a cutis flap. The recurrence rate depends more on suture tension than on the method of repair. Defects of the abdominal wall can be closed by interposition of alloplastic materials or cutis. In cases of permanent intestinal eventration preoperative distension of the abdominal cave by pneumoperitoneum will be of benefit.

Key words: Incisional hernia – Hernia repair – Pneumoperitoneum

Zusammenfassung. Bei allgemeiner Operabilität der Patienten bedeutet das Auftreten einer Narbenhernie auch die Indikation zur operativen Korrektur. In Abhängigkeit von den Spannungsverhältnissen und betroffenen Gewebeschichten kann der Hernienverschluß durch Fasziendoppelung oder Stoß-auf-Stoß-Naht mit oder ohne Auf- bzw. Unterlage von Kunststoff- oder Cutislappen erfolgen. Für das Auftreten eines Hernienrezidivs spielt die Nahtspannung eine viel größere Rolle als die Operationsmethode. Bauchwanddefekte können gut mit Cutis oder Kunstgewebe überbrückt werden. Bei permanenter Eingeweideeventration empfiehlt sich eine präoperative Bauchhöhlendehnung durch ein Penumoperitoneum.

Schlüsselwörter: Narbenhernie – Fasziendoppelung – Pneumoperitoneum

Operationsindikation

Die Problematik der Narbenhernien besteht in subjektiven Beschwerden und evtl. Komplikationen. Es besteht eine deutliche Wachstumstendenz. Ab einer gewissen Größe verändert sich das Verhältnis Abdominalhöhle zu Abdominalinhalt, so daß schließlich das Fassungsvermögen des Abdomens zu klein werden kann. Besonders schmerzhaft und zu Komplikationen neigend sind die in den Lagern „durchgeschnittener" Fäden entstehenden Gitterbrüche. Daher sehen wir bereits im Auftreten eines Narbenbruchs eine relative Indikation zur operativen Sanierung. Starke Beschwerden mit häufiger oder persistierender Arbeitsunfähigkeit sind eine dringliche, Inkarzeration des Bruchinhalts oder Drucknekrosen der Haut eine absolute Indikation.

Tabelle 1. Reparationsverfahren bei Narbenhernien

---

1. Schichtgerechte Naht (einreihig, mehrreihig)
2. Schichtgerechte Naht mit Verstärkung (Kunststoffnetz oder Cutislappen als Onlay oder Underlay)
3. Fasciendoppelung
4. Bauchwandersatz (Kunststoffnetz, Cutislappen)
5. Bauchwandrekonstruktion (innervierte gestielte Muskellappen)

Rekonstruktionsverfahren

Sowohl die Wachstumstendenz der Hernie als auch die hohen Rezidivraten zwischen 5 und 40% nach operativer Versorgung [3, 6, 8, 10] beruhen auf der kombinierten Wirkung von intraabdominellem Druck und konstantem seitlichem Muskelzug der lateralen Bauchmuskelgruppen, der im Unterbauch am stärksten ausgeprägt ist [2]. Hustenstöße und kräftige Bauchpresse erhöhen die Bauchdeckenspannung bis zum Vierfachen, unbehandelter Wundschmerz auf etwa das Doppelte. Rezidive hängen deshalb weniger von der angewandten Operationsmethode als von der bei der Korrekturoperation erzeugten Nahtspannung ab. Deshalb kann es für den operativen Bruchlückenverschluß kein Standardverfahren, sondern immer nur den jeweiligen Spannungsverhältnissen angepaßte, mehr oder weniger aufwendige Verschluß- oder Rekonstruktionsverfahren geben.

Je nach Lokalisation und Größe der Narbenhernie kann deren operative Versorgung durch direkten Verschluß als ein- oder mehrreihige Stoß-auf-Stoß-Naht bzw. Fasciendoppelung ohne oder mit Cutis- oder Kunststoffauf- oder -unterlage erfolgen (Tab. 1). Bei Bauchdeckendefekten sollte eine Defektdeckung mittels Cutislappen oder Kunststoff-Flicken, bei großen Substanzverlusten auch durch gestielte Muskellappen vorgezogen werden [1, 3, 6, 8].

Verfahrenswahl

Die Frage nach einer evtl. Eröffnung des Peritoneums beantwortet sich intraoperativ meist von selbst, indem bei kleineren Brüchen ein extraperitoneales Vorgehen meistens gut, bei großen Hernien fast nie erreichbar ist und sich so die evtl. erforderliche Revision des Bruchsackinhalts bzw. die Teilresektion des Bruchsacks in der Regel spontan anbietet.

Um möglichst günstige Heilungsvoraussetzungen zu schaffen, müssen alle ausgedünnten Narbenanteile reseziert und die zur Vereinigung vorgesehenen Fascien- oder Muskelränder sorgfältig und vollständig von allen Überzügen mit Fettgewebe oder Peritoneum befreit werden. Bei nicht median gelegenen Narbenhernien trennen wir die einzelnen Bauchdeckenschichten voneinander und schließen den Bruch durch Rekonstruktion jeder einzelnen Schicht mittels Stoß-auf-Stoß-Naht. Mediane, in der Linea alba gelegene Hernien, verschließen wir bei nur geringer Wundspannung am relaxierten Patienten mittels Fasciendoppelung nach Mayo-Dick, da die Fasciendoppelung im Tierexperiment bereits 3 Wochen postoperativ eine deutlich höhere Zugfestigkeit und einen höheren Kollagengehalt aufweist als die einfache Adaptationsnaht [7]. Andererseits bilden sich bei hoher Wundspannung, gerade nach Fasciendoppelung, gern Rezidive in Form breiter Gitterbrüche, deren Reparation sehr schwierig sein kann.

Mittlere bis stärkere Nahtspannung sowie einen regelmäßig erhöhten Abdominaldruck bei chronischer Bronchitis, Prostatahypertrophie oder Obstipation betrachten wir als Indikation für eine Stoß-auf-Stoß-Naht mit Verstärkung durch ein Kunststoffnetz, welches wir wegen der weniger starken Gefäßverbindungen zwischen Fascie und Peritoneum bevorzugt als subfascielles Underlay benutzen. Nach unseren Erfahrungen ist es wichtig, daß die Netzeinlage die gesamte Bruchpfortenlänge betrifft, im Bereich der seitlichen Zugrichtungen die Fascien-Naht mindestens 3 cm nach jeder Seite überlappt und unter mäßiger Spannung mit zahlreichen Stichen an der Fascieninnenseite fixiert wird. Eine ausreichende Netzüberlappung nach cranial oder caudal ist besonders wichtig, wenn die Bruchlücke direkt an den Knochen des Rippenbogens oder der Schambeinäste anschließt. Rezidive im eigenen Krankengut nach derartiger Versorgung entwickelten sich stets entlang einer umgeschlagenen Netzkante und waren immer Folge einer ungenügenden Netzüberlappung und -fixation. Oft kann durch Längsincision der Vorderblätter der Rektusscheiden eine zusätzliche deutliche Reduktion der Wundspannung erreicht werden.

Läßt sich eine Bruchlücke nur unter sehr starker Spannung schließen, so verzichten wir auf die direkte Naht und überbrücken die bei mäßiger Spannung verbleibende Distanz mit einem Cutislappen wie bei primärer Defektversorgung. Die verwendete Cutis kann meist aus der Haut des Bruchsacks gewonnen und braucht nicht deepithelialisiert werden. Der Cutislappenrand wird ebenfalls in der Underlay-Technik mindestens 3 cm überlappend gut an der Fascieninnenseite fixiert und der freie Fascienrand jeweils unter mittlerer Spannung auf den Cutislappen aufgesteppt. Mit Hilfe von Haltefäden an den Fascienrändern läßt sich hierbei eine gleichmäßige Spannungsverteilung auf die implantierte Cutis und die Fascie erzielen. Die Ergebnisse der Defektdeckung mit entsprechend gespannten Cutislappen sind sehr zufriedenstellend [6, 7, 9, 10]. Sehr große Bauchwanddefekte mit Verlust der Bauchdeckenkonfiguration sollten möglichst mit innervierten, evtl. mikro-chirurgisch transferierten Muskellappen verschlossen werden.

Hernien mit Eventeration

Bei großen Hernien mit Eventeration der mobilen Eingeweidepartien ist die Bauchhöhle für eine Reposition der Eingeweide meist zu klein geworden. Durch ein sog. Pneumo-Peritoneum läßt sich innerhalb von 2–6 Wochen eine ausreichende Größenzunahme der Bauchhöhle für einen Bruchlückenverschluß erreichen. Hierzu werden, je nach Atemkapazität und subjektiver Reaktion des Patienten, 500–3000 ml Luft in die Bauchhöhle eingebracht. Nach einigen Tagen lassen Bauchdeckenspannung und subjektives Mißempfinden jeweils nach und kann erneut Luft nachgefüllt werden, bis eine ausreichende Bauchdeckendehnung erreicht ist [4, 5, 9]. Wegen der meist vorhandenen Kammerung des Bruchsacks sollte dieser bei Eventeration stets sorgfältig reseziert und sein Inhalt vollständig mobilisiert werden. Der Bruchlückenverschluß erfolgt, je nach den Spannungsverhältnissen, mit einer der vorbeschriebenen Methoden, wobei bei guter Vordehnung nicht selten eine spannungsarme Fasciendoppelung möglich ist.

Nahtmaterial und Nahttechnik

Für den Bruchlückenverschluß wie für die Fixation evtl. eingebrachter Cutislappen oder Kunststoffnetze verwenden wir monophile Kunststoff-Fäden der Stärke 1 oder 1×0, da uns die Halbwertszeit der resorbierbaren Fäden zu kurz erscheint und sich an geflochtenen Kunststoff-Fäden leichter Infektionen festsetzen. Wo immer möglich, wird die fortlaufende Nahttechnik wegen ihres gleichmäßigeren Zuges bevorzugt. Fasciendoppelung und Netzfixation in tiefen Wundtaschen erfordern jedoch oft die Einzel-Nahttechnik. Bei einem Kunststoff-Netz-Underlay wird das Netz bei der Fascienverschlußnaht mitgefaßt.

Schlußfolgerungen

Nahezu alle Narbenbrüche und deren Rezidive können und sollen operativ korrigiert werden. Je nach den Gewebebedingungen, Begleitkrankheiten und Lebensverhältnissen des

Tabelle 2. Operationsergebnisse bei Narbenbrü-
chen (Chirurg. Univ.-Klinik St.-Josef-Hospital
1982–1990)

	n	Infektion	Rezidiv
Stoß-Stoß-Naht	22	–	1
Fasciendoppelung	58	–	4
Kunststoffnetz	16	1	2
Cutislappen	24	1	2
	120	2	9 (7,5%)

Betroffenen sollte eine individuell angepaßte Vorbereitung und Auswahl des Operationsverfahrens erfolgen. Gelingt es damit, die Nahtspannung gering zu halten, so kann eine Mißer-
folgsrate von weniger als 10% erreicht werden (Tab. 2). Neben der Wahl eines geeigneten
Operationsverfahrens trägt auch eine adäquate postoperative Schmerztherapie wesentlich
zur Reduktion der Nahtspannung und damit zur besseren Wundheilung bei.

Literatur

1. Carreirào S, Correa WE, Dias LC, Pitanguy J (1984) Treatment of abdominal wall eventrations associated with abdominoplasty techniques. Aesth Plast Surg 8:173–179
2. Chevrel JP (1987) Surgery of the abdominal wall. Springer, Berlin Heidelberg New York Tokyo
3. Jenkins SD, Klamer TW, Parteka JJ, Condon RE (1983) A comparison of prosthetic materials used to repair abdominal wall defects. Surgery 94:392–398
4. Lerut JP, Luder PJ, Gertsch Ph (1990) Die Behandlung riesiger Bauchwandhernien. Chirurg 67:837–843
5. Raynor RW, Del Guercio LRM (1989) The place for pneumoperitoneum in the repair of massive hernia. World J Surg 13:581–585
6. Reith HB, Kozuschek W (1989) Ergebnisse der Behandlung monströser Bauchwandhernien mit der „Kutisplastik". Aktuel Chir 24:234–238
7. Schildberg FW, Vatankhals M, Nissen R (1983) Chirurgische Behandlung des Narbenbruchs. Langenbecks Arch Chir (Kongreßber) 361:319–323
8. Stoppa RE (1989) The treatment of complicated groin and incisional hernias. World J Surg 13:545–554
9. Wilker D, Koch B, Farthmann EH (1982) Zur Behandlung übergroßer Bauchwandhernien mit chronischer Eventeration. Chirurg 53:318–321
10. Zimmermann G, Müller G, Haida A (1991) Chirurgische Therapie der Narbenhernien. Chirurg 62:656–662

68. Die Inlay/Onlay-Technik als funktionelle Rekonstruktion der Bauchwand nach Narbenhernien und Narbenhernienrezidiven

P. Klein, L. Wolff und R. Anetsberger

Chirurgische Universitätsklinik, Maximiliansplatz, 91054 Erlangen

Functional Reconstruction of the Abdominal Wall Following Hernia Using the Inlay/Onlay Technique

Summary. The recurrence of an incisional hernia following reconstruction is dependent on the size of the hernia and abdominal wall tension, the latter being affected by for example obesity. An additional factor is the "hernia potential" that is how many hernial operations have already been performed. The operative technique is however the most important influence.

In order to perform a functional reconstruction the defect must be closed and the abdominal wall returned to its original anatomical structure. The technique employed must be able to tolerate the resulting increase in tension.

In contrast to simple closure, fascia doubling and the implantation of foreign material in the hernia edges, which has a high recurrence rate, the Inlay/Onlay technique can tolerate a tension for 3.5 kg measured at maximal relaxation. Using this method the hernia recurrence rate, including that of recurrent hernias treated in this way is 6%.

Key words: Incisional hernia – Recurrence – Operative treatment, Inlay/Onlay technique

Zusammenfassung. Das Wiederauftreten eines Narbenbruches nach erfolgter Rekonstruktion ist abhängig von der Größe des Bruches und der Spannung an der Bauchdecke z. B. durch das Übergewicht. Ein zusätzlicher Faktor ist die Bruchwertigkeit, d. h. wie viele Operationen bereits durchgeführt wurden. Den entscheidenden Einfluß hat die Operationstechnik.

Um eine funktionelle Rekonstruktion zu erreichen, muß die Bruchlücke verschlossen und die Bauchwand in ihre ursprüngliche anatomische Lage gebracht werden. Die hierbei entstehende hohe Zugspannung muß durch die Technik toleriert werden.

Während der Direktverschluß, Fasziendoppelung und die einfache Implantation eines Fremdmaterials an den Bruchrändern hohe Rezidivraten aufweist, toleriert die Inlay/Onlay-Technik Zugkräfte von 3,5 kg, gemessen bei maximaler Relaxation. Hiermit konnte eine Rezidivrate, auch bei Mehrfachrezidiven, von 6% erreicht werden.

Schlüsselwörter: Operative Technik – Narbenhernienrezidive – Inlay/Onlay-Technik

Einleitung

Die Problematik der Narbenbruchoperation und insbesondere die Behandlung von Hernienrezidiven ist so alt wie die Abdominalchirurgie und bis heute nicht vollständig gelöst.

Vor allem die großen Mehrfachrezidive weisen trotz der weiterentwickelten operativen Technik eine hohe Rezidivrate auf.

Auch die Implantation von Fremdmaterial als Bauchwandersatz zeigt in Abhängigkeit von der Technik unterschiedlich hohe Rezidivraten. Zudem wird durch diese Defektdeckung die Bauchwand nicht in ihre ehemalige anatomische Position gebracht. Um eine funktionelle Wiederherstellung der Bauchwand zu erreichen, muß die rekonstruierte Bauchwand hohe Zugkräfte durch die Muskulatur tolerieren.

Material und Methodik

A) Definitionen

Bruchgröße: Als Bruchgröße wurde die Fläche der Bruchlücke bestimmt. Mit der Formel (Länge × Breite) geteilt durch 2 wird rechnerisch eine Raute als Bruchfläche berechnet.
Bruchwertigkeit: Als Bruchwertigkeit wurde die Anzahl der Operationen an einem Narbenbruch bestimmt. Ein primärer Narbenbruch hat somit die Wertigkeit 1, das 2. Rezidiv die Wertigkeit 3.

B) Patientenkollektiv

Im Zeitraum 1977–1992 wurden bei 539 Patienten 658 Narbenbrüche und deren Rezidive rekonstruiert. Ausgeschlossen wurden Leistenhernienrezidive. Nicht aufgenommen wurden Patienten nach Open-abdomen-Behandlung und Versorgung mit resorbierbarem Vicrylnetz.

29% davon waren Rezidive bzw. Mehrfachrezidive (Maximum: 12. Narbenhernienrezidiv, Wertigkeit 13).

72% der Rekonstruktionen wurden ohne Fremdmaterial direkt oder mittels Fasziendoppelung versorgt. Bei 189 Rekonstruktionen wurde Fremdmaterial mit verschiedenen Techniken eingesetzt. Davon wurde bei 47 Patienten die Inlay/Onlay-Technik durchgeführt.

Die Geschlechtsverteilung der Inlay/Onlay-Gruppe (n = 47) war ausgewogen. Das prozentuale Übergewicht betrug im Durchschnitt 16% (Max.: 80 kg über Sollgewicht). Die durchschnittliche Bruchfläche lag bei 62 cm² (Max.: 224 cm²), 53% der Narbenbrüche waren Rezidive und Mehrfachrezidive (Max.: 8. Rezidiv). Als Fremdmaterial wurde MARLEX® (n = 38) und GORE-TEX® Soft Tissue Patch (n = 9) verwandt.

6 Patienten (12,7%) wurden notfallmäßig wegen Einklemmung operiert.

C) Operationstechnik der Inlay/Onlay-Technik

Die Faszienränder der Bruchlücke werden dargestellt, der Bruchsack abgetragen, die Fläche der Bruchlücke gemessen. Zusätzlich wird eine Überlappungszone von 1,5 cm auf die „gesunde", tragfähige Bauchwand allseitig präpariert. Intraabdominelle Verwachsungen werden entsprechend dieser Überlappungszone gelöst.

Bei maximaler Muskelrelaxation durch die Anästhesie kann über ein Tensiometer eine definierte Zugkraft auf die beiden Bruchränder angelegt werden. Mit einer Spannung von 3,5 kp auf beiden Seiten lassen sich ca. 50% der Brüche komplett adaptieren.

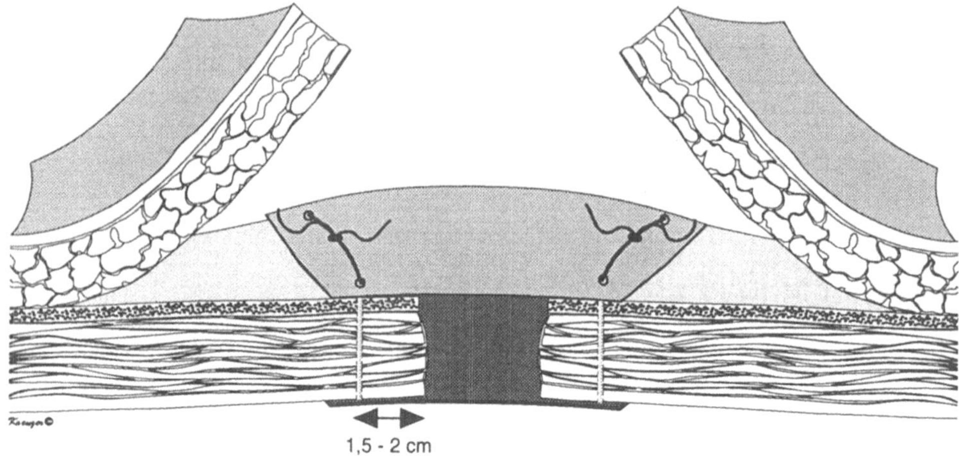

Abb. 1. Schematische Darstellung der Inlay/Onlay-Technik

Entsprechend der nun verkleinerten Bruchlücke plus den Überlappungszonen wird aus nichtresorbierbarem Material (z. B. MARLEX, GORE-TEX® Soft Tissue Patch etc.) je ein Inlay und Onlay geschnitten.

Zunächst werden U-Nähte (nicht resorbierbares Fadenmaterial, Stärke 1, doppelt armiert) am Inlay in der Überlappungszone gelegt. Danach wird die Bauchwand in der Überlappungszone gestochen, das Onlay schließt die Rekonstruktion ab. Bei Beibehaltung der Relaxation wird die Rekonstruktion verknotet, die Faszienränder approximieren sich zwischen dem Inlay und Onlay.

Ergebnisse und Diskussion

Bei 5 Patienten traten oberflächliche Wundheilungsstörungen auf, die folgenlos ausheilten. Eine tiefe Infektion (2,1 %), die das MARLEX-Netz erreichte, wurde operativ behandelt, der Infektionsherd ausgeräumt, die Rekonstruktion belassen.

Bei 2 Patienten traten nach der Rekonstruktion mit GORE-TEX® Soft Tissue Patch-Serome auf, die nach 3maliger Punktion ausheilten. Ein Hämatom mußte operativ ausgeräumt werden.

Bei 2 Patienten (4,2 %) traten postoperative Passagestörungen auf, die jedoch konservativ behandelt werden konnten.

Mit der Inlay/Onlay-Technik traten 3 Rezidive (6,4 %) auf, die alle auf technische Fehler zurückzuführen waren. Ein Patient mußte wegen eines kleinen Randrezidives nicht operiert werden, die beiden anderen Patienten waren nach einer erneuten Inlay/Onlay-Technik rezidivfrei.

Die Inlay/Onlay-Technik toleriert die hohen Zugspannungen durch die Bauchwandmuskulatur. Zur Zeit wird intraoperativ eine Zugspannung von 3,5 kp angelegt. Ob eine höhere Spannung angewandt werden kann, um die Muskulatur komplett zu approximieren, bleibt im Einzelfall zu prüfen.

Faktoren, die die Rezidivrate einer Narbenbruchoperation beeinflussen, sind die Spannung der Bauchwand, abhängig von der Bruchfläche und dem Übergewicht des Patienten. Die Bruchwertigkeit und insbesondere die Operationstechnik haben einen direkten statistischen Einfluß auf die Rezidiventstehung.

Mit der Inlay/Onlay-Technik kann rezidivarm eine funktionelle, schichtweise Bauchwandrekonstruktion auch bei Mehrfachrezidiven erfolgen.

69. Der problematische Bauchdeckenverschluß nach offener Lavagebehandlung

W. Teichmann und B. Herbig, Hamburg

(Manuskript bis Redaktionsschluß nicht eingegangen)

Langenbecks Arch Chir Suppl (Kongreßbericht 1993)

69. Der problematische Bauchdeckenverschluß nach offener Lavagebehandlung

W. Teichmann und B. Herbig, Hamburg

(Manuskript bis Redaktionsschluß nicht eingegangen)

70. Neue Wege mit mikrochirurgisch transferierten innervierten Muskellappen zur Rekonstruktion der Bauchwandbrüche

A. Berger und W. Schneider

Klinik für Plastische, Hand- und Wiederherstellungschirurgie, Medizinische Hochschule Hannover, Podbielskistr. 380, 30659 Hannover

New Ways with Reinnervated Muscle Transfer by Microsurgical Methods for Reconstruction of the Abdominal Wall

Summary. When all methods of repair offers a hernia could not be utilised and no one could solve the problem, Plastic Surgery offers a reinnervated muscle transferred by microsurgical methods. Since 5 years we offer for these cases a M. lattissimus dorsi transfer with microneurovascular repairs.
8 patients underwent this procedure with satisfying results.

Key words: Hernia – Reconstruction – Neurovascular flaps

Zusammenfassung. Wenn alle chirurgischen Möglichkeiten ausgeschöpft sind, um nach rezidivierenden Bauchwandbrüchen oder Bauchwanddefekten die Stabilität wiederherzustellen, bietet die mikrochirurgische Technik einen neuen Weg. Wir haben vor 5 Jahren begonnen, in diesen Fällen den M. Latissimus dorsi mit und ohne Hautinsel zur Verfestigung oder auch Rekonstruktion der Bauchwand zu verwenden. Der Muskel wird nicht nur vasculär, sondern mikroneurovasculär transferiert. Es wird der N. thoracodorsalis des Muskels an einen motorischen Ast im Empfängergebiet angeschlossen. An 8 Patienten haben wir diese Methode mit Erfolg bis heute durchgeführt.

Schlüsselwörter: Bauchwandbrüche – Rekonstruktion – Neurovasculäre Lappen

Bauchwandschwächen und Bauchwandbrüche stellen immer wieder Probleme dar, die mit klassischen Methoden und modernsten lokalen Plastiken meist gelöst werden können. Es bleiben aber immer wieder Patienten übrig, bei denen schon das dritte, vierte Rezidiv aufgetreten ist oder durch den Aufbrauch oder die Zerstörung des Fascienskelettes und der innervierten Bauchwandmuskulatur eine Rekonstruktion lokal oder auch mit Netztransplantaten, Implantaten, nicht möglich erscheint [Stelzner]. Da in der Plastischen Chirurgie gerade diese schwierigen Probleme zur Lösung vorgestellt werden, haben wir uns nach einer Erfahrung mit mikrochirurgischen Gewebstransfers von über 1020 Fällen in den letzten 12 Jahren und vor allem Erfahrung mit freier Muskeltransplantation und Reinnervation entschlossen, auch diese Technik für die Rekonstruktion im Abdomenbereich, im Bauchwandbereich, einzusetzen.

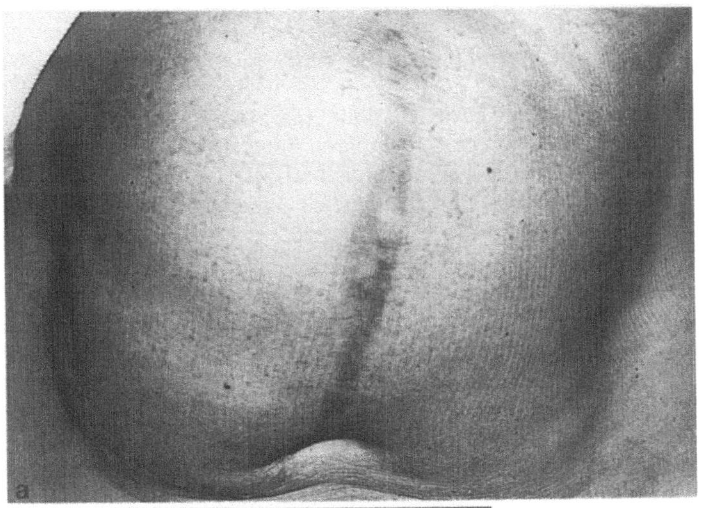

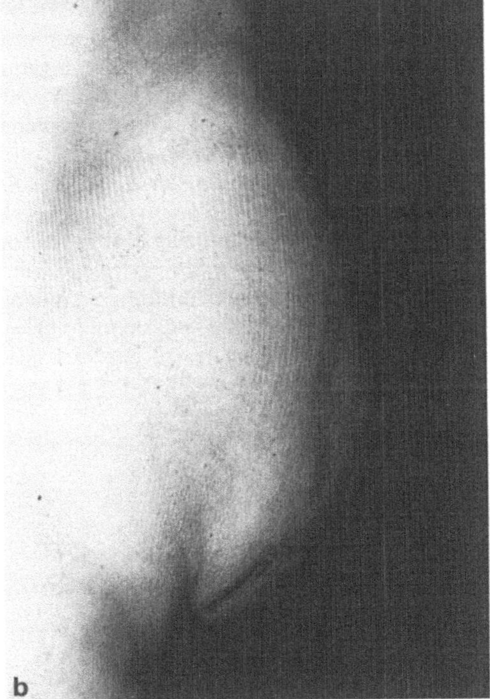

Abb. 1. a 53 a Patient, 4. Rezidiv einer Bauchwandhernie nach medianer Laparotomie. Coriumplastik wurde bereits versucht. **b** Gleicher Patient in Seitenansicht, Bauchwandschwäche komplett

Methode

Da große Bauchwandhernien meist ein Ergebnis von gestörten Wundheilungsprozessen sind, sind sie auch oft verbunden mit Defekten im Faszien- und Muskelapparat der Bauchwand. Sehr oft sind auch Wundinfektionen abgelaufen und haben zusätzlich ein schlecht durchblutetes Narbenfeld hinterlassen [Tiede]. Viele Methoden werden hier in der Literatur aufgezählt und angegeben [Klein, Wilker], die zu einem guten Wiederaufbau der Bauchdecke und der Bauchwand zur Verfügung stehen, vom einfachen Verschluß über die Fasziendoppelung und Defektersatz durch Eigen- und Fremdmaterial [Piza-Katzer et al.] (Abb. 1a, 1b).

In der Literatur findet man trotzdem noch immer eine Rezidivquote von 32,5 bis 38%. Mit Netz- und Koriumeinsatz verbleiben aber noch immer 8% an Rezidiven. Es bietet sich daher an, die vor allem bei Verletzungen bewährte Methode einer neurovaskulären Muskeltransplantation auch für die Rekonstruktion der muskulären Bauchwand einzusetzen. Wir haben seit 12 Jahren Erfahrungen mit dem M. Latissimus und M. Gracilis, vor allem zur Wiederherstellung von Funktionen im Arm- und Beinbereich [Berger, Tizian].

OP Technik:

Entnahme des gesamten Latissimus dorsi mit Gefäß und Nerven unter Bildung eines möglichst langen, d. h. bis zu 14 cm langen Stieles. Präparation der Bauchwandhernie, des Bauchwanddefektes und Darstellung der inguinalen Gefäße und eines motorischen Astes des N. femoralis (Abb. 2). Dann wird der gesamte M. latissimus, nachdem zunächst in klassischer Weise der Defekt in der Bauchwand durch ein Coriumtransplantat verschlossen wurde, über diesen Defekt ausgespannt und am Faszienskelett und knöchernen Anteil des Beckens fixiert. Die Arteria und Vena des M. latissimus wird End-zu-Seit oder auch End-zu-End an einem Seitenast im Inguinalbereich unter mikrochirurgischen Techniken anastomosiert [Berger et al.].

Der N. thoracodorsalis wird nun End-zu-End mit einem motorischen Ast des N. femoralis, wobei vorher geprüft wird, daß kein wesentlicher Ast genommen wird, sondern genügend Innervation noch für den M. femoralis vorhanden ist, mit 10-0-Nähten koaptiert. Als nächster Schritt wird, wenn noch genügend Haut vorhanden ist, die Haut darüber verschlossen, eventuell eine Insel, die mit dem M. latissimus mitgenommen wurde, eingenäht oder auch ein myocutaner Latissimus-Lappen verwendet, um den Restdefekt, der an der Bauchwand besteht, zu verschließen (Abb. 3).

Postoperativ ist ein genaues Monitoring notwendig, um bei eventueller Komplikation der Gefäße sofort revidierend eingreifen zu können.

Die Nachbehandlung unterscheidet sich in nichts von den Nachbehandlungen anderer Methoden der Wiederherstellung der Bauchwand, d. h., ein passendes Mieder muß angelegt

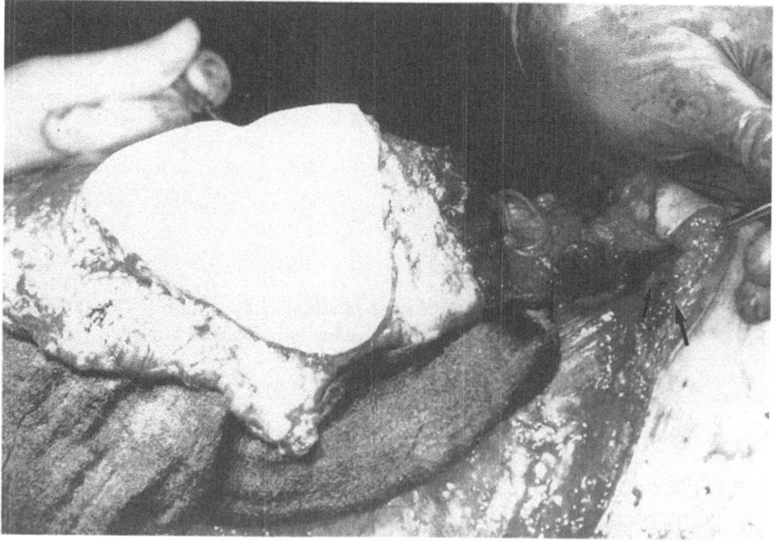

Abb. 2. Neurovasculär gestielter myocutaner Latissimus-dorsi-Lappen, Gefäßanschluß End/Seit an A. femoralis und End/End an Vena saphena magna (Pfeil). Nervennaht an motorischen Ast des N. femoralis (Pfeil)

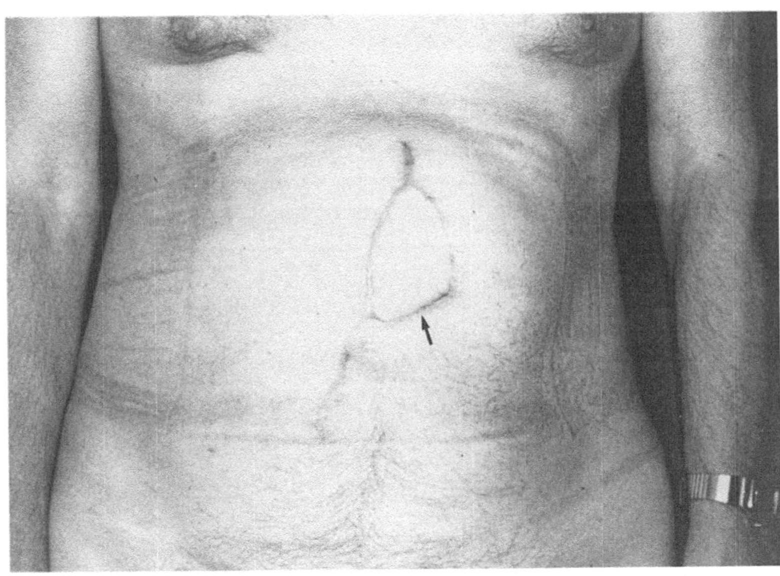

Abb. 3. 48 a Patient, Zustand nach 2. Rezidiv und Bauchwandschwäche. Rekonstruktion der Muskulatur mit neurovasculär gestieltem myocutanem Latissimus-dorsi-Lappen. 3 Jahre postop., gute Reinnveration

werden, um die Bauchwand zu entlasten, wobei eine Reinnervation dieses Muskels nicht vor 6 bis 8 Monaten zu erwarten ist.

Nach der Reinnervation kann die Bauchdecke wie jeder Muskel trainiert werden und ergibt so eine physiologische Rekonstruktion des Faszienmuskelbauchwandskelettes.

In den letzten 5 Jahren haben wir diese Methode an 8 Patienten vorgenommen, wobei eine Rekonstruktion der Bauchdecke nach Hernie bei Überrolltrauma mit guter Reinnervation der Bauchdecke durchgeführt wurde. Bei 2 Patienten war es ein Zustand nach bösartigen Tumor-Operationen, bereits 3. Rezidiv im Mittellinienbereich der Bauchwand, bei 3 weiteren Patienten waren es Rezidivhernien, immer Zweit- und Drittrezidive, einmal ein fünftes Rezidiv nach gutartigen Erkrankungen, und bei 2 Patienten wurde die Bauchwand rekonstruiert. In 2 Fällen, wo in Zusammenarbeit mit der Urologischen Klinik ein maligner Tumor resiziert wurde und die gesamte Bauchwand wiederhergestellt werden mußte (Abb. 4a, 4b).

Die Ergebnisse zeigen, daß bei 6 von 8 Patienten deren Operation bereits 2 und mehr Jahre zurückliegt, eine gute Reinnervation der Bauchdecke vorliegt. 1 Patient ist sogar in der Lage, wieder seine Bauchpresse voll zu verwenden, da er in einem Symphonieorchester an einem Blasinstrument tätig ist.

Diskussion

Die Wiederherstellung des von Stelzner bezeichneten Fascienskelettes mit lebendiger Muskulatur ist mit Hilfe eines neurovaskulären Muskels oder myocutanen Gewebes heute durch die mikrochirurgische Technik gegeben. Die Rekonstruktion der vorher genannten Defekte mit dieser noch aufwendigen Methode wird nur für spezielle Probleme angewandt. Mit der vorher beschriebenen Technik ist auch in verzweifelten Fällen und in Fällen, bei der eine komplette Rekonstruktion der Bauchwand in physiologischer Art und Weise notwendig ist, gegeben, und sicherlich eine Bereicherung der für diese Probleme zur Verfügung stehenden Operationsmethoden darstellt. Ein aufgeworfenes Problem der Ruheaktivität ist sicher noch nicht vollständig gelöst. Der N. femoralis ermöglicht durch Training, der durch den Nerv

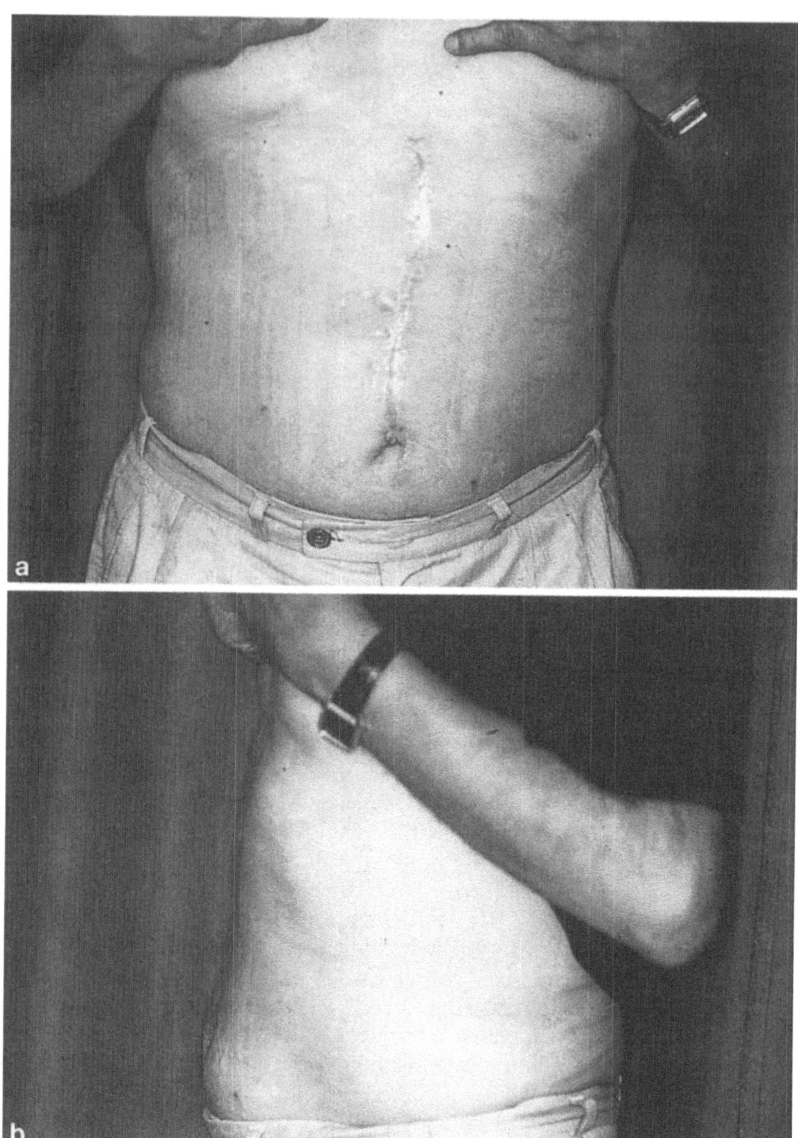

Abb. 4. **a** 53 a Mann, St. p. 3. Rezidivhernie. Rekonstruktion mit neurovasculärem Latissimus dorsi. 5 Jahre postop. voll reinnervierte Bauchdecke. **b** Gleicher Patient, deutliche Innervation des implantierten Muskels zu sehen

anatomischerseits innervierten Muskelgruppe, eine Einflußnahme auf die Bauchdecke. Es kann allerdings zur unbewußten Innervation der Bauchdecke kommen, wenn die Oberschenkelmuskulatur über dem N. femoralis innerviert wird. Wir haben gesehen, daß die Patienten nach einem intensiven Training eine brauchbare Unabhängigkeit beider Innervationsmuster erreichen können.

Weitere Untersuchungen werden durchgeführt und sind auch notwendig, um eine eventuell bessere und physiologischere Reinnervationsquelle für den Latissimus im Bauchdeckenbereich zu erreichen.

Technisch haben wir bei einem Fall einen Muskelast des R. abdominis verwandt.

Zusammenfassend läßt sich sagen, daß durch die mikroneurovasculäre Transplantation eines großen Muskels, wie z. B. des M. latissimus dorsi, auch in speziellen Fällen und bei ganzem Fehlen der Bauchwand die vordere Bauchwand in ihren muskulären Anteil physiologisch, d. h. durch einen reinnervierten Muskel so weit als möglich wiederhergestellt werden kann. Es ist dies eine Methode, die sicher noch weiter technisch und indikationsmäßig ausbaubar ist.

Literatur

1. Berger A, Flory PJ, Schaller E (1990) Muscle transfer in brachial plexus lesions. J of Microsurgery 6(2):113–116
2. Klein P (1993) Die Inlay/Onlay-Technik als funktionelle Rekonstruktion der Bauchwand nach Narbenhernien und Narbenhernienrezidiven. Kursreferate DGCH 110. Kongreß, Demeter-Verlag Nr. 181
3. Piza-Katzer H, Meissel G, Stachen G (1979) Rekonstruktion von Bauchwanddefekten mit Corium. Chirurg 50:775
4. Stelzner F (1993) Das Fascienskelett der Bauchhöhle – Hernien und andere Störungen. Kurzreferate DGCH, 110. Kongreß, Demeter-Verlag Nr. 178
5. Tizian C, Berger A (1987) Reconstruction of Muscle Function in Extremities after Traumatic loss – using free myocutaneous flaps. Proc 2nd Vienna Muscle Symp, June 1985
6. Wilker D (1988) Narbenbruchoperationen. Breitner Chir Op-Lehre Band III, Chir des Abdomens 86–96

71. Altes und Neues in der Behandlung angeborener Bauchwanddefekte im Kindesalter

A. M. Holschneider, R. Richard und M. Gharib

Kinderchirurgische Klinik, Amsterdamer Str. 59, 50735 Köln

New Aspects in the Treatment of Patients with Omphalocele and Gastroschisis

Summary. In the present study the results of the treatment of 372 patients with gastroschisis and omphalocele in the collected serie of Moore and Nur (1967) in which one of the authors [Holschneider] was cooperated were compared with the results of 341 cases treated from 1989–1992 in the Pediatric Surgery Department in Cologne. The letality decreased from 29% in 1987 to 17.6% in 1992. The method of choice to close the abdominal wall defect is amnion from the childrens own placentas. The technical details are described. In cases were no primary or secondary closure of the skin over the amnion layer is possible, tissue expanders are useful. Two such cases were demonstrated.

Key words: Omphalocele – Gastroschisis – Results

Zusammenfassung. Um Bewährtes und Neues in der Behandlung angeborener Bauchwanddefekte, speziell von Omphalocelen und Gastrochisis darzustellen, werden die Ergebnisse der internationalen Sammelstatistik von Moore und Nur, an der der Autor mitgewirkt hat, mit den Zahlen des eigenen Krankengutes aus verschiedenen Zeiträumen miteinander verglichen. Als Ergebnis kann festgehalten werden, daß die Letalität seit 1987 weiter gesunken ist von durchschnittlich 29 auf 17,6 v. H. Die Transplantation von körpereigenem Amnion hat sich als Therapie der Wahl bewährt. Technische Details werden erörtert. Bei besonderen Problemfällen, bei denen weder die Fascie noch die Haut über dem Amnion verschlossen werden können, empfiehlt sich neuerdings die Implantation von Hautexpandern.

Schlüsselwörter: Omphalocele – Gastrochisis – Ergebnisse

Vier Formen von angeborenen ventralen Spaltbildungen können unterschieden werden:

Die Ompholocele (1:4000), die Gastrochisis (Häufigkeit 1:3500), der obere mediane Bauchwanddefekt mit und ohne Herzektopie oder Sternumspalte (Häufigkeit 1:40000) und der untere mediane Bauchwanddefekt (Blasenextrophie, Häufigkeit 1:10000) und vesciointestinale Spalte (Häufigkeit 1:40000). Im eigenen Krankengut fanden sich im Zeitraum von 1963 bis 1992 341 ventrale Spaltbildungen, davon 140 Omphalocelen, 179 Gastrochisen, 7 mediane obere Bauchwanddefekte sowie 15 mediane untere Bauchwandspalten (Blasenextrophie und vesicointestinale Spalten (Tab. 1). Die Häufigkeit der in unsere Klinik eingewiesenen Fälle hat in den letzten Jahren von durchschnittlich 12 pro Jahr in den Jahren 1988 bis 1990 auf durchschnittlich 9 pro Jahr in den Jahren 1991 und 1992 abgenommen. Mutmaßlich bedingt durch vermehrte Schwangerschaftsabbrüche nach pränataler Diagnose-

Tabelle 1. Häufigkeit der verschiedenen Formen der ventralen Spaltbildungen 1963–1992

Omphalocele	140 (41 %)
Gastroschisis	179 (52 %)
Medianer oberer Bauchwanddefekt	7 (2 %)
Medianer unterer Bauchwanddefekt (Blasenexstrophie, vesikointestinale Spalte)	15 (4 %)
Gesamt	341

stellung. Allerdings ist das Auftreten sowohl von Gastrochisis wie Omphalocele starken Schwankungen unterworfen.

Definition

Charakteristisch für die *Omphalocele*, den Nabelschnurbruch, ist die Insertion der Nabelschnur medial am Omphalocelensack und die Eventration der Leber in den Omphalocelensack oder vor die Bauchhöhle (Abb. 1).

Bei der Gastrochisis hingegen liegt der Bauchwanddefekt immer rechts von der lateral inserierenden Nabelschnur, Leberanteile sind nie vor die Bauchwand prolabiert und die Eingeweide sind von keinen Resten der Wahrtonschen Sulze umgeben (Abb. 2). Während bei der Omphalocele die Darmschlingen durch die Omphalocelenmembran vor der agressiven Wirkung der Amnionflüssigkeit geschützt sind, führt der mehrmonatige Kontakt der Darmschlingen mit den Urinkomponenten der Amnionflüssigkeit zum Bild einer urämischen Peritonitis mit ödematöser fibrinöser Veränderung der Darmwände. Dieser, mit der Entstehung der Gastrochisis um die 6. bis 8. Schwangerschaftswoche beginnende Prozeß, führt durch chemische oder ischämische Faktoren auch zu einem reduzierten Längenwachstum des Darmes und ist wahrscheinlich für das simultane Auftreten häufiger Begleitfehlbil-

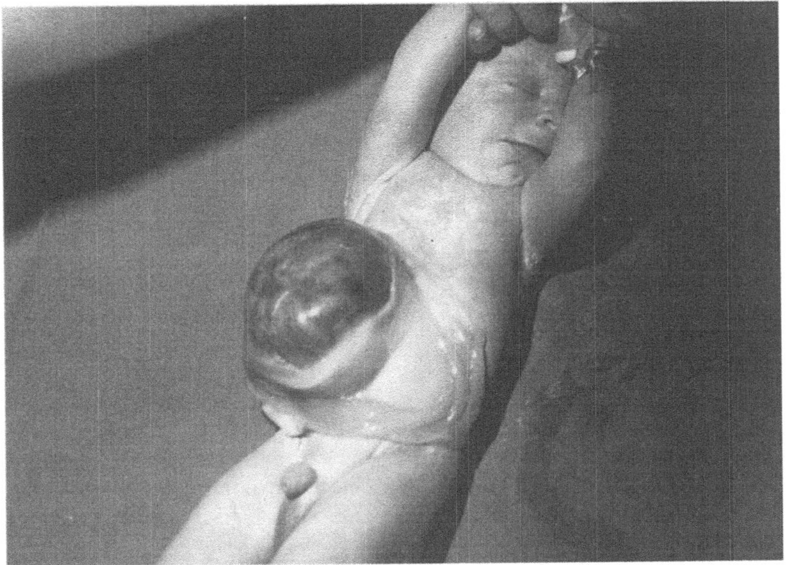

Abb. 1. Abbildung einer typischen Omphalozele mit Eventration der Leber in den Omphalozelensack vor die Bauchhöhle

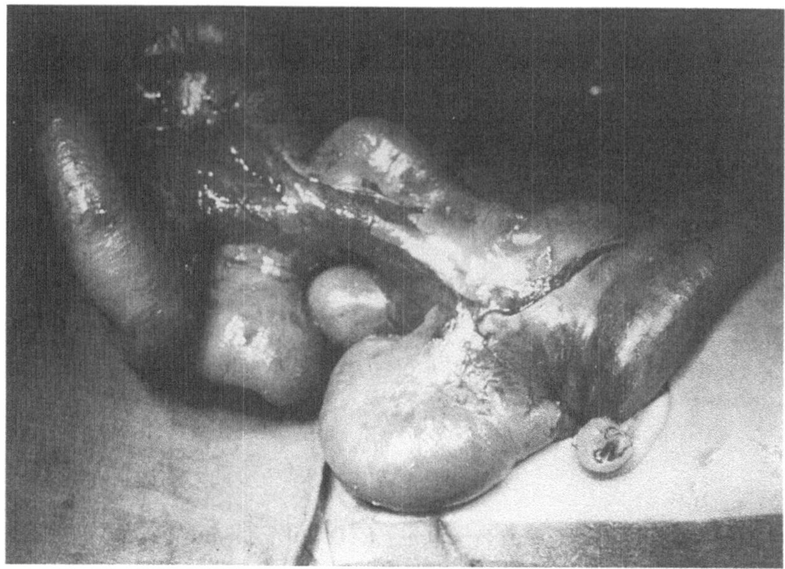

Abb. 2. Abbildung einer typischen Gastroschisis (Bauchwandspalte) mit lateral inserierender Nabelschnur. Die Leber ist nie vorgefallen

Tabelle 2. Begleitfehlbildungen bei Patienten mit Omphalocele und Gastroschisis nach Moore und Nur (Sammelstatistik 1987)

	Fehlb. ges.	Dünn- darm	Syn- drome	Tri- somie 13/18/21	Herz	Inte- sti- num **	Uro- log.	Neurol./ Muskel Skelett	versch.
Omphalocele n = 287	155* (54%)	34 (12%)	41	12	45	35	49	92	19
Gastroschisis n = 203	43+ (21%)	18 (9%)	–	–	1	–	4	–	7

* davon 74% multiple Fehlbildungen
+ davon 1% multiple Fehlbildungen
** Intestinum ohne Dünndarm

dungen des Darmes wie Atresien, Stenosen, Meckelsches Divertikel mit Ductus omphalo-enterikus verantwortlich.

Aus diesem Grund finden sich bei der Gastrochisis auch häufiger Frühgeborene (58 v. H. bezogen auf das Gewicht und 49 v. H. auf die Schwangerschaftsdauer) im Gegensatz zur Omphalocele (23 v. H. bezogen auf das Gewicht und 16 v. H. bezogen auf die Schwanger-schaftsdauer) [Moore und Nur 1986].

Bei der Omphalocele hingegen finden sich häufiger Hinweise auf weitere Fehlbildungen in der Familie und ausgedehntere Begleitfehlbildungen (54 v. H. bei Omphalocele, 21 v. H. bei Gastrochisis). Die Fehlbildungen bei der Omphalocele sind zudem schwerwiegender (Syndrom-Omphalocelen, Trisomien, cardiale-, urologische-, neurologische und muskuläre und multiple Fehlbildungen) [Moore und Nur 1987]. Dies legt ätiologisch den Verdacht auf eine genetische Ursache nahe (Tab. 2, 3a, b).

Bei dem oberen medianen Bauchwanddefekt finden sich neben der Bauchwandspalte auch Defekte des Zwerchfells und Pericards sowie gelegentlich eine Sternumspalte mit oder ohne Herzektopie.

Tabelle 3a. Begleitfehlbildungen bei 44 Patienten mit Omphalocele und Gastroschisis (1989–1992)

	Omphalocele	Gastroschisis
Magen-Darm-Trakt	5	9
Kardiopulmonal	10	–
Cerebral	6	–
Bewegungsapparat	5	1
Urogenital	4	1
Andere	8	1
Gesamt	38	12

Tabelle 3b. Syndrom Omphalocelen

	davon Syndrom Omphalocelen	Formen von Syndrom Omphalocelen		
		untere Bauchw.	obere Bauchw.	Bechwitz Wiedemann
Moore und Nur Sammelstudie (1987) n = 287	41 (14,3%)	20	7	14
Eigene Patienten n = 341	34 (10,0%)	15	7	12

Beim unteren medianen Bauchwanddefekt liegt neben einer Omphalocele eine Blasenextrophie als leichtere oder eine Blasen- und Darmextrophie (Kloakenextrophie) als schwerste Form dieser Fehlbildung vor.

Aufgrund dieser Zusammenhänge ergibt sich die zwingende Konsequenz, daß eine Gastrochisis nie ein Grund für einen vorzeitigen Schwangerschaftsabbruch darstellen kann, da der Defekt gut zu verschließen ist und Begleitfehlbildungen außerhalb des Magen-Darm-Traktes weitgehend fehlen. Die pränatale Diagnose einer Omphalocele hingegen sollte gefolgt sein von einer Chromosomenanalyse und einer intensiven Suche nach weiteren schweren Fehlbildungen außerhalb des Magen-Darm-Traktes. Die Größe der Omphalocele allein ist kein Grund für eine Schwangerschaftsunterbrechung.

Therapie

Die Therapie hat zunächst das Ziel, den Föten ungeschädigt zur Welt zu bringen. Es ist bedauerlich, daß in unserem Krankengut der letzten vier Jahre bei 32 Patienten mit pränatal diagnostizierter Gastrochisis oder Omphalocele nur 17mal (53 v. H.) eine Sectio, jedoch 15mal (47 v. H.) ein Spontanpartus, davon zweimal sogar aus Beckenendlage, abgewartet wurde. Die Folge war bei einem Patienten eine Darmläsion. Außerdem kann der Ompholocelensack rupturieren und die eviszerierten Eingeweide infiziert werden. Bei pränataler Diagnostik von Ompholocele und Gastrochisis ist daher immer eine Sectio anzuraten.

Ein pränataler intrauteriner Eingriff ergibt keinen Sinn, da die postportale chirurgische Therapie für Mutter und Kind schonender und sicherer ist.

Ziel des chirurgischen Vorgehens ist es, die prolabierten Abdominalorgane in die Bauchhöhle zurückzuverlagern und die Bauchwandlücke, wenn möglich, mehrschichtig zu verschließen, ohne jedoch den Druck in der Abdominalhöhle zu erhöhen und das Kind durch konsekutiven Zwerchfellhochstand, Atembehinderung oder Kompression der unteren

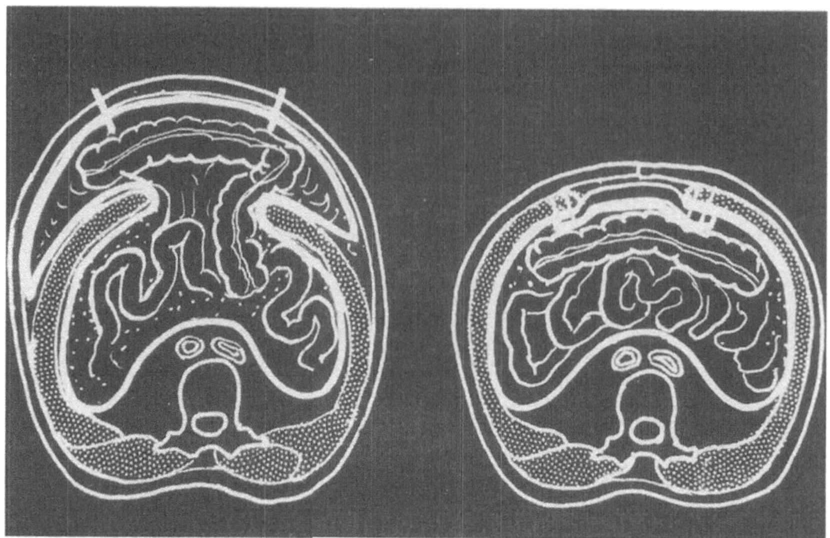

Abb. 3. Schematische Darstellung der Redression des Bauchhöhleninhaltes nach Gross. *Links:* Rückverlagerung der Eingeweide und Hautverschluß. Beachte: Die zwischen der Haut und der Faszie entstehenden Taschen, in denen die Eingeweide verwachsen. Ein weiteres Zurückgleiten der Eingeweide gleichzeitig mit Verkleinerung des Bruches bei gleichzeitigem Wachsen der Bauchhöhle ist nicht möglich. *Rechts:* Coriumlappenplastik

Hohlvene zu gefährden. Dies gelingt zunächst durch allgemeine chirurgische Maßnahmen wie Entfernung der schwartenähnlichen fibrinösen Membranen von Darm und Mesenterium, Ausstreichen des Darminhaltes nach cranial oder caudal, behutsames Dehnen der Bauchdecken. Nach unserer Erfahrung ist es jedoch bei einem Drittel der Patienten mit Gastrochisis und bei zwei Drittel der Kinder mit Omphalocele hierdurch nicht möglich, einen primären Bauchdeckenverschluß mit Adaptation von Fascie und Haut zu erreichen. Bei diesen Patienten ist die Bauchhöhle hypoplastisch, durch die Eventration der Eingeweide nicht mitgewachsen und eine forcierte Reposition, insbesondere der Leber, würde zu den erwähnten, fatalen, cardio-respiratorischen Konsequenzen mit unterer Einflußstauung und letalem Ausgang führen. Auch die von verschiedenen Autoren empfohlene intraoperative Abdominaldruckmessung über eine Magensonde oder Dopplersonographie kann hiervor nicht schützen.

Ein Ausweg ist hierbei das bewährte Operationsverfahren nach Groß mit alleinigem Hautverschluß nach ausgiebiger Mobilisierung (Abb. 3). Dabei entstehen jedoch erhebliche Wundflächen mit tiefen seitlichen Taschen und massiven Verwachsungen der Haut mit den Abdominalorganen, welche in diese Taschen prolabieren. Hierdurch wird die spontane Rückverlagerung der Darmschlingen in das Abdomen verhindert. Es kann zu Passagestörungen oder Ileus kommen. Deshalb wurde die Implantation von Dura, Pferdepericard, Teflon und anderer Fremdkörper zwischen die Fascienränder empfohlen. Es bleibt jedoch das Problem der Fremdkörperreaktion, der lokalen Wundinfektion und der Verwachsungen des Fremdkörpers mit den Darmschlingen. Insbesondere im Ausland hat sich deshalb die Bildung einer Selastic-Tasche nach Schuster bewährt mit schrittweiser Redression der Eingeweide innerhalb von 1–2 Wochen bis zum Hautverschluß. Die bei der Anwendung des Großschen Verfahrens angeschnittenen Probleme bleiben hierdurch jedoch ungelöst.

Im eigenen Krankengut hat sich deshalb seit 1971 das von Gharib entwickelte Verfahren der Amnion-Transplantation als Peritonealersatz bewährt (Abb. 4a, c). Die Vorteile dieser Technik bestehen darin, daß das kindeigene Amnion als Autotransplantat nicht abgestoßen wird, das Amnionepithel nicht mit den darunter gelegenen Darmschlingen verklebt und daß bei Fixation des gedoppelten Amnionlappens unter der Fascie (Epithel außen- und innenlie-

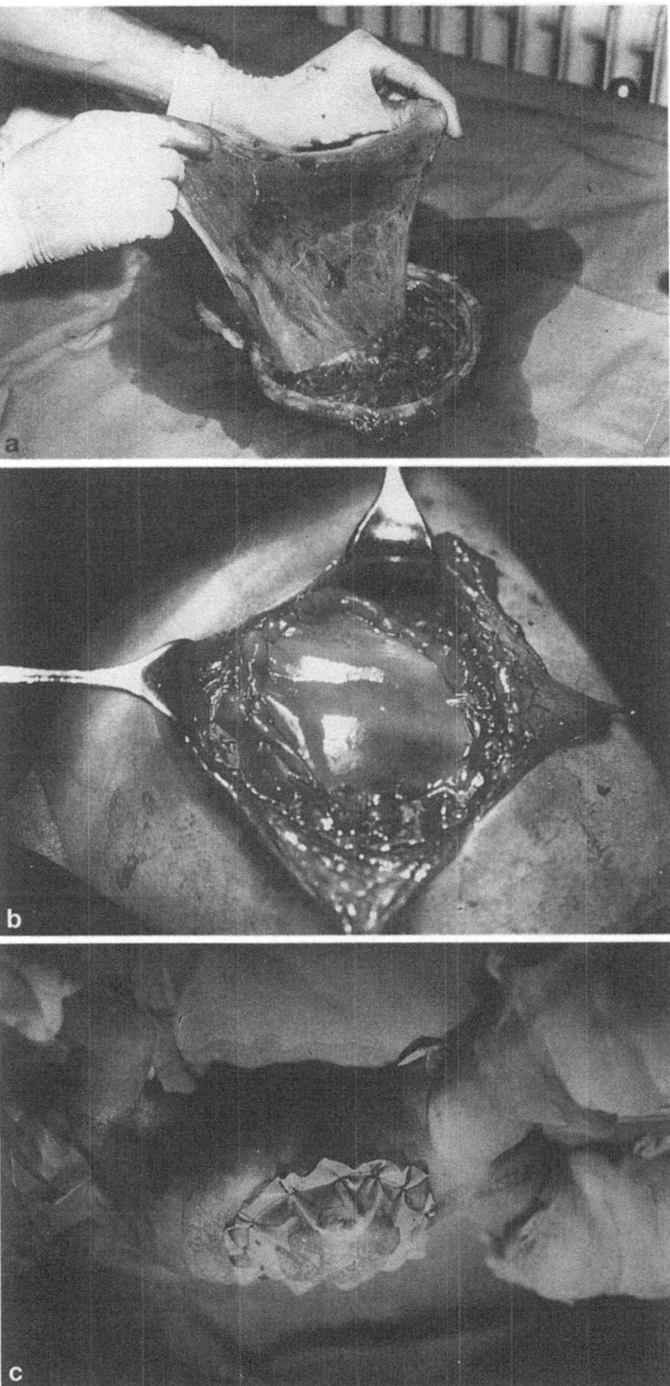

Abb. 4a–c. Amniontransplantation. **a** Abpräparation des Amnions von der kindseigenen Plazenta. **b** Naht des Amnions unter den Faszienrand (damit bei der Coriumlappenplastik die Faszienränder ohne Eröffnung der Bauchhöhle dargestellt werden können). **c** Falls kein primärer Hautverschluß möglich ist, Darübersteppen eines Silastikpatches an die Bauchhaut

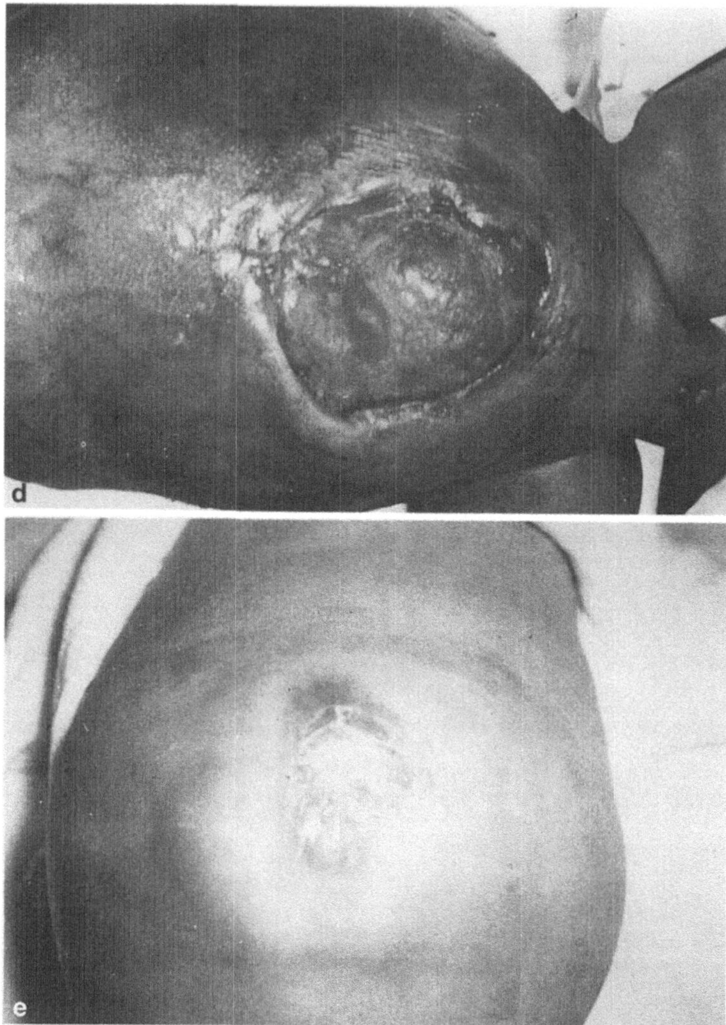

Abb. 4d, e. Langsame Granulation des Defektes auf dem Amnion bis zum vollständigen Wundverschluß. Der sekundäre Wundverschluß erfolgt frühestens ein halbes Jahr später, eine Coriumlappenplastik mit 18 Monaten

gend) ein Einklemmen von Darmschlingen zwischen Fascie und Haut vermieden werden kann. Darüber hinaus können über dem Amnion die Fascienränder unter Berücksichtigung des intraabdominellen Druckes vorsichtig gerafft werden, was zu einer langsamen Redression der Eingeweide führt. Läßt sich ein Hautverschluß über dem Amnion nicht erzielen, kommt es zu einer langsamen Epithelisierung der Amnionschicht unter einer zu ihrem Schutz aufgelegten Silastic-Folie, die in ca. 2 cm Abstand zirkulär an der Haut befestigt wird. Details zur Methodik wurden von Gharib mehrfach publiziert [Gharib 1990, 1991].

Ergebnisse

In einer von Gharib und dem Autor publizierten Zusammenstellung (1991) über den Zeitraum 1971 bis 1987 wurde bei über 129 Patienten 52mal ein primärer Bauchdeckenverschluß

Tabelle 4. Verschlußtechniken bei Omphalocele und Gastroschisis

	Haut + Faszie	Nur Haut	Synthetik
Moore und Nur Sammelstatistik (1987) n = 176	60	69	47
Gharib 1971–87 n = 129 Letalität Ges. 29%	52	37	40
Eigene 1988–1992 n = 44 Letalität Ges. 17,6%, n = 6	24	12	8

Tabelle 5. Sekundäre Therapiemaßnahmen bei 48 Patienten mit Omphalocele und Gastroschisis (1989–1992)

Sekundäre Fasziennaht	9*
Koriumlappenplastik	7
davon mehrfach	2
Hautexpander	2
Gesamt	18

* Bei 4 Patienten Narbenbruch sekundär aufgetreten nach primärem Bauchwandverschluß

mit Haut und Fascie (40,3 v. H. der Patienten) durchgeführt. Die Implantation von Amnion mit gleichzeitigem Hautverschluß erfolgte bei 37 (28,6 v. H.) der Patienten. Die Verwendung von Amnion und Silastic-Folie bei weiteren 40 (31 v. H.) der Kinder. Die Letalität betrug insgesamt 29 v. H. und war nicht abhängig vom verwandten Therapieverfahren. Die in den letzten 4 Jahren verwandten Techniken zeigt die Tabelle 4. Die Letalität sank auf 17,6 v. H.

Bei 18 der 44 in den letzten 4 Jahren operierten Patienten mußte ein sekundärer Bauchwandverschluß vorgenommen werden, um die Fascienränder zu adaptieren und/oder die Haut zu rekonstruieren. Bei 4 der Patienten war der Narbenbruch nach primärem vollständigem Bauchwandverschluß aufgetreten. Bei 9 Kindern gelang im Rahmen des Zweiteingriffes eine primäre Fasciennaht, bei 7 Kindern hingegen mußte eine Coriumlappenplastik durchgeführt werden, davon bei 2 Patienten mehrfach (Tab. 5).

Hautexpander

Eine besondere Problematik bildeten 2 Patienten mit ungewöhnlich großen Omphalocelen (bei einem Patienten gleichzeitig verbunden mit einer vesicointestinalen Spalte), bei denen das über dem Amniontransplantat entstandene Granulationsgewebe nicht für eine Coriumlappenplastik in Frage kam und ein sekundärer Hautverschluß nicht möglich war. Wir entschlossen uns deshalb zur beidseitigen Transplantation von 160 ml fassenden rechteckigen Hautexpandern, die über einen Zeitraum von 8 Wochen distendiert wurden. Bei dem Kind mit vesicointestinaler Spalte war danach ein primärer Fascienverschluß möglich (Abb. 5a, b), bei dem Mädchen mit Omphalocele wurde 6 Monate nach komplikationslosen Hautverschluß eine Coriumlappenplastik durchgeführt und gleichzeitig problemlos eine Hiatushernie korrigiert. (Abb. 6a, b). Die guten Ergebnisse mit dem Hautexpander bei

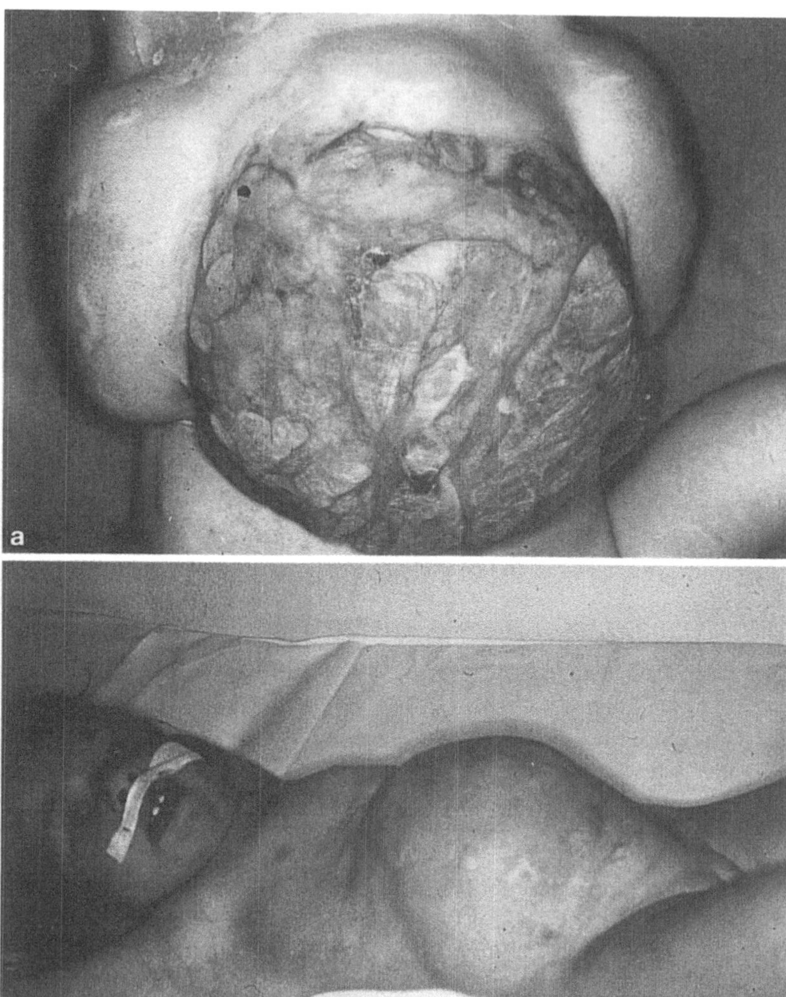

Abb. 5. a Implantation von Hautexpandern bei einem Mädchen mit übergroßer Omphalocele. Die auf dem Amnionepithel entstandenen Granulationen waren unzureichend für eine Coriumlappenplastik, ein sekundärer Hautverschluß unmöglich. **b** Zustand ein halbes Jahr später nach primärem Bauchverschluß. Jetzt kann eine Coriumlappenplastik durchgeführt werden

diesen Patienten veranlassen uns künftig, bei Kindern, bei denen ein primärer Hautverschluß über dem implantierten Amnion nicht möglich ist, bereits zu einem früheren Zeitpunkt Hautexpander zu implantieren, um den Zeitraum bis zur vollständigen Granulierung des Defektes abzukürzen.

Diskussion

In der Behandlung der angeborenen ventralen Spaltbildungen hat sich in den vergangenen 10 Jahren wenig geändert. Das Verfahren der Amniontransplantation hat sich bewährt, nicht nur weil Amnion, falls eine gute Zusammenarbeit mit den Geburtshelfern organisiert wird, immer in ausreichendem Maße zur Verfügung steht und die oben erwähnten Vorteile aufweist, sondern auch weil Gharib und Mitarbeiter (1991) nachweisen konnten, daß die

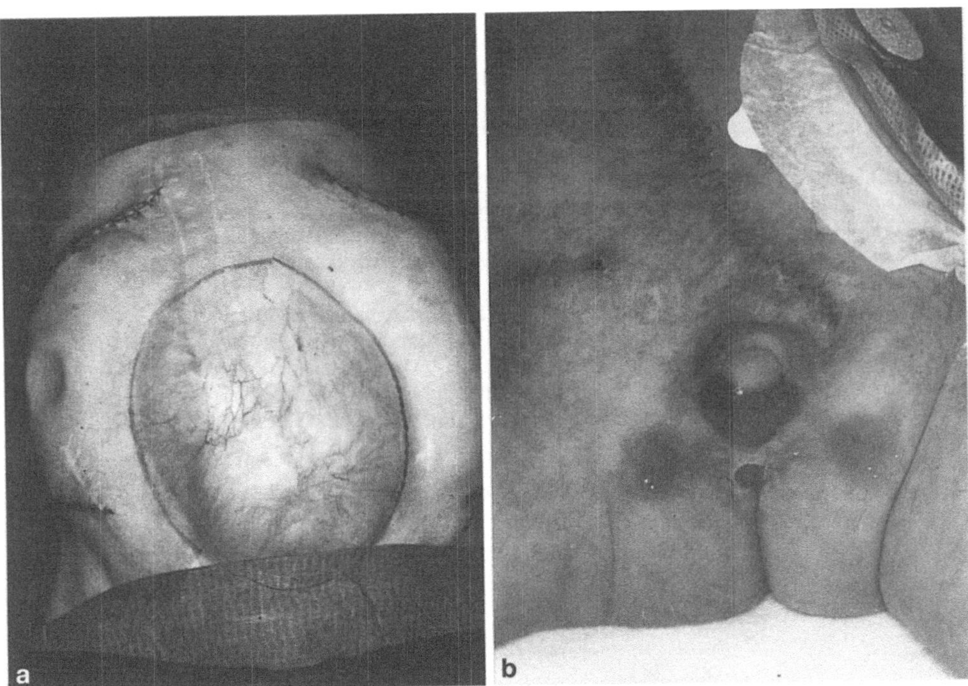

Abb. 6. a 3jähriger Junge mit vesico-intestinaler Spalte und für eine Coriumplastik ungeeignetem Granulationsgewebe über der ehemaligen Omphalocele. Implantation von Hautexpandern. **b** Zustand nach primärem Bauchverschluß und Anlage eines endständigen Anus praeters wegen ausgeprägter Ganglienzellhypoplasie im terminalen Ileum und dem aus der Darmplatte geformten Colonrest

Amniontransplantation die gleichen niedrigen postoperativen Komplikationsraten und Vorteile für die Wiederaufnahme der Darmfunktion aufweist, wie ein Primärverschluß. Gerade die Motilitätsstörungen, wie sie bei der Gastrochisis regelmäßig beobachtet werden, können durch die Implantation von Dura und anderen Fremdkörpern verstärkt werden, da der Fremdkörperreiz einer lokalen chemischen Peritonitis gleich kommt. Da der Plexus mesentericus bei diesen Patienten intakt ist [Tibboel et al. 1985], ist es wichtig, in einer möglichst kurzen Zeitspanne das Darmwandödem abzubauen und die urinöse Peritonitis der Darmschlingen zu beseitigen. Dies geschieht am besten durch behutsame Entfernung der fibrinösen Beläge und die Verwendung von Amnionepithel als Peritonealersatz.

Trotzdem bilden Patienten mit übergroßer Omphalocele immer noch ein besonderes Problem. Der gedoppelte Amnionlappen wird hier im Sinne des Schusterschen Verfahrens als Eingeweidesack an die Fascie angeheftet, aber der oft mehrmonatige Zeitraum bis zur vollständigen Granulation des Defektes beinhaltet die Gefahr einer Infektion und mechanischen Traumatisierung. Einen großen Fortschritt in dieser Hinsicht stellt daher die Anwendung von Hautexpandern dar, die uns mit den beiden vorgestellten Patienten erstmals geglückt ist. Eine ähnliche Anwendungsmöglichkeit hat Olsen bei zwei Patienten mit einer Myelomeningocele beschrieben. Die Vorteile des Expanders bei der Behandlung von Verbrennungsnarben sind aus der plastischen Chirurgie seit längerem bekannt.

Literatur

1. Frykberg T, Oesen L (1990) Tissue expansion facilitates operation of large myelomeningoceles. Z Kinderchir 45:242–244
2. Gharib M, Engelskirchen R, Ure BM, Holschneider AM (1991) Postoperative Ergebnisse und Langzeitresultate nach Amniontransplantation in der Behandlung großer vorderer Bauchwanddefekte. Chir Gastroenterol 1:109–117
3. Gharib M, Holschneider AM, Engelskirchen R (1991) Angeborene ventrale Spaltbildungen und Erkrankungen des Magen-Darm-Traktes – Chirurgische Korrektur und Prognose. In: Bolte A, Schlensker KH (Hrsg) Fetale Erkrankungen, Diagnostik und Therapie. Urban & Schwarzenberg, München Wien Baltimore
4. Moore C, Nur K (1986) An international survey of gastroschisis and omphalocele (490 cases). I. Nature and distribution of additional malformations. Pediatr Surg Int (1986) 1:46–50
5. Moore C, Nur K (1986) An international survey of gastroschisis and omphalocele (490 cases). II. Relative incidence, pregnancy and environmental factors. Pediatr Surg Int (1986) 1:105–109
6. Moore C, Nur K (1987) An international survey of gastroschisis and omphalocele (490 cases). III. Factors influencing outcome of surgical management. Pediatr Surg Int 2:27–32
7. Tibboel D, Klück P, van der Kamp AWM, Vermey-Keers Ch, Molenaar JC (1985) The development of the characteristic anomalies found in gastroschisis – Experimental and clinical data. Z Kinderchir 40:355–360

72. Die Shouldice-Reparation als Qualitätsmaßstab für Neues in der Hernienchirurgie: Fünf-Jahres-Ergebnisse der prospektiven Shouldice-Studie für Primär- und Rezidivhernien

Ch. Töns, D. Kupczyk-Joeris, F. P. Pfingsten und V. Schumpelick

Chirurgische Klinik der Medizinischen Fakultät der RWTH Aachen, Pauwelsstr. 30, 52057 Aachen

Shouldice-repair as Standard of Quality in Inguinal Hernia Surgery: Five Year Results in Primary and Recurrent Hernia

Summary. The prospective study deals with 2040 done shouldice repairs in 1422 primary and 618 recurrent hernias (till 8th rerecurrent). By clinical and ultrasound examination and questionaire 89.3% were followed up one year after operation in primary hernia and 88.0% in recurrent hernia. The recurrent rate in primary hernia was 1.6% (17/1065) and after 5 years 1.29% (5/388). In recurrent hernia the rerecurrent rate was 3.0% (14/468) and after 5 years 3.7% (6/164).

Zwischen dem 1. 12. 1985 und dem 31. 3. 1993 wurden in die offene Aachener Shouldice-Studie 2040 Reparationen aufgenommen, davon 1422 Primärhernien und 618 Rezidiv- und Re-Rezidivhernien bis zum 8. Rezidiv. Präoperativ wurden die Patientenstammdaten prospektiv erfaßt durch einen Fragebogen zur körperlichen Belastung im Alltag und allgemeinen Risikofaktoren. Während der stationären (oder tageschirurgischen) Behandlung werden die Patienten auf die nach 12 Monaten anstehende Nachuntersuchung hingewiesen. Die Operationstechnik wurde standardisiert nach [2] von einem breiten Spektrum von Operateuren entsprechend einer Ausbildungsklinik durchgeführt.

Da bei kurzen stationären Verweildauern über 30% der früh postoperativen Komplikationen erst nach der Entlassung aus der stationären Behandlung auftreten, wurden zur Ermittlung der früh postoperativen Komplikationen sowohl die stationären wie ambulanten Dokumentationen ausgewertet [3].

Die Nachuntersuchungen erfolgen jahrgangsweise zunächst 12 Monate postoperativ sowie nach 5 Jahren. Die Patienten werden schriftlich zur Terminabsprache zwecks Nachuntersuchung eingeladen, am Untersuchungstermin erfolgt ein standardisiertes Anamneseinterview sowie eine klinische und sonographische Kontrolle durch zwei unbefangene Untersucher. Bei Patienten, die nicht zur Nachuntersuchung erscheinen, erfolgt die Erhebung durch Fragebogen und telefonische Rückfrage bei Patient und Hausarzt.

Von den 1422 Primärhernien lag bei 1192 die Operation bis zum 31. 3. 1993 mehr als 12 Monate zurück. Bei den jährlichen Nachuntersuchungsserien (1988–1993) der Primärhernien konnten insgesamt Spätergebnisse von 1065 dieser 1192 Reparationen erhoben werden (follow-up 89,3%). Bei 861 der 1065 kontrollierten Operationen basieren die Ergebnisse auf klinischer Nachuntersuchung, lediglich bei 204 Reparationen beruhen die Ergebnisse auf einer Distanzerhebung.

Bei den Rezidivhernien waren 532 der 618 Operationen zu kontrollieren. Erreicht wurde bei der Jahreskontrolle ein follow-up von 88,0% (468/532), dabei 398 klinische Kontrollen.

Ergebnisse Primärhernie

Früh postoperative Komplikationsrate (von 1422) gesamt 4,6% (Serom 1,9%, Hämatom 1,3%, Infekt 0,9%, Thrombose 0,5%). Spätkomplikationen (1065 nach 1 Jahr): Hodenatrophie 0,6%, chronischer Leistenschmerz 1,4% (Ilioinguinalis und R.-genitalis-Syndrom [5]). Die kumulative Rezidivrate nach einem Jahr der 6 Nachuntersuchungsjahrgänge beträgt 1,6% (17/1065).

Zur Ermittlung der 5-Jahres-Ergebnisse wurden die 460 Patienten erneut zur Nachuntersuchung eingeladen, die in den Jahren 1988 und 1989 nach einem Jahr zu kontrollieren waren. Bei der damaligen Nachuntersuchung konnten 423 von 460 Reparationen (91,9%) kontrolliert werden mit einer 1-Jahres-Rezidivrate von 0,95% (4/423) [4, 5]. Bei der 5-Jahres-Kontrolle dieses Kollektives wurden 388 der 460 Operationen nachuntersucht (84,3%). Lediglich bei einem Patienten war zwischenzeitlich ein weiteres Rezidiv aufgetreten. Entsprechend ergibt sich eine 5-Jahres-Rezidivrate von 1,29% (5/388).

Ergebnisse Rezidivhernie

Früh postoperative Komplikationsrate (von 532) gesamt 8,3% (Serom 2,4%, Hämatom 3,2%, Infekt 2,1%, Thrombose 0,6%). Spätkomplikationen (468 nach 1 Jahr): Hodenatrophie 0,9%, chronischer Leistenschmerz 3,4%. Die kumulative Rezidivrate nach einem Jahr der 6 Nachuntersuchungsjahrgänge beträgt bei der Rezidivhernie 3,0% (14/468).

Zur Ermittlung der 5-Jahres-Ergebnisse wurden die 197 Patienten erneut zur Nachuntersuchung eingeladen, die in den Jahren 1988 und 1989 nach einem Jahr zu kontrollieren waren. Bei der damaligen Nachuntersuchung konnten 175 von 197 Reparationen (88,8%) kontrolliert werden mit einer 1-Jahres-Re-Rezidivrate von 2,9% (5/175) [3]. Bei der 5-Jahres-Kontrolle dieses Kollektives wurden 164 der 197 Operationen nachuntersucht (83,2%). Lediglich bei einem Patienten war zwischenzeitlich ein Re-Rezidiv aufgetreten. Entsprechend ergibt sich eine 5-Jahres-Rezidivrate von 3,7% (6/164) für die Rezidivhernien-Reparation in Shouldice-Technik.

Schlußfolgerungen

Die Shouldice-Reparation bestätigt sich als derzeitiger Qualitätsstandard für die Versorgung der Primär- und Rezidivleistenhernie. Die Zeitfunktion der Rezidiventstehung bei der Shouldice-Reparation unterscheidet sich wesentlich von der anderer Operationstechniken, da nach Shouldice-Reparation auftretende Rezidive überwiegend im ersten Jahr nach der Operation entstehen und das Rezidivrisiko in der Folgezeit exponentiell abzunehmen scheint. So läßt sich der Multiplikator nach Halverson und McVay zur Errechnung von Langzeitrezidivraten [1] bei der Shouldice-Reparation nicht anwenden. Nach diesem Multiplikator wäre bei einer Ausgangsrezidivrate von 0,95% nach einem Jahr eine Rezidivinzidenz von 3,1% nach 5 Jahren zu erwarten, tatsächlich beträgt die kontrollierte Rezidivrate nach 5 Jahren bei der Primärhernie lediglich 1,3%. Analog ist bei der Rezidivhernie (1-Jahres-Rezidivrate 2,9%) ein Erwartungswert für 5 Jahre von 9,6% zu errechnen, allerdings beträgt hier die tatsächliche Re-Rezidivinzidenz in unserem Kollektiv nach 5 Jahren lediglich 3,7%.

Literatur

1. Halverson K, McVay CB (1970) Inguinal and femoral hernioplasty. Arch Surg 101:127
2. Schumpelick V (1990) Hernien. Enke-Verlag Stuttgart, 2. Aufl
3. Schumpelick V, Kupczyk-Joeris D, Töns Ch, Pfingsten FP (1990) Reparation der Rezidivleistenhernie. Chirurg 61:526–529
4. Töns Ch, Kupczyk-Joeris D, Pleye J, Rötzscher VM, Schumpelick V (1990) Cremasterresektion bei Shouldice-Reparation. Chirurg 61:109–111
5. Töns Ch, Schumpelick V (1990) Das Ramus-genitalis-Syndrom nach Hernienreparation. Chirurg 61:441–443

73. Die Lokalanästhesie als Standardverfahren bei der Leistenhernien-Operation

Ch. Peiper, Ch. Töns, F. Busch und V. Schumpelick

Chirurgische Klinik, RWTH Aachen, Pauwelsstr. 30, 52074 Aachen

Local Anesthesia as Standarf in Inguinal Hernia Repair

Summary. Local anaesthesia is used as a routine method for the Shouldice repair of the primary inguinal hernia. Compared with operation in general anaesthesia we found in these patients fewer complications, less need of analgetics, shorter stay in hospital, and less pain. Repair of the inguinal hernia using local anaesthesia is a safe method to lower risk of the operation and to improve patient's comfort without increasing complications.

Die Rate der chirurgischen Kliniken in der Bundesrepublik Deutschland, die die Lokalanästhesie (LA) als Standardverfahren zur Reparation der primären Leistenhernie anbieten, ist mit 5,1 % sehr gering. Auch in unserer Klinik lag die Frequenz der LA niedrig. Im Februar 1992 entschlossen wir uns, die LA als Routineverfahren zur Reparation aller primären Leistenhernien anzubieten.

Patienten und Methodik

Wir führten eine retrospektive Analyse aller 607 Patienten durch, die sich zwischen Januar 1990 und März 1993 einer Shouldice-Reparation [5] ihrer primären Leistenhernie in LA (n = 381) oder ITN (n = 226) unterzogen. Beide Kollektive wurden bezüglich Hospitalisationsdauer, Analgetikabedarf und Komplikationsrate verglichen. Zusätzlich führten wir eine prospektive Schmerzanalyse an 100 Patienten (50 LA/50 ITN) durch.

Ergebnisse

Die Dauer des postoperativen stationären Aufenthalts war nach LA mit 5,1 Tagen deutlich kürzer als nach ITN [4]. Der Bedarf an Analgetika war am Operationstag ebenfalls geringer. Analog zur Literatur war die Rate der lokalen Komplikationen nach LA geringfügig, die der allgemeinen Komplikationen (Harnverhalt, Thrombose) signifikant geringer als nach ITN [2, 3] (Abb. 1).

Das subjektive Schmerzempfinden wurde prospektiv an Hand einer visuellen Analogscala quantifiziert. Dieses Instrument stellt ein Verfahren mit ausreichender Sensibilität gerade für die Veränderungsmessung dar [1]. 16 der 50 in LA operierten Patienten waren

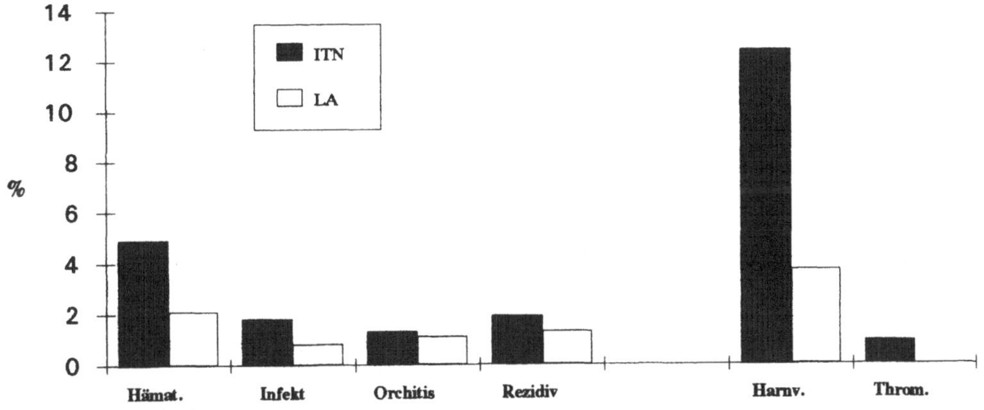

Abb. 1. Komplikationen

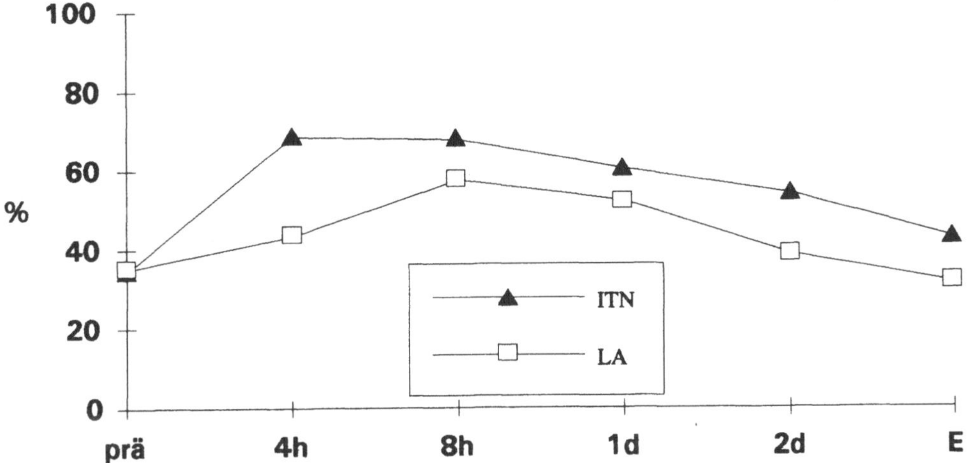

Abb. 2. Subjektive Schmerzeinschätzung unter Belastung

intraoperativ völlig schmerzfrei. Die übrigen gaben eine Schmerzintensität von durchschnittlich 32 % des vorstellbaren Maximalschmerzes an. 4 bis 8 Stunden postoperativ lag der Peak des Schmerzempfindens unter Belastung (Husten, Aufstehen) mit 68 % nach ITN deutlich höher als nach LA (42 %) (Abb. 2).

Die Schmerzempfindung in Ruhe verläuft am OP-Tag analog, bereits am 1. postoperativen Tag ist jedoch nicht mehr von einer relevanten Schmerzsensation zu sprechen. Bei der zusätzlich durchgeführten Bestimmung der schmerzabhängigen Lungenfunktionsparameter „Peak Flow" und „forcierte exspiratorische Ventilation/Sekunde" [4] fanden wir den schmerzbedingten Abfall der Lungenfunktion am Operationstag sowie eine allmähliche Erholung der untersuchten Parameter bis zum Entlassungstag. Auch hier war das Niveau der Beeinträchtigung durch die Schmerzen nach LA deutlich geringer als nach ITN.

Diskussion

Durch die Anwendung der LA zur Reparation der primären Leistenhernie läßt sich die Dauer des stationären Aufenthalts senken. Die Rate der Komplikationen nimmt ab. Die schmerzbedingte Beeinträchtigung des Patienten ist ebenfalls geringer. Hierdurch und durch die mögliche Sofortmobilisation wird der Patientenkomfort gesteigert. Dies trägt zur guten Patientenakzeptanz bei. Insgesamt sinkt durch Anwendung der LA die Gesamtinvasivität des Eingriffs. Dadurch ist der Weg in die tageschirurgische Versorgung der primären Leistenhernien frei, der in der chirurgischen Klinik der RWTH Aachen seit Oktober 1992 beschritten wird.

Literatur

1. Bangert J, Tolksdorf W (1984) Schmerzdiagnostik und Schmerzmessung. II. Klinische Aspekte. Anästh Intensivther Notfallmed 19:226–230
2. Finley RK Jr, Miller SF, Jones LM (1991) Elimination of urinary retention following inguinal herniorrhaphy. Am Surg 57(8):486–488
3. Glassow F (1984) Inguinal repair using local anaesthesia. Ann R Coll Surg Engl 66:382–387
4. Godfrey PJ, Greenan J, Ranasinghe DD, Shabestary SM, Pollock AV (1981) Ventilatory capacity after three methods of anaesthesia for inguinal hernia repair: a randomized controlled trial. Br J Surg Vol 68:587–589
5. Schumpelick V (1984) Leistenbruchoperation nach Shouldice. Chirurg 55:25–28

74. Tageschirurgie – Hernienchirurgie beim Erwachsenen

U. Muschaweck

Chirurgische Klinik und Poliklinik, Klinikum rechts der Isar, 81675 München

Outpatient Surgical Treatment of Hernias in Adults

Summary. Since 1989 we repair inguinal hernias according to the Shouldice method in local anesthesia on a day care basis. This approach is highly accepted through the shortening of inpatient treatment from previous 8 to 0 days and the reduction of recurrence rate to less than 1 %.

Das Konzept der Tageschirurgie war die notwendige Konsequenz der drastischen Bettenreduktion aufgrund des Pflegenotstandes.

Wir verstehen unter „Tageschirurgie" Eingriffe mit einer Operationszeit von mehr als 20 Minuten und einer stationären Nachbehandlung von mehr als 5 Stunden. Der Hauptunterschied zur sog. „teilstationären" Behandlung besteht darin, daß die Patienten am gleichen Tag nach Hause gehen. Ein weiterer Unterschied ist, daß bei Patienten, die unter tageschirurgischen Bedingungen operiert werden, wegen der sofortigen postoperativen Mobilisierung prinzipiell auf eine Thromboseprophylaxe verzichtet wird. Möglich wird die Durchführung tageschirurgischer Operationen durch ein spezielles Abkommen mit den Krankenkassen, die in unserem Fall eine gesonderte Tageschirurgie-Pauschale zahlen in Höhe von 1400 DM.

Wir haben in der Chirurgischen Klinik des Klinikums rechts der Isar seit August 1989 bisher 280 Patienten mit einer Leistenhernie tageschirurgisch operiert. Im gleichen Zeitraum wurden 167 Patienten unter stationären Bedingungen operiert. Der Anteil der Rezidiveingriffe bei den tageschirurgischen Operationen betrug 8 %, bei den stationären 35 %.

Bei letzteren handelt es sich um ein selektiertes Krankengut mit Risikopatienten und Patienten höheren Alters.

Der tageschirurgisch operierte Patient verläßt die Klinik am Abend des Operationstages, Wiedervorstellungen erfolgen am 3. und 6. postoperativen Tag in unserer chirurgischen Poliklinik. Eine spezielle Versorgung des Patienten zu Hause ist nicht erforderlich. Gegen evtl. Schmerzen wird dem Patienten ein leichtes Analgetikum rezeptiert.

Körperliche Schonung ist nicht erforderlich. Bei etwaigen Problemen kann der Patient sich rund um die Uhr an die chirurgische Poliklinik wenden.

Im Gegensatz dazu steht die stationäre Behandlung mit einer mittleren Liegezeit von 6,5 Tagen (Median), die häufigste einzelne Liegedauer beträgt 8 Tage.

Als Operationsverfahren kommt ausschließlich die Operation nach Shouldice zur Anwendung. Hierbei wird die Bauchdecke sechsschichtig verstärkt, wodurch die Bauchdeckenschichten elastisch miteinander verbunden bleiben. Hierdurch kann dem operierten Patienten postoperativ eine sofortige körperliche Belastung erlaubt werden.

Die Art der Anästhesie ist ausschließlich die lokale Anästhesie. Sie ist problemlos durchzuführen mit einem initial gesetzten Block im Bereich der Spina iliaca anterior superior, wobei in den meisten Fällen eine Applikation von 20–30 ml 1%igem Lokalanästhetikum ausreicht. Die Externusaponeurose wird mit 0,5%igem Lokalanästhetikum unterspritzt, für etwaige weiterhin erforderliche lokale Anästhesie wird ebenfalls 0,5%iges Lokalanästhetikum verwandt.

Eigene Ergebnisse

Bei den tageschirurgisch operierten Patienten traten als Frühkomplikationen lokale Hämatome bei 5% der Patienten und Wundinfektionen bei 1,1% der Patienten auf. Weitere Komplikationen wurden nicht beobachtet.

Nachuntersuchungen zur Ermittlung der Spätkomplikationen erfolgten bei den tageschirurgisch operierten Patienten sechs Monate postoperativ und danach in jährlichen Abständen. Es liegen Angaben von 204 der 280 Patienten vor. Bei lediglich zwei Patienten (= 0,9%) wurde ein Rezidiv festgestellt. Einer der Patienten war bereits einmal voroperiert. Bei einem weiteren Patienten, bei dem ein zweites Rezidiv operiert wurde, kam es zu einer Schenkelhernie.

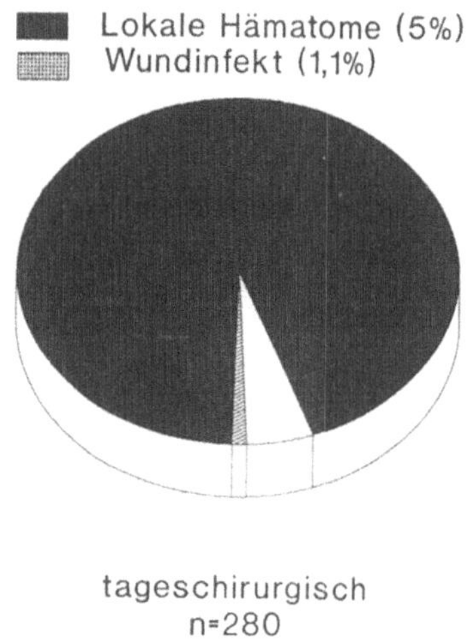

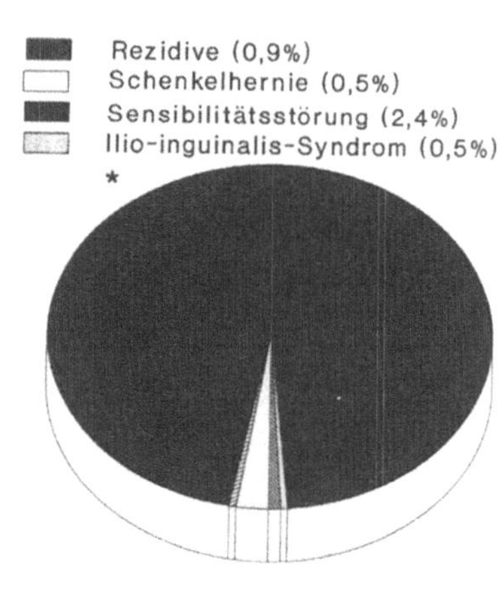

Abb. 1. *Links:* Frühkomplikationen nach Leistenhernienoperationen (1. 8. 89–31. 3. 93)

Abb. 2. *Rechts:* Spätkomplikationen nach Leistenhernienoperationen (1. 8. 89–31. 3. 93)

Im Hinblick auf die Berufsverteilung der Leistenhernienpatienten überwiegen bei den tageschirurgischen Patienten die Selbständigen gegenüber den Angestellten und Beamten.

Die Dauer der Arbeitsunfähigkeit beträgt bei den Selbständigen am häufigsten 0 Tage.

In der Berufsgruppe der Angestellten und Beamten liegt die Arbeitsunfähigkeitsdauer deutlich höher und findet ihr Maximum bei den stationär operierten Patienten mit einer Arbeitsunfähigkeit von 22 Tagen und mehr.

In der Zeit wachsender Arbeitslosigkeit kann dem Wunsch nach einem kurzen Krankenhausaufenthalt und einer rasch wieder eintretenden Arbeitsfähigkeit – gerade bei Selbständigen – durch tageschirurgisch durchgeführte Operationen entsprochen werden.

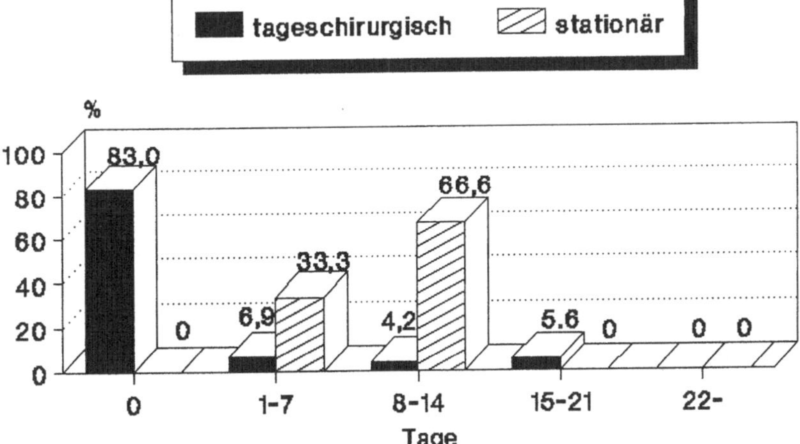

Abb. 3. Dauer der Arbeitsunfähigkeit der operierten Leistenhernien-Patienten (1. 8. 89–31. 3. 93). Selbständige

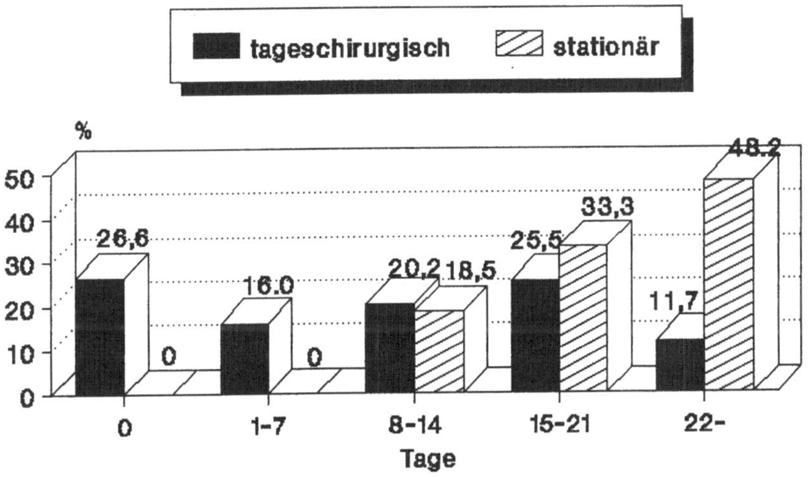

Abb. 4. Dauer der Arbeitsunfähigkeit der operierten Leistenhernien-Patienten (1. 8. 89–31. 3. 93). Angestellte/Beamte

Literatur

1. Bendavid R (1986) The Shouldice operation. Congress internationale in onore di Eduardo Bassini. Padova, 28.–29. Nov.
2. Glassow F (1973) The surgical repair of inguinal and femoral hernias. CMA Journal 108:308–313
3. Lehr L, Muschaweck U, Siewert JR (1991) Das Konzept der Tageschirurgie am Beispiel der Leistenhernienoperation. Der Chirurg 62:587–592
4. Welsh DRJ (1975) Inguinal hernia repair. Connecticut Medicine 39:74–78

75. Leistenbruchoperationen nach Shouldice oder Bassini: Ergebnisse einer kontrollierten randomisierten Studie

A. Paul, H. Troidl, D. Rixen und J. Williams

II. Chirurg. Lehrstuhl der Universität zu Köln, Köln-Merheim, Ostmerheimer Straße 200, 51109 Köln (Dir. Prof. Dr. med. H. Troidl)

Inguinal Hernia Surgery After Shouldice or Bassini: Results of a Controlled Randomized Trial

Summary. In a controlled randomized clinical trial, reconstruction of a male inguinal hernia has a significant lower recurrence rate, when reconstructed after Shouldice vs. Bassini (8.2% vs. 1.4%; mean follow-up period about 3 years). Operation by a staff surgeon or a surgeon in training did not alter the recurrence rate. Per 1000 hernia repairs, 65 recurrences could be prevented with the Shouldice technique as opposed to the Bassini repair.

Zusammenfassung. Die Rekonstruktion des primären Leistenbruches bei Männern nach Shouldice führt bereits nach einer Follow-up-Zeit von ca. 3 Jahren zu signifikant weniger Rezidiven (8,7% vs 1,4%). Der Ausbildungsstand der Operateure hatte keinen Einfluß auf die Rezidiventstehung. Pro 1000 Leistenbruchoperationen könnten 65 Rezidive verhindert werden, wenn die Operationen nach Shouldice anstatt nach Bassini durchgeführt werden.

Leistenhernien entstehen bei 3–8% der Bevölkerung und Leistenhernienoperationen gehören zu den häufigsten Eingriffen. Hierzulande werden im wesentlichen Rekonstruktionen nach Bassini und deren Modifikationen oder in letzter Zeit zunehmend nach Shouldice durchgeführt. Für beide Originalmethoden werden niedrige Rezidivraten, die Hauptkomplikation der Leistenhernienoperation, angegeben. Diese lagen bei Bassini [1] bei 2,8% und bei dem selektionierten Krankengut der Shouldice-Klinik bei 1% [2]. Welches Operationsverfahren zu den besten Langzeitergebnissen führt, ist jedoch weiterhin ungeklärt. Deshalb war es das Ziel dieser prospektiven randomisierten Studie, die Rezidivrate und assoziierte Daten nach primärer Leistenhernienrekonstruktion nach Bassini versus Shouldice zu vergleichen. Zudem mag eine sorgfältige prospektive Datenerhebung dazu geeignet sein, Basisdaten und Standards für die Bewertung neuer Techniken, wie die des laparoskopischen Hernienverschlusses, zu liefern.

Patienten und Methoden

Zwischen Oktober 1986 und Dezember 1992 wurden alle männlichen Patienten mit einer primären elektiv zu versorgenden Leistenhernie nach möglichen Prognosefaktoren wie

Übergewicht, Alter, chronische Lungenerkrankung, schwere körperliche Arbeit, stratifiziert und dann für die Leistenhernienoperation nach Bassini oder Shouldice randomisiert. Unabhängig davon wurden die Operateure am Tage vor der Operation in die Gruppe I: Chef, allgemeinchirurgischer Oberarzt (n = 3) und Gruppe II: Ärzte in der chirurgischen Ausbildung (n = 5) randomisiert. Die Dokumentation prä- und intraoperativer Daten erfolgte anhand eines standardisierten Erhebungsbogens. Primärer Endpunkt der Studie war das Leistenhernienrezidiv, definiert als jede bei der klinischen Untersuchung tastbare Muskel- oder Fascienlücke mit sicht- oder tastbarer Vorwölbung. Systematische Follow-up-Untersuchungen wurden nach 6 Monaten, 1 Jahr und danach jährlich bis zu einer Follow-up-Zeit von 5 Jahren durchgeführt. Die Operation nach Bassini entsprach der Originalmethode. Es wurde jedoch nicht die Fascia transversalis eröffnet, sondern lediglich großzügig mitgefaßt. Als Nahtmaterial wurde ein polyphiler, nicht resorbierbarer Faden (Ethibond®, Fa. Ethicon) der Stärke „1" verwandt. Die Rekonstruktion nach Shouldice entsprach der Originalmethode außer der Verwendung von Ethibond® (Fa. Ethicon) der Stärke „0" für die fortlaufende Naht.

Die statistische Auswertung erfolgte unter Verwendung des χ^2-Testes und der Kaplan-Meier-Kalkulation des rezidivfreien Überlebens.

Ergebnisse

135 Patienten wurden nach Bassini und 130 Patienten wurden nach Shouldice operiert. Das Alter betrug im Median in beiden Gruppen 51 (16–75). Beide Gruppen waren bezüglich Alter, Gewicht, Nebenerkrankungen, Anamnesedauer, Hernientyp, Bruchgröße etc. vergleichbar. Die Operationsdauer für die Shouldice-Rekonstruktion war im Mittel um 8 Minuten länger und betrug im Median 55 Minuten. Die unmittelbaren postoperativen Komplikationen waren ebenfalls vergleichbar. Kleinere Hämatomschwellungen traten bei 20% nach Bassini- bzw. 17% nach Shouldice-Operationen, Wundrötungen, Infektionen

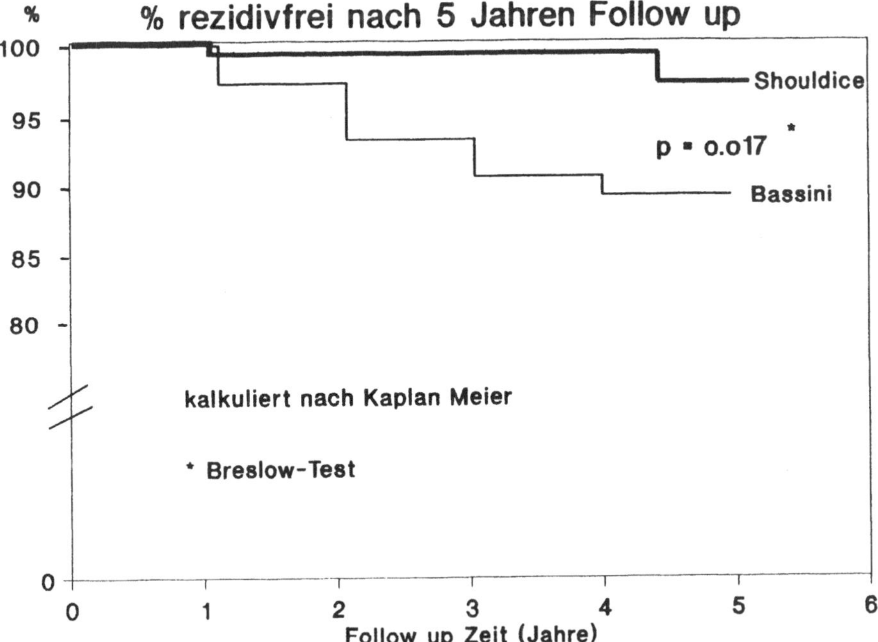

Abb. 1. Kontrollierte Studie Bassini vs Shouldice. Rezidivfreie Patienten bis zu einer Follow-up-Zeit von 5 Jahren (kalkuliert nach Kaplan-Meier)

oder Serome bei 6% bzw. 9% der Patienten und Fadenfisteln bei 3,4% bzw. 2,6% der Patienten auf. Ein Patient nach Shouldice-Rekonstruktion entwickelte eine tiefe Beinvenenthrombose. Die postoperative Krankenhausverweildauer betrug im Median für beide OP-Methoden 6 (3–31) Tage. Jeweils 75% der Patienten wurden am OP-Tag mobilisiert, die restlichen 25% der Patienten ließen sich am 1. postoperativen Tag mobilisieren. 26% bzw. 27% der Patienten benötigten keine Schmerzmittel und die durchschnittliche Schmerzmitteleinnahme betrug in beiden Gruppen 1,3 (0–9) Tage. Über 90% der Eingriffe wurden in Allgemeinnarkose durchgeführt.

Die Follow-up-Zeit für die nach Bassini operierten Patienten betrug 2,8 und für die nach Shouldice operierten 2,9 Jahre. In der Operateurgruppe I (Chef, Oberarzt) kam es zu 6 (4,7%) und in der Gruppe II (Chirurg in der Ausbildung) ebenfalls zu 6 (4,4%) Rezidiven (p = NS). Nach Bassinioperation kam es zu 10 (8,2%) und nach Shouldice zu 2 (1,4%) Rezidiven (p = 0,017). Die Follow-up-Rate lag bei 92,5%. Abbildung 1 gibt das rezidivfreie Überleben, kalkuliert nach Kaplan-Meier, wieder. Aus dem Kurvenverlauf ist die zeitliche Abfolge der Rezidiventstehung ersichtlich.

Literatur

1. Bassini E (1890) Über die Behandlung des Leistenbruches. Arch Chir 40:429–476
2. Glassow F (1970) Recurrent Inguinal and Femoral Hernia. Br Med J I:215–216

76. Laparoskopischer Nahtverschluß der Leistenbruchpforten

H.-J. Meyer

Chirurgische Klinik, St.-Martinus-Hospital, 57462 Olpe/Biggesee

Laparoscopic Surgery of Inguinal Hernias

Summary. Laparoscopically assisted closure by percutaneous suture of the inguinal hernial openings does not require expensive equipment. The results obtained since May 1991 show a low number of unspecific complications, no specific complications and low recurrence rates.

Zusammenfassung. Der laparoskopiegestützte perkutane Nahtverschluß der Leistenbruchpforten in der Ebene der Fascia transversalis folgt den konventionellen Verfahren unter Erhalt der Integrität der vorderen Bauchwand.
Die dadurch zu erwartende Minimierung der spezifischen und unspezifischen Komplikationen ist eingetreten.
Die laparoskopiebedingte Komplikationsrate kann durch strikte Beachtung der Kontraindikationen und in der Lernphase entwickelter Operationsregeln verringert werden.
Die Rezidivrate ist noch nicht endgültig zu beurteilen. Sie ist zur Zeit tolerabel, zeigt eine günstige Tendenz und erlaubt die Weiterentwicklung der Methode.
Zeit- und Materialaufwand konventioneller Verfahren werden nicht überschritten.

Zu Rezidiv- und Komplikationsrate der Leistenhernienchirurgie finden sich in der Literatur sehr unterschiedliche Zahlen. Die chirurgische Qualitätskontrolle der Ärztekammer Westfalen-Lippe zeigt, daß 1991 11,6% der Leistenbruchreparationen bei Erwachsenen wegen Rezidivs erfolgten. Bei 9% der Operierten kam es frühpostoperativ zu Störungen der Heilung durch Blutung, Hämatom oder Infekt in einer Wunde, die lediglich dem Zugang zur präperitoneal gelegenen Ebene der Fascia transversalis dient.
Gemeinsame Attraktion aller laparoskopischer Reparationsverfahren ist die Schonung der Bauchwand [2, 3]. Die laparoskopische transperitoneale Darstellung der ventrodorsal auseinandergewichenen Schenkel des Hesselbachschen Dreiecks bei der direkten und des Ligamentum interfoveolare als der medialen Leistenkanalwand bei der indirekten Hernie führt zur ungewohnten Übersicht und läßt im pneumatisierten Abdomen Anordnung und Funktion der Leistenstrukturen anders und deutlicher erkennen als beim vorderen Zugang am entspannten Patienten oder im anatomischen Präparat. So stellt sich das Ligamentum interfoveolare nicht als Hinterwand des Leistenkanals, sondern als seine mediale Wand dar. Die direkte Bruchpforte liegt nicht in einer cranio-caudalen, sondern in einer ventrodorsalen Ebene. Allein der laparoskopische Nahtverschluß der Leistenbruchpforten [1] verfolgt die klassischen bewährten Ziele der Rekonstruktion der defekten Leistenkanalwand im Hesselbachschen Dreieck bei direkter Hernie und der Wiederherstellung der Funktion des Ligamentum interfoveolare durch Lateralisation bei gleichzeitigem Verschluß des Bruchkanals

bei indirekter Hernie. Seit Mai 1991 haben wir bei 325 Leistenhernien laparoskopiegestützt die inguinalen Bruchpforten durch perkutan gelegte U-Nähte verschlossen.

Dabei werden die U-Nähte mit einer speziellen Ahle plaziert. Die Ahle wird extraabdominal geführt, die U-Nähte werden extraabdominal geknüpft, die Knoten liegen auf der Fascie.

Die laparoskopische Technik dient dabei
1. der Präparation des präperitonealen Inguinalraumes,
2. der Kontrolle des Ahle-Verlaufes,
3. der Assistenz beim Legen der U-Nähte.

Bei indirekten Hernien wird der Leistenkanal in seinem Verlauf durch 4 nicht resorbierbare monofile U-Nähte verschlossen und dabei infolge Lateralisation der medialen Kanalwand sein schräger Verlauf wiederhergestellt. Nahtlager sind das laparoskopisch dargestellte Leistenband und die Transversusaponeurose der medialen Leistenkanalwand, das Ligamentum interfoveolare (Abb. 1).

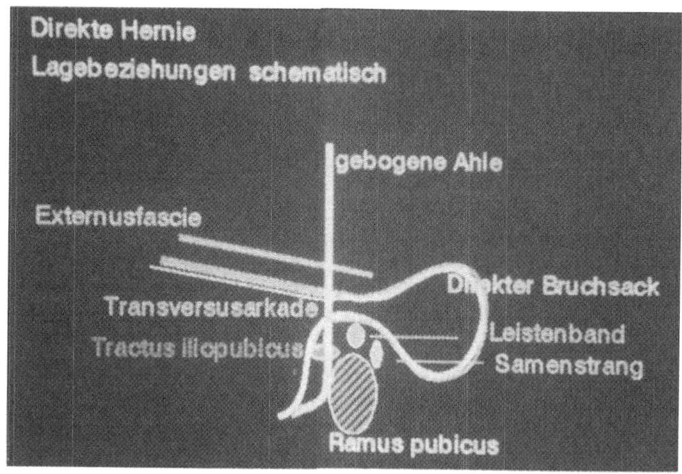

Abb. 1

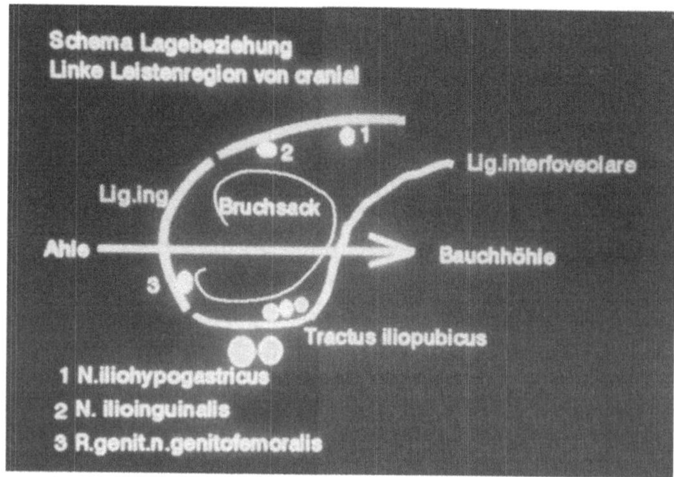

Abb. 2

Bei direkten Hernien wird die Bruchpforte zwischen fester Fascia transversalis am caudalen Rand der Transversusarkade und Tractus iliopubicus durch 3–4 ventro-dorsal verlaufende nicht resorbierbare monofile U-Nähte verschlossen (Abb. 2).

Seit Mai 1991 wurden bei 295 Patienten 325 Operationen wegen Leistenhernie durchgeführt. Dabei fanden sich 229 primäre indirekte, 96 primäre direkte, darunter 9 kombinierte Hernien. Die Operationsdauer betrug im Mittel 40 min.

Vom Verfahren ausgeschlossen waren Kinder, Patienten mit erhöhtem Narkoserisiko, akuter Inkarzeration und Voroperationen im Unterbauch. Methodenwechsel erfolgte bei laparoskopischer Feststellung behindernder Darmadhäsionen im Unterbauch, Irreponibilität des Bruchsackinhaltes und bei skrotalen Gleithernien mit adhärenten Darmschlingen.

An unspezifischen Komplikationen traten eine Hämatocele und, bei Verwendung nicht resorbierbaren monofilen Nahtmaterials, eine Fadenfistel auf (0,6%).

Laparoskopiebedingte Komplikationen traten überwiegend in der Lernphase auf. Sie bestanden in 2 Sickerblutungen aus der inguinalen Peritonealincision, 2 Stichkanalblutungen aus der A. femoralis, 2 Blutungen aus den Instrumentierkanälen, und 1 temporären enterocutanen Fistel mit Spontanverschluß nach Verletzung eines in Nabelhöhe adhärenten Dünndarmkonvolutes durch die Verres-Nadel sowie einer nahtbedürftigen sonst folgenlosen Trokarverletzung des Sigma (2,5% von 325).

Spezifische Komplikationen (Ilioinguinalis-Syndrom, chronischer Leistenschmerz, ischämische Orchitis und Hodenatrophie) wurden nicht beobachtet.

Nach laparoskopiegestütztem perkutanem Nahtverschluß indirekter Leistenbruchpforten wurden bei 229 primären Hernien ingesamt 9 = 3,9% Rezidive, alle nach Versorgung von Gleithernien, beobachtet. Bei den 145 Reparationen indirekter Hernien seit dem 1. 1. 92 kam es bis jetzt nur noch zu 4 = 2,6% Rezidiven.

Nach Verlassen der rein intraperitonealen Technik und Übergang zum transperitonealen Vorgehen mit Präparation des präperitonealen Raumes, Längsincision des Bruchsackes und Querdurchtrennung des Bruchsackes bei Gleithernien wurden keine weiteren Rezidive nach Reparation indirekter Hernien beobachtet.

Unbefriedigende Ergebnisse nach intraperitonealer Reparation direkter Hernien veranlaßte die Änderung der Technik zum beschriebenen transperitonealen Vorgehen. Danach rezidivierte eine von 39 = 2,6% der seit Juni 1992 operierten direkten Hernien.

Literatur

1. Meyer H-J (1992) Laparoskopisch kontrollierte Herniorrhaphie. Chirurg 63:353
2. Popp LW (1991) Endoskopische Hernioplastik. Chirurg 62:336
3. Salerno GM, Fitzgibbons RJ, Corbitt JD, Hart RO, Filipi CJ (1993) Laparoscopic Inguinal Hernia Repair. In: Surgical Laparoscopy Update. Quality Medical Publishing St. Louis, Missouri, S. 373

77. Frühpostoperative Komplikationen nach Shouldice-Operation

R. E. Hilgert und A. Dörner

Chirurgische Abteilung des Diakonie-Krankenhauses Alten Eichen, Jütländer Allee 48,
22527 Hamburg

Early Complications in Inguinal Hernia Surgery:
A Prospective Study of 200 Cases

Summary. In a prospective study of 200 cases the complication rate after Shouldice repair for primary inguinal hernias was analysed. Within four weeks postoperatively, 7.5% hematomas, 6.5% seromas, 2% wound infections and 0.5% testicular swellings were recorded. The complications occurred between the first and the 15th postoperative day with a maximum between the third and the eighth postoperative day.

Die Frühkomplikationsrate nach Leistenbruchoperationen wird in der Literatur meist nur am Rand erwähnt. Oft fehlen klare Angaben darüber, wie die Daten zustandekommen, und insbesondere darüber, innerhalb welchen Zeitraumes Frühkomplikationen auftreten. Von November 1990 bis März 1992 wurde daher an 200 nach Shouldice operierten Patienten in einer prospektiven Studie untersucht, welche frühpostoperativen Komplikationen auftreten, wie häufig und zu welchen Zeitpunkten. Patienten mit Rezidivhernien oder mit inkarzerierten Hernien wurden nicht in die Studie aufgenommen.

An den 200 Operationen waren 21 Operateure beteiligt. 49 Operationen wurden von Chefarzt oder Oberärzten durchgeführt. In den anderen Fällen wurde von diesen die erste Assistenz geleistet. 47mal operierten erfahrenere Operateure (mehr als 20 Leistenoperationen), und 104 Operationen wurden von Operateuren mit weniger als 20 Leistenoperationen durchgeführt. Alle Patienten erhielten eine subcutane Redondrainage für zwei Tage. Zur Thromboseprophylaxe erfolgte eine konsequente Frühmobilisation ebenso wie eine Low-dose-Heparinisierung. Die Hautfäden wurden nach 10 Tagen gezogen, der mittlere stationäre Aufenthalt dauerte 11 Tage.

Die Wundverhältnisse wurden täglich von einem Chirurgen beurteilt, der nicht als Operateur an der Operation beteiligt war, und es erfolgte eine genaue Befunddokumentation. Die postoperative Beobachtung erstreckte sich über vier Wochen. Alle Patienten wurden nach der Entlassung von uns selbst oder von den einweisenden Ärzten weiter betreut. Bei 191 Patienten konnten dadurch die vollen vier Wochen überblickt werden. Neun Patienten, die sich nach vier Wochen nicht mehr in ärztlicher Behandlung befanden, gaben bei einer telefonischen Befragung als Grund völlige Beschwerdefreiheit an.

Die Altersstruktur des Patientengutes folgte einer Normalverteilung, das Durchschnittsalter betrug 54 (17–87) Jahre. Das Geschlechterverhältnis m/w lag bei 10,7:1. Bei 36% der Patienten bestand eine Anamnese von Leistenbrüchen auch auf der Gegenseite. 24% hatten auf der Gegenseite bereits eine Operation hinter sich. Intraoperativ zeigten sich indirekte

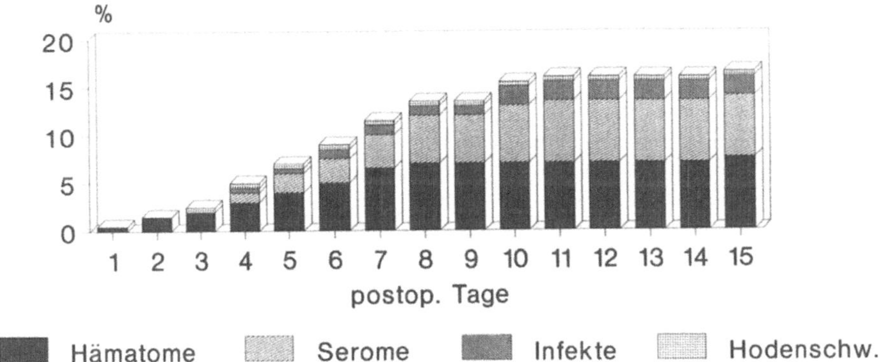

Abb. 1. Anstieg der Komplikationsrate in Abhängigkeit von der Beobachtungsdauer

Tabelle 1. Frühkomplikationsrate nach 200 Operationen

Komplikationsrate		
Hämatom, revidiert	3%	
Hämatom, punktiert	2%	
Hämatom, resorbiert	1,5%	
Skrotalhämatom	1%	7,5%
Serom, punktiert	6%	
Serom, spontan entleert	0,5%	6,5%
Wundinfekt	2%	2%
Hodenschwellung	0,5%	0,5%
	gesamt	16,5%

Hernien in 52,5%, direkte in 41% und kombiniert direkte/indirekte in 6,5%. Komplikationen traten in 16,5% aller Fälle auf (Tab. 1).

Unter den vier Wundinfekten waren zwei weniger schwere Fälle, bei denen die Hautfäden entfernt und die Wunden nach wenigen Tagen wieder verschlossen wurden. In zwei Fällen lagen tiefe Abszesse bis unter die Externusaponeurose vor. Thromboembolische, kardiovaskuläre oder andere Komplikationen traten nicht auf.

Es zeigte sich ein steiler Anstieg der Komplikationsrate bis zum achten postoperativen Tag (Tab. 1), der vor allem durch das Auftreten der Hämatome bedingt war (1, 2, 2, 3, 4, 4, 5, 5, 6, 6, 7, 7, 7, 8, 15 Tage postoperativ). Danach kam es zu einem Abflachen der Kurve. Bei den später auftretenden Komplikationen handelte es sich vor allem um Serome (4, 4, 5, 5, 6, 7, 7, 8, 8, 8, 10, 10, 11 Tage postoperativ) und Wundinfekte (4, 6, 10, 10 Tage postoperativ). Zwischen dem 15. Tag und dem Ende der vierten Woche traten keine neuen Komplikationen mehr auf. Die Aufschlüsselung der Komplikationsrate nach dem Ausbildungsstand der Operateure erbrachte keine statistisch signifikanten Unterschiede.

Angesichts dieser Ergebnisse und immer kürzer werdender Krankenhausaufenthalte erscheint es glaubhaft, daß ein erheblicher Anteil frühpostoperativer Komplikationen erst nach der Entlassung auftritt. Damit besteht für den Krankenhauschirurgen grundsätzlich die Gefahr, seine eigene Komplikationsrate zu niedrig einzuschätzen.

Literatur

1. Devlin HB et al. (1986) Short stay surgery for inguinal hernia: experience of the Shouldice operation, 1970–1982. Br J Surg 73:123
2. Lichtenstein IL (1987) Herniorrhaphy. A personal experience with 6321 cases. Am J Surg 153:553
3. Schumpelick V (1987) Hernien. Enke, Stuttgart
4. Steinau G et al. (1988) Lokale postoperative Komplikationen nach Leistenbruchoperation. Chir Praxis 39:49
5. Ungeheuer E, Herrmann F (1984) Komplikationen nach Leistenhernienoperationen. Chirurg 55:564

78. Vermehrte Wundheilungsstörungen bei Leistenhernien durch Applikation der Thromboseprophylaxe in die Bauchdecken

H. Lemke, M. Imhoff und D. Löhlein

Städtische Kliniken, Beurhausstr. 40, 44137 Dortmund

Increased Healing Complications in Inguinal Hernia Surgery by Subcutaneous Abdominal Administration of Heparin as a Thromboembolic Prophylaxis

Summary. In a prospective, randomized study, including 108 patients, we investigated the effect of different locations for the subcutaneous injection of low dosed or low molecular heparin following standard herniotomia. In the group with injection into the contralateral abdominal wall the rate of local surgical complications was four times higher compared to those patients with injections into the thigh. Thus we conclude that after herniotomia low dosed or low molecular heparin should be applied into the subcutis of the thigh.

Zusammenfassung. Unseres Erachtens sollte die Thromboseprophylaxe mit niedrig dosiertem oder niedermolekularem Heparin bei Leistenhernienpatienten nicht in die Bauchdecken, sondern in die Oberschenkel appliziert werden.
Durch ausschließliche Verwendung der kontralateralen Oberschenkelseite kann die Rate der Wundheilungsstörungen möglicherweise noch weiter reduziert werden.

Hintergrund

Im Rahmen der allgemein üblichen Thromboseprophylaxe beobachteten wir nach Leistenhernienoperationen vermehrte Wundheilungsstörungen. Dabei hatten wir, wie in den Fachinformationen aller Antithrombotikahersteller empfohlen wird [1, 2], die subcutane Injektion in die vordere seitliche Bauchwand vorgenommen.
Wir stellten uns daher die Frage, ob diese Empfehlung so beibehalten werden kann, oder eventuell zu korrigieren ist.

Problemstellung

Aufgrund unserer Beobachtungen entschieden wir uns, den herkömmlichen Applikationsort in die Bauchdecke mit anderen Applikationsorten zu vergleichen [3]. Wir führten deshalb eine prospektiv randomisierte Studie über einen Zeitraum von 18 Monaten durch, wobei wir 108 Patienten (n = 108) in zwei Gruppen unterteilten.

Methoden/Patienten

Die Gruppe A erhielt ihre peri- und postoperative Thromboseprophylaxe, wie bisher, in die kontralaterale Bauchseite der Operationswunde injiziert. Bei der Gruppe B wurde die Thromboseprophylaxe abwechselnd in den rechten und linken Oberschenkel appliziert.

Die Applikation erfolgte für mindestens 7 Tage postoperativ, wobei durch tägliche Verbandwechsel die Wunden inspiziert und unter sterilen Bedingungen überprüft wurden.

Alle Leistenhernien wurden standardisiert nach Shouldice versorgt, Leistenhernienrezidive wurden nicht in die Studie aufgenommen.

Ergebnisse

Die Injektionslokalisation erfolgte bei 47% der Patienten in die kontralaterale Bauchseite der Operationswunde, bei 53% der Patienten (n = 108) wurde abwechselnd in den linken und rechten Oberschenkel gespritzt.

Postoperativ wurde in 27% der Fälle CALCIPARIN® verabreicht, 73% der Patienten erhielten EMBOLEX NM®.

Bei der Injektion der Thromboseprophylaxe in die Bauchdecken kam es bei 65% der Patienten zu einer Primärheilung. Eine Wundheilungsstörung (Serom, Hämatom) wurde in 35% der Fälle beobachtet.

Bei Injektion der Thromboseprophylaxe alternierend in den linken und rechten Oberschenkel kam es bei 91% der Patienten zu einer Primärheilung. Serome wurden nicht beobachtet, Hämatome traten in 9% der Fälle auf.

Dieser Unterschied ist hochsignifikant!

Zusammenfassung und kritische Bewertung der Ergebnisse

Bei Applikation der Thromboseprophylaxe in die kontralaterale Bauchseite der Operationswunde bei Leistenhernienoperationen beobachten wir eine deutlich vermehrte Wundheilungsstörungsrate gegenüber der Applikation der Thromboseprophylaxe abwechselnd in den linken und rechten Oberschenkel. Der Unterschied war mit 35% Wundheilungsstörungen bei Injektion in die Bauchdecken gegenüber 9% Wundheilungsstörungen in der Oberschenkelgruppe hochsignifikant.

Literatur

1. SANDOZ-AG. EMBOLEX-NM-Gebrauchsinformationen
2. LABAZ-GmbH. CALCIPARIN-Gebrauchsinformation für Fachkreise. Kap 9, 44
3. De Lange S (1982) Choice of injection site for low dose heparin in inguinal herniorrhaphy. Br J Surg 69(4):234–235

79. Zusammenfassung der freien Vorträge: „Neues in der Chirurgie der Hernien I"

J. Witte

Klinik für Allgemein- und Abdominalchirurgie, Zentralklinikum, Stenglinstr. 2, 86156 Augsburg

Summary of the Short Communications: „Currents State in the Surgery of Inguinal Hernia I"

Summary.
1. Shouldice method superior to Bassini technique (direct prospective comparison).
2. Day-surgery under local anaesthesia more and more coming. Prophylaxis of thrombo-emboly are necessary.
3. By lateral inguinal hernia should be operated in two sessions, only under hospital conditions (no day-surgery).
4. Rercurrences and bilateral hernias can be operated in Stoppa technique with very low recurrence rates.
5. Transcutaneous closure of the inguinal canal under laparoscopic control cannot yet be valued.
6. Early complications possibility with more than 7% possible after discharge of the patients.
7. Prophylaxis of thrombo-emboly after inguinal hernia operations should be applicated in the contralateral tigh.

Key words: Shouldice/Bassini – Day-Surgery – Local anaesthesia

Zusammenfassung.
1. Shouldice-Technik im direkten prospektiven Vergleich der Bassini-Methode überlegen.
2. Tageschirurgische Operationen in Lokalanästhesie setzen sich zunehmend durch, Thromboseprophylaxe unnötig.
3. Doppelseitige Leistenhernien sollten zweizeitig operiert werden, nur unter stationären Bedingungen einzeitig.
4. Re-Rezidive und doppelseitige Hernien können mit sehr niedrigen Rezidivraten nach Stoppa operiert werden.
5. Der laparoskopisch kontrollierte transcutane Leistenkanal-Verschluß kann noch nicht gewertet werden.
6. Frühkomplikationen sind auch nach Entlassung bis über 7% möglich.
7. Thromboseprophylaxe nach Leistenhernien-Operation sollte in den kontralateralen Oberschenkel appliziert werden.

Schlüsselwörter: Shouldice/Bassini – Tageschirurgie – Lokalanästhesie

Zunächst stellen Ch. Töns et al. 5-Jahres-Ergebnisse mit der Shouldice-Methode als Qualitätsmaßstab vor. Nachuntersucht wurden 1217 Patienten mit primärer Leistenhernie, 532 mit Rezidivleistenhernie (bis zum 8. Rezidiv). Follow-up-Rate ca. 89%. Im Vergleich zu einem Hochrechnungsindex von Halverson-McVay verglichen die Autoren ihre 5-Jahres-Ergebnisse, die mit 1,7 bzw. 3,5% Rezidiven doppelt so gut waren wie vorausgesagt. Fazit: Die Shouldice-Methode bleibt Qualitätsmaßstab für Neues in der Leistenhernienchirurgie.

Ch. Peiper et al., ebenfalls aus der Arbeitsgruppe Schumpelick, verglichen den Einsatz der Lokalanästhesie mit der Allgemeinnarkose, bezüglich der Schmerzintensität in Ruhe und Bewegung gab es keine Unterschiede. Die Häufigkeit der Lokalanästhesie im eigenen Krankengut veränderte sich von 4:1 (Jan. 1990) innerhalb von 2 Jahren auf 1:9 zugunsten der Lokalanästhesie. Fazit und Schlußfolgerung: Die Lokalanästhesie wird allen Patienten angeboten, die Operation wird zunehmend unter tageschirurgischen Bedingungen durchgeführt.

Frau U. Muschaweck berichtet über 280 Patienten, die unter tageschirurgischen Bedingungen ohne Thromboseprophylaxe in Lokalanästhesie operiert wurden mit einer Frühkomplikationsrate von unter 2% und gleich hoher Spätkomplikationsrate. Die Arbeitsunfähigkeits-Dauer war bei Selbständigen gegenüber Angestellten und Beamten signifikant geringer, wobei in der Gruppe der Selbständigen über 80% ohne Arbeitsunfähigkeit überhaupt einhergingen.

Frau K. Wellmann et al. plädierten für einseitige Operationen doppelseitiger Leistenhernien nur unter stationären Bedingungen. In der Diskussion wurde herausgearbeitet, daß doppelseitige Leistenhernien unter tageschirurgischen und Lokalanästhesie-Bedingungen immer zweizeitig operiert werden sollen, da unzumutbar für den Patienten und zu gefährlich, insbesondere bei Rezidivhernien.

Herr N. Fuchsjäger et al. untersuchten Abhängigkeiten des Nahtmaterials in Korrelation zur Operationstechnik (Shouldice/Bassini in bezug auf Rezidivraten), wobei 50% der Patienten mit Leistenhernien-Rezidiv dieses nicht bemerkt hatten. Seine Empfehlung: Nichtresorbierbares Nahtmaterial der Stärke 0, Operationsmethode nach Shouldice hat die signifikant besten Ergebnisse.

In der Diskussion wurde dann darüber debattiert, ob Bassini in seiner Originalarbeit eine Spaltung der Fascia transversalis angegeben hat, was verneint wurde. Bassini hat jedoch in seinen OP-Zeichnungen diese Spaltung eingebracht. Unabhängig von diesem medizinhistorischen Aspekt zeigen die vorgelegten prospektiven Studien aus mehreren Zentren mit jeweils großer Erfahrung, daß die Shouldice-Methode im direkten Vergleich der Bassini-Methode überlegen ist.

Dieses wird durch das Referat von Herrn A. Paul et al. bestätigt, die zum identischen Ergebnis kommen und in einer Hochrechnung festgestellt haben, daß von 1000 nach Shouldice operierten Patienten 65 Patienten weniger ein Rezidiv erwarten müssen, wenn die Bassini-Methode prospektiv zum Vergleich verwendet wurde.

Frau Ch. Rätsch et al. berichteten über eine im Juni 1991 begonnene prospektiv kontrollierte Studie und verglichen Bassini/Shouldice-operierte Patienten gegen laparoskopische Techniken. Von letzteren zeigen nur die mit extraperitoneal eingebrachten Kunststoffnetzen bis 18 Monate postoperativ gleiche Rezidivraten wie die oben angegebenen Techniken. Alle anderen laparoskopischen Techniken (Herniographie etc.) sind verlassen worden wegen zu hoher Rezidivraten nach kurzer postoperativer Zeit.

In der Diskussion wurde nachgefragt, warum nach extraperitonealer Netzimplantation bei der laparoskopischen Technik Rezidive überhaupt möglich seien, was durch Ausreißen der Staplerklammern von den Operateuren erklärt wurde.

Im eigenen Krankengut von E. Gross et al. wurden die Ergebnisse der präperitonealen Implantation von Dacron-Sheets zur Behandlung des Leistenhernien-Rezidivs und großer doppelseitiger Leistenhernien vorgestellt (Methode Stoppa mit Modifikation nach van Damme). Die Rezidive mit diesem Verfahren liegen unter 2%, die Methode sollte im Gesamtkonzept der Leistenhernienchirurgie bei erwähnter Indikation berücksichtigt werden.

In der anschließenden Diskussion wurde noch einmal unterstrichen, daß Kunststoffnetze nicht intraperitoneal (Ausnahme: Teflon) implantiert werden dürfen („neue Welle mit alten Erfahrungen"?) wegen massiver Adhäsionen und Fisteln zum Intestinaltrakt.

Neue Wege wurden von H. J. Meyer vorgestellt, der mit 3–4 transkutan mittels Ahle eingebrachten U-Nähten (nicht resorbierbares Nahtmaterial, Stärke 0) einen Verschluß des Leistenkanals vornimmt, die Methode wird unter laparoskopischer Kontrolle durchgeführt. Eine Wertung ist nicht möglich, die Frühergebnisse liegen hinsichtlich der Rezidivrate im Bereich der 5-Jahres-Ergebnisse der anderen dargestellten Ergebnisse. Es muß also abgewartet werden, ob anhand von Spätrezidiven die Methode aufrechterhalten werden kann.

A. Dörner et al. referierten über Frühkomplikationen in der Leistenhernienchirurgie anhand einer prospektiven Studie mit 200 Patienten. Es wurden Frühkomplikationen (Hämatome, Serome, Wundinfektionen, etc.) erfaßt, die nach der Patientenentlassung aus der Tageschirurgie oder nach Kurz-Zeit-stationärer Behandlung auftraten. Diese sind bis zum 11. Tag zu erwarten und müssen bei einer Häufigkeit von über 7 % in der Gesamtbeurteilung der tageschirurgischen Verfahren mit berücksichtigt werden.

H. Lemke et al. untersuchten in einer randomisierten Studie an 102 Patienten mit Leistenhernienoperationen den Einfluß der Thromboseprophylaxe mit niedrig-molekularem Heparin bzw. niedrig dosiertem Heparin. Die Patienten in der ersten Gruppe wurden entsprechend der Fachinformation aller Anti-Thrombotikahersteller mit subcutan Injektionen in die Bauchwand subcutis versorgt, die zweite Gruppe bekam diese Injektionen abwechselnd in den linken und rechten Oberschenkel. Ergebnis: In der ersten Gruppe wiesen 35,3 % der Patienten (!) Serome, Hämatome bzw. Wundheilungsstörungen auf im Gegensatz zu 8,8 % bei der Gruppe mit Injektionen in den Oberschenkel. Fazit: Durch Injektion von niedermolekularem Heparin bzw. Heparin in den (kontralateralen) Oberschenkel nach Leistenhernien-Operation kann die Frühkomplikationsrate deutlich gesenkt werden.

Abschließend berichtete W. Kneist et al. über Besonderheiten von angeborenen Leistenbrüchen bei Säuglingen und Kleinkindern, der etwa in 1–2 % aller Neugeborenen auftritt. Operationsziel ist die hohe Ligatur des Bruchsackes, nicht der Verschluß der Bruchpforte. Der Leistenkanal wird ohne Samenstrangverlagerung anatomisch verschlossen. Im eigenen Krankengut wurden 250 Patienten ohne Rezidiv operiert, ohne Hodenhochstand oder Hodenatrophie.

80. Laparoskopische Hernioplastik bei Rezidivhernien

T. Neufang, F.-E. Lüdtke und G. Lepsien

Chirurgische Universitätsklinik, Robert-Koch-Str. 40, 37075 Göttingen

Laparoscopic Hernioplasty in Recurrent Hernias: Special Technique, Casuistics and Preliminary Results

Einleitung

Nicht zuletzt ausgelöst durch die Einführung laparoskopischer Operationstechniken in die Leistenhernienchirurgie hat sich weltweit eine verstärkte Diskussion über Vor- und Nachteile sowie Rezidivraten der etablierten Operationstechniken entwickelt.

Unbestritten ist, daß sich mit den klassischen Verfahren nach Bassini und Shouldice bei primären Hernien gute Ergebnisse erzielen lassen. In geübten Händen scheinen auch die Re-Rezidivraten bei Rezidivhernien (ca. 3–7%) noch akzeptabel. Andererseits zeigen vorläufige Ergebnisse der Qualitätskontrollstudie in Baden-Württemberg [Seidel] mit einer Re-Rezidivrate von 36% ein sehr unbefriedigendes Resultat bei überwiegend über einen anterioren Zugang nach Shouldice und Bassini versorgten Rezidivhernien. Nicht ohne Grund werden im Ausland viel häufiger als hierzulande alternative Verfahren gerade bei Rezidivhernien angewendet. So bietet der posteriore präperitoneale Zugang [Nyhus] den prinzipiellen Vorteil, die Leistenhinterwand durch nicht infolge einer Voroperation alteriertes Gewebe zu erreichen. Ist ein spannungsloser Nahtverschluß der Rezidivbruchpforte nicht möglich – oftmals infolge ausgedünnter oder nicht mehr nahtfähiger Transversalfaszie – wird entweder eine Entlastungsinzision [Condon] oder die Verstärkung der Hinterwand durch nicht resorbierbare Biomaterialien empfohlen [Nyhus, Stoppa].

Die laparoskopische transabdominelle präperitoneale Hernioplastik vereint die Vorzüge des präperitonealen Zugangs mit der spannungslosen Verstärkung der Leistenhinterwand unter Abdeckung aller potentieller Bruchpforten, addiert jedoch die Komplikationsmöglichkeiten der Laparoskopie (intraperitonealer Eingriff). Dieses Verfahren läßt eine entscheidend günstigere Re-Rezidivrate bei Rezidivhernien erhoffen.

Methodik

(1) Wir begannen mit laparoskopischen Hernienoperationen im Dez. 1990. Bei 88 Patienten mit 101 Hernien führten wir eine modifizierte „Plug & Patch"-Technik [Schultz] durch. Resorbierbares Material (Polyglactin/Polydioxanon) wurde bei 23, nichtresorbierbares (Polypropylen) Material bei 78 Hernien verwendet.

(2) Seit Februar 1992 führen wir die transabdominelle präperitoneale Hernioplastik [Arregui] aus, zunächst bei 35 Hernien unter Einlage eines 10 × 5 cm großen Polypropylennetzes dorsal der epigastrischen Gefäße. Das Netz wird mit speziellen Staplerklammern fixiert.

(3) Mit zunehmender Erfahrung im Umgang mit der laparoskopischen Technik und besserem Verständnis der zunächst aus posteriorer Sicht ungewohnten Leistenanatomie modifizierten wir die operative Technik in folgenden Punkten:

- Vollständigere Dissektion des präperitonealen Fetts und subtile Präparation der Leistenhinterwand und der Bruchpforten
- Hinterfahren der epigastrischen Gefäße, vollständige Mobilisierung des Samenstrangs mit Entfernung eines evtl. vorhandenen Begleitlipoms und überflüssiger Kremasteranteile
- Nahtadaptation der Bruchpforte(n), möglichst ohne Spannung
- Einlage eines mindestens 12 × 8 cm großen, kranial mit einem Einschnitt versehenen Netzes, das ventral der epigastrischen Gefäße und unterhalb (dorsal) des mobilisierten Samenstrangs zum Liegen kommt.

Mit dieser Technik haben wir 124 primäre Hernien und 34 Rezidive operiert.

Ferner konnten 7 Rezidive nach laparoskopischer Bruchreparation erfolgreich reoperiert werden. Postoperativ wurden bei Beschwerdefreiheit keine Einschränkungen der körperlichen Aktivität angeraten.

Ergebnisse

(1) Die urspünglich angewandte Plug & Patch-Technik resultierte in hohen Rezidivraten, insbesondere wenn resorbierbares Material verwendet worden war. Die Ergebnisse bei Rezidivhernien waren hingegen deutlich besser.

(2) + (3) Die präperitoneale Hernioplastik zeigte gute Ergebnisse bei primären und sehr gute Ergebnisse bei Rezidivhernien. Hier sind bisher keine Re-Rezidive aufgetreten. Bei den überwiegend nach Shouldice/Bassini voroperierten Patienten fand sich in 68 % ein direktes, in 23 % ein indirektes und in 9 % ein femorales Rezidiv. Die direkten Defekte waren fast ausschließlich im medialen Winkel des Hesselbachschen Dreiecks (zwischen lateralem kaudalem Rektusrand und medialem Anteil des Tractus iliopubicus, unmittelbar neben dem Tuberculum ossis pubis) lokalisiert. Auch bei nicht manifester Schenkelhernie war durch die Voroperation in fast allen Fällen eine Kranialraffung des Tractus iliopubicus mit konsekutiver Aufweitung der Schenkelbruchpforte festzustellen. Der innere Leistenring am Eintritt des Samenstrangs in den Leistenkanal war hingegen in der Regel ausreichend eng, der Samenstrang selbst schlank und von Begleitlipom und Kremasterfasern befreit. Indirekte Rezidive hingegen zeigten häufig ein deutliches Begleitlipom des Samenstrangs sowie einen nach lateral offenen inneren Leistenring.

Tabelle 1

	primäre Hernien (n = 209)		Rezidivhernien (n = 50)	
	n	Rez.-Rate	n	Rez.-Rate
(1) plug & patch				
resorbierbar	18	6 [30,0 %]	5	2 [40,0 %]
nicht resorb.	67	7 [10,4 %]	11	0
(2) + (3) präperit.				
Netz, nicht resorb.	124	2 [1,6 %]	34	0

Darüber hinaus konnten 5 Rezidive nach laparoskopischer Bruchreparation (Plug &
Patch-Technik) aus unserem eigenen Krankengut sowie 2 auswärtige Rezidive (laparoskopisch implantiertes Vicryl-Kissen) erfolgreich reoperiert werden (in der Tabelle nicht berücksichtigt). Auffallend hierbei war das völlige Verschwinden von ehemals eingebrachtem resorbierbarem Material ohne makroskopisch erkennbare Narbenbildung.

Diskussion

Konventionelle anteriore Reparationstechniken [Bassini, Shouldice] scheinen zur Versorgung von Rezidivleistenhernien nur bedingt geeignet (vgl. Einleitung).

Die laparoskopische Plug & Patch-Technik mit nicht resorbierbarem Material zeigt bei
Rezidivhernien akzeptable Ergebnisse. Sie sollte jedoch wegen hoher Rezidivraten bei primären Hernien und anderer Nachteile nicht mehr eingesetzt werden.

Die laparoskopische transabdominelle präperitoneale Hernioplastik eignet sich hervorragend zur Versorgung von Rezidivleistenhernien. Technik, Komplikationsrate und Ergebnisse sind bei Rezidiven und primären Hernien nicht unterschiedlich. Durch zunehmende
Erfahrung, besseres Verständnis der Anatomie aus posteriorer Sicht und verfeinerte operative Technik kann eine weitere Verbesserung der Ergebnisse erwartet werden. Eine Rezidivrate unter 1%, auch bei Rezidivhernien, sollte langfristig erreicht werden, dann erscheinen
die der Methode zu Recht häufig angelasteten Nachteile (Vollnarkose, intraperitonealer
Eingriff, lange Einarbeitungszeit, Kosten) durch höhere Effektivität für den Patienten gerechtfertigt.

Die subtile laparoskopische Präparation der Leistenhinterwand enthüllt interessante
Aspekte der Pathogenese von Rezidivhernien: In unserem Krankengut waren weit mediale
Rezidive am häufigsten (68%). Ihre Lokalisation im medialen Winkel des Hesselbachschen
Dreiecks in unmittelbarer Nähe des Tuberculum ossis pubis entspricht den klassischen
Beobachtungen von Bassini ebenso wie Untersuchungen von Read. Dieser fand bei Messungen der bei klassischer anteriorer Reparation auftretenden Nahtspannungen genau hier
(beim 2. Knoten nach der das Periost mitfassenden „Bassini-Naht") ein Maximum. Daraus
ergibt sich für die konventionellen Techniken der Hinweis, bei der Rekonstruktion der
Leistenhinterwand gerade im medialen Anteil ein zu festes Knüpfen der Fäden zu vermeiden
und gegebenenfalls eine Entlastungsinzision vorzunehmen. Indirekte Rezidive scheinen dagegen eher durch fehlerhafte Operationstechnik (Begleitlipom nicht excidiert, unzureichende
Einengung des inneren Leistenrings) bedingt. Femorale Rezidive sind wohl häufiger als
erwartet, die Aufweitung der Schenkelbruchpforte durch Kranialverziehung des Tractus
iliopubicus war jedenfalls in unserem Krankengut ein regelhaft auftretender Begleitbefund.

81. Neues in der Chirurgie der Hernien – Zusammenfassung der freien Vorträge (Sitzung Nr. 11)

H. D. Saeger

Chirurgische Universitätsklinik, Klinikum der Stadt Mannheim, Theodor-Kutzer-Ufer, 68167 Mannheim

Surgical Hernia Repair – Summary of the Free Paper Session No. 11

Summary. The surgical repair of large *abdominal wall hernias* with skin or non-absorbable synthetic mesh grafts leads to relatively good long term results (5–11% recurrence). The synthetic material used was Marlex, Polyester or PTFE. Further surgical options for reconstruction are musculocutaneous flaps (free or pedicled). The combination of the Bassini technique with the implantation of a vicryl-pad can be related to a low recurrence-rate of *inguinal hernias* (1.03% after primary and 1.70% after recurrent operation). The laparoscopic repair of recurrent inguinal hernias shows good preliminary results in prospective trials. As the traditional Nissen-Rossetti fundoplication, the transthoracic repair of the diaphragm seems to lead to good late results in *hiatal hernias* and reflux esophagitis (Visick I–II: >80%).

Key words: Hernia repair – Abdominal wall – Inguinal – Hiatus

Zusammenfassung. Die chirurgische Versorgung großer *Bauchwand- bzw. Narbenhernien* mit Cutislappen oder nicht absorbierbaren Kunststoffen ist mit relativ guten Spätergebnissen verbunden (5–11% Rezidive). Als Kunststoffimplantate wurden Marlex, Polyester oder PTFE eingesetzt. Die Deckung mit gestieltem oder freiem Muskelhauttransplantat bietet weitere chirurgische Alternativen. Bei *Leistenhernien* kann die Kombination der Bassini-Technik mit der Implantation eines Vicrylkissens zu guten Spätergebnissen führen (Rezidive: 1,03% nach Primär- und 1,70% nach Rezidivoperation). Die laparoskopische Versorgung der Rezidivleistenhernie führt in prospektiven Studien zu guten vorläufigen Ergebnissen. Neben der klassischen Operation nach Nissen-Rossetti scheint die transthorakale Zwerchfellplastik zu guten Spätergebnissen bei axialen *Hiatusgleithernien* mit Refluxösophagitis zu führen (Visick I–II: >80%).

Schlüsselwörter: Hernienoperation – Bauchwand – Leiste – Zwerchfell

Die chirurgische Versorgung großer *Bauchwand- bzw. Narbenhernien* durch primäre Naht ist – wenn überhaupt möglich – durch eine hohe Rezidivrate zwischen 20 und 50% belastet. In diesen Fällen ist die Bruchlückendehnung mit nicht absorbierbarem Material aus Cutis oder Kunststoffen mit deutlich besseren Spätergebnissen verbunden. Die Cutisplastik nach Rehn sollte bei großer Bruchlücke (>10 cm $\varnothing$) mit einer Zuggurtungsnahttechnik kombiniert werden. Als Kunststoffimplantate wurden Materialien aus Marlex, Polyester, Polypropylen und PTFE vorgestellt. Die Rezidivraten betragen zwischen 5 und 11% bei einer

Nachbeobachtungsdauer von 2–11 Jahren. Die Implantate sollten in der Rives-Technik präperitoneal implantiert werden und allseits 6–10 cm über die Bruchränder hinausreichen. Bei gleichzeitigem Defekt des Peritoneum muß zur Vermeidung des direkten Kontaktes von Kunststoff mit den darunterliegenden Darmschlingen ein absorbierbares synthetisches Netz als Peritonealersatz zur Anwendung kommen. Die Bruchlückendeckung mit gestieltem oder freiem Muskelhauttransplantat und Mikrogefäßanastomose bietet eine weitere chirurgische Alternative. Da bei großen Hernien mit ausgedehnten Adhäsionen eine partielle Darmresektion immer notwendig werden kann, wird die orthograde Darmspülung in der Operationsvorbereitung empfohlen. Die präoperative Anlage eines Pneumoperitoneums zur Dilatation der Bauchdecken wird kontrovers diskutiert.

In der Versorgung der *primären und der Rezidivleistenhernien* führt die Kombination der Bassini-Technik mit der Implantation eines Vicrylkissens zu guten Spätergebnissen. Die Rezidivrate nach 3–6 Jahren war für die Primärversorgung (1,03 %) und die Rezidivversorgung (1,70 %) den Ergebnissen der Shouldice-Technik vergleichbar. Die Entfernung des Implantats war in nur 0,2 % aller Fälle (n = 2399) notwendig.

Der laparoskopische Zugang mit präperitonealer Implantation eines genügend großen (mindestens 8 × 13 cm) nicht absorbierbaren Kunststoffnetzes sollte derzeit bei der Operation inguinaler Hernien nur in prospektiven Studien an erfahrenen chirurgischen Zentren eingesetzt werden. Möglicherweise wird die laparoskopische Hernioplastik gerade beim Rezidiv für die Zukunft ein erfolgversprechendes Verfahren sein.

Neben der klassischen Operation nach Nissen-Rossetti scheint die transthorakale Zwerchfellplastik zu guten Spätergebnissen in der chirurgischen Therapie der Refluxösophagitis bei *axialen Hiatusgleithernien* zu führen. Während nach Fundoplicatio (n = 159) eine Refluxkontrolle in 89 % und ein Zufriedenheitsgrad Visick I–II in 88 % nach Primäroperation und 78 % nach Rezidiveingriff erreicht wurde, ergab sich nach transthorakaler Zwerchfellplastik in 82 % ein gutes und in 18 % ein zufriedenstellendes Resultat (gesamt-n = 33, Beobachtungsdauer: 91 Monate).

Hauptthema

Wandel in der Behandlung traumatischer Blutungen

82. Die präklinische Versorgung innerer und äußerer Massenblutungen

J. Sturm

Unfallchirurgie, Klinikum Lippe Detmold, Röntgenstr. 18, 22756 Detmold

Emergency Treatment of Massive Bleeding

Summary. Treatment of massive bleeding in emergency medicine is extremely time dependent. 1. Most important is control of bleeding. Load and go should be favored in the case of perforating injuries with internal bleeding. MAST-trousers are not reliable. 2. Volume treatment (forced infusion) with mixture of colloids/cristalloids. Future: Hypertonic salt solutions with colloids. 3. Direct communication preclinic/clinic eliminates misunderstanding. Prevention of timelag in the link preclinic/clinic is most important.

Key words: Massive bleeding – Load and go – Communication system

Zusammenfassung. Der Behandlungserfolg von Massenblutungen ist außerordentlich zeitsensibel. Optimierung in folgenden Bereichen ist erfolgversprechend: 1. Sofortiger Transport bei inneren Massenblutungen und perforierenden Verletzungen. Kein Einsatz der Schockhose (MAST-trousers). 2. Volumenersatz mit Druckinfusion. Mischung von kolloidalen-kristalloiden Lösungen. Zukünftiger Weg: Mischlösung von hypertoner NACl-Lösung mit kolloidaler Lösung. 3. Kommunikation Präklinik/Klinik und exakte Alarmierung (Funktelefon). Verbesserung der Transportlogistik.

Schlüsselwörter: Massenblutung – Soforttransport – Kommunikationslogistik

Im Jahr 1992 sind in Deutschland im Straßenverkehr 10 500 Personen tödlich verunglückt, davon verstarben etwa 2100 Patienten noch am Unfallort. Der Prozentsatz sofortiger Todesfälle ist im internationalen Vergleich recht niedrig, dies mag mit dem recht gut organisierten Rettungssystem in Deutschland zusammenhängen.

Die hauptsächliche Todesursache für den akuten Tod an der Unfallstelle ist das schwerste Schädelhirntrauma, gleichrangig steht an nächster Stelle die stumpfe Thoraxverletzung und der Tod im Verblutungsschock. Eine nähere Aufschlüsselung zu Ursachen und unmittelbarem Verlauf der tödlichen Verletzungen kann nicht gegeben werden, da solche Daten nicht erfaßt werden.

Versteht man eine schwere Blutung als Blutverlust von mehr als 100 ml/min, ist unmittelbar klar, daß es sich um einen der wenigen Notfälle handelt, die besonders zeitsensibel sind. Bei der mittleren Rettungszeit des Rettungshubschraubers der Medizinischen Hochschule Hannover von 14 min (Unfall – Eintreffen des Arztes) ist z.B. bei einer Blutung von 150 ml/min bereits ein Drittel des mittleren Blutvolumens eines Erwachsenen verloren. Nur 10-Minuten-Intervall mehr bedeuten akute Lebensgefahr (Summe: 3600 ml).

Prinzipiell ist durch Verbesserung der Rettungsorganisation mit möglichem Zeitgewinn eine positive Beeinflussung der Todesursache „Massenblutung" denkbar. Dies gilt vor allem für ländliche Bezirke, in denen die oben angegebene mittlere Rettungszeit oft nicht erreicht wird, besonders außerhalb der Flugzeit der Luftrettung. Weithin ist jedoch in der Bundesrepublik eine optimale Verteilung der Rettungsmittel gewährleistet und damit ein therapeutisch signifikanter Ansatz durch Zeitgewinn nur bedingt erfolgversprechend.

Wesentlich schwerer wiegen die Zeitverzögerungen, die durch mangelnde Erfahrung oder Ausbildung der behandelnden Notärzte zustande kommen. Eine Verbesserung der Ausbildung, besonders auch in praktischer Hinsicht, spielt eine besondere Rolle für Kollegen, die in chirurgischer Vorgehensweise über keine besonderen Erfahrungen verfügen. Da die Rettungsmedizin in Deutschland andererseits erfreulicherweise noch eines der wenigen Gebiete ist, in denen echt interdisziplinär gearbeitet wird, sind die Chirurgen in der Vermittlung von Erfahrungen gefordert.

Hinzu kommt, daß der Notarzt alleine häufig bei solch schweren Verletzungen relativ machtlos ist. Das gesamte Behandlungsteam muß effektiv Hand in Hand arbeiten. Die geforderten Verbesserungen in der Ausbildung erstrecken sich daher auch auf die Ausbildung der Rettungsassistenten.

Eine Optimierung ist in drei Bereichen dringend erforderlich:
1. Kenntnisse in Methoden der Blutstillung am Unfallort
2. Kenntnisse über die Art und Dimension des Volumenersatzes
3. Kenntnisse zur Logistik und zur Kommunikation beim Transport der Patienten und in der klinischen Anbindung der Notfallmedizin.

1. Blutstillung am Unfallort

Selbst unter den zuvor geschilderten günstigen Rettungsbedingungen (Rettungszeit $\bar{X}$: 14 min) ist es bei anhaltender Blutung kaum möglich, durch intensive Volumenzufuhr den Blutverlust wettzumachen.

Zumindest sinkt bei zunehmender Blutverdünnung die Sauerstofftransportkapazität im Kreislauf so drastisch ab, daß die Prognose infaust wird. Daher gilt als erste Maßnahme die Stoppung der Blutung. Möglichst simultan muß allerdings eine aggressive und nachhaltige Volumenzufuhr zur Wiederherstellung des zirkulären Blutvolumens erfolgen.

Innere Massenblutungen aus Aorta, Leber oder Milz sind einer direkten Blutstillung in der Regel nicht zugängig. Daher sind diese Verletzungen prognostisch ungünstig und mit den an der Notfallstelle verfügbaren Maßnahmen nicht sinnvoll zu behandeln.

Versuche mit Notthorakotomie oder Notlaparotomie sind keine sinnvolle ärztliche Maßnahme am Unfallort. Dort hat die Notfallmedizin ihre Grenzen. Das Vorschieben eines Ballonkatheters in die Aorta zur Blockade von der A. femoralis ist unter optimalen äußeren Bedingungen in verzweifelten Fällen denkbar. Erfahrungen im notfallmedizinischen Bereich liegen allerdings nicht vor.

Bei inneren Blutungen im Thorax oder Abdomen, sei es nach perforierenden oder stumpfen Verletzungen, steht daher das Prinzip „load and go" im Vordergrund (gelegentlich wird auch der Begriff „scoop and run" verwendet). Für solche Fälle muß Flexibilität im notfallmedizinischen Handeln bewiesen werden. Die im europäischen Sprachraum allgemein gültige Regel, daß ein Transport erst nach Stabilisierung des Patienten zu erfolgen hat, kann hier nicht beachtet werden.

Sollten perforierende Gegenstände noch im Körper des Verletzten stecken, müssen diese belassen werden, da eventuell nach Entfernung eine nicht beherrschbare Blutung auftreten kann. Blutungen in Körperstammnähe (Achselhöhle, Halsbereich oder Becken) sind am ehesten durch Tamponade zu stillen.

Bei Blutungen im Beckenbereich kann eventuell durch eine Kompression der abdominellen Aorta (gegebenenfalls durch Fußdruck eines Helfers) zumindest vorübergehend die Blutung eingedämmt werden, bis eine Blutungsquelle näher lokalisiert ist und gegebenenfalls mit chirurgischen Methoden (Abklemmen oder direkte Tamponade) gestillt werden kann. Der Einsatz von Instrumenten ist jedoch eher zurückhaltend zu sehen, da unter den

Bedingungen der Notfallmedizin häufig nicht gezielt genug gehandelt werden kann und durch Instrumente andere Strukturen und die verletzten Gefäße zusätzlich geschädigt werden können.

Blutungen der Extremitäten sollten in allen Fällen durch lokale Kompression oder durch fortdauernden Druck auf die großen zuführenden Arterien beherrscht werden können. Zumeist handelt es sich um venöse Blutungen, da sehr häufig größere arterielle Gefäße durch Einrollen der Intima eine spontane Blutstillung erfahren. Insofern ist eine Kompression mit relativ geringem Druck in der Regel erfolgreich.

Das früher propagierte sogenannte „Abbinden" wird heute als gefährliche Maßnahme eingestuft. Die große Kraft, die auf einer eng begrenzten Fläche einwirkt, kann zum Beispiel Nervenschäden bedingen und ist andererseits in ihrer Effektivität nur ungenügend steuerbar. Häufig resultiert bei sogenanntem „Abbinden" eher eine venöse Stauung mit Verstärkung der Blutung.

Effektiv ist die Anwendung von breiten aufblasbaren Blutdruckmanschetten, die mit einem Druckmanometer versehen, eine gezielte Druckerhöhung über den noch vorhandenen arteriellen Blutdruck hinaus ermöglichen. Die lokale Kompression unter Anwendung von elastischen Binden sollte fast immer genügen.

Besonders für Blutungen im Beckenbereich, vereinzelt auch für intra-abdominelle Blutungen, wird im englischsprachigen Schrifttum der Einsatz von sogenannten MAST-Trousers (Schockhosen) empfohlen. In Deutschland ist der Einsatz dieser „Anti-Schockhosen" nicht verbreitet.

Dabei dient als wesentliches Argument gegen den Einsatz der Zeitaufwand und die Schwierigkeiten beim Anlegen dieser aufblasbaren Kompressionshosen. Der Zeitverlust wird als sehr groß eingeschätzt. Andererseits berichten geübte Anwender darüber, daß das Anlegen in 3 bis 5 Minuten durchaus befriedigend möglich sei.

Neuere klinische Studien aus der USA führen außerdem als Nachteil dieser MAST-Trousers an, daß der venöse Rückstrom zum Herzen drastisch gemindert wird und damit eine Herabsetzung des Herzzeitvolumens erfolge. Als weiterer Nachteil wird die Gefahr von Compartement-Syndromen nach längerer Anwendung dieser Kompressionshosen hervorgehoben.

Bei vergleichenden Studien konnte zusätzlich keine effektive Wirksamkeit im Vergleich zur konventionellen Behandlung aufgezeigt werden.

Aufgrund dieser amerikanischen Erfahrungen ist der Einsatz der MAST-Trousers in Deutschland nur in seltenen Fällen zu empfehlen, in USA mag bei weit längeren Rettungszeiten dieses Verfahren gelegentlich erforderlich sein, zumal in der Regel keine Ärzte an der Notfallstelle tätig sind. Falls der Einsatz der Anti-Schockhose geplant wird, muß in jedem Fall eine hohe Fertigkeit in der Anlage dieses Instrumentes gegeben sein, um den Patienten durch Zeitverlust nicht zu gefährden.

Die Intubation mit Beatmung kann hinter den Maßnahmen zur Blutstillung und zur Volumenzufuhr zurückstehen. Primär besteht keine respiratorische Insuffizienz, die Intubation und Beatmung kann Zeitverlust bedeuten.

Andererseits sollte ein Patient mit Massenblutung nach Blutstillung bzw. Einbringen genügender intravenöser Zugänge durchaus intubiert und beatmet werden. Die Optimierung des Sauerstoffgehaltes im Blut kann bei Blutverlust zur Erhaltung der Vitalität der Peripherie von Bedeutung sein.

2. Art und Dimension des Volumenersatzes

Der sofortige Beginn einer Volumenzufuhr gehört in Deutschland fast automatisch zu jeder notfallmedizinischen Maßnahme. Dies gilt selbstverständlich besonders für das hier diskutierte Krankheitsbild.

Im englischen Schrifttum wird das Anlegen einer Infusion an der Notfallstelle auch unter dem Gesichtspunkt einer potentiellen Verzögerung gesehen und daher eher abgelehnt. In solchen Publikationen, in denen vor allem jedoch die Versorgung perforierender Verletzungen diskutiert wird, wird mit einem Zeitbedarf für das Anlegen der Infusion gerechnet, der um ein Vielfaches höher ist, als er in unseren Rettungssystemen üblich ist.

So geht F. R. Lewis in seinem Computersimulationsmodell von einem mittleren Zeitbedarf von 15 Minuten bis zum Starten der Infusion aus; in Stichproben haben wir diesen Zeitbedarf für das Luftrettungssystem der Medizinischen Hochschule Hannover untersucht und eine mittlere Zeit von 2,5 Minuten gefunden. Die von Lewis kalkulierte Zeitspanne macht in der Tat das Prinzip „load and go" sinnvoller.

Auch hier muß betont werden, daß allerdings auch der Verzicht auf eine Infusion das richtige Verhalten sein kann. Sollten tatsächlich einmal durch technische Schwierigkeiten größere Zeitverluste entstehen (mehr als 5 Minuten), ist es besser, den Patienten einzuladen und zu transportieren.

Während des Transportes kann gegebenenfalls immer noch versucht werden, einen Zugang zu schaffen; der Patient wird durch Zeitverlust nicht gefährdet. Für Ärzte, die chirurgisch besonders erfahren sind, kann in Ausnahmefällen auch an der Unfallstelle eine Venae sectio mit Einbringen eines großen Katheters die Methode der Wahl sein. Das Kanülieren der Vena femoralis (Sheldon-Katheter) muß für die Notfallstelle eine Ultima ratio sein.

Außerordentlich schwierig ist die Behandlung von Kindern mit Massenblutungen. Kinder sind besonders durch ihre Kreislaufkompensationsfähigkeit und die Schwierigkeit, die entsprechende Diagnose zu stellen, gefährdet. Erst ab einem Verlust von etwa einem Drittel des Blutvolumens sind Kreislaufreaktionen erkennbar.

Sollten bei Kleinkindern keine Zugänge gefunden werden können, ist die Infusion intraossär (Druckinfusion!) möglich und empfehlenswert. Mit verfügbaren Trokarsystemen kann einer oder beide Tibiaköpfe punktiert werden. Die Infusion ist überraschend effektiv und leicht möglich!

Prinzipiell sind Druckinfusionssysteme zu verwenden, dazu eignen sich am besten Manschetten um Plastikflaschen oder Infusionsbeutel. Glasflaschen in der Notfallmedizin mit der früher häufig angewandten direkten Lufteinleitung sind wegen der hohen Luftemboliegefahr absolut obsolet.

Nach wie vor ist die Art der Volumentherapie auch für die Notfallmedizin umstritten.

Prinzipiell kann zwischen der Anwendung kolloidaler Lösungen (hier nur künstliche Kolloide!) und kristalloider Lösungen unterschieden werden.

Bei Verwendung von kristalloiden Lösungen ist die zwei- bis dreifache Menge des Blutverlustes erforderlich, daher ist die ausschließliche Verwendung von kristalloiden Lösungen für den Fall der Massenblutung nicht praktikabel. Andererseits ist die Gabe von künstlichen Kolloiden in ihrer Maximaldosis ebenfalls begrenzt. Bei Überschreiten von bestimmten Maximalmengen kann zum Beispiel für Dextranlösungen eine negative Beeinflussung der Blutgerinnung in klinisch relevantem Ausmaß auftreten. Am günstigsten scheint die Verwendung von Hydroxyäthylstärke (HÄS 6%) zu sein. Allerdings ist auch für diese Lösung die Obergrenze bei etwa 1,5 Litern zu ziehen. Der Volumeneffekt beträgt etwa das 1,3- bis 1,5fache.

Zur notfallmäßigen Kreislaufwiederherstellung ist seit einiger Zeit die Verwendung von hypertonen Salzlösungen in der Erprobung. Ein hypertoner Bolus zieht für kurze Zeit Flüssigkeit aus Interstitium und Zellen in das Gefäßsystem und kann daher volumenexpansiv wirken. In Fallstudien werden auch Mischungen von Lösungen künstlicher Kolloide mit hypertoner Kochsalzlösung erprobt. Solche Mischungen scheinen vor allem für diese hier diskutierte Indikationsstellung sinnvoll zu sein.

3. Transportlogistik und Kommunikationssysteme zur Anbindung der Notfallmedizin an die klinische Versorgung

Den Notärzten müssen die geeigneten Transportmittel bekannt sein. Aus den oben dargelegten Gründen ist ein Hubschraubertransport anzustreben. Andererseits muß gegebenenfalls die Behandlungsmöglichkeit während des Transportes Priorität haben und daher ein klassischer Rettungswagen eingesetzt werden. Von ähnlicher Bedeutung ist die Auswahl des Transportziels. Im Gegensatz zu der Empfehlung, daß Verletzte in das geeignete Krankenhaus, selbst unter Inkaufnahme einer langen Transportzeit, zu transportieren seien, muß für Patienten mit Massenblutungen empfohlen werden, das nächstgelegene Krankenhaus anzufahren. Die chirurgische Behandlungsmöglichkeit auch in einem kleinen bis mittleren Krankenhaus sollten immer besser sein, als die Zeitverzögerung durch einen längeren Transport. Dieses gilt nicht für Blutungen, die besonderer Einrichtungen oder Kenntnisse bedürfen. Bei thoracalen Blutungen sollte z.B. ein entsprechendes Zentrum angefahren werden.

Hilfreich zur Beschleunigung einer klinischen Behandlung bzw. Nottransfusion kann der Voraustransport einer Blutprobe zur Blutgruppenbestimmung sein. Solche Proben sollen vor Beginn einer Volumentherapie entnommen werden. Besonders größere Mengen von kolloidalen Lösungen verfälschen die Blutgruppentests.

Gleichgültig, welches Krankenhaus Transportziel ist, die Informationskette: Notarzt/ Klinikarzt stellt in der Regel ein besonderes Problem dar. Die heute weithin übliche Informationsübermittlung über Rettungsleitstellen verfälscht das Ergebnis bzw. die Informationsübertragung mit hoher Wahrscheinlichkeit. Hier könnte der Einsatz moderner Techniken, wie die Anwendung von Funktelefonen zum Gespräch Arzt/Arzt, deutliche Verbesserungen bringen. Der Zeitverlust, der bei mangelnder Informationsübertragung in Krankenhäusern bei der Behandlung solch extrem verletzter Patienten auftritt, ist häufig größer als der Zeitgewinn, der im Rettungswesen vorher erreicht wurde.

Es muß individuell vorgegangen werden, z.B. kann für die Entscheidung, die Therapie vor Ort durchzuführen oder den Patienten sofort zu transportieren, keine generelle Empfehlung gegeben werden. Hier spielt das Können und die Erfahrung des Notarztes und des gesamten Teams die entscheidende Rolle.

Die praxisnahe Ausbildung für die Ärzte aller im Rettungswesen tätigen Disziplinen stellt bei limitierten Ausbildungskapazitäten ein besonderes Problem dar.

83. Wandlung in der Behandlung traumatischer intracranieller Blutungen

R. Fahlbusch, R. Laumer, U. Nissen, G. Schiffel und C. Cedzich

Neurochirurgische Universitätsklinik Erlangen, Schwabachanlage 6, 91054 Erlangen

Changes in the Management of Traumatic Intracranial Hemorrhage

Summary. Technological advances have affected all aspects of the management of traumatic intracranial hemorrhage. A recent development is the availability of remote digital transmission of CT images. Of paramount importance, however is the perioperative management with the aim of avoiding secondary brain damage. It is essential to distinguish between well established methods and those still being experimentally evaluated. To this effect, careful repeated documentation (for example, by reference to the Glasgow Coma Scale) and continuous monitoring of intracranial pressure is of great importance.

Key words: Head injury – Secondary brain damage – Brain protection – Neuromonitoring

Zusammenfassung. Gewandelt hat sich das Management traumatischer intracranieller Blutungen in allen Teilen der Versorgungskette. Neu ist dabei die Möglichkeit einer Standbildübertragung von CT-Aufnahmen. Im Zentrum steht jedoch das perioperative Management mit dem Ziel der Vermeidung von sekundären Hirnschäden. In diesem Bereich unterscheiden wir bewährte Standardverfahren von perspektivischen Therapiemodellen. In diesem Zusammenhang ist ein kontinuierliches Monitoring des intracraniellen Druckes sowie eine engmaschige Dokumentation, z. B. mit Hilfe der Glasgow-Coma-Scale entscheidend.

Schlüsselwörter: Schädel-Hirn-Trauma – Sekundärer Hirnschaden – Hirnprotektion – Neuromonitoring

Seit Anfang des Jahrhunderts gelten Trepanationen auch zur Entfernung traumatischer intracranieller Hämatome als standardisiert. Dazu zählte auch das Krönlein-Schema zur systematischen Suche epiduraler Hämatome. Die Wandlung zur gezielten Trepanation – auch von untypisch gelegenen Hämatomen wie im Bereich der hinteren Schädelgrube [18] – verdanken wir der Computertomographie.

Gewandelt hat sich auch das perioperative Management traumatisierter Patienten. Dieses läßt sich anhand unserer operativen Erfahrungen der letzten 10 Jahre mit nahezu 2000 Schädel-Hirn-Traumen beispielhaft darstellen (Abb. 1). Dabei möchten wir uns auf das epi- und subdurale Hämatom beschränken. Die große Anzahl chronisch subduraler Hämatome, überwiegend von einem Bagatelltrauma begleitet, ist kein dringliches Problem der eigentlichen Traumatologie. Die traumatischen intracerebralen Hämatome sind dagegen sehr sel-

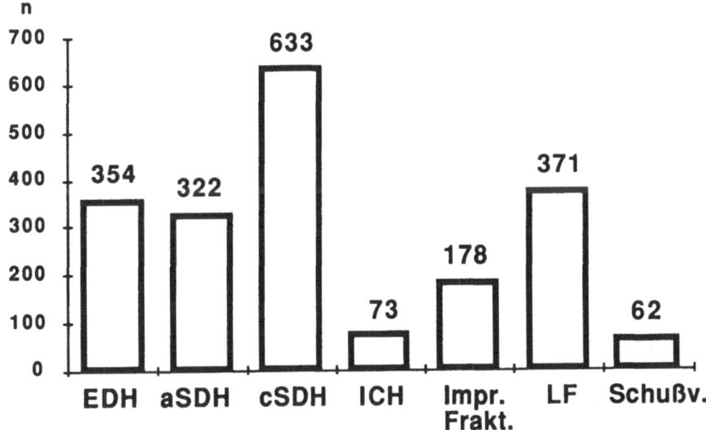

Abb. 1. Im Zeitraum 1983–1992 in der NCH-Universität Erlangen operierte SHT (n = 1993)

ten. Eine weitere große Gruppe nehmen Impressionsfrakturen, Liquorfisteln und Schußverletzungen ein, die ebenfalls operativ versorgt werden müssen [7].

Gewandelt hat sich die epidemiologische Kenntnis von Schädel-Hirn-Traumen in vielen Ländern [8]. Für Nordrhein-Westfalen liegt ein ausgezeichnetes Gutachten des Instituts für Medizinische Soziologie der Universität Münster vor [13]. Nach den neuesten Zahlen, die das Kuratorium ZNS kürzlich mit Infratest Gesundheitsforschung München zusammenstellte, rechnet man mit 3,2 Patienten pro 1000 Einwohner pro Jahr, von denen 30% intensivpflichtig sind. In den alten Bundesländern erleiden etwa 10000 Patienten pro Jahr ein schweres Schädel-Hirn-Trauma, für die 2000 Betten in der Frührehabilitation noch fehlen [16].

Konstant ist die Anzahl der über die Jahre 1983 bis 1992 von uns im Erlanger Raum operierten epi-, sub- und intracerebralen Hämatome – und das, obwohl in dieser Zeit 6 zusätzliche Neurochirurgische Kliniken in unserem ehemaligen Einzugsbereich geöffnet haben. Daraus folgt, daß auch in Zukunft nur große, leistungsfähige neurochirurgische Zentren mit schweren Schädel-Hirn-Traumen belastet werden und auch, aus Kapazitäts- und Personalgründen, belastet werden können.

In der dem Chirurgen bekannten Versorgungskette soll noch einmal auf die frühzeitige Intubation und die leider immer noch nicht selbstverständliche kontrollierte Beatmung hingewiesen werden. Für den Neurochirurgen ist das wichtigste Glied der neurologische Status gleich nach dem Unfallereignis. Wir bevorzugen die auch vom Pflegepersonal handhabbare Glasgow-Coma-Scale. Für polytraumatisierte Patienten stehen darüber hinaus mehrere Traumascore-Systeme zur Abschätzung der Prognose zur Verfügung [3].

Der Verlauf muß heute auch aus rechtlichen Gründen gerade in der kritischen Phase auf der Intensivstation engmaschig verfolgt werden. Es werden Punkte für 3 Modalitäten vergeben, 1. Augenöffnen, 2. die beste verbale Antwort und 3. die beste motorische Antwort.

Bei Kontaktfähigkeit wird die höchste Punktzahl, nämlich 13–15, im tiefen Koma die niedrigste, nämlich 3 Punkte, erzielt. Einem schweren Schädel-Hirn-Trauma entspricht so eine Punktezahl von 3–7, einem mittelschweren 8–10 Punkte. Ein CT für Schwerverletzte soll dann dringlich eingeplant werden, wenn es zu einer Verschlechterung der Bewußtseinslage kommt oder wenn neurologische Defizite, z. B. eine Anisokorie, beobachtet werden. Liegt noch kein neurologischer Ausfall vor, sollte in keinem Fall ein CT innerhalb der ersten Stunde erzwungen werden, schon gar nicht auf Kosten der notwendigen Stabilisierungsmaßnahmen.

Im Falle eines akuten Epiduralhämatoms besteht bei frühzeitiger Erkennung und sofortiger Operation eine gute Prognose (Abb. 2). Ursache ist meist eine Ruptur der Arteria meningea media im Bereich einer temporalen Fraktur. Inzwischen haben viele Chirurgen

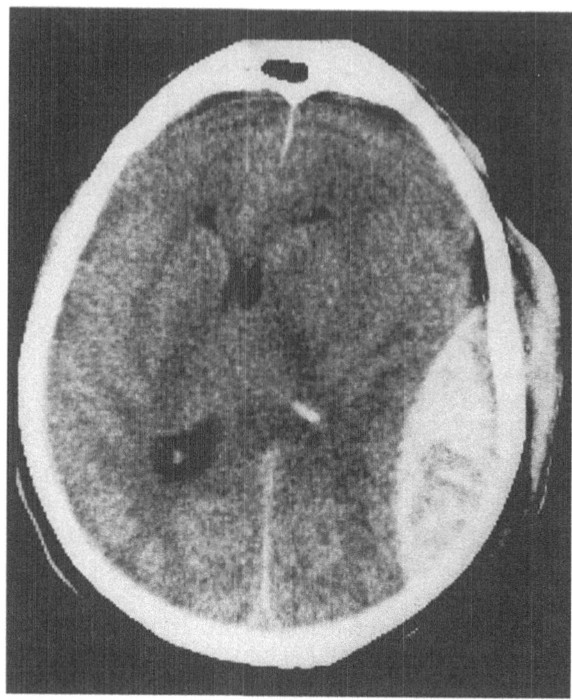

Abb. 2. CT eines akuten, epiduralen Hämatoms

eine Ausbildung zur Trepanation durch Neurochirurgen erfahren. Wird bei einem sich neurologisch verschlechterndem Patienten ein großes Epiduralhämatom bereits im CT der einweisenden Klinik nachgewiesen, sollte schon dort durch den Unfallchirurgen zumindest eine Notbohrloch-Trepanation mit Hämatomdrainage erfolgen. Trotz dieser entlastenden Maßnahme kann die Bewußtlosigkeit anhalten. Eine der Ursachen, der gesteigerte intracranielle Druck, kann durch einen intraventrikulären Katheter fortlaufend registriert und durch Liquordrainagen kontrolliert werden. Dieses ist in der Regel Spezialkliniken vorbehalten. Als Fazit läßt sich festhalten, daß ein zu frühes CT ein epidurales Hämatom nicht in jedem Fall ausschließt. Darüber hinaus muß der Diagnose immer eine rasche Operation folgen [9], da es bei epiduralen Hämatomen gut 3 Stunden nach dem Unfall zu einem Anstieg der Letalität auf ca. 50 % kommt (Abb. 3).

Umgekehrt dazu verläuft die Letalitäts-Kurve bei den akuten subduralen Hämatomen. Hier liegt die Letalität in den ersten beiden Stunden zwischen 70 % und 90 % und wird im Verlauf deutlich geringer. Dies erklärt sich damit, daß Subduralhämatome stets und verlaufsbestimmend von zusätzlichen Schädigungen, wie einer massiven initialen Hirnschwellung und z. T. multilokulären Kontusionsblutungen begleitet werden (Abb. 4). Daraus folgt, daß insbesondere beim akuten subduralen Hämatom zusätzliche Maßnahmen zur Vermeidung des sekundären Hirnschadens durchgeführt werden müssen.

Neben der Hauptdiagnose eines akuten subduralen und epiduralen Hämatoms dominieren eine Reihe von Zusatzdiagnosen. Zum Beispiel traten 5 % der 1983 an unserer Klinik operierten traumatischen intracraniellen Hämatome im Rahmen eines Polytraumas auf [22]. Insgesamt wird der Anteil von Schädel-Hirn-Traumen bei polytraumatisierten Patienten auf ca. 35 % geschätzt [19].

Prognostisch verläßliche Faktoren nach Schädel-Hirn-Traumen sind Alter, Tiefe und Dauer der Bewußtlosigkeit nach Coma-Scale und Pupillenreaktion. Daraus folgt, daß der Exitus oder ein vegetatives Stadium allein schon vom Alter her in 81 % der über 60jährigen nach einem schweren Schädel-Hirn-Trauma auftreten. In einem ähnlich hohen Prozentsatz,

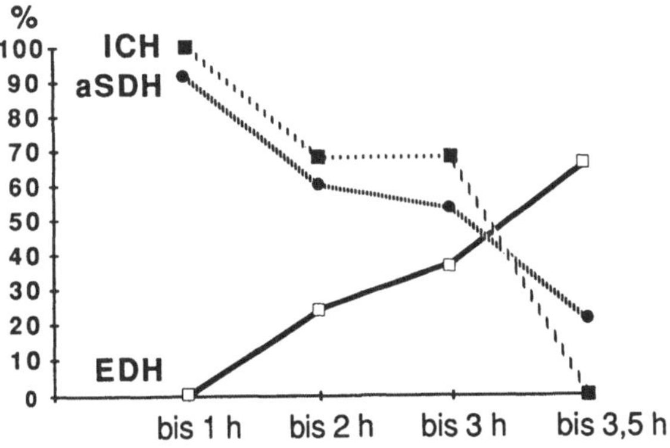

Abb. 3. Letalität nach epiduralen, subduralen und intracerebralen Hämatomen (nach Frowein 1992)

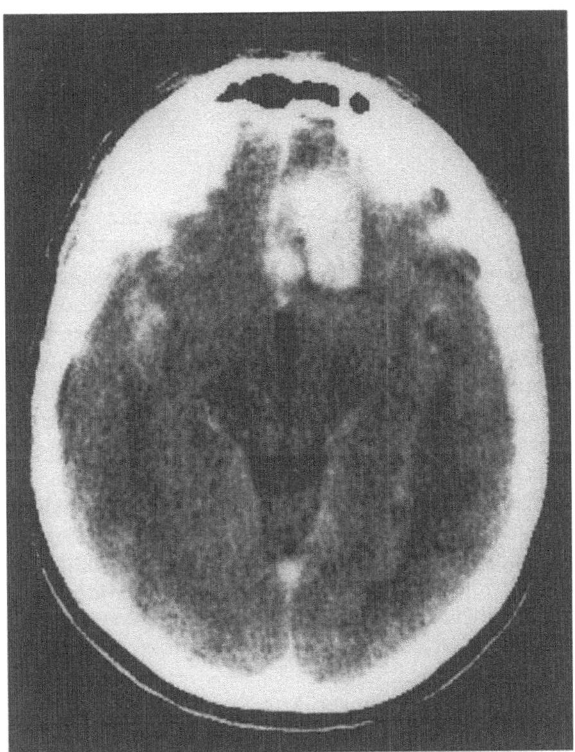

Abb. 4. CT eines akuten, subduralen Hämatoms bds. mit multiplen Kontusionen

nämlich 84%, betrifft es Patienten mit niedrigem Coma-Score, also Bewußtlose ohne Reaktion sowie Unfallpatienten, die weite, nicht reagierende Pupillen haben [6, 23]. Dies drückt sich auch in einer Serie unserer Klinik von 1983 aus. Dabei verstarben 60% der Patienten mit Glasgow-Coma-Score 3–5. Bringt man die Letalität in Abhängigkeit von der Hauptdiagnose, so versterben 12% der Patienten mit akutem epiduralem Hämatom, hingegen 55% mit akutem subduralem Hämatom [22]. Ebenfalls prognostisch ungünstige Faktoren sind Schock und auch initiale Blutdruckwerte unter 80 mm Hg sowie eine Steigerung des intracraniellen Druckes über 20 mm Hg [15]. Dagegen versterben nur ca. 7% der Patienten mit Glasgow-Coma-Score 13–15 und diese nur bei Auftreten systematischer Komplikatio-

Tabelle 1. Verlaufsergebnisse in Abhängigkeit von der initialen Traumaschwere (GCS) im Literaturvergleich (nach Schiffel)

	Good	Moderate	Severe	Death	
GCS 3–5 (I)	29%	8%	7%	56%	Bowers et al. (6) 1980
	12%	9%	13%	65%	Gennarelli et al. (26) 1982
	15%	10%	11%	64%	Lokkeberg et al. (46) 1984
	17%	19,1%	4,3%	59,6%	Neurochirurgie Erlangen
GCS 6–8 (II)	55%	12%	9%	24%	Bowers et al. (6) 1980
	43%	23%	13%	20%	Gennarelli et al. (26) 1982
	49%	28%	6%	17%	Lokkeberg et al. (46) 1984
	50%	25%	15%	10%	Neurochirurgie Erlangen
GCS 9–12 (III)	28%	44%	21%	7%	Rimel et al. (62) 1982
	62,5%	25%	12,5%	–	Neurochirurgie Erlangen
GCS 13–15 (IV)	–	–	–	–	Keine vergleichbare Studie
	77,4%	13%	3%	6,6%*	Neurochirurgie Erlangen

* Letaler Verlauf bei systemischen Komplikationen

nen. Zirka 80% in dieser Gruppe erholten sich nach dem Trauma ohne bleibende Schäden (Tab. 1) [10, 14, 21]. Diese guten Ergebnisse sind sicher auf den Wandel im interdisziplinären Management zurückzuführen. Heute ist es möglich, CT-Bilder telefonisch zu übertragen, so daß sich ein Krankenhaus, das über ein CT, jedoch nicht über entsprechende operative Spezialkenntnisse verfügt, schnell Rat bei neurochirurgischen Spezialkliniken einholen kann [5]. So hat der Arbeitskreis neurochirurgischer Chefärzte in Bayern die telefonische Standbildübertragung in den letzten 2 Jahren nahezu flächendeckend eingeführt (Abb. 5). Dieses System hat sich auch zur Vermeidung unnötiger Transporte sowie bei Ratschlägen in der postoperativen Nachbehandlung bewährt.

Gewandelt hat sich in den letzten 10 Jahren auch die zunehmende Akzentuierung des sekundären Hirnschadens [1, 2, 23]. Nach einer primären Hirnschädigung kommt es sekundär zu einer Störung der Blut-Hirn-Schranke mit konsekutivem Ödem. Mit Steigerung des intracraniellen Druckes droht die Ischämie und Herniation im Tentoriumschlitz. Extracranielle Faktoren wie Hypoxie und Hypotension können diesen Ablauf ganz entscheidend negativ beeinflussen und beschleunigen. Aus diesem Konzept ergibt sich die Notwendigkeit, nach Eintreten einer primären Schädel-Hirn-Verletzung in den Ablauf der sekundären Hirnschädigung rechtzeitig einzugreifen.

Als hirnprotektive Maßnahmen unterscheiden wir eingeführte Standardverfahren und perspektivische Therapiemodelle. Standardisiert ist die Senkung des intracraniellen Druckes 1. durch einfach Kopfhochlagerung bis 30°, 2. durch Hyperventilation (kontrollierte Beatmung mit einem arteriellen $p\text{-}CO_2$ von 20–30 mm Hg) und 3. durch wiederholte Liquordrainage. Erst wenn diese Maßnahmen den Hirndruck nicht ausreichend normalisieren können, sollte die wiederholte Bolusinjektion von Mannitol in der Dosierung 125 ml 20%iges Mannit alle 6 Stunden, erfolgen [7].

Die hochdosierte Gabe von Corticosteroiden, z. B. 6–15 mg/kg Körpergewicht pro Tag i.v., wie dies in der Schockbehandlung und bei anderen intensivmedizinischen Indikationen geläufig ist, ist in der Anwendung bei akuten Schädel-Hirn-Traumen zur Zeit nicht belegbar effektvoll. Das gleiche gilt für die, auch wegen der hohen Komplikationsrate, umstrittene Gabe von Barbituraten [20].

Neue perspektivische Therapiemodelle beinhalten den Einsatz von Kalziumantagonisten wie Nimodipine, z. B. bei der traumatischen Subarachnoidalblutung [24]. Die Ergebnisse laufender Studien stehen dazu noch aus.

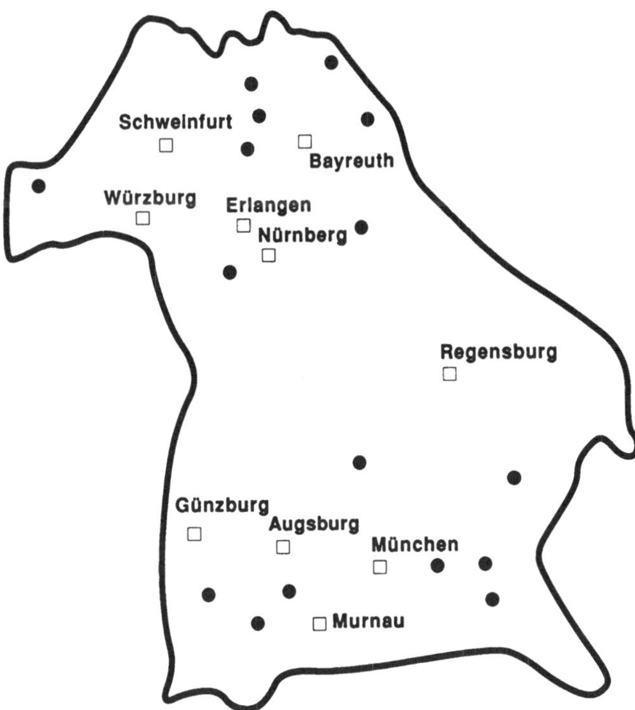

Abb. 5. Standbildübertragungssystem (Standorte in Bayern). □ 1 Neurochirurgische Kliniken; ● andere Kliniken

Bei der Ausprägung eines posttraumatischen Hirnödems werden im Bereich von Kontusionen Mediatorsubstanzen freigesetzt, die zur Ausbreitung und Aufrechterhaltung einer Blut-Hirn-Schrankenstörung beitragen können. In diesem Zusammenhang wird in der neueren Literatur besonders auf die Beteiligung freier Sauerstoffradikale und der Lipidperoxidation bei der Entstehung des sekundären Hirnschadens hingewiesen [11, 12, 17].

Nach jüngsten tierexperimentellen Ergebnissen über vasokonstriktorische und dilatatorische Funktionen des vaskulären Endothels, kommt folgende medikamentöse Therapie in Frage:

1. Thromboxan-Rezeptor-Antagonisten, 2. selektive Bradykinin-Rezeptor-Antagonisten, 3. Aminosteroide (z. B. Tiralazad), die als sogenannte „free radical scavengers" wirken und in Zukunft auch beim Menschen eingesetzt werden könnten.

Literatur

1. Baethmann A, Kempski O, Schürer L (1993) Mechanisms of secondary brain damage. Acta Neurochir [Suppl 57]
2. Baethmann A, Reulen HJ (1993) Proceedings of the fourth international symposium on mechanisms of secondary brain damage – an update. Acta Neurochir 120:193
3. Bouillon B, Krämer U, Tilling T, Neugebauer E (1993) Traumascore-Systeme als Instrumente der Qualitätskontrolle. Unfallchirurg 96:55
4. Bowers SA, Marshall LF (1980) Outcome in 200 consecutive cases of severe head injury treated in San Diego County: A prospective analysis. Neurosurg 6:237–242
5. Braun V, Richter HP, Pöll WJ (1992) Standbildtransfer über Telefonleitung. Einsatzmöglichkeit im Konsiliardienst. Dt Ärztebl 39 A:3156
6. Bullock R, Teasdale G (1990) Head injuries – II. BMJ 300:1576
7. Fahlbusch R, Cedzich C, Neubauer U (1987) Die Intensivtherapie des Traumapatienten. Melsunger Med Mitteil Band 59/1987

8. Foulkes MA et al (1991) The traumatic coma data bank: design, methods, and baseline characteristics. J Neurosurg 75:58

9. Frowein RA, Stammler U, Firsching R, Friedmann G, Thun F (1991) Risk during the first hours after severe head injury. Advances in Neurosurg Vol 19:228

10. Gennarelli TA, Spielmann GM, Langfitt TW et al (1982) Influence of the type of intracranial lesion on outcome from severe head injury. J Neurosurg 56:26–32

11. Hall ED, Braughler JM (1989) Central nervous system trauma and stroke, II: physiological and pharmacological evidence for involvement of oxygen radicals and lipid peroxidation. Free Rad Biol Med 6:303

12. Halliwell B (1989) Oxidants and the central nervous system: some fundamental questions. Acta Neurol Scand 126:23

13. Kirchberger S, Wingenfeld H (Dez. 1992) Gutachten zur Versorgung von Patienten mit schweren Schädel-Hirn-Verletzungen in nordrhein-westfälischen Krankenhäusern. Ministerium für Arbeit, Gesundheit und Soziales des Landes Nordrhein-Westfalen. Druck: Partner-Druck, Ahlen

14. Lokkeberg AR, Grimes RM (1984) Assessing the influence of non-treatment variables in a study of outcome from severe head injury. J Neurosurg 61:254–262

15. Marmarou A et al (1991) Impact of ICP instability and hypotension on outcome in patients with severe head trauma. J Neurosurg 75:S 59

16. Mayer K, Wiechers R (1993) Zur Epidemiologie der Hirnverletzungen und Hirngefäßerkrankungen. Vortrag Dt Gesellschaft für Neurotraumatologie und klin. Neuropsychologie, 25. Jahrestagung Münster, 18.–20. 03. 1993

17. McIntosh TK, Thomas M, Smith D, Banbury M (1992) The novel 21-aminosteroid U74006F atternates cerebral edema and improves survival after brain injury in the rat. J Neurotrauma 9:33

18. Neubauer U (1987) Extradural haematoma of the posterior fossa. Twelve years experiences with CT-scan. Acta Neurochir 87:105

19. Osterwalder JJ (1992) The effect of first aid and care times on the clinical course and treatment in multiple trauma. Schw Med Wochenschr 122(42):1571

20. Piatt JH, Schiff SJ (1984) High dose barbiturate therapy in neurosurgery and intensive care. Neurosurg 15:427

21. Rimel RW, Giordani B, Barth JT et al (1982) Moderate head injury: Completing the clinical spectrum of brain trauma. Neurosurg [Vol 11] 3:344–351

22. Schiffel G (1993) Operativ versorgte Schädelhirntraumata. Reintegrative Ergebnisse schädelhirntraumatisierter Patienten. Inaugural Dissertation Univ Erlangen

23. Teasdale GM, Murray G, Anderson E, Mendelow AD, MacMillan R, Jenett B, Brookes M (1990) Risks of acute traumatic intracranial haematoma in children and adults: implications for managing head injuries. BMJ 300:363

24. Teasdale GM (1992) Nimodipine in severe head injury. Meeting of the Society of British Neurological Surgeons and Deutsche Gesellschaft für Neurochirurgie, Hull 23.–26. 09. 1992

84. Behandlung von Blutungen im Kiefer- und Gesichtsbereich

J.-E. Hausamen und R. Schmelzeisen

Klinik für Mund-, Kiefer- und Gesichtschirurgie, MHH, Konstanty-Gutschow-Str. 8, 30625 Hannover

Acute Control of Head and Neck bleedings

Summary. Among all traffic accidents, severe midface fractures occur with an incidence of approx. 2.4%, 11.8% of these patients with severe head and neck injuries die post-traumatically.

In these polytraumatized patients, control of bleeding is essential to stabilize the general condition. Due to the rich amount of vascular anastomoses in the head and neck area, isolated ligation of the external carotid artery is seldom effective.

Whereas a Bellocq-Tamponade or a special Masing-Tube can control nasopharyngeal bleedings effectively in most cases, severe intraoral bleedings require repositioning and fixation of maxilla/midface and intraoral insertion of multiple layers of gauze.

Key words: Polytrauma – Head and neck injury – Control of bleeding

Zusammenfassung. Schwere Mittelgesichtsfrakturen treten bei Patienten mit Verkehrs-unfällen mit einer durchschnittlichen Rate von 2,4% auf, 11,8% der polytraumatisierten Patienten, bei denen zusätzlich Mittelgesichtsfrakturen vorliegen, verunfallen dabei töd-lich.

Bei der Erstversorgung ist eine zuverlässige Blutstillung von Blutungen im Kopf-Hals-Bereich von eminenter Bedeutung, die isolierte Unterbindung der A. carotis externa ist aufgrund der mannigfaltigen Anastomosen im Gesichtsbereich meist wenig effektiv.

Während massive Blutungen im Nasen-Rachen-Raum durch das Einbringen einer Bel-locq-Tamponade bzw. eines speziellen Masing-Tubus kontrolliert werden können, lassen sich starke Blutungen bei Gesichtsschädelfrakturen oft durch Reposition und Fixation der Knochenfragmente sowie durch eine Drucktamponade zuverlässig beherrschen.

Schlüsselwörter: Polytrauma – Gesichtsverletzung – Blutung

Einleitung

Bei polytraumatisierten Patienten haben Kopfverletzungen oftmals einen entscheidenden Anteil am Schweregrad der Verletzung und können auch mit einem primär tödlichen Aus-gang einhergehen [Huelke u. Compton 1983, Nerlich et al. 1986, Barton 1989]. Häufig steht dabei der Blutverlust aus den Weichteil- und Gesichtsschädelverletzungen im Vordergrund. Insbesondere sind es komplexe Mittelgesichtsfrakturen, die starke nasale und/oder orale Blutungen verursachen und rasch zu einem hämorrhagischen Schock führen können (Fre-rich et al. 1991, Sakamoto et al. 1988). Blutungsquellen bei offenen Mittelgesichtstrümmer-frakturen sind in der Regel die A. facialis, die A. maxillaris und die Ethmoidalgefäße (Herzog et al. 1991).

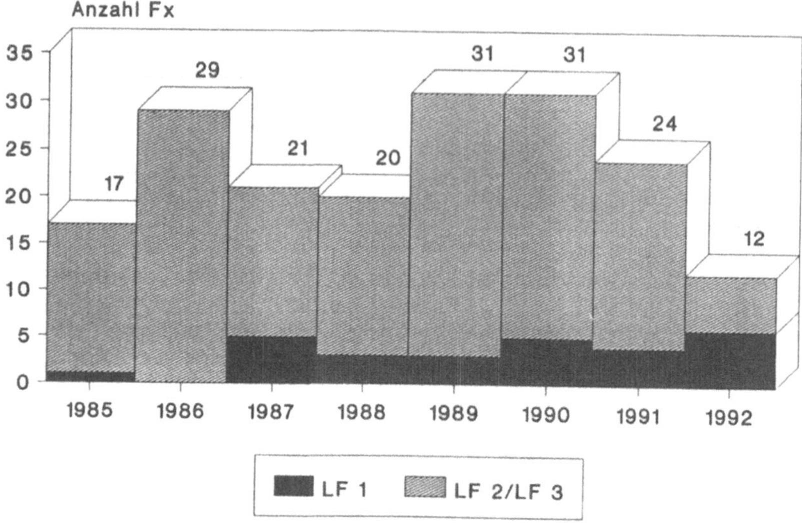

Abb. 1. Operativ versorgte komplexe zentrale und zentrolaterale Mittelgesichtsfrakturen der Klinik und Poliklinik für Mund-, Kiefer- und Gesichtschirurgie der Medizinischen Hochschule Hannover

Material

Bei einem statistisch repräsentativen Patientenkollektiv von 3502 Patienten nach Verkehrsunfällen fand Engelke (1991) einen Anteil von Patienten mit Mittelgesichtsfrakturen von 2,4% (1985 bis 1988, Großraum Hannover). Fußgänger erlitten mit 4% überdurchschnittlich häufig Mittelgesichtsfrakturen. Die Mortalität der Patienten mit Mittelgesichtsfrakturen lag mit 11,8% sehr hoch, bei allen verstorbenen Patienten handelte es sich jedoch um polytraumatisierte Patienten und retrospektiv ließ sich nicht mehr eruieren, welchen Anteil die Gesichtsschädelfrakturen und die ausgedehnten Blutungen im Kopfbereich an dieser hohen Letalitätsrate hatten.

An der Klinik für Mund-, Kiefer- und Gesichtschirurgie der Medizinischen Hochschule Hannover wurden von 1985–1992 insgesamt 185 Mittelgesichtsfrakturen, davon überwiegend komplexe, zentrale und zentrolaterale Frakturen vom Typ Le Fort II und III operativ versorgt. Die Reposition und Fixation der Gesichtsschädelfrakturen erfolgte in der Regel sekundär nach Versorgung der akuten Blutungen und Stabilisierung der vitalen Funktionen (Abb. 1).

Therapie

Besonderheiten bei Blutungen im Kiefer-Gesichts-Bereich gründen sich vorwiegend auf die starke Vaskularisierung durch die A. carotis externa und ihre zahlreichen Endäste sowie die ausgeprägten Anastomosen mit der Gegenseite und den intrakraniellen Ästen der A. carotis interna. Diese zahlreichen Anastomosen erklären, warum eine isolierte Unterbindung der A. carotis externa nur selten zu einer suffizienten Blutstillung beitragen kann.

Da die Blutungen in der unmittelbaren Umgebung der peripheren Atemwege stattfinden, können neben dem hohen Blutverlust auch Verlegungen der Luftwege akute Notfälle bedeuten. Die Bedrohung des Patienten durch die Blutung im Gesichtsbereich wird häufig unterschätzt, da es bereits schon am Unfallort zu einem starken Blutverlust kommt und große Blutmengen geschluckt oder in Verbänden aufgenommen werden.

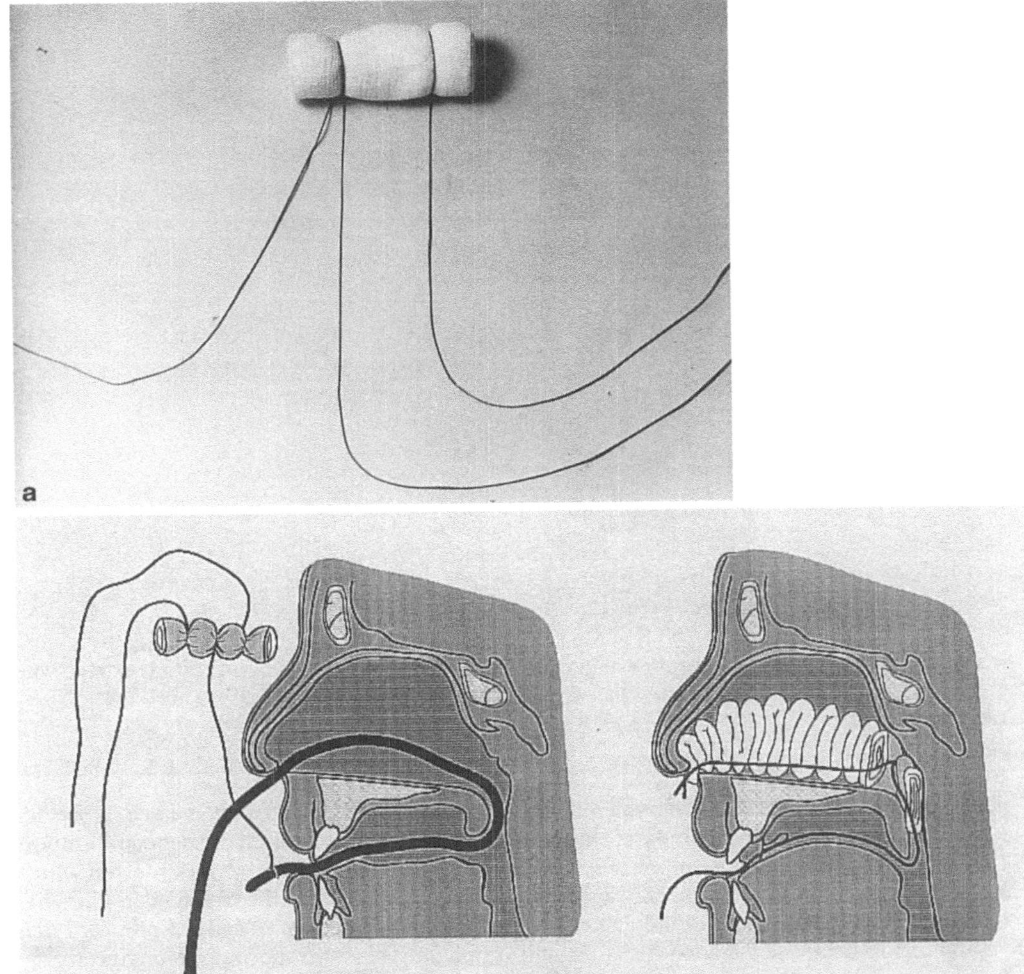

Abb. 2. a Selbsthergestellte Bellocq-Tamponade mit zwei Fäden, die aus der Nase ausgeleitet werden sowie einem aus dem Mund geleiteten Faden zur Entfernung der Tamponade. **b** Schematische Darstellung der fixierten Bellocq-Tamponade bei einer Nasen-Rachenraum-Blutung

Die lokale Wundversorgung entspricht auch im Gesicht Grundsätzen der allgemeinen Chirurgie [Encke u. Dippe 1991], es müssen jedoch auch ästhetische Erwägungen mit berücksichtigt werden. So sollten größere Wundexzisionen im Sinn der Friedrichschen Wundexzision unterbleiben und als oberstes Prinzip gilt: Operatives Vorgehen von innen nach außen. Dies bedeutet, daß zunächst die Reposition und Stabilisierung der Gesichtsschädelknochen vorgenommen werden muß, danach folgt die Versorgung der intraoralen Schleimhautwunden und erst zuletzt dürfen die äußeren Weichteilverletzungen angegangen werden. Da diese Reihenfolge unbedingt eingehalten werden muß, sollte die definitive Versorgung komplexer Gesichtsverletzungen in einer Fachklinik erfolgen.

Bei der Primärversorgung werden sichtbar spritzende Gefäße ligiert, starke Blutungen aus der A. maxillaris, die sich nach einem Abriß des Gefäßes im Bereich der Kieferhöhlenhinterwand bzw. des Flügelfortsatzes ergeben, können als Sofortmaßnahme durch eine vordere und hintere Nasentamponade bei gleichzeitiger Kompression des abgerissenen Mit-

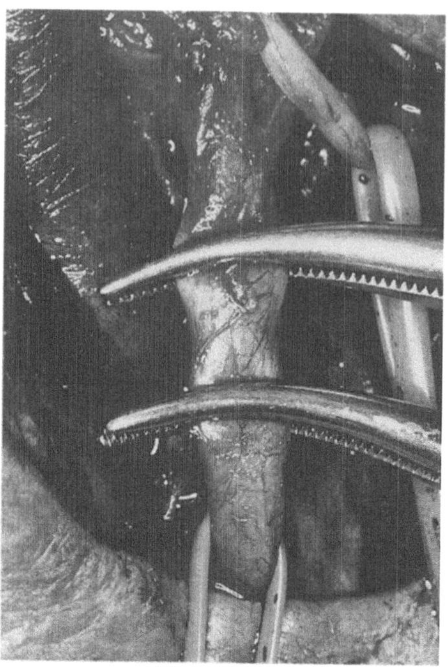

Abb. 3 Unterbindung der A. carotis externa nach sicherer Unterscheidung der A. carotis externa von der A. carotis interna durch mindestens zwei Abgänge, der N. hypoglossus (Pfeil) überkreuzt die A. carotis externa

telgesichtes gegen die Schädelbasis versorgt werden. Die Tamponaden müssen in beide Nasengänge und in den Epipharynx eingebracht werden. Dabei hat sich die Bellocq-Tamponade aus festgewickelten Kompressen, mit denen die Choane von dorsal verschlossen wird, bewährt (Abb. 2a, b). Ein dünner Magensondenschlauch wird durch die Nase in den Pharynx und von dort durch die Mundhöhle nach außen gezogen. Am pharyngealen Ende wird die Tamponade über einen Faden befestigt und durch Zurückziehen der Sonde in eine regelrechte Position im Epipharynx gebracht. Dabei sollte ein zweiter Faden zur späteren Entfernung der Tamponade über die Mundhöhle nach außen geführt werden. Von anterior wird die Nase mit salbenhaltigen Tamponaden dicht verschlossen.

Diese Tamponaden sind immer dann uneffektiv, wenn das Mittelgesicht hoch mobil ist. Hier kann im Rahmen der Primärversorgung ein transversal unter die Zahnreihe des Oberkiefers geschobener Holzspatel durch seitlich angelegte Binden straff an einem Kopfverband fixiert werden. Der Mund-Kiefer-Gesichts-Chirurg wird in solchen Fällen das Mittelgesicht durch eine Schienung mit zusätzlicher kranio-maxillärer Aufhängung am Neurokranium fixieren. Beim intubierten Patienten können extreme Blutungen ein vollständiges Austamponieren des gesamten Mundraumes und der oberen Anteile des Meso- und Epipharynx erforderlich machen.

Eine Bellocq-Tamponade sollte zunächst nur drei bis vier Tage in situ verbleiben. Wird sie mit zuviel Druck appliziert, so kann es zur Nekrose der nasalen Mukosa kommen. Zudem besteht bei lang liegenden Tamponaden die Gefahr von Mittelohr- und Nasennebenhöhleninfektionen. Während die Tamponaden lediglich als temporäre Maßnahmen zur Blutstillung angesehen werden dürfen, sollte eine definitive Versorgung der Mittelgesichtsfrakturen durch Miniplattenosteosynthesen möglichst früh erfolgen. Die Reposition und Fixierung der Gesichtsschädelfrakturen stellt stets die beste kausale Therapie auch für schwere Hämorrhagien dar.

Ist trotz Tamponade des Epipharynx und der Nase eine massive Blutung aus der A. maxillaris nicht zu beherrschen, sollte in diesen Fällen zusätzlich versucht werden, die zuführende Arterie zu unterbinden. Da die Ligatur der A. maxillaris über die Kieferhöhle technisch schwierig und mit einem zusätzlichen Blutverlust verbunden ist, empfiehlt sich in solchen Fällen die Unterbindung der A. carotis externa unterhalb des Kieferwinkels (Abb. 3). Dabei ist es zwingend erforderlich, den Truncus thyreolingualis zu unterbinden und den N. hypoglossus, der die A. carotis externa überkreuzt, zu schonen. Vor der Unterbindung ist eine sichere Identifizierung der A. carotis externa durch zwei Abgänge gegenüber der A. carotis interna erforderlich. In einzelnen Fällen können starke rezidivierende Blutungen aus einzelnen Ästen der A. carotis externa durch Katheterembolisationen behandelt werden [Sakamoto et al. 1988].

Zusammenfassend machen die besonderen Bedingungen im Kopfbereich differenzierte Blutstillungsmaßnahmen erforderlich, dabei sollte bei Ausnutzung aller heute zur Verfügung stehenden Möglichkeiten auch eine massive Blutung im Kopfbereich beherrschbar sein, wenn nicht systemische Ursachen für vermehrte Blutungen zusätzlich vorliegen.

Literatur

1. Barton RM (1989) Evaluation of the patient with facial fractures. In: Habal MB, Ariyan S, Decker S, Tontonto C (eds) Facial fractures. Philadelphia
2. Encke A, Dippe B (1991) Die neuzeitlichen lokalen Blutstillungsverfahren. In: Grundlagen der Chirurgie G 52 (Beilage zu den Mitteilungen der Deutschen Gesellschaft für Chirurgie 5
3. Engelke B (1991) Mittelgesichtsfrakturen im Straßenverkehr. Dissertation zur Erlangung des Doktorgrades der Zahnheilkunde in der Medizinischen Hochschule Hannover
4. Frerich B, Ehrenfeld M, Schwenzer N, Bien S, Riediger D (1991) Notfallmaßnahmen bei akuten Blutungen infolge Mittelgesichtsfrakturen. In: Schwenzer N, Pfeifer G (Hrsg) Fortschritte der Kiefer- und Gesichtschirurgie. Band XXXVI, 45–48
5. Herzog M, Schneck HJ, Rivinus C (1991) Zur Frage des Blutverlustes und der Tracheotomie bei komplexen Mittelgesichtsfrakturen. In: Schwenzer N, Pfeifer G (Hrsg) Fortschritte der Kiefer- und Gesichtschirurgie. Band XXXVI, 48–50
6. Huelke DF, Compton CP (1983) Facial injuries in automobile crashes. J Oral Max-fac Surg 41:241–244
7. Nerlich ML, Reich RH, Reilmann H, Otte D (1986) Verletzungsmuster und Mechanismen der Gesichtsschädelfrakturen bei Verkehrsteilnehmern. Unfall- und Sicherheitsforschung Straßenverkehr 56:107–110
8. Sakamoto T, Yagi K, Hiraide A et al (1988) Transcatheter embolization in the treatment of massive bleeding due to maxillofacial injury. J of Trauma 28:840–843

85. Vorgehen bei traumatischer Aortenruptur

L. Lauterjung, München

(Manuskript bis Redaktionsschluß nicht eingegangen)

86. Verletzungen von peripheren Arterien und Venen

S. Weimann, Innsbruck

(Manuskript bis Redaktionsschluß nicht eingegangen)

87. Wandel in der Behandlung traumatischer Blutungen – Blutungen im Hals- und Thoraxbereich

K. P. Schmit-Neuerburg, U. Obertacke, H. R. Zerkowski und J. Chr. Reidemeister

Universitätsklinikum Essen, Abteilung für Unfallchirurgie, Hufelandstr. 55, 45147 Essen

Management of Traumatic Hemorrhage from Injuries to Neck and Chest

Summary. In 80% of trauma victims with severe neck and chest injuries, massive hemorrhage is related to penetrating stab wounds and fire arm injuries. Survival depends on prehospital life support and rapid transport to a trauma center. Control of external bleeding from penetrating cervical wounds is accomplished by digital compression and immediate surgical exploration without angiography. Lacerations of internal carotis artery or supraaortic vessels should be identified by transfemoral catheter-angiography with bleeding control by balloon occlusion. In penetrating thoracic trauma associated with persistent hemorrhagic shock, tube thoracostomy and sonography will help to discriminate between hemorrhage from vascular lesions of pleural cavity and pericardiac tamponade. Cardiac injury from penetrating trauma of the anterior chest wall must be suspected in the presence of otherwise unexplained shock, hypotension, tachycardia, and jugular venous distention. Following sonographic confirmation, life saving emergency pericardiotomy and median transsternal thoracotomy must be performed in the emergency-room by the surgeon present, aiming to control bleeding. 34 trauma victims with penetrating cardiac injuries have been managed by that concept successfully in the emergency unit of the Trauma Center Essen. The mortality of traumatic hemorrhage was 6% for penetrating neck injuries, 7% for penetrating thoracic trauma and 21% for cardiac injuries. The mortality of blunt thoracic trauma was 14%.

Key words: Penetrating trauma – Thoracic trauma – Cervical trauma – Traumatic hemorrhage

Zusammenfassung. Traumatische Blutungen im Hals- und Thoraxbereich sind zu 80% Folge penetrierender Schuß- und Stichverletzungen. Die Letalität wird wesentlich durch Schnelligkeit und Effektivität der präklinischen und klinischen Versorgung beeinflußt. Im mittleren Halsbereich dominieren Verletzungen der A. carotis und V. jugularis interna. Die Blutstillung erfolgt durch digitale Kompression und chirurgische Sofortversorgung in der Klinik. Bei Verletzungen der A. carotis interna oder der supraaortalen Gefäße hat sich die transfemorale Katheter-Angiographie zur genauen Lokalisation der Verletzung und temporären Blutstillung durch Ballon-Okklusion der Verletzungsstelle bewährt. Bei penetrierender Thorax-Verletzung und hämodynamischer Instabilität besteht die Indikation zur Notfall-Thorakotomie. Paramediane Lokalisation der Perforations-Verletzung, Schock und hämodynamische Instabilität sind Zeichen der Herz-Verletzung mit perikardialer Blutung oder Tamponade. Lebensrettend ist die Notfall-Perikardiotomie und primäre Naht der Myocardverletzung über eine mediane transsternale

Thorakotomie. Im Universitätsklinikum Essen wurden 34 penetrierende Herzverletzungen in der interdisziplinären Notaufnahme des Chirurgischen Zentrums operativ versorgt. Die Letalität traumatischer Blutungen betrug im Halsbereich 6%, für penetrierende Thorax-Verletzungen 7% und für penetrierende Herzverletzungen 21%. Die Letalität stumpfer Thoraxtraumen betrug 14%.

Schlüsselwörter: Penetrierende Verletzungen – Thorax-Verletzungen – Hals-Verletzungen – traumatische Blutungen

Einleitung

Problemstellung

Die Anzahl der Körperverletzungen und Tötungsdelikte, ausgeführt in der Regel mit Messern und Handfeuerwaffen, lassen in der Statistik des Bundeskriminalamtes seit 1989 eine deutliche Zunahme erkennen, die auch in der Häufung penetrierender Verletzungen im Krankengut der Chirurgischen Notfallaufnahme zum Ausdruck kommt. Auch bei Verkehrsunfällen hat sich das Verletzungsspektrum der Schwerstverletzten durch Zunahme der Rasanztraumen und Einführung passiver Sicherheitssysteme deutlich verändert: Parallel mit dem Rückgang schwerer Schädel-Hirn-Traumen hat die Anzahl und der Schweregrad stumpfer Thoraxverletzungen erheblich zugenommen. Der Chirurg und insbesondere der Unfallchirurg muß sich zunehmend mit dem Problem lebensbedrohlicher Blutungen nach stumpfen Traumen oder penetrierender Gewalteinwirkung im Hals- und Thoraxbereich auseinandersetzen. In der folgenden Übersicht werden die derzeit möglichen und verfügbaren Diagnostik-Verfahren und Behandlungsmethoden dargestellt und durch eigene Behandlungsergebnisse ergänzt.

Halsverletzungen

Übersicht

Im *Halsbereich* dominieren zum Teil lebensbedrohliche Blutungen durch penetrierende Verletzungen der A. carotis communis, V. jugularis interna und A. vertebrales im mittleren Halsabschnitt (Zone II nach Saletta [5]) zwischen Mandibula und Cricoid. Hämorrhagischer Schock und komatöse Bewußtseinseintrübung bei cerebraler Ischämie erfordern präklinisch die sofortige Einleitung einer suffizienten Schocktherapie mit Intubation, massiver Volumenzufuhr und lokaler Blutstillung, die am erfolgversprechendsten durch direkte digitale Kompression der Blutungsquelle mittels Daumendruck gegen die Wirbelsäule erzielt wird.

In der Klinik erfordert jede penetrierende Verletzung des Platysma die sofortige chirurgische Exploration ohne vorherige Angiographie, durch Standardzugang am Vorderrand des M. sternocleidomastoideus. A. carotis externa, A. vertebralis und V. jugularis interna können ligiert, Aa. carotis communis und interna sollten bei bewußtseinsklaren Verletzten ohne neurologische Defizite rekonstruiert werden. Sie können jedoch bei komatösen, akut gefährdeten Patienten auch ligiert werden.

Bei Verletzungen der A. carotis interna im oberen Halsbereich zwischen Mandibula und Schädelbasis (Zone III) und bei Verdacht auf eine Gefäßverletzung im unteren Halsbereich zwischen Cricoid und Thoraxapertur (Zone I) einschließlich Aa. subclavia und axillaris hat sich die notfallmäßige transfemorale Katheter-Angiographie zur temporären Blutstillung durch Ballon-Katheter-Okklusion der Strombahn proximal der Blutungsquelle bewährt [6, 8]. Dadurch wird auch die technisch schwierigere Darstellung der A. carotis interna in der

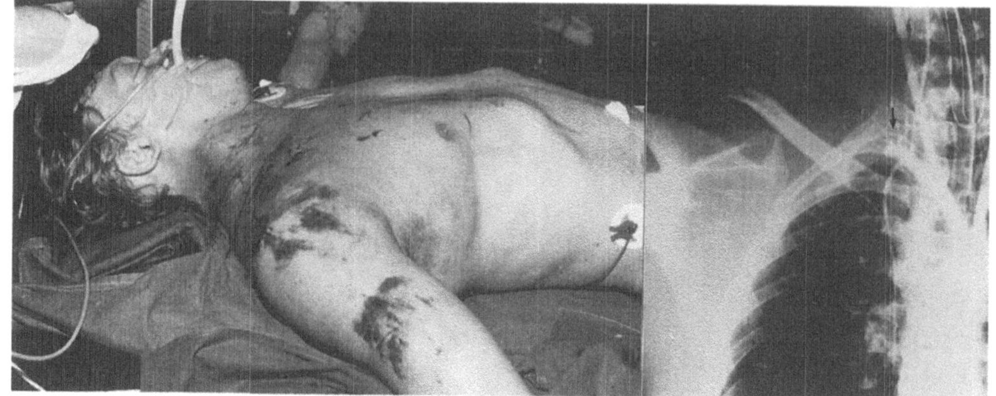

Abb. 1. 27jähriger Motorradfahrer, am Unfallort bewußtlos, hämorrhagisch-traumatischer Schock. Intubation und Schockbekämpfung am Unfallort vom Notarzt. *Diagnosen:* 2.° gedecktes Schädelhirn-Trauma, Schulterquetschung rechts mit Plexus-brachialis-Verletzung, Trümmerfraktur der Scapula und *Abriß der A. und V. subclavia.* Identifikation der Abrißstelle mit dem Angiographie-Katheter und Blutstillung durch temporäre Ballon-Okklusion. Innerhalb von 3 Stunden nach dem Unfall waren über einen kombinierten rechtsseitigen Zugang beide Stammgefäße wiederhergestellt

Zone III erleichtert. Außerdem können während des dann folgenden Eingriffs allfällige Mitverletzungen von Trachea und Oesophagus ausgeschlossen oder entsprechend versorgt werden.

A. subclavia- und A. axillaris-Verletzungen sind häufig Folge stumpfer Kollisionstraumen der oberen Thoraxapertur und Schulterregion, oft kombiniert mit Plexus-Verletzungen und Frakturen des Schultergürtels oder der Wirbelsäule. Die temporäre Blutstillung durch Ballon-Katheter-Okklusion erlaubt gleichzeitig die genaue Lokalisation der Verletzungsstelle, deren Freilegung durch Wahl des geeigneten Zugangs erfolgen kann (Abb. 1).

Nach Literaturangaben beträgt die postoperative Letalität der Patienten mit lebensbedrohlicher Blutung in Folge penetrierender Verletzungen der Halsregion 11 bis 22% [2, 4].

Eigene Ergebnisse

Im eigenen Krankengut wurden im letzten Jahrzehnt 31 penetrierende Hals-Verletzungen mit massiver Blutung aus offener Wunde, hämorrhagischem Schock und weiteren Begleitverletzungen im Halsabschnitt Zone II operativ behandelt (Tab. 1). Neben den Verletzungen des Plexus brachialis waren Verletzungen der großen Stammgefäße am häufigsten, die in 8 Fällen durch Gefäßnaht oder Patch-Plastik rekonstruiert werden konnten. Die Letalität betrug 6%.

Tabelle 1. *Halsverletzungen n = 31*

Verletzte Strukturen:	– Gefäße	8
	– Trachea	5
	– Weichteile	3
	– Plexus brachialis	15
Versorgung:	– Gefäßnaht/Ligatur	8
	– Tracheotomie/Weichteilversorgung	8
Outcome:	– Überlebende	29 (94%)

Tabelle 2

Thorax-Verletzungen n = 544		
stumpf	453 (83%)	
penetrierend	91	
davon:	– ohne Herz	57
	– mit Herz	34

Mittleres Alter:	38 Jahre
Mittlere Verletzungsschwere:	30 Punkte ISS
Rettungszeit (Unfall – Schockraum):	43 Min.
Anzahl Primäroperationen:	2,4
Anzahl Sekundäroperationen:	2,0

Outcome (Überlebende):	472 (82%)

Stumpfe Thoraxverletzungen n = 453	
– Hämatothorax und Schock	154 (34%)
– davon: – Drainage allein	105
– Thorakotomie	49
– Begleitende Lungenkontusion:	204 (45%)

Outcome (Überlebende)	392 (86%)

Thoraxverletzungen

Übersicht

Nach *penetrierendem* Thoraxtrauma mit schwerer intrapleuraler oder mediastinaler Blutung oder klinischen Zeichen der Herzbeuteltamponade ist die notfallmäßige Thorakotomie indiziert: Wenn am Unfallort bei Fehlen anderer Blutungsquellen der hämorrhagische Schock mit systolischen Blutdruckwerten um 60 mm Hg auf massive Volumenzufuhr nicht anspricht, gilt der Grundsatz „scoop and run": Der intubierte und mit Thorax-Drainagen versehene Patient wird auf schnellstem Wege in die Klinik gebracht und bei anhaltender thorakaler Blutung auf der Verletzungsseite anterolateral im 5. ICR thorakotomiert. In 60% der Fälle besteht neben der Hauptblutungsquelle eine weitere, schwerwiegende und in der Regel operationswürdige Verletzung intrathorakaler Strukturen (Tab. 2, 3). Ein Hämatothorax mit anhaltender Blutung und manifestem Schock bestand in 64 (70%) von insgesamt 91 Fällen mit penetrierenden Thoraxtraumen. Die primäre, zum Teil notfallmäßig durchgeführte Thorakotomie wurde in 63 Fällen (69%) vorgenommen, davon 32 (56%) anterolaterale Thorakotomien wegen anhaltender Blutung aus Intercostalgefäßen, A. thoracica interna und V. azygos. Bei ausgedehntem Hämatothorax mit anhaltend starker Blutung sollte frühzeitig vor der eigentlichen Thorakotomie mit der Retransfusion des abgesaugten Eigenblutes begonnen werden, so daß bis zur eigentlichen Blutstillung die Anzahl der Fremdblutkonserven gering gehalten werden kann.

Die frühe und großzügiger gestellte Indikation zur primären Thorakotomie nach penetrierendem Thoraxtrauma wird neuerdings auch von amerikanischen Autoren aufgrund der Erfahrungen mit 2000 penetrierenden Thoraxtraumen favorisiert: Durch frühzeitige, möglichst primäre Thorakotomie konnte die Letalität penetrierender Thoraxtraumen und die Zahl der Spätkomplikationen deutlich gesenkt werden. Die Autoren plädieren für die Früh-Thorakotomie in ca. 50% der penetrierenden Thoraxverletzungen [9].

Zuverlässige Zeichen der drohenden Herzbeutel-Tamponade sind die paramedian an der vorderen Thoraxwand lokalisierte Perforations-Verletzung und die hämodynamische Instabilität mit Hypotonie, Tachykardie und sichtbarer oberer Einflußstauung [10].

Tabelle 3

Penetrierende Verletzungen ohne Herz n = 57		
– Verletzte Strukturen:	– Lunge	21
	– Thoraxwand	24
	– Gefäße	12
– Hämatothorax und Schock		45 (79%)
davon:	– Bülaudrainage allein	13
	– Thorakotomie	32 (56%)
Outcome (Überlebende)	53 (93%)	

Penetrierende Verletzungen mit Herz n = 34		
Verletzte Strukturen:	– Rechter Ventrikel	18 (53%)
	– Linker Ventrikel	8
	– Coronarverletzung	3
	– Rechter Vorhof	4
	– Linker Vorhof	1
– Begleitende	Gefäßverletzung	9
	Lungenverletzung	8
– Herzbeuteltamponade, manif. Schock		19 (56%)
– Pericardiotomie + direkte Naht		
	– ohne HLM	31 (92%)
	– mit HLM	3
Outcome (Überlebende)	27 (79%)	

Die Intubation und Überdruckbeatmung sollte in diesen Fällen bei weitgehend sicherer Diagnose erst in Sternotomie-Bereitschaft in der Klinik erfolgen, da bei manueller Druckbeatmung diese in Addition zum Perikarddruck zur kompletten Dekompensation führen kann [10]. Bei desolater Kreislaufsituation am Notfallort ist präklinisch die Entlastung des Perikards mit einer großlumigen Nadel unter Umständen lebensrettend. Bei stabilem Kreislauf und hinreichendem Verdacht auf drohende Herzbeutel-Tamponade sollte bei positiver Sonographie sofort die exploratorische Perikardiotomie ausgeführt werden und die definitive Versorgung der Herzverletzung über eine mediane transsternale Thorakotomie erfolgen, da die Mehrzahl der myokardialen Verletzungen im Bereich des rechten Ventrikels und des rechten Vorhofes lokalisiert sind.

Bei kompensiertem Schock und klinischen Zeichen der drohenden Herzbeutel-Tamponade muß die sofortige Perikardiotomie im Schockraum gleichzeitig mit der Narkose-Einleitung durchgeführt und nach Kreislauf-Stabilisierung die Versorgung der Myokardwunde durch transsternale Thorakotomie vorgenommen werden.

Bei rapider Kreislaufverschlechterung im Schockraum wird dort gleichzeitig mit der Perikardiotomie die transsternale Thorakotomie ausgeführt und bei digitaler Blutungskontrolle die Naht der Myokardwunde vorgenommen [10]. Nur proximale Koronararterien-Verletzungen und intrakardiale Läsionen erfordern den Einsatz der extrakorporalen Zirkulation.

Nach stumpfen Thoraxtraumen ist die notfallmäßige Früh-Thorakotomie wegen intrapleuraler oder perikardialer Blutung seltener indiziert. Die Thorakotomie-Indikation besteht bei einem primären Blutverlust von >1,5 Liter über die eingebrachten Bülau-Drainagen bzw. bei einem kontinuierlichen Blutverlust von >200 ml/Std. über mehr als 6 Stunden bei regelrecht liegenden Drainagen mit ausreichendem intrapleuralem Sog, kontrollierter Beatmung und intakter Blutgerinnung (Abb. 2).

Im Schockraum notwendige, notfallmäßige Thorakotomien bei stumpfen Traumen sind mit einer extremen Letalität von über 90% behaftet [3]. Blutungsursachen nach stumpfem Trauma sind ventrale oder anterolaterale Thoraxwandverletzungen mit Einstauchung des

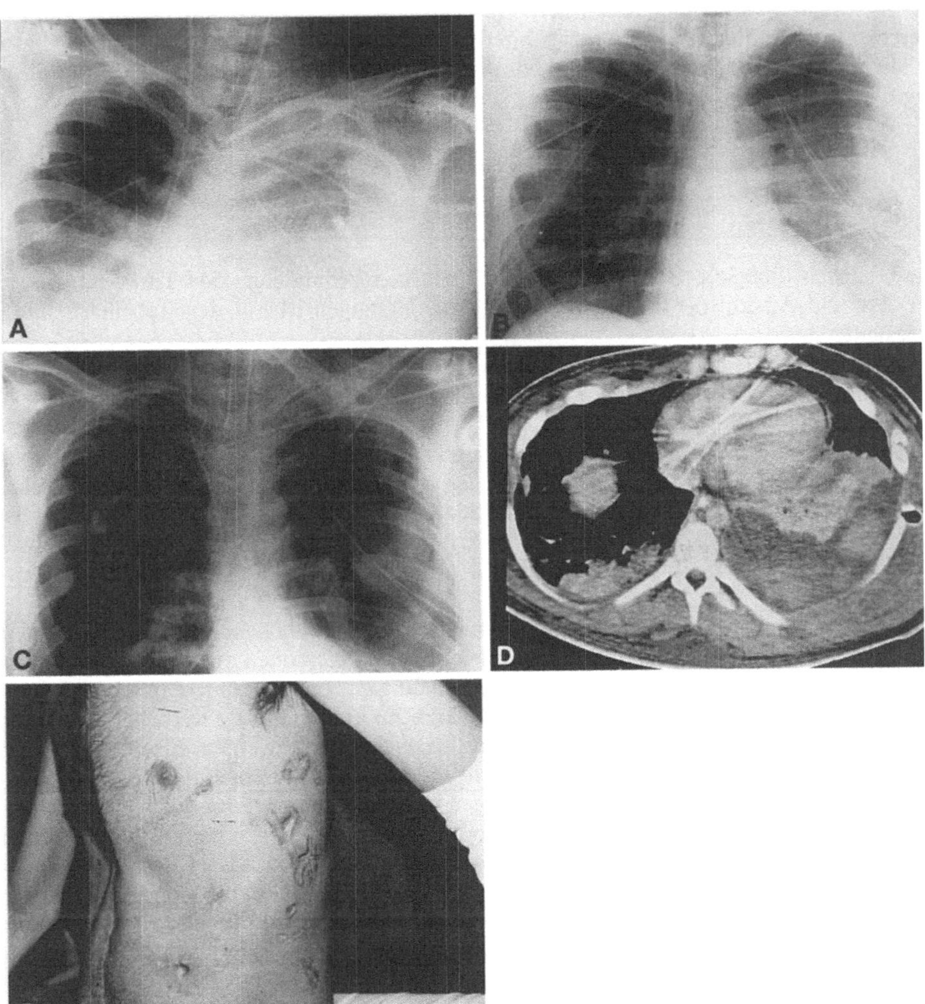

Abb. 2 A–E. 30jähriger Mann mit schwerster Thorax-Verletzung durch Überroll-Trauma auf der Autobahn, als er bei der Sicherung einer Unfallstelle half. Therapiefreies Intervall 1 Stunde infolge insuffizienter Notarzt-Versorgung und überlanger präklinischer Transportzeit. Schockraum-Aufnahme in tiefstem hämorrhagischem Schock. *Diagnosen:* Rippenserien-Frakturen, Lungenkontusion und Hämatothorax bds. (**A** = Rö.-Thorax am Unfalltag). Leber- und Milzruptur, 3.° offene Unterschenkel-Frakturen bds. *Versorgung:* Thorax-Drainagen bds., Laparotomie mit Lebernaht und Splenektomie, Fixateur externe Stabilisierung beider Unterschenkel, anhaltende, starke Blutung aus den Thorax-Drainagen bds. Schwere zelluläre und plasmatische Verbrauchskoagulopathie, Substitution der Blutverluste über 48 Stunden mit 100 Litern Blutkomponenten. Wiederherstellung der Gerinnungsfunktion durch Aufbau der inhibitorischen Aktivität durch AT-3-Gabe und Fibrinolysehemmung. Substitution der Gerinnungsaktivatoren. Ab 4. Tag Rückgang der Drainage-Verluste und Rekompensation der pulmonalen Funktion (**B** = Rö.-Thorax 4. Tag nach Trauma). Sekundäre Ausräumung des Koagulothorax links am 13. Tag (**C** = Rö.-Thorax 13. Tag). Das CT-Bild (**D**) zeigt die präoperativ vorhandenen Blutkoagel-Massen, die über 2 kg wogen. Der Patient überlebte, nach 46 Tagen Beatmung konnte er endgültig dekanüliert und mobilisiert werden (**E** = Situs nach multiplen Drainagen und sekundärer anterolateraler Thorakotomie). Sekundärversorgung der Unterschenkel-Frakturen durch Aufbau der Knochendefekte und Rekonstruktion des Weichteilmantels

instabilen Brustwandsegments, Anspießung der Lunge oder des Perikards, Verletzung der Intercostalgefäße oder der A. thoracica interna. Im Falle einer zur Blutungsstillung indizierten Thorakotomie oder bei ventraler Thoraxwand-Instabilität (Flail chest) ist die Stabilisierung der Thoraxwand auf dem Rückzug durch Plattenosteosynthese indiziert [7].

Eigene Ergebnisse

Eine Übersicht über die Gesamtzahl der in 10 Jahren behandelten 544 Thorax-Traumen, über Art und Anzahl der Haupt- und Begleitverletzungen ist auf den Tabellen 2 und 3 dargestellt.

Bei den schweren Thoraxverletzungen überwiegen stumpfe Thoraxtraumen mit 83 % der Fälle. Von 91 penetrierenden Thoraxverletzungen liegt in etwa ein Drittel der Fälle eine Herzbeteiligung vor.

Das mittlere Alter der Thoraxverletzten beträgt 38 Jahre. Die mittlere Verletzungsschwere von 30 Punkten nach dem Injury-Severity-Score zeigt, daß die Verletzungen selten isoliert, sondern häufig bei Polytrauma-Patienten zusammen mit anderen bedrohlichen Verletzungen auftreten. Die Problematik der Primär- und Sekundär-Versorgung der Einzelverletzungen ist an der notwendigen Anzahl primärer und sekundärer Operationen pro Patient erkennbar.

Bei den *stumpfen* Thorax-Verletzungen mit lebensbedrohlichen Blutungen besteht in 45 % der Fälle eine begleitende Lungenkontusion, die für die hohe Letalität mitverantwortlich ist. In 154 Fällen mit schwerer intrathorakaler Blutungen und hämorrhagischem Schock nach stumpfem Thoraxtrauma konnte der bedrohliche Zustand allein durch Thorax-Drainagen und späterer Ausräumung des Koagulothorax beherrscht werden. Eine primäre oder frühsekundäre Thorakotomie wurde nur in 49 Fällen (11 %) durchgeführt.

Bei den penetrierenden Thorax-Verletzungen und gleichermaßen bei den penetrierenden Herzverletzungen hat der hohe Anteil primärer Thorakotomien sich bei unseren Patienten günstig auf den Verlauf, die Komplikationsrate und die Letalität ausgewirkt.

Bei den penetrierenden Herz-Verletzungen hat sich das Therapie-Konzept – notfallmäßige Perikardiotomie + Blutstillung durch transsternale Thorakotomie und direkte Naht der Myokardwunde – eindeutig bewährt. Die Letalität der so behandelten 34 Fälle mit penetrierenden Herzverletzungen betrug 21 % und liegt damit deutlich unter den Vergleichszahlen anderer Autoren [1, 3] (Tab. 3). Nur in 3 von 34 Fällen wurden eine extracorporale Zirkulation zur Rekonstruktion einer Koronararterie und zur Anlage eines aortokoronaren Venen-Bypass angeschlossen.

Zusammenfassung

Der Wandel in der Behandlung traumatischer Blutungen im Hals- und Thoraxbereich besteht in der Optimierung der präklinischen Schock-Therapie und Versorgung lebensbedrohlicher Blutungen, in der verbesserten Organisation und Effektivität der Erstversorgung lebensbedrohlich Schwerverletzter im Schockraum und Notfall-Op, in der Verbesserung der Diagnostik durch Computertomographie und Sonographie und verbesserten Behandlungs-Verfahren, wie Retransfusion des Eigenblutes, und Fortschritten in der intensiv-medizinischen Behandlung. Insgesamt wurde die Prognose lebensbedrohlicher Blutungen verbessert und die Letalität auch schwerster Verletzungen deutlich gesenkt.

Literatur

1. Baker CC, Thomas AN, Trunkey DD (1980) The role of emergency room thoracotomy in trauma. J Trauma 20:848–855
2. Demetriades D, Skalkides J, Sofianos C, Melissas J, Frankin J (1989) Carotic Artery Injuries: Experience with 124 Cases. J Trauma 29:91–94
3. Esposito TJ, Jurkonich GJ, Rice CL, Maier RV, Copass MK, Askbough DG (1991) Reappraisal of emergency room thoracotomy in a changing environment. J Trauma 31:881–887
4. Graham JM, Feliciano DV, Mattox KL, Beall AC, De Bakey ME (1980) Management of subclavian vascular injuries. J Trauma 20:537–544
5. Saletta JD, Lowe RJ, Lim L (1976) Penetrating Trauma of the neck. J Trauma 16:579–584
6. Scalea TM, Sclafani SJA (1991) Angiographically placed balloons for arterial control: a description of a technique. J Trauma 31:1671–1677
7. Schmit-Neuerburg KP, Zerkowski HR, Hanke J (1986) Stabilisierende Operation am Thorax. Chirurg 57:1–14
8. Sommer C, Frutiger A, Lütolf M, Marc G, Ruedi T (1992) Temporäre Ballon-Katheter-Occlusion zur Blutungskontrolle einer stumpfen Verletzung der proximalen A. axillaris. Fallbeschreibung und Literaturübersicht. Unfallchirurg 95:498–500
9. Turney St, Rodriguez A, Lowley RA (1990) Management of Cardiothoracic Trauma. Williams and Wilkins:Baltimore
10. Zerkowski HR, Schmit-Neuerburg KP, Reidemeister JC (1991) Interdisziplinäres Management perforierender Herzverletzungen. Langenbecks Archiv für Chirurgie, Suppl. (Kongreßbericht), 550–556

88. Wandel in der Behandlung traumatischer Blutungen: Leberrupturen

B. Kremer

Klinik für Allgemeine Chirurgie und Thoraxchirurgie der Christian-Albrechts-Universität Kiel, Arnold-Heller-Str. 7, 24105 Kiel

Surgery in Hepatic Trauma

Summary. Out of 68 severely traumatized patients with blunt abdominal trauma (Jan. 1987–Sept. 1991; UKE HH) 54.4% presented intraoperatively with a major injury to one organ, 23.5% had injuries to two organs, 16.2% had injuries to three organs and 5,9% to four or more organs. Additionally, in 11.8% of these cases (n = 8) a major vascular injury (portal vein n = 5; vena cava n = 2; mesenteric root n = 1) was found. In patients with blunt abdominal trauma and bleeding a primary tamponade of all abdominal quadrants is followed by separate exploration. In cases with hepatic trauma combined with different injuries to other organs and/or vascular structures a tamponade of the liver has to be performed first. Then a splenectomy or suture of a mesenteric or portal vein has to be finished before for instance a Pringle maneuver should be done for definite management of large hepatic lacerations. In specialized centers liver transplantation is included into the surgical management in cases of severe liver trauma.

Key words: Liver trauma – Combined vascular injury

Zusammenfassung. Von 68 Patienten mit einem schweren stumpfen Bauchtrauma (1987–1991; UKE HH) fand sich bei 54,4% die Verletzung eines Organes, in 23,5% waren 2 Organe, in 16,2% 3 Organe und in 5,9% 4 oder mehr Organe verletzt. Zusätzlich bestand bei 11,8% der Patienten eine portale oder mesenteriale Gefäßverletzung oder ein Cavaeinriß.

Nach der einleitenden 4-Quadranten-tamponade erfolgt die Exploration des Abdomens mit Feststellung aller Verletzungen. Bei Kombinationsverletzungen wird die Leber primär durch Tamponade versorgt, da die Durchblutung der Leber im Lig. hepatoduodenale erst nach der Versorgung von Milz- sowie mesenteralen und portalen Gefäßverletzungen unterbrochen werden sollte. Das chirurgische Methodenspektrum zur anschließenden Versorgung einer Leberverletzung schließt heute auch die Lebertransplantation im Einzelfall ein.

Schlüsselwörter: Leberruptur – Gefäßverletzung

(Manuskript bis Redaktionsschluß nicht eingegangen)

89. Milzrupturen

A. Encke und T. Weber

Klinik für Allgemeinchirurgie der Universität Frankfurt/Main, Theodor-Stern-Kai 7,
60596 Frankfurt/Main

Splenic Trauma

Summary. Ultrasonography has widely replaced peritoneal lavage in the diagnosis of splenic trauma and concomitant abdominal injuries. Splenectomy can be avoided in 15 to 20% of cases by nonoperative monitoring of the patient and in almost two third by splenorrhaphy (local hemostyptics, suture, resection). However, safe and quick hemostasis has priority especially in severely injured or polytraumatized patients. Autotransplantation of the spleen has been almost abandoned. To reduce blood transfusions the cell saver is a valuable tool.

Key words: Splenic trauma – Splenectomy – Splenorraphy – Conservative treatment

Zusammenfassung. In der Diagnostik von Milzrupturen und begleitenden abdominalen Verletzungen hat die Sonographie die Peritoneallavage weitgehend ersetzt. Eine Splenektomie kann in 15–20% der Fälle zu Gunsten einer nicht operativen Überwachung der Patienten, bei ⅔ durch milzerhaltende Maßnahmen (lokale Hämostyptica, Naht, Resektion) vermieden werden. Das Primat hat allerdings nach wie vor eine sichere und schnelle Blutstillung, vor allem bei Schwer- und Vielfachverletzten. Die Autotransplantation der Milz wurde fast vollständig verlassen. Zur Reduzierung des Bedarfs an Bluttransfusionen hat sich der Cell Saver bewährt.

Schlüsselwörter: Milzruptur – Splenektomie – operative Milzerhaltung – konservative Therapie

Bei stumpfen Bauchtraumen, auch im Rahmen eines Polytrauma, ist die Milz das am häufigsten verletzte Organ. Klinische Leitsymptome der Milzverletzung sind die intraabdominelle Blutung und der hypovolämische Schock, dessen adäquate Therapie hier vorausgesetzt wird.

Die akute Diagnostik und Therapie der Milzruptur haben sich im letzten Dezennium entscheidend geändert (Tab. 1). In der *Diagnostik* hat die Sonografie die Peritoneallavage weitgehend abgelöst. Sie erlaubt eine exaktere Abschätzung des Blutverlustes, eine morphologische Darstellung des verletzten Organs und eine sichere Verlaufsbeobachtung bei andauernder oder spontan sistierender Blutung. Auch Begleitverletzungen anderer parenchymatöser Organe können erfaßt werden. Lediglich bei posttraumatischer Darmatonie ist die sonografische Aussage eingeschränkt.

Therapeutisch werden heute nach wie vor die Splenektomie, zunehmend aber milzerhaltende Eingriffe (engl. „Splenorrhaphie") und die einfache konservative Beobachtung durch-

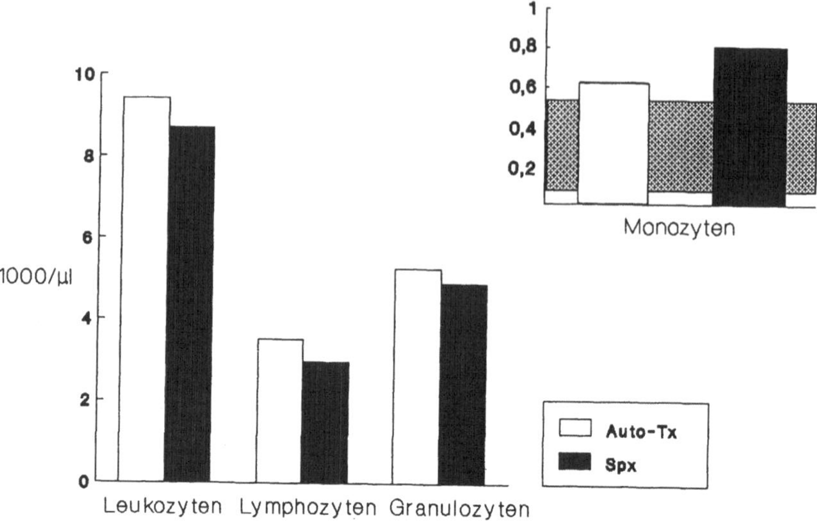

Abb. 1. Die Gesamtleukozytenzahl sowie die Lymphozyten- und Granulozytenzahlen liegen in beiden Gruppen im oberen Normbereich. Die Monozyten sind bei Splenektomierten mit 800 Zellen/µl im Vergleich zu den Autotransplantierten (620 Zellen/µl) deutlich und über die Norm (Grau) erhöht

Tabelle 1. Behandlung der traumatischen Milzruptur

Peritoneallavage – Ultraschall		
<1980	ca. 1980–1985	>1985
Splenektomie	Auto-TX	konservativ operativ-milzerhaltend
sicher, schnell	Milzerhaltung	verbesserte Technik
keine nachteiligen Folgen	immunolog. Bedeutung	(Naht, Hämostyptika, Resektion) Cell Saver

geführt, während die Autotransplantation von Milzgewebe deutlich rückläufig ist bzw. ganz aufgegeben wurde.

Problematisch bleibt die Differentialdiagnose anderer intraabdomineller Verletzungen, insbesondere die Erkennung einer infektiösen Kontamination. Das therapeutische Primat hat nach wie vor die schnelle und sichere Blutstillung.

Durch die starre Fixation der Milz führt ein indirektes Trauma häufiger zu Rupturen als eine direkte Kontusion. Entsprechend verlaufen die meisten Risse quer zur Milzachse und entlang den Segmentgrenzen. Hilusnahe Gefäße, die zu stärkerer Blutung führen, werden deshalb seltener verletzt. Bei direkter Kontusion des linken Oberbauches gibt die elastische Thoraxwand von Kindern und jungen Erwachsenen eher nach, während es beim älteren Menschen häufiger zu Rippenfrakturen mit Anspießung der Milz kommt.

Die Milz des Erwachsenen galt lange Zeit als entbehrlich, ihr traumatischer Verlust dementsprechend auch nicht als berentungswürdig und die Splenektomie als sicherstes und schnellstes Verfahren zur endgültigen Blutstillung. Die Erkenntnis der physiologischen Aufgaben der Milz, insbesondere in der immunologischen Infektabwehr und dies wiederum insbesondere bei Kindern, stimulierte aber Bemühungen zur Erhaltung der verletzten Milz

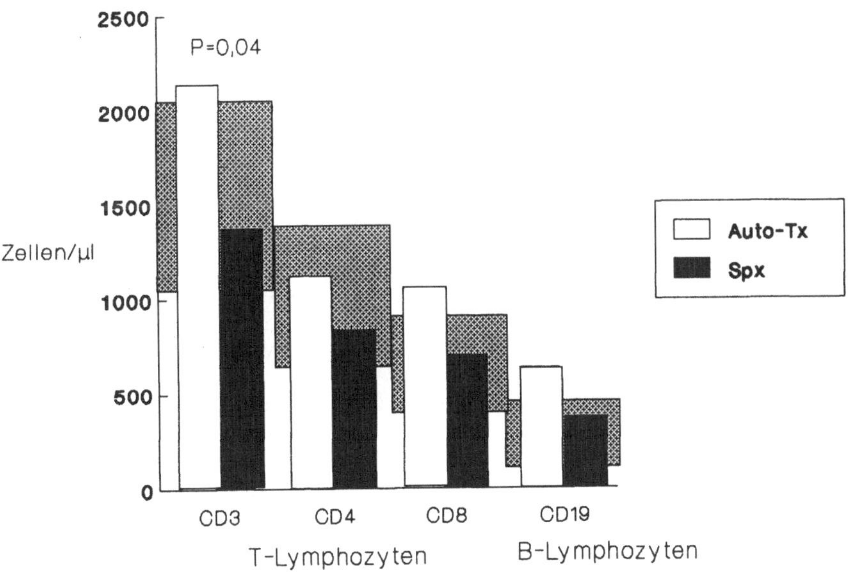

Abb. 2. Lymphozytäre Veränderungen nach Autotransplantation der Milz bzw. Splenektomie. Signifikante Erhöhung der T-Lymphozyten, definiert anhand des CD-3-Antigens, bei Autotransplantation. Keine Zunahme der B-Lymphozyten bei den Splenektomierten

durch lokale Blutstillungsmaßnahmen oder Autotransplantation des Milzgewebes in das Omentum majus, analog der posttraumatischen „Splenosis peritonei" [1, 7].

Da der Nutzen der *Autotransplantation* für das Immunsystem und für die Spätfolgen des Milzverlustes noch ungeklärt ist, haben wir 13 von 48 nach Milzruptur autotransplantierte Patienten 5–10 Jahre nach der Transplantation untersucht und mit splenektomierten Patienten verglichen [2, 8]. Grippale Infekte und andere Erkrankungen traten in beiden Patientenkollektiven gleich häufig auf. Immunologisch zeigte sich bei den splenektomierten Patienten eine ausgeprägte Monozytose (Abb. 1), wie sie auch von anderen Autoren beschrieben wurde. Jedoch waren auch bei autotransplantierten Patienten die Monozyten leicht erhöht. Eine Erhöhung der B- und T-Lymphozyten zeigte sich bei splenektomierten Patienten nicht (Abb. 2). Überraschenderweise lagen die T-Lymphozyten in der Gruppe der autotransplantierten Patienten sogar signifikant höher (Abb. 3). Quantitative Veränderungen der Immunglobuline waren in beiden Gruppen nicht zu beobachten. Somit zeigte sich weder im klinischen Verlauf noch anhand der immunologischen Parameter ein Vorteil der Autotransplantation. Dieses Ergebnis ist um so erstaunlicher, als bei fast 90 % der untersuchten autotransplantierten Patienten replantiertes Milzgewebe szintigrafisch nachgewiesen werden konnte. Daneben konnten wir bei einer 32jährigen Patienten 12 Jahre nach erfolgter Autotransplantation der Milz anläßlich einer gynäkologischen Operation auch den histologischen Nachweis eines intakten Regenerates führen. Diese Befunde beweisen allerdings noch nicht, daß das transplantierte Gewebe auch seine früheren immunologischen Funktionen voll übernehmen kann.

Unsere immunologischen Ergebnisse bei Splenektomierten stehen im Gegensatz zu Mitteilungen in der Literatur, in der über eine ausgeprägte Leukozytose, T- und B-Lymphozytose berichtet wurde [3]. Eine Erklärung dafür könnte unser wesentlich längerer Nachbeobachtungszeitraum sein. Dies würde in praxi bedeuten, daß den Patienten langfristig aus der Autotransplantation gegenüber der Splenektomie kein Vorteil erwächst.

Parallel mit der Erprobung der Autotransplantation wurde die technische Entwicklung *lokaler blutstillender Maßnahmen* vorangetrieben. Sie sind inzwischen weitgehend Standard. Infrarotkoagulation, Heißluftfön, der Argon-Beam-Laser und die Fibrinklebung mit und ohne Kollagenvlies eignen sich zur Blutstillung bei oberflächlichen Kapsel- und Parenchym-

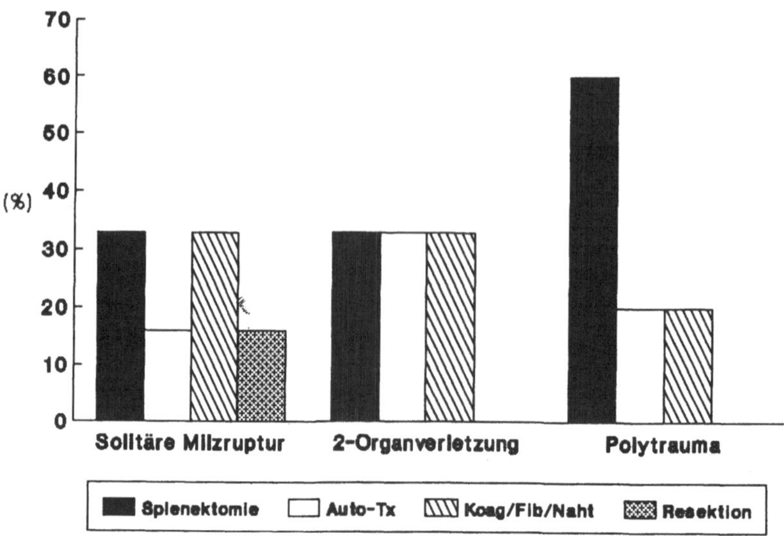

Abb. 3. Behandlungsmaßnahmen bei 194 traumatischen Milzrupturen, aufgegliedert nach Einzel- und Mehrorganverletzungen

verletzungen (Grad I). Tiefere Parenchymeinrisse mit und ohne Verletzung der trabeculären Arterien (Grad II und III) können durch *Naht* oder *Resektion* in Kombination mit lokalen Hämostyptica erfolgreich behandelt werden. Die Naht mit monofilen atraumatischen Fäden (2/0–4/0) sollte wegen der segmentartig einstrahlenden Gefäße, wenn immer möglich, längs oder schräg zur Milzachse erfolgen. Auch die Tamponade des Organs mittels resorbierbarer Netze hat sich selbst bei großen Einrissen bewährt. Alle milzerhaltenden Eingriffe erfordern allerdings eine ausreichende Mobilisierung der Milz, die ihrerseits zu Verletzungen führen kann. Sie erfolgt bei stärkerer Blutung unter atraumatischer Abklemmung des Milzhilus.

Der Wandel des Therapiespektrums spiegelt sich im eigenen Krankengut bei solitären und Mehrfachverletzungen wider (Abb. 3). Stumpfe und penetrierende Verletzungen können gleichermaßen milzerhaltend versorgt werden. Auch in der Literatur findet sich ein deutlicher Wandel von der Splenektomie zur milzerhaltenden Versorgung bei Milzrupturen. Moore und Mitarbeiter [5] beobachteten innerhalb eines Jahrzehnts einen Rückgang ihrer Splenektomien bei Verletzten von 36% auf 11% und eine Milzerhaltung bei bis zu 63% ihres Krankengutes. Nur 4 von 155 so behandelten Patienten mußten reoperiert werden. Gleiche Ergebnisse werden von anderen Arbeitsgruppen berichtet [4, 9]. Besonders eindrucksvoll sind die Behandlungsergebnisse bei Kindern. Roth und Daum [6] behandelten zwischen 1970 und 1980 45 von 47 kindlichen Milzrupturen (96%) durch Splenektomie, während zwischen 1981 und 1991 nur noch 3 von 43 Kindern (7%) splenektomiert, 18 (42%) nur beobachtet und 22 (51%) milzerhaltend operiert wurden.

Das Primat haben bei allen Milzverletzungen die schnelle, sichere Blutstillung und die Behebung auffälliger Begleitverletzungen sowie die Berücksichtigung einer späteren septischen Gefährdung durch primäre oder sekundäre Kontamination. Ausgedehnte Verletzungen der Milz mit völlig zerstörtem Organ oder Devaskularisierung (Grad V) erfordern immer die Splenektomie oder Autotransplantation, Verletzungen der Hilus- oder Segmentgefäße (Grad IV) können im Einzelfall unter temporärer Ausklemmung des Milzhilus durch Gefäßnaht versorgt werden. Wertvolle Hilfe leistet dabei, wie auch bei anderen massiven Blutungen, der Cell Saver. Er sollte heute in jeder traumatologischen Schwerpunktklinik zur Verfügung stehen. Die Bedienung kann von Ärzten und Hilfspersonal leicht erlernt werden. Nicht zuletzt unter dem Gesichtspunkt des zurückhaltenden Einsatzes von Transfusionsblut (Hepatitis, HIV) hat dieses Gerät seine Bedeutung erlangt und sich bewährt. Die frühzeitige Laparotomie mit Reinfusion des eigenen Blutes vermeidet darüber hinaus das Übersehen

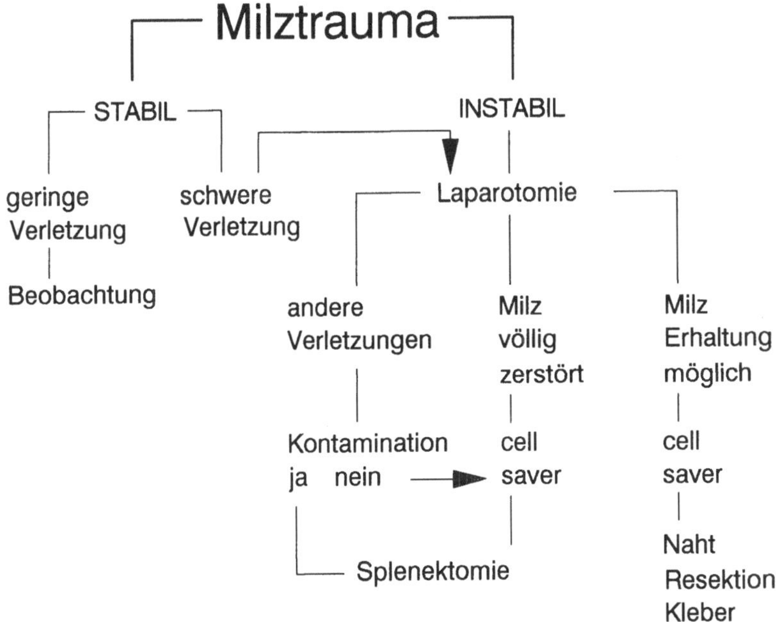

Abb. 4. Entscheidungsbaum zur Akutbehandlung von traumatischen Milzrupturen

von Begleitverletzungen [9]. Die Abbildung 4 gibt den gegenwärtigen Stand der Behandlung des Milztraumas wieder. Bei stabiler Hämodynamik führt wie bei den Leberverletzungen in 15–20 % die alleinige Überwachung des Patienten zum Erfolg. Von den übrigen Verletzungen können etwa zwei Drittel milzerhaltend versorgt werden. Bei völliger Zerstörung des Organes, Kontamination der Bauchhöhle oder schweren Begleitverletzungen ist aber nach wie vor die Splenektomie die Therapie der Wahl. Bei stärkerer Blutung und fehlender Kontamination sollte ein Cell Saver eingesetzt werden.

Literatur

1. Böttcher W, Seufert RM (1985) Die Autotransplantation von Milzgewebe. In: Dürig M, Harder F (Hrsg) Aktuelle Probleme in Chirurgie und Orthopädie. Band 30: Die Splenektomie und ihre Alternativen. Huber, Bern Stuttgart Toronto, S. 64
2. Krahn J (1993) Langzeitergebnisse nach Autotransplantation der Milz. Inauguraldiss Frankfurt/M
3. Landmann RMA, Dürig M, Gudat F, Wesp M, Harder F (1985) Zelluläre Veränderungen nach Splenektomie und Replantation autologen Milzgewebes beim Erwachsenen. In: Dürig M, Harder F (Hrsg) Aktuelle Probleme in Chirurgie und Orthopädie. Band 30: Die Splenektomie und ihre Alternativen. Huber, Bern Stuttgart Toronto, S. 102
4. Pachter HL, Spencer FC, Hofstetter SR, Liang HG, Hiballah C, Coppa GF (1990) Experience with selective operative and nonoperative treatment of splenic injuries in 193 patients. Ann Surg 211:583
5. Pickhardt F, Moore EE, Moore FA, McCroskey BL, Moore GE (1989) Operative splenic salvage in adults – a decade perspective. J Trauma 29:1386
6. Roth H, Daum R (1993) Wandel in der Behandlung der traumatischen Milzblutung im Kindesalter. Langenbecks Arch Chir Suppl (Kongreßbericht)
7. Seufert RM, Böttcher W, Munz D, Heusermann U (1981) Erste klinische Erfahrungen mit der Autotransplantation der Milz. Chirurg 52:525
8. Weber T, Krahn J, Hanisch E, Baum RP, Seufert RM (1992) Klinische sonografische und immunologische Spätergebnisse 5–10 Jahre nach Autotransplantation der Milz. Langenbecks Arch Chir Suppl (Kongreßbericht) 250
9. Witte CHL, Esser MJ, Rappaport WD (1992) Updating the management of salvageable splenic injuity. Ann Surg 215:261

90. Blutungen bei Verletzungen des Harntrakts

H. Frohmüller und M. Theiß

Prof. Dr. H. Frohmüller, Direktor der Urologischen Klinik und Poliklinik der Universität Würzburg, Luitpoldkrankenhaus, 97080 Würzburg

Bleeding in Patients with Urinary Tract Injuries

Summary. In 10% of the patients with blunt abdominal trauma injuries of the urinary tract can be found. Hematuria is the most common symptom which is present in about 80–90% of these cases. Absence of hematuria, however, does not preclude urinary tract injury. Other symptoms such as perineal or scrotal hematoma as well as bleeding from the urethral meatus are additional signs that have to be carefully looked for, especially in the unconscious patient. Excretory urography is the most important diagnostic procedure.
Management of patients with a polytrauma should be a multidisciplinary approach including the early attendance of an urologist if urinary tract injury is suspected.

Key words: Urinary tract – Injury – Bleeding

Zusammenfassung. Bei 10% der Patienten mit stumpfem Bauchtrauma liegen Verletzungen des Harntrakts vor. Leitsymptom dieser Verletzungen ist die Hämaturie, die in 80–90% der Fälle nachweisbar ist. Das Fehlen einer Hämaturie schließt eine Verletzung des Harntrakts jedoch nicht aus. Nach weiteren Symptomen wie perinealen oder scrotalen Hämatomen bzw. nach einer Blutung aus der Urethra sollte insbesondere bei bewußtlosen Patienten gründlich gesucht werden. Das Ausscheidungsurogramm stellt die wichtigste diagnostische Maßnahme dar.
Die Behandlung polytraumatisierter Patienten muß interdisziplinär erfolgen, wobei ein Urologe frühzeitig hinzugezogen werden sollte, wenn eine Verletzung des Harntrakts möglich erscheint.

Schlüsselwörter: Harntrakt – Verletzung – Blutung

Einführung

Bei etwa 10% aller Verletzungen des Bauchraums und bei über 40% der Polytraumen mit stumpfem Bauchtrauma sind die urologischen Organe mitbetroffen. Leitsymptom dieser Verletzungen ist die Blutung aus dem Harntrakt, sei es in Form einer Makro- oder einer Mikrohämaturie oder als Blutung aus der Urethra. Das Fehlen einer Hämaturie bei einem Unfallpatienten schließt jedoch eine Verletzung der Harnorgane keineswegs aus. Diese Erkenntnis wurde von Erickson bereits vor mehr als 130 Jahren in seinem „Textbook of Surgery" niedergeschrieben. Als Ursachen für das Fehlen einer Hämaturie kommen ein Schockzustand mit fehlender Urinproduktion, ein Nierengefäßstielabriß bzw. -einriß (mit

Thrombose der A. renalis) oder ein Ureterabriß infrage. Auch bei einer Verstopfung des Ureters mit Koageln, bei einer intraperitonealen Blasenruptur mit Austritt des Urins in die Bauchhöhle und bei einem Urethraabriß kann eine Hämaturie fehlen.

Niere und Ureter

Die Niere ist von allen Organen des Harntrakts am häufigsten von Verletzungen betroffen. Diese Verletzungen gehen in 80–90 % der Fälle zumindest mit einer Mikrohämaturie einher. Wichtigste Maßnahme bei vermuteter Nierenverletzung ist die Anfertigung eines Infusionsurogramms bereits in der Notaufnahme. Diese hochdosierte Ausscheidungsurographie ist bei allen Unfallopfern mit einer Makro- oder Mikrohämaturie und darüber hinaus bei all den Patienten erforderlich, deren Begleitverletzungen auf eine mögliche Beteiligung der Harnorgane schließen lassen. Als solche Begleitverletzungen gelten Frakturen der caudalen Rippen, der Querfortsätze der LWS und Beckenfrakturen. Darüber hinaus sollte bei allen Patienten mit Schuß- und Stichverletzungen im Bauchraum sowie bei allen Kindern mit abdominellen Verletzungen, unabhängig vom Vorhandensein oder Fehlen einer Hämaturie, ein Ausscheidungsurogramm angefertigt werden. Auch wenn der Patient kreislaufinstabil ist oder sofort operiert werden muß, ist es praktisch immer möglich, 150–200 ml eines nicht-ionischen Kontrastmittels zusammen mit den anderen erforderlichen Infusionen zu verabreichen, ohne daß dadurch eine Zeitverzögerung eintritt. Die weiteren Röntgenaufnahmen – oft reicht eine 10-Minuten-Aufnahme – können dann, wenn nicht anders möglich, auch mit dem C-Bogen auf dem Operationstisch angefertigt werden. Weder die Sonographie noch die Computertomographie sind in der Lage, die durch das Ausscheidungsurogramm zu gewinnenden Informationen über Morphologie und Funktion der betroffenen und insbesondere der kontralateralen Niere zu ersetzen.

Leider kommt es immer noch häufig vor, daß man als Urologe erst hinzugezogen wird, wenn sich intraoperativ ein retroperitoneales Hämatom findet. Wegen des möglichen Vorliegens einer kongenitalen Einzelniere oder einer Restniere bei Zustand nach Nephrektomie der Gegenseite sollte auch in dieser Situation das Retroperitoneum nicht weiter exploriert werden, so lange nicht ausreichend Informationen über die betroffene und die kontralaterale Niere vorliegen. Dies gilt um so mehr, da sich nach Anfertigung eines Infusionsurogramms bei weitem nicht jedes retroperitoneale Hämatom als explorationsbedürftig erweist.

Die Indikation zu einem operativen Eingriff ist abhängig vom Schweregrad der Verletzung und korreliert nicht unbedingt mit dem Grad der Hämaturie. Parenchymkontusionen mit intra- oder perirenalem Hämatom, die über 80 % aller Nierenverletzungen ausmachen, bedürfen keiner Intervention. Unter Bettruhe sistiert die Hämaturie in der Regel spontan innerhalb weniger Tage. Auch kleinere Lacerationen mit fehlendem oder nur geringgradigem Urinaustritt sind heute in der Regel konservativ zu beherrschen. Ausgedehnte Urinaustritte in das Retroperitoneum ebenso wie komplette Zertrümmerungen der Niere und Verletzungen des Nierengefäßstiels, die zusammen weniger als 3 % der Fälle ausmachen, bedürfen allerdings der sofortigen operativen Intervention. Bei Gefäßstielverletzungen der Niere kann, wie bereits anfangs erwähnt, eine Hämaturie völlig fehlen.

Auch bei Patienten mit ausgedehnten Zerreißungen des Parenchyms und stummer Niere im Urogramm sollte intraoperativ heutzutage immer versucht werden, die Niere zu erhalten. Die Nephrektomie ist als ultima ratio zu betrachten und setzt den vorherigen Nachweis einer funktionstüchtigen kontralateralen Niere voraus. Moderne Hilfsmittel, wie beispielsweise das Vicrylnetz oder Techniken wie der gestielte Omentum-Flap, machen oft auch bei schwerst traumatisierten Nieren einen Organerhalt möglich. Eine medikamentös nicht beherrschbare Hypertonie als Spätkomplikation ist eine absolute Rarität, und die Furcht davor darf nicht als Rechtfertigung für eine primäre Nephrektomie dienen.

Isolierte Verletzungen des Nierenhohlsystems oder des Ureters sind relativ selten und meist Folge einer Schuß- oder Stichverletzung. Iatrogene Ureterläsionen durch akzidentelle Durchtrennung oder Ligatur sind weit häufiger. In allen Fällen ist jedoch zur Diagnosestellung auch hier die Anfertigung eines Ausscheidungsurogramms obligat. Verletzun-

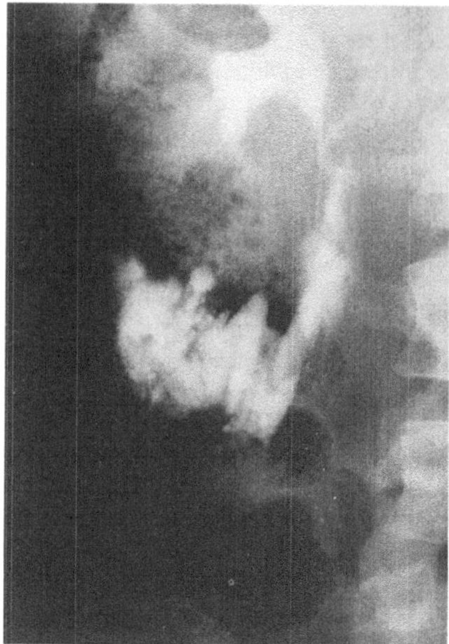

Abb. 1. Pat. R. P., 23 Jahre, Schußverletzung des rechten Ureters. Urogramm mit Kontrastmittelaustritt über den Schußkanal

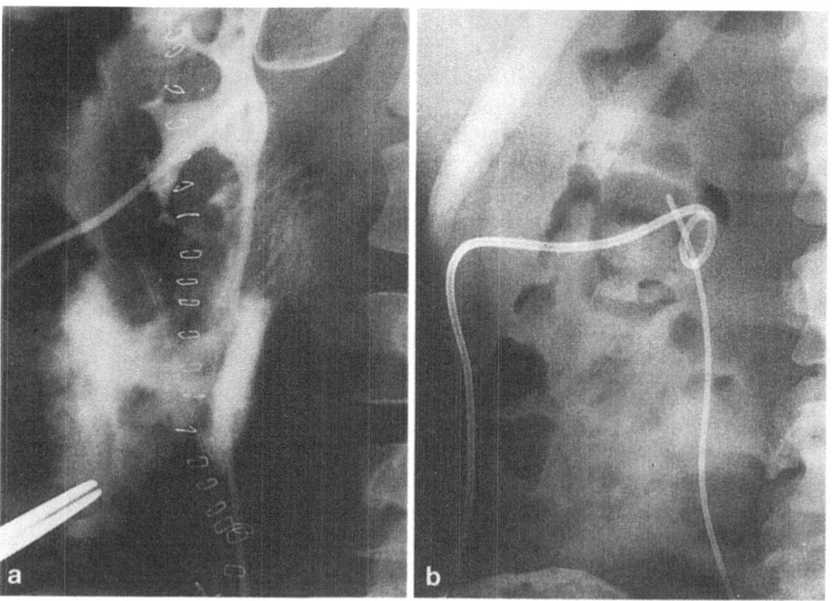

Abb. 2a, b. (Gleicher Patient). Minimal-invasive endourologische Behandlung mittels transurethraler Einlage eines Ureterkatheters und Anlage einer perkutanen Nephrostomie

gen des Nierenhohlsystems und des Ureters mit Urinaustritt werden häufig erst spät erkannt und zwangen früher immer zur offen-operativen Intervention. Mit den Fortschritten der retrograden und der percutan-antegraden Endourologie sind die Urologen hier dem Ziel einer minimalen Invasivität ein Stück näher gekommen. Am Beispiel eines jüngeren Mannes, der mit mehreren Schußwunden eingeliefert wurde, soll dies erläutert werden.

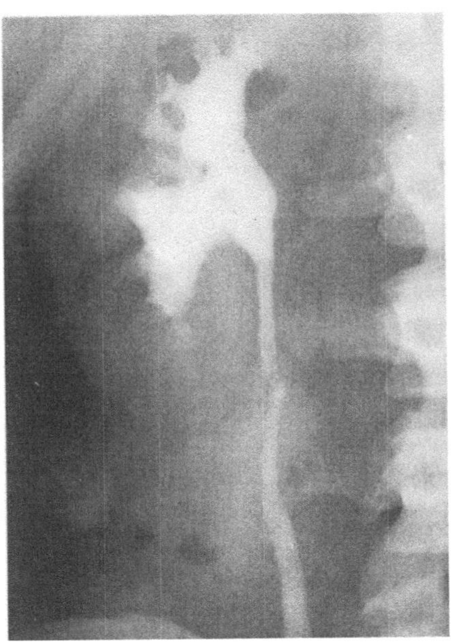

Abb. 3. (Gleicher Patient). Urogramm 6 Wochen nach alleiniger endourologischer Behandlung: Zeitgerechte Ausscheidung der rechten Niere, unbehinderter Kontrastmittelabfluß

Bei diesem Patienten wurde eine Einschußstelle in der rechten Flanke erst nach der operativen Primärversorgung bemerkt. Eine Hämaturie lag zu keinem Zeitpunkt vor. Das Urogramm zeigte ein Kontrastmittelextravasat caudal der rechten Niere (Abb. 1). Die retrograde Diagnostik ergab einen Uretereinriß ohne vollständige Unterbrechung der Kontinuität, jedoch mit Urinfistel über den Schußkanal. Die Behandlung bestand in einer Ureterschienung und gleichzeitiger Harnableitung über eine percutane Nephrostomie, um einen weiteren Urinaustritt in das umgebende Gewebe zu vermeiden (Abb. 2a, b). Das 6 Wochen später angefertigte Urogramm zeigte einen unbehinderten Kontrastmittelabfluß (Abb. 3). Derartig schonende Behandlungsverfahren gelingen jedoch nicht immer, und insbesondere bei einem kompletten Ureterabriß müssen nach wie vor, je nach Höhe der Läsion, die konventionellen Operationstechniken der Ureterreanastomose über einem Uretersplint oder der Ureteroneocystostomie zur Anwendung kommen.

Blase und Urethra

Die Blutung aus der Urethra, häufig verbunden mit dem gleichzeitigen Unvermögen zu urinieren, ist das Leitsymptom der Verletzungen des unteren Harntrakts, also von Blase und Urethra. Geringergradige Verletzungen von Blase und Urethra gehen in nahezu 100% der Fälle mit einer meist makroskopisch sichtbaren Hämaturie einher. Auch bei Fehlen von Blutungen muß aber bei Patienten mit stumpfem Unterbauchtrauma und insbesondere bei Vorliegen einer Beckenfraktur eine urologische Abklärung erfolgen.

Von entscheidender Bedeutung ist hierbei die Reihenfolge der diagnostischen Maßnahmen. Liegt ein Hinweis auf eine Urethraruptur vor, muß der Katheterismusversuch als Erstmaßnahme unterbleiben, da hierdurch nicht nur eine Infektion eingebracht, sondern auch eine noch bestehende Kontinuität der Urethra vollständig zerstört werden kann. Als solche Hinweise gelten Blut am Meatus urethrae, ein perineales oder scrotales Hämatom, eine palpatorisch dislozierte Prostata und der Nachweis einer Beckenfraktur. Auch aus der Unfallanamnese (straddle injury?) kann ein Hinweis auf das Vorliegen einer Urethraverlet-

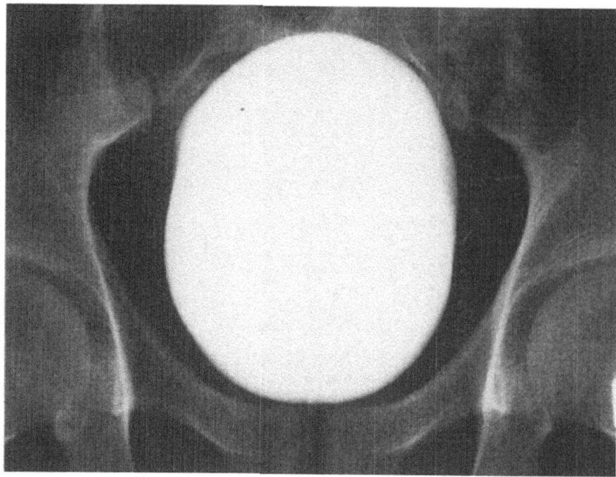

Abb. 4. Pat. S. R., 16 Jahre, Pfählungsverletzung des Rektums mit Blasenperforation. Cystogramm a.p.: unauffälliger Befund

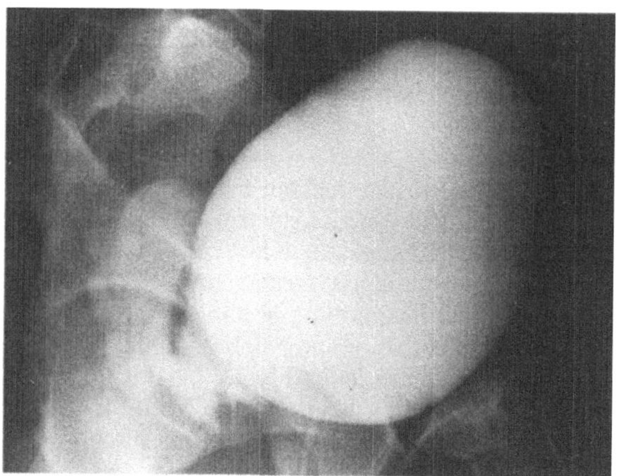

Abb. 5. (Gleicher Patient wie Abb. 4). Cystogramm seitlich: Kontrastmittelübertritt aus der Blase in das Rektum

zung gewonnen werden. Das retrograde Urethrogramm und die Harnableitung über einen suprapubischen Cystofix-Katheter sind in solchen Fällen die Maßnahmen der Wahl.

Liegt kein Verdacht auf eine Urethraläsion vor, so erfolgt das vorsichtige Einlegen eines Dauerkatheters mit anschließender Anfertigung eines Cystogramms. Zum Ausschluß einer Blasenruptur muß dabei eine Prallfüllung der Blase mit mindestens 300 ml Kontrastmittel erfolgen. Anhand des Cystogramms kann eine extraperitoneale Blasenruptur, die in der Regel konservativ mittels Katheterdrainage zu behandeln ist, von einer operationsbedürftigen intraperitonealen Ruptur unterschieden werden.

Nicht immer sind die Befunde allerdings so eindeutig. Am Beispiel eines Patienten mit Pfählungsverletzung des Rektums sei dies erläutert: Das Cystogramm dieses Patienten zeigte in der a.p.-Projektion einen unauffälligen Befund (Abb. 4). Erst in der seitlichen Projektion konnte man einen Kontrastmittelübertritt in das Rektum erkennen (Abb. 5) und so die Diagnose einer Blasenperforation stellen. Zu jedem Cystogramm gehören also die seitliche Aufnahme und die Aufnahme nach Entleerung der Blase.

Schlußfolgerung

Eine Makro- oder Mikrohämaturie ist bei der überwiegenden Mehrzahl der Patienten mit Verletzungen des Harntrakts nachweisbar. Hämatome in der Flanke, perineal und scrotal sowie Blut am Meatus urethrae sind weitere Symptome, die als diagnostische Hinweise auch beim bewußtlosen Patienten nicht übersehen werden dürfen, um eine rechtzeitige und adäquate Erstversorgung bei Verletzungen des Harntrakts zu gewährleisten. Die frühzeitige Hinzuziehung eines Urologen bei der Erstversorgung polytraumatisierter Patienten mit Verletzungen im Bauch- und Beckenraum ist daher ratsam.

91. Blutungen bei komplexen Beckenverletzungen

H. Tscherne, U. Bosch und T. Pohlemann

Unfallchirurgische Klinik, Medizinische Hochschule, 30623 Hannover

Bleedings in Complex Pelvic Injuries

Summary. High energy fractures of the pelvis are often associated with genitourinary, neurological, vascular, intestinal, and other skeletal injuries. In these complex pelvic injuries uncontrolled bleeding and septic complications are the main causes of death. In order to improve the primary hospital treatment of these severe injuries, an algorithm is presented. This provides for decisive therapeutic steps: 1. Emergency operation in case of massive external or internal bleeding. 2. Massive blood replacement and urgent pelvic ring stabilization in hemodynamic instability after fluid replacement. 3. Surgical control of bleeding in ongoing hemodynamic instability despite fluid and blood replacement and urgent pelvic ring stabilization.

Key words: Complex pelvic injury – Bleeding – Treatment protocol

Zusammenfassung. Schwere Beckenringverletzungen werden häufig durch pelvine und extrapelvine Begleitverletzungen kompliziert. Die Haupttodesursachen dieser komplexen Beckenverletzungen sind massive Blutungen und septische Komplikationen. Die erfolgreiche Therapie verlangt ein standardisiertes Vorgehen entsprechend einem Behandlungsprotokoll. Die Beherrschung der massiven Blutungen erfordert ein frühzeitiges, prioritätenorientiertes Vorgehen, das sich in der präoperativen Phase in 3 Entscheidungsschritte gliedert: 1. Sofortige Notfalloperation bei externer oder interner Massenblutung. 2. Massentransfusion und notfallmäßige Beckenringstabilisierung bei noch instabilem Kreislauf nach Volumentherapie. 3. Chirurgische Blutstillung bei persistierender Kreislaufinstabilität trotz Volumentherapie, Massentransfusion und notfallmäßiger Beckenringstabilisierung.

Schlüsselwörter: Komplexe Beckenverletzung – Blutung – Behandlungsprotokoll

Komplexe Beckenverletzungen sind Beckenfrakturen, die durch lokale pelvine Begleitverletzungen an Gefäßen, Nerven, Weichteilen und inneren Organen kompliziert sind. Die Mehrzahl dieser Patienten sind schwer und mehrfach verletzt [3, 14]. Die Letalität dieser Verletzungen ist hoch [4, 8, 10, 18]. Das Verbluten ist die Haupttodesursache in der Akutphase. In der späteren Phase ist es das schockbedingte Multiorganversagen. Hauptblutungsquellen sind die ausgedehnten präsakralen und paravesikalen Venenplexus. Zusammen mit den Blutungen aus den gut vaskularisierten, vorwiegend spongiösen Frakturflächen sind die venösen Blutungen in über 90% Hauptblutungsquelle, während Blutungen aus den Iliakalarterien und ihren Ästen weniger als 10% ausmachen [19].

Tabelle 1a. Schweregrad von Blutungen nach Trunkey [27]

Grad I:	leicht
	< 30 ml/min
Grad II:	mittelschwer
	30–150 ml/min
Grad III:	schwer
	> 150 ml/min

Tabelle 1b. Schweregrad von Blutungen nach Bone [2]

	Reduktion des Blutvolumens
Grad I:	< 15%
	Blutdruck, Puls, Kapillarpuls normal
Grad II:	15–30%
	800–1500 ml
	Tachykardie, Urinproduktion vermindert, 20–30 ml/h
Grad III:	30–40%
	2000 ml
	Tachykardie, Tachypnoe, Hypotension
Grad IV:	> 40%
	Massenblutung, akute Lebensgefahr

Kleine und mittlere Blutungen (Tab. 1) werden nach dem Prinzip der Selbsttamponade konservativ behandelt. Schwere, lebensbedrohliche Beckenblutungen, also Blutungen vom Schweregrad III nach Trunkey [27] oder Schweregrad IV nach Bone [2] (Tab. 1) lassen sich dagegen nur durch ein prioritätenorientiertes Vorgehen beherrschen, das der Komplexität dieses Traumas in einem phasenhaften, diagnostisch-therapeutischen Konzept gerecht wird.

Notfallmaßnahmen am Unfallort und während des Transportes

Bereits am Unfallort müssen externe Massenblutungen manuell komprimiert und die Vitalfunktionen stabilisiert werden. Die orientierende Untersuchung dient zur Erfassung einer Beckeninstabilität. Analgesie, Sedierung, Volumensubstitution, Beatmung und Kälteschutz sind weitere essentielle Bestandteile der Notfallmaßnahmen. Der Verletzte wird zum Transport auf einer Vakuummatratze gelagert. Das bewirkt eine Immobilisation und mechanische Kompression des instabilen Beckenringes.

Military Antishock Trousers (MAST) oder Pneumatic Antishock Garments (PASG) sind als Notfallmaßnahme sowohl präklinisch als auch in der Klinik nicht zu empfehlen. Wesentliche Nachteile sind der Zeitaufwand, das erschwerte Patientenmanagement, die Lungenfunktionsstörungen und die Komplikationen (Kompartmentsyndrom, ischämische Hautläsionen, Nierenversagen bei Minderperfusion). Hinsichtlich der Überlebensrate, der Morbidität, der Klinikaufenthaltsdauer und der Behandlungskosten haben die MAST auch bisher in keiner Studie einen Vorteil gezeigt [4, 10–12, 23, 24].

Klinische Behandlung

Die klinische Erstversorgung orientiert sich an Algorithmen (Abb. 1 und 2), die wichtige Entscheidungshilfen darstellen. Innerhalb von 3 bis 5 Minuten nach Einlieferung muß die erste wichtige Entscheidung getroffen werden: Ist eine sofortige Laparotomie erforderlich oder nicht? Bei schweren Überrolltraumen mit offenen Beckenzerreissungen oder bei Beckenverletzungen mit sicheren Zeichen einer äußeren oder inneren Massenblutung wird der Verletzte sofort in den Operationssaal gebracht (Abb. 1).

Fallbeispiel: Ein 10jähriger Junge wurde von einem Panzer überrollt. Das Becken war zertrümmert, er hatte offene Beckenfrakturen, der Dünndarm prolabierte durch den Anus. Die Haut war vom distalen Oberschenkel bis in die Axilla abgeledert. Drei große Beckengefäße waren zerrissen. Er war im schwersten Blutungsschock. Die Indikation für eine sofortige Operation war gegeben. Der Junge überlebte.

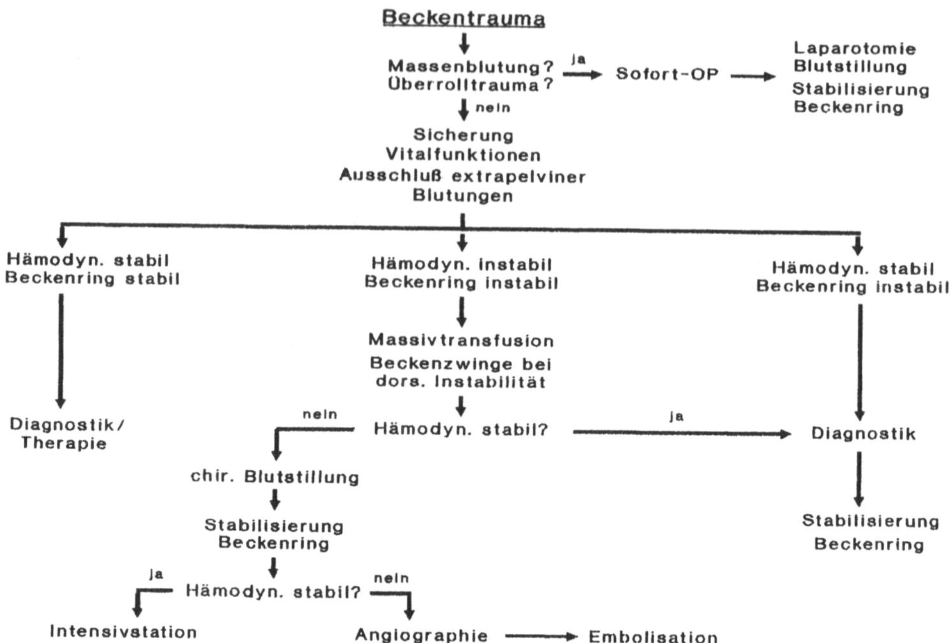

Abb. 1. Klinische Erstversorgung von Beckenverletzungen – Algorithmus I

In allen Situationen werden die diagnostischen und therapeutischen Maßnahmen im Schockraum simultan fortgesetzt. Mindestens 3 l Kristalloide sollen in den ersten 10 Minuten gegeben werden. Bei Schwerverletzten wird zusätzlich Blut der Blutgruppe 0, Rhesus negativ verabreicht. Extrapelvine Blutungen werden durch Thoraxröntgen und Sonographie des Abdomens ausgeschlossen. Es folgt eine klinische Basisdiagnostik am Becken mit Inspektion der Orifizien, des Perineum und der Beckenrückseite sowie die rektale und vaginale Untersuchung. Die Art der Beckeninstabilität wird erfaßt und eine Röntgen-Becken-Übersichtsaufnahme angefertigt.

Die zweite bedeutende Entscheidung muß 10 Minuten nach Aufnahme getroffen werden (Abb. 1). Ist der Kreislauf nun stabil oder nicht? Bei stabiler Hämodynamik folgen weitere klinische und radiologische Untersuchungen. Sind diese abgeschlossen, sollte das instabile Becken entsprechend der Priorität im Gesamtbehandlungsplan des Polytraumatisierten stabilisiert werden [28].

Ist der Kreislauf weiterhin instabil, wird massiv Blut transfundiert. Stark dislozierte Beckenfrakturen und -luxationen müssen nun in der Notaufnahme reponiert werden [9, 10, 16]. Eine breit klaffende Symphyse wird geschlossen und mit einem einfachen Spanner fixiert. Liegt eine hintere Beckeninstabilität vor, wird die Beckenzwinge angelegt [6]. Sie kann schnell appliziert werden, erlaubt einen ungehinderten Zugang zum Abdomen und zur Leistenregion und bietet durch Schließung des dorsalen Ringes ein Wiederlager für eine eventuelle Tamponade. Wenn durch diese Maßnahmen eine Kreislaufstabilisierung nicht erreicht werden kann, muß die Blutung chirurgisch gestillt werden. Das gilt auch für jene Situationen, wo ein solider Kreislauf nur durch Massivtransfusionen aufrecht erhalten werden kann. Dies ist die 3. wichtige Entscheidung innerhalb der „golden hour of shock" (Abb. 1).

Chirurgische Blutstillung

Zeigt die Sonographie freie Flüssigkeit im Abdomen, dann werden nach einer medianen Laparotomie die intraabdominellen Verletzungen versorgt (Abb. 2). Laterale Kompres-

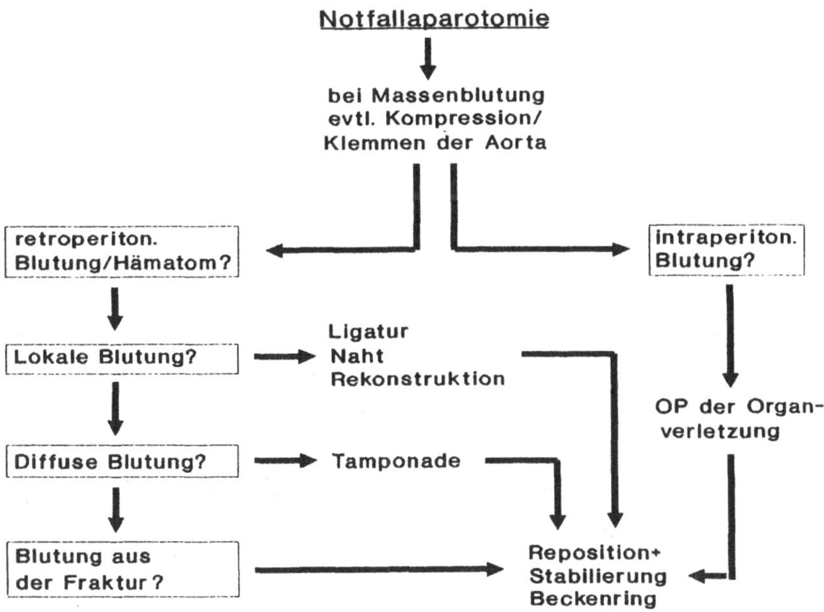

Abb. 2. Chirurgische Blutstillung bei komplexen Beckenverletzungen – Algorithmus II

sionsfrakturen sind signifikant häufiger von intraabdominellen Verletzungen begleitet, während anteroposteriore Kompressionsverletzungen und vertikale Scherverletzungen eine größere Häufigkeit an retroperitonealen Blutungen aufweisen [14].

Bei negativer Sonographie wird eine suprapubische mediane Unterbauchlaparotomie angelegt. Intrapelvine und retroperitoneale Hämatome werden entfernt. Ausnahmsweise kann die Aorta temporär komprimiert oder abgeklemmt werden, um eine gute Übersicht zu erhalten. Die Rate der Blutungen aus großen Gefäßen liegt unter 10 % [19]. Diese Verletzungen werden durch Naht oder Ligatur versorgt. Die Mehrzahl der Blutungen, vor allem die diffusen Blutungen aus den Venenplexus, werden durch eine Mikulicztamponade kontrolliert, die eine oder mehrere Revisionsoperationen nach zwei und mehreren Tagen erfordert (Abb. 2). Die Tamponade ist eine rasche, sichere und zuverlässige Methode, um eine intrapelvine Blutung zu beherrschen. Bei komplexen Beckenverletzungen ist eine Selbsttamponade der Blutungen unmöglich, da die meisten Weichteile und der Beckenboden zerrissen und die Beckenkompartments eröffnet sind [26]. Viele dieser Patienten verbluten ohne chirurgische Blutstillung.

Fallbeispiel: Ein 17jähriges Mädchen erlitt eine komplexe Beckenverletzung. Die zerrissene Symphyse klaffte breit. Sie war im schwersten Blutungsschock. Die Erstbehandlung bestand aus einer Laparotomie mit negativem Ergebnis und einer Stabilisierung des Beckens mit einem Fixateur externe in nicht reponierter Stellung. Bei Persistenz der Blutung wurde die Arteria iliaca interna embolisiert, die Blutung sistierte jedoch nicht. Drei Tage später wurde sie über 300 km in unsere Klinik geflogen. Sie hatte 60 Bluteinheiten erhalten, war aber mit einem Hb-Wert von 2,3 g% nahezu ausgeblutet. Die Spontanperforation des Beckenhämatoms drohte. Tatsächlich war das Hämatom in die Vagina perforiert. Schon nach der Hautinzision fiel man in das Hämatom und in die Blutungen. Mehrere Liter von Blutkoageln und flüssigem Hämatom wurden entfernt. Die Blutstillung war einfach, die Wunde wurde tamponiert, die „offene Bauchverletzung" geschlossen, der vordere Beckenring intern fixiert. Die Patientin erholte sich innerhalb weniger Stunden.

Die ungezielte Ligatur der Arteria iliaca interna [15] ist wegen des ausgeprägten Kollateralkreislaufes frustran und sollte nicht mehr durchgeführt werden.

Die transkathetrale Embolisation [17, 22] ist nicht als primäre Maßnahme zur Blutstillung zu empfehlen [4, 10]. Die Nachteile sind, daß nur in 10–15% aller komplexen Beckenverletzungen eine arterielle Blutungsquelle lokalisiert werden kann, die Notwendigkeit einer entsprechenden Infrastruktur und die Präsens eines erfahrenen Radiologen gegeben sein muß und daß der notwendige Zeitaufwand nicht zu unterschätzen ist. Dagegen ist das Vermeiden der Eröffnung und der Kontamination des Retroperitonealraumes bei der Embolisation als Vorteil zu sehen.

Die Hemipelvektomie als primäre Maßnahme zur Blutstillung ist nicht indiziert. Lediglich offene, subtotale traumatische Hemipelvektomien werden komplettiert.

Begleitende Urogenital- und Darmverletzungen werden möglichst definitiv während der ersten operativen Intervention versorgt [1, 5, 21]. Bei entsprechenden perinealen Verletzungen und Rektumläsionen muß eine passagere doppelläufige Kolostomie angelegt und das aborale Darmsegment zur Vermeidung septischer Komplikationen ausgespült werden („washout") [13, 21, 26].

Da die stark blutenden spongiösen Frakturflächen eine wesentliche Blutungsquelle sind, ist die frühzeitige Reposition und interne Stabilisierung des Beckenringes von entscheidender Bedeutung [7, 9, 16, 20, 25, 29].

Die erfolgreiche Behandlung Schwerverletzter mit komplexem Beckentrauma basiert auf einem Behandlungsprotokoll für eine standardisierte Notfallbehandlung und für die operativen Schritte. Die ausgiebige Schockbehandlung, die frühe Entscheidung für die chirurgische Blutungskontrolle und Stabilisierung des instabilen Beckenringes sind die wichtigsten Faktoren, um das Leben des Verletzten zu retten.

Literatur

1. Bandhauer K, Hassler H (1989) Die Verletzung der Urogenitalorgane. Chirurg 60:649–656
2. Bone LB (1992) Emergency treatment of the injured patient. In: Browner BD, Jupiter JB, Levine AM, Trafton PG (eds) Skeletal trauma, vol I, Saunders, Philadelphia London Toronto Montreal Sydney Tokyo, pp 127–145
3. Bosch U, Pohlemann T, Tscherne H (1992) Strategie bei der Primärversorgung von Beckenverletzungen. Orthopäde 21:385–392
4. Failinger MS, McGanity PLJ (1992) Unstable fractures of the pelvic ring. J Bone Joint Surg [Am] 74:781–791
5. Fallon B, Wendt JC, Hawtrey CE (1984) Urological injury and assessment in patients with fractured pelvis. J Urol 131:712–714
6. Ganz R, Krushell RJ, Jakob RP, Küffer J (1991) The antishock pelvic clamp. Clin Orthop 267:71–78
7. Goldstein A, Phillips T, Sclafani SJA, Scalea T, Duncan A, Goldstein J, Panetta T, Shaftan G (1986) Early open reduction and internal fixation of the disrupted pelvic ring. J Trauma 26:325–333
8. Hanson PB, Milne JC, Chapman MW (1991) Open fractures of the pelvis. Review of 43 cases. J Bone Joint Surg [Br] 73:325–329
9. Hesp WLEM, van der Werken C, Keunen RWM, Goris RJA (1985) Unstable fractures and dislocations of the pelvic ring – results of treatment in relation to the severity of injury. Neth J Surg 37:148–152
10. Kellam JF, Browner BD (1992) Fractures of the pelvic ring. In: Browner BD, Jupiter JB, Levine AM, Trafton PG (eds) Skeletal trauma, vol I, Saunders, Philadelphia London Toronto Montreal Sydney Tokyo, pp 849–897
11. Lloyd S (1987) MAST and IV infusion: Do they help in prehospital trauma management? Ann Emerg Med 16:565–567
12. Mattox KL, Bickell WH, Pepe PE, Mangelsdorff AD (1986) Prospective randomized evaluation of antishock MAST in post-traumatic hypotension. J Trauma 26:779–786
13. Maull KI, Sachatello CR, Ernst CB (1977) The deep perineal laceration – an injury frequently associated with open pelvic fractures: a need for aggressive surgical management. A report of 12 cases and review of the literature. J Trauma 17:685–696
14. McCoy GF, Johnstone RA, Kenwright K (1989) Biomechanical aspects of pelvic and hip injuries in road traffic accidents. J Orthop Trauma 3:118–123
15. Miller WE (1963) Massive hemorrhage in fractures of the pelvis. South Med J 56:933–938
16. Pohlemann T, Gänsslen A, Kiessling B, Bosch U, Haas N, Tscherne H (1992) Indikationsstellung und Osteosynthesetechniken am Beckenring. Unfallchirurg 95:197–209

17. Ring EJ, Athanasoulis C, Waltman AC, Margolies MN, Baum S (1973) Arteriographic management of hemorrhage following pelvic fracture. Radiology 109:65–70
18. Rothenberger DA, Velasco R, Strate RG, Fischer RP, Perry JF (1978) Open pelvic fracture: a lethal injury. J Trauma 18:184–187
19. Seibel RW, Flint L (1986) Management of complicated pelvic fractures. Curr Surg 43:391–394
20. Slätis P, Huittinen VM (1972) Double vertical fractures of the pelvis. A report on 163 patients. Acta Chir Scand 138:799–807
21. Stelzner F (1990) Komplexe Traumen des Perineums, speziell des anorectalen Kontinenzorgans. Langenbecks Arch Chir 375:55–63
22. Stock JR, Harris WH, Athanasoulis CA (1980) The role of diagnostic and therapeutic angiography in trauma to the pelvis. Clin Orthop 151:31–40
23. Sultz JR (1992) MAST trousers: Full of hot air? Pittsburgh Orthop J 3:44–46
24. Teeny SM, Wiss DA (1987) Compartment syndrome: a complication of use of the MAST suit. J Orthop Trauma 1:236–239
25. Tile M (1988) Pelvic ring fractures: should they be fixed? J Bone Joint Surg [Br] 70:1–12
26. Trentz O, Bühren V, Friedl HP (1989) Beckenverletzungen. Chirurg 60:639–648
27. Trunkey DD (1983) Trauma. Sci Am 249:28–35
28. Tscherne H, Regel G, Sturm JA, Friedl HP (1987) Schweregrad und Prioritäten bei Mehrfachverletzungen. Chirurg 58:631–640
29. Ward EF, Tomasin J, Vander Griend RA (1987) Open reduction and internal fixation of vertical shear pelvic fractures. J Trauma 27:291–295

92. Ausheilungsergebnisse nach konservativer Behandlung traumatischer kindlicher Milzrupturen

A. Olinger, G. Schüder, A. Pizanis und R. Kubale

Chirurgische Universitätsklinik, Abteilung Unfallchirurgie, 66424 Homburg/Saar

Results of Non-surgical Treatment of Traumatic Ruptures of the Spleen in Children

Summary. Hematologic and immunologic changes known in splenectomised patients do not result in the conservative treatment of splenic rupture. Residuals, mainly calcified scars and small splenic cysts are not clinically relevant however they should be followed up. CT scans prior to treatment decisions are very helpful and decisive to select patients for conservative treatment.

Untersuchungen splenektomierter Patienten nach Milztrauma bzw. nach milzteilerhaltender operativer Therapie (Splenorraphy, Teilresektion) zeigen eine signifikant erhöhte Infektionsrate von 40%, im Vergleich zu 10% bei milzerhaltender und konservativer Therapie [1]. Die hämatologischen Veränderungen nach Splenectomie sind über lange Zeit nachweisbar und erreichen 10 Jahre posttraumatisch noch keine Normalwerte [2]. Es gibt histologisch immunhistochemische Untersuchungen, die vermuten lassen, daß die Milzverletzung zu einer immunologischen Stimulation führen könnte [3]. Der initiale Immunglobulin-M-Mangel wurde beschrieben und ist bei 15% der Splenektomierten persistierend bei erhöhtem Immunglobulin-A-Spiegel [2].

Für uns war von Interesse, ob entsprechende Veränderungen auch bei spontan ausgeheilten Milzverletzungen nachweisbar sind und natürlich die morphologischen und anamnestischen Residuen.

Methode

Um ein möglichst homogenes, vergleichbares und signifikantes Patientengut zu erhalten, bezieht sich unser Nachuntersuchungskollektiv auf traumatische kindliche Milzrupturen aufgrund eines isolierten stumpfen Bauchtraumas ohne Begleitverletzung in einem kleinen Beobachtungszeitraum und damit gleichzusetzender Nachuntersuchungszeit. Im Jahre 1991 entsprachen 5 Kinder im Alter zwischen 4 und 8 Jahren diesen strengen Eingangskriterien. Der Nachweis der Milzruptur erfolgte mittels abdomineller Sonographie und Computertomographie mit Kontrastmittel.

Unter der Voraussetzung der Kreislaufstabilität erfolgte das konservative Vorgehen unter intensivmedizinischer Kontrolle mit kontinuierlichem Kreislaufmonitoring,

4stündiger sonographischer Kontrolle durch den identischen Untersucher, 12stündiger Blut-
bildkontrolle und erneut CT-Abklärung bei Auffälligkeiten der vorgenannten Parameter.
   Trotz HB-Abfall bis zum 2. bzw. 3. posttraumatischen Tag war in keinem Fall eine
Bluttransfusion notwendig. Der Thrombozytenabfall war überproportional ausgeprägt mit
Reduktion der Thrombozytenzahl auf maximal bis auf die Hälfte des Ausgangswertes, was
als Verbrauch in der verletzten Milz gewertet werden muß.

Ergebnisse

Die Nachuntersuchung erfolgte im Schnitt 18 Monate posttraumatisch und umfaßte eine
ausführliche Anamnese: Es wurden keine spezifischen abdominellen Beschwerden angegeben, kein körperlicher oder geistiger Leistungsknick, keine auffällig gehäuften Infektionen,
im Gegenteil wurde in zwei Fällen von einer subjektiv deutlichen Infektresistenz berichtet
seit dem Trauma.

Quantitative Immunglobulinbestimmung: Als Screening-Methode zur Erfassung der Immun-
situation wurden die Immunglobuline G, M und A und die Komplementfaktoren C3 und
C4 quantitativ bestimmt. Die gefundenen Werte bewegten sich in den altersabhängigen
Normalbereichen. IgM im Bereich der oberen Normgrenze, IgA im Bereich der unteren,
jedoch ohne daß eine signifikante Tendenz nachweisbar wäre.

Laboruntersuchungen: Laborchemisch wurden Blutbild, Thrombozytenzahl, Gerinnungs-
status und Blutungszeit untersucht und es fanden sich in allen Fällen Normalwerte.
   Die Verifizierung morphologischer Residuen erfolgte durch drei verschiedene Methoden: abdominelle Sonographie, Farbdopplersonographie und Kernspintomographie, wobei
auf die Durchführung einer Computertomographie wegen der Strahlenbelastung verzichtet
wurde. Lediglich in einem Fall war mit keiner der drei morphologischen Methoden ein
stattgehabter Verletzungsnachweis zu führen, und er muß als restitutio ad integrum angesehen werden.

Kernspintomographie: Es wurden axiale und coronare 5 mm dicke Nativschichten durchgeführt (Siemens Magnetom 0.5), auf die Gabe von Kontrastmittel wurde verzichtet. Obwohl
die hohe Aktivität des RES in der Milz den kompletten Hämatomabbau vermuten läßt,

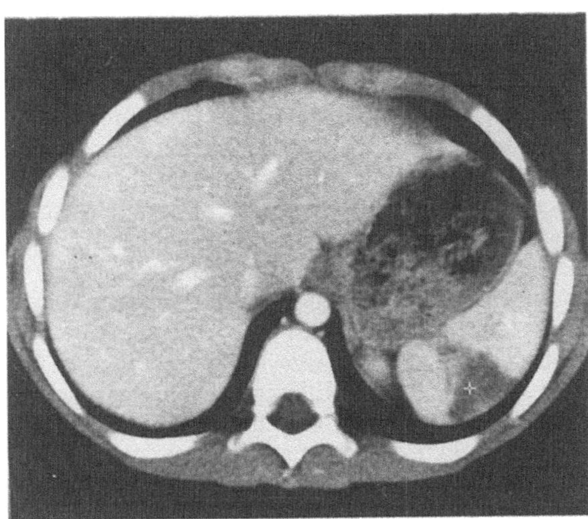

Abb. 1. J. A., weiblich; CT mit Kontrastmittel posttraumatisch. Nachweis des subcapsul. Milzhäma-
toms mit Parenchymschaden

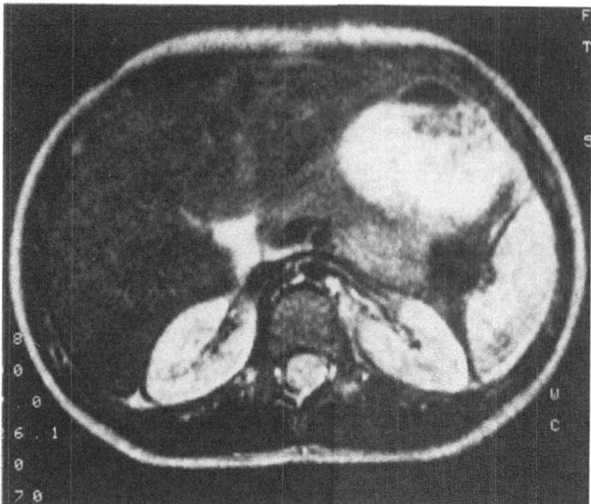

Abb. 2. J. A., weiblich; Kernspin mit Hämosiderinnachweis 19 Monate posttraumatisch

waren deutliche Residuen der ehemaligen Verletzung als Hämosiderinablagerungen an vergleichbarer Stelle nachweisbar.

Abdominelle Sonographie: Es konnten an identischer ehemaliger Verletzungsstelle Narben nachgewiesen werden, kleine und größere Verkalkungen bis zu einer Länge von 2,9 cm, organisierte Hämatome und kleinere Cysten bis zu einer Größe von 0,5 cm Durchmesser.

Farbdopplersonographie: Für die ergänzenden farbdopplersonographischen Aufnahmen stand ein Q2000 (Siemens) zur Verfügung sowie ein ATL UM9 HDI. Mit dieser Methode ließen sich die Milzgefäße vom Hilus bis in die Peripherie auf die Gefäße dritter Ordnung darstellen. Da bei unserem Kollektiv keine so ausgedehnten Narbenbildungen aufgetreten sind, daß sie zu Gefäßverziehungen oder -verschlüssen geführt hätten, waren unsere Farbdoppler-Untersuchungen sämtlich ohne pathologischen Befund.

Diskussion

Die beim splenektomierten oder auch mittels autologer Milzreplantation behandelten Patienten bekannten pathologischen Veränderungen der Infektgefährdung, der Hämatologie und der Immunologie sind bei der konservativ ausgeheilten Milzverletzung nicht nachweisbar. Die mittels Sonographie und Kernspintomographie nachweisbaren morphologischen Residuen, in Form von teils verkalkter Narbenbildung, organisierten ehemaligen Hämatomen und kleineren Milzzysten zeigen in dem von uns untersuchten kindlichen Kollektiv 18 Monate posttraumatisch keine klinische Relevanz, bedürfen jedoch speziell, was die Weiterentwicklung der Milzzysten anbelangt, einer Verlaufskontrolle.

Die Untersuchung unterstreicht die Forderung nach der milzerhaltenden Therapie und zeigt die Möglichkeit auf, durch die primäre zusätzliche computertomographische Untersuchung mit Kontrastmittel die Indikation zum konservativen Vorgehen sicherer und weiter stecken zu können. In keinem unserer Fälle war die Konvertierung zum operativen Vorgehen wegen zweizeitiger Milzruptur notwendig, da computertomographisch die Milzhilusbeteiligung ausgeschlossen werden kann, und das subcapsuläre Hämatom und/oder die Parenchymverletzung offensichtlich keine Prädisposition für eine zweizeitige Milzruptur darstellt [4].

Literatur

1. Schweizer W, Bohlen L, Gilg M, Blumgart LH (1992) Prospective study of the early postoperative course of splenic rupture: spleen preservation versus splenectomy. Helv Chir Acta, Mar, 58(5):647–653
2. During M, Harder F (1990) Milzverletzungen: Diagnostik und Therapie (unter Berücksichtigung der Organerhaltung/Replantation). Langenbecks Arch Chir Suppl II (Kongreßbericht), 613–616
3. Barnard H, Dreef EJ, van Krieken JH (1990) The ruptured spleen. A histological, morphometrical and immunhistochemical study. Histol Histopathol, Jul, 5(3):299–304
4. Black JJ, Sinow RM, Wilson SE, Williams RA (1992) Subcapsular Hematoma as a predictor of delayed splenic rupture. Am Surg, Dec, 58(2):732–735

93. Indikation zur konservativen Behandlung von Leberverletzungen

J. Sturm, M. Raute und M. Trede

Chirurg. Klinik, Klinikum Mannheim, Theodor-Kutzer-Ufer, 68167 Mannheim

Indication for Conservative Treatment of Liver Injuries

Summary. Guided by CT and Ultrasonography and close clinical observation conservative therapy of hepatic injuries is an appropriate method for stable patients. Especially intrahepatic hematomas should be treated initially nonoperatively, free intraabdominal fluid caused by a liver laceration is per se no indication for a laparotomy only if there is evidence of progressive blood loss. Because of a high percentage of spontaneous bleeding stop in liver trauma cases conservative therapy of highly selected cases will be a significant advance in liver trauma management.

Zusammenfassung. Sind verkürzte Krankenhausverweildauer und geringere Kosten der konservativ behandelten Patienten mit einem Lebertrauma damit erklärbar, daß eher die schwierigeren Fälle operiert werden, so hat die konservative Therapie bei *richtiger Selektion* jedoch vor allem *klinische* Vorteile:
1. der Blutverlust und der Blutbedarf sind geringer.
2. sind die Komplikationsraten im Vergleich zu den Operierten deutlich niedriger und
3. fehlen die Belastung und die begleitenden Risiken einer vermeidbaren Notfallarotomie für den Patienten.
Deshalb wird die konservative, d. h. nicht-operative Therapie einen festen Stellenwert im Behandlungskonzept einnehmen. In der aktuellen Literatur werden Häufigkeiten von 3–50 % angegeben, realistisch scheint, daß ungefähr ein Drittel der Patienten mit einem Lebertrauma konservativ behandelt werden können.

Unter konservativer Therapie ist 1. ein zunehmender genereller Trend der operativen Zurückhaltung im Behandlungskonzept des Lebertraumas zu verstehen; 2. ist mit konservativer Therapie die nicht-operative Versorgung von Lebertraumen gemeint.

Die erste klinische Beobachtung einer spontan sistierenden Blutung nach Lebertrauma stammt von Tillmanns aus Leipzig [1]. Er belegte auch als erster experimentell den Verlauf der Wundheilung bei konservativer Therapie durch Versuche an 21 Kaninchen und schreibt *1879* in der Berliner Klinischen Wochenschrift: „Schon nach 2–3mal 24 Stunden findet man in der Bauchhöhle kein Blut mehr und die Wunden an Leber und Niere sind durch Blutkoagula verschlossen."

Voraussetzungen zur konservativen Therapie des Lebertraumas

Die konservative d. h. nicht-operative Therapie ist ein *Versuch*. Die Entscheidung, konservativ zu behandeln, sollte für jeden Fall selektiv und kritisch – nicht um jeden Preis – getroffen werden. Auch die Entscheidung umzusteigen, muß unserer Meinung nach *klinisch* fallen, CT-orientierte Scores sind hier wenig hilfreich [2].

Ideale Voraussetzungen für einen konservativen Therapieversuch hat der Patient
1. wenn der Kreislauf und Hb stabil ist,
2. wenn zur Stabilisierung nur bis zu 2 Erythrozytenkonzentrate/d benötigt werden
3. und wenn der Patient keine Peritonismuszeichen hat.
4. Ideal ist, wenn keine weiteren abdominellen Verletzungen vorliegen und der Patient wach und ansprechbar ist.
5. Ebenso müssen regelmäßige kontrastmittelverstärkte CT-Kontrollen
6. und eine engmaschige klinische Kontrolle auf der Intensivstation unter Op-Bereitschaft gegeben sein.

Patienten (Tab. 1)

Seit 1973 haben wir 17 von 223 Patienten mit einem Lebertrauma (Erwachsene) primär konservativ behandelt. Bei 14 weiteren stand die Blutung aus der Leber schon bei der notfallmäßigen Laparotomie. Als Anhalt für den Trend einer eher zurückhaltenden operati-

Tabelle 1. Konservative Therapie beim Lebertrauma

	Kons.	Kons./Op
n	9	8
Alter	26	35,1
subkaps. Hämatom	1	1
oberfl. Ruptur	1	3
tiefe Ruptur	3	2
zentrale Kontusion	4	2
Hb	10,4	10,6
Ek	3,3 (1,5)	2,8
freie Flüssigkeit	5	5
Anz. Begleitverletzungen 0	3	3
1	3	1
2	1	3
3	1	1
>3	1	–
Krankenhausaufenthalt	16	20,4
Komplikation	2	4

Chir. Univ.-Klinik Mannheim, 1.73–2.93

ven Strategie beim Lebertrauma ist auch der Anteil von angewandten Tamponaden oder Mesh-Wrappings bei 35 von 223 Fällen zu sehen.

Von 17 primär konservativ behandelten Patienten haben wir 8 dann doch später laparotomiert. Bei kritischer Durchsicht war jedoch *nur bei 3* dieser 8 eine Intervention nötig. Zur konservativen Therapie eignen sich natürlich am besten die leichteren Leberverletzungen Grad 1 + 2 der Moore-Klassifikation. 11/17 unserer Patienten hatten eine dritt- oder viertgradige Läsion. 1 Patient verstarb nach 3 Tagen an den Folgen seiner schweren Schädel-Hirn-Verletzung. Ohne diesen Patienten haben die konservativ behandelten Patienten im Schnitt nur 1,5 Erythrozytenkonzentrate gebraucht.

Bei 10/17 der konservativ behandelten Patienten war sonographisch freie Flüssigkeit nachweisbar. 11/17 Patienten hatten 1 oder mehr Begleitverletzungen.

Generell haben die operierten Patienten eine längere Krankenhausverweildauer als konservativ behandelte Patienten. Auch die „Umsteiger", also die Patienten, bei denen die konservative Therapie abgebrochen wurde, waren im Schnitt 4½ Tage länger in der Klinik.

Die Komplikationen waren vornehmlich pulmonale Probleme durch die oft begleitende Lungenkontusion beim stumpfen Lebertrauma.

Gründe für einen Abbruch der konservativen Therapie bei Lebertrauma

1. Kreislaubinstabilität. Bei konservativer Beobachtung eines stumpfen Lebertraumas muß man schlimmstenfalls auf eine Sekundärruptur mit hämorrhagischem Schock gefaßt sein. Zeitintervalle von bis zu 28 Tagen zwischen initialem Trauma und Sekundärruptur werden berichtet [4]. Auch einer unserer Patienten mußte im hämorrhagischen Schock laparotomiert werden, da ein zentrales Leberhämatom am 5. Tag, nach einem Zusammenprall bei einem Fußballspiel, rupturierte. Zum Ausschluß einer persistierenden Blutung und damit Prävention und Früherkennung einer zu befürchtenden Ruptur eines intrahepatischen Hämatoms wird von einigen Autoren daher generell eine Angiographie durchgeführt [5].

2. Rasche Größenzunahme der intrahepatischen Einblutung. Ein Grund zur operativen Intervention ist die rasche Größenzunahme der intrahepatischen Einblutungszone oder/und eines subkapsulären Hämatoms. Ein großes subkapsuläres Hämatom nach Reanimation, das am 3. Tag unter Marcumartherapie rasch an Größe zunahm, war bei einer unserer Patienten der Grund zum Abbruch der konservativen Behandlung.

3. Substitutionsbedarf > 4 Erythrozytenkonzentrate/die. Das *Ausmaß* der im Ultraschall oder CT nachgewiesenen freien Flüssigkeit *per se* ist unserer Meinung nach kein Grund zu laparotomieren. Bei 5 Patienten, die wir nach konservativem Versuch wegen mäßigem Hb-Abfall oder etwas zugenommener freier Flüssigkeit doch laparotomiert haben, war dann keine aktive Blutung mehr feststellbar.

Nimmt aber die freie Flüssigkeit im Verlauf *rasch zu* oder wächst die intrahepatische Einblutungszone deutlich an, verschlechtert zu langes Zögern die Prognose rapide [3].

4. Entwicklung eines akuten Abdomens. Die klinische Beurteilung des Abdomens beim Lebertrauma, ob eine operative Intervention im Verlauf notwendig ist, kann durch Rippenkontusionsbedingte Schmerzen und Leberkapselschmerz erschwert sein. Die Entwicklung eines akuten Abdomens unter Beobachtung jedoch ist ein Grund zum Umsteigen.

7 Tage nach stumpfem Trauma wurde einer unserer Patienten wegen einem zunehmenden Unterbauchperitonismus laparotomiert, Ursache war ein Biliom. Retrospektiv wäre eine sonographische Drainage hier ausreichend gewesen.

5. Offene Darmläsionen. Bis auf den Verdacht einer Dünn- oder Dickdarmverletzung stellen Begleitverletzungen *keine* absolute Indikation zur Laparotomie dar.

Verlaufsbeobachtung

Wesentlich ist die klinische Verlaufskontrolle des Patienten mit regelmäßigen CT- und Ultraschallkontrollen. Ganz frische Kontusionszonen sind akut im Kontrastmittel verstärkten CT oft besser als im Ultraschall abgrenzbar. Ganz typisch, und besonders eindrucksvoll ist im Ultraschall, die Veränderung der Dichte im Zeitverlauf durch Abbau und Resorption – der Defekt wirkt dann *vermeintlich* größer.

Man kann sich gut vorstellen, daß bei größeren Verletzungen gerade diese Verflüssigung im Verlauf als Eigenblutung oder Größenzunahme fehlinterpretiert werden kann. Nach einem Monat wird der Defekt dann kleiner und dichter, bis zur vollständigen Rückbildung nach 3–5 Monaten.

Literatur

1. Tillmanns H (1879) Experimentelle Untersuchungen über Wunden der Leber, Niere und Lunge. Berliner Klin Wochenschrift 16:490
2. Federico JA, Horner W, Clark D, Isler R (1990) Blunt hepatic trauma. Nonoperative management in adults. Arch Surg 125:905–909
3. Feliciano D, Pachter L (1989) Hepatic trauma revisited. Curr Probl Surg 26:453–524
4. Geis W, Schulz K, Giacchino J, Freeark R (1981) The fate of unruptured intrahepatic hematomas. Surgery 90:689–697
5. Reed L, Merrell R, Meyers W, Fischer R (1992) Continuing evolution in the approach to severe liver trauma. Ann Surg 216:524–538

94. Therapie der Leberverletzung – agressiv oder konservativ

M. Varney, H. Becker und H.-D. Röher

Klinik für Allgemeine und Unfallchirurgie, Heinrich-Heine-Universität Düsseldorf, Moorenstraße 5, 40225 Düsseldorf

Management of Liver Trauma: Aggressive or Conservative

Summary. In a prospective study (1. 7. 86–31. 12. 92) liver trauma was seen in 75 polytraumatized patients, 37 of these belonged to grade I–III (Moore-classification), 38 showed major parenchymal destruction (grade IV–V) in 17 patients associated with injury of hepatic veins and in 9 cases with lesion of retrohepatic vena cava. Surgical treatment involved observation (n = 12), suture (n = 32), suture of the cava (n = 5), resection (n = 22), packing (n = 17, in addition n = 12), no therapy was possible in 4 patients. In major destruction liver packing allone or in addition is appropriated instead of long term reconstruction.

Obwohl sich in den letzten 10 Jahren elektive Eingriffe an der Leber zu einem standardisierten Routineeingriff entwickelt haben, ist auch heute noch die Leberruptur eine Herausforderung für alle mit Abdominalverletzungen befaßten Chirurgen.

Oberstes Behandlungsziel ist und bleibt die schnellstmögliche Blutstillung zur Verhinderung bzw. Verminderung von Sekundärschäden und Komplikationen, wobei in erster Linie der dann nicht selten für die letalen Verläufe verantwortliche hypoxische Hirnschaden sowie Gerinnungsstörungen bis hin zur Verbrauchskoagulopathie zu nennen sind. Trotz weitgehender Übereinstimmung in den Therapieprinzipien (Blutstillung, Debridement und Drainage) werden jedoch 3 wesentliche Probleme weiterhin kontrovers diskutiert:

– der Stellenwert der nicht-operativen Therapie bei limitierten Verletzungen
– Notwendigkeit, Ausmaß und Zeitpunkt der Leberresektion bei ausgedehnten Rupturen
– sowie das Management der Lebervenenverletzung.

Patientengut und Ergebnisse

Anhand einer prospektiven Dokumentation wurden die klinischen Verläufe von 75 polytraumatisierten Patienten mit Leberruptur zwischen dem 1. 7. 86 und 31. 12. 1992 analysiert. Die Klassifizierung der Leberruptur erfolgte hierbei in der Einteilung nach Moore [2]. Entsprechend dieser Graduierung fanden sich bei je der Hälfte unserer Patienten leichtere, d. h. umschriebene Leberverletzungen bzw. schwere und schwerste Rupturen – bei Grad V stets in Kombination mit großen Lebervenen- und 9 mal mit retrohepatischer V.-cava-Verletzung.

Tabelle 1

Leberruptur – Therapie (n = 75)

Grad	n	Therapie	Letalität
I–II	7 (9%)	konservativ (7)	
III	30 (40%)	konservativ (5) Naht (22) Resektion (3)	SHT (3) kardiale Kompl. (2) Sepsis (2)
IV	21 (28%)	Naht (10) Resektion (9) Packing (8) keine Therapie (1)	SHT (5) hämorrh. Schock (1) pulmon. Kompl. (1)
V	17 (23%)	Resektion (10) Packing (9) Cavanaht (5) keine Therapie (4)	hämorrh. Schock (5) Verbrauchskoag. (6) SHT (2) pulmon. Kompl. (1)

Tabelle 2

Leberruptur IV und V (n = 38)

		Letalität Leber
Naht	n = 10	10%
Nur Tamponade (additiv n = 12)	n = 5	20%
Resektion (Hemihepatekto- mie n = 9)	n = 19	32%
keine Therapie	n = 4	100%

Die Versorgung der Grad-I-III-Rupturen bereitete keine wesentlichen Schwierigkeiten. Kapselverletzungen, subkapsuläre aber auch große intrahepatische Hämatome wie auch kleinere Parenchymeinrisse konnten stets dauerhaft konservativ, d. h. nicht operativ behandelt werden. Voraussetzung hierfür war jedoch die Diagnosesicherung und engmaschige Verlaufsbeobachtung durch Sonographie. Tiefere Einrisse bzw. umschriebene Gewebszerstörungen bedurften in der Regel der direkten Naht. Eine Rezidivblutung wurde ebensowenig beobachtet wie intraabdominelle Komplikationen. Bei 7 letalen Verläufen verstarb keiner dieser Patienten infolge der leberbedingten Verletzung. Therapeutisch erfolgte bei den Grad-IV- und -V-Rupturen 10 mal die direkte Naht und 19 mal eine Resektion. Eine Tamponade wurde 17 mal angelegt, in 5 von 9 Fällen konnte eine Nahtversorgung der V. Cava durchgeführt werden. 4 weitere Patienten verstarben in tabula noch vor Isolierung der Cavaverletzung (Tab. 1).

22 dieser 38 Patienten befanden sich bereits bei der Einlieferung im hämorrhagischen Schock, 8 mal erfolgte die Laparotomie unter gleichzeitiger Reanimation. Insgesamt 55% verstarben im weiteren Verlauf, wobei in 32% leberbedingte hämorrhagische Komplikationen ursächlich waren. Ausschlaggebend hierfür waren in erster Linie jene Verletzten mit gleichzeitiger Eröffnung der großen Lebervenen bzw. der retrohepatischen V. cava.

Diskussion

Die besondere Problematik der Leberverletzung ergibt sich gerade bei den ausgedehnten Rupturen jedoch nicht ausschließlich aus dem Ausmaß der Leberzerstörung. Neben einer sicheren Diagnosemöglichkeit, und hierbei dürfte zumindest seit breiter Anwendung der Sonographie keine Schwierigkeit mehr bestehen, ist eine besondere Problematik in dem Vorliegen von Zusatzverletzungen zu sehen. Hierbei spielen die additiven intraabdominellen Verletzungen – immerhin bei 77% der Patienten zu finden – sowohl prognostisch wie auch therapeutisch keine Rolle im Gegensatz zu den extraabdominellen Verletzungen insbesondere des Kopfes und auch des Thorax.

Zusätzlich muß in diesem Zusammenhang auch der Versorgungszeitpunkt Berücksichtigung finden. Im Gegensatz zu der bei Mehrfachverletzten wohlbegründeten Praxis, belastende Eingriffe nicht in den ersten Stunden nach dem Trauma durchzuführen, muß hier ein technisch hoch anspruchsvoll zu versorgendes Organ zum Zeitpunkt der maximalen Gefährdung und Beanspruchung versorgt werden.

Schließlich sind die Chancen der Patienten mit ausgedehnten Leberrupturen nicht zuletzt auch abhängig von der Güte der Organisationsstruktur der Klinik, der interdisziplinären Therapiemöglichkeit und nicht zuletzt von einem in der Leberchirurgie ausreichend erfahrenen Operateur. Beim therapeutischen Vorgehen sind generell zwei unterschiedliche Ansätze zu diskutieren: zum einen der Wunsch einer dauerhaften Blutstillung, gestützt auf Erfahrungen der Elektivchirurgie (schonendes Gewebedebridement, gezielte Durchstechungsligaturen anstelle von durchgreifenden Nähten, Resektionen entlang anatomisch vorgegebener Strukturen), zum anderen die Erfordernis der schnellstmöglichen Blutstillung zur Minimierung weiterer Traumatisierung [1]. Obwohl eine allgemeingültige Aussage nur schwer möglich ist, war auch im eigenen Vergleich eine ansteigende Letalität mit Ausdehnung des Eingriffs zu verzeichnen. Die höchste Letalität war mit 32% blutungsbedingter Komplikationen nach Resektionen zu verzeichnen, bei jedem 2. Patienten trat eine Verbrauchskoagulopathie auf (Tab. 2).

Dementsprechend sollten Resektionen auf Ausnahmen beschränkt bleiben – etwa bei der retrohepatischen Cavaruptur, die in der Regel erst nach Hemihepatektomie versorgt werden kann [3]. Bei ausgedehnten Verletzungen sollte die primäre Kompressionstamponade wie auch nach Resektionen dann als Prophylaxe der Koagulopathie breite Anwendung finden. Als lebensrettende und häufig auch allein ausreichende Maßnahme hat sie zudem den entscheidenden Vorteil der einfachen Technik, die an jeder Klinik durchgeführt werden kann. Die Definitivversorgung sollte erst nach Stabilisierung des Patienten gleichzeitig mit der Tücherentfernung erfolgen.

Schlußbemerkung

Zum Zeitpunkt der Erstversorgung gilt es also nicht, das Maximum des theoretisch Möglichen anzustreben, sondern die Blutstillung durch den kleinstmöglichen Eingriff zu erreichen. Nichts kann katastrophalere Folgen nach sich ziehen als der Wunsch der Definitivversorgung, gepaart mit fehlender Ausbildung oder Überschätzung der eigenen Möglichkeiten, in der Notfallsituation – hämorrhagischer Schock, Massentransfusion, Zusatzverletzungen – infolge der trügerischen Erfahrung erfolgreicher Leberresektionen als Elektiveingriff.

Literatur

1. Hollands MJ, Little MJ (1990) The role of hepatic resection in the management of blunt liver trauma. World J Surg 14:478
2. Moore EE, Eismann B, Dunn EL (1979) Current Management of hepatic trauma. Contemp Surg 15:91
3. Varney M, Becker H, Röher H-D (1990) Prognose und Therapie der Leberverletzung beim polytraumatisierten Patienten. Chirurg 61:711

95. Behandlung der schweren Leberruptur durch Hepatectomie und Lebertransplantation

B. Ringe, H. J. Meyer, R. Raab und R. Pichlmayr

Klinik für Abdominal- und Transplantationschirurgie, MHH, Konstanty-Gutschow-Str. 8, 30625 Hannover

Treatment of Serious Liver Injuries by Hepatectomy and Liver Transplantation

Summary. The prognosis of hepatic trauma is mainly determined by the severity of liver and additional organ injury as well as the performance of operative therapy. Bleeding is still the leading cause of death, with parenchymal necrosis being a major complication of deep matress sutures or hepatic artery ligation. As shown in the present series of nine patients two-staged total hepatectomy and subsequent liver transplantation can be a life-saving procedure in exceptional situations when conventional surgery is not effective anymore to prevent exsanguination.

Verblutung ist immer noch die häufigste Todesursache beim schweren Lebertrauma. Das im Vordergrund stehende Ziel der Therapie ist die effektive Blutstillung unter Vermeidung nachfolgender Komplikationen. Während die meisten Leberverletzungen konservativ beherrschbar sind, können komplexe Parenchym- und Gefäßzerreissungen aufwendige und eventuell unkonventionelle chirurgische Schritte erfordern [1]. Anhand unserer eigenen Erfahrungen soll nicht nur der Wandel in der Behandlung dieser Blutungen dargestellt werden, sondern auch auf die Gefahren der Erstversorgung hingewiesen werden.

Alle neun Patienten im Alter zwischen 6 und 52 Jahren hatten schwere traumatische Leberparenchymrupturen, die in vier Fällen mit zum Teil komplexen Verletzungen der zu- und abführenden Lebergefäße sowie der retrohepatischen Vena cava inferior assoziiert waren. Die operative Primär- bzw. Sekundärtherapie umfaßte folgende Maßnahmen: Kompressionstamponade (n = 6), Leberteilresektion (n = 5), tief durchgreifende Parenchymnähte (n = 2) und Ligatur der Arteria hepatica (n = 2). Indikationen zur nachfolgenden Hepatectomie waren unstillbare Blutung (n = 4), Lebernekrose mit Bilhaemie, Haemobilie oder intrahepatischem Aneurysma (n = 4), und eine sekundär biliäre Cirrhose nach Gallengangsstenose (n = 1). Aufgrund der klinischen Dringlichkeit wurde in sechs Fällen ein zweizeitiges Vorgehen gewählt, da nicht sofort ein Spenderorgan zur Verfügung stand [2]. Zur Überbrückung der prolongierten anhepatischen Phase erfolgte die Anlage eines portocavalen Shunts (HpcS): Drei dieser Patienten hatten eine zweizeitige Lebertransplantation (LTx) nach 10–16 Stunden. In drei weiteren Fällen wurden Hepatectomie und LTx standardmäßig in derselben Operation 2 Tage, 3 Monate bzw. 3 Jahre nach dem Unfall durchgeführt. Insgesamt sind sechs Patienten verstorben: zwei innerhalb weniger Stunden an den direkten Folgen ihres massiven Lebertraumas; alle anderen vier hatten nach Erstversorgung – entweder mit durchgreifenden Nähten oder Ligatur der Arteria hepatica – Lebernekrosen

Tabelle 1. Schweres Lebertrauma – Hepatectomie + portocavaler Shunt (HpcS) und Lebertransplantation (LTx)

Pat.	Alter/ Geschl.	Leberverletzung	Primärtherapie	Komplikationen	Sekundärtherapie	Verlauf
S. O.	52/m	Parenchymruptur bilobär, Leberveneneinrisse	HpcS	Blutung	–	verstorben: Verblutung (1,10 h)
K. M.	13/m	Parenchymruptur zentral, Leberveneneinriß	Tamponade	Blutung	HpcS	verstorben: MOV (13,15 h)
E. B.	35/m	Parenchymruptur bilobär	durchgreifende Naht, Tamponade	Nekrose	HpcS	verstorben: MOV (14,20 h)
J. J.	22/m	Parenchymruptur und Gallengangseinriß links	Resektion S. II + III (nach 11 d)	Aneurysma, Haemobilie Nekrose, Gallefistel	Ligatur A. hepatica LTx	verstorben: MOV (1 d)
O. B.	18/m	Parenchymruptur rechts, komplexe Gefäß- und Gallengangszerreissungen	durchgreifende Naht	Nekrose, Bilhaemie	Resektion S. VI + VII, Tamponade HpcS → LTx (10,28 h)*	verstorben: Sepsis (12 d)
A. R.	6/w	Parenchymruptur rechts, Abriß A. hepatica, Einriß V. portae	Ligatur A. hepatica, Naht V. portae, Tamponade	Blutung Nekrose	Tamponade LTx	verstorben: Sepsis (22 d)
K. B.	21/w	subkapsuläres Haematom bds.	Infrarotkoagulation, Tamponade (nach 3 d)	Blutung	Resektion S. II + III Tamponade HpcS → LTx (16,20 h)*	lebt (34 m)
D. R.	36/m	Parenchymruptur rechts, Gallengangseinriß	Resektion S. V–VIII	Gallengangsstenose sek. biliäre Cirrhose	Hepaticojejunostomie LTx	lebt (48 m)
S. S.	14/w	Parenchymruptur bilobär	Resektion S. II + III, Tamponade	Blutung	HpcS → LTx (14,45 h)*	lebt (52 m)

→ = zweizeitiges Vorgehen ()* = anhepatische Phase MOV = Multiorganversagen

entwickelt, und sind innerhalb von 14 Stunden bis 22 Tagen nach LTx an Sepsis und Multiorganversagen gestorben. Gegenwärtig sind drei Patienten 34, 48 und 52 Monate am Leben und mit normaler Leberfunktion hervorragend rehabilitiert, zwei davon nach zweizeitiger Hepatectomie und Leberretransplantation (Tab. 1).

Erfahrungen zahlreicher Autoren sowie auch unserer eigenen Ergebnisse haben gezeigt, daß die Prognose des Lebertraumas einerseits vom Ausmaß der Leber- und Begleitverletzungen, andererseits aber auch von der Durchführung der chirurgischen Primärtherapie abhängig ist: beide Faktoren ergänzen sich, und bestimmen damit die post-traumatische/ -operative Morbidität und Mortalität [3]. Besonders ungünstige Verletzungen sind massive Parenchymzerstörungen und komplexe Gefäßzerreissungen, die einen raschen Verblutungstod zur Folge haben können. Während die meisten Leberverletzungen nur einer klinischen und sonographischen Verlaufsbeobachtung bedürfen, ist bei aktiver Blutung die Operation indiziert. Neben der raschen und sicheren Kontrolle der Blutung – beispielsweise durch vorübergehende Hilusabklemmung – gilt der Grundsatz, so konservativ und parenchymschonend wie möglich vorzugehen, um schwerwiegende Komplikationen wie Parenchymnekrosen oder Abszeßbildungen zu vermeiden. Anhand der hier von uns vorgestellten Patienten, von denen immerhin vier eine verletzungs- bzw. therapiebedingte Lebernekrose mit letalem Ausgang entwickelten, sei nochmals darauf hingewiesen, daß tief durchgreifende Parenchymnähte oder auch die Ligatur der Arteria hepatica aus unserer Sicht nicht indiziert sind. Vielmehr sollte die korrekt eingebrachte perihepatische Kompressionstamponade angestrebt und durchgeführt werden, die nicht nur eine meistens sehr wirksame, zumindest vorübergehende Blutstillung erlaubt, sondern gegebenenfalls auch die Verlegung eines Patienten in ein erfahreneres Zentrum ermöglicht. Wie wir auch bei anderen Notfällen zeigen konnten, kann bei drohendem Verblutungstod und in scheinbar aussichtslosen Situationen die rechtzeitige Entscheidung zur zweizeitigen Hepatectomie und Lebertransplantation eine durchaus lebensrettende Maßnahme sein [4].

Literatur

1. Feliciano DV, Pachter HL (1989) Hepatic trauma revisited. Curr Probl Surg 26:457–524
2. Ringe B, Pichlmayr R, Ziegler H, Grosse H, Kuse E, Oldhafer K, Bornscheuer A, Gubernatis G (1991) Management of severe hepatic trauma by two-stage total hepatectomy and subsequent liver transplantation. Surgery 109:792–795
3. Buechter KJ, Zeppa R, Gomez G (1990) The use of segmental anatomy for an operative classification of liver injuries. Ann Surg 211:669–675
4. Ringe B, Lübbe N, Kuse E, Frei U, Pichlmayr R (1993) Total hepatectomy and liver transplantation as two-stage procedure. Ann Surg 218:3–9

96. Behandlung traumatischer Blutungen
mittels interventioneller radiologischer Verfahren

L. Defreyne, P. Walter, R. Kubale und B. Kramann

Abteilung für Radiodiagnostik, Universitätsklinik Homburg/Saar, 66424 Homburg/Saar

Treatment of Traumatic Hemorrhage by Interventional Radiologic Methods

Summary. Early hemostasis in hemorrhagic shock after trauma is livesaving, but can be surgically difficult. In this report, 20 of 22 cases of profuse bleeding from trauma could be treated by embolisation.

Einleitung

Trotz Fortschritten in der intensiv-medizinischen und chirurgischen Behandlung ist die Prognose einer akuten oder protrahierten traumatischen Blutung schlecht. Übersichtsarbeiten geben beim haemorrhagischen Schock nach Trauma eine Mortalität von 30% bis 50% an. Nachdem die Katheterembolisation traumatischer Blutungen in der Beckenetage bereits länger etabliert ist, werden nun auch zunehmend Berichte über den Einsatz interventionell-radiologischer Techniken bei traumatischen Blutungen in anderen Körperbereichen publiziert. Anhand unserer Erfahrungen sollen Indikationsstellung sowie Möglichkeiten und Grenzen dieser Methode dargestellt werden.

Patienten und Methodik

Von 1986 bis 1993 wurde wegen einer schweren posttraumatischen Blutung bei 22 Patienten eine Angiographie mit therapeutischer Embolisation durchgeführt. Betroffen waren 12 Männer und 10 Frauen im Alter von 16 bis 75 Jahren. In 7 Fällen war die Blutung unfallbedingt, in 15 Fällen iatrogen traumatisch. Alle Patienten konnten konservativ nicht ausreichend stabilisiert werden, 7 Patienten waren in hypovolämischem Schock. 12 Patienten waren bereits ein oder mehrmals operiert. Ursachen, Blutungsquellen sowie Hämoglobinspiegel und Zahl der Bluttransfusionen vor Embolisation als Parameter für den Blutverlust sind in der Tabelle zusammengefaßt.

Die diagnostische Angiographie erfolgte in üblicher Seldingertechnik transfemoral. Wegen Überrolltrauma des Beckens war einmal ein transbrachialer Zugang notwendig. In neun Patienten wurde über den Diagnostikkatheter mit thrombogenen Makrospiralen oder Gelatinepartikeln embolisiert. In den übrigen Fällen wurde superselektiv nah an der Blutungsquelle in Koaxialtechnik mittels 3-F-Mikrokatheter („Tracker-18", Target Therapeutics) sondiert und durch Mikrospiralen, Polyvinylalkoholpartikel oder seltener Ethibloc embolisiert.

Tabelle 1. Patientengut

Patient	Ursache	Hb g/dl	Trans-fusionen	Blutungsquelle
1	Gesichtsschädelfraktur	6	7	maxillaris interna li
2	Beckenfrakturen	9,2	35	iliaca interna rechts
3	Leberruptur	8,5	7	hepatica dextra
4	Beckenfrakturen	8,1	10	obturatoria re, vesicalis li
5	Stumpfes Bauchtrauma	7	11	hepatica sinistra
6	Gesichtsschädelfraktur	8,6	7	pharyngea ascendens re
7	Gesichtsschädelfraktur	6,6	5	maxillaris interna li
8	BII-Magenresektion	8,2	2	lienalis
9	Choledochusstent	6,5	5	gastroduodenalis
10	Laparoskopische Cholezystektomie	8,7	8	hepatica dextra
11	Nierenteilresektion	7	6	renalis li
12	Perkutane Nephrostomie	6	7	renalis re
13	Sectio caesarea HELPP-Syndrom	7,1	31	epigastrica inf bds, iliolumbalis li
14	Sectio ceasarea HELPP-Syndrom	7,3	12	epigastrica inferior li
15	Nasenseptumplastik	6,7	10	sphenopalatina li
16	Nasenseptumplastik	9,3	2	sphenopalatina li
17	Nasenseptumplastik	11	0	sphenopalatina re
18	Totalendoprothese Hüfte	6,8	5	obturatoria li
19	Tonsillektomie	6,7	9	facialis li
20	Transurethrale Prostatektomie	7	24	vesicalis superior re
21	Transurethrale Prostatektomie	8,5	6	vesicalis superior li
22	Wipplesche Operation	5,4	5	hepatica dextra

Ergebnisse

Mit Ausnahme der Epistaxis unter Bellocqtamponade war der Blutungsort auf Grund des Kontrastmittelextravasates immer angiographisch zu objektivieren.

In 20 von 22 Fällen stand die Blutung nach Embolisation. Bei zwei Patienten fand sich nach vorübergehender Stabilisierung eine neue Blutungsquelle, die in einer zweiten Sitzung mit Erfolg embolisiert werden konnte. Nur zweimal versagte die endovaskuläre Occlusion. Einmal kam es während der Ablösung der thrombogenen Spiralen zur Ruptur eines Aneurysma falsum der A. hepatica. Diese bisher nicht beschriebene Komplikation veranlaßte eine sofortige Laparotomie mit Ausschaltung des Aneurysma. Eine traumatische Epistaxis ließ sich erst nach einer medianer Orbitotomie mit Clippung der Ethmoidalarterien stillen. Vier posttraumatische viszerale Pseudaneurysmata wurden nach gelungener Embolisation in der akuten Phase, elektiv in einer zweiten Sitzung dauerhaft ausgeschaltet.

Als einzige schwerwiegende Komplikation trat bei einer traumatischen Epistaxis nach Embolisation der A.-maxillaris-Endstrecke eine ipsilaterale Amaurose auf. Diese erklärte sich durch Abschwemmen von Embolisaten über eine seltene Verbindung von der A. meningea media zur A. ophtalmica. Weitere Komplikationen waren eine passagere Niereninsuffizienz sowie ein im Verlauf klinisch nicht relevanter Milzinfarkt. Trotz Blutstillung verstarben 4 Patienten (3 Polytraumata und 1 Hellp-Syndrom, zusammen 83 Transfusionen) sekundär an Multiorganversagen sowie 1 Patient am malignen Grundleiden.

Schlußfolgerung

Mit einer Erfolgsquote von über 90 % und bei vertretbarer Komplikationsrate ist die Angiographie mit Katheterembolisation eine hochwirksame Methode zur Blutstillung. Fortschritte in der interventionellen Radiologie, insbesondere der Verfeinerung von Kathetermaterialien und Embolisaten, haben es ermöglicht, Blutungsquellen schnell zu lokalisieren und superselektiv bisher schwer zugängliche Gefäße sicher und schonend zu embolisieren. Sie bietet neben der raschen Kreislaufstabilisierung die Möglichkeit der definitiven Therapie. Die Katheterembolisation sollte deshalb in einem interdisziplinären Therapiekonzept nicht als „ultima ratio", sondern als eine alternative Methode zur akuten Blutstillung aufgenommen werden.

Literatur

1. Platz A, Friedl HP, Kohler A, Trentz O (1992) Chirurgisches Management bei schweren Beckenquetschverletzungen. Helv Chir Acta 58(6):925–929
2. Toshihisa S, Keijchi Y, Atsushi H, Akira T, Yoshihiro K, Atsushi I, Toshiharu Y, Tsuyoshi S (1988) Transcatheter Embolization in the Treatment of Massive Bleeding due to Maxillofacial Injury. Journal of Trauma 28(6):840–843
3. Ben-Menachem Y (1990) Bleeding from Trauma. In: Dondelinger RF (ed) „Interventional Radiology", Thieme-Verlag, New York, pp 378–394
4. Selby JB Jr (1992) Interventional Radiology of Trauma. Radiologic Clinics of North America 30(2):427–439

97. Risiken der Bluttransfusion

V. Kretschmer

Klinikum der Philipps-Universität, Abteilung für Transfusionsmedizin und Gerinnungsphysiologie, Conradistraße, 35043 Marburg

Risks of Blood Transfusion

Summary. Following severe side reaction (SR)/risks (R) should be feared in homologous blood transfusion (HBT):
1. Hemolytic transfusion reactions (incidence 1:9000, mortality 1:167,000 blood units (BU)). Severe reactions are primarily due to errors. 2. Infections (FRG up to 1992: incidence HIV 1:600,000 BU, HCV: 1:20,000 BU, HBV 1:50,000 BU) with a mean mortality risk of about 1:260,000 BU. Estimating a total mean mortality risk in HBT of 1:75,000 BU autologous preoperative blood donation is always indicated if the additional risk is not too high. Since a high percentage of fatal SR in HT is due to errors in the clinics the risk of autologous transfusions is not as low as often supposed.

Key words: Blood transfusion – Risks – Autologous blood

Zusammenfassung. Bei homologer Transfusion (HT) werden v.a. folgende schwere Nebenwirkungen (NR)/Risiken (R) befürchtet:
1. Hämolytische Transfusionsreaktionen (Inzidenz 1:9000, Mortalität 1:167000 Blutkonserven (BK)), wobei die schwer verlaufenden Fälle überwiegend auf Verwechslungen beruhen; 2. Infektionen (BRD, Stand 1992: Inzidenz HIV 1:600000 BK, HCV 1:20000 BK, HBV 1:50000 BK), für die ein mittleres Mortalitätsrisiko von 1:260000 BK errechnet wurde. Bei einem geschätzten mittleren Mortalitätsrisiko für HT von 1:75000 BK besteht eine klare Indikation für präoperative Eigenblutspende, wenn dem Patienten dadurch nicht ein zu großes zusätzliches Risiko zugemutet wird. Da ein hoher Prozentsatz tödlicher NW bei HT durch Verwechslungen in der Klinik verursacht werden, ist das Risiko autologer Transfusionen jedoch nicht so gering einzuschätzen, wie häufig angenommen wird.

Schlüsselwörter: Bluttransfusion – Risiken – Autologes Blut

98. Rechtliche Aspekte der Bluttransfusion

W. Weißauer

Leerstetter Straße 44, 90530 Wendelstein

Medico-legal Aspects of Blood Transfusion

Summary. Patient consent to blood transfusion is mandatory. If the patient refuse blood transfusion (religion) the physician is not allowed to transfuse blood. Nevertheless operative intervention may still be indicated.
If necessity of blood transfusion is suspected preoperatively, the possibility of autologous blood donation has to be discussed.

Consequently organisation of autologous blood donation needs a longer preoperative ambulatory phase.
Information about risks and potential side effects may exceed patients intelligence and knowledge and therefore medico-legal requirements for informed consent should be reduced.

Zusammenfassung. Die Bluttransfusion bedarf der Einwilligung. Bei Verweigerung (Zeugen Jehovas) muß sie unterbleiben. Eine Operation kann gleichwohl indiziert sein.
Kommt eine BT ernsthaft in Betracht, ist präoperativ über die Alternative einer möglichen Eigenblutspende aufzuklären.
Konsequenzen: Vorverlagerung der ambulanten Untersuchung, Organisation der Eigenblutspende.
Das Auffassungsvermögen der Patienten wird durch Aufklärung über (potentielle) Nebeneingriffe und ihre Risiken überfordert; die rechtlichen Anforderungen sind zu reduzieren.

99. Indikation zur Bluttransfusion und Strategien zur Vermeidung der Bluttransfusion

L. Frey und K. Meßmer

Institut für Chirurgische Forschung der LMU München, Klinikum Großhadern, 81377 München

Indications for Blood Transfusion and Strategies to Avoid Transfusions

Summary. In patients without coexisting diseases anemia with a hemoglobin concentration of 8 g/dl is well tolerated. The indication for transfusion should be based on clinical judgement of the patient's status *and* the laboratory data. The strategies to avoid transfusion are definition of precise criteria for blood transfusion, use of preoperative normovolemic hemodilution and reduction of intraoperative blood loss. Furthermore, use of autologous transfusion programs and intraoperative blood salvage reduce the requirement for homologous transfusion.

Key words: Transfusion – Hemodilution – Autologous blood

Zusammenfassung. Von Patienten ohne Begleiterkrankungen wird eine Anämie bis 8 g/dl bei Aufrechterhaltung einer Normovolämie gut toleriert. Bei der Indikation zur Bluttransfusion sind der klinische Status des Patienten *und* die aktuelle Hämoglobinkonzentration zu berücksichtigen. Die Strategien zur Vermeidung der Bluttransfusion beinhalten vor allem die Präzisierung der Indikationsstellung zur Transfusion, die Anwendung der präoperativen Hämodilution sowie die Minimierung des perioperativen Blutverlustes. Eine Reduktion homologer Transfusionen kann außerdem durch präoperative Eigenblutspende und intraoperative maschinelle Autotransfusion von Blut erzielt werden.

Schlüsselwörter: Bluttransfusion – Hämodilution – Autologes Blut

100. Die „Hypervolämische Hämodilution" (HHD): Eine einfache Alternative zur isovolämischen Variante

E. Entholzner, S. Hargasser, L. Mielke und R. Hipp

Klinikum rechts der Isar der TU München, Ismaninger Str. 22, 81675 München

„Hypervolemic Hemodilution" (HHD): A Simple Alternative to Normovolemic Hemodilution

Summary. Taking time and required apparatus in account, acute normovolemic hemodilution (ANH) is less efficiant in minimizing demand for homologous blood. A simpler procedure could be hypervolemic hemodilution (HHD), solely achieved by preoperative administration of a plasmaexpander. To evaluate the hemodynamic effects HHD was performed with 15 ml/kg HES 450/0.7 (infusion rate 100 ml/min) in 27 patients undergoing aortal surgery under Isoflurane-anesthesia. No pathological pressure values were recorded especially within the pulmonary circulation. In a prospectively randomized study comparing ANH and HHD in 49 patients with hip arthroplasty no significant differences were found between the groups for intraoperative blood loss, transfusion requirements as well as postoperative course of hemoglobine and prothrombin time. HHD is a simple and safe alternative for ANH.

Key words: Hemodilution – Hypervolemic – Coagulation – Blood loss

Zusammenfassung. Gemessen am technischen und zeitlichen Aufwand ist der Nettonutzeffekt der akuten normovolämischen Hämodilution (ANH) zur Einsparung von Fremdblut gering. Einfacher ist die hypervolämische Hämodilution (HHD), bei der durch die alleinige präoperative Gabe eines Plasmaexpanders die Dilution erreicht wird. Bei HHD mit 15 ml/kg HÄS 450/0,7 (Infusionsgeschwindigkeit 100 ml/min) konnten bei 27 gefäßchirurgischen Patienten unter Isofluran-Inhalationsanaesthesie keine pathologischen Druckverhältnisse insbesondere im kleinen Kreislauf festgestellt werden. In einer prospektiv randomisierten Vergleichsstudie zwischen HHD und ANH waren bei 49 Patienten bei Implantation einer zementlosen TEP keine signifikanten Unterschiede bezüglich intraoperativem Blutverlust, Bedarf an Fremdblut und postoperativem Verlauf von Hb und Quick nachweisbar. Die HHD stellt somit eine einfache Alternative zur ANH dar.

Schlüsselwörter: Hämodilution – Hypervolämisch – Gerinnung – Blutverlust

101. Maschinelle Autotransfusion im Baukastenprinzip

P. Geiger, M. Gelowicz, H.-H. Mehrkens und K. H. Wollinsky

Rehabilitationskrankenhaus, Oberer Eselsberg 45, 89073 Ulm

Mechanical Autotransfusion in Modular Construction Design

Summary. Modification of Vacufix®-Collection-bag (Braun) with an additional port allows mechanical autotransfusion by an integrated 40 μ filter without use of expensive cardiotomy reservoir. Pilot study in 17 bloody orthopedic procedures: Blood loss intraoperatively 2200 ml (400–5290), postoperatively 970 ml (0–3500); transfused washed erythrocytes 1233 ml (220–3520); total filter flow 5199 ml (1000–11 920). No disorder in the system was observed.

Key words: Mechanical autotransfusion – Cardiotomy reservoir

Zusammenfassung. Modifikation des Vacufix®-Sammelbeutels (Braun) mit einem zusätzlichen bodenständigen Auslaß ermöglicht unter Zwischenschaltens eines 40-μ-Filters die maschinelle Autotransfusion ohne teures Cardiotomiereservoir. In einer Pilotstudie bei 17 blutverlust-reichen Operationen wurde das System erprobt: intraoperativer Blutverlust 2200 ml (400–5290), postoperativer Blutverlust 970 ml (0–3500), retransfundierte Erythrozyten 1233 ml (220–3520). Gesamtflüssigkeitsbelastung des Filters 5199 ml (1000–11 920). In keinem Fall kam es zu einer Störung des Systems.

Schlüsselwörter: Maschinelle Autotransfusion – Cardiotomiereservoir

102. Volumenersatz bei der präoperativen Eigenblutspende von Patienten mit kardiovaskulären Risikofaktoren

S.-M. Kasper, H. Dahlmann, W. Gerlich und D. Beiten

Institut für Anaesthesiologie und Operative Intensivmedizin der Universität zu Köln, Joseph-Stelzmann-Straße 9, 50931 Köln

Autologous Blood Donation: Volume replacement After Phlebotomy in Patients with Cardiovascular Disease

Summary. 119 patients with major cardiovascular disease (e.g. coronary artery disease, hypertension) participating in an autologous predeposit program donated 280 units of autologous blood (of 500 ml each). The patients were randomly allocated to receive either no fluid replacement (control group) or to receive 1500 ml of Ringer's lactate and 500 ml of hydroxyethylstarch (6% HES 200,000/0.5), respectively, after phlebotomy. Hemodynamics were non-invasively monitored during and for two hours after phlebotomy. In both systolic and mean arterial blood pressure decreases of > 20% from baseline occurred significant more frequently in the control group as compared to the volume replacement groups. No significant differences between the groups were seen in heart rate and diastolic blood pressure. Infusion of 500 ml HES after phlebotomy prevented decreases of > 20% from baseline in cardiac index as long as the patients rested in the supine position but not when they got up and stood upright.

Key words: Preoperative autologous blood donation – Volume replacement – Hemodynamics

Zusammenfassung. Bei 119 Patienten mit kardiovaskulären Risikofaktoren (z. B. Angina pectoris, Z.n. Myokardinfarkt, Hypertonus) wurden unter hämodynamischem Monitoring insgesamt 280 Eigenblutspenden à 500 ml durchgeführt. Randomisiert wurde dabei entweder kein Volumen substituiert (Kontrollgruppe) oder es wurden nach Blutentnahme 1500 ml Ringerlaktat oder 500 ml Hydroxyethylstärke (6% HES 200 000/0,5) infundiert. Während der anschließenden zweistündigen Überwachungsphase waren Abfälle des systolischen Blutdrucks und des arteriellen Mitteldrucks um > 20% des Ausgangswerts in der Kontrollgruppe signifikant häufiger als in den beiden Volumenersatzgruppen. Das Verhalten der Herzfrequenz und des diastolischen Blutdrucks war nicht signifikant gruppenverschieden. Abfälle des Herzindex um > 20% des Ausgangswerts waren in der HES-Gruppe in Rückenlage signifikant seltener als in den Vergleichsgruppen, nach orthostatischer Belastung bestand jedoch kein Unterschied mehr.

Schlüsselwörter: Präoperative Eigenblutspende – Volumenersatz – Hämodynamik

103. Das „Concept Autologe Transfusion" (CAT) – Kombination fremdblutsparender Maßnahmen zur Steigerung der Effektivität

G. Singbartl und W. Schleinzer

Abteilung Anästhesiologie, Intensiv- und Transfusionsmedizin, ENDO-Klinik, 22767 Hamburg

„Concept of Autologous Transfusion" (CAT) – Increased Effectivity by Combination of Different Autologous Transfusion Techniques

Summary. The effectivity of the different autologous transfusion techniques is limited by their contraindications; therefore it is reasonable to combine these techniques for increasing their effectivity. The three years' analysis of our orthopaedic-surgical patients reveals that by combination of the different autologous transfusion techniques the need for homologous blood has been reduced by approximately 75% (12,600 homologous units in 1987 vs. 3174 homologous units in 1992); moreover, 91.4% of all aseptic operations have been managed with autologous blood while still 23.4% of the infective interventions exclusively received autologous blood. In > 11,000 patients we supplied 24,433 autologous donations; the overall rate of complications was 0.91%; no relation could be demonstrated between the patient's age/risk-score and the number/severity of side-effects occurring.

Key words: Autologous transfusion – Effectivity – Complications

Zusammenfassung. Die verschiedenen fremdblutsparenden Maßnahmen sind in ihren Einsatzmöglichkeiten infolge bestehender Kontraindikationen limitiert, so daß eine optimale Nutzung nur durch deren Kombination zu erreichen ist. Für das eigene Patientengut konnte gezeigt werden, daß durch Kombination autologer Techniken der homologe Blutbedarf um ca. 75% gesenkt werden konnte (12600 Fremdblutkonserven im Jahr 1987 vs. 3174 im Jahre 1992); so konnten 91,4% aller aspetischen Eingriffe sowie 23,4% der infizierten Eingriffe ausschließlich autolog versorgt werden. Bei insgesamt 24433 präoperativen autologen Spenden (bei > 11000 Patienten) findet sich eine Nebenwirkungsrate von 0,91%. Betreffs der Häufigkeitsverteilung läßt sich kein Zusammenhang zum Alter der Patienten (30,9% der Patienten sind älter als 70 Jahre) bzw. zum Ausmaß bestehender Begleiterkrankungen aufweisen.

Schlüsselwörter: Autologe Transfusion – Fremdblutersparnis – Komplikationen

104. Bluttransfusions-assoziierte Immunsuppression als Risikofaktor beim kolorektalen Karzinom – Erste Ergebnisse einer randomisierten Studie

M. Heiss, Ch. Delanoff, K.-W. Jauch, W. Mempel, F. W. Schildberg, München

(Manuskript bis Redaktionsschluß nicht eingegangen)

105. Einsatzmöglichkeiten von Erythropoietin bei der Eigenblutspende

F. Mercuriali, G. Inghilleri, E. Biffi, A. Vinci, M. T. Colotti und R. Scalamogna

Istituto Ortopedico Gaetano Pini, Piazza Cardinal Ferrari 1, I-20122 Milano

Erythropoietin and Autologous Blood (AB) Transfusion to Minimize Homologous Blood (HB) Transfusion in Surgical Patients

Summary. To determine whether rHuEPO could stimulate erythropoiesis within the limited period before surgery, increase AB procurement and reduce HB exposure in Pts who cannot fulfil the anticipated transfusion needs because of anemia, a study was conducted in 50 females undergoing total hip replacement with basal Hct $< 40\%$. Pts received placebo or 300 U/kg or 600 U/kg of rHuEPO every 3–4 days for 21 days. At each visit 350 ml of blood was collected if Hct $> 34\%$. rHuEPO treated Pts donated more AB than placebo group (4.5 ± 1.1 AB units vs 2.8 ± 0.6; $p < 0.05$) and received a lower amount of HB (1.2 ± 1.4 vs 0.4 ± 0.8 units; $p < 0.05$). No difference between the 2 doses of rHuEPO. No untoward effects were observed. rHuEPO was safe and effective, when adequate iron support was concomitantly administered, to increase the harvesting of AB and to reduce HB exposure in anemic Pts.

Key words: Erythropoietin – Autotransfusion – Anemia

Zusammenfassung. Um den Effekt einer kurzfristigen präoperativen EPO-Gabe zu untersuchen, führten wir bei 50 Frauen vor Hüftprothesen-Operationen mit einem Hämatokrit unter 40% eine Studie durch, um festzustellen, ob die Eigenblutspende bei Anämie-Patienten durch EPO ermöglicht werden kann. Für 21 Tage erhielten die Patienten alle 3–4 Tage Placebo, 300 oder 600 U/kg EPO. Bei Hämatokritwerten über 34% wurde jeweils 350 ml EB abgenommen. EPO-behandelte Patienten konnten mehr EB als Placebopatienten spenden ($4,5 \pm 1,1$ vs $2,8 \pm 0,6$; p 0,05) und benötigten weniger homologes Blut ($1,2 \pm 1,4$ vs $0,4 \pm 0,8$ 1 E; 0,05). Wir beobachteten keine nachteiligen Effekte und keinen Unterschied in den beiden EPO-Dosen. EPO war sicher und effektiv, wenn eine adequate gleichzeitige Eigensubstitution stattfand, verbesserte die Möglichkeit der Eigenblutspende und führte zu einer Reduktion von Fremdblutübertragung.

Schlüsselwörter: Erythropoietin – Eigenblutspende – Anämie

Hauptthema

Grenzen chirurgischen Handelns

106. Einführung in das Thema: „Grenzen chirurgischen Handelns"

J. Horn

Städt. Krankenhaus München-Harlaching, Sanatoriumsplatz 2, 81545 München

Introduction to the Topic "Limits of Surgical Action"

Summary. The limits of surgical action are analyzed in economic and ethical terms. Ethics are manifested solely in interpersonal actions and implementation of decisions. Economic considerations do not touch on the decision in individual cases. The economic limits depend on place and time: they are thus immutable. The question is raised as to whether the means available are utilized efficiently; does medicine use its resources rationally and economically. Last but not least, questions are addressed to our society, to our attitude towards health and disease, towards life as such. The interrelational nexus is discussed.

Key words: Surgery – Ethical terms – Economic aspects

Zusammenfassung. Die Grenzen chirurgischen Handelns werden aus ökonomischer und ethischer Sicht reflektiert. Ethik realisiert sich allein im zwischenmenschlichen Handlungs- und Entscheidungsvollzug. Ökonomische Überlegungen berühren die Einzelfallentscheidung nicht. Die ökonomischen Grenzen sind abhängig von Ort und Zeit; sie sind somit vorgegeben. Zu fragen ist, inwieweit die Mittel sinnvoll genutzt werden; inwieweit die Medizin die Ressourcen plausibel und sparsam nutzt. Nicht zuletzt stellen sich Fragen an unsere Gesellschaft, an unsere Einstellung gegenüber Gesundheit und Krankheit, gegenüber dem Leben schlechthin. Die Zusammenhänge werden diskutiert.

Schlüsselwörter: Chirurgie – ethische Aspekte – ökonomische Aspekte

Als 1950 der katholische Religionsphilosoph Romano Guardini vom „Ende der Neuzeit" sprach, erntete er Unverständnis. Heute sind wir bereit, über Grenzen nachzudenken. Was veranlaßt uns dazu? Werden wir von der Not getrieben oder bewegt uns die tugendhafte Einsicht in die Zwangsläufigkeit des Begrenzt-Seins? Not oder Tugend – eine Frage an unser Bewußtsein, an unsere Überzeugungen, an unsere Einstellung; Hilflosigkeit oder Souveränität, überlegtes Agieren oder zwanghaftes Reagieren?

Es fällt nicht leicht, gegen eine Lebenseinstellung zu argumentieren, die von der Faszination gegenüber der Grenzenlosigkeit – im Anspruch wie auch im Angebot der Möglichkeiten – geprägt ist. Die Titelseite des Medical Tribune vom 2. Februar 1993 beleuchtet unseren Konflikt schlaglichtartig. Die Faszination gegenüber den technischen Möglichkeiten auf der einen, die Verunsicherung in der ethischen Einschätzung auf der anderen Seite (Abb. 1).

Zunächst gilt es zu erkennen, daß nicht jede Frage sinnvoll und plausibel ist und daß die erhoffte Antwort in dem Maß irreführend sein muß, wie die Frage von falschen Voraussetzungen bzw. von einer fehlgedeuteten Wirklichkeit ausgeht. Die Frage nach Grenzmarkie-

388

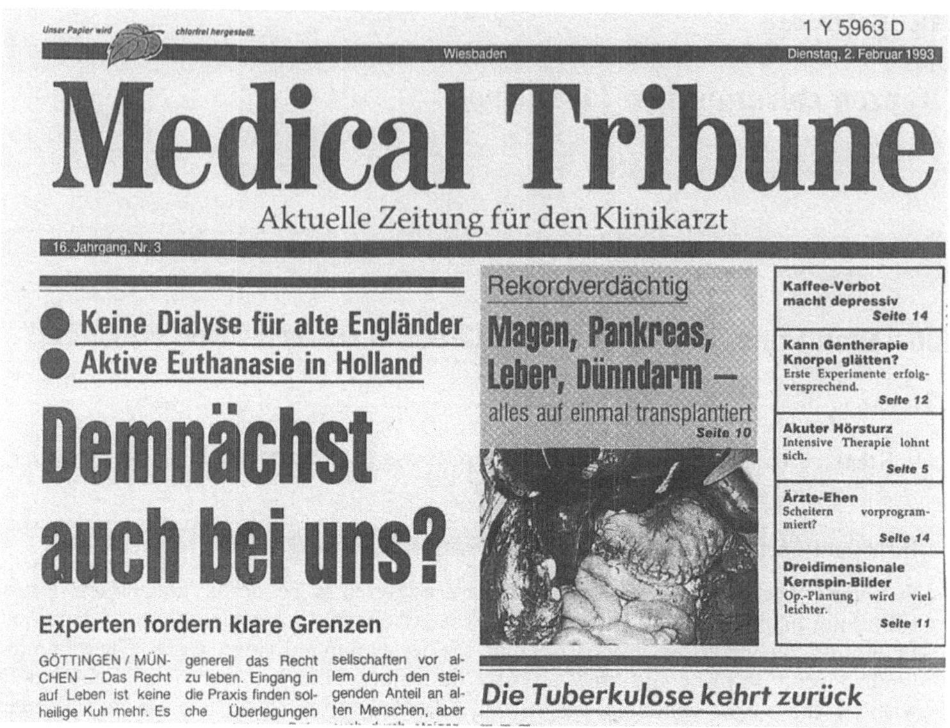

Abb. 1. Titelseite des „Medical Tribune" vom 2. Februar 1993

rungen zu stellen, könnte bedeuten, daß ein selbstverständlich und sorglos für richtig gehaltener Ist-Zustand von einem gegenwärtigen oder zukünftigen Bereich abgegrenzt werden soll, der entweder als ethisch nicht haltbar oder ökonomisch nicht leistbar erkannt wird. Es ginge demnach darum, daß „bishier her und nicht weiter" zu definieren. Dies würde bedeuten, daß die Strukturen und die Inhalte unserer bisherigen Medizinpraxis von Grenzüberlegungen und Richtigkeitsprüfungen unberücksichtigt blieben. Wir stellen Gedanken über ökonomische Grenzen an, noch bevor wir Rechenschaft über die sinnvollle Nutzung vorhandener Ressourcen gegeben haben. Wir sprechen über ethische Grenzen, noch bevor wir über das Verhältnis von Arzt und Patient in der heutigen Zeit Gedanken angestellt haben.

Wenn wir über Grenzen des chirurgischen Handelns sprechen, so muß deutlich werden, daß wir diese Grenzen nicht auf Bereiche projizieren, die außerhalb unserer heutigen Gewohnheiten und Einstellungen liegen; es wird notwendig sein, unsere gegenwärtigen und alltäglichen Handlungs- und Entscheidungsgewohnheiten zur Disposition zu stellen, um sie kritisch und selbstkritisch zu hinterfragen, um damit Grenzen erkennbar zu machen, die für uns und für alle die ärztliche Aufgabe und die medizinische Praxis plausibel, durchsichtig und glaubwürdig werden lassen.

In zunehmendem Maß erfahren wir die Begrenztheit der ökonomischen Leistungsfähigkeit. Mit ökonomisch ausgerichteten Strukturveränderungen soll versucht werden, der Kostenentwicklung Einhalt zu gebieten; es ist dies der Weg der unsachgemäßen Grenzziehung, der mancherlei Gefahren für die Medizin, vor allem aber für den Patienten birgt. Er birgt die Gefahr, die Grenzen zwischen dem ökonomischen Bewußtsein und der ethischen Sinnhaftigkeit aufzugeben. Er birgt die Gefahr der Patientenselektionierung nach ökonomischen Kriterien. Er birgt die Gefahr, die Spezialisierung innerhalb der Medizin zur Konkurrenz werden zu lassen. Er birgt die Gefahr des konkurrierenden Wettstreites um den Patienten.

Die Begrenztheit der ökonomischen Mittel ist unbestritten; um das Problem der Grenzziehung zu bewältigen, bedarf es inhaltlicher und struktureller Überlegungen, sachorientierter Beiträge und Vorschläge, engagierter und kritischer Argumentationen. Wir müssen endlich bereit sein, an der Lösung ökonomischer Probleme teilzunehmen; wir dürfen dies nicht ausschließlich Funktionären und Politikern überlassen, die sich mit unserer ärztlichen Aufgabe nicht identifizieren können.

Wir haben zu fragen:

Hat die Praxis des Versicherungswesens heute noch Solidarcharakter?
Werden die sozialen Einrichtungen wirklich sozial genutzt, oder werden sie mitunter mißbraucht?
Wie verhält es sich mit den Strukturen der Verwaltung; sind sie quantitativ stringent, qualitativ effizient?
Welchen Einfluß hat die Industrie auf die medizinischen Praxisgepflogenheiten?
Werden die zur Verfügung stehenden technischen Mittel für diagnostische und therapeutische Zwecke sinnvoll genutzt?
Wie verhält es sich etwa mit den kostspieligen Naht- und Klammergeräten, die nur zum einmaligen Gebrauch vorgesehen und anschließend verworfen werden?

Wir haben noch nicht begriffen, daß es zu sparen gilt und daß gespart werden kann – in den Sachen.

Von den ökonomischen Überlegungen allerdings sollten alle ethischen Fragen getrennt bleiben, denn ökonomische Aspekte sind für die Einzelfallentscheidung bedeutungslos. In der Diskussion um ethische Grenzen erhoffen wir uns Antworten auf viele Fragen, etwa: darf man einen 90jährigen Patienten noch operieren? Soll eine Therapie trotz aussichtsloser Situation fortgeführt werden? Ist das Leben mit diesem oder jenem Defekt noch lebenswert? Ist Leiden tolerierbar oder unzumutbar?

Es gilt zu erkennen, daß sich Ethik ausschließlich im zwischenmenschlichen Handlungs- und Entscheidungsvollzug realisiert. Die Grenzen liegen in der individuellen Seins-Erfahrung, in der jeweils eigenen und existenzbestimmenden Werte- und Daseins-Kategorie eines Menschens.

Wie stellt sich das Leben dar, dem einen, der Grund genug hat, es als Last zu empfinden, oder dem anderen, der immer wieder die Sinnfrage positiv zu beantworten versteht? Wie stellt sich das Alter dar, dem einen, dem sein Dasein mühsam geworden ist, oder dem anderen, dem jeder Tag erwartungsvoll ein neues und jeweils eigenes bedeutet? Wie stellt sich Krankheit dar, dem einen, der Grund genug hat, jede Hoffnung zu verlieren, oder dem anderen, der selbst in der Begrenztheit der Krankheit positive Perspektiven zu entdecken vermag. Wie stellt sich Leid dar, dem einen, dem das Leiden unerträgliche Qualen auferlegt, oder dem anderen, dem das Leid zu einem gänzlich neuen Lebensverständnis verhilft? Wie stellt sich die Integrität dar, dem einen, der keine Einschränkungen hinzunehmen bereit ist, oder dem anderen, der auch in der beeinträchtigten Integrität seine Sinn-Frage positiv zu entscheiden gelernt hat? Dies in Erfahrung zu bringen, ist die Aufgabe des Arztes.

Eine Therapieentscheidung vor dem Hintergrund einer individuellen Wirklichkeit zu verantworten, macht es notwendig, eine Antwort auf die jeweils eigene Situation zu finden. Antworten setzt Hören und Schweigen-Können voraus. Es gilt zu entscheiden, ob es gerechtfertigt ist, eine Therapie einzusetzen bzw. sie fortzuführen oder aber auf ihren Einsatz zu verzichten, um bestehendes Leid nicht sinnlos zu verlängern. Weder die Lebenserwartung noch die Lebensqualität stellen objektivierbare Kriterien für die Einschätzung einer Therapieentscheidung dar. Erst in der konkreten Situation des Einzelfalles gewinnen diese Kriterien inhaltliche Bedeutung.

Wir dürfen nicht der Versuchung verfallen, normative Richtlinien festzuschreiben, statistische Richtigkeiten gegen die Wahrheit des Einzelnen zu stellen. Es geht um das Problem der wie auch immer argumentierten Euthanasie. Es gilt jedoch einzusehen, daß jeder Verzicht auf eigenverantwortliche Entscheidungen und jede Abhängigkeit von normativen Richtlinien unvermittelt die verschiedensten Formen der Fremdbestimmung zur Folge hat. Es gilt einzusehen, daß alles im Umfeld des Menschen, die Technik, die Bürokratie, Tarifbestimmungen ebenso wie ökonomische Abwägungen nur mittelbare Funktionen haben können. Es gilt einzusehen, daß wir bei allen Überlegungen hinsichtlich notwendiger Grenzen die eigentliche Aufgabe nicht aus den Augen verlieren dürfen, die uns mit dem Patienten gestellt ist.

Es geht um die Verantwortung, die wir übernommen haben. Es geht um das Antworten schlechthin. Lernen wir zu hören, um antworten und verantworten zu können. Lernen wir zu sprechen und uns zu artikulieren, um unser Anliegen nach außen verständlich zu machen und um aufrichtig und glaubwürdig unserer Verantwortung gerecht werden zu können.

107. Grenzen chirurgischen Handelns und Therapieabbruch in der Intensivtherapie

P. Lawin

Klinik und Poliklinik für Anästhesiologie und operative Intensivmedizin
der Westf. Wilhelms-Universität Münster, Albert-Schweitzer-Straße 33, 48149 Münster

Limits of Surgical Interventions and Therapy in Intensive Care Medicine

Summary. From the intensivist's point of view, further surgical interventions seem to be contraindicated in case of brain death, irreversible loss of consciousness, and therapy-resistant multi organ failure. If an operation cannot be performed for anatomical reasons but organ functions may be well provided by means of intensive care medicine, the decision process not to continue intensive therapy is more difficult. Universal limits of surgical intervention cannot and will not be established but in every single patient the surgeon is in charge to define the limits of operative therapy.

Key words: Intensive care medicine – Withdrawal of therapy – Surgery

Zusammenfassung. Besteht Inkurabilität aus intensivmedizinischer Sicht, also bei irreversibler Bewußtlosigkeit, dissoziiertem Hirntod oder nicht weiter therapierbarem Multi-Organ-Versagen, sollte von weiterem operativen Vorgehen Abstand genommen werden. Schwieriger ist die umgekehrte Situation, wenn aus operativen Gründen Inoperabilität besteht, aber die Organfunktionen mit Hilfe intensivmedizinischer Verfahren aufrechterhalten werden können (Inkurabilität aus chirurgischer Sicht). Allgemein verbindliche Grenzen chirurgischen Handelns kann es nicht geben, sondern müssen im Einzelfall letztlich vom Chirurgen selbst gezogen werden.

Schlüsselwörter: Intensivmedizin – Therapieabbruch – Chirurgie

Gestatten Sie mir bitte vorab eine kurze Bemerkung: Vor 35 Jahren habe ich meinen ersten Vortrag vor Ihrer Gesellschaft – damals noch im Deutschen Museum – gehalten, allerdings unter der Bedingung meines verehrten chirurgischen Lehrers Zukschwerdt, Mitglied Ihrer Gesellschaft zu werden. Das bin ich auch noch heute. Seither hatte ich stets eine harmonische und vertrauensvolle Zusammenarbeit mit meinen chirurgischen Partnern: Es waren die Professoren Martin Kirschner in Hamburg-Altona über 12 Jahre und Hermann Bünte in Münster nunmehr seit 17 Jahren. Diese Zusammenarbeit hat mich menschlich und fachlich bereichert.

Bei diesem Hintergrund hat mich die Einladung von Ihnen, Herr Präsident, zur Übernahme dieses schwierigen Themas besonders berührt. Ich danke Ihnen dafür.

Grenzen werden im Brockhaus definiert als „Schranke bzw. Beschränkung und als Linie, die 2 Grundstücke oder 2 Staatsgebiete voneinander trennt". Grenzen einzuhalten ist aber schwierig: Man stößt an Grenzen, möchte sie überschreiten oder kann sich doch „nur" innerhalb von Grenzen bewegen. Grenzüberschreitende Maßnahmen stoßen meist auf Widerstand, können aber auch einvernehmlich begrüßt werden.

Grenzen sind willkürlich gezogen und wo sie bestehen, sind daher Bestrebungen vorhanden, sie zu beseitigen. Das ist so im Politischen, im Gesellschaftlichen, im Menschlichen, im Ökonomischen und natürlich auch im Bereich der Medizin.

Ein vielfach zitierter Ausspruch eines Chirurgen am Ende des vorigen Jahrhunderts belegt das. Er konstatierte, daß der Chirurg, der eine Naht am Herzen legt, den Respekt seiner Kollegen verlieren sollte. Dieses Tabu besteht schon lange nicht mehr.

Heute werden Herzfehler von Kindern operativ korrigiert, bei Erwachsenen Herzklappen ersetzt, aorto-koronare Bypass-Operationen sind Routine geworden. Schrittmacher und Defibrillatoren sichern den Rhythmus des schwächer werdenden Herzens. Ja, das ganze kranke Herz wird ersetzt durch ein neues – Herztransplantation: Grenzüberschreitende Maßnahmen in rasanten Zeitabläufen. Also (panta rei: alles fließt) Grenzen chirurgischen Handels bestehen seit Menschengedenken zwischen „Machbarem" und „Nicht-Machbarem", zwischen Operabilität und offensichtlicher Inoperabilität, zwischen bisheriger Erfahrung und dem Respekt vor dem „Noch-nie-Gemachtem". Diese Grenzen haben sich über die Zeit ständig verschoben, in diesem Jahrhundert so rasant, daß man den Eindruck hat, sie nicht einmal am fernen Horizont erkennen zu können. Dank Erkenntnissen in Pathophysiologie, Verbesserung von Anästhesie-Techniken und Einführung von Intensivbehandlungsmethoden wurden immer neuere Operationsverfahren angewandt, die an Ausmaß und Wirkung aus heutiger Sicht ohne Beschränkung erscheinen. Auch das Alter des Patienten scheint kaum noch eine Rolle zu spielen. Also gar keine Grenzen mehr – ist alles machbar geworden in der operativen Medizin?

Eindeutig ist – aus intensivmedizinischer Sicht – eine definitive Grenze chirurgischen Handelns gegeben, wenn irreversible Bewußtlosigkeit oder dissoziierter Hirntod diagnostiziert sind. Sinnlos erscheinen auch weitere Operationen, wenn bei Vorliegen eines Multi-Organ-Versagens alle Verfahren der Intensivmedizin erschöpft sind, zu keiner Besserung führen und damit eine Behandlung des Grundleidens unmöglich geworden ist.

Schwieriger ist aber in der operativen Medizin die umgekehrte Situation, nämlich dann, wenn aus anatomischen oder operationstechnischen Gründen Inoperabilität besteht, aber die Organfunktion mit Hilfe intensivtherapeutischer Organersatzverfahren aufrecht erhalten werden können. In dieser verzweifelten Situation ist es dann aber der Intensivmediziner, der den Chirurgen drängt, doch noch einmal zu operieren, wohl wissend, daß er Unmögliches verlangt. Der Abbruch der intensivmedizinischen Therapie ist in solchen Fällen mit großen menschlichen, ethischen und auch juristischen Problemen behaftet, insbesondere dann, wenn Hirnschädigung oder Koma nicht vorliegen. Ob in derart aussichtslosen Fällen ein Therapieabbruch der aktiven oder der passiven Sterbehilfe zuzurechnen ist, ist strittig. Somit haben die verantwortlichen Ärzte nach wie vor nach ihrem Gewissen zu entscheiden. Mehr und mehr neigt man dazu, auf den „sozialen Sinn und den Schwerpunkt des Handelns" abzustellen. Für die Behandlungskonzeption bedeutet das: stufenweiser Abbau der Maßnahmen und Beschränkung auf Therapia reducta bis minima sowie intensive Krankenpflege, was oft qualvolle Wochen für alle Beteiligten bedeuten kann. Für solche Entscheidungen ist unter den behandelnden Ärzten ein Konsens (ähnlich wie bei der Todesbestimmung) herzustellen, um subjektive Einzelentscheidungen und medico-legale Probleme zu vermeiden. Das ist immer dann der Fall, wenn Chirurg (verantwortlich für die Behandlung des Grundleidens) und Anästhesist (verantwortlich für intensivtherapeutische Maßnahmen) auf der Basis des Vertrauensgrundsatzes in einer interdisziplinären operativen Intensivstation zusammenarbeiten. Gerade bei aussichtslosen Krankheitsverläufen ist die gemeinsame Entscheidung bei geteilten Aufgaben dann leichter zu verantworten.

Häufig erleiden insbesondere ältere sowie multimorbide Patienten nach zwar großer, jedoch primär problemloser Operation Komplikationen bis hin zum Multi-Organ-Versagen, ohne daß eine singuläre Ursache wie z. B. eine hypoxische oder hypotone Phase vorgelegen hätte. Wesentliches Merkmal ist die zeitliche Dissoziation zwischen dem eigentlichen Eingriff, dem Auftreten von Komplikationen und schließlich dem Tod des Patienten. Das einem scheinbar komplikationslosem Eingriff folgende Organversagen wird heute als immunologische Reaktion des Körpers verstanden. Die Operation ist hierbei als „point of no return" zu betrachten. Insofern wird der Chirurg *vor* der Operation die Frage zu entscheiden haben, ob dem Patienten mit zweifelhafter Prognose durch eine große, mit kurativem Anspruch behaftete Operation mehr geholfen werden kann als durch differenzierte und weniger invasive symptomatische Therapie. Dies gilt um so mehr, wenn die Operation im Ergebnis häufig mit Verstümmelung, Invalidität, Siechtum und chronischen Schmerzen verbunden ist.

Diese beiden Beispiele belegen eindrucksvoll, wie schwierig es ist, Prognosen in der Intensivmedizin zu stellen. Auf der einen Seite ist dargestellt der Fall eines Patienten, der an einem metastasierenden Tumorleiden operiert wurde und einen komplikationsreichen intensivtherapiepflichtigen Verlauf ohne große bleibende Schäden überstand; auf der anderen Seite der tragische Fall einer jungen Mutter, die bei benignem Grundleiden Komplikationen erlitt, die schließlich aus anatomisch-operationstechnischen Gründen inkurabel waren, so daß diese junge Frau im terminalen Multi-Organ-Versagen verstarb.

Beide Patienten wurden zusammen mit den Ärzten der Chirurgischen Universitätsklinik Münster auf unserer Intensivtherapiestation behandelt.

Der Prognosestellung kam bereits in der hippokratischen Medizin überragende Bedeutung zu. So wird in der Schrift „Peri Technes" die Medizin definiert als die „Kunst, die Kranken von ihren Leiden ganz zu befreien, die Heftigkeit von Krankheiten zu mildern, sich aber von der Behandlung derjenigen ganz fernzuhalten, die schon vor der Krankheit überwältigt sind". Das Prognosticon des Hippocrates, das die Bedeutung der Prognose von

Tabelle 1. Patient 1, weiblich, 34 Jahre

Cholezystolithiasis
- laparoskopische Cholezystektomie 8.9.1992
- ERCP: Dissektion des Ductus choledochus 15.9.1992
- End-zu-Seit-Hepatikojejunostomie 16.9.1992

Abdominelle hyperdyname Sepsis
- Verlegung Uni-Klinik Münster 18.9.1992
- 4× Relaparotomie 19./20./23.9.1992 + 1.10.1992
- schließlich anatomisch inkurabler Situs

Zwischenzeitlich Kontaktfähigkeit (14 Tage)

terminales Multi-Organ-Versagen
- Herz-Kreislaufsystem, Lunge, Nieren, Leber, Darm

Tod nach 63 Tagen Intensivtherapie

Tabelle 2. Patient 2, männlich, 59 Jahre

Metastasierendes Rektum-Karzinom
- Rektumamputation 8/90
- Restkolektomie 12/90
- Leberteilresektion 8/91

Solitäre Lungenmetastase
- Mittellappenresektion rechts 6.11.1992
- Nachblutungen → 3× Rethorakotomie 6./7./10.11.1992

hyperdynames Sepsis-Syndrom
- differenzierte Katecholamintherapie
- akute respiratorische Insuffizienz
- cardio-pulmonale Reanimation
- akutes Nierenversagen

Verlegung nach 18 Tagen Intensivtherapie

---

infausten Krankheiten und die daraus zu ziehenden Schlüsse für das ärztliche Therapiekonzept betont, scheint nach 2000 Jahren Fortschritt neue Aktualität zu erlangen. Das Thema „Prognose von intensivbehandlungsbedürftigen Patienten", das ärztliche, juristische, ökonomische und ethische Gesichtspunkte gleichermaßen berührt, rückt zunehmend in den Brennpunkt der Diskussion. Fallbeschreibungen mögen hilfreich sein, das Dilemma der modernen Medizin in aller Deutlichkeit vor Augen zu führen, sind jedoch als alleinige Grundlage therapeutischer Konzepte nicht ausreichend. Es fehlt an statistisch relevanten Beobachtungen. Wüßten wir heute mehr über die Langzeitergebnisse als über heroische, positiv verlaufende Einzeloperationen, so wäre die Indikation zum Start eines Heilverfahrens sicherlich kritischer zu stellen. Es ist zu fragen, wie geht es den Patienten, die wegen Tumoren Oesophagusresektionen, Hemipelvektomien, Lungenresektionen und ähnlichem unterzogen wurden, und in der Mehrzahl zwar das Krankenhaus verlassen haben, nach 6, 12 oder 24 Monaten? Wie war die Zeit des gewonnenen Lebens? Und wie viele der 80jährigen, die heute einen aortokoronaren Bypass erhalten haben, waren wie lange danach noch auf der Sonnenseite des Lebens?

Von kardiochirurgischer Seite wird immer wieder das Argument in die Diskussion gebracht, daß es durch die Anlage eines aortokoronaren Bypasses zu einer wesentlichen Verbesserung der Lebensqualität bei den alten Patienten kommt – auch wenn damit keine Verlängerung der Lebenserwartung verbunden sein muß. Die Zumutbarkeit einer Herz-Operation mit Hilfe der Herz-Lungen-Maschine gilt jedoch nach strengen Kriterien zu prüfen, das heißt, das Stadium der degenerativen Veränderungen der Organe einschließlich des Hirns ist zu prüfen. Hier gibt es – zugegebenermaßen – konkurrierende Gesichtspunkte. Der Intensivmediziner, der postoperativ solche Patienten zu behandeln hat, fragt sich verzweifelt: Welche ärztliche Haltung steht dahinter, wenn ein 80jähriger, mit einem in Wirbelsäule und Gehirn metastasierenden Prostata-Karzinom erkrankter „Koronarpatient" oder ein bewußtseinsgetrübter „Koronarpatient" mit deutlich erkennbarem, beginnendem Leber- und Nierenversagen operiert wird, um ihm die Angina-pectoris-Beschwerden zu nehmen. Solche fragwürdigen Indikationen sollten nach meiner persönlichen Auffassung bereits jenseits der Grenzen chirurgischen Handelns liegen.

Vermeintlich gute Empfehlungen des Arztes für den alten Patienten können immer wieder auch das schlechtere Ergebnis bedeuten.

Eigentlich müßte man sich als Arzt fragen, wenn man in eine kritische Entscheidungssituation gebracht wird, wie man sich selber in einer vergleichbaren Situation entscheiden würde.

Der ahnungslose, sich stets pro vita entscheidende Patient, würde vielleicht einem abwägenderen Arzt nach vollständiger Aufklärung einen anderen Entschluß kundtun als nach verharmlosenden euphemistischen Erklärungen.

Ganz banal gefragt: Was ist humaner für einen biologisch „vorgealterten" 80jährigen Patienten: Ein tödlicher Herzinfakt oder Tod nach 4 Wochen Intensivbehandlung wegen konsekutivem Multi-Organ-Versagen?

Solch harte Fragen passen bisher nicht in die üblichen Vorstellungen von Ärzten, die sich verschrieben haben, zu „helfen" um jeden Preis. Um jeden Preis?

Die Vorstellung, es könnte der schlichte Wunsch, einfach doch noch alles getan zu haben, eine Rolle spielen, richtungsweisend sein, stellt sich leider im Senium nicht immer als „alles", das soll heißen, als alles Gute, heraus.

Das Schicksal von insbesondere alten Menschen, die nach größeren Operationen das Krankenhaus verlassen, ist bisher leider nicht so erfaßt, daß daraus Konsequenzen gezogen werden können.

Diese Fragen sollen keinen Vorwurf beinhalten. Vielmehr darf nicht verschwiegen werden, daß der Operateur oft von seiten des Patienten und auch von diagnostisch tätigen Kollegen zum Eingriff gedrängt wird. Womöglich kommt zu allem noch der juristische Gesichtspunkt der unterlassenen Hilfeleistung erschwerend hinzu.

Nicht unterbewertet werden darf, daß in der heutigen Gesellschaft der Tod zu einem Tabuthema geworden ist. Wenn auch im Sinn der heutigen Anspruchsgesellschaft der Begriff der Lebensqualität neu hinzugekommen ist (und durchaus seine Berechtigung hat), ist „darüber die Erkenntnis abhanden gekommen, daß das Leben doch endlich ist" (Dudziak).

Nicht verkannt werden sollte weiterhin, daß das Drängen von Patienten und Angehörigen nicht immer einen Aufruf zur chirurgischen Intervention darstellt, sondern auch Hilflosigkeit, Verzweiflung oder Überforderung ausdrücken kann. Der richtige Rat ist dann notwendig.

Schwierig ist die Situation zweifellos, wenn der Chirurg von Kollegen zur Operation aufgefordert wird mit der Begründung: „Wir können sonst nichts mehr tun." bzw. „Um nichts zu übersehen…". Jedenfalls ist es leichter, nach gründlicher Abwägung eine Therapie nicht zu beginnen, als sie reduzieren oder abbrechen zu müssen.

Um Extremsituationen auf das „unvermeidbare" Maß zu reduzieren, wird es aus humaner, ethischer, ärztlicher und mehr denn je auch aus ökonomischer Sicht notwendig sein, in Zukunft bei der Indikationsstellung zur Operation die Prognose der notwendig werdenden intensivmedizinischen Nachbehandlung zu bedenken. Nicht jede Form der Lebensverlängerung ist Ausdruck eines hohen ärztlichen Ethos. So fordert der Moraltheologe Gründel auch berechtigt, immer zu fragen, was „vernünftig sei". Vernunft ist hier aber auch gerade im Sinn der Verhältnismäßigkeit zu verstehen. Dem Chirurgen kommt bei der Entscheidungsfindung bezüglich einer bestimmten Therapie eine besondere Verantwortung zu. So stellt der Arzt Diagnose, Prognose und Indikation zu einer Operation; die Entscheidung sich operieren zu lassen, liegt aber letztlich bei dem Patienten. Ein Operateur, der seinem Patienten nur formale Optionen präsentiert und dann eine Entscheidung erwartet, ist seiner Verantwortung sicher nicht gerecht geworden. Vielmehr gilt es, dem Patienten eine Empfehlung an die Hand zu geben, die die individuellen Lebensverhältnisse berücksichtigt. Hierzu zählen also nicht nur statistische Prozentzahlen über die Häufigkeit von Komplikationen, sondern auch deren konkreter Einfluß auf das alltägliche Leben. Zu berücksichtigen sind ferner zu erwartende chronische Schmerzen und Behinderungen sowie Familienverhältnisse und persönliche Lebensplanung des Patienten.

Das Spannungsfeld zwischen „Allein der Arzt weiß, was richtig ist" und der Überbewertung der Autonomie des Individuums ist jedoch auch von anderen Faktoren geprägt. Jede Entscheidung für oder gegen eine große Operation betrifft gerade in Zeiten knapper Resourcen (Intensivtherapiebetten) sowohl andere Individuen als auch die Gemeinschaft. Die Gesellschaft schützt die Rechte des Einzelnen, setzt aber auch dem individuellen Freiraum Grenzen, positiv wie negativ. Man mag der Auffassung sein, die Gesellschaft habe die moralische Pflicht, wirtschaftliche Resourcen in ausreichendem Maß zur Verfügung zu stellen. Tatsache ist jedoch, daß gerade im Bereich der Intensivmedizin ein eklatanter Mangel besteht, der die Verantwortlichen jeden Tag dem Dilemma aussetzt, Operationen aufzuschieben oder die Aufnahmefähigkeit für Notfälle zu beschneiden bzw. zu blockieren. Entscheidet sich der Verantwortliche dafür, das letzte Bett einer Intensivtherapiestation mit einem elektiv operierten Patienten zu belegen, so kommt möglicherweise ein Unfallopfer, das dann nicht effektiv versorgt werden kann, zu Schaden. In Fällen, wo der elektiv zu operierende Patient mit der abstrakten Not eines Unbekannten konkurriert, ist die Entscheidungsfindung besonders schwierig.

Allgemein verbindliche Kriterien für Grenzen chirurgischen Handelns bei terminalen Zuständen kann und wird es für den Einzelfall nicht geben. Dem Chirurgen obliegt es vielmehr, die verantwortliche Entscheidung zum Ziehen oder Überschreiten seiner Handlungsgrenze allein zu treffen, wie nach heutiger Rechtsauffassung nur ihm die Indikation zur Operation zusteht. Diese chirurgische Verantwortung ist derzeit unteilbar.

Der Anästhesiologe und der Intensivmediziner stehen ihm hilfreich zur Seite, was dem Chirurgen die Entscheidung erleichtern kann. Ist der Chirurg aber allein verantwortlich, ist die Bürde doppelt groß.

Auch wenn die getroffene ärztliche Entscheidung bei diesen Grenzfragen nach sakulären Maßstäben verständlich und medizinisch begründbar sein mag, kann sie in der transzendentalen Dimension zur Schuld werden. Daß man in bestimmten Situationen unschuldig schuldig werden kann, ist offenbar zeitlos und auch bei der Suche nach den Grenzen der ärztlichen Kunst gültig.

108. Grenzen chirurgischen Handelns aus ethischer Sicht

J. Gründel

Institut für Moraltheologie und Christliche Sozialethik,
Katholisch-Theologische Fakultät der Universität, Geschwister-Scholl-Platz 1, 80539 München

The Limits of Surgical Action From the Ethical Point of View

Summary. The relationship between patient and physician has undergone considerable changes in contrast to former times. The patient regards himself as a partner who has to be fully involved in the process of making decisions. Without his own free decision – in the case of unconsciousness without the patient's presumptive decision – medical action is not justified.

A patient's last will and testament conveys important hints, but it is not the physician's only guiding rule because it is the physician himself who is wholly responsible for his own decisions. It is him who has to decide whether the further treatment of a seriously ill person or the application of intensive care is appropriate, i.e. promising. That is true for tumour surgery, too. Socio-economic aspects are of minor importance in making such judgements.

A dying person must be granted space and time for humane attention on the part of his relatives, even at the expense of a yet possible short prolongation of his life. The removal of a vital organ for transplantation requires the organ donor's brain death.

Die stürmische Entwicklung im Bereich der Medizin übersteigt alle Vorstellungen und Träume früherer Zeiten. Die neuen Möglichkeiten, auf schonende Weise mit Hilfe der Technik der Endoskopie chirurgische Eingriffe vorzunehmen, eröffnen für das ärztliche Handeln ein weites Feld, fordern aber auch einen verantwortungsbewußten Einsatz dieser Möglichkeiten; denn nicht alles, was möglich erscheint, ist auch ethisch verantwortbar.

In dieser Sitzung geht es vornehmlich um die Grenzen chirurgischen Handelns. Ich werde versuchen, zunächst einige Grundstrukturen ethischen Handelns aufzuzeigen – auch aus christlicher Perspektive (I.), um dann einige Thesen zum Verhältnis von Arzt und Patient (II.) und zu den ethischen Grenzen chirurgischen Handelns (III.) aufzustellen.

Dabei gehe ich vom Grundsatz aus: Jede konkret zu treffende und ethisch zu verantwortende ärztliche Entscheidung muß realitätsbezogen, d.h. sach- und personengerecht sein; dies setzt ein entsprechendes Fach- und Sachurteil des jeweiligen Arztes voraus. Hier nun geht es um Kriterien für sittlich verantwortliches Handeln, um das ärztliche Ethos und um jenen ethisch relevanten Entscheidungsbereich, der das Verhältnis von Arzt und Patient wesentlich tangiert.

I. Grundstrukturen einer humanen und einer christlichen Ethik

Ethik soll eine Hilfestellung für das Glücken und Gelingen menschlichen Lebens und Zusammenlebens vermitteln; sie trägt präventiven und sozialtherapeutischen Charakter, muß aber auch zugleich realitätsbezogen und rational vermittelbar bleiben. Selbst wenn wir heute von pluralen Ethiken sprechen, auch von einer ärztlichen Ethik, so gibt es doch einige Grundstrukturen, die für jede Ethik gelten, so sie wirklich human sein und der Würde des Menschen entsprechen will. Sie sollen im folgenden kurz genannt werden:

1. Jeder Mensch ist Person und als solche auch zu werten und zu achten. Er darf darum niemals nur „Mittel zum Zweck" sein; das war auch bereits die Forderung von Immanuel Kant. – Aus christlicher Sicht wird diese unverlierbare Würde des Menschen noch unterstrichen durch den Hinweis der Bibel, daß der Mensch als „Geschöpf" nach Gottes Bild und Ähnlichkeit geschaffen, von Gott zur Gestaltung dieser Erde in Freiheit und Verantwortung und zum endgültigen Heil berufen ist. Darin besteht seine unaufhebbare Würde. Dem Menschen obliegt es dementsprechend auch, die Natur zu beherrschen – aber nicht auszubeuten – und positiv gestaltend in die Natur einzugreifen. Darin gründet aus christlicher Sicht auch der ärztliche Heilauftrag. Der Patient ist darum niemals bloß Behandlungsobjekt, sondern stets auch mitentscheidendes Subjekt.

2. Die bewußte Entscheidung und Überzeugung der einzelnen Person – wir sprechen in diesem Fall von einer Gewissensentscheidung – muß respektiert werden. Der Patient als Subjekt verliert auch dann seine Personenwürde nicht, wenn er mit schweren körperlichen Gebrechen oder mit geistiger Behinderung leben muß. Dementsprechend stehen im folgenden weder eine aktive Euthanasie, wie sie der Mainzer Jurist Norbert Hoerster als humane Möglichkeit fordert, noch auch eine Freigabe der Tötung schwer mißgebildeter Neugeborener – wie dies der australische Ethiker Peter Singer vorschlägt – zur Diskussion. Anderenfalls würde menschliches Leben als „sinnlos", „unnütz" und „lebensunwert" beurteilt. Uns steht eine solche Beurteilung nicht zu. Für eine solche Bewertung gäbe es auch keine rationalen Kriterien; denn die Folgen einer gesellschaftlichen Freigabe der „Tötung auf Verlangen" wären äußerst verhängnisvoll – nicht zuletzt auch für die Einschätzung des ärztlichen Ethos. Im Mantel humanistischer Floskeln wie „wir meinen es ja nur gut mit diesem Behinderten, was hat er denn schon vom Leben" versteckt sich leicht Egoismus und Selbstmitleid.

3. Menschliches Leben ist „verdanktes Leben"; es bedarf also des Schutzes und ist ein hoher Wert, ist aber nicht der höchste Wert. Eine Lebensrettung „um jeden Preis" ist keine ethisch-humane und dementsprechend auch keine christliche Devise. Es kann eine sittliche Forderung sein, unter bestimmten Voraussetzungen eine Behandlung zu unterlassen. Nur bedürfen wir entsprechender Kriterien zur richtigen Beurteilung.

4. Im übrigen ist eine christliche Ethik keine Sondermoral; sie enthält die zentralen Forderungen sittlich-verantwortlichen Handelns. Was ihr eigentümlich zukommt ist, daß sie über die allgemein-ethischen Forderungen hinaus letztlich die grundlegenden Aussagen des christlichen Glaubens mit einbezieht und damit für das persönliche Handeln eine weiter reichende Sinnerschließung und Motivation bietet, die ein noch radikaleres Ernstnehmen eines jeden Patienten verlangt und sich letztlich auch in konkreten Entscheidungen mit auswirken kann.

II. Zum Verhältnis von Arzt und Patient

1. Das Verhältnis von Arzt und Patient hat sich heute wesentlich geändert. Stand früher der Patient dem Arzt auf Grund seiner Sozialstellung weithin als Unmündiger gegenüber und brachte ihm ein entsprechendes Vertrauen entgegen in der Hoffnung, daß dieser schon wisse, was für ihn gut sei, so versteht sich heute der Patient als ebenbürtiger, erwachsener und somit als mündiger Partner des Arztes. Der Patient ist kritischer geworden; er will und muß auch entsprechend informiert werden, um eine sachgerechte Entscheidung fällen zu können. Er möchte voll in die Entscheidungssituation mit einbezogen werden.

2. Ohne die freie Entscheidung des Patienten – oder im Fall seiner Bewußtlosigkeit ohne die präsumierte oder von anderen in Stellvertretung getroffene Entscheidung – ist ärztliches Handeln nicht abgedeckt und damit auch nicht hinreichend gerechtfertigt. Das Problem besteht allerdings darin, inwieweit sich wirklich abklären läßt, ob ein vorliegender Willensentscheid „frei" ist oder ob er einer depressiven Zwangssituation entsprang. – Früher galt als Grundsatz ärztlichen Handelns: „Salus aegroti suprema lex" = „das Heil des Kranken ist oberstes Gesetz". Statt dessen hört man heute gelegentlich: „Sola Voluntas aegroti suprema lex" = „Allein der Wille des Patienten ist oberstes Handlungsgesetz für den Arzt". – Doch dies ist nicht ganz richtig; denn der Arzt ist nicht nur willfähriger Erfüllungsgehilfe des Patienten. Er hat stets auch das mit zu verantworten, was er selbst tut. Insofern gilt: „Voluntas et salus aegroti suprema lex". Und weiterhin: „Nihil sine voluntate aut contra voluntatem aegroti" – es sollte nichts ohne oder zumindest gegen den (präsumptiven) freien Willen des Patienten getan werden. Eine in vollem Bewußtsein um die Bedeutung gefällte freie Willensentscheidung des Patienten ist insoweit Handlungsregel für den Arzt, als ihm ohne eine solche – oder zumindest vermutete bzw. bei Unmündigen in Stellvertretung wahrgenommene Obsorge für den Kranken – ein chirurgischer Eingriff untersagt bleibt. Wird jedoch etwas gefordert, was der Arzt aus seinem Ethos heraus nicht verantworten kann – also was auch die Rechte des Betreffenden oder anderer wesentlich verletzt –, so darf er diesem Wunsch durch sein Handeln nicht entsprechen.

3. In diesem Sinn besitzt eine Patientenverfügung wohl eine wichtige Hinweisfunktion, bleibt aber nicht einzige Handlungsregel für den Arzt; denn er kann seinerseits die Verantwortung für sein Handeln nicht abtreten, sondern muß selbst sein Tun verantworten. Fragwürdigen Erwartungen des Patienten oder der Gesellschaft darf er nicht entsprechen. So mancher Patient ist nicht mehr ohne weiteres gewillt und imstande, unabänderliche Gegebenheiten wie Altern, Krankheit, Gebrechen und auch das Sterben als Phasen des Lebens hinzunehmen, sondern erwartet Heilung um jeden Preis.

III. Grenzen chirurgischen Handelns

1. Ein entscheidendes Kriterium für die Grenze ärztlicher Maßnahmen zur Lebenserhaltung und Lebensverlängerung ist die Unzumutbarkeit. Es ist dies jedoch ein gefährliches Kriterium, weil es nicht hinreichend objektivierbar ist. Dabei geht es nicht darum, was den Angehörigen oder was der Gesellschaft nicht mehr zumutbar erscheint (etwa unter dem Gesichtspunkt der „Pflegeökonomie"), sondern ob und inwieweit für den Patienten – für das schwer geschädigte Kind oder für den Sterbenden – eine Lebensverlängerung zumutbar, sinnvoll ist oder nicht. Der Arzt jedoch hat nicht über Sinn oder Sinnlosigkeit des Lebens des Patienten, sondern über Sinn oder Sinnlosigkeit seiner weiteren ärztlichen Bemühungen ein Urteil zu fällen.

2. Der Arzt sollte auch stets noch einen Ermessensspielraum zur Beurteilung von Grenzfällen behalten. Eine Frühgeburt, die keine 500 g wiegt, oder einen Anenzephalus wird man nicht mehr reanimieren; bereits schwieriger und problematischer wird es bei einem Mikrozephalus und bei einem höheren Gewicht des zu Reanimierenden. Unter sorgsamer Abwägung aller Gegebenheiten und Prognosen sollte der Arzt bei einem Patienten keinen chirurgischen Eingriff mehr vornehmen und gegebenenfalls auch eine Weiterbehandlung mit künstlichen Mitteln dann nicht mehr vornehmen, wenn nachweisbar ein irreversibler Bewußtseinsverlust eingetreten ist und keinerlei Fähigkeit der Wahrnehmung und Kommunikation mehr besteht. Bei einem Neugeborenen würde dies bedeuten, daß mit dieser Fähigkeit schlechterdings nicht gerechnet werden kann. Bestehen auch nur geringste Zweifel an einer infausten Prognose, muß der Therapieversuch fortgesetzt werden: in dubio pro vita: Im Zweifelsfall für das Leben. Der Arzt darf nicht auf Verdacht hin sterben lassen.

3. Die Situation der Ärzteschaft wird heute zunehmend durch eine fragwürdige Tendenz zur Defensivmedizin bestimmt: Aus Angst vor Fehlentscheidungen und drohenden juristischen Konsequenzen wegen Mißachtung der Garantenpflicht wagen Ärzte bisweilen nicht, im Terminalstadium eines Patienten „der Natur ihren Lauf zu lassen" bzw. eine Behandlung

abzubrechen. Der Abbruch einer sinnlos gewordenen Intensivbehandlung – selbst wenn dadurch der Eintritt des Todes erfolgt – kann ethisch nicht als aktive, sondern nur als passive Euthanasie eingestuft werden; er bedeutet Verzicht auf den Einsatz künstlicher Maßnahmen zur Lebenserhaltung, insofern diese nur eine Verlängerung des Sterbeprozesses bewirken. Immerhin bestehen für den Einsatz der Intensivmedizin auch ökonomische Grenzen – selbst wenn diese in unserer Gesellschaft für den Fall einer Lebensrettung keine Rolle spielen dürfen.

4. Bei einem Schwerkranken und Sterbenden sollte der Arzt auch daran denken, daß dem Betreffenden und seinen Angehörigen Zeit und Raum für eine „menschliche Begleitung des Sterbenden" gewährt wird, selbst wenn dies auf Kosten einer noch möglichen kurzfristigen Lebensverlängerung geschehen müßte. Es kann menschlicher sein, auf eine Operation, die das Leben nur um wenige Tage verlängert, zu verzichten, wenn dies der Kommunikation des Kranken mit den Angehörigen dient. Den Angehörigen erscheint oft eine Intensivbehandlung bis zum letzten Atemzug eine willkommene Entschuldigung, sich der ihnen zukommenden Sterbebegleitung zu entziehen. Doch sollten solche Tendenzen ärztlicherseits nicht durch ein Zuviel an technischem Einsatz gefördert werden. Nicht jede künstliche Lebensverlängerung erweist sich somit als human. Hier muß jeweils sorgfältig abgewogen werden.

5. Im Rahmen der Tumorchirurgie muß nach dem Sinn einer Operation gefragt werden, wenn die Erfolgschancen geradezu null sind. Hierbei sollten auch sozial-ökonomische Überlegungen mit einbezogen werden: der gesamte Aufwand einer Operation – vor allem auch an Personal und Pflege – und die damit entstehenden Unkosten. Wir müssen im Rahmen einer weiter reichenden sozialen Verantwortung, wie sie heute von einer Makroethik gefordert wird, in die zu treffende Entscheidung auch die „Kosten" unseres Handelns und die damit gegebenen Folgen mit einbeziehen, wenngleich aufgrund der Kosten eine ernsthafte Chance zur Lebensrettung nicht aufgegeben werden darf.

6. Der ärztliche Heilauftrag endet in dem Augenblick, wo weitere Bemühungen sinnlos erscheinen – spätestens mit dem Eintritt des Hirntodes. Dabei dürfte klar sein, daß weder eine Dezerebration noch ein apallisches Syndrom mit dem Hirntod gleichzusetzen ist. Hirntod bedeutet irreversibler Ausfall aller Hirnfunktionen. Chirurgische Eingriffe bei Organtransplantationen – besonders auch bei einer Herztransplantation – setzen voraus, daß durch einen solchen Eingriff nicht der Tod des Patienten verursacht werden darf. Dies bedeutet, daß erst nach klarer Feststellung des Hirntodes ein lebenswichtiges Organ entnommen werden darf. Dies gilt auch für anenzephale Neugeborene.

7. Es gibt sicherlich auch noch eine Reihe von Grenzfällen, bei denen das chirurgische Handeln jeweils eigens neu auf seine ethische Verantwortung hin zu überprüfen ist, etwa ob nicht doch unter bestimmten Umständen auch ohne den Willen des Betreffenden ein an sich problematischer Eingriff zur Vermeidung eines größeren Übels ethisch verantwortet werden könnte: ich denke an die operative Sterilisation geistig behinderter Menschen.

Ethik darf nicht überfordert werden. Sie vermag zwar Prinzipien und Orientierungen für das Handeln zu vermitteln, muß aber auch für die je neu zu fällende konkrete Entscheidung des Arztes – im Einvernehmen mit den davon Betroffenen – einen Spielraum belassen. Je größer das Verantwortungsbewußtsein des Arztes, um so weniger erscheinen strafrechtliche Regelungen erforderlich.

109. Grenzen chirurgischen Handelns aus der Sicht des Patienten

Gerhardt Hoffmann

Loewenhardtdamm 61, 12101 Berlin

The Limitations of Surgery from the Patients Point of View

Summary. A personal account of three spezific aspects of experience after a five-way bypassoperation:
1. The experience of death under anaesthetic: ego consciousness/consciousness of death/ consciousness of God. – Does the brain serve as an instrument for the self (John Eccles)?
2. The experience of severe transitional syndrome: the collapse of the ego consciousness. The experience of reality on a different level of awareness.
3. Experiencing other patients. The patient as the subject. The patient as the object.

Key words: Death – Brain – Transistional syndrome

Zusammenfassung. Erfahrungsbericht nach fünffacher Bypassoperation über drei ausgewählte Bereiche:
1. Die Erfahrung des Todes in der Anästhesie: Ichbewußtsein/Todesbewußtsein/Gottesbewußtsein – Ist das Gehirn für das Ich das Instrument, dessen es sich bedient (John C. Eccles)?
2. Die Erfahrung eines schweren Durchgangssyndroms: der Zusammenbruch des Ichbewußtseins. Erlebte Wirklichkeiten auf anderer Erfahrungsebene.
3. Die Erfahrung mit anderen Patienten. Der Patient in der Rolle des Subjekts. Der Patient in der Rolle des Objekts.

Schlüsselwörter: Tod – Gehirn – Durchgangssyndrom

Erfahrung ist angefragt, die man nicht im Labor, im Hörsaal, am Schreibtisch machen kann. Erfahrung, die sich niemand zu erleben wünscht, die jedoch der nicht missen möchte, der sie gemacht hat und verarbeitet. Operation am offenen Herzen, fünf Bypasses, Operation einer Carotisstenose. Und da der Patient Pfarrer ist, wird von diesem Erleben nicht ohne theologische Reflexion zu reden sein, zumal es die Theologie ist, die sich mit dem menschlichen Urbedürfnis der Grenzüberschreitung auseinanderzusetzen hat. Gleich auf den ersten Seiten erzählt die Bibel von der außerordentlichen Freiheit des homo sapiens, der das verlockende „Eritis sicut deus" hört [1].

Über Grenzen reden wir heute im Zeitalter der Technik, denn wir haben Angst vor der Machbarkeit aller Dinge.

„Der endgültig entfesselte Prometeus" – schreibt der jüngst verstorbene Philosoph Hans Jonas – „dem die Wissenschaft nie gekannte Kräfte und die Wirtschaft den rastlosen Antrieb gibt, ruft nach einer Ethik, die durch freiwillige Zügel seine Macht davor zurückhält, dem Menschen zum Unheil zu werden" [2].

In ganz anderem Sinn reden wir von Grenzen, wenn wir an die Grenzen unseres Könnens und Erkennens denken, an die menschliche Ohnmacht gegenüber jenen Kräften, die uns verobjektivieren und uns zum Spielball ihrer unberechenbaren Überlegenheit machen, an die Unermeßlichkeit unserer Unwissenheit.

In diesem Sinn will ich als ehemaliger Patient über drei Bereiche meiner Erfahrung sprechen:

1. über die Erfahrung des Todes
2. über die Erfahrung mit einem schweren Durchgangssyndrom
3. über die Erfahrung mit anderen Patienten.

ad 1) die Erfahrung des Todes. Nicht des Sterbens, sondern des Todes in der Anästhesie, während der Operation.

Gestatten Sie mir, daß ich aus meinem Buch zitiere. Ich habe meine Erlebnisse unmittelbar nach meiner Genesung in einer autobiographischen Erzählung niedergeschrieben. Aus dem Abschnitt über den Tod die folgende Passage:

„Das Licht wechselte übergangslos von Gelb in Orange. Gelb aus, Orange an. Ein Schaltvorgang. Der Farbwechsel löste einen Gefühlswechsel aus. Bedrohung kroch auf mich zu, ging von diesem aggressiven Licht aus und machte mir Angst.

Die Angst steigerte sich sofort, als das Licht von Orange auf Rot umgeschaltet wurde. Ich sah Rot wie Blut und hörte ein immer lauter werdendes Zischen.

… Etwas Furchtbares kam auf mich zu. Plötzlich war es da. Es war Finsternis, Stille und Leere. Die Trinität des Schreckens.

Das ist der Tod, dachte ich, und ich spürte die fürchterliche Einsamkeit, in die er mich hineingezogen hatte. Nichts sehen, nichts hören, nichts wahrnehmen. Mich selber jedoch nahm ich wahr. Ich wunderte mich, daß ich denken konnte, daß ich den schrecklichen Zustand einer nie erlebten Verzweiflung und Angst so bewußt empfand. War das mich umgebende Nichts die Hölle? Der Tod ist die Hölle, anders kann es nicht sein, dachte ich. Die Hölle ist das Nichts, in dem ich schwebe, in dem ich bin, endlos, zeitlos, ewig vielleicht mit mir allein.

… Eine Beruhigung stellt sich ein, als ich mir sagte: Ich bin nicht allein! ER ist auch da, hier im Tode! ER wird den glimmenden Docht nicht auslöschen. ER hat noch etwas vor mit mir. Ich denke, ER hat noch etwas vor [3].“

Zitat Ende. Das Erlebnis ging weiter.

Der französische Philosoph Gabriel Marcel sagte einmal in einer Vorlesung: „Es gibt Erlebniskategorien, die durch keinerlei wissenschaftliche Entdeckungen zu wandeln sind, und wären es die von Einstein“ [4].

Eine solche Formulierung, die alle Erklärungen abschottet, wäre natürlich auch auf das von mir berichtete Todesphänomen anzuwenden. Aber es gibt durchaus Erklärungen aus dem Bereich der Gehirnforschung. Auf meiner Spurensuche bin ich – leider etwas spät – dem Werk des Philosophen Karl Popper und des Neurophysiologen John Eccles begegnet. Aus dem Buch „Das Ich und sein Gehirn“ beziehe ich die Erklärung, die besagt, daß das aktive, psychophysische Ich der Programmierer des Gehirns ist. Für dieses Ich ist das Gehirn das Instrument, dessen es sich bedient. Die Seele ist der Steuermann [5].

So fragt sich natürlich der Patient, welche Grenze er mit Hilfe chirurgischen Handelns überschritten hat. War es, wie er glaubt, die andere Dimension? Und in dieser das Miteinander von Ichbewußtsein, Todesbewußtsein und Gottesbewußtsein. Wahrscheinlich ein ganz subjektives Erlebnis. Wie eben der Glaube auch nur subjektiv sein kann.

Eine schwierige Frage.

Der Neurophysiologe Eccles, der den selbstbewußten Geist unabhängig vom Gehirn sieht, der kann sagen: es „könnte einen zentralen Kern geben, das innerste Selbst, das den Tod das Gehirns überlebt, um eine andere Existenz anzunehmen, die ganz jenseits irgendetwas, das wir uns vorstellen können, liegt“ [6].

Da fragt der Patient: ob der Hirntod dann noch als Tod zu definieren sein, wenn das Bewußtsein nicht an das Gehirn gebunden ist, vielmehr die Erlebnisfähigkeit fortbesteht.

ad 2) über die Erfahrungen in einem schweren Durchgangssyndrom.

Auch hierzu zunächst, mit Ihrer Einwilligung, eine kurze Passage aus meinem Buch:

„Heute morgen sagte der Professor bei der Visite: Sie hatten ein schweres Durchgangs-syndrom auf der Intensivstation im Herzzentrum.

Syndrom nannte er diese katastrophalen zehn Tage. Concursio würden es die Lateiner nennen. Im Deutschen sagen wir dazu Zusammenlauf, Auflauf.

Weil die Mediziner nicht wissen, was da alles und aus welchen Ursachen zusammenläuft, nennen sie diesen ungeklärten Zustand, wenn er überstanden wird, Durchgangssyndrom. Man nennt es so...

Erinnerungen an ein Syndrom werden schnell verdrängt. Man spricht nicht darüber. Der Herr Doktor hat gesagt, es war eben ein Durchgangssyndrom! Man hatte es, man verdrängt es...

Ich hatte ein Syndrom. Es war ein turbulenter Aufruhr von Körper, Geist und Seele. Sie stritten miteinander...

Ich hatte ein Durchgangssyndrom. Wenn man für eine Wüstenwanderung, für ein zehn-tägiges Taumeln von Fata Morgana zu Fata Morgana eine medizinische Bezeichnung sucht, ist diese nicht die schlechteste. Dieses Zusammentreffen des Berechenbaren mit dem Unbe-rechenbaren. Der Durst und die Träume, die Hitze und die Kälte, die Erinnerungen, die Schwärze, die Fesseln, die Sprachlosigkeit. Das Syndrom.

Ich hatte ein Durchgangssyndrom. Vielleicht dachten sie, ich sähe sie nicht, ich hätte sie nicht beobachten können. Ich habe eine Welt wahrgenommen. Ob es ihre Welt war, ist eine andere Frage...

Ich bin zurückgekommen. Ich habe Erinnerungen mitgebracht, Bilder von dort. Ich werde sie nicht verdrängen... Keiner entgeht seinem Syndrom. Das Sterben ist ein Syn-drom" [7].

Soweit dieser Bericht. Hatte ich im ersten Teil meiner Ausführungen vom Ichbewußtsein im Tod gesprochen, von dem Todesbewußtsein im Nichts, so ist in diesem Abschnitt die Rede von dem katastrophalen Zusammenbruch des Selbstbewußtseins. Wie kann es dazu kommen? Wodurch ist das Regelsystem außer Rand und Band geraten? Wodurch hat sich das Ich von dem doch vorhandenen Gehirn getrennt, wo ist es geblieben? Und mit ihm die Persönlichkeit, und mit dieser Ethos und moralischer Charakter? Keine Kontrollfunktion mehr, das Animalische dominiert zeitweilig. Die geistlose Wahrnehmung der Umwelt schok-kiert Familie und Freunde. In dieser andersartigen Erfahrungswelt erlebt der Patient mit überdeutliche Schärfe und Eindrücklichkeit abenteuerlich anmutende Dinge. Sie werden ihm unvergeßlich in die Seele eingeschliffen, und er trägt sie – zumeist unausgesprochen – als erlebte Wirklichkeit mit sich herum, wenn er die Klinik längst verlassen hat.

So war eine Patientin fest davon überzeugt, daß der Professor sie unmittelbar nach der Operation mehrmals vergewaltigt hatte und konnte genaueste Beschreibungen davon geben, unter welchen Umständen dieses geschah. Sie berichtete es mir. Ein anderer Patient ist fest davon überzeugt, daß ihm gegen seinen Willen ein fremdes Herz implantiert wurde und hat den Hergang publiziert.

Ich konnte mich an Besuche erinnern, und bedankte mich später dafür, die nicht erfolgt waren. Aber ich konnte genaue Angaben machen über Personen, Gespräche, Kleidung und mitgebrachte Geschenke.

Der Patient wird nach seiner körperlichen Wiederherstellung aus der Klinik entlassen. Wer fragt nach den traumatischen Erlebnissen?

ad 3) Erfahrungen mit anderen Patienten.

Als Max Frisch seinem Freund Peter Noll die Totenrede hielt, sagte er rückblickend: „Er weiß genau Bescheid, was seinen Krebs betrifft, und er lehnt die Operation ab, das ist ebenso klar. Seine Entscheidung. Er will nicht sterben als entmündigtes Objekt der Medizin. Wie also stirbt man?" [8]

Im Unterschied dazu ein anderer Patient. Ich zitiere wörtlich, was mir dieser persönlich erzählte über den Augenblick, wo ihm die Herztransplantation empfohlen wurde: „Herr X, Sie brauchen ein neues Herz!" – Patient: „Na machen Sie doch, Herr Professor!"

Klare Entscheidung sowohl in dem einen als auch in dem anderen Fall. Jedoch: ersterer ist Subjekt, der andere Objekt.

Unvergeßlich bleibt mir der Mann in Erinnerung, der das Krankehnhaus verließ. Er lehnte die Herztransplantation ab, denn er habe drei Söhne. Welche Überlegung bewog ihn, sich für die Alternative zu entscheiden, für den Tod?

Drei Patienten, drei sehr unterschiedliche Entscheidungen, wobei im zweiten Fall die Devise nur lautet: Leben um jeden Preis. Nicht der Wunsch nach Information über das Leben danach beschäftigt ihn. Hier wurde weder nach Sinn und Qualität gefragt, auch nicht nach dem Tod des Spenders.

Während meiner freien Mitarbeit in einem ärztlich geleiteten Beraterkreis für herztransplantierte Patienten begegnete ich einer erstaunlich großen Zahl unter ihnen, die vor der Operation jede Information ablehnten, im Grund überhaupt nicht wußten, was auf sie zukam und welche Anforderungen das Leben danach an sie stellen würde. Nicht wenige waren der weit verbreiteten Ansicht, daß die Spenderorgane Leichen entnommen werden. Der Unterschied zwischen Herztod und Hirntod waren ihnen unbekannt.

Mit Ausnahme weniger Einzelfälle wurde die Frage nach Spender bzw. der Spenderin nicht gestellt.

Möglicherweise würde sich das ändern, wenn man von jedem entscheidungsfähigen Patienten, der eine Organtransplantation wünscht, verlangte, daß er selber im Fall seines Todes zur Organspende bereit sein müsse. Überlegungen in dieser Richtung könnten zu echten Entscheidungen führen. Wo Ansprüche gestellt werden, muß man auch Ansprüche anerkennen. „Du sollst deinen Nächsten lieben wie dich selbst!" Also keine Erwartungen, denen ich nicht auch selber zu entsprechen bereit bin.

In diesem Zusammenhang eine abschließende Bemerkung zum Thema Herztransplantation. Eben da haben wir es mit einer gravierenden Grenzüberschreitung zu tun. Denn in der vieltausendjährigen Kultur- und Geistesgeschichte hat dieses Organ eine zentrale Stellung eingenommen. Die Transplantationsmedizin hat das Herz entmythisiert und auf seine reine Funktionalität als Blutpumpe reduziert. Das geschieht, um kranken Menschen zu helfen und ihr Leben zu verlängern. Das ist die eine Seite.

Die andere darf auf keinen Fall übersehen werden: Wenn wir den Menschen nur noch unter dem Gesichtspunkt der Funktionalität sehen, wie es der Materialismus tut, so untergraben wir die humane Ethik. Zu dieser vom Technopol her bestimmten Gesellschaft könnte man dann nur noch sagen: „Nicht der ist verrückt, der keinen Verstand hat, sondern der, der nur noch Verstand hat!" Das war ein Zitat, leider weiß ich nicht, von wem es stammt. Eine solche geistig degenerierte Gesellschaft würde dann auch die Abgabe von Organen zur sozialen Pflicht machen und in einem für breite Bevölkerungsschichten undurchsichtigen Transplantationsgesetz festschreiben.

Hüten wir uns vor dem „Terror der Humanität!" [9]

Christliche Nächstenliebe achtet die Rechte der Persönlichkeit und ist auf freie Gewissensentscheidung bedacht.

Literatur

1. Die Bibel (1964) Altes und Neues Testament, Nach der Übersetzung von Martin Luther. Stuttgart
2. Hans Jonas (1979) Das Prinzip Verantwortung „Versuch einer Ethik für die technologische Zivilisation" Frankfurt/Main
3. Gerhardt Hoffmann (1988) Herzoperation – Ein Bericht mit einem Geleitwort von Roland Hetzer. Berlin
4. Gabriel Marcel (1952) Geheimnis des Seins. Wien
5. Karl R. Popper, John C. Eccles (1982) Das Ich und sein Gehirn. München
6. ders. s. o.
7. Gerhardt Hoffmann, a. a. O.
8. Peter Noll (1988) Diktate über Sterben und Tod. Mit der Totenrede von Max Frisch. München
9. Helmut Thielicke (1986) Theologische Ethik, 2. Band. Tübingen

110. Grenzen chirurgischen Handelns aus sozio-ökonomischer Sicht

H. Sitzmann

Landesverband der Ortskrankenkassen Bayerns, Friedrich-Engels-Bogen 6, 81735 München

Limits on Surgical Treatment: Social Economic Aspects

Die Erfolge chirurgischen Handelns finden in der Öffentlichkeit seit Jahren eine große Aufmerksamkeit. Krankheiten, denen die Ärzte in früheren Zeiten machtlos gegenüber standen, gehören heute zum Alltag ärztlichen Handelns. In vielen Fällen ist die Grenze zum Tod vorläufig aufgehoben oder verschoben worden.

Begleitet sind die Fortschritte der Medizin immer schon von ethischen Fragen: Ist alles, was machbar ist, auch sinnvoll unter Berücksichtigung von Lebenserwartung und Lebensqualität der Patienten? Ist Lebensverlängerung oder Remission immer auch mit besserer Lebensqualität gleichzusetzen?

Vor dem Hintergrund einer Bevölkerungsentwicklung, in der der Anteil der älteren Menschen an Bedeutung gewinnt, werden uns nicht nur die ethischen Aspekte des medizinischen Geschehens stärker noch als bisher beschäftigen, sondern auch die Fragen der *Finanzierung* von Krankheitsbehandlung werden neu gestellt werden müssen.

Ich weiß aus eigener Erfahrung, daß viele Ärzte, orientiert an einzelnen Krankenfällen, einer ökonomischen Betrachtung ärztlichen Handelns reserviert bis ablehnend gegenüberstehen. Ich kann diese Haltung gut nachvollziehen. Sie resultiert aus dem in der ärztlichen Ausbildung vermittelten kategorischen Imperativ, Krankheiten zu heilen und Leben zu erhalten unter Aufbietung aller ärztlichen Kunst. Es ist daher nicht verwunderlich, wenn die Grundsätze ärztlichen Handelns häufig als Gegensatz zu den Bestimmungen des Sozialgesetzbuches aufgefaßt werden, das im Einzelfall *Angemessene* und nach dem Stand der medizinischen Wissenschaft *Erforderliche* in wirtschaftlicher Form zu erbringen.

Der Ausgabenanstieg in der gesetzlichen Krankenversicherung und die Diskussionen um die Reform unseres Gesundheitswesens in den letzten Jahren, deren Resultat das Gesundheitsreformgesetz von 1989 und das Gesundheitsstrukturgesetz von 1993 waren, haben uns in aller Deutlichkeit die Notwendigkeit vor Augen geführt, stärker als bisher das Leistungsgeschehen einer ökonomischen Betrachtung zu unterziehen. Der grundlegende Gedanke, der zu dieser Einsicht zwingt, ist die Tatsache, daß wir auch im Gesundheitswesen immer mit knappen Ressourcen zu tun haben.

Jedes medizinische Handeln ist daher automatisch mit der Frage konfrontiert, ob es nicht eine bessere Verwendung des vorgesehenen Budgets im Sinn einer höheren Gesundheitswirksamkeit gibt. Wir sind nicht in der Lage, für die Gesundheit einen beliebig hohen Preis zu zahlen; auch die Medizin ist zwischen Wunsch und Wirklichkeit angesiedelt.

Ein Problem im Gesundheitswesen ist die Tatsache, daß sich mit der zunehmenden Lebenserwartung älterer Menschen der Bedarf an Gesundheitsleistungen erhöht. Mit steigendem Alter nehmen eben die Anfälligkeiten für Krankheiten und chronische Leiden sowie Risiko der Pflegebedürftigkeit zu. Allerdings möchte ich den Ausgabenanstieg, der sich objektiv mit dem wachsenden Anteil älterer Menschen rechtfertigt, nur mäßig nennen; auf rd. 5 % bezifferte der Sachverständigenrat die demographisch bedingte Steigerungsrate. Wir wollen, müssen und können solche Mehrleistungen erbringen und finanzieren.

Der wesentlichere Teil der Ausweitung des Leistungsvolumens resultiert aber aus einer gestiegenen Behandlungsintensität und als Folge von Überkapazitäten. Die von demographischen Faktoren zu erwartenden Kostensteigerungen werden da in den Schatten gestellt. Allein die von den Überkapaziäten des Gesundheitswesens ausgehende Dynamik ist stärker als alle anderen Faktoren.

Unter den Bedingungen des seit Anfang des Jahres geltenden Gesundheitsstrukturgesetzes müssen sich auch die Krankenhausärzte vermehrt auf eine ökonomische Betrachtungsweise einlassen, da die Krankenhausversorgung auf eine neue finanzielle Grundlage gestellt worden ist.

Ich darf Ihnen die wesentlichen Neuerungen des GSG kurz in Erinnerung rufen:
- Die Steigerung des Krankenhausbudgets ist für die nächsten drei Jahre an die Entwicklung der Grundlöhne gebunden. Dies gilt im übrigen auch für die Ausgaben der ambulanten Versorgung.
- Das Selbstkostendeckungsprinzip wird abgeschafft. Statt dessen werden Sonderentgelte, Fallpauschalen als Formen leistungsorientierter Vergütung eingeführt. Für die Bereiche, wo Sonderentgelte und Fallpauschalen keine Anwendung finden, wie z. B. in der Psychiatrie, werden geteilte Abteilungspflegesätze eingeführt, die eine Differenzierung nach Arzt-, Pflege- und Hotelleistungen zulassen.
- Die Verzahnung von ambulanter und stationärer Versorgung wird in Gang gesetzt. Vorstationäre und nachstationäre ambulante Behandlung durch das Krankenhaus ist angesagt. Der dreiseitige bayerische Vertrag aus dem Jahr 1992 stand Pate für diese neue gesetzliche Bundesregelung.
- Darüber hinaus sind die Krankenhäuser ab sofort legitimiert, ambulant zu operieren. Damit dies aber auch angenommen wird, muß bald über die Vergütungsregelungen auch ein entsprechender Anreiz geschaffen werden. Dabei ist aber die Abstimmung zwischen den Krankenhäusern und der niedergelassenen Ärzteschaft noch ein zu lösendes Problem.
- Eine weitere Variante der ambulanten Öffnung der Krankenhäuser stellt die teilstationäre Behandlung bzw. die Tageschirurgie dar. Das Krankenhaus hat hier die Möglichkeit, in eigener Zuständigkeit zu entscheiden, diese Behandlungsform der vollstationären Aufnahme vorzuziehen. Das GSG bietet hier die Chance angemessener Vergütungsformen. Entsprechende Vereinbarungen sind schon für Kliniken in München und Augsburg getroffen worden.

Mit diesen neuen Regelungen werden alte Forderungen nach mehr Transparenz, leistungsorientierter Vergütung und der Abstimmung an der Schnittstelle ambulant/stationär erfüllt. Es werden damit bisher brachliegende Rationalisierungsreserven erschlossen, wodurch via Umlenkung von Geldströmen eine effizientere Versorgung erreicht wird. Zwangsläufig entstehen dadurch auch zusätzlich Chancen für den medizinischen Fortschritt.

Freilich, was im einzelnen wirklich medizinischer Fortschritt ist, kann außerordentlich problematisch sein; darüber muß eine Verständigung erfolgen. „Fortschritt" – auch im medizinischen und medizin-technischen Sinn – meint nicht einfach, wie es das Wort nahelegt, eine Weiterschreitung vom gegenwärtigen zu einem anderen Zustand. Es ist deshalb auch nicht *richtig*, daß „Fortschritt" so selbstverständlich um sich die Aureole des Positiven, des Modernen, des Optimistischen legt, zu dem sich jeder zu bekennen hat, der der Welt und ihrer Entwicklung aufgeschlossen gegenübersteht.

Ob sich in diesem Sinn ein Fortschritt in der Entwicklung der medizinischen Wissenschaft und in ihrer praktischen Anwendung feststellen läßt, ist für die Krankenversicherung nur dann von Bedeutung, wenn die ärztliche Behandlung und die gesamte Krankenpflege effektiver wird, d.h. ihr Zweck, einmal die Wiederherstellung der Gesundheit sicherer und vollständiger erreicht wird, und wenn sie effizienter wird, d.h. wenn das Verhältnis der Aufwendungen zum Erfolg sich günstiger gestaltet.

Daß durch den sog. medizinischen Fortschritt der Aufwand für ärztliche Behandlung und der Krankenpflege insgesamt günstiger geworden wären, kann man nicht sagen. Im Gegenteil: Die Berufung auf den medizinischen Fortschritt findet gerade statt, um die höheren Kosten zu erklären und zu begründen. Warum eigentlich durch Fortschritt höhere Kosten?

Das wäre der wahre Fortschritt, wenn er zu Kostensanierung führte und bei gleichen – oder sogar niedrigeren – zu besserem therapeutischen Erfolg!

Meine Thesen dazu lauten:
1. Negative Folgen, wie hohe Kosten, können nicht durch Fortschritt heiliggesprochen werden. Hohe Kosten lassen sich nur durch entsprechende Erfolge rechtfertigen.
2. Nicht alles, was medizinisch machbar ist, muß unbedingt in jedem Falle auch wünschenswert sein. Medizinische Kunststücke können schon mal eher gegen das Gebot der Menschenwürde verstoßen als ihr dienen. Manchmal könnte man meinen, die Medizin hätte größeren Erfolg in der Verlängerung des Sterbens als in der Verlängerung des Lebens.
3. Behaupteter medizinischer oder medizin-technischer Fortschritt ist auf seine Fähigkeit, Morbiditäten oder Kosten zu senken, sorgfältig „abzuklopfen".
4. Medizinischer oder medizin-technischer Fortschritt, der dem gerecht wird, was man Effizienz des Gesundheitssystems nennt, ist auf Dauer auch finanzierbar.

Wenn ein aufwendiges und zugleich spektakuläres Verfahren entwickelt wird, wie dies z.B. bei den Herztransplantationen der Fall war, dann wird dies von unseren Medien zunächst hoffnungsvoll begleitet, daran wird öffentlich teilgenommen auch an Rückschlägen, bis solch ein Verfahren entweder endgültig gescheitert ist oder aber sich bewährt hat und in die Klinikroutine aufgenommen wird.

Daß heute 80% der herztransplantierten Patienten die nächsten zwei bis drei Jahre überleben und 70% eine 5-Jahres-Überlebensrate aufweisen, konnten wohl nur die größten Optimisten unter uns und die Hellseher erwarten, die die Entwicklung des Cyclosporin und damit die bessere Beherrschung der Abstoßungsreaktionen vorhergesehen hätten.

Begrenzt wird die Zahl der Transplantationen derzeit nur durch einen Mangel an Spenderorganen, nicht etwa durch fehlende medizinische Kapazitäten oder gar finanziell gesteckte Grenzen.

Um beim Beispiel Herzchirurgie zu bleiben: Herzoperationen unter Einsatz der Herz-Lungen-Maschine kosten derzeit „nur" ein Bruchteil dessen, was eine Herztransplantation kostet (z.B. derzeit bei den Unikliniken München DM 16000). Eine Dilatationskatheterisierung des Herzens kostet sogar „nur" weniger als die Hälfte der normalen Herzoperation (DM 6600, Uniklinik München 1992).

Nun erwarten wir als Kostenträger von den verantwortlichen Medizinern, daß sie die Möglichkeiten jeder Stufe erst voll erwägen, bevor sie die nächste Stufe der Behandlung in Betracht ziehen. Dabei bin ich freilich überzeugt, daß sie sich solcher Abwägung stellen und zwar schon allein unter Gesichtspunkten der medizinischen Indikationen und Risiken. Jedenfalls redet ihnen in diese Entscheidungen kein Kostenträger hinein, derzeit nicht und auch nicht in Zukunft.

Die Zukunft unseres freiheitlichen und leistungsfähigen Gesundheitswesens sehe ich nicht pessimistisch, wenn die heute wirksamen Antriebskräfte immer wieder überprüft werden. Unsere Versicherten nehmen den Arzt aus einem bestimmten Anlaß – der Krankheit – und zu einem bestimmten Zweck – um wieder gesund und von Schmerzen und Beschwerden befreit zu werden – in Anspruch. Dieser Zweck – die causa finalis – durchformt ausdrücklich oder stillschweigend die wechselseitigen, auch rechtlich bedeutsamen Erwartungen; er bestimmt die Anforderungen an die ärztliche Behandlung. An jede ärztliche Behandlung sind aber gleichermaßen ökonomische Grundanforderungen gestellt: Es soll ein möglichst günstiges Verhältnis der Kosten zum Erfolg erreicht werden.

In diesem Aufgabenfeld hat der Arzt auf dem Hintergrund der Pflichterfüllung alle Freiheiten. Zur Pflicht des Arztes gehört es, in den Behandlungsformen das jeweils Bessere zu selektieren. Gelingt ihm dies mehr als heute, wird die ärztliche Therapiefreiheit überleben; der Arzt versteht ja dann mit seiner Freiheit umzugehen.

Ich wünsche Ihnen, daß Sie im Interesse der Patienten immer die richtige Therapie-Entscheidung treffen. Diese Bürde können Ihnen die Krankenkassen nicht abnehmen; sie werden aber auch künftig die Finanzierung dessen sicherstellen, was nach den Regeln der ärztlichen Kunst sinnvoll ist.

111. Leben- und Sterbenlassen in der Chirurgie

L. Schweiberer

Chirurg. Klinik Innenstadt und Poliklinik der Universität, Nußbaumstr. 20, 80336 München

Live and Let Die in Surgery

Summary. Restoring health an presaving life are tasks of the physican. Within the responsibility the process of dying should not be excluded. It should rather be part of the physician's concern to attend the process of dying in a ethical-medical responsibility and manner. Emergency Surgery and Intensiv Care Medicine are touchstones of medical responsibility in the matter of "live and let die". Basing on ethical principles and under law in force the employment and the dispense of medical-technical progress ha to be a steadfast part of the ethical-medical procedings of the physician.

Zusammenfassung. Gesundheit herstellen und Leben erhalten sind Aufgaben des Arztes. Verantwortung für Sterben darf jedoch nicht ausgegrenzt werden; vielmehr gehört zur ärztlichen Verantwortung auch, Sterben in ethisch-ärztlicher Verantwortung zu beglei-ten. Chirurgische Notfallmedizin und Intensivmedizin sind Prüfsteine ärztlicher Verant-wortung für Leben und Sterben. Basierend auf ethischen Grundwerten und geltendem Recht müssen Anwendung von und Verzicht auf technischen Fortschritt in der Medizin unverrückbarer Teil unseres ärztlich-ethischen Handelns bleiben.

Meine Vorlesung vor Studenten zur ärztlichen Ethik leite ich in der Regel mit den Worten ein: „Gesundheit herstellen und Leben erhalten sind die Aufgaben des Arztes" und füge aber gleich hinzu: „Leben erhalten darf jedoch nicht dazu verleiten, Verantwortung für das Sterben von sich zu weisen" und „Wenn wir den Tod schon nicht verhindern können, so ist es auch ärztliche Aufgabe, den Prozeß des Sterbens in ärztlich-ethischer Verantwortung zu begleiten".

Damit möchte ich auch den Tenor meines Vortrages und das Selbstverständnis meines Arztseins verdeutlichen, wenn ich Sie um Ihre Aufmerksamkeit für einige Gedanken zu „Leben- und Sterbenlassen" aus der Sicht des Chirurgen bitte.

Wir sind weder Ethiker noch Philosophen, weder Juristen noch Theologen, wir sind Ärzte und so in unserem Tun täglich nicht nur medizinisch, auch ethisch gefordert und herausgefordert, Leben zu erhalten und den Tod, wenn er denn unausweichlich ist, nicht zu verhindern. Ich will bewußt auch offenkundig machen, daß unser Land durch seine jüngste Geschichte besonders gehemmt ist, an der Diskussion zur Euthanasie sich zu beteiligen – Euthanasie heißt, sich sorgen um einen guten Tod.

Lassen Sie mich an einem Beispiel aus der eigenen Notfallchirurgie die Grenzsituation unseres ärztlich-ethischen Handelns schildern:

Eines Sonntagmorgens gegen 9.00 Uhr wurde ich in die Notaufnahme der Klinik geru-fen, wo das gesamte Notfall-Team um einen 24jährigen intubierten Patienten bemüht war, der am Oberkörper nicht die Spur von Verletzungen aufwies. Die Bauchregion wies eine breitklaffende, von hinter den Flanken reichende Wunde auf, aus der das Dünndarmkonvolut quoll. Der junge Mann hatte sich in suizidaler Absicht quer über das Gleis der S-Bahn gelegt und wurde von dieser überrollt. Die quere Wunde erwies sich bei näherer Inspektion als Abtrennung der unteren Körperhälfte mitten durch den Bauchraum. Nur dorsal stand eine gequetschte Haut-Muskelbrücke, die beide Körperhälften noch verband.

Als der Notarzt an die Unfallstelle kam, lebte der Verletzte. Der Notarzt setzte blitzschnell eine Klemme an die ab unterhalb der Nierenarterien zerstörte Bauchaorta, intubierte, gab Infusionen über großlumige Katheter und brachte ihn in die Klinik. Zur Zeit der Klinikaufnahme schnelle Herzfrequenz, Blutdruck um 40–50 mm Hg systolisch.

Die chirurgische Beurteilung der örtlichen Situation ließ eine andere Chance als die einer hohen Hemikorporektomie nicht erkennen.

Wir wußten sehr wohl, um die ganz vereinzelt bei Tumorerkrankungen der Beckenregion erfolgten Hemikorporektomien, auch um den Aufschrei der Entrüstung aus den sechziger Jahren, ob der quälenden Therapie.

Wir sahen, daß die Bauchhöhle nicht verschließbar war. Wir dachten an den Torso, an die künstliche Stuhl- und Urinableitung, für die kein Platz blieb, an das Erwachen dieses Menschen, dem mit seinem Willen zur Selbsttötung nichts weiter geglückt war, als sich jede Möglichkeit der Selbstbestimmung für immer zu nehmen. Uns drängte sich die Frage auf, ob wir ein lebensunwertes, ja ein *leidens*unwertes Leben erhalten dürfen.

Wir entschlossen uns zum Abbruch der Behandlung. Lediglich die Beatmung unter Raumluft wurde beibehalten.

Der Blutdruck stieg nach einer Stunde auf 70–90 mm Hg systolisch an. Nach Öffnen der Aortenklemme trat der Tod ein.

Die ausführliche Schilderung dieses Erlebnisses scheint mir zur Grenzziehung zwischen passiver und aktiver Sterbehilfe nötig. Wo liegt die Grenze? In diese Diskussion muß auch die Frage der sofortigen Beendigung der Respiratorbehandlung eingehen; ich werde dazu noch Stellung nehmen.

Die Sterbehilfe muß nach Hiersche differenziert werden in:

1. Sterbehilfe als ärztliche Leithilfe durch den Verzicht auf eine Therapie oder den Abbruch einer Therapie mit der daraus folgenden Lebensverkürzung.
2. Sterbehilfe als ärztliche Leithilfe durch eine wirksame Therapie unter der Inkaufnahme einer Lebensverkürzung, gleichsam als Nebenwirkung.
3. Sterbehilfe durch eine gezielte Therapie zur Tötung, Lebensverkürzung auf Verlangen und
4. Sterbehilfe ohne Lebensverkürzung.

Der Pfad zwischen ärztlicher aktiver und passiver Sterbehilfe ist schmal. Alle Graduierungen begleiten unser chirurgisches Tun. Im Notfall ist es oft die Entscheidung der ersten Stunde, ob der unausweichliche Tod sofort oder erst nach langer, auch für das Umfeld quälender Zeit eintreten kann. Was wir für das Überleben Schwerstverletzter die „golden hour" nennen – d. h. die früh einsetzende und damit lebensrettende Therapie – kann auch bei frühzeitiger Entscheidung die „golden hour" des Sterbens sein.

Notarzt-System

Mit diesem Gedanken bleibe ich bei der Notfallchirurgie, respektive bei der Tätigkeit des Notarztes und bei der ihr folgenden Beurteilung der Notfallpatienten nach Klinikaufnahme.

Das in unserem Land so hervorragend funktionierende Notarztsystem wird – in respektvoller Anerkennung – so manches Mal zum Verursacher der für die Glaubwürdigkeit der Medizin so wichtigen Diskussion um Leben und Sterben.

Notärzte sind Kolleginnen und Kollegen mit Kenntnissen und Fertigkeiten in der Wiederherstellung der Vitalfunktionen, Atmung und Kreislauf. Sie verstehen sich auf Defibrillation und Schmerzbekämpfung, auf den Umgang mit organisatorischen und therapeutischen Maßnahmen beim Schwerstverletzten.

Ihr Arbeitsfeld ist die Ausnahmesituation: Der bewußtlose, ältere Patient in einer kleinen Wohnung – Schlaganfall? Herzrhythmusstörung? Diabetisches Coma? Dissektion eines Aortenaneurysma? Ihr Arbeitsfeld ist das freie Gelände: Straße, Baustelle, U-Bahnschacht, sonst wie schwierig zugängliches Gelände, vielfach Ereignisse bei Nacht.

Die lebensrettenden Sofortmaßnahmen müssen unverzüglich, oft ohne Zeit für ausreichende klinische Untersuchung, ohne technische Diagnostikhilfe eingeleitet werden. Solche Ärzte müßten Überärzte sein, sollten sie mit sicherem Instinkt die stets gültige Entscheidung treffen über Lebenretten oder Sterbenlassen, auch darüber, ob bleibende, schwerste Spätschäden zu erwarten sind.

Bei polytraumatisierten Patienten des hohen Schweregrades lag die Letalitätsquote bis vor etwa zwei Jahrzehnten um 50–70%. Sie liegt heute zwischen 10 und 20%, ein Erfolg u. a. ganz besonders des Notarztsystems und seiner Notärzte. Doch sind auch hier Grenzen zu ziehen, was getan und nicht getan werden sollte.

Aus einer Statistik von 562 Patienten mit stumpfen Traumen, die reanimiert worden sind, – d. h. Reanimation bei tatsächlich bereits eingetretenem Herz-Kreislauf- und Atemstillstand – entnehmen wir, daß nur 0,18% überlebten. Das besagt, wie komplex die stumpfen Traumen sind und besagt auch, daß der Notarzt von offener Herz-Druckmassage Abstand nehmen darf, ja Abstand nehmen sollte, wenn nach stumpfem Trauma Herz- und Atemstillstand bereits eingetreten sind. Penetrierende Verletzungen sind ganz anders zu bewerten: Hier überlebten nach erfolgreicher Reanimation von 203 Verletzten immerhin 29%.

Chirurgische Intensivstation

Die hohe Zahl von intensivpflegebedürftigen Patienten aus dem Notarztdienst, insbesondere von geriatrischen Notfallpatienten, leiten über zur chirurgischen Intensivbehandlung.

Unsere Möglichkeiten der prä-, intra- und postopertiven Behandlungstechniken führen zwangsläufig zur Ausweitung der chirurgischen Indikationen, insbesondere was die Operationen betrifft bezüglich

1. Umfänglichkeit des Eingriffes
2. Alter des Patienten
3. Vorerkrankungen des Patienten
4. palliative Operationen.

Von über 7000 Eingriffen der eigenen Klinik des letzten Jahres bedurften 732 Patienten der Allgemein-, Unfall- und Gefäßchirurgie postoperativer Intensivbehandlung, das sind 12%, davon 65% der Beatmung. Die Letalitätsrate der Intensivstation lag für das Berichtsjahr bei 8%.

8% Letalitätsrate bei intensivpflichtigen Patienten ist ein Erfolg der Medizin, der durch kein Argument wie Apparatemedizin oder ähnliches geschmälert werden kann.

Doch wann ist die Behandlung abzubrechen? Wenig Entscheidungschwierigkeiten gibt es, wenn der Patient durch die Operation z. B. nicht vollständig von seinem Tumorleiden befreit werden konnte und dann kaum beherrschbare Komplikationen eintreten? Multipelste Gefäßerkrankungen und zerebrale Dekompensation erleichtern die Entscheidung zur Einstellung der Therapie.

Von den 61 auf der Intensivstation der eigenen Klinik [Leitung: Prof. H. Duswald] im Jahre 1992 verstorbenen Patienten mußte bei 25 die Entscheidung zur Therapie-Einstellung getroffen werden.

Ein Patient erholte sich vorübergehend, verstarb jedoch vier Wochen danach. 24 Patienten verstarben ca. 15 Minuten bis drei Tage später.

Bei den 25 Patienten handelte es sich um 15 Patienten mit metastasierenden Karzinomen. Die Indikationen zum Therapieabbruch waren Sepsis, kardiale und/oder pulmonale Dekompensation und wegen eines ausgedehnten Tumorleidens a priori die Festlegung, auf hochwertige Intensivtherapie zu verzichten.

Von zehn Patienten ohne maligne Grunderkrankung litten drei nach Schädelhirntraumen an infauster neurologischer Störung, drei Patienten nach Polytrauma an Sepsis mit Multiorganversagen und hohem Alter, drei Patienten an Sepsis nach Peritonitis, Multiorganversagen und hohem Alter und zwei Patienten an Sepsis mit Multiorganversagen bei massiver Vorerkrankung wie Leberzirrhose.

Die wichtigsten Maßnahmen bei der Therapie-Einstellung ist der Verzicht auf Beginn oder Fortführung einer hochwertigen Katecholamin-Dosierung zur Kreislaufstabilisierung bei septischem und posttraumatischem Permeabilitätsschaden, Verzicht auf Beginn oder Fortführung kontinuierlicher arteriovenöser Hämofiltration, Reduktion jeglicher spezifischer Pharmakotherapie. Jedoch Fortführung ausreichender Analgesie und Flüssigkeitszufuhr und Fortführung maschineller Beatmung.

Die Abschaltung des Respirators und die Entfernung des Tubus und damit der sofort einsetzende Tod kostet mehr als persönliche Überwindung, ja schockiert den Handelnden und das Umfeld in gleicher Weise. Man empfindet es wie Töten.

Eine Diskussion darüber in aller Öffentlichkeit und Offenheit mit dem uns allen bekannten Juristen, Professor H. Schreiber, Göttingen, und unserem verehrten Theologie-Professor Gründel hat uns hier viel Rückhalt gebracht. Schreiber sagt dazu: „Ich habe ein bißchen das Gefühl, daß wir Juristen und die Theologen immer das Prinzip der Erhaltung allen Lebens unter allen Umständen und die Gleichwertigkeit allen Lebens als Bekenntnis an die Spitze stellen, um sogleich davon abzurücken, wenn wir in die Konkretion kommen. Dann sagen wir, an dieser Stelle und in jenem Fall muß nicht verlängert werden. Ich glaube, das Eingeständnis würde die Diskussion erleichtern, daß wir Einbrüche in dieses Prinzip haben. Wir sollten uns das redlich eingestehen. Dann können wir auch die Grenzen festlegen." Soweit Schreiber.

Gründel wird noch deutlicher: „Ist wirklich die Extubation eine aktive Sterbehilfe? Ich gehe davon aus, daß zwischen Unterlassen einer lebenserhaltenden oder lebensverlängernden Maßnahme und einer aktiven Herbeiführung des Todes für die sittliche Bewertung ein wesentlicher Unterschied besteht, selbst wenn der Ausgang in beiden Fällen gleich ist und wenn es Grenzsituationen geben kann, in denen der Unterschied zwischen aktiv und passiv ineinander überzugehen scheint. Dabei würde ich etwa den Abbruch einer sinnlos gewordenen Intensivbehandlung nicht als aktives, zwar physiologisch als aktives Tun, aber ethisch nicht als aktive Euthanasie, sondern als ein Sterbenlassen bezeichnen."

Solcher Art Aussagen von namhaften Juristen und Theologen geben Rückhalt, nicht Freibrief für schwierigste Entscheidungen. Die große Rede des leider bereits verstorbenen Professor H. Thielicke auf dem 100. Kongreß unserer Gesellschaft in Berlin 1983 hat uns sehr nachdenklich gestimmt, als er über die Intensivbehandlung eines ihm Bekannten sagte, „Sie haben ihm das Sterben verdorben". Technischer Fortschritt ist unverzichtbarer Teil unserer chirurgischen Medizin, seine Anwendung wie auch seine nicht in jedem Fall volle Ausschöpfung Teil unseres ärztlich-ethischen Handelns.

112. Grenzen chirurgischen Handelns in der Kinderchirurgie

B. Thomasson

Västerängsvägen 3 A, S-182 46 Enebyberg, Schweden

On the Ethical Limits of Paediatric Surgery

Summary. The extremely difficult choice between the "Sanctity of Life" and "Quality of Life" concepts is discussed. The author does not feel, that an uncompromising adherence to the former alternative without regard for ensuing burdens on the patient or his environment is justified. Irrespectively of the abhorring implications, even economical factors, global overpopulation and other collective aspects cannot be entirely disregarded. The duty of the pediatric surgeon to accept most of the responsibility in a decision to refrain from treatment in desolate cases is underlined as is the importance of securing a qualified, unbiased second opinion. On the other hand the institution of multiexpert boards to take over the non-treatment decisions is not recommended.

Key words: Neonates – Malformations – Surgery – Ethics

Zusammenfassung. Die Wahl zwischen Pflichtethik und Konsequenzethik wird diskutiert, wobei schmerzhafte Entscheidungen über Prioritäten getroffen werden müssen und nicht einmal eine Beachtung der ökonomischen Begrenzungen zu umgehen ist. Die Verantwortung des behandelnden Arztes in den entstehenden, stark gefühlsgeladenen Situationen wird besprochen sowie auch die Konflikte zwischen individueller Empathie und prinzipieller Logik. Die Zuziehung eines urteilsfähigen, unbefangenen Kollegen angesichts eines Verzichtes auf Therapie wird empfohlen. Dagegen wird das Weitergeben der Entscheidung an ein größeres Greminum abgelehnt.

Schlüsselwörter: Neugeborene – Fehlbildungen – Therapieverzicht – Ethik

Ethik und Moral sind Zusammenfassungen von generell akzeptierten menschlichen Attitüden – Auffassungen davon was recht und was unrecht ist. Geographie, Kultur, Religion, Ökonomie, Erziehung, Ausbildung, Lebenserfahrungen usw. können tiefgreifende Einflüsse auf die ethische Beurteilung haben, sowohl individuell als kollektiv in der Gesellschaft.

Davon folgt erstens, daß was in einer Umgebung ethisch scheint, anderswo als unethisch betrachtet werden kann. Oft haben nicht einmal alle Mitglieder derselben Gesellschaft – Familie, Kirche, Nation – eine gemeinsame ethische Auffassung.

Zweitens folgt, daß die jeweilige ethischen Normen unter allen diesen Einflüssen nicht statisch bleiben, sondern mit der Zeit sich verändern. Dieses betrifft sowohl die Bewertungen der Gesellschaft, als diejenige eines einzelnen Individuums.

Drittens ergibt sich, daß ein ethisches Verhalten einem Patienten gegenüber zugleich einem anderen unrecht tun kann.

Wir erleben oft Konfliktsituationen, die uns lehren, daß Ethik nicht etwas Absolutes und Unabhängiges ist, sondern daß Relationen und Konsequenzen öfters erwogen werden müssen.

Die Psychologen behaupten, daß ein Gefühl eines Menschen nie von einem anderen als falsch beurteilt werden kann. Ethik und Moral sind stark gefühlsmäßig. Somit könne niemand seine eigenen ethischen Erwägungen einem anderen als die einzig richtigen aufzwingen. Ich möchte auch auf keine Weise Ihnen vorschreiben was richtig ist, nur meine Gedanken und Erfahrungen von ernsthaft fehlgebildeteten Neugeborenen mit Ihnen teilen. Ich hoffe, sie können Ihnen von Hilfe sein, wenn Sie Ihre eigenen ethischen Richtschnüre schaffen – und mit der Zeit wahrscheinlich modifizieren.

Wenn auch niemand uns etliche *Gedanken* verbieten kann, liegt es jedoch im Interesse einer geordneten Gesellschaft, daß keiner *in der Tat* zu weit vom Majoritätskonsensus abweicht – besonders wenn es zu Fragen von Leben und Tod kommt. Für diesen Zweck haben wir Gesetze, die sich in verwandten Kulturen und Ländern mehr oder weniger ähneln.

Begreiflicherweise kommen die Juristen aber leider stets einen Schritt nach der nicht immer voraussehbaren Entwicklung – denken wir nur an künstliche Befruchtung, Reagenzglaskinder, Ersatzmütter, Abtreibung, Euthanasie und ähnliche äußerst leidenschaftlich und nicht immer rational debattierte Problemstellungen.

Man kann, etwas vereinfacht, von einerseits Pflichtethik und andererseits Konsequenzethik reden. Die erste wird auch „Sanctity of Life"-Konzept oder krankheitsorientiert genannt, während die zweite auch das „Quality of Life"-Konzept oder personenorientiert genannt worden ist.

Die erstgenannte Anschauung behauptet, daß Überleben an sich ein erstrebenswertes Ziel ist, für welches alles in jeder Situation eingesetzt werden soll, ohne irgendwelche Rücksicht auf Kosten und Konsequenzen für Patient, Familie oder Gesellschaft. Die Konsequenzethik dagegen erstrebt ein geeichtes Handeln nach Erwägung der Folgen.

Die pflichtethische Stellungnahme ist von manchen Glaubenslehren als die einzig richtige anbefohlen. Sie ist erhaben idealistisch und zugleich einfach. Man braucht überhaupt in keine schmerzhaften und schwierigen Erwägungen eingezogen zu werden. Diese Einstellung ist auch in guter Konformität mit jungen, idealistischen und optimistischen Gemütern, die noch nicht allzusehr von den unwiderruflichen Realitäten des Daseins betroffen wurden.

Die Einsetzung von allen Anstrengungen und sogar heroischen Methoden in jedem Fall – sei er auch völlig hoffnungslos – biete auch Gelegenheit zu lernen und technisch Fortschritt zu machen. Wenn auch das aktuelle Neugeborene nicht zu retten wäre, könnten die Erfahrungen jedenfalls zukünftigen Patienten helfen. Wir haben gewiß heute in der Medizin Routinemethoden, die anfangs als unzulässige Humanexperimente abgelehnt worden sind; unter diesen z. B. die Narkose, die Appendektomie, die Herzkatheterisierung, die Transplantationschirurgie und die künstliche Ventilation.

Ich finde aber, daß der Arzt, wenn er unkritisch die pflichtethische Einstellung einnimmt, sich zu simplizistisch und feige benimmt. Die Konsequenzen dieser Attitüde sind für den Patienten sowie für die Umgebung meines Erachtens einfach nicht immer annehmbar.

Persönlich bin ich nach einem naiven, idealistischen, fiktiv allmächtigen, pflichtethischen Anfang zu einer eher konsequenzethischen Philosophie gekommen. Das ist allmählich geschehen, nach Beobachtung von einer kumulativen Reihe von grausamen Folgen von übertrieben enthusiastischen chirurgischen Eingriffen. Wir haben uns zu oft für eine Operation entschieden und geschickt genug operieren können, um das Leben eines Kindes zu retten, obschon die Operation nicht eine genügende Lebensqualität gewährleisten konnte.

Das Verhalten zu schwergradig fehlgebildeten, bzw. hirngeschädigten Neugeborenen ist in verschiedenen Ländern und Kulturen sehr variierend. In ganz Skandinavien herrscht heute eine vorwiegend konsequenzethische Einstellung. Ab und zu kommen zwar fanatische pflichtethische Entladung vor – fast ohne Ausnahme von Leuten, die die Konsequenzen eines unerbittlichen pflichtethischen Vorgehens später nicht tragen müssen.

Außer dem meistens vergeblichen Leiden und der gewöhnlicherweise protrahierten Entwürdigung des betroffenen Kindes, sind die Folgen einer rigiden Pflichtethik für die Familie oft katastrophal. Man hat viele Ehen scheitern sehen und schwer vernachlässigte Geschwister beobachtet. Es scheint mir nicht logisch, daß das Prinzip des Überlebens um jeden Preis irgendwelche Belästigungen anderer Individuen rechtfertigen kann.

In Ländern mit dichtem sozialen Schutznetz, wie z. B. Schweden, wird viel von der erheblichen ökonomischen Belastung eines Patienten von der Gesellschaft übernommen. Es ist gesagt worden, daß der kulturelle Stand eines Landes davon beurteilt werden kann, wie man in diesem Land die Behinderten und andere auf „der Rückseite der Gesellschaft" behandelt. Es ist auch in manchen industrialisierten Ländern als schändlich angesehen worden, von Geld und Rentabilität in Zusammenhang mit Leben und Gesundheit zu sprechen. Unabhängig davon, ob es uns gefällt oder nicht, sind wir aber auch in reichen Ländern jetzt soweit, daß in der Krankenpflege täglich schmerzliche Prioritätsentscheidungen gemacht werden müssen.

Schweden, das Land mit den höchsten Steuern der Welt und während mehreren Jahren das Land, das nach den Vereinigten Staaten den größten Anteil des Bruttosozialproduktes für Krankenpflege ausgegeben hat, erlebt zur Zeit konvulsive Versuche, die steigenden Kosten in Zucht und Ordnung zu bringen. Es gibt einfach nicht Steuergeld genug für die immer teureren technischen Methoden, die immer höheren ökonomischen Erwartungen des Pflegepersonals, die immer zahlreicheren hilflosen Alten und die sogar überkompensierenden und mißbrauchten Krankenspesen.

Die sich aufdrängenden ökonomischen Begrenzungen haben, wenigstens in Schweden, eine emotionale Diskussion geweckt, wen es sich zu behandeln lohnt und wen nicht. Wie unangenehm und widerlich es uns auch scheint, an dieser Diskussion teilzunehmen, müssen wir es jedoch als Fachleute tun. Sonst lauert die grauenhafte Alternative, daß die Selektion für Behandlung, bzw. nicht Behandlung, aus nicht-medizinischen Gründen getroffen wird.

Die schwedische Not ist natürlich sehr relativ. Global gesehen ist Schweden – und sicher noch mehr Deutschland – unheimlich reich. Nur müssen wir jetzt auch in reichen Ländern Prioritäten setzen. Das ist schon immer in Gesellschaften mit kleinerem ökonomischen Rahmen nötig gewesen. In vielen Gegenden in Afrika und Asien kommt eine operative Behandlung eines fehlgebildeten Neugeborenen nur in Frage, wenn man mit einer einzigen Operation ein völlig gesundes Kind erreichen kann. Kontrollbesuche und Sekundär-Operationen sind überhaupt nicht möglich und ein lebenslänglich defektes Kind ist einfach eine zu große Belästigung für die Familie.

Global muß man vielleicht auch bedenken, daß eines der gewaltigsten Probleme der Erde die Übervölkerung ist. In diesem Licht scheinen unbegrenzte Einsätze um schwer fehlgebildete Neugeborene zu einem subqualitativen Leben zu retten nicht ganz logisch, besonders falls damit auch defekte Erbanlagen weitergeleitet werden könnten. Ich bin darüber ganz im klaren, daß derartige Überlegungen in unseren Kulturkreisen überhaupt nicht in die Diskussion eingeführt werden können, wenn man Auge zu Auge mit einem betroffenen Kind und seine Familie sitzt. Das Thema ist nicht einmal in theoretischen Diskussionen zwischen Fachleuten stubenrein. Kalt logisch aber macht es sich aufdrängend bemerkbar.

Auch die Abortfrage macht in der Ethik und Logik schwierige Probleme. In Schweden werden z. B. jährlich fast 40 000 gesunde Leibesfrüchte abgetrieben – das ist jede vierte Schwangerschaft abgebrochen – oft nur weil ein Kind zur betreffenden Zeit nicht der Mutter paßt. Vor dem Ende der zwölften Schwangerschaftswoche muß die Frau überhaupt kein Motiv für ihre Entscheidung bekanntgeben. Die progressive Annäherung der oberen legalen Abortgrenze und der unteren Viabilitätsgrenze der Föten hat die Diskussion zu diesem Thema sehr peinlich gestaltet.

Was ich oben zugunsten einer konsequenzethischen Attitüde angeführt habe, scheint Ihnen sicherlich sehr düster und negativ. Glücklicherweise steht der Kinderchirurg, auch einer von konsequenzethischer Auffassung, nur selten vor der Entscheidung zu operieren oder nicht zu operieren, wenn er mit einem schwergradig fehlgebildeten Neugeborenen konfrontiert wird.

Während 15 Jahren, bei einem Krankengut von etwa 100 000 kinderchirurgischen Aufnahmen, ist bei uns die Fragestellung „operieren oder nicht" nur 29mal aktualisiert worden. Von unseren 29 Fällen wurden 25 nicht operiert, während 4 Operationen unterzogen wurden. 26 von den Patienten sind innerhalb 7 Wochen gestorben. Zwei von den länger überlebenden Patienten hatten große occipitale Enzephalozelen, und sie erreichten offenbar nie einen sinnvollen Kontakt mit der Umgebung.

Die Neugeborenen, bei welchen diskutiert wurde, ob man operieren sollte oder nicht, können in vier Gruppen eingeordnet werden.

In der ersten Gruppe hatten wir 10 moribunde Neugeborene mit Defekten, die nicht korrigierbar waren sowie Anenzephalus, Monströsitäten, Trisomie 13 oder 18. Da diese Kinder nicht gerettet werden können, ist die ethische Frage eigentlich nicht eine von Operieren oder nicht Operieren wegen des Patienten selber. Eher ist die Frage, ob andere todeskranke Kinder das Recht haben sollten von dem Unglück der fehlgebildeten Neugeborenen zu profitieren und sie als Organspender zu benutzen, oder aber ob Chirurgen, Anästhesisten usw. sie ohne Erfolgsaussichten behandeln sollen, um den nächsten Patienten mit größerer Erfahrung helfen zu können.

In der zweiten Gruppe hatten wir 9 Kinder mit potentiell letalen aber wenigstens teilweise chirurgisch korrigierbaren Malformationen wie z. B. Atresien des Verdauungstraktes. Nur waren andere assoziierte Mißbildungen (wie z. B. das Fehlen sämtlicher Extremitäten) derartig ernsthaft, daß ein erträgliches Leben nicht zu erwarten war. In diesen Fällen wurden die Atresien nicht operiert.

In der dritten Gruppe hatten wir 8 Neugeborene mit schweren, progressiven Defekten, wie beispielsweise lumbo-thorakale Meningomyelozelen. Die Malformationen in dieser Gruppe waren nicht unmittelbar und unbedingt letal. Die gesamte Behinderung und die stetige Progression der Begleitkrankheiten waren aber sowohl für die quantitative als die qualitative Lebensprognose derart ungünstig, daß ein aufwendiges und für den Patienten sehr belastendes Operationsprogramm nicht berechtigt erschien. In einem länger überlebenden Patienten dieser Gruppe bewirkte die Malformation des Neuralrohres Analinkontinenz, Harninkontinenz, Harninfekte, eine schwere Rückenverkrümmung und dislozierte Hüftgelenk, sowie auch einen Hydrozephalus, der einer Liquorableitung bedarf.

Eine vierte, extrem seltene Situation wurde von einem Siamesenpaar dargestellt. Die Zwillinge hatten ein gemeinsames Herz. Uns standen die Möglichkeiten einer – und noch weniger zweier – Herztransplantationen nicht zur Verfügung und eine Separation der Zwillinge mit bewußtem Aufgeben des Lebens von einem wurde deshalb in Betracht gezogen. Die schmerzvolle Entscheidung, welchen Zwilling zu opfern, und die diesbezügliche Diskussion mit den Eltern, wurde in unserem Fall uns erspart dadurch, daß die Zwillinge plötzlich an Herzinsuffizienz starben.

Ein großes Problem ist, daß die individuellen zukünftigen Defekte und sogar die Prognose quo ad vitam in derartigen Fällen zur Zeit der Behandlungsentscheidung leider nicht übersehbar sind. Würde man das Problem rein statistisch angehen, müßte man selbstverständlich einige in der Tat viable Neugeborene sterben lassen. Man würde auf das Sammeln von Erfahrungen verzichten und die technichen Fortschritte in der Behandlung nicht in optimaler Weise fördern.

Andererseits wird man, wenn man anfangs alle Neugeborene maximal behandelt, eine unbekannte Anzahl schwer behinderter Kinder für ein miserables Leben retten. Auch würde man im Fall einer in Richtung vegetativer Existenz und Ventilatorabhängigkeit gehende Entwicklung vor dem unangenehmen Beschluß einer Therapieunterbrechung stehen. Es ist oft noch belastender für alle Beteiligten, eine schon eingeleitete Behandlung als nutzlos zu beendigen, als dieselbe überhaupt nicht anzufangen.

Wer sollte dann – wenn angezeigt – die Entscheidung zum Nichtoperieren treffen? Es wird mancherorts angeführt, daß es nicht dem Arzt zukommt Gott zu spielen. Jemand muß aber die Verantwortung tragen und es wäre grausam, sie total auf die unglücklichen Eltern, besonders auf die soeben das Geburtstrauma erduldete Mutter, zu schieben. Manchmal sehen sich die Eltern aber nach eingehender Diskussion nicht im Stand, ein sehr schwer mißgebildetes Kind mit sehr beeinträchtigten Lebensqualitäten zu versorgen. Sie finden es vielleicht auch am barmherzigsten das Kind sterben zu lassen, können sich aber nicht dazu entscheiden, die Verantwortung allein zu tragen. Dann hat der Arzt eine wichtige Aufgabe die Bürde der Selbstvorwürfe zu erleichtern, indem er mit seiner professionellen Beratung im möglichen Maß ein Teil der Verantwortung übernimmt.

Bevor der Arzt ein Verzichten auf eine operative Behandlung vorschlägt, sollte er einen erfahrenen, mitfühlenden und urteilsfähigen Kollegen zuziehen. Dagegen halte ich es nicht für angezeigt, die Entscheidung einem Komitee mit mehreren Mitgliedern – Pfarrer, Sozialarbeiter, Jurist usw. – zu übergeben. Alle die genannten Experten sollten zwar auf Wunsch der Eltern zur Verfügung stehen, sollten aber nicht obligatorisch in jedem Fall das entscheidende Gremium sein. Meines Erachtens würde eine mehr umfassende Diskussion in einem größeren Kreis eine zusätzliche Belastung für die Eltern sein. Weiterhin ist so ein größeres Gremium sicherlich nicht zu allen Zeiten einsatzbereit.

Ich fürchte, ich habe oben mehr Fragen gestellt als beantwortet. Ich hoffe nur, daß es mir gelungen ist, Ihnen Argumente dafür zu präsentieren, daß ein kompromißloses pflichtethisches Verhalten manchmal mehr dem wankelmütigen Arzt als Schutzschild dient, als es für den kleinen Patienten und seine Umgebung das beste Behandlungskonzept darstellt.

113. Grenzen in der Notfallmedizin und Reanimation

K. van Ackern, Mannheim

(Manuskript bis Redaktionsschluß nicht eingegangen)

114. Grenzen des herzchirurgischen Handelns

B. Reichart[1], H. Netz[1], Ch. Schmitz[1], H. Mair[1], Ch. Detter[1], H. Dienemann[2] und H. Forst[3]

[1] Herzchirurgische Klinik, [2] Chirurgische Klinik, [3] Institut für Anästhesiologie der Universität München, Klinikum Großhadern

Limitations within the Field of Cardiac Surgery

Summary. Cardiac surgery is basically limited by the four following causes (most of the problems are however a mixture of all of them): 1. *Surgical-technical*; there are many open questions and four examples are given: The treatment of newborn hypoplastic left heart syndrome, surgery in the octogenarions, mechanical valve replacement and lung transplantation. There exist no cardio-surgical limits; many of the results are however not perfect. 2. *Logistical limitations* are caused by long waiting list for both paediatric and adult cases. A shortage of ICU-nurses is part of the problem. There should be no *financial limitations* in a rich country like Germany. Welfare and health amendments should control costs without limiting new original ideas. 4. New achievements should be guided by *ethical considerations*. In extrem cases local commitees are necessary and the advice of colleages of different specialities should be heard.

Key words: Heart surgery – Limitations

Zusammenfassung. Limitierungen ergeben sich aus vier prinzipiellen Gründen (wobei die meisten Probleme multifaktoriell zusammengesetzt sind): 1. Chirurgisch-technisch; die Probleme sind hier vielfältig, weswegen 4 Einzelbeispiele repräsentativ ausgewählt wurden: Die Behandlung des hypoplastischen Linksherzsyndroms im Neugeborenenalter, Eingriffe im hohen Alter, der mechanische Herzklappenersatz und die Lungentransplantation. In der Herzchirurgie ist im Prinzip alles machbar, wenn auch oft nicht perfekt. 2. Logistische Begrenzungen bestehen durch lange Wartelisten im Kinder- und auch im Erwachsenen-Bereich. Diese Probleme sind z. T. durch den Pflegemangel auf Intensivstationen bedingt. 3. Finanzielle Begrenzungen sollten in einem reichen Land wie Deutschland nur selten entstehen. Ein neues Gesundheitsstrukturgesetz müßte kostendämpfend und nicht nivellierend sein. 4. Ethische Begrenzungen; es sollte machbar sein, was menschlich sinnvoll erscheint. In extremen Fällen ist die Anhörung einer Kommission aus verschiedenen lokalen Fachkollegen notwendig.

Schlüsselwörter: Herzchirurgie – Grenzen

Limitierungen ergeben sich für die Herzchirurgie prinzipiell aus vier Gründen: chirurgisch-technischen, logistischen, finanziellen und ethischen. Diese Einteilung sollte jedoch nicht als starr angesehen werden; Überschneidungen sind die Regel, meist spielen alle vier Faktoren eine Rolle.

1. Chirurgisch-technische Grenzen

Tabelle 1 zeigt eine Zusammenstellung aktueller kardiochirurgischer Probleme. Sie sind den verschiedenen Teilgebieten – angeborene Herzvitien, erworbene Fehler, thorakale Transplantationen und Gefäße – zugeordnet; eine Auflistung genereller Probleme findet man in einer zusätzlichen Untergruppe. Es würde den Rahmen der vorliegenden Präsentation sprengen, diskutierte man die Gesamtheit der herzchirurgisch-technischen Probleme; eine kleine Auswahl möge deshalb stellvertretend sein.

Tabelle 1. Auflistung aktueller herzchirurgischer Probleme (HLM = Herz-Lungen-Maschine; Tx = Transplantation); herausgehoben sind Punkte, die im Test stellvertretend erwähnt werden

Herzchirurgische Probleme

angeborene Vitien	thorakale Transplantationen	erworbene Fehler
• intrauterine Eingriffe • Fontan-Op. bei komplexen Vitien • arterieller „Switch" • Vitien mit hypoplast. Lungengefäßen • **hypoplastisches Linksherzsyndrom (Norwood vs. Tx)** • Koarktation	• molekulare Mechanismen der akuten Abstoßung, Toleranz • **Immunsuppression** • **Organmangel** • xenogene Tx • Organprotektion • chron. Organabstoßung	• **thrombophobe Klappenprothesen** • Gefäßersatz mit kleinlumigen Grafts • **akzelerierte Graft-Sklerose** • **Eingriffe im hohen Alter**
große thorakale Gefäße		**grundlegende Probleme**
• akute Dissektion • Paraplegie nach Eingriffen an der Aorta descendens		• HLM-Trauma • Kardioplegie • assistierte Zirkulation • Endothelzell-Kultur

Das *hypoplastische Linksherzsyndrom (HLHS;* Abb. 1*)* wird mit den heute möglichen echokardiographischen Methoden erst in der Endphase einer Schwangerschaft diagnostiziert. Dies ist nicht verwunderlich, da weitere pathomorphologische Zeichen fehlen: Die Föten erscheinen körperlich normal entwickelt, insbesondere trifft dies für das Gehirn und damit die Schädelmaße zu.

Nur eine chirurgische Behandlung kann Neugeborene mit HLHS retten. Dabei stehen zwei Methoden zur Auswahl: Die orthotope Herztransplantation mit Ersatz von Bogen und Isthmus [1], die Norwood'sche Operation [2].

An unserer Klinik (es bestehen Erfahrungen mit vier Patienten) wird nach eingehendem Gespräch mit den Eltern, bei dem die Entscheidung für eine Intervention erfolgt, die Transplantation (n = 1) zunächst bevorzugt. Findet man jedoch innerhalb von drei Monaten kein Organ – oder verschlechtert sich der klinische Gesamtzustand akut –, wird die Norwood'sche Operation durchgeführt (n = 3; Abb. 2).

Letzterer Eingriff macht ein bis zwei weitere Interventionen (nach Fontan, modifiziert von Norwood, [2]) notwendig (Abb. 2).

Das chirurgische Vorgehen bei Neugeborenen mit HLHS wird in den USA an mehreren Kliniken geübt. In Deutschland ist die Indikation umstritten. Begründet wird dies mit der heute noch unklaren Zukunft der Operierten, letztendlich aber auch mit langen Wartelisten (40–50% der zu operierenden Neugeborenen und Kinder [3]) und dem Pflegemangel im Intensivstations-Bereich.

Diese Situation und die ebenfalls langen Wartelisten im Erwachsenenbereich gelten auch als Argument gegen Eingriffe im hohen Alter. *Intervention bei Patienten im Alter von über 80 Jahren* machen mittlerweile 3,5% unseres Krankengutes aus. Etwa 60% benötigen

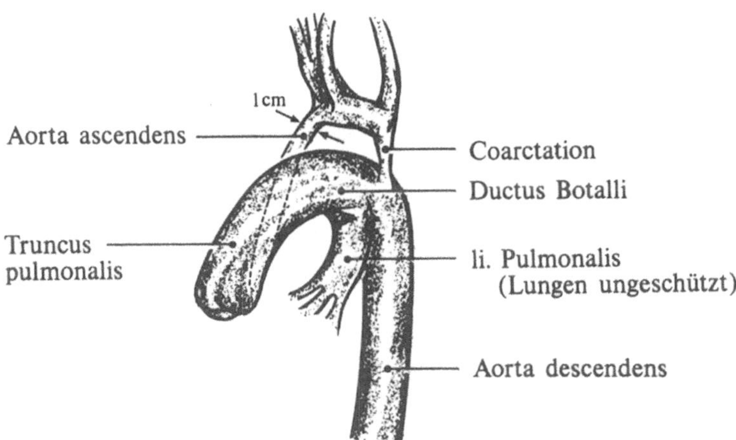

Abb. 1. Das hypoplastische Linksherzsyndrom besteht aus einem funktionslosen, kleinen linken Ventrikel, hypo- bis a-plastischen Mitral- bzw. Aortenklappen. Die Aorta ascendens dient im Extremfall nur der Versorgung der beiden Koronararterien, der Bogen ist ebenfalls hypoplastisch und endet in der Isthmustenose. Die Aorta descendens wird im wesentlichen über einen großen Ductus Botalli, der der Pulmonalis entspringt, gespeist.
Die gesamte Herzpumpfunktion erfolgt somit durch den rechten Ventrikel; im Lungengefäßbett herrscht uneingeschränkt Systemdruck

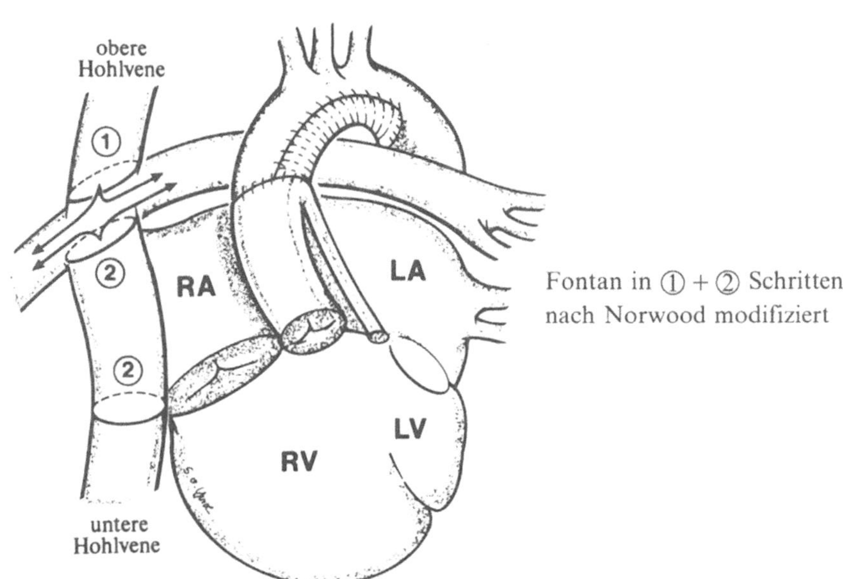

Abb. 2. Schematische Darstellung der Norwood'schen Operation und Folgeeingriffe, die nach Fontan modifiziert sind: Erweiterung der Aorta ascendens, des Bogens mit Hilfe des Pulmonalistruncus, eines Homografts. Die Pulmonalisäste waren ursprünglich mit einem zentralen (Aorta zur Pulmonalis) Shunt aus 4-mm-Gore-Tex versorgt. Jene Verbindung ist in der Folgezeit wieder entfernt worden. Als Ersatz erfolgte die Verbindung von:
Obere Hohlvene zum rechten Lungenarterienast (*1*), untere Hohlvene zum selben Gefäß (*2*). Jener Eingriff (modifiziert nach Fontan) geschieht in der Regel in zwei Schritten (erst 1, dann 2) und trennt letztendlich die beiden Kreisläufe

Klappenbioprothesen (vor allem in Aortenposition), 30% koronare Revaskularisationen und der Rest eine Kombination aus beiden.

Herzdekompensation und instabile Angina pectoris sind die Hauptindikationen.

Die Frühletalität beträgt 13%; im Spätverlauf versterben weitere 6% an nicht-kardialen Ursachen (Beobachtungsdauer bis zu 3 Jahren). Es erscheint wichtig anzumerken, daß Beatmungs- und Liegedauer auf der Intensivstation nur geringfügig verlängert sind (im Vergleich zu einem jüngeren Kranken-Kollektiv), die endgültige Klinikentlassung bei völliger Rehabilitation jedoch verzögert erfolgt (39,9 ± 25,2 Tage).

Etwa 90% der Befragten geben an, daß sich die Operation gelohnt habe; nur zwei befinden sich zum Zeitpunkt der Niederschrift im Altenheim, der Rest versorgt sich selbst in eigener gewohnter Umgebung (Abb. 3).

Herzchirurgische Methoden sind selten perfekt, dies mögen die folgenden zwei Fall-Beispiele unterstreichen: Martin A., 19 Jahre (Fallbeispiel 1), entstammt einer Familie mit hereditärem Marfan-Syndrom (seine Mutter erhielt vor einem Jahr einen Aorta-descendens-Ersatz). Sein akut disseziertes Aorta-ascendens-Aneurysma wurde reseziert und mit einer Kollagen-beschichteten Prothese versorgt. Gleichzeitig erfolgte der Ersatz der Aortenklappe mittels eines *mechanischen Doppelkipp-Ventils*, wodurch eine lebenslange Antikoagulation mit Cumarinen notwendig wurde.

In den folgenden drei postoperativen Wochen kam es beim Operierten zu den zwei typischen Komplikationen nach mechanischem Klappenersatz: Eine Antikoagulantien-Überdosierung bewirkte eine Blutung ins Perikard mit Zeichen einer therapiebedürftigen Tamponade. Irreversibel erwies sich eine Embolie in die linke Arteria ophthalmica.

Auch 30 Jahre nach Einführen des prothetischen Klappenersatzes gibt es noch kein ideales Kunstventil-Design. Thrombembolien und Antikoagulantien-bedingte Blutungen ereignen sich modell-unabhängig mit einer Häufigkeit von je 1%/Patientenjahr und tragen so zu einer erheblichen Spät-Morbidität und -Mortalität bei. Patienten mit Bioprothesen benötigen in der überwiegenden Zahl keine Antikoagulation; demgegenüber besteht das Risiko einer Reoperation wegen Klappen-Degenerationen, die desto eher einsetzt (schon nach 3–5 Jahren), je jünger der Operierte ist.

Dagmar Z. (Fallbeispiel 2) ist eine 30jährige, verheiratete Patientin mit 6jährigem Sohn. 1989/90 erfolgten zwei Knochenmarkstransplantationen wegen akuter lymphatischer Leukämie. Im Rahmen der Behandlung wurde Busulfan gegeben, wonach es zu einer fulminant sich entwickelnden, bilateralen Lungenfibrose (sogenannte „Busulfan"-Lunge) kam. Eine

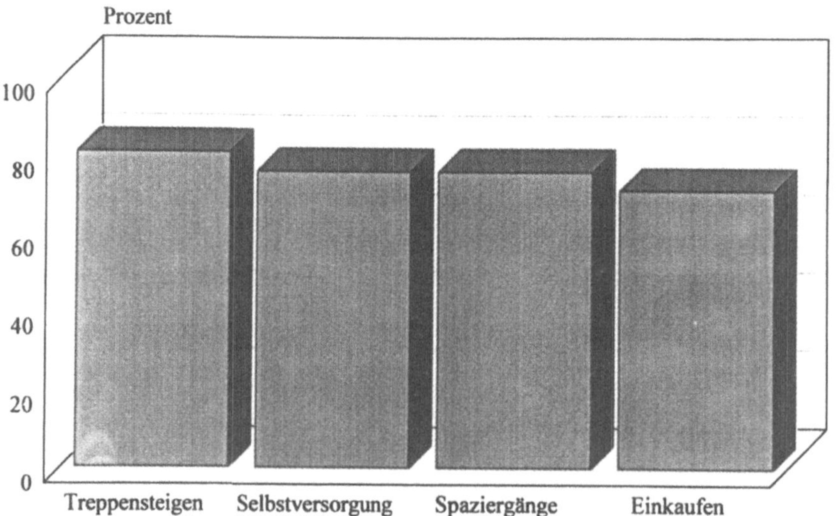

Abb. 3. Herzchirurgische Eingriffe bei Patienten im Alter von über 80 Jahren; postoperativ erbrachte Leistungen (n = 21)

globale, schwere Lungendysfunktion machte eine kontrollierte Beatmung notwendig; zwei Wochen danach führten wir eine *linksseitige Lungentransplantation* durch, der kurze Zeit danach eine *bilaterale Lungentransplantation* folgte.

Die Patientin wird seitdem langsam der Beatmung entwöhnt. Der Heilungsverlauf verzögerte sich bedingt durch die Notwendigkeit einer linksseitigen Pneumonektomie (wegen isolierter Infektion).

Unsere Berechnungen haben im März 1993 ergeben, daß sich die Krankenkassenkosten der Patientin Z. bis zu diesem Zeitpunkt auf 999 500 DM beliefen.

2. Logistische Begrenzungen

In diesem Zusammenhang sind noch einmal die Operationswartelisten zu erwähnen, die sowohl im Bereich der Kinder- als auch der Erwachsenen-Herzchirurgie bestehen. Teilweise wird die Wartezeit durch den Pflegemangel im Intensivstations-Bereich aggraviert. So erbrachte eine kürzliche Umfrage (durch Borst, persönliche Mitteilung), daß in den alten Bundesländern ein Viertel aller Intensivbetten deswegen langfristig geschlossen ist.

Lösungsmöglichkeiten im logistischen Bereich müssen dementsprechend vielschichtig angreifen: Neugründungen von herzchirurgischen Einrichtungen sind wohl nur noch im begrenzten Maß notwendig, vielmehr sollten etablierte Kliniken so erweitert werden, daß sie in Zukunft problemlos funktionieren können. Eine separate Budgetierung sollte helfen, dem Bedarf und der Nachfrage eines hektischen Spezialgebietes besser gerecht zu werden.

Die Festsetzung von Schwesterngehältern sollte gestaffelter erfolgen. Es müßte möglich sein, extrem belastende Tätigkeitsbereiche, die zudem spezielle, nur langjährig zu erwerbende Erfahrungen benötigen – wie eben diejenige auf einer Intensivstation –, entsprechend höher zu honorieren. Dadurch würde die Attraktivität solcher Berufe wieder steigen, und ein Pflegemangel müßte zu beheben sein – wie es die kürzlichen Erfahrungen unserer nordamerikanischen Kollegen zeigen. Mit zur Lösung des Pflegemangels würde paradoxerweise eine Anhebung des Schwestern-/Patienten-Schlüssels (3:1 bei Erwachsenen, 4:1 bei Kindern) sorgen.

Diese eben erwähnten Vorschläge sind z. T. lange bekannt. Daß in der Vergangenheit nur wenig geändert wurde – zu wenig, um eine besser funktionierende Lösung zu erzielen –, läßt den Schluß zu, daß dieser (untragbare) Zustand gewollt aufrechterhalten wird. Dieser Versuch einer „nivellierenden Ideologisierung" des Schwesternberufes, der dem Bedarf einer Gesellschaft ganz klar nicht gerecht wird, muß deshalb verurteilt werden.

3. Finanzielle Begrenzungen

Unserer Meinung nach sollte in Klinik und Wissenschaft alles durchgeführt werden, was machbar ist und eine Verbesserung verspricht. Deutschland kann sich als eines der reichsten Länder nicht aus der Verantwortung stehlen (trotz der enormen Obligationen in den östlichen Bundesländern). Die Kosten für neue Projekte – und damit das Setzen von neuen Grenzen, z. B. bei der Endothelialisierung von Klappen – sind freilich enorm; die deutsche Gesellschaft muß informiert und bereit sein, sie zu akzeptieren (wobei sich die Frage grundsätzlich ergibt, ob in Zukunft bei medizinischen Entwicklungen nicht mehr privatwirtschaftliche Interessen geweckt werden sollten).

Ein neues Gesundheitsstrukturgesetz sollte einer Gesellschaft übergeordnet als Klammer dienen und kostendämpfend wirken, für einen gerechten Ausgleich sorgen, ohne jedoch zu nivellieren.

4. Ethische Begrenzungen

Auch hierfür sollte gelten, was zu Anfang des letzten Abschnittes gesagt wurde, das Machbare aber noch stärker dem Menschlich-Sinnvollen (Chirurgie bei Frühgeborenen, im weit fortgeschrittenen Alter) unterstellt werden. Für extrem schwierige Entscheidungen empfiehlt es sich, eine lokale Kommission aus Kollegen verschiedener Fachdisziplinen zu hören, die einen Konsens erzielen sollte.

Vor einer zu starken Beeinflussung (Reglementierung) von außen sollte man sich hüten.

Zusammenfassend läßt sich feststellen, daß auf dem Gebiet der Herzchirurgie mannigfaltige Limitierungen bestehen. Dies sollte jedoch nicht bedauernd festgestellt werden, vielmehr eher dazu stimulieren, Änderungen zu bewirken.

Literatur

1. Bailey L, Concepcion W, Shattuck H, Huang L (1986) Method of heart transplantation for treatment of hypoplastic left heart syndrome. J Thorac Cardiovasc Surg 92:1
2. Norwood W, Jacobs ML, Murphy JD (1992) Fontan procedure for hypoplastic left heart syndrome. Ann Thorac Surg 54:6
3. Situation der Herzchirurgie 1992 in Deutschland, 5. Bericht des Krankenhausausschußes der Arbeitsgemeinschaft der leitenden Medizinalbeamten, Bruckenberger E., 1993

115. Grenzen chirurgischen Handelns in der Gefäßchirurgie

H. Müller-Wiefel

Prof. Dr. H. Müller-Wiefel, Gefäßchirurgische Klinik, St. Johannes-Hospital,
An der Abtei 7–11, 47166 Duisburg

Limits of Operative Activities in Vascular Surgery

Summary. Limits of operative activity in vascular surgery primarily result from our indication rules as to local operability, clinical necessity and tolerance of the patient's organism. Parallel to this there do exist externally induced limits as well and they arise from lack of manpower and reduced financial budgets.
Utmost important in our days are ethic limits based on the acknowledgement that realization of feasible things does not automatically mean one has done the right.

Key words: Vascular surgical indications – Limits of operative activity

Zusammenfassung. Die Grenzen chirurgischen Handelns für die Gefäßchirurgie ergeben sich zunächst aus den indikatorischen Regeln hinsichtlich lokaler Operabilität, klinischer Notwendigkeit und Zumutbarkeit der geplanten Maßnahme. Daneben existieren extern gesetzte Grenzen, die sich aus Mitarbeiterengpässen und limitierten Budgets ergeben. Am wichtigsten erscheinen in heutiger Zeit auch ethische Grenzen, die aus der Erkenntnis resultieren, daß das Machbare nicht automatisch auch immer das Richtige ist.

Schlüsselwörter: Gefäßchirurgische Indikationen – Grenzen operativen Handelns

In Fächern mit einer vergleichsweise raschen Entwicklung und kurzfristig aufeinander folgenden Fortschritten, wie wir es für die Gefäßchirurgie in den vergangenen drei Dezennien erlebten, mag manch einer verführt sein, an das unbegrenzt Mögliche zu glauben.

Der klinische Alltag indes läßt uns differenzierte Erfahrungen machen und durchaus *Grenzen* sehen, die *sowohl spezifisch gefäßchirurgischen Charakter* besitzen, *als auch allgemeiner operativmedizinischer Natur* sein können.

Die Frage nach den Grenzen gefäßchirurgischen Handelns beinhaltet im weitesten Sinne die *Frage nach der Indikationsstellung* beim einzelnen Patienten. Für rekonstruktive Arterieneingriffe wird im allgemeinen eine 3-Punkte-Regel empfohlen, welche die *lokale Operabilität* – durchweg repräsentiert durch das Angiogramm – bedenkt; uns also fragen läßt: „kann ich?"; sodann die Frage nach dem Schweregrad einer Durchblutungsstörung, also nach der *klinischen Notwendigkeit* einer operativen Maßnahme auswirft und uns fragen läßt: „muß ich?". Und sie berücksichtigt schließlich die *allgemeine Operabiltät*, die Zumutbarkeit des Geplanten, so daß wir fragen: „darf ich?" – Jede dieser drei Kategorien vermag uns Grenzen aufzuzeigen.

Operativ-technische Grenzen ergeben sich je nach Verschlußmorphologie in topographischer Vielfalt, so beispielsweise beim langstreckigen Verschluß der Arteria carotis interna, der wegen der intrakraniellen Lage des oberen Verschlußendes inoperabel ist.

Das sind aber auch alle die Fälle einer diabetischen Makro- und Mikroangiopathie, bei denen durch die ausgeprägte periphere Manifestation des Verschlußleidens kein brauchbarer „Run-off" mehr für eine vorgeschaltete Rekonstruktion in der femoro-poplitealen oder popliteo-cruralen Etage besteht. Und ebenso zählen in diese Kategorie die sogenannten „ausoperierten" Fälle, bei denen durch Fortschreiten der Grundkrankheit und Veränderungen am Gefäßersatzmaterial nach etlichen Rezidivoperationen die Möglichkeiten zur abermaligen Rekonstruktion geschwunden sind.

Hierzu zählen weiterhin die Frage nach der Verfügbarkeit eines geeigneten Ersatzmaterials und die Vergegenwärtigung des Umstandes, daß der „ideale" Gefäßersatz nach wie vor aussteht.

Trotz technisch durchaus noch gegebener lokaler Operabilität für eine arterielle Strombahnwiederherstellung können bereits eingetretene Veränderungen bzw. Schädigungen am jeweiligen Erfolgsorgan unserem gefäßchirurgischen Handeln klare Grenzen setzen. Wenn beispielsweise der geeignete Zeitpunkt für eine Extremitätenrevaskularisation verstrichen ist, so bleibt die Amputation der einzig sinnvolle Ausweg.

Die Frage „Gefäßchirurgische Rekonstruktion oder primäre Amputation?" besitzt eine besondere Bedeutung im Fall einer akuten Beindurchblutungsstörung mit verzögerter Revaskularisationsmöglichkeit – sei es bei einer verkannten Gefäßläsion im Gefolge eines Kombinationstraumas, sei es aus logistischen Gründen mit verzögertem Erreichen einer zur Behandlung fähigen Stelle.

Der Verlockung einer Wiederherstellung der verletzten oder obturierten Arterienstrecke in der Hoffnung auf eine mehr oder weniger gute Erholung der Extremität und möglicherweise Umgehung einer Prothesenversorgung muß die Gefährdung des Gesamtorganismus durch das Reperfusions- bzw. Crush-Syndrom gegenübergestellt und damit das „Limb for Life"-Prinzip bedacht werden.

Methodischer Wandel, dem Fortschritt der Medizin entsprechend, bedingt sodann eine ganz andere Grenzziehung für unser gefäßchirurgisches Handeln. Die Korrektur einer isolierten Iliakastenose beispielsweise erfolgt heute zeitgemäß durch perkutane Ballondilatation anstelle der früher regelmäßig geübten retroperitonealen Freilegung mit TEA und Patchplastik. Hierzu sei jedoch einschränkend vermerkt, daß diese neue Technik der Lumenwiederherstellung durch Angioplastie nicht ausschließlich ins Gebiet der interventionellen Radiologie gehört, sondern als eine endovaskuläre operativ-instrumentelle Maßnahme auch von Gefäßchirurgen beansprucht und erfolgreich eingesetzt wird.

Röntgengestützte Angioplastie der Nierenarterienstenose oder Verschluß ungünstig gelegener arteriovenöser Fisteln durch selektive Katheterisierung mit Embolisation sind andere Beispiele.

Aktuelles Operationsrisiko und unvermeidliche Folgen des Eingriffs zum einen und zu erwartender Nutzen für den Patienten zum anderen müssen bei unseren Therapieentscheidungen in einem ausgewogenen Verhältnis zueinander stehen, und dies beinhaltet naturgemäß die Abgrenzung eines chirurgischen Vorgehens in indikatorischer Sicht gegenüber einer konservativen Behandlungsweise.

Solche indikatorisch bedingten Grenzziehungen für gefäßchirurgisches Handeln gegenüber konservativem Vorgehen nun sind nicht immer starr, sondern oft individuell zu sehen und auch im Lauf der Zeit einem Wandel unterworfen. Hierfür typische Beispiele sind die Carotisstenose und das Bauchaortenaneurysma, aber auch die Claudicatio.

Sind das Stadium II der Hirndurchblutungsstörung mit transitorischer Ischämie und die hochgradige Carotisstenose auf Grund eindeutiger Studien nach wie vor Domäne der operativen Behandlung, so wird im asymptomatischen Stadium I oder nur bei nur mittleren Stenosegraden – im Gegensatz zu den siebziger Jahren – überwiegend der Behandlung mit Aggregationshemmern der Vorzug gegeben.

Das Bauchaortenaneurysma kennt nur eine chirurgische Behandlung. Die Indikation für den Elektiveingriff sollte eher weit gestellt werden, und die immer wieder propagierte indikatorische Grenze eines Durchmessers von 5 cm muß auch unter dem Aspekt gesehen werden, daß Patienten mit kleineren Befunden während des Abwartens weder jünger noch gesünder werden.

Um so schwieriger wird aber die Indikationsstellung im Einzelfall bei hohem Alter mit der dann zumeist vorhandenen Multimorbidität, bei zusätzlich vorhandenem kardio-pulmonal gesteigertem Risiko und gleichzeitig stark rupturgefährdetem großem Aneurysma – eine der problematischsten Konstellationen überhaupt. Hier bedarf es sicherlich großer klinischer Erfahrung, um aus den harten Befunddaten auszuloten, wo wir die Grenzlinie unseres gefäßchirurgischen Handelns im Einzelfall sehen müssen.

Ebenso schwierige Fragen ergeben sich beim rupturierten Aortenaneurysma, wo nur die notfallmäßige Operation eine Überlebenschance von im Mittel 30 oder 50 oder auch etwas mehr Prozent bietet.

Wie verhalten wir uns beim Rupturpatienten im ausgeprägten Schock? Welche Überlebenschancen bestehen überhaupt bei bereits vorliegender Anurie? Ist es noch vertretbar, einen Patienten, der auswärts und in schlechtem Zustand verlegt wurde, überhaupt noch zu versorgen, um dann nach langer Intensivtherapie den Kampf doch zu verlieren?

Wie steht es um die Notfalloperation bei über 80jährigen? Aus dem Umstand, daß keiner aus dieser Patientengruppe mit freier Ruptur in unserem Krankengut überlebte, könnten wir folgern, diese Kranken von einer Operation auszuschließen. Dennoch ist es bislang unsere Maxime geblieben, keinem Patienten die Chance einer Notoperation zu versagen, und vielleicht ist die schwedische Auffassung richtig, jeden Grenzfall zwar noch zu operieren, aber danach sein weiteres Schicksal davon abhängig zu machen, ob er ohne Maximaltherapie der Intensivstation eine Stabilisierung der Vitalfunktionen schafft.

Gänzlich andere Probleme bringen uns die *extern gezogenen Grenzen*. Pflegenotstand ist ein Synonym für *limitierte personelle Ressourcen* bei unseren Mitarbeitern. Mangelnde Einsatzfähigkeit manch einer Abteilung wegen fehlender Intensivkapazität läßt Notfallpatienten oft eine Odyssee absolvieren, und die praktischen Auswirkungen jüngster *Budget-Restriktionen* sind gleichfalls noch nicht genau zu beurteilen, lassen aber Schlimmeres erwarten.

Schließlich sind es *ethische Grenzen*, die unser klinisches Handeln dimensionieren. Hohes Durchschnittsalter, Multimorbidität und oftmals stark belastende Operationen sind die Gründe, daß unsere Patienten stark auf intensivmedizinische Versorgung angewiesen sind. Immer wieder werden wir dabei mit grundsätzlichen Fragen konfrontiert.

Wenn in jüngster Zeit der modernen Medizin hier und dort eine „kritiklose Hybris" vorgeworfen wurde, die die Gefahr eines gnadenlosen Zuviel an Maßnahmen heraufbeschwört, so müssen wir uns am eigenen Arbeitsplatz ebenfalls fragen, ob Lebenserhalt um jeden Preis die Maxime sein darf. Wer aber kann schon für sich in Anspruch nehmen, immer verläßlich die Grenze von Lebensqualität zu noch erhaltenem Organverbund nach der Art einer „Biokonserve" klar zu erkennen?

Den Grenzen unseres gefäßchirurgischen Handelns begegnen wir tagtäglich, und wir erkennen, daß *das Machbare nicht a priori auch immer das Richtige* ist. Unser Patient muß ein humanes Individuum bleiben und darf nicht zum bloßen Therapieobjekt werden.

Die eingangs erwähnte gefäßchirurgische „3-Punkte-Indikationsregel" ist zu erweitern um die vierte Frage: „*Nutze ich mit meinem Vorhaben wirklich?*"

116. Grenzen chirurgischen Handelns beim Polytrauma

G. Muhr, Bochum

(Manuskript bis Redaktionsschluß nicht eingegangen)

117. Grenzen des chirurgischen Handelns bei multimodaler Tumortherapie

P. M. Schlag

Universitätsklinikum Rudolf Virchow, Robert-Rössle-Klinik
am Max-Delbrück-Zentrum Berlin, Lindenberger Weg 80, 13122 Berlin

Limits of Surgical Action in Multimodality Cancer Treatment

Summary. A multimodal cancer therapy makes sense only if the additional distress and the potential for the development of complications are in a resonable relation to the expected benefit. The specific morbidity and the improvement in quality of life are of special concern. Limitations are imposed by the compliance and stresstolerance of the patient, the probability of a tumor cure, and the urge of the required surgical therapy. The malignant disease itself defines the limits by its general responsiveness to additive treatment modalities and the additional risk incurred by time delaying therapies.
Key words: Cancer – Multimodal therapy – Surgery

Zusammenfassung. Eine multimodale Therapie kann nur sinnvoll sein, wenn die Relation zwischen Belastung für den Patienten und Komplikationsmöglichkeiten in einem vernünftigen Verhältnis zu dem erreichbaren Behandlungsziel stehen, wobei im besonderen die therapiebedingte Morbidität und die zu erzielende Lebensqualität berücksichtigt werden müssen. Im speziellen ergeben sich die Grenzen durch die Compliance und allgemeine Belastbarkeit des Patienten, die Wahrscheinlichkeit einer Kuration und die Dringlichkeit der durchzuführenden chirurgischen Therapie. Von seiten des Tumors bzw. der Tumorerkrankung sind die Grenzen durch das generelle Ansprechen der Tumoren auf die additiven Behandlungsmaßnahmen, das Risiko eines evtl. Zeitverlustes durch Vorschaltung einer Behandlung und die Ausdehnung der Tumorerkrankung selbst bestimmt.
Schlüsselwörter: Carcinom – Multimodale Therapie – Operation

(Manuskript bis Redaktionsschluß nicht eingegangen)

118. Grenzen chirurgischen Handelns in der Transplantationschirurgie

C. E. Broelsch, X. Rogiers, M. Gundlach, W. Knoefel, R. Kuhlencordt, T. Langwieler und M. Greeve

Chirurgische Klinik und Medizinische Kernklinik, Universitätskrankenhaus Eppendorf, Martinistr. 52, 20251 Hamburg

Limits on Surgery in Transplantation

In den vergangenen 10 Jahren hat sich die Transplantationschirurgie zu einem der zuwachsstärksten und blühendsten Zweige der Chirurgie entwickelt. Allein von 762 Nierentransplantationen im Jahr 1982 in der BRD hat sich die Zahl der Nierentransplantationen bis 1990 auf 2400 erhöht. Die Zahl der durchgeführten Leber- und Herztransplantationen hat sich in der gleichen Zeit in Europa mehr als verdreifacht [1] (Abb. 1). Auch seltenere Transplantationen des Pankreas, der Lungen, kombinierte Transplantationen von Herz und Lungen sowie „en bloc"-Transplantationen von Leber und Gastrointestinalorganen (sog. cluster Transplantationen) sind in einzelnen Zentren durchgeführt worden [2, 3]. Im Vergleich der Ergebnisse der Transplantation verschiedener Organe zeigen sich im Rückblick der vergangenen 10 Jahre eindrucksvolle Ergebnisse, die herausstellen, daß die Transplantationschirurgie ihre Handlungsgrenzen beständig verschoben hat (Abb. 2). Bedingt durch eine Stagnation in der Verfügbarkeit von Organspendern scheint nunmehr seit zwei Jahren trotz anhaltender Anstrengungen zahlreicher Zentren eine Leistungsgrenze erreicht zu sein, deren Überwindung zur Versorgung unserer Patienten dringend erforderlich erscheint!

Die Grenzen des chirurgischen Handelns lassen sich systematisch in drei Kategorien unterteilen, die – in der Natur der Sache begründet – eine relativ schwierig zu erweiternde Grenze darstellt bis hin zu einer eher selbst geschaffenen, künstlichen Grenze:

A: Immunologisch – Biologisch
B: Indikatorisch – Klinisch
C: Logistisch – Institutionell

1. Immunologisch-biologische Grenzen

Eine Basisimmunsuppression ist bei allen vaskularisierten Organen zwingend, obwohl sie allen Grundprinzipien chirurgischer Wundheilung und Infektabwehr widerspricht. In den meisten Zentren wird sie als Dreifachkombination durch simultane Gabe von Kortikosteroiden, Azathioprin und Ciclosporin A in entsprechender Dosierung verabreicht. Als Induktionstherapie bevorzugen zahlreiche Zentren die Gabe von Antilymphozytenserum oder Antithymozytenglobulin mit ihrer eliminierenden Wirkung auf die Lymphozytenpopulatio-

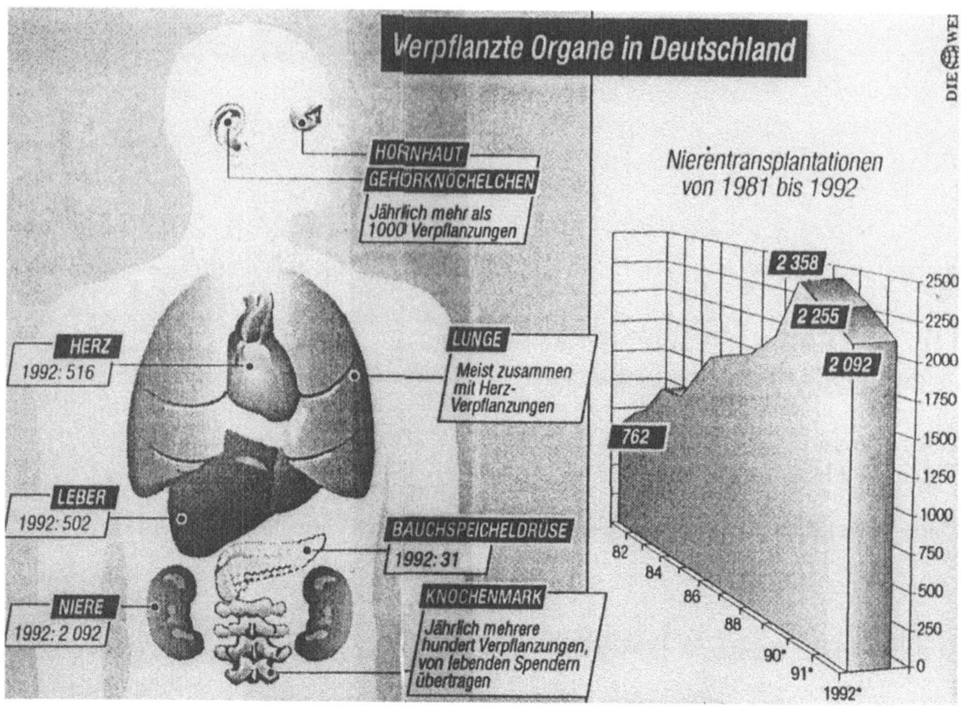

Abb. 1. Anzahl der durchgeführten Organtransplantationen in Deutschland

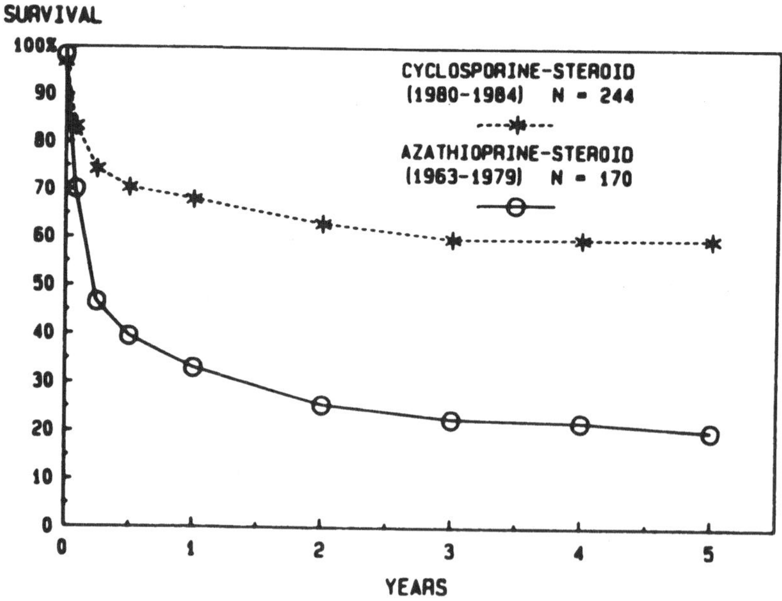

Abb. 2. Entwicklung der Ergebnisse der Lebertransplantationen in Pittsburgh nach Einsatz von Ciclosporin 1980

nen. Dabei wird anfänglich auf die Gabe von Ciclosporin A verzichtet, um dessen mögliche organtoxischen speziell nephrotoxischen Nebenwirkungen zu vermeiden.

Als Abstoßungstherapie werden standardmäßig Kortikosteriodbolusse verabreicht sowie seit wenigen Jahren im Anschluß an die Steroidbehandlung monoklonale Antikörper gegen T-Lymphozyten. Die angepaßte Verwendung dieses Immunsuppressions-Schemas hat die Gefahr der akuten, irreversiblen Abstoßung des Transplantats zur Seltenheit reduziert und die Zahl der behandlungsbedürftigen akuten Abstoßungen auf 30% bis 50% absinken lassen. Die Erfolgsrate der Abstoßungstherapie mit alleinigem Kortikosteroidbolus liegt in verschiedenen Serien bei über 80% [4, 5]. Mit Unterstützung der monoklonalen Antikörpertherapie können ferner auch nach der Kortikosteroidtherapie persistierende Abstoßungen beherrscht werden. Aus der verbleibenden Zahl nicht beherrschbarer Abstoßungen rekrutieren sich derzeit weniger als 10% bis 20% von Patienten, die wegen einer nicht reversiblen Abstoßung retransplantiert werden müssen. Die Beherrschung der initialen Abstoßung hat einen eindeutig positiven Effekt auf die Langzeitprognose des Transplantats dadurch, daß geringe Schweregrad und Häufigkeit der initialen Rejektion, d. h. gute Kontrolle der anfänglichen Immunprozesse die Langzeitprognose verbessern.

Als problematisch erweisen sich nach wie vor chronische Abstoßungen, die auch durch wiederholte Kortikosteroidtherapie und Einsetzen von neueren Immunsuppressiva wie z. B. dem FK 506 nicht langfristig beherrscht werden können. Bei Nieren- und Herztransplantationen müssen 25% der Transplantate innerhalb der ersten 5 Jahre erneut transplantiert werden, bei Lebertransplantationen etwa 15% [5].

Zur wirksamen Kontrolle der ersten Abstoßung ebenso wie zur Kontrolle der wiederholten Abstoßung sind neben dem Ciclosporin A weitere Immunsuppressiva eingeführt worden, deren Wirksamkeit die Grenzen der Organtransplantation wieder öffnen werden. Das japanische Präparat FK 506 wird seit wenigen Jahren besonders an der Universität Pittsburgh, dem größten Transplantationszentrum der Welt, bei allen viszeralen und kardialen Transplantationen eingesetzt. Griffith u. Starzl vergleichen die Wirksamkeit der Standardimmunsuppression bei 72 Patienten nach Herztransplantation mit der Behandlung von FK 506. Anzahl der Abstoßungen nach 3 und 6 Monaten sind identisch, ebenso wie die Überlebensrate von 92% der Patienten nach einem Jahr.

Deutlich niedriger sind jedoch die Inzidenzen der Spätabstoßungen und die Nebenwirkungen, wobei sogar bei 31% der Patienten FK 506 als Monotherapie gegeben wurde. Ein behandlungswürdiger arterieller Hypertonus, eine dialysepflichtige Niereninsuffizienz und ein insulinbedürftiger Diabetes mellitus sind als Nebenwirkungen im Beobachtungszeitraum niedriger [6].

Mit einem anderen, im Tierexperiment erprobten Präparat, RS 61 443 einem Morpholinäthylester der Mykophenolsäure, haben Sollinger et al. über die Behandlungserfolge bei Nierentransplantaten berichtet, die unter Standardimmunsuppression als irreversibel-abgestoßen angesehen wurden [7, 8]. 52 von 75 Transplantaten, davon 8 von Lebendspendern und 44 von Leichenspendern, konnten nach erfolgloser Abstoßungsbehandlung mit Steroidbolussen und/oder ALG/OKT-3-Behandlungskurs langfristig erhalten werden. Es ist zu erwarten, daß durch die Behandlungskombination von neuen Immunsuppressiva unter Reduzierung der Standardmedikamente, vor allem von Kortikosteroiden, die Wirksamkeit der Immunsuppression verbessern wird und gleichzeitig die Nebenwirkungen (z. B. Lymphoproliferative Erkrankungen) reduziert werden können. Die Wirksamkeit der Immunsuppression hat nicht nur Bedeutung für den langfristigen Behandlungserfolg, sondern wirkt bereits zu Beginn der Behandlung kostendämpfend durch einen kürzeren Krankenhausaufenthalt und eine geringere Komplikationsinzidenz! Die Einführung von Ciclosporin A hat trotz der hohen Kosten des Medikamentes selbst die Kosten der Transplantationen deutlich gesenkt (siehe Tabelle 1) [9].

Ein weiteres Überschreiten der biologischen Grenzen der Transplantation wäre durch die Möglichkeiten der Toleranzinduktion gegeben, bei der ein Empfängerorganismus ein transplantiertes Organ nicht mehr als Fremdkörper erkennen kann. Eine Toleranz, die spezifisch auf das Spenderorgan gerichtet ist, wird derzeit nur im Experiment erzielt. Einen vielversprechenden Lösungsansatz zeigen die Experimente von Flye et al., der durch Injek-

Tabelle 1. Kostenanalyse von Nierentransplantationen in USA mit und ohne Einsatz von Ciclosporin als Immunsuppressivum [9]

	CSA-AZA-P	ALG-AZA-P	p
Anzahl der Patienten	30	30	
Hospitalisierungstage	7 ± 4	12 ± 8	0,004
Medikamentenkosten (\$) (ohne Immunsuppressiva)	2319 ± 892	4307 ± 1225	$<0,001$
Gesamtkosten (\$)	$13\,459 \pm 5000$	$18\,146 \pm 6715$	0,003

CSA: Ciclosporin; AZA: Azathioprin; P: Prednison; ALG: Anti-Lymphozyten-Globulin

tion von Spenderalloantigenen in den Thymus eine spenderspezifische Toleranz bei vaskularisierten Transplantaten sogar ohne Immunsuppression erzielen konnte [10]. In der Versuchsserie wurden 25×10^6 Milzzellen von MHC-inkompatiblen RT-1-Lewis-Ratten in den Thymus von Buffalo (RT 1) Ratten injiziert. 1 ml Kaninchen-ALS wurde intraperitoneal als Bolus verabreicht. 21 Tage später wurde eine heterotope Herztransplantation mit Lewis RT-1-Spenderherzen durchgeführt. Die Spenderorgane von thymusinjizierten RT-1-Ratten wurden bei 84% der Empfänger unbegrenzt lange angenommen, während die Organe der Kontrolltiere akut abgestoßen wurden. Eine derartige Konditionierung bzw. Immunmodulation des Spenderorgans durch Wirtapplikation von Spenderzellen ist derzeit nur bei Xenotransplantaten möglich.

Xenotransplantationen weisen die Transplantationschirurgie in ihre Grenzen, werden aber in Zukunft schrittweise verwirklicht werden müssen. Trotz der epochalen Operationen durch Dr. Thomas E. Starzl im vergangenen Jahr in Pittsburgh, bei denen zwei Pavianlebern zwei Patienten transplantiert wurden, werden die nächsten Schritte langsamer erfolgen als erwartet. Zu zahlreich sind noch die Probleme der immunologischen Kompatibilität, der Verfügbarkeit der Spendertiere und der möglichen Übertragung von bisher nicht im Menschen nachgewiesenen Viren. Eines der Hauptargumente für die Durchführung dieses Experiments bei schwerkranken Patienten war außer der Hoffnungslosigkeit anderer Verfahren die Annahme, daß weder das Aids-Virus noch das Hepatitis-B-Virus der Patienten die transplantierte Primatenleber infizieren könnte.

Transplantationen bei sog. discordanten Spezies wie z. B. Kühen oder Schweinen führen unweigerlich zur hyperakuten Abstoßung durch Aktivierung der Komplementkaskade. Spenderendothelzellen binden natürliche Empfängerantikörper unter Einfluß von aktivierten Zytokinen. Der Verlust von Zelloberflächen – Thrombomodulin sowie die Synthese von Gewebsfaktoren und Gerinnungsaktivatoren – führen zur Akkumulation von Fibrin an der Endotheloberfläche. Thrombozytenaggregation und Adhäsion von Thrombozyten und Granulozyten führen zur Zerstörung von normalen Effluxbarrieren von Plasmaproteinen und Zellen aus der Blutbahn. Entzündungen, Ödem, interstitielle Blutungen, Vasokonstriktion und Thrombose der kleinen Blutgefäße führen zur Zerstörung des Transplantats. Die Elimination von Antikörpern durch Plasmapherese vor Transplantation oder durch Immunabsorption oder B-Zellinaktivierung hat in Experimenten temporäre Erfolge bei Transplantation zwischen diskordanten Spezies erbracht.

Die Möglichkeit des Erhalts von Xenotransplantaten soll in Zukunft auf drei Wegen erzielt werden:

A) Eine Möglichkeit ist die Elimination von natürlichen Antikörpern während der Initialphase der Xenotransplantation. Das Wiederauftreten von zirkulierenden Antikörpern nach einigen Wochen muß nicht zur Transplantatzerstörung führen, da dessen Endothelzellen einen Teil ihrer Immunkompetenz verloren haben. Wodurch dies bedingt ist, ist jedoch noch unklar!

B) Eine andere Möglichkeit wäre die Elimination von sog. „Natural Killer Cells" durch Blockierung der humoralen Abstoßung mittels hochpotenter Immunsuppression (Mehrfachkombinationen mit Zytostatika).

C) Verschiedene Methoden können das Transplantat selber modifizieren: Eine Methode verwendet Mikroinjektion von kloniertem genetischem Material in ein „Transplantat" während der Fertilitätsphase. Komplementinhibierende Faktoren können auf diese Weise in Endothelzellen eingeschleust werden und produzieren eigene immunprotektive Moleküle. Durch ein solches „genetisches Knock out" werden existierende Gene erkennungsfähig.

Praktisch ist ein derartiger Ansatz bereits bei der Inselzelltransplantation angewendet worden, wobei Endothelzellen oder MHC-Klasse-II-Antigen präsentierende Zellen in vitro vor der Transplantation entfernt werden konnten. Auch das sog. Coating von Zellen zielt darauf ab, die Antigenerkennung der Zelloberfläche auszuschalten. Der Zelltransplantation sind dadurch ebenfalls Grenzen eröffnet worden [11].

2. Indikatorisch-klinische Grenzen

Indikatorische Grenzen sind der Transplantationschirurgie sowohl durch die Erkrankungen selber gesetzt als auch durch unterschiedlich schwerwiegende ethische Vorbehalte sowie durch die begrenzte Zahl der verfügbaren Spenderorgane (siehe Tabelle 2).

Nach erfolgreicher Transplantation und Kontrolle der Abstoßungsmechanismen durch Immunsuppression besteht die größte Gefahr für das Transplantat in einem Auftreten der ursprünglichen Grunderkrankung. Dies ist bei allen malignen Grunderkrankungen sowie bei infektiösen viralen Grunderkrankungen der Fall. Bei Transplantationen von Tumoren zeigen sich bei klinisch symptomatischen Malignomen der Leber Rezidivmalignome in 80% der Patienten im ersten postoperativen Jahr. Der Langzeitverlauf ist nur bei einzelnen Patienten günstig und läßt sich derzeit nur bei Patienten verbessern, die eine asymptomatische, jedoch klinisch und serologisch eindeutig nachgewiesene maligne Primärerkrankung in der zirrhotischen Leber haben (siehe Abb. 3) [12–16].

Gleiches gilt für die Transplantationen bei Zirrhotikern mit Hepatitis B und serologisch positivem HBV-DNA-Befund. Der Hinweis auf die Präsenz des Virus durch Nachweis der Hepatitis B Virus DNA in der Polymerase-Ketten-Reaktion beweist die Replikationsfähigkeit des Virus, die bereits innerhalb des ersten Monats nach Transplantation wieder auftreten kann. Eine Standardtherapie mit Hyperimmunglobulin muß verabreicht werden mit einem entsprechenden Nachweis von Hepatitis-B-surface-Antikörpern im Serum. Dennoch sind besonders diese Patienten von einer erneuten, foudroyant verlaufenden Re-Hepatitis bedroht [17, 18, 19].

Rezidiverkrankungen bei cholestatischen Lebererkrankungen sind dagegen nicht beschrieben, so daß bei Gallengangsatresien, primär biliären Zirrhosen und primär sklerosierenden Cholangitiden eine uneingeschränkte Indikation zur Lebertransplantation besteht.

Nach mehreren Jahren der Indikationsevaluation besteht derzeit zunehmende Sicherheit in der Definition des Operationszeitpunktes. Bei Kindern mit Gallengangsatresien ist der Zeitpunkt des Entwicklungsstillstandes bei funktionell gesicherter Zirrhose – zum Teil auch ohne massiven Ikterus – der eindeutige Indikationszeitpunkt. Der Versuch der Kasai-Operation sollte einmal von einem kompetenten Kinderchirurgen erfolgen, jedoch sollten Rekonstruktionen an der Portoenterostomie vermieden werden.

Tabelle 2. Indikatorische Grenzen der Transplantationschirurgie

Definitive Gefahr der Rezidiverkrankung
„Zu krank" für Operation-Notfallindikation
Synchrone Begleiterkrankung
Ethische Vorbehalte
Anzahl der Spenderorgane/Transplantationszentren

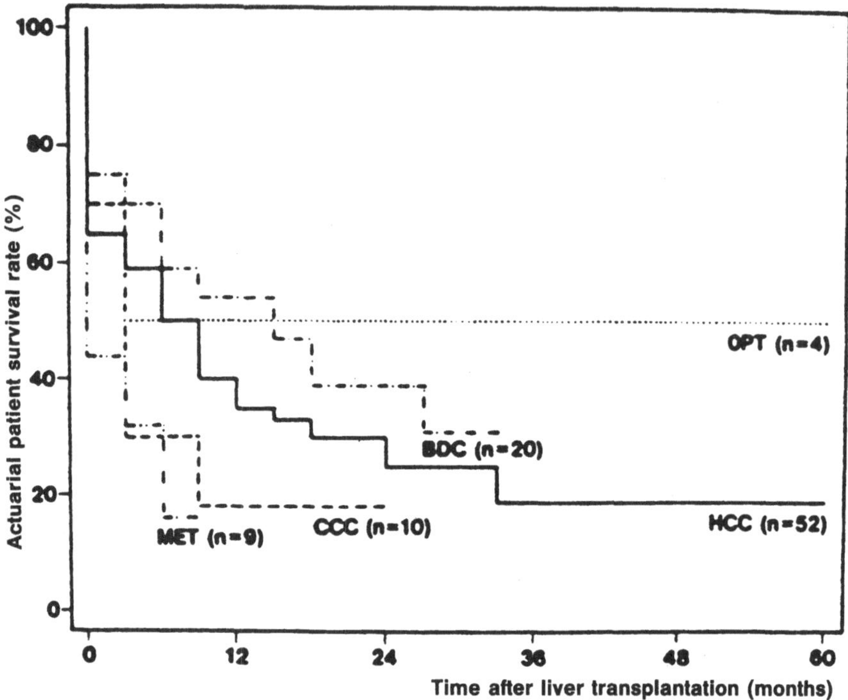

Abb. 3. Ergebnisse nach orthotoper Lebertransplantation bei verschiedenen Tumorerkrankungen der Leber [16]. (*HCC:* Hepatozelluläres Karzinom; *CCC:* Cholangio-Karzinom; *BDC:* andere Gallengangstumore; *MET:* Metastasen; *OPT:* andere primäre Lebertumore)

Bei primär biliären Zirrhosen läßt sich aus dem Langzeitverlauf der Leberfunktion und des Serumbilirubins ein Indikationszeitpunkt erstellen (siehe Abb. 4). Besonders bei dieser Indikation lassen sich im Elektivstadium günstige Ergebnisse erzielen, so daß bei dieser Erkrankung sogar eine „frühe" Indikationsstellung gerechtfertigt erscheint, dies besonders, weil mit zunehmender Krankheitsbelastung besonders die Lebensqualität des Patienten beeinträchtigt erscheint – weniger als die Lebenserwartung [20, 21].

Bei der sklerosierenden Cholangitis (PSC) galt bisher ebenfalls eine ähnliche Indikationsstellung an Hand der Funktionsparameter. Zwei besondere Merkmale zwingen aber zu einer krankheitsspezifischen Indikationsstellung: Zum einen sind PSC-Patienten von rezidivierenden intrahepatischen Infektionen bedroht, die echte bakterielle Infektionen sind und damit Kontraindikationen zur Operation darstellen. Zum anderen entwickeln PSC-Patienten occulte, intrahepatische Cholangiokarzinome, die besonders im Spätstadium, aber noch vor der funktionellen Dekompensation, auftreten können. Die Inzidenz liegt zwischen 17 und 27% der operierten Patienten. Rezidiverkrankungen der sklerosierenden Cholangitis sind nicht bekannt.

Die Notfallindikation bei der Herz- und Lebertransplantation führt die Transplantationschirurgie an die Grenze des intensivmedizinisch Machbaren und ethisch Vertretbaren! Die Ergebnisse – im Vergleich zu den Elektiveingriffen – sind deutlich schlechter und werfen angesichts der limitierten Resourcen im Organspendebereich und der Intensivmedizin die Frage nach der Berechtigung per se auf. Die Alternativen zur Notfallindikation sind aufwendige – zueist effektive – konventionelle Therapien oder die Therapieaufgabe.

Es besteht Einmütigkeit in der Aufgabe und Verpflichtung zur Behandlung! Der Indikationsstellung sind ohnehin Grenzen gesetzt durch die natürliche Dynamik der Grunderkrankungen bzw. durch die Behandelbarkeit der häufigen Begleiterkrankungen. Ein im akuten Leberversagen auftretendes Nierenversagen oder ARDS-Syndrom sind ursächlich nur durch Lebertransplantation behandelbar. Der Grad intestinaler Dysfunktion und potentiel-

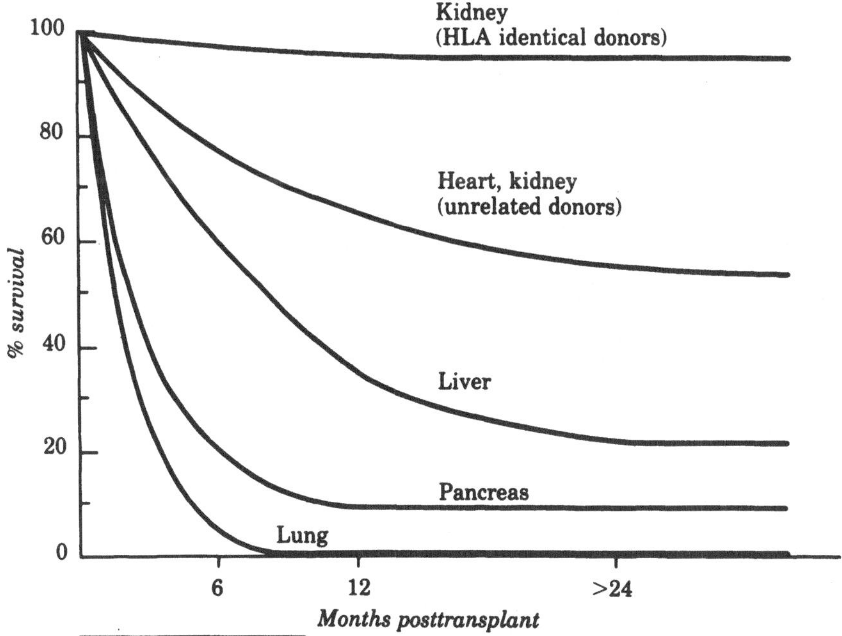

Adapted from Russell PS, Cosimi AB: Transplantation. *N Engl J Med*, 301(9):470-479, 1979.

Abb. 4. Prognostische Regressionskoeffizienten für primär billiäre Zirrhose:

1) *Europäischer Index* [19]: % = 2,52 $\log_e$ (Bilirubin mMol/L) + 0,0069 (Alter −20)/10 − 0,05 × Albumin g/L + 0,88 (bei Zirrhose) + 0,68 (bei Cholestase) + 0,52 (bei Behandlung mit Azathioprin)

2) *Index der Mayo-Klinik* [20]: R = 0,871 $\log_e$ (Bilirubin mg/dl) + (−2,53 $\log_e$ Albumin g/dl) + 0,039 Alter + 2,38 $\log_e$ Prothrombin Zeit (sec) + 0,859 (bei Ödemen)

ler Sepsis ist mitunter schwierig abzuschätzen. Die Notfallindikation zwingt den Transplantationschirurgen Entscheidungen auf, die in der konventionellen Chirurgie und Medizin bisher unbekannt waren. Gleichzeitig liegen diese Entscheidungen sowohl im medizinisch-fachlichen wie auch im ethischen Bereich!

Die hohen Kosten der Behandlung haben die Transplantationschirurgen in vielen Bereichen zu Vordenkern von Therapiemodalitäten im Grenzbereich werden lassen. Die Verfügbarkeit eines Organs stellt für einen Patienten eine Behandlungschance dar, die ihm nach vorhandenen Möglichkeiten zuteil wird. Die Problematik der „Verteilungsgerechtigkeit" des „Behandlungsanspruches" wird an diesen Therapiemodalitäten aufgehängt. Die limitierte Verfügbarkeit von Organen zwingt zur Erstellung medizinischer Kriterien. Das Kriterium der Lebenserhaltung stellt dabei den wichtigsten Gesichtspunkt dar, weniger die Prognose oder der statistische Erfolg der Operation, der in der konventionellen Chirurgie wesentlich höherrangig dasteht. Ob diese Maxime in der zukünftig budgetierten Medizin derart erhalten werden kann, wird sich herausstellen. Die Transplantationschirurgie wird diese Grenze als erste erfahren. Die Verfügbarkeit von Transplantaten wird für den Transplantationspatienten zur Überlebensfrage und für den Transplantationschirurgen zur Erfolgsfrage schlechthin, da der Zeitpunkt der Transplantation die Prognose des Patienten entscheidend mitbestimmt. Eine Konditionierung des Patienten durch z. B. selektive Darmdekontamination oder spezifische antibiotische Vorbehandlung ist nur sinnvoll, wenn auch zu einem bestimmten Zeitpunkt ein Transplantat verfügbar wird. Gleiches gilt für Patienten mit chronischer Transplantatdysfunktion, bei denen die Therapie ineffektiv wurde und deren einzige Chance zur Besserung eine Retransplantation darstellt.

3. Logistisch-institutionelle Grenzen

Die Transplantationschirurgie – im Gegensatz zur konventionellen Chirurgie – arbeitet ständig mit limitierten Resourcen, hat aber die gleichen Erwartungen zu erfüllen. Grundsätzlich kann dies nur durch Erweiterung der institutionellen Grenzen der Transplantation und durch eine effektivere Spenderorgangewinnung geschehen. Die Bereitstellung von mehr Spenderorganen kann dem Chirurgen nur durch Teilung von teilbaren Spenderorganen gelingen – wie z. B. der Leber oder durch Verwendung von Organen von Lebendspendern.

Die Lebendspende ist bei der Nierentransplantation in manchen Ländern ein Standardverfahren und stellt in den USA bereits 27 % aller verfügbaren Nierentransplantaten dar. In skandinavischen Ländern werden Nierenlebendspenden bereits bei über 40 % aller Transplantationen durchgeführt. Die Bedeutung der Lebendspende wird am Beispiel der USA noch deutlicher, wenn man bedenkt, daß im Jahr 1992 insgesamt 3890 Leichenorganspender zur Explantation kamen. Bei über 1700 Lebendspendern wurden im gleichen Zeitraum eine Niere entnommen. Fast die Hälfte aller Spender sind demnach in der USA Lebendspender! In der BRD werden Lebendorganspenden lediglich bei 4 % aller Nierentransplantationen durchgeführt. Diese Situation ist weder ethisch vertretbar noch kostenmäßig zu rechtfertigen.

Bei der Lebertransplantation wird die Lebendspende seit 1989 mit der Transplantation eines Leberlappens zunehmend erfolgreicher durchgeführt. Nach der ersten Serie von 20 Transplantation an der University of Chicago haben Zentren in Japan, Australien und der Türkei diese Form der Transplantation bei Kindern aufgegriffen. Seit 1991 werden in Hamburg Kinderlebertransplantationen mit Lebersegmenten durchgeführt [22].

Die Teilung von Lebertransplantaten – erstmals 1988 von Pichlmayr vorgenommen – stellt eine wesentliche Form der Vermehrung von Leichenspenderorganen dar [23]. Die bisher mitgeteilten Ergebnisse sind im Vergleich mit der Standardtransplantation ungünstiger und bewirken dadurch eine Zurückhaltung in der weiteren Anwendung dieses Verfahrens. Dennoch zwingt der zunehmende Bedarf an Transplantaten zu einer weiteren Evaluierung dieses Verfahrens.

Die Durchführung von Lebertransplantationen stellen besondere Ansprüche an eine Institution. Anders als die Nierentransplantation, Pankreas- oder Herztransplantation lassen sich die Aufgaben bei der Lebertransplantation nicht als Nebenaufgabe einer Spezialabteilung lösen. Der Bedarf an Operationskapazität, chirurgischer Erfahrung, intensivmedizinischer Kapazität, Vor- und Nachsorgemöglichkeit der Patienten verlangt eine entschiedene Bereitschaft und Einrichtung einer Institution auf diese Aufgabe. Diese Möglichkeiten stellen sich nur in größeren allgemeinchirurgischen Kliniken dar und verlange selbst dort besondere Aufwendungen, um nicht mit den übrigen Versorgungsaufgaben zu kollidieren.

Der Bedarf an Lebertransplantationen in Deutschland wird realistisch auf 1500–2000 Operationen pro Jahr geschätzt, wobei hier ausschließlich gutartige Erkrankungen als Indikationen gelten. Entsprechend den Empfehlungen des Wissenschaftsrates müssen dafür die Möglichkeiten in ausgewählten Schwerpunktkliniken geschaffen werden, um die institutionellen Grenzen der Transplantationschirurgie als erstes zu überwinden.

Literatur

1. Eurotransplant Foundation. Annual Report 1991
2. Starzl TE, Todo S, Tzaki A, Podesta L, Mieles L, Demetris A, Teperman L, Selby R, Tevenson W, Stiebe A (1989) Abdominal organ cluster transplantation for the treatment of upper abdominal malignancies. Annals of Surgery 210:374–386
3. Starzl TE, Todo S, Tzaki A, Alessiani M, Casavilla A, Abu-Elmagd K, Fung JJ (1991) The many faces of multivisceral transplantation. Surgery, Gynecology and Obstetrics 172:335–344
4. Cosimi AB, Cho SI, Delmonico FL, Kaplan MM, Rohrer RJ, Jenkins RL (1987) A randomized clinical trial comparing OKT 3 and steroids for treatment of hepatic allograft rejection. Transplantation 43:91–95

5. Klintmalm GBG, Nery JR, Husberg BS, Gonwa TA, Tillery GW (1989) Rejection in liver transplantation. Hepatology 10:978–985
6. Demetris AJ, Fung JJ, McCauley J, Jain A, Takaya S, Alessani M, Abu-Elmagd K, Van Thiel DH, Starzl TE (1992) Conversion of liver allograft recipients from cyclosporine to FK 506 immunosuppressive therapy – a clinical study of 96 patients. Transplantation 53:1056–1062
7. Deierhoi MH, Sollinger HW, Diethelm AG, Belzer FO, Kauffman RS (1993) One-year follow-up results of a phase I trial of mycophenolate mofetil (RS 61 443) in cadaveric renal transplantation. Transplant Proceedings 25 (1 Pt 1):693–694
8. Fung JJ, Abu-Elmagd K, Todo S, Shapiro R, Tzaki A, Jordan M, Armitage J, Jain A, Alessiani M, Martin M (1990) Overview of FK 506 in transplantation. Clinical Transplants 9112:115–121
9. Canafax DM, Gruber SA, Chan GLC, Miles CJ, Matas AJ, Najarian JS, Cipolle RJ (1990) The pharmacoeconomics of renal transplantation: increased drug costs with decreased hospitalized costs. Pharmacotherapy 10:105–210
10. Flye MW, Nakafusa Y, Goss JA, Mohanakumar T, Barker CF (1993) Induction of donor-specific tolerance to cardiac but not skin or renal allografts by intrathymic injection of splenocyte alloantigen. Transplantation 55:877–882
11. Barker CF, Markmann JF (1992) Xenografts: Is there a future? Surgery 112:3–5
12. Pichlmayr R, Weimann A, Steinhoff G, Ringe B (1992) Liver transplantation for hepatocellular carcinoma: clinical results and future aspects. Cancer Chemotherapy and Pharmacology 31 (Suppl):S157–161
13. Bismuth H, Castaining D, Ericzon BG, Otte JB, Rolles K, Ringe B, Sloof M (1987) Hepatic transplantation in Europe. First report of the European Liver Transplantation Registry. Lancet 8560:674–676
14. Pichlmayr R (1992) Can liver transplantation be applied for the treatment of liver cancer? Surgery Today 22:187–190
15. Calne R, Yamanoi A, Oura S, Kawamura M (1993) Liver transplantation for hepatocellular carcinoma. Surgery Today 23:1–3
16. Ringe B, Wittekind C, Bechstein WO, Bunzendahl H, Pichlmayr R (1989) The role of liver transplantation in hepatobiliary malignancy. Ann Surg 209:88–98
17. Neuhaus P, Steffen R, Blumhardt G, Bechstein W, Keck H, Lemmens HP, Neuhaus R, Lobeck H, König V, Hopf U (1991) Experience with immunoprophylaxis and interferon therapy after liver transplantation in HbsAg positive patients. Transpl Proc 23:1522–1524
18. Todo S, Demetris AJ, Van Thiel D, Teperman L, Fung JJ, Starzl TE (1991) Orthotopic liver transplantation for patients with hepatitis B virus-related liver disease. Hepatology 13:619–626
19. Samuel D, Bismuth A, Serres C, Arulnaden JL, Reynes M, Benhamou JP, Brechot C, Bismuth H (1991) HBV infection after liver transplantation in HBsAg positive patients: experience with long-term immunoprophylaxis. Transplant Proc 23:1492–1494
20. Christensen E, Neuberger J, Crowe J (1985) Benefizial effect of azathioprine and prediction of prognosis in primary biliary cirrhosis: Final results of an international trial. Gastroenterology 89:1084–1091
21. Dickson ER, Grambsch PM, Fleming (1989) Prognosis in primary biliary cirrhosis: Model for decision making. Hepatology 10:1–7
22. Broelsch CE, Whitington PF, Emond JC, Heffron TG, Thistlewaite JR, Stevens L, Piper J, Whitington S, Lichtor JL (1991) Liver transplantation in children from living related donors. Annals of Surgery 214:428–439
23. Pichlmayr R, Ringe B, Gubernatis G (1989) Transplantation einer Spenderleber auf zwei Empfänger (split liver transplantation). Eine neue Methode in der Weiterentwicklung der Lebersegmenttransplantation. Langenbecks Arch Chir 373:127–130

119. Grenzen der Brusterhaltung beim Mammakarzinom

F. Harder und U. Laffer

Prof. Dr. F. Harder, Departement Chirurgie, Kantonsspital Basel, Spitalstr. 21, CH-4031 Basel

Limits of Conservative Treatment for Breast Cancer

Summary. The indication for conservative breast cancer treatment is tentatively defined by using the terms of absolute contraindication, relative contraindication and no contraindication. The aim of conservative treatment is at least a near normal breast. A multicentric carcinoma, a diffused spread and an inflammatory carcinoma, the refusal or impossibility of the obligatory postoperative radiotherapy of the conserved breast, the impossibility of a thorough follow-up, a missing coordinated interdisciplinary group, are belonging to the first category. Relative contraindications may be: the tumor size and its relation to breast size, invasive carcinoma at the cut surface of the excised specimen, central tumor location in the vicinity of the nipple areolar complex, preceding controlateral breast amputation. Old age, synchronous bilateral carcinoma, positive axillary lymph nodes and the rare occult carcinoma are no contraindications for conservative breast cancer treatment.

Key words: Conservative breast cancer treatment – Local recurrence – Indication

Zusammenfassung. Die Indikation zur Durchführung einer brusterhaltenden Behandlung beim Mammakarzinom läßt sich nicht scharf abgrenzen. Statt dessen wird versucht, sichere, relative und fehlende Kontraindikationen gegeneinander abzugrenzen. Sichere: multizentrisches Karzinom, diffuse Ausbreitung, inflammatorisches Karzinom, Ablehnung oder Unmöglichkeit der obligaten Radiotherapie der erhaltenen Brust, unmögliche Nachsorge, fehlende koordinierte interdisziplinäre Gruppe. Relative Kontraindikationen: Tumorgröße (in Relation zur Brustgröße), invasives Karzinom am Schnittrand des Exzidates, zentraler, mamillennaher Tumorsitz, M. Paget, vorangegangene Ablatio der Gegenseite. Fehlende Kontraindikationen: höheres Alter, synchrones bilaterales Karzinom, wo jedes einzeln für eine Erhaltung qualifizieren würde, befallene axilläre Lymphknoten und okkultes Karzinom. Dies stellt lediglich eine Momentaufnahme dar, da sich derzeit auf diesem Gebiet infolge zahlreicher kontroverser Fragen sehr vieles im Fluß befindet.

Schlüsselwörter. Brusterhaltende Behandlung des Mammakarzinoms – Lokalrezidiv – Indikation

Die brusterhaltende Behandlung (BE) des Mammakarzinoms ist eine allgemein etablierte Therapieform des operablen Mammakarzinoms. Es geht hier nicht darum, ob sie haltbar ist oder nicht, sondern nur um die Festlegung jener Voraussetzungen, unter denen sie empfehlenswert oder abzulehnen ist.

Definition

Bei der BE wird ein überwiegender Teil der weiblichen Brust, in der Regel unter Einschluß von Brustwarze und Warzenhof, nach lokaler Entfernung des Primärtumors erhalten. Die ipsilaterale Axilla wird teilweise (level I + II) ausgeräumt. Eine nachfolgende Radiotherapie der Brust ist obligatorisch. Selbstverständlich gilt die subcutane Mastektomie nicht als BE.

Es müssen kosmetische Ergebnisse erzielt werden, die den besten Spätergebnissen nach Mammaamputation und Rekonstruktion überlegen oder zumindest ebenbürtig sind. Eine Einbuße an Langzeitüberleben darf gegenüber der Mastektomie nicht in Kauf genommen werden.

Risikofaktoren

Risikofaktoren, welche den Langzeitverlauf nach lokaler Behandlung eines operablen Mammakarzinoms bestimmen, gelten für die ablativen und die erhaltenden Verfahren gleichermaßen. Die Art des lokalen Vorgehens ist als ein zusätzlicher rein lokaler Risikofaktor anzusehen. Trotz vergleichbarer Ausgangslage vor der Wahl des einen oder anderen Verfahrens gibt es mehr oder weniger scharfe Grenzen, jenseits welcher die brusterhaltende Behandlung keinen Platz hat.

Sichere Kontraindikationen, *relative Kontraindikationen* und das *Fehlen jeder Kontraindikation* zur brusterhaltenden Behandlung sollen im folgenden diskutiert werden.

Sichere Kontraindikationen

Die sicheren Kontraindikationen sind: das multizentrische Karzinom, die diffuse Ausbreitung, das inflammatorische Karzinom, die Ablehnung oder Unmöglichkeit der obligaten Radiotherapie, die nicht gewährleistete Nachsorge, die fehlende koordinierte interdisziplinäre Gruppe. Das Vorliegen eines der hier genannten Punkte bedeutet eine unakzeptabel hohe Lokalrezidivrate.

Relative Kontraindikationen

Es können dies sein: die Tumorgröße (in Relation zur Brustgröße), invasives Karzinom am Schnittrand des Exzisates, zentraler, mamillennaher Tumorsitz, M. Paget, vorangegangene Ablatio der Gegenseite. Diese Kontraindikationen führen bei Nichtbeachtung entweder zu einer erhöhten Lokalrezidivrate und/oder zu einem unbefriedigenden kosmetischen Resultat.

Eine absolute obere *Grenze des Tumordurchmessers*, jenseits welcher eine brusterhaltende Behandlung nicht mehr durchgeführt werden soll, gibt es aus onkologischer Sicht nicht. Häufig wird ein Durchmesser von 3 cm genannt. Dies geht auf rein praktische Gründe zurück und hängt mit einer mittleren Brustgröße, die eine Resektion im Gesunden ohne übermäßige Deformität der Brust noch zuläßt, zusammen. Von Bedeutung ist auch die Lokalisation des tumorbefallenen Quadranten. In den inneren Quadranten läßt sich ein befriedigendes kosmetisches Resultat bei einem zu großen Tumor nur selten erzielen. Zwischen *Tumorgröße und Verlauf* besteht ein Zusammenhang, unabhängig davon, ob amputiert oder brusterhaltend behandelt wird. Crowe [1] zeigt, daß schon bei relativ kleinen Tumoren axilläre Lymphknoten feststellbar sein können, daß jedoch der *Zusammenhang Tumorgröße – Lymphknotenbefall* nicht genau linear ist. Diese Tatsache äußert sich in einem schlechteren rezidivfreien Überleben und, speziell nach brusterhaltender Behandlung, in einem schlechteren lokalrezidivfreien Überleben. Dies geht aus unserer Analyse der insgesamt 832 brusterhaltenden Behandlungen der Baseler Serie hervor, wo das lokalrezidivfreie Überleben für pT1- und pT2 Tumoren nach 5 Jahren 96 % resp. 91 % beträgt. Nach unserer

Erfahrung sind Lokalrezidivrate und kosmetisches Resultat bei Tumoren über 4 cm mit einer sinnvollen brusterhaltenden Behandlung in der Regel nicht mehr vereinbar. Seltene Ausnahmen sind Tumoren in den äußeren Quadranten bei großer, jedoch nicht ptotischer Mamma.

Neuerdings versuchen verschiedene Gruppen, das Problem des relativ zu großen Tumors mit einer *Tumorverkleinerung durch präoperative Bestrahlung oder Chemotherapie* anzugehen. Zu diesem Vorgehen gibt es bis heute allerdings erst sehr kleine Serien. Konklusive Resultate sind noch keine bekannt.

Je größer der Tumor, desto schwieriger wird auch das Erzielen eines tumorfreien Schnittrandes. Dessen prognostische Bedeutung ist noch nicht definitiv gesichert. Bei einer Tumorresektion, histopathologisch im Gesunden, sind im Baseler Krankengut 95,5% der Patientinnen ohne Lokalrezidiv gegenüber 92,5% bei mikroskopischer Invasion des Schnittrandes (p = 0,00288). Über ähnliche Resultate berichten auch andere Autoren [2, 3, 4]. Auch eine *sorgfältige Schnellschnitt-Analyse der Resektionsränder* schließt in der *definitiven* histologischen Aufarbeitung einen Befall mit invasivem Karzinom nicht ganz aus. Der Anteil beträgt 17,1% in der Baseler Serie. Für T1-Tumoren bedeutet das gleiches krankheitsfreies Überleben wie in der Mailänder Serie nach Quadrantenresektion [7].

Die Lokalisation des Tumors innerhalb der Brust hat keine prognostische Bedeutung. Der *zentrale Tumorsitz* oder auch das Vorliegen eines M. Paget gelten mehrheitlich als Kontraindikation der brusterhaltenden Behandlung. Dies jedoch nicht aus prognostischen Gründen, sondern aus Gründen einer wenig befriedigenden Kosmetik nach Exzision von Warzenhof und Mamille bei allerdings erhaltener Kontur der Brust.

Patientinnen mit metachronem *bilateralem Mammakarzinom nach Ablatio der Gegenseite* profitieren unseres Erachtens nicht von der belastenderen brusterhaltenden Behandlung. Hier ist eher eine Ablatio mit einer beidseitigen, symmetrischen Rekonstruktion zu empfehlen.

Keine Kontraindikation zur Brusterhaltung

Das Alter der Patientin, ein synchrones bilaterales Karzinom, der Befall der axillären Lymphknoten und ein okkultes Karzinom stellen an sich noch keine Kontraindikation gegen eine brusterhaltende Behandlung dar. Die *ältere Patientin* wird je nach Allgemeinbefinden entscheiden, ob brusterhaltend vorgegangen werden soll und ob ihr eine 6wöchige ambulante Bestrahlung akzeptabel erscheint. Der Vergleich zwischen den Patientinnengruppen unter und über 50 Jahren zeigt bezüglich Lokalrezidiv in unserem Krankengut vor allem für das pN1-Stadium die prognostisch schlechtere Situation der jungen Frau an. Unter 50 Jahren finden wir ein lokalrezidivfreies Überleben nach 5 Jahren von 93%, über 50 Jahren eines von 96,5%. Die Gruppe der unter 40jährigen unterscheidet sich hier statistisch signifikant von jener der über 50jährigen [5].

Unsere Patientinnen mit Lokalrezidiv sind im Durchschnitt 44,6 Jahre, jene ohne Lokalrezidiv 51,0 Jahre alt, p = 0,001. 355 Frauen in der Prämenopause haben nach 5 Jahren in 9,1% ein Lokalrezidiv entwickelt, 348 Patientinnen in der Postmenopause in 3,5% und 129 Patientinnen in der Perimenopause in 2,3%. Nach 5 Jahren finden wir aber im Gesamtüberleben keine statistisch signifikanten Unterschiede nach Altersgruppen. Erst nach 10 Jahren zeichnet sich aktuariell berechnet eine Tendenz zugunsten der über 50jährigen Patientinnen ab. Auch andere Untersuchungen [6, 7] finden in puncto Gesamtüberleben keine statistisch signifikanten Unterschiede. *Nur eine von 85 Frauen in der Altersgruppe 65–75* und keine der 11 über 75jährigen Frauen hat ein Lokalrezidiv entwickelt.

Die Axillaausräumung der Lymphknotengruppen 1 und 2 führen wir auch bei älteren Patientinnen durch. Eine totale Ausräumung inklusive Lymphknotengruppe 3 ist nicht notwendig. Nach Senovsky [8] finden sich dort nur in 2,6% positive Lymphknoten bei negativem Status in den Lymphknoten-Gruppen 1 und 2. Eine zusätzliche Axillabestrahlung entfällt.

Die Frage, ob bei der älteren polymorbiden Frau mit geringer lokaler Rezidivchance eine chirurgische Behandlung des operablen Mammakarzinoms überhaupt in irgendeiner Form durchgeführt werden soll, wurde in verschiedenen Untersuchungen evaluiert [9, 10]. Robertson hat eine konsekutive Beobachtungsserie von 135 Patientinnen > 70 Jahren veröffentlicht, wo bei Tumoren < 5 cm zwischen Tumorektomie oder 20 mg Tamoxifen täglich randomisiert wurde. Nach einer mittleren Beobachtungzeit von 65 Monaten war kein Überlebensunterschied festzustellen. Die lokoregionale Tumorprogression war aber in der Tamoxifen-allein-Gruppe signifikant höher. Die gleichen Resultate wurden von Bates publiziert. 381 über 70jährige Frauen wurden in eine Gruppe mit *chirurgischer Behandlung und Tamoxifen* oder in eine Gruppe Tamoxifen allein randomisiert. Nach einer medianen Beobachtungzeit von 34 Monaten waren Überleben und Lebensqualität in beiden Gruppen vergleichbar. In der Tamoxifengruppe mußten sich aber signifikant mehr Patientinnen wegen einer lokalen Tumorprogredienz behandeln lassen, allerdings ohne entscheidenden Einfluß auf das Überleben.

Patientinnen mit kontralateralem synchronem (ca. 0,1–2 % Häufigkeit) resp. metachronem Mammakarzinom (Literaturangaben bis 10 %) [11] haben nach unserer Erfahrung einen etwas ungünstigeren Krankheitsverlauf als vergleichbare Patientinnen mit einseitiger Erkrankung. Dies wird in der Literatur noch kontrovers diskutiert [12, 13, 14, 15, 16, 17, 18, 19, 20, 21, 22, 23].

Wenn beidseits die Voraussetzungen zur Brusterhaltung erfüllt sind, kann diese beim *bilateralen Mammakarzinom* ohne weiteres synchron durchgeführt werden. Die 21 Patientinnen mit bilateralem Mammakarzinom und beidseitiger brusterhaltender Behandlung der Baseler Serie haben eine signifikant schlechtere Prognose als vergleichbare Patientinnen des Gesamtkollektivs mit unilateralem Karzinom.

Der klinische Verdacht auf tumorbefallene axilläre Lymphknoten stellt keine Kontraindikation zur brusterhaltenden Behandlung dar. Die Systemtherapie, die nach Ablatio in der gleichen Situation indiziert ist, kann auch nach brusterhaltender Behandlung mit der Radiotherapie kombiniert werden. Die Überlebenschancen sind nach Amputation und Brusterhaltung dieselben. Allerdings ist festzustellen, daß die kombinierte Radio-/Chemotherapie zu einem höheren Anteil unbefriedigender kosmetischer Resultate führt als nach Radiotherapie allein. Hier gilt es kosmetisch ungünstige Faktoren, wie die Form der Brust, starke Ptose, die sehr voluminöse Brust, starkes Rauchen und ungünstiges Tumor-Brust-Größenverhältnis beim Therapieentscheid mit zu berücksichtigen.

Beim *duktalen In-situ-Karzinom* ist die ideale Behandlungsform noch nicht definitiv etabliert. Der natürliche Verlauf bei den nur 1–2 cm großen duktalen In-situ-Läsionen ist wenig bekannt. Feststeht, daß bei diesen kleinen Tumoren die Mulitzentrizität in der ipsilateralen Brust viel seltener ist als bei den früher durch Palpation angetroffenen größeren Läsionen. Eine NCI-Analyse ergab, daß Frauen über 50 Jahre in über 10 % In-situ-Karzinome aufweisen [24]. Die verschiedenen histologischen Typen müssen unterschieden werden. Das Comedo-Karzinom und die Tumornekrose sowie eine assoziierte Sekretion sind Zeichen einer diffusen Ausbreitung und prognostisch ungünstig.

Die soeben veröffentlichten präliminären Resultate der randomisierten NSABP-Studie B-17, in der 818 Patientinnen mit einem duktalen In-situ-Karzinom entweder mit *alleiniger Tumorektomie* oder mit *Tumorektomie und Radiotherapie* behandelt wurden, erbringt erstmals den Beweis, daß die komplementäre Radiotherapie auch beim DCIS die Lokalrezidivrate signifikant zu senken vermag. Nach einer Beobachtungzeit von 4 Jahren entwickelten 5,8 % der Patientinnen in der Gruppe *ohne* und 2,0 % in der Gruppe *mit* Radiotherapie ein lokales Rezidiv (p < 0.0001). Zudem waren 3,1 % der ersten und nur 0,7 % der zweiten Gruppe *invasive* Rezidive (p < 0.0001) [25].

Das *lobuläre In-situ-Karzinom* findet sich in 1–3 % der Mammabiopsien. Es ist nicht immer leicht von der atypischen Hyperplasie zu unterscheiden. Es wird heute eher als Risikomarker denn als Präkanzerose gewertet. Der Befall ist häufiger bilateral als beim duktalen In-situ-Karzinom. Die Behandlung dieser Zufallsbefunde besteht in einer Beobachtung.

440

Eine seltene Situation stellt das *okkulte Karzinom bei axillärem Lymphknotenbefall* dar. Diese Kombination tritt nur in ungefähr 1% aller invasiven Mammakarzinome auf. Über das ideale Vorgehen ist demgemäß wenig bekannt. Alle Berichte sind anekdotisch. Merson vom Nationalen Tumorzentrum in Mailand berichtet über 60 Patientinnen, die über den großen Zeitraum von 42 Jahren beobachtet worden sind. Die Analyse dieses heterogenen Krankengutes zeigt, daß zwischen den verschiedenen Behandlungsmethoden keine prognostisch wesentlichen Unterschiede beobachtet werden können. Die Autoren empfehlen eine Radiotherapie der erhaltenen Brust, eine engmaschige Nachsorge und eine Amputation, wenn ein Karzinom erkennbar werden sollte [26].

Schlußfolgerungen

Wenn hier versucht wurde, die Indikationen und Kontraindikationen in eine klärende Hierarchie gewisser Befunde und Bedingungen zu stellen, so kann dies nicht mehr als eine Momentaufnahme sein. Gerade auf diesem Gebiet befindet sich zur Zeit sehr viel im Fluß und zu den brennendsten Fragen, die es zu beantworten gilt, gehören:

Radiotherapie der erhaltenen Brust für alle? Chemotherapie bei pN-? Welches sind die relevantesten Risikofaktoren, die uns bei diesem Entscheid lenken? Axillaausräumung in der Postmenopause? Tamoxifen statt Radiotherapie unter bestimmten Bedingungen? Wann kann neoadjuvante Chemotherapie weiterführen? Welches ist die beste Ausdehnung der lokalen Exzision: „Lumpectomy" oder Quadrantenresektion? Welche Möglichkeiten bieten sich bei den duktalen In-situ-Karzinomen an?

Laufende und geplante Studien werden in den nächsten Jahren die Grenzen und die Möglichkeiten der brusterhaltenden Behandlung zwar nicht entscheidend verändern, aber gewisse Untergruppen von Patientinnen besser definieren und individuell angepaßte Therapiemodalitäten ermöglichen.

Literatur

1. Crowe JP, Gordon MH, Shenk RR, Zollinger RM, Brumberg DJ, Shuck JM (1992) Primary tumor size, relevance to breast cancer survival. Arch Surg 127:910–916
2. Van Dongen JA, Bartelink H, Fentiman IS, Lerut T, Mignolet F, Olthuis G, Van der Schueren E, Sylvester R, Tong D, Winter J, van Zijl K (1992) Factors influencing local relapse and survival and results of salvage treatment after breast conserving therapy in operable breast cancer: EORTC 180 801 trial, comparing breast conservation with mastectomy in TNM stabe I and II breast cancer. (in press)
3. Kurtz JM, Jacquemier J, Amalric R, Brandone H, Ayme Y, Hans D, Bressac C, Roth J, Spitalier JM (1990) Risk factors for breast recurrence in premenopausal and postmenopausal patients with ductal cancers treated by conservation therapy. Cancer 65:1867–1878
4. Khanna MM, Mark RJ, Silverstein MJ, Juillard G, Lewinsky B, Giuliano AE (1992) Breast conservation management of breast tumors 4 cm or larger. Arch Surg 127:1038–1043
5. Laffer U (1993) Die brusterhaltende Behandlung beim Mamma-Karzinom. Habilitationsschrift, Med. Fakultät der Universität Basel
6. Clarke DH, Lé MG, Sarrazuin D, Lacombe JM, Fontaine F, Travagli JP, May-Levin F, Contesso G, Arriagada R (1985) Analysis of loco-regional relapses in patients with early breast cancer treated by excision and radiotherapy: Experience of the Institute Gustave Roussy. Int J Radiat Oncol Biol Phys 11:137–145
7. Veronesi U, Banfi A, Salvadori B, Luini A, Saccozzi R, Zucali R, Marubini E, Del Vecchio M, Boracchi P, Marchini S et al. (1990) Breast conservation is the treatment of choice in small breast cancer: long-term results of a randomized trial. Eur J Cancer 26:668–670
8. Senofsky GM, Moffat FL, Davis K, Masri MM, Clark KD, Robinson DS, Sabates B, Ketcham AS (1991) Total axillary lymph adenectomy in the management of breast cancer. Arch Surg 126:1336–1342
9. Robertson JF, Ellis IO, Elston CW, Blamey RW (1992) Mastectomy or tamoxifen as initial therapy for operable breast cancer in elderly patients: 5-year follow-up. Eur J Cancer 28 A:908–910

10. Bates T, Riley DL, Houghton J, Fallowfield L, Baum M (1991) Breast cancer in elderly women: a Cancer Research Campaign trial comparing treatment with tamoxifen and optimal surgery with tamoxifen alone. The Elderly Breast Cancer Working Party. Br J Surg 78:591–594

11. Gülay H, Hamaloglu E, Bulut O, Göksel HA (1990) Bilateral breast carcinoma: 28 year's experience. World J Surg 14:529–534

12. Leis HP Jr, Mersheimer WL, Black MM (1965) The second breast. NY State J Med 65:2460–2468

13. Robbins GF, Berg JW (1964) Bilateral primary breast cancers. Cancer 17:1501–1527

14. Wanebo HJ, Senofsky GM, Frechner RE (1985) Bilateral breast cancer: Risk reduction by contralateral breast biopsy. Ann Surg 201:667–677

15. Devitt JE (1971) Bilateral mammary cancer. Ann Surg 174:774–778

16. McCredie JA, Inch WR, Alderson M (1975) Consecutive primary carcinomas of the breast. Cancer 35:1472–1477

17. Fracchia AA, Robinson D, Legaspi A, Greenall MJ, Kinne DW, Groshen S (1985) Survival in bilateral breast cancer. Cancer 55:1414–1421

18. Fisher ER, Sass R, Fisher B (1984) Pathologic findings from the National Surgical Adjuvant Project for breast cancers (protocol no. 4). Cancer 53:712

19. Donegan WL, Perez-Mesa CM (1972) Lobular carcinoma – an indication for elective biopsy of the second breast. Ann Surg 176:178

20. Finney GC Jr, Finney GG, Montague AC (1972) Bilateral breast cancer, clinical and pathological review. Ann Surg 175:635–646

21. Khafagy MM, Schottenfeld D, Robbins GF (1975) Prognosis of the second breast cancer – the role of previous exposure to the first primary. Cancer 35:596–599

22. Huff L (1969) Bilateral carcinoma of the breast. Am J Surg 118:550

23. Slack NH, Nemoto T, Fisher B (1973) Experience with bilateral primary carcinoma of the breast. Surg Gynecol Obstet 136:433

24. 1939 Budget Estimate, NCI, September 1991, 48–49

25. Fisher B, Costantino J, Wickerham L, Deutsch M, Wolmark N, Margolese R, Dimitrov N, Kavanah M (1993) Treatment of intraductal breast cancer (DCIS): Results of NSABP B-17. Proc ASCO 12:70

26. Merson M, Andreola S, Gallinberti V, Bufalino R, Marchini S, Veronesi V (1992) Breast carcinoma presenting as axillary metastasis without evidence of a primary tumor. Cancer 70:504–508

120. Grenzen der Behandlung des Bronchialkarzinoms

H. Pichlmaier

Chirurgische Universitätsklinik Köln, Joseph-Stelzmann-Straße 9, 50924 Köln

Limits on Surgical Treatment for Bronchial Carcinoma

Behandlungsgrenzen ergeben sich, wenn das Therapierisiko dem erwarteten therapeutischen Nutzen gleich wird. Dabei sind der Nutzen, vor allem aber das Risiko, beim Bronchialkarzinom in zahlreichen Einzelfaktoren bestimmt und schwer quantifizierbar. Hauptgrößen des Nutzens sind die Verlängerung des Lebens und die Verbesserung der Lebensqualität, Hauptgrößen des Risikos kritische Ausgangsbedingungen, kritische Qualitäten des Tumors und kritische ärztliche Maßnahmen. Ist die Grenze der Standardtherapie, die Reksektion des Tumors, überschritten, stellt sich die Frage nach Behandlungsalternativen bei Inkurabilität.

Das Gewicht dieser Fragen ergibt sich aus einer Resektionsrate von etwa 30%, einer 5-Jahres-Überlebensquote der resezierten Patienten von ebenfalls etwa 30% und einer 5-Jahres-Gesamtüberlebenserwartung aller Bronchialkarzinom-Patienten von 5–10%.

Ich möchte dieses Thema auf der Basis von 685 Lungeneingriffen in 10 Jahren, davon 442 wegen Bronchialkarzinom abhandeln, allerdings nur auf spezifische, d. h. lungenrelevante Fragen näher eingehen.

Zunächst zu den kritischen *Ausgangsbedingungen*. Hier sind vor allem das Alter des Kranken, seine Rauchgewohnheiten, die obstruktive oder restriktive Lungenerkrankung sowie Begleiterkrankungen und psychische Besonderheiten zu nennen.

Beeinflußbar ist grundsätzlich das Rauchen, zumindest perioperativ, und die obstruktive Lungenerkrankung. Bestimmte Begleiterkrankungen können präoperativ verbessert werden, z. B. eine Linksherzinsuffizienz. Die Bedeutung des Alters ist nicht sehr groß. Schon vor vielen Jahren konnte verschiedentlich, auch von uns, gezeigt werden, daß mit den sich entwickelnden modernen Techniken Lungenresektionen in immer höheren Altersgruppen mit geringer Letalität möglich wurden.

Zur Beurteilung der Operabilität ist neben anderen Organfunktionen, vor allem des Herzens, die Lungenfunktion von Bedeutung. Hier sind Werte wie Vitalkapazität, forcierte expiratorische Ventilation, beide nach Sollwert und dem erwarteten postoperativen Wert beurteilt, das Perfusionsszintigramm, der Pulmonalarterienmitteldruck, eventuell der Sauerstoffverbrauch unter Belastung, von Bedeutung (Amesbury).

Ein Flußdiagramm zur Beurteilung des Risikos geht auf die von Maassen gegebenen Empfehlungen zurück (Abb. 1). Bei einer forcierten expiratorischen Ventilation über 2,5 l ist hinsichtlich der Lungenfunktion Operabilität gegeben. Unterhalb dieses Wertes empfiehlt sich die Perfusionsszintigrafie, mit deren Hilfe sich der postoperativ erwartete Wert berechnen läßt. Liegt dieser über 1,5 l, ist eine Pneumonektomie mit vertretbarem Risiko durchführbar. Kleinere Resektionen können bis 1,2 l mit vertretbarem, bis 0,8 l mit hohem Risiko durchgeführt werden. Jenseits dieser Werte ist Inoperabilität anzunehmen. Nach Konietzko

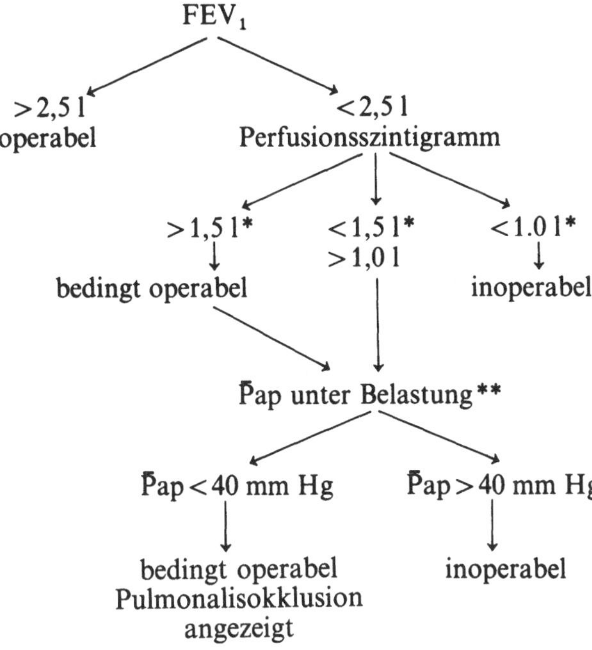

Abb. 1. Flußschema zur Erkennung von Risikopatienten [1]

liegt die postoperative Letalität bei einem Atemstoß über 1,2 l zwischen 4 und 8 % und steigt bei 0,8 bis 1,0 l auf über 15 % an. Trotz aller methodischen Verfeinerung der präoperativen Funktionsdiagnostik und der Berechnung der postoperativ zu erwartenden Werte, gehen subjektive Beurteilungen mit ein. Das klinische Bild des einzelnen Patienten besitzt nach wie vor die entscheidende Bedeutung.

Ein zweites wesentliches Kriterium ist die *Qualität des Tumors*. So ist unstrittig, daß die Stadien I und II die klassische Indikation zur Operation mit kurativem Ziel darstellen. Im Stadium III a gibt es sinnvolle Operabilität, die im Stadium III b nicht mehr gegeben ist. Sunder Plassmann hat herausgearbeitet, daß es wohl innerhalb des Stadiums III a noch eine Untergruppe gibt, die unter kurativem Ziel angegangen werden kann. Daneben gibt es kritische Lokalisationen, die wie im Fall des Pancoasttumors prognostisch ungünstiger zu beurteilen sind, als ihrem TNM-Stadium entspricht.

Schließlich kennen wir prognostisch kritische Tumortypen. So kann sich hinter einem kleinen Rundherd, vor allem wenn es sich um ein Adenokarzinom handelt, eine Metastase verbergen und diese unter Umständen Indiz für ein disseminiertes M + Stadium eines andernorts gelegenen Primärtumors sein. Ein spezielles Problem stellt auch der in seinen Aussichten besonders ungünstige Kleinzeller dar, dessen Behandlung erster Wahl die Polychemotherapie ist. Allerdings gibt es Hinweise, daß im TNM-Stadium I und II die primäre Tumorresektion auch beim kleinzelligen Bronchialkarzinom Vorteile bringen könnte (Karrer, Naruke, Salzer, Schildberg, Sherherd, Vogt-Moykopf). Mit großem Interesse wird die Bedeutung des DNS-Zellstatus für die Prognose des Bronchialkarzinoms beobachtet. Erst Validierungen scheinen die Prognoserelevanz dieses Kriteriums zu erweisen (Liewald).

Schließlich spielen die *Maßnahmen des Chirurgen* eine entscheidende Rolle. An erster Stelle ist das Resektionsausmaß zu nennen. Dabei ist wichtig zu wissen, daß sich die Funktionseinbuße nach Pneumonektomie mit zeitlichem Abstand von der Operation kaum verbessert. Um nach der Operation eine kardiopulmonale Insuffizienz bereits bei leichter körperlicher Belastung zu vermeiden, sollte die errechnete postoperative Vitalkapazität mindestens 15 ml pro kg Körpergewicht betragen. Anders ist es nach Lobektomie. Hier beträgt die meßbare Reduktion der Vitalkapazität nach der Operation 20–50 %, bildet sich

444

aber in den folgenden 6 Monaten deutlich und in der Regel auf weniger als die Hälfte der initialen Funktionseinbuße zurück.

Das seit Jahren gültige Prinzip der gesteigerten Radikalität nach zentral bei verringertem Resektionsausmaß an der Lunge selbst, hat sich gerade unter diesem Gesichtspunkt bewährt. Deshalb muß der Chirurg, der Bronchialkarzinome operiert, mit den Methoden der Bronchoplastik und Angioplastik vertraut sein.

Eine Sondersituation entsteht, wenn eine Blutung, eine jauchende Abszedierung oder selten ein anders nicht zu behandelndes Schmerzsyndrom auftritt. Hier wird stadien- und prognoseunabhängig, wenn immer dies technisch möglich ist, palliativ operiert.

Von großem biologischen Interesse ist das Vorkommen von Mehrfach-Bronchialkarzinomen. Ausgehend von der inzwischen akzeptierten Vorstellung, daß ein Großteil der Bronchialkarzinome, vor allem die sogenannten Reizkarzinome, zu einem erheblichen Anteil durch externe Mechanismen, z.B. Zigarettenrauchen, in ihrer Entstehung gefördert werden, ist es nicht verwunderlich, daß es synchrone Zweitkarzinome gibt. Hier ist eine multizentrische Entstehung anzunehmen. Histologisch verschiedene Typen wurden dabei beobachtet. In einer Arbeit aus der Mayo-Klinik wurde von Dechamps 1990 über 80 multiple Primärkarzinome der Lunge berichtet. Es konnte gezeigt werden, daß die Operation auch von metachronen, histologisch unterschiedlichen Zweitkarzinomen ein sinnvoller Ansatz ist. So ergibt sich für den Zweittumor in Abhängigkeit vom Stadium eine beinahe vergleichbare Prognose wie für die Erstgeschwulst. Der gleichen Untersuchung darf man entnehmen, daß damit die Grenze sinnvollen Operierens erreicht ist und Drittbronchialkarzinome nicht mehr operiert werden sollten, da hier ein kurativer Ansatz nicht mehr gegeben ist.

Wie schon gesagt, sind die Grenzen für die Operation des Bronchialkarzinomträgers eng gezogen. Wenn aus den verschiedenen Gründen primär etwa 60–70% nicht resezierbar sind und von den Resezierten nur ein Drittel 5 Jahre überlebt, der Rest sich also bereits nach dieser relativ kurzen Zeit als inkurabel erweist, genügt es nicht, nur auf die sogenannten Erfolge zu blicken. Vielmehr ist es eine wichtige ärztliche Aufgabe, für die über 90% der letztlich unheilbar Kranken mit Bronchialkarzinom palliative Behandlungsstrategien zu entwickeln.

Systemische Maßnahmen wie die Chemotherapie haben mit Ausnahme des kleinzelligen Karzinoms keinen überzeugenden Erfolg gebracht. Die Strahlentherapie bleibt der Behandlung lokaler Probleme vorbehalten. Von großer Bedeutung ist die sogenannte Symptomtherapie, die versucht, in der verbleibenden Zeit das Leben erträglich zu gestalten. Unter den Schmerz- und Beruhigungsmitteln spielt gerade beim Bronchialkarzinom das Morphium, richtig angewandt, eine entscheidende Rolle. Dann ist die gefürchtete Atemdepression, falls sie überhaupt in Erscheinung tritt, von nachgeordneter Bedeutung. Lokale Maßnahmen sind vor allem für die Wiedereröffnung oder Offenhaltung von Atemwegen und damit die Verzögerung oder Vermeidung des Auftretens von Atelektasen und Abszessen wichtig. Stenttechniken, Laserapplikation und Afterloading sind in diesem Zusammenhang zu nennen (Becker, Miller, Mohnke, Müller).

In unserer Palliativstation beträgt der Anteil von Bronchialkarzinompatienten 11,3% von 648 Aufnahmen (504 Tumorkranken) in 10 Jahren.

Die Grenzen in der Behandlung des Bronchialkarzinoms, des häufigsten Karzinomes des Mannes, sind eng. Zwar eröffnet die Operation dem Kranken, bisher zumindest in der Behandlung des nicht-kleinzelligen Tumors, bei aller Einschränkung die beste Prognose. Leider kann diese Behandlungschance nur dem kleineren Teil aller Bronchialkarzinomträger angeboten werden.

Literatur

Amesbury SR (1992) Preoperative evaluation of pulmonary function. Hospital Practice May 30, p 40
Becker HD (Kongreßbericht 1989) Indikationen und Ergebnisse der Laseranwendung in der Trachea und im Bronchialsystem. Langenbecks Arch Chir Suppl II

Deschamps C, Pairolero PC, Trastek VF, Payne WS (1990) Multiple primary lung cancer. J Thorac Cardiovasc Surg 99:769

Karrer K, Shields TW, Denck H, Hrabar B, Vogt-Moykopf I, Salzer GM (1989) The importance of surgical and multimodality treatment for small cell bronchial carcinoma. J Thorac Cardiovasc Surg 97:168

Konietzko N (1990) Diagnostik und prognostische Beurteilung des Bronchialcarcinoms. Der Chirurg 61:551

Liewald F, Sunder-Plassmann L, Valet G, Wulf G, Weiss M, Schildberg FW (1992) Durchflußcytometrische Analyse beim nicht-kleinzelligen Bronchialcarcinom und deren prognostische Bedeutung. Der Chirurg 63:205

Maassen W, Liebig S, Greschuchna D (1988) Empfehlungen zur Diagnostik, Stadieneinteilung und Therapie des Bronchialkarzinoms. Prax Klin Pneumol 42:735

Miller JI, Phillips TW (1990) Neodymium:YAG laser and brachytherapy in the management of inoperable bronchogenic carcionoma. Ann Thorac Surg 50:190

Mohnke M, Freitag l; Greschuchna D (1991) Endobronchiale Prothesen – ein Erfahrungsbericht. Pneumologie 45:148

Müller C, Dienemann H, Hoffmann H, Berger H, Storck M, Jolk A, Schildberg FW (1993 im Druck) Expandierbare Metallmaschenstents zur Behandlung von Trachealstenosen und Tracheomalazie. Zentrbl f Chir

Naruke T, Roth JA, Salzer GM, Müller L, Schirren J, Krysa S, Brandscheid D, Drings P, Vogt-Moykopf I, Präuer HW (1991) Operationsindikation beim kleinzelligen Bronchialkarzinom. Langenbecks Arch Chir 376, 375

Salzer GM, Müller LC, Huber H, Denz H, Gasser R, Frommhold H, Ebner I (1990) Operation for N2 small cell lung carcinoma. Ann Thorac Surg 49:759

Schildberg FW, Sunder-Plassmann L (1990) Chirurgische Therapie des Bronchialcarcinoms. Der Chirurg 61:558

Shepherd FA, Ginsberg RJ, Patterson GA, Evans WK, Feld R (1989) A prospective study of adjuvant surgical resection after chemotherapy for limited small cell lung cancer. J Thorac Cardiovasc Surg 97:177

Vogt-Moykopf I, Bülzebrücl H, Krysa S, Probst G, Bauer E, Stoelben E (1990) Indikation und Ergebnisse der operativen Behandlung des Bronchialkarzinoms einschließlich des kleinzelligen Karzinoms. Verh Dtsch Ges Inn Med 96:242

121. Grenzen chirurgischen Handelns – beim Oesophaguscarcinom

J. R. Siewert

Chirurgische Klinik und Poliklinik Technische Universität München, Ismaninger Str. 22,
81675 München

Limits to Surgery – in Esophageal Carcinoma

Summary. The limits to surgery in esophageal cancer are clearly defined today. They can easily be drawn by evaluating risk and prognostic factors in each patient and balancing them against each other. Problematic decisions only arise in patients with slightly elevated risk and in those patients, in whom a locally complete tumor removal can hardly be achieved. In these cases the preoperative radio-chemotherapy represents a useful alternative. If the radio-chemotherapy is well tolerated and leads to a tumor reduction, an operation seems to be indicated. If the patient does not respond an operative procedure is not performed.

Key words: Esophageal carcinoma – Prognostic factors – Risk factors – Indication

Zusammenfassung. Die Grenzen des chirurgischen Handelns beim Oesophaguscarcinom sind heute klar definiert. Sie lassen sich am besten abstecken, wenn man für jeden einzelnen Patienten die Risiko- und Prognosefaktoren ermittelt und gegeneinander abwägt. Problementscheidungen ergeben sich nur bei Patienten mit mäßig erhöhtem Risiko und bei solchen, bei denen nur mit Mühe eine lokale Tumorfreiheit zu erreichen ist. Hier bietet eine Vorbehandlung in Form der Radio-Chemotherapie meist einen guten Ausweg. Wird diese Vorbehandlung gut vertragen und kommt es zu einer Reduktion des Tumors, scheint eine Operation indiziert. Spricht der Patient nicht an, wird auf ein operatives Vorgehen verzichtet.

Schlüsselwörter: Oesophaguscarcinom – Prognosefaktoren – Risikofaktoren - Indikationsstellung

Das Thema lockt zu metaphysich-philosophischen Betrachtungen; zum Abwägen zwischen chirurgischer Aggressivität und Duldsamkeit des Patienten, grenzenloser Allmacht der Chirurgie und begrenzter Belastbarkeit des Patienten. Es suggeriert die Notwendigkeit, den schwachen Patienten vor dem stets tatendurstigen Chirurgen zu schützen, der Chirurgie Einhalt zu gebieten; dabei geht es nur um das alte chirurgische Thema der Indikationsstellung, d. h. um

- die ärztliche Entscheidung,
- die *richtige Art der Therapie,*
- unter besonderer Berücksichtigung des *Stadiums der Erkrankung* und
- der *Belastbarkeit des Patienten*

– zum rechten Zeitpunkt und
– am geeigneten *Ort*

Orientiert an dieser Definition der Indikationsstellung gilt es, in der onkologischen Chirurgie, speziell in Hinblick auf das Oesophaguscarcinom, folgende Gesichtspunkte zu analysieren:

– Verfahrensspektrum und Verfahrenswahl in der Oesophaguschirurgie
– Prognosefaktoren des Oesophaguscarcinoms
– Risikofaktoren des Patienten
– Zeitpunkt der Operation in Hinblick auf eine mögliche Verbesserung der Ausgangssituation (z. B. Down-staging)
– die chirurgische Erfahrung des Therapeuten, der den entsprechenden Eingriff plant.

Diese für die Therapieentscheidung entscheidenden Gesichtspunkte sind heute nicht mehr Feld metaphysischer Spekulationen, sondern können anhand belegter naturwissenschaftlicher Fakten entschieden werden. Diese Aussage gilt zumindest für das hier darzustellende Oesophaguscarcinom.

Chirurgische Erfahrung

Es besteht eine gute Korrelation zwischen der Anzahl der von dem einzelnen Chirurgen durchgeführten Eingriffe pro Jahr und seinen Ergebnissen. Diese Zusammenhänge werden durch die Publikation von Hugo Matthews bezüglich der englischen Chirurgie [3] und auch anhand der Daten des eigenen Krankengutes überzeugend belegt. Jeder Therapeut sollte sich also selbstkritisch fragen, wieviel Oesophagektomien er pro Jahr durchführt und dann entscheiden, was er sich bzw. seinen Patienten zumuten kann.

Verfahrensspektrum und -wahl

Derzeit dreht sich die Diskussion nur noch um 2 unterschiedliche Verfahren der Oesophagektomie:

– Zum einen die transmediastinale Oesophagektomie zeitgleich vom Hals wie vom Abdomen her ausgeführt. Sie kann einmal durch stumpfe manuelle Präparation der Speiseröhre oder auch instrumentell unter Sicht in Form der sog. Endodissektion ausgeführt werden.
– Zum anderen die transthorakale En-bloc-Oesophagektomie, die neben der Oesophagektomie auch die Mediastinektomie beinhaltet. Dieses Verfahren kann künftig möglicherweise mit vergleichbarem Anspruch auf Radikalität auch thorakoskopisch durchgeführt werden.

Die Entscheidung zwischen den einzelnen Verfahren – die sog. Verfahrenswahl – kann nicht unter dem Gesichtspunkt einer größeren oder geringeren Belastung für den Patienten durch den Eingriff (Operationstrauma) durchgeführt werden, da relevante Unterschiede aufgrund der bislang vorliegenden Untersuchungen fehlen [1]. Diese Aussagen gelten auch für die Endodissektion und für die thorakoskopischen Oesophagektomien. Letztere bedürfen z. B. ebenfalls einer Einseitenventilation [1]. Deshalb wird die Verfahrenswahl durch die Lokalisation des Oesophaguscarcinoms bestimmt; dies bedeutet: intrathorakal gelegene Plattenepithelcarcinome sollten in aller Regel transthorakal en-bloc oesophagektomiert werden, während die transmediastinalen Verfahren überwiegend den cervikalen Carcinomen sowie den ganz distalen, insbesondere aber den Cardiacarcinomen vorbehalten bleiben.

Prognosefaktoren

Multivariate Analysen an einem einheitlich diagnostizierten und operierten Krankengut haben gezeigt, daß der entscheidende die Prognose bestimmende Faktor der noduläre Status wie auch bei anderen gastrointestinalen Tumoren ist. Die Tumorinfiltrationstiefe im Bereich der Oesophaguswand (sog. T-Kategorie) ist ebenfalls von wesentlicher Bedeutung [6]. Insgesamt stellen die TNM-Kategorie und das Tumorstadium die wesentlichsten Prognosefaktoren dar. Ohne jeden Zweifel wird künftig durch das Tumor-Grading, das derzeit noch sehr unter der Subjektivität der pathologisch-anatomischen Beurteilung leidet, eine zusätzliche Information in Hinblick auf die Prognose zu erwarten sein. Erste Ansätze in Form der DNA-Ploidie etc. sind bereits gemacht. Das therapeutische Dilemma dieser wichtigsten Prognosefaktoren ist, daß sie zum Zeitpunkt des Therapiebeginns irreversibel vorgegeben sind und chirurgisch nicht mehr beeinflußt werden könnnen. Um so wichtiger ist es zu wissen, daß die sog. R-Kategorie in multivariaten Analysen den therapeutisch entscheidenden Prognosefaktor darstellt. Mit anderen Worten, gelingt es, durch die Operation lokale Tumorfreiheit zu erreichen, kann durch dieses Faktum die Prognose des Patienten entscheidend günstig beeinflußt werden. Daß diese lokale Tumorfreiheit nicht nur in Hinblick auf den Primärtumor entscheidend ist, zeigen neuere Untersuchungen zum sog. Lymphknotenquotienten. Sie zeigen eindeutig auf, daß auch im Bereich der Lymphabflußwege mit einem Sicherheitsabstand lokale Tumorfreiheit erreicht werden muß. Dieser Lymphknotenquotient läßt sich aus der Anzahl der entfernten Lymphknoten im Verhältnis zur Anzahl der metastatisch befallenen Lymphknoten errechnen [6].

Die Konsequenz aus diesem Wissen um die Prognosefaktoren muß lauten, daß nur ein Patient, bei dem eine RO-Resektion durchführbar ist, prognostisch von einem chirurgischen Eingriff beim Oesophaguscarcinom profitiert. Am überzeugendsten wird die Prognoseverbesserung in solchen Fällen sein, in denen nicht nur der Primärtumor im Gesunden, sondern auch die Lymphknotenmetastasen mit Sicherheitsabstand entfernt werden können.

Eine inkomplette Resektion unter Belassung von makroskopischen Tumorresten ist prognostisch sinnlos, die Überlebenszeiten sind kurz. Darüber hinaus ist zu bedenken, daß während der nur kurzen Überlebenszeit die Lebensqualität des Patienten deutlich reduziert ist, wie unsere eigenen Untersuchungen zeigen [5]. In Fällen, in denen diese Situation präoperativ erkennbar ist, sind andere Wege der Palliation (z. B. Laser, Afterloading) besser angezeigt als chirurgische Maßnahmen.

Glücklicherweise können die meisten dieser Prognosefaktoren derzeit präoperativ erfaßt werden und diese Information somit Einfluß auf die chirurgische Indikationsstellung nehmen. Durch endoluminalen Ultraschall ist die pT-Kategorie mit 85%- bis 90%iger Sicherheit erfaßbar, der noduläre Status kann durch Computertomographie und cervikalen Ultraschall mit 75%- bis 80%iger Sicherheit erfaßt werden. Schließlich sind Fernmetastasen duch Computertomographie und Ultraschall ebenfalls mit 80%iger Sicherheit erkennbar. Einzig die Peritonealcarcinose war bislang nur schwer erfaßbar. Dies hat sich nach Einführung der modernen diagnostischen Videolaparoskopie grundlegend geändert. Aufgrund dieser präoperativen diagnostischen Möglichkeiten kann insgesamt mit ca. 80%- bis 85%iger Sicherheit das Tumorstadium ermittelt werden und somit festgelegt werden, ob ein chirurgischer Eingriff prognostisch sinnvoll ist oder nicht.

Risikofaktoren des Patienten

Seit vielen Jahren wird in der Literatur versucht, über die Entwicklung allgemeiner Scores, wie z. B. dem ASA-Score, die Risikosituation eines Patienten vor größeren chirurgischen Eingriffen zu erfassen und zu quantifizieren. All diese Scores, die die Allgemeinsituation des Patienten zu erfassen versuchen, sind in Hinblick auf die praktische Relevanz der Indikationsstellung unergiebig geblieben. In der eigenen Klinik ist deswegen der Weg der direkten Erfassung aller relevanter Organfunktionen und deren Gewichtung gegegangen worden. Die modernen diagnostischen Möglichkeiten, auch schwierige Organfunktionen direkt zu erfassen und zu quantifizieren, hat es ermöglicht, ein objektives Bild über die cardiopulmonale Funktion, die Leberfunktion, die Nierenfunktion etc. zu gewinnen. Darüber hinaus hat sich die Ermittlung des sog. Karnofsky-Index als sehr gute Methode zur Erfassung des sog. Allgemeinzustandes erwiesen. Anhand einer retrospektiven Analyse des eigenen Krankengutes ist es gelungen, die Organfunktionen zu gewichten. Die Gewichtung berücksichtigt dabei in erster Linie die jeweils bestehenden Therapiemöglichkeiten. In diesem Sinn ist eine Nierenfunktionsstörung in Anbetracht der Tatsache, daß sie leicht therapierbar ist, in der Gewichtung geringer anzusetzen als z. B. eine schwere coronare Herzerkrankung, die postoperativ nur schwer zu behandeln ist. Der so ermittelte Punktewert wird mit der Schwere des geplanten Eingriffes, der sich in der hauseigenen Mortalität niederschlägt, multipliziert.

Im Rahmen dieser objektiven Evaluierung von Organfunktionen macht nach wie vor ein Aspekt besondere Schwierigkeiten. Die Kooperationsfähigkeit und -bereitschaft eines Patienten ist gerade nach Oesophagektomie und der damit verbundenen postoperativen Belastungen von allergrößter Bedeutung. Die Kooperationsfähigkeit wird durch den sehr häufig bestehenden Alkoholismus eingeschränkt, insbesondere wenn es postoperativ zu einem Entzugsdelir kommt. Trotz aller Bemühungen ist es bislang nicht möglich, diesen Faktor präoperativ sicher zu evaluieren und zu gewichten. Hier sind nach wie vor der ärztliche Blick und die Erfahrung des Chirurgen gefragt.

Dennoch kann die ärztliche Entscheidung, ob einem Patienten mit vertretbarem Risiko der große Eingriff einer Oesophagektomie zuzumuten ist, anhand dieser Organfunktionsanalysen auf objektive Fakten begründet werden.

Zeitpunkt der Operation

Beim Oesophaguscarcinom bedeutet die Frage nach dem Zeitpunkt der Operation die Frage nach Möglichkeiten, durch eine Vorbehandlung die Ausgangssituation des Patienten zu verbessern. In diesem Zusammenhang sind zwei Fragen zu diskutieren:

- Kann durch eine präoperative enterale oder parenterale Zusatzernährung der Ernährungszustand des Patienten verbessert und damit der postoperative Verlauf günstig beeinflußt werden?
- Ist durch eine onkologische neoadjuvante Therapie ein sog. Down-staging zu erreichen?

Bezüglich der ersten Frage liegen Daten aus der Literatur vor, die eindeutig ausweisen, daß nur ein Patient in einem deutlich reduzierten Ernährungszustand von einer derartigen Ernährungstherapie profitiert. Diese muß dann allerdings ausreichend lange, d. h. über 3–4 Wochen durchgeführt werden. Patienten in normalem oder in nur leicht reduzierten Ernährungszustand – das ist in Mitteleuropa die Regel – profitieren von einer präoperativen Ernährung nicht.

In jüngster Zeit sind einige verheißungsvolle Daten vorgelegt worden, die erkennen lassen, daß eine kombinierte präoperative Radio-Chemotherapie in der Lage ist, ein sog. Down-staging bei fortgeschrittenem Oesophaguscarcinom (T3 und T4) zu erreichen. Die eigenen Untersuchungen zeigen Ansprechraten von gut 65%. Alle Responder konnten erfolgreich operiert und reseziert werden. In 75% der Fälle konnte sogar das Ziel einer R0-Resektion erreicht werden [2]. Aufgrund dieser Erfahrung zögern wir heute nicht mehr, jeden Patienten, soweit er grundsätzlich aufgrund der Risikoanalyse operabel erscheint, bei Vorliegen eines fortgeschrittenen Oesophaguscarcinoms einer präoperativen Radio-Chemotherapie zuzuführen.

Die Ergebnisse sind so interessant, daß in den Vereinigten Staaten mehr und mehr dazu übergegangen wird, auch lokal resezierbare Carcinome (T1 und T2) einer präoperativen Vorbehandlung zu unterziehen. Eine der wichtigsten Studien stammt von Orringer [4], allerdings zeigen seine Überlebenskurven keine besseren Ergebnisse als die bei uns in gleichem Tumorstadium mit alleiniger Chirurgie erreichten. Insofern haben wir uns derzeit noch nicht zu einer präoperativen Therapie bei lokal radikal resezierbaren Tumoren entschließen können.

Als Konsequenz aus diesen Fakten ergibt sich, daß alle Patienten, bei denen aufgrund einer sorgfältigen präoperativen Diagnostik eine R0-Resektion, d.h. das Erreichen einer lokalen Tumorfreiheit möglich erscheint, primär operiert werden sollten. Andere Patienten, soweit sie von der Risikoanalyse her grundsätzlich operabel erscheinen, sollten einer präoperativen Radio-Chemotherapie zugeführt werden.

Grenzen des chirurgischen Handelns beim Oesophaguscarcinom sind somit heute klar definiert und lassen nur wenig Spielraum für Intuition und mystische Entscheidungen. Sie lassen sich am besten abstecken, wenn man individuell für jeden Patienten Risiko- und Prognosefaktoren gegeneinander abwägt. Problementscheidungen ergeben sich eigentlich nur bei Patienten mit mäßig erhöhtem Risiko und bei solchen, bei denen nur mit Mühe eine lokale Tumorfreiheit zu erreichen ist. Wir entscheiden uns in diesen Fällen meist zugunsten einer Vorbehandlung in Form einer Radio-Chemotherapie. Wird diese Vorbehandlung gut vertragen und kommt es zu einer deutlichen Reduktion des Tumors, scheint eine Operation indiziert. Spricht der Patient nicht an, wird auch auf ein operatives Vorgehen verzichtet. Die Grenzen sind bei Berücksichtigung der vorliegenden Fakten klar abgesteckt.

Literatur

1. Bumm R, Hölscher AH, Feussner H, Tachibana M, Bartels H, Siewert JR (1993) Endodissection of the thoracic esophagus – Technique and clinical results in transhiatal esophagectomy. Ann Surg
2. Fink U, Stein HJ, Lukas P, Gossmann A, Schiffner R, Dittler HJ, Bartels H, Roder JD, Siewert JR (1993) Preoperative radio-/chemotherapy for locally advaned squamous cell esophageal carcinoma located at or above the level of the tracheal bifurcation. In: Nabeya K, Hanaoka T (eds.) Diseases of the Esophagus. Proceedings of the 5th International Congress of ISDE, Kyoto, August 5–8, 1992. Springer, Tokyo 1993
3. Matthews HR, Powell DJ, McConkey CC (1986) Effect of surgical experience on the results of resection for oesophageal carcinoma. Br J Surg 73:621–623
4. Orringer MB, Forastiere AA, Perez-Tamayo C, Urb S, Takasugi BT, Bromberg J (1990) Chemotherapy and radiation therapy before transhiatal esophagectomy for esophageal carcinoma. Ann Thorac Surg 49:348–355
5. Roder JD, Herschbach P, Ritter M, Kohn MM, Sellschopp A, Siewert JR (1990) „Lebensqualität" nach Oesophagektomie: Ergebnisse einer psychosozialen Untersuchung an 80 Carcinompatienten. Dtsch med Wschr 115:570–574
6. Roder JD, Busch R, Fink U, Stein HJ, Siewert JR (1993) Ratio of invaded and removed lymph nodes: A new predictor of survival in squamous cell carcinoma of the esophagus. Results of a multivariate analysis. Br J Surg (in press)
7. Siewert JR, Böttcher K, Roder JD, Busch R, Hermanek P, Meyer HJ, and the German Gastric Cancer Study Group (1993) Prognostic relevance of systematic lymph node dissection in gastric carcinoma. Br J Surg 80:1015–1018
8. Siewert JR, Bartels H, Bollschweiler E, Dittler HJ, Fink U, Hölscher AH, Roder JD (1992) Plattenepithelcarcinom des Oesophagus. Behandlungskonzept der Chirurgischen Klinik der Technischen Universität München. Chirurg 63:693–700
9. Siewert JR, Fink U (1992) Multimodale Therapiekonzepte bei Tumoren des Gastrointestinaltraktes. Chirurg 63:242–250

122. Grenzen chirurgischen Handelns beim Lebercarcinom

P. Neuhaus und G. Blumhardt

Universitätsklinikum Rudolf Virchow, Chirurgische Klinik und Poliklinik, Augustenburger Platz 1, 13353 Berlin

Limitations of Surgical Therapy in the Treatment of Primary Liver Cancer

Summary. At present hepatic resection is the only surgical treatment of primary liver cancer with the perspective of curative therapy which in principle also applies for liver transplantation. However, the risks of resection and transplantation vary widely. Therefore, a thorough evalution of results after resection, transplantation, or alternative modalities of therapy are mandatory. Liver transplantation seems to have a place in the treatment of small hepatocellular carcinomas in cirrhosis. Chemoembolisation and percutaneous injection of alcohol may be alternatives to surgical therapy of primary liver cancer.

Key words: Hepatocellular carcinoma – Liver resection – Liver transplantation – Chemoembolisation

Zusammenfassung. Die Resektion ist das einzig gesicherte Verfahren zur Behandlung hepatozellulärer Carcinome mit Aussicht auf Heilung. Prinzipiell ist auch eine Lebertransplantation als potentiell kurative Maßnahme anzusehen. Allerdings bestehen bei Resektion und Transplantation unterschiedliche Risiken. Deshalb ist die Analyse der Behandlungsergebnisse nach Resektion oder Transplantation und alternativer Behandungsverfahren von großer Bedeutung. Die Lebertransplantation scheint bei kleinen Carcinomen in Cirrhose eine günstige Prognose aufzuweisen, Alternativen zur chirurgischen Therapie stehen in Form von Chemoembolisation oder perkutaner Alkoholinjektion in den Tumor zur Verfügung.

Schlüsselwörter: Leberzellcarcinom – Leberresektion – Lebertransplantation – Chemoembolisation

Standardtherapie und derzeitig einzig gesichertes Behandlungsverfahren des hepatozellulären Karzinoms mit Aussicht auf Heilung ist die Resektion. Prinzipiell kann dazu auch bei ungünstiger Lokalisation oder Größe die komplette Entfernung der erkrankten Leber mit Tumor und die nachfolgende Transplantation gezählt werden. Dabei ergeben sich bei Teilresektion der Leber und bei Transplantation unterschiedliche Risiken, die z. B. im Fall einer bereits längerbestehenden Zirrhose sowohl durch die Grunderkrankung als auch durch sekundäre Organschäden bestimmt sind. Deshalb ist die Analyse der Behandlungsergebnisse, besonders nach Resektion, unterschiedlich weit fortgeschrittener hepatozellulärer Karzinome sowie der Ergebnisse alternativer Behandlungsverfahren für die Indikationsstellung von großer Bedeutung. Sind also heute prognostische Faktoren u. U. ausschlaggebend

452

für einen Therapieverzicht, so können bei sicherer werdender chirurgischer Technik durchaus auch palliative Aspekte für die Resektion eines Lebertumors sprechen, wenn eine Heilung aussichtslos erscheint.

Okuda hat 1985 [1] die unterschiedliche Prognose von Patienten mit hepatozellulären Karzinomen anhand einer klinischen Stadieneinteilung dargestellt. Während alle Patienten im symptomatischen Stadium mit schweren biochemischen Veränderungen spätestens 3 Monate nach Diagnose verstorben waren, lebten von den im asymptomischen Stadium diagnostizierten Patienten 1 Jahr später ohne Therapie immerhin noch 40 % (Abb. 1). Welche Einzelfaktoren dabei insbesondere prognostisch bedeutsam sind, läßt sich besonders gut an großen japanischen Statistiken über die Behandlung des hepatozellulären Karzinoms ablesen. So konnte Okamoto 1987 [2] zeigen, daß nicht kurativ resezierte Patienten eine 2-Jahres-Überlebenschance von etwa 30 % haben, während die Prognose der kurativ resezierten Patienten bei mehr als 70 % 2-Jahres-Überlebenswahrscheinlichkeit liegt. Besonders günstig schnitt die Gruppe mit solitären Tumorknoten unter 5 cm Größe ohne Pfortaderinfiltration oder -thrombose und ohne Satellitenknoten ab. In dieser Gruppe überlebten fast 80 % der Patienten 5 Jahre. Die Überlebensrate der Patienten mit hepatozellulären Karzinomen über 5 cm Größe lag nach 5 Jahren unter 10 %, die der Patienten mit kleineren Tumoren um 40 %. Ein ähnliches Bild ergab sich für die Pfortaderthrombose: Patienten ohne Pfortaderthrombose hatten eine 5-Jahres-Überlebenswahrscheinlichkeit um 40 %, Patienten mit Pfortaderthrombose waren trotz kurativ erscheinender Resektion nach 2 Jahren fast alle verstorben.

Ein weiterer wichtiger Prognosefaktor ist die Entstehung des hepatozellulären Karzinoms in einer Zirrhose. Sowohl in den asiatischen Arbeiten als auch im nordamerikanischen und europäischen Patientengut stellt die Zirrhose einen ungünstigen Prognosefaktor dar. Im eigenen Krankengut findet sich neben einer hohen perioperativen Letalität bei Resektion in Zirrhose auch ein geringeres Gesamtüberleben der operierten Patienten gegenüber der Gruppe mit nicht zirrhotisch veränderten Lebern. Somit sind sowohl chirurgisch-technische Gründe wie auch der Verlauf der Grunderkrankung, in der Regel eine posthepatitische oder nutritiv-toxische Leberzirrhose, für eine zurückhaltende Indikationsstellung zur Resektion bei Zirrhose zu berücksichtigen. Nach Okamoto haben Patienten mit hepatozellulären Karzinomen unter 5 cm Größe ohne Leberzirrhose eine exzellente Heilungschance von mehr als 80 % (Abb. 2), während bei Vorliegen einer Zirrhose auch bei kleinem Tumor die 5-Jah-

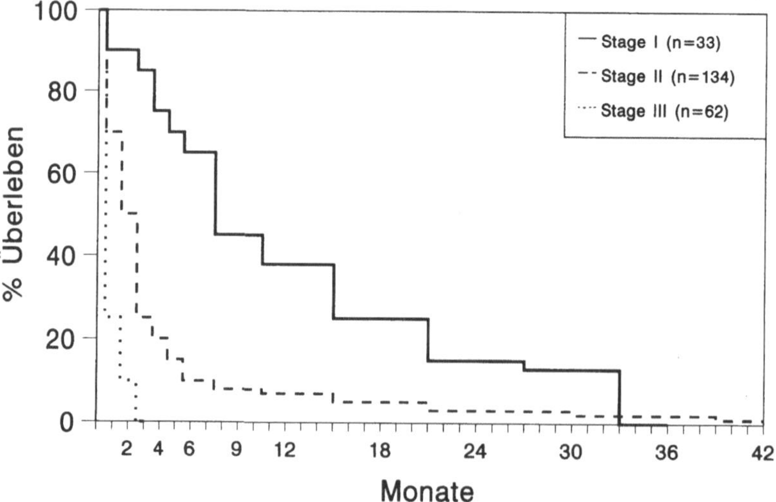

Abb. 1. Natürlicher Verlauf bei primären hepatocellulären Carcinom ohne Behandlung. Okuda et al. (1985)

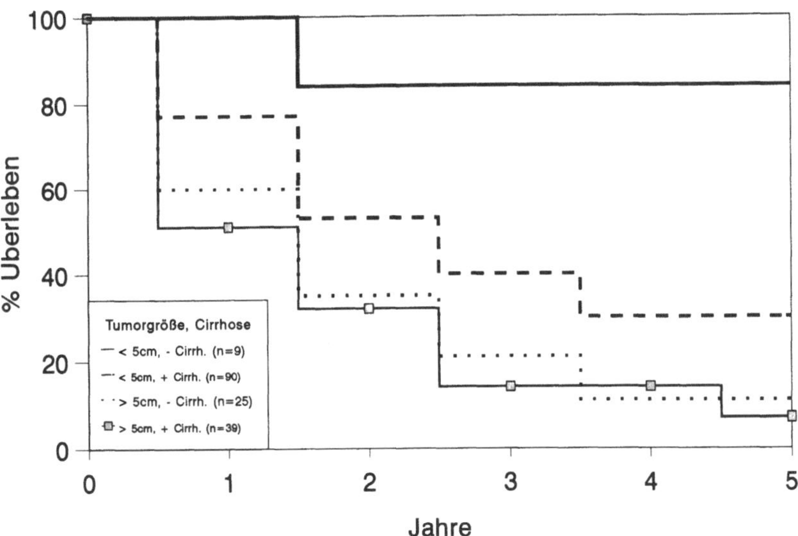

Abb. 2. Überleben nach Leberresektion wegen HCC mit/ohne Cirrhose. Okamoto et al. (1987)

res-Überlebenswahrscheinlichkeit nach Resektion nur bei 30 % liegt. Patienten mit mehr als 5 cm großen hepatozellulären Karzinomen haben dagegen mit oder ohne Zirrhose kaum eine wesentlich bessere Überlebensprognose als unbehandelte Patienten. Hinzu kommt das Risiko der Resektion, das zwar einerseits heute bei Standardeingriffen fast zu vernachlässigen ist, aber in den Grenzbereichen der Indikationsstellung doch wieder erheblich wird.

Während Blutungsrisiko und Blutstillungsprobleme mit den modernen Techniken der Leberchirurgie im großen und ganzen beherrschbar erscheinen, ist die Resektion von Nachbarstrukturen bei infiltrierendem Wachstum und die Resektion großer Gefäße bzw. zentraler Gallengänge auch heute noch aufwendig und komplikationsträchtig. Besonders schwierig erscheint die Beurteilung der Parenchymreserve bei ausgedehnteren Resektionen und bei vorgeschädigter bzw. zirrhotischer Leber. Hier hat Jamanaka [3] einen sog. prädiktiven Score für das Leberversagen nach anatomischer Leberteilresektion entwickelt, der die resezierte Parenchynmasse in Prozent des im CT gemessenen Gesamtlebervolumens, die ICG-Retention in Prozent nach 15 Minuten, das Alter des Patienten und die ICG-Clearance in einer komplexen Formel erfaßt. Jamanaka konnte auf diese Weise sehr gut Überleben und Tod durch Leberversagen nach anatomischer Teilresektion vorausberechnen. Trotzdem haben diese Berechnungen in der westlichen Welt bisher noch keine Berücksichtigung gefunden.

Erschien eine Resektion unmöglich, oder wegen eines fortgeschrittenen Stadiums der Leberzirrhose nicht angezeigt, so wurde bisher die Lebertransplantation durchaus als mögliche therapeutische Option angesehen. Insgesamt enttäuschende Ergebnisse mit 2-Jahres-Überlebensraten um 30−40 % und immer wieder nur einzelnen Langzeitüberlebenden [4, 5] haben zu einer stetig stärkeren Eingrenzung dieser Transplantationsindikation geführt. Dabei scheint zumindest das direkte perioperative Risiko bei Vorliegen einer Zirrhose bei Transplantation eher geringer zu sein als bei Resektion. Zusätzliche immunologische Risiken durch die drohende Abstoßungsgefahr und durch die Toxizität der immunsuppressiv wirksamen Substanzen sind zwar nicht zu vernachlässigen, aber doch eher gering. Eine mögliche Beschleunigung des Mikrometastasenwachstums unter Immunsuppression ist zu diskutieren. Trotzdem kristallisiert sich in den letzten Jahren mehr und mehr heraus, daß die Lebertransplantation gegenüber der Resektion von kleineren hepatozellulären Karzinomen in Zirrhose vorteilhaft ist, weil das Tumorrezidiv in Zirrhose durch den Verlauf der Grunderkrankung fast unausweichlich ist, während die Transplantation die Chance einer Heilung in einem noch früheren Statium der Tumorerkrankung bietet. Diese Hypothese entspricht

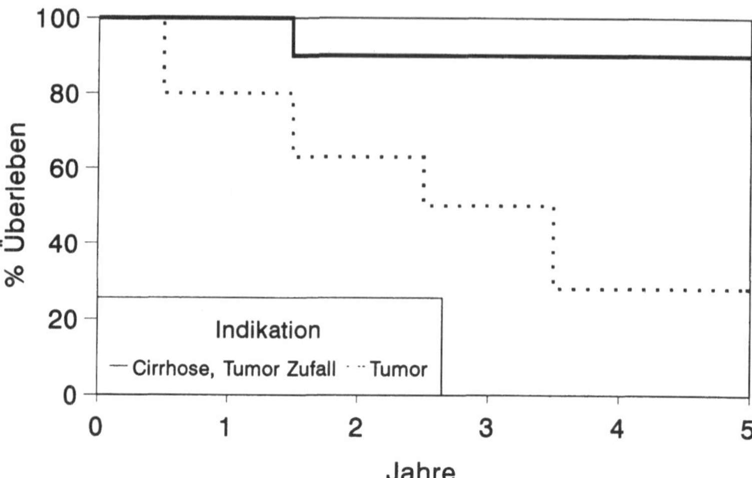

Abb. 3. Überleben nach Lebertransplantation. Indikation: Cirrhose versus Tumor. Iwatsuki et al. (1988)

auch den eigenen Erfahrungen bei nunmehr 18 Transplantationen wegen kleinerer hepatozellulärer Karzinome in Zirrhose. Daß dabei praktisch eine direkte Korrelation zwischen Tumorgröße und Überlebensprognose nach Transplantation besteht, konnte die Gruppe von Starzl schon vor einigen Jahren anhand einer Reihe von Patienten nachweisen, bei denen kleinere hepatozelluläre Karzinome in zirrhotischen Lebern transplantierter Patienten nur zufällig entdeckt wurden [6]. Die Überlebensprognose der betroffenen Patienten war praktisch tumorunabhängig (Abb. 3).

Unter Berücksichtigung der hier beschriebenen Befunde scheint es daher richtig und erlaubt, die Grenzen der Indikationsstellung zur Lebertransplantation bei den kleinen hepatozellulären Karzinomen in Zirrhose zu erweitern und auch die an sich technisch resezierbaren Karzinome bei jüngeren Patienten durch Transplantation zu behandeln. Neben der Grunderkrankung und der daraus resultierenden Einschränkung der Leberfunktion, der Regenerationsfähigkeit und wesentlicher Syntheseleistungen sind besonders Infektionen, Wundheilungsstörungen und sekundäres Organversagen nach Resektion zirrhotischer Lebern häufig. Begleiterkrankungen der Zirrhose durch die portale Hypertension, die Entstehung pulmonaler Shunts, die Ausbildung einer Kardiomyopathie und eines hyperzirkulatorischen Kreislaufsyndroms sind nach Transplantation zumindest teilweise rückbildungsfähig. Trotzdem kann die Transplantation nur wenigen Patienten zur Verfügung stehen, der größere Teil wird mit konventionellen Methoden zu behandeln sein. Als Alternative zur chirurgischen Resektion kann man heute vornehmlich die Chemoembolisation bezeichnen, mit der z. B. Takayasu [7] über 50% 2-Jahres-Überlebensergebnisse erreichte (Abb. 4). Dagegen sind Strahlentherapie und Chemotherapie weitgehend wirkungslos bzw. mit hoher Toxizität belastet. Eine mögliche weitere Alternative könnte sich in der direkten ultraschallgesteuerten Alkoholinjektion anbieten, über die bisher einzelne positive Kurzzeitberichte vorliegen [8].

Insgesamt sind die kurativen Behandlungsmöglichkeiten für Patienten mit hepatozellulären Karzinomen aber nach wie vor schlecht, solange nicht eine wirkungsvolle adjuvante Behandlungsmaßnahme mit der Resektion kombiniert werden kann. Dabei ist nicht zu verkennen, daß sich die Grenzen chirurgischen Handelns gerade beim hepatozellulären Karzinom in den letzten 20 Jahren deutlich erweitert haben.

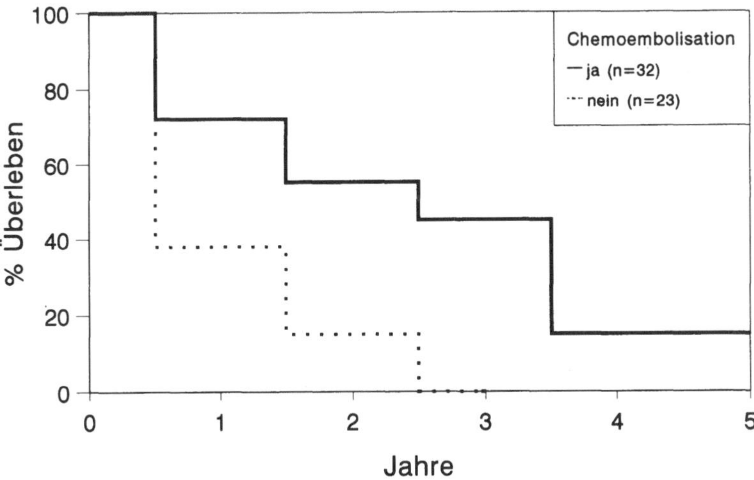

Abb. 4. Überleben nach Chemoembolisation wegen Rezidiv eines HCC nach Resektion. Takayasu et al. (1989)

Literatur

1. Okuda K, Ohtsuki T, Obata H, Tomimatsu M, Okazaki N, Hasegawa H, Nakajima Y, Ohnishi K (1985) Natural history of hepatocellular carcinoma and prognosis in relation to treatment. Study of 850 patients. Cancer 56:918
2. Okamoto E, Yamanaka N, Toyosaka A, Tanaka N, Yabuki K (1987) Current status of hepatic resection in the treatment of hepatocellular carcinoma. In: Okuda K, Ishak KG (Hrsg) Neoplasms of the Liver. Springer-Verlag, Tokyo, Berlin, Heidelberg
3. Yamanaka N, Okamoto E, Kuwata K, Tanaka N (1984) A multiple regression equation for prediction of posthepatectomy liver failure. Ann Surg 200:658
4. Iwatsuki S, Starzl TE, Sheahan DG, Yokoyama I, Demetris AJ, Todo S, Tzakis AG, van Thiel D, Carr B, Selby R, Madariaga J (1991) Hepatic resection versus transplantation for hepatocellular carcinoma. Ann Surg 214:221
5. Ringe B, Wittekind C, Bechstein WO, Bunzendahl H, Pichlmayr R (1989) The role of liver transplantation in hepatobiliary malignancy. Ann Surg 209:88
6. Iwatsuki S, Starzl TE, Todo S, Gordon R, Esquivel CO, Tzakis AG, Makowka L, Marsh JW, Koneru B, Stieber A, Klintmalm G, Husberg B (1988) Experience in 1000 liver transplantations under cyclosporine/steroid therapy: survival reports. Transplant Proc 20 (suppl I):498
7. Takayasu K, Muramatu Y, Moriyama N, Okazaki N, Hirohashi S, Tsugane S (1989) Clinical and radiological assesment of the results of hepatectomy for small hepatocellular carcinoma and therapeutical arterial embolization for postoperative recurrence. Cancer 64:1848
8. Livraghi T, Salmi A, Bolondi I, Marin G, Arienti V, Monti F, Vettori C (1988) Small hepatocellular carcinoma: percutaneous alcohol injection – results in 23 patients. Radiology 168:313

123. Grenzen chirurgischen Handelns bei Gallenwegstumoren

K. D. Rumpf

Klinik für Allgemein- und Abdominal-Chirurgie des Städtischen Klinikums Fulda, Pacelliallee 4, 36043 Fulda

Limitations in Surgery of Bile-Duct-Tumors

Summary. Carcinomas of the extrahepatic bile duct are divided into those of I. malignant hilar biliary obstructions, II. those of the middle part and III. the distal duct carcinomas. I and II need resection; I mostly together with resection of one liver lobe (Klatskin III tumors always). Liver transplantation is possible. There are no limitations of age or patient's risk in duct-resection.
II. needs duodenopancreatectomy. Indication is limited by patient's risk and arterial infiltration. Every second carcinoma of extrahepatic biliary duct is able to be resected.
Key words: Bile-duct-tumors – Liver resection – Duodeno pancreatectomy

Zusammenfassung. Trotz großer Fortschritte in Röntgendiagnostik und Endoskopie gehört jeder Gallengangstumor in die Hand des Chirurgen, auch der Begriff „Operabilität". Gallenwegstumore sind zu unterteilen in Hepaticusgabel-, in mittlere und distale Tumore. Beim Gabelcarcinom ist immer die Resektion anzustreben, meist gleichzeitig mit einer Leberlappenresektion. Resektionsgrenzen stellen Leberarterieninfiltrationen dar. Bds. infiltrierende Tumore werden lebertransplantiert. Die Whipple'sche OP beim distalen Gallengangscarcinom unterliegt im Gegensatz zum alleinigen Gallenwegseingriff einer Indikationsbeschränkung durch Alter und Risiken des Patienten.
Schlüsselwörter: Gallengangstumore – Leberresektion – Duodeno-Pankreatektomie

Tumore des extrahepatischen Gallengangsystems zeichnen sich aus durch ein langsames, mehr infiltrierend als metastasierendes Wachstum sowie durch die Möglichkeiten einer frühzeitigen Diagnostik. Für sie ist auch heute noch die alte Regel verbindlich, nach der jede Engstellung im Gallgengang grundsätzlich erst einmal so lange tumorverdächtig ist, bis sich das Gegenteil sicher beweisen läßt.

Kein anderes Organsystem des Menschen hat in den letzten 2 Jahrzehnten so große medizinische Weiterentwicklungen erlebt wie das der ableitenden Gallenwege: Es sei an die intensive, aber nur kurze Beschäftigung der eigenen und anderer Chirurgischer Kliniken mit dem Prinzip der extrakorporalen Stoßwellenlithotripsie erinnert: So lag der thematische Schwerpunkt dieses Chirurgenkongresses auf dem Gebiet der minimal-invasiven Chirurgie-Technik vor allem von Gallensteinleiden. Im vorliegenden Zusammenhang wichtig sind enorme Fortschritte von seiten der invasiven Röntgenuntersuchungen und endoskopischer Methoden am Gallengang.

Dies führt leider bereits zur ersten Grenze therapeutischen Handelns, die gleichzeitig die schwerwiegendste ist: Dem Patienten wird eine chirurgische Therapie komplett vorenthalten. Die Praxis zeigt nämlich, daß nichtchirurgische Kollegen gelegentlich der Faszination des Endoskopisch-Machbaren erliegen und bösartige Gallenwegserkrankungen auf der Basis diagnostischer Erkenntnisse schlichtweg als inoperabel erklären. Ein vorhandener Verschlußikterus wird dann durch alleinige Stentimplantation – für alle sichtbar „erfolgreich" – beseitigt.

Dies ist gänzlich inakzeptabel. Folgendes sollte klargestellt werden:

1. Über den Begriff Operabilität kann grundsätzlich nur derjenige befinden, der über persönliche Erfahrungen mit den in Frage kommenden Operationen verfügt, und das ist der Chirurg.
2. Allein die Resektion kann nach heutigem Wissensstand zur Heilung eines Gallengangscarcinoms führen.

Zur Systematik: Es erscheint sinnvoll, Gallengangstumore nach ihrem Sitz einzuteilen in Leberhiluscarcinoma, in solche des mittleren Drittels und in distale Gallengangstumore. Alle drei unterscheiden sich sehr in Indikationsstellung, Verfahrenswahl und im Ausmaß des Eingriffs. Dies wiederum hat seine Konsequenzen für die potentielle Gefährdung des Patienten und damit für die Grenzziehung des Chirurgisch-Machbaren.

I. Von allen Gallengangstumoren erfordert das *Hepaticusgabelcarcinom* das anspruchsvollste chirurgische Vorgehen, nämlich die Resektion in der Tiefe des Leberhilus. Hepaticusgabelcarcinome wurden erstmals 1985 von Klatskin beschrieben, 10 Jahre später von Bismuth und Corlette genauer klassifiziert (Abb. 1). Beim Fehlen von Fernmetastasen (für solche gelten andere Prinzipien der therapeutischen Gedankenführung) sollten Hepaticusgabeltumore immer reseziert werden, auch bei hohem Sitz. Die Resektabilität läßt sich oftmals erst abschätzen während der präparativen Freilegung. Sie erfolgt in der Reihenfolge: Cholecystektomie, sehr distale Choledochusdurchtrennung nach vorheriger Revision dort und Präparation im Leberhilus an der Orientierungsschiene Gallengang. Die Leberarterie mit ihren Verzweigungen wird sorgsam isoliert und geschont. Eine Tumorinfiltration des Leberarterienstammes bedeutet im allgemeinen jedoch Irresektabilität. Das schließt im Einzelfall, etwa bei einem jüngeren Patienten, einen Arterienersatz nicht aus. Eine Pfortaderinfiltration dagegen läßt sich mitresezieren. Die Pfortader wird direkt End-zu-End reanastomosiert.

Oft läßt sich eine sehr hohe intrahepatische Infiltration erst im Laufe der voranschreitenden Präparation erkennen. In solch einem Fall muß man und kann man durchaus in Kauf nehmen, den Eingriff auch einmal als R-2-Resektion zu beenden. Mit zunehmender Tendenz wird die Hepaticusgabelresektion auch mit einer Leberlappenresektion (dann oft mit Segment I sowie IV b) kombiniert. Sie ist immer erforderlich beim Klatskin-III-Tumor. Eine

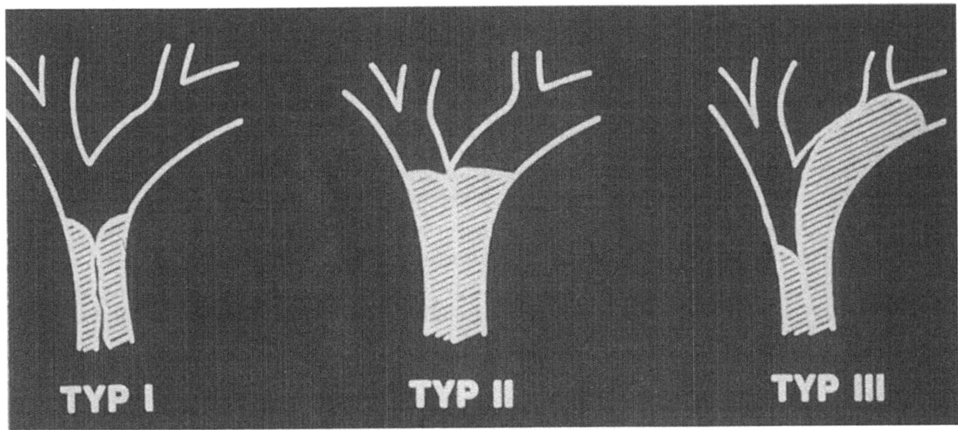

Abb. 1. Hiluscarcinome – Lokalisationstypen (Bismuth, 1975). Klatskin-Tumoren (Klatskin, 1986)

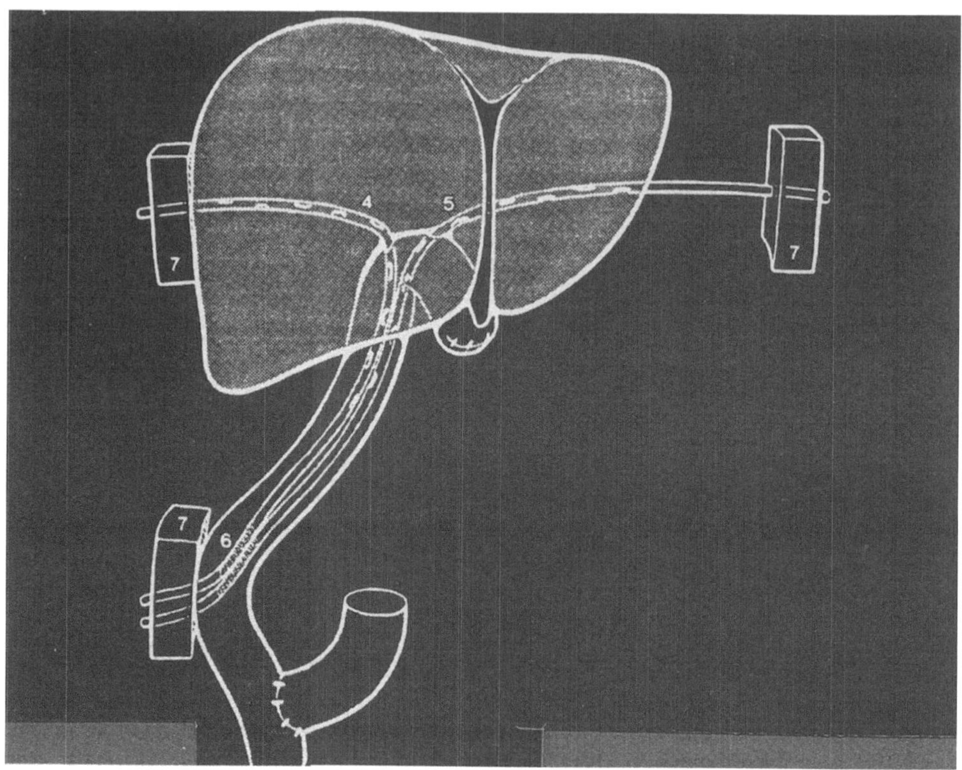

Abb. 2. Aus: Pichlmayr et al., Chirurg, 1992

Tabelle 1. Gallengangs-Karzinome
Spätergebnisse

	1 Jahr	5 Jahre
nach Resektion	63 %	24 %
nach Transplantation	60 %	17 %

sorgfältige Lymphadenektomie der Region und im Lig. hepatoduodenale beenden die Resektionsphase. Zur Rekonstruktion findet ein lang nach Roux-Y-förmig ausgeschaltetes Jejunumsegment Verwendung. Es wird retrocolisch streng von rechts hochgeführt und nimmt in einreihiger Nahttechnik (mit sorgfältiger Schleimhaut-Schleimhaut-Adaptation) End-zu-Seit den oder die Hepaticusstümpfe auf.

Diese biliodigestiven Anastomosen lassen sich bei Bedarf, aber nicht obligatorisch, transhepatisch/transcutan mit Silicondrains in verschiedensten Variationen kurzfristig oder (bei einer R-1-/R-2-Resektion längerfristig) schienen (Abb. 2). Beim beidseits infiltrierend gewachsenen Hepaticusgabelcarcinom sind heute die Grenzen des chirurgisch Machbaren durch die Möglichkeiten einer Lebertransplantation hinausgeschoben. Hierzu sei auf die große Erfahrung des Krankenguts der Klinik für Abdominal- und Transplantationschirurgie der Medizinischen Hochschule Hannover (Leiter: Prof. Dr. R. Pichlmayr) verwiesen (Tabelle 1). Eine aktuelle Ausarbeitung von B. Ringe weist eine Erfahrung von 129 operativ entfernten Hepaticusgabelcarcinomen dieser Klinik aus. 25 wurden lebertransplantiert. Die Resektionsquote liegt bei 47 %. Bei den Spätergebnissen fällt eine ausgeprägte Stadienabhängigkeit auf. Dennoch leben heute 25 resezierte und 4 transplantierte Patienten 5 Jahre lang rezidivfrei.

II. *Für Stenosen im mittleren Hepaticus/Choledochus* gilt in besonderem Maß die Regel, wonach jede Gallengangsstenose ohne Nachweis einer sehr traumatisch verlaufenen Voroperation eine Freilegung erfordert. Der Resektionsablauf im mittleren Gallengang ist standardisiert: Der Hepatocholedochus mit seinem umgebenden Fett-/Lymphgewebe wird langstreckig reseziert, Leberarterie und Pfortader vollständig freipräpariert. Nach Resektion des Hepato-Choledochus zwischen Hepaticusgabel und Duodenum wird letzterer retroduodenal blind verschlossen. Eine biliodigestive Anastomose unterhalb der intakten Hepaticusgabel mit einem Roux-Y-Segment beendet den Eingriff. Eine Begrenzung der Operationsindikation etwa durch ein hohes Alter oder durch nicht sehr zwingende Risiken des Patienten ist heute nicht mehr akzeptabel. Eine lokale Begrenzung der Resektabilität ist gegeben durch eine A.-hepatica-Ummauerung. Sie ist häufig dann auch mit einer Truncuscoeliacus-Infiltration verbunden. Ein Tumorwachstum duodenalwärts erfordert die Ausweitung des Eingriffs zur Duodeno-Pankreatektomie.

III. *Das distale Gallengangscarcinom* läßt sich nicht immer sicher vom Papillen-, Duodenal- oder Pankreaskopfcarcinom abgrenzen. Das entbindet nicht von der Pflicht, auch diese Erkrankungen organbezogen zu benennen. Der gelegentlich verwandte Begriff „peripapilläres Carcinom" subsummiert verschiedene Tumor der Region, die sich aber in so wichtigen Kriterien wie biologisches Tumorverhalten, Resektionsquote und den Spätergebnissen sehr unterscheiden. Es ist statistisch nicht zulässig und intellektuell nicht redlich, für das „papilläre Carcinom" eine Heilungschance von 32% zu ermitteln (= Mitte aus 5% für Pankreaskopfcarcinom und 70% für Papillencarcinom), wie in den „Empfehlungen der Deutschen Gesellschaft für Chirurgie zur Praxis der Krebsbehandlung in der Chirurgie" geschehen (K 12).

Allein die chirurgische Verfahrenswahl ist die gleiche: Die partielle Duodeno-Pankreatektomie, allgemein mit dem Namen A. O. Whipple verbunden. Diesem Verfahren muß man, im Gegensatz zur alleinigen Gallengangsoperation, eine Indikationsbegrenzung durch Alter und Risikosituation des Patienten zugestehen. Lokale Inoperabilität liegt auch beim distalen Gallengangscarcinom nach der eigenen Einschätzung und Erfahrung dann vor, wenn die arteriellen Gefäßstämme infiltriert sind. Das gilt nicht für die Pfortader.

Schlußfolgerung

Gallengangscarcinome sind nach der Literatur in 35–50% resektabel. Jedes Gallengangscarcinom gehört deshalb in die Hand des Chirurgen! Bei nicht ausreichend eigener Erfahrung empfiehlt sich eine Verlegung des Patienten in ein größeres Zentrum. In so einem Fall sollte der Eingriff rasch beendet und das Anpräparieren des Leberhilus primär vermieden werden. So ist sichergestellt, daß nicht fälschlich auf Irresektabilität erkannt wird. Nicht das persönliche Vermögen des Operateurs, sondern der heutige Stand des Chirurgisch-Machbaren allein darf entscheidend sein für das Schicksal eines Patienten mit einem Gallengangscarcinom.

Literatur

1. Bismuth H, Castaing D, Traynor O (1988) Resection or palilation: Priority of surgery in the treatment of hilar cancer. World D. Surg. 12:39
2. Junghanns K (1979) in Deutsche Gesellschaft für Chirurgie, Praxis der Krebsbehandlung in der Chirurgie. Mitteilungen Heft 3, Beilage K12 – Springer, Berlin Heidelberg New York Tokyo
3. Peiper H-J, Becker HD (1984) Operationstechniken bei Erkankungen der distalen Gallenwege. Der Chirurg 55:794
4. Pichlmayr R, Weimann A, Steinhoff G, Ringe B (1992) Chirurgische Eingriffe bei proximalen Gallenwegtumoren. Der Chirurg 63:539
5. Rumpf KD, Ostertag H, Pichlmayr R (1986) Das peripapilläre Carcinom – ein fragwürdiger Terminus. In Berger HG und Bittner R (Hrsg.): Das Pankreascarcinoma. Springer-Verlag Berlin Heidelberg New York Tokyo
6. Wolff H, Rudwelski K, Lorf Th (1990) Die chirurgische Behandlung maligner Tumoren der Hepaticusgabel. Zentralbl. Chir. 115:1

124. Grenzen chirurgischen Handelns beim Pankreaskarzinom

M. Büchler, M. Ebert und H. G. Beger

Abteilung Allgemeinchirurgie, Universitätsklinikum Ulm, Steinhövelstr. 9, 89075 Ulm

Limits of Surgical Therapy in Pancreatic Cancer

Summary. The incidence of pancreatic cancer is rising and prognosis remains dismal. Surgical therapy is limited by the patient, his tumor-stage and concomitant morbidity, as well as by the surgeon, i.e. his experience. Distant metastasis and complex vascular infiltration are contraindicant for resection. Resectability rates of more than 30% and postoperative mortality of less than 5% need to be established. Multimodality treatment, which achieves a 5-year-survival of more than 30%, will play an important role in the future.

Key words: Pancreatic cancer – Surgery – Multimodality treatment

Zusammenfassung. Die Inzidenz des Pankreaskarzinoms steigt bei unveränderter Prognose. Grenzen des chirurgischen Handelns werden definiert durch den Patienten, sein Tumorstadium und seine Begleitmorbidität und den Chirurgen, d.h. seine Erfahrung. Fernmetastasierung und komplexe Gefäßinfiltration sind Kontraindikationen für eine Resektion. Resektionsraten von über 30% und eine perioperative Letalität von unter 5% sollten angestrebt werden. Die Zukunft liegt im multimodalen Therapieansatz mit aktuell publizierten 5-Jahres-Überlebensraten von über 30%.

Schlüsselwörter: Pankreaskarzinom – Chirurgie – multimodale Therapie

Einführung

Die Inzidenz des Pankreaskarzinoms steigt und die Prognose ist weiterhin schlecht, wenngleich molekularbiologische Daten zur Rolle von Wachstumsfaktoren eine neue Perspektive für die Klinik eröffnen [1]. Bisher haben alle therapeutischen Maßnahmen mit Ausnahme der Chirurgie versagt, diese aggressive Krankheit adäquat zu behandeln und das Leiden der Patienten zu lindern [2–5].

Das Pankreaskarzinom ist daher in besonderer Weise geeignet, die Grenzen der Therapie und insbesondere der chirurgischen Therapie darzulegen.

Indikation

Die Indikation zur chirurgischen Therapie des Pankreaskarzinoms ist eine komplexe Aufgabe an den Chirurgen. Die Daten aus der Literatur zeigen, daß bis vor ein paar Jahren aufgrund der miserablen Prognose des Pankreaskarzinoms, die teilweise nihilistische Einstellung der Chirurgen gegenüber einer radikalen Therapie beim Pankreaskarzinom gerechtfertigt schien [6, 7]. Die Ergebnisse von Gudjohnsson [3] über 50 Jahre Chirurgie bei 37 000 Patienten mit einer 5-Jahres-Überlebensrate von unter 1 % sind jedoch Vergangenheit.

Untersuchungen aus Japan zeigen, daß heute mit radikaler chirurgischer Therapie und adjuvanter Chemo- und/oder Radiotherapie 5-Jahres-Überlebensraten von über 30 % möglich sind [8–14].

Die Indikation zur radikalen Resektion muß daher heute neu überdacht werden.

Grenzen von Seiten des Patienten

Die Grenzen des chirurgischen Handelns werden in Bezug auf den Patienten durch das Tumorstadium und seine Komorbidität festgelegt.

Die Stadien des Pankreaskarzinoms sind bei Diagnosestellung gewöhnlich weit fortgeschritten [4, 5, 15]. Im Ulmer Krankengut der letzten 11 Jahre wiesen über $^2/_3$ der insgesamt 416 Patienten die Stadien III oder IV nach der UICC-Klassifikation auf (Tabelle 1) [16]. Andererseits betrug der Anteil der Patienten mit dem primär chirurgisch heilbarem Tumorstadium T1 N0 M0 nur 1,9 % des gesamten Krankengutes.

Unabhängig von der Therapie ergaben sich für diese Patienten mediane Überlebenszeiten von 15,4 Monate im Stadium I, bis 5 Monate im Stadium IV (Stadium II: 9,6 Monate; Stadium III: 8 Monate).

Das Vorliegen einer Fernmetastasierung und/oder einer komplexen Gefäßinfiltration stellen auch heute noch eine Kontraindikation für eine Resektion dar. Die einfache Gefäßinfiltration in die Vena porta oder in die V. mesenterica superior ist dagegen keine Kontraindikation [17, 18].

Einschränkungen seitens des Patienten zur radikalen Resektion sind aber auch durch seine Komorbidität gegeben. Insbesondere ein hohes kardiopulmonales Risiko bei den oft über 70jährigen Patienten schränkt die Operabilität ein.

Das hohe Alter per se ist heute keine Kontraindikation mehr für einen operativen Eingriff beim Pankreaskarzinom. Die perioperative Letalität der Patienten im Alter unter 70 Jahre war in Ulm mit 2,6 % nur unwesentlich geringer als die perioperative Sterblichkeit der über 70jährigen Patienten (3,6 %).

Patienten mit hoher Komorbidität und Fernmetastasen sollten der interventionellen Therapie (Gallengangsdrainage, Analgesie u. a.) zugeführt werden.

Kontrollierte Studien zeigen, daß im metastasiertem Stadium die perkutane oder die endoskopische Stenteinlage hinsichtlich der Lebenserwartung mit operativen Verfahren zu vergleichen sind [19, 20].

Tabelle 1. Pankreaskarzinom in Ulm 1982–1993: Patientengut

Gesamt		416
Geschlecht	Männer	238
	Frauen	178
Alter	Median	62
	Range	29–90
Tumorstadium	Stadium I	39 (9 %)
	Stadium II	28 (7 %)
	Stadium III	91 (22 %)
	Stadium IV	193 (46 %)
	nicht klassifiziert	65 (16 %)

Grenzen von Seiten des Chirurgen

Die Grenzen des Chirurgen werden durch seine Erfahrung definiert. Indikator für die Erfahrung eines Zentrums in der Pankreaschirurgie ist insbesondere die perioperative Letalität. Die Extreme liegen hierbei, bezogen auf die aktuelle Literatur, zwischen 2% [21] und 24% [6] perioperativer Letalität (Tabelle 2).

Der Standard sollte heute sicher unter 10% liegen, optimal unter 5%.

In Ulm betrug die Kliniksletalität der Pankreaskopfresektionen 3,5%, bei einer Resektionsrate von 35% (Tabelle 3).

Lebensqualität

Die Lebensqualität ist heute ein wichtiger Maßstab für die Beurteilung neuer Therapieverfahren. Die pyloruserhaltende partielle Pankreatduodenektomie ist ein neues und alternatives Verfahren zur klassischen partiellen Duodenopankreatektomie nach Kausch und Whipple [22, 23]. Zwei kontrollierte Studien haben gezeigt, daß einerseits die Whipple'sche Operation ein längeres Überleben nach sich zieht, als die schonendere Operation mit Erhal-

Tabelle 2. Kopfresektion beim Pankreaskarzinom: Literaturübersicht 1981–1993

	Jahr	Patienten	periop. Letalität
Cooperman (Surgery)	1981	70	21%
Warren (Am J Surg)	1983	71	8%
Andren-Sandberg (Ann Surg)	1983	86	21%
Trede (Surgery)	1985	59	2%
Braasch (Ann Surg)	1986	14	3%
Crist (Ann Surg)	1987	50	
Connolly (Ann Surg)	1987	78	24%
v. Heerden (World J Surg)	1988	190	7%
Brooks (Ann Surg)	1989	48	8%
Michelassi (Ann Surg)	1989	79	20%
Funovics (Hepato-Gastr)	1989	122	13%
Manabe (Cancer)	1989	74	8%
Sener (Am Surg)	1991	278	
ULM	1993	114	3%

Tabelle 3. Operative Eingriffe bei Patienten mit Pankreaskarzinom: Ulm 1982–1993

Resektionen	145 (35%)
Whipple	88
pyloruserhaltende PD	19
totale DP	5
DEPKR	2
Linksresektion	31
Bypass	178 (43%)
Probelaparotomie	67 (16%)
interventionelle Eingriffe	26 (6%)

Pyloruserhaltende PD: pyloruserhaltende Pankreatduodenektomie
Totale DP: totale Duodenopankreatektomie
DEPKR: Duodenum-erhaltende Pankreaskopfresektion

Tabelle 4. Pyloruserhaltende Pankreatduodenektomie und Whipple'sche Operation: Ulm 1982–1993

		Pylorus-erh. PD	Whipple
Gesamt		19	88
Geschlecht	Männer	12	45
	Frauen	7	43
Alter		63	60
	Range	49–78	30–75
Perioperative Letalität		5,2%	3,4%
Mediane Überlebenszeit		12,1	11,3

Pyloruserhaltende PD: pyloruserhaltende Pankreatduodenektomie

tung des Magens [24]. Andererseits konnten Klingenbijl et al. [25] keinen Unterschied in der Überlebensrate bei beiden Verfahren feststellen [26–29]. Unsere eigenen Daten bestätigen, daß es keinen Unterschied im Überleben zwischen den beiden Verfahren gibt (Tabelle 4). Es zeichnet sich daher ab, daß die schonendere Resektion mit Erhaltung des Pylorus dem Patienten einen Zugewinn an Lebensqualität bringen kann, ohne mit einer Einbuße hinsichtlich der Überlebensrate verbunden zu sein. Weitere kontrollierte Studien werden dies in Zukunft unterstreichen.

Perspektiven

Derzeit beträgt in der Ulmer Klinik die mediane Überlebenszeit beim resezierten Pankreaskopfkarzinom 12 Monate, bei einer 5-Jahres-Überlebensrate von 9%.

Aus aktuellen Studien wissen wir, daß die multimodale Therapie, d. h. eine radikale Chirurgie in Kombination mit adjuvanter Radio- und Chemotherapie, zu 5-Jahres-Überlebensraten von über 30% führt [12–14]. In der Zukunft werden wir uns diesen Daten aus Japan stellen müssen, um auch in Europa und den USA die Erfolgsraten chirurgischer Therapie beim Pankreaskarzinom nachhaltig zu verbessern.

Das Pankreaskarzinom ist eine Herausforderung an die interdisziplinäre Zusammenarbeit von Chirurg, Internist und Strahlentherapeut. Nur durch noch zu standardisierende, multimodale Therapieschemata wird es möglich sein, dieser Herausforderung wirksam zu begegnen und dem Patienten eine Perspektive zu bieten.

Literatur

1. Korc M, Chandrasekar B, Yamanaka Y, Frieß H, Büchler M, Beger HG (1992) Overexpression of the epidermal growth factor receptor in human pancreatic cancer is associated with concomitant increases in the levels of epidermal growth factor and transforming growth factor-alpha. J Clin Invest 90:1352–1360
2. Warshaw AL, Fernandez-Del Castillo C (1992) Pancreatic carcinoma. New Engl J Med 326:455–465
3. Gudjonsson B (1987) Cancer of the pancreas. 50 years of surgery. Cancer 60:2284–2303
4. Neoptolemos JP (ed) (1990) Cancer of the pancreas. Bailliere's Clinical Gastroenterology, London
5. Beger HG, Bittner R (eds) (1986) Das Pankreaskarzinom. Springer, Berlin
6. Connolly MM, Dawson PJ, Michelassi F, Moossa AR, Lowenstein F (1987) Survival in 1001 patients with carcinoma of the pancreas. Ann Surg 206:366–370
7. Trede M (1987) Treatment of pancreatic carcinoma: the surgeon's dilemma. Br J Surg 74:79–80
8. Ishikawa O, Ohhigashi H, Sasaki Y, Kabuto T, Fukuda I, Furukawa H, Imaoka S, Iwanaga T (1988) Practical usefulness of lymphatic and connective tissue clearance for the carcinoma of the pancreas head. Ann Surg 208:215–220
9. Manabe T, Ohshio G, Baba N, Miyashita T, Asano N, Tamura K, Yamaki K, Nonaka A, Tobe T (1989) Radical pancreatectomy for ductal cell carcinoma of the head of the pancreas. Cancer 64:1132–1137
10. Tsuchiya R, Noda T, Harada N et al. (1986) Collective review of small carcinomas of the pancreas. Ann Surg 203:77–81
11. Hiraoka T, Uchino R, Kanemitsu K et al. (1990) Combination of intraoperative radiation with resection of cancer of the pancreas. Int J Pancreatol 7:201–207
12. Ishikawa O, Ohhigashi H, Teshima T et al. (1989) Clinical and histopathological appraisal of preoperative irradiation for adenocarcinoma of the pancreaticoduodenal region. J Surg Oncol 40:143–151
13. Manabe T, Baba N, Nonaka A (1988) Combined treatment using radiotherapy for carcinoma of the pancreas involving adjacent vessels. Int Surg 73:153–156
14. Ozaki H, Kinoshita T, Kosuge T, Egawa S, Kishi K (1990) Effectiveness of multimodality treatment for resectable pancreatic cancer. Int J Pancreatol 7:195–200
15. Poston GJ, Gillespie J, Guillou PJ (1991) Biology of pancreatic cancer. Gut 32:800–812
16. Hermanek P, Scheibe O, Spiessl B, Wagner G (eds) (1987) TNM-Klassifikation maligner Tumoren. Springer, Berlin Heidelberg New York

17. Kairaluoma MI, Stahlberg M, Kiviniemi H, Haukipuro K (1989) Results of pancreatoduodenectomy for carcinoma of the head of the pancreas. Hepato Gastroenterol 36:412–418
18. Manabe T, Suzuki T, Tobe T (1985) Evaluation of en bloc radical pancreat. Evaluation of en bloc of the heat of the pancreas involving the adjacent vessels. Dig Surg 2:27–30
19. Speer AG, Cotton PB, Russell RCG (1987) Randomised trail of endoscopic versus percutaneous stent insertion in malignant obstructive jaundice. Lancet i:57–62
20. Dowsett JF, Russell RCG, Hatfield ARW (1989) Malignant obstructive jaundice. A prospective randomized trial of bypass surgery versus endoscopic stenting. Gastroenterology 96:128
21. Trede M, Schwall G (1988) The complications of pancreatectomy. Ann Surg 207:39–47
22. Kausch W (1912) Das Carcinom der Papilla duodeni und seine radikale Entfernung. Beitr Klin Chir 78:439–846
23. Whipple AO, Parsons WB, Mullins CR (1935) Treatment of the carcinoma of the ampulla of Vater. Ann Surg 102:763–779
24. Roder JD, Stein HJ, Hüttl W, Siewert JR (1992) Pylorus-preserving versus standard pancreaticoduodenectomy: an analysis of 110 pancreatic and periampullary carcinoma. Br J Surg 79:152–155
25. Klingenbijl JHG, v Schelling GP, Hop WCJ, Pel R, Bruining HA, Jeekel J (1992) The advantages of pylorus-preserving pancreatoduodenectomy in malignant disease of the pancreas and the periampullary region. Ann Surg 216:142–145
26. Grace PA, Pitt A, Longmire WP (1990) Pylorus preserving pancreatoduodenectomy: an overview. Br J Surg 77:968–974
27. Traverso LW, Longmire WP (1978) Preservation of the pylorus in pancreatoduodenectomy. Surg Gyn Obstet 146:959–962
28. Traverso LW, Longmire WP (1980) Preservation of the pylorus in pancreatoduodenectomy. A follow-up evaluation. Ann Surg 192:306–310
29. Braasch JW, Rossi RL, Watkins E (1986) Pyloric and gastric preserving pancreatic resection. Experience with 87 patients. Ann Surg 204:411–417

125. Grenzen der erweiterten und multivisceralen Resektion beim Magen- und Colonkarzinom

F. P. Gall

Chirurgische Klinik mit Poliklinik der Friedrich-Alexander-Universität Erlangen-Nürnberg, Maximiliansplatz, 91054 Erlangen

Limits of Extended and Multivisceral Resection in Gastric and Colonic Cancer

Summary. Prospective study of 2608 gastric and 3523 colonic cancer since 1969. In gastric cancer 728 extended resection had been performed. The operative mortality showed no significant difference between simple or extended gastrectomy (8.8 vs. 11.4%). The 5-year-survival-rate for all patient with extended resection was 26%. For colonic cancer extended resection were applied in 8%. Operative mortality has now decreased from 20 to 2% and the 5-years-survival for pT3-tumors was 54 and pT4-tumors 46%. Contraindication for multivisceral resection in stage M0 were infrequent for gastric cancer in only 13 patients and colonic cancer in 3 patients.

Key words: Gastric and colonic cancer – Multivisceral resections

Zusammenfassung. Prospektive Beobachtungsstudie von 2608 Magen- u. 3523 Colonkarzinomen seit 1969. Beim Magenkarzinom wurden 728 multiviscerale Resektionen durchgeführt. Die operative Mortalität zeigte keinen signifikanten Unterschied zwischen der einfachen und der erweiterten Gastrektomie (8,8 vs. 11,4%). Die 5-Jahres-Überlebensrate betrug für alle Patienten 26%. Beim Colonkarzinom kamen nur in 8% multiviscerale Resektionen zum Einsatz. Die operative Letalität verminderte sich von 20 auf 2%. Die 5-Jahres-Überlebensrate betrug bei pT3-Tumoren 54, bei pT4-Tumoren 39%. Kontraindikation für multiviscerale Resektionen im Stadium M0 sind extrem selten, beim Magenkarzinom bei 13 Patienten, beim Colonkarzinom bei nur 3 Patienten.

Schlüsselwörter: Magen- und Colonkarzinom – multiviscerale Resektionen

Die erweiterten und multivisceralen Resektionen waren Hauptthema des letzten Chirurgenkongresses. Es fällt mir daher schwer, Ihnen heute wesentlich neue Aspekte zu diesem Gebiet zu vermitteln.

Im Programm dieser Sitzung werden in Einzeldarstellungen die Grenzen der operativen Behandlung der wichtigsten Organtumoren besprochen, außer die des Magens und Colons. Ich werde mich deshalb in meinen Ausführungen darauf beschränken.

Die für die operative Therapie maligner Tumoren geltenden Kriterien für Standardresektionen haben natürlich auch für die Durchführung erweiterter und multivisceraler Resektionen ihre Gültigkeit.

Gegenanzeigen ergeben sich einerseits aus dem Allgemeinzustand des Patienten, vor allem bei gravierenden Begleiterkrankungen, die das operative Risiko so stark erhöhen könnten, daß der prognostische Gewinn in Frage gestellt wird.

Multiviscerale Resektionen sollten nur in kurativer Absicht durchgeführt werden, da solche Eingriffe im Stadium IV – abgesehen von operablen Lungen- und Lebermetastasen – oder bei im Retroperitoneum durch Tumorinvasion fixierten Geschwülsten, die mediane Erlebenserwartung nicht verbessern können, sie eher noch verkürzen. Als Ausnahme aber muß man die Indikation zur erweiterten oder multivisceralen Resektion bei akut lebensbedrohlichen Tumorkomplikationen gelten lassen.

Multiviscerale Resektionen, eine relativ neue Entwicklung in der chirurgischen Onkologie, werden in der Literatur [3] noch kontrovers diskutiert und auch in einem jüngst erschienen Editorial [1] einer chirurgischen Zeitschrift mit großer Zurückhaltung kommentiert. Die Formulierung meines Themas scheint diesen Tenor eher noch zu unterstützen, was im Gegensatz zu meiner Auffassung steht, denn ich bin der festen Überzeugung, daß multiviscerale Resektionen zu einer eindeutigen Prognoseverbesserung führen.

Magenkarzinom

Meine Ausführungen zum Magenkarzinom stützen sich auf unsere prospektive Studie von 2608 Patienten, die an unserer Klinik seit 1969 beobachtet wurden. Generell erreichen wir heute eine Resektionsquote von 75%, für die Stadien I und III (M0) sogar von 90%. Einbezogen sind dabei alle Koglomerattumoren, bei denen 1 Segment eines Nachbarorgans oder im Extremfall eine Left-upper-quadrant-Resektion vorgenommen wurde. Seit 1979 mußten fast 50% aller Magenkarzinome als multiviscerale Resektionen vorgenommen werden, nämlich bei 728 Patienten, am häufigsten als Operationserweiterung auf den Oesophagus, Pankreas, Colon, Leber (Tabelle 1). So kann man daraus folgern, daß diese hohe Resektionsquote nur dann erreicht werden kann, wenn man bei T4-Tumoren nur selten eine Kontraindikation für eine multiviscerale Resektion akzeptiert. Seit 1986 haben wir bei Patienten ohne Fernmetastasen nur 13mal vor einer Resektion Abstand genommen. Davon hatten zwei Patienten eine Infiltration des Pankreaskopfes, fünf eine diffuse Infiltration des Retroperitoneums und drei Patienten hatten die Operation verweigert und bei weiteren drei Patienten bestanden gravierende cardipulmonale Erkrankungen. Unsere Einstellung wird von zwei deutschen Multizenterstudien gestützt, die deutsche TNM-Studie [5] und die ISGGT-Studie [6], in der der Anteil der multivisceralen Resektion 24 bzw. 57% beträgt.

Man könnte weiterhin der Auffassung sein, wie in dem von mir zitierten Editorial, daß bei organübergreifenden malignen Tumoren die meisten Resektionen sowieso nur als palliativ eingestuft werden müssen, so daß man mit diesen Eingriffen den Patienten eher schadet als nützt.

In unserem Krankengut ist die Rate der R0-Resektionen der erweiterten und multivisceralen Resektionen (75%) signifikant niedriger als bei den Standardresektionen (84%), aber mit 75% im Vergleich zu 77% bei einfacher Gastrektomie doch immer noch beträchtlich hoch.

Eine wichtige Frage, die analysiert werden muß, betrifft das operative Risiko, denn wenn multiviscerale Resektionen mit einer hohen operativen Letalität verbunden sein sollten, würde sich deren Anwendung natürlich beträchtlich einschränken. Bei Gastrektomie verzeichnen wir eine Letalität von 8,8%, bei erweiterter Gastrektomie von 11,4%, wobei der Unterschied nicht signifikant ist.

Man kann also feststellen, daß bei exakter Operationstechnik das operative Risiko der multivisceralen Resektion nicht wesentlich erhöht ist, so daß sich daraus eigentlich für ihre Durchführung keine Einschränkung ergibt.

Ihre volle Berechtigung erfahren multiviscerale Resektionen erst durch positive Spätergebnisse. Für alle R0-resezierten Patienten ergibt sich eine 5-Jahres-Überlebensrate, die operative Letalität eingeschlossen, von 26%. Bei pT4-Tumoren (R0) beträgt die 5-Jahres-Überlebensrate 15%, für die pT3-Tumoren (R0) dagegen 35% (Abb. 1 und 2), die bei Anwendung einer palliativ nicht resezierenden Operation alle innerhalb von 4–6 Monaten gestorben wären. Unsere Ergebnisse finden ihre Bestätigung durch eine noch nicht erschienene Publikation von Nishi [4], der an einem großen Krankengut über 5-Jahres-Überlebens-

Tabelle 1. Magenkarzinom, resezierte Organe bei 728 erweiterten Resektionen

Thorakaler Ösophagus	533
Pankreasschwanz	234
Colon	91
Zwerchfell	38
Leber	35
Dünndarm	17
Nebenniere	15
Bauchwand	2
Pankreaskopf	2
Lunge	1
Andere synchrone Malignome	9

Tabelle 2. Colonkarzinom, resezierte Organe bei 171 erweiterten Resektionen

Weibliches Genitale	49
Samenblase/-strang	6
Prostata	1
Niere	4
Harnblase/Teilresektion	37
Harnblase/Cystektomie	3
Magen	15
Pankreas	6
Dünndarm	78
zusätzlicher Kolonabschnitt	9
Bauchwand	23
Gallenblase	12
Leber	7
Milz	6
Zwerchfell	1

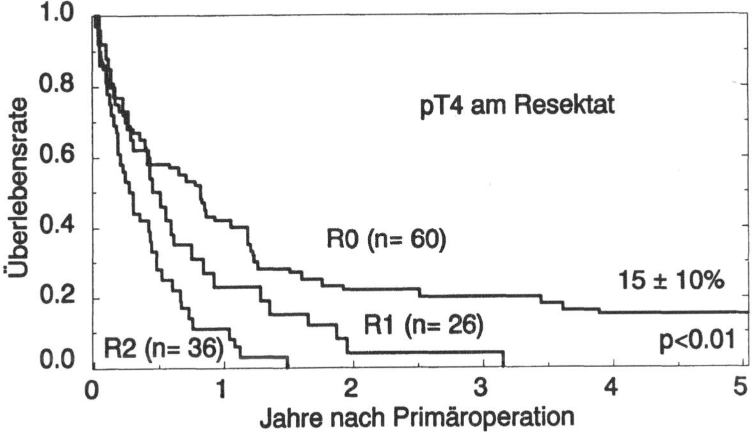

Abb. 1. 5-Jahres-Überlebensraten bei multivisceralen Resektionen beim pT4-Tumor, R0, actuarial method, operative Letalität eingeschlossen, 95%-Vertrauensbereich

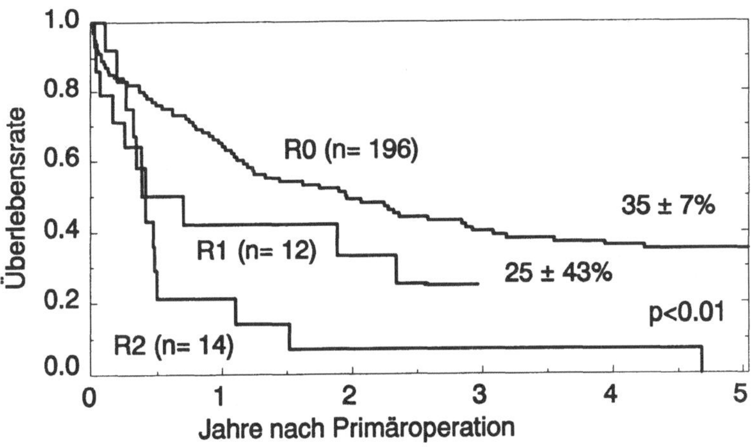

Abb. 2. 5-Jahres-Überlebensraten bei multivisceralen Resektionen beim pT3-Tumor, kein Oesophagusbefall am Resektat, operative Letalität eingeschlossen, 95%-Vertrauensbereich

raten für multiviscerale Resektionen zwischen 8–40% und die in der ISGGT-Studie mitgeteilten Überlebensraten von 20–40% berichtet.

Colonkarzinom

Bei T4-Tumoren der Stadien I–III des Colons und Rektums ergeben sich noch viel seltener als beim Magenkarzinom Kontraindikationen für eine multiviscerale Resektion, wie sich an unserer prospektiven Studie über das Colon- und Rektumkarzinom von 3523 Patienten belegen läßt.

Beim Colonkarzinom stieg dabei seit 1986 im Stadium M0 die Resektionsquote auf 99%, im Stadium M1 auf 90%. Nur bei 3 Patienten ohne Fernmetastasen wurde auf eine Resektion verzichtet, weil eine Patientin an einem Sturz und zwei Patienten an einer Peritonitis vorher verstarben.

Die SGCRC-Studie [2], in der im Stadium M0 nur 0,6%, im Stadium M1 2,5% und damit nur in 3,3% auf eine Resektion verzichtet wurde, kommt zu ähnlichen Ergebnissen.

Am Colon und Rektum finden sich organübergreifende Tumoren sehr viel seltener als beim Magenkarzinom. Multiviscerale Resektionen kamen hierbei nur in 8%, seit 1986 in 10% des gesamten Kollektivs zum Einsatz. Der Prozentsatz der R0-Resektion war dabei mit 87% erstaunlich hoch.

Die Erweiterung der Resektion dehnte sich am häufigsten auf den Dünndarm, das weibliche Genitale, Teile der Harnblase, Bauchwand, Magen und Pankreas aus (Tabelle 2). Für uns ist die vom Pathologen am Resektionspräparat nachgewiesene direkte Tumorinfiltration in die benachbarten Organabschnitte am Sigma in 46% und an den übrigen Colonabschnitten in 62% (pT4) eine wichtige Entscheidungshilfe für die Indikation zur multivisceralen Resektion, da es sich dann bei 54 bzw. 38% um eine peritumoröse, also um pT3-Tumoren handelte, die, wie allgemein bekannt, eine günstige Prognose aufweisen. Dementsprechend hat der Pathologe 54% der durch multiviscerale Resektionen behandelten Patienten in das Stadium I und II (N0) und 46% in das Stadium III eingeordnet.

Auch die Letalität der multivisceralen Resektionen hat sich sehr positiv entwickelt. Sie ist von früher 20% auf 2% abgefallen und unterscheidet sich nicht mehr von der der Standardresektionen.

Die durch multiviscerale Resektionen erzielten Ergebnisse im Hinblick auf die 5-Jahres-Überlebensraten sind wesentlich günstiger als beim Magenkarzinom. Bei R0-resezierte Colonkarzinome mit multivisceraler Resektionserweiterung betrug die 5-Jahres-Überlebens-

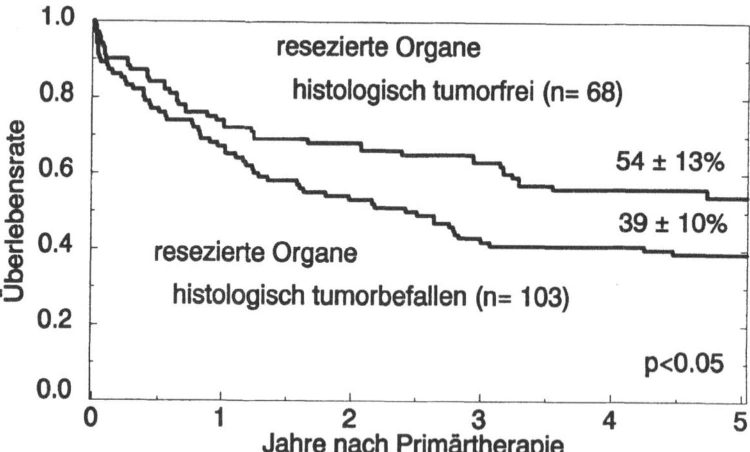

Abb. 3. 5-Jahres-Überlebensraten bei multivisceralen Resektionen beim Colonkarzinom, obere Kurve pT3, untere Kurve pT4, actuarial method, operative Letalität eingeschlossen, 95%-Vertrauensbereich

rate unter Einschluß der operativen Letalität 45%, für pT3-Tumoren 54 und pT4-Tumoren 39% (Abb. 3). Zu ähnlichen Ergebnissen kommt auch die Studiengruppe colorektales Karzinom, wo die 5-Jahres-Überlebensraten für die R0-resezierten 56 und für pT4-Tumoren 38% betrugen.

Zusammenfassend kann ich feststellen, daß sich für die Vornahme multivisceraler Resektionen beim Magen- und Colonkarzinom im Stadium M0 nur selten wegen gravierender Begleiterkrankungen Kontraindikationen ergeben. Multiviscerale Resektionen sollten nur in kurativer Absicht durchgeführt werden, weil bei Patienten im Stadium IV mit multiplen Fernmetastasen oder Infiltration ins Retroperitoneum, abgesehen von operablen Lungen- oder Lebermetastasen, erweiterte Eingriffe zu keiner Prognoseverbesserung führen können.

Die günstigen Spätergebnisse mit 5-Jahres-Überlebensraten beim Magenkarzinom von 26 und am Colonkarzinom von 45% stellen für Patienten in diesem Tumorstadium eine eindeutige Prognoseverbesserung dar.

Literatur

1. Bünte H (1992) Editorial: Multiviscerale und erweiterte Resektionen in der Tumorchirurgie. Chir Praxis 45:373
2. Hermanek P (1992) Multiviscerale Resektionen beim kolorektalen Karzinom. Erfahrungen der SGKRK-Studie. Langenb Arch Chir Suppl (Kongreßbericht):95
3. Mazzeo F, Mozzillo N, Forestieri P (1989) Cancer of the Stomach. In: Veronesi U (ed) Surgical Oncology. Springer, Berlin Heidelberg
4. Nishi M, Ohta K, Nakajima T (im Druck) Combined Resection in Gastric Cancer
5. Rohde H, Gebbensleben B, Bauer P, Stützer H, Zieschang J (1989) Has there been any Improvement in the Staging of Gastric Cancer? Cancer 64:2465–2481

126. Grenzen der Kontinenzerhaltung beim Rektumkarzinom

R. Schiessel

Chirurgische Abteilung, Donauspital im SMZ-Ost, Langobardenstraße 122, A-1220 Wien

Limitations of Sphincter Preservation in Rectal Cancer

Summary. The oral route of lymphatic spread and the advances in surgical technique made a sphincter saving trend in rectal cancer possible. In the 1st University Clinic of Vienna 1965 only 25% of patients with rectal cancer had sphincter salvage but 1990 70%. Rectal resection can be extended into the anal canal.
We developed intersphincteric resection of rectum and M. sphincter internus by a synchronous abdomino-peranal approach. Continuity is restored with a coloanal anastomosis. A protective stoma is obligatory. In case of the necessity for complete resection of sphincter and rectum a neosphincter can be implanted. We use dynamic graciloplasty in a modification (split technique). Chronic electrical stimulation leads to a transformation of fast twitch muscle fibres to slow fibres with the ability of continuous contraction within 8 weeks.

Key words: Intersphincteric resection – Neosphincter – Dynamic graciloplasty

Zusammenfassung. Die Erkenntnis, daß das Rektumkarzinom nach oral metastasiert und die Weiterentwicklung der chirurgischen Technik, haben einen zunehmenden Trend zur Sphinktererhaltung ermöglicht. An der I. Chirurgischen Universitäts-Klinik in Wien konnte die Sphinktererhaltung beim Rektumkarzinom von 25% im Jahre 1965 auf 70% 1990 gesteigert werden. Die Grenze der Rektumresektion kann im Extremfall bis in den Analkanal ausgedehnt werden. Wir haben dafür die intersphinktäre Resektion entwickelt, bei der sychron abdomino-peranal das Rektum mit dem M. sphincter internus reseziert wird. Die Wiederherstellung der Kontinuität erfolgt durch eine coloanale Anastomose. Eine protektive Transversostomie ist obligat. Ist auch auf diese Weise eine Sphinktererhaltung nicht möglich, bleibt noch die Möglichkeit, einen Neosphinkter zu implantieren. Wir verwenden dazu die dynamische Graciloplastik, bei der der M. gracilis in modifizierter Form (Split-Technik) um das Neorektum gelegt wird. Durch elektrische Dauerstimulation erfolgt eine Umwandlung der Muskelfasern vom schnellen zum langsamen, nicht ermüdbaren Typ, so daß nach ca. 8 Wochen eine Dauerkontraktion möglich wird.

Schlüsselwörter: Intersphinktäre Resektion – Neosphincter – Dynamische Graciloplastik

(Manuskript bis Redaktionsschluß nicht eingegangen)

127. Grenzen chirurgischen Handelns in der Metastasenchirurgie

F. W. Schildberg, G. Meyer, G. Maiwald und H. G. Koebe

Chirurgische Klinik und Poliklinik, Klinikum Großhadern, Marchioninistr. 15, 81377 München

Limits in the Surgical Treatment of Metastases

Summary. The prerequisite for a curative resection of metastases is their restriction to the key organs liver and lung in the sense of a limited dissemination. For the long-term prognosis the type of primary as well as the radical resection of all metastases in lung and liver is essential. Meaningful palliative therapeutic approaches are primarily given for hormone producing metastases and secondaries in the skeletal system.

Key words: Surgery of metastases – Indications – Palliative treatment – Generalizing sites

Zusammenfassung. Voraussetzung für eine kurative Resektion von Metastasen ist ihre Beschränkung auf die Schlüsselorgane Leber und Lunge im Sinne einer begrenzten Dissemination. Für die Langzeitprognose ist die Art des Primärtumors sowie die radikale Resektion sämtlicher Metastasen, sowohl in der Leber als auch in der Lunge, entscheidend. Sinnvolle palliative Therapieansätze ergeben sich vornehmlich bei hormonbildenden Metastasen und Skelettmetastasen.

Schlüsselwörter: Metastasenchirurgie – Indikationen – Palliative Therapie – Generalisationsorgane

Daß heute über die Grenzen der Metastasenchirurgie gesprochen werden kann, ist eine erstaunliche Tatsache, gilt doch die Chirurgie zwar als eine für *umschriebene* Krankheitsvorgänge gesicherte Therapiemaßnahme, aber als wenig hilfreich bei *disseminierten* Krankheitsstadien. Lange Zeit schienen im Stadium der Metastasierung die Grenzen der chirurgischen Tumortherapie generell erreicht und weitergehende operative Eingriffe deshalb kontraindiziert.

Daß sich dies geändert hat, verdanken wir unter anderem einem verbesserten Verständnis für den Metastasierungsprozeß, das zumindest ein gewisses Maß an Wahrscheinlichkeit beansprucht: von einem Tumor lösen sich täglich Millionen von Zellen ab, erreichen die Blutbahn und werden mit ihr über den gesamten Organismus verteilt. Dort wo die örtlichen Voraussetzungen günstig sind, können sich Metastasen bilden. Diese Vorstellungen hat Paget 1889 in der Seed-and-Soil-Theorie der Metastasierung zusammengefaßt [8]. Später zeigte jedoch Walther 1948, daß auch die Wege der hämatogenen Tumoraussaat von Bedeutung sein können und unterschied einen portalen Metastasierungsweg mit dem Primärtumor im portalen Abstromgebiet und bevorzugter Metastasierung in die Leber von einem cavalen Weg mit der Lunge als erstem Metastasierungsort [12]. Mit Hilfe eines Rechnermodells machten Bross und Blumenson 1976 schließlich wahrscheinlich, daß sich der Metastasierungsprozeß kaskadenartig vollzieht, d.h. in einem zeitlichen Nacheinander von einem Organ zum nächsten springt [1]. Nach diesen Vorstellungen sollten sich für einen gewissen Zeitraum isolierte und daher chirurgisch zu behandelnde Metastasen ausschließlich in den Schlüsselorganen Leber und Lunge und – wegen der Existenz eines prävertebralen Venenplexus – vielleicht auch noch in den Wirbelkörpern finden (Abb. 1). Tatsächlich fand Eder 1984 im Sektionsgut des Münchner Pathologischen Institutes singuläre Metastasen ganz bevorzugt in diesen Organen [2], andere Organe waren meist erst im Rahmen einer Multimetastasierung befallen (Abb. 2).

Für die Frage nach Berechtigung und Grenzen der Metastasenchirurgie läßt sich daraus folgendes ableiten: die onkologische Bedeutung von Metastasen ist uneinheitlich. Solange sie aus dem venösen System, d. h. der Pfortader und der Vena cava entstehen, können sie sich auf einzelne Schlüsselorgane beschränken. Wir haben dafür den Begriff der *begrenzten* Dissemination gewählt. Kurative chirurgische Therapieansätze lassen sich am ehesten noch in diesem Krankheitsstadium verwirklichen. Metastasen, die aus der arteriellen Strombahn gespeist werden, erfüllen diese Voraussetzungen dagegen ebenso wenig wie Tumorabsiedelungen nach lymphogener Ausbreitung z. B. im Peritonealraum. Sie befallen nur ausnahmsweise ein einzelnes Organ, so daß es sich hier um eine *freie* Dissemination handelt. Bedauer-

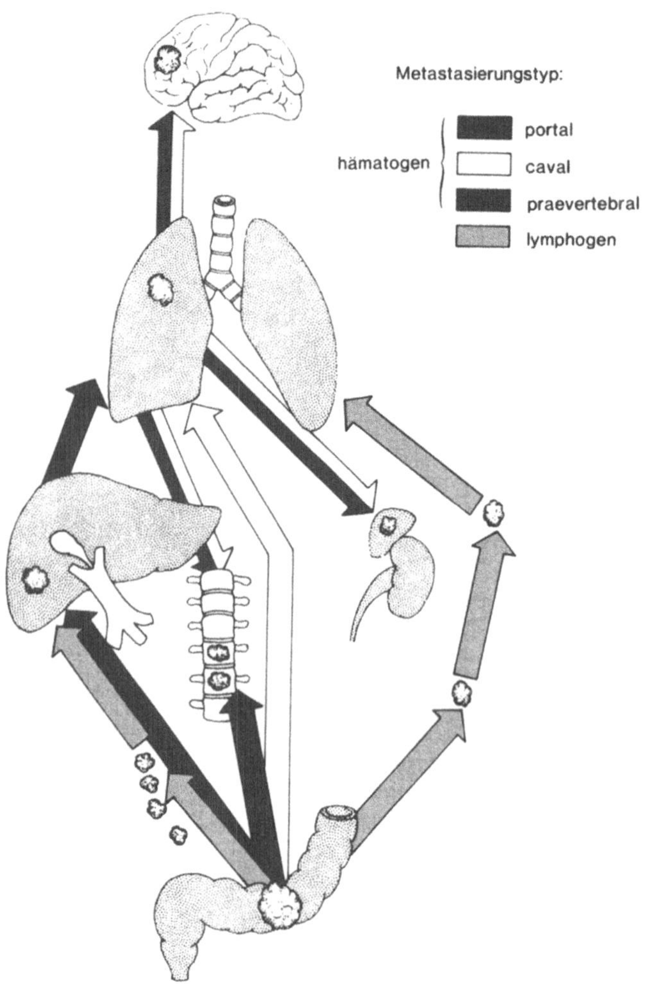

Abb. 1. Metastasenwege, -typen und -formen beim Kolonkarzinom

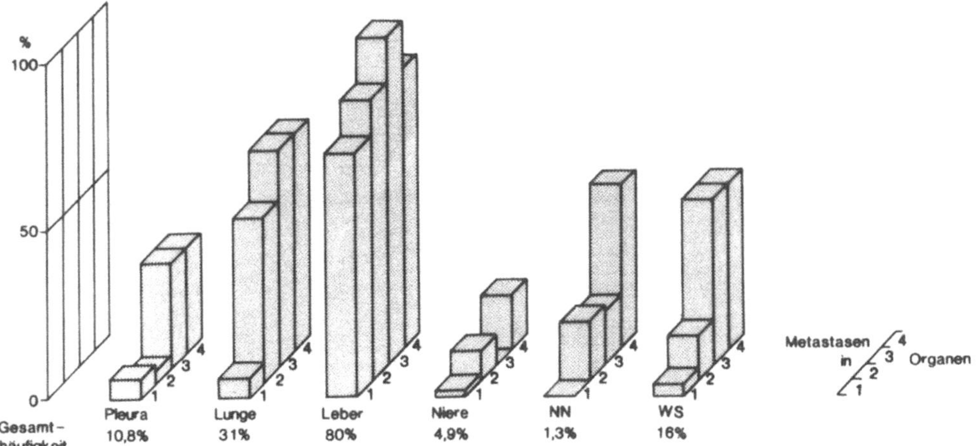

Abb. 2. Prozentuale Beteiligung bei hämatogener Ein- und Mehrfachmetastasierung kolorektaler Karzinome [2]

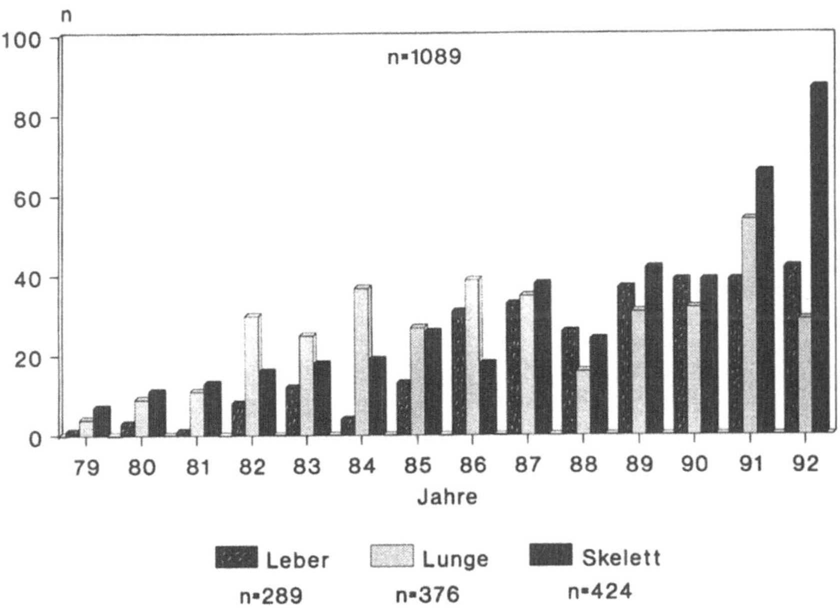

Abb. 3. Zunahme der jährlichen Operationsfrequenz wegen Metastasen der Leber, der Lunge und des Skelettsystems im Zeitraum 1979–1992

licherweise haben diese Vorstellungen bisher keinen Eingang in die UICC-Klassifikation gefunden, die mit ihrer Ja/nein-Aussage zur Metastasierung die Verhältnisse zu stark simplifiziert und einer differenzierten Betrachtung der Metastasenchirurgie entgegensteht.

Vor dem dargestellten theoretischen Hintergrund hat die Metastasenchirurgie, wie am Beispiel aus der eigenen Klinik erkennbar (Abb. 3), in den letzten Jahren ständig an Bedeutung gewonnen und umfaßt heute mehr als 150 Patienten jährlich mit Metastasen in Leber, Lunge und Skelettsystem.

Daß Operationen mit kurativer Intention tatsächlich möglich sind, beweist die 5-Jahres-Überlebensrate von etwa 25 bis 35 % sowohl bei Leber- als auch bei Lungenmetastasen. Die

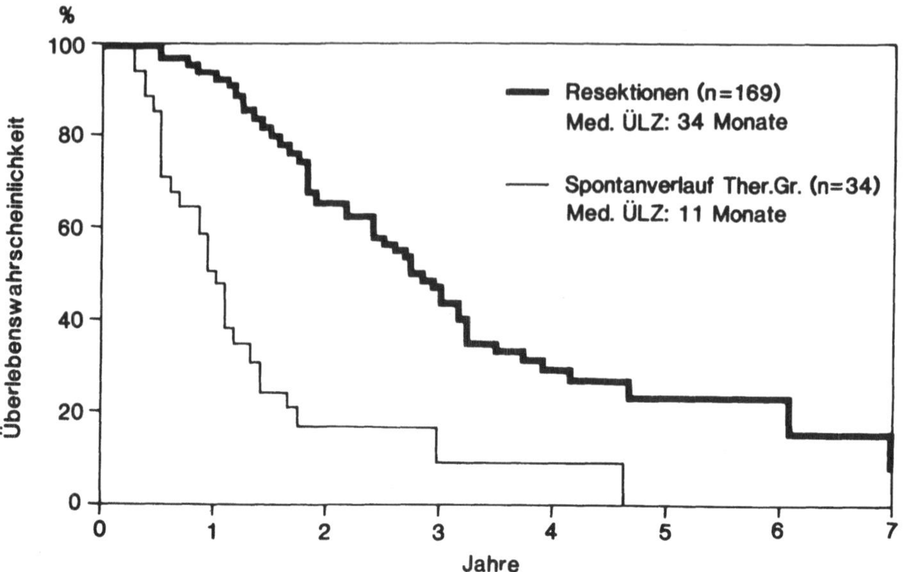

Abb. 4. Vergleich der Überlebenswahrscheinlichkeit (ohne 30-Tage-Letalität) nach radikaler Resektion von Lebermetastasen kolorektaler Karzinome mit dem Spontanverlauf einer historischen Gruppe von Patienten, bei denen zum Zeitpunkt der Diagnose der Lebermetastasen der Primärtumor radikal entfernt war und keine synchrone extrahepatische Metastasen vorlagen

Rate an rezidivfreien Patienten liegt zwar etwas darunter, immerhin werden jedoch 10-Jahres-Überlebensraten von etwa 15 bis 20 % mitgeteilt. Diese Daten kontrastieren vorteilhaft gegenüber denen der chirurgischen Behandlung zahlreicher gastrointestinaler und pulmonaler Primärtumoren mit 5-Jahres-Überlebensraten von nur 5–10 %. Der Vorteil der Metastasenchirurgie wird auch deutlich, wenn man sie mit dem Spontanverlauf [5] an sich operabler, aber nicht operierter Lebermetastasen vergleicht (Abb. 4). Andererseits zeigt die etwa 70 %ige Rate nicht geheilter Patienten, daß die Grenzen der Metastasenchirurgie vielfach nicht erkennbar sind und deshalb überschritten werden.

Wiederholt ist in der Vergangenheit versucht worden, mit Hilfe sogenannter prognostischer Faktoren die Grenzen der Metastasenchirurgie für einzelne Patientengruppen zu definieren. Die am häufigsten genannten Faktoren sind Typ, Stadium und Differenzierungsgrad des Primärtumors, Resektabilität und Operationstechnik bei der Resektion der Metastasen sowie die Anzahl, Größe und Tumorverdoppelungszeit der Metastasen und die Länge des freien Intervalles zwischen Resektion des Primärtumors und Diagnose der Metastasen.

Die Anzahl der Metastasen scheint besonders dann von Wichtigkeit zu sein, wenn sie diffus über das ganze Organ verteilt sind. Mehr als 3 bis 4 Lebermetastasen gelten allgemein als prognostisch ungünstig. Darüber hinaus würde deren Resektion bei Lokalisation in beiden Leberlappen das verbleibende Lebergewebe in vielen Fällen zu weit schädigen und reduzieren – jedenfalls dann, wenn man der Forderung nach anatomischen Resektionen Rechnung tragen will. Für die Lunge ist die Metastasenanzahl als Grenze der Operabilität höher anzusetzen und insgesamt weniger gut definiert.

Die Forderung nach anatomieorientierten Resektionen basiert auf der Beobachtung, daß atypische Resektionen von Lebermetastasen oft schlechtere Ergebnisse aufweisen, da sie den geforderten Sicherheitsabstand von 1–2 cm nicht einhalten und somit Einbußen an Radikalität hinzunehmen sind. Im Gegensatz dazu folgt man bei Lungenmetastasen wegen der oft größeren Metastasenzahl und des größeren Verlustes an funktionsfähigem Parenchym der Maxime „So sparsam wie möglich, so radikal wie nötig", so daß hier Metastasenchirurgie ganz überwiegend in Form atypischer Resektionen erfolgt.

Natürlich spielt auch die Metastasenlokalisation insbesondere bei der Leber eine Rolle insofern, als Tumoren mit zentralem Sitz eine Resektion oft ausschließen, auch wenn durch die ex-situ-Präparation die technischen Grenzen des chirurgisch Machbaren hinausgeschoben wurden. Bei der Lunge sind die Voraussetzungen günstiger, da im Zweifelsfall gelegentlich auch einseitige Pneumonektomien durchgeführt werden können. Die Metastasengröße zeigt zwar gewisse Abhängigkeiten zu Ungunsten der großen Metastasen. Sie ist jedoch nicht von ausschlaggebender Bedeutung, eher schon die Latenz zwischen Therapie des Primärtumors und dem Auftreten von Metastasen. Synchrone Metastasen schneiden dabei im Ergebnis schlechter ab als metachrone Manifestationen nach mehr als 12 Monaten. Die Ursache dafür ist wohl eher in der unterschiedlichen Tumorbiologie zu suchen als in der operativen Behandlung und steht bis heute der Metastasenchirurgie nicht entgegen, da die Ergebnisse bei kürzeren Intervallen keineswegs so schlecht sind, daß sie einen Ausschluß von der chirurgischen Therapie rechtfertigen würden.

Die Prognose von Patienten mit kurzen Tumorverdoppelungszeiten von beispielsweise weniger als 20 Tagen wird als ungünstig angesehen. Die Bestimmung einer genauen Tumorverdoppelungszeit erfordert aber Größenbestimmungen über mehrere Monate ohne therapeutische Intervention, weshalb dieses Kriterium in der Therapieplanung keine Berücksichtigung findet [4].

Zusammengefaßt sind die Angaben bezüglich der Relevanz von prognostischen Faktoren in der Literatur widersprüchlich [4, 7, 9, 11], so daß bis heute keine verbindliche Aussage darüber gemacht werden kann, ob und inwieweit solche Faktoren einen Einfluß auf die Operationsindikation haben oder sogar Kontraindikationen darstellen. Lediglich zwei Faktoren können die Grenzen der Metastasenchirurgie markieren: die Art des Primärtumors und die Radikalität der Operation.

Lebermetastasen nicht kolorektaler Primärtumore wie beispielsweise Metastasen von Magen- oder Pankreascarcinomen weisen in der Regel eine schlechte Langzeitprognose auf und erlauben in der Regel keine Therapie mit kurativem Ansatz (Tab. 1). Hier haben auch scheinbar radikale Operationen in der Regel palliativen Charakter. Auch bei den Lungenmetastasen ist die Abhängigkeit von der Art des Primärtumors eklatant (Tab. 2). Hier finden sich jedoch häufiger Absiedelungen mit chemotherapeutischer Sensibilität. Multimodale Therapiemöglichkeiten wie z. B. bei Hodentumoren lassen die Grenzen der Chirurgie zusätzlich unscharf werden und die Indikation speziell bei chemotherapiesensiblen Tumoren weiter fassen (Abb. 5).

Von ausschlaggebender Bedeutung ist schließlich die Radikalität des Eingriffs. Vergleicht man beispielsweise die Daten der Erlangener Universitätsklinik [7] bei nicht radikal operierten Patienten mit von uns erarbeiteten Angaben zum Spontanverlauf [5] in der Leberchirurgie (Abb. 6) oder nicht operierter Patienten mit Lungenmetastasen mit palliativ operierten Patienten aus der Würzburger Universitätsklinik [9], so wird deutlich, daß fehlende Radikalität jede chirurgische Therapie sinnlos werden läßt. Die vollständige Resek-

Tabelle 1. Überlebenszeiten (unter Ausschluß der 30-Tage-Letalität) bei radikal operierten Lebermetastasen unterschiedlicher Primärtumoren

Primärtumor	n	3 J. Überlebensrate (%)	5 J. Überlebensrate (%)	Med. Überlebenszeit (Monate)
Kolorektal	169	45	24	34
Magen	9	0	0	13
Niere	6	31	0	22
Pankreas	5	0	0	7
Leiomyosarkom	4	25	25	20
Sonstige (Karzinoid 12) (Mamma 3)	15	33	24	18

476

Tabelle 2. Überlebensraten (unter Ausschluß der 30-Tage-Letalität) bei radikal operierten Lungenmetastasen unterschiedlicher Primärtumoren

Primärtumor	n	3 J. Überlebensrate (%)	5 J. Überlebensrate (%)	Med. Überlebenszeit (Monate)
Niere	65	54	37	39
Kolorektal	40	48	23	28
Hoden	32	69	69	–
Osteo/Weichteil-SA	24	68	34	36
Mamma	18	60	31	45

tion aller Metastasen ist somit die wichtigste Vorbedingung für ein erfolgreiches chirurgisches Ergebnis und stellt daher ein bedeutendes Selektionskriterium dar.

Rezidivmetastasen begrenzen die Metastasenchirurgie nicht. Sie kommt häufiger bei Lungenmetastasen chemotherapiesensibler Primärtumoren in Betracht und unterliegt letztlich denselben Gesichtspunkten wie die Voroperation. Dementsprechend ist auch die Langzeitprognose gleich gut. Dies gilt auch für die Lebermetastasenrezidive, wenn die Chance einer erneuten Radikaloperation besteht [10].

Das Nichtvorhandensein einer wirksamen konservativen Therapie sowie ein vertretbares allgemeines und funktionelles Risiko sind grundsätzliche Voraussetzungen jeder Metastasenchirurgie. Zusammenfassend gilt darüber hinaus für die Metastasenchirurgie mit kurativer Intention, daß die Beherrschung des Primärtumors bzw. seines Lokalrezidivs, die begrenzte Dissemination in die Schlüsselorgane Lunge und Leber sowie die Resektabilität der Metastasen initiale Voraussetzungen aus onkologischer Sicht sind. Daneben begrenzen die Art des Primärtumors sowie die lokale Radikalität beispielsweise bei Übergreifen der Tu-

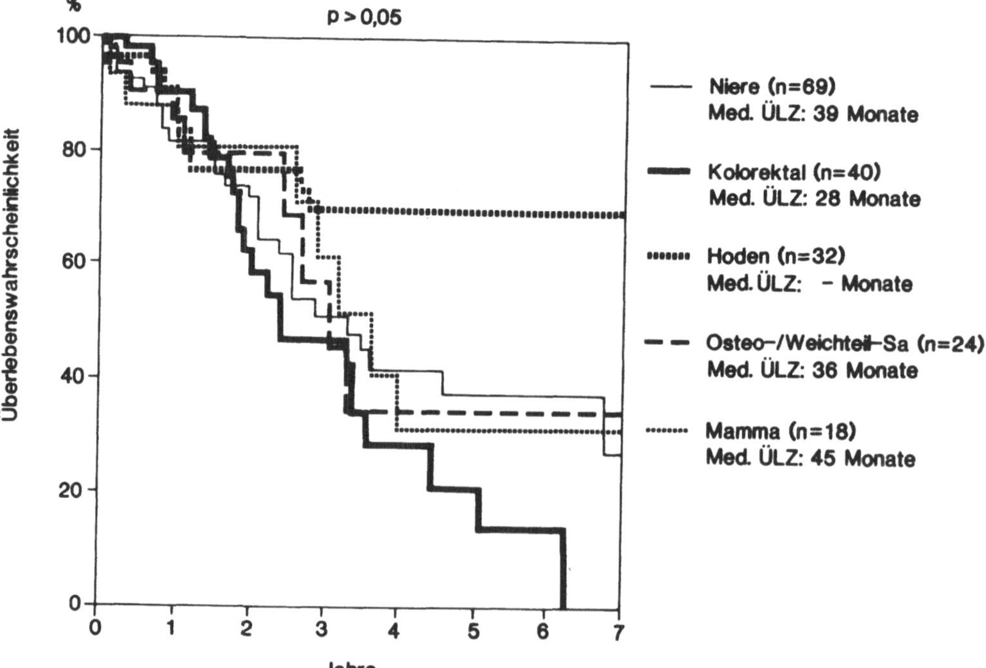

Abb. 5. Prognoseabhängigkeit (ohne 30-Tage-Letalität) der Lungenmetastasen von der Art des Primärtumors

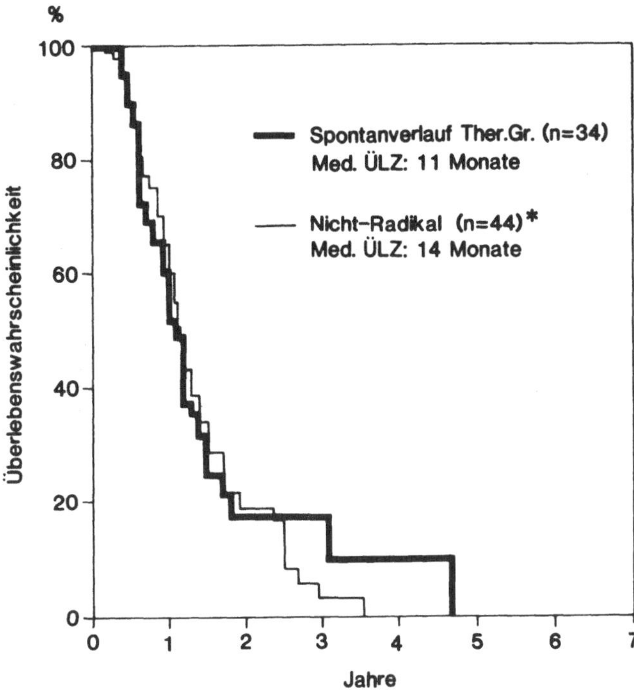

Abb. 6. Vergleich (ohne 30-Tage-Letalität) nicht-radikal operierter Patienten [7] mit dem Spontanverlauf operabeler aber nicht operierter Patienten mit Lebermetastasen kolorektaler Primärtumoren

mormetastasen auf benachbarte Strukturen und bei eventuellen operationstechnischen Besonderheiten wie z. B. einer zentralen Tumorlokalisation in der Leber die Metastasenchirurgie mit kurativem Ansatz.

Insbesondere in der letztgenannten Situation der Begrenzung aus technischen Gründen ist man versucht, durch eine vollständige Organentfernung mit anschließender Organtransplantation doch noch Tumorfreiheit zu erzwingen. Tatsächlich fanden sich im Indikationsspektrum unserer 193 Lebertransplantationen an 159 Patienten insgesamt 6 Metastasenlebern, bei den 14 Lungentransplantationen der vergangenen 2 Jahre war dagegen keine solche Indikation vorhanden.

Bei 4 unserer lebertransplantierten Patienten handelte es sich um Metastasen neuroendokriner Tumoren des Pankreas und der Niere. Bei ihnen wurde zweimal eine Cluster-Explantation mit anschließender Lebertransplantation und zweimal nur eine Lebertransplantation durchgeführt. Bei 2 weiteren Patienten mit gastrointestinalen Primärcarcinomen erfolgte einmal die Cluster-Transplantation und bei 1 Patienten nur eine Lebertransplantation (Tab. 3). Die Überlebenszeit betrug 2 Monate bis 3 Jahre, mit einer Ausnahme starben schließlich alle Patienten an diffusier Metastasierung. Lediglich bei 1 Patienten mit einem

Tabelle 3. Explantations- und Transplantationsausmaß bei Transplantation wegen Lebermetastasen (n = 6)

n	Explantation	Transplantation
2	Cluster	Leber
3	Leber	Leber
1	Cluster	Cluster

kolorektalen Primärtumor, der sich der Behandlung einer chronischen Abstoßung nach 2½ Jahren entzog und daran verstarb, war postmortal kein Tumorgewebe nachweisbar.

Diese letztlich enttäuschenden Ergebnisse mahnen zur Vorsicht und äußerster Zurückhaltung bei der Lebertransplantation wegen Metastasen. Zwar wird in der Literatur über günstigere Langzeitergebnisse insbesondere bei neuroendokrinen Primärtumoren des Pankreas mit mittleren Überlebenszeiten von ca. 1½ Jahren berichtet [3], und es wurden vereinzelt auch kolorektale Tumormetastasen mit einer 5-Jahres-Überlebensrate von 20–30% transplantiert [6], doch bleibt die Lebertransplantation zur Therapie von Metastasen eine Maßnahme, die auf ein sehr ausgesuchtes Patientengut im wesentlichen mit neuroendokrinen Primärtumoren beschränkt bleiben sollte. So entschlossen wir uns beispielsweise bei einer 34jährigen Patientin mit Metastasen eines bereits zuvor entfernten neuroendokrinen Nierentumors zur Transplantation, bei der die Leber bei einem Körpergewicht von 43 kg 15 kg wog. Die Operation führte zu einer Lebensverlängerung von knapp 3 Jahren in sehr guter Qualität, in der die Patientin mit ihren damals 2- und 5jährigen Kindern zusammenleben konnte.

Bei der Metastasenchirurgie mit *kurativer* Zielsetzung sind – wie dargestellt – die Grenzen also eng gesteckt. Je nach Vorauswahl werden auch nur bei etwa 25–50% der überwiesenen Patienten tatsächlich resezierende Operationen durchgeführt. Die Indikationsgrenzen dürfen jedoch überschritten werden, wenn eine sinnvolle *Palliation* möglich erscheint. Dies gilt unseres Erachtens für drei Situationen:

1. Komplikationen seitens der Metastasen wie Ruptur, Blutung oder Kompression mit Ikterus bzw. Atelektasen oder auch Abszedierungen erzwingen gelegentlich die operative Behandlung, obwohl im Einzelfall klar sein kann, daß ein kurativer Therapieansatz nicht mehr in Frage kommt.
2. Bei endokrinen Tumoren kann durch aufschießende Metastasen – meistens in der Leber – die Hormonproduktion ein erhebliches Ausmaß mit deutlicher Belästigung und evtl. Gefährdung des Patienten erreichen. Auch in solchen Situationen dürfen die Grenzen der Metastasenchirurgie überschritten werden, um die subjektive Situation des Patienten zu verbessern.
3. Bei den Metastasen des Skelettsystems kommen fast ausschließlich nur palliative Eingriffe in Frage. Häufigste Primärtumoren sind die Carcinome der Mamma, der Prostata, des Bronchialsystems, der Schilddrüse und der Nieren. Die Lebenserwartung ist von vorne herein begrenzt und betrug bei unseren 424 Patienten im Mittel 9,6 Monate. Sie richtet sich nach der Art des Primärtumors und beträgt z. B. beim Bronchialcarcinom nur 3 Monate und beim Mammacarcinom bis zu 5 Jahre. Die vermuteten Überlebenszeiten können Einfluß auf das operative Vorgehen nehmen. Ziele der Palliation sind die Wiederherstellung der Skelettstabilität, die Erhaltung der Funktion des Bewegungsapparates, die Linderung von Schmerzen und im Endstadium der Erkrankung auch die Erleichterung der Pflege.

Operationstechnisch wurden an den oberen Extremitäten Resektionen der tumortragenden Abschnitte mit prothetischem Ersatz bevorzugt, wobei der Humeruskopf nach Möglichkeit erhalten bleibt. An der unteren Extremität kommen meist Verriegelungsnägel oder spezielle Prothesen zum Einsatz. Die Wirbelsäule ist am häufigsten von Tumormetastasen betroffen, wobei die Absiedelungen in 80% im Wirbelkörper liegen. Bei neurologischen Ausfällen sind Notoperationen angezeigt. Die Tumormassen werden ausgeräumt, das Myelon dekomprimiert und die reserzierten Wirbelkörper durch Implantate ersetzt.

Festzuhalten bleibt, daß im kurativen Therapieansatz bei nur geringem Operationsrisiko von unter 2% etwa jeder 4. bis 5. Patient mit dauerhafter Tumorkontrolle und alle übrigen mit einer verlängerten Lebenserwartung profitieren. Bei palliativer Intention lassen sich Erfolgsraten in bis zu 90% der Patienten erzielen. Insgesamt bringt die Metastasenchirurgie aber nur wenigen Menschen Heilung, einem größeren Teil jedoch Lebensverlängerung und -verbesserung. Die Grenzen sind aber nicht absolut, zumal die Diskussion über die Metastasierung aus dem arteriellen System noch nicht abgeschlossen ist. Tumorbiologie, -art und -stadium müssen berücksichtigt werden und verlangen nach *Individualisierung* der Indikationsstellung. Zu viele der Patienten unterliegen heute noch der Unterbehandlung durch nicht begründeten Therapieverzicht oder unzureichende Radikalität bzw. einer Übertherapie bei überzogener Indikationsstellung.

Unsere Bemühungen müssen dahin gehen, zwischen diesen beiden Extremen die Grenzen der Metastasenchirurgie in klarer Form herauszuarbeiten. Dabei könnten uns die eingangs dargestellten theoretischen Überlegungen hilfreich sein.

Literatur

1. Bross IDJ, Blumenson E (1976) Metastatic sites that produce generalized cancer: Identification and kinetics of generalized sites. In: Weiss L (Hrsg) Fundamental aspects of metastasis. North-Holland, Amsterdam New York, pp 359–375
2. Eder M (1984) Die Metastasierung: Fakten und Probleme aus humanpathologischer Sicht. Verh Dtsch Ges Pathol 68:1–11
3. Makowka L, Tzakis AG, Mazzaferro V, Teperman L, Demetris AJ, Iwatsuki S, Starzl TE (1989) Transplantation of the liver for metastatic endocrine tumors of the intestine and pancreas. Surg Gynecol Obst 168:107–111
4. McCormack P, Martini N (1990) Langzeitresultate nach chirurgischer Therapie von Lungenmetastasen. Chirurg 61:578–582
5. Meyer G, Blüzebruck H, Oevermann E, Schildberg FW (1987) Der Spontanverlauf als Beurteilungskriterium der Therapie von Lebermetastasen colorektaler Carcinome. Langenbecks Arch Chir 372:891
6. Mühlbacher F, Huk I, Steininger R, Gnant M, Götzinger P, Wamser C, Banhegyi C, Piza F (1991) Is orthotopic liver transplantation a feasable treatment for secondary cancer of the liver? Transpl Proc 23:1567–1568
7. Scheele J, Stangl R, Altendorf-Hofmann A, Gall FP (1991) Indicators of prognosis after hepatic resection for colorectal secondaries. Surgery 110:13–29
8. Schildberg FW, Meyer G, Wenk H (1986) Der Stellenwert der Chirurgie bei der Therapie von Tumormetastasen. In: Eigler FW, Peiper HJ, Schildberg FW, Witte J, Zumtobel V (Hrsg) Stand und Gegenstand chirurgischer Forschung. Springer, Berlin Heidelberg New York London Paris Tokyo, pp 457–487
9. Silber R, Engelmaier S, Elert O (1991) Einfluß von sogenannten prognostischen Faktoren auf die Überlebensrate in der operativen Entfernung von Lungenmetastasen. Z Herz-, Thorax-, Gefäßchir 5:115–122
10. Stone MD, Cady B, Jenkins RL, McDermott WV, Steele GD (1990) Surgical therapy for recurrent liver metastases from colorectal Cancer. Arch Surg 125:718–722
11. Vogt-Moykopf I, Bülzebruck H, Krysa S, Probst G, Schirren J (1990) Technik und Ergebnisse der Metastasenchirurgie in der Lunge. Langenbecks Arch Chir Suppl II:779–783
12. Walther HE (1948) Krebsmetastasen. Schwabe, Basel

128. Grenzen chirurgischen Handelns in der Tumortherapie – kritische Zusammenfassung

H. G. Beger

Chirurgische Klinik I, Universität Ulm, Steinhövelstraße 9, 89075 Ulm

Critical Summary of the Session About Limitations of Surgical Treatment for Malignant Tumors

Zusammenfassung. Die Entscheidung für eine Begrenzung chirurgischen Handelns bezieht primär krankheitsspezifische, organspezifische und individuelle Aspekte ein; sie basiert in der chirurgischen Onkologie auf dem präoperativen TNM-Staging. Die Mehrzahl der Patienten stellt den Chirurgen jedoch nicht vor die Frage „Operative Therapie: ja oder nein?", sondern vor die Entscheidung einer aktuellen Therapiebegrenzung, wenn im weiteren Verlauf der Krankheit sich herausstellt, daß keine Aussicht auf Behandlungserfolg eintritt. In der ärztlichen und juristischen Literatur sind im Zusammenhang mit Therapiebegrenzung die Kategorien Therapieverzicht, Therapieabbruch und Therapiereduktion formuliert. Die Entscheidung für Therapieverzicht, in welcher Phase der Erkrankung auch immer, kann nur auf der Basis von medizinischen und ethischen Argumenten unter Wahrung des Rechts auf beste medizinische Hilfe und Wahrung der Autonomie und Würde des Individuums getroffen werden.

Eine kritische Bewertung der Diskussion über Grenzen des chirurgischen Handelns in der Tumortherapie zielt nicht auf die organspezifischen Argumente für Kontraindikationen. Die Stellung von Indikation und Kontraindikation, bzw. für oder gegen ein Operationsverfahren basieren primär auf krankheitsspezifischen, organspezifischen und individuellen Aspekten. Hinter der auf den individuellen Patienten gerichteten Entscheidung steht das Problem der Grenzziehung in der Chirurgie bzw. chirurgischen Onkologie auf der Basis des präoperativen TNM-Stagings (Tab. 1).

Für das Problem der Grenzziehung und Grenzüberschreitung war im alten Rom ein Gott zuständig: Janus, der Gott mit zwei Gesichtern, ohne zweigesichtig zu sein. Janus war Gott der Wege und Tore zu neuen Wegen (Abb. 1). Ein Gesicht, rückwärts gewandt, erfaßt alles Bekannte, Bewährte; das vorwärts gewandte gleiche Gesicht ist auf Neues, bisher nicht Bekanntes gerichtet. Dieses Gleichnis, übertragen auf die Tumortherapie, bedeutet, daß die Einhaltung oder Überschreitung von Grenzen auf dem bisher Erreichten basiert, d.h. das zukünftig Mögliche wurzelt in der Vergangenheit; nur sorgfältiges und individuelles Abwägen von kalkulierbarem Risiko und Nutzen für den Patienten führen zur ärztlichen Entscheidung [1].

Der Chirurg muß, um das jeweils Beste für seinen tumorleidenden Patienten zu erreichen, beide Bereiche – das Bewährte, Standardisierte und das mögliche Neue, noch nicht Bewährte – in die Entscheidung einbeziehen.

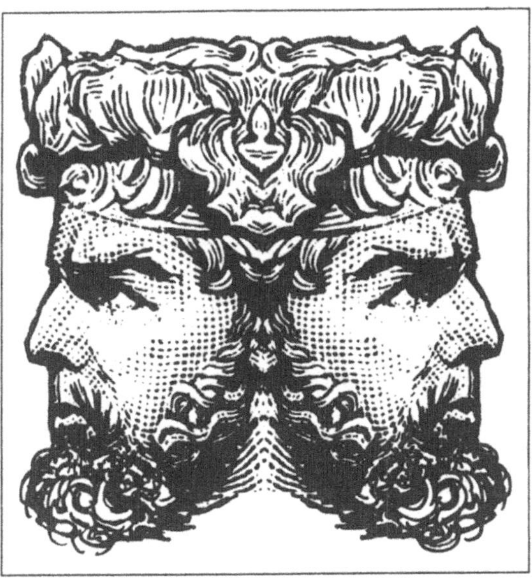

Abb. 1. Altrömischer Gott Janus, Gott mit zwei Gesichtern, ohne zweigesichtig zu sein

Tabelle 1. Grundlage der Entscheidung für oder gegen eine Tumoroperation

Indikation/Kontraindikation basieren auf:	
präoperativem Staging: TNM	
Komorbidität	
Risikoanalyse:	Einschränkung von Organfunktionen
	cardiales Risiko
	pulmonales Risiko
	hepatisches Risiko
	Bewußtseinszustand (Karnowsky J.)
	Präoperative Chemotherapie/Radiatio
	Postoperative Intensivtherapie
Sozialem Lebensfeld	

Die Beurteilung des chirurgisch Machbaren und ärztlich Sinnvollen geht von der Festlegung der Behandlungsziele und der individuellen Risikoanalyse aus (Tab. 2).

Chirurgisches Handeln umfaßt immer Entscheidungsbereiche, die im Hinblick auf die Diskussion von Therapiegrenzen in der Onkologie jeweils getrennt zu gewichten sind.

Das kluge Wort von Bernhard von Langenbeck – 1882 formuliert –, daß die Indikation zur Operation die schwierigste chirurgische Kunst darstellt, hat auf dem Hintergrund der multiviszeralen und multimodalen Tumortherapie eine weit umfassendere Bedeutung erlangt. Die Indikation zur Operation umfaßt nicht nur den operativen Aspekt mit Indikation zum Organeingriff und – getrennt davon zu sehen – die Entscheidung für ein spezielles Operationsverfahren, sondern vor allem auch die Entscheidung für oder gegen ein Therapiekonzept, das häufig mehr als nur operative Entfernung des tumortragenden Gewebes, sondern auch Chemotherapie bzw. multimodale Therapie umfaßt und vorschreibt. Beide Therapiebereiche muß der Chirurg souverän beurteilen und beherrschen, um seinem Patienten die bestmögliche Hilfe zu bringen.

Die Entscheidungen in der chirurgischen Onkologie basieren zwar auf einheitlicher Grundlage im Hinblick auf Therapieziele, TNM-Staging und Risikoanalyse; die Therapieprinzipien sind aber in bezug auf die Größe des Eingriffs in Abhängigkeit vom Infiltrations-

482

Tabelle 2. Definition von Behandlungszielen in der Tumortherapie

Heilung (auf Dauer)
Palliation: Tumorfreies Überleben (mehrjährig)
         Linderung von Akut-Leiden: Schmerzen
                                      GI-Stenose
                                      Ikterus
                                      Blutung
                                      Perforation
Vermeidung von postoperativen Komplikationen
Erhaltung/Wiederherstellung von individueller Lebensqualität

Tabelle 3. Organerhaltung in der Karzinomchirurgie erzielt mehr Lebensqualität

Mamma-Ca.	–	Brusterhaltende Resektion
Antrum-/Magen-Ca.	–	B-II-Resektion
Papillen-/Pankreas-Ca.	–	Pyloruserhaltende DP
Rektum-Ca. (tiefsitzend)	–	Anteriore Resektion

grad (T-Stadium) und Grad der Tumordissemination in das Lymphgewebe (N-Stadium) sehr unterschiedlich. In der Karzinomchirurgie ist bei bestimmten Tumorformen das Prinzip der Organerhaltung von großem Vorteil für die Patienten, da die Operation Risikoverminderung bedeutet und postoperativ eine höhere Lebensqualität als bei einem radikaleren Eingriff resultiert. Wie am Beispiel der brusterhaltenden Operation beim Mammakarzinom oder der pyloruserhaltenden partiellen Duodenopankreatektomie beim Papillenkarzinom belegbar ist (Tab. 3), gilt hier das Prinzip „Weniger ist mehr". Im scheinbaren Gegensatz dazu gilt bei bestimmten fortgeschrittenen Karzinomen des Gastrointestinaltraktes und insbesondere bei Karzinomen der parenchymatösen Organe Leber und Pankreas das Prinzip einer extensiven Tumorchirurgie und die Anwendung von multimodalen Therapieprotokollen als bewährter Weg, Therapieergebnisse signifikant zu verbessern. Wie am Beispiel der multimodalen Therapie des Pankreaskarzinoms belegt werden kann, bewirkt extensive Tumorchirurgie in Kombination mit Radio- und Chemotherapie in bezug auf Symptomfreiheit und Tumorfreiheit sowie bei 3- und 5-Jahres-Überlebenszeiten signifikant bessere Ergebnisse [6].

In der häufigen Grenzsituation, ganz besonders bei alten Patienten mit fortgeschrittenem Karzinom, steht der Chirurg vor der komplexen, ambivalenten Aufgabe, zwischen der Anwendung von maximaler operativer Therapie und sinnvoller Begrenzung im Hinblick auf das Wohl seines Patienten zu entscheiden [2]. Die Mehrzahl der Patienten stellt den Chirurgen jedoch nicht vor die Frage „Operative Therapie: ja oder nein?", sondern vor die Entscheidung einer aktuellen Therapiebegrenzung, wenn sich im weiteren Verlauf der Krankheit herausstellt, daß keine Aussicht auf Behandlungserfolg eintritt [3]. In der ärztlichen und juristischen Literatur sind im Zusammenhang mit Therapiebegrenzung die Kategorien: Therapieverzicht, Therapieabbruch und Therapiereduktion formuliert (Tab. 4). Der primäre Therapieverzicht gilt nur für solche Patienten, bei denen keine begründete Aussicht besteht, daß die lebensbedrohliche Einschränkung von Vitalfunktionen beherrschbar ist und die Entlassung aus der Klinik erreicht werden kann. Dies trifft in aller Regel Patienten mit fortgeschrittenen Tumorleiden oder Endstadien maligner Erkrankungen, die konsequenterweise dann auch eine Kontraindikation für potentiell chirurgisches Vorgehen darstellen.

Die Komplexität von Krankheit, Unsicherheiten der diagnostischen Entscheidungskriterien sowie Konsequenzen von Entscheidungen bei Therapieverzicht, Therapieabbruch oder Therapiereduktion machen klar, daß die Grenzziehung in der chirurgischen Therapie kein nach Standardregeln ablaufender Prozeß ist und keine Ein-Mann-Entscheidung sein sollte. Aus juristischer Sicht sind die für Therapieverzicht und Therapiereduktion erforderlichen

Tabelle 4. Entscheidungskategorien zur chirurgischen Therapiebegrenzung bei Tumorerkrankung*

Kategorie	Erkrankung/ Komplikationen	Entscheidungsbasis	Gültigkeit	Konsequenz
sekundärer Therapieverzicht	Herz-Kreislauf-Stillstand im Verlauf einer malignen, nicht beherrschbaren Grundkrankheit	chronische respiratorische Insuffizienz, Azidose, zunehmende Herzinsuffizienz	unbestritten	keine Reanimation
	blutendes Magenkarzinom	Entwöhnung vom Respirator nicht möglich; infauste Prognose	unbestritten	keine invasiven supportiven Verfahren, z. B. Dialyse, Beatmung, keine Antibiotika?
	nicht radikal resezierbares Karzinomleiden	schwerwiegende Verlaufskomplikation, z. B. Apoplex, Sepsis	unbestritten	
Therapiereduktion	rezidivierender maligner Hirntumor mit zunehmender Bewußtlosigkeit	exakte Kenntnis des Patientenwunsches	unbestritten	keine weiteren aktiven Maßnahmen
Therapieabbruch	Hirntod (Coma dépassé)	naturwissenschaftlicher Nachweis	unbestritten	fakultativ: Organspende

* Beger u. M. Deutsches Ärzteblatt 88 (1991) A 4482 – A 4489

Bedingungen gegeben, wenn von ärztlicher Seite die medizinische Indikation zu solchem Verhalten ausreichend und plausibel begründet ist oder der Patient Unterlassung oder Beendigung von Maßnahmen wünscht. Daß hier der Chirurg aber weiterhin als Arzt in der Verantwortung steht, um auch bei Verzicht auf operative Therapie noch zu helfen, steht außer Frage. Auch jenseits des Anwendungsbereiches operativer Therapie kann vielen Patienten im Rahmen der chirurgischen Onkologie noch wirksam geholfen werden. Mit kürzlich publizierten Ergebnissen einer randomisierten Therapiestudie bei Patienten mit fortgeschrittenen, nicht mehr operablen Kolonkarzinomen, also bei Patienten im Tumorstadium III und IV bzw. in Metastasierungsstadien, wurde belegt, daß durch Anwendung von Chemotherapie (Tab. 5) das Leben der behandelten Patienten im Vergleich zu einer Beobachtungsgruppe um im Median 5 Monate verlängert wurde; ein signifikanter Unterschied ergab sich auch in bezug auf das symptom- und tumorfreie Überlebensintervall im Vergleich zur Beobachtungsgruppe [4].

Trotz wiederholter Ansätze zur Erstellung objektiver, allgemein anerkannter Kriterien gibt es bisher keine für den Einzelfall verbindliche Definition der Begrenzung chirurgischer Therapiebedürftigkeit. Jeder Chirurg bleibt deshalb gefordert, die Entscheidung zum Therapieverzicht oder zur Therapiereduktion auf eine ethisch begründete, medizinisch und rational nachvollziehbare und eine mit der Autonomie und Würde des Individuums vereinbare Basis zu stellen. Das Recht verlangt nicht die Aufrechterhaltung des Lebens in jedem Fall, um jeden Preis [3]. Das Leben eines Menschen ist mehr als nur ein biologischer Prozeß, der unter allen erdenklichen Umständen mit allen möglichen Techniken solange wie möglich, auch unter schwersten Belastungen und Nebenfolgen, aufrechtzuerhalten ist [3]. Hier ist auch die Frage nach der Lebensqualität von großer Bedeutung. Im Zusammenhang mit der Diskussion über Therapiereduktion wird Lebensqualität in der medizinischen und juristischen Literatur zusammen mit externen Faktoren als Entscheidungsmerkmal zweiter Ordnung den medizinischen und patientenbezogenen Kriterien erster Ordnung nachgestellt.

484

Tabelle 5. Lebensverlängerung bei fortgeschrittenem kolorektalem Karzinom durch primäre Chemotherapie. Ergebnisse einer randomisierten Studie *

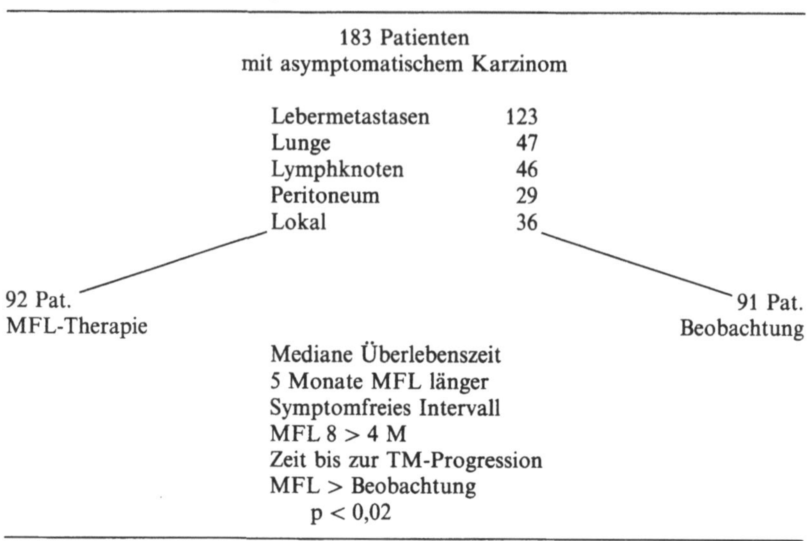

* J Chir Oncology 10 (1992) 904–911

Tabelle 6. Pro-Kopf-Kosten für die Wiederherstellung der Gesundheit eines durchschnittlichen Amerikaners *

1965	~ USD 200/Jahr
1991	~ USD 2000/Jahr
2000	~ USD 5500/Jahr

* Sasser, Am J Surg 162 (1991) 512–516

Mit der Entwicklung des medizinisch begrenzt Möglichen zum medizinisch fast unbegrenzt Machbaren wird auch die Frage nach der Rechtfertigung für den Aufwand der Behandlungskosten in der onkologischen Therapie immer lauter. Der Chirurg muß sich auch diesen Argumenten sachkompetent und als Anwalt seines Patienten in der Verantwortung gegenüber dem Sozialstaat stellen. Gesundheitsministerien, Krankenhauskostenträger und Krankenhausverwaltungen mahnen zur Kostenbegrenzung, ganz besonders im kostenintensiven Bereich der onkologischen Therapie. Die Kosten im Gesundheitswesen haben sich in den letzten Jahren explosionsartig erhöht, wie auch den vom National Institute of Health publizierten Behandlungskosten pro US-Einwohner aus den Jahren 1965, 1991 und für das Jahr 2000 ersichtlich ist [5]. Durchschnittlich ein Drittel aller Kosten für die Wiederherstellung der Gesundheit eines Amerikaners werden in seinem letzten Lebensjahr und davon die Hälfte in den letzten zwei Lebensmonaten ausgegeben [5]. Der Druck der Gesundheitskosten bewirkt zwangsläufig, daß ökonomische Erwägungen die Diskussion um die Grenzziehung in der onkologischen Therapie unterlagern und den verantwortlichen Arzt nicht unbeeinflußt lassen. Der Faktor Gesundheitskosten darf aber bei keinem Patienten die Bedeutung von primären Entscheidungskriterien erlangen. Die Entscheidung für Therapieverzicht, in welcher Phase der Erkrankung auch immer, kann nur auf der Basis der primären, medizinischen und ethischen Argumente und auf der Basis des Rechtes auf beste medizinische Hilfe sowie unter Wahrung von Autonomie und Würde des Individuums getroffen werden [2].

Literatur

1. Beger HG, Büchler M (1992) Beeinflussen Forschungsergebnisse das chirurgische Handeln? In: Schweiberer L, Izbicki JR (Hrsg) Akademische Chirurgie. Springer-Verlag, Berlin, S 204–210
2. Beger HG (1989) Die naturwissenschaftliche Grundlage der chirurgischen Heilkunst. In: Hierholzer G, Hierholzer S (Hrsg) Chirurgisches Handeln. Fragen – Überlegungen – Antworten. Thieme-Verlag, Stuttgart, S 146–154
3. Beger HG, Oettinger W, Rössler D, Schreiber HL (1991) Grenzen der Intensivtherapie in der Chirurgie. Dt Ärztebl 88:A 4482–A 4489
4. Nordic Gastrointestinal Tumor Adjuvant Therapy Group (1992) Expectancy or Primary Chemotherapy in Patients with Advanced Asymptomatic Colorectal Cancer: A Randomized Trial. J Chir Oncology 10:904–911
5. Sasser GE (1991) The Janus Syndrome. Am J Surg 162:512–516
6. Tsuchiya R, Noboru H, Tsunoda T, Miyamoto T, Ura K (1988) Long-term survivors after operation on carcinoma of the pancreas. Int J Pancreatol 3:491–496

129. Defektrekonstruktion an den cervicalen Visceralorganen nach Resektion organüberschreitender Schilddrüsencarcinome*

H. Dralle und G. F. W. Scheumann

Klinik für Abdominal- und Transplantationschirurgie der Medizinischen Hochschule Hannover
(Prof. Dr. R. Pichlmayr), Konstanty-Gutschow-Str. 8, 30625 Hannover

Cervicovisceral Reconstruction After Resection of Locally Advanced Thyroid Carcinoma

Summary. From 1989 to 1992 29 out of 44 patients (66%) with cervicovisceral infiltrations of thyroid carcinomas underwent cervical air way and/or esophagus resections. Resections of the cervical esophagus have been accomplished in 5, tracheal resections in 9, and combined resections in 15 patients. As a preferential technique of tracheal wall defect reconstruction the combination of fascia lata and sternocleidomastoid muscle protection were used. In 6 patients a cervical exenteration have been performed due to circumferential tumor infiltration of the laryngotracheal and esophageal area. Cervicovisceral resections may be accomplished with a low complication rate in patients with circumscribed tumor infiltration and indicated in patients with an appropriate tumor prognosis.

Key words: Thyroid carcinoma – Trachea resection – Esophagus resection

Zusammenfassung. Von 1989 bis 1992 wurde bei 29 von insgesamt 44 Patienten (66%) mit einer cervicovisceralen Infiltration eines Schilddrüsencarcinoms eine Resektion am Luft- und/oder Speiseweg vorgenommen. Oesophagusresektionen erfolgten bei 5, Trachearesektionen bei 9, kombinierte Resektionen bei 15 Patienten. Bevorzugtes Rekonstruktionsverfahren bei trachealen Wanddefekten stellte die kombinierte Fascia lata und M. sternocleidomastoideus-Plastik dar. Bei 6 Patienten wurde wegen einer circulären laryngotrachealen und oesophagealen Tumorinfiltration eine cervicale Exenteration vorgenommen. Unter sorgfältiger Abwägung der individuellen Prognose und den möglichen Nachteilen palliativer Therapieverfahren sind cervicoviscerale Resektionen insbesondere bei circumscripten Tumorinfiltrationen unter kurativer Zielsetzung heute mit vertretbarem operativem Risiko möglich.

Schlüsselwörter: Schilddrüsencarcinom – Trachearesektion – Oesophagusresektion

Einleitung

Die Infiltration der cervicalen Visceralorgane stellt eine vitale Bedrohung der Patienten mit organüberschreitendem Schilddrüsencarcinom dar. Da palliative operative Maßnahmen

---

* Mit Unterstützung des Tumorzentrums Hannover.

beim cervicovisceral infiltrierenden Schilddrüsencarcinom selten eine Linderung der lokalen Beschwerden ermöglichen und aufgrund der meist erforderlichen trachealen Deviation häufig mit einer wesentlichen Einschränkung der Lebensqualität verbunden sind, kommt der Entwicklung lokal-radikaler Resektionsverfahren mit entsprechender Defektrekonstruktion entscheidende Therapiebedeutung zu. Selbst bei organüberschreitendem Wachstum kann die Gesamtprognose gerade bei Vorliegen differenzierter Carcinomtypen durch radikale organüberschreitende Resektionen deutlich verbessert werden [Grillo et al. 1992, Dralle et al. 1992]. Über die chirurgischen Behandlungsergebnisse cervicovisceraler Resektionen bei 29 Patienten soll in dieser Untersuchung zusammenfassend berichtet werden.

Patienten

Im Vierjahreszeitraum, von 1989 bis 1992, wurde bei 29 von insgesamt 220 Patienten mit einem Schilddrüsencarcinom (13,2 %) eine Resektion der cervicalen Trachea und/oder des cervicalen Oesophagus vorgenommen. Dies entspricht einer Resektionsrate unter kurativer Intention von 66 % der Patienten mit cervicovisceraler Tumorinfiltration (n = 44). Alle Patienten sind in kontinuierlicher interdisziplinärer Nachbetreuung, eine letzte Nachuntersuchung erfolgte im März 1993. Die histologische Klassifikation der Carcinomtypen erfolgte nach der WHO-Klassifikation von 1988.

Ergebnisse

Carcinomtypen: Bei 22 von 29 Patienten (76 %) wurde die cervicoviscerale Resektion im Rahmen einer Rezidivoperation vorgenommen, bei 7 Patienten (24 %) handelte es sich um Ersteingriffe. 18 Patienten hatten ein differenziertes Schilddrüsencarcinom (62 %), 11 Patienten medulläre, undifferenzierte und andere Schilddrüsencarcinomtypen.

Zugang: Bei 17 von 29 Patienten (59 %) erfolgte der Zugang zur Tumorresektion cervical, bei 12 Patienten cervico-transsternal (41 %). Bei Rezidiveingriffen war häufiger ein transsternales Vorgehen erforderlich (10/22, 46 %), als bei Ersteingriffen (2/7, 29 %).

Altersverteilung: 9/29 Patienten (31 %) waren zum Zeitpunkt der Operation unter 60 Jahre alt, 20 Patienten (69 %) über 60 Jahre alt.

Resektion und Rekonstruktion: Die Resektions- und Rekonstruktionsverfahren sind in Tabelle 1 dargestellt. Bei 5 Patienten (17 %) war eine Resektion des cervicalen Oesophagus, bei 9 Patienten (31 %) eine Resektion am Larynx bzw. der cervicalen Trachea, und bei 15 Patienten (52 %) eine kombinierte Resektion am cervicalen Luft- und Speiseweg erforderlich. Bei 6 Patienten erfolgte eine circuläre Resektion von cervicalem Oesophagus, cervicaler Trachea und Larynx (cervicale Exenteration), bei allen anderen Patienten waren segmentale Wandresektionen ausreichend. Die Rekonstruktion nach organerhaltender Resektion wurde bevorzugt mit autologem Material (Fascia lata, Muskelplastik, gestielter Pericardpatch), bei einer Patientin auch mit allogenem Material (Aortenhomograft) vorgenommen. Nach cervicaler Exenteration (n = 6) wurde der cervicale Oesophagus durch ein freies Jejunuminterponat (n = 4) oder Colonhochzug (n = 2) rekonstruiert, die Trachea als endständige suprajuguläre Tracheostomie ausgeleitet.

Operationsfolgen, Komplikationen, Nachuntersuchungsergebnisse: 2 Patienten verstarben nach kompliziertem Verlauf (rezidivierende Pneumonien nach Insuffizienz der primären Oesophagusnaht, arteriotracheale Fistel nach früh postoperativer externer hyperfraktionierter Radiatio). Die bei 5 Patienten protektiv angelegte Tracheostomie konnte bei allen Patienten komplikationslos zurückverlagert werden. Unilaterale Resektionen des N. recurrens waren bei 11, bilaterale bei 2 Patienten erforderlich, zusätzliche Recurrensparesen

Tabelle 1. Cervicoviscerale Resektionen beim Schilddrüsencarcinom, Resektion – Rekonstruktion (n = 29, MHH 1989–1992)

Oesophagus (n = 5)	
Wandres. (4)	Primäre Naht, Muskelplastik
Segmentres. (1)	Jejunumtransfer
Larynx/Trachea (n = 9)	
Vorder-/Seitenwandres. (9)	Fascia lata und Muskelplastik
Kombiniert (n = 15)	
Wandres. (9)	
Oesophagus	Primäre Naht, Muskelplastik
Larynx/Trachea	Fascia lata und Muskelplastik, gestielter Pericardpatch, Aortenhomograft
Zirkuläre Res. (6)	
Oesophagus	Jejunumtransfer, Colonhochzug
Larynx/Trachea	endständige Tracheostomie

traten nicht auf. Nach Colonhochzug trat bei einem Patienten eine hypopharyngeocolische Anastomoseninsuffizienz auf, die durch operative Revision suffizient versorgt werden konnte. Bei einem weiteren Patienten mußte nach Jejunuminterponat das ischämische Transplantat durch ein Coloninterponat ersetzt werden. Die Analyse der Tumornachsorgeuntersuchungen ergab, daß 19 Patienten (66 %) ohne Tumorrezidiv lebten oder verstorben waren, 10 Patienten mit einem Tumorrezidiv lebten oder verstorben waren (1 Lokalrezidiv mit Fernmetastasen, 9 Patienten mit Fernmetastasen ohne Lokalrezidiv).

Diskussion

Cervicoviscerale Tumorinfiltrationen treten beim Schilddrüsencarcinom meist als Folge nicht-kurativ resezierter Primärtumoren auf. Ausgangspunkte für Tumorrezidive stellen neben paratracheal-infrathyreoidalen Lymphknotenmetastasen meist Tumorreste im dorsalen Schilddrüsenbereich in der Nähe der Schilddrüsen-nahen Verlaufsstrecke des N. recurrens dar. Bei nur 2 Patienten des hier vorgestellten Krankengutes lag das tumorinfiltrierte Areal nicht an der laryngo-trachealen bzw. oesophagealen Seitenwand, sondern im Bereich der proximalen Tracheavorderwand. Der primär radikalen Tumorresektion, ggf. auch mit en-bloc-Resektion des N. recurrens, kommt beim organüberschreitenden Schilddrüsencarcinom insofern eine hohe Priorität zu, da auch bei Vorliegen differenzierter Carcinomtypen die zur Verfügung stehenden additiven Therapiemaßnahmen (Radiojodtherapie, externe Radiatio) Tumorreste in dieser Lokalisation nur selten sicher vollständig destruieren. Eine circuläre laryngotracheale und oesophageale Tumorinfiltration lag im hier vorgestellten Krankengut bei 6 von 29 Patienten vor (20 %), nur bei diesen Patienten war eine komplette cervicale Exenteration erforderlich. Bei den übrigen Patienten bestand eine circumscripte unilaterale Tumorinfiltration des oberen Luft- und/oder Speisewegs, die in allen Fällen eine organerhaltende Resektion erlaubte. Trotz der vielfach geforderten segmentalen Resektion der cervicalen Trachea haben wir uns bei diesen Patienten auf Wandresektionen beschränkt, da es sich überwiegend um Patienten hohen bzw. höheren Lebensalters handelte und die Risiken einer trachealen Anastomose als deutlich höher eingeschätzt wurden als auf die tumorinfiltrierte Wand beschränkte Resektionen. Als bevorzugtes Rekonstruktionsverfahren wurde die Defektdeckung mit einer kombinierten Fascia lata und M. sternocleidomastoideus-Plastik gewählt. Komplikationen dieses Verfahrens wurden nicht beobachtet, die respiratorische Funktion der Patienten war ungestört, ein Lokalrezidiv trat lediglich bei einem Patienten auf.

    Cervicoviscerale Tumorinfiltrationen beim Schilddrüsencarcinom stellen vital bedrohliche Tumormanifestationen dar, die kurativ ausschließlich operativ behandelbar sind. Unter sorgfältiger Abwägung der individuellen Prognose (Carcinomtyp, Tumorstadium) und der möglichen operativen Risiken (voraussichtliches Resektionsausmaß) ist die Indikation zu resezierenden Maßnahmen am cervicalen Luft- und Speiseweg vor allem bei circumscripten Tumorinfiltrationen gegeben. Die Defektrekonstruktion ist heute sowohl an der cervicalen Trachea als auch im Bereich des cervicalen Oesophagus mit vertretbarem operativem Risiko, guten funktionellen Ergebnissen und einer Verbesserung der individuellen Lebensqualität möglich.

Literatur

1. Dralle H, Scheumann GFW, Meyer HJ, Laubert A, Pichlmayr R (1992) Cervicale Eingriffe an der Luft- und Speiseröhre beim organüberschreitenden Schilddrüsencarcinom. Chirurg 63:282–290
2. Grillo C, Suen HC, Mathisen DJ, Wain JC (1992) Resectional management of thyroid carcinoma invading the airway. Ann Thorac Surg 54:3–10
3. Dralle H, Scheumann GFW, Laubert A, Verner L, Oetting G (1993) Zervikoviszerale Resektionen beim Schilddrüsenkarzinom. Springer, im Druck

130. Wann ist die Resektion haematogener Melanommetastasen gerechtfertigt?

U. Krause, J. Friedrich und S. Assenmacher

Abteilung für Allgemeine Chirurgie, Universitätsklinikum, GHS, 45147 Essen

When is Surgical Resection Justified in Hematogenous Metastases of Malignant Melanoma

Summary. 33 patients with metastases from malignant melanoma were treated at our institution in an eleven years period. Ten patients had specific tumor symptoms; twenty were treated surgically. 26 patients were evaluable with a mean follow-up of 11 months. Mean survival time for this group was 13 months.
The analysis of factors that influence prognosis showed no statistical difference for therapeutic procedures (surgery alone vs. multi-modality treatment vs. radio/chemotherapy alone). Also, there was no influence of the site of metastatic tumor growth.
All of the symptomatic patients had a clinical benefit of the operation, there was no operative mortality.
From our experience, we propose an algorythm for decision making in symptomatic and asymptomatic melanoma patients.

Zusammenfassung. In einem 11-Jahres-Zeitraum wurden 33 Patienten mit hämatogenen Melanommetastasen behandelt (Stad. IV nach UICC), 20 wurden operiert, zehn aufgrund von Tumorsymptomen. 26 Kranke wurden bis zum Tod nachbeobachtet. Die mittlere Überlebenszeit für alle Patienten beträgt 13 Monate. Bei Analyse der befallenen Organe und der Therapiemodalitäten (nur Operation, multimodale Therapie, nur konservativ) ergaben sich keine signifikanten Unterschiede der Überlebenszeiten. Alle symptomatischen Patienten profitierten von der Operation, indem die Tumorsymptome bis zum Lebensende beseitigt werden konnten. Kein Patient ist an Operationsfolgen verstorben. Ein Indikationsschema zur Entscheidungsfindung bei symptomatischen und asymptomatischen Patienten wird vorgeschlagen.

Einleitung

A. Bei Nachweis von haematogenen Metastasen des malignen Melanoms der Haut, d. h. im Stadium IV nach UICC, ist die Überlebenszeit des Patienten begrenzt auf im Mittel 7 bis 9 Monate [1]. Naturgemäß haben solche Patienten mit solitären oder vereinzelten Metastasen in nur einem Organ eine bessere Prognose als solche mit multiplen Metastasen in mehreren Organen. Trotz dieser bedrückend schlechten Ausgangssituation ist die Metastasenresektion dennoch in ausgewählten Fällen gerechtfertigt, und zwar aus folgenden Gründen:

B. Der Krankheitsverlauf ist individuell sehr variabel bei formal gleichen Tumorstadien und nur bedingt abschätzbar, d.h. es werden gelegentlich auch bei Organmetastasierung überdurchschnittlich lange Überlebenszeiten beobachtet, so auch im eigenen Krankengut.

C. Melanommetastasen sind häufig symptomatisch, insbesondere die des Gastrointestinaltraktes und Knochenmetastasen.

D. Nach wie vor steht eine wirksame zytostatische Chemo- oder Strahlentherapie als Alternative nicht zur Verfügung [3].

Im Folgenden geben wir eine Übersicht über unsere Erfahrungen aus einem 11-Jahres-Zeitraum und versuchen Leitlinien zu erarbeiten, die im Einzelfall für die Entscheidung zur Operation maßgeblich sind.

Patientengut und Methodik

An unserer Klinik wurden von 1980 bis 1990 170 Patienten mit malignem Melanom in allen Stadien behandelt. Von diesen waren 33 dem Stadium IV nach UICC 1987 zuzuordnen (d.h. viscerale Metastasen unter Ausschluß von peripheren Lymphknoten und Hautmetastasen). Die Patienten waren zwischen 17 und 74 Jahre alt mit einem Mittel von 49 Jahren. Das Geschlechtsverhältnis betrug 1,7:1 mit Überwiegen des weiblichen Geschlechts. Bei 19 Patienten war der Primärtumor an den Extremitäten und bei 7 am Stamm lokalisiert. Das mittlere Zeitintervall zwischen Therapie des Primärtumors und Erreichen des Stadiums IV betrug 46,7 Monate (3–84). Jeweils 10 Patienten hatten Lungen- oder Knochenmetastasen und 13 gastrointestinale und/oder peritoneale Aussaat, davon 4 mit Lebermetastasen. Bei 17 Patienten war mehr als 1 Organ befallen. 10 Patienten hatten spezifische Tumorsymptome. 20 Patienten wurden operiert. Die durchgeführten Operationen sind in Tabelle 1 zusammengefaßt. Bei 10 der 20 operierten Patienten wurde postoperativ eine zytostatische Chemotherapie durchgeführt, 12 Patienten wurden nachbestrahlt (davon 4 zusätzlich chemotherapiert). 26 Patienten konnten mehr als 2 Jahre oder bis zum Tode nachverfolgt werden. Die mittlere Nachbeobachtungszeit beträgt 11,3 Monate (2–37).

Ergebnisse

a) *Tumorsymptome*
5 der 10 symptomatischen Patienten wurden wegen gastrointestinaler Metastasen operiert (Ileus, chronisch intestinale Blutung, Verschlußikterus). Bei 4 Patienten mit Knochenmetastasen konnten drohende oder aufgetretene Spontanfrakturen durch Verbundosteosynthese stabilisiert und die Gehfähigkeit bzw. Gebrauchsfähigkeit der oberen Extremität erhalten werden (s. Abb. 1). Die wegen Symptomen operierten Patienten überlebten zwischen 4 und 37 Monaten (im Mittel 14 Monate). Kein Patient ist an Operationsfolgen verstorben.

b) *Überlebenszeiten*
Die mittlere Überlebenszeit für alle evaluierbaren Patienten betrug 13 Monate (Bereich 2–37). Differenziert nach befallenen Organen bzw. Organsystemen ergaben sich für Patienten mit Lungenmetastasen im Mittel 10 Monate, 13 Monate für die Patienten mit Knochen- und Lebermetastasen und 14 Monate für die Patienten mit Hirnmetastasen. Die Unterschiede sind statistisch nicht signifikant. Bei einer Analyse der Überlebenszeit nach den Therapiemodalitäten ergibt sich ebenfalls kein signifikanter Unterschied (s. Abb. 2). Die mittlere Überlebenszeit für alle Patienten beträgt 13 Monate sowohl bei nur operativer Therapie, bei kombinierter Therapie (Operation + Chemo- oder Strahlentherapie) und bei nur Chemo- und/oder Strahlentherapie ohne Operation.

Tabelle 1. Operationsverfahren (Patienten n = 20)

1. Abdomen (Abt. für Allgemeine Chirurgie, Dir.: Prof. Dr. F. W. Eigler)	
Darmresektionen	3
Umgehungsanastomosen	1
Leberteilresektionen	4
Omentektomie	1
Pankreasteilresektion (atypisch)	1
Adrenalektomie	2
bilio-digestive Anastomose	1
Metastasektomie, Peritoneum, Mesenterium, Retroperitoneum	3
	16*
2. Pulmonal (Abt. für Thorax- und Kardiovaskuläre Chirurgie, Dir.: Prof. Dr. J. C. Reidemeister)	
atypische Keilresektionen	4
3. Skelett (Abt. für Unfallchirurgie, Dir.: Prof. Dr. K. P. Schmit-Neuerburg)	
Verbundosteosynthese Becken + TEP	1
Verbundosteosynthese langer Röhrenknochen	1
Verbundosteosynthese Clavicula	1
Laminektomie + Fixateur interne	1
	4*
4. Cerebral (Klinik für Neurochirurgie (Dir.: Prof. Dr. D. Stolke)	
Metastasektomie fronto-parietal	1
Gesamt	25*

* Fünf Patienten wurden zweimal operiert

Therapeutische Konsequenzen

Eine Beeinflussung der Prognose durch eine Metastasektomie ist bei visceralen Melanommetastasen nur in Einzelfällen zu erwarten [1, 2, 4]. Für die große Mehrheit der Patienten hat die Metastasektomie lediglich palliativen Charakter. Aus diesem Grund sollte bei asymptomatischen Patienten die Indikation sehr streng gestellt werden. In Anlehnung an Balch [1] haben wir für die Entscheidungsfindung folgendes Flußdiagramm entwickelt (s. Abb. 3). Zunächst sollte die Frage nach der Tumorsymptomatik entscheidend sein. Bei symptomtischen gastrointestinalen zerebralen und insbesondere bei Knochenmetastasen sollte in Abhängigkeit vom Allgemeinzustand und der allgemeinen Operabilität die Operationsindikation großzügig gestellt werden. Insbesondere bei Knochenmetastasen sind sehr gute palliative Effekte mit dem Erhalt der Gehfähigkeit bis zum Lebensende zu erwarten. Patienten mit gastrointestinaler Aussaat profitieren, wenn ein Ileus beseitigt werden kann, oder eine chronische Blutungsanämie.

Bei asymptomatischen Patienten kommt eine Metastasenresektion nur in Frage, wenn ein Organ befallen ist und es sich um wenige begrenzte oder um solitäre Metastasen handelt. Auch in diesen Fällen empfehlen wir zunächst die Verlaufsbeobachtung über mindestens 6 Wochen, um die Progredienz des Tumorleidens abschätzen zu können und damit Patienten,

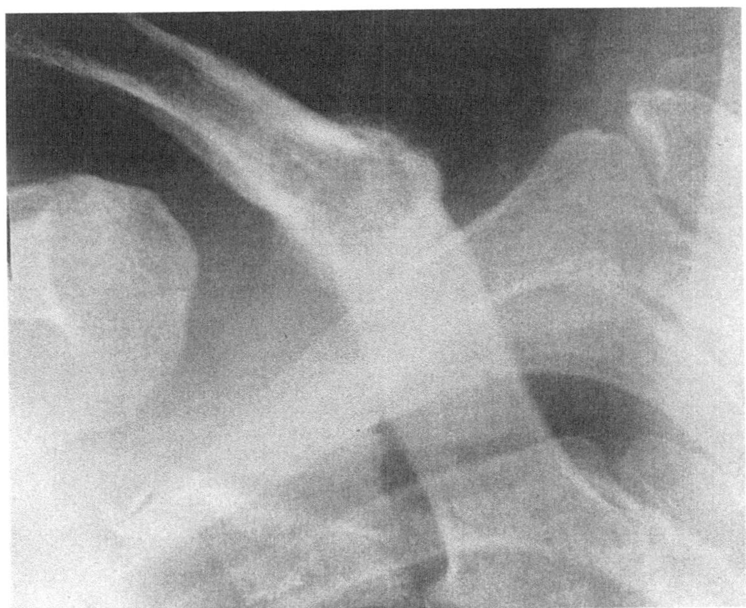

Abb. 1. Pat. D. K., ♂, 45 J., pathologische Claviculafraktur rechts bei Osteolyse

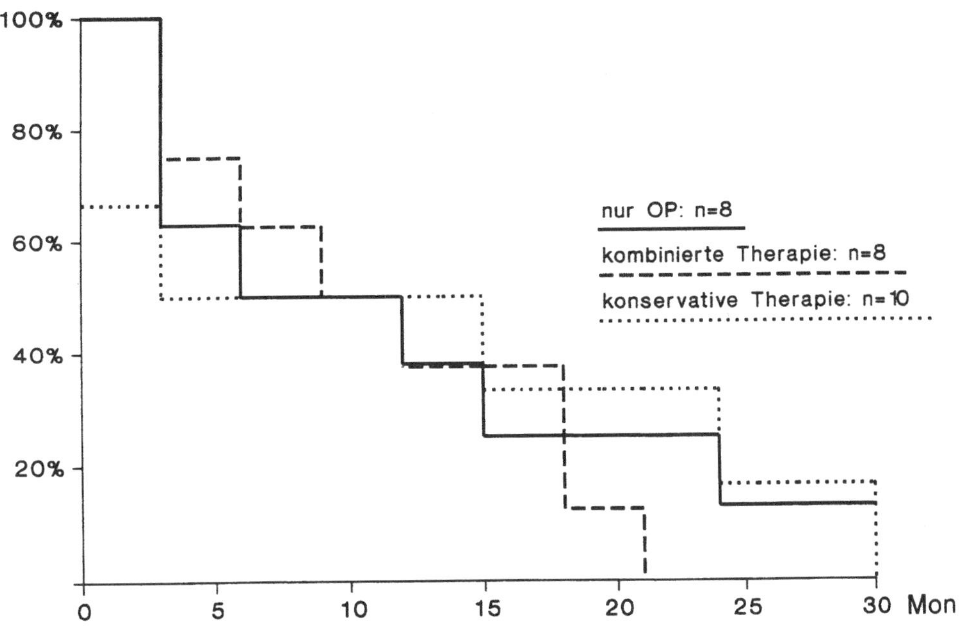

Abb. 2. Überlebenszeit bei M. M. Stadium IV

Richtlinien zur Operation/Resektion bei metastasiertem Melanom (Stadium IV)

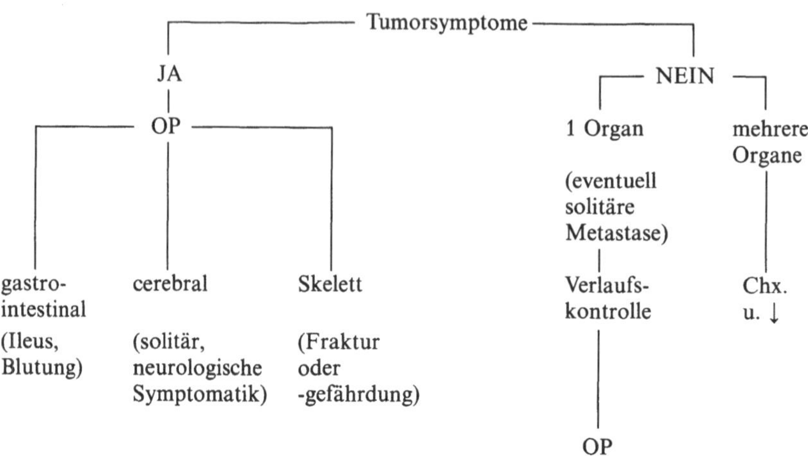

Abb. 3. Flußdiagramm zur Entscheidungsfindung bei metastasiertem Melanom: eigenes Vorgehen (nach Balch [2])

die sehr schnell disseminierte Metastasen entwickeln, von einer für sie überflüssigen Operation zu bewahren.

Es verbleiben die sehr seltenen Patienten, die eine sehr langsame Progredienz aufweisen und gelegentlich über Jahre durch wiederholte Metastasektomien vom operativen Vorgehen profitieren [2]. Diese Untergruppe läßt sich nach unserer Erfahrung am ehesten durch ein günstiges Primärtumorstadium und ein langes rezidivfreies Intervall definieren.

Literatur

1. Balch CM (1988) Behandlung des metastasiertem Melanoms. In: Balch CM, Milton GW, Shaw HM, Soong S (Hrsg) Hautmelanome. Springer, S 244–259
2. Feun LG, Guttermann J, Burgess MA, Hersch EM, Mavligit G, McBridge ChM, Benjamin RS, Richman SP, Murphy WK, Bodey GP, Brown BW, Leavens ME, Freireich EJ (1982) The natural history of resectable metastatic melanoma (Stage IV A melanoma). Cancer 50:1656–1663
3. Kerl H, Soyer HP, Sterry W (1992) Therapie des malignen Melanoms. Dtsch med. Wschr 117:263–266
4. Landthaler M, Braun-Falcko O, Schlamminger F, Schubert-Fritschke G (1989) Späte Metastasierung bei malignem Melanom der Haut. Dtsch med Wschr 114:1149–1152

131. Multimodale Therapie des metastasierenden malignen Melanoms: Resektion residualen Tumors nach Immuntherapie mit Interleukin-2 und Interferon-α

E. Stoelben, H.-D. Saeger, C. Scheibenbogen, W. Tilgen, J. Schmoll und U. Keilholz

Chirurgische Universitätsklinik Mannheim, Theodor-Kutzer-Ufer, 68167 Mannheim

Surgery of Metastatic Melanoma Following Successful IL-2 Based Immunotherapy

Summary. IL-2 based immunotherapy is effective in a substantial proportion of patients with metastatic melanoma, however the duration of response is limited and benefits in survival are not proven. The resection of residual disease after successful immunotherapy was used to achieve complete remission in 13 of 16 patients operated on. Three patients after complete resection relapsed, ten patients are still free of recurrence for 2–29 months after surgery. Histology revealed vital tumor cells in almost all resected specimens, however profound necrosis of the tumor tissue was observed. Surgical resection of residual disease should be considered after successful immunotherapy and offers the chance for extended disease free survival.

Zusammenfassung. Die chirurgische Behandlung des malignen Melanoms (mMM) hat bei Fernmetastasen nur eine begrenzte Bedeutung. Von 72 Patienten mit einem progredienten mMM sprachen 38 auf die Immuntherapie mit Hoch-Dosis-Interleukin-2 an (4 CR, 15 PR, 18 MR/SD > 3 Mon.). Die mediane rezidivfreie Zeit bei 22 von 24 Patienten, die nicht operiert wurden, betrug 7 Monate. 19 Patienten dieser Gruppe sind inzwischen verstorben. Die Tumorprogression manifestierte sich mit einer Ausnahme einer ZNS-Metastase an den bekannten Tumorläsionen bzw. dessen Lymphabfluß. Bei 13 Patienten wurden die residualen Tumoren vollständig reseziert, drei weitere Eingriffe mußten als Probelaparotomie bzw. nicht radikale Resektion beendet werden. In 15 Fällen wurden Haut- und periphere Lk-Metastasen, in 10 Fällen zentrale Lk- und viscerale Metastasen entfernt. Nach radikaler Resektion traten bisher nur 3 Rezidive auf, in zwei Fällen in regionären Lymphknoten, in einem Fall im ZNS. Die übrigen zehn Patienten sind seit 2–29 Monaten tumorfrei, 12 von 16 operierten Patienten leben. Die histopathologische Untersuchung der resezierten Restmetastasen enthielt in jedem Fall neben Tumornekrose vitale Tumorzellen. Die chirurgische Behandlung des metastasierenden malignen Melanoms kann bei Patienten, die zuvor auf eine Immuntherapie ansprechen, ein längerfristiges rezidivfreies Überleben ermöglichen.

Einleitung

Die chirurgische Behandlung metastasierender maligner Melanome (mMM) bleibt auf periphere Lk-Metastasen und solitäre Metastasen beschränkt, da von ihr kein Nutzen für den Patienten zu erwarten ist [1]. In den vergangenen Jahren hat sich gezeigt, daß ein Drittel der Patienten mit mMM auf eine Immuntherapie auf der Basis von hochdosiertem intravenösem Interleukin-2 (IL-2) mit einer Remission ansprechen und weitere 15% in eine stabile Phase überführt werden können [2]. Diese Kontrolle der Metastasierung hält jedoch im Mittel nur 7 Monate an und kann somit die Überlebenszeit der Patienten mit im Mittel 10 Monate nicht beeinflussen. Untersucht man die Entwicklung der Progression an diesen Patienten, zeigt sich, daß die Metastasierung meist an den bekannten Tumorlokalisationen und deren Lymphabflußgebieten beginnt. Diese Erfahrung hat dazu geführt, in ausgewählten Fällen die residualen Metastasen nach erfolgreicher Immuntherapie zu resezieren, um somit auf chirurgischem Weg eine Vollremission zu erreichen.

Patienten

In dem Zeitraum von 1987 bis 1993 wurden 72 Patienten mit mMM mittels Immuntherapie auf der Basis von hochdosiertem intravenösem IL-2 behandelt. Hierbei wird eine IL-2-Dauerinfusion mit 4 mg/qm KOF als Decrescendoschema über 5 Tage eingesetzt. Begleitend wird den Patienten an 5 Tagen 1,2 Mio. E/qm KOF INF-α subcutan injiziert. Von 9/90 bis 3/93 wurden die Patienten, die auf die Behandlung angesprochen haben, zur Frage der Resektabilität dem Chirurgen vorgestellt, so daß bei 16 Patienten ein chirurgischer Eingriff durchgeführt wurde. Es handelte sich im Mittel um das zweite Rezidiv der Erkrankung. Das präoperative Staging besteht immer aus Schädel-CT, Sonographie der Leber und Röntgenbild des Thorax sowie aus metastasenspezifischen Untersuchungen.

Ergebnisse

Es wurden bei den 16 Patienten in 13 Fällen radikale Resektionen durchgeführt. Bei zwei Patienten waren lediglich Probelaparotomien wegen lokaler Inoperabilität und bei einem Patient eine nicht radikale Wirbelkörperresektion möglich. Solitäre oder multiple Haut- und periphere Lk-Metastasen wurden 15 mal entfernt. Intrathorakale und intraabdominelle Metastasen in visceralen Organen oder Lk wurden in 10 Fällen reseziert. In 5 Patienten fanden sich Metastasen in verschiedenen Organen. Postoperativ sahen wir zwei Wundhei-

Tabelle 1. Ergebnisübersicht (CR: komplette, PR: partielle Remission, SD: stable disease)

Zeitraum:	9/90–3/93, n = 16
Behandeltes Melanomrezidiv	I: 5, II: 7, III:4
Status nach Immuntherapie	CR: 1, PR: 10, SD: 4
Resektionen:	Anzahl Patienten
Haut u. periphere Lk	15
Thorakale und abdominelle Lk	3
Leber, Gallenblase, Pankreas	je 1
Nebenniere, Magen	je 1
Wirbelsäule	1
Komplikationen:	Cholezystitis, 2 Wundinfekte
Patientenbeobachtung:	radikale Resektion: n = 13 rezidivfreies Überleben: n = 10 (2–29 Monate)

lungsstörungen nach Resektion bestrahlter Haut und eine Cholezystitis bei Cholezystolithiasis nach Leberteilresektion. Die histopathologische Untersuchung der Resektate zeigte im Fall der partiellen Remission weitgehende Tumornekrosen mit makrozytärer Reaktion und Ausbildung einer fibrotischen Kapsel. In jedem Fall jedoch fanden sich randständig vitale Tumorzellen. Von den 13 radikal resezierten Patienten entwickelten zwei im Zeitraum von 5–8 Monaten regionale Lk-Metastasen und eine Patientin Hirnmetastasen. Insgesamt sind 4 Patienten an dem metastasierenden Melanom verstorben, 10 Patienten leben seit 2–29 Monaten rezidivfrei.

Diskussion

Abgesehen von Haut-, regionalen Lymphknoten- und solitären Lungenmetastasen fehlt der Nachweis für eine das Leben verlängernde chirurgische Behandlung des metastasierenden malignen Melanoms [1]. Ebenso konnte gezeigt werden, daß eine Immuntherapie bei diesen Patienten zu einer Remission führen kann, ohne jedoch die Lebenserwartung zu verlängern, da frühzeitig an den behandelten Metastasen Rezidive auftreten. Um dieses Rezidiv zu verhindern, wurden die Restmetastasen reseziert. Diese Eingriffe sind komplikationsarm durchführbar. Der Nachweis von vitalen Tumorzellen in allen Resektaten stellt die Grundlage des lokalen Metastasenrezidivs dar. Der Immuntherapie kommt hierbei die Kontrolle der mikroskopischen Fernmetastasierung zu. Sherry [3] berichtete über die Resektion von erneut progredienten Metastasen nach erfolgreicher Immuntherapie ohne Erfolg. Eventuell kam hier der chirurgische Eingriff zu spät. Mitchell [4] resezierte bei Patienten, die eine Vollremission nach Immuntherapie aufwiesen, zerebrale Rezidive mit akzeptablen Resultaten. Es ist nicht klar, inwieweit die systemische Immuntherapie eine zerebrale Filialisierung beeinflußen kann.

Die vorgestellten Ergebnisse sind vorläufig und erlauben keinen Vergleich von operierten und nicht operierten Patienten.

Literatur

1. Feun LG et al (1982) The natural history of resectable metastatic melanoma (stage IVa melanoma). Cancer 50:1656–1663
2. Keilholz U et al (1993) Interferon-alpha and Interleukin-2 in the treatment of metastatic melanoma: comparison of two phase II trails. Cancer, in press
3. Sherry RM et al (1992) Surgical resection of metastatic renal cell carcinoma and melanoma after response to interleukin-2-based immunotherapy. Cancer 69:1850–1855
4. Mitchell MS (1989) Relapse in the central nervous system in melanoma patients successfully treated with biomodulators. J Clin Oncol 7:1701–1709.

132. Grenzen chirurgischer Behandlungsmöglichkeiten von Desmoidtumoren bei familiärer adenomatöser Polyposis (FAP)

G. Möslein, H. Buhr, M. Kadmon und Ch. Herfarth

Chirurgische Universitätsklinik, Im Neuenheimer Feld 110, 69120 Heidelberg

Limits on Surgical Treatment of Desmoid Tumors in Familiar Adenomatous Polyposis

Summary. Desmoid tumors are an increasingly observed extracolonic manifestation of FAP, causing severe morbidity. Modalities for adequate treatment have yet to be established, since surgical approach leads to a high rate of recurrence and reports regarding medical treatment with antiestrogens, NSAIDS, chemotherapeutica and cortisone remain anecdotal. The analysis of 20 FAP patients with desmoid tumors insinuates a profitable course of the diesease in nonsurgically treated patients.

Einleitung

Der lebenslimitierende Faktor bei Patienten mit einer familiären adenomatösen Polyposis (FAP) ist in aller Regel das kolorektale Karzinom. Durch frühzeitige Proktokolektomie kann das Risiko, ein kolorektales Karzinom zu entwickeln, beseitigt werden, wobei die restaurative Proktokolektomie als Operationsverfahren der Wahl anzusehen ist. Durch die verbesserte Lebenserwartung präventiv behandelter FAP-Patienten werden extrakolonische Manifestationen heute vermehrt diagnostiziert. 1954 beschrieb Gardner das nach ihm benannte Syndrom einer FAP mit Osteomen und Epidermoidzysten. Weitere häufig zu beobachtende extrakolonische Manifestationen sind die Kongenitale Hypertrophie des retinalen Pigmentepithels (CHRPE), Duodenaladenome und Desmoide.

Bei Desmoiden handelt es sich um bindegewebige Tumore, die sich von Fibromen durch eine tiefere Lokalisation, ein invasives Wachstum und das Fehlen einer Kapsel unterscheiden [1]. Desmoide weisen viele Gemeinsamkeiten mit Fibrosarkomen niedrigen Malignitätsgrades auf, wobei eine Metastasierung bei Desmoiden noch nie beschrieben wurde. Sie werden vor allem bei Patientinnen mit einer FAP beobachtet, treten aber auch in der breiten Bevölkerung auf und können hier meist mit einem Trauma in Verbindung gebracht werden [2].

Die Standardtherapie von Desmoidtumoren ist bislang die chirurgische Exstirpation, die allerdings zu einem hohen Prozentsatz zu Rezidiven führt [3]. Ein medikamentöser Therapieansatz mit Antiöstrogenen ergibt sich aus der empirischen Beobachtung einer Häufung von Desmoidtumoren bei Frauen, vor allem in Verbindung mit einer Schwangerschaft [4]. Ein wachstumshemmender Effekt wurde vereinzelt auch durch nicht-steroidale Antiphlogistika [5], Kortisonpräparate, Chemotherapeutika und eine Radiatio beschrieben.

Patienten und Methoden

Das Heidelberger Polyposis-Register enthält Daten von 155 seit 1976 an der chirurgischen Universitätsklinik behandelten FAP-Patienten. 96 hiervon konnten seit Aufbau des Polyposis-Zentrums im Rahmen der Vor- und Nachsorgeempfehlungen an der Klinik untersucht werden. Die Diagnose eines Bauchwanddesmoids wurden klinisch gestellt, bei resezierenden Therapieverfahren erfolgte eine histologische Aufarbeitung des Präparats. Im Rahmen der Vor- und Nachsorgeuntersuchung von FAP-Patienten wurde in Familien mit Desmoid-Anamnese neben einer Ultraschalluntersuchung auch eine MRT empfohlen.

Ergebnisse

Bei 20 Personen, 11 Frauen und 9 Männern, wurde die Diagnose eines Desmoidtumors gestellt. Die jüngste Patientin war zu diesem Zeitpunkt 19, die älteste 55 Jahre alt. Der Altersdurchschnitt bei Diagnosestellung betrug 34 Jahre. Bei 9 Patienten handelte es sich um einen isolierten Desmoidtumor. Dieser befand sich bei 2 Patienten extraabdominal an der Thoraxwand bzw. an der Schulter. Bei 4 Patienten lag ein isoliertes Bauchwanddesmoid vor, und bei 3 Patienten entdeckte man ein isoliertes Desmoid im Darmmesenterium. Bei 11 Patienten wurden multiple Desmoide festgestellt, wobei diese am häufigsten im Darmmesenterium gelegen waren. Bei 4 Patienten fand sich das intraabdominale Desmoid als Zufallsbefund während der Laparotomie. Bei einem Viertel der Patienten entstanden Desmoide ohne vorherige Kolektomie. Aufgeschlüsselt nach der Art der Kolonresektion entwickelten 10 Patienten das Desmoid nach einer IAP (ileoanalen Pouchoperation), 4 nach IRA (Ileorektaler Anastomose) und 1 nach Kolonteilresektion. Da die IAP bei 54 und die IRA nur bei 19 Patienten durchgeführt wurde, läßt sich eine Relation zwischen dem gewählten Resektionsverfahren und der Häufigkeit von Desmoiden nicht herstellen.

Bei insgesamt 10 Patienten wurde chirurgisch interveniert. Von den R_0-resezierten Patienten (Tab. 1) sind 2 bisher noch rezidivfrei, der Verlauf eines weiteren Patienten entzieht sich unserer Kenntnis. In 5 Fällen wurde eine Tumorreduktion durchgeführt (Tab. 2), wobei es postoperativ nur bei einem Patienten, der hochdosiert mit Tamoxifen behandelt wurde, zu einem Wachstumsstillstand des Desmoids kam. Drei Patienten, zwei Frauen und ein Mann, haben postoperativ trotz Tamoxifen und Sulindac (NSAID)-Therapie ein foudroyantes Desmoidwachstum erfahren.

Von den 10 nicht chirurgisch therapierten Patienten verstarben 2 an nicht-Desmoid-assoziierten Komplikationen. 2 Patienten sind völlig beschwerdefrei und nicht bereit, sich zu einer Nachsorgeuntersuchung vorzustellen. Bei 5 Patienten ist ein stationärer bzw. langsam progredienter Verlauf zu verzeichnen.

Tabelle 1. R_0-Resektionen

Patient	Lokalisation	Erst-diagnose	Operation	Rezidiv	Rezidiv-lokalisation
A. B.	Bauchwand	1989	– Resektion	1991	– Mesenterium
M. K.	Bauchwand	1991	– Resektion	–	–
S. L.	Dünndarm-mesenterium	1990	– IRA – Resektion 15 cm Ileum	?	?
A. S.	Dünndarm-mesenterium	1989	– komplette Dünndarmresektion – Rechtshemicolektomie	1991	– Bauchwand – Retroperitoneum
H. H.	Lig. gastrocolicum	1986	– B1-Resektion – Colektomie	–	–

Tabelle 2. Tumorreduktion

Patient	Lokalisation	Erst-diagnose	Operation	Verlauf	Zusatz-therapie	
D. H.	Bauchwand Dünndarm-mesenterium	1990	– Resektion des Bauchwanddesmoids – Teilresektion des Mesenterialdesmoids	rasch progredient	Tamoxifen Sulindac Prednison Radiatio	120 mg/die 300 mg/die 40 mg/die
S. S.	Bauchwand Dünndarm-mesenterium	1991	– Teilresektion des Bauchwanddesmoids	langsam progredient	Tamoxifen	120 mg/die
S. B.	Bauchwand Dünndarm-mesenterium	1988	– Bauchwanddesmoid R_0 – Nephrektomie und Tumorreduktion des Mesenterialdesmoids	stationär	Tamoxifen	120 mg/die
C. H.	Bauchwand Dünndarm-mesenterium	1991	– Teilresektion des Bauchwanddesmoids	rasch progredient	Tamoxifen Sulindac	120 mg/die 300 mg/die
A. N.	Bauchwand	1991	– Teilresektion des Bauchwanddesmoids	rasch progredient	Tamoxifen Sulindac Radiatio	120 mg/die 300 mg/die

Diskussion

Erst durch die Beobachtung größerer Gruppen von FAP-Patienten in spezialisierten Zentren wird die Relevanz und die Häufigkeit extrakolonischer Manifestationen bei FAP-Patienten erkannt. Die therapeutisch nur schwer zu beeinflussenden Desmoide können eine hohe Morbidität verursachen. Bei einem Fünftel der bei uns seit Anfang 1991 betreuten FAP-Patienten wurde diese extrakolonische Manifestation diagnostiziert.

Bei 3/4 der Patienten wurde die Diagnose des Desmoids nach einer Kolektomie gestellt. Desmoide, die auch in der breiten Bevölkerung auftreten können, werden hier fast immer mit einem Trauma in Verbindung gebracht. Die Tatsache, daß ein Viertel der FAP-Patienten diese Manifestation auch ohne vorherige Kolektomie entwickelte, deutet auf die bei FAP-Patienten im Vordergrund stehende genetische Komponente hin, die sich in verschiedenen Organen als gesteigerte fibroproliferative Tendenz umschreiben läßt. Das chirurgische Trauma, das auf diese genetische Prädisposition einwirkt, könnte aktivierend auf eine ungehemmte Fibroblastenproliferation wirken. Diese Betrachtungen bleiben aufgrund der im Vordergrund stehenden Indikation zur Kolektomie zunächst rein spekulativ. Die Beobachtung einer familiären Häufung der Tumore läßt einen gemeinsamen prädisponierenden genetischen Defekt vermuten und auf moleculardiagnostische Erkenntnisse hoffen, die in der Entdeckung eines Biomarkers münden.

Patienten mit Desmoiden scheinen im Einzelfall von einer R_0-Resektion zu profitieren. Die Indikation zu einem chirurgischen Vorgehen muß auf Grund einer hohen Rezidivrate sehr eng gestellt werden. Der Verlauf eines 30jährigen Patienten, bei dem in einem auswärtigen Krankenhaus eine Duodenotransversostomie mit kurativem Anspruch durchgeführt wurde, verdeutlicht diese Notwendigkeit. Eine Indikation zu einer weit im Gesunden erfolgenden Resektion besteht unseres Erachtens in der Entfernung eines solitären, noch kleinen Bauchwanddesmoids mit Wachstumstendenz. Von einer R2-Resektion haben unsere Patienten nicht profitiert und bei 3 von 5 Patienten kam es zu einem beschleunigten, sehr aggressiven Desmoidwachstum nach der chirurgischen Intervention.

Zu dem Nutzen einer medikamentösen Therapie kann noch keine eindeutige Stellung bezogen werden. Die in der Literatur angegebenen Therapieerfolge basieren meist auf Einzelbeschreibungen mit unterschiedlichen Präparaten. Die Substanzen, die bislang die günstigste wachstumshemmende Potenz bei guter Verträglichkeit bei vertretbaren Nebenwirkungen zu haben scheinen, sind Antiöstrogene. Ein Therapieversuch ist bereits zum Zeitpunkt der Diagnosestellung für gerechtfertigt, da die Behandlung bei einigen Patienten einen wachstumshemmenden Effekt ausübt. Um diese Ergebnisse objektivieren zu können, sind Studien mit größeren Patientenzahlen zu fordern.

Literatur

1. Neinstein L (1990) Life-threatening desmoid tumor. J of adolescent health care 11:453–455
2. Enzinger FM, Shiraki M (1957) Musculoaponeurotic fibromatosis od the shoulder girdle (extraabdominal desmoid). Cancer 20:1–131
3. Jones IT, Fazio V, Weakley FL, Jagelman DG, Lavery IC, McGannon E (1986) Desmoid Tumors in Familial Polyposis Coli. Ann Surg 204:94–97
4. McAdam WAF, Goligher JC (1970) The occurrence of desmoids in patients with familial polyposis coli. Br J Surg 57:618–631
5. Waddell WR, Gerner RE, Reich MP (1983) Non-steroidal anti-inflammatory drugs and tamoxifen for desmoid tumors and carcinoma of the stomach. J Surg Oncol 22:197–211

133. Desobliterations-Operationen bei Tumorobstruktionen der Vena cava inferior. Die Grenze chirurgischen Handelns?

G. F. W. Scheumann, C. Schmid, E. Allhoff und J. Laas

Klinik für Abdominal- und Transplantationschirurgie, Medizinische Hochschule Hannover, 30625 Hannover

Thrombectomy of Tumorous Obstructions in the Inferior Vena Cava: Limits on Surgical Treatment?

Summary. From 1983 to 1992, 19 patients were operated for tumor obstruction of the inferior vena cava. If the tumorinvolvement was limited to the infradiaphragmal inferior vena cava, operation was performed with simple clamping and Pringle manoeuvre (n = 8), if extending into the right heart with extracorporeal circulation (n = 11) (9 of those in deep hypothermic circulatory arrest). In 16 patients R1-2 tumor resection was possible. Early mortality was 2/19 patients, two patients died 7/9 months after palliation. In selected cases desobliteration of tumor involvement of the inferior vena cava and extension into the right heart can be performed with an acceptable risk and favourable outcome.

Zusammenfassung. Im Zeitraum von 1983 bis 1992 wurden in unserer Klinik 19 Patienten wegen tumoröser Obstruktionen der Vena cava inferior operiert. Bei 8 Patienten war der Tumor infradiaphragmal begrenzt, in 8 Fällen reichte er bis zum rechten Atrium und bei drei Patienten bis in den rechten Ventrikel. Bei den infradiaphragmal begrenzten Fällen erfolgte die Desobliteration durch Ausklemmen und Pringle-Manöver (n = 8). Bei den übrigen Patienten wurde die Operation mit einer Herz-Lungen-Maschine (n = 11) durchgeführt, davon in 9 Fällen mit Kreislaufstillstand bei tiefer Hypothermie. Bei 16 Patienten war lokal eine R1-2-Resektion möglich. Zwei Patienten verstarben in der Hospitalphase. 2 bzw. 3 Patienten verstarben bei ausgezeichneter lokaler Palliation nach 7 bzw. 9 Monaten am systemischen Tumorprogreß. Die Desobliterations-Operationen bei Tumorobstruktionen der Vena cava inferior erscheint in individuell abgewogenen Fällen als eine adäquate Behandlungsmethode mit einem akzeptablen Risiko und einem erstaunlich gutem Outcome.

Schlüsselwörter: Vena-cava-Obstruktion inferior? – Gefäßchirurgie – Tumorchirurgie – Herz-Lungen-Maschine – Hypothermie – Kreislaufstillstand

Einleitung

Durch die Einführung der extrakorporalen Zirkulation und der zunehmenden Erfahrung mit supportiven Techniken wie dem Kreislaufstillstand in tiefer Hypothermie sind ausgedehnte Eingriffe an zentraler Stelle des Gefäßsystems in jüngerer Zeit möglich geworden. Durch die Einführung der PTFE-Prothesen [3] wurde der partielle und zirkuläre Ersatz der Vena cava inferior möglich. In der vorliegenden Untersuchung möchten wir über unsere Erfahrungen bei Erkrankungen mit tumoröser Obstruktion und Infiltration der Vena cava inferior berichten.

Patienten und Operationen

Im Zeitraum von 1983 bis 1992 wurden in unserer Klinik 19 Patienten (7 Frauen, 12 Männer) wegen tumoröser Obstruktionen und/oder Infiltrationen der Vena cava inferior operiert. Bei dreizehn Patienten war die Grunderkrankung ein Nierenzellcarcinom, 3 mal ein Sarkom unklarer histologischer Genese, soweit jeweils einmal ein Carcinom des Rectum, der Testikel und des Urothels. Bei 8 Patienten dehnte sich der Tumor nach cranial bis zum Diaphragma aus, in 8 Fällen reichte er bis zum rechten Atrium und bei drei Patienten bis in den rechten Ventrikel.

Bei den infradiafragmal begrenzten Fällen erfolgte die Desobliteration durch Ausklemmen und Pringle-Manöver (n = 8). Bei den übrigen Patienten wurde die Operation mit Herz-Lungen-Maschine (n = 11) durchgeführt, davon in 9 Fällen im Kreislaufstillstand bei tiefer Hypothermie (Abb. 1, 2). Zusätzlich durchgeführt wurde: Nephrektomien (n = 9), infrarenaler Aortenersatz (n = 1), Tricuspidalklappen-Rekonstruktion (n = 3). Die Rekonstruktion der Vena cava inferior erfolgte als direkte Naht (n = 11), mit Gore-Tex-Plastik (n = 4), mit Gore-Tex-Rohrprothese (n = 3) und einmal mit einem Vena saphena patch. Bei 16 Patienten war lokal eine R1-2-Resektion möglich.

Zwei Patienten verstarben in der Hospitalphase. 2 bzw. 3 Patienten verstarben bei ausgezeichneter lokaler Palliation nach 7 bzw. 9 Monaten am systemischen Tumorprogreß. Bei zwei weiteren Patienten wurden in einem zusätzlichen Eingriff Fernmetastasen behandelt, beide Patienten leben. Die übrigen Patienten leben rezidivfrei bei einer mittleren Follow-up-Zeit von 29 Monaten.

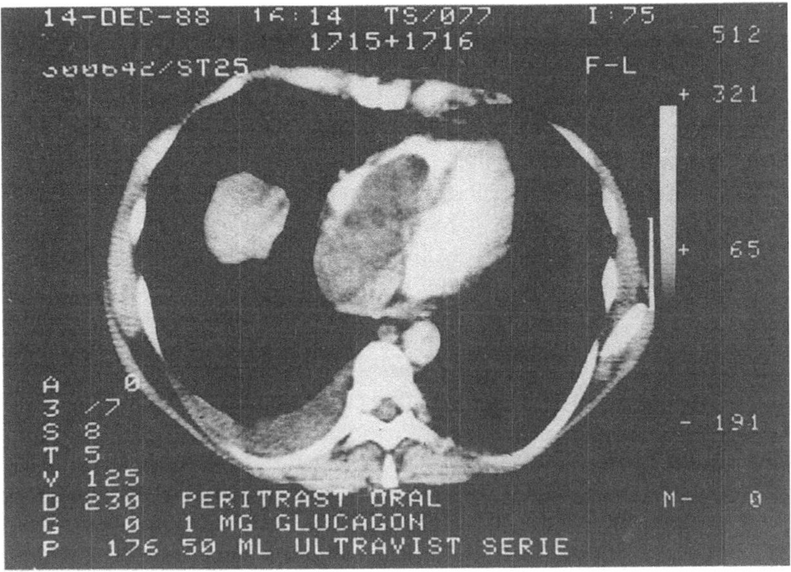

Abb. 1. Präoperatives CT mit iv. Kontrastmittel, im rechten Atrium großer Tumorthrombus sichtbar

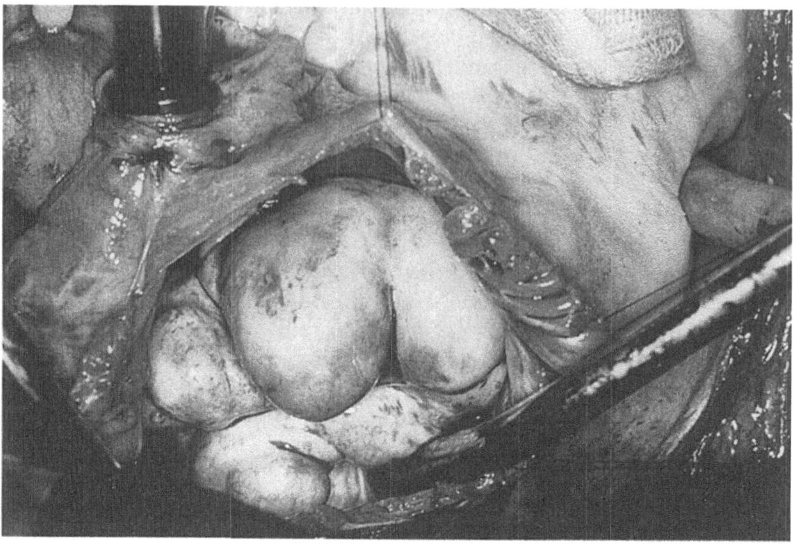

Abb. 2. Intraoperative Aufnahme bei Kreislaufstillstand in Hypothermie, der Tumorthrombus wird nach Eröffnen des rechten Atriums sichtbar

Diskussion

Operationen von intracaval bis ins rechte Herz wachsenden Tumoren sind seit Jahrzehnten bekannt, wenn auch die berichteten Fallzahlen überwiegend klein sind [1, 2, 4, 5]. Die angewendeten operativen Techniken sind sehr inhomogen, als Folge von unterschiedlichen Grunderkrankungen und Tumorausbreitungen zum Zeitpunkt des Eingriffs [1, 2, 4, 5]. Um Verfahrensweise und Risiko der supportiven Techniken zu analysieren, haben wir unsere begrenzten Erfahrungen ausgewertet. Wir orientieren uns grundlegend an drei Vorgehensweisen.

1. Bei nur bis in die Pars hepatica der Vena cava fortgeschrittenen Tumorthrombosen können durch subdiaphragmale Abklemmung und Pringle-Manöver über eine einfache Nephrektomie durchgeführt werden. Bei diesen Patienten mit kleinem Tumorthrombus (der im Gesamtpatientengut der Nierenzellkarzinome den größten Anteil ausmacht) sind weitere supportive Techniken in aller Regel nicht notwendig. Ausnahmen bilden Patienten, die das Ausklemmen der Vena cava hämodynamisch nicht tolerieren und ggf. ein venöser femoro-rechts-atrialer oder femoro-axillarer Bypass angelegt werden muß.
2. Bei Patienten mit Wachstum des Tumorthrombus bis in Höhe des Diaphragmas oder darüber hinaus setzen wir liberal die Herz-Lungen-Maschine ein. Ist der Tumorthrombus nicht wandadhärent, so kann die Eröffnung der Vena cava inferior und wenn notwendig des rechten Herzens bei schlagendem Herzen durchgeführt werden. Die Übersicht ist jedoch auch bei verminderter Perfusion begrenzt, und erlaubt die Extraktion nur bei nicht wandadhärenten Tumorthromben.
3. Bei Patienten mit Wachstum des Tumorthrombus bis in den rechten Vorhof oder rechte Kammer und großen, ggf. wandadhärenten und/oder lokal infiltrativ wachsendem Tumorthrombus (siehe auch Abb. 2) wird der hypotherme Kreislaufstillstand angewendet. Er bietet die problemlose Inspektion der rechten Kammer, rechten Vorhof und Vena cava inferior unter blutleeren Verhältnissen. Etwaige lokale Adhärenzen oder Infiltrationen können onkologischen Ansprüchen angemessen radikal angegangen werden. Gegebenenfalls notwendige zusätzliche Eingriffe wie z. B. eine Trikuspidalklappenrekonstruktion lassen sich problemlos mit durchführen. Das erhöhte Operationsrisiko bleibt bei exakter

Indikationstellung niedrig und ist unter Berücksichtigung der spontanen Prognose dieser Patienten vertretbar, wie auch die Ergebnisse im eigenen Patientengut hinreichend nachweisen.

Zusammenfassend erscheinen uns Desobliterations-Operationen bei Tumorobstruktionen der Vena cava inferior, unter Berücksichtigung eines stadiengerechten, abgestuften Vorgehens in individuell abgewogenen Fällen, als eine adäquate Behandlungsmethode mit einem akzeptablen Risiko für den Patienten und einem erstaunlich gutem Outcome.

Literatur

1. Fredd SZ, Gliedman ML (1975) The removal of renal carcinoma thrombus extending into the right atrium. J Urol 113:163–165
2. Hendriksson CH, Aldenborg F, Haljamäe H, Johansson SL, Pettersson S, Schersten T, Zachrisson BF (1987) Renal cell carcinoma with vena cava extension: diagnostic and surgical features of 41 cases. Scand J Urol Nephrol 21:291–296
3. Sarti L (1970) Total prosthetic transplantation of the inferior vena cava, with venous drainage restoration of the one remaining kidney on the graft, successfully performed in a child with wilms' tumor. Surgery 67:851–855
4. Laas J, Schimd C, Allhoff E, Borst HG (1991) Tumor-related obstruction of the inferior vena cava extending into the right heart – a plea for surgery in deep hypothermic circulatory arrest. Eur J Cardio-thorac Surg 5:653–656
5. Skinner DG, Pritchett TR, Lieskovsky G, Boyd SD, Stiles QR (1989) Vena cava involvement by renal cell carcinoma. Ann Surg 210:387–397

134. Die Kontinenzerhaltung durch koloanale Anastomose beim tiefen Rektumkarzinom – Ein Grenzbereich der Rektumchirurgie?

K. Peitgen, M. K. Walz, J. Friedrich und F. W. Eigler

Abteilung für Allgemeine Chirurgie, Universität GHS Essen, Hufelandstr. 55, 45147 Essen

Preservation of Recto-anal Continence by Colo-Anal Anastomosis in Deep Rectal Cancer: Limits on Rectal Surgery?

Summary. Coloanal anastomosis after resection of low and lowest rectal carcinoma has been performed in 70 patients with tumors in the middle and lower third of the rectum. The crude 5 year survival was 58% overall and 62% after curative surgery, locoregional recurrence appeared in 13% with no difference in the middle or lower third. Definitive preservation of continence was achieved in 87%. The demonstrated method is a save way of sphincter-preservation in deep rectal cancer without compromising oncological radicality.

Einleitung

In der Behandlung der Rektumkarzinome haben sich im mittleren Rektumdrittel die sphinktererhaltenden Verfahren weitestgehend durchgesetzt. Im Bereich des unteren Rektumdrittels – also bei Tumoren unterhalb von 7,5 cm von der Anocutanlinie aus gemessen – überwiegen in Deutschland noch die rektumexstirpierenden Verfahren [3]. Ursache hierfür ist die Unerreichbarkeit eines Sicherheitsabstandes von mehr als 2 cm nach distal sowie die technisch schwierige Durchführung einer Stapler- oder Handanastomose. Bis heute ist der onkologische Wert der Rektumexstirpation unter Opferung des natürlichen Sphinkter und Anlage eines endständigen Anus praeter umstritten [4].

Obwohl die Möglichkeit einer Sphinktererhaltung durch die peranale Anastomosentechnik von Parks bereits 1976 beschrieben wurde, hat sich dieses Verfahren bisher nicht in der Chirurgie tiefer Rektumkarzinome durchsetzen können [2, 5].

Patientengut

Von 1978 bis 1992 wurde die peranale Anastomosierung nach tiefer Rektumresektion bei 30 Patienten mit Karzinomen im mittleren Rektumdrittel (17 ♂/13♀; 61,3 ± 8,9 [47–76 J.]) und 40 Patienten mit Karzinomen im unteren Rektumdrittel (18 ♂/22 ♀; 54,8 ± 17,4 [37–76 J.]) angewandt. In 11/70 Fällen erfolgte eine Anastomosenprotektion durch RAVO-Schiene, in allen anderen Fällen (59/70) die Anlage eines passageren doppelläufigen Anus praeter. Die mittlere Nachbeobachtungszeit aller Patienten beträgt 68 ± 14 [6–178 Monate].

Die Tumortiefe im mittleren Drittel lag bei 9,2 ± 1,1 [8–12 cm] und im unteren Drittel bei 5,9 ± 1,2 [3–7 cm], der mittlere Sicherheitsabstand nach distal – gemessen am formalin-fixierten Präparat – betrug im mittleren Drittel 2,8 ± 1,3 [1–6 cm], im unteren Drittel 1,7 ± 1,0 [0–4 cm] (p < 0,0001). Die Patientengruppen unterschieden sich nicht in der UICC-Stadienverteilung (mittleres Drittel UICC I/II/III/IV je 8/8/11/3 Patienten; unteres Drittel je 11/13/8/8 Patienten).

Ergebnisse

Die 30-Tage-Klinikletalität betrug 2,8 % (2/70 Pat.), Thrombosen traten in 5/70 Fällen (7 %), Pneumonien und Harnwegsinfekte in je 3/70 Fällen (4 %) und Wundheilungsstörungen in 6/70 Fällen (8 %) auf. Anastomosenstenosen traten in 5/70 Fällen (7 %) auf und konnten sämtlich durch Bougierungen ausreichend behandelt werden.

Klinisch und radiologisch gesicherte Anastomoseninsuffizienzen waren mit 24 % (17/70 Pat.) recht häufig. In 10/70 Fällen reichte unter der Anastomosenprotektion eine konservative Behandlung aus, in 4 Fällen führten lokale Maßnahmen zur Ausheilung und lediglich in 3/70 Fällen (4,2 %) mußten aufgrund der Anastomoseninsuffizienz die peranale Anastomose aufgehoben und ein endständiger Anus praeter angelegt werden.

Die definitive Kontinenzerhaltung nach Rektumresektion mit peranaler Anastomose konnte in 9/70 Fällen (13 %) nicht erreicht werden. (Endständige AP-Anlage wegen Inkontinenz: 2 Pat., wegen Anastomoseninsuffizienz: 3 Pat.; 4 Pat. vor Rückverlagerung des doppelläufigen AP verstorben.)

Die erreichte Kontinenz wurde bei 52 Patienten nachuntersucht und war in 46/52 Fällen (89 %) vollständig erhalten, 3/52 Patienten (5,5 %) waren partiell kontinent und 3/52 Patienten inkontinent. 9 Patienten waren vor Nachuntersuchung verstorben, 9 weitere Patienten waren nach AP-Rückverlagerung kontinent, konnten aber nicht nachuntersucht werden.

Entscheidender Parameter für die Beurteilung der chirurgischen Radikalität ist die Häufigkeit lokoregionärer Rezidive. Hier zeigt sich, daß nach peranaler Anastomosierung in 12,8 % ein Lokalrezidiv auftrat, unabhängig davon, ob es sich um ein Karzinom im mittleren oder unteren Rektumdrittel handelte. (Mittleres Drittel 13,3 %, unteres Drittel 12,5 %; p = 0,9.) Darüber hinaus konnte kein signifikanter Einfluß des Sicherheitsabstands auf die Rezidivhäufigkeit festgestellt werden. (Abstand ≤ 1 cm: 4/27 Rezidive; Abstand 1,1–2 cm: 3/15; Abstand > 2 cm: 3/28; p = 0,48.) Das Auftreten von Fernmetastasen war abhängig vom T-Stadium und unabhängig von der Lokalisation (p = 0,1) oder dem Sicherheitsabstand (p = 0,3). Die bekannte Abhängigkeit der Überlebenszeiten von den UICC-Stadien fand sich auch in unserem Patientengut. Die 5-Jahres-Überlebensrate aller kurativ operierten Patienten betrug 62 % ohne Unterschied für das mittlere oder untere Rektumdrittel (siehe Abb. 1, 2).

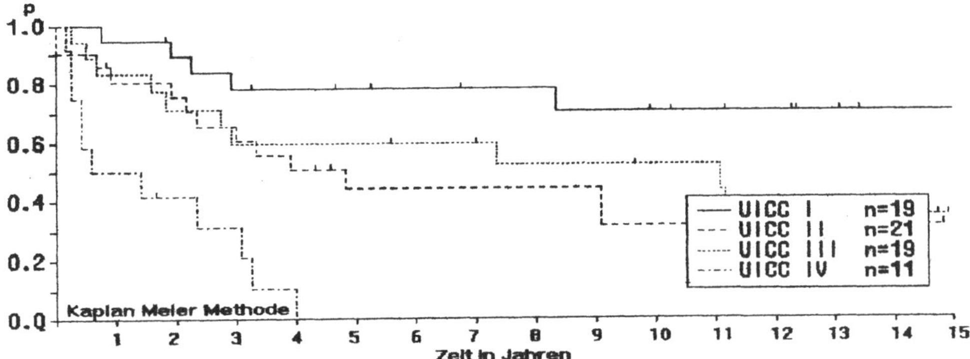

Abb. 1. Aktuarielles Überleben nach coloanaler Anastomose bei Rektumkarzinom: Typische Verteilung der Überlebenswahrscheinlichkeit in Abhängigkeit vom Tumorstadium

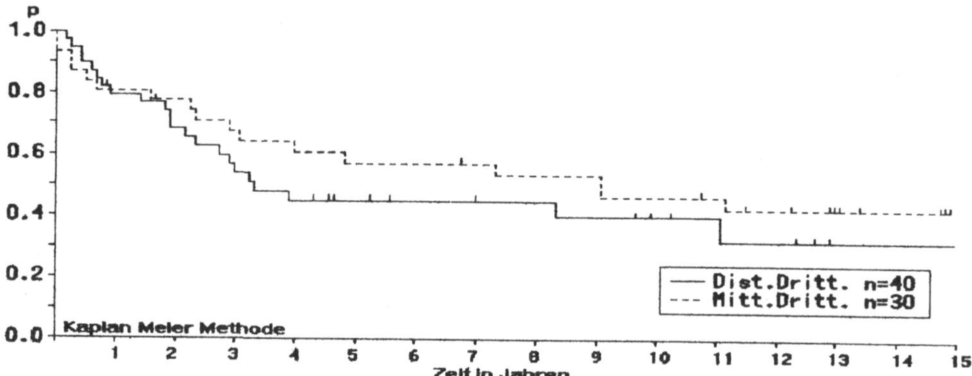

Abb. 2. Aktuarielles Überleben nach coloanaler Anastomose bei Rektumkarzinom: Es besteht kein Unterschied (p = 0,3) in der Überlebenswahrscheinlichkeit im Vergleich mittleres/distales Drittel

Diskussion

Die Rektumresektion mit coloanaler Anastomose erfüllt alle Voraussetzungen bezüglich operativer Risiken und onkologisch-chirurgischer Radikalität, um beim tiefen und tiefsten Rektumkarzinom ohne Sphinkterinfiltration als Methode der Wahl zu gelten. Auch in anderen Kollektiven nach peranaler Anastomose finden sich wie in unserem Patientengut Rezidivraten um 12–17 % und 5-Jahres-Überlebensraten von 58–67 % [1, 3].

Die Grenze der technischen Durchführbarkeit liegt bei Tumoren, die den Beckenboden oder den Sphinkterapparat infiltriert haben. Hier ist nach wie vor die Rektumextirpation das Verfahren der Wahl. Die Kontinenzerhaltung verbessert nicht nur die Lebensqualität, sondern ermöglicht eine frühere Erkennung von lokoregionären Rezidiven durch digitale und endosonographische Untersuchungen. Im Rezidivfall erleichtern die annähernd anatomischen Verhältnisse die operative Therapie und das gut vaskularisierte kleine Becken ermöglicht und erleichtert die Durchführung einer Radiotherapie.

Literatur

1. Braun J, Treutner KH, Winkeltau G, Heidenreich MD, Lerch MM, Schumpelick V (1992) Results of intersphincteric resection of the rectum with direct coloanal anastomosis for rectal carcinoma. Am J Surg 163:407–412
2. Eigler FW (1991) Die peranale Anastomose nach tiefer Rektumresektion. Chirurg 62:12–16
3. Hautefeuille P, Valleur P, Perniceni T et al (1988) Functional and oncologic results after coloanal anastomosis for low rectal carcinoma. Ann Surg 207:61–67
4. Hohenberger W, Hermanek P Jr, Hermanek P, Gall FP (1992) Decision-making in curative rectum carcinoma surgery. Onkologie 15:209–220
5. Parks AG, Percy JP (1982) Resection and sutured colo-anal anastomosis for rectal carcinoma. Br J Surg 69:301–304

135. Grenzen der Chirurgie bei der Resektion des Pankreaskarzinoms

H. Lippert

Chirurgische Klinik der Medizinischen Akademie Magdeburg, Leipziger Straße 44, 39120 Magdeburg

Limits on Surgery for Pancreatic Cancer

Summary. Between 1979–1992 we treated 1168 patients with pancreatic cancer. With a curative intent, 10 patients received an extended pancreatectomy with segmental resection of portal vein, A. mesenterica sup. or A. hepatica. Resection of invaded vessel segments in locally advanced cancer has not prolonged the survival period.

In den neuen Bundesländern (Beitrittsgebiet) wurden 1988 1559 Neuerkrankungen eines Pankreaskarzinoms registriert [1]. In 70% erfolgte eine mikroskopische Sicherung. Nur etwa 30% kamen zur chirurgischen Therapie. Über 90% der Kranken verstarben innerhalb von 12 Monaten nach Stellung der Diagnose. Beobachtungen im eigenen Krankengut mit einer 5-Jahres-Überlebenszeit von 13% nach Resektion im Tumorstadium $T_{1/2}N_0M_0$ ermutigen zu einer chirurgischen Therapie.

Wir wollten retrospektiv prüfen, ob die ausgedehnte Resektion, einschließlich der Entfernung infiltrierter Gefäßabschnitte, einen Einfluß auf die Überlebenszeit hat.

Krankengut und Ergebnisse

In den Jahren 1979–1992 behandelten wir 1168 Patienten mit malignen Pankreastumoren. Bei 315 Kranken gelang die Resektion des Tumors. Dies entsprach einer Resektionsquote von 26%. Die perioperative Letalität bei der kephalen Duodenopankreatektomie betrug insgesamt 6,4%. In den letzten drei Jahren verstarb ein Patient drei Wochen nach dem Eingriff.

Bei 10 Patienten mit tumorbedingter Verdrängung der Pfortader und Lymphknotenbefall (N1) bestrahlten wir nach Resektion des Pankreaskopfes das Pankreaslager mit 20 Gy intraoperativ.

Eine signifikante Verlängerung der Überlebenszeit gegenüber nicht intraoperativ bestrahlten Patienten gelang nicht.

Die Infiltration der Pfortader, der Arteria hepatica und der Arteria mesenterica superior galten als Zeichen der lokalen Inoperabilität. Bei 10 Patienten mit Gefäßinfiltration der Pfortader, der A. mesenterica superior und der A. hepatica resezierten wir den betroffenen Gefäßabschnitt mit dem Tumor und den regionalen Lymphknoten. Bei 5 Patienten mit Pfortaderinfiltration handelte es sich 4 mal um das Stadium $T_3N_2M_0$ und einmal um das Stadium $T_3N_1M_0$. Bei 5 Kranken mit arterieller Gefäßinfiltration registrierten wir ein $T_3N_1M_0$-Stadium. Perioperativ verstarb kein Patient. In die Gruppe von Patienten mit

Tabelle 1. Krankengut und chirurgische Therapie bei Pankreaskarzinom der Chirurgischen Klinik der Charité (1979 bis 1992)

Partielle Duodenopankreatektomie:	224
Kephale Duodenopankreatektomie mit IORT:	10
Totale Duodenopankreatektomie:	81
Palliative Chirurgie:	437
Palliative Chirurgie + IORT:	34
Konservative Therapie (inkl. minimal-invasive Therapie):	382
	1168

(Resektionsquote: 26%)

Pfortaderersatz nahmen wir nur Patienten auf, bei denen ein zirkuläres Pfortadersegment entfernt wurde und histologisch eine Infiltration der Gefäßwand nachweisbar war.

Nach Pfortaderersatz (n = 5) lebten die Patienten 6, 7, 8, 9 und 16 Monate. Die Todesursache war in 4 Fällen eine diffuse Metastasierung. Ein Patient verstarb 7 Monate nach der Operation. Die Obduktion ergab ein Multiorganversagen und eine Pfortaderthrombose.

Nach Teilersatz der A. mesenterica superior (n = 4) lebten die Patienten 5, 6, 7 und 9 Monate. Zum Ersatz der A. hepatica, die in diesem Fall aus der A. mesenterica sup. abging, war eine über 8 cm lange Gefäßprothese notwendig. Alle Patienten verstarben an einer diffusen Metastasierung.

Wir mußten insgesamt registrieren, daß nach Resektion eines Gefäßabschnittes bei einer Pankreaskarzinomoperation nur ein Patient länger als 1 Jahr lebte.

Von 471 Patienten mit palliativer Chirurgie verstarben 51 Kranke perioperativ. 403 Kranke verstarben innerhalb von 5 bis 12 Monaten. Die niedrigste perioperative Letalität hatte die Einlage von Gallengangsendothesen und die Gastrojejunostomie (5%). Die höchste Letalität registrierten wir nach Galle- und Intestinalumleitung mit zusätzlicher intraoperativer Bestrahlung. 8 (24%) von 34 Patienten verstarben. 17 Kranke mit einem hochdifferenziertem Pankreaskarzinom und lokaler Inoperabilität lebten nach Anlage einer Gastroenterostomie länger als 16 Monate. Die 1-Jahres-Überlebenszeit nach palliativer Chirurgie beim Pankreaskarzinom betrug bei uns 3,6%.

Diskussion

Die Reduktion der Klinikletalität nach Pankreasteilresektionen unter 6% und die in der Literatur angegebene Resektionsrate von 13% [4] erlaubte ein Überdenken der Therapie des Pankreaskarzinoms hinsichtlich einer größeren Radikalität und einer adjuvanten Therapie.

Die zusätzliche intraoperative Bestrahlung und der Einsatz der Chemotherapie wurden offenbar auch bei Infiltration der Vena portae erfolgreich eingesetzt [2, 3].

Wir erreichten mit dem Einsatz beider Zusatzverfahren keine signifikante Lebensverlängerung.

Die subjektive Besserung der Schmerzsymptomatik bei palliativer intraoperativer Bestrahlung war auffällig. Es blieb die Frage nach einer erweiterten Pankreasresektion bei einem lokal fortgeschrittenem Tumor. Die prognostische Einschätzung nach der UICC-Klassifikation war beim Pankreaskarzinom nicht immer anwendbar [6]. Deshalb sollte nach präoperativen Kriterien für das Ausmaß der Pankreasresektion bei lokal fortgeschrittenen Tumorstadien gesucht werden. Hilfreich erschien die von Ishikawa [5] vorgeschlagene präoperative Bewertung der Pfortaderangiographie. Danach überlebte kein Patient länger als 1,5 Jahre, wenn die Pfortader mehr als 1 cm infiltriert war. Dies entsprach einer Infiltrationslänge von 1,4 cm auf dem Angiographiebild.

In unserer retrospektiven Untersuchung sahen wir auf der präoperativen Angiographie eine Übereinstimmung mit dem intraoperativen Befund, wenn eine zirkuläre Einengung bestand. Bei kurzstreckiger einseitiger Verdrängung oder Einengung der Pfortader bzw. der

V. mesenterica sup. fanden wir nicht in allen Fällen histologisch eine Tumorinfiltration. Die Indikation zur Mitresektion eines Gefäßsegmentes kann in diesen Fällen nur intraoperativ gestellt werden. Eine Infiltration der Vena portae über 1 cm war prognostisch immer ungünstig.

Aus unserer Sicht hat die Resektion von lokal fortgeschrittenen Pankreastumoren mit Entfernen eines infiltrierten Segmentes der Pfortader bzw. der Vena mesenterica sup. oder der A. mesenterica keinen signifikanten Effekt auf die Überlebenszeit.

Literatur

1. Bernd H (1992) Epidemiologie des Pankreaskrebses. Z ärztl Fortbild 86:643–648
2. Evans DB, Rich TA, Byrd DR et al (1992) Preoperative Chemoradiation and Pankreaticoduodenectomy for Adenocarcinoma of the Pankreas. Arch Surg 127:1335–1359
3. Gotoh M, Monden M, Sakon M, Kanai T, Umeshita K, Ikeda H, Mori T (1992) Intraoperative irradiation in resected carcinoma of the pancreas and portal vein. Arch Surg 127:1212–1215
4. Grundmann R (1991) Pankreaskarzinome. In: Pichlmaier H, Müller JM, Jonen-Thielmann I (Hrsg) Palliative Krebstherapie. Springer-Verlag, Berlin Heidelberg New York, S 481–501
5. Ishikawa O, Ohigashi H, Imaoka S, Furukawa H, Sasaki Y, Fujita M, Kuroda Ch, Iwanaga T (1992) Preoperative indications for extended pancreatectomy for locally advanced pancreas cancer involving the portal vein. Ann Surg 215:231–236
6. Roder JD, Siewert JR (1992) Analyse prognoseassoziierter Faktoren beim Pankreaskopf- und periampullären Carcinom. Chirurg 63:410–415

136. Grenzen chirurgischen Handelns: Pfortaderresektion beim Pankreaskopftumor

J. D. Roder, J. Adolf, K. Böttcher und J. R. Siewert

Chirurg. Klinik und Poliklinik, Klinikum rechts der Isar, Ismaninger Str. 22, 81675 München

Is Resection of the Portal Vein the Limiting Factor in Surgery of Carcinoma of the Head of the Pancreas?

Summary. In an attempt to achieve complete tumor removal a tangential or segmental resection of the portal vein was performed in 17/210 patients who had a partial pancreatoduodenectomy. Although there was no postoperative mortality median survival time was 6 months only in the 15 patients with an adenocarcinoma while the two remaining patients (acinus cell carcinoma and cystadenocarcinoma) are alive 47 and 14 months after the procedure. These data indicate that portal vein resection, although safe in experienced hands, does not prolong survival in patients undergoing pancreatoduodenectomy for an adenocarcinoma.

Einleitung

Der angiographisch nachgewiesene Befall der Vena portae bzw. der Vena mesenterica superior gelten beim Adenokarzinom der periampullären Region (Papille, Duodenum, distaler Ductus choledochus) und des Pankreaskopfes als Zeichen des fortgeschrittenen, irresektablen Tumors. Das Ziel der hier vorliegenden retrospektiven Untersuchung war es, den postoperativen Verlauf der Patienten nach Pankreatoduodenektomie und Pfortaderresektion darzustellen.

Patientengut

Von 1982 bis 1992 wurden an der chirurgischen Klinik der Technischen Universität München 198 partielle und 12 totale Duodenopankreatektomien vorgenommen.

In Tabelle 1 ist das Ergebnis der endgültigen histopathologischen Aufarbeitung bei diesen 210 resezierten Tumoren dargestellt. Bei insgesamt 17 Patienten mußte die Duodenopankreatektomie mit einer Pfortaderresektion kombiniert werden. Bei den 12 dem Pankreaskopf-/Korpus zugeordneten Tumoren handelte es sich um 10 duktale Adenokarzinome, ein Zystadenokarzinom und ein Azinuszell-Karzinom. Weitere fünf Adenokarzinome waren dem distalen Choledochus, der Papille bzw. dem Duodenum zuzuordnen. Die Indikation zur Pfortaderresektion bestand jeweils darin, eine R0-Resektion erzielen zu können. Bei 12 Patienten wurde eine tangentiale Resektion, bei fünf Patienten eine segmentale Resektion durchgeführt.

Tabelle 1. Definitive Histologie von 210 Duodenopankreatektomie-Resektaten

Histologie	Pankreaskopf/ Korpustumoren		Papille/dist. Choledochus/ Duodenal-Tumoren	
Adeno CA	69	(62,2%)	94	(95,0%)
Cystadeno CA	7	(6,3%)	–	
Endokrines CA	7	(6,3%)	–	
Sarkome	2	(1,8%)	–	
Azinuszell CA	1	(0,9%)		
Metastasen	2	(1,8%)	1	(1,0%)
Adenom	–	–	4	(4,0%)
Chron. Pankreatitis	23	(20,7%)	–	
Gesamt	111	(100%)	99	(100%)

Ergebnisse

An den Folgen des erweiterten Eingriffs verstarb keiner der 17 Patienten. Die endgültige histopathologische Aufarbeitung zeigte jedoch das Vorliegen einer R0-Resektion bei nur 29,4% (n = 5) der resezierten Patienten. Histopathologisch hatte der Tumor nur bei 64,7% (n = 11) die Pfortader infiltriert. Zum Nachuntersuchungszeitpunkt waren alle 10 Patienten mit duktalem Pankreaskopfkarzinom und 4 von 5 Patienten mit periampullären Adenokarzinomen verstorben (Überlebenszeit 4–16, Median 6 Monate). Rezidivfrei leben je eine Patientin mit Azinuszellkarzinom (47 Monate), bzw. Zystadenokarzinom (14 Monate). Die mediane Überlebenszeit für weitere 59 resezierte duktale Pankreaskopfkarzinome betrug 13 Monate, für 89 resezierte periampulläre Karzinome 22 Monate (jeweils ohne Gefäßbeteiligung).

Diskussion

Obwohl die Mortalität und Morbidität der Duodenopankreatektomie in den letzten Jahren drastisch gesenkt werden konnte, ist die Langzeitprognose der duktalen Pankreaskopfkarzinome nach wie vor ungünstig. Dies liegt einerseits an den häufig fortgeschrittenen zur Operation kommenden Stadien, andererseits am nicht definierten Lymphabfluß [3]. Der präoperativ angiographisch nachgewiesene Befall von Vena portae bzw. der Vena mesenterica superior gilt stets als Zeichen des fortgeschrittenen, möglicherweise irresektablen Tumors. Bedauerlicherweise kann durch die bildgebenden Verfahren ein Befall dieser Gefäße präoperativ aufgrund von Überlagerungs- und Einstromphänomenen nicht immer genau vorausgesagt werden.

Ein Blick in die Literatur zeigt die insgesamt enttäuschenden Ergebnisse nach Erweiterung der Duodenopankreatektomie auf die Pfortader.

In seiner retrospektiven Studie definiert Ishikawa [1] eine Subgruppe von Patienten, die von einer Pfortaderresektion profitieren könnten (Tumorinvasion im Angiogramm weniger als semicirculär und/oder Länge der Infiltration weniger als 1,2 cm). Die angiographische Treffsicherheit für die prognostisch günstige bzw. prognostisch ungünstige Patientengruppe wird von Ishikawa jedoch mit nur 50% angegeben [1]. Erwähnenswert ist die günstige Prognose der Patienten mit einem Zystadeno- bzw. Azinuszellkarzinom im eigenen Patientengut. Zwei ähnliche Fälle werden auch von Tashiro [4] beschrieben.

Zusammenfassend läßt sich somit feststellen, daß die Pfortaderresektion beim Pankreaskopftumor an erfahrenen Zentren eine technisch unproblematische Eingriffserweiterung darstellt. Allerdings läßt sich ein prognostischer Benefit dieser Eingriffserweiterung für die Adenokarzinome des Pankreaskopfes bzw. der periampullären Region nicht nachweisen.

Tabelle 2. Literaturüberblick: Prognose nach Duodenopankreatektomie und Pfortaderresektion

Autor	Jahr	n	Op-Letalität (%)	Verstorbene Patienten			Med. ÜLZ 24–36 Mo	Lebende Pat.
				≤12 Mo	12–24 Mo	24–36 Mo		
Tashiro [4]	1991[a]	27	2/27 (7,4%)	13/27 (48,1%)	17/27 (63,0%)	23/27 (85,2%)	k.A.	4/27 (14,8%)
Ishikawa [1]	1992	35	2/35 (5,7%)	k.A.	23/35 (65,7%)	30/35 (85,7%)	9 ± 5	3/35 (8,6%)
Launois [2]	1993	9	0/9 (0%)	9/9	–	–	6,1	–

[a] Incl. 7 Leberhilus-Tumore; k.A.: keine Angabe; ÜLZ: Überlebenszeit

Bei unbekannter Histologie des Primärtumors kann diese Eingriffserweiterung in seltenen Fällen die Prognose günstig beeinflussen. Aus diesen Ergebnissen sollte die Konsequenz gezogen werden, daß die Treffsicherheit der präoperativen Diagnostik hinsichtlich definitiver Histologie aber auch hinsichtlich des Befalls großer Gefäße verbessert werden muß. Möglicherweise kann durch den intravaskulären Ultraschall eine höhere Treffsicherheit erzielt werden. Bei nachgewiesenem Befall der Pfortader bzw. der Vena mesenterica superior und einem nachgewiesenen duktalen Adenokarzinom sollten präoperativ multimodale Therapieprinzipien zum Einsatz kommen, um beim Ansprechen des Tumors eine sekundäre Resektion mit dem Ziel der R0-Resektion durchführen zu können.

Literatur

1. Ishikawa O, Ohigashi H, Imaoka S, Furukawa H, Sasaki Y, Fujita M, Kuroda C, Iwanaga T (1992) Preoperative indications for extended pancreatectomy for locally advanced pancreas cancer involving the portal vein. Ann Surg 215/3:231–236
2. Launois B, Franci J, Bardaxoglou E, Ramee MP, Paul JL, Malledant Y, Campion JP (1993) Total pancreatectomy for ductal adenocarcinoma of the pancreas with special reference to resection of the portal vein and multicentric cancer. World J Surg 17:122–127
3. Roder JD, Siewert JR (1992) Analyse prognoseassoziierter Faktoren beim Pankreaskopf- und periampullären Carcinom. Chirurg 63:410–415
4. Tashiro S, Uchino R, Hiraoka T, Tsuji T, Kawamoto S, Saitoh N, Yamasaki K, Miyauchi Y (1991) Surgical indication and significance of portal vein resection in biliary and pancreatic cancer. Surgery 109:481–487

137. Grenzen der Lebertransplantation in der Therapie von malignen Tumoren

J. C. Rückert, Th. Manger, K. Gellert, G. Staffa, H. Lippert und H. Wolff

Chirurgische Klinik der Charité, Schumannstr. 20/21, 10117 Berlin

Limits on Liver Transplantation in Treatment of Malignant Tumors

Summary. The role of liver transplantation (LTx) for hepatobiliary malignancy is controversal due to continuing shortage of donor organs and better results of LTx for benign indications. Nevertheless, the results of a retrospective analysis of 44 LTx for malignant tumors suggest LTx to remain the treatment of choice for certain irresectable tumors with special referrence to hepatocellular carcinoma. Careful patient selection is required.

In der Phase der Entwicklung der Lebertransplantation (LTx) waren es vor allem die irresektablen malignen Lebertumoren, für die als ultima ratio die Grenze der chirurgischen Therapie durch eine LTx überschritten wurde. Heute nun muß nach Ansicht zahlreicher Transplantationszentren nach dem Sinn der LTx bei malignen Tumoren gefragt werden. Die kontroverse Meinung hierzu kommt in den LTx-Frequenzen zwischen 4 und 34 Prozent in den verschiedenen LTx-Zentren zum Ausdruck [4].

Im eigenen Krankengut wurden unter insgesamt 139 Patienten 44 wegen eines malignen Lebertumors transplantiert; das sind 31,6 Prozent. Die häufigste Indikation war das hepatozelluläre Karzinom (HCC) bei 24 Patienten, gefolgt vom cholangiogenen Karzinom (CCC), das bei 12 Patienten vorlag. Lebermetastasen wurden in 5 Einzelfällen nur vor 1985 transplantiert. Dreimal handelte es sich um einen nichtepithelialen malignen Lebertumor.

Die Indikationsstellung zur LTx bei malignem Lebertumor wird einerseits vom Lokalbefund und andererseits durch die Fortschritte des Verfahrens der LTx selbst bestimmt. So folgte der signifikanten Steigerung der erreichbaren Überlebenszeiten eine starke Indikationserweiterung. Das verdeutlichte den relativen Mangel an verfügbaren Spenderorganen und das statistisch geringere Überleben nach LTx wegen maligner Lebererkrankungen [1]. Auch in unserem Krankengut wurde bei Zunahme der LTx-Frequenz der relative Anteil von LTx wegen Malignomen geringer. Wir befinden uns damit aus anderen Gründen wieder an einer Grenze der chirurgischen Therapie.

Die Hauptindikation unserer LTx wegen maligner Erkrankung war das HCC. Sieben von 24 Patienten hatten ein HCC in Zirrhose (29,2%), in 9 von 24 Fällen lag ein diffuses multilokuläres HCC vor (37,5%). Die mittlere Tumorgröße bei den 11 solitären Tumoren, die größer als 5 cm waren, lag bei 14,3 cm.

Unter Einbeziehung der Klassifikationskriterien Gefäßinvasion und Lymphknotenstatus ergab sich folgende Verteilung: Zwei Patienten wurden im Stadium II und 13 bzw. 9 Patienten in den Stadien III und IVa transplantiert.

516

In 5 Fällen waren ausgedehnte Metastasenlebern die Indikation zur LTx. Mit der Ausnahme eines Patienten, der noch fast 4 Jahre ein beschwerdefreies Leben nach der LTx führen konnte, waren die Ergebnisse nicht ermutigend. Die 1-, 2-, 3- und 5-Jahres-Überlebensraten betrugen für das HCC 67, 50, 31 bzw. 25 Prozent, für das CCC – darunter 5 Klatskin-Tumoren – jedoch nur 45, 18, 10 bzw. 10 Prozent.

Bei den Todesursachen dominieren erwartungsgemäß die Rezidive und Metastasen, die bei 15 der 29 verstorbenen Patienten (51,7%) zugrunde lagen. Es folgen das primäre Transplantatversagen in 6 Fällen (21,6%) sowie Infektionen in 4 Fällen (13,8%), die beide in der frühen Periode der LTx häufiger auftraten.

Schließlich sollen die kumulativen Überlebensraten nach Kaplan/Meier unter Beachtung der eingeschränkten Aussagefähigkeit für die anderen Indikationen die Rolle des HCC als Indikation zur LTx verdeutlichen. Im Unterschied zur Abbildung 1 wurden in Abbildung 2 nur die Patienten betrachtet, deren Überlebenszeit nach Transplantation mehr als 30 Tage betrug. So läßt sich besser der Einfluß von Tumorrekurrenz und Metastasierung erkennen. Die gezeigten Ergebnisse entsprechen denen anderer Autoren [2, 3].

Aus unseren Erfahrungen kann gefolgert werden: Für die Patienten mit irresektablem HCC ohne extrahepatische Tumormanifestation der Stadien III und IVa ist bei individueller Patientenselektion auch weiterhin die Indikation zur LTx zu erwägen. In einzelnen Fällen wurden auch günstige Resultate nach LTx wegen eines CCC erreicht [3]. Nach anderen

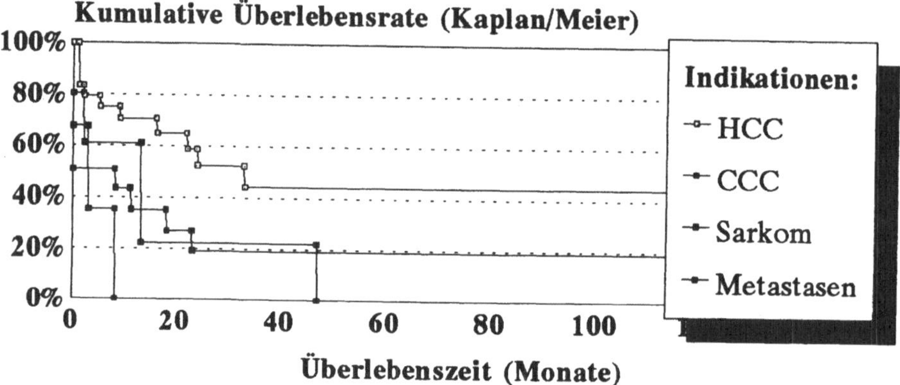

Abb. 1. OLTx bei malignen Tumoren. Überlebenswahrscheinlichkeit nach Kaplan/Meier für die verschiedenen Indikationen. Zeitraum 2/1977 bis 12/1992 (inklusive 30-Tage-Letalität)

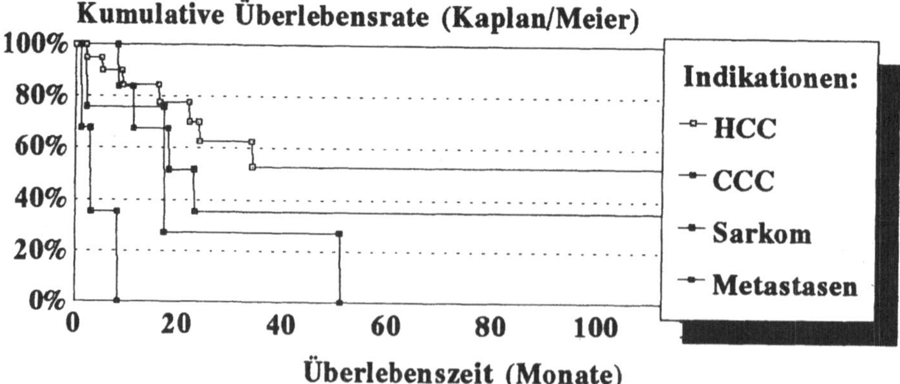

Abb. 2. OLTx bei malignen Tumoren. Überlebenswahrscheinlichkeit nach Kaplan/Meier für die verschiedenen Indikationen. Zeitraum 2/1977 bis 12/1992 (exklusive 30-Tage-Letalität)

Erfahrungen kann die Indikation zur LTx weiterhin beim Hepatoblastom, einigen nichtepithelialen Tumoren wie etwa dem Hämangioendotheliom sowie bei primärem Karzinoid der Leber bzw. isolierten diffusen Lebermetastasen eines Karzinoids gegeben sein [1–4]. Möglicherweise kann eine adjuvante und/oder auch neoadjuvante Chemotherapie die Therapieergebnisse der LTx noch verbessern [5]. Bei 3 unserer Patienten mit HCC wurde eine längere Wartezeit auf ein geeignetes Spenderorgan durch Kombinationstherapie mit 5-Fluorouracil und Adriamycin erfolgreich überbrückt. Eine weitere Patientin erhielt über zweieinhalb Jahre auswärts bei nichtresektablem HCC eine Chemotherapie und wurde dann wegen zusätzlicher Leberzirrhose mit Dekompensation zur LTx vorgestellt und erfolgreich transplantiert.

Es bleibt sicherlich schwer, die Indikation zur Transplantation ausschließlich von den streng stadiengerecht aus großen Serien abgeleiteten Ergebnissen abhängig zu machen, denn auch bei uns wurde die derzeit mit 14 Jahren längste Überlebenszeit nach LTx wegen eines HCC im Stadium IVa erreicht. Diese Patienten mit mehr oder weniger spektakulärem Langzeitüberleben in bezug auf den Lokalbefund und die dafür statistisch ermittelte Erfolgschance gibt es in jedem LTx-Zentrum. Ohne den Mut zum Risiko bei Patient und Behandler würden wir auf diese Erfolge verzichten. Es bleibt daher zu hoffen, daß unter Erweiterung der prä- und postoperativen umfassenden therapeutischen Möglichkeiten die LTx für Patienten mit maligner Grunderkrankung auch in Zukunft nicht jenseits der Grenzen der Chirurgie stehen wird.

Literatur

1. McMaster P, Dousset B (1992) The improved results of liver transplantation. Transplant Int 5:125–128
2. Penn I (1991) Hepatic transplantation for primary and metastatic cancers of the liver. Surgery 110:726–735
3. Ringe B, Wittekind C, Bechstein WO, Bunzendahl H, Pichlmayr R (1988) The role of liver transplantation in hepatobiliary malignancy. Ann Surg 209:88–98
4. Starzl TE, Demetris AJ (1990) Liver transplantation. A 31 year perspective. Chicago, Year Book Medical Publishers, Inc, 121–124
5. Stone MJ, Klintmalm G, Polter D, Husberg B, Egorin MJ (1989) Neoadjuvant chemotherapy and orthotopic liver transplantation for hepatocellular carcinoma. Transplantation 48:344–347

138. Grenzen der Lebertransplantation bei Malignomen der Leber

X. Rogiers, W. T. Knoefel, R. Kuhlencordt, M. Gundlach, T. E. Langwieler
und C. E. Broelsch

Abteilung für Allgemeinchirurgie, U. K. Eppendorf, Universität Hamburg, Martinistr. 52,
20251 Hamburg

Limits on Liver Transplantation in Malignant Liver Tumors

Summary. The indication for liver transplants to treat hepatic malignancies will continue
to be discussed for some time. It seems therefore essential that these transplants be
carried out within well defined study protocols.
Since shortage of donor organs will remain a problem, and since it will be crucial to
transplant patients with hepatic malignancies without delay, split liver transplantation
should be taken into consideration for these patients. Due to the lack of preoperative
hepatic functional impairment, patients with hepatic malignancies could be ideal candidates for split liver transplants.
Liver transplantation for palliation of hepatic malignancies can hardly be justified
ethically, as long as organ shortage is a serious problem.

Zusammenfassung. Es ist zu erwarten, daß die korrekte Indikation für LTx bei Malignomen noch für einige Zeit umstritten bleiben wird. Es ist daher wichtig, daß LTx für diese
Indikation im Rahmen von Studien durchgeführt wird.
In Hinsicht auf den chronischen Organmangel und um Tumorpatienten zügig transplantieren zu können, sollte Split-LTx zunehmend in Betracht gezogen werden. Tumorpatienten eignen sich für diese Art der Transplantation besonders.
Lebertransplantationen mit palliativer Intention ist angesichts des heutigen Organmangels ethisch nicht vertretbar.

Malignome der Leber gehören zu den weltweit häufigsten Tumoren. Abgesehen von der
initial oft schwierigen Diagnostik sind sie nach Diagnosestellung oft nicht mehr kurativ zu
resezieren. Differentialtherapeutische Alternativen zur Resektion wie Radiotherapie, Chemotherapie oder Chemoembolisation haben meistens relativ wenig Erfolg und sind als rein
palliative Maßnahmen zu sehen.
    Als sich die Lebertransplantation (LTx) in den 70er Jahren als Routineoperation eta-
blierte, war es selbstverständlich, daß man diese Möglichkeit auch als radikale Operation im
Rahmen der Tumorchirurgie nutzen wollte. Die LTx ermöglichte die Resektion von unter
Organerhalt nicht radikal resezierbaren Tumoren. Auch die Indikation zur resektiven Therapie bei zirrhotischen Lebern konnte durch LTx erheblich erweitert werden.
    Seither wird regelmäßig über Einzelfälle mit langfristigem Erfolg nach LTx bei hepato-
zellulärem oder cholangiozellulärem Karzinom und selbst bei Leberfiliae berichtet. Die

Tabelle 1. Peri- und postoperativer Verlauf nach LTx (University of Chicago, Erfahrung)

	Tumor	Zirrhose
OP-Zeit	7 ± 3 Std.	11 ± 5 Std.
Blutverlust	$0,8 \pm 1$ BV	$3,4 \pm 4$ BV
Intensivliegezeit	3 ± 2 Tage	7 ± 9 Tage
KHS-Liegezeit	15 ± 6 Tage	35 ± 20 Tage
1-Monat-Überlebensrate	95%	90%
1-Jahres-Überlebensrate	26%	72%

Tabelle 2. Deutschland 1991 – 381 LTx

	Tumor-patienten	Überlebensrate
Gesamt	48 (12,5%)	23 (48%)
< 40 LTx/Jahr	27 (20%)	13 (41%)
(Daten aus ELTR, update 06-92)		

publizierten Daten der größeren Zentren (Pittsburgh, Hannover, Chicago) sind aber ernüchternd und zeigen vergleichbare Ergebnisse (Tab. 1).

Die Transplantation selbst und die unmittelbare postoperative Phase sind, im Vergleich zur LTx bei Zirrhose, sehr erfolgreich und komplikationsarm. Intraoperativer Blutverlust, Intensivstationsaufenthalt und Krankenhausaufenthalt sind gering und die kurzfristige Überlebensraten sind ausgezeichnet. Die langfristigen Überlebensraten sind aber deutlich schlechter als die nach LTx bei benigner Grunderkrankung.

Eine deutlich bessere Prognose für Patienten mit fibrolamellären hepatozellulärem Karzinom oder mit hepatozellulärem Karzinom mit einem Durchmesser kleiner als 5 cm wurde aus Pittsburgh berichtet. Die Langzeitergebnisse für diese günstigeren Indikationen sind aber noch immer deutlich schlechter als für Nicht-Tumor-Patienten (46 und 68% respektive 3-Jahres-Überlebensrate). Die Resultate für cholangiozelluläre Karzinome sind hierbei besonders schlecht. Die Ergebnisse der deutschen Transplantationszentren (Tab. 2), wie vom Europäischen Transplantationsregister für 1991 gemeldet, bestätigen die schlechten Resultate von LTx für Malignome der Leber.

Hieraus wird deutlich, daß Lebertransplantation für Tumorerkrankungen generell gesehen keinen effizienten Gebrauch der wenigen verfügbaren Organe darstellt. Unter Berücksichtigung der erfolgreichen LTx bei einzelnen Tumoren ist es aber problematisch, diese potentiellen Kandidaten ganz von einer LTx auszuschließen. Wir meinen daher, daß LTx bei Lebertumoren möglich sein muß, dies jedoch im Rahmen von kontrollierten Studien durchgeführt werden sollte. Ziel sollte es sein, die Indikationsstellung so gut wie möglich zu definieren.

Im Hinblick auf den Spendermangel sollte man unseres Erachtens das Konzept der Split-Lebertransplantation (SLTx) in Betracht ziehen. SLTx hat in der Anfangsphase deutlich schlechtere Resultate erbracht.

Zu diesen initialen Ergebnissen aus Chicago muß gesagt werden, daß viele dieser Patienten im akuten Leberversagen, also als Hochrisiko-Patienten transplantiert wurden. Die häufigsten Komplikationen in der Chicago-Serie waren Blutung und Galleleck. Das Blutungsrisiko ist hoch wegen der großen Schnittfläche und der schlechten Gerinnung. Das Gallenleck ist in erster Linie durch die Devaskularisation des Gallengangs während der Aufteilung der Leber begründet.

Die Erfahrungen mit Lebendspender-Lebertransplantation hat uns aber gelehrt, den linken lateralen Leberlappen zur Spende zu entnehmen, ohne die Gefäßversorgung des rechten Leberlappens auch nur zu berühren. Die Gerinnung ist bei Tumorpatienten in aller Regel intakt. Eine bluttrockene Versorgung der Schnittfläche kann daher mit großer Zuverlässigkeit erreicht werden. Ein weiterer Vorteil ist, daß hierbei kein Organ vom Spenderpool abgezogen wird für eine Behandlung mit noch fraglicher Indikation. Eine zügige Transplantation ist möglich, ohne daß erwachsene Patienten mit benigner Pathologie auf der Transplantationsliste aufgeschoben werden.

Nachteil der SLTx könnte sein, daß man Gefäßinterponate braucht, um den radikal resezierten Leberhilus zu überbrücken. Wie bereits erwähnt, ist mit Techniken, die wir aus der Lebendspende LTx gelernt haben, ein Splitting möglich, wobei alle wichtigen Strukturen (Arterie, Pfortader, Gallengang) in voller Länge bei der rechten Leberhälfte erhalten bleiben. Kürzlich veröffentlichte Ergebnisse über SLTx in Europa lassen hoffen, daß unter elektiven Umständen gleichwertige Resultate wie bei LTx eines ganzen Organs erreicht werden können.

Schlußfolgerung

Da die Indikationen zur Lebertransplantation bei Lebermalignomen noch klarer erarbeitet werden müssen, ist die Durchführung unter Studienbedingungen wesentlich. Dies ist besonders in Anbetracht des Organmangels aus ethischen Gründen zu fordern.

Eine Verbesserung der Verfügbarkeit von Organen könnte bei Tumorpatienten durch vermehrte Verwendung von SLTx erreicht werden. Tumorpatienten wären hierzu besonders geeignet, da die präoperative Leberfunktion oft sehr gut ist.

Literatur

1. Funovics JM, Fritsch A, Herbst F, Piza F, Mühlbacher F, Längle F, Siwatsuki S, Gordon RD, Shaw BW, Starzl TE (1985) Role of liver transplantation in cancer therapy. Ann Surg 202(4):401–407.
2. Pichlmayr R, Ringe B, Bechstein WO, Lauchart W, Neuhaus P (1988) Approach to primary liver cancer. Recent Results in Cancer Research 110:65–73
3. Pichlmayr R, Ringe B, Lauchart W, Bechstein WO, Gubernatis G, Wagner E (1988) Radical resection and liver grafting as the two main components of surgical strategy in the treatment of proximal bile duct cancer. World J Surg 12:68–77
4. Rouch DA, Emond JC, Thistlethwaite JR, Broelsch CE (1989) Liver transplantation for hepatic malignancy. In: Hepatobiliary and pancreatic malignancies. Georg-Thieme-Verlag
5. Schemper M (1988) Primary hepatic cancer – The role of limited resection and total hepatic resection with orthotopic liver replacement. Hepatogastroenterol 35:316–320.
6. Wolff H, Sperling P (1986) Die chirurgische Therapie des Leberkarzinoms. Zentalbl Chir 111:3–15
7. Yokoyama I, Todo S, Iwatsuki S, Starzl TE (1990) Liver transplantation in the treatment of primary liver cancer. Hepatogastroenterol 37:188–193

139. Probleme ökonomischer Bewertung medizinischer Therapieverfahren am Beispiel der Transplantationschirurgie

E. Nagel[1], K. D. Henke[2], J. M. Graf v. d. Schulenburg[3], F. W. Schwartz[4] und R. Pichlmayr[1]

[1] Klinik für Abdominal- und Transplantationschirurgie, Medizinische Hochschule Hannover; [2] Abt. für Öffentliche Finanzen, Fachbereich Wirtschaftswissenschaften, Universität Hannover; [3] Institut für Versicherungsbetriebslehre, Fachbereich Wirtschaftswissenschaften, Universität Hannover; [4] Abt. für Epidemiologie und Sozialmedizin, Medizinische Hochschule Hannover

Problems of Economic Assessment of Medical Treatment Procedures in Respect to Transplantation Surgery

Summary. The objective of this paper is to describe basic problems in using cost analysis methods in order to calculate hospital costs in general and costs of renal and liver transplantation in particular. The initial periods of hospitalisation seems to be the main cost component. The paper comes to the conclusion that the present situation of the health care system demands detailed and reliable monitoring of hospital cost.

Einleitung

Die vehemente Diskussion in den letzten Monaten zum Gesundheitsstrukturgesetz hat allen Beteiligten deutlich gemacht, daß Grenzsituationen therapeutischen Handelns sich nicht allein aus medizinischen Gesichtspunkten heraus begründen. Vielmehr spiegelt sich darin ein markanter Höhepunkt wider, der die Problematik der Limitierung medizinischen Handelns unter dem Blickwinkel der Begrenzung der Ressourcen, die dem Gesundheitswesen zur Verfügung stehen, verdeutlicht. Sicher sind mit Ressourcen nicht immer nur monetäre Komponenten angesprochen. Dennoch bilden sie eine wesentliche Grundlage in der Verteilungsdebatte.

Besonders in Bereichen des medizinischen Fortschritts, die im Begriff stehen, durch breitere klinische Anwendung höhere Anteile an den Gesundheitsausgaben zu beanspruchen, besteht daher eine Notwendigkeit, Daten zum notwendigen Mitteleinsatz und -verbrauch zu erheben und zur Verfügung zu stellen.

Unter diesem Aspekt hat sich in Hannover eine interdisziplinäre Forschungsgruppe zusammengefunden, die die medizinische und ökonomische Bewertung chirurgischer Verfahren und insbesondere abdominaler Transplantationsprogramme untersuchen will. Erste Studienansätze sind verwirklicht.

Methode

Als eine Grundlage zur ökonomischen Analyse abdominaler Transplantationsprogramme sollte die Ermittlung der Sachaufwendungen dienen, die durchschnittlich für eine Nieren- bzw. Lebertransplantation erbracht werden müssen. Erster Untersuchungszeitraum war der stationäre Aufenthalt, in welchem die Transplantation durchgeführt wurde.

Die Studie erfolgte an 100 nieren- und 101 lebertransplantierten Patienten des Jahres 1991. Dazu wurden die vorliegenden Krankenakten retrospektiv ausgewertet und eine Auflistung der darin dokumentierten Untersuchungen, therapeutischen Maßnahmen und Medikamentenapplikationen erstellt. Bei der Gliederung des Leistungskatalogs für den stationären Aufenthalt zeigte sich, daß eine Unterteilung in 5 Abschnitte sinnvoll war:

a) stationäre präoperative Behandlung; b) Organentnahme; c) Operation und damit verbundene Kosten; d) therapeutische Verfahren; e) medikamentöse Therapie.

Als methodisch problematisch erwies sich der Versuch, einen solchen Leistungskatalog monetär zu bewerten. Im bundesdeutschen Gesundheitswesen werden hierzu i.d.R. Gebührenordnungen benutzt. Man kann die gängigen Bewertungstabellen – GOÄ, DKG-NT (Deutsche Krankenhausgesellschaft Normaltarif), E-GO, BMÄ und EBM – heranziehen, ohne daß dabei gravierende Unterschiede auffallen. Die dargestellten Summen orientieren sich am DKG-NT. Darin findet sich eine Unterscheidung in Sach- und Vollkosten. Dabei versteht man unter Vollkostenrechnung die Einbeziehung von Personalkosten, die zusätzlich zu den Sachkosten anfallen. Für Medikamente und direkt über den Einkauf bezogene Artikel konnten die Preise von Apotheke bzw. Verwaltung der Medizinischen Hochschule zugrunde gelegt werden.

Ergebnisse

Bei der Betrachtung der Einzelergebnisse fiel auf, daß sowohl bei der Nieren-, als auch bei der Lebertransplantation in den ersten drei Kategorien des Leistungskatalogs keine wesentlichen Schwankungen zwischen einzelnen Patienten festzustellen waren. Demgegenüber fanden sich erhebliche Diskrepanzen bei den therapeutischen Verfahren und der medikamentösen Therapie – in Abhängigkeit des klinischen Verlaufs. Die Unterschiede können zu gravierenden Differenzen bei der Kostenbewertung führen. So ergeben sich auf der erläuterten Berechnungsgrundlage z. B. für eine medizinisch unkomplizierte Nierentransplantation Kosten von ca. 29 000,– DM, während ein etwas protrahierter Verlauf, der sich durch eine passagere Abstoßungsreaktion auszeichnet, Aufwendungen in Höhe von 62 000,– DM benötigt (Tab. 1). Für eine intra- und postoperativ klinisch unauffällige Lebertransplantation

Tabelle 1. Kosten einer Nierentransplantation*, berechnet nach DKG-NT (Vollkosten). Stationärer Aufenthalt: 37 Tage, davon 6 Intensivtage

Gesamtkosten:	61 199,– DM
davon:	
– Organgewinnung	10 000,– DM
– stat. präop. Behandlung	2 800,– DM
– operative Eingriffe	3 820,– DM
– therapeutische Verfahren (z.B. Konsile, Labor, Nuklearmedizin)	27 228,– DM
– medikamentöse Therapie	17 351,– DM
	61 199,– DM

* Preisstand 1991

Tabelle 2. Kosten einer Lebertransplantation*, berechnet nach DKG-NT (Vollkosten). Stationärer Aufenthalt: 25 Tage, davon 3 Intensivtage

Gesamtkosten:	58 321,– DM
davon:	
– Organgewinnung	20 000,– DM
– stat. präop. Behandlung	1 789,– DM
– operative Eingriffe	6 183,– DM
– therapeutische Verfahren (z.B. Konsile, Labor, Nuklearmedizin)	15 657,– DM
– medikamentöse Therapie	14 692,– DM
	58 321,– DM

* Preisstand 1991

ergibt sich eine Summe von 58 500,– DM, während bei einer septischen Komplikation z. B. 189 000,– DM aufgewandt werden müßten (Tab. 2).

Von einer Darstellung der Mittelwerte, die sich aus der Summe von 100 Nierentransplantationen bzw. 101 Lebertransplantationen ergeben, soll abgesehen werden, um nicht den Eindruck zu erwecken, die genannten Zahlen könnten als Richtgrößen fungieren.

Vergleicht man diese Preisrelationswerte mit denen in Hannover ausgehandelten Sonderentgelten nach § 6 BPflV von 1991 (Nierentransplantation ca. 50 000,– DM, Lebertransplantation ca. 155 000,– DM), so wird deutlich, daß in Abhängigkeit der Komplikationsfrequenz für das Jahr 1991 eine Kostendeckung angenommen werden darf. Um diese Summen in eine Relation zu anderen chirurgischen Behandlungsverfahren zu stellen, seien zwei Beispiele aufgeführt: Der Leistungskatalog für eine Peritonitisbehandlung nach iatrogener Uterusperforation wird mit ca. 100 000,– DM, eine Gastrektomie nach präoperativer Chemotherapie bei Magenkarzinom mit ca. 50 000,– DM bewertet.

Diskussion

Eine detaillierte Leistungserfassung zu einem therapeutischen Verfahren ist die Grundlage für eine ökonomische Beurteilung im Krankenhaus. Allerdings gibt es erhebliche methodische Probleme, diesen Leistungskatalog sinnvoll in eine Kostenrechnung umzusetzen [1]. Zwar handelt es sich bei der monetären Bewertung der Leistungen durch Gebührenordnungen um ein praktikables Verfahren, das dem Standard des deutschen Gesundheitswesens entspricht. Eine Differenzierung nach „true cost" und „charges" ist dabei aber nicht möglich, so daß die angegebenen Werte nur als Preisrelationswerte angesehen werden können. Aus diesen läßt sich ableiten, daß die vereinbarten Sonderentgelte kostendeckend sind. Vor der angestrebten Umstellung der Vergütung auf Fallpauschalen und modifizierte Sonderentgelte muß jedoch die grundlegende Problematik der betriebswirtschaftlichen Kostenermittlung im Krankenhauswesen gelöst werden. Dies erscheint als eine conditio sine qua non.

Die ermittelten Preisrelationswerte erlauben es aber, Vergleiche mit anderen Therapieverfahren anzustellen. So läßt sich zeigen, daß eine Nierentransplantation schon im ersten Jahr günstiger ist als eine Hämodialysebehandlung. Dies entspricht Daten, die zeigen, daß über 10 Jahre eine Nierentransplantation nur knapp 30 % bis 40 % einer Hämodialysebehandlung kostet [2]. Ein Vergleich der konservativen Therapie der progredienten Leberinsuffizienz und der Lebertransplantation dürfte bei den Mittelaufwendungen in einer ähnlichen Relation stehen, da die Nichtbehandlung eines Patienten aus normativ-ethischen Gesichtspunkten unter dem Aspekt der Ressourcenaufwendung nicht in Frage kommt [3].

In einer Zeit, in der vehement innerhalb einer Rationalisierungs- und Rationierungsdebatte über die Grenzen der medizinische Versorgung gestritten wird, ist es essentiell, daß weitgehende Transparenz in den Leistungsmengengerüsten einzelner therapeutischer Verfahren erreicht wird. „Kosten-Nutzen"- oder „Kosten-Wirksamkeits"-Analysen dürfen erst dann zum Tragen kommen, wenn der Kostenbegriff befriedigend geklärt ist [4].

Angesichts der Erkenntnis, daß jede Verschwendung von Mitteln im Gesundheitswesen inhuman ist, da die Mittel an anderer Stelle wirksamer und im Grenzfall lebensrettend eingesetzt werden können [5], ist festzuhalten, daß die Auseinandersetzung mit ökonomischen Aspekten im Gesundheitswesen eine primär ärztliche Aufgabe darstellt. Um eine bessere Beurteilung und sichere Bewertung zu ermöglichen, muß eine transparente Leistungserfassung im Krankenhaus als eine gemeinsame Pflicht des ärztlichen, pflegerischen und betriebswirtschaftlichen Personals angesehen werden.

Literatur

1. Nagel E, Berger HR, Pichlmayr R (1991) Zur Bedeutung der Kostenrechnung im Gesundheitswesen. Ethik Med 3:13–25

2. Schneider T, Fagnani F, Lanoe JL et al (1988) Economic analysis of an immunosuppressive strategy in renal transplantation. Health Policy 9:75–89
3. Krüger H (1989) Economic analysis of solid organ transplantation: a review for policy makers. In: Health Policy 13:1–17
4. Henke KD. Beitragssatzstabilität und Allokationswirklichkeit. In: Nagel E, Fuchs C (Hrsg) Verteilungsgerechtigkeit im Gesundheitswesen am Beispiel der Transplantationsmedizin. Springer-Verlag, Berlin Heidelberg New York (im Druck)
5. Sachverständigenrat für die Konzertierte Aktion im Gesundheitswesen: Jahresgutachten 1991, Nomos-Verlagsgesellschaft, Baden-Baden

140. Nierentransplantation im höheren Lebensalter: Gibt es eine Altersgrenze?

P. Petersen, B. Hauerwaas, W.-D. Illner, G. O. Hofmann, K. Burkhardt, G. Hillebrand und W. Land

Chirurgische Klinik und Poliklinik, Abteilung für Transplantationschirurgie, Klinikum Großhadern, Marchioninistr. 15, 81377 München

Renal Transplantation in Advanced Age: Is there a Limit?

Summary. The follow-up of 55 kidney-recipients older than 64 years shows a 5-year-kidney-function-rate of 59% vs. 62% in patients younger than 65 (n = 995). Mortality does not differ peri- and postoperatively; after 5 years the survival-rate is 81% for patients older than 64 vs. 89% for those between 16 and 64 years. In contrast to that, the 5-year-survival-rate for patients older than 64 years on dialysis is 32%; for those, selected for the kidney-transplant waiting list, 48%.
It is concluded, that kidney transplantation in elderly patients not only improves quality of life, but seems to be a life-saving procedure reducing the mortality compared to patients on dialysis to less than one third.

Ziel der allogenen Nierentransplantation ist es, die Lebensqualität von Dialysepatienten entscheidend zu verbessern. Die Anwendung dieser chirurgischen Behandlungsmethode im höheren Lebensalter wird unterschiedlich beurteilt: Ablehnende Haltungen gründen sich auf teils medizinische, teils ethische Argumente wie schlechtere Prognose quoad transplantationem, erhöhte Mortalität, Morbidität, aber auch auf den Standpunkt, die wenigen verfügbaren Organe sollten an jüngere Empfänger vergeben werden [2, 3, 4].

Wir haben eine Serie von allogenen Nierentransplantationen bei Patienten im höheren Lebensalter begonnen mit dem Ziel, die o.g. medizinischen Gesichtspunkte näher zu untersuchen.

Untersucht wurden die von 1986–1992 im Alter von 65–72 Jahren transplantierten Patienten (NTx > 64; N = 55), hierunter 24 Frauen und 31 Männer, 47 Erst- sowie 8 Zweittransplantierte. Die Immunsuppression wurde im Sinn einer milden Cyclosporin-Monotherapie durchgeführt. Als Kontrolle dienten die erst- bzw. zweittransplantierten Nierenempfänger des gleichen Zeitraumes im Alter von 16–64 Jahren (NTx < 65; N = 995), darunter 368 Frauen sowie 627 Männer. Weitere Vergleichsgruppen waren die über 64jährigen Dialysepatienten des angegliederten Dialysezentrums (HD > 64; N = 63) sowie die Patienten der gleichen Altersgruppe, die sich auf der Warteliste zur Nierentransplantation befinden (WL > 64; N = 52). Die durchschnittliche Dialysedauer lag in allen vier Gruppen zwischen 4,5 und 4,8 Jahren, das Durchschnittsalter in den Gruppen der über 64jährigen bei 67 (NTx > 64), 68 (WL > 64) und 73 (HD > 64) Jahren. Der durchschnittliche Nachuntersuchungszeitraum bewegte sich zwischen 47 und 54 Monaten.

Tabelle 1. Follow-up-Daten im Überblick. NTx > 64: Nierentransplantierte über 64 Jahre. NTx < 65: Nierentransplantierte unter 65 Jahre. HD > 64: Dialysepatienten über 64 Jahre. WL > 64: Patienten auf der Warteliste für die Nierentransplantation über 64 Jahre

Follow-up-Daten		NTx < 65	NTx > 64	HD > 64	WL > 64
Gesamtzahl	N	995	55	63	52
Beobachtungsdauer	M	48	47	54	56
Frauen	%	37	44	48	37
Männer	%	63	56	52	63
Durchschnittsalter	J	45	67	73	68
Alter bei Dialysebeginn	J	40	62	67	63
Dialyse-Dauer	J	4,7	4,8	4,5	4,8
1-J-Pat.-Überleben	%	97	96	89	92
2-J-Pat.-Überleben	%	95	94	73	82
3-J-Pat.-Überleben	%	92	89	43	65
4-J-Pat.-Überleben	%	91	86	36	56
5-J-Pat.-Überleben	%	89	81	32	48
1-J-Nierenfunktion	%	83	73	./.	./.
2-J-Nierenfunktion	%	78	67	./.	./.
3-J-Nierenfunktion	%	72	64	./.	./.
4-J-Nierenfunktion	%	66	64	./.	./.
5-J-Nierenfunktion	%	62	59	./.	./.
keine Abstoßung	%	57	71	./.	./.
immun. Organverlust	%	51	33	./.	./.
Tod mit funkt. Transplantat	%	15	24	./.	./.

Die Risikofaktorenkonstellation zeigte eine deutlich erhöhte Prävalenz der koronaren Herzkrankheit (40 %), des insulinpflichtigen Diabetes mellitus (13 %) sowie der fortgeschrittenen Stadien arterieller Verschlußkrankheit (Stadium III + IV = 24 %) bei den unselektierten Dialysepatienten (HD > 64).

Das Risikoprofil der Wartelistenpatienten glich dagegen weitgehend dem der älteren Transplantierten, so daß sich hier erwartungsgemäß die beste Vergleichbarkeit im Hinblick auf die Langzeit-Prognose ergab.

Der Vergleich der Transplantationsergebnisse mit der Gruppe der unter 65jährigen ergab folgende Ergebnisse:

Bei den älteren Transplantierten fanden sich signifikant weniger Abstoßungsreaktionen (NTx > 64: 29 %, NTx < 65: 43 %, p < 0,04), insbesondere nur 13 %, die einer Behandlung mit Antikörpern/-seren bedurften gegenüber 23 % in der Gruppe der jüngeren Patienten. Dementsprechend waren nur 33 % aller Organverluste bei den über 64jährigen immunologisch bedingt (NTx < 65: 51 %). Der Anteil der Organverluste aufgrund von Todesfällen mit funktionierendem Transplantat war mit 24 % bei den älteren sowie 15 % bei den jüngeren Nierentransplantierten nicht signifikant verschieden. Die Transplantat-Funktionsraten während der ersten 3 postoperativen Jahre lagen um 10 % unter denen der Nierenempfänger unter 65 Jahren (NTx > 64: 73/67/64 %, NTx < 65: 83/78/72 %), im vierten und fünften Jahr kam es zu einer Annäherung, so daß eine 5-Jahres-Funktionsrate von 59 % bei den über 64jährigen einer von 62 % bei den unter 65jährigen gegenübersteht. Die Patienten-Überlebensraten differieren in den ersten Jahren nur um wenige Prozent; insbesondere die peri- und postoperative Letalität ist nicht erhöht. Nach fünf Jahren wird eine Überlebensrate von 81 % gegenüber 89 % bei den unter 65jährigen erreicht. Vergleicht man nun dieses 81 %ige 5-Jahres-Überleben der über 64jährigen mit den nicht transplantierten Patienten der gleichen Altersgruppe, so ergaben sich eindrucksvolle Unterschiede: Von den über 64jährigen Dialysepatienten leben nach fünf Jahren nur noch 32 %, aber auch die von der Begleit-Morbidität her mit den Transplantierten vergleichbaren Patienten auf der Warteliste weisen eine signifikant höhere Mortalität auf: Von ihnen (WL > 64) leben nach fünf Jahren nur noch 48 % gegenüber 81 % der Transplantierten (NTx > 64; p < 0,02). Dieser erheblichen Erhö-

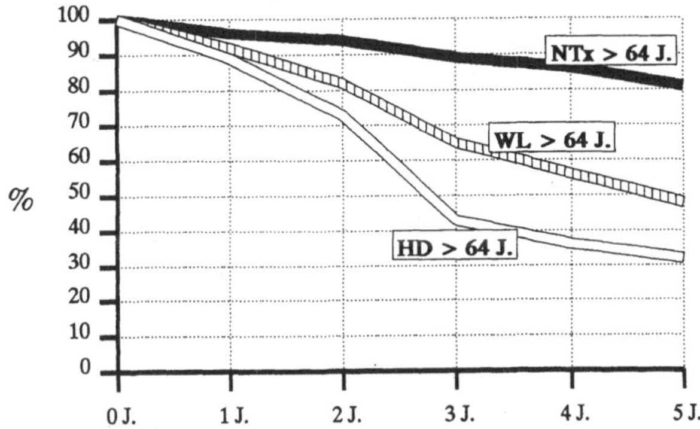

Abb. 1. Überlebensraten der über 64jährigen Patienten (nach Cutler-Ederer). NTx > 64: Nierentransplantierte über 64 Jahre. HD > 64: Dialysepatienten über 64 Jahre. WL > 64: Patienten auf der Warteliste für die Nierentransplantation über 64 Jahre

hung der Überlebensrate durch die Transplantation bei älteren Patienten steht eine ebenfalls deutliche, jedoch nicht derart ausgeprägte Verbesserung des Überlebens bei den jüngeren Patienten gegenüber: Nach EDTA-Report 1988 fand sich in einem unselektierten Patientengut von 68 536 Dialysepflichtigen unter 65 Jahren eine 5-Jahres-Überlebensrate von 67%, der die 89%ige Überlebensrate unserer Nierentransplantierten unter 65 Jahren gegenübersteht [1].

Zusammenfassend läßt sich demnach sagen, daß Nierentransplantierte, die älter als 64 Jahre sind

− weniger akute Abstoßungen zeigen
− eine anfangs um 10%, nach fünf Jahren jedoch nur unwesentlich schlechtere Funktionsrate der Transplantate aufweisen als jüngere Empfänger
− eine Senkung ihrer 5-Jahres-Mortalität gegenüber nicht-transplantierten Dialysepatienten gleichen Alters um mehr als zwei Drittel erfahren.

Wenn auch die Methode der Datenerhebung keine definitiven Schlußfolgerungen erlaubt, so finden sich vorerst bei einem im Alter offensichtlich verminderten immunologischen Risiko keine medizinischen Gesichtspunkte, die eine Eingrenzung der Indikation zur Nierentransplantation allein aufgrund höheren Lebensalters − bei Ausschluß gravierender Zweiterkrankungen − rechtfertigen.

Es stellt sich vielmehr die Frage, ob die deutlichen Hinweise auf den nicht nur Lebensqualität verbessernden, sondern in dieser Altersgruppe in besonderem Maß lebenserhaltenden Charakter der Nierentransplantation in einer größeren prospektiven Studie geprüft werden sollten.

Literatur

1. Brunner FP et al (1988) Survival on Renal Replacement Therapy: Data from the EDTA Registry. Nephrol Dial Transplant 2:109−122
2. Fauchald P et al (1988) Renal replacement therapy in elderly patients. Transplant Int 1:131−134
3. Kyllonen L et al (1990) Kidney Transplantation in the Elderly in Finland. Transplant Proc 22:163−164
4. Morris GE et al (1991) Cadaveric Renal Transplantation in Elderly Recipients: Is it worthwhile? Nephrol Dial Transplant 6:887−892

141. Risikoabschätzung für die Nierentransplantation hochsensibilisierter Empfänger

B. Greger, M. Kodsi und W. Lauchart

Klinik für Allgemeinchirurgie, Universität Marburg, 35053 Marburg

Risk Assessment of Kidney Transplantation in Highly Sensibilized Recipients

Summary. The impact of allosensitization for the clinical outcome after allogeneic kidney transplantation was investigated in 277 patients. Results indicate, that sensitized individuals bear higher risks to loose their grafts or to die within the first year after allogeneic kidney transplantation, which is due to more, especially vascular rejections in this group of patients.

Einleitung

Die allogene Nierentransplantation ist heute zum Routineeingriff für den Organersatz beim dialysepflichtigen Patienten geworden. Unter Standardbedingungen können mit den neuen Verfahren der Immunsuppression sowie unter Verwendung von Cyclosporin Transplantatfunktionsraten von größer als 80 % nach einem Jahr erreicht werden. Trotz der bestehenden Organknappheit kann die Operation dabei bei 90,6 der Patienten nach Wartezeiten von unter 3 Jahren vorgenommen werden.

Probleme bereitet trotz neuer immunsuppressiver Verfahren wie polyklonaler oder monoklonaler Antikörper der hochsensibilisierte Patient, der z. B. nach Bluttransfusion, Schwangerschaft oder Vortransplantation lymphozytenspezifische Antikörper entwickelt hat. Der Nachweis derartiger Antikörper und das Ausmaß der Sensibilisierung wird durch Kreuzprobe des Patientenserums mit Lymphozyten von 50 unterschiedlichen Blutspendern (zufallsmäßig ausgesucht) durchgeführt. Der Prozentsatz positiver Reaktionen wird als Panelreaktivität (PRA) bezeichnet. Sie ist auch ein Voraussagewert für die präoperative Kreuzprobe. Verständlicherweise ist es deshalb für einen derartigen Patienten mit hoher PRA sehr schwer, ein Organ mit einer negativen präoperativen Kreuzprobe zu erhalten.

Eine hohe Sensibilisierung weist jedoch auch darauf hin, daß es sich bei dem Patienten um einen immunologisch besonders sensiblen Typ, einen sogenannten high-responder, handeln kann. Nachdem verschiedene Programme (HIT-Projekt, NIMA, akzept. MM, präop. Plasmapherese etc.) ins Leben gerufen wurden, ist die Transplantationsfrequenz von hochimmunisierten Patienten angestiegen und der relative Wartelistenanteil (Eurotransplant) von 3,5 auf 2,1 % zurückgegangen. Hier sollte nun untersucht werden, ob und in welchem Ausmaß die Sensibilisierung der Patienten Auswirkungen auf den klinischen Verlauf hat.

In der vorliegenden Arbeit wurden 277 seit 1988 in Tübingen nierentransplantierte Patienten retrospektiv analysiert. 112 dieser Patienten waren mit mehr als 20 % panelreaktiven Antikörpern als sensibilisiert einzustufen, 27 waren hochsensibilisiert (größer 80 %

PRA). Die klinischen Ergebnisse in der Gruppe der sensibilisierten Patienten werden denen der nicht sensibilisierten gegenübergestellt. In der hochsensibilisierten Gruppe zeigen sich dabei als Resultat vermehrter Abstoßungskrisen eine trotz erhöhter Immunsuppression verringerte 1-Jahres-Transplantatfunktionsrate sowie ein höheres Risiko, an den Folgen der Nierentransplantation zu versterben.

Patienten/Methoden

Dazu sei auch auf die Tabelle 1 verwiesen. Unterschiede ergeben sich bei der Altersverteilung – sensibilisierte Patienten sind im Durchschnitt jünger bei Transplantation. Weiter fällt auf, daß Frauen häufiger sensibilisiert sind, was ebenso wie der höhere Anteil von Mehrfachtransplantation in Sensibilisiertengruppen auf die Mechanismen der Sensibilisierung hinweist.

Besonders in der Hochsensibilisiertengruppe finden sich weniger Mismatches, also eine bessere Gewebstypübereinstimmung, v. a. auf dem DR-Locus – dies reflektiert das Bemühen, für solche Patienten möglichst kompatible Organe zu finden.

Keinerlei Unterschiede gab es im Typ der durchgeführten Immunsuppression (Dreifach-Kombinationstherapie Cort/CsA/Aza).

Biopsien haben wir bei Abstoßungsverdacht und bei therapeutischer Konsequenz durchgeführt (transkutane Stanzbiopsie).

Abstoßungsepisoden wurden initial mit 3×250 mg Solu-Decortin, im Rezidiv dann mit mono- (OKT3) oder polyklonalen Antikörpern (ATG/ALG) behandelt.

Die Bestimmung der panelreaktiven Antikörper (PRA) erfolgte als komplementabhängiger Zytotoxizitätstest nach ET-Standard, als Negativkontrolle wurden AB-Seren eingesetzt. Lyse von 40% oder mehr Zellen wurde als positiv bewertet.

Die statistische Analyse erfolgte mit dem Student-T-Test.

Ergebnisse (s. auch Tab. 2)

Untersucht wurden insgesamt 277 Patienten, wobei 112 der sensibilisierten Gruppe und 165 der nicht-sensibilisierten Gruppe angehörten (s. auch Tab. 1). Die sensibilisierte Gruppe wurde gemäß der Eurotransplant-Unterteilung weiter in 3 Gruppen unterschiedlicher Reaktionsausprägung eingeteilt.

Unterschiede zwischen den Gesamtgruppen ergaben sich bei der Anzahl der histologisch definierten Abstoßungsreaktionen pro Jahr – 40% Abstoßungen in der PRA-negativen Gruppe stehen Rejektionsepisoden bei 56,3% der PRA-positiven Patienten gegenüber ($p < 0,005$) (Tab. 2). Wesentliche Unterschiede zwischen den Sensibilisierungs-Untergruppen ergaben sich bei der Häufigkeit der Abstoßungsreaktionen jedoch nicht. Auffallend waren jedoch Unterschiede in der Art der histologischen Diagnose: PRA-positive Patienten

Tabelle 1. Charakterisierung der Patienten

	N	Alter (Jahre)	Geschlecht (%)		ABMM (Loci)	DRMM (Loci)	X-Mach pos. nach Tx %	Abstoßungs-hist. (%)		Mehrfach Tx (%)
			männl.	weibl.				vaskul.	interstit	
Alle	277	41,3	51,6	48,4	2,2	0,8	7,9	10,3	43,3	3,6
PRA neg.	165	44,9	55,8	44,2	2,2	0,8	3,4	6,8	38,1	2,1
PRA pos.	112	36,0	45,5	54,5	2,1	0,7	14,3	15,2	50,4	6,7
20–50%	52	31,0	55,7	44,3	2,3	0,9	10,6	12,8	53,2	2,1
50–80%	33	40,7	39,4	60,6	2,0	0,7	6,3	12,5	46,9	9,4
> 80%	27	39,9	33,3	66,7	1,9	0,4	30,8	19,2	50,0	11,5

530

Tabelle 2. 1-Jahres-Ergebnisse nach allogener Nierentransplantation

| | Abstoßungs-episoden (%) | Zusätzliche Dosis an | | | Serum-kreatinin (mg%) | Transplantat-verluste (%) | Verstorbene Patienten (%) |
		Cort. (mg)	ATG/ALG (ml)	OKT3 (ml)			
PRA neg.	40,0	380	59,0	8,0	1,70	10,9	4,2
PRA pos.	56,3	546	89,0	10,0	1,54	22,3	7,1
20–50%	59,8	622	48,0	5,0	1,61	25,0	9,6
50–80%	54,5	462	51,0	5,0	1,42	21,2	3,0
> 80%	59,2	504	122,0	11,0	1,57	22,2	11,1

hatten häufiger – und dies in Abhängigkeit vom Sensibilisierungsgrad – vaskuläre Rejektionen (19,2% der Pat. > 80% PRA vs. 6,8% PRA-negative).

Konsequenterweise erhielten die Patienten in der Gruppe mit mehr Abstoßungsreaktionen auch eine höhere zusätzliche Dosis von Methylprednisolon (380 mg vs. 546 mg) (p < 0,05) (Tab. 2) sowie höhere Dosen von OKT3 oder ATG/ALG (Tab. 2, bds. nicht signifikant). Auffallend war der sehr hohe Anteil von Antikörperbehandlungen in der höchstsensibilisierten Gruppe, wo die Therapieentscheidung sicher durch das immunologische Risiko dieser Patienten mitbeeinflußt wurde.

Die nicht verlorengegangenen Transplantate zeigen in der Sensibilisierten-Gruppe gegenüber den Nichtsensibilisierten, gemessen am 1-Jahres-Kreatinin, keinen signifikanten Funktionsunterschied. Allerdings liegen zur Langzeitfunktion dieser Organe noch keine Daten vor. Vor allem im Hinblick auf den prognostisch problematischen und in der sensibilisierten Gruppe häufiger vertretenen vaskulären Abstoßungstyp ist hier doch eine Funktionsverschlechterung zu erwarten.

Ein hochsignifikanter Unterschied zeigt sich in der Rate der Organverluste im ersten Jahr nach Transplantation: Während die Transplantatfunktion für PRA-negative Patienten bei 89,1% lag, fiel diese bei vorhandener Sensibilisierung auf 77,7% ab (Tab. 2). Neben der höheren Inzidenz vaskulärer Rejektionen in der Risikogruppe tragen dazu sicherlich auch die häufiger zu beobachtenden T-Zell-abhängigen, interstitiellen Abstoßungsreaktionen bei (s. auch Tab. 1).

Besonders erschreckend scheint das höhere Risiko der Sensibilisierten qoad vitam: So beträgt das Patientenüberleben in der nichtsensibilisierten Gruppe 95,8% nach einem Jahr, während es für die Gruppe der Gesamtsensibilisierten auf 92,9 (p < 0,001) und für die Gruppe der Höchstsensibilisierten auf 88,9% sinkt (Tab. 2). Dieser Unterschied ergibt sich trotz des deutlich höheren Transplantationsalters in der nichtsensibilisierten Gruppe (44,9 vs. 36,0 Jahre) (Tab. 1).

Diskussion

Hochsensibilisierte Patienten stellen bei der Nierentransplantation eine Risikogruppe dar und sind immer noch eine Herausforderung bei Organversorgung und Immunsuppression.

Dabei konnten die Ergebnisse bei dieser Risikogruppe in den letzten Jahren deutlich verbessert werden. Dazu beigetragen haben neben der Optimierung der Histokompatibilität (Opelz berichtete 1988 über Transplantatfunktionsraten von 40% bei schlechtem Match und PRA > 80%; diese ließen sich bei idealer Histokompatibilität in den „Normalbereich" von ca. 80% verbessern) auch die besseren Möglichkeiten der Immunsuppression, die an dem hier untersuchten Kollektiv sensibilisierter Patienten mit einem vermehrten Einsatz von Antikörperpräparaten und Methylprednisolon zu einer für diese Risikogruppe beachtlichen Funktionsrate von 77,7% führte. Dies steht im Einklang mit der Literatur, wo bei sensibilisierten Patienten Funktionsraten von 50 bis maximal 80% nach einem Jahr berichtet werden [1].

Allerdings kann diese vermehrte Immunsuppression auch Anlaß für die trotz jüngerer Patienten vermehrte Sterblichkeit in der sensibilisierten Gruppe sein; sind doch auch in unserem Patientenkollektiv die Todesursachen nach Nierentransplantation infektiös zu kardiopulmonal im Verhältnis 2:1 verteilt.

Jedoch gehen trotz vermehrter Immunsuppression bei sensibilisierten Patienten signifikant mehr Organe als in der Vergleichsgruppe verloren.

Die Mechanismen hierfür sind in einer gesteigerten, vor allem auch humoralen Reaktivität dieser Patienten zu suchen: Ein signifikant (p < 0,001) höherer Anteil an Patienten entwickelt nach der Transplantation spenderspezifische cytotoxische Antikörper, die auf aufgetauten Donorzellen nachgewiesen werden können (3,4% in der PRA-negativen Gruppe vs. 14,3% in der PRA-positiven Gruppe) (Tab. 1). Bei den höchstsensibilisierten Patienten steigt dieser Anteil sogar auf 30,8%! Allerdings ist schon seit den von uns 1985–1988 durchgeführten Untersuchungen bekannt, daß die Entwicklung einer spenderspezifischen Antikörperantwort nach Nierentransplantation mit einem Verlust von ⅔ der transplantierten Organe im ersten Jahr einhergeht. Damals konnte eine Therapie mit polyklonalen Antikörpern die Prognose bei diesem Rejektionstyp deutlich verbessern [2, 3].

Wie wir anhand immunhistologischer Untersuchungen im Rahmen dieser Arbeit zeigen konnten, sind an diesem Typ Abstoßungsreaktion weniger T-Zellen, vermehrt jedoch B-Zellen, und vor allem auch Makrophagen beteiligt. Zusammen mit den neueren Literaturdaten, vor allem über die in Interaktion mit den Endothelzellen des Transplantates ausgeübten Cytokinaktivität der Makrophagen, läßt sich hier auch der Kontext zu den bei humoraler/chronischer Abstoßung gesehenen Gefäßveränderungen im Sinn einer vaskulären Abstoßungsreaktion finden (s. erneut Tab. 1) [4, 5].

Literatur

1. Hendriks GFJ, de Lange P, Persijn GG, van Rood JJ (1987) Cyclosporine A, Hyperimmunized Patients, and Renal Retransplantation. Transpl Proc 19:733
2. Greger B, Büsing M, Hebart H, Mellert J, Hopt UT, Lauchart W (1989) The Development of a Positive Donor-Specific Cross-Match After Kidney Transplantation is Detrimental to the Graft. Transpl Proc 21:750
3. Greger B, Großmann T, Müller GH, Gärtner HV, Hopt UT, Büsing M, Lauchart W (1990) Positive Postoperative Donorspecific Crossmatch Correlates with B-Cell-Infiltration and Bad Graft Prognosis. Transpl Proc 22(4):1900–1902
4. Muller-Hermelink HK, Dammrich JR (1989) Obliterative transplant vasculopathy:pathogenesis and pathologic mechanisms. Verh Dtsch Ges Pathol 73:193
5. Pober JS, Doukas J, Hughes CC, Savage CO, Munro JM, Cotran RS (1990) The potential roles of vascular endothelium in immune reactions. Hum Immunol 28(2):258

142. Pankreas – nach vorausgegangener Nierentransplantation – eine Alternative zur simultanen Pankreas-/Nierentransplantation

R. Grüßner, C. Troppmann, Angelika Grüßner und D. Sutherland

Department of Surgery, University of Minnesota, Box 176 UMHC, Mayo Building, 420 Delaware Street S. E., Minneapolis, Minnesota, 55455, USA

Pancreas Transplantation After Previous Kidney Transplantation: An alternative to Simultaneous Pancreas- and Kidney Transplantation?

Summary. So far, results of simultaneous pancreas/kidney transplants (SPN) have been better than those for pancreas after a previous kidney transplant (PNN). Recent strategies to improve the results in PNN recipients include HLA-ABDR matching (transplants with ≤ 3 mismatchs only), quadruple immunosuppression for induction and anti-rejection therapy, and early diagnosis and treatment of rejection. One-year graft survival rates of cadaver, bladder-drained, technically successful pancreas transplants performed at our institution between 1/1988 and 12/1992 are 76% for SPN (n = 99) and 75% for PNN (n = 30) recipients. By using kidneys from living related donors (perioperative mortality 0%, n = 1803) the donorpool is maximized; furthermore, long-term graft survival (10 years) is $\geq 20\%$ better for kidneys from living related than from cadaver donors. We thus recommend PNN as an alternative for SPN.

Key words: Pancreas transplantation – Kidney transplantation

Zusammenfassung. Bislang waren die Ergebnisse nach simultaner Pankreas-/Nierentransplantation (SPN) denen der Pankreas- nach vorausgegangener Nierentransplantation (PNN) überlegen. Seitdem jedoch in der PNN-Gruppe das Spender/Empfänger-HLA-ABDR-Match berücksichtigt wird (Transplantation nur bei ≤ 3 Mismachts), Quadruple-Immunsuppression zur Induktions- und Abstoßungsbehandlung obligatorisch ist und Diagnostik und Therapie von Abstoßungen frühzeitig erfolgen, sind die Ergebnisse mit denen der SPN vergleichbar: Die 1-Jahres-Funktionsrate von blasendrainierten, technisch erfolgreichen Pankreastransplantaten betrug in unserem Krankengut zwischen 1/1988 und 12/1992 in der SPN-Gruppe (n = 99) 76% und in der PNN-Gruppe (n = 30) 75%. Bezüglich der Nierentransplantate wird der Spenderpool in der PNN-Gruppe durch Verwendung von Lebendspendernieren (perioperative Spendermortalität 0%, n = 1803) vergrößert und zudem sind deren Langzeitergebnisse (10 Jahre) um $\geq 20\%$ besser als die Funktionsraten von Nieren hirntoter Spender. Somit ist die PNN als Alternative zur SPN zu empfehlen.

Schlüsselwörter: Pankreastransplantation – Nierentransplantation

Einleitung

In den USA ist die simultane Pankreas-/Nierentransplantation (SPN) zur Behandlung urämischer, Insulin-abhängiger (Typ I)-Diabetiker an den meisten Transplantationszentren etabliert. Insgesamt wurden 1991 357 SPN an 52 Transplantationszentren vorgenommen. An 4 Zentren wurden jährlich sogar mehr als 40 SPN durchgeführt [1].

Die Indikation zur SPN bei Diabetikern mit terminalem Nierenversagen wird heute kaum noch in Frage gestellt, da diese Patienten aufgrund der erforderlichen Nierentransplantation ohnehin einer immunsuppressiven Therapie unterzogen werden und somit nur das chirurgische Risiko (gering) der zusätzlichen Pankreastransplantation hinzukommt.

Während es sich bei der SPN um eine einzeitige Operation handelt, erfolgt die Pankreas- nach vorausgegangener Nierentransplantation (PNN) zweizeitig. Diabetische Patienten, deren Nierenversagen mittels Nierentransplantation in der Vergangenheit behandelt wurde, können somit einer solitären Pankreastransplantation zu einem späteren Zeitpunkt unterzogen werden.

Bislang waren die Ergebnisse nach simultaner Transplantation (SPN) günstiger als nach solitärer Pankreastransplantation (PNN). Aufgrund perioperativer Verbesserungen sind die Resultate solitärer Pankreastransplantationen an unserem Zentrum mittlerweile mit denen der simultanen Transplantation vergleichbar [2]. Im folgenden sind die Ergebnisse nach SPN und PNN sowie die Gründe für die Verbesserungen in der PNN-Gruppe dargestellt.

Krankengut und Ergebnisse

An der chirurgischen Universitätsklinik von Minnesota wurden zwischen Juli 1978 und März 1993 insgesamt 498 konsekutive Pankreastransplantationen (404 [81 %] primäre Transplantationen und 94 [19 %] Retransplantationen) vorgenommen. In 168 (34 %) Fällen handelte es sich um SPN, in 144 (29 %) Fällen um PNN und in 185 (37 %) Fällen um alleinige Pankreastransplantationen (APT). Die Transplantate wurden in 420 (84 %) Fällen von hirntoten Spendern und in 78 (16 %) Fällen von Lebendspendern entnommen. Die Ableitung der exokrinen Pankreassekrete erfolgte in 339 (68 %) Fällen mittels Blasendrai- nage, in 97 (20 %) Fällen mittels enteraler Drainage und in 42 % (8 %) Fällen mittels Duktinjektion; in 20 (4 %) Fällen wurden andere Techniken (z. B. offene Drainage, ureterale Drainage) zur Sekretableitung verwendet.

Im Gegensatz zur SPN wurde bei PNN seit 1988 eine Berücksichtigung des Spender- Empfänger-HLA-ABDR-Matchs ($\leq$ 3 Mismatchs) angestrebt. Während der Induktions- phase wurden alle Pankreastransplantat-Empfänger einer Quadruple-Immunsuppression (unter Einschluß von Anti-T-Zelltherapie) unterzogen, wobei das Zeitintervall für SPN- Empfänger 10 Tage und für PNN-Empfänger 14 Tage betrug. Gemeinsam ist beiden Grup- pen, daß zur Abstoßungsbehandlung grundsätzlich Anti-T-Zelltherapie verwendet wurde und daß zur histologischen Verifizierung zystoskopische, transduodenale Pankreasbiop- sieentnahmen durchgeführt wurden.

Zwischen dem 1. 1. 1988 und dem 31. 12. 1992 wurden 99 SPN und 30 PNN vorgenom- men; es handelt sich ausschließlich um blasendrainierte, von hirntoten Spendern entnom- mene, technisch erfolgreiche Pankreastransplantate. Die 1-Jahres-Patientenüberlebensrate betrug 84 % für SPN- und 96 % für PNN-Empfänger (p = 0,07). Der Anteil an Patienten mit kardialen Risikofaktoren (z. B. Bypassoperationen, Koronarangioplastie, Myokardin- farkt) betrug 16 % sowohl in der SPN- als auch in der PNN-Gruppe. Vaskuläre Risikofakto- ren (z. B. Bypassoperationen, TIA) fanden sich bei 26 % der SPN- und 23 % der PNN-Emp- fänger. Die 1-Jahres-Überlebensrate für Patienten $\leq$ 45 Jahre betrug 86 % in der SPN- (n = 83) und 100 % in der PNN-Gruppe (n = 26) (p = 0,07).

Die 1-Jahres-Transplantatfunktionsrate (nur blasendrainierte, technisch erfolgreiche Fälle) lag bei 76 % für SPN- und 75 % für PNN-Empfänger (p = 0,71). Für Transplantat- empfänger $\leq$ 45 Jahre betrug die 1-Jahres-Funktionsrate 77 % sowohl in der SPN- (n = 83) als auch in der PNN-Gruppe (n = 26) (p = 1,0). Ein signifikanter Unterschied bezüglich des HLA-ABDR-Mismatchs fand sich für PNN-, nicht jedoch für SPN-Empfänger. In der

PNN-Gruppe betrug die 1-Jahres-Funktionsrate 100% für 0–1 Mismatch, 85% für 2–3 Mismatchs und 33% für 4–6 Mismatchs (p < 0,01).

Die Nierentransplantate in der PNN-Gruppe waren in 20 Fällen von Lebendspendern und in 10 Fällen von hirntoten Spendern entnommen worden. Der Unterschied bezüglich der 1-Jahres-Pankreastransplantat-Funktionsrate war erwartungsgemäß nicht signifikant (74% in der Lebendnierenspendergruppe vs. 79% in der Gruppe der hirntoten Nierenspender; p = 0,93). Während sich für die Pankreastransplantate in der PNN-Gruppe kein Unterschied fand, waren im eigenen Krankengut die Ergebnisse der alleinigen Nierentransplantation vom Lebendspender (n = 1646) signifikant besser als von hirntoten Spendern (n = 1342): die 1- und 10-Jahres-Funktionsraten (nur primäre Nierentransplantationen, 7/1963 bis 12/1922) betrugen 86% und 56% für Nieren von Lebendspendern vs. 74% und 38% für Nieren von hirntoten Spendern. Auch für ausschließlich diabetische Empfänger war der Unterschied signifikant: die 1- und 10-Jahres-Funktionsraten betrugen 86% und 52% für Nieren von Lebendspendern vs. 76% und 31% für Nieren von hirntoten Spendern. Die perioperative Mortalität von insgesamt 1823 Nierenentnahmen von Lebendspendern (1963–1992) betrug im eigenen Krankengut 0%.

Diskussion

Die Ergebnisse im eigenen Krankengut zeigen, daß die PNN als Alternative zur SPN anzusehen ist.

Bezüglich der *Pankreastransplantate* entsprechen die Funktionsraten nach PNN denen nach SPN. Die verbesserten Ergebnisse nach solitärer Pankreastransplantation (PNN) sind auf die nachfolgend genannten vier Faktoren zurückzuführen: Berücksichtigung von Spender/Empfänger-HLA-ABDR-Match, Quadruple-Immunsuppression zur Induktions- und Abstoßungsbehandlung, exokrine Pankreassekretableitung mittels Blasendrainage zum Monitoring der Urinamylase und frühzeitige Diagnostik von Abstoßungen infolge großzügigem Einsatzes der zystoskopischen, transduodenalen Pankreasbiopsieentnahme. Infolge Anwendung dieser Kriterien betrug die 1-Jahres-Funktionsrate technisch erfolgreicher Pankreastransplantate 75% in der PNN-Gruppe gegenüber 76% in der SPN-Gruppe. Im Hinblick auf das HLA-ABDR-Match zeigte sich in beiden Gruppen, daß 0–1 Mismatchs zu einer Funktionsrate von 100% nach einem Jahr führen. Nur in der PNN-Gruppe war eine deutliche Abhängigkeit vom Match zu erkennen, mit signifikant besseren Ergebnissen bei gutem Match.

Bezüglich der *Nierentransplantate* wird der Spenderpool durch Verwendung von Lebendspendernieren vergrößert: Während in der SPN-Gruppe Pankreas und Niere von hirntoten Spendern entnommen werden, kann in der PNN-Gruppe auf Lebendspendernieren zurückgegriffen werden. Im eigenen Krankengut zeigte sich, daß die Funktionsraten alleiniger Nierentransplantate von Lebendspendern nach 1 Jahr um > 10% und nach 10 Jahren um > 20% über denen von hirntoten Spendern liegen. Zu betonen ist, daß die eigene Spendermortalität von 1803 Nierenentnahmen bei Lebendspendern 0% betrug.

Da sich PNN und SPN im Hinblick auf die Pankreasfunktionsraten nicht unterscheiden, ist somit der PNN auf Grund der besseren Nierenfunktionsraten (von Lebendspendern) der Vorzug zu geben.

Literatur

1. Sutherland DER, Gruessner A, Moudry-Munns K (1991) Report on results of pancreas transplantation in the United States October 1987 to October 1991 from the United Network for Organ Sharing Registry. In: Terasaki PI (ed) Clinical Transplants. UCLA Tissue Typing Laboratory, Los Angeles, pp 31–38
2. Sutherland DER, Gruessner RWG, Gillingham K, Moudry-Munns K, Dunn DL, Brayman K, Morel P, Najarian J (1991) A single institution's experience with solitary pancreas transplantation: A multivariate analysis of factors leading to improved outcome. In: Terasaki PI (ed) Clinical Transplants. UCLA Tissue Typing Laboratory; Los Angeles, pp 141–152

143. Grenzen der Indikation zur Intensivtherapie bei chirurgischen Patienten – Prospektive Untersuchung zur Bedeutung von Scores (APACHE II, HIS, TISS) und anderer Faktoren für die Indikationsstellung zur Intensivtherapie

W. Wahl, K. Pelletier und T. Junginger

Klinik für Allgemein- und Abdominalchirurgie der Johannes-Gutenberg-Universität Mainz, Langenbeckstr. 1, 55131 Mainz

Limits on Intensive Care in Surgical Patients: Prospective Study Concerning Significance of Scores and Further Factor for Affirmation or Refusal of Intensive Care Therapy

Summary. The aim of the study was to describe the objective factors (clinical values, scores, basic and concomitant illnesses) that could possibly justify the omittance of intensive therapy. In a prospective study in 169 postoperative intensive therapy patients, it was shown that scores (APACHE II, HIS, TISS) serum-lactate and serum creatinine were significant prognostic parameters for lethal outcome, while these parameters had no effect on the prognosis after patients were discharged. Primarily, the presence of a malignant disease and/or the age of the patient were decisive. By considering these factors for lethal outcome and long-term prognosis, it is possible to identify patients who do not benefit from a wide-scale intensive therapy.

Wann und ob ein Patient postoperativ auf der Intensivstation behandelt wird, hängt häufig von der Größe des chirurgischen Eingriffes, vom klinischen Blick bzw. der klinischen Erfahrung und anderen mehr oder weniger subjektiven Faktoren ab. Ziel dieser prospektiven Untersuchung war es aufzuzeigen, welche objektiven Faktoren bei unseren postoperativen Intensivtherapiepatienten den letalen Ausgang nach Intensivtherapie am präzisesten vorhersagen konnten. Mit diesen Parametern könnten möglicherweise Patienten oder Patientengruppen identifiziert werden, die von einer aufwendigen Intensivtherapie nicht profitieren.

Patientengut und Methodik

Auf unserer chirurgischen Intensivstation wurden von 1/1990 bis 12/1990 607 Patienten behandelt, wovon 38 (6,3%) während des stationären Aufenthaltes verstarben. Von diesen Patienten waren 226 länger als 1 Tag auf der Intensivstation (davon sind 24 entsprechend 10,7% verstorben). Die Aufnahmeindikationen waren: postoperative Intensivtherapie, n = 169; Notfallaufnahme von Poliklinik, n = 20; Notfallaufnahme von Normalstation, n = 29; Operationsvorbereitung, n = 7. Bei diesen Patienten erfolgte am Aufnahmetag ein Scoring nach dem APACHE II, dem HIS und dem TISS-Score, eine Dokumentation von Laborparametern (Serum-Laktat, Serum-Kreatinin, Elastase, Thrombozytenzahl, Leukozytenzahl, Thromboplastinzeit), der Körpertemperatur und eine Erfassung anamnestisch erhobener Grund- und Begleiterkrankungen. Neben der Klinikletalität wurde, mit Ausnahme von 2 Patienten, deren Aufenthaltsort nicht ermittelt werden konnte, bei allen der Verlauf bis Anfang 1993 durch Anschreiben bzw. Anrufen und Nachfragen beim zuständigen Einwohnermeldeamt erfaßt. Mit Hilfe eines PC-AT und des SAS-Programmes (SAS Institute Inc. Cary, NC 27511-8000, USA) erfolgte die Dokumentation der Daten sowie deren statistische Auswertung (univariate Analysen und multivariate Analysen der Einflußfaktoren für die Klinikletalität; Überlebensraten nach Kaplan-Meier und Log-Rank-Test). Für die dargestellten Analysen wurden nur die 169 postoperativen Intensivtherapiepatienten herangezogen.

Ergebnisse

1. Klinikletalität

Die Berücksichtigung der Letalität auf der Intensivstation zeigte bei den untersuchten Scores eine Zunahme der Letalität in Abhängigkeit von den Score-Punkten, wie sie auch andere Untersucher bei ihrem Patientengut darstellen konnten (APACHE-II-Score: 10–14 Punkte 8% Letalität, 25–29 Punkte 43% Letalität, 30–34 Punkte 100% Letalität; HIS-Score: 0–5 Punkte 0% Letalität, 6–11 Punkte 11% Letalität, > 12 Punkte 67% Letalität; TIS-Score: 0–20 Punkte 0% Letalität, 21–30 Punkte 4% Letalität, 31–40 Punkte 17% Letalität und >40 Punkte 80% Letalität) [1–3].

Die Darstellung der jeweiligen Sensitivität und Spezifität enthüllte die Schwachstellen der Scoring-Systeme. Die Sensitivität der Scores (hier: prozentualer Anteil vorhergesagter tödlicher Verläufe an der Gesamtzahl der verstorbenen Patienten) war bei hohen Scores groß. Am Beispiel des TISS zeigte sich, daß bei einem Score von über 40 Punkten die Sensitivität 98,7% ist, demgegenüber steht jedoch eine Spezifität von 42,1%, d. h. 42,1% der Patienten mit einem Score von über 40 sind nicht verstorben (Abb. 1). Die Ergebnisse beim HIS-Score und APACHE-II-Score waren vergleichbar.

Unabhängig davon hatten in der multivariaten Analyse von den untersuchten Parametern die Scoring-Systeme, das Serum-Laktat und das Serum-Kreatinin statistisch bedeutsamen Einfluß auf den Ausgang nach Intensivtherapie (Tab. 1).

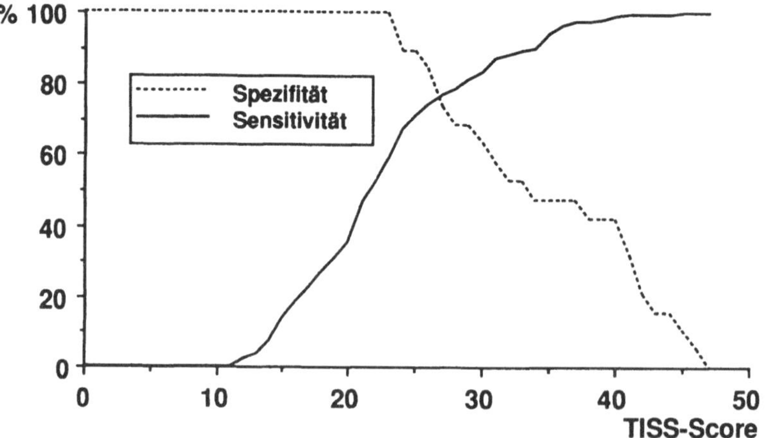

Abb. 1. Der TISS mit korrespondierender Sensitivität und Spezifität. Ergebnis der Analyse von 169 Intensivtherapiepatienten

Tabelle 1. Prognosefaktoren der Klinikletalität bei postoperativen Intensivtherapiepatienten. Ergebnisse der logistischen Regression; n = 169

statistisch bedeutsam	p-Wert	statistisch *nicht* bedeutsam	p-Wert
TISS	0,0001	Lebensalter	> 0,05
HIS	0,0001	Malignom ja/nein	> 0,05
APACHE II	0,0006	Begleiterkrankungen	> 0,05
Laktat	0,0001	Thrombozytenzahl	> 0,05
Kreatinin	0,0137	Körpertemperatur	> 0,05
		Thromboplastinzeit	> 0,05
		Leukozytenzahl	> 0,05
		Elastase	> 0,05

2. Prognose nach Entlassung

Die Prognose nach stationärer Entlassung wurde von anderen Faktoren beeinflußt. Die für die Klinikletalität bedeutsamen Parameter wie TISS-, HIS- oder APACHE-II-Score, das Serum-Laktat und das Serum-Kreatinin hatten keinen Einfluß auf die Überlebenszeit nach stationärer Entlassung. Nur das Lebensalter und das Vorliegen einer malignen Erkrankung hatten eine prognostische Bedeutung. Von den Patienten mit einem Lebensalter über 60 Jahren lebten nach 3 Jahren noch 43 % gegenüber 70 % der Patienten unter 60 Jahren (p = 0,0018; Log-Rank-Test), und bei Vorliegen einer malignen Grund- oder Begleiterkrankung lebten nach 3 Jahren noch 41 % gegenüber 69 %, wenn kein Malignom vorlag (p = 0,0001, Log-Rank-Test).

Zusammenfassung

Die Score-Punkte im APACHE-II-, im HIS- und im TISS-Score, die Höhe des Serum-Laktates und des Serum-Kreatinins hatten einen statisch bedeutsamen Einfluß auf den Ausgang nach Intensivtherapie. Jedoch zeigten die Scores Schwächen bei der Vorhersage. Eine Diskriminierungsfähigkeit zwischen Toden und Überlebenden war auch bei Patienten mit hohen Score-Punkten nicht möglich, und damit die Zuverlässigkeit der Vorhersagen eingeschränkt. Dies sind auch die Hauptkritikpunkte, die andere Autoren den Scores anlasten, ausführlich dargestellt in der Arbeit von Ohmann [4, 5]. Die prognostische Bedeutung des Serum-Laktates, welches mit wenigen Ausnahmen (z. B. Vitamin-B$_1$-Mangel) immer einen Indikator für einen anaeroben Stoffwechsel und damit einem Sauerstoffmangel bei Schock darstellt, ist hinreichend bekannt und in der Literatur belegt.

Die Abschätzung der Intensivletalität war mit den Scores nur in den extrem hohen oder extrem niedrigen Score-Werten mit ausreichender Zuverlässigkeit möglich. Die Miterfassung bestimmter Laborwerte (Laktat) könnte die Zuverlässigkeit der Vorhersage erhöhen.

Die Prognose nach stationärer Entlassung wurde, wie hier mit dem Lebensalter und einem vorliegenden Malignom dargestellt, von vorbestehenden chronischen Erkrankungen bestimmt. Diese Parameter der Langzeitprognose können möglicherweise durch zusätzliche Faktoren ergänzt bzw. durch weitere Analysen neue Parameter erarbeitet werden.

Als Perspektive für die Zukunft könnte die Beurteilung der Intensivletalität mit Hilfe von Scores und bestimmten Laborparametern sowie eine Beurteilung der weiteren Prognose mit Hilfe der Erfassung und Analyse von Grund- und Begleiterkrankungen und möglicherweise von anderen individuellen Faktoren die Zuverlässigkeit und die Diskriminierungsfähigkeit (Patient stirbt/Patient überlebt) der Vorhersage erhöhen, und, noch vor Einleitung intensivmedizinischer Maßnahmen, die Identifizierung von Patienten bzw. Patientengruppen ermöglichen, die von einer aufwendigen Intensivtherapie nicht profitieren.

Unabhängig davon muß heute die Entscheidung zur Durchführung einer Intensivtherapie eine individuelle Entscheidung sein, die vom behandelnden Arzt bzw. Ärzteteam gefällt wird. Parameter, wie die hier vorgestellten, könnten jedoch die zur Entscheidung führenden Faktoren jetzt schon transparenter und objektiver machen.

Literatur

1. Cullen DJ, Sivetta JM, Briggs BA, Ferrara LC (1974) Therapeutic intervention scoring system: a method for quantitative comparison of patient care. Crit Care Med 2:57–60
2. Knaus WA, Draper EA, Wagner DW, Zimmermann JE (1985) APACHE II: A severity of disease classification system. Crit Care Med. 13:818–829
3. Lehmkuhl P, Lips U, Pichlmayr I (1986) Der Hannover-Intensive-Score (HIS) als neues Klassifikationssystem zu Verlaufskontrollen und Prognosestellung bei Intensivpatienten. Med Klin 82:235–240
4. Ohmann E, Groß-Weege W (1992) Scoring-Systeme auf der chirurgischen Intensivstation. I Chirurg 63:1021–1028
5. Ohmann E, Groß-Weege W (1993) Scoring-Systeme auf der chirurgischen Intensivstation. II Chirurg 64:21–27

144. Grenzen chirurgischen Handelns? –
Zum Krankheitsverlauf alter Patienten auf der Intensivstation

J. Windolf, U. Eisele, R. Inglis und E. Hanisch

Chirurgische Universitätsklinik, Theodor-Stern-Kai 7, 60596 Frankfurt am Main

Limitations of Surgical Treatment? –
On the Clinical Course of Elderly Patients in the ICU

Summary. In this paper the prospectively reviewed clinical course of 1572 ICU-patients are analyzed. Concerning concomittant illnesses age-dependent differences regarding complication-rate, organ failure and letality can not be evaluated. That is why the age of an elderly patient itself should not limit the indication for intensive care.

Key words: Intensive care unit – Clinical course – Age

Zusammenfassung. Der Beitrag analysiert den prospektiv erfaßten Krankheitsverlauf von 1572 Patienten einer chirurgischen Intensivstation. Unter Berücksichtigung vorbestehender Begleiterkrankungen lassen sich dabei altersabhängige Unterschiede bezogen auf Komplikationsrate, Organversagen und Letalität nicht evaluieren. Das Lebensalter eines Patienten sollte somit nicht per se die Indikation für intensive Therapiemaßnahmen begrenzen.

Schlüsselwörter: Intensivstation – Krankheitsverlauf – Lebensalter

Einleitung

Die operative Intensivmedizin hat in den letzten Jahren eine rasante Weiterentwicklung erfahren. Immer häufiger führt sie die behandelnden Ärzte dabei auch bis an die Grenzen sinnvoller Therapiemaßnahmen heran [2]. Besonders bei schwerstkranken Patienten in hohem Lebensalter wird daher zunehmend der Sinn weitreichender intensivmedizinischer Maßnahmen diskutiert [1]. Ziel der vorliegenden Arbeit ist es, ein umfangreiches, prospektiv erfaßtes Patientenkollektiv auf altersabhängige Unterschiede im Krankheitsverlauf während der Intensivbehandlungsphase zu untersuchen.

Methodik und Patienten

Vom 01. 12. 1991 bis zum 30. 11. 1992 haben wir in unserer Klinik mit einem selbstentwikkelten, markierungsbeleglesergestützten Datenverarbeitungssystem den Krankheitsverlauf von 1572 Patienten unserer chirurgischen Intensivstation prospektiv erhoben. Durch tägliche Dokumentation mit dem standardisierten Erhebungskatalog – gegliedert in die 5

Bereiche Aufnahme, Verlauf, Therapie, Labor und Blutgasanalysen – wurden dabei knapp 5,2 Millionen patientenbezogene Einzeldaten gesammelt. Die Auswertung der Daten erfolgte mit dem hierfür implementierten Programm ICU-Analyst [3].

Vorerkrankungen und Behandlungsdauer

Zur Analyse der Ergebnisse erfolgte die Aufteilung der Patienten in zwei Altersgruppen: Patienten im Alter bis 65 Jahre (n = 1029) und Patienten über 65 Jahre (n = 543).

In der Patientengruppe höheren Lebensalters fanden sich 13% mehr vorbestehende Begleiterkrankungen als bei jüngeren Patienten. Der mittlere APACHE-Score bei Aufnahme auf die ICU sowie Liege- und Beatmungszeiten unterschieden sich in beiden Gruppen nicht signifikant voneinander.

Tabelle 1

	$\varnothing$ APACHE-Score	Vorerkrankung	Liegezeit	Beatmungsdauer
< 65 J	16	61,6%	3,58 Tage	2,41 Tage
> 65 J	17	74,2%	3,15 Tage	1,96 Tage

Komplikationen, Organversagen und Letalität

Tabelle 2 dokumentiert die höhere Letalität der älteren Patienten gegenüber der jüngeren Altersgruppe. Die Inzidenz von Komplikationen im Krankheitsverlauf bis hin zum Einzel- oder Mehrorganversagen ist demgegenüber in beiden Gruppen gleich.

Tabelle 2

(%)	ZNS	Pneumonie	Sepsis	ARDS	ANV	MOV	Letalität
< 65 J	14,97	3,89	3,69	0,97	5,73	1,55	4,57
> 65 J	14,92	3,13	3,31	1,29	6,00	1,84	7,18

Maximaltherapie und Therapieabbruch

In 74% der Fälle – gegenüber 58% der Todesfälle jüngerer Patienten – trat bei den verstorbenen Patienten über 65 Jahren der Tod trotz maximaler Therapie ein. Insgesamt 25 mal wurde die Therapie im Finalstadium des Krankheitsverlaufes eingestellt (15 Patienten < 65 und 10 Patienten > 65 Jahre). Der Einsatz der kontinuierlichen veno-venösen Hämofiltration als Beispiel maximaler Intensivtherapie im Sinn eines passageren Organersatzes sicherte in beiden Gruppen je 59% der Patienten im akuten Nierenversagen das Überleben.

Schlußfolgerung

Der Krankheitsverlauf von Patienten in hohem Lebensalter auf der Intensivstation unterscheidet sich nicht altersabhängig vom Kollektiv jüngerer Patienten. Der Letalitätsanstieg in dieser Patientengruppe entspricht vielmehr der höheren Letalität älterer, nicht intensivpflichtiger Patienten und erklärt sich aus der höheren Rate vorbestehender Begleiterkrankungen. Das Alter eines Patienten sollte somit unseres Erachtens nicht per se die Indikation für intensive Therapiemaßnahmen beeinflussen.

Literatur

1. Brandstetter RD (1992) Intensive care for the elderly: should the gates remain open? New York State Journal of Medicine 92:175–176
2. Lauven PM, Stoeckel H, Ebeling BJ (1990) Perioperative Morbidität und Mortalität geriatrischer Patienten. Anästh Intensivther Notfallmed 25:3–9
3. Windolf J, Inglis R, Schaeff B, Pannike A (1991) Dokumentation und Analyse des Krankheitsverlaufes beim chirurgischen Intensivpatienten mit einem markierungsbeleglesergestützten Datenverarbeitungssystem. Intensivmedizin 28:460

145. Zur Operationsindikation bei AIDS-Kranken am Beispiel vollimplantierbarer intravenöser Portsysteme

Th. Rack, M. K. Walz, N. H. Brockmeyer, U. Krause und F.-W. Eigler

Abteilung für Allgemeine Chirurgie, Universitätsklinikum Essen, Hufelandstr. 55, 45147 Essen

Indication for Surgery in AIDS-Patients: Implantable i.v. Port Systems

Summary. In a series of 48 intravenous port systems implanted in AIDS-patients severe postoperative complications were not significantly different from a series of tumor patients (10,4% vs. 7,3%). We recommend the intravenous port system as the method of choice in AIDS-patients providing a safe intravenous access with a low rate of complications and a low risk of contamination for the medical staff. The results show that surgery in AIDS-patients should not be restricted to emergency situations.

Wegen der Komplikationsgefahr ist die Operationsindikation bei AIDS-Kranken streng zu stellen. Manche Autoren meinen deshalb, daß operative Eingriffe bei diesen Patienten nur in Notfallsituationen durchgeführt werden sollten [1]. Daß bei AIDS-Kranken chirurgische Eingriffe auch in Elektivsituationen indiziert, risikoarm und von großem Nutzen für den Patienten sein können, wird am Beispiel vollimplantierbarer intravenöser Portsysteme dargestellt. Die Indikationen zur Portimplantation bei AIDS-Kranken sind die Nutzung zur langfristigen intravenösen Antibiotika- und Virusstatikatherapie und zur parenteralen Ernährung.

Patienten

Vom 1. 1. 90 bis zum 31. 3. 93 wurden bei 47 AIDS-kranken Patienten (42 Männer, 5 Frauen; Alter 13–61 Jahre; Tab. 1) 48 vollimplantierbare intravenöse Titan-Portsysteme als Alternative zum zentralen Venenkatheter eingesetzt. Die Katheter wurden nach operativer Freilegung über die V. cephalica implantiert, alternativ in Seldingertechnik über die V. subclavia vorgeschoben. Alle Patienten litten an einer manifesten AIDS-Erkrankung entsprechend CDC-Stadium IV, bzw. WR-Stadium 6. Die Portsysteme wurden im Mittel fünfmal wöchentlich genutzt, die mittlere Liegezeit lag bei 223 Tagen. Als Vergleichskollektiv dienten 150 prospektiv erfaßte Tumorpatienten, die 1991 einen intravenösen Port zur Chemotherapie erhalten haben. Die Nutzung war mit 3–4 mal wöchentlich weniger häufig als bei den AIDS-kranken Patienten, die mittlere Liegezeit der Port-Systeme lag hier bei 270 Tagen.

Tabelle 1. AIDS-Kranke und Tumorpatienten nach Implantation intravenöser Portsysteme

	AIDS-Kranke	Tumorpatienten
Anzahl Portimplantationen	48	150
Alter (Jahre)	13–61	17–71
Männer/Frauen	42/5	77/73
Funktionsdauer (Monate)	1–23	1–18
mittlere Liegezeit	223 Tage	270 Tage
mittlere Nutzungshäufigkeit	5 × /Woche	3 –4 × /Woche
frühe postoperative Komplikationen	2 (4,2 %)	9 (5,7 %)
späte postoperative Komplikationen	9 (18,7 %)	14 (9,3 %)
davon: Portentfernungen	5 (10,4 %)*	11 (7,3 %)*

* Der Unterschied bzgl. der infektionsbedingten Portentfernungsrate ist nicht signifikant (p = 0,50; chi-quadrat)

Ergebnisse

Die Häufigkeit früher postoperative (Wundinfektionen, Wundheilungsstörungen, Katheterfehllagen, Hämatome) und später postoperativer Komplikationen (Infektionen, Thrombosen) sind für beide Patientenkollektive in Tab. 1 dargestellt. Frühpostoperativ wurde bei den AIDS-Kranken ein Hämatom und eine oberflächliche Wundheilungsstörung beobachtet. Im Vergleichskollektiv wurden frühpostoperativ 7 Katheterfehllagen, ein Hämatom und ein Pneumothorax beobachtet. Späte postoperative Komplikationen traten bei 9 AIDS-kranken Patienten auf: ein Katheterverschluß bei parenteraler Ernährung und 8 Portinfektionen, davon konnten 3 durch Antibiotikatherapie ausgeheilt werden. Bei 5 Patienten (= 10,4 %) mußte nach einer Nutzungsdauer von 1 bis 18 Monaten das System wegen einer Katheterinfektion entfernt werden. Im Vergleichskollektiv tumorkranker Patienten war die Portentfernung aufgrund einer Systeminfektion 11 mal (= 7,3 %) erforderlich, dieser Unterschied ist nicht signifikant. Kontaminationen von Operateur oder behandelndem Personal wurden nicht beobachtet.

Zusammenfassung und Schlußfolgerung

Die Portimplantation ist für AIDS-Patienten zur intravenösen Langzeitbehandlung ein risikoarmes operatives Verfahren und die Methode der Wahl. Die operations- und anwendungsbedingten Komplikationen sind denen von onkologischen Patienten vergleichbar niedrig. Der Eingriff erbringt bei minimaler Kontaminationsgefahr für den Operateur eine erhebliche Therapieerleichterung für Patienten und Personal. Zudem wird durch die einfache Handhabung das Kontaminationsrisiko für die Behandelnden verringert.

Am Beispiel der vollimplantierbaren intravenösen Portsysteme wird deutlich, daß die Operationsindiktion bei AIDS-kranken Patienten nicht nur im Notfall, sondern auch in bestimmten Elektivsituationen gestellt werden sollte.

Literatur

1. Schumpelick V, Braun J (1991) Grundlagen der Chirurgie G 50 Human Immunodeficiency Virus-HIV in der Chirurgie. (Veröffentlichungen der Deutschen Gesellschaft in der Chirurgie) Demeter Verlag

146. Elektive und akute operative Eingriffe bei HIV-serokonvertierten Patienten; OP-Indikationen und postoperative Verläufe

U. J. Hesse, W. Keil, M. Schrappe, G. Fätkenheuer, B. Salzberger und R. Huber

Chirurgische Klinik der Universität Köln, Joseph-Stelzmann-Str. 9, 50931 Köln

Elective and Emergency Surgery in HIV Saroconverted Patients: Indications for Surgery and Postoperative Outcome

Summary. The postoperative course of 173 operations performed in 124 HIV positive patients were retrospectively analysed according to sex, age, riskgroup, status of HIV infection, kind of operation (major-monor surgery), the condition of the operation (acute/elective), the morbidity and mortality.
72 (41.6%) were in patients. 56.6% of the elective and 76.9% of the operations in inpatients were in stadium WR 5 or 6 of AIDS. There were 29 major and 144 minor surgical procedures. Inpatient mortality was 5.6% in major acute cases and 16.7% in minor acute cases. The mortality was 0% in all elective cases. The complication rate was 4.6%.

Die Angaben zur Letalität nach Operationen bei HIV-positiven Patienten variieren zwischen 0% und mehr als 50% in Abhängigkeit vom Status der Infektion, der Art des chirurgischen Eingriffs und der Bedingung, unter der die Operation stattfindet (akut/elektiv). Während die Indikation zur akuten Operation beim HIV-Infizierten unausweichlich ist, herrscht über die Notwendigkeit zum elektiven Eingriff Unklarheit, besonders wenn eine begrenzte Lebenserwartung des Patienten aufgrund der AIDS-Erkrankung und das Risiko der Infektion für den Chirurgen und das Pflegepersonal zu berücksichtigen sind.

Patienten und Methoden

Es wurden in der vorliegenden Studie aus einem Kollektiv von 940 internistisch behandelten HIV-Patienten die Verläufe von 124 Patienten retrospektiv untersucht, die sich zwischen dem 1. 7. 1987 und dem 29. 2. 1992 insgesamt 173 Operationen unterziehen mußten. Geschlecht, Alter, Risikogruppenzugehörigkeit, Status der HIV-Infektion (nach der Walter-Reed- und der Center-of-Disease-Control-Klassifikation), die Art der Operation (große – kleine), die Bedingung der Operation (akut – elektiv) und schließlich die Morbidität und Letalität wurden untersucht.

Resultate

9 Patienten (7,3%) waren weiblichen, 115 (92,7%) männlichen Geschlechts. Das Durchschnittsalter betrug 37 (18–69) Jahre. 63,8% waren Homosexuelle, 13,7% Drogenabhängige und 4% Hämophiliepatienten. Bei 18,5% der Patienten war keine Risikogruppenzugehörigkeit auszumachen. 101 (58,4%) der Operationen wurden ambulant und 72 (41,6%) stationär durchgeführt. Von diesen 72 stationär durchgeführten Operationen waren 46 (64%) elektiv und 26 (36%) akut.

Bei den ambulanten Operationen waren 33 (33%) akut und 68 (67%) elektiv. 26 der 46 (56,5%) elektiven stationären und 20 der 26 (76,9%) akuten stationären Operationen waren bei Patienten im Stadium WR 5 bzw. 6 ihrer AIDS-Erkrankung.

Bei den ambulanten elektiven Operationen waren 51 von 68 (75%) und bei den akuten Operationen 31 von 33 (94%) bei Patienten im Stadium WR 5 bzw. 6 ihrer AIDS-Erkrankung.

Hierbei wurde zwischen großen Eingriffen (n = 29) (z. B. Splenektomie, Gastrektomie, Darmresektion) und kleinen Eingriffen (n = 144) (z. B. Tracheotomie, perianale Fisteln) unterschieden.

Die Komplikationsrate betrug insgesamt 4,6%, 5% bei akuten Eingriffen (2 Wundinfekte, 1 subphrenischer Abscess) und 4,3% bei elektiven Eingriffen (3 Wundinfekte, 1 subphrenischer Abscess und 1 Kathetersepsis).

Die Klinikletalität in den ersten 30 Tagen postoperativ betrug in der elektiven Gruppe 0%, nach 6 Monaten bei den großen chirurgischen Eingriffen 12,5%, bei den kleinen 6,4%. In der akuten Gruppe betrug die Klinikletalität in den ersten 30 Tagen postoperativ 5,6% (bei großen Eingriffen) und 16,7% (1 von 6) bei kleinen Eingriffen. Nach 6 Monaten war in dieser Gruppe kein weiterer Patient verstorben.

Folgerung: Die geringe Letalität besonders nach elektiven Eingriffen und die geringe Komplikationsrate sollten bei der Indikationsstellung zur Operation bei diesem ausgewählten Patientengut mit begrenzter Lebenserwartung berücksichtigt werden. Dies ist sicher zum einem im Hinblick auf das Stadium der Erkrankung zu sehen, nach Volberding [1] beträgt das mediane Überleben bei einer CD4-Zellzahl von 50–500/mcl zwischen 1–11,3 Jahre, zum anderen aber auch im Hinblick auf die Art der Operation, d. h. ob es sich um eine kleine oder eine große Operation handelt [2] sowie auf die Umstände der Operation, ob es eine akute oder elektive Operation ist. So wurde über Letalitätsraten von 46% und mehr im ersten postoperativen Monat berichtet [3].

Literatur

1. Volberding P (1992) (Oral presentation, Session 99). VIII International Conference on AIDS, Amsterdam, Juli
2. Diettrich NA, Cacioppo JC, Kaplan G, Cohen SM (1991) A growing spectrum of surgical disease in patients with human immunodeficiency virus/acquired immunodeficiency syndrome, Experience with 120 major cases. Arch Surg 126(7):860–865
3. Wilson SE, Robinson G, Williams RA et al (1989) Acquired immune deficiency syndrome (AIDS). Indications for abdominal surgery, pathology and outcome. Ann Surg 210:428–433

147. Ausgedehnte Darmresektionen im Rahmen des akuten Mesenterialgefäßverschlusses

W. Meyer, J. Kolb und Ch. Gebhardt

Abteilung Abdominal-, Thorax- und endokrine Chirurgie, Zentrum für Chirurgie, Klinikum Nürnberg, Flurstr. 17, 90419 Nürnberg

Massive Bowel Resection in Patients with Acute Mesenteric Ischemia

Summary. When surgery is carried out in patients with acute mesenteric ischemia massive bowel resection is often necessary for advanced small bowel infarction. Beside their cardiovascular problems the surviving patients are threatened by septic complications and short bowel syndrome. A normal life and adequate digestibility is only possible with enough remaining small bowel, in our experience of at least two meters. 206 patients underwent surgery for acute mesenteric ischemia and 59 (i.e. 29%) survived. Extended resection with small bowel rest of not more than two meters was performed in 34 cases. Postoperative 50% of these patients developed a short bowel syndrome and septic complications. A long-term follow-up showed that 17 of 34 patients (i.e. 50%) died within one year after hospitalisation.

Key words: Mesenteric infarction – Massive bowel resection – Prognosis

Zusammenfassung. Beim akuten Mesenterialgefäßverschluß bedingt das immer noch zu lange Zeitintervall zwischen Beschwerdebeginn und Behandlung, daß Patienten mit ausgedehnter, fortgeschrittener Darmgangraen ausgiebig reseziert werden müssen. Neben einer primär hohen Klinikletalität sind die überlebenden Patienten, abgesehen von ihren prädisponierenden Grundkrankheiten, vor allem durch septische Komplikationen und das Kurzdarmsyndrom bedroht. An unserer Klinik haben von 206 wegen akutem mesenterialem Gefäßverschluß operierten Patienten 59 (= 29%) überlebt. Bei 34 Patienten waren ausgedehnte Darmresektionen mit Dünndarmrestlängen bis maximal 2 m ausgeführt worden. 50% dieser Patienten entwickelten im postoperativen Verlauf ein Kurzdarmsyndrom mit vermehrten septischen Komplikationen. Die Nachuntersuchung zeigte, daß 17 der 34 Patienten (= 50%) innerhalb eines Jahres nach Klinikentlassung verstorben sind. Ausgedehnte Resektion in Verbindung mit Kurzdarmsyndrom beeinträchtigte im wesentlichen die Langzeitprognose. Ein weitgehend normales Leben mit guter Verdauungsfunktion, positiver Gewichtsentwicklung und sozialer Integration können Patienten mit genügend langem Dünndarmrest von etwa 2 m führen.

Schlüsselwörter: Mesenterialinfarkt – Ausgedehnte Darmresektion – Prognose

Einleitung

Trotz verbesserter chirurgischer Techniken, u. a. unter Einbeziehung gefäßchirurgischer Rekonstruktionen oder angiotherapeutischer Begleitbehandlung haftet dem akuten Mesenterialgefäßverschluß weiterhin eine hohe primäre Letalität an. Der Grund dafür liegt in der Multimorbidität der Patienten und in dem immer noch zu langen Zeitintervall zwischen Beschwerdebeginn und Behandlung [1, 4–6]. Patienten, welche verzögert operiert werden, müssen oft wegen langstreckiger, irreversibler transmuraler Darmwandschädigung ausgiebig reseziert werden [7]. Die moderne Intensivmedizin und Fortschritte in der Methodik der totalen parenteralen Langzeiternährung lassen heute Patienten mit sehr ausgedehnten Darmresektionen trotz kompliziertem, prolongiertem klinischem Verlauf überleben [4, 7]. Wir haben anhand unseres Krankengutes das Spätschicksal solcher Patienten nachuntersucht.

Ergebnisse

Im Zeitraum vom 01. 09. 1984 bis 01. 09. 1992 wurden 206 Patienten wegen akutem Mesenterialgefäßverschluß operiert. Die Klinikletalität betrug 71%. Bei 34 der 59 überlebenden Patienten waren aufgrund fortgeschrittener Krankheitsstadien ausgedehnte Darmresektionen im Sinn von subtotalen Dünndarmresektionen mit oder ohne gleichzeitiger Hemicolektomie rechts und Dünndarmrestlängen von maximal 2 m notwendig. ⅔ dieser Patienten wurden jenseits der 12-Stunden-Grenze nach Beschwerdebeginn operiert.

17 Patienten (= 50%) entwickelten im klinischen Verlauf ein Kurzdarmsyndrom und zeigten aufgrund längerfristiger total parenteraler Ernährung, rezidivierender metabolischer Defizite incl. Hypoproteinämien und damit auch immunologischer Abwehrschwäche vermehrt septische Komplikationen wie Wundheilungsstörungen (15%), intraabdominelle Abszesse (6%), Anastomoseninsuffizienzen (9%) und Pneumonien (9%). Nach einer durchschnittlichen Behandlungsdauer von 40 Tagen verließen die Patienten die Klinik.

Bei der Nachuntersuchung zeigte sich, daß 50% der 34 primär überlebenden Patienten innerhalb eines Jahres nach Klinikentlassung verstorben sind. Knapp die Hälfte der Verstorbenen, hier besonders die älteren Patienten, erlagen den Folgen ihrer prädisponierenden Grundkrankheit wie Herzinfarkt oder Herzinsuffizienz bzw. einmal Reinfarkt der A. mesent. sup. Auffällig war, daß bei ⅓ der Verstorbenen septisch-toxische Komplikationen durch die parenterale Langzeiternährung die Todesursache darstellten.

Bezüglich der Art des Gefäßverschlusses fanden sich in der Gruppe der Patienten mit primär venöser mesenterialer Thrombose, welche am Gesamtkollektiv nur 5% betrug, die meisten Überlebenden nach ausgedehnter Darmresektion. Dies unterstreicht die bekannte bessere Prognose venöser mesenterialer Verschlüsse.

Von 14 grenzwertig darmresezierten Patienten, welche mit Dünndarmrestlängen von 1 m und weniger überlebten, sind innerhalb eines Jahres nach Klinikentlassung 9 (= 64%) verstorben. 7 dieser Patienten hatten in ihrem postoperativen klinischen Verlauf ein ausgeprägtes Kurzdarmsyndrom entwickelt.

Hinsichtlich der Lebensqualität der 16 derzeit noch lebenden Patienten nach ausgedehnter Darmresektion leben 7 (= 44%) unter normalen Bedingungen, sozial integriert, ohne Diät bei 2–3 Stühlen täglich. ⅔ dieser Patienten hatten primär Darmresektionen mit einer Dünndarmrestlänge von etwa 2 m. 3 weitere Patienten leben gut ohne dauernde Fremdhilfe, jedoch mit verschiedenen Nahrungsintoleranzen bei 3–6 Stühlen/täglich. Die übrigen 6 Patienten, von denen 4 ehemals mit knapp 1 m Dünndarmrest überlebten, leben ausreichend, sind dauernd auf Fremdhilfe angewiesen, benötigen eine strenge Diät und haben 4–10 Stuhlgänge täglich.

Nach ihrem Befinden befragt, klagen ⅓ der überlebenden 16 Patienten über regelmäßige Durchfälle, Meteorismus, Bauchschmerzen und Appetitmangel. Bei ¼ der Patienten standen Beschwerden von Seiten ihres meist cardiovascularen Grundleidens wie Durchblutungsstörungen, Schwindel oder allgemeine Schwäche im Vordergrund. Bezüglich der Gewichtsentwicklung hatten 10 der 16 Patienten zwischen 5 und 20 kg abgenommen, 5 Patienten konnten ihr Gewicht halten, 1 Patient verzeichnete eine Zunahme von 5 kg.

Wertung und Zusammenfassung der Ergebnisse

Wichtigste prognostische Faktoren beim akuten mesenterialen Gefäßverschluß sowohl hinsichtlich der postoperativen wie auch der Langzeitprognose sind prädisponierende Grundkrankheiten und das Zeitintervall zwischen Beschwerdebeginn und Behandlung [6]. Bei verzögert operierten Patienten sind oft ausgedehnte Darmresektionen unumgänglich [1].

Das Hauptproblem der ausgedehnt darmresezierten Patienten stellt im weiteren Verlauf das Kurzdarmsyndrom dar, welches wiederum mit einer besonderen Anfälligkeit der Patienten für septische Komplikationen einhergeht [1, 3]. Im Gegensatz zu anderen Autoren [1] sahen wir schon eine gewisse Abhängigkeit der Langzeitprognose von der Ausdehnung der Darmresektion, insbesondere wenn sie mit einem protrahierten Kurzdarmsyndrom einherging. 10 von 17 Patienten (= 59%) mit Kurzdarmsyndrom nach ausgedehnter Resektion sind 1 Jahr nach der primären stationären Behandlung verstorben. In 30% waren septische Komplikationen die Todesursache.

Die resorptive Adaptationsfähigkeit des Restdarmes hängt sowohl von der Länge, als auch der Lokalisation und Durchblutung ab. Weiterhin wird sie durch das Alter des Patienten und seine Grundkrankheiten beeinflußt. Bei unseren Überlebenden konnten Patienten mit Dünndarmrestlängen von etwa 2 m hinsichtlich der Lebensqualität, d. h. sozialer Integration, diätfreier Ernährung und Stuhlfrequenz, der subjektiven Befindlichkeit und Gewichtsentwicklung ein normales Leben führen.

Zur Senkung der primären wie auch der sekundären Letalität und Verbesserung der Überlebensqualität kann nur die frühzeitige Erkennung und Behandlung des akuten mesenterialen Gefäßverschlusses beitragen, so daß durch angiotherapeutische und gefäßrekonstruktive Maßnahmen das Resektionsausmaß so gering wie möglich gehalten werden kann.

Literatur

1. Böttger Th, Schäfer W, Junginger Th (1991) Eine prospektive Studie zur Evaluierung des postoperativen Risikos sowie Langzeitprognose des Mesenterialinfarkts. Med Klin 86(4):198–203
2. Kaleya RN, Sammartano RJ, Boley SJ (1992) Aggressive approach to acute mesenteric ischemia. Surg Clin N Am 72(1):157–182
3. Levy E, Frileux P, Sandrucci S, Ollivier JM, Masini JP, Cosnes J, Hannoun L, Parc R (1988) Continuous enteral nutrition during the early adaptive stage of the short bowel syndrome. Br J Surg 75:549–533
4. Luther B (1992) Zur Chirurgie der Darmarterien. Teil 1: Das akute Ischämiesyndrom. Z ärztl Fortb 86:421–427
5. Ottinger LW (1978) The surgical management of acute occlusion of the superior mesenteric artery. Ann Surg 188:721–731
6. Schlemminger R, Köhler H, Schafmayer A (1991) Die akute mesenteriale Ischämie – Kritische Analyse eines problematischen Krankheitsbildes. Akt Chir 26:189–192
7. Sitges-Serra A, Mas X, Roqueta F, Fiqueras J, Sanz F (1988) Mesenteric infarction: an analysis of 83 patients with prognostic studies in 44 cases undergoing a massive small-bowel resection. Br J Surg 75(6):544–548

148. Grenzen der Effektivität chirurgischer Therapie des adrenalen Hypertonus

D. Simon, A. Lollert, P. E. Goretzki und H. D. Röher

Klinik für Allgemein- und Unfallchirurgie der Heinrich-Heine-Universität Düsseldorf, Moorenstr. 5, 40225 Düsseldorf

Limits on Effectiveness of Surgical Treatment of Adrenal Hypertension

Summary. Main symptom in hormonally active adrenal tumors is the hypertension, which decides on morbidity and prognosis of these patients. Despite reliable removal of the tumor and its functional disorder 40% of the operated patients suffer from a persistent hypertension. Main risk factor is the delayed diagnosis and therapy demonstrating a significantly longer history of hypertension in the persistent hypertensive patients.

Einleitung

Leitsymptom bei 70% bis 80% aller endokrin aktiven Nebennierentumoren ist der Hypertonus. Dies betrifft Nebennierentumoren bei M. Conn, M. Cushing und Phäochromozytom. Der Hypertonus ist jedoch nicht nur das führende Symptom, sondern auch der die Prognose und Lebensqualität der Patienten entscheidend beeinträchtigende Faktor. Über 50% der Patienten erleiden im Rahmen ihrer Erkrankung Komplikationen wie hypertensive Krisen, apoplektische Insulte und kardiovaskuläre Schäden wie Myokardinfarkt, Linksherzinsuffizienz und arterielle Verschlußerkrankung. Daher ist die Frage der therapeutischen Beeinflußbarkeit und die Fahndung nach Ursachen und Risikofaktoren für den persistierenden oder rezidivierenden Hypertonus von zentraler Bedeutung. Hierzu gibt es wenige und schlecht vergleichbare Untersuchungen [1, 2]. Ziel unserer Untersuchung war es daher, den langfristigen postoperativen Blutdruckverlauf zu überprüfen und eventuelle Risikofaktoren für die Persistenz oder ein Rezidiv zu ermitteln.

Krankengut und Ergebnisse

Eingang in die Untersuchung fanden alle Patienten mit endokrin aktiven Nebennierentumoren, die im Zeitraum von April 1986 bis April 1991 operiert wurden. Von diesen 60 Patienten hatten 44 Patienten (73%) einen adrenalen Hypertonus. Die Hypertonie wurde gemäß der WHO-Definition mit systolischen Blutdruckwerten über 160 mmHg und/oder diastolischen Werten über 95 mmHg festgelegt [3]. Hierbei handelte es sich um 18 Patienten mit Phäochromozytom, 13 Patienten mit Conn-Syndrom und 13 Patienten mit Cushing-Syndrom.

Das Alter betrug zwischen 8 und 75 Jahren, im Durchschnitt 49 Jahre, die Geschlechtsverteilung war weiblich zu männlich 3:1. Die anamnestischen und operativen Daten wurden prospektiv erfaßt. Die Nachuntersuchung wurde minimal ein halbes Jahr und maximal 5,5 Jahre postoperativ durchgeführt, im Mittel lag sie bei 2 Jahren. Sie schloß Anamnese, Blutdruckmessung, Hormonanalyse und ein bildgebendes Verfahren (Sonographie, CT, MIBG) ein. 43 der 44 hypertonen Patienten konnten nachuntersucht werden.

Von 18 Patienten mit Phäochromozytom waren zum Entlassungszeitpunkt noch 4 Patienten (22%) hyperton, in der Nachuntersuchung waren es 5 Patienten (29%). Bei allen Patienten waren die Serumhormonwerte für Adrenalin (< 100 pg/ml) und Dopamin (< 20 pg/ml) normal. Mäßig erhöhte Werte für Noradrenalin im Serum (> 600 < 800 pg/ml) wurden bei 2 Patienten gemessen, deutlich erhöht waren die Werte bei 2 Patienten (987 und 1111 pg/ml). Bei diesen Patienten wurde zusätzlich zur routinemäßig durchgeführten Sonographie ein CT und ein MIBG-Szintigramm, alle mit negativem Resultat, durchgeführt. Somit ergab sich bei keinem Patienten ein Anhaltspunkt für ein Tumorrezidiv.

Von den 13 Conn-Patienten hatten 10 Patienten ein Adenom der Nebennierenrinde (NNR) und 3 Patienten eine adrenale Hyperplasie. Fünf Patienten (38%) zeigten bei der Entlassung noch hypertone Werte, bei der Nachuntersuchung waren es 6 Patienten (46%). Die bei allen Patienten präoperativ nachweisbare Hypokaliämie hatte sich normalisiert; Elektrolyte und Serumaldosteron (< 250 pg/ml) sowie Plasmarenin lagen bei allen Patienten im Normbereich. Der abdominelle Ultraschall war gleichfalls unauffällig.

Bei den Cushing-Patienten lag 4 mal ein NNR-Adenom, 5 mal eine NNR-Hyperplasie und 4 mal ein NNR-Karzinom vor. Zwei Patienten (15%) waren postoperativ noch hyperton, zur Nachuntersuchung waren es 5 Patienten (38%). Hiervon hatten zwei Patienten ein Rezidiv des NNR-Karzinoms entwickelt, an dem sie auch verstarben. Zwei weitere Patienten hatten grenzwertig erhöhte Cortisolwerte (320 und 324 ng/ml; Norm < 250 ng/ml), das Serum-ACTH war bei einem Patienten mit bekannten Nelson-Syndrom erhöht. Bildgebend fand sich bei keinem der Patienten ein Anhaltspunkt für ein Tumorrezidiv.

Diskussion

Die Operation der Nebenniere kann als weitgehend standardisiert angesehen werden mit einer vertretbaren Komplikationsrate und niedrigen Letalität von etwa 1%. Ganz im Vordergrund der Betrachtung steht daher die Beseitigung der Hypertonie zur Abwendung ihrer Komplikationen und Spätschäden. Trotz verfügbarer subtiler und exakter diagnostischer Möglichkeiten zur Erfassung adrenaler Funktionsstörungen sind in 40% des eigenen Krankengutes bereits Komplikationen des Hypertonus aufgetreten (Apoplex, hypertensive Krise, akutes Linksherzversagen mit Lungenödem, Myokardinfarkt, AVK, Retinopathie etc.).

Der Anteil persistierend hypertoner Patienten nach Adrenalektomie ist mit 39% (17/43) erstaunlich hoch [4]. Rund ein Drittel aller Patienten mit benigner Erkrankung (31%; 12/39) weist eine Persistenz der Hypertonie auf, obwohl alle Patienten morphologisch und biochemisch von ihrem Tumor geheilt sind. Ein positiver Einfluß der Operation läßt sich insofern feststellen, als bei 13 von 17 persistierend hypertonen Patienten eine Minderung des Hochdrucks eingetreten und eine Reduktion der antihypertensiven Medikation erzielt werden konnte. Bei 2 der 4 vollständig therapierefraktären Patienten lag eine NNR-Hyperplasie bei M. Conn vor, die bekanntermaßen sowohl medikamentös als auch operativ schwer zu behandeln ist.

Als einziger relevanter Risikofaktor für die Gruppe der persistierend hypertonen Patienten ließ sich die präoperative Dauer der Hypertonie feststellen. Sie lag bei den postoperativ normotonen Patienten im Durchschnitt bei 5,7 Jahren, bei den postoperativ hypertonen Patienten bei 11,5 Jahren (statistisch signifikant p < 0,03). Hieraus ist zu folgern, daß eine Verbesserung der Ergebnisse vor allem durch eine frühzeitige Diagnose und Operation zu erzielen ist.

Zusammenfassung

Die Hypertonie ist das Leitsymptom der endokrin aktiven Nebennierentumoren und der die Morbidität und Prognose dieser Patienten entscheidend beeinflussende Faktor. Trotz verläßlicher Beseitigung des Tumors und seiner Funktionsstörung erleiden 40 % der Patienten eine Persistenz der Hypertonie. Verantwortlich hierfür ist in erster Linie die verzögerte Diagnose und Therapie bei einer nachweislich signifikant längeren Anamnesedauer der Patienten mit postoperativ persistierender Hypertonie.

Literatur

1. Stenström G et al (1988) Longterm results in 64 patients operated upon for pheochromocytoma. Acta Med Scand 223:345
2. Hauss J et al (1985) Adrenalectomy in adrenal hypertension. Cardiology 72:91
3. WHO (1962) Arterial hypertension and ischaemic heart disease. Preventive aspects. Report of an expert commitee. WHO TechRepSer 231:7
4. Malmaeus J et al (1986) Adrenal Gland surgery. Acta Chir Scand 152:577

Hauptthema

Die kritische Extremitätenischämie – eine interdisziplinäre Herausforderung

149. Definition, Risikofaktoren und klinisches Bild der kritischen Extremitätenischämie

H.-J. Florek

Städtisches Klinikum Dresden-Friedrichstadt, Friedrichstraße 41, 01067 Dresden

Definition, Risk Factors and Clinical Symptoms of the Critical Leg Ischaemia

Summary. The critical ischaemia of the leg has been defined by the European Working Group on Chronic Critical Ischaemia in a consensus document. It means a chronical occlusion of the arteries often involves all vascular regions. The reduction of the perfusion pressure lead to a break down in the flow regulation of the microcirculation. The therefore occurring rest pain or the gangraen are a serious indicator that the involved leg is in danger of an amputation.

Key words: Chronic critical leg ischaemia

Zusammenfassung. Die kritische Extremitätenischämie wurde von der „European working group on chronic critical leg ischaemia" eindeutig in einem Konsensus-Dokument definiert. Sie basiert auf einem chronischen Verschluß der arteriellen Strombahn, der sich meist über mehrere Gefäßetagen erstreckt. Durch die Abnahme des Perfusionsdruckes führt dies unbehandelt zu einem Zusammenbruch der mikrozirkulatorischen Flußregulation. Der damit einsetzende Ruheschmerz oder die Gangraen sind ernste Indikatoren für die Amputationsbedrohung der betroffenen Extremität.

Schlüsselwörter: Chronisch kritische Extremitätenischämie

Die kritische Extremitätenischämie rückt seit einigen Jahren immer mehr in das Interesse der Ärzte, die sich mit Gefäßchirurgie oder Angiologie befassen. Ursache dafür ist, daß hieraus nicht nur eine Bedrohung für die Extremität resultiert, sondern der Patient quo ad vitam bedroht sein kann. Aus diesem Grund wurden seit 1988 ernsthafte und tiefgründige Bestrebungen unternommen, die kritische Extremitätenischämie zu definieren und exakt erkennbar zu machen, damit rechtzeitig eine adäquate, immer dringliche Therapie eingeleitet werden kann.

Die Erfahrungen mehrerer europäischer Arbeitsgruppen wurden in Workshops zusammengetragen und in deren Ergebnis entstand das „European consensus dokument on Cronic critical leg ischaemia" [6].

Hier erfolgte im Konsens aller Beteiligten, wobei ein Konsens auch immer einen Kompromiß beinhaltet, die Definition der chronisch kritischen Ischämie:

- ständiger sich wiederholender Ruheschmerz über mehr als 2 Wochen
- und/oder Ulcus oder Gangraen des Fußes oder der Zehen
- systolischer Knöchelarteriendruck unter 50 mm Hg

– systolischer Arteriendruck in den Zehen unter 30 mm Hg
– transcutaner pO_2 kleiner als 10 mm Hg
– deutliche Veränderungen in der Kapillarstruktur der betroffenen Areale.

Bei Diabetikern mit Mediasklerose läßt sich der Druck nicht exakt bestimmen, ebenso bei Patienten mit kalzifizierender Arteriitis. Hier genügt das Fehlen der arteriellen Pulsationen. Zum Nachweis, ob eine chronisch kritische Ischämie vorliegt, müssen nicht in jedem Fall sämtliche genannten Parameter vorliegen. Die klassische klinische Einteilung der peripheren Durchblutungsstörungen nach Fontaine in den Stadien 1–4 ist allerdings nicht ausreichend zur Definition und damit Prognosebestimmung für die Extremität. Die Stadien 3 und 4 können aber der chronisch kritischen Ischämie entsprechen.

Häufig wird auch der cruro-brachiale Quotient zur Einschätzung der Durchblutungsstörung angegeben. Die Aussagekraft dieses Wertes ist erheblich eingeschränkt, da er in Abhängigkeit vom Systemdruck, z. B. bei Hypertonikern, zu falschen Schlußfolgerungen führen kann.

Es ist erforderlich, den absoluten Druck in den Fuß- oder Zehenarterien zu kennen.

Weitere geeignete Nachweismethoden sind die

– Angiographie, wobei man immer auf die Darstellung der Arterien des Fußes Wert legen sollte.
– Die Messung der Hauttemperatur ist ein guter diagnostischer Parameter, da nicht invasiv, kann sie in kurzen Intervallen wiederholt werden.
– Ebenso nicht invasiv, aber erheblich aufwendiger, ist die Messung des Blutflow mittels MRT.

Hier können geringste Flußvolumina gemessen werden [3].

Die Fluoreszin-Plasma-Clearance und Halbwertzeitbestimmung [2] möchte ich in diesem Zusammenhang nur nennen und schließlich mit hervorragender Aussagekraft
– die Messung des transkutanen Sauerstoffpartialdruckes.

Die Risikofaktoren für die Entstehung der allgemeinen Arteriosklerose stellen natürlich auch die Risikofaktoren zur Ausbildung der chronisch kritischen Ischämie dar. Dies sind
– der chronische Nikotinabusus über viele Jahre,
– die Adipositas im allgemeinen, auch mit der Folge der Einschränkung der physischen Leistungsfähigkeit, also Bewegungsfähigkeit des Körpers
– die Hypertonie und die ischämische Herzkrankheit
– die Stoffwechselstörungen, wobei hier der Langzeitdiabetes und die Fettstoffwechselstörungen hervorgehoben werden müssen. Genannt werden im Zusammenhang mit den Risikofaktoren auch noch das Alter des Patienten und die chronisch obstruktiven Lungenerkrankungen.

Alle diese Faktoren führen schließlich zu peripheren arteriellen Verschlüssen, die die Ursache der kritischen Extremitätenischämie darstellen.

Der chronische Verschluß der arteriellen Strombahn, der sich meist über mehrere Etagen erstreckt (Abb. 1–3) führt zur Abnahme des arteriellen Perfusionsdruckes und letztlich zum Zusammenbruch der mikrozirkulatorischen Flußregulation (Abb. 4).

Der damit einsetzende Ruheschmerz oder Gangraen sind ernste Indikatoren für die Amputationsbedrohung der betroffenen Extremität.

In einer Studie [1] an 1500 Patienten mit peripheren Durchblutungsstörungen zeigten 23 Patienten die Symptome der chronisch kritischen Ischämie. In einem Follow-up von durchschnittlich 45,2 Monaten mußten 4 Extremitäten primär amputiert werden. Auch bei anderen Autoren [4, 6] wird die Amputationsrate mit 20% angegeben. Die Incidenz der chronisch kritischen Ischämie liegt bei 500–1000 Patienten pro Jahr und Mio. Einwohner. Das bedeutet für die Bundesrepublik mit ca. 80 Mio. Einwohnern eine Zahl von 16000 Extremitäten, die primär wegen einer kritischen Ischämie amputiert werden müssen. Nicht zuletzt hieraus erklärt sich die Bedeutung dieser Erkrankung. Alle betroffenen Patienten stellen quo

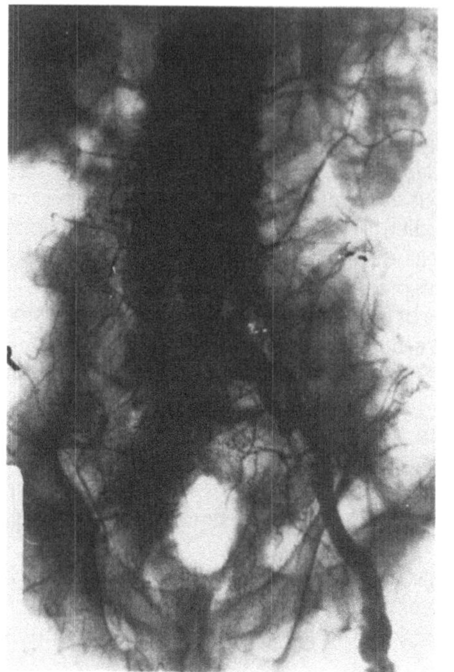

Abb. 1

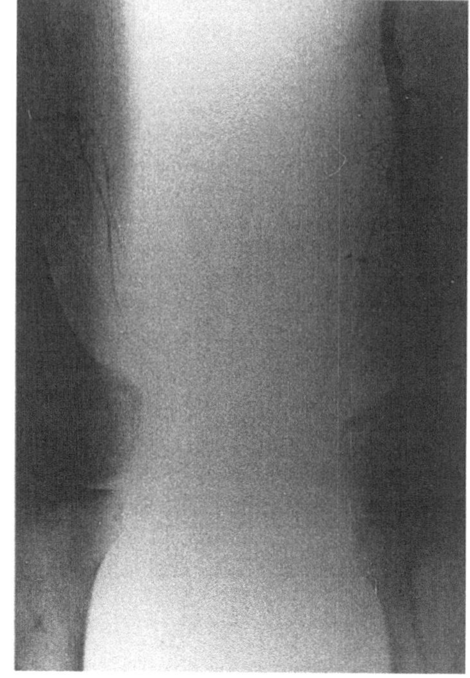

Abb. 2

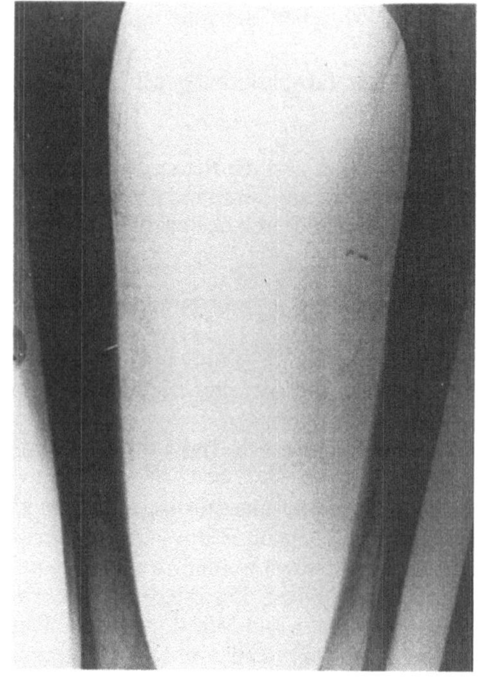

Abb. 3

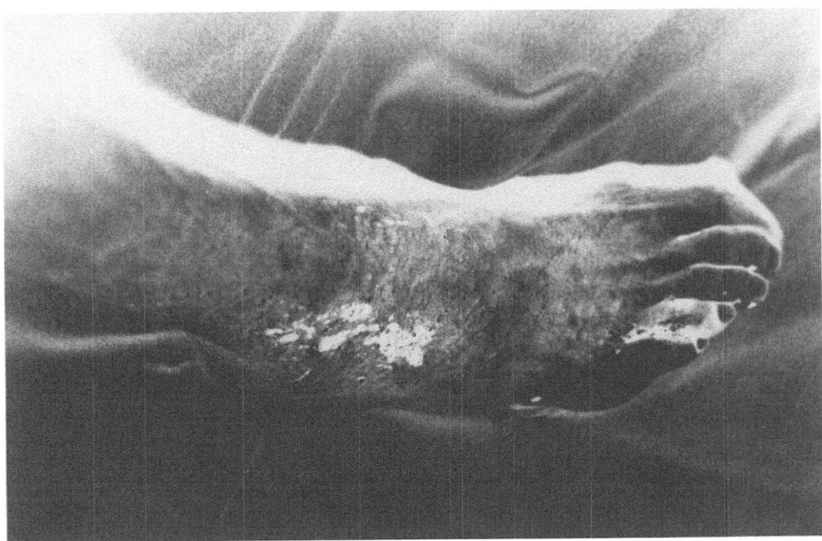

Abb. 4

ad vitam eine erheblich gefährdete Gruppe dar, da die Operationsletalität der Amputation bereits bei 5–15% liegt, und nach 5 Jahren sind bereits 50–75% der Erkrankten verstorben. Die Todesursachen sind der Myocardinfarkt, Apoplexia cerebri und andere Folgen der allgemeinen Arteriosklerose.

Hier müssen wir also den Ansatzpunkt aller therapeutischen Bemühungen sehen. Beim Auftreten der Symptome der chronisch kritischen Ischämie sind schnelle therapeutische Entscheidungen zu treffen, damit die Amputationsbedrohung der Extremität abgewendet werden kann.

Literatur

1. Fowl RJ, Gewirtz RJ, Love MC, Kempczinski RF (1992) Natural history of claudicants with critical hemodynamic indices. Ann Vasc Surg, Jan, 6(1):31–33
2. Gosain A, Lewis F, Upton R (1991) Relationship between Skin Fluorescence and Blood Flow in Normal and in Chronically Ischaemic Subjects Dosed with Fluorescein. J of Pharm Sci, Vol 80:7
3. Kerr TM, Cranley JJ et al (1991) Measurement of blood flow rates in the lower extremities with use of a nuclear magnetic resonance based instrument. J vasc Surg 14:649
4. Norgren L (1991) Kritische Extremitätenischämie. Ein Bericht aus gefäßchirurgischer Sicht. Gefäßchirurgie im Fortschritt, Georg-Thieme-Verlag, Stuttgart New York, S 137–141
5. Quigley FG, Faris IB (1991) Transcutaneous oxygen tension measurements in the assessment of limb ischaemia. Clin Physiol 11:315
6. Second European Consensus Document on Chronic Critical Leg Ischaemia (1992). Eur J Vasc Surg Vol 6 Suppl A, May

150. Die Pathophysiologie der kritischen Ischämie

G. Rudofsky

Klinik und Poliklinik für Angiologie, Universitätsklinik, Hufelandstr. 55, 45147 Essen

Pathophysiology of Critical Limb Ischaemia

Summary. The advances in bypass techniques and the possibility of distal bypass, modern anesthesiological practice and the increasing numbers of elderly patients with POAD afford a more complete consideration of pathophysiology not only of the occlusion itself but also of general disturbances and their influences on the blood flow in occlusive disease. Especially in critical limb ischemia not only the vessel wall alterations play a major role but also the reluting changes of vessel content and disturbed cell metabolism influence the quality of the run off.

Key words: Critical limb ischemia – POAD – Hyperviscosity – Cardiac failure

Zusammenfassung. Durch die Verfeinerung der Bypasstechniken und damit der Möglichkeit des peripheren Gliedmaßenbypasses, der Verbesserung der Narkoseverfahren und numerischen Zunahme älterer Menschen mit AVK müssen in der Pathophysiologie der arteriellen Verschlußkrankheit auch zunehmend systemische Einflüsse Berücksichtigung finden. Vor allem in der kritischen Gliedmaßenischämie spielen nicht nur die Gefäßwandveränderungen, also das Ausmaß der Verschlüsse, eine entscheidende Rolle, sondern vor allem Dingen auch die daraus resultierenden metabolischen und rheologischen Störungen, die den „run off" in erheblichem Ausmaß beeinflussen können.

Schlüsselwörter: Kritische Ischämie – Arterielle Verschlußkrankheit – Hyperviskosität – Herzinsuffizienz

Die zunehmenden technischen Möglichkeiten, rekonstruktive vaskuläre Techniken auch bei langstreckigen Verschlüssen, Mehretagenverschlüssen und peripheren Lokalisationen einzusetzen, hat zu einer Ausweitung der Indikationen auch auf multimorbide Patienten geführt, ebenso wie die Verbesserung der anästhesiologischen Techniken beim alten Menschen immer mehr auch umfangreiche Eingriffe zulassen. Darüber hinaus ist durch die Wandlung in der Ätiologieursache des akuten Gefäßverschlusses vom Mitralvitium hin zur koronaren Herzkrankheit als Emboliequelle das Risikoprofil der Patienten deutlich erhöht. Damit ist aber in der Pathophysiologie der lokalen kritischen Ischämie auch der Einfluß systemischer Störgrößen von Bedeutung und in der Therapie zu berücksichtigen. Je älter der Patient ist, um so höher ist das Risiko von Begleitkrankheiten und um so ausgeprägter sind die Limitationen physiologischer Körperfunktionen. Durch die systemisch gestörte Herzkreislauffunktion, Polyglobulie, Hyperfibrinogenämie und auch wahrscheinlich Hypercholesterinämie wird die bei arterieller Verschlußkrankheit eingeschränkte Durchblutung weiterhin reduziert, so daß vor allem bei langstreckigen oder Mehretagenverschlüssen allein durch die

Verbesserung der systemischen Störung eine Stadienreduktion der Verschlußkrankheit erreicht werden kann.

A) Systemische Faktoren

Viele Untersuchungen haben gezeigt, daß bei 60 bis 90% aller Patienten mit schwerer arterieller Verschlußkrankheit eine koronare Herzkrankheit koexistent ist, meistens kombiniert mit einer Linksherzinsuffizienz, oftmals auf dem Boden einer langjährigen Hypertension. Die daraus resultierende niedrige periphere Durchblutung bei Dekompensation ist prädisponierend für arterielle und venöse thromboembolische Komplikationen [2, 7, 12, 14, 15].

Die in einer solchen Situation koexistente Hypervolämie, bedingt durch Flüssigkeitsretention, kann durch unkritische Gabe von ionischen oder nicht ionischen Kontrastmitteln und einer nicht sorgfältig überwachten Volumengabe ein akutes Linksherzversagen induzieren [11].

Nicht oder ungenügend behandelte Arrhythmien werden durch Hypervolämie, Schmerz und/oder psychischen Streß verstärkt und gefährden den Patienten nicht nur im Sinn eines Herzstillstandes, sondern führen auch zu einer reduzierten Herzleistung, die wiederum die periphere Durchblutung herabsetzt.

Beim älteren Menschen kann eine physiologische Reduktion der Nierenfunktion, gekennzeichnet durch eine Einschränkung der Kreatinin-Clearance, beobachtet werden [1, 6, 13]. In einer nicht selektionierten Gruppe von 400 Patienten mit schwerer arterieller Verschlußkrankheit zeigten 15% eine pathologische Kreatinin-Clearance [7]. Die Verabreichung von hyperosmotischen Substanzen, wie die mancher Volumenersatz- und aller Kontrastmittel, führt zu einer osmotischen, meist reversiblen Schädigung der tubulären Funktion und zu einer weiteren Abnahme der Nierenleistung, so daß eine passagere oder permanente Dialyse notwendig werden kann. Besonders gefährdet sind hier natürlich Diabetiker.

Wenn auch nicht ganz häufig, kann sich jedoch gerade beim alten Menschen ein klinisch stummes Plasmozytom entwickeln, das dann durch pathologische Eiweißkörper nicht nur die Plasmaviskosität erhöht, sondern die Gefahr einer möglichen Nierenschädigung durch hyperosmotische Substanzen weiter potenziert.

Beim älteren Menschen ist die Körperflüssigkeit im Vergleich zum gesunden 20jährigen um etwa 40% beim 60jährigen reduziert [3]. Die relative Dehydratation kann aggraviert werden durch eine verminderte Flüssigkeitsaufnahme bedingt durch reduziertes Durstempfinden [5]. In solch einer Situation entwickelt der Patient eine Hypovolämie mit reduziertem zirkulierendem Blutvolumen und daraus resultierender Hypozirkulation [6].

Orthostatische Dysregulationsstörungen können auch beim Liegenden auftreten und sind im Alter meist vom hyposympathikotonen oder asympathikotonen Regulationstyp. Bei länger anhaltender Hypertonie ist der arterielle Mitteldruck erniedrigt. Daraus resultiert ein Abfall des Perfusionsdruckes auch in den Strombahngebieten mit Gefäßverschlüssen und -stenosen. Schon die Normalisierung oder gar eine leichte Blutdruckanhebung resultiert dagegen in einem Anstieg der peripheren Durchblutung (induzierte Hypertension) [14].

Im Gegensatz dazu ist bei unbehandelter Hypertension mit Blutdruckwerten von mehr als 180 mm Hg mit turbulentem Blutfluß zu rechnen, der wiederum zu einer Durchblutungsreduktion an kritischen Stenosen oder bei langstreckigen Verschlüssen führen kann.

Die Wahrscheinlichkeit hämatologischer Erkrankungen steigt beim älteren Menschen, und Thrombozytose, Polyzythaemia vera und Plasmozytom können die Fließfähigkeit des Blutes erheblich beeinträchtigen [6].

Die asymptomatische Schilddrüsenfunktionsstörung ist ebenfalls eine typische Alterserkrankung und kann vor allen Dingen durch unvorbereitete Jodgaben im Rahmen von Angiographie zur Dekompensation, das heißt zur thyreotoxischen Krise, führen.

Eine weitere risikoreiche Situation mit Bezug auf kritische periphere Durchblutungseinschränkung und damit Verschlechterung bestehender lokaler Zirkulationsstörungen oder

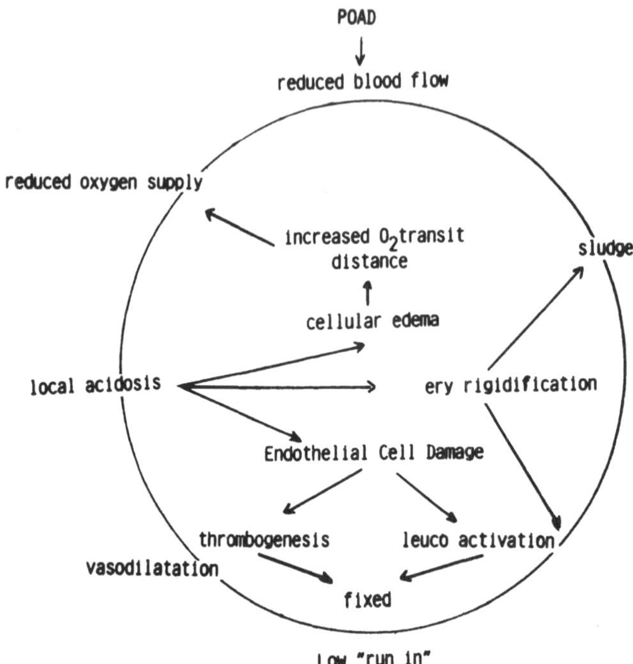

Abb. 1. Circulus vitiosus von reduzierter Blutzufuhr, lokaler metabolischer Störung und weiterer lokaler zirkulatorischer Verschlechterung

Verursachung von akuten Gefäßverschlüssen ist die abrupte Senkung des systemischen Blutdrucks, sei es durch rasch wirkende Antihypertensiva oder auch im Rahmen einer Nierenarterienstenosenkorrektur, bei der es durch die Normalisierung des renalen Blutflusses und Reduktion vasopressorischer Substanzen bei gleichzeitiger Vasodilation zu einem kritischen Blutdruckabfall kommen kann [10].

B) Lokal

Die Reduktion der peripheren Durchblutung hängt ab von dem Ausmaß der Gefäßverschlüsse und deren Kompensation durch Kollateralarterien. Je ausgedehnter die Verschlüsse sind, um so höher ist der zusätzliche Verbrauch an kinetischer Energie bei Passage der Kollateralarterien, und um so weniger Energie steht zur Perfusion der postokklusiven Gefäße zur Verfügung [16, 17]. Mit abnehmender Sauerstoffzufuhr entwickelt sich eine lokale Azidose, da die Energiegewinnung immer mehr von der aeroben zur anaeroben verlagert wird mit Anstieg der sauren Metabolite (Lactat und Pyruvat), die nicht mehr über den Zitronensäurezyklus abgebaut werden können und bei Überschreiten der Pufferkapazität in einem Abfall des pH-Wertes resultiert. Diese zunächst zelluläre Azidose führt zu einem Flüssigkeitseinstrom in die Zelle mit einer Verlängerung der Sauerstofftransitwege und damit zu einer weiteren Verschlechterung der Sauerstoffversorgung von Zellorganellen. Die zelluläre Azidose teilt sich der Umgebung mit und verursacht eine Vasodilation in der betroffenen Region. Bedingt durch den limitierten Bluteinstrom wird bei Vasodilation der Blutfluß in den weitgestellten Gefäßen weiter verlangsamt und das Sauerstoffdefizit vergrößert. In sogenannten „low flow"-Regionen des Gefäßbettes können Erythrozyten, besonders bei hohem Fibrinogenspiegel, Aggregate bilden [9]. Diese können die nutritiven Kapillaren nicht passieren und werden über Kurzschlußverbindungen auf die venöse Seite des Kreislaufs transportiert oder führen zu Prästase und Stase im arteriellen Schenkel.

Durch die Azidose wird in den Zellen der osmotische Druck gesteigert, die Membranfunktion gestört und ferner durch den Flüssigkeitsverlust aus der Gefäßbahn der Hämatokrit erhöht sowie das zirkulierende Blutvolumen lokal weiter reduziert. Insbesondere auch auf dem venösen Schenkel können deutliche Hämokonzentrationen beobachtet werden.

Das Versorgungsdefizit und die reduzierte Entsorgung induzieren auch eine Schädigung des Endotheliums mit Freisetzung von thrombogenen und chemotaktischen Substanzen, Abschilfern des Endothels und Induktion von Thrombose und Mediamyozytenproliferation. Hierdurch werden zirkulierende Leukozyten aktiviert, die an den endothelisierten Gefäßwänden festkleben oder nutritive Kapillaren blockieren [14, 15].

Durch die dem Blutstrom mitgeteilte Azidose wird auch die Verformbarkeit der Erythrozyten eingeschränkt und damit die Passage der Sauerstoffträger durch die im Querschnitt kleineren nutritiven Kapillaren als die nicht verformten Erythrozyten behindert. Durch den Flüssigkeitsverlust in das Gewebe steigt lokal, wie oben schon dargestellt, die Vollblutviskosität. Systemische Hämokonzentration, primäre oder reaktive Hyperfibrinogenämie, können weiterhin zur Fließfähigkeitsverschlechterung beitragen.

Damit wird der gesamte Gefäßwiderstand in einer durchblutungsgestörten Extremität nicht nur durch den Gefäßverschluß selbst, sondern auch durch den Gefäßinhalt erhöht und damit der Abstrom („run off") nach einem Gefäßverschluß reduziert.

Korreliert man Dopplerdrücke über den Knöchelarterien und Mikrozirkulationsuntersuchungen wie Laserdoppler, $tcpO_2$-Messungen und Kapillarmikroskopie mit dem klinischen Befund, so zeigte sich in einer eigenen Untersuchung, daß die Dopplerdrücke höchst ungenügend den klinischen Aspekt darstellen und Mikrozirkulationsmessungen viel eher den „wahren Ernährungszustand" und damit Stadium nach der Fontaineschen Klassifizierung widerspiegeln [8].

Die pathophysiologischen Aspekte der kritischen Ischämie betreffen also nicht nur den Verschluß und die Verschlußlokalisation selbst, sondern auch die regionalen Veränderungen des Gefäßinhaltes, des Gewebemetabolismus und darüber hinaus begleitende systemische Veränderungen der Herzfunktion und der Blutzusammensetzung.

Literatur

1. Coper H, Schulze G (1986) Altersbedingte Änderungen in der Empfindlichkeit für Arzneimittel. Internist 27:53–60
2. Ettinger WH (1989) Immobility. In: Kelley WN (ed) Textbook of internal medicine. JB Lippincott, Philadelphia
3. Fülöp T Jr, Worum I, Csongor J, Foris G, Leövey A (1985) Body composition in elderly people. Gerontology 31:6
4. Rudofsky G (1993) Pathophysiologic Aspects of Blood-Pressure Dysregulation, Hypovolemia, and Microcirculation. In: Steinbrich W, Gross-Fengels W (Eds.) Interventional Radiology. Springer-Verlag Berlin Heidelberg, 43–47
5. Ganten D, Mann JFE (1989) Durst. In: Resch RD (Hrsg) Endokrinologie. Urban & Schwarzenberg, München Wien Baltimore
6. Goldstein S (1989) The biology of aging. In: Kelley WN (ed) Textbook of internal medicine. JB Lippincott, Philadelphia
7. Graf Th (1985) Aspekte der Multimorbidität bei Patienten mit einer Verschlußkrankheit der Beine. Dissertation, Ulm
8. Huang G (1992) Korrelation zwischen mikrozirkulatorischen Untersuchungsmethoden und dem klinischen Verlauf bei Patienten mit peripheren arteriellen Verschlußkrankheiten. Med Diss, Essen
9. Kiesewetter H, Jung F, Witt R, Kotitschke G, Winkelhog C, Nüttgens HP, Gerhards M, Roebruck P, Waterloh E (1987) Prävalenz der peripheren arteriellen Verschlußkrankheit, Risikofaktoren und rheologisches Profil: Ergebnisse der Eingangsuntersuchung der Aachen-Studie. VASA Suppl 20:266–269
10. Mahler F (1990) Katheterinterventionen in der Angiologie (Periphere Arterien, Nierenarterien, PTA und Thrombolyse). Georg-Thieme-Verlag, Stuttgart New York
11. Michel D (1984) Biorheuse des kardiovaskulären Systems. Internist 25:478–484

12. Müller-Bühl U, Diehm C, Sieben U, Berger B, Schuler G, Zimmermann R, Scheuermann W, Heuck CC, Mörl H, Kübler W, Schettler G (1987) Prävalenz und Risikofaktoren von peripher-arterieller Verschlußkrankheit und koronarer Herzkrankheit. Vasa Supplementum 21, Hans-Huber-Verlag, Bern
13. Platt D (1984) Pharmakotherapie und Alter. Internist 25:491–500
14. Rudofsky G (1989) Kompaktwissen Angiologie. 2. Auflage, Peri-med-Verlag, Erlangen
15. Rudofsky G, Pilger E, Jäger K (1991) Vasa Supplementum 33, Hans-Huber-Verlag, Bern
16. Rutherford RB (1989) Vascular Surgery, Vol I. WB Saunders Company, Philadelphia London Toronto Montreal Sydney Tokyo
17. Vollmar J (1982) Rekonstruktive Chirurgie der Arterien. 3. Auflage, Georg-Thieme-Verlag, Stuttgart New York

151. Aktuelle spezielle Diagnostik der kritischen Beinischämie

A. Scheffler und H. Rieger

Abteilung Innere Medizin, Evangelisches Krankenhaus Weyertal, 50931 Köln

Current Approaches to Laboratory Diagnosis of Critical Limb Ischaemia

Summary. Macrohemodynamical approaches (e.g., determination of systolic ankle arterial pressures) are of limited value only, for the indication of distal vascular reconstruction with uncertain outcome or to select more homogeneous groups of patients for clinical trials in advanced stages of peripheral arterial occlusive disease since they do not reflect the true state of acral malperfusion. Thus, clinical microcirculatory research techniques have been proposed for the laboratory diagnosis of chronical critical leg ischaemia (CLI). Presently, only transcutaneous oxymetry seems to be suitable for practical application in CLI. Neither thermography nor laser-Doppler-fluxmetry will improve clinical diagnosis of CLI in the near future. Promising results obtained with intravital capillaroscopy and fluorescein perfusography still have to be confirmed by other authors.

Key words: Chronical critical leg ischaemia – Microcirculation – Transcutaneous oxymetry – Fluorescein perfusography

Zusammenfassung. Die apparative Diagnostik der chronischen kritischen Extremitätenischämie soll u. a. die differentialtherapeutischen Entscheidungen zu prognostisch unsicheren cruralen Gefäßrekonstruktionen oder die Bildung homogener Kollektive für Therapiestudien in fortgeschrittenen AVK-Stadien unterstützen. Makrohämodynamische Untersuchungsparameter (z. B. systolische Knöchelarteriendrücke) liefern dabei nur bedingt zuverlässige Aussagen, da sie die akrale Hautdurchblutung nicht erfassen. Verfahren der klinischen Mikrozirkulationsforschung sollen diese Lücke schließen. Aufgrund der gegenwärtigen Erfahrungen kommt nur die transkutane Sauerstoffpartialdruckmessung für die Praxis in Frage. Weder die Thermographie noch die Laser-Doppler-Fluxmetrie dürften in absehbarer Zukunft einen klinischen Stellenwert erlangen. Einzelne positive Ergebnisse mit der intravitalen Kapillarmikroskopie und der Fluoreszeinperfusographie müssen vorerst noch durch andere Autoren bestätigt werden.

Schlüsselwörter: Chronische kritische Ischämie – Mikrozirkulation – Transkutane Sauerstoffpartialdruckmessung – Fluoreszeinperfusographie

Einleitung

Das sich ständig erweiternde Repertoire radiologischer und gefäßchirurgischer Revaskularisationsverfahren ermöglicht bei immer mehr Patienten mit einer peripheren arteriellen Verschlußkrankheit eine Gefäßrekanalisation und so zumindest vorübergehend den Erhalt einer ischämiebedrohten Extremität. Allerdings zeichnen sich besonders die cruralen Rekonstruktionen durch eine hohe Reokklusionsrate mit begleitender klinischer Verschlechterung aus, so daß sie Fällen mit einer tatsächlich „kritischen", d.h. konservativ nicht beherrschbaren Ischämie vorbehalten bleiben sollten. Die apparative Objektivierung einer derart extremitätenbedrohenden Perfusionsstörung stellt ein aktuelles Problem der klinisch-angiologischen Grundlagenforschung dar. Der vorliegende Beitrag soll einen Überblick über den gegenwärtigen Kenntnisstand vermitteln.

Definition der chronischen kritischen Ischämie

In den vergangenen Jahren hat sich eine internationale Gruppe erfahrener Angiologen, Angioradiologen und Gefäßchirurgen sowie Vertreter assoziierter Grundlagenfächer damit befaßt, einen Konsens über die Definition der chronischen kritischen Ischämie hinsichtlich ihrer Diagnostik und Therapie herbeizuführen (European Consensus Group on Critical Leg Ischaemia). Die Ergebnisse ihrer zahlreichen Beratungen wurden 1992 in einer revidierten Fassung publiziert [4]. Obwohl viele Details nach wie vor kritikwürdig erscheinen, können die darin niedergelegten Empfehlungen als Orientierung für die Praxis gelten.

Die „European Consensus Group on Critical Leg Ischaemia" definiert die chronische kritische Ischämie aus der Kombination eines klinischen mit einem hämodynamischen Kriterium (Abb. 1, [4]).

● Klinischerseits wird gefordert, daß der Patient seit mehr als 2 Wochen an ischämischen Ruheschmerzen mit regelmäßigem Analgetikabedarf oder an einer peripheren Ulzeration bzw. Gangraen leidet.
● Hämodynamischerseits muß der systolische Knöchelarteriendruck weniger als 50 mmHg oder der systolische Zehenarteriendruck weniger als 30 mmHg betragen.

Da die klinische Differenzierung zwischen ischämischen Ruheschmerzen und polyneuropathischen, vertebragenen oder inflammatorischen Beschwerden in Ruhe am Krankenbett oft erhebliche Probleme bereitet, kommt der meßbaren Komponente der Basisdefinition gerade für die differentialtherapeutische Weichenstellung häufig eine große praktische Bedeutung zu. Angesichts der Problematik der von ihr ausgewählten makrohämodynamischen Perfusionsdrücke schlägt die Consensus Group daher auch in einer erweiterten Definition u.a.

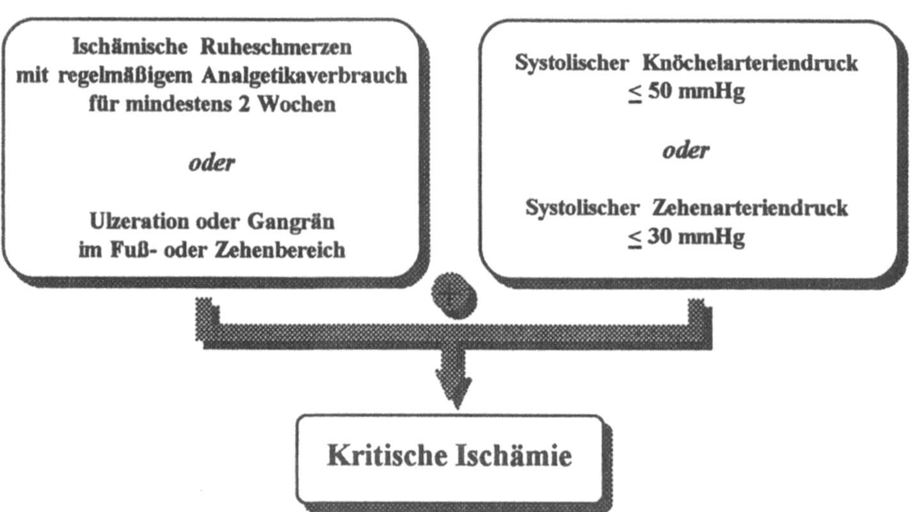

Abb. 1. Definition der kritischen Ischämie durch die European Consensus Group on Critical Leg Ischaemie [4]

vor, zusätzlich Methoden der klinischen Mikrozirkulationsforschung zur Objektivierung einer kritischen Ischämie einzusetzen (Kapillarmikroskopie, Laser-Doppler-Fluxmetrie etc. [4]).

Pathophysiologische Grundlagen

Die Claudicatio intermittens beruht als nicht extremitätenbedrohende Belastungsischämie im wesentlichen auf einer eingeschränkten Arbeitshyperämie. Demgegenüber steht bei der kritischen Ischämie die bereits in Ruhe ineffiziente Verteilung der noch verfügbaren Restperfusion im Vordergrund [13]. Makrozirkulatorische Untersuchungsmethoden wie die systolische Arteriendruckmessung mit der Ultraschall-Doppler-Technik, die Venenverschlußplethysmographie oder die Oszillographie sind geeignet, die Durchblutungsreserve zu dokumentieren. Die aus pathophysiologischer Sicht für eine kritische Ischämie entscheidenden akralen Perfusionsverteilungsmuster der Haut hingegen können sie nicht erfassen, da sie ihr Meßsignal entweder im Bereich der vorgeschalteten Transportarterien abgreifen oder aber über große Muskelvolumina integrieren. Hier sollen die vorgeschlagenen Mikrozirkulationsverfahren Abhilfe schaffen.

Wertigkeit der Knöchel- und Zehenarteriendrücke

Die Messung der systolischen Knöchelarteriendrücke erfolgt mit Hilfe einer am distalen Unterschenkel plazierten Blutdruckmanschette und einer flußregistrierenden Ultraschall-Doppler-Sonde. Daher werden weiter peripher gelegene Strombahnhindernisse mit der Technik nicht erfaßt. Im Fall nicht detektierbarer Strömungssignale ist eine Messung ebenfalls nicht möglich. Hinzu kommt die eingeschränkte Verwertbarkeit der Daten bei Patienten mit einer Mediasklerose oder Unterschenkelödemen. Die vorliegenden Publikationen weisen für die vorgeschlagene Schwelle von 50 mm Hg Sensitivitäten zwischen 20 und 90 % sowie positive Vorhersagewerte zwischen 30 und 75 % aus [1, 5–7, 10, 14]. Dies entspricht der klinischen Erfahrung, daß Patienten mit einer zwar schlecht kompensierten Claudicatio intermittens, jedoch ohne kritische Ischämie, des öfteren Knöchelarteriendrücke unter 50 mm Hg haben.

Die Messung der Zehenarteriendrücke wird zumeist an Digitus I mittels einer Miniaturmanschette und eines strain-gauge-Fühlers vorgenommen. Ihre Praktikabilität variiert stark mit den anatomischen Gegebenheiten. Aus der Literatur lassen sich für die vorgeschlagene Schwelle von 30 mm Hg Sensitivitäten bis 70 % und positive Vorhersagewerte zwischen 45 und 75 % entnehmen [1, 3, 5].

Laser-Doppler-Fluxmetrie

Der physikalisch nicht eindeutig definierbare und daher in arbiträren, nicht kalibrierbaren Einheiten angegebene Laser-Doppler-Flux (LDF) soll den Erythrozytendurchsatz in einem kleinen Gewebevolumen der Größenordnung eines mm^3 wiedergeben. Die Methode bedient sich des Doppler-Effekts, den bewegte Blutzellen auf das an ihnen reflektierte Laserlicht ausüben [19].

Ruhemessungen des LDF an Patienten mit einer AVK unterschiedlichen Schweregrades ergaben bis zum Fußrücken keine signifikanten Unterschiede in Abhängigkeit vom klinischen Stadium [9]. Belastungstests nach dem Prinzip der postokklusiven reaktiven Hyperämie scheinen bei der Frage nach einer kritischen Ischämie aus den oben erwähnten pathophysiologischen Überlegungen heraus nicht sinnvoll.

Eine scheinbare Alternative stellt die Analyse zeitabhängiger LDF-Signalschwankungen an ischämischen Vorfüßen dar. Als Kriterium für das Vorliegen einer kritischen Ischämie wurden u. a. sogenannte „small waves" [18] erwogen [4]. Zwar konnten sie bei 80–90 % der betreffenden Patienten gefunden werden (Sensitivität), traten jedoch andererseits auch gehäuft in Fällen mit einer ausreichend kompensierten AVK auf, so daß sie einen positiven Vorhersagewert von lediglich ca. 45 % aufweisen und sich damit für die Praxis nicht eignen [17, 18].

Kapillarmikroskopie

Die Kapillarmikroskopie erlaubt einen direkten Einblick in die Morphologie und die Erythrozytenströmung des kutanen Kapillarbetts. Die Methode ist jedoch zeitaufwendig und gegenüber zahlreichen Faktoren störanfällig (Haupttransparenz, nichtkontrollierbare Bewegungen in der Größenordnung des physiologischen Ruhetremors usw. [2]).

Für die Identifizierung einer kritischen Ischämie wurde die Klassifikation pathologischer Veränderungen der Kapillarmorphologie nach Fagrell und Lundberg [5] vorgeschlagen [4]. Diese Stadieneinteilung differenziert zwischen Hautarealen

- mit kleinen blutgefüllten Kapillaren (normales Stadium A),
- mit Mikroödem oder Mikrohämorrhagien (Stadium B) und
- mit starker Rarifizierung der Kapillardichte bzw. ohne Kapillaren (Stadium C).

Die für das Stadium C als Indikator einer kritischen Ischämie in einer prospektiven Studie erzielten Vorhersagewerte um 90 % [5] wurden in späteren Untersuchungen mit Sensitivitäten um 50 % und positiven Vorhersagewerten um 75 % nicht reproduziert [8, 12]. Die Kapillarmikroskopie kann daher zum gegenwärtigen Zeitpunkt ebenfalls nicht für den allgemeinen klinischen Einsatz empfohlen werden.

Fluoreszeinperfusographie

Im Gegensatz zu den anderen derzeit gebräuchlichen Mikrozirkulationsmethoden erlaubt die Fluoreszeinperfusographie die flächenhafte Darstellung eines stationären Verteilungsmusters der Hautperfusion. Dazu werden die Erscheinungszeiten eines intravenös injizierten Fluoreszenzfarbstoffs mittels digitaler Bildverarbeitung aus der Aufzeichnung des kutanen Farbstoffeinstroms errechnet und in einem Funktionsbild farbcodiert dargestellt [16]. Für die Abklärung einer kritischen Ischämie sollte die Untersuchung bei 30 °C Raumtemperatur durchgeführt werden.

Areale ohne Farbstoffeinstrom als Hinweis auf lokale Perfusionsausfälle werden mit dieser Technik praktisch nur bei Patienten mit einer kritischen Ischämie in den akralen Hautpartien beobachtet (positiver Vorhersagewert ca. 90 %), sind andererseits jedoch nicht obligat (Sensitivität ca. 55 %), so daß sie sich für eine klinische Diagnostik nicht eignen [16].

Als Alternative bietet sich eine Quantifizierung der Farbstofferscheinungszeiten an. Die bislang publizierten Daten weisen für eine mittlere Erscheinungszeit von 65 s als Schwelle zur Erkennung einer kritischen Hautperfusionsstörung eine Sensitivität um 85 % und einen positiven Vorhersagewert um 75 % aus [11, 16]. Diese Daten sollten allerdings durch andere Arbeitsgruppen bestätigt werden.

Transkutane Sauerstoffpartialdruckmessung

Der transkutan registrierbare Sauerstoffpartialdruck ($tcpO_2$) hängt in charakteristischer Form von der lokalen mikrovaskulären Blutzufuhr zu der Meßelektrode ab, so daß diese Methode eine indirekte Flußmessung im Bereich der oberflächlichen Hautkapillaren darstellt. Das Verfahren wurde sowohl theoretisch als auch experimentell und klinisch eingehend evaluiert, so daß es derzeit am ehesten für die praktische Anwendung geeignet erscheint. Die kommerziell erhältlichen Systeme sind relativ einfach zu bedienen, unterscheiden sich allerdings in den Meßeigenschaften der gelieferten Elektrodenmodelle [15].

Für die Einstufung einer kritischen Ischämie wurden im Liegen gemessene Ruhe-tcpO$_2$-Werte unter 10 mm Hg vorgeschlagen [4]. Eine Metaanalyse der Literatur auf der Basis von ca. 1500 Messungen erbrachte für diese Grenze eine Sensitivität von 70 % und einen positiven Vorhersagewert von 75 % [15].

Ein geeignetes Manöver zur Verbesserung der diagnostischen Eigenschaften scheint die Beintieflagerung zu sein. Bei einer Kombination der im Liegen und Sitzen am Vorfuß bei einer Elektrodentemperatur um 44 °C gemessenen tcpO$_2$-Werte resultierte für Schwellen von 10 mm Hg (Liegen) bzw. 45 mm Hg (Sitzen) eine Sensitivität von 70 % und ein positiver Vorhersagewert von 90 % [14].

Im Gegensatz dazu war der O$_2$-Inhalationstest [4] in bezug auf die Akren offenbar durch deutlich schlechtere Vorhersageeigenschaften gekennzeichnet (Sensitivität ca. 50 %, positiver Vorhersagewert ca. 70 % [14]).

Fazit

Die notwendige Objektivierung einer kritischen Ischämie gelingt mit makrohämodynamischen Verfahren alleine nicht ausreichend zuverlässig. Der Einsatz von Mikrozirkulationsmethoden zur Identifizierung einer kritischen Ischämie bedarf jedoch noch weiterer klinischer Studien, so daß hier derzeit eine apparative Lücke innerhalb des angiologischen Labors besteht. Zum gegenwärtigen Zeitpunkt scheint eine Kombination der systolischen Knöchelarteriendrücke mit den im Liegen und Sitzen gemessenen transkutanen Sauerstoffpartialdruckwerten noch die für die Praxis zuverlässigste Methode darzustellen (Abb. 2):

Liegt der systolische Knöchelarteriendruck bei einem normotonen Blutdruck über 60 mm Hg (cave Diabetiker), liegt wahrscheinlich keine kritische Ischämie vor, es sei denn, weit distal gelegene Obstruktionen dominieren das Verschlußmuster. In Fällen mit einer

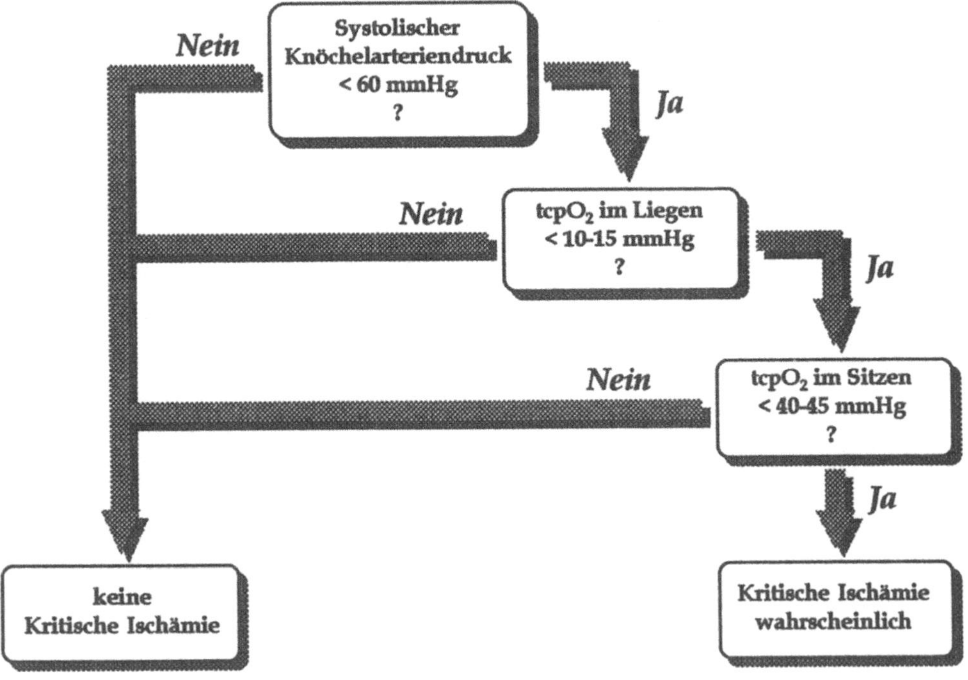

Abb. 2. Denkbarer Algorithmus zur Identifizierung einer kritischen Ischämie anhand des systolischen Knöchelarteriendrucks und der transkutanen Sauerstoffpartialdruckwerte am Vorfuß bei einer Elektrodentemperatur von 44 °C und einer Raumtemperatur um 21 °C

566

schlechteren makrohämodynamischen Kompensation sollte anschließend eine Messung des transkutanen Sauerstoffpartialdrucks am Vorfuß in liegender und sitzender Position erfolgen.

Die Konstellation

- systolischer Knöchelarteriendruck < 60 mm Hg
- $tcpO_2$ im Liegen $< 10-15$ mm Hg
- $tcpO_2$ im Sitzen $< 40-45$ mm Hg

weist dann mit hoher Wahrscheinlichkeit auf eine konservativ derzeit nicht beherrschbare kritische Ischämie akraler Hautareale hin.

Literatur

1. Barnes RW, Thornhill B, Lee N, Rittgers SE, Turley G (1981) Prediction of amputation wound healing. Arch Surg 116:80–83
2. Bollinger A, Fagrell B (1990) Clinical capillaroscopy – A guide to its use in clinical research and practice. Hogrefe & Huber, Toronto
3. Carter SA (1992) Ankle and toe systolic pressures comparison of value and limitations in arterial occlusive disease. Int Angiol 11:289–297
4. Consensus Document (1992) Chronical critical leg ischaemia. Eur J Vasc Surg 6, Suppl A:1–32
5. Fagrell B, Lundberg G (1984) A simplified evaluation of vital capillary microscopy for predicting skin viability in patients with severe arterial insufficiency. Clin Physiol 4:403–411
6. Fowl RJ, Gewirtz RJ, Love MC, Kempczinski RF (1992) Natural history of claudicants with critical hemodynamic indices. Ann Vasc Surg 6:31–33
7. Jacobs M, Ubbink D, Kitslaar P, Tordoir J, Slaaf D, Reneman R (1992) Assessment of the microcirculation provides additional information in critical limb ischaemia. Eur J Vasc Surg 6:135–141
8. Jünger M, Frey-Schnewlin G, Bollinger A (1989) Microvascular flow distribution and transcapillary diffusion at the forefoot in patients with peripheral ischemia. Int J Microcirc: Clin Exp 8:3–24
9. Kvernebo K, Slagsvold CE, Stranden E, Kroese A, Larsen S (1988) Laser Doppler flowmetry in evaluation of lower limb resting skin circulation – A study in healthy controls and atherosclerotic patients. Scand J Clin Lab Invest 48:621–626
10. Metha K, Hobson RW, Jamil Z, Hart L, O'Donnell JA (1980) Fallibility of Doppler ankle pressure in predicting healing of transmetatarsal amputation. J Surg Res 28:466–470
11. Perbeck L, Sevastik B, Sonnenfeld T (1987) The transcapillary exchange of sodium fluorescein in ischaemic limbs measured by fluorescein flowmetry. Clin Physiol 7:95–103
12. Ranft J, Peters A, Heidrich H (1987) Korrelationsuntersuchungen von vitalkapillarmikroskopischen Befunden und transkutanem Sauerstoffpartialdruck bei Patienten mit peripher-arterieller Verschlußkrankheit (Fontaine-Stadium II–IV). Vasa 16:25–29
13. Scheffler A (1990) Pathophysiological aspects of leg ischemia. In: Strano A, Novo S (eds) Advances in vascular pathology 1990. Excerpta Medica Elsevier, Amsterdam, pp 749–755
14. Scheffler A, Rieger H (1991) O_2-Inhalation und Beintieflagerung als Provokationstests für die transkutane Sauerstoffpartialdruckmessung ($tcpO_2$) bei fortgeschrittener peripherer arterieller Verschlußkrankheit. Vasa, Suppl 33:269–270
15. Scheffler A, Rieger H (1992) Clinical information content of transcutaneous oxymetry ($tcpO_2$) in peripheral arterial occlusive disease – A review of the methodological and clinical literature with a special reference to critical limb ischaemia. Vasa 21:111–126
16. Scheffler A, Rieger H (1992) Klinische Aussagekraft fluoreszeinperfusographischer Befunde bei Patienten mit peripherer arterieller Verschlußkrankheit. Vasa, Suppl 35:30–31
17. Scheffler A, Rieger H (1992) Spontaneous oscillations of laser Doppler skin blood flux in peripheral arterial occlusive disease. Int J Microcirc Clin Exp 11:249–261
18. Seifert H, Jäger K, Bollinger A (1988) Analysis of flow motion by the laser Doppler technique in patients with peripheral arterial occlusive disease. Int J Microcirc Clin Exp 7:223–236
19. Shepherd AP, Öberg PA (eds) (1990) Laser-Doppler blood flowmetry. Kluwer Academic Publishers, Boston

152. Aktuelle spezielle Diagnostik der kritischen Beinischämie

A. Scheffler A.E., H. Rieger (Engelskirchen)

(Manuskript bis Redaktionsschluß nicht eingegangen)

153. Chirurgische Möglichkeiten beim Mehretagenverschluß und isolierter infragenualer Okklusion

W. Sandmann (Düsseldorf)

(Manuskript bis Redaktionsschluß nicht eingegangen)

154. Indikation zur Amputation bei kritischer Beinischämie

A. Huber und D. Rühland

Chirurgische Klinik, Städt. Krankenhaus, Virchowstr. 10, 78221 Singen

Indication for Amputation Due to Critical Ischemia of the Leg

Summary. The term "critical ischemia" encloses stage III and IV of obstructive vessel disease. Without vessel reconstruction or conservative therapy, critical ischemia is a indication to amputate the leg. In the surgical department of the hospital in Singen 593 patients with critical ischemia were treated between 1987 and 1992. Major amputations had to be performed in 15% of these cases either at admission (n = 89) or during the course of the disease (n = 99). Amputation could be avoided or the level of amputation was reduced via surgical intervention (n = 428 vesseloperations).

Key words: Critical ischemia – Vessel reconstruction – Major amputation

Zusammenfassung. Der Begriff „kritische Ischämie" umfaßt die Stadien III und IV der AVK und stellt, ohne gefäßrekonstruktive oder konservative Therapie, die Indikation zur Amputation. An der Chirurgischen Klinik Singen wurden von 1987 bis 1992 insgesamt 593 Patienten mit kritischer Ischämie behandelt. 15% der Patienten (n = 89) mußten sich primär oder sekundär einer Majoramputation (n = 99) unterziehen. Durch konsequente gefäßchirurgische Intervention (428 Eingriffe) konnte das Amputationsniveau gesenkt, bzw. die Amputation vermieden werden.

Schlüsselwörter: Kritische Ischämie – Gefäßrekonstruktion – Majoramputation

Der Begriff „Kritische Ischämie" wurde im Rahmen europäischer Konsensuskonferenzen geprägt und faßt inhaltlich die Stadien III und IV der peripheren arteriellen Verschlußkrankheit (nach Fontaine) zusammen.

Als Kriterien der kritischen Ischämie zeigen sich klinisch Ruheschmerz und Nekrose, nach physikalischen Untersuchungen ein Dopplerverschlußdruck an den Knöchelarterien kleiner als 50 mm Hg.

Wegen unterschiedlicher Blutdruckwerte ist es sinnvoller, den Quotienten zwischen Knöchel- und Brachialisdruck anzugeben, dieser beträgt bei kritischer Ischämie weniger als 0,4. Als weitere Möglichkeit bietet sich die percutane Sauerstoffpartialdruckmessung, Werte von kleiner 10 mm Hg (liegend) und kleiner 40 mm Hg (sitzend) weisen hier auf eine bedrohliche Ischämie hin.

Die Indikation zur Gliedmaßenamputation bei kritischer Ischämie stellt sich im Stadium III und IV der pAVK, sofern rekonstruktive bzw. effizient konservative Therapiemöglichkeiten fehlen oder ausgereizt sind. Ausnahmen bilden die trockene, mumifizierte Gangraen, im Regelfall der Zehen oder des Vorfußes. Neuere Modelle der Schmerzblockade (z. B. Ischiaticusblockade) stellen eine Möglichkeit zur Behandlung im Stadium III dar.

Die Therapiemöglichkeiten bei kritischer Ischämie sind vielfältig (Tab. 1). Konservative Behandlung sollte grundsätzlich immer erfolgen, interventionelle Verfahren, hier insbesondere PTA und lokale Lyse oder operative Methoden (lokale Maßnahmen, Bypass oder kombinierte Verfahren) stellen anerkannte Möglichkeiten zur Behandlung bei bedrohlicher Ischämie dar. Eine primäre Amputation im fortgeschrittenen Stadium der Gangraen ist jedoch auch sinnvoll, bzw. unvermeidbar.

Vor Stellung der Indikation zur Amputation sollten bestimmte Prinzipien beachtet werden: 1) Keine Amputation ohne Angiographie. Erst aus der gefäßmorphologischen Darstellung kann eine sinnvolle Rekonstruktion oder die notwendige Amputationshöhe abgeleitet werden. 2) Eine Revascularisation sollte stets vor der Amputation erfolgen, Ausnahmen in fortgeschrittenen Fällen bestätigen das sonstige Vorgehen. 3) Die Amputationshöhe sollte möglichst peripher gewählt werden, unter Inkaufnahme vermehrter Nachamputationen. Dieses Vorgehen erhält dem Patienten den längstmöglichen Stumpf, der prothetisch immer versorgt werden kann.

Zu den Prinzipien bei der Indikationsstellung gesellen sich auch Idealvorstellungen zur Gliedmaßenamputation: Erhaltung des längstmöglichen Stumpfes, der zudem schmerzfrei, gebrauchsfähig und wohlgeformt ist. Die Amputation ist nicht mißliches Ende einer langwierigen Behandlung, sondern Beginn der Rehabilitation. Ein eingespieltes Team sollte dem Patienten eine sinnvolle Rehabilitation ermöglichen (Chirurg/Schwester/Krankengymnast/ Orthopädietechniker/Psychologe).

Es sollte Abschied genommen werden von primären, hohen Amputationen, insbesondere der Oberschenkelamputation; es sollte vermehrt im Bereich des Kniegelenkes, des Unterschenkels, aber auch im Rückfußbereich amputiert werden. Stümpfe im Chopartschen Gelenk und Exartikulation im Sprunggelenk (nach Syme) stellen für den Patienten äußerst brauchbare Amputationshöhen dar, die endbelastbar sind und Mobilität auch ohne Prothese ermöglichen.

Letztendlich sollte dieser doch schwierige und verantwortungsvolle Eingriff nicht gerade dem jüngsten Assistenten der Klinik überantwortet werden, sondern ein erfahrener Chirurg soll seine Kenntnisse hier umsetzen und weitergeben.

An der Chirurgischen Klinik des Städtischen Krankenhauses Singen wurden von 1987– 1992 insgesamt 1320 Patienten mit AVK im Stadium II–IV behandelt, arterielle Embolien (n = 105) mit eingeschlossen, da diese Patienten regelhaft Ruheschmerz und bei einer mißlungenen Embolektomie eine persistierende und prolongierte kritische Ischämie aufweisen (Tab. 2). Bei diesem Krankengut wurden im gleichen Zeitraum gesamt 909 Gefäßrekonstruktionen vorgenommen (Tab. 3).

Trotz dieser ausführlichen, gefäßrekonstruktiven Intention mußten primäre Amputationen durchgeführt werden. Indikation zur primären Majoramputation stellt eine fortgeschrittene Gangraen und eine sichere Blutzufuhr des Oberschenkels dar, Indikation zur

Tabelle 1. Therapiemöglichkeiten bei kritischer Ischämie

konservativ	– Stoffwechselregulierung
	– Kardiale Kompensation
	– Rheologie
	– Medikamente
interventionell	– PTA
	– lokale/systemische Lyse
	– Sonstige Katheterverfahren
operativ	– TEA, Patchplastik, Sympathektomie
	– Bypassverfahren
	– Kombinierte Verfahren (Bypass + ITA)
	– Amputation

Tabelle 2. Patienten mit peripherer AVK, Stadium II–IV. Chirurgische Klinik Singen, 1987–1992

Stadium II a und b	=	622	[47,1 %]
Stadium III und IV	=	593	[44,9 %]
Arterielle Embolie	=	105	[8,0 %]
Gesamt		1320	[100 %]

Tabelle 3. Gefäßrekonstruktionen, periphere AVK, Stadium II–IV. Chirurgische Klinik Singen, 1987–1992

– Aorto-/Ilio-femoraler Bypass:	160	[17,6 %]
– Patchplastik femoral,		
Profundaplastik und -bypass:	80	[8,8 %]
– Femoro-poplitealer Bypass:	196	[21,6 %]
– Femoro-cruraler Bypass:	55	[6,0 %]
– Varia:	30	[3,3 %]
– Thromb-, Embolektomie:	192	[21,1 %]
– Bypassthrombektomie,		
„Service-Op":	78	[8,6 %]
– ITA, PTA und lokale Lyse:	118	[13,0 %]
Gesamt	909	[100,0 %]
		[bei n = 804 Pat.]

Tabelle 4. Primäre Amputationen, periphere AVK. Chirurgische Klinik Singen, 1987–1992

				Nachamp.
OS	=	32	[17,0 %]	$\emptyset$
Knie	=	4	[2,1 %]	1
US	=	15	[8,0 %]	2
F, Z, GA	=	137	[72,9 %]	28
Gesamt		188	[100,0 %]	32 [17 %]

Tabelle 5. Sekundäre Amputationen, periphere AVK. Chirurgische Klinik Singen, 1987–1992

				Nachamp.
OS	=	34	[37,8 %]	$\emptyset$
Knie	=	2	[2,2 %]	2
US	=	12	[13,3 %]	$\emptyset$
F, Z, GA	=	42	[46,7 %]	13
Gesamt		90	[100,0 %]	15 [16,7 %]

Tabelle 6. Primäre und sekundäre Amputationen, periphere AVK. Chirurgische Klinik Singen, 1987–1992

				Nachamp.
OS	=	66	[23,7 %]	$\emptyset$
Knie	=	6	[2,2 %]	3
US	=	27	[9,7 %]	2
F, Z, GA	=	179	[64,4 %]	41
Gesamt		278	[100,0 %]	46 [16,5 %]

Minoramputation eine periphere Gangraen und makroskopisch fehlende Gefäßläsionen. Im Zeitraum von 6 Jahren wurden 188 primäre Amputationen bei 175 Patienten durchgeführt (Tab. 4). Fast 73 % dieser Eingriffe fanden im Bereich des Fußes statt, von hier aus auch die größte Nachamputationsrate, gesamt 17 %. Diese primäre Amputationszahl im Bereich der Peripherie und die hohe Rate an Nachamputationen drückt das Bestreben nach dem längstmöglichen Stumpf aus.

Nach gefäßrekonstruktiven Maßnahmen erfolgten noch 90 sekundäre Amputationen bei 88 Patienten (Tab. 5). Die überwiegende Zahl an sekundären Amputationen wird auch hier im Bereich des Fußes durchgeführt, mit einer deutlichen Zahl an Nachamputationen. Die Rate an Oberschenkelamputationen nimmt hier zu (37,8 %).

Die Gesamtzahl an Amputationen (primär und sekundär) beträgt 278 (Tab. 6), Eingriffe im Bereich des Fußes liegen bei 64,4 %, im Bereich des Oberschenkels bei 23,7 %. Aus einer eigenen Untersuchung der früheren Jahre ergeben sich an einem anderen Krankengut völlig konträre Verhältnisse. Rate der Oberschenkelamputationen 62 % und Absetzungen im Bereich des Fußes 20 %.

Wesentlich differierende Merkmale dieses Krankengutes: Eingeschränkte Möglichkeiten der Gefäßrekonstruktion und keine routinemäßige Angiographie vor der Amputation. Diese Zahlenwerte unterstreichen die Leitsätze zur Amputation.

Zusammenfassend läßt sich feststellen, daß bei allen Patienten der Chirurgischen Klinik Singen im Stadium III und IV (n = 593) bei etwas weniger als 30% der Patienten eine primäre Amputation erforderlich wurde. Bei 44,3% der Patienten mit kritischer Ischämie erfolgten primäre oder sekundäre Amputationen. Nimmt man hier nur die Rate der Patienten mit primärer oder sekundärer *Majoramputation*, so beträgt diese lediglich 15% (n = 89). Durch intensive gefäßchirurgische bzw. interventionelle Therapie wurde es somit möglich, in vielen Fällen die Gliedmaßenamputation abzuwenden oder das Amputationsniveau auf eine Minoramputation zu senken.

155. Die Amputation als primäre oder sekundäre Behandlung der kritischen Beinischämie

R. Baumgartner

Klinik und Poliklinik für Technische Orthopädie und Rehabilitation, Westfäl. Wilhelms-Universität Robert-Koch-Str. 30, 48149 Münster

Amputation as a Primary or Secondary Procedure in Critical Lower Limb Ischemia

Summary. Amputation is the ultimate choice if revascularisation is no longer possible. It therefore never is a primary but a secondary procedure. In order to obtain a functional stump free from pain at the most peripheral level, more than just one surgical procedure may become necessary. Amputation level selection further depends on the cause of ischemia, on anatomical facts, the surgeon's skill and the operative technique including the risks of reamputation and on the state of the art in prosthetics.

Key words: Amputation level selection – Stump quality

Zusammenfassung. Die Amputation bei der kritischen Beinischämie ist keine primäre, sondern eine sekundäre Aufgabe. Um einen möglichst peripheren, endbelastbaren, prothetisch versorgbaren und schmerzfreien Stumpf zu erhalten, können mehrere chirurgische Eingriffe erforderlich werden. Bei der Wahl der Amputationshöhe sind weitere Faktoren als der Grad der Durchblutung zu berücksichtigen wie Grundkrankheit, anatomische Gegebenheiten, operative Technik die Bereitschaft des Chirurgen, eine Nachamputation in Kauf zu nehmen und der Stand der Prothesentechnik.

Schlüsselwörter: Wahl der Amputationshöhe – Amputationsstumpf

Unabhängig von der Ursache gilt es bei jeder Amputation, die Amputationshöhe möglichst peripher zu wählen und trotzdem einen funktionellen, voll belastbaren und schmerzfreien Stumpf zu schaffen. Die primäre Amputation hat daher in der Behandlung der kritischen Beinischämie keinen Platz. Sie führt unweigerlich zu einem Verlust an Länge und vielleicht auch wichtiger Gelenke wie Rückfluß oder Knie, der auch durch eine noch so schöne myoplastische Stumpfdeckung nicht wettgemacht werden kann.

Zunächst gilt es, mit allen Mitteln die Revaskularisation zu fördern, um eine unvermeidliche Amputation möglichst nach distal zu verlagern. Zu diesen Maßnahmen gehören neben gefäßchirurgischen Eingriffen das Abtragen von Nekrosen, die in der Regel offene Wundbehandlung, bei peripheren Hautthrombosen auch Blutegel. Ferner aseptische Verbandstechnik ohne strangulierende Verbände, Lagerung, Krankengymnastik. Hinzu kommen medikamentöse Maßnahmen zur Unterstützung von Herz und Kreislauf, Einstellung eines Diabetes und Antibiotika.

Die Demarkation der Gewebe stellt sich in der Regel schon nach wenigen Tagen ein. Damit sind die Voraussetzungen für die Amputation gegeben. Längeres Zuwarten verschlechtert den Allgemeinzustand, verlängert Bettruhe und Spitalaufenthalt, führt zu Kontrakturen, Muskelatrophie, Osteoporose, Dekubitalulcera und vermeidbaren Kosten.

Die Wahl der Amputationshöhe wird nicht allein durch die Grenze der Vitalität der Gewebe bestimmt. Sie hängt auch ab von weiteren Faktoren, so von der Grundkrankheit. Die Heilungsaussichten für eine periphere Amputation sind z. B. beim Diabetiker eindeutig größer als bei der Buergerschen Erkrankung.

Der zu schaffende Stumpf muß an der unteren Extremität auch möglichst *endbelastbar* sein. Damit kommt das System Stumpf–Prothese dem natürlichen Vorbild einen wichtigen Schritt näher. Beinstümpfe sind praktisch *voll* endbelastbar, wenn die Amputation durch *spongiösen Knochen* erfolgt. Bei Amputationen durch Röhrenknochen läßt sich die Endbelastbarkeit durch geeignete operative Verfahren erhöhen. In jedem Fall, von der Oberschenkelamputation abgesehen, ist es vorzuziehen, die *Narbe außerhalb der Belastungszone* zu legen, in der Regel nach ventral. Die Belastung des Stumpfendes führt dann zu einer Kompression der Narbe und nicht zu einer Distraktion. Das Stumpfende ist mindestens mit Vollhaut zu bedecken, die zum Knochen frei verschieblich ist. Transplantate jeder Art halten der Belastung auf die Dauer nicht stand, ausgenommen bei Kindern. Die Nervenstümpfe sind so zu kürzen, daß sie außerhalb der Belastungszone zu liegen kommen, Knochenkanten sind abzurunden.

Vorbestehende gefäßchirurgische Narben und besonders obliterierte Gefäßprothesen können zu schweren Wundheilungsstörungen wie Gewebsnekrosen und Wundinfektion führen oder später die Versorgung mit einer Prothese mit Vollkontaktschaft erschweren. Gefäßprothesen sind daher bei der Amputation bis in die Leiste hinauf zu entfernen, was wiederum gefäßchirurgische Maßnahmen erfordern kann. Längsschnitte über der Leiste führen in der Regel zu Beugekontrakturen der Hüfte. Bei Amputationen sind sie daher in ein- oder mehrfache Z-Plastiken umzuwandeln.

Es mag längere Zeit dauern, bis die Wunde an einem peripheren Amputationsstumpf abgeheilt und prothetisch belastbar ist, als dies bei einer proximaleren Amputationshöhe der Fall gewesen wäre. Jede peripherere Amputationshöhe verbessert auf lange Sicht das Rehabilitationsergebnis. So kommt ein Gefäß-Patient mit doppelseitiger Amputation im Unterschenkel in der Regel zum Gehen, während dies bei doppelseitiger Amputation im Oberschenkel schlichtweg unmöglich ist.

Das Gelingen hängt somit auch ab von der Risikobereitschaft zu einem längeren Spitalaufenthalt, operativen Stumpfkorrekturen oder gar zur Nachamputation. Periphere und endbelastbare Stümpfe stellen jedoch auch ungewohnte Anforderungen an das Orthopädie-Handwerk. Mangelt es hier an Einsicht und an Kenntnissen, lohnt sich der Einsatz weit weniger.

Literatur

1. Baumgartner R, Botta P (1989) Amputation und Prothesenversorgung der unteren Extremität. Enke, Stuttgart

156. Was leistet die Pharmakotherapie allein oder additiv zur Chirurgie?

H. Heidrich

Franziskus-Krankenhaus, Innere Abteilung, Budapester Str. 15–19, 10787 Berlin

What can we Expect from Pharmacotherapy Applied Alone or as an Adjunct to Surgery?

Summary. To date, a therapeutic effect of drug treatment in Fontaine Stage III and IV with critical limb ischaemia has been documented in controlled trials only for prostaglandin E_1. PGE_1 administered either intra-arterially, results in disappearance of rest pain, healing of necroses, and a reduction in both amputation rate and progression of AOD 6 to 12 months after treatment. The results of vascular surgery are improved. For prostacyclin (PGI_2) a therapeutic effect has been proven only in endangiitis; for other vasoactive substances (pentoxifylline, naftidrofuryl, buflomedil) such an effect is probable, but has not been confirmed by controlled studies.

Key words: Critical limb ischaemia – PGE_1 – PGI_2 – Vasoactive substances

Zusammenfassung. Bislang ist die therapeutische Wirksamkeit einer medikamentösen Therapie im Fontaine-Stadium III und IV mit kritischer Extremitätenischämie nur für Prostaglandin-E_1 in kontrollierten Studien gesichert.
PGE_1 führt sowohl bei intravenöser als auch intra-arterieller Applikation zu einem Verlust von Ruheschmerzen, einer Abheilung von Nekrosen, 6 bis 12 Monate nach Behandlungsende zu einer Verringerung der Amputationsquote und der Progredienz der AVK. Gefäßchirurgische Behandlungserfolge werden verbessert. Für Prostacyclin (PGI_2) ist eine therapeutische Wirksamkeit nur bei der Endangiitis belegt, für andere vasoaktive Substanzen (Pentoxifyllin, Naftidrofuryl, Bufedil) wahrscheinlich, aber noch nicht durch kontrollierte Studien gesichert.

Schlüsselwörter: Kritische Extremitätenischämie – PGE_1 – PGI_2 – Vasoaktive Substanzen

Die Frage, ob eine medikamentöse Therapie bei peripher-arterieller Verschlußkrankheit mit kritischer Extremitätenischämie, d.h. im Fontaine-Stadium III und IV wirksam ist oder nicht, wird seit langem divergent diskutiert. Für die Mehrzahl von Substanzen, deren therapeutische Wirksamkeit für das Fontaine-Stadium II inzwischen belegt ist (Pentoxifyllin, Naftidrofuryl, Bufedil), gibt es zwar eine Reihe von Arbeiten mit Hinweisen auf eine Wirksamkeit auch bei Ruheschmerz und Nekrosen, stringente kontrollierte Studien liegen dafür aber noch nicht vor. Akutversuche zum Verhalten einzelner hämodynamischer Meßparameter im Fontaine-Stadium III und IV lassen keinen Rückschluß auf eine klinisch-therapeutische Wirksamkeit vasoaktiver Substanzen zu. Lediglich Böhme [5] hat 1992 für

Naftidrofuryl Ergebnisse einer ersten kontrollierten Untersuchung vorgelegt, deren Stellenwert aber noch nicht ausreichend beurteilt werden kann, weil in der Publikation keine zwingend notwendigen Details zum Studienablauf mitgeteilt worden sind. Dabei darf vermutet werden, daß unter bestimmten Bedingungen eine therapeutisch-relevante Wirksamkeit vorliegt. Diese Annahme wird durch eine orientierende Retrospektivstudie aus unserer Klinik deutlich [15], die bei 697 Patienten (353 Frauen/344 Männer) durchgeführt wurde, und die wegen Ruheschmerzen oder Nekrosen 752 mal stationär von 1981 bis 1985 aufgenommen werden mußten. Diese Zeitspanne war gewählt worden, weil die Verwendung von Naftidrofuryl und Pentoxifyllin in diesen Jahren vor Einführung von PGE_1 noch deutlich häufiger war als in den folgenden Jahren. Es ist wichtig, daß die Patientengruppen die Kriterien der kritischen Extremitätenischämie erfüllten, d.h. die systolischen Knöchelarteriendrücke zwischen 35 und 50 mm Hg lagen. Nur in der PTA-Gruppe wiesen die Druckwerte über der A. tibialis posterior und A. dorsalis pedis Mittelwerte von 60 bis 70 mm Hg auf. Wesentliches Ergebnis dieser Untersuchung war, daß Naftidrofuryl und Pentoxifyllin gleichartig in ca. 35%, PGE_1 in 48,2%, eine PTA in 62,7%, eine Lyse in 42,1% und gefäßchirurgische Maßnahmen in 81,3% zu deutlicher Besserung eines Fontaine-Stadiums III und IV führten (Tab. 1).

Diese Retrospektivanalyse beweist zwar keine therapeutische Wirksamkeit im Sinn einer stringenten Untersuchung. Sie macht aber deutlich, daß mit positiven Effekten bei kritischer Extremitätenischämie und intravenöser Applikation typischer vasoaktiver Substanzen zu rechnen ist und kontrollierte Studien, die mehrfach angemahnt worden sind, initiiert werden müssen, um den Nutzen von Naftidrofuryl, Pentoxifyllin und Bufedil im Fontaine-Stadium III und IV kritisch und spekulationsfrei nachzuweisen oder zu widerlegen.

Zweifelsfrei ist in den letzten Jahren aber durch relevante kontrollierte und größere offene Studien belegt worden, daß Prostaglandin-E_1 sowohl allein als auch in Kombination mit operativen Eingriffen im Stadium der kritischen Extremitätenischämie, d.h. im Fontaine-Stadium III und IV wirksam ist.

Bei alleinigem Einsatz von Prostaglandin-E_1 ließ sich in kontrollierten Studien (Tab. 2) gegen Placebo, ATP oder Pentoxifyllin zeigen, daß bei intra-arterieller Applikation Ruheschmerzen signifikant vermindert bzw. aufgehoben werden und bei Nekrosen eine Abheilung zustande kommt. Gleiche Effekte lassen sich auch mit der intravenösen Applikation (Tab. 3) erreichen, die einfacher und damit auch breiter anzuwenden ist als die intra-arterielle Infusion. Die Nebenwirkungsquote bei intravenöser und intra-arterieller Applikation ist annähernd gleich. Bei der intra-arteriellen Applikation finden sich aber deutlich mehr lokale unerwünschte Nebenwirkungen [13].

Tabelle 1. Ergebnisse der Behandlung der peripher arteriellen Verschlußkrankheit nach verschiedenen Therapiekonzepten. Dargestellt sind die prozentualen Häufigkeiten, mit denen nach einem bestimmten Therapiekonzept eine Beseitigung bestehender Ruheschmerzen im Fontaine-Stadium III bzw. eine Abheilung bestehender Nekrosen im Fontaine-Stadium IV erreicht wurden

	Naftidrofuryl (n = 119)	Pentoxifyllin (n = 209)	PGE_1 (n = 147)	PTA (n = 59)	Lyse (n = 38)	Chirurgie (n = 145)
Stadium III	51,9%	51,7%	65,3%			83,8%
Stadium IV	23,7%	24,9%	39,7%			79,5%
Gesamt	34,4%	35,9%	48,2%	62,7%	42,1%	81,3%

Naftidrofuryl:	Intravenöse Infusionstherapie mit Naftidrofuryl
Pentoxifyllin:	Intravenöse Infusionstherapie mit Pentoxifyllin
PGE_1:	Intravenöse Infusionstherapie mit Prostaglandin-E_1
PTA:	Perkutane transluminale Katheterangioplastie
Lyse:	Selektive (direkte) intra-arterielle Katheterangioplastie
Chirurgie:	Primär chirurgisches, umgehendes (Bypass), desobliterierendes oder sympatholytisches Vorgehen

Tabelle 2. I.a. intermittierende PGE$_1$-Infusion bei kritischer Extremitätenischämie

Autor	n	Dosis, Dauer	Zielkriterien	Ergebnisse	Sign. vs. Kontrolle
Trübestein (1987)*	57	20 µg/60 min 21 d	Ulcusgröße Analget. Verbr. Amputation	reduziert reduziert	sign. sign. sign.
Balzer (1989)	218	10–20 µg/60 min 20 d	Ulcusgröße Ruheschmerz	reduziert reduziert	– –
Böhme (1989)*	34	10–20 µg/60 min 23 d	Ulcusgröße Ruheschmerz	reduziert reduziert	nicht sign. nicht sign.

* ATP

Tabelle 3. Intermittierende i.v. PGE$_1$-Infusion bei kritischer Extremitätenischämie (Fontaine III/IV)

Balzer (1989)	211	1 × 60 µg/d 2 × 40 µg/d 28 d	Ulcusgröße Ruheschmerz	reduziert reduziert	– –
Diehm (1988)*	46	1 × 60 µg/d 21 d	Ruheschmerz Analget. Verbr.	reduziert reduziert	$p < 0,05$ $p < 0,05$
Heidrich (1987)	203	2 × 40 µg/d 27 d	Ulcusgröße Ruheschmerz	reduziert reduziert	– –
Trübestein (1989)**	70	2 × 40 µg/d 28 d	Ulcusgröße Analget. Verbr. Ruheschmerz	reduziert reduziert reduziert	$p < 0,01$ $p < 0,05$ n.s.
Stiegler (1992)*	73	2 × 40 µg/d 28 d	Ulcusgröße Ruheschmerz	reduziert reduziert	$p < 0,01$ $p < 0,05$

* Placebo; ** Pentoxifyllin

Entscheidend für den Stellenwert von PGE$_1$ bei der kritischen Extremitätenischämie sind die Langzeitergebnisse nach Therapieende. Wir konnten in unserer eigenen Studie [12] an 202 Patienten, die im Mittel 27,1 Tage wegen eines Fontaine-Stadiums III und IV intravenös mit PGE$_1$ behandelt wurden, zeigen, daß 66% der primär erfolgreich behandelten Patienten nach 21,9 Monaten noch immer im Stadium Fontaine II verblieben waren. Wichtig erscheint weiter, daß 6 und 12 Monate nach Abschluß einer PGE$_1$-Therapie die Zahl der Verschlechterungen nach den Untersuchungen von Stiegler und Mitarbeitern [17], Böhme und Mitarbeitern [4] und Trübestein und Mitarbeitern [19] sowie die Zahl notwendiger Amputationen in der PGE$_1$-behandelten Gruppe signifikant niedriger war als in der Placebogruppe (Tab. 4). Daß PGE$_1$ auch als adjuvante Therapie zu gefäßchirurgischen Maßnahmen sinnvoll sein kann, machen Untersuchungen von Gruß [10, 11] und von Horsch [14] deutlich (Tab. 5).

In jüngster Zeit wurde für ein weiteres Prostanoid, das Prostacyclin (PGI$_2$; Iloprost) gezeigt, daß eine Beeinflussung der kritischen Extremitätenischämie auch damit möglich ist (Tab. 6). Diese Substanz bietet gegenwärtig aber noch eine Reihe von Problemen, die im wesentlichen an einer verbindlichen, therapeutisch wirksamen Dosis liegen, weil die gegenwärtige Dosierung an den subjektiven, noch tolerablen Nebenwirkungen gemessen wird. Sie ist vom Bundesgesundheitsamt bislang erst für die Behandlung der schweren Form einer Thrombangiitis obliterans zugelassen.

Damit bleibt, daß eine medikamentöse Behandlung im Stadium der kritischen Extremitätenischämie (Fontaine-Stadium III und IV) sehr wohl möglich ist, bislang aber nur für Prostaglandin-E$_1$ mit relevanten stringenten Untersuchungen belegt wurde. Ein Therapie-

Tabelle 4. Verschlechterung in der Follow-up-Periode

Autor	Appli-kationsart	Follow-up-Periode	Verschlechterung nach PGE_1	Verschlechterung nach Kontrolle		Sign. vs. Kontrolle
Böhme (1989)	i.a.	12 Monate	17%	ATP	44%	p < 0,05
Trübestein (1989)	i.v.	6 Monate	17%	Pentox.	34%	p = 0,08
Stiegler (1992)	i.v.	6 Monate	11%	Placebo	27%	p = 0,07

Tabelle 5. Additive PGE_1-Therapie bei chirurgischen Interventionen

Studie	Chirurgische Intervention	n	PGE_1-Dosis	Ergebnisse
Gruss (1988)	femoro-distaler In-situ-Bypass	99	i.a. 0,2 ng/kg × min 10 Tage	• sign. Senkung der Sofortverschlußrate (4% vs. 14%) • sign. Senkung der Amputationsrate (4% vs. 20%)
Gruss (1991)	Profundaplastik	83	2 × tgl. i.v. 60 µg 3 Wochen	• sign. Rückführung vom Stad. III/IV in das Stad. II b (61% vs. 35%) • sign. Senkung der Amputationsrate (17% vs. 46%)
Horsch et al. (1992)	Unterschenkel-amputation	102	2 × tgl. i.v. 40 µg 3 Wochen	• primäre Wundheilung 76% • Reamputationsrate nach 3 Monaten 7%

Tabelle 6. Kontrollierte Studien zur i.v. Iloprost-Infusion bei kritischer Extremitätenischämie (Fontaine III/IV)

Autor	n	Dosis, Dauer	Zielkriterien	Sign. gegen Placebo
Brock (1990)	109	0,5–2 ng/kg × min × 6 h, 28 d	Ulcusheilung Ruheschmerz	sign. nicht sign.
Balzer (1987)	112	0,5–2 ng/kg × min × 6 h, 14 d	Ruheschmerz	sign.
Diehm (1989)	101	0,5–2 ng/kg × min × 6 h, 28 d	Ulcusheilung Ruheschmerz	sign. nicht sign.
Bliss (1991)	151	0,5–2 ng/kg × min × 6 h, 14/28 d	Ulcusheilung	sign.
Norgren (1990)	103	0,5–2 ng/kg × min × 6 h 14 d	Ulcusheilung	nicht sign.
Guilmot (1991)	128	0,5–2 ng/kg × min × 6 h, 21 d	Ulcusheilung Ruheschmerz	nicht sign. sign.

versuch sollte intravenös oder intra-arteriell immer dann unternommen werden, wenn

1. eine Gefäßrekonstruktion, PTA oder selektive Katheterlyse nicht möglich oder zu risikoreich sind,
2. der Patient einer primären operativen Intervention nicht zustimmt,
3. der transcutane Sauerstoffpartialdruck am Fußrücken nicht unter 10 mm Hg und die systolischen Knöchelarteriendrücke nicht unter 30 mm Hg liegen,
4. keine manifeste Myocarddekompensation besteht,
5. eine periphere Amputation notwendig ist und sich dabei die Durchblutungsverhältnisse im Amputationsbereich als extrem schlecht darstellen.

Eine PGE$_1$-Therapie ist in der Regel zu beenden, wenn hämodynamisch verursachte Ruheschmerzen nicht innerhalb von 10 Tagen erheblich gemindert oder beseitigt werden und Nekrosen nicht innerhalb von 14 bis 20 Tagen eine relevante Besserung (Verkleinerung um mehr als 30 %) zeigen, weil dann weder mit guten Früh- noch stabilen Langzeit-Ergebnissen zu rechnen ist.

Literatur

1. Balzer K, Bechara G, Bisler H, Clevert HD, Diehm C, Heisig G, Held K, Mahfoud Y, Mörl H, Rücker G, Stöveken HJ, Walter P, Wolf S (1987) Placebo-kontrollierte, doppelblinde Multizenterstudie zur Wirksamkeit von Iloprost bei der Behandlung ischämischer Ruheschmerzen von Patienten mit peripheren arteriellen Durchblutungsstörungen. VASA, Suppl 20:379
2. Balzer K, Rogatti W, Rüttgerodt K (1989) Therapeutische Wirksamkeit von Prostaglandin-E$_1$: Intraarterielle und intravenöse PGE$_1$-Therapie bei AVK im Stadium III/IV. Therapiewoche 39:2736
3. Bliss BP et al (1991) Treatment of Limb Threatening Ischaemia with intravenous Iloprost: A Randomised Double-blind Placebo Controlled Study. Eur J Vas Surg 5:511
4. Böhme H, Brülisauer M, Härtel U, Bollinger A (1989) Periphere arterielle Verschlußkrankheit im Stadium III und IV. Kontrollierte Zweizentren-Studie zur Wirksamkeit von intraarteriellen Prostaglandin-E$_1$-Infusionen. Med Welt 40:1501
5. Böhme H (1992) Die konservative Therapie des ausoperierten Gefäßpatienten im Stadium III und IV. In: Schütz RM, Bruch HP (Hrsg) Der ausoperierte Gefäßpatient – Fakten und Perspektiven. Media-Designe, Lübeck, S 48
6. Brock FE, Abri O, Baitsch G, Bechara G, Beck K, Corovic D, Diehm C, Marshall M, Rahmel B, Scheffler P, Schmidt W, Schäfer M, Oberender HA (1990) Iloprost in der Behandlung ischämischer Gewebsläsionen. Ergebnisse einer placebokontrollierten Multizenterstudie mit einem stabilen Prostazyklinderivat. Schweiz med Wschr 120:1477
7. Diehm C, Hübsch-Müller C, Stammler F (1988) Intravenöse Prostaglandin-E$_1$-Therapie bei Patienten mit peripher-arterieller Verschlußkrankheit (AVK) im Stadium III – eine doppelblinde plazebokontrollierte Studie. In: Heidrich H, Böhme H, Rogatti W (Hrsg) Prostaglandin-E$_1$-Wirkungen und therapeutische Wirksamkeit. Springer-Verlag, Berlin Heidelberg New York, S 133
8. Diehm C, Abri O, Baitsch G, Bechara G, Beck K, Breddin HK, Brock FE, Clevert HD, Corovic D, Marshall M, Rahmel B, Scheffler P, Schmidt W, Oberender HA (1989) Iloprost, ein stabiles Prostacyclinderivat bei arterieller Verschlußkrankheit im Stadium IV. Eine placebokontrollierte Multizenterstudie. Dtsch med Wschr 114:783
9. Guilmot JL, Diot E (1991) Treatment of Lower Limb Ischaemia Due to Atherosclerosis in Diabetic and Nondiabetic Patients with Iloprost, a Stable Analogue of Prostacyclin. Drug Invest 3:351
10. Gruß JD, Fietze-Fischer B (1988) Die adjuvante PGE$_1$-Therapie bei femoro-distalen Rekonstruktionen. In: Heidrich H, Böhme PA, Rogatti W (Hrsg) Prostaglandin-E$_1$-Wirkungen und therapeutische Wirksamkeit. Springer-Verlag, Berlin, S 151
11. Gruß JD (1991) Adjuvant intravenous PGE$_1$ treatment after profundaplasty for limb salvage. In: Diehm C, Sinzinger H, Rogatti W (eds) Prostaglandin-E$_1$ – New aspects on pharmacology, metabolism and clinical efficacy. Springer-Verlag, Berlin, pp 109
12. Heidrich H, Ranft J, Peters A, Rummel S (1987) Früh- und Spätergebnisse nach intravenöser Prostavasin-Therapie bei peripher-arteriellen Durchblutungsstörungen mit Ruheschmerz und Nekrose. VASA, Suppl 20:202

13. Heidrich H, Breddin K, Rudofsky G, Scheffler P (1992) Kardiopulmonale Wirkungen von Prostaglandin-E$_1$ – Aspekte zur Arzneimittelsicherheit. Med Klin 87:123

14. Horsch S (1992) Adjuvante i.v. PGE$_1$-Therapie bei Unterschenkelamputationen. Publikation in Vorbereitung

15. Meuche Ch (1989) Therapieergebnisse bei der Behandlung der peripher-arteriellen Verschlußkrankheit in den Fontaine-Stadien III und IV. Retrospektivstudie. Inauguraldissertation, FU Berlin

16. Norgren L, Alwmark A, Ängquist KA, Hedberg B, Bergquist D, Takolander R, Claes G, Lundell A, Holm J, Jivegard L, Risberg B, Örtengren T, Örtenwall P, Salenius JP, Kaukinen S, Siitonen O, Huttunen M, Ylitalo P, Nizankowski R, Szczeklik A, Krolikowski W, Oberender H (1990) A Stable Prostacyclin Analogue (Iloprost) in the Treatment of Ischaemic Ulcers of the Lower Limb. A Scandinavian-Polish placebo controlled, randomised study. Eur J Vas Surg 4:463

17. Stiegler H, Diehm C, Grom E, Martin M, Mörl H, Rudofsky G, Vogelberg KH (1992) Placebokontrollierte doppelblinde Studie zur Wirksamkeit von i.v. Prostaglandin-E$_1$ bei Diabetikern mit AVK im Stadium IV. VASA, Suppl 35:164

18. Trübestein G, Ludwig M, Diehm C, Gruß JD, Horsch S (1987) Prostaglandin-E$_1$ bei arterieller Verschlußkrankheit im Stadium III und IV – Ergebnisse einer multizentrischen Studie. DMW 112:955

19. Trübestein G, von Bary S, Breddin K, Diehm C, Gruß JD, Heinrich H, Horsch S, Kriessmann A, Maass U, Martin M, Maurin N, Scheffler P (1989) Intravenous prostaglandin-E$_1$ versus pentoxifylline therapy in chronical arterial occlusive disease – a controlled randomised multicenter study. VASA, Suppl 28:44

157. Epidurale Rückenmarksstimulation beim austherapierten arteriellen Verschlußleiden

S. Horsch, L. Claeys und K. Ktenidis

Krankenhaus Porz am Rhein, Akademisches Lehrkrankenhaus, Urbacher Weg 19, 51149 Köln

Epidural Spinal Cord Stimulation in the Treatment of Severe Peripheral Arterial Occlusive Disease

Summary. We studied the efficiency of spinal cord stimulation in 237 patients, 169 stage III and 68 stage IV patients. In all cases medical or surgical therapy had failed or vascular reconstruction was impossible. 64 patients underwent a major amputation. The limb survival rate showed a 73% 5-year-survival. Clinical improvement was confirmed by the increase in $TcPO_2$ (p < 0.02) from 24.8 to 48.1 mm Hg in the non-amputated stage III patients and from 15.4 to 37.6 mm Hg in the non-amputated stage IV patients and by the increase of capillary red blood cell velocity from 0.11 mm/sec. to 0.29 mm/sec. in 47 patients.

Key words: Spinal cord stimulation – Severe peripheral arterial occlusive disease – Microcirculation

Zusammenfassung. In die Studie wurden 237 Patienten, 169 im Stadium III und 68 im Stadium IV, mit angiographisch gesicherten, nicht revascularisierbaren Verschlüssen aufgenommen. Bei 25 Stadium-III- und bei 51 Stadium-IV-Patienten erfolgte eine Majoramputation. Die Erhaltung einer funktionstüchtigen Extremität konnte in 73% der Patienten erreicht werden. In dieser Gruppe trat eine signifikante Verbesserung des am Fußrücken gemessenen $TcPO_2$ von 24,8 mm Hg auf 48,1 mm Hg bei Stadium-III- und von 15,4 mm Hg auf 37,6 mm Hg bei Stadium-IV-Patienten auf. Die Zunahme der Erythrozytengeschwindigkeit von 0,11 auf 0,29 mm/sec muß durch weitere Erfahrungen bestätigt werden.

Schlüsselwörter: Rückenmarksstimulation – Austherapierte arterielle Verschlußleiden – Mikrozirkulation

Einleitung

Bei der Behandlung des chronischen Ischämiesyndroms der unteren Extremität im Stadium III und IV nach Fontaine, gilt es durch Revaskularisation oder Rekanalisation eine suffiziente Reperfusion der betroffenen Extremität zu erreichen.

Doch die Rekonstruktion der Unterschenkelstrombahn und des Arcus plantaris ist trotz verbesserter Operationstechniken sowie verbessertem Prothesenmaterial schwierig und mit einer hohen Verschlußrate belastet. Viele periphere Verschlüsse können auch nicht mehr rekonstruiert werden und müssen deshalb konservativ weiterbehandelt werden [5]. In diesen Fällen können adjuvante Maßnahmen wie Hämodilution oder Verabreichung von vasoaktiven Pharmaka, intraarteriell oder intravenös, von Erfolg sein.

Gelingt es durch diese Maßnahmen nicht, die Funktionstüchtigkeit wiederherzustellen, ist die Extremität oder ein Extremitätenabschnitt durch irreversible Ischämie verloren.

1967 führten Shealy und Mortimer die epidurale Rückenmarksstimulation ein zur Therapie von chronischen therapieresistenten Schmerzen unterschiedlicher Genese [18].

1976 beschrieben Cook und Mitarbeiter den positiven Effekt der Rückenmarksstimulation bei peripheren Durchblutungsstörungen [4]. Diese Beobachtungen boten neue Perspektiven in der Behandlung des peripheren arteriellen Verschlußleidens, wenn eine operative bzw. invasive Therapieform entweder technisch nicht durchführbar oder ohne Erfolg geblieben ist [1, 3, 6, 7, 11, 14].

Patienten und Methodik

In die Studie wurden 237 Patienten, 154 Männer und 83 Frauen, mit angiographisch gesicherten, nicht revascularisierbaren Verschlüssen aufgenommen. Es befanden sich 169 Patienten im Stadium III und 68 Patienten im Stadium IV.

Das Durchschnittsalter betrug 68,2 Jahre. Bei 42 Patienten bestand zusätzlich ein Diabetes mellitus.

Indikationen und Kontraindikationen

Aufnahmebedingungen für die Implantation eines epiduralen Rückenmarkstimulators war klinisch und angiographisch gesichertes peripheres arterielles Verschlußleiden im Stadium III oder IV und Ausschöpfung aller konservativer/operativer Therapien.

Ausschlußkriterien waren ausgedehnte Ulcerationen oder Nekrosen, die Indikation zur revascularisierten oder gefäßchirurgischen Rekonstruktion im Becken-, Oberschenkel- und Unterschenkelbereich, Alkohol- oder Drogenabhängigkeit, dekompensierte Herz-Lungen- oder Niereninsuffizienz und eine kurze Lebenserwartung aufgrund einer schweren Begleiterkrankung. Patienten mit Gehbehinderung oder Schmerzen aus nichtvasculärer Art wurden ebenfalls ausgeschlossen.

Implantation

Beim Patienten wird in Bauchlage in Lokalanästhesie mit einer Touhynadel zwischen L3 und L4 der Periduralraum punktiert. Die Punktionsstelle liegt für die unteren Extremitäten bevorzugt zwischen L3 und L4. Anschließend wird die Sonde unter Bildwandlerkontrolle epidural hochgeschoben bis auf die Höhe Th10 und Th12. Die Sonde liegt bevorzugt auf der Medianlinie oder über dem hinteren Seitenstrang der klinisch führenden Seite. Die genaue Plazierung erfolgt unter intraoperativer Teststimulation, wobei es zu angenehmen Parästhesien in der betroffenen Extremität kommen sollte. Bei optimaler Position der epiduralen Elektroden wird zunächst die Elektrodenführung seitlich steril herausgeleitet und eine externe Teststimulation über 5 bis 7 Tage durchgeführt.

Die Indikation zur Implantation eines programmierbaren Generators ist gegeben, wenn es während dieser Teststimulation zu einem Wärmegefühl und angenehmen Parästhesien im Bereich der erkrankten Extremität kommt. Der unter dem linken Rippenbogen subcutan implantierte Generator kann postoperativ mittels eines tragbaren Computers transcutan programmiert werden. Eine permanente Stimulation sowie eine Intervallschaltung sind möglich. Frequenz, Stromstärke und Stromform sind von außen per Telemetrie programmierbar.

Nachuntersuchungen

Um die Wirkung der epiduralen Rückenmarksstimulation auf die Makro- und Mikrozirkulation der betroffenen Extremitäten zu objektivieren, wurden vor und nach der Implantation folgende Untersuchungen viermal jährlich durchgeführt:

Makrozirkulation

Als Parameter der Makrozirkulation wurde der systolische Knöchelarteriendruck mit Druckmanschette und Dopplerultraschallsonde gemessen. Hieraus ließ sich dann der Knöchel-Arm-Druckindex bestimmen.

Mikrozirkulation

Als Maß für die Durchblutung in den nutritiven Kapillaren der Haut führten wir erstens die transcutane Messung des Sauerstoffpartialdruckes am Fußrücken durch, mit Bestimmung des regionalen Perfusionsindex. Als zweites Verfahren verwenden wir seit Mitte 1992 die transcutane Videomikroskopie im periungualen Bereich der ersten oder zweiten Zehe.

Beide Untersuchungen wurden nach einer zwanzigminütigen Ruhezeit bei einer Raumtemperatur von 23 °C durchgeführt.

Transcutane Sauerstoffpartialdruckmessung

Die Oxygenierung der Haut läßt sich mit Hilfe der transcutanen Sauerstoffpartialmessung quantifizieren. Die Sauerstoffelektrode besteht aus einer ringförmigen Silber/Silberchlorid-Anode und einer 15 µm dicken Platinkathode. Die 45 °C warme Anode bewirkt lokal eine Hyperämie. Die Stromstärke, die durch diese Hyperämie bei der Reduktion von O2 an der Platinkathode entsteht, wird gemessen. Sie ist proportional zu den O2-Molekülen, die aus den Kapillaren diffundieren.

Die $TcPO_2$-Messungen an den unteren Extremitäten von Patienten mit schwerer chronischer Ischämie zeigen signifikant erniedrigte $TcPO_2$-Werte gegenüber Gesunden. Der mittlere $TcPO_2$ am Fußrücken beträgt normal 57 ± 10 mm Hg, im Fall einer schweren chronischen Ischämie 24 ± 20 mm Hg [8]. Die thorakalen $TcPO_2$-Werte als Referenzmessung zeigen keine Unterschiede. Aus diesen beiden Werten läßt sich der regionale Perfusionsindex bestimmen, der interpretiert werden kann wie der Knöchel-Arm-Druckindex [13].

Transcutane Videomikroskopie

Die intravitale Mikroskopie der oberflächlichen Hautkapillaren war früher auf die Beschreibung der Kapillarmorphologie beschränkt. Die Videotechnik ermöglicht, dynamische Vorgänge zu erfassen und zu quantifizieren. So läßt sich die Strömungsgeschwindigkeit der Erythrozyten in den Hautkapillaren messen, Diffusionsvorgänge können durch Injektion von Fluoreszenzstoffen untersucht werden und Kapillardruckmessungen lassen sich durchführen.

Die Apparatur zur transcutanen Darstellung der Kapillaren besteht aus einem Auflichtmikroskop mit einer Fernsehkamera, die über einen Fernsehmonitor mit einem Videorekorder verbunden ist. Die Erythrozytengeschwindigkeit messen wir mit der Flying-spot-Methode.

Die Geschwindigkeit ist bei Gesunden pulsatorisch und abhängig von der Hauttemperatur. Bei einer Hauttemperatur von 30 °C liegt die Geschwindigkeit in den Nagelfalzkapillaren bei 0,72 ± 0,32 mm/sec [2]. Allerdings sind verschiedene Flußmuster zu beobachten. Ein kontinuierlicher Flußtyp zeigt größere Schwankungen ohne Flußunterbrechung, bei einem intermittierendem Typ beobachtet man einen Flußstopp. Ist das Flußmuster synchron, dann spricht man von einem konkordantem Muster. Einen diskordanten oder asynchronen Fluß beobachtet man im Fall einer funktionellen Mikroangiopathie.

Als Parameter der Kapillargeometrie bestimmen wir einerseits die Kapillardichte (Anzahl Kapillaren der ersten Schlingenreihe parallel zur Epidermis pro Millimeter) und die Densität (Anzahl Kapillare pro mm^2; normal $30-40$/mm^2) [15] und andererseits den Torquierungsindex (dazu wird jeder $90°$-Winkel im Verlauf der Kapillarschlinge mit einer 1 bewertet und aufaddiert).

Mit zunehmendem Schweregrad der Ischämie nimmt tendenzweise die Anzahl der durchbluteten Kapillaren ab, diese Unterschiede sind jedoch nicht signifikant [15].

Ergebnisse

144 der 169 Patienten im Stadium III konnten ins Stadium II zurückgeführt werden. In der Nachbeobachtungszeit von durchschnittlich 54,6 Monaten mußte bei 29 Patienten im Stadium III eine Amputation durchgeführt werden. Bei 25 Patienten erfolgte eine Majoramputation und bei 4 Patienten eine Minoramputation. In der Gruppe der gebesserten Patienten trat keine signifikante Verbesserung des Knöchel-Arm-Druckindex auf. Der am Fußrücken transcutan gemessene Sauerstoffpartialdruck stieg bei den gebesserten Patienten von 24,8 mm Hg $\pm$ 5,5 mm Hg vor Therapie, auf 48,1 mm Hg $\pm$ 6,4 mm Hg nach 51,6 Monaten Elektrostimulation. Der regionale Perfusionsindex stieg von 0,52 auf 0,91. Von den 68 Patienten im Stadium IV konnten 17 Patienten ins Stadium II zurückgeführt werden. Bei 51 Patienten war eine Amputation erforderlich, davon 39 Majoramputationen und 12 Minoramputationen. Der Sauerstoffpartialdruck stieg bei den gebesserten Stadium-IV-Patienten von 15,4 mm Hg $\pm$ 6,2 mm Hg auf 37,6 mm Hg $\pm$ 7,1 mm Hg nach Stimulation. Der regionale Perfusionsindex stieg von 0,33 auf 0,74 an. Auch in dieser Patientengruppe traten keine signifikanten Veränderungen des Knöchel-Arm-Index auf.

Betrachtet man die Ergebnisse nach den durchgeführten Amputationen, dann wird deutlich, daß die meisten Patienten im Stadium IV amputiert wurden. Faßt man diese Ergebnisse zusammen, so mußte bei 33,75% der Patienten eine Amputation erfolgen. Wenn man das Ziel der Rückenmarksstimulation in der Erhaltung einer funktionstüchtigen Extremität sieht, dann sinkt die Amputationsrate auf 27% (Tab. 1).

Während der gesamten Nachbeobachtungszeit wurden 18 Todesfälle dokumentiert. Methodekorrelierte Todesfälle traten nicht auf. Bei 7 Patienten war eine regelmäßige Nachkontrolle und Auswertung der vorliegenden Daten nicht möglich.

Bei 47 Patienten (42 im Stadium III und 5 im Stadium IV) zeigt sich eine Zunahme der Erythrozytengeschwindigkeit von 0,11 $\pm$ 0,08 mm/sec vor Therapie auf 0,29 $\pm$ 0,13 mm/sec unter Stimulation (Tab. 2).

Komplikationen

In 28 Fällen trat eine Sondendislokation auf, die eine Korrektur notwendig machte. Am häufigsten fand sich diese Komplikation in den ersten zwei postoperativen Wochen. Bei 12 Patienten trat ein Sondenbruch auf. Bei 3 dieser Patienten war eine Sondenneuanlage wegen

Tabelle 1. Ergebnisse (n = 237)

		Stadium III (169)	Stadium IV (68)
– Amputationen:	– minor:	4	12
	– major:	25	39
	– Total	80 (33,75%)	
– Extremitätenerhaltung:		144	29
	– Total	173 (72,9%)	

Tabelle 2. Videokapillaroskopie (n = 47)

– Densität:	7–22 Kapillaren/mm²
– Torquierungsindex:	6,8
– Erythrozytenaggregation:	in 82%
– Erythrozytengeschwindigkeit	
– vor:	0,11 mm/sec
– nach:	0,29 mm/sec

epiduraler Verwachsungen unmöglich. In den übrigen Fällen gelang die Sondenneuanlage ohne Probleme. Bei 7 Patienten trat eine Infektion des Systems auf, die eine Entfernung in toto und eine intravenöse Antibiotikatherapie notwendig machte. Zweimal trat eine Liquorfistel auf.

Diskussion

Patienten mit ischämisch bedingten Ruheschmerzen zeigten unter der epiduralen Rückenmarksstimulation eine deutliche klinische Besserung. Die meisten dieser Patienten wurden zwischen 1 und mehr als 5 Jahren nachbeobachtet. Eine Verbesserung der nutritiven Hautdurchblutung konnte durch einen signifikanten Anstieg des am Fußrücken transcutan gemessenen Sauerstoffpartialdruckes mit Anstieg des regionalen Perfusionsindex belegt werden. Die dynamische Videokapillaroskopie zeigte eine deutliche Zunahme der Erythrozytengeschwindigkeit im Kapillarbereich. Diese Ergebnisse müssen jedoch durch weitere Erfahrungen bestätigt werden.

Als Wirkungsweise der epiduralen Rückenmarksstimulation werden die „Gate-Control-Theorie" von Melzack und Wall [17], die Ausschüttung von analgetisch wirkenden Endorphinen [18], eine gesteigerte Produktion von Prostaglandin und Prostacyclin in der peripheren Muskulatur, die Freisetzung eines durchblutungsfördernden Oligopeptids (Substanz P) [19] und die Verringerung des Sympathikotonus verantwortlich gemacht [11].

Ziel unserer vorliegenden Studie war zu dokumentieren, ob die epidurale Rückenmarksstimulation eine Verbesserung der klinischen Symptomatik im Stadium III und IV nach Fontaine nach erfolgloser konservativer oder chirurgische Therapie bewirken konnte.

Mittels der epiduralen Rückenmarksstimulation wurde eine signifikante Reduktion des Ruheschmerzes oder Ischämieschmerzes erreicht. Die Ergebnisse des transcutan gemessenen Sauerstoffpartialdrucks und die mittels transcutaner Videomikroskopie gemessene Erythrozytengeschwindigkeit belegen eine über eine reine Analgesie hinausgehende Wirkung der epiduralen Rückenmarksstimulation.

Zusammenfassend läßt sich sagen, daß sich die epidurale Rückenmarksstimulation, als sichere Möglichkeit zur Schmerztherapie, als ein neues Behandlungsprinzip bei diesen Patienten darstellt, die weder operativ noch konservativ behandelt werden können.

Literatur

1. Augustinsson LE, Holm J, Carlsson AC (1985) Epidural electrical stimulation in severe limb ischemia. Evidences of pain relief, increased blood flow and a possible limb-saving effect. Ann Surg 202:104–111
2. Bollinger A, Butti P, Barras JP, Siegenthaler W (1974) Red cell velocity in nailfold capillaries of man measured by a television technique. Microvasc Res 7:61
3. Broggi G, Servello D, Franzini A (1987) Spinal cord stimulation for treatment of peripheral vascular disease. Appl Neurophysiol 50:439–441
4. Cook AW, Oygar A, Baggenstos P, Pacheto S, Kleniga E (1976) Vascular disease of the extremities: electrical stimulation of the spinal cord and the posterior roots. NY State J Med 76:366–368

5. Dahn I, Ekman GA, Lassen NA et al (1967) On the conservative treatment of severe ischemia of the leg. J Clin Labo Invest 19, Suppl 99:160–165

6. Dooley D, Kasprak M (1976) Modification of blood flow to the extremities by electrical stimulation of the nervous system. South Med J 69:1309–1311

7. Fiume D (1983) Spinal cord stimulation in peripheral vascular pain. Appl Neurophysiol 46:290–294

8. Franzeck UK, Jäger K, Mahler F, Bollinger A (1986) Beurteilung der kutanen Mikrozirkulation bei Gefäßkrankheiten. Angio 1:10–19

9. Franzeck UK, Talke P, Bernstein EF et al (1982) Transcutaneous PO2 measurements in health and peripheral arterial occlusive disease. Surgery 91:156–163

10. Friedman H, Nashold BS, Somjen G (1974) Physiological effects of dorsal column stimulation. Adv Neurol 4:769

11. Galley D, Elharrer C, Scheffer J et al (1989) Neurostimulation et pathologie vasculaire: intéret thérapeutique a propos de 49 patients. Cœur 20:35–44

12. Groth KE (1985) Spinal cord stimulation for the treatment of peripheral vascular disease. European multicenter study. In: Fields H (ed) Advances in Pain Research and Therapy. New York, Raven Press, pp 861–870

13. Hauser CL, Shoemaker WC (1983) Use of transcutaneous PO_2 regional perfusion index to quantify tissue perfusion in peripheral vascular disease. Ann Surg 197:337–343

14. Jacobs MJHM, Jörning PJG, Beckers RCY, Ubbink DT et al (1990) Foot salvage and improvement of microvascular blood flow as a result of epidural spinal cord electrical stimulation. J Vasc Surg 12:354–360

15. Jünger M, Bollinger A (1986) Fluoreszenz-Videomikroskopie am Beispiel der peripheren arteriellen Verschlußkrankheit. Focus MHL 3:246–253

16. Meglio M, Cioni B (1982) Personal experience with spinal cord stimulation in chronic pain management. Appl Neurophysiol 45:195

17. Melzack R, Wall PD (1965) Pain mechanisms: a new theory. Science 150:971–979

18. Richardson DE, Dempesy CW (1984) Monoamine turnover in CSF of patients during dorsal column stimulation for pain control. Pain, Suppl 2:224

19. Saria A, Lundberg JM, Brodin E et al (1983) Substance P and vascular protein leakage in various tissues of rat and guinea pig. In: Skrabanek P, Powell D (eds) Substance P. Boole Press, Dublin, pp 94–95

20. Shealy CN, Mortimer JT, Reswick JB (1978) Electrical inhibition of pain by stimulation of the dorsal columns: Preliminary clinical report. Anest Analg 46:489–491

158. Periphere Nervus-ischiadicus-Blockade: Indikation und Ergebnisse

B. Arnold, J. Hatzl, U. Weis-Walter und U. Jensen

Städtisches Krankenhaus Neuperlach, Oskar-Maria-Graf-Ring 51, 81737 München

Peripheral Sciatic Nerve Block: Indication and Results

Summary. Severe ischemic pain of the leg was treated with repetitive blocks of the sciatic nerve using a catheter implanted in the popliteal fossa. For 50 patients a total of 71 catheters was needed. A dose of 10 ml Bupivacain 0.25% or 0.5% was injected repeatedly with a time interval of 4 to 12 hours as required by the patient. In 4 out of 71 cases it was necessary to inject a higher volume. Good analgesia was accomplished in 65 cases. Motoric deficiencies were observed in 66% of the cases. Technical complications occurred more often then with other regional techniques. The block of the popliteal sciatic nerve is of low risk, easy to perform and shows a high success rate.

Key words: Sciatic nerve – Popliteal fossa – Continuous block – Ischemic pain

Zusammenfassung. Zur Behandlung stärkster Ischämieschmerzen der unteren Extremität wurde bei 50 Patienten insgesamt 71 mal ein Katheter zur repetitiven Blockade des N. ischiadicus in der Fossa poplitea implantiert. Als Einzeldosis wurden jeweils nach Bedarf mit einem Zeitintervall von 4 bis 12 Stunden 10 ml Bupivacain 0,25% oder 0,5% injiziert. In 4 von 71 Fällen war ein höheres Injektionsvolumen erforderlich. In 65 Fällen konnte eine gute Analgesie erzielt werden. Motorische Ausfälle bestanden in 66% der Fälle. Technische Komplikationen traten in 33% der Fälle auf. Die distale Ischiadicusblockade ist technisch einfach durchzuführen, risikoarm und zeichnet sich durch eine hohe Erfolgsrate aus.

Schlüsselwörter: Nervus ischiadicus – Fossa poplitea – Kontinuierliche Regionalanästhesie – Ischämieschmerz

Einleitung

Die medikamentöse Schmerzbehandlung erweist sich bei Patienten mit chronischen Ischämieschmerzen infolge des vorbestehenden langen Analgetikagebrauchs und der Schmerzintensität sehr oft als unwirksam. Langwierige Behandlungen und Heilungsverläufe werden für diese Patienten von langanhaltenden Schmerzen begleitet, die eine effektive und kontinuierliche Schmerzausschaltung erfordern. Wir setzen hier als peripheres regionales Anästhesieverfahren die kontinuierliche Blockade des distalen Nervus ischiadicus in Kathetertechnik ein.

Blockadetechnik

Wir suchen den Nervus ischiadicus an seiner Eintrittsstelle in die Fossa poplitea etwa 1 cm lateral des oberen Winkels der Kniekehlenraute auf. Dieser Winkel wird lateral vom M. bizeps femoris und medial vom M. semimembranosus gebildet (Abb. 1). Im Gegensatz zu den übrigen großen Nervensträngen der Extremitäten wird der N. ischiadicus am Oberschenkel nicht von größeren Blutgefäßen begleitet. Die A. poplitea erreicht die Kniekehle durch den Hiatus tendineus von ventral und medial. Eine Verletzung großer Blutgefäße ist daher bei einer Punktion in der apikalen Kniekehle nicht zu befürchten.

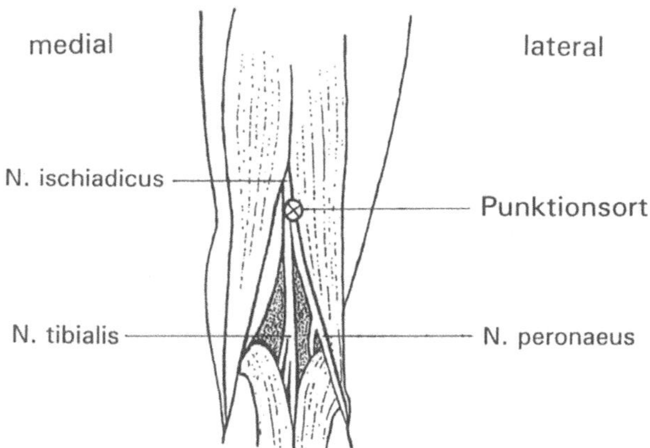

Abb. 1. Verlauf des N. ischiadicus und seiner Äste in der Fossa poplitea

Die Katheterimplantation erfolgt in Bauchlage unter möglichst freier Lagerung des betroffenen Fußes, um schmerzbedingte Bewegungen des Patienten zu vermeiden. Bei leichter Beugung des Knies auf der betroffenen Seite stellen sich die Konturen der für die Orientierung wichtigen Oberschenkelmuskulatur deutlich dar. Der Ischiasnerv verläuft hier in einer Tiefe von 3–5 cm. Zur Punktion verwenden wir Stumpfschliffkanülen mit Stahlmandrin und einen peripheren Nervenstimulator [1]. Dieser ist erforderlich, weil der Nerv nur locker in Fettgewebe eingebettet ist. Die Kanüle wird möglichst nahe an den Nerven plaziert, indem man unter schrittweiser Verminderung der Stimulatorimpulse die Kanülenlage so verändert, daß deutliche Kontraktionen des M. gastrocnemius oder M. peronaeus ausgelöst werden. Nach Entfernen des Stahlmandrins führt man durch die Kanüle einen Kunststoffverweilkatheter [2] ein und schiebt diesen möglichst noch einige Zentimeter über die Kanülenspitze hinaus nach kranial vor. Der Katheter liegt dann perineural unter dem M. bizeps femoris, wodurch er sicherer fixiert ist als bei einer Lage im poplitealen Fettgewebe. Nun wird der Katheter mittels einer Touhy-Kanüle von der Inzisionsstelle bis zum lateralen Oberschenkel in einem subkutanen Tunnel verlegt, wie dies für langliegende Periduralkatheter beschrieben ist [1]. An der endgültigen Austrittsstelle wird der Katheter mit einer Naht fixiert, steril verbunden und mit Injektionsadapter und Bakterienflachfilter versehen.

Das Verfahren wurde bei 50 Patienten mit AVK im Stadium III und IV nach Fontaine angewandt, deren Schmerzen mit einer oralen Kombinationsmedikation aus Opioid und peripheren Analgetikum nicht beherrschbar waren. Alle Patienten gaben in einer Verbalen Rating-Skala Schmerzen mit einer Intensität über 3 an (Tab. 1). Ausschlußkriterien waren lokale oder systemische Infektionen, bekannte Allergien gegen die verwendeten Lokalanäs-

---

[1] System Alphaplex®, Sterimed GmbH
[2] Plexuskatheter mit Mandrin, Fa. Reganesth

Tabelle 1. Verbale Rating-Skala (VRS)

0 – keine Schmerzen
1 – gelegentlich mäßige Schmerzen
2 – ständig mäßige Schmerzen
3 – gelegentlich starke Schmerzen
4 – ständig mäßige und gelegentlich starke Schmerzen
5 – ständig starke Schmerzen

Tabelle 2. Bupivacain-Bedarf

Fallzahl (n = 71)	Einzelinjektion	
	Vol. (ml)	Konz.
59	10	0,25%
8	10	0,5%
2	15	0,25%
1	15	0,5%
1	20	0,5%

thetika, kardiale Blockbilder und Ablehnung des Verfahrens durch den Patienten. Insgesamt implantierten wir 71 Katheter, da bei einigen Patienten im Lauf der Behandlung ein 2. oder 3., in einem Fall ein 4. Katheter gelegt werden mußte, um Funktionsstörungen zu beheben.

Die Behandlung erfolgte nach schriftlicher Anweisung für die ersten 24 Stunden zunächst mit Einzelinjektionen von 10 ml Bupivacain 0,25%. Das Zeitintervall zwischen den Injektionen wurde dokumentiert und richtete sich nach den Bedürfnissen des Patienten, sollte aber 4 Stunden nicht unterschreiten. Am Folgetag wurden die Patienten nachbesucht und zur Schmerzlinderung (Verbale Rating-Skala) befragt. Eventuell notwendige Dosisänderungen wurden schriftlich protokolliert. Im Rahmen einer körperlichen Untersuchung wurden Anästhesieausdehnung, Gehfähigkeit der Patienten und motorische Beeinträchtigungen im Innervationsgebiet erfaßt.

Ergebnisse

Die Liegedauer der Katheter schwankte zwischen 1 und 58 Tagen und betrug im Mittel 10,7 Tage. Die durchschnittliche Behandlungsdauer lag bei 14,8 Tagen. In 67 von 71 Fällen reichte die anfangs gewählte Dosierung von 10 ml Bupivacain zur Schmerzlinderung aus. Die Wirkdauer der Einzelinjektionen variierte von Patient zu Patient und lag zwischen 4 und 12 Stunden. Eine höhere Bupivacainkonzentration war in 8 und höhere Injektionsvolumina in 4 Fällen erforderlich (Tab. 2). Die anhand der vVerbalen Rating-Skala ermittelte Schmerzintensität vor und während der Blockaden ist in Abbildung 2 dargestellt. Die Angaben vor Behandlungsbeginn wurden unter laufender oraler Analgetikamedikation gemacht. Eine gute bis vollständige Analgesie mit einem Score von 0 oder 1 gelang mit der kontinuierlichen

Tabelle 3. Sensible und motorische Ausfälle unter Blockade

Anästhesieausdehnung:		
Ferse und Fußrand lateral	98,5%	
Fußrücken und Zehen II–V	98,5%	
Fußsohle und Großzehe	95%	
Unterschenkel lateral	72%	
Unterschenkel dorsal	62%	
Fußrand medial	29%	
Motorische Ausfälle (Fuß):		
	teilw.	ganz
Flexion	48,5%	13%
Extension	44%	15%
Pronation	50%	18%
Supination	50%	18%

Tabelle 4. Technische und medizinische Komplikationen

Art:	Anzahl
Dislokation	14
Konnektordefekt	6
Katheterabriß	1
Okklusion	3
Infektion	5

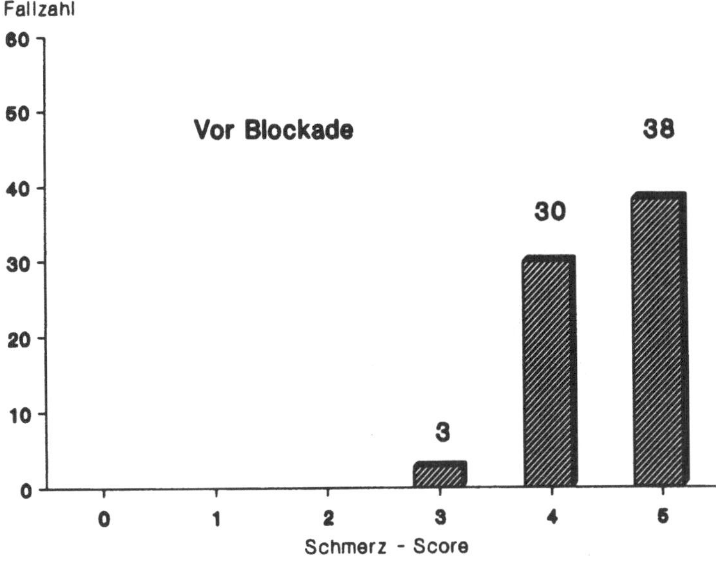

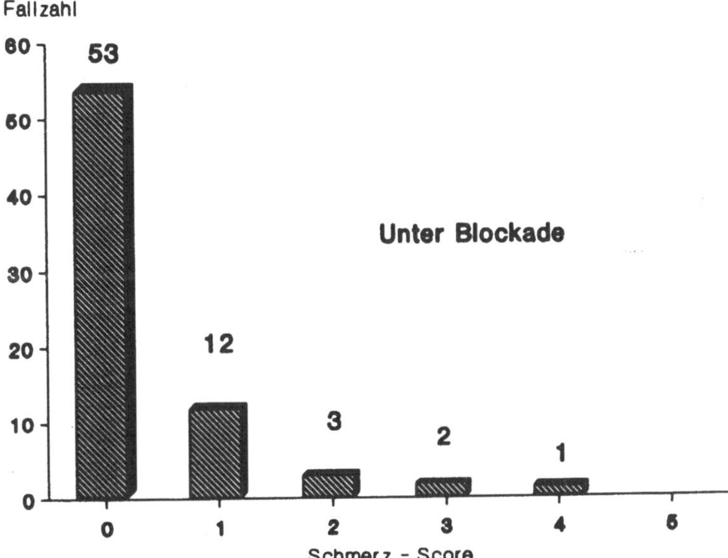

Abb. 2. Schmerzintensität vor und während Ischiadicusblockade (Verbale Rating-Skala)

Blockade des N. ischiadicus in 65 von 71 Fällen (91,5 %). In 95 % der Fälle erreichten wir eine Anästhesie des gesamten Fußes mit Ausnahme des medialen Fußrandes, der vom N. saphenus aus dem N. femoralis innerviert wird (Tab. 3). Die Sensibilität des Unterschenkels war nicht konstant in das Anästhesieareal mit eingeschlossen. Die Motorik des Fußes war in zwei Dritteln der Fälle beeinträchtigt. Dies behinderte die Patienten aber wenig, sondern die Gehfähigkeit verbesserte sich insgesamt infolge der verbesserten Analgesie. Eine Verschlechterung der Mobilität der Patienten trat nie ein.

Technische Komplikationen traten vergleichsweise häufig auf, in erster Linie Katheterdislokationen (Tab. 4). Diese wurden jeweils durch eine Neuimplantation behoben. Defekte

Konnektoren wurden ersetzt. In fünf Fällen wurde der Katheter wegen Verdachts einer bakteriellen Infektion entfernt und mikrobiologisch untersucht. Eine Keimbesiedelung konnte jedoch nie nachgewiesen werden.

Diskussion

Kontinuierliche Nervenblockaden an der unteren Extremität sind für den N. femoralis [8] und nur in Einzelfällen für den N. ischiadicus [7] beschrieben. Mit der von uns dargestellten Technik konnte eine kontinuierliche Blockade des distalen Ischiasnerven bei Patienten mit stärksten Ischämieschmerzen im Bereich des Unterschenkels und Fußes erfolgreich zur Schmerzbehandlung eingesetzt werden. Damit wurde die Möglichkeit geschaffen, unter für den Patienten erträglichen Umständen Ergebnisse konservativer Therapieversuche abwarten zu können, langdauernde Heilungsprozesse zum Abschluß zu bringen oder auch die Vorbereitungsphase vor Operationen und etwaige Kapazitätsengpässe zu überbrücken.

Zur Punktion verwendeten wir stumpf geschliffene Kanülen mit angeschlossenem Nervenstimulator, um eine exakte Lokalisation des Nerven bei minimalem Verletzungsrisiko zu ermöglichen. Die Gefahr einer Verletzung der poplitealen Blutgefäße ist bei Punktion an der kranialen Begrenzung der Kniekehle gering. Daher kann das Verfahren auch bei bestehender Antikoagulation durchgeführt werden.

Das Plazieren des Katheters unter der Beugemuskulatur des Oberschenkels nahe am Ischiasnerv ist wichtig, da mit zunehmendem Abstand zum Nerven für einen ausreichenden Analgesieeffekt zum Teil erheblich höhere Dosierungen des Lokalanästhetikums notwendig werden. Bei unseren Patienten reichten in 67 von 71 Fällen kleine Injektionsvolumina von 10 ml zur Analgesie aus. Systemische Auswirkungen, orthostatische Reaktionen und Blutdruckabfälle wie bei rückenmarksnahen Verfahren sind, korrekte Injektionen vorausgesetzt, bei diesen Dosierungen nicht zu erwarten.

In über 90 % der Fälle konnte eine gute bis sehr gute Analgesiequalität erreicht werden. Dies entspricht den in der Literatur angegebenen Erfolgsraten der Single-shot-Technik [3–6]. Damit erwies sich dieses regionale Verfahren auch in Kathetertechnik als sehr verläßlich und effektiv in der Behandlung stärkster Ischämieschmerzen im Bereich des Fußes und mit Einschränkungen auch des Unterschenkels.

Die Inzidenz an technischen Problemen liegt mit 33 % deutlich höher als bei Kathetern im Periduralraum [2]. Eine Ursache dafür ist vermutlich die mechanische Belastung des Katheters durch die wiedergewonnene schmerzfreie Beweglichkeit des Beines. Die Anwendungsmöglichkeiten der distalen Ischiadicusblockade werden durch die relativ hohe Rate an technischen Komplikationen nicht eingeschränkt, da diese durch ein Auswechseln des Katheters einfach beseitigt werden können.

Literatur

1. Carl P, Crawford ME, Ravlo O (1984) Fixation of Extradural Catheters by Means of Subcutaneous Tissue Tunnelling. Br J Anaesth 56:1369–1371
2. Erdine S, Aldemir T (1991) Long-term results of peridural morphine in 255 patients. Pain 45:155–159
3. Gouverneur JM (1985) Sciatic Nerve Block in the popliteal fossa with atraumatic needles and nerve stimulation. Acta Anaesthesiol Belg 36:391–399
4. Hruby J, Fevrier D (1984) Der Popliteo-Femoral-Block, eine selten angewandte Form der Regionalanästhesie. Regional-Anästhesie 7:59–64
5. Rorie DK, Byer DE, Nelson DO, Sittipong R, Johnson KA (1980) Assessment of Block of the Sciatic Nerve in the Popliteal Fossa. Anesth Analg 59:371–376
6. Singelyn FJ, Gouverneur JA, Gribomont BF (1991) Popliteal Sciatic Nerve Block Aided by a Nerve Stimulator: A Reliable Technique for Foot and Ankle Surgery. Regional Anesthesia 16:278–281
7. Smith BE, Fisher HBJ, Scott PV (1984) Continuous sciatic nerve block. Anesthesia 39:155–157
8. Winnie AP, Ramamurthy S, Durrani Z (1973) The inguinal paravascular technique of lumbar plexus anaesthesia: the 3 in 1 block. Anesth Analg 52:989–996

159. Peripherer Gefäßverschluß – Bypass oder Amputation?

H. Erasmi, M. Walter, R. Schmidt und A. Prokop

Klinik und Poliklinik für Chirurgie, Kreislauflabor (Neubau), Eb 0.A, Joseph-Stelzmann-Straße 9, 50931 Köln

Peripherial Vascular Disease – Bypass or Amputation?

Summary. The question: reconstruction or amputation for lower limb ischemia could not be answered by a Meta-analysis. More than 2 reoperations did not seen to be more successful and increased the mortality.

Key words: Meta-analysis – Reoperation – Mortality

Zusammenfassung. Die Frage: Rekonstruktion oder Amputation bei peripherer Extremitätenischämie konnte durch eine Meta-Analyse nicht beantwortet werden. Mehr als 2 Reoperationen erscheinen nicht sinnvoll und steigern die Mortalität.

Schlüsselwörter: Meta-Analyse – Reoperation – Letalität

Der Satz eines Kollegen, der einen Patienten zu uns überwies, bei dem er innerhalb von 6 Tagen 5 mal einen Bypass revidiert hatte, macht betroffen. Er sagte uns am Telefon: „Ich betrachte dies als persönliche Niederlage." Tatsächlich war es nicht möglich, die Extremität zu erhalten. Es soll hier nicht diskutiert werden, welche Empfindungen den Kollegen zu diesem Satz bewogen haben. Es stellt sich aber die Frage, ob der Drang des Gefäßchirurgen, eine ischämiebedrohte Extremität um jeden Preis retten zu wollen, immer richtig ist. Hat der Patient – und nur darum geht es ja – tatsächlich nichts zu verlieren, sondern nur zu gewinnen? Ist die Amputation ein solch vernichtendes Ereignis mit solch hoher Operationsletalität, daß zu seiner Abwendung jeder Revaskularisationsversuch gerechtfertigt ist?

Um nicht mißverstanden zu werden, es ist die Rede von Patienten mit marginal durchbluteter Extremität und hohem Analgetika-Verbrauch, deren Situation im Consensus-Dokument [1] beschrieben wurde.

Durch eine Meta-Analyse sollten die Argumente, die für bzw. gegen den Revaskularisationsversuch und damit für die Amputation sprechen, überprüft werden. Wichtig war dabei, daß nicht allein Durchgängigkeitsraten von Bypass-Verfahren aufgeführt wurden, sondern auch das Vorgehen nach Bypass-Verschluß bzw. nach Verschlechterung der klinischen Situation und daß Revaskularisations- und Amputationsletalität gesondert genannt wurden. Nur so erschien uns die Belastung der Amputation gegen die der Revaskularisation abwägbar.

Um es gleich vorwegzunehmen: Die Literatur hat uns hier im Stich gelassen. Von 486 abgerufenen Stellen konnten nur 13 gefunden werden, bei denen die geforderten Einschlußkriterien – zumindest annähernd – berücksichtigt wurden. Die Frage: Bypass oder Amputation konnte jedoch anhand dieser wenigen Stellen nicht geklärt werden.

Ein wichtiges Argument für jeden Revaskularisationsversuch bei ischämisch bedrohter Extremität ist die immer wieder aufgeführte hohe Mortalität nach Ablatio.

Die Literatur [2, 3] zeigt jedoch, daß vielerorts die Letalität deutlich gesenkt werden konnte; im eigenen Krankengut liegt sie jetzt für alle Amputationen bei 11,6%. Wir haben den Versuch unternommen, die Amputationsletalität weiter aufzuschlüsseln und dabei der Frage nachzugehen, ob die Letalität tatsächlich durch den Eingriff – also die Amputation – bestimmt wird. Es zeigte sich, daß die Mortalität aller primären Amputationen sehr niedrig ist: Sowohl beim isolierten Extremitätentrauma als auch bei der Tumor-Amputation und der Amputation im Stadium III liegt sie bei 0%, im Stadium IV bei 3%.

Anders jedoch sind die Zahlen nach sekundärer Amputation (Tab. 1). Es wurden all die Patienten berücksichtigt, bei denen innerhalb von 30 Tagen nach fehlgeschlagener Revaskularisation die Amputation erforderlich wurde.

Tabelle 1. Letalität bei sekundärer Amputation, 01. 01. 1986–31. 12. 1992

	Letalität (%)
AVL-Stadium III	
1 Revascularisation vor Amputation	5,9
2 Revascularisationen vor Amputation	14,3
3 oder mehr Revascularisationen vor Amputation	25
AVL-Stadium IV	
1 Revascularisation vor Amputation	8
2 Revascularisationen vor Amputation	37,5
3 oder mehr Revascularisationen vor Amputation	50

Gezählt wurden außerdem alle Revaskularisationen, die bis zu einem Jahr der Amputation vorausgegangen waren. Es zeigte sich, daß die Mortalität mit der Anzahl der Revisionen und in Abhängigkeit vom klinischen Stadium ansteigt.

Wenn die Amputation selber für die Letalität verantwortlich zu machen wäre, was bei einem kurzen Eingriff eigentlich überraschend wäre, so müßte die Letalität auch nach Tumor-Amputation oder Ablatio wegen Extremitätentrauma hoch sein. Dies ist sie aber nicht im eigenen Patientengut.

Die Letalität steigt vielmehr bei Patienten mit AVL an und nimmt zu mit der Anzahl der innerhalb eines Jahres durchgeführten Revaskularisationsmaßnahmen. Die Absterberate nach Amputationen bei peripherem AVL entspricht wohl eher der hohen Vorbelastung des Patienten durch gleichzeitig bestehende internistische Erkrankungen und der Belastung durch die vorausgegangenen Operationen.

Wir haben unsere Patienten auch im Hinblick auf den Nutzen wiederholter Bypass-Revisionen untersucht (Abb. 1). In die Untersuchung eingegangen sind 198 periphere Rekonstruktionen im Stadium III und IV. Die untere Kurve zeigt die primäre Funktionsrate; die zweite die Funktionsrate nach einmaliger Korrektur, die dritte die der nach zweimaliger Service-Operation. Die vierte zeigt schließlich die Durchgängigkeit nach erneuter Korrektur. Es ist deutlich, daß 3. und 4. Kurve fast deckungsgleich verlaufen. Die Untersuchung läßt die vorsichtige Deutung zu, daß bei unseren Patienten zweimalige Revisionen sinnvoll waren, weitere Service-Operationen jedoch nicht. Nahezu alle dieser mehr als dreimal zum Beinerhalt revidierten Patienten mußten schließlich doch amputiert werden. Diese Patienten wären mit einer früheren Amputation besser beraten gewesen.

Validisierte Kriterien, wann im Falle der Extremitätenischämie die Revaskularisation noch sinnvoll ist, fehlen zur Zeit und müssen erst durch statistisch gut belegte und vergleichbare Studien erbracht werden.

Begreift man die Gefäßchirurgie ausschließlich als „Surgery of Limb Salvage", so sind auch wiederholte Revisionen in immer kürzeren Zeitintervallen folgerichtig, da sie statistisch gesehen für eine begrenzte Zeitspanne eine durchgängige Rekonstruktion ergeben. Berücksichtigt man aber den ganzen Patienten mit seinen Schmerzen und Sorgen und der immer wieder enttäuschten Hoffnung, so wäre die zeitgerechte Amputation vielfach die richtige Entscheidung gewesen.

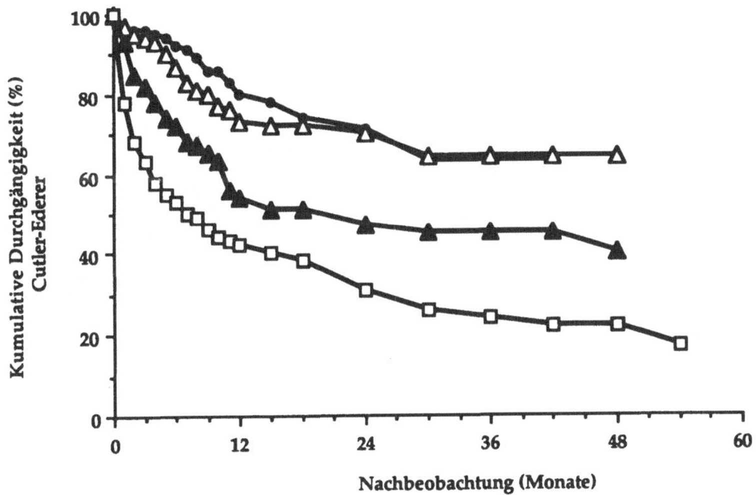

Abb. 1. Funktionsraten nach peripheren Bypass-Verfahren, 01. 01. 1986–31. 12. 1992 (n = 198)

Literatur

1. Consensus Document – Chronic Critical Leg Ischemia Supplement to Circulation. Vol 84, No 5, IV-1/IV-2
2. Cyba-Altunbay S (1990) Gliedmaßenamputation nach cruralen Gefäßrekonstruktionen. Indikation – Technik – Ergebnisse. In: Zehle A (Hrsg) Der crurale Gefäßverschluß. Zuckschwerdt-Verlag, München Bern Wien San Francisco, S 262–265
3. Hepp W, Patschan R (1990) Wann besteht bei Gefäßkranken die Indikation zur primären Oberschenkelamputation? Zbl Chir 115:865–871

160. Thrombo-Embolektomie und Lyse in der Behandlung der kritischen Extremitätenischämie

B. Steckmeier, G. Küffer und F. A. Spengel

Chirurgische Klinik Innenstadt, LMU München, Nußbaumstr. 20, 80336 München

Thromboembolectomy and Thrombolysis in Treatment of Critical Limb Ischaemia

Summary. In addition to surgical embolectomy for treatment of acute peripheral ischemia, a variety of other methods such as percutaneous clot extraction, local or systemic lysis and angioplastic procedures can be applied. A multidisciplinary team with expertise in all treatment modalities is essential for correct choice of therapy in individual patients.

Seit der Entwicklung des Fogarty-Katheters haben sich in den letzten Jahren eine Reihe ergänzender Verfahren zur Behandlung der akuten Extremitätenischämie etabliert. Diese Arbeit soll auf differentialdiagnostische Besonderheiten der akuten Ischämie und deren Behandlung durch chirurgische, interventionell-radiologische und/oder konservativ-angiologische Therapieformen hinweisen.

Der bis zu einer Woche alte kardiale embolische Verschluß der Extremität wird meist chirurgisch durch Embolektomie therapiert. Bei der Operation von der Leiste aus ist eine intraoperative Angiographie zur Kontrolle des Abstromes unverzichtbar.

Um irreversible Folgezustände zu verhindern, muß bei Überschreiten der Isch-ämietoleranzzeit eine operative Entlastung durch eine langstreckige parafibulare Haut- und Faszienspaltung unter Eröffnung aller vier Kompartimente erfolgen. Die Messung des subfaszialen Gewebedrucks ist dabei hilfreich. Kritisch sind Werte von über 30 mm Hg zu bewerten.

Eine Alternativmethode zur chirurgischen Ebolektomie stellt die perkutane Aspirations-Embolektomie dar. Deren Indikationen umfassen die Thromboembolie bei Katheterinter-ventionen, die Beschleunigung der lokalen Lyse und kardiogene oder atherogene Embolien. Voraussetzungen zur Katheterembolektomie sind eine offene A. profunda femoris sowie distale Verschlußlokalisationen. Bei einem Emboliealter von 4 Stunden bis 14 Tagen werden von G. Küffer [1] Erfolgsraten von bis zu 89 % angegeben.

Die Indikationen zur lokalen Lyse femoro-popliteo-kruraler Verschlüsse sind bis zu 12 Monate alte thrombotische Verschlüsse, bis zu 8 Wochen alte embolische Verschlüsse und distale Verschlüsse nach erfolgloser chirurgischer Embolektomie. Die lokale Lyse wird dabei mit Streptokinase, Urokinase oder rt-PA durchgeführt. Darunter konnte Spengel et al. [3] bei 53 Eingriffen in Abhängigkeit von Alter und Länge des Verschlusses in 93 % eine Wiedereröffnung des Gefäßes erreichen. Vor jeder aktiven Therapie eines Verschlusses der A. poplitea muß durch Anamnese, bildgebende Verfahren und Angiographie ein pathologi-scher Gefäßwandprozeß ausgeschlossen werden.

Ein modernes Verfahren zur Behandlung eines akuten Bypassverschlusses stellt die „Pfadfindertechnik" („Road-mapping") dar. Dabei kann während der Thrombektomie die Kathetermanipulation unter Durchleuchtungskontrolle in Überlagerung mit einem Speicherbild des kontrastmittelgefüllten arteriellen Gefäßsystems verfolgt werden. In dieser Technik haben wir 7 Patienten mit akutem Bypassverschluß ohne Revision der distalen Anastomose erfolgreich behandelt (Abb. 1, 2).

Die Rekanalisierung eines okkludierten PTFE-Bypasses kann auch mit lokal niedrig dosierter thrombolytischer Therapie erreicht werden. Dabei erweist sich die selektive Applikation des Thrombolytikums in die einzelnen Unterschenkelgefäße als hilfreich [4].

Frischere Beckenarterienverschlüsse werden auch durch ultrahohe Streptokinasebehandlung (UHSK) therapiert. Spengel et al. konnte dabei in 12 von 14 Fällen eine erfolgreiche Revaskularisierung erreichen [2].

Bei akuter Extremitätenischämie, bedingt durch Mehrfachverschlüsse der Femoralisgabel und vor- oder nachgeschalteter Gefäßbezirke, kann gefäßchirurgisch und intraoperativ angioplastisch vorgegangen werden. Nach Desobliteration der Femoralisbifurkation wird der Zustrom durch Ballondilatation und/oder Stentimplantation im Bereich der Beckenetage optimiert. Bei Verschluß der distalen Strombahn kommen ebenfalls additive interventionelle angioplastische Maßnahmen zum Einsatz. Hierunter sind neben der Ballondilatation, die Rekanalisierung mit langsam oder schnell drehenden Bohrköpfen, die Laserangioplastie und insbesondere die Atherektomie hervorzuheben. Wir haben bisher bei 82 Patienten nach Leistenrekonstruktion den Zu- und/oder Abstrom durch intraoperative Angioplastie (ITA) verbessert. 69 Patienten befanden sich im Stadium III oder IV nach Fontaine.

Nach interdisziplinärer Therapieentscheidung kann das Behandlungsspektrum zur Therapie der akuten Extremitätenischämie durch den Einsatz chirurgischer, interventionell-radiologischer und angiologischer Maßnahmen erweitert und der Eingriff in vielen Fällen minimiert werden.

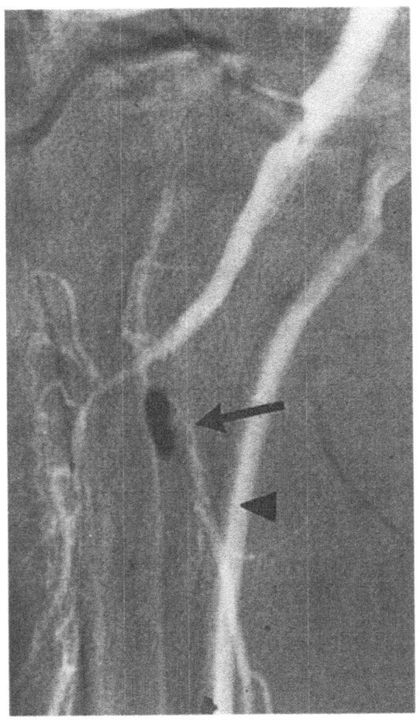 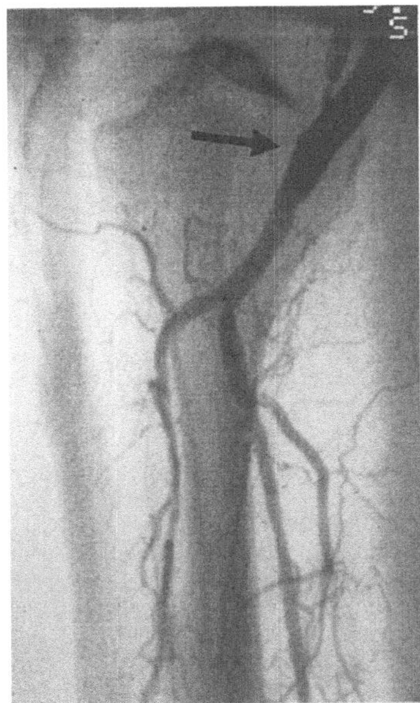

Abb. 1. (*Links*) Kontrastmittelgefüllter Fogarty-Ballon (Pfeil) im Truncus tibiofibularis während Thrombektomie in „Road-mapping"-Technik (◄ Bewegungsartefakt mediale Schienbeinkante)

Abb. 2. (*Rechts*) Intraoperative DSA nach Thrombektomie des Bypasses und der Trifurkation (← distale Anastomose)

596

Literatur

1. Küffer G (1993) Zentrale Röntgenabteilung, Klinikum Innenstadt, LMU München, persönliche Mitteilung
2. Spengel FA, Anton B, Küffer G (1991) Ultrahohe systemische Lyse bei Strombahnhindernissen der Aorta und A. iliaca bei 14 Patienten. VASA, Suppl 33:128
3. Spengel FA, Küffer G, Hufen F, Stiegler A (1991) Wirksamkeit und Verträglichkeit von rt-PA zur lokalen lytischen Therapie von 53 embolischen und thrombotischen Verschlüssen der unteren Extremität. VASA, Suppl 33:127
4. Stiegler H, Lander Th, Strandl E, Steckmeier B (1986) Lokale Thrombolyse bei akut verschlossenem femoro-poplitealem Goretex-Bypass. Dtsch med Wschr 111:99–101

161. Was leistet die Profundarevaskularisation beim Zwei-Etagen-Verschluß im Stadium III/IV?

R. Horstmann, A. Holzgreve, M. Kern und G. Hohlbach

Chirurgische Universitätsklinik der Ruhr-Universität Bochum, Marienhospital, Hölkeskampring 40, 44625 Herne

What do we Achieve by Revascularisation of the Profunda Femoral Artery in Multilevel Disease when Limb Threatening Ischemia is present?

Summary. Seventy patients with limb-threatening ischemia because of multilevel, lower extremity arterial occlusive disease were treated with aortofemoral reconstruction and extended profundoplasty. In limbs with rest pain we achieved a success rate of 78% postoperatively and 76% after 5 years. In conclusion, the combined aortofemoral and extended deep femoral artery reconstruction was efficient in treating the multilevel occlusive disease; subsequent femorodistal bypass operations were necessary in only 9.3% of the extremities. Our findings show there is no indication for simultaneous aortofemoral and femorodistal bypass grafting even when limb-threatening ischemia is present.

Zusammenfassung. 70 Patienten mit einer kritischen Extremitätenischämie aufgrund einer kombinierten aortoiliakalen und femoropoplitealen Verschlußkrankheit wurden mit einem aortofemoralen Bypassverfahren, verbunden mit einer ausgedehnten Profundaplastik, behandelt. Im Stadium III wurde eine postoperative Erfolgsrate von 78% ermittelt, nach 5 Jahren betrug sie 76%. Im Stadium IV lag die primäre Erfolgsrate bei 40%, nach 5 Jahren bei 68%. Die alleinige Profundarevaskularisation zeigte sich als effiziente Methode zur Behandlung der Zwei-Etagen-Erkrankung; femorodistale Rekonstruktionen als Folgeeingriffe mußten in einer Häufigkeit von lediglich 9,3% durchgeführt werden. Die Indikation zur simultanen Zwei-Etagen-Korrektur kann deshalb auch in den Stadien der Extremitätengefährdung nicht unterstützt werden.

Einleitung

Wenn ein Kombinationsverschluß der Beckenetage und der A. femoralis superficialis, also ein Zwei-Etagen-Verschluß, zu einer kritischen Extremitätenischämie geführt hat, ist häufig die Frage von praktischem Interesse, ob eine Rekonstruktion der Beckenetage ausreicht oder aber ob eine Totalkorrektur vorgenommen werden soll. Die alleinige aortoiliakale Rekonstruktion mit Profundarevaskularisation geht auf Erfahrungen von De Bakey [3] zurück. Er hatte beobachtet, daß nach simultan durchgeführter aortoiliakaler und femorodistaler Rekonstruktion auch nach thrombotischem Verschluß des peripheren Bypasses eine Verbesserung der Symptomatik sowie der Erhalt von gefährdeten Extremitäten möglich

war. Das daraus entstandene und etablierte Konzept, zunächst nur den zentralen Verschluß-
prozeß zu beseitigen, wird in neuester Zeit in Frage gestellt, die Indikation zur Totalkorrektur zunehmend großzügiger gestellt [2]. Begründet wird dieses Vorgehen damit, daß bei
einigen Patienten mit einem Zwei-Etagen-Verschluß die alleinige Rekonstruktion der Beckenetage für einen befriedigenden Therapieerfolg nicht ausreicht, so daß in einem Zweiteingriff
die femorodistale Rekonstruktion angeschlossen werden muß.

Methodik/Patienten

In einer retrospektiven Studie wurden 86 konsekutiv operierte Extremitäten mit einer kritischen Ischämie (70 Patienten) aufgrund eines Zwei-Etagen-Verschlusses nachuntersucht, um
die Frage nach der Effizienz einer alleinigen Profundarevaskularisation im Stadium III/IV
zu klären. 51 Extremitäten befanden sich präoperativ im Stadium III, 35 Extremitäten im
Stadium IV nach Fontaine (Tab. 1, 2). Die aortoiliakalen Verschlüsse wurden ausschließlich
mit einer gestrickten Doppelvelourprothese überbrückt. Die Ausdehnung des distalen Bypassanschlusses im Sinn einer Profundaplastik entsprach der Länge obliterativer Prozesse
in der A. profunda femoris; auch bei einer isolierten Profundaabgangsstenose wurde die
Profundaplastik immer über die A. circumflexa femoris lateralis hinaus bis zur 1. Perforans
angelegt. Die Nachbeobachtungszeit schwankte zwischen 2 und 64 Monaten, im Mittel
betrug sie 40 Monate.

Ergebnisse

Im Stadium III konnten durch die Operation 78% der Extremitäten in ein besseres Stadium
geführt werden. Bei einer Nachbeobachtungszeit im Mittel von 36,9 Monaten betrug die
5-Jahres-Erfolgsrate nach der Life-Table-Methode 76% (Abb. 1a). Insgesamt wurde die
Anlage von 4 femorodistalen Bypasses notwendig, 3 davon innerhalb der ersten 30 postoperativen Tage, da die alleinige Beckenrekonstruktion den Ruheschmerz nicht beseitigen
konnte. Zwei Extremitäten mußten während der Nachbeobachtungszeit amputiert werden.
Im Stadium IV konnte bei 40% der Extremitäten noch während des stationären Aufenthaltes eine Abheilung der Gewebsschäden beobachtet werden. Bei einer Nachbeobachtungszeit im Mittel von 41 Monaten betrug die 5-Jahres-Erfolgsrate 68% (Abb. 1b). Wegen
fehlender Abheilungstendenz der Gewebsschäden mußte innerhalb der ersten 30 postoperativen Tage an 5 Extremitäten ein femorodistaler Bypass angelegt werden. Zwei dieser Extremitäten mußten frühzeitig im Oberschenkel amputiert werden. Wegen Fortschreitens der
Arteriosklerose wurden im Beobachtungszeitraum zwei weitere Oberschenkelrekonstruktio-
nen und eine Amputation nötig.

Tabelle 1. Patienten mit kritischer Extremitätenischämie

Stadium	Anzahl Patienten	Anzahl Extremitäten	♂	♀
III	37	51	28	9
IV	33	35	28	5
Gesamt	70	86	56 (4:1)	14

Durchschnittsalter 66,7 Jahre (53–78 Jahre)

Tabelle 2. Risikofaktoren und arteriosklerotische
Begleiterkrankungen (n = 70)

	n	%
Hypertonus	39	56
Diabetis mellitus	18	26
Nikotinabusus	65	93
Koronare Herzkrankheit	44	63
Herzinfarkt	17	24
Cerebrovaskuläre Insuffizienz	8	11
Carotis-interna-Stenosen	23	33
Carotis-interna-Verschluß	3	4
Niereninsuffizienz	8	11

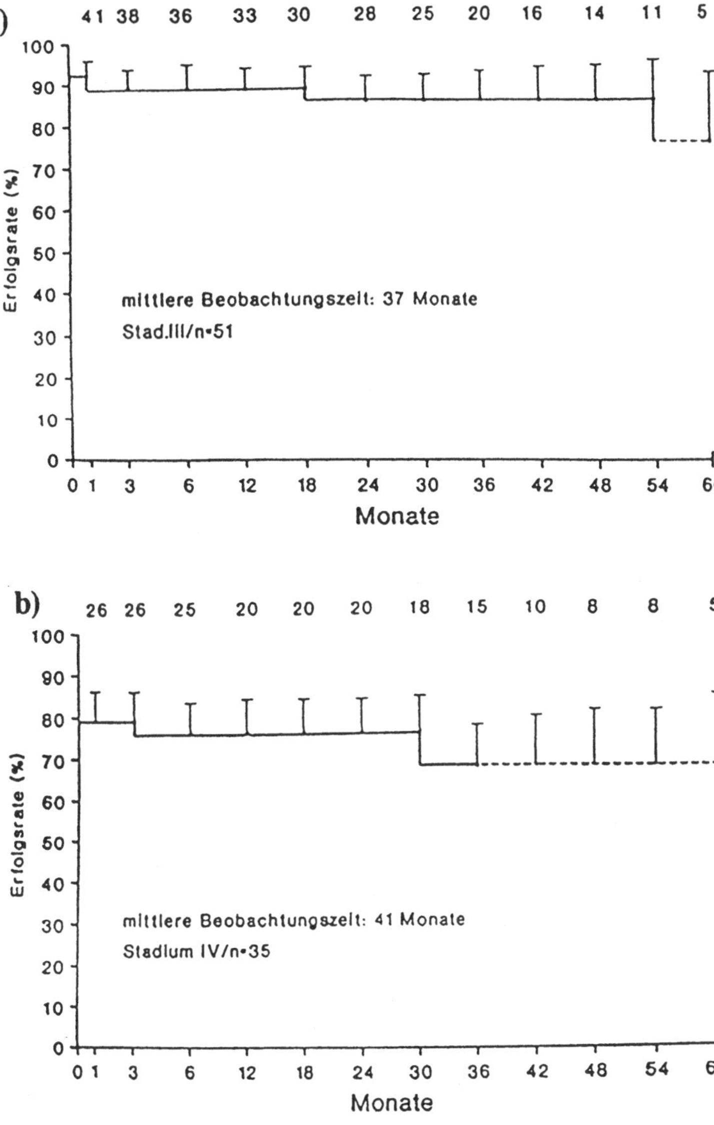

Abb. 1. Kumulative Erfolgsrate bei alleiniger aortoiliakaler Rekonstruktion für die Stadien der kritischen Extremitätenischämie (**a** Stadium III; **b** Stadium IV), ermittelt nach der Life-Table-Methode (gestrichelte Kurve ab einem Standard-Fehler > 10%)

Schlußfolgerung

Die kumulative Erfolgsrate in den Stadien III und IV entspricht dem Erhalt amputationsgefährdeter Extremitäten (limb salvage), ohne daß ein femorodistaler Bypass als Folgeoperation notwendig war. Ein solcher Zweiteingriff mußte wegen unzureichender Durchblutungsverbesserung in der frühen postoperativen Phase in 8 Fällen durchgeführt werden. Dadurch ergibt sich eine Rate von 9,3%, die im unteren Bereich der in der Literatur angegebenen Werte (10 bis 29%) liegt [1, 5]. Wir folgern aus unseren Erfahrungen [4], daß beim Zwei-Etagen-Verschluß mit gutem Erfolg zunächst nur die Beckenetage rekonstruiert werden sollte. Auch bei ungünstigem angiographischen Befund, wie Stenosierungen und Verschlüssen im

Bereich des poplitealen Empfängersegments oder Verschlußprozessen im Bereich der A. profunda femoris, bleibt die aortoiliakale Rekonstruktion effizient. Voraussagen über die Notwendigkeit der Totalkorrektur, wie sie von einigen Autoren propagiert wurden, führen zu einer unnötig hohen Anzahl von langwierigen und komplikationsträchtigen Eingriffen. Sicherlich wird bei einer kleinen Gruppe von Patienten die Notwendigkeit einer femorodistalen Rekonstruktion erforderlich bleiben. Die Indikation zu einem solchen Folgeeingriff sollte in Kenntnis des klinischen Resultats der Beckenarterienrekonstruktion nach den strengen Kriterien der peripheren Bypasschirurgie gestellt werden.

Literatur

1. Brewster DC, Perler BA, Robinson JG (1982) Aortofemoral graft for multilevel occlusive disease: Predictors of success and need for distal bypass. Arch Surg 117:1593
2. Dalman RL, Taylor LM, Moneta GL, Yeager RA, Porter JM (1991) Simultaneous operative repair of multilevel lower extremity occlusive disease. J Vasc Surg 13:211
3. De Bakey ME (1960) Changing concepts in vascular surgery. J Cardiovasc Surg 1:3
4. Horstmann R, Nielsen HJ, Erkens E, Kern M, Hohlbach G (1993) Aortofemoraler Bypass und ausgedehnte Profundaplastik bei der kombinierten arteriellen Verschlußkrankheit vom Becken-Oberschenkeltyp – eine stadienorientierte Analyse. VASA 22:157
5. Samson RJ, Scher LA, Veith FJ (1985) Combined segment arterial disease. Surgery 97:385

162. Der Arteria-tibialis-anterior-Bypass

G. Nagel, A. Scheidt und C. Käufer

Chirurgische Klinik der Henriettenstiftung Hannover, Marienstr. 80–90, 30171 Hannover

The Extraanatomic Anterior Tibial Bypass

Summary. Extraanatomical A. tib. ant.-bypass for critical limb ischemia was carried out in 69 Pat. from 1/87 to 2/93. Whereas revascularisation in acute ischemia with arterial thrombosis (n = 9) was followed by early occlusion and consecutive major amputations in all cases, elective reconstruction (n = 60) in chronic stage III and IV occlusion was most successful: All patients survived, 93% left the hospital with patent bypass which remained functioning in 80% of the 50 surviving patients followed-up on the average 34 months postop. with excellent clinical results.

Problem

Bei der kritischen Extremitätenischämie meist alter Menschen mit topographisch ungünstiger AVK-Oberschenkelverschlußstrecke über das 3. popliteale Segment hinaus hat sich der extraanatomische Bypass zur A. tibialis anterior seit seiner Einführung in Deutschland durch Stockmann [2] bewährt.

Klinik

Von 1/87 bis 2/93 erfolgten unter 1588 arteriellen Eingriffen 157 crurale Rekonstruktionen und davon 69 extraanatomische Gefäßrekonstruktionen zu A. tibialis anterior ausschließlich mit dünnwandiger, ringverstärkter PTFE-Prothese; 9 kurzstreckige Revaskularisationen mit V. saph. magna bleiben im folgenden unberücksichtigt (Tab. 1). Peripherer Anschluß End-zu-Seit, Bypassführung subcutan lateral am Knie vorbei, Leistenanschluß End-zu-Seit, bei voroperierter Leiste Anschluß an die A. iliaca ext. Postoperativ Marcumar, bei Kontraindikation (65% der Patienten) ASS 100 mg.

Tabelle 1. Crurale Rekonstruktionen,
01. 01. 1987–28. 02. 1993, n = 157

peripherer Anschluß	Zahl	%
A. tibialis anterior	78	50
A. tibialis posterior	36	23
A. fibularis	33	21
Truncus tibiofibularis	10	6

Ergebnisse

1. Notfallrekonstruktionen

(n = 9) bei arterieller Thrombose und akuter Ischämie durchschnittlich 3–14 Tage vor Aufnahme: Alle Patienten erlitten postoperativ einen Frühverschluß mit konsekutiver Majoramputation (4 × US, 4 × OS, 1 × Exitus durch Apoplex). Wegen der fatalen Resultate wurde diese Indikation schon früh zugunsten lokaler Lyse in Kombination mit PTA oder Bypass verlassen.

2. Elektivoperationen

(n = 60) bei chronischem AVK-Stadium III–IV (28 weiblich, 32 männlich; Durchschnittsalter 71,5 Jahre), überwiegend multimorbide Kranke: 70% starke Raucher, nur 25% frei von faßbaren schwerwiegenden Krankheiten. 5 × radiologisch-interventionelle, 20 × operative Vorbehandlung der AVK, mit bis zu 3 Eingriffen.

Komplikationen

5 Nachblutungen mit notwendiger Hämatomausräumung, alle in der ersten Zeit unserer cruralen Chirurgie noch mit therapeutischer Heparinisierung postoperativ, immer als Folge einer Entgleisung der über Heparinperfusor gesteuerten Gerinnung; 4 oberflächliche Wundinfekte; 4 Frühverschlüsse bis zum 30. Tag postoperativ mit 3 notwendigen Majoramputationen (je 1 × OS, Knie, US). Alle 60 elektiv Operierten haben die Klinik lebend verlassen, 56 (93%) mit durchgängigem Bypass.

Spätergebnisse

Von 59 Kranken (98% der Operierten) sind bis 1. 3. 93 durch regelmäßige Nachuntersuchung Aussagen über Letalität und Bypassdurchgängigkeit möglich (Tab. 2): 9 Patienten starben durchschnittlich 22 Monate postoperativ, nach Aussagen von Angehörigen und Hausärzten ohne Beschwerden im operierten Bein. 6 × war der Bypass nach durchschnittlich 17 Monaten verschlossen, einmal erfolgte bei erneutem AVK-IV-Stadium ein fibularer In-situ-Bypass; die anderen Patienten blieben im Stadium II. Sicher offen waren zum Stichtag 40 Prothesen – also bei 80% der Überlebenden nach durchschnittlich 34 Monaten. Alle diese Patienten sind beschwerdefrei (Stadium I) mit Druckquotienten um 1 und sämtlich abgeheilten Nekrosen, zum Teil nach Minoramputationen.

Tabelle 2. A.-tibialis-anterior-Bypass, n = 59, Ergebnisse (Stichtag 01. 03. 93)

	Zahl	%
Verstorben	9	15
Frühverschluß	4	7
Spätverschluß	6	10
Beinerhalt	56	95

Zusammenfassend ist der extraanatomische A.-tibialis-anterior-Bypass eine technisch relativ einfache Methode der cruralen Rekonstruktion, die schnell und ohne wesentlichen Blutverlust durchführbar ist, bei voroperierten Patienten langwierige Präparationen im voroperierten Gebiet erspart und im Risikofall eine gute Alternative zum langstreckigen Venenbypass auf die A. tibialis anterior ist [1, 2]. Als Notbehelf bei akuter Thrombose mit akuter Ischämie kommt der Eingriff nicht infrage. Seine Vorzüge liegen in den Stadien III und IV bei kritischer Extremitätenischämie. Hier sind bei akzeptabler Komplikationsrate die Früh- und Langzeitergebnisse bei uns mit 80% durchgängigen Prothesen exzellent.

Literatur

1. Hepp W, Henneken V (1991) Lateral Anterior Tibial Bypass using ring supported thin-walled PTFE grafts. In: Kogel HC (Hrsg) The prosthetic substitution of blood vessels. Quintessenz-Verlag, München
2. Stockmann U (1990) Die extraanatomische femoro-crurale Rekonstruktion. In: Zehle A (Hrsg) Der crurale Gefäßverschluß. Zuckschwerdt-Verlag, München

163. Intraoperative Bestimmung des Abflußwiderstandes als Parameter zur Prognosebeurteilung in der kruralen und pedalen Arterienchirurgie

W. Hepp, J. Frank, V. Henneken, U. Scholz und E. Hennig

Oskar-Helene-Heim, Bereich Gefäßchirurgie, Clayallee 229, 14195 Berlin

Intraoperative Assessment of Run-off Resistance for Evaluation of Prognosis in Crural and Pedal Arterial Surgery

Summary. For prognostic evaluation of infragenual graft patency morphologic scores has been used and increasingly disappointed. Therefore for the accurate estimation of outflow resistance, a functional parameter, a simple method was evaluated, as to predict the prognosis of graft patency. The first results on 45 patients showed that in cases of high outflow resistance ($> 1,1$ mm Hg $\times$ min/ml) a high rate of graft occlusion within the first months occurred.

Key words: Tibial bypass surgery – Outflow resistance – Graft prognosis

Zusammenfassung. Zur prognostischen Beurteilung infragenualer Bypass-Verfahren wurden bisher morphologische Scores verwendet und enttäuschten zunehmend. Deshalb wurde für die genaue Bestimmung des Abflußwiderstandes, eines funktionellen Parameters, eine einfache Methode entwickelt, um eine prognostische Aussage über die Bypass-funktion geben zu können. Die ersten Ergebnisse an 45 Patienten mit 52 Widerstandsmessungen zeigten, daß bei hohen Widerstandswerten ($> 1,1$ mm Hg $\times$ min/ml) ein Bypass-Sofort- bzw. -Frühverschluß absehbar war.

Schlüsselwörter: Krurale Chirurgie – Abflußwiderstand – Bypass-Prognose

Einleitung

Zur Prognosebeurteilung kruraler und pedaler Arterienrekonstruktionen finden allgemein morphologische Scores Anwendung. Am gebräuchlichsten ist hierbei der Rutherford-Index [4]. Diese Scores erweisen sich jedoch zunehmend häufiger als nicht ausreichend zuverlässig. Als funktionelles Kriterium bietet sich daher die intraoperative Bestimmung des Abflußwiderstandes an [3].

Methodik

In Anlehnung an die Vorarbeiten von Ascer [1] wurde ein intraoperatives Meßverfahren entwickelt [2]. Die nach angiographischen Kriterien zur Aufnahme der distalen Bypassana-

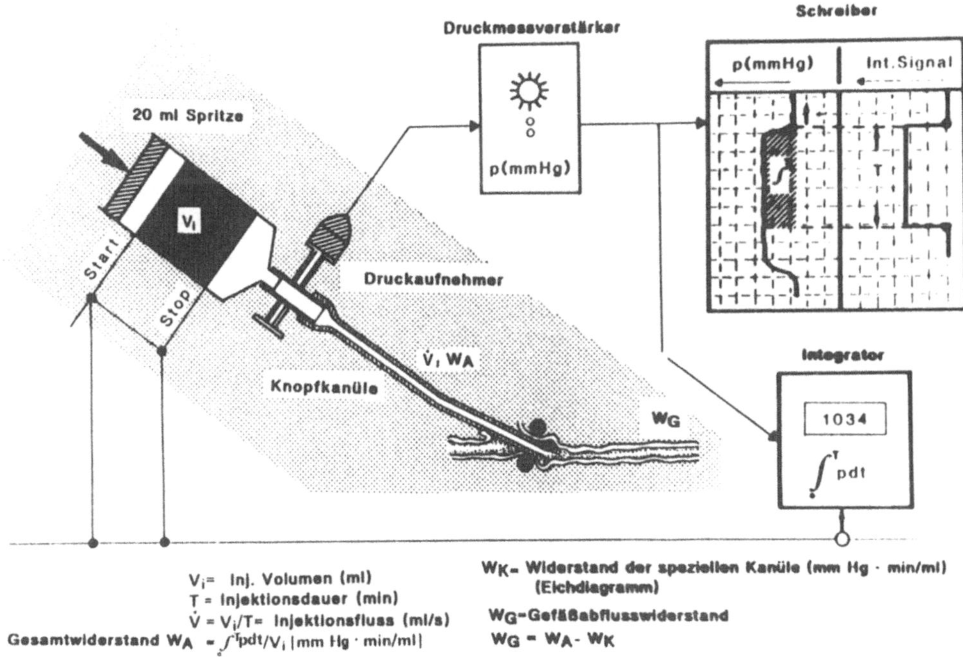

Abb. 1. Meßanordnung

stomose festgelegte Arterie wird freigelegt, längs arteriotomiert und eine Knopf-Kanüle eingeführt. Diese ist über einen 3-Wege-Hahn einerseits mit einer 20-ml-Spritze und andererseits über einen Druckmeßschlauch mit einem Druckaufnehmer und Druckverstärker verbunden (Abb. 1). Nach „Vorfüllen" des abführenden Gefäßes mit ca. 10 ml 0,9 %iger NaCl-Lösung erfolgt die Druckmessung unter Injektion eines vorgegebenen Volumens physiologischer Kochsalz-Lösung über eine definierte Zeit. Über die Erfassung des Druck-Zeit-Integrals mittels eines 2-Rampen-Verfahrens für die Analog-Digitalwandlung wird ein numerischer Wert ermittelt [3]. Da die Messung hinter der Knopf-Kanüle durchgeführt wird, muß von diesem „Gesamtwiderstand" noch der kanülen-eigene Widerstand abgezogen werden, um den Abflußwiderstand zu erhalten. Daher wurde vor Beginn der intraoperativen Messungen der Eigenwiderstand für zwei Knopf-Kanülen unterschiedlichen Kalibers bei verschiedenen Flußmengen bestimmt. Aus diesen Werten ließ sich ein Diagramm erstellen. Von diesem muß der entsprechende Kanülenwiderstand nach jeder Messung individuell abgegriffen und vom Gesamtwiderstand abgezogen werden. Dies ist der entscheidende Unterschied zur Meßtechnik von Ascer [1].

Ergebnisse

Von 2/1989–6/1991 wurden bei 45 Patienten (23 Frauen, 22 Männer) 52 Abflußwiderstandsmessungen auf infragenualem Niveau durchgeführt (distale A. poplitea, Kruralarterie, Pedalarterie). Das mittlere Alter betrug 67,4 Jahre. 33 Patienten (63,4 %) befanden sich zum Zeitpunkt der Messung im Stadium IV n.F., 9 Patienten (17,3 %) im Stadium III n.F. und 10 (19,2 %) im Stadium II b n.F.

36 Messungen erfolgten in einer kruralen Arterie und 16 Messungen in der distalen A. poplitea. In 63,5 % wurde ein PTFE-Bypass angelegt. Alle Patienten erhielten post operationem Heparin in systemischer Dosierung. Alle Patienten wurden regelmäßig nach einem, nach drei, nach sechs und nach 12 Monaten nachuntersucht. Im ersten Monat kam es bei 15 (28,8 %) Patienten zum Bypass-Verschluß, 11 mal (21,1 %) mit konsekutiver Amputa-

tion. Bis zum 6. postoperativen Monat trat ein weiterer Bypass-Verschluß auf. Nach einem Beobachtungszeitraum von einem Jahr waren 20 (38,5%) der Bypasse verschlossen.

Die Widerstandswerte lagen zwischen 0,1 und 4,2 mm Hg × min/ml, wobei die Werte im poplitealen Abschnitt um durchschnittlich 0,3 niedriger lagen. Die Widerstandswerte betrugen bei Bypass-Verschluß innerhalb der ersten 30 Tage im Mittel 1,23 mm Hg × min/ml, während die zu diesem Zeitpunkt offenen Bypässe einen mittleren Abflußwiderstand von 0,55 mm Hg × min/ml zeigten (Tab. 1). Ähnlich verhielt es sich sechs Monate nach Operation. Bei den Bypässen, die nach einem Jahr verschlossen waren, betrug der Mittelwert 0,42 und bei offenem Bypass 0,45 mm Hg × min/ml.

Tabelle 1. Mittlere Abflußwiderstände in Abhängigkeit von der Bypassfunktion

	1 Monat n = 52 % (n)	6 Monate n = 35 % (n)	12 Monate n = 22 % (n)
Bypass offen	0,55 (37)	0,53 (34)	0,45 (19)
Bypass-Verschluß	1,23 (15)	1,22 (1)	0,42 (4)

Diskussion

Aus diesen Werten läßt sich die Schlußfolgerung ziehen, daß bei Widerstandswerten über 1,1 mm Hg × min/ml die Wahrscheinlichkeit für einen Bypass-Sofort- bzw. -Frühverschluß sehr hoch ist. Bei Widerstandswerten unter 0,55 mm Hg × min/ml verhielt sich dieses genau umgekehrt. Wegen der kleinen Kollektivzahl war bei Werten zwischen 0,5 und 1,1 bisher keine eindeutige Zuordnung möglich.

In einer kleinen Untergruppe wurden Abflußwiderstand und Rutherford-Index miteinander verglichen. Hierbei ergab sich für den Abflußwiderstand eine höhere Wertigkeit bezüglich der Bypass-Prognose.

Aus dieser prognostischen Beurteilung ergibt sich aber auch die Frage nach den Konsequenzen. Diese können zum gegenwertigen Zeitpunkt nicht darin bestehen, bei hohen Widerstandswerten einen Bypass erst gar nicht anzulegen. Allenfalls wäre es gerechtfertigt, die Indikation zur Revision eines verschlossenen Bypass eher restriktiv zu sehen. Eine weitere Frage ist, ob mit Hilfe additiver Maßnahmen hohe Widerstandswerte gesenkt werden können. In einer Pilotstudie mit vier Patienten mit hohen Widerstandswerten konnte durch intraoperative intraarterielle Prostacyclin-I2-Injektion der Wert deutlich gesenkt werden. Eine anschließende 14tägige intravenöse Weiterführung der Behandlung folgte. Keiner dieser Bypässe zeigte einen Frühverschluß. Diese Fragestellung wird derzeit weiter bearbeitet.

Literatur

1. Ascer E, Veith FJ, Morin L, Lesser ML, Gupta SK, Samson RH, Scher LA, Whiteflores SA (1984) Components of outflow resistance and their correlation with graft patency in lower extremity arterial reconstruction. J Vasc Surg 1:817–828
2. Bischoff-Everding C, Scholz U, Frank J, Hennig E, Hepp W (1989) A new method for the estimation of outflow resistance in reconstructive vascular surgery. Int J Artif Organs 12:563
3. Hepp W (Hrsg) (1992) Stellenwert des Abflußwiderstandes in der kruralen Gefäßchirurgie. VASA, Suppl 36, Huber, Bern
4. Rutherford RB, Flanigan DP, Gupta SK, Johnston KW, Karmody A, Whittemore AD, Baker JD, Ernst CB (1986) Suggested standards for reports dealing with lower extremity ischaemia. J Vasc Surg 1:80–94

164. Die quantitative Analyse der kritischen Extremitätenischämie

D. Pennig

Abteilung für Unfall-, Hand- und Wiederherstellungschirurgie, St.-Vinzenz-Hospital,
Merheimer Str. 221–223, 50733 Köln

Quantitative Analysis of Critical Limb Ischaemia

Summary. Acute ischaemia in skeletal muscle has been simulated in a Wistar rat model. pO_2-measurements were useful in the acute stages within minutes after the onset of ischaemia. NMR-spectroscopy allowed the analysis of the energy-metabolism and indicated a depletion of phosphokreatin within one hour after the onset of ischaemia. pH-measurements were a reliable method in analyzing the metabolic effects of ischaemia for up to four hours.

Die Bedeutung der Muskelschädigung für die Funktion einer Extremität ist untrennbar mit dem Namen Volkmann verbunden und trägt in der Originalbeschreibung den Namen „ischämische Kontraktur". Das vorherrschende Gewebe an der oberen wie an der unteren Extremität ist die Skelettmuskulatur. Bei einer Extremitätenverletzung zeigt sich, daß die Rehabilitation der Gliedmaßen entscheidend vom Ausmaß der muskulären Schädigung abhängt. Die korrekte Einschätzung des Weichteilschadens ist für Therapie und Prognose wesentlich.

Um eine quantitative Analyse der Folgen ischämischer Schädigung an der Skelettmuskulatur zu ermöglichen, wurde an insgesamt 104 männlichen Wistar-Ratten (Gewicht 260–490 g) die muskuläre pO_2-Messung, die NMR-Spektroskopie und die muskuläre pH-Messung untersucht. Die Ischämie wurde durch Unterbindung der zuführenden Gefäße erzeugt. Der Einfluß kontrollierter Hypothermie durch externe Kühlung mit einem Eis-Wasser-Gemisch stellte einen weiteren Versuchsansatz dar.

Die unmittelbare Veränderung nach Einsetzen der Ischämie drückt sich im Abfall des muskulären pO_2 auf 0 aus. Nach wenigen Minuten Ischämiezeit ist mit dieser Methodik keine weitere Aussage zu erzielen.

Die kontinuierliche pH-Registrierung unter normothermen Bedingungen ergab nach 120 Minuten einen Abfall des pH auf 6,41. Nach insgesamt 240 Minuten fiel der muskuläre pH-Wert auf 6,15.

Unter hypothermen Bedingungen mit einer muskulären Kerntemperatur von 11–15 °C war ebenfalls ein Ischämie-bedingter Abfall des pH-Wertes zu konstatieren. Nach 120 Minuten fand sich ein Endwert von 6,81, nach 240 Minuten lag das pH bei 6,63. Der Abfall des pH-Wertes und die damit verbundene Acidifizierung war unter hypothermen Bedingungen im Vergleich zur Normothermie deutlich verzögert. Der Unterschied war signifikant ($p < 0,01$). Die leicht zu erstellende Hypothermie mit einem Eis-Wasser-Gemisch im abgeschlossenen Polyäthylenbeutel verlangsamte den Metabolismus dergestalt, daß der pH-Wert nach 240 Minuten Ischämie in der Hypothermie-Gruppe von der Normothermie-Gruppe bereits nach 60 Minuten unterschritten worden war. Nach Brück läßt sich die Abnahme der Reaktionsgeschwindigkeit metabolischer Prozesse mit der RGT-Regel erklären. Eine Temperatur zwischen 10 und 15 °C scheint optimale Voraussetzungen für die Muskelkonservierung zu bieten (Sapega et al.).

Zur weiteren Bewertung der Stoffwechselveränderung unter Ischämie wurde bei einer Versuchsgruppe mit acht Tieren eine isolierte Perfusion der gesamten Hinterextremität nach Kanülierung der Aorta und Vena cava inf. vorgenommen. Die Perfusionslösung entsprach den Plasma-Normalwerten für männliche Wistar-Ratten und war sauerstofffrei. Nach vier Stunden Perfusionszeit fiel ein deutlicher Anstieg des Kaliumwertes in der Perfusionslösung auf. Als Quelle dieses Kalium-Anstieges ist die zelluläre Schädigung zu sehen. Einen Anstieg zeigten auch die Laktatdehydrogenase-Werte mit einer nahezu linearen Zunahme über die gesamte Perfusionszeit. Verbunden mit dem Laktatdehydrogenase-Anstieg ist ein erhöhter Anfall von Protonen, dies erklärt den Abfall des pH-Wertes unter ischämischen Bedingungen.

Die MR-Spektroskopie bietet für die Muskulatur den Vorteil der nicht-invasiven Messung. Die analysierten Parameter (Phosphokreatin, ATP und anorganisches Phosphat) geben Auskunft über den Energiestoffwechsel der Muskulatur. Der pH-Wert der Muskulatur läßt sich ebenfalls aus den Messungen errechnen. Die Methodik wurde in Tourniquet-Versuchen eingesetzt (Bruker Magneton 100/4). 28 Minuten nach Anlegen des pneumatischen Tourniquets war mit 40% des Phosphokreatins das Energiereservoir weitgehend erschöpft. Nach Öffnung des Tourniquets kam es zu einem Wiederanstieg des Phosphokreatins. Die NMR-Spektroskopie gibt vor allem bei größerer Muskelmasse einen kompletten Einblick in die pathophysiologischen Veränderungen unter Ischämie.

In der zusammenfassenden Bewertung der Methodiken ist die pO_2-Messung nur in der Akutphase brauchbar. Der apparative Aufwand ist größer als bei der pH-Messung, jedoch deutlich geringer im Vergleich zur NMR-Spektroskopie. Ebenso wie bei der pH-Messung erfordert die pO_2-Registrierung mit der Mehrdrahtelektrode nach Kessler und Lübbers die Freilegung der Muskulatur. Die NMR-Spektroskopie hat den Vorteil des nicht-invasiven Verfahrens und der integralen Messung eines größeren Gewebsvolumens. Das Verfahren ermöglicht die Bestimmung des pH-Wertes und die Analyse des Energiehaushaltes. Der Nachteil ist in dem hohen apparativen Aufwand und der ausschließlich stationären Meßmöglichkeit zu sehen. Aufgrund der Erschöpfung der Energievorräte der Muskulatur ist das Verfahren idealerweise für eine Ischämiedauer bis zu 120 Minuten geeignet.

Die pH-Messung verlangt einen geringen apparativen Aufwand, eine Freilegung der Muskulatur zur Einführung der Meßsonde ist jedoch erforderlich. Signifikante Veränderungen beginnen sich nach 60 Minuten Ischämiedauer abzuzeichnen, Messungen bis zu 240 Minuten Ischämiedauer erscheinen sinnvoll. Die Registrierung des pH-Wertes erlaubt es, unterschiedliche Ausgangssituationen der Muskulatur zu erfassen. In der klinischen Situation ergeben sich variable Größen wie beispielsweise das Intervall zwischen Verletzung und Versorgung, Unterschiede in der metabolischen Ausgangslage, die unterschiedliche Konservierung (Hypothermie) und eine Restperfusion. Die muskuläre pH-Registrierung erscheint als ein einfach anwendbares zuverlässiges Verfahren zur Ausgangsbeurteilung. In jedem Fall ist jedoch die klinische Bewertung vorrangig.

Abbildung 1 zeigt die Bewertung der verschiedenen Meßverfahren in der Zusammenfassung und illustriert den empfehlenswerten Zeitabschnitt des Einsatzes.

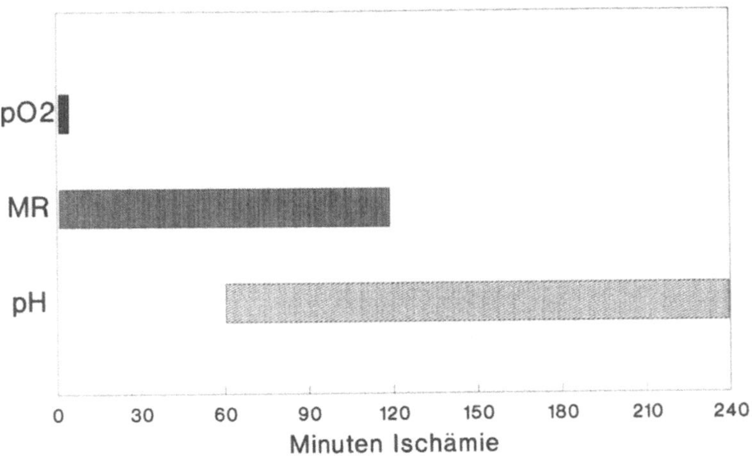

Abb. 1. Muskel-Ischämie. Meßverfahren

Literatur

1. Brück K (1980) Wärmehaushalt und Temperaturregulation. In: Schmidt-Thews H (Hrsg) Einführung in die Physiologie des Menschen 20. A Springer, Berlin Heidelberg New York
2. Pennig D (1991) Untersuchungen zum Stoffwechsel der Skelettmuskulatur. Habilitationsschrift. Wolfgang-Pabst-Verlag
3. Sapega AA, Heppenstall RB, Sokolow D et al (1988) The bioenergetics of preservation of limbs before replantation. JBJS 70-A:1500–1513

165. Verbesserung der postischämischen Muskelfunktion durch geringe Reduktion der intramuskulären Temperatur während Ischämie

P.-M. Sutter, A. Marx, S. Dierauer, S. Strebel, J. Landmann und M. Heberer

Departement für Chirurgie, Kantonsspital der Universität, CH-4031 Basel

Improvement of Postischemic Muscle Function by Slight Reduction of Intramuscular Temperature During Ischemia

Summary. Postischemic muscle function depends on subtle intramuscular temperature differences during ischemia. Reduction of i.m. temperature from 35 °C to 30 °C was found to improve muscle force, performance and fatigue to normal. This may be clinically relevant since these temperatures correspond to temperatures measured within the muscle during orthopedic surgery under tourniquet-induced ischemia.

Einleitung und Fragestellung

Die Verbesserung der postischämischen Funktion zahlreicher Organe durch Hypothermie ist bekannt. Für den Skelettmuskel ist dies besonders interessant, wird er doch während Operationen in Blutsperre (BS) willentlich einer längerdauernden Ischämie ausgesetzt. Das Ziel unserer Studie war es: 1. klinisch den Bereich der intramuskulären Temperaturen während Operationen in BS zu erfassen und 2. experimentell den Einfluß dieser in der Klinik gemessenen i.m. Temperaturen auf die postischämische Muskelfunktion zu untersuchen.

Methode

1. Bei 7 Patienten mit vorderer Kreuzbandplastik wurden vor und während der BS alle 15 Minuten die Temperaturen im Musculus tibialis anterior mittels einer Sonde gemessen. 2. Männliche Wistar-Ratten (250–350 g) wurden mit Pentobarbital (30 mg/kg i.p.) anästhesiert und der rechte Hinterlauf einer 3-stündigen Ischämie ausgesetzt. Hierzu lagen die Tiere in einem speziell konstruierten Käfig, welcher es erlaubte, einerseits eine standardisierte, druckkontrollierte (350 mm Hg) Tourniquet-Ischämie zu setzen und andererseits die intramuskulären Temperaturen der ischämischen Extremität unabhängig von der Körpertemperatur zu regulieren. Die Tiere wurden in drei Gruppen eingeteilt: Bei je 12 Tieren wurde während der Ischämie eine i.m. Temperatur von 35°, 30°, resp. 22 °C aufrechterhalten. Nach Reperfusion bei Zimmertemperatur (22 °C) wurden die mm. peronei zur Muskelfunktionsmessung entnommen und in einem Organbad bei 37 °C gemäß dem Burke-Protokoll [1] elektrisch stimuliert. Der jeweilige kontralaterale nicht-ischämische Muskel diente als

Kontrolle. Folgende Funktionsparameter wurden analysiert: 1. die maximale Kraft entsprechend der initialen Amplitude (F_0), 2. das Kraft-Zeit-Integral, welches bei isometrischer Kontraktion mit der Leistung korreliert [2], und 3. der Ermüdungsindex nach Burke, welcher sich aus dem Quotienten der Amplitude nach einer Minute (F_1) und der initialen Amplitude errechnet ($F_1 : F_0$) und ein Maß für die Ermüdbarkeit eines Muskels darstellt [1]. Die statistische Auswertung wurde mittels Varianzanalyse berechnet gefolgt vom Diskriminationstest nach Scheffé. Ein $p < 0,05$ wurde als signifikant akzeptiert.

Resultate

1. Die klinischen i.m. Temperaturmessungen zeigten während den Operationen in BS einen in dieser Zeitspanne linearen Abfall ($r = -0,95$) von $33,64 \pm 0,46\,°C$ auf $28,47 \pm 0,45\,°C$. 2. Die Werte der 3 Kontrollgruppen unterschieden sich nicht signifikant und werden daher als eine Gruppe dargestellt (Tab. 1). Alle drei Parameter zeigten nach einer 3-stündigen Ischämie und 2-stündigen Reperfusion einen signifikanten Abfall der Werte. Eine Reduktion der i.m. Temperatur während der Ischämie um nur $5\,°C$ auf $30\,°C$ verbesserte alle Parameter signifikant auf Kontrollwerte. Eine weitere Reduktion der Temperatur auf $22\,°C$ verändert die Werte nicht.

Tabelle 1

Parameter	Mittelwert $\pm$ sem			
	35 °C (n = 12)	30 °C (n = 12)	22 °C (n = 12)	Kontrollen (n=36)
max. Kraft (mN)	14 ± 11*	274 ± 39	265 ± 58	337 ± 23
Kraft-Zeit-Integral (mN*sek)	106 ± 72*	1532 ± 295	1702 ± 494	1902 ± 193
Ermüdungsindex	.006 ± .006*	.052 ± .008	.069 ± .013	.052 ± .005

* $p < 0,005$

Zusammenfassung und Diskussion

Während elektiven Operationen mit einer 2-stündigen BS sinkt die i.m. Temperatur von $34\,°C$ auf $29\,°C$. Bei den experimentellen Muskelfunktionsmessungen kam es nach einer 3-stündigen Ischämie mit konstanter i.m. Temperatur von $35\,°C$ zu einer drastischen Reduktion von Kraft, Leistung und Ermüdbarkeit des Muskels. Eine nur geringe Reduktion der i.m. Temperatur um $5\,°C$ – d.h. auf Temperaturen, die am Ende von Operationen in BS gemessen wurden – verbessert alle Funktionsparameter auf Kontrollwerte. Eine weitere Abkühlung bringt in diesem Modell keinen Vorteil. Auch wenn experimentelle Resultate nicht ohne weiteres auf die Klinik übertragen werden können, muß aufgrund dieser Resultate gefragt werden, ob bei längerdauernden Operationen in BS nicht sofort eine milde Hypothermie von ca. $28-30\,°C$ angestrebt werden sollte.

Literatur

1. Burke RE, Levine DN, Zajac III FE (1971) Mammalian motor units: Physiological-histochemical correlation in three types in cat gastrocnemius. Science 174:709–712
2. Burke RE, Rudomin P, Zajac III FE (1976) The effect of activation history on tension production by individual muscle units. Brain Res 109:515–529

166. Die Beeinflussung der Lebensqualität durch Behandlung der kritischen Extremitätenischämie

K. Brachmann und D. Falkenhahn

Chirurgische Universitätsklinik, Liebigstr. 20a, 04103 Leipzig

Effect on Life Quality of Treatment of Critical Limb Ischaemia

Summary. The definition of quality of life includes a variety of specific and very individual aspects. The postoperative evaluation of quality of life must be based on the one hand on hard data and common clinical parameters, and, on the other, on the individual feeling of the patient, who compares preoperative sequelae and postoperative functional improvement.

Einleitung

Auf der Suche nach Möglichkeiten, die Ergebnisse bei der Behandlung der pAVK im nach wie vor problematischen Stadium III und IV n. F. zu verbessern, gehört seit 1990 der Einsatz des Prostaglandin E_1 auch in unserer Klinik zum Behandlungskonzept. Von besonderem Interesse waren aufgrund der Wirkungsmechanismen die Veränderungen der Mikrozirkulation durch das PGE_1, denn in diesem Stadium muß man davon ausgehen, daß die atherosklerotischen Prozesse den Weg zur kritischen pAVK eingeleitet haben. Da die Lebensqualität der Patienten mit kritischer Extremitätenischämie stark beeinträchtigt ist, haben wir zusätzlich diesem Parameter vor und nach Behandlung besondere Aufmerksamkeit gewidmet.

Patientengut und Methoden

Wir überblicken eine Gesamtzahl von 98 Patienten mit einem Durchschnittsalter von 68,9 Jahren. Es handelt sich dabei um 61 Männer (62,2%) und 37 Frauen (37,8%). Aufgrund der objektiven Befunde leiteten wir unsere Indikation zur Operation mit dem additiven Einsatz von Prostaglandin E_1 zur Verbesserung der Mikrozirkulation bei sehr schlechter peripherer Ausstrombahn ab oder aber die rein konservative Therapie mit Prostaglandin E_1 bei nicht mehr durch Operation oder PTA rekonstruierbaren Gefäßverhältnissen, bei sehr schlechtem Allgemeinzustand oder wenn der Patient den Eingriff ablehnte.

54 Patienten wurden operativ versorgt, 44 Patienten konservativ. Als Risikofaktoren bestanden: Nikotinabusus (71,2%), Diabetes mellitus (78,3%), Hypertonie (83,0%), Adipositas (25,5%), Hypercholesterinämie (22,3%), CIHK (61,3%). Als Operationsmethoden kamen zur Anwendung: der In-situ-Bypass, Venenbypass (reversed/composite graft), Pro-

thesenbypass, Profundaplastik (mit oder ohne CT-LSA), aorto-iliacale Rekonstruktion mit Profundaplastik, axillo-femorale (profundale)-Rekonstruktion, Cross-over-Bypass. Bei der Verlaufskontrolle der Laborparameter fanden besondere Beachtung Lactat, Fibrinogen, der $tcpO_2$, die Plasmaviskosität, die Thrombozytenaggregation (spontan und induziert) als Parameter der Mikrozirkulation.

Neben der Einschätzung des klinischen Befundes, der Reduktion des Analgetikaverbrauches, der Objektivierung des meist entstandenen Stadium IIb (Gehstrecke), der Beinerhaltung, Amputation oder Grenzzonenamputation usw. wurden nach einem Jahr die Therapieerfolge bzw. -mißerfolge objektiviert, indem wir ein Jahr nach der Behandlung eine Letalität von 3,8% zu verzeichnen hatten (3 Patienten), eine Amputationsrate von 9,1% (7 Patienten) und die Grenzzonenamputation in 11,7% (9 Patienten) durchführten. Die Veränderungen der Mikrozirkulation wurden durch Verlaufskontrollen belegt. Es fanden sich statistisch signifikante Veränderungen bei der Plasmaviskosität, der transcutanen Sauerstoffpartialdruckmessung und der induzierten Thrombozytenaggregation.

Anhand der Krankenunterlagen, der bei den Nachuntersuchungen erhobenen Zwischenbefunde sowie einer umfassenden Untersuchung der Patienten nach einem Jahr mit Erhebung aller „harten Daten" ließen wir die Patienten einen Fragebogen ausfüllen. Dieser stellte die Grundlage für einen Versuch dar, die veränderte, gewonnene oder verlorene Lebensqualität zu beurteilen. Dieser Fragebogen ist sehr differenziert und sehr ausführlich, mit zahlreichen Charakteristika wird nach Symptomen, allgemeiner Beweglichkeit, selbständiger Pflege, allgemeinen Tätigkeiten, sozialen und persönlichen Beziehungen und dem Gefühlsleben gefragt. Danach wurde jeder einzelne Patient von uns in die von Kind, Rosser und Williams entwickelte Matrix eingeordnet. Diese Matrix besteht aus 4 Schmerzgraden und 8 verschiedenen Behinderungsgraden (Tab. 1). Sie besteht aus 32 Feldern, die nach einer exakten wissenschaftlichen Analyse von 70 befragten Patienten gewichtet wurden. Die einzelnen Gewichte können mit der Anzahl der Patienten einer bestimmten Grundgesamtheit multipliziert werden. Addiert man die Produkte aller Felder und teilt diesen Wert durch die Anzahl der betrachteten Personen, erhält man die durchschnittliche Lebensqualität dieser Patienten. Auf diese Weise waren Vergleiche vor und nach einer Behandlung möglich.

Tabelle 1

Behinderung		Schmerz
I	Keine Behinderung	
II	Geringfügige gesellschaftliche Behinderung	A. Kein Schmerz
III	Schwere gesellschaftliche Behinderung	B. Mild
	und/oder leichte Beeinträchtigung bei der Arbeitsverrichtung	
	Fähig zur Verrichtung von Hausarbeit außer besonders	C. Mäßig
	schwerer Aufgaben	
IV	Starke Beeinträchtigung bei der Arbeitsverrichtung/-wahl	D. Schwerer
	Hausfrauen und alte Menschen sind nur noch zur Verrichtung	
	leichter Hausarbeiten fähig, können aber noch Einkäufe tätigen	
V	Keine Möglichkeit zur Ausübung bezahlter Tätigkeiten	
	Keine Möglichkeit der Teilnahme an weiterer Ausbildung	
	Alte Leute sind bis auf kurze Spaziergänge an das Haus gebunden,	
	sie können aber nicht mehr allein Einkaufen gehen	
	Hausfrauen sind nur zur einfachsten Hausarbeit fähig	
VI	An den Stuhl oder den Rollstuhl gebunden,	
	häusliche Bewegung ist nur noch mit Unterstützung möglich	
VII	An das Bett gebunden	
VIII	Bewußtlos	

Ergebnisse

Von unseren 98 Patienten mit arterieller Verschlußkrankheit im Stadium III und IV n. F., die operativ mit additivem Einsatz von PGE_1 oder rein konservativ damit behandelt wurden, konnten 77 sowohl vor als auch nach der Behandlung in diese Matrix eingeordnet werden. Die durchschnittliche Lebensqualität betrug vor der Behandlung 0,556 und nach der Behandlung 0,819. Es ergab sich damit eine Differenz von 0,263, das entspricht einer Steigerung der Lebensqualität von 47,3 %.

Der Vorteil dieser Lebensqualitätsberechnung ist darin zu sehen, daß es aufgrund der Rosser-Matrix leicht ist, qualitative und quantitative Dimensionen des Lebens zu berücksichtigen. Die Verknüpfung beider Dimensionen kann multiplikativ erfolgen. Als Ergebnis erhält man qualitätskorrigierte Lebensjahre (QUALYs = quality adjusted life years).

Prinzipiell erscheint die Methode der Rosser-Matrix geeignet, einen Gesundheitsindex zu ermitteln, da jedem Feld der Matrix direkt ein Wert zugewiesen wird. Er kann allerdings nur bei Krankheiten, die die Kriterien Schmerz und Behinderung erfüllen, angewendet werden. Diese sind aber gerade wesentliche Kriterien bei der arteriellen Verschlußkrankheit.

Zusammenfassend kann man feststellen, daß die Behandlung der kritischen Extremitätenischämie durch operative Maßnahmen mit additivem Einsatz von Prostaglandin E_1 oder rein konservative Therapie neben der Verbesserung des klinischen Befundes, der Reduktion des Analgetikaverbrauches, der Veränderung des Stadiums III und IV in ein Stadium II b nach Fontaine eine Verbesserung der Parameter der Mikrozirkulation bewirkt. Damit korreliert eine Verbesserung der Lebensqualität der pAVK-Patienten, die wir ebenfalls versucht haben, zu objektivieren. Obwohl hierfür eine Matrix und errechnete Zahlen vorliegen, sind wir uns dessen bewußt, daß auch mit diesen Darstellungen nur eine grobe und keinesfalls eine allgemeingültige Regel zur Erfassung der Lebensqualität von Gefäßpatienten aufgestellt werden kann, da die Individualität des einzelnen Menschen und seine Auffassung, was er unter Lebensqualität versteht, nicht durch einen Außenstehenden beurteilt werden kann.

Literatur

1. Kind P, Rosser R, Williams A (1982) Valuation of quality of life. In: Jones-Lee MW (ed) The value of life and safety. New York
2. Raspe M (1990) Zur Theorie und Messung der „Lebensqualität" in der Medizin. Med Forsch 2:23–40, Gustav-Fischer-Verlag, Stuttgart New York
3. Schöffski O (1990) Wirtschaftlichkeitsuntersuchung von Arzneimitteln. Duphar med script 7
4. Schulenburg JM Graf v d, Schöffski O (1990) Prostaglandin-E_1-Therapie bei Patienten mit arterieller Verschlußkrankheit. Prostavasin-Literaturdienst, Sonderdruck Nr 26
5. Schwarz R, Ruoff G (1989) Meßmethoden der postoperativen Lebensqualität. Chirurg 60:441–444

Kinderchirurgie

Analatresien

167. Analatresie – Von der Grundlagenforschung zur funktionsgerechten Operation

D. Kluth, P. Reich und W. Lambrecht

Chirurgische Universitätsklinik, Abteilung für Kinderchirurgie, Martinistr. 52, 20246 Hamburg

Ano-rectal Malformations – Impact of Basic Research on Surgical Procedure

Summary. Recent results of pediatric surgical research in the field of ano-rectal malformations have led to new insights about the pathomorphology and -embryology of these lesions. Investigations were done in two animal models: 1) in piglets with ano-rectal malformations and 2) in SD-mice, a mutant of the house-mouse. In both animal models, the "fistula" in ano-rectal malformations presented all morphological characteristics of a normal anal canal: 1) it was surrounded by a smooth muscle, 2) it was convered by transitional epithelium and 3) it was free of ganglion cells. Thus the conclusion is justified to describe these fistulas as an ectopic anal canal. The results of the embryological analysis of the SD-mice favoured this concept.

Key words: Ano-rectal malformations – Animal models – Ectopic anus

Zusammenfassung. Ergebnisse der Grundlagenforschung haben zu einem neuen Verständnis der Pathomorphologie und Pathoembryologie bei der Analatresie geführt. Diese Ergebnisse stützen sich auf Untersuchungen an zwei Tiermodellen, dem Hausschwein mit Analatresie und der SD-Maus, einer Mutante der Hausmaus. Bei beiden Tiermodellen konnten völlig neue Erkenntnisse zur Natur der „Fistel" bei der Analatresie gewonnen werden. Morphologisch ist die „Fistel" durch folgende Befunde charakterisiert: 1) Sie ist von einem M. sphincter ani internus umgeben, 2) sie ist von Übergangsepithel ausgekleidet und 3) sie ist ganglienzellfrei. Somit entspricht die „Fistel" morphologisch einem ektop mündenen Anus. Dieses Konzept konnte durch die embryologischen Untersuchungen an der SD-Maus erhärtet werden.

Schlüsselwörter: Analatresie – Tiermodelle – Ectoper Anus

Das Konzept der operativen Korrektur der Analatresien hat sich im letzten Jahrzehnt grundlegend gewandelt. Triebfeder für diesen Wandel war die Erkenntnis, daß bei zahlreichen Formen der Analtresien die Schaffung eines kontinenten Neoanus durch die bestehenden operativen Verfahren nicht zu erreichen war. Ergebnisse kinderchirurgischer Grundlagenforschung haben besonders starke Impulse für diesen Wandel gegeben.

Beim Gesunden tragen drei Muskel zur Stuhlkontinenz bei:

1. der Musculus puborectalis,
2. der Musculus sphincter ani externus und
3. der Musculus sphincter ani internus.

Die Entwicklung der verschiedenen operativen Verfahren zur Korrektur der Analtresien spiegelt sich in diesen drei Muskeln wider. Zunächst war es nur der Musculus puborectalis, der eine Bedeutung für die Kontinenz bei den verschiedenen Formen der Analatresien zu haben schien. Diese Ansichten gehen zurück auf Stephens und Smith [1], die nach intensiven klinischen und anatomischen Studien die Meinung vertraten, daß sowohl der Sphincter internus als auch der Sphincter externus bei allen hohen und intermediären und bei den meisten tiefen Formen nicht oder nur rudimentär angelegt sei. Daraus wurde der Schluß gezogen, daß es bei der operativen Korrektur der hohen Analatresien darauf ankommt, den Darm durch die Puborectalisschlinge hindurchzuziehen. Alle in den folgenden Jahren entwickelten Operationsverfahren zur Korrektur der hohen und intermediären Form hatten dieses Ziel.

1980 kam Bewegung in das erstarrte Behandlungskonzept. DeVries und Pena [2] entwikkelten eine Operationsmethode, die auf der Erkenntnis beruhte, daß auch ein zweiter wesentlicher Schließmuskel – der Sphincter externus – bei den Analtresien vorhanden ist. Sie fanden diesen Muskel intraoperativ und stellten fest, daß er sich aus vertikalen und sagittalen Fasern zusammensetzte und cranial in die Levatormuskulatur überging, von der er nicht zu trennen war. Sie nannten diese Muskulatur: „Quer gestreiften Muskelkomplex". Die Operation wurde als posteriore sagittale Anorektoplasik bezeichnet und kann bis auf wenige Ausnahmen von einem alleinigen hinteren Zugang aus durchgeführt werden. Kritiker dieses Verfahrens [3] haben eingeworfen, daß eine echte Kontinenz auch mit diesem Verfahren nicht zu erreichen sei, weil der für die Kontinenz wichtigste Schließmuskel, der Musculus sphincter ani internus, bei der Korrektur nicht berücksichtigt werde.

Daß auch dieser Muskel bei der Analatresie regelhaft angelegt ist, ist das Ergebnis neuerer kinderchirurgischer Grundlagenforschung [4, 5]. Bei Hausschweinen werden Analtresien etwa zehnmal häufiger als beim Menschen beobachtet. Zudem entsprechen die verschiedenen anatomischen Varianten beim Schwein exakt denen beim Menschen. Wir nutzen dies, um an einem idealen Tiermodell erstmals systematisch morphologische Untersuchungen bei der Analtresie durchzuführen [6].

Unser besonderes Interesse galt dabei den verschiedenen Schließmuskeln. Es zeigte sich, daß immer – also auch bei den hohen Formen der Analtresien – ein kräftiger Sphincter ani internus als eindeutig ringförmiger Muskel im Bereich der inneren Fistelöffnung vorhanden war (Abb. 1). Gleichzeitig fanden wir im Fistelbereich regelmäßig eine charakteristische Zone aus Übergangsepithel mit Proktodealdrüsen, die die Muskulatur des Musculus sphincter ani internus durchsetzten. Die Fistel selbst und der der Fistel angrenzende Rektumabschnitt war hypoganglionär (Abb. 2).

Die innere Fistelmündung bei der Analtresie weist also fast alle Merkmale einer normalen Analöffnung auf:

1. Sie ist von einem Sphincter internus umgeben,
2. sie ist ganglienzellfrei und
3. sie hat eine kloakogene Zone aus Übergangsepithel mit Proktodealdrüsen im Sphincter internus.

Aufgrund dieser morphologischen Untersuchungen haben wir keinen Zweifel, daß diese sog. Fisteln bei den Analatresien embryologisch einen ektopen Analkanal darstellen. Nach unserer Meinung ist der Ausdruck „Fistel" unglücklich und wird der Bedeutung dieser wichtigen Struktur bei den Analatresien nicht gerecht. Zweifellos hat die Bezeichnung „Fistel" auch dazu beigetragen, daß dieser funktionell so wichtige Bereich bisher in keine der verschiedenen operativen Techniken zur Korrektur der Analtresien mit einbezogen wurde.

Die Untersuchungsbefunde beim Schwein konnten wir an einem weiteren Tiermodell bestätigen [7]. Es handelt sich um die Danforth-Short-Tail-Maus, eine Spontanmutante der Hausmaus. Sie wurde in den 30er Jahren von Danforth [8] gezüchtet und 1940 erstmals von Dunn und Gluecksohn-Schoneheimer [9] systematisch beschrieben.

Das semidominante Gen SD beeinflußt bei diesen Tieren die Entwicklung des Dickdarms, des Urogenitalsystems und des Achsenskeletts. Viele heterozygote (SD/+) und alle

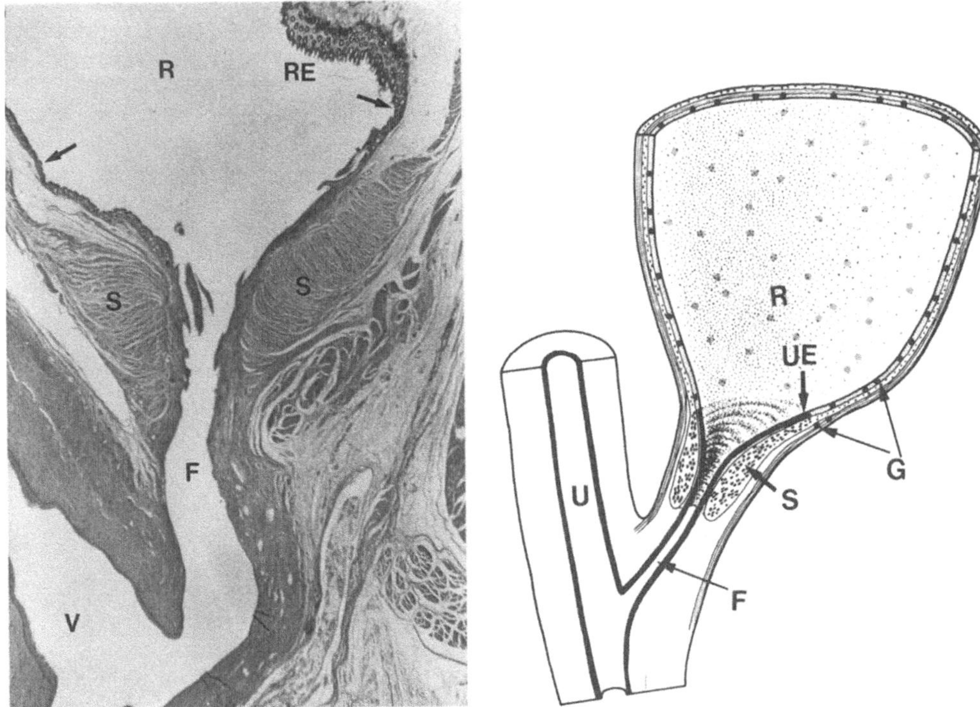

Abb. 1. (*Links*) Fistelregion (rekto-vaginale Fistel) bei einem weiblichen, neugeborenen Ferkel mit Analtresie. Um die Fistel (*F*) herum ist der M. sphinkter ani internus (*S*) als kräftiger, glatter Muskel zu erkennen. Die Fistel-Region ist mit Übergangsepithel ausgekleidet. Der Pfeil markiert den kranialen Übergang zum Rektumepithel (*RE*). *R* = Rektumblindsack, *V* = Vagina

Abb. 2. (*Rechts*) Graphische Rekonstruktion der Fistelregion bei einem männlichen Ferkel mit Analtresie und rekto-urethraler Fistel. Die Fistel (*F*) ist im Bereich der Mündungsstelle des Rektumblindsackes (*R*) von einem kräftigen, ringförmigen Sphinkter ani internus (*S*) umgeben. Das Übergangsepithel (*UE*) ist schwarz eingezeichnet. Der Übergang zur Rektumschleimhaut ist durch einen Pfeil markiert. Die Ganglienzellen (*G*) erstrecken sich bis in den oberen Anteil des inneren Sphinkters. Die Fistelregion selbst ist ganglienzellfrei

homozygoten (SD/SD) Tiere sterben kurz nach der Geburt, meist an den Folgen ihrer urogenitalen Mißbildung. Die überlebenden heterozygoten Tiere, deren äußerlich sichtbares Merkmal der verkürzte Schwanz ist, können eine gute Lebensfähigkeit und Fertilität aufweisen und zur Weiterzucht verwandt werden.

Nach den Mendelschen Gesetzen erhält man bei der Verpaarung derartiger Mäuse 25% homozygote, 50% heterozygote und 25% gesunde Tiere. 75% dieser Tiere sind also mehr oder weniger mißgebildet und können für morphologische Untersuchungen verwandt werden. Bei den homozygoten Tieren fanden wir komplexe Fehlbildungen. Überwiegend wurden rektovesikale Fisteln kombiniert mit Nierendysplasien und -agenesien beobachtet. Die anorektalen Fehlbildungen bei den heterozygoten Tieren entsprachen morphologisch denen beim Menschen und beim Schwein.

So konnten wir auch bei diesen Tieren im Bereich der Fistel eine deutliche Verdickung der zirkulären Muskelschicht des Darms nachweisen. Bei dieser verdickten Muskulatur handelte es sich um den Musculus sphincter ani internus, in dessen Bereich ebenfalls Übergangsepithel nachweisbar war. Damit weist auch bei den SD-Mäusen die Fistelregion zwei

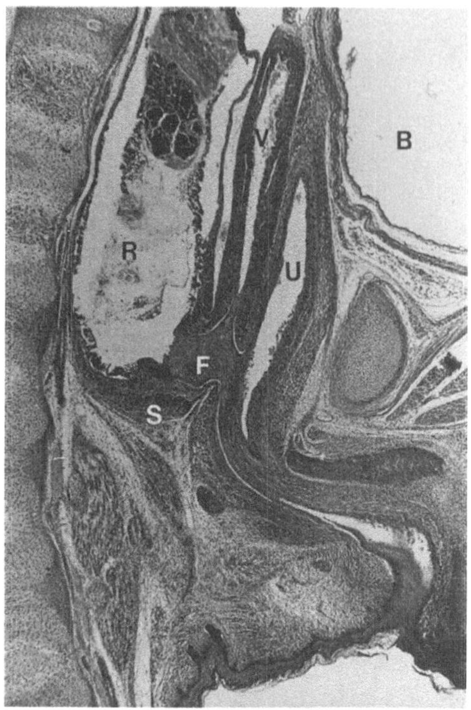

Abb. 3. Fistelregion bei einer weiblichen, neugeborenen SD-Maus mit Analtresie. Auch bei diesem Tier ist der M. sphinkter ani internus (*S*) als kräftiger, glatter Muskel zu erkennen, der die Fistel (*F*) umfaßt. Da bei diesem Tier das Rektum (*R*), die Vagina (*V*) und die Urethra (*U*) in einen gemeinsamen Ausführungsgang münden, handelt es sich um eine Kloake

typische Charakteristika eines normalen Analkanals auf (Abb. 3).

1. den Musculus sphincter ani internus im Bereich der Fistelmündung und
2. Übergangsepithel im Bereich der Fistel und des inneren Sphinkters.

Das Ganglienzellverhalten wird bei diesen Mäusen zur Zeit noch untersucht.

Die SD-Mäuse wurden auch zur Untersuchung der Embryogenese der Analtresie verwandt [10], da bei der Verpaarung von zwei heterozygoten Tieren 75% fehlgebildete Embryonen erwartet werden konnten. Es wurde die Kloakenregion von 10 bis 15 Tage alten SD-Mäuseembryonen zunächst lupenmikroskopisch und dann rasterelektronenmikroskopisch untersucht.

Dabei fand sich als wesentliches morphologisches Merkmal der Fehlbildung eine im dorsalen Abschnitt deutlich verkürzte Kloakenmembran. Startpunkt dieser Fehlentwicklung ist der zehnte Entwicklungstag, an dem sich erstmals diese Entwicklungsstörung im Bereich der Kloakenmembran manifestiert.

In der Abbildung 4 ist schematisch die normale und die pathologische Entwicklung der Kloake zusammengefaßt. Beim gesunden Tier (obere Reihe) ist die Normalentwicklung wiedergegeben. Die Kloakenmembran zeigt eine normale Länge. Es entwickelt sich daraus eine normal konfigurierte Kloake. Ist die Kloakenmembran in der Frühphase zu kurz (Reihe 2), entsteht je nach Ausmaß der Verkürzung eine fehlgebildete Kloake, wobei der dorsale Kloakenabschnitt entweder teilweise oder ganz fehlt. Ist die Kloakenmembran gar nicht angelegt (Reihe 3), resultiert eine komplexe Kloakenfehlbildung mit einer Agenesie der Urethra.

Zusammengefaßt führen also folgende pathoembryologische Prozesse zur Entstehung der anorektalen Fehlbildung:

1. Eine zu kurze Kloakenmembran ist Voraussetzung für die Entstehung einer anorektalen Fehlbildung.
2. Die zu kurze Kloakenmembran führt zu einer Fehlanlage der Kloake. Der dorsale, d.h. der anorektale Anteil der Kloake fehlt.
3. Durch die Fehlbildung der Kloake wird der normale Descensus der urorektalen Falte gestört, so daß eine Teilung der Kloake in einen ventralen Urogenitaltrakt und das dorsale Anorektum unterbleibt. Dadurch verbleibt das Rektum in einem abnormen Kontakt mit dem ventralen Kloakenabschnitt. Diese resultierende Öffnung ist daher tatsächlich als ektope Öffnung zu bezeichnen. Der Begriff rekto-urogenitale Fistel ist daher auch embryologisch unzutreffend.

Wir haben heute ein auf morphologischen und embryologischen Untersuchungen basierendes wissenschaftlich untermauertes Fundament, auf dem eine funktionelle Therapie anorektaler Fehlbildungen aufgebaut werden kann. Unsere morphologischen und embryologischen Untersuchungen haben gezeigt, daß die bisher nicht beachtete Fistel bei der Analtresie einen ektopen, häufig aber stenosierten Anus darstellt. Der hier lokalisierte Sphincter ani internus ist der Mittelpunkt des Kontinenzorgans. Ziel der operativen Behandlung anorektaler Fehlbildungen muß es daher sein, diesen ektopen Anus so zu verpflanzen, daß er durch

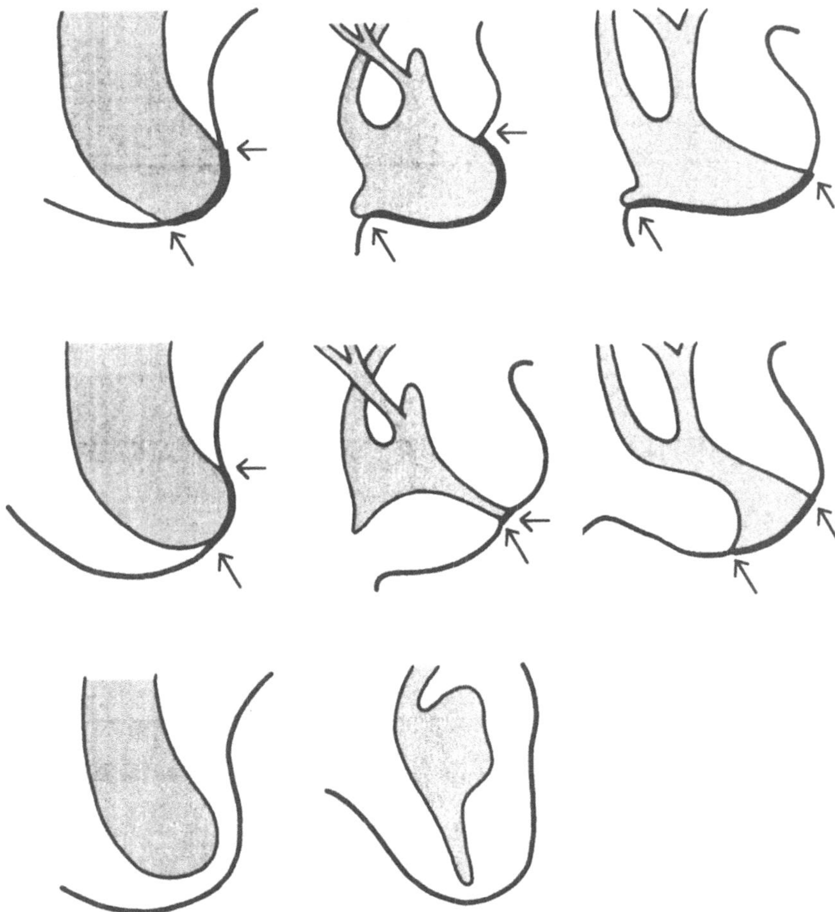

Abb. 4. Schematische Darstellung der Pathoembryologie der verschiedenen Formen der ano-rektalen Fehlbildungen bei der SD-Maus. Der Hinterdarm bzw. die Kloake ist grau abgesetzt. Die Kloakenmembran ist verdickt schwarz dargestellt und von Pfeilen eingerahmt (weitere Details siehe Text)

die puborektale Schlinge verläuft und zwischen die Externusfasern zu liegen kommt. Mit einem modifizierten Verfahren nach Pena und DeVries ist dies zumindest beim Mädchen in vielen Fällen möglich.

Literatur

1. Stephens FD, Smith ED (1971) Ano-rectal malformations in children. Chicago, Year Book Medical Publ., pp 47–78
2. DeVries PA, Pena A (1982) Posterior sagittal anorectoplasty. J Pediatr Surg 17:638–643
3. Langemeijer RATM, Molenaar JC (1991) Continence after posterior sagittal anorectoplasty. J Pediatr Surg 26:587–590
4. Lambrecht W, Lierse W (1987) The internal sphincter in anorectal malformations: Morphologic investigations in neonatal pigs. J Pediatr Surg 22:1160–1168
5. Lambrecht W, Kluth D, Lierse W (1989) Epithel und Proktodealdrüsen in Rektumblindsäcken und Fisteln. Z Kinderchir 44:41–46
6. Lambrecht W (1986) Morphologische Untersuchungen bei Ferkeln mit angeborenen Analatresien. Habilitationsschrift, Universität Hamburg
7. Kluth D, Lambrecht W, Reich P, Bührer C (1991) SD-mice – an animal model for complex anorectal malformations. Eur J Pediatr Surg 1:183–188
8. Danforth CH (1930) Developmental anomalies in a special strain of mice. Amer J Anat 45:275–287
9. Dunn LC, Gluecksohn-Schoneheimer S, Breson V (1940) A new mutation in the mouse affecting spinal column and urogenital system. J Hered 31:343–348
10. Kluth D, Lambrecht W (1992) Applied embryology for Pediatric Surgeous. J Jap Soc Pediatr Surg 28:47–59

168. Analatresien – eine klinische Übersicht

W. Schubert a.E. und D. Roesner

Medizinische Akademie Dresden, Klinik und Poliklinik für Kinderchirurgie, Fetscherstr. 74,
01307 Dresden

Anal Atresie – A Clinical Review

Summary. Inspite of many different classifications of atresia of anal and rectal malformations the most useful operation was the Rehbein operation and its modifications. After years the Pena-DeVries operation was performed, too.
To improve the problems of postoperative continence conservative procedures are recommended. These are especially exercises of the pelvic floor muscles and endorectal electrostimulation with biofeed-back. Many children get a good continence by these methods and we could avoid difficulties of a second operation.
Key words: Anal atresia – Rectal atresia

Zusammenfassung. Trotz unterschiedlicher Einteilungsformen der Rektum- und Analatresien in bis zu 28 verschiedene Arten beschränkte sich die operative Behandlung in den 70er Jahren auf die Durchzugsoperation nach Rehbein und ihre Modifikationen. Später trat die posteriore sagittale Operation nach Pena und DeVries hinzu. – Zur Verbesserung der postoperativen Kontinenz sind konservative Methoden wie Training der Beckenbodenmuskulatur und die endorektale Elektrostimulation mit Biofeedback wesentlich. Mit diesem Behandlungsregime erreichen viele Kinder eine gute bis sehr gute Kontinenzleistung und man kann ihnen komplizierte Nachoperationen ersparen.
Schlüsselwörter: Analatresie – Rektumatresie

Anorektale Fehlbildungen sind nicht allein wegen ihrer relativen Häufigkeit, sondern insbesondere wegen ihrer vielfältigen und teils noch ungelösten Problematik immer wieder ein Diskussionsthema für Kinderchirurgen. Häufigkeitsangaben schwanken zwischen 1:2500 und 1:5000. An der Kinderchirurgischen Klinik in Dresden wurden in den letzten 10 Jahren 80 derartige Anomalien behandelt.

Ziele der Behandlung sind in erster Linie die Herstellung der Darmwegsamkeit und der Kontinenz, andererseits aber auch eine möglichst anatomiegerechte Anusanlage und die Versorgung der vielfach auftretenden Fisteln. Die Prognose ist neben der Form der Fehlbildung abhängig von häufig auftretenden zusätzlichen Mißbildungen, wobei an erster Stelle mit 50% die des urogenitalen Systems stehen.

Man kann die Meinung von Schärli nur unterstreichen, daß der Kinderchirurg, der die Erstversorgung einer anorektalen Fehlbildung durchführt, eine große Verantwortung auf sich nimmt, die nicht mit der Durchführung beendet ist, sondern gerade in der postoperativen Zeit oft über Jahre hinweg sein starkes persönliches Engagement erfordern.

Die Vielfalt der Fehlbildungsformen gab Anlaß zu einer Klassifizierung mit dem Ziel, vergleichbare Formen und Ergebnisse zu erhalten und damit Richtlinien für die Therapie ableiten zu können. So entstand 1970 die Melbourner Einteilung mit 5 Haupt- und zahlreichen Untergruppen, die insgesamt 28 Formen ergaben. Für die klinische Arbeit war diese Einteilung verständlicherweise nicht praktikabel, weshalb später eine vereinfachte Neueinteilung vorgenommen wurde. Die zur Zeit gültige Wingspread-Einteilung unterscheidet 3 Hauptgruppen:

A) Hohe, supralevatorische Fehlbildungen
B) Intermediäre Formen und
C) Tiefe, translevatorische Fehlbildungen.

Zwei weitere Hauptgruppen

D) sonstige Mißbildungen
E) komplexe Mißbildungen

eröffnen dem behandelnden Arzt die Möglichkeit einer separaten Beschreibung der Mißbildung. Diesen Hauptgruppen sind, eingeteilt in Knaben und Mädchen, verschiedene Untergruppen zugeordnet, die gegenüber dem Melbourner Schema eine deutliche Vereinfachung darstellen:

Weiblich	Männlich

A. 1. anorektale Agnesie
    a) mit rektovaginaler Fistel
    b) ohne Fistel
  2. Rektalatresie
	1. Anorektale Agenesie
	    a) mit rektoprostatisch-urethraler Fistel
	    b) ohne Fistel
	2. Rektalatresie

B. 1. Rektovestibuläre Fistel
  2. Rektovaginale Fistel
  3. Agenesie ohne Fistel
	1. Rektobulbär-urethrale Fistel
	2. Agenesie ohne Fistel

C. 1. Anovestibuläre Fistel
  2. Anokutane Fistel
  3. Analstenose
	1. Anokutane Fistel
	2. Analstenose

Zur Diagnostik anorektaler Fehlbildungen stand in früheren Jahren neben der klinischen Untersuchung im wesentlichen nur die Röntgenaufnahmetechnik nach Wangensteen zur Verfügung, bei der das Becken in Hochlage gebracht wurde und damit die im Darm befindliche Luft in den oberen Pol des Darmes, d. h. in sein aborales Ende stieg. In der Röntgenaufnahme konnte man zwischen dem markierten Anus und dem Luftspiegel die Atresiestrecke ausmessen und damit eine gewisse Formbestimmung durchführen. Vielfach versagte diese Technik, da eingedicktes Mekonium die Meßwerte verfälschte. Mit der Sonographie und insbesondere mit der Magnetkernspintomographie stehen uns heute weitaus leistungsfähigere Untersuchungstechniken zur Verfügung. In Einzelfällen kann eine Fistulographie mit Kontrastmitteln hilfreich sein.

Wegen der häufigen urogenitalen Zusatzfehlbildungen sollten MCU und endoskopische Untersuchungen von Urethra, Blase und Vagina die Diagnostik vervollständigen.

Zur Therapie legen wir bei allen hohen und intermediären Formen als Erstversorgung prinzipiell eine Colostomie im Colon-transversum-Bereich in der Technik nach Nixon an, um die endgültige Versorgung in einem sauberen Operationsfeld durchführen zu können. Für die Korrektur der hohen Formen anorektaler Fehlbildungen sind wir weiterhin Anhänger der Durchzugsoperation nach Rehbein, die dieser 1959 angab. Die endgültige Korrekturoperation findet im Alter von 5–6 Monaten und bei einem Körpergewicht von etwa 7000 g statt. Wegen der Gefahr des Verfehlens der Puborektalisschlinge bei der Rehbein-Methode wurde diese abdomino-perineale Durchzugsoperation von anderen Autoren modifiziert. So

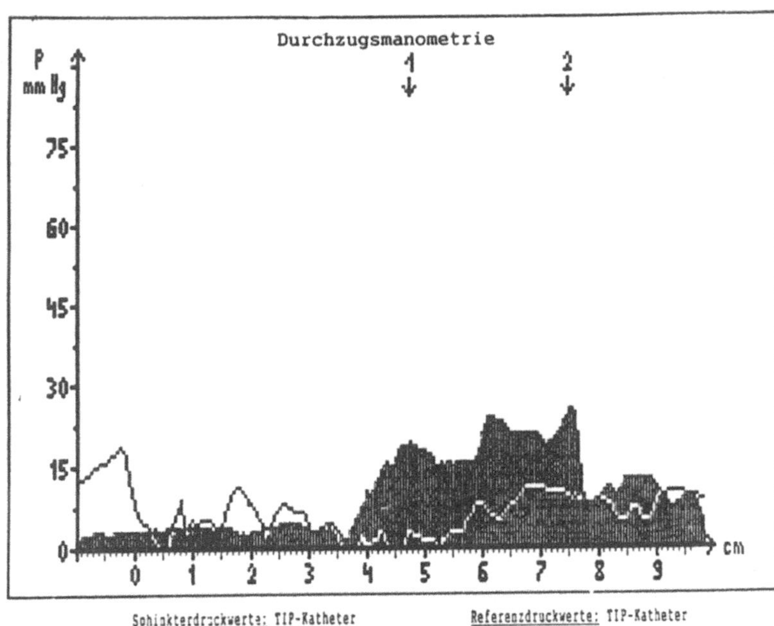

Abb. 1. Durchzugsmanometrie bei kindlichem Patienten nach Rektumdurchzugsoperation

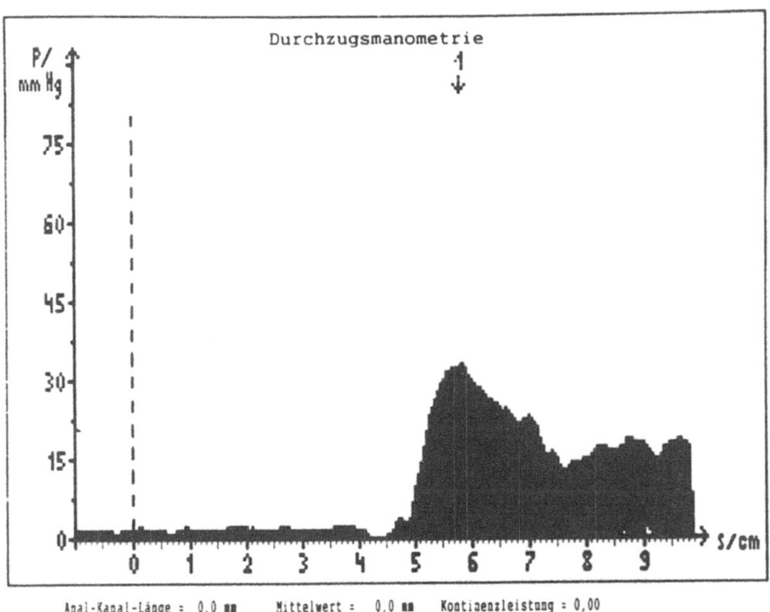

Abb. 2. Durchzugsmanometrie bei Patient der Abb. 1, 3 Monate nach Behandlung mit Beckenboden-training und Elektrostimulation

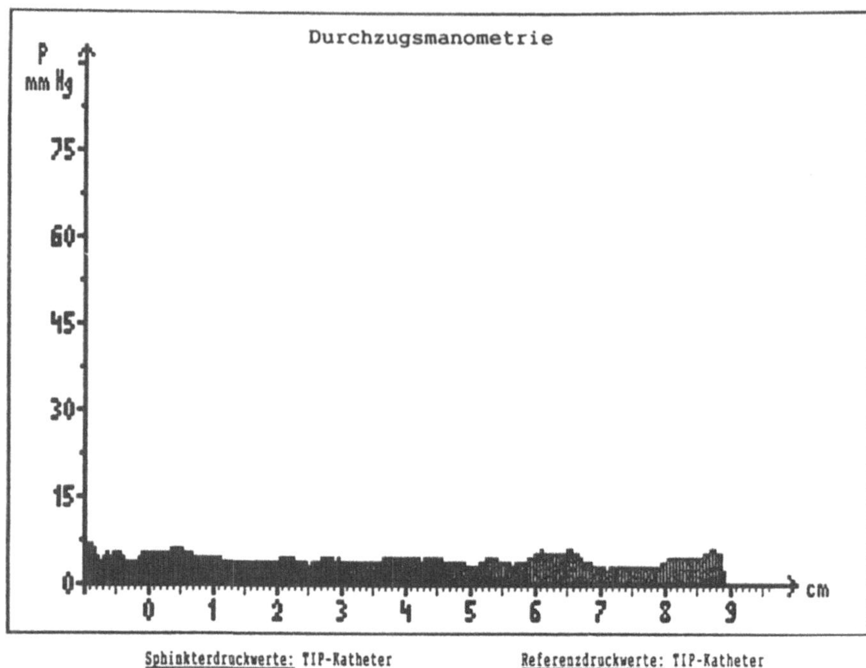

Abb. 3. Durchzugsmanometrie bei kindlichem Patienten nach Rektumdurchzugsoperation mit nachfolgender Inkontinenz

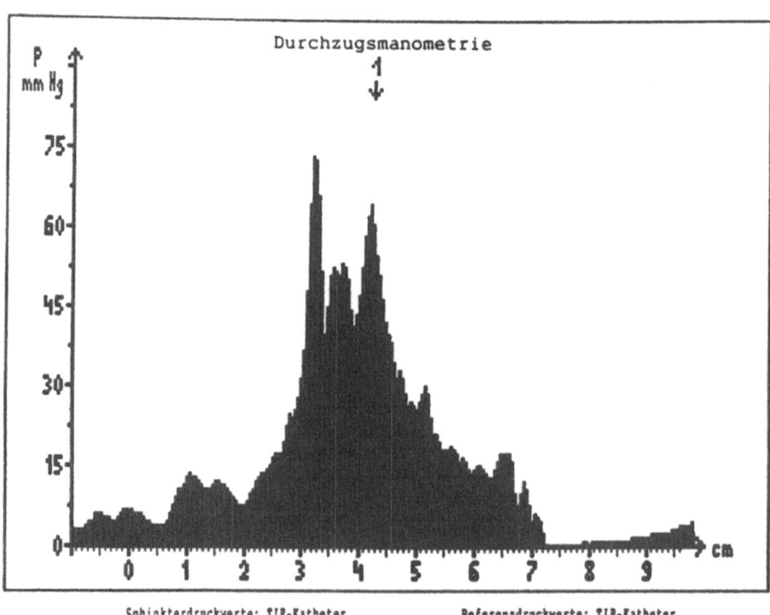

Abb. 4. Durchzugsmanometrie bei Patient der Abb. 3, 1 Jahr nach Behandlung mit Beckenbodentraining und Elektrostimulation

gab Stephens 1963 die sakro-perineale Operation und Kiesewetter das sakro-abdomino-perineale Verfahren an. Beide zielen auf bessere anatomische Übersicht im Operationssitus ab, erweitern die Operation jedoch nicht unerheblich. Für die tiefen Formen, die primär endgültig versorgt werden, verwenden wir das 1982 von Pena und DeVries angegebene posteriore sagittale Durchzugsverfahren. Es bietet dem Operateur eine ausgezeichnete anatomische Übersicht und hat sich uns mehrfach bewährt. Eine Aussage über die Anwendung dieser Operationstechnik bei den hohen Fehlbildungen können wir mangels Erfahrung noch nicht treffen.

Leider treten trotz ausgefeilter Operationstechnik häufig Schwierigkeiten in bezug auf die Inkontinenz auf. Dies führte zur weiteren Modifikation der verschiedenen Durchzugsverfahren, wie sie z. B. Hohlschneider oder Hofmann von Kap-Herr mit der Dopplung der glatten Muskulatur angegeben haben. Auch die Invaginationstechnik nach Schärli verfolgt durch Verstärkung der Muskelmanschette im Enddarmbereich eine Verstärkung der Sphinkterfunktion. Die tiefen Fehlbildungen zeigen postoperativ relativ gute Ergebnisse. Hier bestehen nur in etwa 10% Inkontinenzerscheinungen. Bei den hohen Anomalien beträgt die Inkontinenzquote jedoch etwa 25%, 30% zeigen gute oder sehr gute Operationsergebnisse, während 45% der Patienten zwar nicht völlig inkontinent sind, diesbezüglich jedoch mehr oder weniger große Probleme haben.

Jeder von uns weiß, welche Schwierigkeiten operative Verfahren zur Verbesserung der Kontinenz in Form der verschiedensten Sphinkterersatzplastiken mit sich bringen. Sie sollten deshalb stets erst nach Ausschöpfung aller konservativen Möglichkeiten eingesetzt werden. Wir beginnen, sofern eine muskuläre Funktion überhaupt nachweisbar ist, stets mit der konservativen Behandlung in Form eines intensiven Beckenbodentrainings. Dieses wird dann durch endorektale Elektrostimulation *) einschließlich Biofeedback ergänzt. Dabei verfahren wir so, daß die Elektrostimulation in der Klinik begonnen und anschließend zu Hause über 3 Monate fortgeführt wird. Nach 3monatiger Pause erfolgt die nächste 3monatige Trainingsserie, der wiederum eine Pause von einem Vierteljahr folgt. Mit dieser Methode konnten wir in vielen Fällen gute Erfolge verzeichnen. Die Kontrolle des Erfolges dieser Behandlung nehmen wir mittels Elektromanometrie im Durchzugsverfahren mit Tipp-Manometern vor. Die abschließenden Abbildungen von 2 Patienten nach einem 3monatigen (Abb. 1, 2) und einem 1jährigen (Abb. 3, 4) Training zeigen die verbesserten Druckwerte im Sphinkterbereich.

---

* IT 100 Fa. Reha-Medi GmbH

169. Assoziierte Syndrome bei anorektalen Fehlbildungen: Restriktivere Stellung der Operationsindikation?

H. P. Hümmer, S. Simon und P. Klein

Kinderchirurgie, Chirurgische Universitätsklinik, Maximiliansplatz, 91054 Erlangen

Restrictive Indication for Surgery in Syndromatic Anorectal Malformations?

Summary. Considering the doubtful prognosis of cloacal exstrophy and other syndromes associated with anorectal malformations, sometimes can be asked whether surgical management should be done or not in severely damaged children. Some authors suggest first of all to wait 4 to 6 weeks in order to enable natural selection.
These questions are discussed based on 2 groups of patients:
1) 29 children with VACTERL association and anorectal malformation,
2) 5 children with cloacal bladder exstrophy.

Key words: Cloacal exstrophy – VACTERL – Anorectal malformations

Zusammenfassung. Angesichts der zweifelhaften Prognose der kloakalen Blasenekstrophie und anderer mit anorektalen Fehlbildungen assoziierter Syndrome erhebt sich manchmal die Frage, ob betroffene Kinder überhaupt chirurgisch behandelt werden sollten. Manche Autoren schlagen vor, zunächst 4 bis 6 Wochen zu warten, um eine natürliche Selektion zu ermöglichen.
Diese Fragen werden anhand zweier Patientengruppen diskutiert. Es handelt sich um
1) 29 Kinder mit VACTERL-Assoziation und anorektalen Fehlbildungen,
2) 5 Kinder mit kloakaler Blasenekstrophie.

Schlüsselwörter: Kloakale Blasenekstrophie – VACTERL – Analatresie

Einleitung

Anorektale Fehlbildungen treten nicht selten im Rahmen von Syndromen auf. Auch Chromosomenanomalien und andere Begleitstörungen können die Prognose nachteilig beeinflussen. So ist bei schwerstbehinderten Kindern oft zu fragen, ob verfügbare operationstechnische und intensivmedizinische Möglichkeiten eingesetzt werden sollen, um das Leben mit allen Mitteln zu erhalten. An den Beispielen der kloakalen Blasenekstrophie und der VACTERL-Assoziation soll diese Frage anhand des eigenen Patientengutes diskutiert werden.

Definition

Vesikointestinale Fissur: Bei der V.I.F. oder kloakalen Blasenekstrophie handelt es sich um eine komplexe kongenitale Anomalie des Urogenital- und Intestinaltraktes. Sie beruht auf einer Entwicklungsstörung in der 4. bis 5. Embryonalwoche, nach Patten und Barry auf einer Malfusion der Kloakenmembran infolge kaudal dystoper Genitalhöcker. Die Inzidenz wird mit 1:60000 bis 1:400000 Lebendgeburten angegeben [8, 9]. Das Syndrom ist durch folgende Merkmale charakterisiert: In 90% besteht eine – evtl. infraumbilikale – Omphalozele. Kaudal schließen sich meist zwei flügelartige Blasenplatten an. Dazwischen findet sich Darmschleimhaut mit einer oder mehreren Stuhlfisteln, die vom Zökum oder terminalen Ileum ausgehen. Zökum und Appendix können gedoppelt sein. Das Kolon ist häufig rudimentär angelegt, es endet blind meist oberhalb des Beckenbodens. Die A. mesenterica inferior kann fehlen. Weitere Darmanomalien wurden beschrieben. Genitalmißbildungen (Spaltung, Doppelbildungen, Hypo- oder Aplasie) sind stets zu finden und vielgestaltig. In der Blasenschleimhaut münden für gewöhnlich die Ureteren, gelegentlich Vasa deferentia bzw. Vagina. Die Symphyse klafft fast immer weit (Spaltbecken). In 50% der Fälle bestehen auch Fehlbildungen der Nieren und/oder Harnleiter. Daneben kommen in 30–50% Anomalien der Wirbelsäule und des ZNS (Myelomeningozele, Hydrozephalus) mit entsprechenden Ausfällen vor.

Kaudales Regressionssyndrom: Das beschriebene überschneidet sich z. T. mit dem „kaudalen Regressionssyndrom". Dazu gehört die Fehlbildung der unteren Wirbelsäule mit Verschlußstörungen des Neuralrohres, auch der Oberschenkelknochen und Syndaktylie der Zehen. Fakultativ kommen Herzfehler, Gaumenspalte, Darmtresien u. a. vor.

VACTERL-Assoziation: Die gehäufte Assoziation vertebraler (V), anorektaler (A), kardiovaskulärer (C), tracheoösophagealer (TE), renaler (R) Fehlbildungen und solcher des radialen Unterarmstrahls (L) ist seit einer Publikation von Quan und Smith (1973) bestens bekannt. Überschneidung mit anderen Syndromen (CHARGE, Goldenhaar u. a.) wurde beschrieben (3, lo). Die VACTERL-Assoziation tritt sporadisch auf, ohne familiäre Disposition und Beziehung zum Alter der Eltern. Chromosomenanomalien bestehen vereinzelt. Spezifische Noxen sind nicht bekannt; der Zeitpunkt der Entstehung liegt vor dem 35. Tag der Embryonalentwicklung. 12–19% der Kinder mit anorektalen haben mindestens 2 weitere Fehlbildungen aus der VACTERL-Gruppe [7].

Eigenes Patientengut

Häufigkeit assoziierter Störungen: Zwischen 1984 und 1990 wurden in unserer Abteilung 50 Kinder mit anorektalen Fehlbildungen (ARF) operiert. Die Häufigkeit assoziierter Störungen geht aus Tabelle 1 hervor. Bei einer älteren Untersuchung über 85 Patienten der Jahre 1970–1984 fanden wir folgende Inzidenz: 6% Chromosomenanomalien, 12% (10/85) VACTERL-Assoziationen. Von allen festgestellten Fehlern betrafen 30% das Skelettsystem, 23% den Urogenitaltrakt, 17% Herz und/oder große Gefäße, 7% den Intestinaltrakt, 2% das ZNS. 19% der Kinder hatten weitere degenerative Stigmata z. B. der Ohren und Augenlider.

Atresiehöhe, anatomische Formen: In Periode 1 (1970–1984) wurden 34% der anorektalen Fehlbildungen als supralevatorisch, 47% als infralevatorisch beschrieben. In Periode 2 (1984–1990) fanden sich 36% supra- und 36% infralevatorische Fehlbildungen. Prognose, Letalität: Die Gesamtsterblichkeit betrug für operierte Kinder der Periode 1 (1970–1984) 16,5% (14/85), in Periode 2 (1984–1990) 8% (4/50). – Bei Risikoklassifizierung nach Geburtsgewicht und Begleitstörungen (analog zur Waterston-Klassifizierung der Ösophagusatresien) entfielen 39% der behandelten Kinder auf die günstigste, 32% auf die höchste Risikogruppe. Nach dem Petren-Schema war nur einer der insgesamt 18 Todesfälle auf die Korrektur der anorektalen Fehlbildung (Blutung) zurückzuführen; im Vordergrund standen assoziierte Störungen (12/18) und schlechter Allgemeinzustand (3/18). – Von den Überlebenden waren nach dem 4. Lebensjahr 54% der Kinder stuhlkontinent, 29% teilkontinent, 17% hatten keine Kontrolle über die Defäkation, wobei signifikante Unterschiede je nach

628

Tabelle 1. Assoziierte Defekte bei anorektaler
Fehlbildung (Erlangen 1984–1990; n = 50)

Chromosomenanomalien	3/50	(6%)
VACTERL-Assoziation	18/50	(36%)
Wirbelkörper (ohne Sitzbein)	9/50	(18%)
Rippen	4/50	(8%)
Skoliose	3/50	(6%)
Herzfehler (ohne Ductus Botalli)	19/50	(38%)
Ösophagusatresie	8/50	(16%)
obere Harnwege	20/50	(40%)
V. U. Reflux	7/50	(14%)
Blase, Urethra:	10/50	(20%)
Genitale: Jungen	9/28	(32%)
Mädchen	6/22	(27%)
Fistelverbindungen: Jungen	24/28	(57%)
Mädchen	18/22	(82%)
radialer Unterarmstrahl	4/50	(8%)
Ohrmuscheldysplasie	7/50	(14%)
Lippen-Kiefer-Gaumenspalte	2/50	(4%)
Kauda-/Konussyndrom	2/50	(4%)
Hydrozephalus, MMC	1/50	(2%)

primärer Atresiehöhe bestanden. 87% waren vollständig harnkontinent. Von den inkontinenten Kindern wiesen 75% weitere Anomalien der Harnwege auf. Kinder mit infralevatorischer Fehlbildung hatten insgesamt die beste Prognose.

Zwei Gruppen anorektaler Fehlbildungen waren primär und im Langzeitverlauf mit besonderen Problemen verbunden, nämlich (I) Kinder mit kloakaler Ekstrophie und (II) mit VACTERL-Assoziation:

Gruppe I: Kloakale Blasenekstrophie. 5 Kasuistiken aus den letzten Jahren sollen kurz geschildert werden. Die Behandlung erfolgte meist gemeinsam mit der Urologischen Klinik (Direktor: Prof. Dr. Schrott).

Fall 1 (A. S.). Ein Junge, Entbindung 40. SSW, Geburtsgewicht 3010 g. 3. Kind einer 33jährigen Mutter. Geschwister gesund, Erbkrankheiten nicht bekannt. Folgende Fehlbildungen wurden festgestellt: An der linken unteren Extremität Duplikatur des Oberschenkelknochens und der Fibula, Klumpfuß mit 8 Zehen. Das äußere Genitale zeigt eine Penis- und Scrotaldoppelung mit beidseitigem Kryptorchismus. Es besteht eine rudimentäre ekstrophe Blasenduplikatur mit ektop mündender Analfistelöffnung. Die Kontrastdarstellung ergibt eine Rektumduplikatur mit einem großen, links im Gesäß endenden Blindsack. Linksseitig findet sich ferner eine Nierendoppelanlage (S-förmige Verschmelzungsniere). – Verlauf: Im Alter von 6 Wochen wurde von einem sakralen Zugang aus die Rektumduplikatur reseziert, die Analposition korrigiert. Minderwertige (gedoppelte) Penis- und Blasenanteile und eine rudimentäre 3. Gonadenanlage wurden reseziert, die Harnblase vorläufig ohne Halsaufbau rekonstruiert. Mit 2 Jahren folgte die Orchidopexie links, mit 2½ Jahren ein orthopädischer Eingriff (Ober- und Unterschenkelkorrektur, Abtragung überzähliger Zehen). Im 4. Lebensjahr mußte erneut eine Orchidopexie beidseits durchgeführt werden. Der Junge ist jetzt (3/1993) 5 Jahre alt, die Aufbauplastik des Blasenhalses geplant. Es besteht eine partielle Stuhlinkontinenz (Stuhlschmieren bei Streß, Stuhldranggefühl unsicher) bei erhöhtem Schließmuskeltonus und atypischem Reflexverhalten. Insgesamt ist die Prognose in diesem Fall nicht ungünstig.

Fall 2 (S. M.). Ein im April 1989 auswärts geborenes Mädchen mit kloakaler Blasenekstrophie. Nach abdominoperinealer Durchzugsoperation und Blasenrekonstruktion wurde uns das Kind (6/1992) wegen kompletter Stuhlinkontinenz (ständiger Abgang dünnflüssiger

Stühle; keinerlei Kontrolle) bei hochgradiger Analstenose vorgestellt. Die NMR-Tomographie ergab einen extrem hypoplastischen Beckenboden. Manometrisch war im Analkanal keinerlei Muskelfunktion festzustellen. Die Behandlung erfolgte konservativ mit Dauerbougierung und Irrigation. Nach Spülung und Darmrohrentleerung des Stuhles (2 × täglich) ist das Kind jetzt mit 4 Jahren weitgehend „sauber", hat aber keinerlei Kontrolle über Stuhldrang und Defäkation.

Fall 3 (A. L.). Ein (2/1991) nach unauffälliger Schwangerschaft in der 33. SSW spontan entbundenes Mädchen. Geburtsgewicht 2260 g. 2. Kind einer 27jährigen Mutter, Geschwisterkind gesund. Festgestellte Fehlbildungen: Omphalozele (4 cm Durchmesser, histologisch in der Wand Anteile eines reifen Teratoms!), Blasenekstrophie mit zökovesikaler Fistel (Stuhlentleerung durch Blasenplatte), Vaginalaplasie. Halbwirbel BWK 6, 7, 9. Skoliose LWS. Hypoplasie 12. Rippen und Kreuzbein. Kaudal dystope Niere links mit doppelter Hohlanlage. Supralevatorische anorektale Agenesie. Doppelung des Zökums und der Appendix, kongenitaler Kurzdarm. – Verlauf: Am ersten Lebenstag Exzision der zökovesikalen Fistel, Zökostoma. Verschluß der Omphalozele und Vereinigung der 2 getrennten Blasenplatten. Mit 6 Monaten Herausleitung des aboralen Rektumblindsackes als Stoma, nach Vorbereitung (Spülungen) 3 Wochen später Einschaltung des Restkolons in die Passage. Gewicht zu diesem Zeitpunkt 3800 g. Wegen anhaltender Dysfunktion des Kurzdarmes überwiegend parenterale Langzeiternährung. Wiederholt septische Phasen, Cholestase und Gerinnungsstörung. Im Alter von 7 ½ Monaten starb das Kind infolge progredienten Leberversagens.

Fall 4 (R. F.). Ein (9/1991) nach vorzeitigem Blasensprung in der 36. SSW via Sectio entbundener Junge. Präpartal Diagnose einer Myelomeningozele, Omphalozele und solitären Nabelarterie. Geburtsgewicht 2700 g. Festgestellte Fehlbildungen: Lumbosakrale MMC, Omphalozele von 6 cm Durchmesser. Spaltbecken und Kreuzbeinhypoplasie. Klumpfuß links. Kloakale Blasenekstrophie mit 2 Platten, zwischen denen sich Stuhl über eine ileovesikale Fistel entleert. Rudimentäre Penislage, Scrotum mit 1 tastbaren Hoden. Duplikatur des Zökums und der Appendix. Mikrokolon. Hoch supralevatorische anorektale Agenesie. Hypoplastischer Beckenboden. Hypotonie der unteren Extremitäten und fehlende Greifreflexe. – Verlauf: Am 2. Lebenstag Resektion der Stuhlfistel und des Ileozökums, doppelläufige Stomie, Vereinigung der Blasenhinterwand, Direktverschluß der Bauchwand. Mit 2 Monaten Relaparotomie (duodenaler Bridenileus). Mit 3 ½ Monaten Abtragung der MMC. Verschlechterte Motorik der unteren Extremitäten, Spitzfuß rechts, Gehirnentwicklung unauffällig. Im Alter von 11 Monaten Einschaltung des Kolonsegmentes und endständige Sigmoidostomie. Weitere Rekonstruktion der Harnblase ist vorgesehen.

Fall 5 (R. E.). Ein Junge, geb. 5/92, Schnittentbindung in der 33. SSW (kardiale Dekompensation bei Beckenendlage). Nach Geburt 2090 g, aufgetriebenes Abdomen, ekstrophe Blase mit dreieckiger Schleimhautplatte, 2 Darmostien (Stuhlfisteln des Ileums), Epispadie, Bauchhoden, fehlender Anus. Die weitere Diagnostik ergab eine proximale Duodenalatresie, Ileumatresie ab Ansatz eines Meckelschen Divertikels, Agenesie des Anorektums, Milzzyste, ein Microcolon ascendens mit kolbigem Sigmaende, Spaltbecken, Hypoplasie des Kreuzbeins, der Scham- und Sitzbeinäste, ferner ein Lipom im lumbosakralen Bereich mit kaudaler Hemmungsmißbildung der Medulla oblongata (Tethered-cord-Syndrom). – Bei Erstoperation im Heimatkrankenhaus wurde das Duodenum anastomosiert, das Ileum (Darmwandplatte) aus der Blasenschleimhaut herausgetrennt und mit dem Colon ascendens anastomosiert, das Sigma als endständiges Stoma herausgeleitet. Es verblieb ein Kurzdarm mit 25 cm Dünndarm und 6 cm Kolon. Bis zum 2. Lebensmonat folgten 3 Relaparotomien u. a. wegen Anastomoseninsuffizienz. Ureterostiumplastik und Versuch einer primären Blasenrekonstruktion. – Im Alter von 6 Monaten Übernahme mit offener Blasenplatte, Ileostoma und Darmpassagezeit von 9 Minuten. Durch Wiedereinschaltung der Darmsegmente wurde diese deutlich verlängert. Entfernung der rudimentären Bauchhoden. – Verschluß der Blasenplatte und spätere Geschlechtsumwandlung sind geplant.

Gruppe II: VACTERL-Assoziation. Die zweite Problemgruppe, auf die wir eingehen möchten, sind Kinder mit VACTERL-Assoziation. Im eigenen Patientengut konnten wir retrospektiv zwischen 1966 und 1990 29 Kinder (13 überlebend) mit anorektaler Fehlbildung und gleichzeitiger VACTERL-Assoziation feststellen. Tabelle 2 zeigt die möglichen Verknüpfungen und ihre Häufigkeit in dieser Serie. Von besonderer Bedeutung ist die Verbindung mit Herzfehlern (Abb. 1). Alle 4 Kinder mit komplexen Herzfehlern starben frühzeitig. Langfristig überlebten 67% (8 von 12) der Kinder ohne, dagegen nur 29% (5 von 17) der Kinder mit assoziiertem Vitium cordis. – Die meisten Patienten mit verschlossenem Analkanal haben urorektale oder rektogenitale Fisteln, die definitionsgemäß in den Begriff „VACTERL" nicht eingehen. Nur Fehlbildungen der oberen Harnwege, also der Nieren und Harnleiter, gehören dazu (Abb. 2). Diese häufen sich mit der Länge der anorektalen Distanz. Von 16 unserer Kinder mit kombinierter anorektaler und oberer Harnwegsfehlbildung (A + R) überlebten 9 (56%), ohne diese Assoziation 31% (4 von 13). Der Unterschied ist freilich nicht signifikant, wie auch die Analyse der einzelnen Todesfälle zu einem anderen Ergebnis führt (Tab. 3). Nur bei eingeschränkter oder fehlender Nierenfunktion war die Begleitstörung prognostisch relevant.

In Abbildung 3 ist die Bedeutung assoziierter tracheoösophagealer Fehler zusammengestellt; 14 Kinder zeigten diese Konstellation. 7 definitiv operierte Patienten überlebten. In 3 Fällen konnte weder die anorektale noch die ösophageale, in 4 Fällen nur letztere Fehlbildung korrigiert werden, ehe die Kinder starben. Ein direkter Zusammenhang zur tracheoösophagealen Fehlbildung (rezidivierende Aspiration) war nur bei einem der sieben letalen Verläufe anzunehmen.

Tabelle 2. VACTERL-Assoziation: Häufigkeit und Prognose (Erlangen seit 1965)

VACTERL n = 29					
V	C	T	E	R	L
n = 13	n = 17	n = 12	n = 16	n = 16	n = 6
(7 #)	(12 #)	(4 #)	(8 #)	(7 #)	(4 #)
54%	71%	33%	50%	44%	67%

16/29 = 55% #

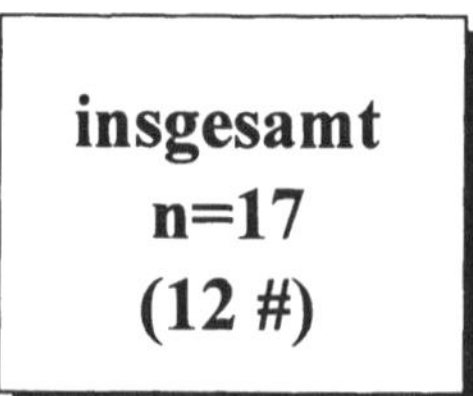

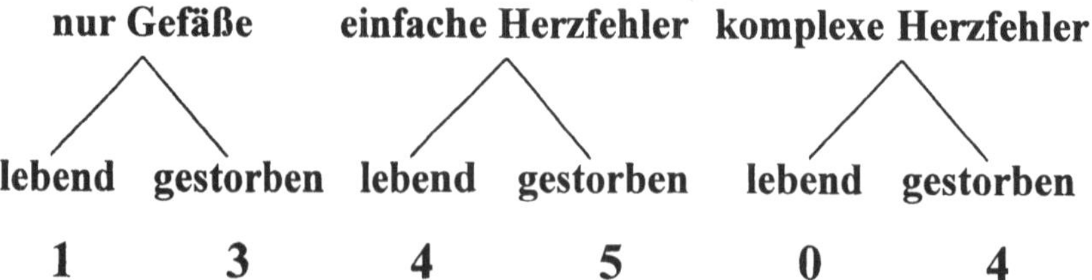

Abb. 1. Kombination anorektaler mit kardiovasculären Fehlbildungen (ohne PDA; Erlangen seit 1965)

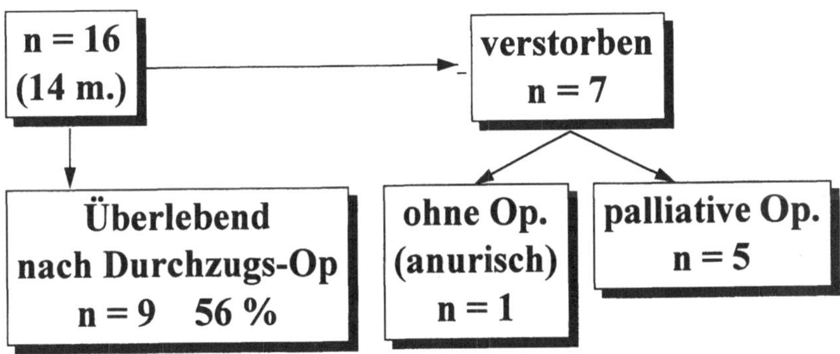

Abb. 2. VACTERL-Assoziation. Ausgang bei A + R

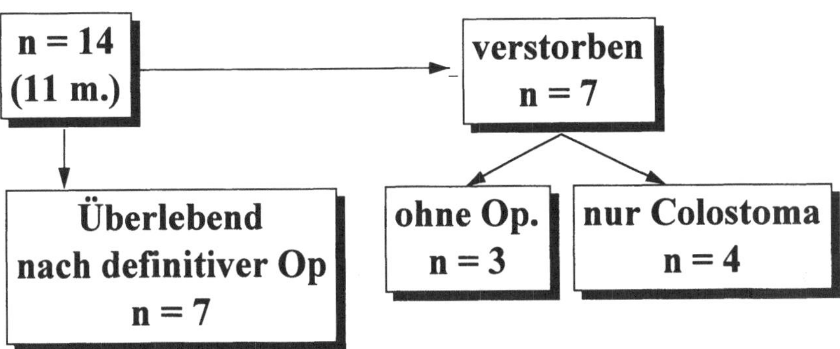

Abb. 3. VACTERL-Assoziation. Ausgang bei A + TE

Tabelle 3. ARF mit VACTERL-Assoziation, Todesursachen

Fall	Geschl.	Überleben	Todesursache
DS	m	4 Tage	Nierenagenesie, Anurie
EB	m	4 Tage	respir. Insuff.
EJ	m	2 Monate	hypoplast. Linksherz
GD	m	49 Tage	Hirnblutung, zentr. Reg. vers.
GT	m	2 Monate	komplexes Vitium cordis
HW	w	3 Tage	respir. Insuff., kompl. Vitium
HD	m	21 Tage	Peritonits, kompl. Vitium
HW	w	18 Tage	respir. Insuff. Diabetes m.
MJ	m	4 Jahre	low output, Anurie postop.
OR	m	5 Tage	Hirnblutung, resp. Insuff.
SS	w	6 Monate	Aspirationspneumonie
SD	m	6 Tage	Hirnblutung, respir. Insuff.

Diskussion

Kloakale Blasenekstrophie. Die geschilderten Fälle zeigen nahezu die gesamte in der Literatur beschriebene Problematik der kloakalen Blasenekstrophie. Vom Konzept her sind verschiedene Möglichkeiten zu diskutieren. Die Mehrzahl der Autoren, denen wir uns anschließen, bevorzugt mehrzeitiges operatives Vorgehen, wobei im Einzelfall zu prüfen ist, ob rekonstruktive Maßnahmen erfolgversprechend und somit sinnvoll sind [2, 6, 8, 9]. – In der

Regel wird man in erster Sitzung die Omphalozele exzidieren, die Stuhlfistel von der Blasenwand trennen und die beiden Blasenplatten vereinigen. Wir sehen keinen Vorteil in einer primären vollständigen Blasenrekonstruktion. Die Blasenhalsplastik gelingt selten. Im weiteren Verlauf wird es oft erforderlich sein, eine rudimentäre Blasenanlage zu augmentieren oder zu exzidieren und (im 2. Lebensjahr) durch eine Dünndarmblase zu ersetzen. „Kontinenz" ist oft nur durch ein ileales Nippelventil (nach Kock, Benchekroun) oder eine Gastrozystoplastik nach Adams zu erreichen [8]. – Bei Jungen ohne verwertbare Genitalanlage ist meist die Geschlechtsumwandlung zu empfehlen. – Da bereits kongenital eine Kurzdarmsituation bestehen kann, wird man primär jeden Zentimeter Darm zu erhalten versuchen. Das aborale Kolon wird baldmöglichst in die Passage eingeschaltet und mit endständigem Stoma abgeleitet. Die Durchzugsoperation wird in wenigen Fällen mit entwickeltem Beckenboden in Frage kommen.

VACTERL-Assoziation. Die Betrachtung der einzelnen Fehlbildungen aus der VACTERL-Gruppe ergibt ihre unterschiedliche prognostische Relevanz. Im Vordergrund ungünstiger Prognose stehen die primär nicht korrigierbaren Herzfehler (komplexe Fehler, hypoplastische Lungenarterien, nicht voll funktionsfähige AV-Klappen), ferner eine erheblich eingeschränkte Myokardfunktion durch angeborene Veränderungen oder hypoxämische Schädigung. Auch bedingt operationsfähige Patienten mit hypoplastischem Linksherz haben noch hohe Gesamtletalität (um 60%) und trotz kreislauftrennender Eingriffe eine zweifelhafte Langzeitprognose. Wesentlich günstiger sind die Aussichten bei der Mehrzahl der korrigierbaren Herzfehler. – Die Wahrscheinlichkeit, daß gleichzeitig Fehlbildungen der oberen Harnwege bestehen, steigt statistisch mit der „Höhe" der ARF bzw. der anorektalen Distanz: Bei infralevatorischer Atresie/Agenesie ist in 20%, bei supralevatorischen Defekten in 60% der Fälle damit zu rechnen. Analog zu Herzfehlern hängt die Prognose hier von der renalen Funktionsstörung und ihrer Korrigierbarkeit ab. Sie ist bei bilateraler Nierenagenesie oder -dysplasie fast infaust. – Auch tracheoösophageale Fehlbildungen sind mit einer „spezifischen" Morbidität und Sterblichkeit belastet, die sich in unserem Krankengut nicht signifikant auf die Prognose der VACTERL-Kinder auswirkte. Die Sterblichkeit infolge anderer Fehlbildungen der VACTERL-Gruppe (Wirbelsäule, Extremitäten) ist fast zu vernachlässigen.

Man könnte erwarten, daß die Prognose durch die Anzahl der Störungen beeinflußt wird. Der Trend im eigenen Patientengut spricht dagegen: Kinder mit 4 und mehr assoziierten Fehlbildungen hatten keine höhere Letalität als solche mit nur 2 bis 3 Defekten (Abb. 4). Nicht die Zahl, sondern Art, funktionelle Folgen und Korrigierbarkeit der Teilstörungen

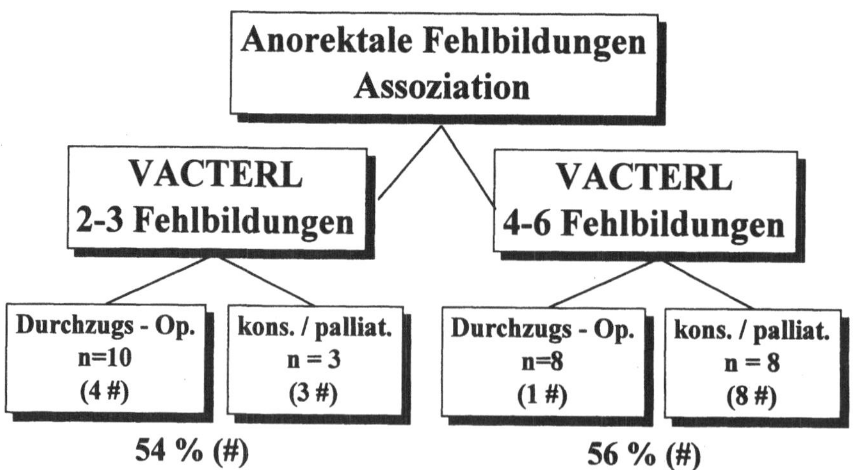

Abb. 4. Spielt die Zahl der assoziierten Fehlbildungen eine Rolle?

sind entscheidend. – Ein weiteres fragwürdiges Kriterium, das z. B. in die klassische Waterston-Klassifizierung (bei ÖAT) eingeht, ist das Geburtsgewicht. Es spielt für die Prognose nur insofern eine Rolle, als es Ausdruck der Unreife des Früh-Mangelgeborenen sein kann oder Symptom z. B. resorptionsbehindernder gastrointestinaler Begleitstörungen.

Letalität. Gruppe 1) Bei der kloakalen Blasenekstrophie handelt es sich um eine komplexe Fehlbildung mit hoher primärer Sterblichkeit. Ohne Operation beträgt die Lebenserwartung meist weniger als 5 Wochen [9]. Bei Cywes (1986) verstarben 6 von 8 Kindern nach der ersten operativen Sitzung. Bei Ziegler (1985) überlebten dagegen 14 von 15 operierten Patienten langfristig. Wir selbst hatten bei 5 beschriebenen Verläufen 1 Todesfall; Folge eines kongenitalen Kurzdarmes und des ernährungsbedingten Leberschadens. Insgesamt besteht heute eine Überlebenschance von 80–90 % [8]. – *Gruppe 2)* Für VACTERL-Kinder werden in der Literatur Letalitätsraten zwischen 23 und 57 % angegeben. Die Höhe ist zum Teil eine Frage der Selektion. So schließen einzelne Autoren Kinder mit Chromosomenanomalien aus der Untersuchung aus und kommen so zu besseren Ergebnissen [10]. Im eigenen Patientengut lag die Sterblichkeit bei der Konstellation VACTERL ohne diesen Ausschluß bei 55 % (16 von 29), in der Gesamtheit der anorektalen Fehlbildungen bei 8 %. Die Todesursachen gehen aus Tabelle 2 hervor. 9 der 16 Todesfälle wurden als „nicht vermeidbar" eingestuft, keines der Kinder starb unmittelbar an Operationsfolgen.

Follow-up Überlebender. Gruppe 1) Bezüglich der Harnkontinenz sind die hier beschriebenen Fälle mit kloakaler Blasenekstrophie bisher nicht definitiv zu beurteilen. Die Erwartung der Stuhlkontinenz erscheint nur in Fall 1 günstig. Nach Literaturübersichten ist nach Durchzugsoperation fäkale Kontinenz selten zu erwarten. Die Harnblase läßt sich mit oder ohne Augmentation rekonstruieren oder durch Ileum ersetzen; Harnkontinenz ist dabei meist nur mechanisch (z. B. Stomie nach Kock) zu erreichen. Erschwerend kommen neurologische Ausfälle – wie in unserem Fall 4 (MMC, Paresen der unteren Extremitäten) hinzu. Die Ernährbarkeit kann durch Assoziation mit kongenitalem Kurzdarm limitiert sein. – *Gruppe 2)* Relativ hohe Sterblichkeit in der Neugeborenenperiode bedingt auch bei VACTERL-Assoziation natürliche Selektion. Bei Überlebenden ist Wachstums- und Gewichtsretardierung in den ersten 3–5 Lebensjahren zu erwarten. Danach entwickeln sie sich zwischen der 5. und 95 % Perzentilen [7]. Auch Langzeitergebnisse der Stuhlkontinenz sind nicht signifikant schlechter als bei isolierter ARF. Zu berücksichtigen ist die Häufung supralevatorischer Defekte. So waren 5–25 Jahre postoperativ 63 % unserer VACTERL-Patienten vollständig kontinent, nur 25 % inkontinent. Letztere zeigten auch Blasenentleerungsstörungen. Rintala (1985) fand bei 67 % (14/21) mehr als 5 Jahre postoperativ „gute oder mäßige" (Kelly III–VI) Stuhlkontinenz, bei nur 3/21 bestanden permanente Kolostomien und/oder neurogene Blasen.

Konsequenzen für Behandlungstaktik. Eingangs wurde die Frage gestellt, inwieweit der Nachweis gravierender Begleitstörungen die Therapieentscheidung beeinflussen darf. Ich denke, der Einzelfall zählt mehr als die Statistik.

1) Aussehen und vermutete Prognose der Kinder mit kloakaler Blasenekstrophie belasten die Eltern erheblich. Einige Autoren schlagen vor, zunächst 4–6 Wochen konservativ zu bleiben und natürliche Selektion abzuwarten. Da die meisten Überlebenden trotz optimaler chirurgischer Therapie „fäkale Stromaträger und bei Blasen mit Ventilmechanismus intermittierend katheterpflichtig" werden [8], liegt diese Philosophie nahe. Ob sie richtig ist, mag jeder für sich entscheiden.
2) Leichter fällt die Entscheidung meist bei VACTERL-Assoziation. Wenige der vorkommenden Fehlbildungen sind für das Überleben relevant, viele reparabel. Da selbst Patienten mit „nicht korrigierbaren" Herzfehlern oft viele Jahre leben, wird man sich in Einzelfällen zur gastrointestinalen Rekonstruktion entscheiden, nicht nur zu lebensverlängernden Stomien. Dagegen ist bei fehlender Nierenfunktion oder ungünstiger genetischer Situation (Trisomie 13, 18) mit jeder Maßnahme Zurückhaltung geboten.

Literatur

1. Cywes S (1986) Cloacal exstrophy; a long-term follow-up with fecal continence. Pediatr Surg Int 1:186–191
2. Flanigan RC, Casale AJ, McRoberts JW (1984) Cloacal Exstrophy. Urology XXIII:227–233
3. Pagon RA, Graham JM, Zonana J (1981) Coloboma, congenital heart disease, and choanal atresia with multiple anomalies: CHARGE association. J Pediatr 99:223–227
4. Patten BM, Barry A (1952) A genesis of exstrophy of bladder and epispadias. Am J Anat 90:35
5. Quan I, Smith DW (1973) The VATER association. J Pediatr 82:104–107
6. Rickham PP (1960) Vesico-intestinal fissure. Arch Dis Childh 35:97
7. Rintala R, Lindahl H, Louhimo L (1985) VATER association and anorectal malformations. Z Kinderchir 41:22–26
8. Schrott KM (1993) Kloakale Ekstrophie. In: Sigel A (Hrsg) Kinderurologie. Springer, Berlin
9. Stauffer UG (1982) Vesikointestinale Fissur. In: Bettex-Genton-Stockman: Kinderchirurgie. Thieme, Stuttgart
10. Weaver DD, Mapstone CL, Yu D (1986) The VATER association. AJDC 140:225–229
11. Ziegler MM, Duckett JW, Howell CG (1985) Cloacal Extrophy. In: Welch et al (eds) Pediatric Surgery. Year Book Medical Publishers, Chicago

170. Vergleich des Operationserfolges nach Korrektur einer anorektalen Mißbildung in Abhängigkeit des durchgeführten Eingriffs

L. M. Wessel, S. Hosie, K.-L. Waag und A. Ballauff

Kinderchirurgische Klinik, Klinikum Mannheim,
Fakultät für Klinische Medizin der Universität Heidelberg, Theodor-Kutzer-Ufer, 68167 Mannheim

Evaluation of the Surgical Succes of Different Operative Strategies in the Correlation of Anorectal Malformations

Summary. In a follow-up study, ranging from 4–23 years after operation, 20 patients formerly suffering from anorectal malformations were examined concerning disorders of continence or defecation. There were 7 high, 5 intermediate and 8 low atresias. In 9 patients a perineal correction, in 6 a Peña-procedure and in 5 a pull-through procedure were performed. According to our findings, there were no marked differences in the clinical outcome or in manometric studies with sphincter-EMG among the different groups. In 9 patients chronic obstipation was noted, in 7 cases following low atresia, originating from a paradox reaction on defecation (simultaneous contraction of sphincter and rectum). In 7 patients fecal incontinence and in 8 smearing was noted.

Key words: Imperforate anus – Fecal incontinence – Chronic constipation – Anorectal manometry

Zusammenfassung. Ein unselektiertes Krankengut von 20 Patienten mit anorektaler Fehlbildung (ARF) wurde systematisch nach durchschnittlich 12,6 Jahren nachuntersucht bezüglich Kontinenz oder Defäkationsstörung. Es wurden 9 perineale Korrekturen, 5 Durchzugs- und 6 Peña-Operationen bei 7 hohen, 5 intermediären und 8 tiefen Atresien durchgeführt. Weder klinisch noch in der manometrischen Untersuchung mit Sphinkter-EMG konnten vom Op-Verfahren abhängige Unterschiede festgestellt werden. 7 waren zum Teil inkontinent, bei 8 trat Stuhlschmieren auf. Auffallend war die Obstipation als Spätfolge (7 mal nach tARF, 5 mal mit Überlaufinkontinenz). Die Ursache lag in einer ausgeprägten paradoxen Reaktion (simultane Druckerhöhung im Rektum und Sphinkterkontraktion).

Schlüsselwörter: Anorektale Fehlbildungen – Stuhlinkontinenz – Chronische Obstipation – Anorektale Manometrie

Einleitung

Eingriffe zur Korrektur anorektaler Fehlbildungen wurden bereits im 19. Jahrhundert beschrieben und bestanden im wesentlichen aus perinealen bzw. sacroperinealen Vorgehensweisen. Roux unterstrich 1833 bereits den Wert einer sphinkterschonenden Operation. Die eventuelle Anlage einer Kolostomie und eine abdominoperineale Durchzugsoperation konnte sich als Verfahren der Wahl erst in diesem Jahrhundert ab Mitte der 40er Jahre durchsetzen [10]. Bis Mitte der 80er Jahre kamen, abhängig von der Höhe der Atresie, vorwiegend perineale Korrekturen oder Durchzugsoperationen zur Anwendung. Bei letzteren erkannte man die Bedeutung der Puborektalisschlinge und später des oberflächlichen äußeren Schließmuskels, weswegen die Elektrostimulation zur Darstellung dieser Muskulatur immer mehr Eingang in die Korrekturverfahren fand. Ab Anfang der 80er Jahre fand die posteriore, sagittale Anorektoproktoplastik nach DeVries-Peña vermehrt Verbreitung wegen der exakteren Darstellung des Sphinkters [1, 5, 7–9]. Im Verlauf erwartet man eine bessere Kontinenzleistung [7, 9]. Um dieser Fragestellung nachzugehen, wurde ein unselektiertes Krankengut von 20 Patienten systematisch nachuntersucht bezüglich Kontinenz oder Defäkationsstörung.

Patienten und Methode

Für den Studienablauf holten wir nach einer retrospektiven Befunderhebung mit Hilfe eines Fragebogens Informationen über die Kontinenzleistung ein. Die Patienten führten ein Stuhlprotokoll über 3 Wochen. Anschließend folgten eine klinische Untersuchung sowie eine Manometrie mit Sphinkter-EMG (Tab. 1).

Tabelle 1. Studienablauf. Der Studienablauf gestaltete sich wie hier beschrieben. Im Fragebogen wurden Frequenz und Konsistenz des Stuhls, Anstrengung beim Pressen, Stuhldrang, Wahrnehmungsperiode und Diskrimination, Stuhlschmieren bzw. Einsatz von Pflegemitteln, Enuresis und Intelligenz erfragt

- Retrospektive Befunderhebung
  - Art der Fehlbildung
  - Operationsverfahren
  - Komplikationen
- Fragebogen
- Stuhlprotokoll
  - Einkoten/Einnässen
  - Konsistenz
  - Frequenz
- Klinische Untersuchung
- Manometrie und Sphinkter-EMG

Die hier vorgestellte Serie, die sich aus Patienten der Universitätskliniken Düsseldorf und Mannheim zusammensetzt, beinhaltet 119 anorektale Fehlbildungen, die im Zeitraum von 1970 bis 1987 operativ behandelt wurden. Von den Atresien waren 41 hoch, 24 intermediär und 54 tief. 11 Kinder starben an Begleitfehlbildungen. Bis 1983 kamen perineale Korrekturen sowie abdominoperineale Durchzugsoperationen, ab 1983 vorwiegend die posteriore sagittale Anorektoproktoplastik nach DeVries-Peña zur Anwendung.

Ergebnisse

20 Patienten mit einem Durchschnittsalter von 13,6 Jahren konnten vollständig nachuntersucht werden. Bei 7 Patienten wurde eine hohe, bei 5 eine intermediäre und bei 8 eine tiefe Atresie korrigiert. Die Verfahren setzten sich aus 9 perinealen Korrekturen, 5 Durchzugs- und 6 Peña-Operationen zusammen. In 17 Fällen reichte ein Korrektureingriff aus. In 3 Fällen waren bis zu 4 Eingriffe notwendig (Tab. 2). Der mittlere Beobachtungszeitraum betrug 12 Jahre.

Tabelle 2. Material und Methode der nachuntersuchten Patienten. 20 Patienten konnten zur Nachuntersuchung herangezogen werden. Die verschiedenen Korrektureingriffe werden hier beschrieben. In 17 Fällen reichte ein Eingriff

20 Patienten; 12 männlich, 8 weiblich
Durchschnittsalter 12,6 Jahre (4–23 Jahre)

7 hohe Atresien, 5 intermediäre Atresien,
8 tiefe Atresien

n = 17   1 OP
   4 Durchzugsoperationen
   6 PSARP DeVries-Peña
   7 perineale Korrekturen
n = 1   2 Op
   perineale Korrektur und post-anal-repair
   hohe Atresie
n = 1   3 Op
   perineale Korrektur, Durchzug und
   post-analrepair
   intermediäre Atresie
n = 1   4 Op
   Durchzug, Y-V-Plastik, post-anal-repair und
   Nixon
   hohe Atresie

Tabelle 3. Klinische Nachuntersuchung, n = 20. Die Kontinenz wurde nach dem Kelly-Score beurteilt, wobei Stuhlschmieren, unwillkürlicher Stuhlabgang sowie der Sphinktertonus bei der rektalen Untersuchung als Parameter einflossen. Eine Korrelation zum durchgeführten Eingriff bestand nicht

Kelly-Score	Höhe Atresie	Op-Verfahren
Kelly 6	2 intermediäre	2 perineal
kontinent	3 tiefe	1 Peña
n = 5		2 perineal
Kelly 4–5	3 hohe	3 Durchzug
Stuhlschmieren	5 tiefe	2 Peña
n = 8		3 perineal
Kelly 3	3 hohe	2 Durchzug
unwillkürlicher		
Stuhlabgang		1 Peña
n = 7	3 intermediäre	1 Durchzug
		1 Peña
		1 perineal
	1 tiefe	1 Peña

5 Patienten waren nach dem Kelly-Score vollständig kontinent, bei 8 Patienten trat gelegentliches Stuhlschmieren auf und 7 Patienten litten unter gelegentlichem Abgang auch größerer Stuhlmengen (Tab. 3). Wir konnten keine Korrelation zum durchgeführten Eingriff feststellen. Die Inkontinenz trat häufiger nach Korrektur der hohen und intermediären Atresien auf. Eine anale Stenose, von den Patienten nicht als beeinträchtigend empfunden, konnte nach einem Durchzug wegen hoher bzw. nach einer Peña-Operation wegen tiefer Atresie getastet werden.

Klinische Hinweise für eine Obstipation in Form von niedriger Stuhlfrequenz, hartem Stuhl oder aber Anstrengung beim Pressen stellten wir bei 9 Patienten fest, je einmal nach Korrektur einer hohen und intermediären sowie 7 mal nach tiefer Atresie. 5 dieser Patienten litten zusätzlich unter gelegentlicher Überlaufenkopresis (Tab. 4). Eine Obstipationsbehandlung war nicht vorausgegangen, da sich kein Patient seiner Verstopfung bewußt war.

Manometrie mit Sphinkter-EMG

Manometrisch betrug der mittlere anale Ruhedruck nach den hohen Atresien 29 mm Hg, nach den intermediären 39 mm Hg und nach den tiefen 53 mm Hg. Die mittlere Länge der Hochdruckzone betrug nach hohen Atresien 2,2 cm, nach intermediären 3,1 cm und nach tiefen 3,4 cm. Der maximale Sphinkterdruck sowie dessen Mittelwert, der aktiv über 10 sek. gehalten werden konnte, war nach hohen Atresien 90 bzw. 65 mm Hg, nach intermediären 113 bzw. 82 mm Hg und nach tiefen 155 bzw. 130 mm Hg (Tab. 5). Eine Korrelation zum durchgeführten Eingriff konnte nicht festgestellt werden.

Der Rektumdehnungsreflex ließ sich bei 7 Patienten nicht sicher nachweisen, 2 mal nach hoher, 3 mal nach intermediärer und 2 mal nach tiefer Atresie. Ein Zusammenhang zum durchgeführten Eingriff bestand auch hier nicht. 3 dieser Kinder waren völlig kontinent bei einem Kelly-Score von 6, bei 2 gingen unwillkürlich auch größere Stuhlmengen ab bei einem Kelly-Score von 3. 4 Kinder mit einem rudimentären Dehnungsreflex wiesen eine Obstipation auf.

638

Tabelle 4. Klinische Nachuntersuchung, n = 20; n = 9 mit Obstipation. Eine Obstipation trat vor allem nach tiefen Atresien auf. In 5 Fällen war sie von einer Überlaufsymptomatik vergesellschaftet

Obstipation n = 9

Höhe der Atresie	Anzahl	Operationsverfahren
hoch	1	1 Durchzug
intermediär	1	1 perineale Korrektur
tief	7	4 perineale Korrekturen
		3 Peña-Operationen

Obstipation mit Überlaufenkopresis n = 5

Höhe der Atresie	Anzahl	Operationsverfahren
hoch	1	1 Durchzug
tief	4	2 perineale Korrekturen
		2 Peña-Operationen

Tabelle 5. Manometrie mit Sphinkter-EMG, n = 20. Die Manometrie zeigt nahezu „normale" Werte nach Korrektur von tiefen Atresien

Höhe der Atresie	Länge der Hochdruckzone (cm)
hoch	2,2
intermediär	3,1
tief	3,4
analer Ruhedruck	(mm Hg)
hoch	29
intermediär	39
tief	53

Höhe der Atresie	Maximale Sphinkterkontraktion (mm Hg)
hoch	96
intermediär	113
tief	155
Mittelwert über 10 sek	(mm Hg)
hoch	65
intermediär	82
tief	130

Beim Defäkationsversuch erreichten 3 Patienten keinen rektalen Druck von 40 mm Hg, wie er als Minimum gefordert wird. Erstaunlicherweise sahen wir dies nicht nach hohen, sondern 2 mal nach intermediären und einmal nach tiefer Atresia.

Von den 9 Obstipationsfällen traten 7 nach tiefen Atresien auf. Die Manometrie in Verbindung mit Sphinkter-EMG mittels Oberflächenelektroden zeigte bei diesen Patienten eine ausgeprägte paradoxe Reaktion, das heißt, die Druckerhöhung im Rektum geht simultan mit einer Sphinkterkontraktion einher und verhindert somit eine gesteuerte Defäkation. Eine Korrelation zum durchgeführten Eingriff bestand auch hier nicht.

Diskussion

Die Operation nach DeVries-Peña weist operativ-technische Vorteile auf, weil der Sphinkter, die Beckenbodenmuskulatur und die Fistel besser darstellbar sind [5, 7–9]. In aller Regel entfällt die Notwendigkeit einer Laparotomie. Trotzdem scheinen die Ergebnisse im Vergleich zu anderen Verfahren ebenbürtig zu sein. Langemeijer und Molenaar wiesen anhand einer Serie von 50 mittels PSARP versorgten hohen Atresien nach, daß die Ergebnisse bezüglich der Kontinenz enttäuschend waren. Kein Kind wies ein normales Defäkationsmuster auf und nahezu alle Patienten waren in unterschiedlichem Maße inkontinent [5]. In unserer Serie war der Nachbeobachtungszeitraum nach Peña-Operationen deutlich kürzer, so daß noch keine endgültige Aussage möglich ist, zumal sich die Kontinenzleistung bei den anderen Kindern zwischen dem 10. und 20. Lebensjahr deutlich besserte. Ähnliche Beobachtungen wurden von anderen Autoren gemacht [1, 4, 6].

Der Operationserfolg nach Korrektur anorektaler Fehlbildungen wird vorwiegend am Grad der erreichten Kontinenz gemessen [1–4, 6, 9]. Die Differenzierung von Kontinenz und Verstopfung findet dabei nur wenig Beachtung [2]. Jedoch stellt die chronische Obstipation, zum Teil mit Überlaufsymptomatik, ein klinisch relevantes Problem dar, wie wir mit dieser Untersuchung nachweisen konnten. Da die Verstopfung mit Inkontinenz einhergehen kann, wird sie oft nicht erkannt und somit nicht von der Inkontinenz differenziert. Alle obstipierten Kinder zeigten eine deutliche paradoxe Reaktion von gleichzeitigem Druckanstieg im Rektum und Sphinkter und waren deshalb nicht in der Lage, eine ausreichende Entleerung zu erreichen. Die Obstipation nach Korrektur von anorektalen Fehlbildungen stellt ein behandlungsbedürftiges Problem dar, das bisher nicht die notwendige Beachtung gefunden hat.

Literatur

1. Ditesheim JA, Templeton JM Jr (1987) Short-term vs long-term quality of life in children following repair of high imperforate anus. J Pediatr Surg 22:581–587
2. Hedlund H, Peña A, Rodriguez G, Maza J (1992) Long-term anorectal function in imperforate anus treated by a posterior sagittal anorectoplasty:manometric investigation. J Pediatr Surg 27:906–909
3. Iwai N, Yanagihara J, Tokiwa K et al (1988) Voluntary anal incontinence after surgery for anorectal malformations. J Pediatr Surg 23:393–397
4. Iwai N, Yanagihara J, Tokiwa K et al (1988) Results of surgical correction of anorectal malformations. A 10–30 year follow-up. Ann Surg 207:219–222
5. Langemeijer ATM, Molenaar JC (1991) Continence after Posterior Sagittal Anorectoplasty. J Pediatr Surg 26:587–590
6. Ong NT, Beasley SW (1991) Long-term continence in patients with high and intermediate anorectal anomalies treated by sacroperineal (Stephens) rectoplasty. J Pediatr Surg 26:44–48
7. Peña A, Bonilla E, Mendez M, Sanchez L (1992) The posterior sagittal approach: further pediatric applications. Pediatr Surg Int 7:274–278
8. Smith ED (1987) The bath water needs changing, but don't throw out the baby: an overview of anorectal anomalies. J Pediatr Surg 22:335–348
9. DeVries PA, Peña A (1982) Posterior sagittal anorectoplasty. J Pediatr Surg 17:628–643
10. DeVries PA (1988) Historical Update. In: Stephens FD, Durham ED (eds) Anorectal Malformations in Children: Update 1988. Alan R Liss, Inc, New York

171. Myokinetischer Sphinkterersatz durch Glutaeus maximus bei hoher Analatresie

J. Ch. Braun, J. Starke †, G. Steinau und V. Schumpelick

Chirurgische Klinik der RWTH Aachen, Pauwelsstr. 30, 52062 Aachen

Reconstruction of Rectal Sphincter by Transposition of Gluteus Muscle

Summary. The replacement of the external anal sphincter by gluteus muscle in fecal incontinence is described in 5 cases. All patients, four children and one adult, had been operated on previously because of different types of anal atresia and suffered from fecal incontinence grade IV. They all showed a congenital defect of the somatic sphincter. The absent external anal sphincter muscle was repaired by transposing innervated and vascularized gluteus muscle. In all cases active anal continence was achieved proven by clinical and electromanometric measures. The results, compared to other techniques, are discussed.

Key words: Imperforate anus – Sphincter reconstruction – Gluteal myoplasty

Zusammenfassung. Der Ersatz des M. sphincter ani externus durch Glutaeus-Muskulatur bei analer Inkontinenz wird anhand von 5 Fällen dargestellt. Alle Patienten, 4 Kinder und 1 Erwachsener, waren wegen unterschiedlicher Formen der Analtresie voroperiert und litten unter einer Inkontinenz Grad IV. Bei allen lag eine Fehlanlage der somatischen Schließmuskulatur vor. Der fehlende M. sphincter externus wurde durch Transposition innervierter und vascularisierter Glutaeus-Muskulatur ersetzt. In allen 5 Fällen kam es zu einer klinisch und elektromanometrisch nachweisbaren Wiederherstellung der Kontinenz. Das Ergebnis wird im Vergleich zu anderen Operationsverfahren diskutiert.

Schlüsselwörter: Analatresie – Sphinkterrekonstruktion – Glutaeusplastik

(Manuskript bis Redaktionsschluß nicht eingegangen)

172. Korrektur einer hohen Kloakenfehlbildung

A. M. Holschneider* und H. Hendren**

* Aus der Kinderchirurgischen Klinik der Städtischen Klinken Köln, (Chefarzt Prof. Dr. A. M. Holschneider) Amsterdamer Str. 59, 50735 Köln und dem ** Dept. of Surgery, Childrens Hospital Boston (Chief: Prof. Dr. H. Hendren) 300 Longwood Avenue Boston Mass 02115 USA

Repair of a Cloacal Malformation

Summary. Cloacal malformations are very rare malformations which are difficult to correct. The case of a 1 ½ year-old child is presented. The girl showed two vaginas, a high type ano-rectal atresia with rectourethral fistula. The vaginal openings and the rectal fistula had a high confluence to the urethra in a common sinus urogenitalis cloacalis. To reconstruct this anomaly an abdomino-sacro-perineal pullthrough of the colon we performed colonic segment used as vagina. The presented movie is the first movie which deals with such a high and complicated cloacal malformation.

Key words: Cloacal malformation – Double vaginas – High type imperforate anus – Urogenital sinus

Zusammenfassung. Kloakenfehlbildungen sind sehr seltene Mißbildungen, die den Chirurgen jedoch vor äußerst schwierige Probleme stellen. Im vorliegenden Film wird ein Mädchen vorgestellt, bei dem zwei Vaginae gemeinsam mit einer Rektumfistel bei hoher Anal- und Rektumatresie in den Blasenhals mündeten und mit der Urethra einen gemeinsamen Sinus urogenitalis kloakalis bildeten. Die Rekonstruktion erfolgte auf abdomino-sacro-perinealem Wege mit Durchzug des Colons zum Damm und Rekonstruktion der Sphinktermuskulatur, Interposition des Colonabschnittes nach Vereinigung beider Vaginalstümpfe um eine Verlängerung der rekonstruierten Vagina zum Perineum zu erreichen und Rekonstruktion der Urethra unter Wiederaufbau des Sphinkter vesicae externus. Es ist der erste Film über die Rekonstruktion einer solchen komplexen Fehlbildung.

Schlüsselwörter: Kloakenfehlbildung – Doppelvagina – Hohe Anal- und Rektumatresie – Sinus urogenitalis

(Manuskript bis Redaktionsschluß nicht eingegangen)

Zwerchfellhernien und Defekte

173. Zwerchfellhernien – Eine klinische Übersicht

K. Gdanietz

Kinderchirurgische Klinik, Krankenhaus Buch, Karower Str. 11, 13125 Berlin

Diaphragmatic Hernias – A Clinical Survey

Summary. Looking back upon 25 years of surgery for diaphragmatic defects many new insights have been achieved: in the field of embryology, individual timing of operation, use of dura mater instead of alloplastic material for prosthesis, no drainage of the ipsilateral half of the thorax, and ECMO. Prenatal diagnosis is possible, intrauterine surgery brought no progress, the operative technique is optimal. Pulmonary hypoplasia remains a problem. The overall mortality rate of 45% could not be improved.

Key words: Congenital diaphragmatic hernia

Zusammenfassung. Im Rückblick auf 25 Jahre Chirurgie von Zwerchfelldefekten ist Neues hinzugekommen: In der Embryologie, die Wahl des individuellen Operationszeitpunktes, alloplastisches Material nicht mehr zu verwenden, dafür Dura, den ipsilateralen Thorax nicht zu drainieren, die ECMO. Diagnosen sind pränatal möglich, die intrauterine Chirurgie hat nicht weitergeführt, die operative Therapie ist vollkommen, die Lungenhypoplasie bleibt als Problem. Die Gesamtletalität von 45% ist geblieben.

Schlüsselwörter: Zwerchfellhernien – Angeboren

1 Einführung

Zum wiederholten Male befassen wir uns auf einem Kongreß mit Defekten des Zwerchfells. Letztmalig vor 10 Monaten (13.6.92) auf dem 2. Erfurter Kinderchirurgentag, vor 5 Jahren auf dem 17. Internationalen Symposium in Obergurgl.

„Zwerchfellücken" standen vor 26 Jahren, 1967, 4 Jahre nach Gründung der Deutschen Gesellschaft für Kinderchirurgie (17.4.63), die heute ihren 30. Gründungstag begeht, auch auf dem Programm.

Ich wähle den Vergleich zu den Themen von vor 25 Jahren, um nachvollziehen zu können, wie innerhalb eines Vierteljahrhunderts sich diese zwar ähneln, ihre Inhalte aber von Mal zu Mal Innovatives vermitteln.

Neues ist hinzugekommen:

In der Embryologie die Forschungsergebnisse aus der Arbeitsgruppe Kluth und Lambrecht, in der operativen Chirurgie die Wahl des individuellen Operationszeitpunktes, der Teil des Strategiewandels in der Behandlung geworden ist, Erkenntnisse, alloplastisches Material nicht mehr einzusetzen, wofür Helbig [2] sich 1967 schon aussprach, dafür Dura zu verwenden, den ipsilateralen Thorax nicht zu drainieren, nicht zu saugen und die ECMO.

Tabelle 1. Synonyma angeborener Defekte

- kongenitale Zwerchfellhernie
- kongenitale Zwerchfellücke
- kongenitaler posterolateraler Defekt
- kongenitale posterolaterale Lücke
- Bochdalek-Hernie
- persistierender pleuroperitonealer Kanal
- Pleuroperitoneales Foramen
- Intrathorakaler Darmprolaps
- Enterothorax
- Diaphragmatic hernia
- congenital diaphragmatic hernia – CDH
- Hernies congénitales

Tabelle 3. Prognosegruppe

Akutformen – Akutmanifestation
1. Gruppe: Geringe Lungenhypoplasie
              Gute Prognose
2. Gruppe: Nur eine Lunge hypoplastisch
              Offene Prognose
3. Gruppe: Beide Lungen hypoplastisch
              High-Risk-Gruppe
              Fatale Prognose

Tabelle 2. Einteilung nach Ausmaß und Lokalisation des Defektes (Engelmann 1975)

- Totale Aplasie
- Aplasie einer Zwerchfellhälfte
- Posterolaterale Defekte
- Anterolaterale Defekte
- Zentrale Defekte
- Dorsomediane Defekte

Tabelle 4. Prognosegruppe – Spätformen – Spätmanifestation

„late presenting hernias"
- early presenters
- late presenters

2 Die Vielfalt der Bezeichnungen

Die Terminologie angeborener Zwerchfelldefekte ist uneinheitlich. In Tabelle 1 sind in der Embryopathologie hergeleitete Synonyma zusammengestellt, in Tabelle 2 eine Aufgliederung nach Ausmaß und Lokalisation der Defekte.

3 Verlaufsformen (Prognosegruppen)

Klinisch treten Akut- (Tabelle 3) und Spätformen (Tabelle 4) auf, die gewissermaßen Prognosegruppen darstellen.

3.1 Akutformen

Die erste Gruppe bilden Neugeborene mit geringer Lungenhypoplasie ohne weitere Mißbildungen. Nach der Operation erlebt man die rasche Entfaltung der Lunge. Mit der zweiten Gruppe beginnen die Probleme. Obwohl nur eine Lunge hypoplastisch ist, kann die Entwicklung dieser Kinder in Richtung definitiven Überlebens oder aber zum Tode führen. Die Prognose ist offen. Die dritte Gruppe erfaßt Kinder mit beidseitiger hypoplastischer Lunge und assoziierten Mißbildungen, High-Risk-Gruppe.

3.2 Spätformen

Bisher ist keine definitive Antwort gefunden, warum einige Kinder mit Zwerchfellücken über Jahre unauffällig bleiben. Das Alter dieser Kinder lag bei der Diagnose zwischen 2 Monaten und 16 Jahren, unser jüngstes Kind war 2 Monate, das älteste 13 Jahre alt. In Tabelle 5 sind die wichtigsten Daten des eigenen Krankengutes zusammengestellt. Unter 125 Zwerchfelldefekten waren 11 Spätformen, die infolge pulmonaler Erkrankungen, Trauma, Ileus und als Zufallsbefund erkannt worden sind.

Kasuistik

Ein 13jähriger Junge konnte in letzter Zeit seine Nahrung nur in vornübergebeugter Körperhaltung schlucken, was er mit Schmerzen verbunden angab.

Den Befund in Abb. 1 sahen wir als Zwerchfellrelaxation an. Die Kontrastdarstellung, Abb. 2, trifft aber für einen upside-down-stomach zu. Der Magen war durch eine zentrale Lücke getreten und befand sich wandverdickt und ektatisch mit der Milz, einem Colon transversum und Deszendensteil im Thorax. Kardia, Pylorus und oberes Duodenum lagen in der Lücke haarnadelartig zueinander parallel. Die kleine, normal gelappte Lunge füllte durch Aufblähen den oberen Hemithorax aus. Abb. 3 zeigt die Thoraxaufnahme 14 Tage nach dem Eingriff.

In der Literatur wird die Fehldeutung von klinischen Zeichen, radiologischen Befunden, Lungeninfekten, kongenitalen Lungenzysten, Pneumatozelen und die schwierige Zuordnung bei Morgagni-Lücken für eine verspätete Diagnostik mit insgesamt 62% angegeben.

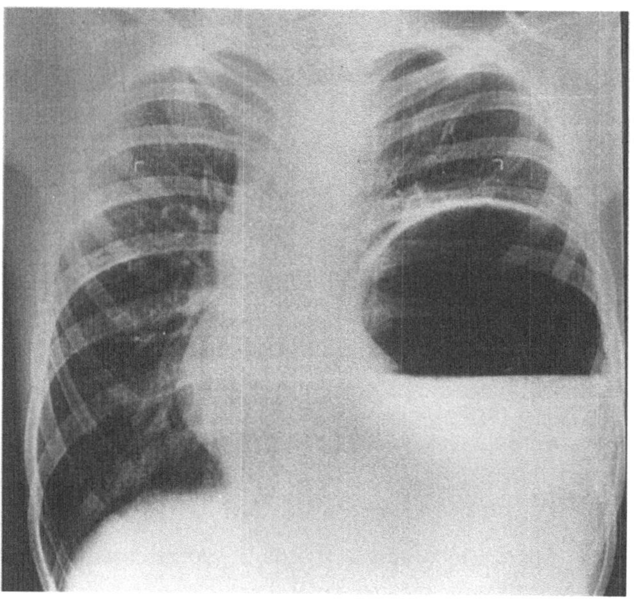

Abb. 1. Rö-Befund wie bei linksseitiger Zwerchfellrelaxation eines 13jährigen Jungen. Stellte sich als zentrale Lücke des Zwerchfells heraus mit in den Thorax vorgefallenem Magen, Teil des Colon transversum und Colon descendens

4 Vom Symptom zur Diagnose

Die Symptome (Tabelle 6) sind innerhalb der Prognosegruppen unterschiedlich, zum Teil übergreifend. Sie können spät auftreten, meist bei kleinen Lücken und rekrutieren so die

Tabelle 5. Kongenitale Zwerchfelldefekte 1956 – März 1993

n = 125		davon 5 Rezidive
	71	überlebt
	54	verstorben
	11	Spätformen (16,4%)

Tabelle 6. Symptome

Atemnotsyndrom	Thorax:	asymmetrisch
– Zyanose		Exkursionen
– Dyspnoe	Abdomen:	eingefallen,
– Tachypnoe		flach

ANS bei Aspirationen weniger schwer Diff.-Diagn.
bei ANS immer CDH einbeziehen

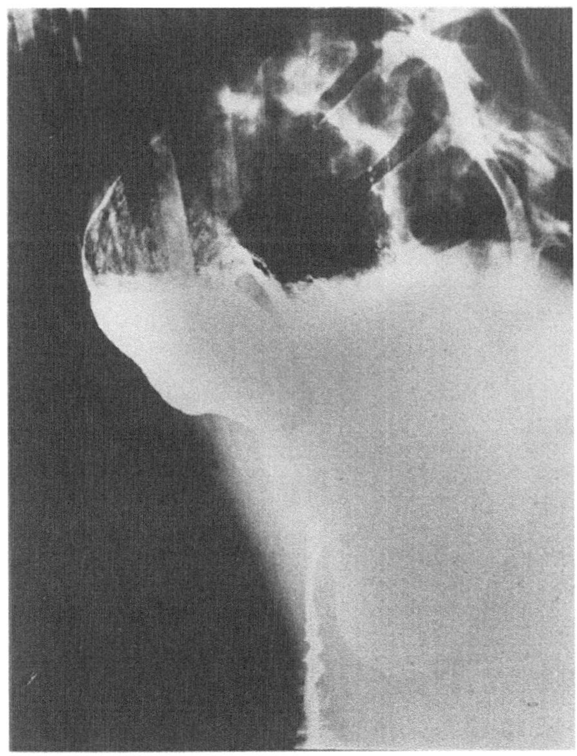

Abb. 2. Gleicher Fall wie in Abb. 1. Kontrastdargestellter Magen, Befund eines upside-down-stomach

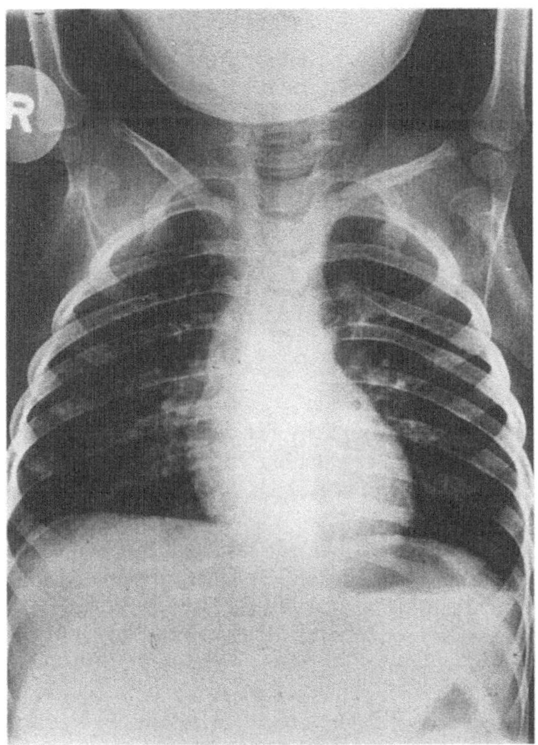

Abb. 3. Thoraxaufnahmen 14 Tage nach Verschluß der zentralen Lücke. Die Lunge ist noch nicht vollständig ausgedehnt

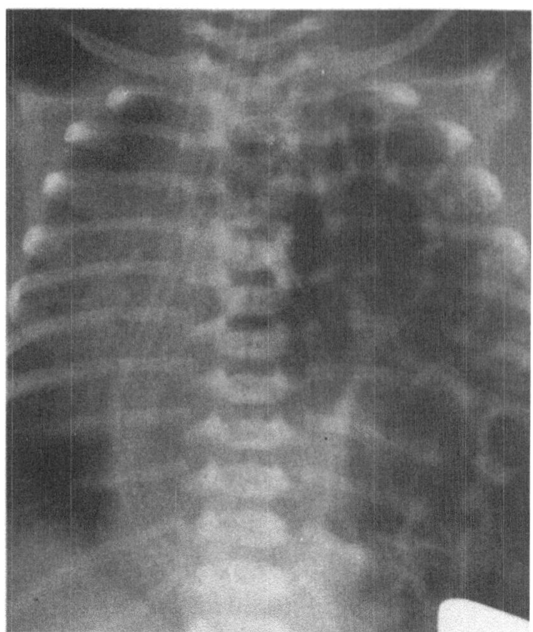

Abb. 4. Linksseitige Zwerchfellücke. Die Sonde liegt umgeschlagen mit ihrer Spitze im Magen, der sich zusammen mit Dünndarm im Thorax befindet

Spätformen. Die Diagnose wird durch das Röntgenbild bestätigt, Abb. 4. Diagnostische Irrtümer kommen vor, vor allem mit der „kongenitalen zystisch-adenomatoiden Malformation" der Lunge.

5 Von der Diagnose zur Therapie

Sobald die Diagnose gestellt ist, sind spezielle Maßnahmen erforderlich.

5.1. Präoperative Maßnahmen

Die Lagerung des Kindes auf die befallene Seite ermöglicht der nicht befallenen freie Atemexkursionen. Über eine Sonde soll der Magen regelmäßig entleert werden. Wenn möglich, soll die Beatmung über den nasotrachealen Tubus erfolgen, ohne eine assistierte zu sein.

Bedeutsam für die Prognose ist, den Operationszeitpunkt mit bestmöglicher Konditionierung des Kindes zu finden. Innerhalb von 24 Stunden muß er variabel sein. Es muß eingeschätzt werden, welche Kinder in eine Einrichtung zu verlegen sind, die die extrakorporale Membranoxygenation durchführt.

5.2 Intraoperative Maßnahmen – Chirurgische Behandlung

Mit dem Verschluß von Zwerchfelldefekten verfolgen wir das Ziel, die ursprüngliche embryonale Leibeshöhle in Pleura- und Peritonealraum zu trennen.

Zwei operative Zugänge sind vorgeschlagen, der thorakale, Rives-Plastik, und der abdominale, gestielter, innervierter M. Transversus-Internuslappen. Beide haben ihre Verfechter. Die meisten bevorzugen den abdominalen Zugang.

Rechtsseitige Lücken werden thorakal operiert, auch wird der abdominale Wege gewählt.

Bei übergroßen Lücken bzw. Aplasien suche man nach einem der Brustwand anliegenden kostalen Muskelsaum. Er kann zur Patchauflage dienlich sein.

35 Jahre Zwerchfellchirurgie beinhaltet, alle Methoden zum Verschluß eines Defektes eingesetzt zu haben. Bedeutet aber auch, einem bestimmten chirurgischen Vorgehen zu folgen. Wir gehen transabdominal vor, verwenden kein alloplastisches Material sondern Dura zum Verschluß großer Defekte und drainieren nicht.

5.3 Postoperative Maßnahmen

Die Operation der Zwerchfelldefekte hat einen Teil der durch die Mißbildung geschaffenen pathologischen Zustände rückgängig gemacht. Der Hemithorax ist befreit, ein abdominaler Überdruck jedoch geschaffen.

Im Mittelpunkt der postoperativen Maßnahmen stehen Bemühungen, physiologische Zustände heranreifen zu helfen. Das Persistieren fetaler Kreislaufverhältnisse ist ein prognostisch ungutes Zeichen und die Lungenhypoplasie ist lebensbegrenzend. Die unmittelbare postoperative Phase, in der es zu überraschend guten Blutgaswerten kommt, bevor PO_2 und pH fallen und PCO_2 wieder steigt, wird als „honeymoon period" bezeichnet. Die Lunge liefert über einen begrenzten Zeitraum fast suffiziente Gaswerte. Es ist also ein Problem der sich ändernden Lungenqualität, die zu dem „Funktionsknick" führt [3], dem Kernproblem der Lungenhypoplasie.

Die Reduzierung des Barotraumas ist die entscheidende Voraussetzung für die Verminderung des pulmonalen Gefäßwiderstandes. Das ist der Grund, warum wir nicht drainieren. Cloutier [1] teilte 1992 folgendes mit: „...1983 äußerten wir die Hypothese, daß eine postoperative Verschlechterung bei Zwerchfellhernien auf eine Unterwasser-Bülau-Drainage zurückzuführen sei. Unsere Überlebensrate stieg von 29 % auf 65 %, nachdem wir aufhörten, ipsilaterale Drainagen mit Saugung anzulegen. Sie stieg weiter auf 85 % ohne Anwendung von ECMO, nachdem wir angefangen hatten, luftundurchlässige Implantate zu verwenden."

Viele Autoren haben den Alphablocker Talozolin eingesetzt und auch kurzfristig Erfolge gehabt. Die Wirkung erwies sich als inkonstant.

6 Behandlungsergebnisse

Im Durchschnitt beträgt die Letalität 45–50 %. In bezug auf den Operationszeitpunkt blieb sie in unserem Krankengut fast konstant, im Mittel 46 %.

Welches ist das Resümee einer Übersicht im Rückblick der Entwicklung des gewählten 25-Jahresabschnittes?

1. Diagnosen sind bereits pränatal möglich geworden.
2. Die intrauterine Chirurgie hat nicht weitergeführt, die Lösung nicht gebracht, um gute Behandlungsergebnisse multiplizieren zu können.
3. Rehbein fragte vor 25 Jahren, wieviel Zeit notwendig sei, um ein derart geschädigtes Kind einigermaßen operationsreif zu machen. Der Anästhesist Henneberg (Berlin) gab 1–2 Stunden Vorbereitungszeit an, hieran hat sich heute für Kinder ohne andere Störungen nichts geändert. Allerdings erreichen heute mehr Kinder eine kinderchirurgische Einrichtung als es damals waren. Somit fließen in unsere Statistiken alle Schweregrade ein.
4. Die operative Behandlung hat ihre Perfektion erreicht. Entschieden ist, kein nichtbiologisches Material zu verwenden.
5. Die Lungenhypoplasie bleibt als Problem, das es zu lösen gilt.

6. Die Reduzierung des Barotraumas ist die entscheidende Voraussetzung für die Verminderung des pulmonalen Gefäßwiderstandes, deshalb empfiehlt es sich, den ipsilateralen Thorax nicht zu drainieren.

Literatur

1. Cloutier C (1992) Congenital diaphragmatic hernia and extracorporal membrane oxygenation. It J Ped Surg Sci 6/2:51–51
2. Helbig D (1967) Allgemeine Gesichtspunkte zur Diagnostik und Behandlung von Zwerchfellücken. Sonderdruck aus „Langenbecks Archiv für klinische Chirurgie", 319:729–732, Sitzungsbericht der 84. Tagung der Deutschen Gesellschaft für Chirurgie Spezialsitzung „Kinderchirurgie" am 29. März 1967
3. Zimmermann H, Analyse postoperativer respiratorischer Probleme und methodische Verbesserungsvorschläge bei Neugeborenen mit posterolateraler Zwerchfellhernie. INA-Reihe Bd 41, Pädiatrische Intensivmedizin V, S 71–75

174. Rechtsseitige Zwerchfellbrüche – Wert der Sonographie

R. Daum und H. Roth

Kinderchirurg. Abteilung, chirurgisches Zentrum d. Univ. Heidelberg, Im Neuenheimer Feld 110, 69120 Heidelberg

Right Sided Diaphragma Hernias – Importance of the Ultrasound

Summary. We report on 2 cases with right sided diaphragma hernias that developed after birth. The indication for surgery was set after the wrong supposition of an intrathoracal tumor and a postportal hematothorax respectively. In both cases the cause of the shadow with consecutive total cloudiness was a small congenital lumbosacral diaphragma hernia with a liver prolaps. Both children were operated before 1980. Nowadays such mistakes could be avoided using ultrasound imaging.

Key words: Right sided diaphragma hernia – Transmitted diagnosis – Transdiaphragmal Liver prolaps

Zusammenfassung. Es wird über 2 rechtsseitige Zwerchfellhernien berichtet, die sich erst post partum entwickelten. Unter der irrigen Annahme eines intrathorakalen Tumors wurden die Kinder operiert. In beiden Fällen fand man als Ursache der Verschattung, die letztlich zu einer Totalverschattung führte, einen transdiaphragmalen Leberprolaps bei angeborener kleiner lumbocostaler Zwerchfellücke. Beide Kinder wurden vor 1980 operiert. Bei Durchführung einer Sonographie können diese Fehldiagnosen heute weitgehend vermieden werden.

Schlüsselwörter: Rechtsseitiger Zwerchfellbruch – Verschleppte Diagnose – Transdiaphragmaler Leberprolaps

Rechtsseitige Zwerchfellbrüche im Bereich des Bochdalek'schen Dreiecks machen mitunter diagnostische und therapeutische Schwierigkeiten, insbesondere dann, wenn weder pränatal noch postnatal solche Brüche existent sind und sich erst langsam entwickeln.

In wenigen Fällen kann sich ein Zwerchfellbruch bekanntlich erst Stunden, Tage, Monate oder sogar Jahre nach der Geburt manifestieren. Die Diagnose wird u. U. erschwert, wenn luftgefüllte Darmschlingen fehlen und sich eine zunehmende Verschattung entwickelt.

Anhand zweier Fälle, die vor 1980 diagnostiziert und behandelt wurden, soll auf diagnostische Irrtümer und therapeutische Fehler eingegangen werden.

Kasuistik

Fall 1: Das 1. Kind wurde 3 Wochen vor dem errechneten Termin durch Sectio entbunden. Außer einer eitrigen Angina im Alter von 9 Monaten konnten keine ernsthaften Erkrankun-

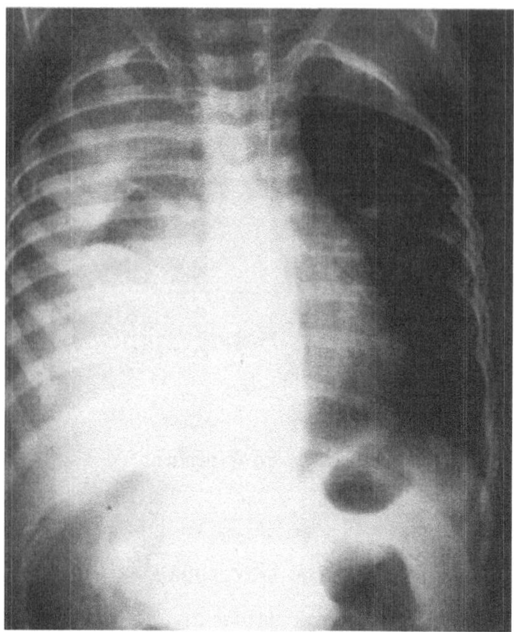

Abb. 1. 15 Monate alter Junge. Verschattung rechter Lungenunterlappen. Irrige Annahme eines Tumors

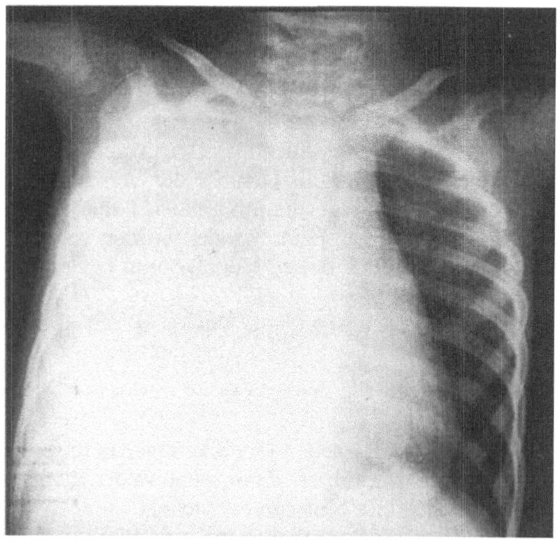

Abb. 2. Siehe Abb. 1, dasselbe Kind, Totalverschattung rechte Thoraxhälfte

gen festgestellt werden. 15 Monate nach der Geburt traten Durchfälle auf, weshalb das Kind in einer auswärtigen Klinik stationär aufgenommen wurde. Abgesehen von einem reduzierten Hautturgor befand sich das Kind bei der klinischen Untersuchung in gutem Allgemeinzustand. Über der mittleren Lunge rechts konnten ein abgeschwächtes Atemgeräusch und ein gedämpfter Klopfschall nachgewiesen werden. Das Abdomen war unauffällig.

Die Röntgenaufnahme des Brustkorbs zeigte eine Verschattung des rechten Lungenunterlappens (Abb. 1).

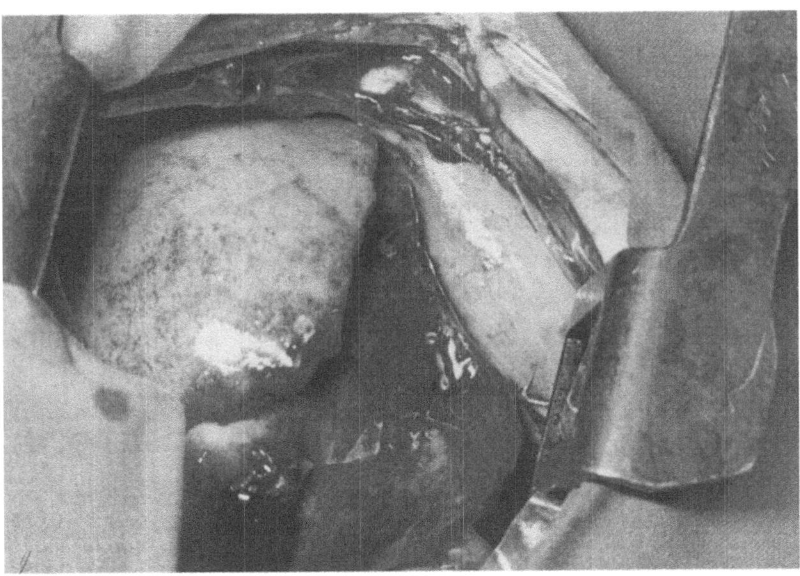

Abb. 3. Dasselbe Kind wie in Abb. 1 und 2. Ursache der Verschattung ein transdiaphragmaler Leberprolaps

Bei der Kontrolluntersuchung 48 Stunden später fand sich eine Verschattung der gesamten rechten Seite (Abb. 2).

Es wurde eine Pleurapunktion durchgeführt, bei der nur eine geringe Menge eines hämorrhagischen Ergusses gewonnen werden konnte. Bei zwei weiteren Punktionen wurden jeweils 90 ml blutig tingierte Flüssigkeit abpunktiert. Daraufhin wurde eine Bülaudrainage eingelegt, die täglich zwischen 100 und 380 ml seröses Exsudat förderte.

Eine Rö-Kontrolle 10 Tage später ließ keinen Erguß erkennen. Es bestand jedoch weiterhin eine massive Verschattung im Unter- und Mittellappenbereich. Aufgrund von Schichtaufnahmen wurde ein Bronchusabbruch nachgewiesen, so daß der Verdacht eines Tumors ausgesprochen wurde. Bei der Bronchoskopie bestätigte sich der Bronchusabbruch. Eine Probeexcision aus dem rechten Stammbronchus ergab bei der histologischen Untersuchung eine hyperplastische Entzündung.

Da eine Besserung in der Folgezeit nicht auftrat, wurde das Kind 12 Tage später unter dem Verdacht eines Tumors in unsere Klinik verlegt und thorakotomiert. Überraschenderweise fand sich ein subtotaler transdiaphragmaler Leberprolaps. Etwa 4/5 der Leber waren in den Brustkorb vorgefallen (Abb. 3). Der Lebervorfall hatte zu einer Totalelektase des rechten Unter- und Mittellappens geführt. Auf der Oberfläche der Leber bestanden Verwachsungen und Veränderungen als Folge mehrmaliger Pleurapunktionen. Bei der Revision zeigte sich als Ursache des Prolapses ein kleiner posterolateraler Zwerchfelldefekt. Da eine Reposition der Leber durch die kleine Öffnung nicht möglich war, wurde der Defekt nach medial erweitert.

Danach gelang die Reposition der Leber. Der postoperative Verlauf war komplikationslos.

Fall 2: Bei dem 2. Kind war der Verlauf völlig anders. Bereits am 1. Lebenstag fielen eine Cyanose und Tachypnoe auf. Eine Röntgenaufnahme des Thorax ergab zunächst keine Ursache für die Atemnot. Wegen zunehmender klinischer Verschlechterung wurde am 4. Tag post partum eine erneute Kontrolle angefertigt, die eine Verschattung im rechten Unter- und Mittellappen ergab. Unter der Annahme eines spontanen Hämatothorax wurde zweimal

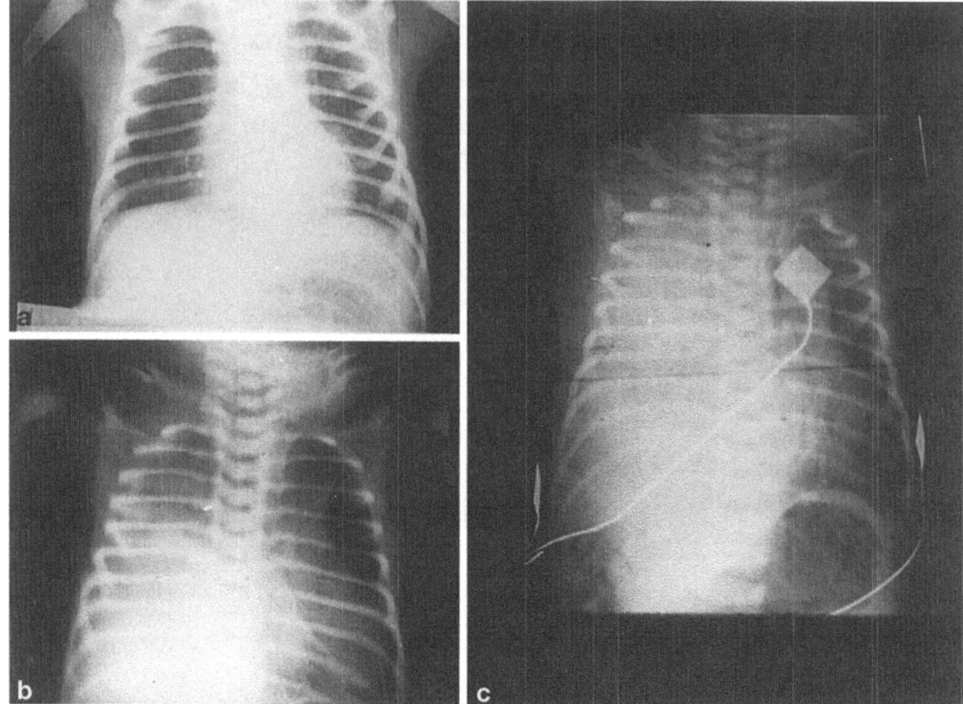

Abb. 4a–c. 2 Tage alter Säugling. Verdacht auf spontanen Hämatothorax rechts (falsche Diagnose). Ursache: transdiaphragmaler Leberprolaps bei kleinem posterolateralem Zwerchfelldefekt

eine Punktion durchgeführt, bei der jeweils 30 ml, vorwiegend blutige Flüssigkeit gewonnen werden konnte.

Wegen einer Totalverschattung wurde das Kind 8 Tage später zur Anlage einer Bülaudrainage in unsere Klinik verlegt (Abb. 4a–c).

Wir entschlossen uns zur Thorakotomie. Bei Eröffnen der Pleura kam es zu einer schwallartigen Entleerung von Blut. Nach Absaugen des Thorax zeigte sich als Ursache der Blutung eine Punktionsverletzung der Leber bei vorliegendem subtotalen Leberprolaps.

Da eine Reposition der Leber von thorakal nicht möglich war, wurde zusätzlich eine Laparotomie vorgenommen, nach Eröffnung des Peritoneums entleerte sich auch hier hellrotes Blut im Schwall. Die Reposition der Leber gelang ohne Schwierigkeiten, das Zwerchfell wurde in üblicher Weise verschlossen.

Der postoperative Verlauf war wie bei dem 1. Kind völlig komplikationslos.

Diskussion

Bekanntlich ist die Diagnose einer congenitalen Zwerchfellhernie durch den Nachweis gasgefüllter Darmschlingen und durch das Verdrängen des Mediastinums relativ einfach. Meistens erfolgt der transdiaphragmale Prolaps bereits intrauterin, so daß eine Mediastinalverdrängung bei prolabierten Darmschlingen im Ultraschall sehr früh nachgewiesen werden kann. Schwierigkeiten ergeben sich, wenn erst nach der Geburt die Herniation erfolgt, wie dies bei den beiden Kindern der Fall war.

Besonders im 2. Fall konnte dies röntgenologisch dokumentiert werden. Bei einem Leberprolaps, der sich langsam entwickeln kann, wird dann u.U. ein Tumor angenommen.

Bei einer Totalverschattung wird an einen spontanen Erguß oder an einen Hämatothorax gedacht, zumal dann, wenn unmittelbar nach der Geburt keine Verschattung nachgewiesen werden konnte.

Fazit

Bei jeder partiellen oder totalen Verschattung im Thoraxraum sollte neben einer Röntgenaufnahme eine Sonographie durchgeführt werden, die in den meisten Fällen zur richtigen Diagnose führt.

175. Erfahrungen in der Diagnostik und Therapie von Zwerchfell-Lücken und Zwerchfellhernien im Säuglingsalter

W. Tischer, J. Bennek, K. Rothe und D. Brock

Universität Leipzig, Klinik für Kinderchirurgie, Theresienstr. 43, 04129 Leipzig

Our Experience in Diagnosis and Treatment of Diaphramatic Defects and Diaphragmatic Hernias in Infants

Summary. From 1963 til 1992 we carried out operations of 93 newborns and infants with diaphragmatic defects and diaphragmatic hernias. Especially we want to discuss diagnostic problems and mistakes. The operating preparation is very important. To close the abdominal wall we use intragastric pressure monitoring. We show our experience in operative technique and postoperativ intensive care. Our lethality rate was 34.4 per cent with decreased tendency in the last years.

Key words: Diaphragmatic defects – Diaphragmatic hernias – Infancy

Zusammenfassung. Wir haben von 1963 bis 1992 93 Neugeborene und Säuglinge mit Zwerchfell-Lücken und -hernien operiert. Auf beobachtete diagnostische Schwierigkeiten und Irrtümer wird besonders eingegangen. Die Operationsvorbereitung spielt eine entscheidende Rolle. Der Bauchdeckenverschluß erfolgt unter intragastraler Druckmessung. Eigene Erfahrungen in der Operationstechnik und der Intensivtherapie in der unmittelbaren postoperativen Phase werden ausführlich dargestellt. Unsere Gesamtletalität betrug 34,4%, wobei die Letalitätsrate in den letzten Jahren niedriger lag.

Schlüsselwörter: Zwerchfell-Lücken – Zwerchfellhernien

Diagnostik und Therapie von Zwerchfellhernien und -lücken bei Neugeborenen und Säuglingen stellen nach wie vor eine Herausforderung für die Kinderchirurgie dar, weil trotz vielfältiger Fortschritte die Prognose bei weitem nicht so günstig ist wie die anderer Fehlbildungen.

Zunächst sei eine Übersicht über das eigene ausgewertete Krankengut gegeben: Wir haben in den letzten knapp 30 Jahren (1963–1992) 100 Operationen (einschließlich von Rezidiv-Operationen) bei 93 Neugeborenen und Säuglingen ausgeführt. Davon waren 60 Jungen und 33 Mädchen (Verhältnis 1,8:1). Vorwiegend handelte es sich um Reifgeborene (n = 75), 16 Neugeborene hatten ein Geburtsgewicht unter 2500 g, 2 unter 1500 g. Um die Operationsergebnisse international vergleichbar zu machen, ist eine einheitliche Terminologie und Klassifikation erforderlich. Wir hatten 1979 für die postero-lateralen Zwerchfellhernien und -lücken die Benutzung der Typ-Einteilung nach Vos, Eijgelaar und Kuijjer (1971) vorgeschlagen:

Tabelle 1. Zwerchfell-Lücken und Zwerchfell-Hernien (Übersicht über das eigene Krankengut 1963–1992)

Typ		links	rechts	Bruchsack
anterior	lateral	6	3	
	medial 2			10
postero-lateral	Typ I	21	2	
	Typ II	42	3	
	Typ III	8	3	11
Sonderformen	Zwerchfell-Aplasie	2		
	Zwerchfell-Defekt	doppelseitig 1		

Beim Typ I ist eine große Öffnung zwischen Bauch- und Brusthöhle vorhanden, gleichzeitig besteht eine Agenesie des dorsalen Teils der Pars costalis des Zwerchfells. Der Defekt reicht daher bis an die seitliche Brustwand.

Beim Typ II ist neben dem Defekt der dorsale Teil der Pars costalis als Saum vorhanden.

Beim Typ III war bereits ein membranöser Verschluß des Defektes zwischen Bauch- und Brusthöhle erfolgt. Durch bestimmte Umstände kam es dann aber durch diesen Locus minoris resistentiae zur echten Hernienbildung mit Bruchsack.

Als Typ IV wird die echte Hernienbildung mit Bruchsack durch das Trigonum lumbocostale bezeichnet, die sog. Bochdaleksche Hernie. Diese sei nicht angeboren, entstehe meist später und habe nichts mit der Entwicklung von kongenitalen Zwerchfell-Lücken und -hernien zu tun (Müntener). Ob die im Rattentiermodell nach Gabe des Herbicids Nitrofen beobachtete Genese der Zwerchfell-Lücken und -hernien (Kluth, v. Ekkesparre, Tibboel u. Lamprecht) auf den Menschen übertragbar ist, bedarf noch der Diskussion und Bestätigung.

In unserem Krankengut waren die meisten Säuglinge dem Typ I und II zugehörig (s. Tabelle 1). Außerdem operierten wir 11 anteriore Zwerchfell-Lücken und -hernien.

Präoperative Diagnostik

In den meisten Fällen werden heute diese Fehlbildungen praenatal sonographisch diagnostiziert. Durch erfahrene Untersucher ist dies ab 20.–23. Schwangerschaftswoche möglich. Allerdings sind hier auch Irrtümer möglich (Fallbericht).

Zur Stellung der Operationsindikation ist die praeoperative Zustandsbeurteilung notwendig. In interdisziplinärer Zusammenarbeit zwischen Geburtshelfer, Neonatologen, Anaesthesisten und Kinderchirurgen ist auf folgende Aspekte und Parameter zu achten (s. Tabelle 2): Werte der Blutgasanalyse, Körpertemperatur, Blutzuckerwert und Haematokrit. Auch nach Begleitfehlbildungen (insbesondere angeborene Herzfehler) ist zu fahnden.

Früher strebten wir eine Operation unmittelbar nach der Geburt an. In den letzten Jahren achten wir auf eine angemessene Vorbereitungszeit, die insbesondere die Stabilisierung der respiratorischen Situation, der Blutgaswerte und der Körpertemperatur zum Ziele hat. Immer ist eine Magensonde zu legen, meist zu intubieren und oft zu beatmen.

Operationstechnik

Hinsichtlich des optimalen operativen Zugangs gibt es unterschiedliche Meinungen. Wir bevorzugen ein transabdominales Vorgehen (subkostalen Querschnitt in Hautspaltrichtung), auch bei rechtsseitigen Lücken mit Prolaps von Darmschlingen. Nur in den rechtsseitigen Fällen, bei denen nur Leberanteile in den Thorax prolabiert oder verlagert sind, empfehlen wir einen transthorakalen Zugang. Durch die Zwerchfell-Lücke kann man in-

Tabelle 2. Diagnostisches und therapeutisches Management – Operationsindikation und Durchführung je nach Zustand

- Sonographie
- Röntgenaufnahme
- Inkubatorintensivpflege:
- Lagerung auf betroffene Seite
- Magensonde
- zentraler Venenkatheter
  (arterieller Katheter)
- Intubation, Beatmung
  (Hochfrequenzoszillation und/oder ECMO)
- Sedierung
- evtl. Relaxation
- Beurteilung der Homöostase- und Stoffwechselfunktion
- Azidose- und Volumenausgleich
- Monitoring:
  Blutgase, Kardiorespirographie,
  Pulsoxymeter prä- und postduktal
- Thoraxdrainage
- Versuch der medikamentösen Beeinflussung
  der pulmonalen Hypertension bei
  PFC-Syndrom durch
  - Tolazolin
  - Dobutamin

traoperativ Grad und Ausmaß der Lungenhypoplasie beurteilen. Wir legen immer eine Thoraxdrainage ein. Beim Verschluß des Zwerchfelldefektes mit U- oder Knopfnähten darf es zu keiner Spannung des Zwerchfelles oder Verziehung des Rippenbogens kommen, auf den Hiatus oesophagicus und die Nebennierengefäße ist zu achten. Bei den meisten unserer Kinder war der Verschluß der Lücke problemlos möglich.

Beim Typ I (fehlender dorsaler Zwerchfell-Saum) wird das Zwerchfell y-förmig verschlossen und mit perkostalen Nähten an der Brustwand fixiert. In 5 Fällen von sehr großen Defekten benutzten wir zum Verschluß einen Muskellappen aus dem M. transversus abdominis und dem M. obliquus abdominis internus mit kranialer Lappenbasis und Drehpunkt unmittelbar unter der 12. Rippe. Nur einmal haben wir lyophilisierte Dura verwandt, wonach sich später ein Rezidiv des Prolaps ereignete. Wir konnten in jedem Falle die vordem in den Thorax verlagerten Abdominalorgane in der Bauchhöhle unterbringen, in der sie ja z. T. nie lokalisiert waren. Hierzu wird die Brustwand gedehnt. In letzter Zeit führten wir diesen Operationsakt immer unter intragastraler Druckmessung über eine flüssigkeitsgefüllte perfundierte Magensonde durch (Perfusionsgeschwindigkeit 0,5 ml/min). Die von uns bestimmten Grenzwerte von 20 Torr (= 2,6 kPa) wurden in unseren Fällen nie überschritten. Die in der Literatur empfohlene Fixation des Kolon, die Durchführung einer Gelegenheitsappendektomie und die Anlage einer Gastrostomie lehnen wir ab. Anteriore Zwerchfell-Defekte sind meist medial gelegen, oft in Kombination mit Sternumspalten und Nabelschnurbrüchen. Wir mußten 11 Kinder mit anterioren Zwerchfell-Defekten operieren, davon 2 in Kombination mit Nabelschnurbrüchen. Der Verschluß der Spalte erfolgt zentral in sagittaler Richtung, der vordere Zwerchfellrand wird dann mit U-Nähten an die vordere Brustwand fixiert. Postoperativ ist ein umfassendes Monitoring erforderlich (s. Tabelle 2).

Problematisch sind die bestehende Lungenhypoplasie mit pathologischem Wandaufbau der Pulmonalgefäße sowie eine persistierende foetale Zirkulation mit pulmonalem Hypertonus. Beatmung und entsprechende medikamentöse Therapie (Tolazolin, Dobutamin) sind daher oft nicht zu vermeiden. Über die Anwendung der ECMO besitzen wir keine Erfahrungen.

Eigene Ergebnisse

Wir beobachteten insgesamt 7 Rezidive des Prolaps bei 4 Kindern, so daß eine erneute Operation erforderlich war. Von unseren 93 Kindern verloren wir 32 (Gesamtletalität = 34,4%). 10 Patienten kamen an postoperativen Komplikationen ad exitum (Strangulationsileus, Perforationsperitonitis, Nahtinsuffizienz nach Darmresektion bei Rezidivoperation, NEC). Die anderen 22 Kinder sind an den Folgen der Lungenhypoplasie, an Pneumonien und Begleitfehlbildungen verstorben.

Trotz vielfältiger Fortschritte in der Kinderchirurgie können heute die Ergebnisse in der operativen Korrektur von Zwerchfellhernien bei Neugeborenen noch nicht befriedigen. Weitere umfangreiche Bemühungen sind notwendig, um deren Prognose entscheidend zu verbessern.

Literatur

1. Ehren H, Frenckner B, Palmer K (1992) Diaphragmatic Hernia in Infancy and Childhood – 20 years Experience. Eur J Pediatr Surg 2:327–331
2. Müntener M (1968) Beitrag zur Kenntnis der Entwicklung des menschlichen Zwerchfells. Z Kinderchirurgie 5:350–366
3. Tischer W (1979) Zur Anatomie, Diagnostik und Therapie von Zwerchfellücken im Säuglings- und Kindesalter. Z Erkrank Atm-Org 152:166–169 (Barth JA, Leipzig)
4. Vos LJM, Eijgelaar A, Kuijjer PJ (1971) Congenital Posterolateral Diagphragmatic Hernia. Z Kinderchirurgie 10:147–162

176. Strategiewandel in der Behandlung von kongenitalen Zwerchfellhernien

W. Löffler, H. Roth, R. Daum, E. Zilow und H. Leonhardt

Kinderchirurg. Abtlg. d. Chirurg. Univ.Klinik Heidelberg, Im Neuenheimer Feld 110,
69120 Heidelberg

Change of Strategy in Treatment of Congenital Diaphragmatic Hernia

Summary. Between 1980 and 1993 a total of 76 patients with diaphragmatic hernia were treated at the Department of Pediatric Surgery at the University of Heidelberg. In 1980–1989 hernia repair was performed just at birth as an emergency case. Since 1990 strategy changed and preoperatively the stabilisation of vital functions with conservative methods was applied. In spite of worse preoperative data (blood gas analysis) compared to the first interval of observation the postoperative data during the second period were clearly better. Lethality of emergency operation was 33% versus 27% of delayed operation.

Key words: Congenital diaphragmatic hernia – Time of operation

Zusammenfassung. Von 1980–1993 wurden in der Kinderchirurgie der Univ. Heidelberg insgesamt 76 Patienten mit einer Zwerchfellhernie behandelt. Von 1980–1989 wurde der Zwerchfellverschluß notfallmäßig nach der Geburt durchgeführt. Seit 1990 wurde die Strategie geändert und präoperativ zunächst ein Stabilisierungsversuch mit konservativen Maßnahmen vorgenommen. Trotz der insgesamt schlechteren Ausgangswerte (Blutgasanalyse) im Vergleich zum 1. Zeitabschnitt waren die postoperativen Werte im 2. Zeitabschnitt deutlich besser. Die Letalität lag im Zeitraum der Sofortoperation bei 33%, im Zeitraum der verzögerten Operation bei 27%.

Schlüsselwörter: Kongenitale Zwerchfellhernie – Operationszeitpunkt

Eine Zwerchfellhernie wurde zum erstenmal im 16. Jahrhundert von Ambroise Paré beschrieben [1]. Dabei handelt es sich um eine lebensbedrohliche Mißbildung im Neugeborenenalter. Heutzutage treten kongenitale Zwerchfellhernien in einer Häufigkeit von 1 pro 1000 bis 2000 Lebendgeburten auf [2, 3]. Trotz zahlreicher experimenteller und klinischer Arbeiten ist die Letalität auch heute noch sehr hoch. Sie liegt weltweit zwischen 30% und 60% [4–6]. Über den günstigsten Zeitpunkt der chirurgischen Versorgung ist man sich bis in die jüngste Zeit noch uneinig. Aus diesem Grunde haben wir unsere Zwerchfellhernien retrospektiv nachuntersucht, insbesondere mit der Fragestellung des Operationszeitpunktes.

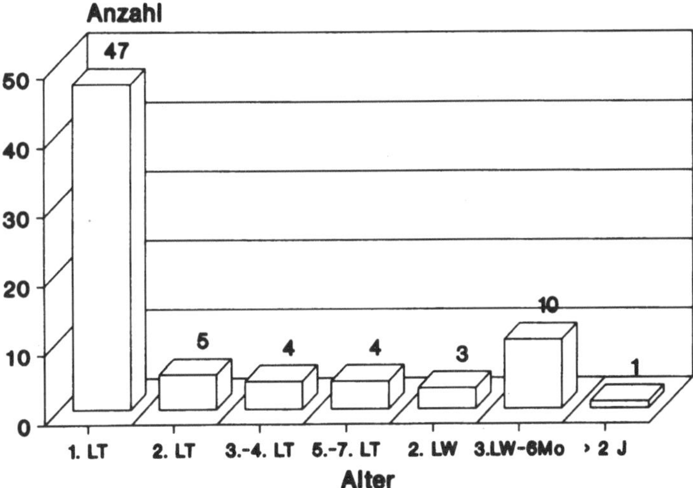

Abb. 1. Operationszeitpunkt 1980–1989

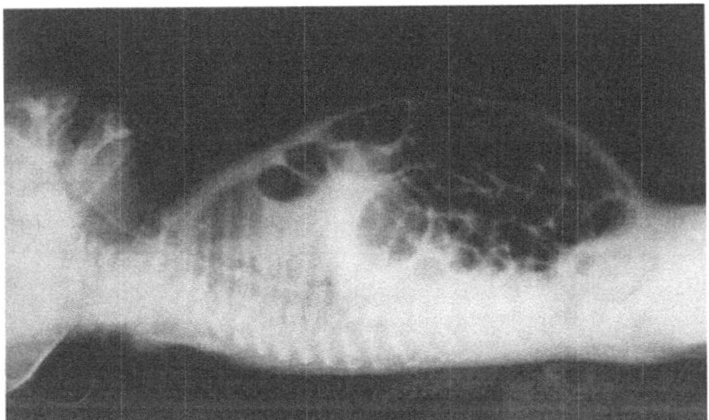

Abb. 2. Seitliches Röntgenbild bei einem 640 g schweren Frühgeborenen mit retrosternaler Zwerchfellhernie (Foramen Morgagni)

Eigenes Krankengut

Von Januar 1980 bis Februar 1993 (Abb. 1) wurden insgesamt 76 Patienten mit einer kongenitalen Zwerchfellhernie in unserer Klinik behandelt. Bei 74 Patienten wurde die Zwerchfellhernie operativ veschlossen, während 2 Patienten nicht zu einer Operation kamen, da sie vorher verstarben. Das Geschlechtsverhältnis zeigt in unserem Krankengut mit 62:38 ein Überwiegen des männlichen Geschlechts, während in der Literatur ein Überwiegen des weiblichen Gechlechts beschrieben wird [7]. Eine familiäre Häufung scheint nicht vorzuliegen. In unserem Krankengut ist allerdings ein Vetter eines Patienten an einer Zwerchfellhernie verstorben.

Im Durchschnitt befanden sich die Kinder bei der Geburt in der 38. SSW, wobei die untere Grenze in der 30. SSW und die obere Grenze in der 42. SSW lag. Insgesamt waren 33 % Frühgeborene, 31 % der Kinder wurden durch Sectio entbunden, während 69 % vaginal-spontan bzw. vaginal mit künstlicher Hilfe geboren wurden. Das mittlere Geburtsgewicht lag bei 2944 g, wobei der kleinste Patient 640 g und der größte Patient 4090 g wog. Eine pränatale sonographische Diagnose einer Zerchfellhernie wurde in 16 % der Fälle gestellt, wobei der früheste Zeitpunkt die 28. SSW war. Die Diagnose einer Zwerchfellhernie erfolgte im Mittel in der 1. Stunde. Abb. 2 zeigt ein seitliches Röntgenbild bei einem 640 g

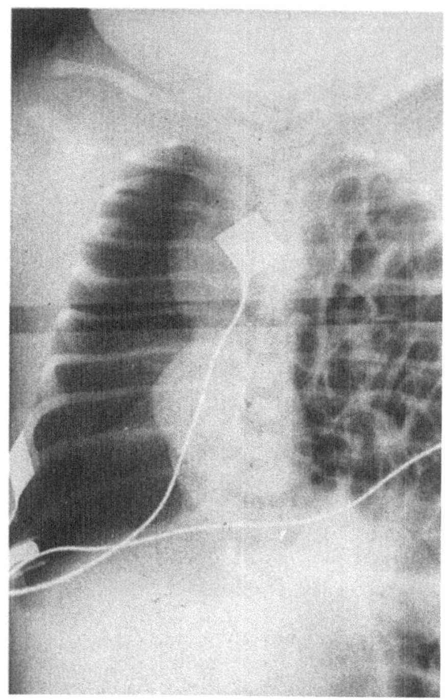

Abb. 3. Typische linksseitige Zwerchfellhernie mit rechtsseitigem Pneumothorax

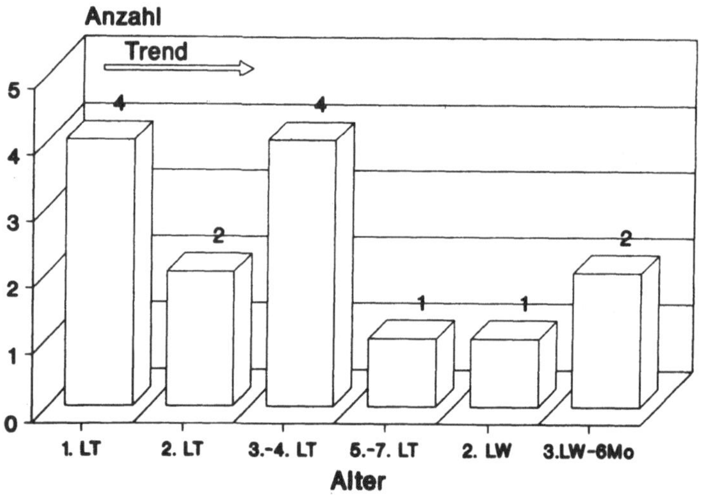

Abb. 4. Operationszeitpunkt 1990–1993

schweren Patienten mit einer Zwerchfellhernie. Die Zwerchfellhernie ist charakterisiert durch Zyanose, Dyspnoe und Tachypnoe, begleitet von asymmetrischen Thoraxexkursionen und eingefallenen Bauchdecken. In 74 % der Fälle lag eine linksseitige, in 22 % eine rechtsseitige Zwerchfellhernie vor. In 4 % fand sich eine Morgagni-Hernie. Abb. 3 zeigt eine typische linksseitige Zwerchfellhernie mit rechtsseitigem Pneumothorax.

Betrachten wir nun die letzten 13 Jahre hinsichtlich des Operationszeitpunkts, so zeigt sich folgendes Vorgehen:

Von 1980–1989 wurden 43 Patienten am 1. Lebenstag (im Mittel in der 2.–3. Lebensstunde) operativ versorgt. Dies entspricht 72 % der Patienten. An den darauffolgenden

Tabelle 1. Mittlere Blutgaswerte bei Aufnahme, prä- und postoperativ im Zeitraum 1986–1989 und 1990–1993

	November 1986–1989 N = 19			1990–1993 Februar N = 14		
	bei Aufnahme	präop.	postop.	bei Aufnahme	präop.	postop.
pH	7,16	7,17	7,25	7,15	7,34	7,35
pCO$_2$	62,8	56,8	50,6	66,7	44,4	41,9
PO$_2$	73,2	82,2	113,1	59,0	90,3	103,6
BE	−6,6	−6,0	−6,5	−5,3	−3,1	−2,8

Tagen bzw. Wochen wurden lediglich verspätet diagnostizierte Patienten operiert. Bei einem Patienten wurde die Zwerchfellhernie sogar erst im 2. Lebensjahr versorgt.

In den letzten Jahren – von Janaur 1990 bis Februar 1993 – wird ein deutlicher Wandel evident (Abb. 4). Lediglich 4 Patienten wurden am 1. Lebenstag chirurgisch versorgt.

Dies entspricht 29% aller Patienten. Die Operation erfolgte im Mittel in der 12.–14. Lebensstunde. Am 2., 3. und 4. Lebenstag wurden jeweils 2 Patienten operativ angegangen. 71% aller Patienten wurden somit in den ersten 4 Lebenstagen operiert. Zu einem späteren Zeitpunkt wurden dann ebenfalls nur die verspätet diagnostizierten Patienten operiert. In keinem Falle erfolgte eine Operation notfallmäßig direkt nach der Geburt. Die operative Intervention wurde abhängig gemacht von der präoperativen Stabilisierung. Ziel der prä-operativen Intensivtherapie war zum einen ein pO$_2$ von >80 mm Hg sowie ein pCO$_2$ von <50 mm Hg und zum anderen eine Stabilisierung der Hämodynamik, d. h. der Umkehr des Rechts-Links-Shunts. Die Reduktion des pCO$_2$ auf unter 50 mm Hg wurde durch eine konventionelle IMV-Beatmung mit PEEP versucht.

Die PEEP-Beatmung soll dazu beitragen, daß sich die hypoplastische Lunge etwas entfaltet und im günstigsten Falle zu einer teilweisen Reposition der prolabierten Organe führt [8]. Zeigte sich unter konventioneller IMV-Beatmung mit 100% Sauerstoff eine unge-nügende Oxygenierung bzw. eine ungenügende Senkung des pCO$_2$ unter 50 mm Hg, so wurde auf eine Hochfrequenz-Oszillationsbeatmung umgestellt. Dabei wird die Ventilation mit Hubvolumina durchgeführt, die bekanntlich kleiner als der anatomische Totraum sind. Die Frequenzen liegen dabei zwischen 1000 bis 1300 pro Minute. Die mittleren Beatmungs-drücke liegen im Bereich der konventionellen Beatmung. Von den 14 Patienten mit Zwerch-fellhernie wurden in der Zeit von 1990–1993 drei Patienten mit HFO beatmet. Die Stabili-sierung der Hämodynamik wurde zum einen durch Katecholamine und zum anderen durch die Senkung des Pulmonalarteriendruckes mittels Tolazolin und Prostaglandin E1 versucht.

Tabelle 1 zeigt die mittleren Blutgaswerte in der Zeit von 1986 bis 1989, d. h. in der Zeit, in der die Zwerchfellhernien-Patienten noch notfallmäßig in der 1. Lebensstunde operativ versorgt wurden. Und rechts die mittleren Blutgaswerte in der Zeit von 1990 bis 1993, d. h. in der Zeit, in der die Patienten präoperativ stabilisiert wurden. Dabei zeigt sich, daß der mittlere pH-Wert bei Aufnahme in beiden Zeiträumen etwa gleich ist (7,16:7,15). Der mittlere pCO$_2$-Wert bei Aufnahme ist in der 2. Periode sogar etwas schlechter als in der 1. Periode (62,8:66,7). Der mittlere pO$_2$-Wert bei Aufnahme ist im zweiten Zeitabschnitt ebenfalls deutlich schlechter als im ersten Zeitabschnitt (73,2:59,0). Trotz der insgesamt schlechteren Ausgangswerte sind die postoperativen Werte im 2. Zeitabschnitt deutlich besser als im 1. Zeitabschnitt (pH 7,25:7,35 – pCO$_2$ 50,6:41,9 – pO$_2$ 113,1:103,6). Der Grund hierfür ist in der deutlich besseren präoperativen Situation infolge der Intensivthera-pie zu sehen.

In der Literatur wird sogar nach einer notfallmäßigen Operation ein Anstieg des pCO$_2$ und eine Abnahme des pH-Wertes beschrieben [8]. Vergleicht man nun die Letalität (Abb. 5) im Zeitraum von 1980–1989 (d. h. im Zeitraum der Sofortoperationen) mit dem Zeitraum 1990–1993 (d. h. im Zeitraum der verzögerten Operationen), so sieht man trotz der Zu-

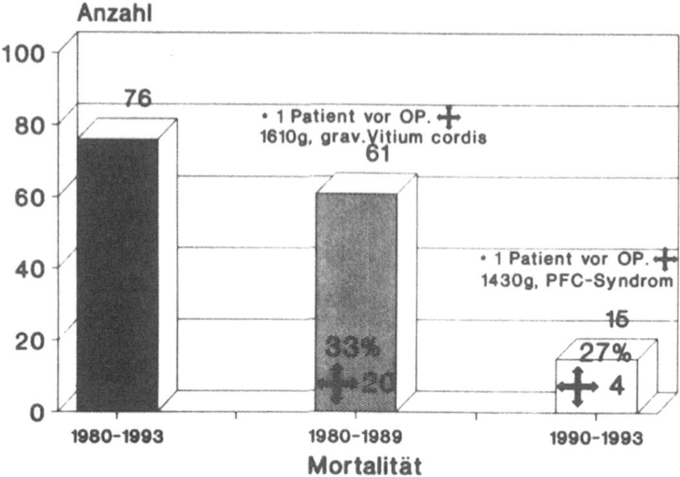

Abb. 5. Mortalität bei N = 76 Zwerchfellhernien vor und nach geänderter Strategie

nahme der Frühgeborenen im 2. Zeitraum eine Abnahme der Letalität nach 1990 (33%:27%). Zusammenfassend läßt sich sagen, daß eine chirurgische Sofortversorgung einer Zwerchfellhernie infolge einer reduzierten Lungenfunktion sowie einer instabilen Hämodynamik nicht mehr indiziert ist, zumal die Lungenhypoplasie durch einen Zwerchfellverschluß unbeeinträchtigt bleibt. Eine präoperative Stabilisierung des Patienten sollte unbedingt angestrebt werden. Ist dies durch eine konventionelle Beatmung nicht möglich, sollte eine Hochfrequenz-Oszillationsbeatmung eingesetzt werden. Durch dieses Vorgehen dürfte die hohe Letalität bei Zwerchfellhernien erneut in den nächsten Jahren etwas gesenkt werden.

Literatur

1. Paré A (1575) Les Oeuvres. Buon, Paris
2. Starrett RW, De Lorimier AA (1975) Congenital diaphragmatic hernia in lambs: hemodynamic and ventilatory changes with breathing. J Pediat Surg 10:575
3. André J (1971) Les affections diaphragmatiques du nouveau-né et de l'enfant et leurs répercussions sur la respiration. Thése, Multi-office. Lausanne
4. Brereton RJ, Kumar D, Spitz L (1985) Diaphragmatic hernia in neonate. Z Kinderchir 40:75–79
5. Sawyer SF, Falterman KW, Goldsmith JP (1986) Improving survival in the treatment of congenital diaphragmatic hernia. Ann Thorac Surg 41:75–78
6. Wiener ES (1982) Congenital posterolateral diaphragmatic hernia: new dimensions in management. Surgery 92:670–681
7. Vos LJM, Eijgelaar A, Kuijjer PJ (1971) Congenital posterolateral diaphragmatic hernia. Z Kinderchir 10:147
8. Nakayama DK, Motoyama EK, Tagge EM (1991) Effect of preoperative stabilization on respiratory system compliance and outcome in newborn infants with congenital diaphragmatic hernia. J Pediatr 118(5):793–799

177. Die Embryologie des Zwerchfellverschlusses (Video-Film)

D. Kluth, W. Lambrecht, P. Reich und F. Schier

Chirurgische Universitätsklinik, Abteilung für Kinderchirurgie, Martinistr. 52, 20246 Hamburg

Embryology of the Diaphragm, Closure of the Dorsolateral Region

Summary. The mortality of congenital diaphragmatic hernia (CDH) is still high. A defective closure of the diaphragm in the region of the so-called pleuroperitoneal canals is assumed to be the cause of this malformation. In this video, the embryology of this region is shown in rat embryos, using a scanning electron microscope as a video camera. The film demonstrates that there are no pleuroperitoneal canals in the actual sense. The development of the diaphragm is completed in the 17-day old rat embryo.

Key words: Diaphragmatic development – Rat embryo

Zusammenfassung. Die Sterblichkeit von Neugeborenen mit angeborener Zwerchfellhernie ist nach wie vor hoch. Nach vorherrschender Meinung entsteht dieser Defekt aufgrund eines inkompletten Verschlusses der pleuroperitonealen Kanäle. Im Video wird mit Hilfe des Rasterelektronenmikroskops erstmals der Verschluß der dorsalen Zwerchfellregion bei Rattenembryonen dargestellt. Dabei zeigt es sich, daß pleuroperitoneale Kanäle im eigentlichen Sinne nicht existieren. Die Zwerchfellöffnung verschließt sich bis zum 17. Entwicklungstag unter Bildung einer Membran. Die pleuroperitoneale Membran trägt nur unwesentlich zum Verschluß bei.

Schlüsselwörter: Zwerchfellentwicklung – Rattenembryo

(Manuskript bis Redaktionsschluß nicht eingegangen)

178. Die Pathogenese der Lungenhypoplasie bei angeborenen postero-lateralen Zwerchfelldefekten

M. v. Ekesparre, D. Kluth, P. Reich und W. Lambrecht

Chirurgische Universitätsklinik, Abteilung für Kinderchirurgie, Martinistr. 52, 20246 Hamburg

The Pathogenesis of Pulmonary Hypoplasia (PH) Associated with Congenital Diaphragmatic Hernia (CDH)

Summary. Up to now, the development of CDH and the associated PH is assumed to take place during the fetal period. To study this maldevelopment, an animal model of CDH and PH has been established using Nitrofen as a teratogen. The following observations were made: 1) First signs of a diaphragmatic defect were observed early in the embryonic period. 2) The defect is not linked to the so-called pleuroperitoneal canals. 3) The pulmonary hypoplasia ist not caused by compression but by growth competition. 4) The liver, and not gut, hampers lung development in this period.

Key words: Congenital diaphragmatic hernia – Pulmonary hypoplasia – Rat embryos

Zusammenfassung. Die Lungenhypoplasie bei angeborenen Zwerchfellhernien wird überwiegend als fetale Entwicklungsstörung aufgefaßt. Mit Hilfe des Herbizids Nitrofen ist es inzwischen möglich, die Entwicklung der Lungenhypoplasie bei embryonalen Ratten mit Zwerchfellhernie zu studieren. Dabei konnten folgende Befunde erhoben werden: 1) Der Zwerchfelldefekt entsteht in der frühen Embryonalperiode. 2) Der Defekt entsteht nicht im Bereich der sog. pleuroperitonealen Kanäle. 3) Die Lungenhypoplasie entsteht nicht durch Kompression, sondern ist die Folge eines Wachstumswettbewerbs in der frühen Embryonalperiode. 4) Nicht der Darm, sondern die Leber hemmt die Lungenentwicklung.

Schlüsselwörter: Zwerchfellhernie – Lungenhypoplasie – Embryologie – Pathogenese

Einleitung

Angeborene Zwerchfellhernien sind pathologisch-anatomisch relativ einfache Fehlbildungen. Wenn trotz adäquater Diagnostik und erfolgreichem Verschluß der Zwerchfellücke über 50 % dieser Neugeborenen versterben, liegt dies an der mit der Zwerchfellhernie häufig vergesellschafteten Lungenhypoplasie, die ein Leben außerhalb des Uterus unmöglich macht [1]. Nach Meinung der meisten Autoren ist diese Lungenhypoplasie die Folge einer Kompression [1, 2]. Sie wird möglich, wenn zum Ende der Embryonalperiode hin der Verschluß der sog. pleuroperitonealen Kanäle ausbleibt [3]. Durch den resultierenden Defekt im dorsolateralen Abschnitt der Zwerchfellanlage kann der aus dem Nabelzölom zurückkehrende Darm in den Thoraxraum gelangen und hier die Lunge komprimieren.

Scheinbare Bestätigung fand diese Hypothese in den letzten Jahren durch experimentelle Untersuchungen an Schafsfeten [4, 5]. Der eigentliche Beweis, der nur durch detaillierte embryologische Untersuchungen erfolgen könnte [6], blieb dagegen bisher aus, weil geeignete Tiermodelle bisher unbekannt waren.

Inzwischen ist es jedoch möglich, bei Ratten mit dem Herbizid Nitrofen Zwerchfellhernien zu induzieren. Wir nutzten dies, um die Pathogenese der Zwerchfellhernie und der Lungenhypoplasie bei diesem Tiermodell zu dokumentieren [7–9].

Material und Methode

36 trächtigen Sprague-Dawley Ratten wurde am 11. Schwangerschaftstag 100 mg Nitrofen ins Futter gemischt [9]. Der Tag des positiven Schwangerschaftsnachweises wurde als Tag 0 gewertet. Die trächtigen Rattenweibchen wurden zwischen dem 13. und 21. Tag der Schwangerschaft durch CO_2 getötet. Insgesamt 356 nitrofenexponierte Embryonen konnten per Laparotomie gewonnen werden. Zum Vergleich wurden 124 altersentsprechende Embryonen herangezogen. Nach entsprechender Präparation erfolgte die Befunddokumentation durch Rasterelektronen- und Lichtmikroskopie.

Fragestellungen

Folgende Fragestellungen sollten untersucht werden:

1) wann entwickelt sich der Defekt im Zwerchfell?
2) wo entwickelt sich der Defekt?
3) warum wird die Lunge bei der Zwerchfellhernie hypoplastisch?

1. Der Zeitpunkt der Defektbildung

Hypothese: Überwiegend wird angenommen, daß die angeborene Zwerchfellhernie entsteht, weil der Verschluß der pleuroperitonealen Kanäle zwischen der 8. bis 10. Entwicklungswoche ausbleibt [1, 2].

Befunde: Im Gegensatz zu dieser Annahme ergibt unsere Untersuchung, daß Zwerchfelldefekte schon bei 14 Tage alten Rattenembryonen eindeutig nachweisbar werden. Ein Rattenembryo dieser Altersgruppe ist in etwa mit einem 5. bis 6. Wochen alten menschlichen Embryo vergleichbar. Bei 13 Tage alten Rattenembryonen sind pathologische Veränderungen der Zwerchfellanlage noch nicht sicher auszumachen. Dennoch nimmt in diesem Stadium die Fehlbildung ihren Ausgang. Die Zwerchfellanlage eines ca. 13,5 Tage Embryos aus der Kontrollgruppe ist schon zuweit fortgeschritten, als daß sie als Ausgangspunkt der Fehlbildung noch in Frage käme.

Schlußfolgerung: Bei Rattenembryonen setzt die Defektbildung des Zwerchfells schon am 13. Tag, d. h. in der frühen Embryonalperiode, ein. Dieser Zeitpunkt fällt beim menschlichen Embryo etwa in die 5. Schwangerschaftswoche.

2. Die Defektregion

Hypothese: Der mangelhafte Verschluß der pleuro-peritonealen Kanäle (PPK) führt zur Zwerchfellhernie. Damit ist die Entstehungsregion der Hernien morphologisch an die Verschlußregion der PKK gebunden. Iritani [8] hat 1984 dieser Annahme als erster widersprochen.

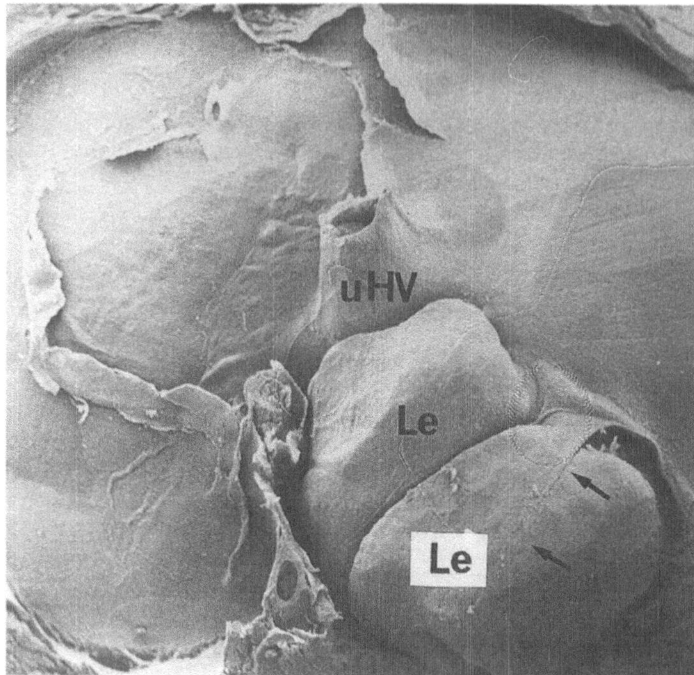

Abb. 1. REM-Bild eines großen, dorsolateralen Zwerchfelldefektes rechts (Rattenembryo, 17. Schwangerschaftstag). Bei herauspräparierter Lunge ist die in den Thoraxraum hineinragende Leber (*Le*) gut zu erkennen. Die vordere Kante der pleuroperitonealen Öffnung (PKK) ist als ausgezogene Falte (*Pfeile*) gerade noch nachweisbar. Der Durchmesser des Gesamtdefektes übersteigt den der PPK deutlich. In Bildmitte die untere Hohlvene (*uHV*). (Vergrößerung: 20 ×)

Befunde: Auf Grund unserer Befunde können wir Iritani's Annahme bestätigen.
  Wir beobachteten zwei Defektformen:

1) größere, dorso-laterale Defekte und
2) kleinere, zentrale Defekte.

zu 1: Die dorso-lateralen Defekte erstrecken sich von der Region der Vena Cava inferior bis hin in die dorsolaterale Region der Zwerchfellanlage (Abb. 1). Der Verschluß der pleuroperitonealen Kanäle wird durch massives Einwachsen der Leber in den Defekt hinein verhindert.

zu 2: Die kleineren Defekte beziehen dagegen die Region der pleuro-peritonealen Öffnungen nicht mit ein. Der Verschluß dieser Öffnungen am 16. bzw. 17 Entwicklungstag [6] erfolgt daher ungehindert. Die Region des Zwerchfelldefektes ist daher mit der Verschlußregion der pleuroperitonealen Kanäle nicht identisch.

Schlußfolgerung: Die pleuro-peritonealen Öffnungen stellen nicht die Vorläufer der Zwerchfelldefekte dar.

3. Die Lunge bei nitrofeninduzierten Zwerchfellhernien

Hypothese: Allgemein wird angenommen, daß die Lungenhypoplasie bei der angeborenen Zwerchfellhernie eine sekundäre Fehlbildung darstellt. Zur Pathogenese wird vermutet, daß in den Thoraxraum vorgefallene Dünndarmschlingen die fetale Lunge komprimieren und sie so in ihrer normalen Entwicklung behindern können [1, 2].

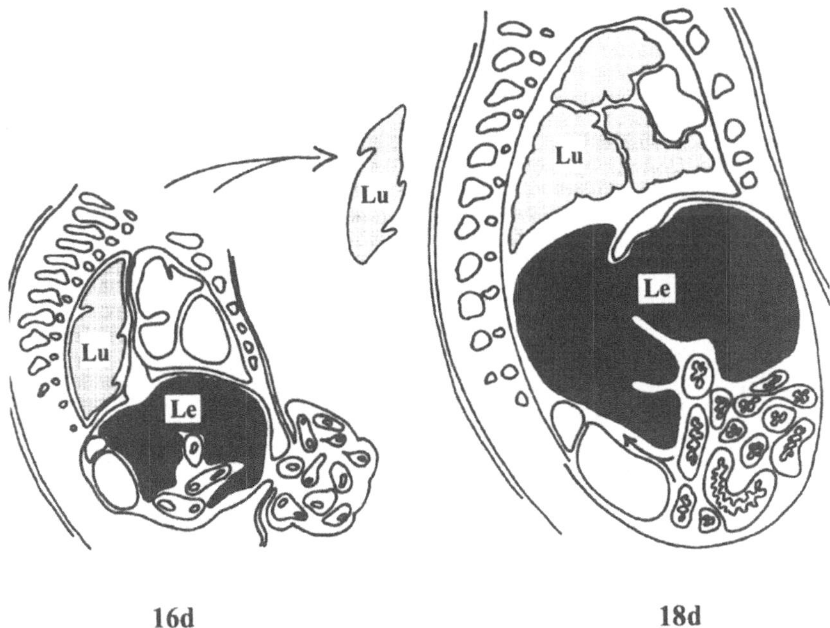

16d   **18d**

Abb. 2. Größenzuwachs der Lunge und des Thoraxraums beim Vergleich eines 16 Tage (*16 d*) und eines 18 Tage (*18 d*) alten Rattenembryos (gezeichnet nach histologischen Schnittserien bei gleicher Vergrößerung). *Lu* = Lunge, *Le* = Leber. Trotz der Entwicklung einer großen Zwerchfellhernie beim 18 Tage alten Embryo sind Lunge und Thoraxraum weiter gewachsen

Befunde: Im Gegensatz zu dieser Annahme zeigt unsere Studie, daß die Lungenhypoplasie schon in der frühen Embryonalperiode ihren Anfang nimmt. Kurz nach der Bildung des Defektes beim 14 Tage alten Rattenembryo beginnt die Leber in den Thoraxraum hinein zu wachsen. Ab dieser Zeit ist der für die Entwicklung der Lunge zur Verfügung stehende Raum in seiner Größe reduziert. Bei 15 oder 16 Tage alten Embryonen ist die Masse der intrathorakal gelegenen Leber noch gering. Daher sind die Lungen in diesem Stadium noch nahezu normal konfiguriert. Jedoch schon bei 17 und 18 Tage alten Embryo können bis zu $1/3$ des zur Verfügung stehenden Thoraxraums durch Lebermassen ausgefüllt sein. In diesen Fällen ist die reduzierte Lungenentwicklung eindeutig nachweisbar.

Besondere Bedeutung hat die Frage, ob die Verkleinerung der Lunge als Kompressionsfolge der einwachsenden Leber zu deuten ist. Eine Gegenüberstellung der Größenverhältnisse bei einem 16 und einem 18 Tage alten Rattenembryo macht klar, daß Pleurahöhle und Lunge trotz des Vorliegens einer großen Hernie unvermindert wachsen (Abb. 2). Eine Kompression in einem sich expandierenden System erscheint jedoch extrem unwahrscheinlich. Auch die Annahme, daß der Darm die Ursache der Lungenkompression darstellt, erscheint auf Grund unserer Befunde unwahrscheinlich. Bei unseren Embryonen und Feten mit Zwerchfellhernie konnten wir nur kurz vor der Geburt sowie bei Neugeborenen Darmschlingen im Thoraxraum nachweisen. Zu diesem Zeitpunkt war jedoch bei all diesen Feten die Lunge schon zu klein.

Zusammenfassung

Zusammengefaßt ergeben sich folgende Ergebnisse:

1) Das frühe Einwachsen der Leber durch den Zwerchfelldefekt stellt für die Entstehung der Lungenhypoplasie bei der angeborenen Zwerchfellhernie den entscheidenden Faktor dar.

2) Die Behinderung der Lungenentwicklung ist proportional des in den Thoraxraum hinein verlagerten Leberanteils.
3) Ausschlaggebend für die Behinderung der Lungenentwicklung ist nicht die Kompression der Lunge in der Fetalperiode sondern die Entwicklung einer Wettbewerbssituation in der Embryonalphase: auf Grund des schnelleren Wachstums der Leber wird der für die Lunge übrigbleibende Thoraxraum verkleinert.
4) Je kleiner der verbleibende Restthoraxraum ist, um so ausgeprägter ist die Hypoplasie der Lunge.

Literatur

1. Harrison MR (1990) The fetus with a diaphragmatic hernia: Pathophysiology, natural history, and surgical management. In: Harrison MR, Golbus MS, Filly RA (eds): The unborn patient. Fetal diagnosis and treatment. Philadelphia, Saunders WB, 2nd ed, pp 295–319
2. Gray SW, Skandalakis JE (1972) Embryology for surgeons. Philadelphia, Saunders WB, Chapter 13, pp 359–385
3. Wells LJ (1954) Development of the human diaphragm and pleural sacs. Contr Embryol Carneg Instn 35:107–137
4. de Lorimier AA, Tierney DF, Parker HR (1976) Hypoplastic lungs in fetal lambs with surgically produced congenital diaphragmatic hernia. Surgery 62:12–17
5. Harrison MR, Jester JA, Ross NA (1980) Correction of congenital diaphragmatic hernia in utero. I. The model: intrathoracic balloon produces fatal pulmonary hypoplasia. Surgery 88:174–182
6. Kluth D, Petersen C, Zimmermann HJ et al. (1989) The embryology of congenital diaphragmatic hernia. In: Puri P (ed): Congenital diaphragmatic hernia. Mod Probl Paediatr, Basel, Karger, vol 24, pp 7–21
7. Ambrose AM, Larson PS, Borcelleca JF et al. (1971) Toxicological studies on 2,4-dichlorophenyl-p-nitrophenyl ether. Toxicol Appl Pharmacol 19:263–275
8. Iritani I (1984) Experimental study on embryogenesis of congenital diaphragmatic hernia. Anat Embryol 169:133–139
9. Kluth D, Kangah R, Reich P et al. (1990) Nitrofen-induced diaphragmatic hernia in rats: An animal model. J Pediatr Surg 25:850–854

179. Die Lungenhypoplasie und ihre Auswirkung auf die Prognose der konnatalen Zwerchfellhernie

Ch. Deindl, E. Pensel-Göttle

(Manuskript bis Redaktionsschluß nicht eingegangen)

180. Extracorporale Membranoxygenierung (ECMO) bei der Behandlung von angeborenen Zwerchfellhernien

H. Wirth, W. Brands, W. Kachel und K.-L. Waag

Kinderchirurgische Universitätsklinik Mannheim, Theodor-Kutzer-Ufer, 68167 Mannheim

Extraxorporeal Membrane Oxygenation in the Treatment of Congenital Diaphragmatic Hernias

Summary. ECMO may improve survival in CDH-patients, despite pulmonary hypoplasia and persistent fetal circulation. ECMO additionally enables us to postpone the surgical repair of the diaphragmatic hernia or defect until stabilization of the newborn (honeymoon-period). Meanwhile, the first Late Operation Protocol is modified. Without honeymoon-period we should do ECMO-treatment and operation during ECMO. The clinical results showed no difference in survival rate, and there is no prognostic parameter for the development of the hypoplastic lung. Surgical repair is possible during ECMO-treatment, so the most critical group of CDH-babies have a little chance for survival.

Key words: Extracorporeal Membrane Oxygenation (ECMO) – Congenital diaphragmatic hernias

Zusammenfassung. ECMO bietet die Möglichkeit, bei Zwerchfellhernien (CDH) die Überlebenschancen trotz Lungenhypoplasie und persistierendem fetalen Kreislauf zu verbessern. Wir versuchen den operativen Zwerchfellverschluß bis zur möglichen Stabilisierung des Patienten (Honeymoonphase) aufzuschieben. Dieses sog. Late Operation Protocol wurde inzwischen modifiziert. Bei instabilen Neugeborenen legen wir primär ECMO zur Oxygenierung an, und führen dann ggf. die Operation unter ECMO durch. Dadurch haben auch „Non-Responder" eine verbesserte Überlebenschance, da es keinerlei Kriterien zur prognostischen Beurteilung der Lungenreifung bei CDH-Patienten gibt.

Schlüsselwörter: Extracorporale Membranoxygenierung (ECMO) – Angeborene Zwerchfellhernie

Für die schlechten Überlebenschancen der angeborenen Zwerchfellhernien ist nicht die operative Technik des Defektverschlusses verantwortlich, sondern vielmehr die ipsilaterale Lungenhypoplasie, häufig auch mit contralateraler Insuffizienz durch Mediastinalverlagerung. Bei größeren Defekten mit der Konsequenz der notwendigen Ersatzplastik verwenden wir lyophilisierte Dura, die gleichzeitig als Leitschiene zur Einsprossung von Muskelfasergewebe dient.

Die pulmonale Hypoplasie mit der daraus resultierenden Hypoxie und Azidose löst einen circulus vitiosus aus, der häufig konservativ nicht zu durchbrechen ist, und schließlich

Tabelle 1. Allgemeine Verlegungs- und Eintrittskriterien zur ECMO-Therapie

- Diagnosen:
  1. Prim. pulmon. Hypertonie d. Neugeborenen PPHN
  2. Mekoniumaspiration
  3. Sepsis, Pneumonie
  4. Zwerchfellhernie, -defekt
- GG > 1800 g, GA > 34. SSW
- Akute, reversible Lungen- und Herzkrankheiten
- Keine Mißbildungssyndrome (Vitium cordis?)
- Hyperventilation, Alkalisierung erfolglos oder nicht möglich
- Einsatz von vasoaktiven Substanzen erfolglos
  Dopamin, Dobutamin, Noradrenalin, Tolazolin, Prostacyclin
- Mortalitätswahrscheinlichkeit > 80 %

zu einem Rückfall in fetale Kreislaufverhältnisse führt. Die Lungengefäßarchitektur ist zudem unterentwickelt, der Gesamtquerschnitt der Arteriolen bei gleichzeitiger Verdickung der Muskularis reduziert.

Grundsätzlich lassen sich klinisch 3 Verlaufsgruppen, die nicht mit der Größe des Zwerchfelldefektes bzw. dem Ausmaß des Enterothorax korrelieren, unterscheiden:

1. Kinder, bei denen trotz aller intensivmedizinischer Maßnahmen zu keinem Zeitpunkt eine ausreichende Oxygenierung erzielt werden kann.
2. Kinder, die postpartal relativ vital sind, oder nach initialer Asphyxie auf Intubation und Beatmung sowie entsprechende Intensivtherapie ansprechen (Honeymoon-Phase), jedoch vor oder nach operativem Zwerchfellverschluß einen Rückfall in fetale Kreislaufverhältnisse zeigen.
3. Kinder, die trotz Enterothorax nur geringe Auffälligkeiten entwickeln, sie sind auch nach Zwerchfellverschluß stabil.

Ein erweitertes Therapiekonzept zur Behandlung primär nur der Gruppe 2 (Honeymooner), inzwischen auch für Gruppe 1 gültig, stellt der cardiopulmonale Bypass mit Membranoxygenator (ECMO) dar, der von Bartlett beim Neugeborenen erstmalig 1975 erfolgreich durchgeführt wurde, und auch für andere Grunderkrankungen die Überlebenschancen deutlich verbessert. Inzwischen ist diese invasive Behandlung ein international standardisiertes Verfahren (Tabelle 1). Erst ab einer Mortalitätswahrscheinlichkeit von über 80 % kommt ECMO zum Einsatz. Als eigentliches Einstiegskriterium gilt die exakte Blutgasanalyse mit einem trotz hochfrequenter Oszillationsbeatmung über mehr als zwei Stunden persistierenden Sauerstoffpartialdruck von unter 40 mm Hg. Selbstverständlich muß sich der Patient in diesem Zustand bereits in einem ECMO-Zentrum befinden, d. h. die Indikation muß so rechtzeitig gestellt werden, daß eine relativ risikoarme Verlegung gewährleistet ist.

ECMO-Technik

Die klassische venös-arterielle Perfusion erfolgt durch Kanülierung der V. jugularis interna und der A. carotis communis rechts (Abb. 1). Die distalen Gefäßabschnitte werden dabei ligiert, der Patient systemisch heparinisiert. Als Gefäßkatheter kommen speziell gefertigte, möglichst großvolumige Kanülen (8–15 Ch.) zum Einsatz. Andere Techniken werden inzwischen ebenfalls eingesetzt (Tabelle 2), wobei der venöse Doppel-Lumen-Katheter VVDL bei ausreichendem Flow eine sehr elegante Lösung darstellt, weil dabei keine Halsarterie geopfert werden muß. Das Risiko eines cerebralen Insultes infolge der definitiven Ligatur der A. carotis liegt beim Neugeborenen bei ca. 1 %. Dies stellte einen der Haupteinwände gegen diese Methode dar. In unserem Krankengut hatten wir zwischen 1987 und 1990 unter 25 Patienten einen Fall, der 3 Wochen nach ECMO-Behandlung einen Mediainfarkt erlitt. Seit

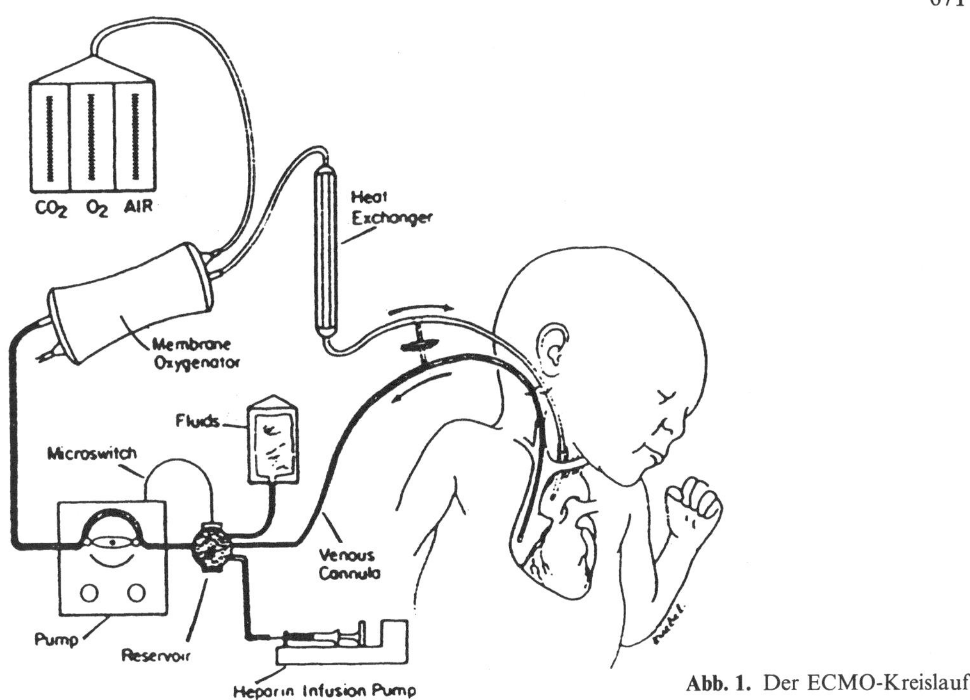

Abb. 1. Der ECMO-Kreislauf

Tabelle 2. ECMO-Techniken

Technik	Patienten	Überlebensrate (%)
VA	6309	81
VA (+ V)	364	80
VV	37	78
VVDL	572	92
VV > > > VA	92	79
VA > > > VV	4	75

VA	venös-arteriell
VA (+ V)	venös-arteriell mit zus. Vene
VV	veno-venös
VVDL	veno-venös (Doppel-Lumen-Katheter)
VV > > > VA	„umsteigen"

1990 führen wir nach ECMO-Entwöhnung die Carotis-Rekonstruktion durch (bisher n = 11), die Heparinisierung wird in low dose für drei Tage fortgesetzt. Der betroffene Gefäßabschnitt wird reseziert, die Kontinuität durch End-zu-End Anastomose wieder hergestellt. Durch postoperative Kontrolluntersuchungen, z. B. Farb-Duplex-Sonographie und MR-Angiographie wird die Durchgängigkeit der Gefäße überprüft.

Late Operation Protocol

Primär wurden nur CDH-Patienten der Gruppe 2 (Honeymooner) in das Indikationsspektrum für ECMO aufgenommen. Die Auswertung der Ergebnisse zeigte jedoch, daß kein klinischer Parameter in der Lage ist, die Überlebenschancen dieser Patienten zu prognostizieren. Lediglich signifikante Blutungskomplikationen sind der einzige Indikator für ein

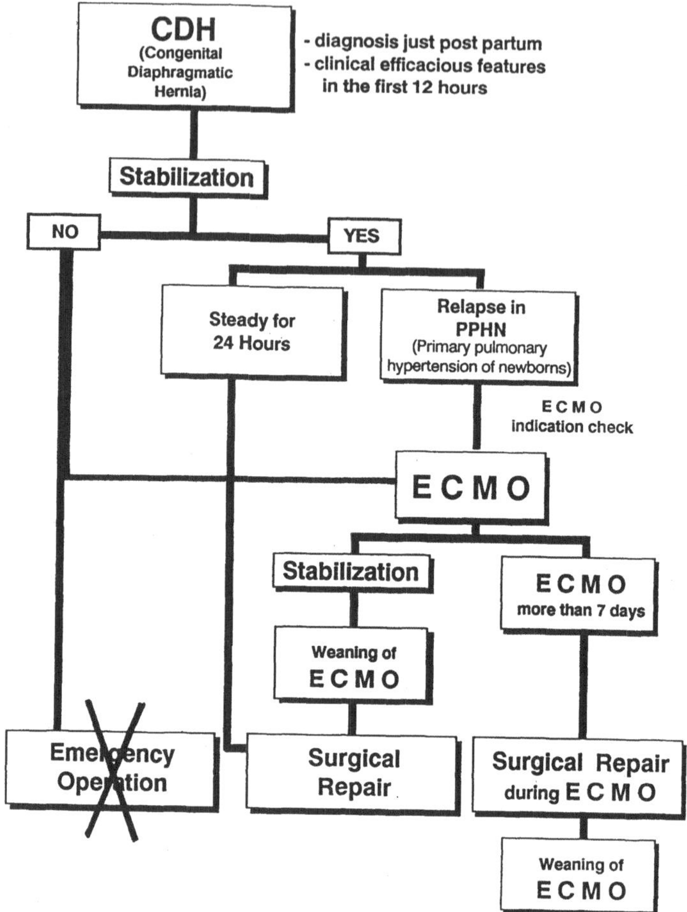

Abb. 2. Late Operation Protocol – aktualisierte Fassung

erhöhtes Mortalitätsrisiko. Die Indikation zur extracorporalen Membranoxygenierung wurde deshalb auch auf die Patienten der Gruppe 1 (ohne Honeymoon-Phase) erweitert (Abb. 2). Dies bedeutet, daß keine notfallmäßigen Zwerchfellhernienoperationen mehr durchgeführt werden. Der Zwerchfellverschluß findet bei diesen Patienten jetzt auch unter ECMO-Therapie statt. Aufgrund des apparativen Aufwandes und der räumlichen Entfernung zum Operationssaal führen wir alle Operationen, die im Zusammenhang mit ECMO bzw. unter ECMO-Therapie anfallen, auf Intensivstation durch.

Nach Hernienverschluß auch unter ECMO ist auf langsame Normalisierung der Mediastinallage zu achten. Gesteuert wird dies über die Sogintensität der ipsilateralen Thoraxdrainage, die primär nur mit Wasserschloß versehen wird.

ECMO-Daten

Weltweit existieren inzwischen 80 ECMO-Zentren, der Anteil in Europa ist dabei vergleichsweise gering. Inzwischen sind insgesamt über 7000 ECMO-Behandlungen durchgeführt, dies entspricht einer jährlichen Fallzahl von 1200 Patienten. Der Anteil der CDH-Patienten beträgt dabei 21%, die prozentuale Überlebensquote dieser Patienten 58% (ELSO).

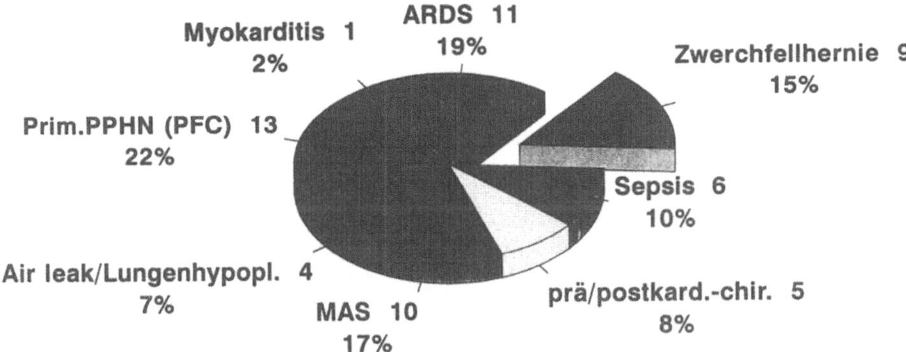

Abb. 3. Verteilung der Diagnosen, ECMO-Zentrum Mannheim, n = 58 (August 1992)

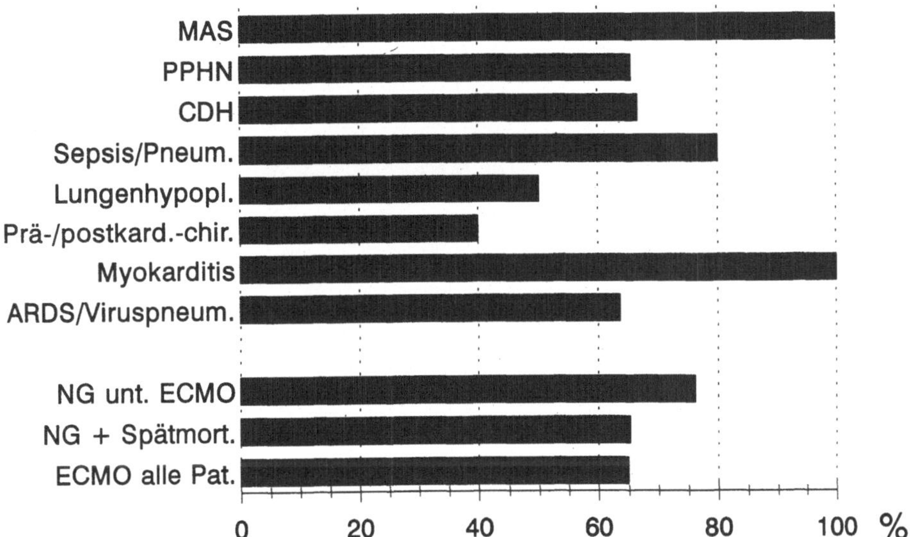

Abb. 4. Überlebensquoten der ECMO-Eintrittsdiagnosen. Stand: August 1992/57 Patienten

Dabei ist zu berücksichtigen, daß durch die Indikationserweiterung auf Nicht-Honeymooner die Überlebensquote wieder leicht gesunken ist, da dabei wesentlich schlechtere Ausgangssituationen vorliegen.

Bei unseren eigenen 57 Patienten (Stand Aug. 92) beträgt der Anteil der Zwerchfellhernien 15% (Abb. 3). Die Überlebensquote dieser Patientengruppen (Gruppe 1 u. 2) beträgt 65% (Abb. 4), d.h. die Gesamtüberlebensquote der Zwerchfellhernien konnte durch extracorporale Membranoxygenierung auf über 75% angehoben werden. Weitere Verbesserungen scheinen durch diese Methode realisierbar.

Literatur

1. Brands W, Kachel W, Wirth H et al. (1992) The Indication for Using Extracorporeal Membrane Oxygenation in Congenital Diaphragmatic Hernias and Pulmonary Hypoplasia. Eur J Pediatr Surg 2:2
2. Crombleholme TM, Adzick NS, de Lorimier AA et al. (1990) Carotid Artery Reconstruction Following Extracorporeal Membrane Oxygenation. AJDC 144:872–874

3. ELSO – CDH-Protocol Central Registry, pers. Mitteilung Walker LK M.D., Johns Hopkins University, Baltimore USA (Okt. 1991)
4. Frencker B, Ehrén H, Palmér K (1991) Extracorporeal Membrane Oxygenation in a European Center – Clinical Experience. Eur J Pediatr Surg 1:15–20
5. Frencker B, Ehrén H, Palmér K (1991) Patient Complications During Extracorporeal Membrane Oxygenation (ECMO). Eur J Pediatr Surg 1:339–342
6. Moulton SL, Lynch FP, Cornish JD et al. (1991) Carotid Artery Reconstruction Following Neonatal Extracorporeal Membrane Oxygenation. J Pediatr Surg 26/7:794–799
7. Nagaya M, Tsuda M, Murahashi O et al. (1991) Management of Congenital Diaphragmatic Hernia by Extracorporeal Membrane Oxygenation (ECMO). Eur J Pediatr Surg 1:10–14
8. Truog RD, Schena JA, Herhenson MB et al. (1990) Repair of Congenital Diaphragmatic Hernia During Extracorporeal Membrane Oxygenation. Anesthesiology 72:750–753
9. Schaupp W, Brands W, Wirth H et al. (1992) Renconstruction of the Arteria Carotis Communis in Newborn Following Extracorporeal Membrane Oxygenation (ECMO). Eur J Pediatr Surg 2:2

181. Tierexperimentelle Untersuchungen an Ratten mit verschiedenen Materialien zur Zwerchfellrekonstruktion

G. Steinau, A. Schindler, J. Braun und V. Schumpelick

Chirurgische Klinik RWTH Aachen, Pauwelsstr., 52074 Aachen

Prosthetic Materials and Muscle Flap in the Repair of Diaphragmatic Defects: An Experimental Study

Summary. To evaluate various methods of diaphragmatic repairs, an experimental study was undertaken which compared the relative merits of different techniques and prosthetic materials. 100 rats underwent laparotomy. In five controls the left diaphragma was resected and the defect was closed in the first group with primary suture. In the others the defect was repaired with lyophilised dura, denaturated serosa from an animal, Gore-Tex and a muscle transversus flap. The extension and maximal load examinations showed the best results for the muscle transversus flap and Gore-Tex.

Key words: Congenital diaphragmatic hernia – Prosthetic materials – Muscle transversus flap

Zusammenfassung. Um unterschiedliche Materialien zur Zwerchfelldefektdeckung vergleichen zu können, sind die Untersuchungen an 100 Ratten vorgenommen worden. Fünf Untergruppen sind gebildet worden und allen Tieren ist ein Teil des linken Zwerchfells reseziert worden. Der Defektverschluß erfolgte in der ersten Gruppe durch primäre Naht, in den anderen mit lyophilisierter Dura, denaturierter Rinderserosa, Gore-Tex und M. transversus Lappen. Die Dehnbarkeits- und Belastungsuntersuchungen ergaben für die Muskelplastik und das Gore-Tex die besten Ergebnisse.

Schlüsselwörter: Angeborene Zwerchfellhernie – Allogenes Material – M. transversus Lappen

Die Notwendigkeit einer Zwerchfellersatzplastik ist in bis zu 16,8% aller Kinder mit Zwerchfellfehlbildungen erforderlich. Große Differenzen bestehen zwischen den einzelnen Materialien, die für die Zwerchfellreparation Verwendung finden. Sowohl körpereigene Gewebe als auch Fremdmaterialien finden für die Defektdeckung Verwendung. In einer tierexperimentellen Studie an 100 Ratten ist eine körpereigene Muskellappenplastik mit unterschiedlichen Fremdmaterialien verglichen worden, um ein geeignetes Ersatzmaterial zu bestimmen, dessen Eigenschaften J. G. Rosenkrantz 1964 wie folgt definiert hat:

1. Eine einfache und schnelle Durchführbarkeit muß auch in kritischen Situationen gewährleistet sein.
2. Die Möglichkeit, auch extrem große Defekte zu verschließen, muß gegeben sein.

3. Es muß sich ein neues, kräftiges Hemidiaphragma bilden, das bei Kindern mitwächst und es darf keine Spannungen verursachen, die die Öffnungen des Zwerchfells verziehen.
4. Es darf keine Beeinträchtigung der interkostalen Ventilation und der Lungenkapazität hervorrufen.

Vor dem Hintergrund dieser Forderungen sind die Untersuchungen vorgenommen worden.

Von den insgesamt 100 Ratten konnten 91 ausgewertet werden, die übrigen 9 sind bei der Eröffnung des Zwerchfells an Atem- mit nachfolgendem Herzstillstand verstorben.

OP-Technik

In Äthernarkose ist über eine mediane Laparotomie in den 300 bis 350 g schweren Tieren ein $2 \times 1,5$ cm großes Stück des rechten Zwerchfells reseziert worden. Der so gesetzte Defekt ist in der ersten Gruppe durch primäre Naht mit Prolene R fortlaufend, in der 2. mit lyophilisierter Dura, in der 3. mit denaturierter Serosa vom Rind, in der 4. mit Gore-Tex und in der 5. mit einem Muskellappen des Musculus abdominis obliquus transversus verschlossen worden. Nach 3 und 6 Monaten erfolgte die Relaparotomie und die Untersuchungen der implantierten Ersatzmaterialien. Anschließend sind die Tiere getötet worden.

Innerhalb der einzelnen Gruppen bestanden keine Unterschiede hinsichtlich Überlebenszeit und Wachstum. Lediglich ein Tier verstarb am 2. postoperativen Tag an einem Platzbauch. Dieses Tier stammte aus der Musculus-transversus-Gruppe. Die entnommenen Zwerchfelle sind sowohl mechanisch, elektromyographisch als auch histologisch untersucht worden.

Die mechanischen Untersuchungen gliederten sich in zwei Abschnitte. Einmal erfolgte die Dehnbarkeitsuntersuchung mit der Formel

C = Streckenänderung dividiert durch einwirkende Kraft in cm/kg

und die Maximalbelastbarkeit

R = Reißfestigkeit des Zwerchfells in kg.

Beide Untersuchungen sind in jeder Gruppe nach drei und sechs Monaten durchgeführt worden.

Ergebnisse:

Die Untersuchungen der Dehnbarkeit (Auslenkung des Zwerchfells in Abhängigkeit von der einwirkenden Kraft) ergaben in der Drei-Monats-Gruppe folgende Ergebnisse (als Mittelwerte):

Natives Zwerchfell:	0,713 cm/kg,
primäre Naht:	0,284 cm/kg,
lyophilisierte Dura:	0,316 cm/kg,
Serosa:	0,274 cm/kg,
Gore-Tex:	0,139 cm/kg und
Musculus transversus:	0,345 cm/kg.

Die entsprechenden Werte für sechs Monate:

Natives Zwerchfell:	0,765 cm/kg,
primäre Naht:	0,174 cm/kg,
lyophilisierte Dura:	0,438 cm/kg,
Serosa:	0,220 cm/kg,
Gore-Tex:	0,132 cm/kg und
Musculus transversus:	0,274 cm/kg.

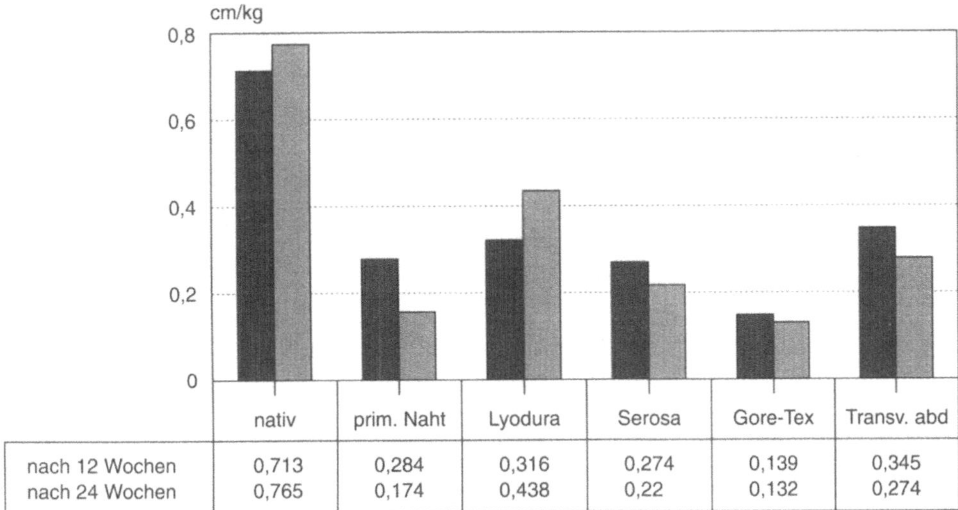

	nativ	prim. Naht	Lyodura	Serosa	Gore-Tex	Transv. abd
nach 12 Wochen	0,713	0,284	0,316	0,274	0,139	0,345
nach 24 Wochen	0,765	0,174	0,438	0,22	0,132	0,274

Abb. 1. Dehnbarkeitswerte (Zeitvergleich)

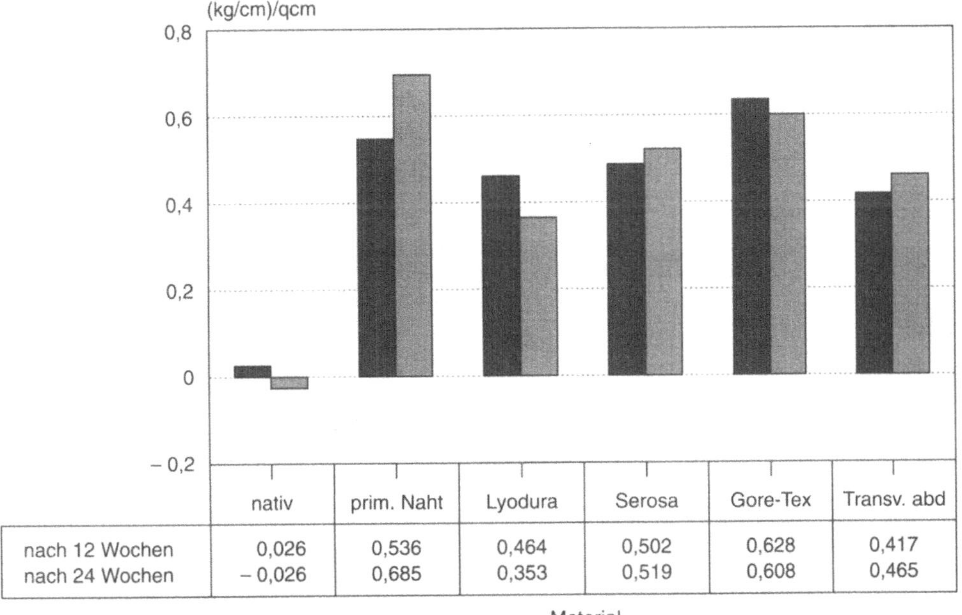

	nativ	prim. Naht	Lyodura	Serosa	Gore-Tex	Transv. abd
nach 12 Wochen	0,026	0,536	0,464	0,502	0,628	0,417
nach 24 Wochen	− 0,026	0,685	0,353	0,519	0,608	0,465

Abb. 2. Rigiditätswerte (Zeitvergleich) nach Elimination des Flächeneinflusses. Definition: 0 = Nativzwerchfell (Mittel)

Der Zeitvergleich zwischen den einzelnen Gruppen ist in Abb. 1 graphisch dargestellt (s. Abb. 1).

Die entsprechenden Vergleichswerte für die Maximalbelastung (Rigidität) für die Drei-Monats-Untersuchungen lauten:

Natives Zwerchfell:	0,026 cm/kg,
primäre Naht:	0,536 cm/kg,
lyophilisierte Dura:	0,464 cm/kg,
Serosa:	0,502 cm/kg,
Gore-Tex:	0,628 cm/kg und
Musculus transversus:	0,417 cm/kg.

Für die 6 Monate:

Natives Zwerchfell:	0,026 cm/kg,
primäre Naht:	0,685 cm/kg,
lyophilisierte Dura:	0,353 cm/kg,
Serosa:	0,519 cm/kg und
Musculus transversus:	0,465 cm/kg.

Die graphische Darstellung ist in Abb. 2 wiedergegeben (s. Abb. 2). Die Elimination des Flächeneinflusses beinhaltet die Zwerchfellrigidität dividiert durch den jeweiligen Flächenanteil der Narbe am gesamten geprüften Gewebe.

Die Ergebnisse unserer Untersuchungen zeigen für die Dehnbarkeitswerte, daß die lyophilisierte Dura die größte Auslenkung besitzt, während Gore-Tex am geringsten beeinflußbar ist. Dagegen ist die Maximalbelastbarkeit von Gore-Tex am größten. Ebenfalls in beiden Gruppen schnitt der Musculus-transversus-Lappen gut ab, was die Dehnbarkeit und die Maximalbelastbarkeit betraf. Diese Werte wurden auch durch die elektromyographischen und histologischen Untersuchungen untermauert.

Zusammenfassung

Unsere Untersuchungen der Zwerchfellersatzmaterialien zeigen für Gore-Tex und dem Musculus transversus hervorragende Ergebnisse und können daher als Ersatzmaterial empfohlen werden.

Literatur

1. Alfonso LF, Vilanova J, Aldazabal P, Lopez de Toure B, Tovar JA (1993) Lung growth and naturation in the rat model of experimentally induced congenital diaphragmatic hernia. Eur J Pediatr Surg 3:6–11
2. Breaux CW, Rouse TM, Cain WS, Georgeson KE (1992) Congenital diaphragmatic hernia in an era of delayed repair after medical and/or extracorporeal membrane oxygenation stabilisation: A prognostic and management classification. J Pediatr Surg 27:1192–1196
3. Goh DW, Drake DP, Brereton JR et al. (1992) Delayed surgery for congenital diaphragmatic hernia. Br J Surg 79:644–646
4. Hosoda Y, Rossman JE, Glick PL (1993) Pathophysiology of congenital diaphragmatic hernia IV: renal hyperplasia is associated with pulmonary hypoplasia. J Pediatr Surg 28:464–470
5. Ohkawa H, Matsumoto H, Hori T, Kashiwa H (1993) Familial congenital diaphragmatic hernia in pig – studies on pathology and heredity. Eur J Pediatr Surg 3:67–72
6. Willital RG (1993) Persönliche Mitteilungen

Plastische Chirurgie

Langzeitergebnisse nach Replantation

182. Beurteilungskriterien für und nach Replantationen

P. Brenner und A. Berger

Klinik für Plastische, Hand- und Wiederherstellungschirurgie (Direktor: Prof. Dr. med. A. Berger) der Medizinischen Hochschule Hannover, Podbielskistr. 380, 30659 Hannover

Criterion for and Functional Assessment Following Replantations

Summary. Report on 624 digital replantations performed within a decade. Prime indications for replantations are: The thumb, multidigital, metacarpal, hand and any finger amputations in children. Single, adult long finger amputations represent only a relative indication, especially if MP- oder IP-joints are destructed. The overall survival rate among uni- and multidigital replantations was 81%, respectively 76%. According to Millesi 40% in multiple and 77 per cent of the healthy hand fuction could be regained, while in the Tamai score 35,1% presented with "excellent" and further 39.6% with a "good" hand function.

Key words: Microsurgery – Digital replantation – Hand function – Score-system

Zusammenfassung. Bericht über 624 Fingerreplantationen während 10 Jahren. Absolute Replantationsindikation bildeten: Der Daumen, Mehrfinger-, Mittelhand und Handamputationen sowie alle Amputationen im Kindesalter. Als Relativindikationen gelten erwachsene Einzelfingeramputationen, insbesondere bei zerstörten MP- oder IP-Gelenken. Die Überlebensrate bei Einzel- und Mehrfingerreplantationen betrug 81, respektive 76%. Entsprechend dem Millesi-Schema konnten 40% bei Mehrfinger- sowie 77% bei Einzelfingerreplantationen der gesunden Handfunktion wieder erreicht werden, währenddessen im Tamai-Score 35,1% eine „ausgezeichnete" und weitere 39,6% eine „gute" Handfunktion aufwiesen.

Schlüsselwörter: Mikrochirurgie – Fingerreplantationen – Handfunktion – Score-System

Einleitung

Trotz aller Schutzmaßnahmen verursachen schelllaufende Werkzeuge, vornehmlich der holz- und eisenverarbeitenden Industrie, noch immmer 240 000 amputationsähnliche Handverletzungen unter den 30 Millionen Erwerbstätigen jährlich (Grimm, 1987; Hoffmann, 1988; von Baratta, 1991). Unberücksichtigt bleiben dabei die häuslichen und Freizeitunfälle.

Dem stehen überschlägig 900 Mikro- und Makroreplantationen pro Jahr im Einzugsgebiet der Deutschen Arbeitsgemeinschaft für Mikrochirurgie entgegen (Brenner, 1992).

Welche Kriterien bedingen nun, daß manche Amputationen zur Replantation führen, während andere in einer Stumpfversorgung enden (Hing, 1987)?

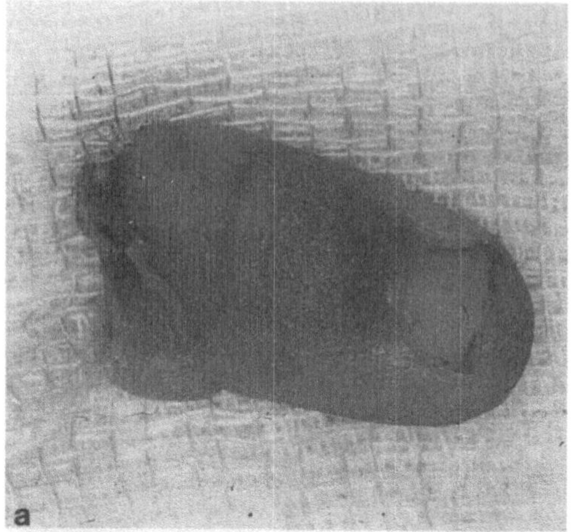
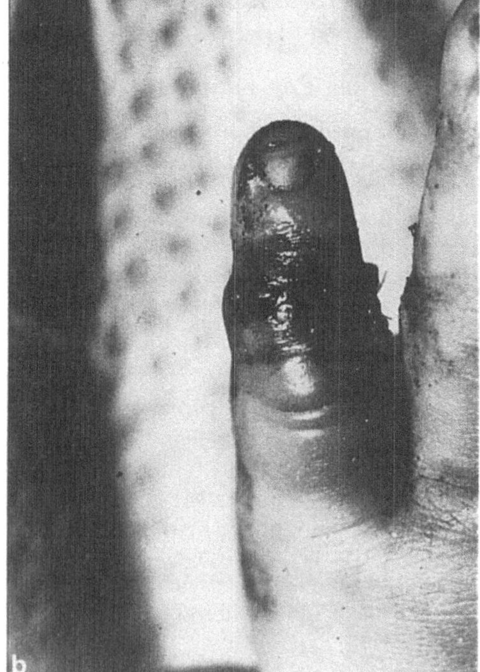
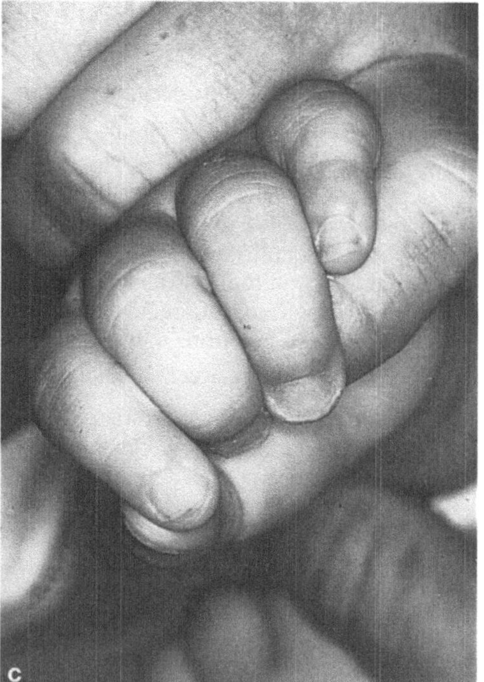

Abb. 1. a Subcapitale Quetschamputation des Kleinfingermittelgliedes beim 6 Monate alten Säugling.
b Gleicher Patient mit replantiertem Kleinfinger. **c** Intakte Greiffunktion im Handverbund nach erfolgreicher Mikroreplantation

Replantationsfähigkeit, -würdigkeit und Replantationswilligkeit bilden die Beurteilungstroika.

Die Replantationsfähigkeit bewertet den Allgemeinzustand, die Anoxämie sowie den Zustand von Amputaten und Stümpfen.

Die Replantationswürdigkeit evaluiert den funktionellen Nutzen des mikrochirurgischen Eingriffs gegenüber einer Nachamputation.

Die Replantationswilligkeit legt die subjektiven Wünsche und Bedürfnisse des Patienten fest (Südkamp et al., 1989).

Zweifelsfrei lohnt jeder Replantationsversuch im Kindesalter. Strikte Altersgrenzen nach oben bestehen nicht. Es zählt vielmehr das biologische Alter. Unser ältstester daumenreplantierter Patient war zum Zeitpunkt der Operation beispielsweise 91 Jahre alt, den jüngsten fingerreplantierten Säugling demonstriert das erste Fallbeispiel (Abbildung 1 a–c).

Amputationen als Einzelverletzung sowie in den Stadien 1 und 2 des Hannover Polytrauma Scores werden replantiert.

Bei vitalitätsbedrohenden Mehrfachverletzungen oder Multimorbidität sind sie obsolet. Das Motto heißt weiterhin „Limb for life" (Biemer, 1990).

Bis zur Reperfusion beträgt die kalte Anoxämie maximal 6 Stunden bei Makro- und 12 Stunden bei Mikroreplantationen. Einzelne Fingerreplantationen bis zu 42 Stunden posttraumatisch sind Kuriositäten (Baek, 1992; Baek, 1992). Insbesondere für die muskeltragenden Großamputate gelten strikte Zeitgrenzen (Brenner, 1993).

Mehretagenamputationen, langstreckige Avulsionen, Hitze- und Barotraumen lassen Amputate für potentielle Replantationen ungeeignet erscheinen (Abbildung 2 a–d).

Absolute Replantationsindikationen bilden neben allen kindlichen Amputationsverletzungen die gesamte Hand, die Mittelhand, der Daumen sowie Mehrfingeramputationen.

Als relative Indikationen gelten Einzelfingeramputatationen, insbesondere distale des Fingerendgelenkes oder zerstörtem Grundgelenk. Als gegenwärtige, anatomische Grenzen der Replantierbarkeit gilt die Endphalanxmitte in Höhe des Nagelfalzes, da hier anastomosefähige Venen fehlen (Rudigier, 1984; Baek, 1992; Matsuda, 1993) (Abbildung 3 a–c).

Intakte körperliche Integrität, wie bei dem 6 Monate alten Säugling im Fallbeispiel Abbildung 2, und soziale Hintergründe bestimmen weiterhin den Wunsch oder die Ablehnung einer Replantation.

In den Anfängen der Replantationschirurgie wurde bereits das marginale Überleben einer abgetrennten und refixierten Gliedmaße als Erfolg eingeschätzt. Seit Berger (1978) reicht allerdings das Überleben allein nicht mehr als Erfolgsindikator aus, vielmehr wird ein brauchbares Fingerglied mit funktioneller Reintegration gefordert.

Ziel war es daher gängigen Replantationsindikationen Überlebensraten sowie erprobte Beurteilungskriterien zur Evaluierung des funktionellen Rückgewinns nach Fingerreplantationen gegenüberzustellen.

Material und Methode

Von 1981 bis 1990 wurden an der Klinik für Plastische, Hand- und Wiederherstellungschirurgie der MHH bei 450 Patienten 624 Fingerreplantationen durchgeführt, darunter befanden sich 285 Einzel- und 339 Mehrfingerreplantationen.

Mit 81:13 Prozent überwog das männliche Geschlecht, die verbleibenden Replantationsfälle rekrutierten sich aus Kindern.

Das Durchschnittsalter der untersuchten Gruppe betrug 37,7 Jahre. Manuell Tätige dominierten, nur ein Fünftel bestand aus Geistesarbeitern.

Bei den Einzelfingerreplantationen überwogen glatte Schnittamputationen, während unter den Mehrfingeramputationen Sägenverletzungen vorherrschten. Weder die aufgrund des prognostisch ungünstigen Traumamechanismus als Hochrisikogruppe eingestuften Avulsions- sowie Explosionsamputationen, noch die ganz peripheren Amputationen wurden im vorgestellten Material eliminiert.

Unter den Einzelamputationen war der Daumen der am häufigsten replantierte Einzelfinger. Dagegen imponierte bei den Mehrfachreplantationen eine Gauß-Verteilung, wobei die Graphik dem anatomischen Spiegelbild der tatsächlichen Prominenz der einzelnen Finger entsprach.

Die Überlebensrate abhängig vom Vorliegen eines revaskularisationspflichtigen Weichteilschadens (REV), einer unvollständigen Gliedmaßenabtrennung (STA) oder einer Totalamputation (TA) wurden nach Einzelfinger- und Mehrfingerreplantationen unterschieden (Brenner, 1992).

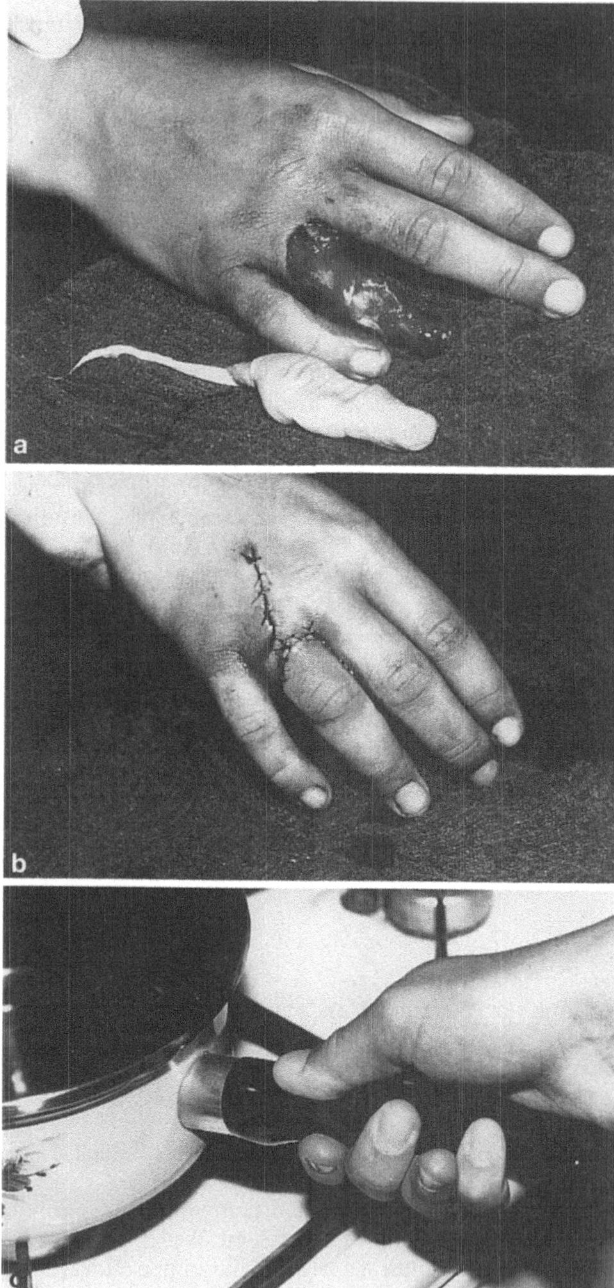

Abb. 2. a Ausrißamputation des Ringfingerweichteilmantels mit Amputation im Endgelenk und langstreckige Zerrung der Gefäßnervenbündel sowie Ausriß der tiefen Beugersehne bei einer 14jährigen Jugendlichen. **b** Durch langstreckige Veneninterponate zur Überbrückung der elongationsbedingten Intimaschäden gelang die Reperfusion des Fingers. **c, d** Grob- und Spitzgriff vier Jahre nach Ringfingerreplantation bei gleicher Patientin

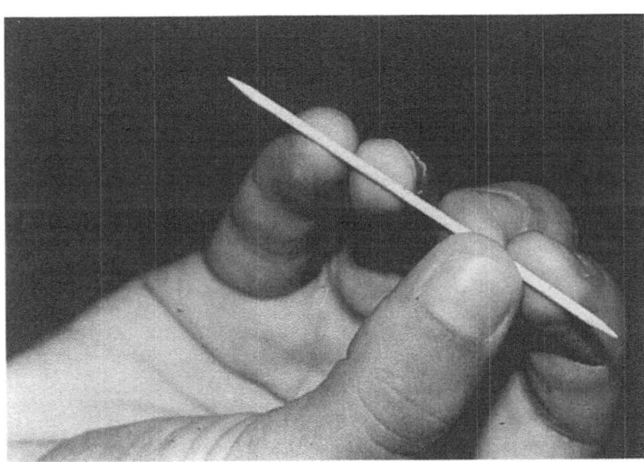

Abb. 2 d

Die manuelle Funktionsrückkehr bewerten wir analog dem Millesi (1985) und Tamai-Score-System (Tamai, 1982).

Beim Tamai-Schema summiert man 5 Bewertungsgruppen mit insgesamt 7 Einzelpositionen, die aufgrund subjektiver Beschwerden oder kosmetischer Mängel auch zum Punkteabzug führen können, zu einer Maximalsumme von 100 Punkten.

Seperat und jeweils mit 20 Punkten werden die Daumen- und Langfingerbeweglichkeit, ferner perfekte Alltagsverrichtungen und Sensibiltät sowie optimale Zufriedenheit mit dem Replantationsergebnis eingeschätzt. Die Highet-Graduierung erfaßt die Resensibilisierung, S4 erbringt 20 Punkte. Subjektive Mängel resultieren im Punktabzug. Der Beruf ist Gradmesser der Rehabilitation.

Millesi (1985) addiert folgende Teiluntersuchungen zu 10000 Maximalpunkten:

1. Anatomie und Bewegungsausmaß mit insgesamt 125 Punkten.
2. Feingefühl analog seinen sechs Sensibilitätskriterien, wobei ein Faktor von 0,5 pro Fingernerv bei einer Zwei-Punkte-Diskriminierung von unterhalb 6 Millimetern zu erzielen ist (höchster Multiplikator 2).
3. Sensomotorischer Geschicklichkeitstest nach Moberg (maximaler Faktor 2) und
4. Vigorimetrische Kraftmessung.

Ergebnisse

Abhängig von Separationsgrad beträgt die globale Einheilungsrate nach Einzelfingerreplantation 81 Prozent (TA: 58,3 %; STA: 83,9 %; REV: 100 %), während der Analogwert für die Mehrfingerreplantationen 76 Prozent beträgt.

Hinsichtlich der Handfunktion analog Millesi errechnete man für die Mehrfingerreplantationen einen Durchschnittswert von 3940 gegenüber 7642 Score-Punkten für die Einzelfingerreplantationen.

Wurde ein einzelner Langfinger erfolgreich replantiert, betrug die Millesi-Handfunktion 8000 Punkte. Eine geglückte Daumenreplantation erbrachte 7030 von insgesamt 10000 möglichen Score-Punkten.

Bewertet man vergleichend die Handfunktion nach dem Tamai-Schema unterschieden nach Einzelfinger- (EF) oder Mehrfingerreplantationen (MF), so sind nachfolgende funktionelle Ergebnisse erzielbar:

„sehr gut": EF 66 %; MF 9,8 %. „gut": EF 24 %; MF 52,2 %. „befriedigend": EF 10 %; MF 24,6 %. „unzufrieden": EF 0 %; MF 13,1 %.

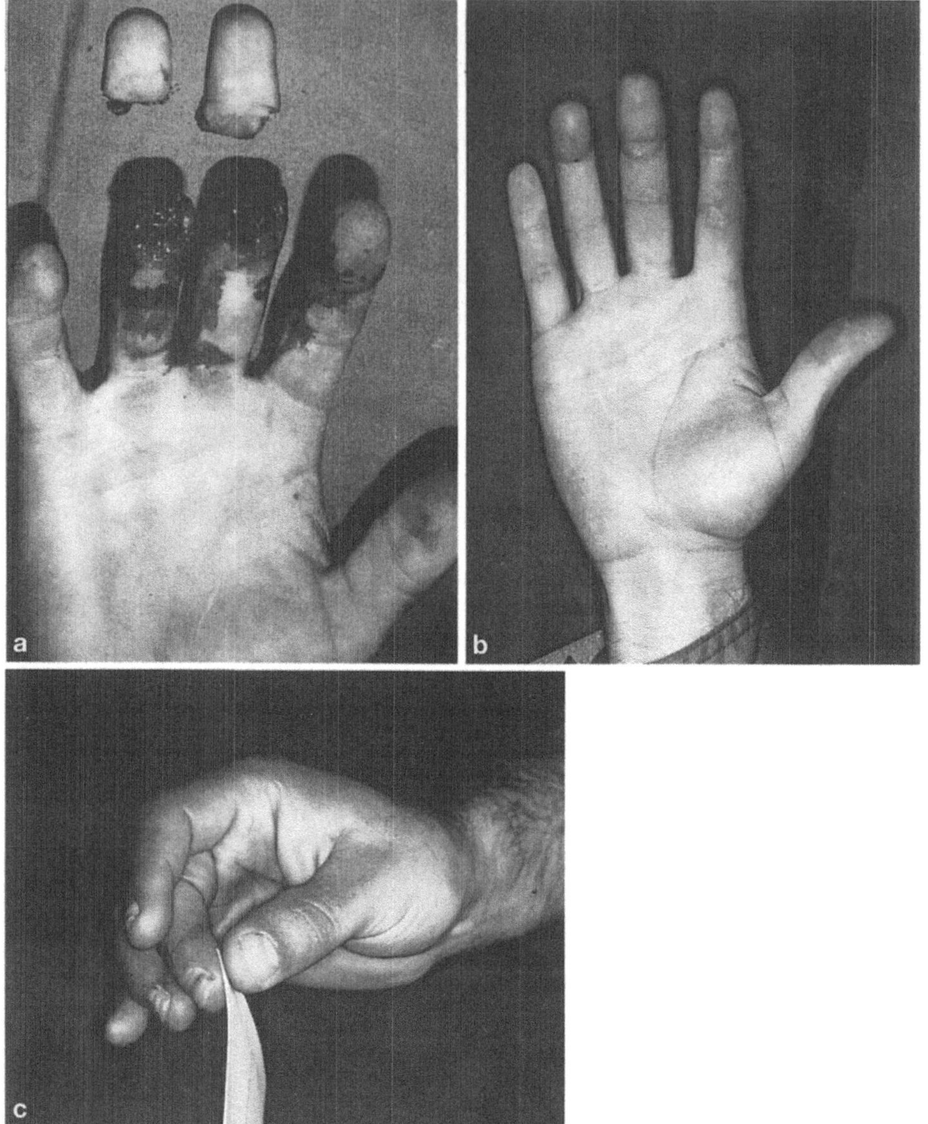

Abb. 3. a Glatte, distale Langfingeramputationen (Endgelenkshöhe) von Mittel- und Ringfinger bei einem 32jährigen Handwerker. **b** Eingeheilte Replantate mit vollständiger Fingerstreckung. **c** Unbehinderter Schlüssel- und Feingriff beim gleichen Patienten. Am Ringfinger verlief die Amputationslinie bis in die Nagelwurzel, die zu diskreten Nagelwachstumsstörungen führte

Diskussion

Die vorgestellten Überlebensraten stammen aus einem Replantationszentrum mit Ausbildungsstatus und wechselnder Teamzusammensetzung. Am deutlichsten wird der Einfluß von operationstechnischen Fertigkeiten und individuellen Replantationserfahrungen des Operateurs anhand der Überlebensrate von kindlichen Fingerreplantationen. Denn international übereinstimmend liegt die Einheilungsrate von Kinderfingern infolge der minderen Gefäßkaliber sowie der höheren Thromboserate, die auch auf die erweiterte Replantations-

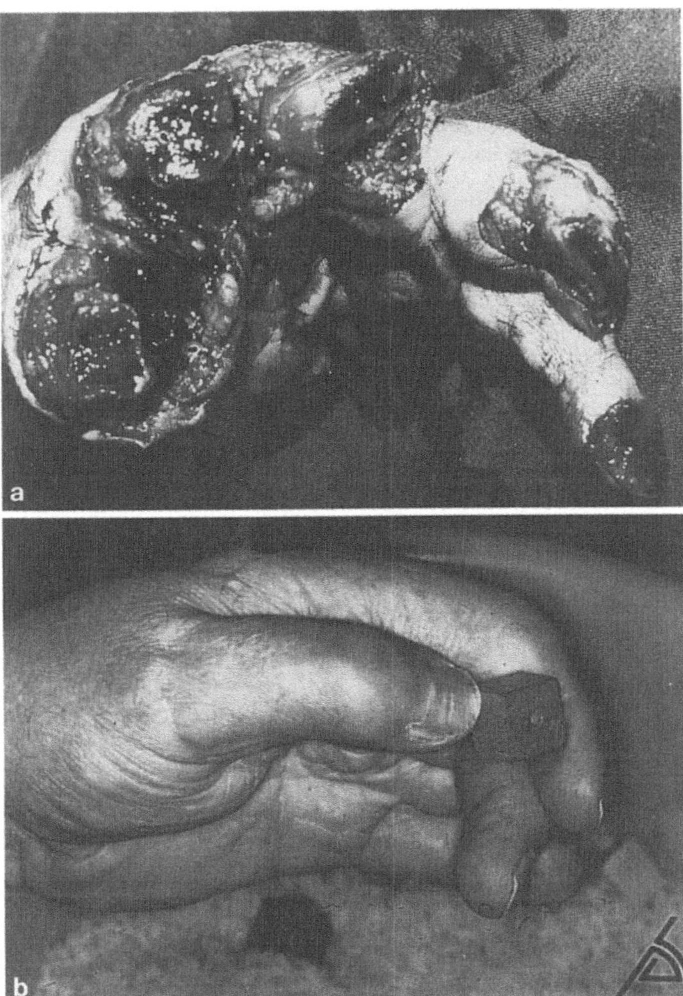

Abb. 4. a 62jähriger Bäckermeister mit Fünffingeramputation. b Status nach Daumen- sowie Langfingerreplantationen und funktionell als „gut" einzustufendem Replantationsergebnis nach Tamai

indikation zurückgeht, um durchschnittlich um 10 bis 15 Prozent niedriger. In unserem Material allerdings ist sie jedoch identisch mit den den Ergebnissen der Einzelfingerreplantation. In der Größenordnung von 10 bis 15 Prozent veranschlagen wir folglich den individuellen Erfahrungsschatz von versierten Mikrochirurgen. Letztere führen vornehmlich die kindlichen Replantationen an unserer Institution durch.

Beim Millesi-Score erreichen Mehrfingerreplantationen ca. 40 Prozent der manuellen Funktion der gesunden Gegenhand, Einzelfingerreplantationen dagegen etwa 77 Prozent. Unter Einschluß sowohl der Einzel- wie auch der Mehrfingerreplantation weist das Tamai-Schema eine „gute" (35,1%) oder „exzellente" (39,6%) Gebrauchstüchtigkeit bei drei Viertel (74,7%) der Verletzten auf. In unserem Gesamtkollektiv waren lediglich 7,2 Prozent der fingerreplantierten Patienten „unzufrieden" mit dem Operationsergebnis.

Diese Angaben decken sich überzeugend mit Tamais (1982) Mitteilungen, der in 39 Prozent eine „sehr gute", in weiteren 36 Prozent eine „gute", weiterhin in 13 Prozent eine „befriedigende" und schließlich in 11 Prozent eine „unbefriedigende" Handfunktion vorfand.

Da das Millesi-Schema zwar die Nervenregeneration akzentuiert, ferner minutiös die Gelenksbeweglichkeit wiedergibt, jedoch Alltagsfunktionen und Subjektiveinschätzungen nicht berücksichtigt, eignet es sich hervorragend für differenzierte wissenschaftliche Fragestellungen. Aufgrund des wiederkehrenden Multiplikatoreffektes, der insbesondere bei mehreren Fingerverlusten oder multiplen Arthrodesen zum Tragen kommt, vermag das Millesi-System den manuellen Funktionsgewinn im Individualfall nur unzureichend wiederzugeben.

Wir favorisieren daher zur Einschätzung der Handfunktion das anwenderfreundliche und praxisnahe Tamai-System (Brenner, 1993).

Neben dem zweifelsfreien Individualgewinn hinsichtlich der Handfunktion versuchte Gasperschitz (1990) auch den sozialökonomischen Nutzen von Replantation zu belegen. Replantationsbedingte Renteneinsparungen bezog er auf durchschnittliche Lebenserwartungen. Die durch die Replantation eingesparten Rentenleistungen bei 47 Versehrten betrugen bereits monatlich 7000, hochgerechnet auf die Lebenserwartung resultierten insgesamt 3,5 Millionen DM an Einsparung. Replantationen „lohnen" sich für alle.

Literatur

Baek SM, Kim SS (1992) Successful digital replantation after 42 hours of warm ischemia. J Reconstr Microsurg 8:455–458

Baek SM, Kim SS (1992) Ten-digit and nine-digit replantation (4 cases). Br J Plast Surg 45:407–412

Berger A, Millesi H, Mandl H, Freilinger G (1978) Replantation and revascularisation of amputated parts of extremities. Clin Orthop 133:212

Berger A, Brenner P, Flory P, Schaller E, Schneider W (1990) Progress in limb and digital replantation: Part B. World J Surg 14:807–818

Biemer E (1990) Indikation und Grenzen der Replantation. Chirurg 61:103–108

Brenner P, Berger A (1990) Replantationsergebnisse nach kindlichen Einzel- und Mehrfingeramputationen. In: Schwenzer N, Ehrenfeld M (Hrsg) Entwicklungsstörungen nach Verletzungen im Wachstumsalter. Thieme, Stuttgart New York, S 115–119

Brenner P, Berger A (1993) Zur Situation der Replantationszentren und -dienste im Einzugsgebiet der Deutschsprachigen Arbeitsgemeinschaft für Mikrochirurgie der peripheren Nerven und Gefäße (Kommission für Replantationen). Handchir Plast Chir 24:179–181

Brenner P, Axmann HD, Berger A (1993) Sinn und Zweck heterotoper Fingerreplantationen. Chirurg 64:185–189

Brenner P, Reichert B, Berger A (1993) Kriterien zur frühen Reamputation von Großreplantaten. Acta Chir Austr (im Druck)

Gasperschitz F, Genelin F, Karlbauer A, Klatnek N (1990) Minderung der Rentenhöhe nach Replantationen. Handchir Mikrochir Plast Chir 22:78–81

Grieb NJ, Axmann HD, Bargmann HJG (1993) Primäre Rekonstruktion der linken Hand durch heterotope Replantation der rechten Mittelhand. Handchir Mikrochir Plast Chir 25:85–89

Grimm J (1989) Die Bedeutung der Handverletzung in der Unfallstatistik der Berufsgenossenschaften – Häufigkeit, Ursache, Folgen. Hauptverband der gewerblichen Berufsgenossenschaften eV, Bonn (Hrsg): Bericht über die Unfallmedizinische Tagung in Fürth am 16./17. Mai 1987. BG-Schriftenreihe: Unfallmedizinische Tagungen der Landesverbände der gewerblichen Berufsgenossenschaften 63:197–208

Hing DN, Buncke HJ, Alpert BS (1987) To replant or to transplant. Adv Plast Reconstr Surg 4:177–216

Hoffman B, Jäger W (1988) Unfallzahlen auf die Finger geschaut. Arbeitssicherheit 9:570–578

Matsuda M, Chikamatsu E, Shimizu Y (1983) Correlation between number of anastomosed vessels and survival rate in finger replantation. J Reconst Microsurg 9:1–4

Millesi H (1985) Zur Bewertung der Ergebnisse nach Nervenwiederherstellung. In: Nigst H (Hrsg) Nervenwiederherstellung nach traumatischer Läsion. Hippokrates, Stuttgart

Rudigier J (1984) Operative Möglichkeiten bei Amputationsverletzungen. Hauptverband der gewerblichen Berufsgenossenschaften eV, St. Augustin (Hrsg): Bericht über die Unfallmedizinische Tagung im Mainz am 10./11. November 1984. BG-Schriftenreihe (1984) Unfallmedizinische Tagung der Landesverbände der gewerblichen Berufsgenossenschaften 55:177–188

Sturzenegger M, Büchler U, Frey HP (1988) Ringavulsionsverletzungen: Verfeinerte Indikationsstellung zur Replantation. Handchirurgie 20:255–258

Südkamp N, Haas N, Flory PJ, Tscherne H, Berger A (1989) Kriterien der Amputation, Rekonstruktion und Replantation von Extremitäten bei Mehrfachverletzten. Chirurg 60:774–781
Tamai S, Hori Y, Tatsumi Y, Okuda H, Nakamura Y, Sakamoto H, Takita T (1979) Major limb, hand, and digital replantation. World J Surg 3:17
Tamai S (1982) Twenty years' experience of limb replantation – review of 293 upper extremity replants. J Hand Surg 7:549
Von Baratta M (Hrsg): Der Fischer Weltalmanach 1992. Zahlen, Daten, Fakten. Fischer Taschenbuch Verlag, Frankfurt a.M., 1991

183. Langzeitergebnisse nach Daumenreplantation

B. Landsleitner

Klinik für Handchirurgie, Salzburger Leite 1, 97616 Bad Neustadt/S.

Longterm Results After Thumb-Replantation

Summary. The thumb which is the only and the important antagonist of the long fingers takes a special position. Its absence is significant for the hand's loss of normal ability to grasp. A valuation of longterm results after thumb-replantation that should include objective and subjective criteria, show, that with any regard a thumb reconstruction makes most sense if it is performed as a maintenance in the first supply.

Key words: Microsurgery – Replantation – Results

Zusammenfassung. Der Daumen nimmt als einziger und wichtiger Gegenspieler der dreigliedrigen Finger eine Sonderstellung ein. Sein Fehlen bedeutet den Verlust der normalen Greiffähigkeit der Hand. Die Bewertung der Langzeitergebnisse nach Daumenreplantation, welche objektive und subjektive Kriterien enthalten sollte, zeigt, daß die in jeder Hinsicht sinnvollste Rekonstruktion des Daumens diejenige seiner Erhaltung bei der Erstversorgung ist.

Schlüsselwörter: Mikrochirurgie – Replantation – Ergebnisse

Die Klinik für Handchirurgie in Bad Neustadt/Saale ist seit Februar 1992 in Betrieb. Vier Operationssäle und 84 Betten stehen zur Verfügung. Die Bedingungen eines Replantationszentrums sind erfüllt. Im ersten Jahr wurden bereits bei 75 Patienten Replantationen durchgeführt.

An meiner früheren Wirkungsstätte, der Abteilung für Handchirurgie und Plastische Chirurgie der Chirurgischen Universitätsklinik Erlangen, konnten vom 16. August 1975 bis 1987 36 Daumen erfolgreich replantiert werden, das entspricht einer Erfolgsquote von 84%.

Die Indikation zur Daumenreplantation ist eine absolute, denn der Daumen nimmt als einziger und wichtiger Gegenspieler der dreigliedrigen Finger eine Sonderstellung ein; er ist „die halbe Hand". Sein Fehlen bedeutet den Verlust der normalen Greiffähigkeit der Hand, denn die primären Greifformen bedürfen des Daumens oder eines funktionell wirksamen Daumenersatzes. Deshalb sollte das Alter des Patienten, wenn keine Kontraindikationen bestehen, keine Rolle bei der Indikationsstellung zur Daumenreplantation spielen (Abb. 1).

Zur Beurteilung der Langzeitergebnisse ist ein differenziertes Bewertungssystem notwendig, welches objektive Kriterien, also Greiffunktion, Gelenkbeweglichkeit, Sensibilität und Kraft, sowie subjektive Kriterien wie Brauchbarkeit im Beruf und im täglichen Leben, berufliche Folgen und vor allem auch Beschwerden beinhalten sollte.

Die Greiffunktion ist nach Daumenreplantation immer gegeben. Die Zusammenfassung aller Gelenkmessungen ergibt im Vergleich zur gesunden Seite eine aktive Beweglichkeit von

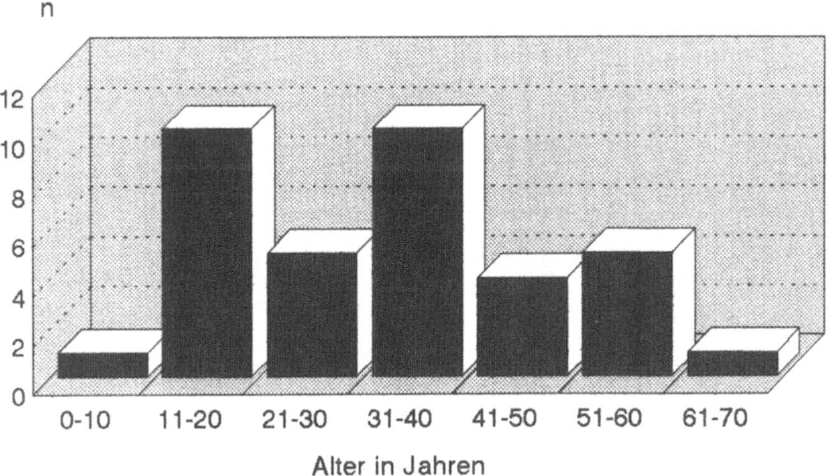

Abb. 1. Alter der Patienten (n = 36)

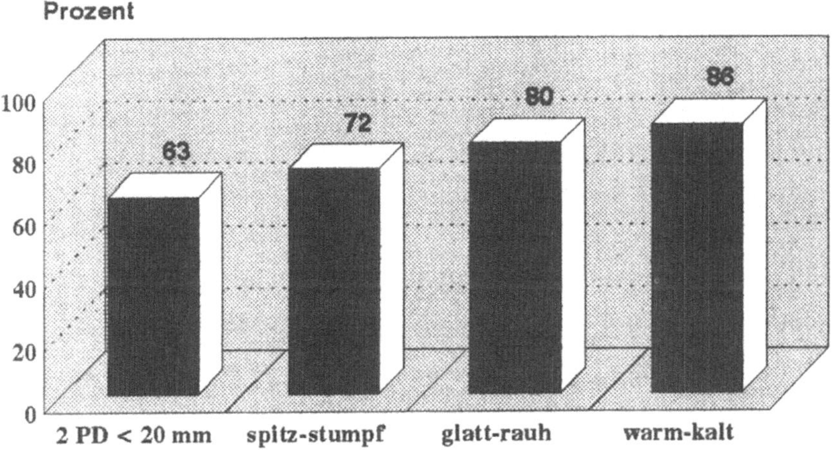

Abb. 2. Sensibilität (n = 36 Patienten)

63% und eine passive von 78%. Auch wenn auf Grund der Art des Traumas oder der Amputationshöhe eine schlechte Beweglichkeit zu erwarten ist, sollte die Daumenreplantation versucht werden, denn die Beweglichkeit spielt eine weniger bedeutende Rolle, zumal in den allermeisten Fällen das Sattelgelenk nicht betroffen und somit frei oder doch ausreichend beweglich bleibt. Auch eine völlige Versteifung des Grund- und des Endgelenkes spielt für eine befriedigende Daumenfunktion keine so entscheidende Rolle, wenn die Versteifung in funktionell günstiger Stellung erfolgt.

Wichtiger für ein gutes funktionelles Ergebnis bei der Daumenreplantation ist die Wiederkehr der Nervenfunktion, also des Zwei-Punkte-Diskriminationsvermögens, des Unterscheidungsvermögens spitz–stumpf, glatt–rauh, warm–kalt. Insgesamt kann man davon ausgehen, daß durch die weitgehende Rückkehr von Schmerz-, Berührungs- und Temperaturempfindung von den meisten Patienten eine gute Schutzsensibilität erreicht wird (Abb. 2). Ein kraftvoller Griff von 50% und mehr im Vergleich zur Gegenseite ist bei 31 von 36 Patienten vorhanden (Abb. 3).

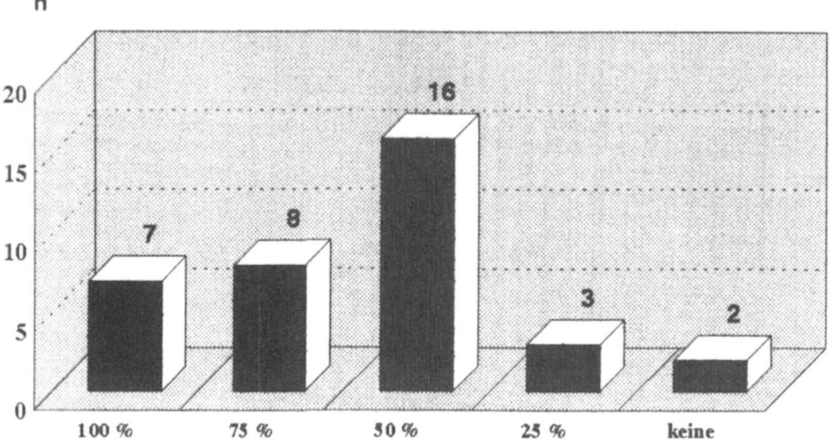

Abb. 3. Muskelkraft zur Gegenseite (n = 36 Patienten)

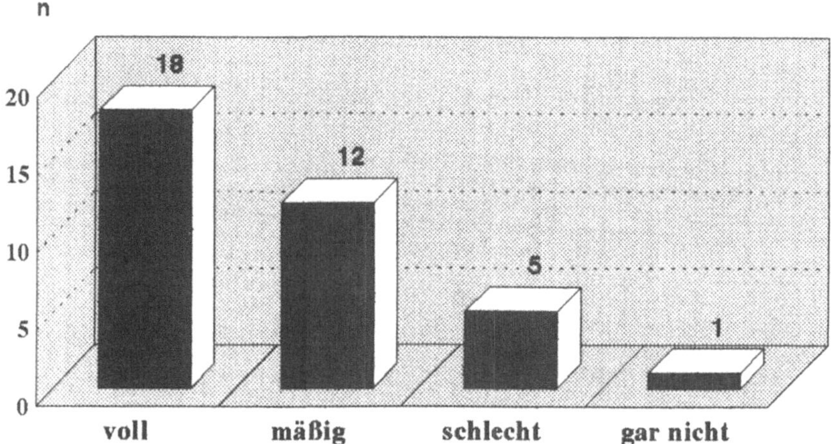

Abb. 4. Brauchbarkeit im täglichen Leben (n = 36 Patienten)

Das Kriterium der Brauchbarkeit des replantierten Daumens sowohl im täglichen Leben als auch im Beruf ist sicherlich von ausschlaggebender Bedeutung für die Beurteilung. Selbstverständlich kann hier nur die subjektive Einschätzung des Patienten erfragt werden. Betrachtet man die volle und mäßige Brauchbarkeit als erfolgreiches Ergebnis, dann zeigt sich dieses im täglichen Leben bei 30 von 36 Patienten (Abb. 4).

Die Wiederherstellung der Arbeitsfähigkeit ist sicherlich ebenfalls ein wesentliches Kriterium bei der Beurteilung des Langzeitergebnisses nach Daumenreplantation. Von den 36 Patienten konnten 28 ihren alten Beruf wieder ausüben, drei wurden umgeschult, zwei berentet und drei waren bereits vor dem Unfall Rentner (Abb. 5).

Zu beachten sind die Beschwerden nach Replantationen, die bei den Daumenreplantationen immerhin in 66% Kälteempfindlichkeit und in 52% Wetterfühligkeit zeigten (Abb. 6). Dies ist bei der Wichtigkeit der Daumenreplantation sicherlich von untergeordneter Bedeutung, sollte aber bei der Entscheidung zur Replantation einzelner Langfinger von Fall zu Fall bedacht werden.

In vielen Fällen ist die Daumenamputation kombiniert mit Amputationen von Langfingern; hierzu ebenfalls einige Gedanken:

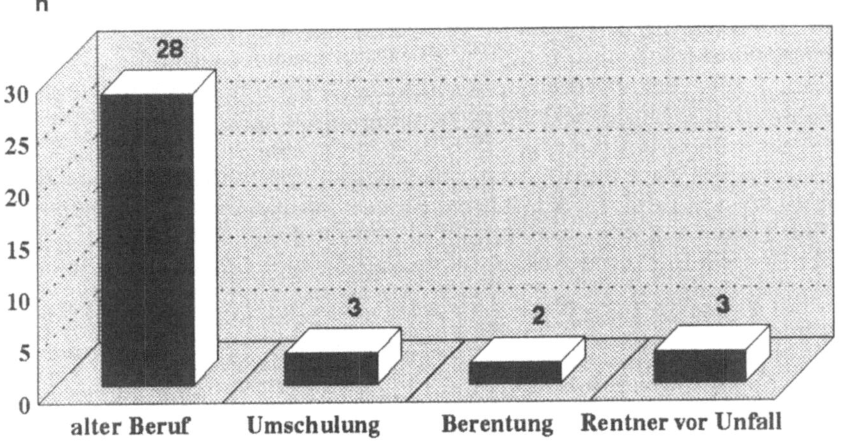

Abb. 5. Berufliche Folgen (n = 36 Patienten)

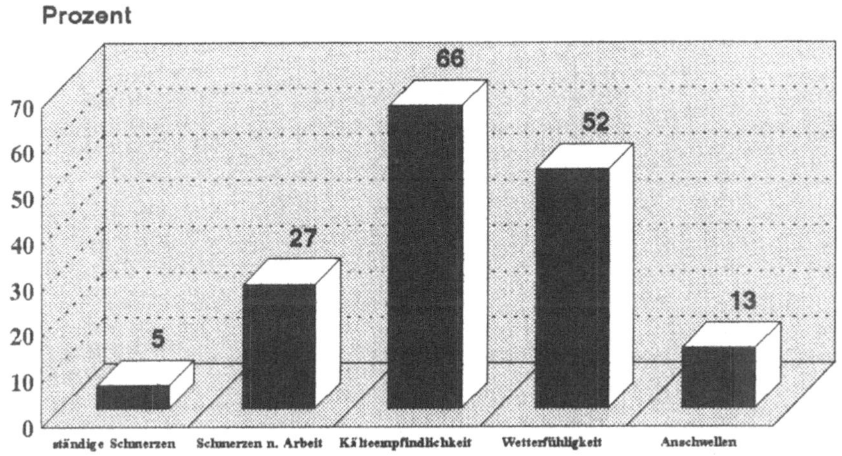

Abb. 6. Beschwerden (n = 36 Patienten)

– Bei Amputationen des Daumens und der vier Finger ist es wichtig, wieder einen Drei-Punkte-Griff bei der Replantation anzustreben, denn nur dadurch ist sicheres Greifen möglich.
– Bei Amputationen des Daumens und des Zeigefingers ist im Hinblick auf die Funktion der Hand Zurückhaltung mit dem Entschluß zur Zeigefingerreplantation geboten, denn der nicht funktionseingeschränkte Mittelfinger übernimmt voll die Funktion des Zeigefingers im Zusammenspiel mit dem replantierten Daumen.
– Bei Amputation des Daumens und des Zeigefingers sollte zur Erzielung einer funktionstüchtigen Gesamthand an die Möglichkeit der Replantation des Zeigefingeramputates auf den Daumenstumpf gedacht werden.

Die Langzeitergebnisse der Daumenreplantation zeigen uns gute Brauchbarkeit, jedoch keine restitutio ad integrum. Gibt es vergleichbare Alternativen? Zwei seien hier erwähnt:

1. Die Zehentransplantation – sei es die Großzehe oder die zweite Zehe – kommt in Betracht
   bei Verlusten des Daumens, bei denen das Sattelgelenk und eine funktionstüchtige Dau-
   menballenmuskulatur erhalten ist, vor allem bei Verlust anderer Langfinger.
2. Die Pollizisation eines Langfingers, die funktionell und kosmetisch gute Resultate ergibt.
   Hierbei sind Sensibilität und Durchblutung zu keiner Zeit gestört.

Beide Verfahren erzeugen einen nicht zu vernachlässigenden Verlust an der Entnahmestelle
und sollten neben anderen Verfahren dann angewendet werden, wenn eine Daumenreplantation nicht möglich war.

Die in jeder Hinsicht sinnvollste Rekonstruktion des Daumens ist diejenige der Erhaltung bei der Erstversorgung.

184. Langzeitergebnisse nach Einzel- und Mehrfingerreplantationen

E. Biemer, P. Graf, R. Gröner und K. Biefel

Abteilung für Plastische und Wiederherstellungschirurgie, Klinikum rechts der Isar
der Technischen Universität München, Ismaninger Straße 22, 81675 München

Long-Term Results After Single or Multiple Finger Replantation

Summary. At our replantation center, Department for Plastic and Reconstructive Surgery at the Klinikum rechts der Isar, we could perform between 1975 and February 1992 2232 replantations at 1293 patients. Following the classification of Chen Zhong Wei we found in 84 single finger replantations 3 years after the surgery. 60% showed a functional result related to group I or II, which means good or very good results. In multiple finger replantations we investigated 298 fingers in 129 patients again 3 years after replantation. 75% showed functional results of group I or II, which again means a good or very good functional result. Therefore we think, that the indication for replantation even in single finger amputation, should be widened. A general neglectance of single finger replantation should not be considered in comparison to the late functional result, which we could achieve.

Key words: Replantation – Results – Indication

Zusammenfassung. In unserem Replantationszentrum, Abteilung für Plastische und Wiederherstellungschirurgie, Klinikum rechts der Isar, konnten wir von 1975 bis Ende Februar 1992 2232 Replantationen an 1293 Patienten ausführen. Hierunter fielen 1695 Finger. 3 Jahre nach Replantation konnten wir bei 84 Einzelfingerreplantationen nach dem Bewertungsschema von Chen Zhong Wei 66% der Gruppe I + II zuordnen. Dies bedeutet ein gutes bis sehr gutes Ergebnis. Bei Mehrfingerreplantationen konnten wir bei 298 Fingern 129 Patienten mindestens 3 Jahre nach der Replantation untersuchen. In 45% der Fälle konnten wir sie der Gruppe I, in 30% der Gruppe II zuordnen, so daß ca. 75% ein gutes und sehr gutes Ergebnis erzielten. Bei der Einzelfingerreplantation sollte deshalb die primäre Indikation zur Replantation erweitert werden, dies insbesondere auch durch die Möglichkeit der sog. heterotopen Replantation.

Schlüsselwörter: Replantationen – Ergebnisse – Indikation

Seit dem Bestehen unseres Replantationsdienstes 1975 haben wir bis Februar 1992 2232 Replantationen an 1293 Patienten durchgeführt. Es handelt sich hierbei um sogenannte Mikro- oder Kleinreplantationen distal des Handgelenkes. Bei den 1293 Patienten hatten wir ein Durchschnittsalter von 34,3 Jahren bei Männern und 41,7 Jahren bei Frauen. Unter den oben genannten Amputationen die zur Replantation kamen, hatten wir 1695 Fingerabtrennungen, wobei hierunter Einzelfinger- wie auch Mehrfachamputationen zusammengefaßt sind.

Tabelle 1. Ergebnisse nach Einzelfingerreplantation (Einteilung nach Chen Z. W.)

N = 84 > 3 Jahre nach Replantation

sehr gut	N = 29	= 35%	I
gut	N = 26	= 31%	II
brauchbar	N = 16	= 19%	III
störend	N = 13	= 15%	IV

Tabelle 2. Ergebnisse nach Mehrfingerreplantation (Einteilung nach Chen Z. W.)

Personen	N = 129		
Finger	N = 298	3 Jahre nach Replantation	

	(Personen)		
sehr gut	N = 55	= 45%	I
gut	N = 39	= 30%	II
brauchbar	N = 35	= 27%	III
störend	0	0	IV

Gerade die Indikation bei der Einzelfingerabtrennung zur Replantation wurde und wird weltweit diskutiert. Wir sahen beim Einzelfingerverlust immer eine Indikation zur Replantation, insbesondere wenn keine großen Gelenke zerstört sind und eine entsprechende Motivation von seiten des Patienten besteht. Eine Gegenindikation ergibt sich bei ausgedehnter Tätigkeit im Freien wegen der zu erwartenden Kälteintoleranz, die oft über Jahre bestehen bleiben kann. Letztlich sollte aber die Indikation immer individuell im Gespräch mit dem Patienten gefällt werden. Eine zusätzliche Unterstützung der Indikation ergibt sich, wenn bereits andere Finger an der Hand durch frühere Unfallgeschehen geschädigt oder teilamputiert sind.

Diese Einstellung zur Indikation wird durch die funktionellen Ergebnisse von Einzelfingerreplantationen bestätigt. Bei 84 Nachuntersuchungen von Einzelfingerreplantationen, 3 Jahre nach der Replantation, ergab eine subjektive Befragung, daß 65 Personen = 77% sich wieder einer Replantation unterziehen und diese fordern würden. 76% hiervon arbeiteten im selben Beruf nach dem Eingriff. Nur 4,7% wünschten eine Reamputation. 13% waren im Beurteilungsergebnis unsicher. Bewertet man die funktionellen Ergebnisse objektiv nach dem Bewertungsschema von Chen Zhong Wei, so ergab sich bei 29 Replantationen = 35% ein sehr gutes Ergebnis in der Gruppe I, bei 26 Fällen = 31% ein gutes Ergebnis der Gruppe II. Auch die Gruppe III mit brauchbarem Ergebnis empfinden 16 Fälle = 19% eher als störend und funktionell unbrauchbar. In der Gruppe IV faßten wir das Ergebnis bei 13 Fällen = 15% zusammen (Bewertungsschema nach Chen Zhong Wei, siehe Fußnote) (s. Tabelle 1).

Bei Mehrfingerreplantationen ist von vorneherein die Indikation klarer und meist absolut. Bei der funktionellen Bewertung ergab sich ein ähnliches Bild wie bei der Einzelfingerreplantation. Bei einer Nachuntersuchung von 298 Fingern bei 129 Patienten 3 Jahre nach der Replantation ergab sich nach dem Bewertungsschema von Chen Zhong Wei bei 55 Personen = 45% ein sehr gutes funktionelles Ergebnis der Gruppe I, bei 39 Patienten = 30% ergab sich eine Bewertung der Gruppe II mit gut (s. Tabelle 2).

Insgesamt erweitert wird die Indikation bei Fingern durch die sog. heterotope Replantation. Diese kommt zur Anwendung, wenn mehrere Langfinger und der Daumen amputiert sind, aber nur ein oder zwei Amputate zur Replantation zur Verfügung stehen. Hier sollte primär immer versucht werden, eine einfache Greiffunktion zwischen Daumen und einem oder mehrerer Langfinger wiederherzustellen. Somit werden zur Wiederherstellung des Daumens Teile eines Langfingers und die übrigen Amputate zur Rekonstruktion von ulnaren Fingern verwendet. Auch bei diesem Vorgehen fanden wir vergleichbare funktionelle Spätergebnisse.

Insgesamt kann gesagt werden, daß bei einer Mehrfachamputation immer eine Indikation zur Replantation besteht. Bei Einzelfingerreplantationen sollte unserer Meinung nach jedenfalls primär immer eine Indikation zur Replantation bestehen, die Gegenindikation ergibt sich aus primär zerstörten großen Gelenken und damit sehr eingeschränkter Beweglichkeit. Ein grundsätzlicher Ausschluß von Einzelfingerreplantationen ist durch die erreichten funktionellen Spätergebnisse nicht gerechtfertigt.

Bewertungsschema der funktionellen Resultate nach Replantation nach Chen Zhong Wei

Grad I: 1. Früherer Beruf kann ausgeübt werden
2. Beweglichkeit 60% des normalen
3. Sensibilität S4–S5
4. Muskelkraft M5–M4

Grad II: 1. Arbeitsfähig (aber nach Umschulung) durch Unterstützung des replantierten Teiles
2. Beweglichkeit wenigstens 40% des normalen
3. Sensibilität S3–S4
4. Muskelkraft M3–M4

Grad III: 1. Unabhängigkeit in Alltagstätigkeiten
2. Gelenkbeweglichkeit wenigstens 30%
3. Stark eingeschränkte Sensibilität

Grad IV: Einheilung ohne Gebrauchswert

185. Heterotope Replantation und ihre Langzeitergebnisse

B.-D. Partecke

Abt. für Handchirurgie, Plast. u. Mikrochirurgie, Berufsgenossenschaftliches Unfallkrankenhaus Hamburg, Bergedorfer Str. 10, 21033 Hamburg

Long-Term-Results of Heterotopic Replantations

Summary. Heterotopic replantations are seldomly performed, but are indicated in cases of complex multiple-digit amputations in the upper or lower extremity, whenever orthotopic replantations are impossible. The indications for heterotopic replantation depend to a great degree on the functional value of each amputated digit, and the results of heterotopic digital replantation are often superior to the possible result of orthotopic replantation. Exemplary cases are demonstrated and discussed.

Key words: Multiple digit amputation – Heterotopic replantation

Zusammenfassung: Heterotope Replantationen sind seltene Rekonstruktionsmaßnahmen bei komplexen Mehrfachamputationsverletzungen der oberen und unteren Extremitäten. Sie sind bei Mehrfachamputationen angezeigt, wenn orthotope Replantationen nicht möglich sind. Dabei spielt die Wertigkeit der einzelnen Finger eine entscheidende Rolle. Häufig ist ein besseres Ergebnis mit der heterotopen Replantation zu erzielen als mit einer orthotopen zu erreichen gewesen wäre. Fälle werden dargestellt.

Schlüsselwörter: Amputationsverletzung – Heterotope Replantation

Unter heterotoper Replantation versteht man das Annähen abgetrennter Gliedmaßen oder Gliedmaßenabschnitte an ihren nicht anatomischen Ort. Dabei kann es sich um einzelne oder mehrere Finger der gleichen Hand oder um Finger, Hand- und Extremitätenanteile der Gegenseite handeln. Allerdings ist in der Literatur nur vereinzelt von heterotopen Makro- und Mikro-Replantationen bisher berichtet worden, obwohl in manchen Fällen, insbesondere bei komplexen Amputationsverletzungen, durch eine heterotope Replantation ein besseres Ergebnis als mit einer orthotopen zu erreichen ist. Technik, Vorgehen sowie Nachbehandlung sind bei der heterotopen Replantation nicht unterschiedlich.

Anfang der 70er Jahre wurde die erste erfolgreiche heterotope Replantation in China vorgenommen. Wang und Mitarbeiter berichteten 1981 über mehrere gelungene heterotope Replantationen im Rahmen einer klinischen Analyse über 91 Replantationsfälle. Weitere Mitteilungen erfolgten von Biemer 1981 sowie von Kutz und Mitarbeitern 1982, die eine erfolgreiche Cross-Hand-Replantation vornehmen konnten.

Yang 1984 sowie Quaba und Sommerlad 1987 haben komplexe Hand- sowie Unterarmabschnitte der Gegenseite bei beidseitig verletzten oberen Extremitäten replantieren können, um wenigstens eine funktionstüchtige Hand zu erhalten. Das gleiche gelang Santha und Mitarbeitern 1988 sowie Grieb und Mitarbeitern 1993. Brenner und Mitarbeiter berich-

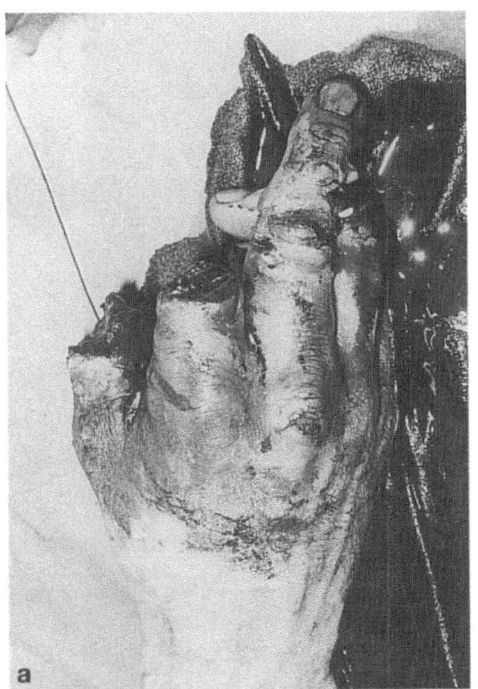

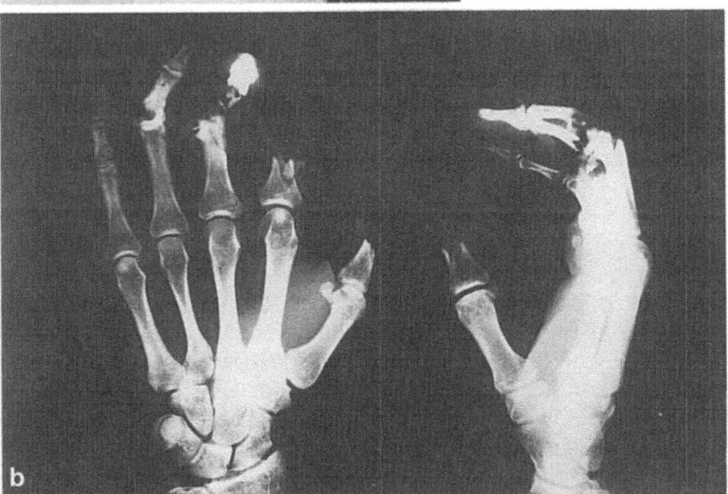

Abb. 1a,b. Schwere Kreissägenverletzung der rechten Hand mit Amputation I und II Finger sowie erheblicher Verletzung III und IV Finger

ten 1993 über Sinn und Zweck heterotoper Fingerreplantationen anhand einer Studie über 24 Fälle.

Seltener wird über Fälle von geglückten heterotopen Replantationen der unteren Extremitäten berichtet, auf die aber hier nicht näher eingegangen werden soll.

Am Berufsgenossenschaftlichen Unfallkrankenhaus Hamburg wurden seit 1977 insgesamt sieben heterotope Fingerreplantationen erfolgreich durchgeführt. Dafür wurde für den Daumenstrahl zweimal das Zeigefinger- sowie je einmal das Mittelfinger- und Ringfingeramputat verwendet. Zweimal wurde das Mittelfingeramputat auf den Zeigefingerstumpf und einmal das Ringfingeramputat auf den Mittelfinger replantiert.

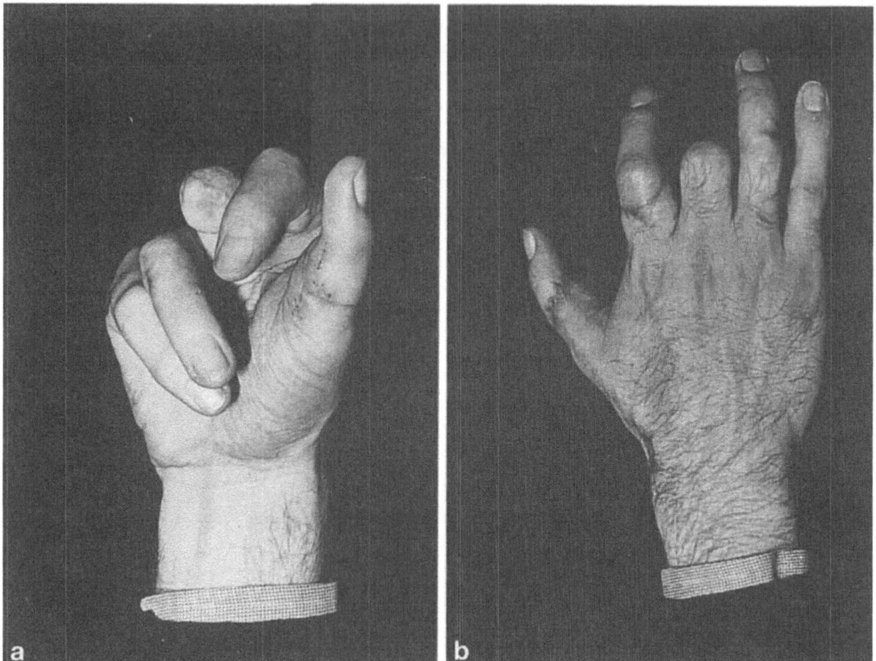

Abb. 2a,b. Heterotope Replantation III auf I Finger, orthotope Replantation II Finger

Neben der Ausdehnung der Verletzung am Fingerstumpf und am Amputat spielt die Wertigkeit des wiederherzustellenden Fingers natürlich eine entscheidende Rolle. So ist der Daumenstrahl für die Greiffunktion der Hand der wichtigste Finger und sollte unter allen Umständen bei komplexen Handverletzungen immer primär soweit möglich rekonstruiert werden.

Dieser 31jährige Patient zog sich eine schwere Kreissägenverletzung der rechten Hand zu mit Amputation des Daumens und des Zeigefingers, Teilamputation des Mittelfingers mit Zerstörung des Mittelgelenkes, offener Mittelgliedfraktur des Ringfingers mit Teildurchtrennung der Streckaponeurose. Am V. Finger war ebenfalls die Streckaponeurose teildurchtrennt (Abb. 1 a + b). Während das Zeigefingeramputat keine weiteren Verletzungen aufwies, war das Daumenamputat in sich mehrfach verletzt, so daß eine orthotope Replantation nicht möglich war. Wir entschlossen uns daher, den subtotal amputierten Mittelfinger nach vollständiger Abtrennung auf den Daumenstrahl zu replantieren, weil das Mittelgelenk dieses Fingers erheblich zerstört war und hier nur noch eine Arthrodese bei der Rekonstruktion möglich gewesen wäre. Ein versteifter Mittelfinger hätte sicher die Funktion der Hand sehr gestört. Den Zeigefinger konnten wir ebenfalls erfolgreich replantieren. Alle anderen Verletzungen an den Langfingern wurden primär rekonstruiert.

Obwohl wenig Beweglichkeit im jetzigen Daumengrund- und -endgelenk möglich ist, ist die Funktion des Daumens durch das nicht verletzte Daumensattelgelenk nicht wesentlich gestört (Abb. 2a + b). Ein voller Spitzgriff sowie die Opposition sind möglich. Auch die Beweglichkeit im Bereich des replantierten Zeigefingers und im Bereich des rekonstruierten IV. und V. Fingers ist mit Beugung und Streckung gut. Der Patient kann seiner Tätigkeit voll nachgehen und berichtet auch bei der letzten Nachuntersuchung, daß er seinem Hobby, dem Badminton-Spielen, weiterhin erfolgreich nachgehen kann.

Ein weiterer 32jähriger Patient zog sich ebenfalls eine schwere Kreissägenverletzung der rechten Hand zu, wobei die Finger I bis IV erheblich zerstört worden waren. Auch hier konnte das Daumenamputat wegen weiterer Verletzungen der Weichteile nicht replantiert werden. Wir haben uns daher entschlossen, das kürzere Amputat des III. Fingers auf den

Daumenstrahl zu setzen. Wir hatten mit dem Patienten dann eine Verlängerung des jetzigen Daumenstrahls mit der Distraktionsmethode besprochen. Der Patient fühlt sich aber durch den sehr kurzen Daumen in der Funktion nicht wesentlich behindert, so daß er diese Rekonstruktionsmaßnahme nicht für nötig hielt.

Bei einem damals 20jährigen Patienten war es zu einer schweren Ausrißverletzung der Langfinger II bis V durch eine landwirtschaftliche Maschine gekommen. Das Amputat war nicht nur langstreckig ausgerissen, sondern auch erheblich verschmutzt. Dennoch hatten wir uns entschlossen, den Mittelfinger zu säubern und auf den Zeigefingerstrahl zu replantieren, damit wenigstens eine Greiffunktion zwischen Daumen und replantiertem Zeigefinger möglich ist. Obwohl der Zeigefinger weder im Grund- noch im Mittel- und Endgelenk beweglich ist, besteht doch durch den nicht verletzten Daumen eine große Greifspanne und auch ein Klemmgriff, damit Gegenstände hier festgehalten werden können. Der Patient kann diese Hand als Gegengreifhand voll einsetzen. Der nicht bewegliche II. Finger ist auch schon wegen seiner guten Schutzsensibilität gut zu gebrauchen.

Heterotope Replantationen sind seltene Rekonstruktionsmaßnahmen. Bei komplexen Amputationsverletzungen ist in geeigneten Fällen durch die heterotope Replantation häufig ein gutes Ergebnis zu erzielen. Man sollte immer an diese Rekonstruktionsmaßnahme denken und auch in Betracht ziehen, wenn orthotope Replantationen nicht möglich sind.

Literatur

American Replantation Mission (1973) Replantation surgery in China. Plast Reconstr Surg 52:476–489

Biemer E (1981) Digital replantation. In: Jackson IT (ed) Recent Advances in Plastic Surgery. 2nd ed, Churchill Livingstone, Edinburgh London Melbourne New York, p. 45–66

Brenner P, Axmann H-D, Berger A (1993) Sinn und Zweck heterotoper Fingerreplantationen. Chirurg 64:185–189

Grieb NJ, Axmann H-D, Bargmann H-JG (1992) Primäre Rekonstruktion der linken Hand durch heterotope Replantation der rechten Mittelhand. Handchirurgie 25:85–89

Kutz JE, Sinclair SW, Rao V, Charlier A (1982) Cross-hand replantation: Preliminary case report. J Microsurg 3:251–254

Quaba AA, Sommerlad BC (1987) Salvage replantation: free composite transfer from a non-replantable arm. Brit J Plast Surg 40:310–314

Santha E, Szarvas J, Varga G, Varga M (1988) Autotransplantation einer oberen Extremität an die Gegenseite. Handchirurgie 20:259–262

Wang SH, Young KF, Wei JN (1981) Replantation of severed limbs: Clinical analysis of 91 cases. J Hand Surg 66:311–318

Yang KF (1984) Autotransplantation of severed limbs. A case report. J Reconstr Microsurg 1:21–24

186. Spätergebnisse nach Replantation im Kindesalter

G. Meissl, H. Piza und L. Walzer

Abteilung für Plastische und Rekonstruktive Chirurgie der I. Chir. Univ.-Klinik und dem Ludwig Boltzmann-Institut für Experimentelle Plastische Chirurgie, Alser Str. 4, A-1090 Wien

Long-Term Results After Replantation in Children

Anfang der 70er Jahre ist die Replantationschirurgie von Teilen von Extremitäten aus dem Experimentierstadium herausgetreten. In verschiedensten Ländern, in Übersee und Europa, sind Replantationszentren gegründet worden. Anfangs war der Zustrom von Patienten eher zögernd, nach kurzer Zeit wurden die Zentren überschwemmt, da nicht nur von Laien sondern auch von Medizinern selbst geglaubt wurde, daß alles Zerstörte so repariert werden kann, daß Funktion und Form völlig in Ordnung kommen. Nach einem Auf und Ab in der Zuweisung der Patienten und nach Erlangung eines hohen Standards dadurch, daß die mikrovaskuläre Chirurgie zur Routine wurde, hat sich die Indikation zur Replantation standardisiert, so daß gute Ergebnisse erzielt werden.

Patientengut

Im Sommer 1973 wurde an unserer Abteilung ein Replantationsdienst eingerichtet. Seit Beginn 1974 bis 1985 wurden 140 Kinder mit schweren Handverletzungen versorgt. Das jüngste Kind war 1 Jahr alt, das älteste 14 Jahre.

Replantationen an der oberen Extremität wurden bei 55 Kindern durchgeführt (Tabelle 1). Bei 12 Kindern wurde der Daumen replantiert (Tabelle 2), zumindest das Skelett, und bei 39 Patienten wurden Langfinger replantiert (Tabelle 3 und 4).

Ergebnisse

Bei 51 Kindern wurde eine Fingerreplantation durchgeführt. In 74,5% war diese erfolgreich. In 25,5% mußte reamputiert werden.

Die wiederkehrende Sensibilität war in den meisten Fällen der gelungenen Replantationen zufriedenstellend. Die 2PD betrug zwischen 12 mm und 4 mm.

Die aktive Beweglichkeit war, bis auf die Fälle mit Composit graft, immer eingeschränkt. Es wurde in Abhängigkeit der Höhe der Amputation nie eine normale Beweglichkeit im DIP-Gelenk oder PIP-Gelenk erreicht.

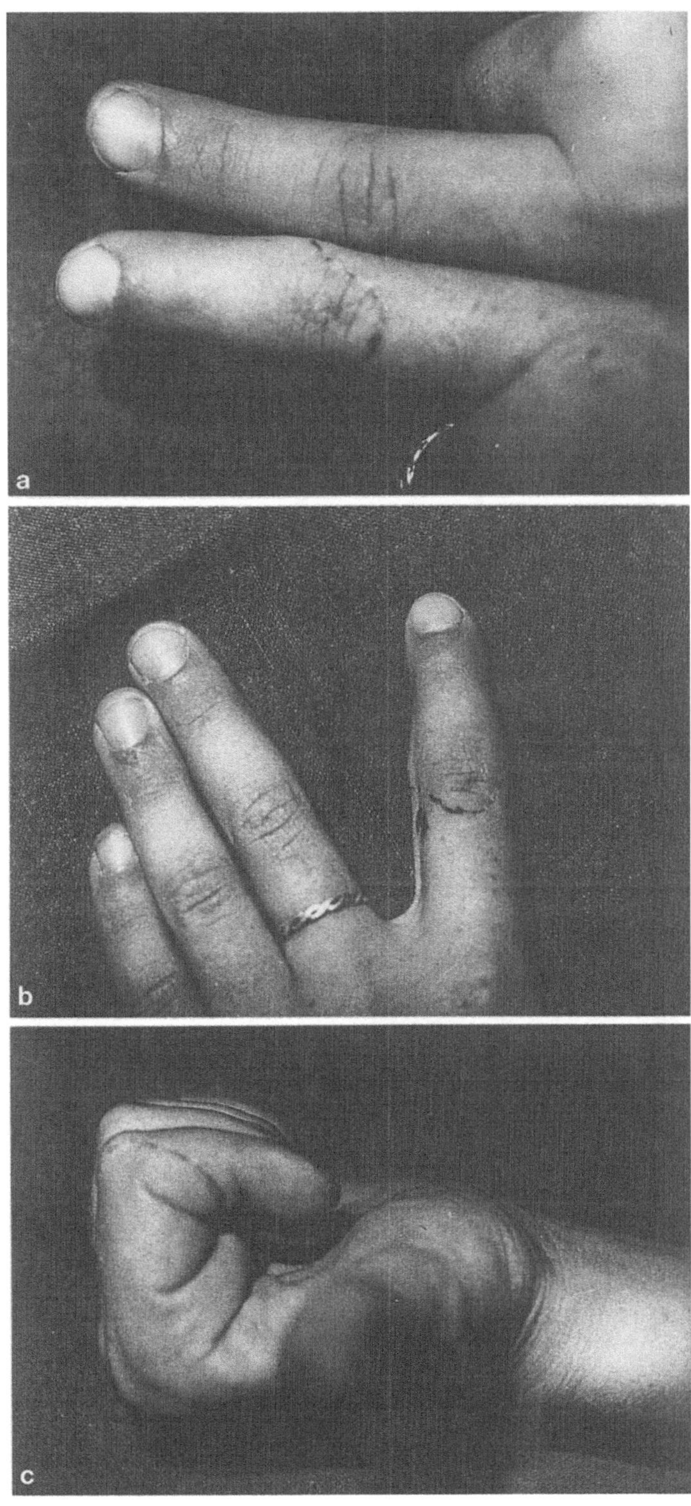

Abb. 1 a–c

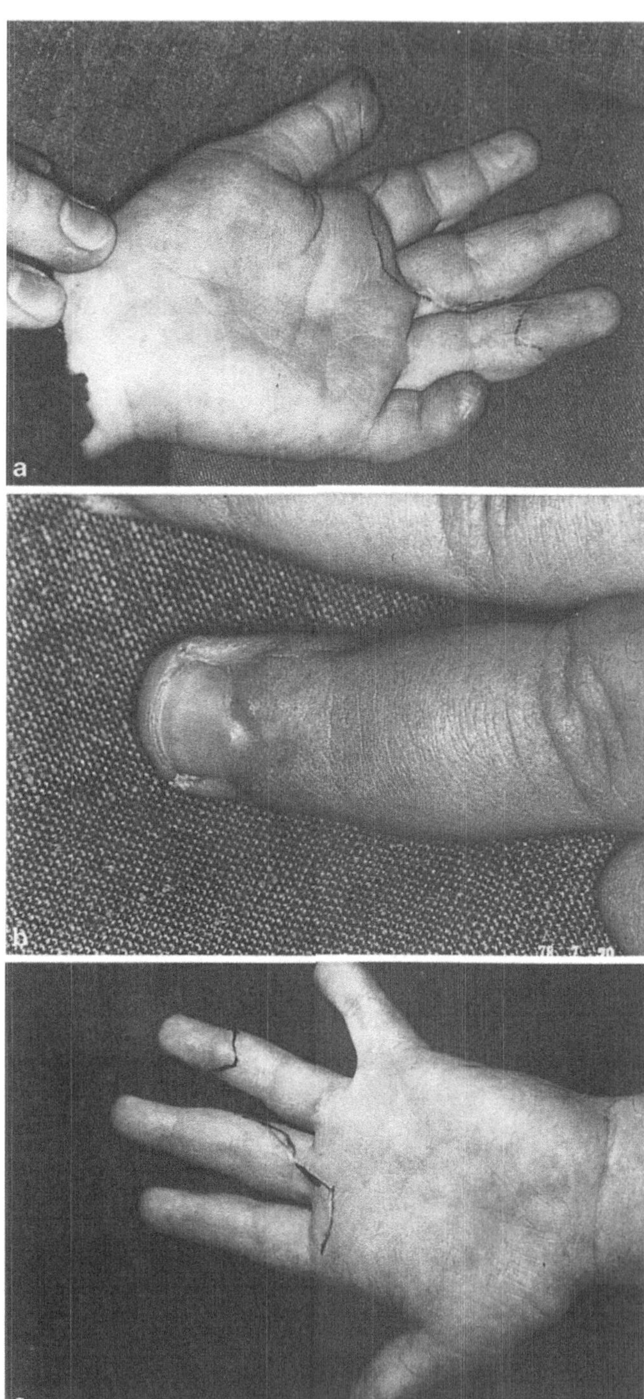

Abb. 2a–c

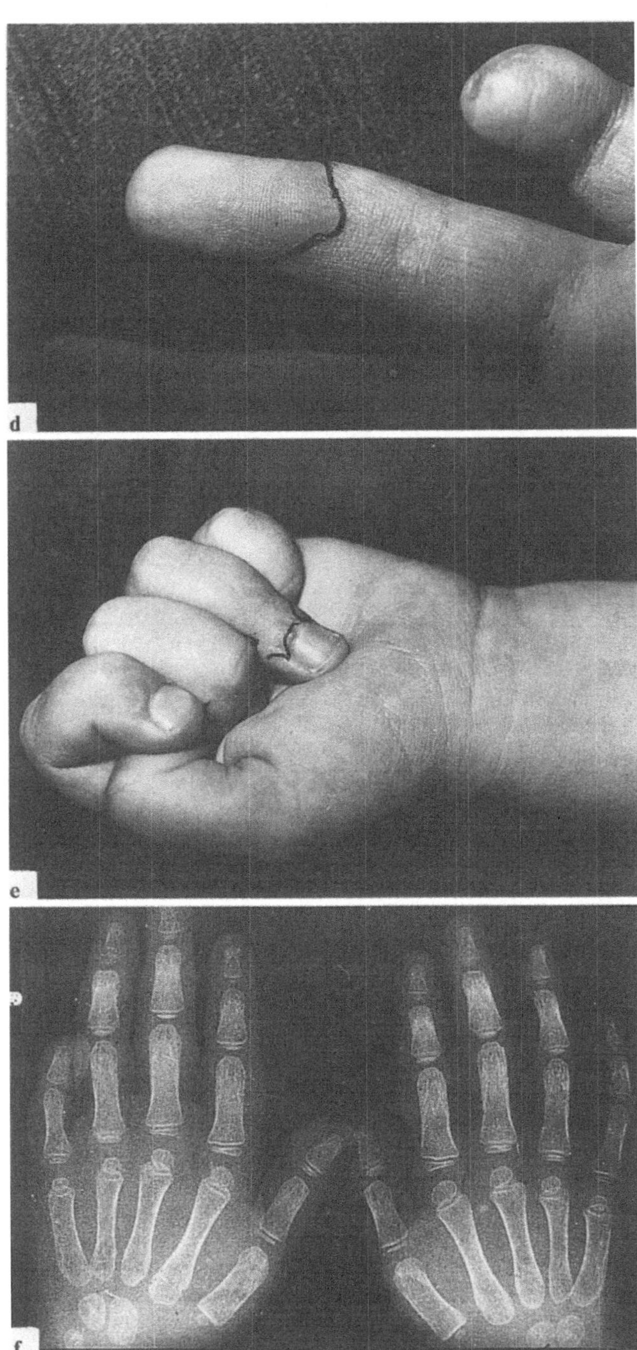

Abb. 2d–f

Tabelle 1. Replantation – Kinder

Obere Extremität	
51 Patienten	Finger
4 Patienten	prox. Amputationslinie

Tabelle 2. Daumenreplantation

12 Patienten
8 erfolgreiche Replantationen
4 nicht erfolgreiche Replantationen
→Lappenplastiken

Tabelle 3. Langfingerreplantationen – 39 Patienten

Einfingeramputation	N = 31		
Zeigefinger	Mittelfinger	Ringfinger	Kleinfinger
19	5	0	7

Tabelle 4. Langfingerreplantation – 39 Patienten

Mehrfingeramputation N = 9

Zeigefinger	Mittelfinger	Ringfinger	Kleinfinger

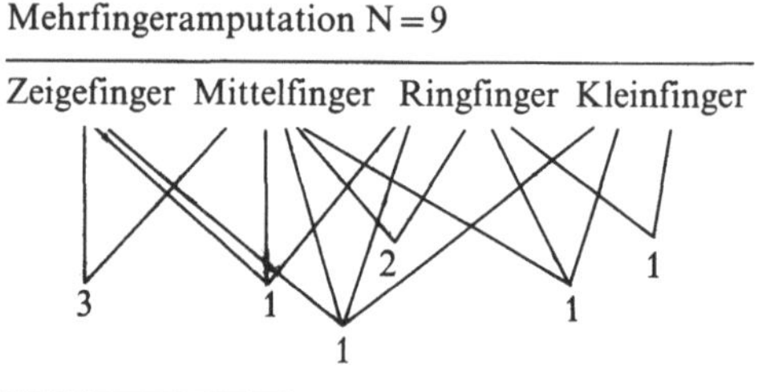

Die Kälteintoleranz des replantierten Glieds dauerten in der Regel 3 Jahre, in einem Fall dauerte es länger, aber sie verschwand nie früher.

Diskussion

Die relativ hohe Mißerfolgsquote von 25,5% ist erklärbar, da auch relativ aussichtslose Fälle replantiert wurden, um den Kindern eine Chance zu geben. Störungen in der Trophik, d. h. in der Ausbildung der Papillarleistung sind immer zu sehen. Wachstumsstörungen des Skeletts sind im Röntgen zu erkennen, wobei unabhängig von der Durchblutung Unterschiede zu beobachten sind, nicht nur bei Verletzung der Epiphysenfuge, auch in der Diaphyse.

Für die Benützung des Replantats ist weniger das Ausmaß der Regeneration der Sensibilität ausschlaggebend, als vielmehr das Ausmaß der Beweglichkeit. Je besser die aktive Beweglichkeit wiedergekehrt ist, um so eher wird das replantierte Glied wieder benützt. Trotzdem kann man des öfteren Trickbewegungen beobachten oder ein unbewußtes Weglassen des replantierten Glieds, obwohl dieses nicht funktionslos ist. Subjektiv besteht, trotz vielfach eingeschränkter Funktion, eine große Zustimmung zur Replantation.

Das Mädchen erlitt im Alter von 2,5 Jahren eine Amputation des linken Zeigefingers. Zwölf Jahre nach erfolgreicher Replantation deutlich trophische Störungen. Das DIP ist bis auf kleine Wackelbewegungen steif (Abb 1 a–c).

Langzeitbeobachtungen bis zu 15 Jahren zeigten graduell verschieden starke Wachstumsstörungen, in Abhängigkeit der Höhe des ursprünglichen Amputats.

Vierjähriger Knabe, 2 Jahre nach Replantation an der linken Hand und 5 Jahre post replantationem. Auch im Röntgen deutliche Wachstumsstörungen zu erkennen (Abb. 2 a–f).

Literatur

Literatur beim Verfasser

187. Langzeitergebnisse nach Replantation von Extremitätenteilen

R. G. H. Baumeister, T. Hofmann, und A. Frick

Chirurg. Klinik u. Poliklinik, Mikro-, Hand-, wiederherst. Chirurgie, Klinikum Großhadern, Universität München, Marchioninistr. 15, 81377 München

Long-Term Follow-up after Replantation of Parts of Extremities

Summary. Out of 278 replanted parts of extremities, operated from January 1982 through March 1993, including 260 replantations of digits, 16 replantations of upper extremities, 2 replantations of lower extremities and an additional replantation of a penis, for the follow-up study 55 males and 7 females were investigated. They were operated between 1982 and 1987 with a minimal follow-up period of 5 years. The classification was done according to Chen. Regarding all replantations, 43% of the patients showed grade 1, 36% grade 2, 19% grade 3 and 1 patient showed grade 4. 43% of the patients worked in their original job, 22% had to change their jobs or to be retrained, 20% were unable to work.

Key words: Replantation – Microsurgery

Zusammenfassung. Zwischen Januar 1982 und März 1993 wurden 278 Teile von Extremitäten replantiert. Darunter waren 260 Fingerreplantationen, 16 Replantationen der oberen Extremität und 2 Replantationen der unteren Extremität. Zusätzlich wurde eine Penisreplantation durchgeführt. Für die Langzeitnachuntersuchung wurden Patienten aus den Jahren 1982 bis 1987 ausgewertet; es handelte sich um 55 Männer und 7 Frauen. Es ergab sich eine Mindestnachbeobachtungszeit von 5 Jahren. Eine Klassifikation der Ergebnisse wurde in Anlehnung an Chen durchgeführt. Unter Einbeziehung aller Replantationen zeigten 43% der Patienten Grad 1, 36% Grad 2, 19% Grad 3. 1 Patient wies Grad 4 und damit ein funktionsloses replantiertes Extremitätenteil auf. 43% der Patienten arbeiten voll in ihrem alten Beruf, 22% befanden sich in Um- und Weiterbildung. 20% konnten keiner Arbeit mehr nachgehen.

Schlüsselwörter: Replantation – Mikrochirurgie

Im Folgenden soll über die Erfahrungen eines Replantationsdienstes mit Ergebnissen nach Replantation von Extremitätenanteilen bei einer Nachbeobachtungszeit von mehr als 5 Jahren berichtet werden. Ein Replantationsdienst führt wegen der limitierten Anzahl von Mikrochirurgen Replantationen nicht innerhalb eines Dienstplanes sondern zusätzlich zu normalen Diensten, in der Regel ohne Vergütungen durch Krankenhausträger oder Berufsgenossenschaften, aus.

Unter diesen Bedingungen wurden zwischen Januar 1982 und März 1993 insgesamt 278 Teile von Extremitäten replantiert. Darunter waren 260 Fingerreplantationen, 16 Replanta-

Tabelle 1. Verletzungshöhe aller Finger (in der Einteilung nach Tamai)

links			rechts	
total	subtotal	Zone	total	subtotal
0	0	I	0	0
1	5	II	0	7
6	2	III	10	8
6	9	IV	4	4
0	7	V	0	1
0	0	Hand	0	3
4	5	nicht definiert	10	4
17	29	total	24	27

Zusammenfassung der Höhenlokalisation bei Fingerabtrennung in der Einteilung nach Tamai (am Daumen ist die Zone 4 nicht definiert).

Tabelle 2. Klassifikation nach Chen

Kriterien	Grad 1	Grad 2	Grad 3	Grad 4
Tätigkeit	alte Tätigkeit	Umschulung	tägl. Verrichtungen	
Gelenk-beweglichkeit	>60%	>40%	>30%	funktionsloses Replantat
Nerven-regeneration	weitgehende Wiederherst.	Sensibilität im N. med./N. ulnaris Gebiet	teilweise (Schutzsensib.)	

Modifizierte Gradeinteilung nach Chen zur Beurteilung der Funktion nach Replantationen.

tionen an der oberen Extremität und 2 Replantationen an der unteren Extremität. Zusätzlich wurde eine Penisreplantation durchgeführt.

Für eine Aussage zum Langzeitergebnis wurden Patienten aus den Jahren 1982 bis 1987 ausgewählt, so daß sich eine Mindestnachbeobachtungszeit von 5 Jahren ergab.

Es handelt sich um 55 Männer und 7 Frauen. Das Durchschnittsalter betrug 30,4 Jahre. Es wurden 97 Fingerreplantationen, 7 Extremitätenreplantationen sowie 1 zusätzliche Penisreplantation durchgeführt. Bei der Verletzungsursache standen die Kreissägenverletzungen an 1. Stelle. 18 Finger und 2 Extremitätenabtrennungen erfolgten auf diese Weise. Quetschtraumen stellten die zweithäufigste Abtrennungsursache dar. 8 Finger wurden auf diese Weise abgetrennt. An 3. Stelle folgten Abrißverletzungen bei Verkehrsunfällen. 2 Finger und 3 Extremitäten wurden hierbei abgerissen. Holzspaltmaschinenverletzungen, die zur Zeit in zunehmender Häufigkeit gesehen werden, waren in diesem Kollektiv für 2 Fingerabtrennungen verantwortlich.

Hinsichtlich der Höhe der Abtrennungen bei Fingerverletzungen orientierten wir uns an der Einteilung nach Tamai. Hierbei reicht Zone 1 bis zur Nagelwurzel, Zone 2 bis zum Endgelenk, Zone 3 bis zum Mittelgelenk, und Zone 4 bis zum Grundgelenk, wobei jeweils das Gelenk nicht mit einbezogen wird. Zone 5 reicht bis proximal der Metacarpaleköpfchen. Zentrale Handabtrennungen werden als solche benannt. Mischverletzungen mit unterschiedlichen Höhenlokalisationen bei einzelnen Verletzungen bezeichneten wir als nicht definiert. Es zeigte sich, daß hauptsächlich Amputationen Zone 3 + 4 replantiert wurden. Praktisch nie wurden distale Verletzungen replantiert (Tabelle 1).

Die Ergebnisse wurden in Anlehnung an die Klassifikation von Chen (Tabelle 2) bewertet. Hierbei spielt die berufliche und soziale Wiedereingliederung eine dominierende Rolle.

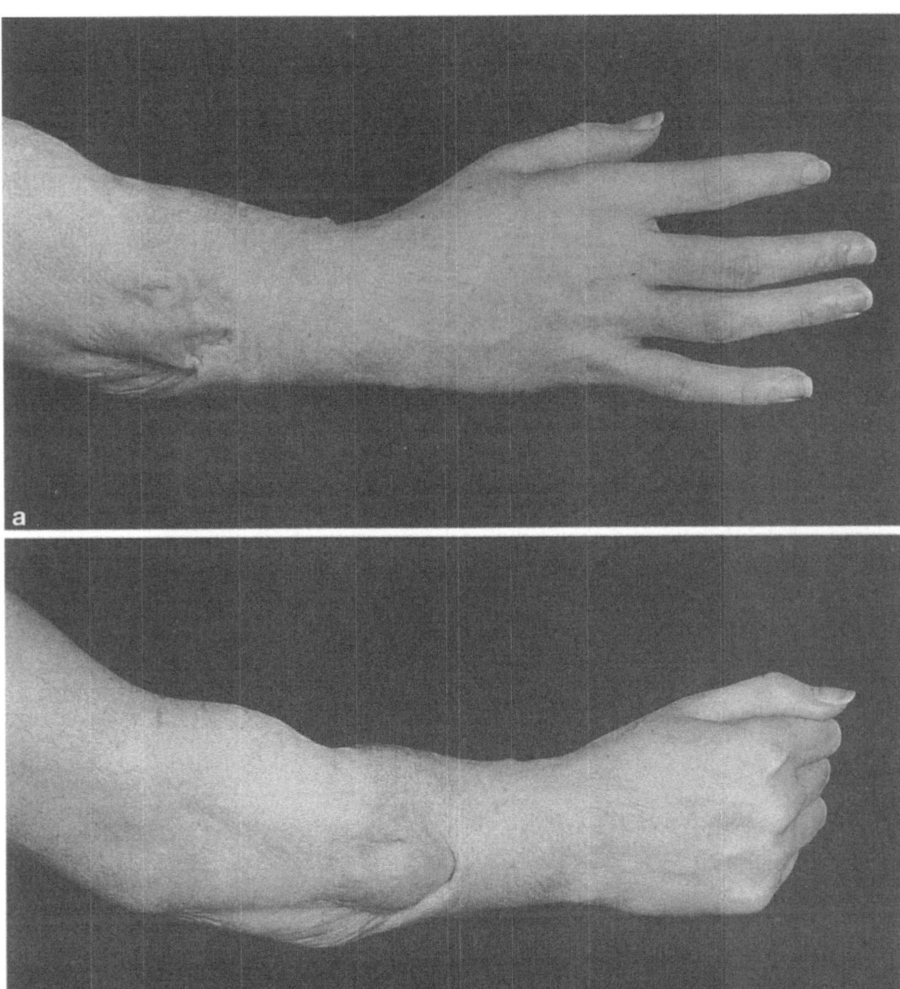

Abb. 1 a, b. Funktionsaufnahmen nach Replantation am Unterarm

Tabelle 3a. Beurteilung der gesamten Replantationen in Anlehnung nach Chen

Chen	Anzahl	Prozent
1	18	43%
2	15	36%
3	8	19%
4	1	2%

Tabelle 3b. Beurteilung der Funktion nach Replantationen bei Einzelfingerverletzungen

Chen	Anzal	Prozent
1	11	58%
2	7	37%
3	1	5%

Tabelle 3c. Beurteilung der Funktion nach Replantation bei Mehrfachabtrennungen von Langfingern

Chen	Anzahl	Prozent
1	6	30%
2	6	30%
3	7	35%
4	1	5%

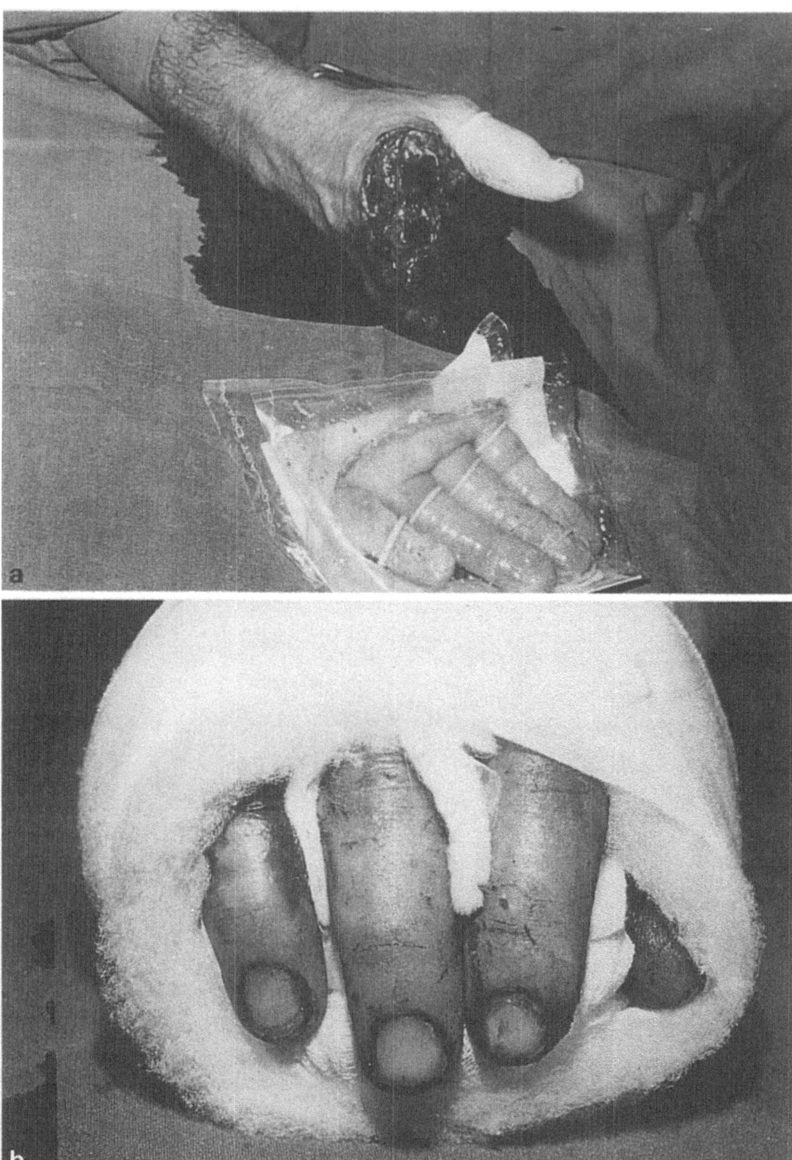

Abb. 2. **a** Abtrennung sämtlicher Langfinger bei einem 41jährigen Schreiner. **b** Frühpostoperativer Befund mit erhaltener Durchblutung

Dies ist natürlich, neben den beruflichen Anforderungen, auch abhängig vom Ausmaß der ursprünglichen Verletzung. Es wurden deshalb die Ergebnisse neben einer Gesamtbeurteilung aller Replantationen in Resultate bei Einzelfinger- und bei Mehrfach-Langfingerreplantationen unterteilt.

Es zeigte sich, daß 43% der 42 Patienten, deren Langzeitdaten zu erheben waren, mehr als 5 Jahre nach der Replantation Grad I, 36% Grad II und 19% Grad III erreichten. Bei einem Patienten fand sich ein funktionslos replantiertes Extremitätenteil (Tabelle 3a).

Die Ergebnisse spiegeln sich auch bei der Eingliederung in die Berufswelt wider. 43% der Patienten arbeiten voll in ihrem alten Beruf, 22% befanden sich in Aus- oder Weiterbildung und 20% konnten keiner Arbeit nachgehen.

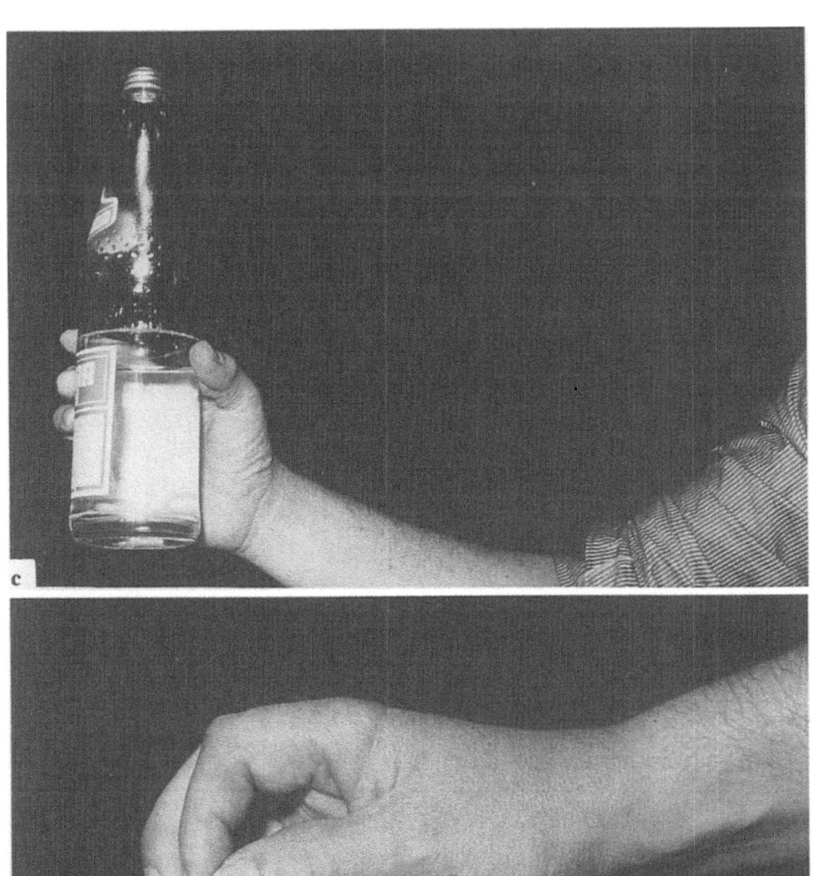

Abb. 2c,d. Späte Funktionsaufnahmen

Betrachtet man isoliert die Langzeitergebnisse der Einzel- und der Mehrfingerreplantationen (Tabelle 3b, 3c), so stellt man fest, daß doppelt so viele Patienten bei Einzelfingerreplantationen Grad I erreichen im Vergleich zu Patienten mit Mehrfingerreplantationen. Es
ist dabei jedoch anzumerken, daß bei Einzelfingerreplantationen überproportional Dau-
menverletzungen betroffen sind. 7 Daumenreplantationen erreichten Grad I und 5 Daumenreplantationen konnten in Grad II eingruppiert werden.

Das 1. Beispiel (Abb. 1a, 1b) zeigt die Funktionstüchtigkeit einer im distalen Unterarm
bei einem Verkehrsunfall abgetrennten und replantierten Hand bei einem 20jährigen Patienten. Die Hand ist wieder voll funktionstüchtig, die Sensibilität wiederhergestellt. Jetzt stören
den Patienten noch die sichtbaren Narben am Unterarm.

Eine Abtrennung sämtlicher Langfinger durch eine Bandsäge bedrohte einen 41jährigen
Schreinermeister in seiner beruflichen Existenz. Das frühpostoperative Bild zeigte eine gute
Durchblutung der replantierten Finger. Die Funktionsbilder zeigen sowohl die Fähigkeit

zur feinen Manipulation als auch zur Erfassung größerer Gegenstände. Durch die Replantation konnte der Patient im weiteren Verlauf nicht nur wieder in seinem alten Betrieb arbeiten, er konnte diesen übernehmen (Abb. 2a, 2b, 2c + d).

Die Replantation eines Daumens, mehrerer Langfinger sowie von amputierten Extremitäten im Handgelenks- und distalen Unterarmbereich stellen unserer Erfahrung nach die dankbarsten Indikationen zur Replantation, auch im Hinblick auf die Langzeitergebnisse dar.

Literatur

1. Tamai S (1982) Twenty years' experience of limb replantation – Review of 293 upper extremity replants. J Hand Surg 7:549
2. Chen Z-W, Meyer VE, Kleinert HE, Beasley RW (1981) Present indications and contraindications for replantation as reflected by long-term functional results. Orthop Clin North Am 12:849

188. Langzeitergebnisse nach Replantation von Extremitäten

P. C. Maurer*, Sabine Strobl, G. Pflugbeil, St. von Sommoggy,
P. Heider und P. R. Graf

Abteilung für Gefäßchirurgie, Klinikum rechts der Isar der Technischen Universität München,
Ismaninger Str. 22, 81675 München

Long-term Results After Limb-Replantations

Summary. Between November 1975 and December 1991 we performed 70 arm replantations. 58 of the reattached upper extremities (80%) healed without major complications. Functional results were graded according to Chen's classification (World J Surg 1978; 2:513–524).
38 out of 41 patients followed 3–16 years have regained some function. Indeed 29 (75%) show good or very good functional results (Grade II or I).
We conclude that the risks attributed to replantation surgery are avoidable. Since functional results are far better than anticipated at the beginning of the project, replantation should be considered the appropriate treatment for traumatic arm amputations.

Key words: Limb-replantation – functional results

Zusammenfassung. Von November 1975 bis Dezember 1991 wurde 101mal die Indikation zur Gliedmaßenreplantation gestellt. 12 Extremitäten erwiesen sich intraoperativ als nicht replantierbar. 58 von 70 replantierten Armen heilten ohne wesentliche Komplikation ein. Die Beurteilung der Funktionsergebnisse erfolgte nach der Klassifikation von Chen (World J Surg 1978, 2:513–524).
41 Patienten konnten 3 bis 16 Jahre nach erfolgreicher Armreplantation nachuntersucht werden. Bei 38 Patienten ließ sich eine Funktion nachweisen. 29 konnten in Gruppe II oder I nach Chen eingegliedert werden (gute oder sehr gute Funktion).
Nach einer primären Einheilungsrate von etwa 80% erreichen 80% der erfolgreich replantierten Patienten eine gute bis sehr gute Extremitätenfunktion.
Bei Amputation oberer Extremitäten muß demnach die Indikation zur Replantation in jedem Fall überprüft werden.

Schlüsselwörter: Gliedmaßen-Amputation – Funktionsergebnisse

Die Autoren danken ihren ehemaligen Kollegen, die in den vergangenen 17 Jahren am Zustandekommen der im Folgenden beschriebenen Ergebnisse beteiligt waren:
J. Adolf, St. Bonke, J. Dörrler, W. Duspiva, M. Feller, J. Heiss, Th. Holzmann, R. Hopfner, G. Ingianni, U. Steinau, W. Stock

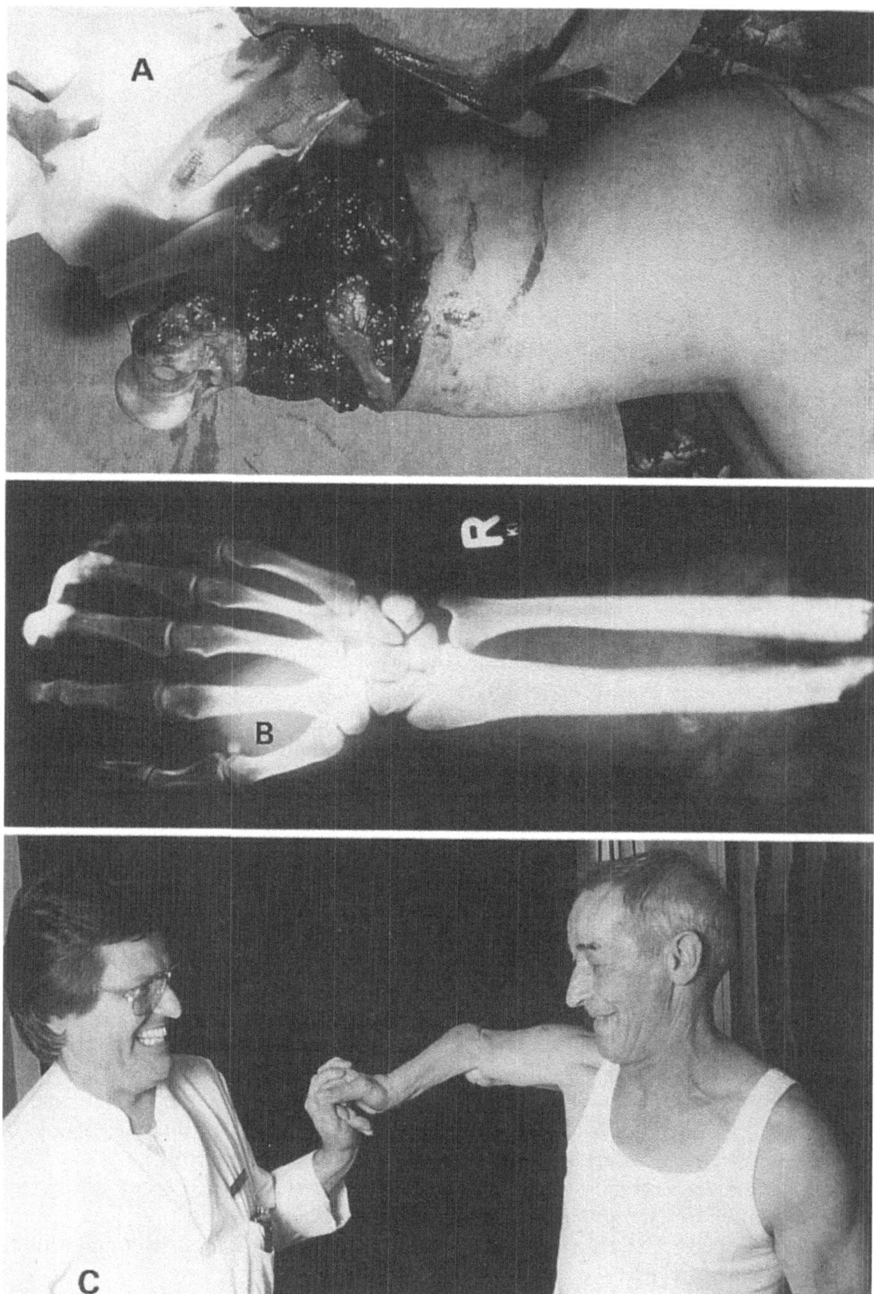

Abb. 1 A–F. Vollständige Abtrennung des rechten Arms durch landwirtschaftlichen Unfall bei einem 63jährigen Bauern. Durch die Quetschamputation ist das Ellenbogengelenk weitgehend zerstört. Trotz der primär ungünstigen Verhältnisse wird auf Grund der Motivation des Patienten nach ausgedehntem Debridement der Replantationsversuch unternommen. Zwei Jahre nach dem Unfall sind Muskelkraft und Schutzsensibilität soweit wieder hergestellt, daß der Patient nicht nur seiner landwirtschaftlichen Arbeit nachgeht, sondern auch den Hausbau fortsetzt, bei dem der Unfall passiert war. (Funktionsergebnis (II) – III nach Chen)

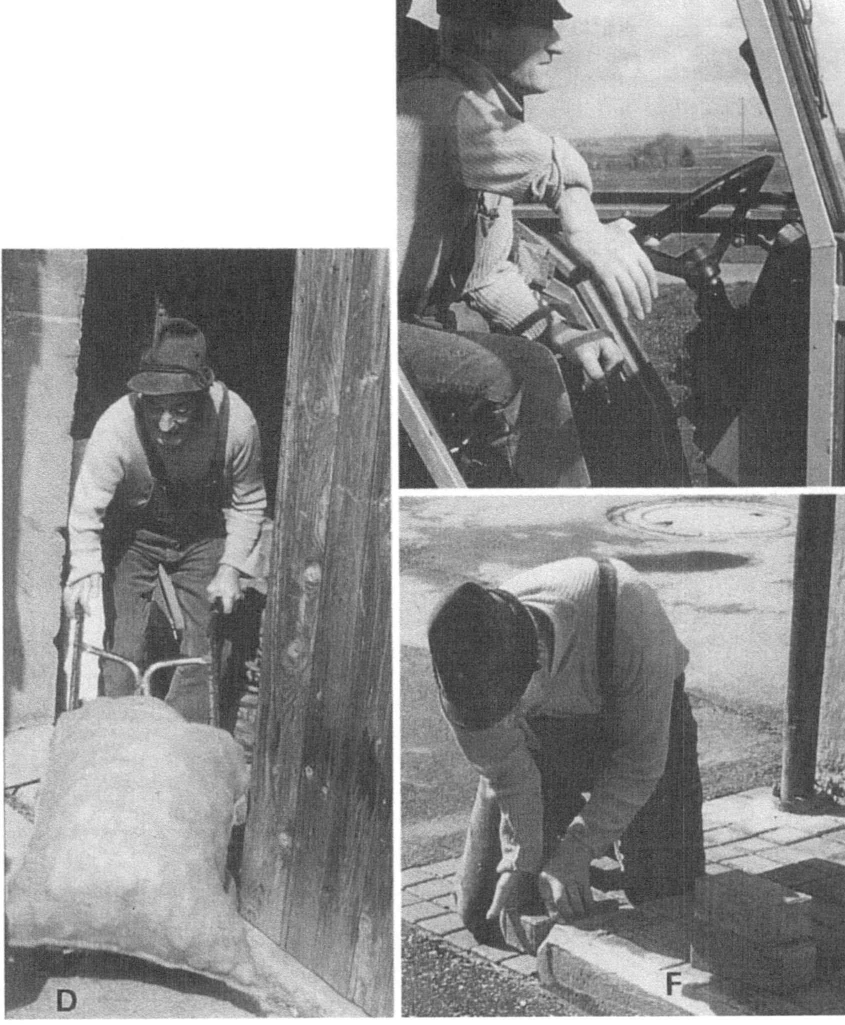

Abb. 1 D–F

1962 – also bereits vor 30 Jahren – replantierten Malt in Boston und Chen in Shanghai als erste erfolgreich jeweils einen Arm [1, 3, 8]. Trotzdem galt die Gliedmaßenreplantation für lange Zeit als medienwirksame, chirurgisch-technische Sensationsmache von zweifelhaftem Nutzen für den Patienten.

Ziel der Replantation

Ziel jeder Replantation muß die Wiederherstellung der Funktion der abgetrennten Extremität sein. Von dieser Voraussetzung ausgehend erscheint die Replantation eines Armes wesentlich sinnvoller als die eines Beines. Während die Funktion eines Beines lediglich der Fortbewegung dient, vermag ein Arm vielfältige Tätigkeiten auszuüben. Seine wichtigste Funktion erhält er durch die unnachahmlichen Möglichkeiten einer Hand. Keine einzige Prothese kann auch nur annähernd eine funktionsfähige Hand ersetzen. Der entscheidende Nachteil jedes, auch noch so weit fortentwickelten Modells liegt im Fehlen der Sensibilität.

Tabelle 1. Klassifikation nach Chen

Typ I
Wiederaufnahme der ursprünglichen Arbeit
Vollständige oder fast vollständige Sensibilität
Normale oder fast normale Muskelkraft
Gelenkbeweglichkeit mindestens 80%

Typ II
Aufnehmen einer geeigneten Arbeit
Weitgehend normale Sensibilität
Muskelkraft überwindet kräftigen Widerstand
Gelenkbeweglichkeit mindestens 40%

Typ III
Erfüllt Aufgaben des täglichen Lebens
Teilweise Sensibilität
Muskelkraft überwindet geringen Widerstand
Gelenkbeweglichkeit mindestens 30%

Typ IV
fast keine funktionelle Wiederherstellung
bei gut durchblutetem Replantat

Tabelle 2. Extremitätenreplantation.
Funktionsergebnisse nach Chen

November 1975 – Dezember 1991
n = 41

Typ	I	II	III	IV	
O-Arm	6	9	5	3	23
U-Arm	6	8	4	0	18
Total	12	17	9	3	41
(ca. %)	(30)	(40)	(20)		

Die Wiederherstellung des Gefühls bei ausreichender Greiffunktion ist demnach eines der wesentlichen Merkmale einer geglückten Replantation [4, 10].

Erfolgreiches Wiederannähen und komplikationsloses Anheilen bedeuten also noch keine erfolgreiche Replantation. Etwa 1/4 unserer Patienten benötigte zwei, drei oder mehr Operationen (z.B. an Sehnen, Nerven, Muskeln, Knochen), um das heutige Funktionsergebnis zu erzielen [6]. Der endgültige Operationserfolg kann frühestens ein bis zwei Jahre nach dem Unfall beurteilt werden.

Krankengut

Von November 1975 bis Dezember 1991 stellten wir bei 101 von 122 beurteilten Patienten (und ca. 250 insgesamt beobachteten Amputationsverletzten) die Indikation zur Gliedmaßenreplantation.

12 Extremitäten erwiesen sich intraoperativ als nicht replantierbar. 26mal mußte eine Reamputation durchgeführt werden.

Bei 63 Patienten war die Anheilung der Extremität erfolgreich. (Dreimal führten wir eine Spätamputation durch.)

Funktionsergebnisse

Die Beurteilung der Funktionsergebnisse erfolgt in unserer Arbeitsgruppe nach der Einteilung von Chen ([4], siehe Tabelle 1).

41 Patienten konnten 3–16 Jahre nach erfolgreicher Armreplantation nachuntersucht werden. Entsprechend der Klassifikation von Chen war bei 38 Patienten eine Extremitätenfunktion nachweisbar. 29 Patienten hatten eine gute oder sehr gute Funktion, waren also der Gruppe II oder I nach Chen zuzuordnen (Tabelle 2).

Als bedeutendstes Einzelergebnis ist zu werten, daß die Replantation des Oberarms – wegen der großen Muskelmasse und der langen Reinnervationsstrecke prognostisch eigentlich ungünstiger – keine schlechteren Funktionsergebnisse aufweist als die des Unterarms.

Zusammenfassend kommt es nach einer primären Einheilungsrate von etwa 80% bei 90% der erfolgreich Replantierten zu einer Funktion der replantierten Extremität.

Bei 70% wird eine gute bis sehr gute Funktion erzielt. Etwa ⅔ (63%) der Patienten sind wieder berufstätig (Fallbeispiel siehe Abb. 1 A–F).

Schlußfolgerung

Die Gliedmaßenreplantation ist mit Sicherheit aus dem experimentell tastenden Stadium heraus und operativ technisch gelöst. In erfahrener Hand lassen sich heute Funktionsergebnisse erzielen, die noch vor 20 Jahren absolut unrealistisch erschienen.

Ein Anheilen in über 80%, eine Funktionsrate von etwa 90% und dabei 70% gute bis sehr gute Funktion sind Ergebnisse, die um vieles besser sind als Ergebnisse nach Operationen, deren Indikation als selbstverständlich gilt. Die guten Resultate machen

1. die *Überprüfung der Indikation* zur Replantation *bei jeder Amputationsverletzung* notwendig (und zwar vom Erfahrensten im Replantationszentrum, weshalb ein Hubschraubertransport durchaus ohne nachfolgende Replantation notwendig sein kann) und
2. berechtigen dazu, die Replantation als *Therapie der Wahl* bei der traumatischen Gliedmaßenamputation zu fordern.

Literatur

1. American Replantation Mission to China (1973) Replantation surgery in China. Plast Reconstr Surg 52:476–489
2. Brenner P, Berger A (1993) Beurteilungskriterien für Replantationen. Langenbecks Arch Chir (Kongreßbericht Deutsche Ges f Chir 1993), im Druck
3. Chen CW, Chien YC, Pao YS (1963) Salvage of the forearm following complete traumatic amputation: Report of a case. Chin Med J 82:632
4. Chen CW, Yian YQ, Yu ZJ (1978) Extremity replantation. World J Surg 2:513–521
5. Chen CW, Meyer VE, Kleinert HE, Beasley RW (1981) Present indications and contraindications for replantation as reflected by long-term functional results. Orthop Clin 12:849–870
6. Dörrler J, Lanta M, Mix Ch, Burmeister W, Ingianni G, Steinau HU, Maurer PC (1987) Funktionsergebnisse nach komplizierten Extremitäten-Traumen – Wie lassen sie sich verbessern? (Tagungsbericht 104. Kongreß Deutsche Ges Chirurgie). Langenbecks Arch Chir 372:667–670
7. Heiss J, Maurer PC, Lange J, Dörrler J, Bonke St, Duspiva W (1982) Gliedmaßenreplantation – Traum, Sensation, chirurgische Realität. Angio 4:51–57
8. Malt RA, McKhann SF (1964) Replantation of severed arms. JAMA 189:716–722
9. Maurer PC, Heiss J, Bonke St, Lange J, Hopfner R, Duspiva W, Stock W, Kramann B (1979) Replantation von Gliedmaßen – Erfahrungen, Technik, Ergebnisse. Unfallheilkunde 82:237–245
10. Maurer PC, Heiss J, Dörrler J, Burmeister W (1987) Replantation of limbs in: Bergan JJ and Yao JST (ed) Vascular Surgical Emergencies. Grune and Stratton, Harcourt Brace Jovanovich, Publishers, Orlando New York, London, pp 245–260
11. Maurer PC, Dörrler J, von Sommoggy St, Ingianni G, Pflugbeil G (1990) Limb replantation, a 14 years experience with special reference to functional results. J Cardiovasc Surg 31:93
12. Meyer VE (1985) Major limb replantation and revascularisation in: Meyer VE (ed) Upper Extremity Replantation. Churchill and Livingstone, New York London Melbourne, pp 36–68

Rekonstruktive Eingriffe im Gesichtsbereich nach Tumor und Trauma

189. Rekonstruktive Eingriffe im Gesichtsbereich nach Tumor und Trauma. Grundprinzipien der Wiederherstellung

G. M. Lösch

Medizinische Universität zu Lübeck, Klinik für Plastische Chirurgie, Ratzeburger Allee 160, 23562 Lübeck

Basic Principles of Reconstruction

Summary. The principles that must be complied with to ensure successful reconstructive treatment of defects in the face after tumor and trauma are related to the surgeon's capabilities (knowledge of methods and their theoretical background, artistic talent, skill), and the characteristics of pathology (pathology of growth and differentiation, external causes of the disease). We wish to introduce an EDP programme for quality assurance, based on the principles of diagnosis, anamnesis, defect analysis, ascertainment of risk factors, indication/intention as well as general and reconstructive therapy of plastic surgery. 15 criteria form the framework of the programme and the guidelines for the ascertainment of facts essential for the indication and choice of therapy.
A correct performance of diagnostic and therapeutic measures is governed by principles considered to be of paramount importance and those of a specific nature. Absolute priority is given to the norms of medical ethics.
Key words: Defects in the face – Principles of plastic reconstruction

Zusammenfassung. Prinzipien, die erfüllt werden müssen, um Defekte des Gesichtes nach Tumor und Trauma erfolgreich rekonstruktiv behandeln zu können, betreffen die Fähigkeiten des Chirurgen (Kenntnis der Methoden, deren theoretischer Grundlagen, künstlerische Begabung, Geschicklichkeit) und die Besonderheiten der Pathologie (Pathologie des Wachstums und der Differenzierung, äußere Krankheitsursachen). Vorgestellt wird ein EDV-Programm zur Qualitätssicherung, dem die Prinzipien der Diagnose, Anamnese, Defektanalyse, Feststellung von Risikofaktoren, Indikation/Intention und der allgemeinen sowie plastisch-rekonstruktiven Therapie zugrundeliegen. 15 Kriterien bilden den Rahmen des Programmes und die Leitlinie für die Erhebung der für die Indikation und Wahl der Therapie wesentlichen Fakten. Übergeordnet geltende und spezifische Prinzipien bestimmen die sachgerechte Durchführung der diagnostischen und therapeutischen Maßnahmen. Absolute Priorität haben die Normen der medizinischen Ethik.
Schlüsselwörter: Gesichtsdefekte – Prinzipien der plastischen Rekonstruktion

Prämissen

In dem Buch Samhita aus dem 8. Jahrhundert vor Christus wird zum ersten Mal in der Geschichte der Medizin die Wiederherstellung einer amputierten Nase wie folgt beschrie-

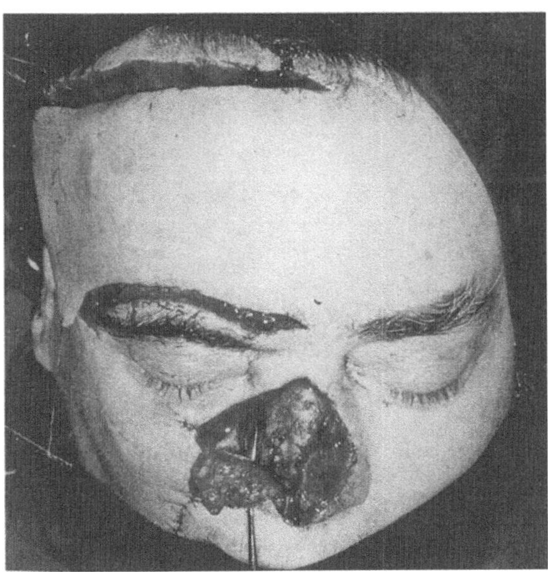

Abb. 1. Intraoperativer Situs bei einer 76jährigen Patientin nach Exstirpation eines Carcinoms mit Schnellschnittkontrolle. An der Stirn ist der Haut-Unterhautlappen bereits umschnitten

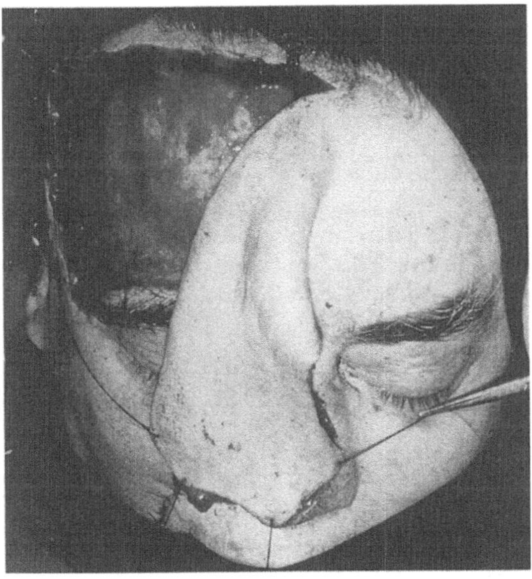

Abb. 2. Der Lappen wird entsprechend der „indischen Methode" auf den Defekt transponiert

ben: „Man nehme ein Pflanzenblatt von der Größe der zu bildenden Nase, schneide nach dem Maß des aufgelegten Blattes ein Stück aus der Wange, aber so, daß es noch anhängt und setze die Nase, nachdem angefrischt, rasch auf. Ist der Lappen festgewachsen, schneidet man den Stiel durch und kann nach Bedarf korrigieren." In diesem Buch steht auch: „Nur die Vereinigung der Chirurgie mit der Medizin bildet den vollkommenen Arzt (zu verstehen

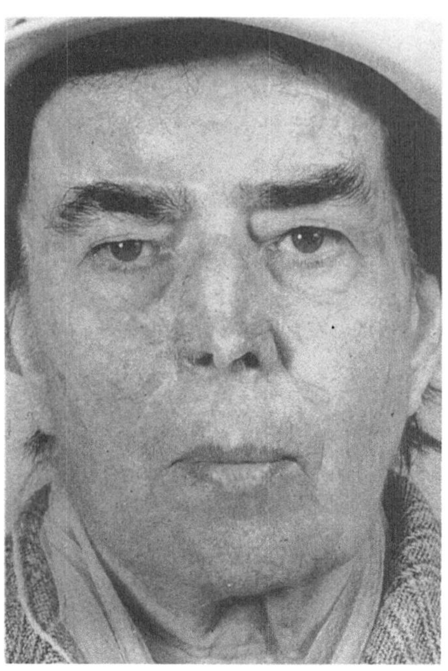

Abb. 3. Kontrolle 2 Jahre nach Carcinomexstirpation, zweizeitiger Rekonstruktion der Nase und nachfolgend modellierenden Eingriffen

als Vereinigung des praktischen und des theoretischen Wissens), der Arzt, dem die Kenntnis des einen dieser Zweige abgeht, gleicht einem Vogel mit nur einem Flügel" (Michler 1985). Es sind dies methodische (sekundäre Wiederherstellung, Vorbereitung des Transplantatlagers, mehrzeitige Plastik, gestielte Transplantation eines defektnahen Hautlappens) und ethische Prinzipien, die auch heute gelten (Abb. 1–3). Das Wort Gesicht (die vordere Seite des menschlichen Kopfes) steht an der Spitze der Synonymgruppe Angesicht (Gesicht als Wesensausdruck), Antlitz (Angesicht mit dem Ausdruck des Erhabenen) und Physiognomie, das Gesicht als Spiegel der Denkungsart oder Gesinnung eines Menschen.

Prinzip: „Künstlerische Begabung des Chirurgen"

Das Wort „Prinzip" in Verbindung mit „Kunst der Plastischen Chirurgie" führt auf Webster (1957), Gillies (1957) und Millard (1957) zurück, in dessen Buch das Aristotelische Postulat „Die Kunst fürwahr besteht in der Konzeption des Ergebnisses vor seiner handwerklichen Realisierung" verwendet wird. Es wird auf die Plastische Chirurgie, insbesondere des Gesichtes, übertragen und gefolgert, daß der Plastische Chirurg fähig sein muß, eine Vorstellung des gewünschten Endergebnisses zu haben, und daß er auch all die notwendigen Schritte vor Augen haben muß, die zu diesem Ergebnis führen. Er muß auch besondere geistige und manuelle Voraussetzungen, die ihn zur Realisierung dieses Resultates befähigen, besitzen. Der „Begriff des Plastischen" bezogen auf den „Chirurgen" führt auf Goethes Wilhelm Meister (1807–1820), der Ausdruck „Plastique" auf Desault (1799), von Graefe (1838) und Zeis (1863) zurück (Lösch 1989). Joseph (1931) schrieb „daß der Chirurg für den guten Erfolg einer plastischen Operation fähig sein muß, gut in drei Ebenen zu denken" und bezog sich in seinen kunstanatomischen Ausführungen auf die „Maße des Menschen", die in der Antike durch Polyklet und in seiner Zeit durch Schadow zur Norm wurden.

Prinzip: Beherrschung der theoretischen und methodischen Grundlagen der Transplantationen

„Die zur Gestaltung verwendete Materie besteht aus Haut und Fett, Knochen und Knorpel, Muskel, Faszie und Sehnen, aus physiologisch sehr anspruchsvollem Gewebe. Dies ist entscheidend für die Techniken und Methoden der Verpflanzung. Die Art der Gewebe, ihre Stoffwechselintensität und ihr Anspruch an die Gefäßversorgung oder die organische Verträglichkeit homoio- und alloplastischer Trans- bzw. Implantate bestimmen die Möglichkeiten des Vorgehens im einzelnen und damit die Grenzen für die Phantasie des Plastischen Chirurgen. Überschreitet er sie, so begibt er sich in Gefahr, die anfänglich bestehende Deformität nicht zu heilen, sondern zu verschlimmern" (Converse 1977, Lösch 1972, Millard 1986). Dieffenbach (1792–1847), schilderte den Leidensweg an Gesichtstumoren Erkrankter, die „anderen ein Schreckensbild waren" und die sich einer Wiederherstellung der Nase unterzogen hatten. Er sah in der Plastischen Chirurgie ein großes, wichtiges, künstlerisches Gebiet, auf dem die Physiologie der Chirurgie die Hand reicht. Sein Schüler Pirogow schrieb über ihn: „Seine Erfindungsgabe war unbegrenzt, jede seiner Operationen zeichnete sich durch etwas Neues, Improvisiertes aus" (Müller 1992).

Prinzip: Systematische ärztliche Untersuchung/Dokumentation

An Anfang der rekonstruktiven Maßnahmen steht die *Diagnose*. Sie gründet auf die drei Säulen *Anamnese, Status* und *Verlaufsbeobachtung* (Siegenthaler und Jenny 1980).

Um für *Diagnose* und *Erstbehandlung* reproduzierbare Standards zu schaffen, haben wir 1983 ein EDV-Programm für die „Erstbefunderhebung und Operationsspezifikation" zur Qualitätssicherung und Statistik erstellt, das im Sinne der Forderungen von Selbmann und Schega (1982) angewendet wird (Lindner 1983, Schrader und Lösch 1991). Es wurde nach 15 Kriterien strukturiert.

Es handelt sich um die Merkmale: 1 *Patientenidentifikationszahl*, 2 *anatomische Region* nach Feneis (1974), 3 *allgemeine Risikofaktoren* (Vosschulte 1979, Zittel 1979, Bolt und Schölmerich 1977), 4 *allgemeine diagnostische Zuordnung* (Einteilung nach Eder und Gedigk 1975), 5 *Photodokumentation*. Das Prinzip der Defektanalyse (Gillies und Millard 1957) wird bei der Erstellung der *speziellen Diagnose* (Merkmal 6) und Feststellung der vom Tumorleiden oder Trauma betroffenen *anatomischen Strukturen* (Merkmal 7) sowohl prä- wie intraoperativ befolgt. Die *histologische Untersuchung* = 9, präoperativ vorliegend, im Schnellschnitt durchgeführt oder intraoperativ veranlaßt, bestätigt die Tumordiagnose bzw. die Radikalität der Exstirpation vor der Rekonstruktion. Hinsichtlich der im Einzelfall angezeigten allgemeinen und speziellen Therapiemaßnahmen werden die speziellen Diagnosen (6) ergänzt mit Abwägung der Kriterien 8 = *primäre/sekundäre Behandlung/Berufsunfall* und 10 = *spezielle Risikofaktoren*, die in Relation des durch Tumorleiden oder Trauma verursachten vorliegenden Defektes, ein zusätzliches Risiko darstellen.

Prinzip: Indikation/Intention der Rekonstruktiven Eingriffe

Alle bisher dargestellten Unterscheidungsmerkmale führen zur Beurteilung der *Indikation/ Intention* (11). Sie wird nach den Krankheitsfolgen und nach den Unterscheidungsmerkmalen 6 und 7 in absolut/rekonstruktiv, präventiv/rekonstruktiv, relativ/rekonstruktiv (z. B. Korrektur von Narben ausschließlich wegen des Aussehens) und relativ/palliativ (z. B. Rekonstruktion nach Metastasenentfernung) unterschieden (Abb. 1–3). Tagliacozzi schrieb 1597: „Wir rekonstruieren und ergänzen Teile, die zwar die Natur gegeben, aber das Schicksal wieder zerstört hat, nicht so sehr zur Freude des Auges, sondern um den Betroffenen psychisch aufzurichten." Joseph (1931) ergänzt, „wieweit dies im speziellen Fall gelingt, hängt abgesehen von der objektiven Gestalt- und Funktionsverbesserung des betreffenden Organs, von der Art und Stärke des ästhetischen Empfindungsvermögens ab" (Lösch 1972).

720

Die *Indikationen* (Merkmal 11) zu rekonstruktiven Eingriffen im Gesicht nach Tumor oder Trauma mit Unterscheidung in absolut und relativ reichen nicht aus (Schmidt-Tintemann 1972, Lösch 1972, Wilflingseder 1967). Die systematische ärztliche Untersuchung kann zur Feststellung von *Krankheitsfolgen* (Merkmal 4) führen, die nach der Kriterienliste als: Funktionsminderung bzw. -störung oder -verlust, chronischer oder akuter Krankheitszustand, chronischer Entzündungszustand, teilweiser oder totaler Verlust eines Körperteiles, Verschlimmerung eines abhängigen Leidens, Schmerz, psychosomatische Störung bewertet werden.

Prinzip: Ersetze verlorene Gewebe mit anatomisch gleichartigen Geweben und Methoden der plastischen Rekonstruktion

Gillies (1957) formulierte diese übergeordnete Regel in einer Zeit, zu der die „Rundstiellappentransplantation" zur beherrschenden Methode geworden war und die später entwickelten Therapie-Techniken (Merkmal 10 unseres EDV-Programmes) noch nicht zur Verfügung standen. Es sind dies die Methoden der „Lappen mit axialem Gefäßmuster", die „gestielt" ein- oder mehrzeitig und „frei" mittels mikrochirurgischer Gefäßanastomosen transplantiert werden können. Die Geschichte der „Lappen mit axialem Gefäßmuster" führt in das 19. und frühe 20. Jahrhundert auf Gersuny, Krasske (Arterienlappen, A. maxillaris externa) und auf Esser, Spalteholz und Manchot, der 40 kutane Gefäßterritorien definierte, sowie Tansini zurück (Lösch 1992). Es zeigte sich, daß die Bahnen der für das Überleben der Lappen notwendigen Blutversorgung im Gefüge des Bindegewebes verlaufen. Dieses geht vom Skelett aus und zieht zwischen den Muskeln zu der Haut. Taylor und Palmer (1987) entwickelten das *Konzept der Angiosome*, die aus „einem definierten Block oder Sektor (Somite) von Gewebe bestehen, der von einer anatomisch definierten Arterie versorgt wird". Die „Territorien dieser Arterien korrespondieren im Integument und den darunter sich befindenden tiefen Geweben". Die Systematisierung der „Angiosome" diente der Bestimmung der Gefäße und Dimensionierung von Haut-Unterhautlappen und von myokutanen sowie mehrschichtigen, auch Skelettanteile enthaltenden Lappen (Composite-flaps). Für die Rekonstruktion des Gesichtes nach Defekten durch Tumor oder unfallbedingtem Trauma stehen viele, seit langem probate Therapietechniken (Merkmal 12 EDV-Programm) zur Verfügung. Es sind dies *gestielte* (Lexer 1931), *defektnahe* oder *defektferne* Lappenplastiken; beide mit zufälligem (random pattern) oder axialem (axial pattern) Gefäßmuster, *freie Lappen* (mit mikrovaskulären Gefäßanastomosen, mit oder ohne Nervenanschluß) und *freie* Transplantate (Haut, Schleimhaut, Sehne, Faszie, Arterie, Vene, Nerv, Haare, Korium), die ferner in auto- oder homoioplastisch unterschieden werden. Für die fallbezogene Planung des Therapieablaufes und Dokumentation war es sinnvoll, die *speziellen Diagnosen der Defekte* und *rekonstruktiven Eingriffsarten* (Merkmale 6 und 12) entsprechend der betroffenen Körperregionen (2) zu gliedern. Die präoperative und auch intraoperative *Analyse der Defekte* gibt Auskunft über die Größe der tatsächlich vorhandenen Defekte und die zu rekonstruierenden anatomischen Strukturen und Funktionen. Durch Unfall oder Tumoren verursachte Defekte des Gesichtes können nur bei Berücksichtigung der naturgemäßen, von den allgemeinen und speziellen Diagnosen ausgehenden, wesentlichen Unterschiede miteinander verglichen werden, aber auch danach nur mit Einschränkungen. Dieser Tatsache wird bei der Spezifikation der Indikationen (Merkmal 11) Rechnung getragen, wobei heute sogar relativ/palliative Indikationen im Fall von Tumoren des Gesichtes, wie nachfolgende Vorträge zeigen werden, zu rekonstruktiven Eingriffen führen.

Prinzip: Erhalte abgetrennte Körperteile und Gewebe

Dieses Prinzip wurde von Gillies (1957), abgetrennte Gewebe betreffend, die „als freie Transplantate" verwendet werden können, geäußert. Es wurde nach weltweiter Einrichtung

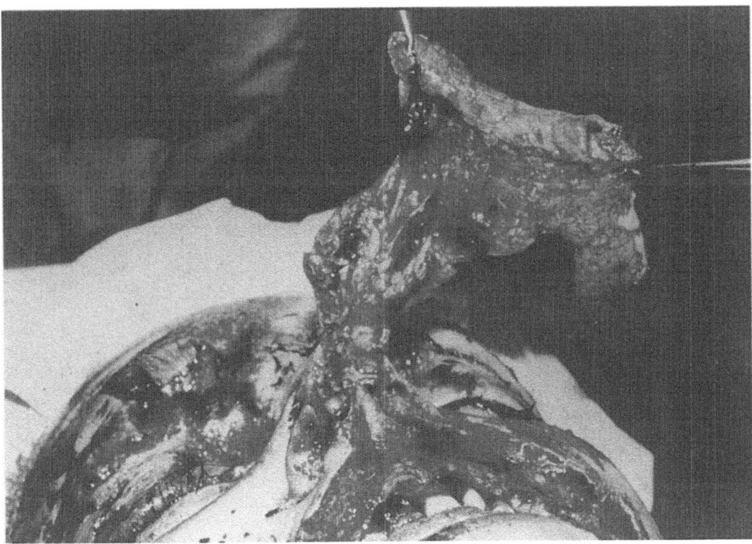

Abb. 4. 24jährige Frau mit nahezu vollständiger Abtrennung der Oberlippe links und des kartilaginären Anteils der Nase durch Frontscheibenverletzung

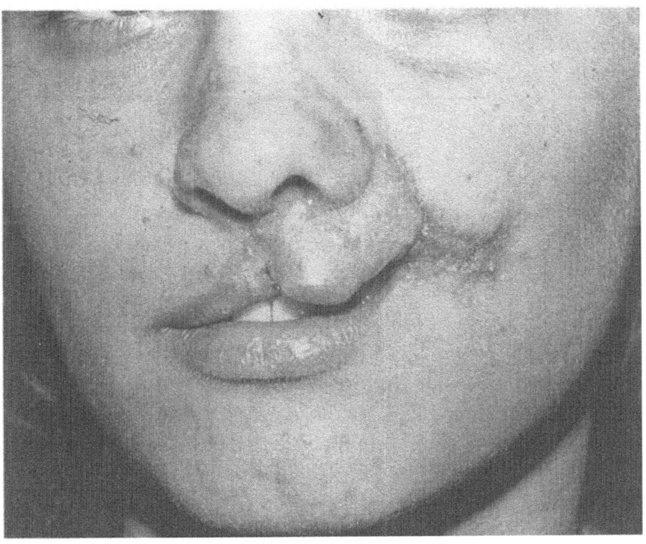

Abb. 5. 14 Tage nach Replantation mit freier Transplantation einer Vene zur Überbrückung eines Arteriendefektes, mikrochirurgischer Venenanastomose und schichtweiser Rekonstruktion von innen und außen. Restdefekte an den Orten stärkster Quetschung

von Replantationsdiensten von uns in Erinnerung gebracht (Lösch 1976). Die Replantation vollständig oder unvollständig abgetrennter Körperteile ist im Zusammenhang mit physiologisch/operationstechnischen Unterscheidungen (mikrochirurgische Technik, Merkmal 12) zu einer definierbaren Eingriffsart/Methode (Merkmal 13) geworden (Biemer und Duspiva 1980, Berger und Tizian 1985). Ihre Beherrschung (Abb. 4–6) ist unentbehrlich, wenn es darum geht, Strukturen zu erhalten, die in ihrer ursprünglichen Form nicht wiederhergestellt werden können (Prinzip der *Priorität von Form und Funktion der Nase*, Millard 1986).

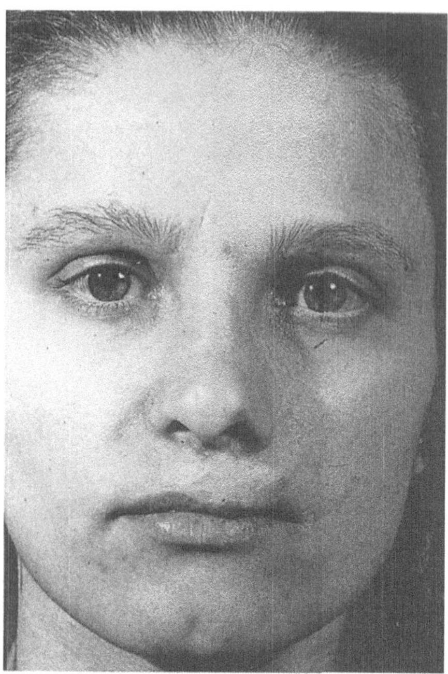

Abb. 6. Resultat 6 Jahre nach der primären Rekonstruktion und sekundären plastischen Korrektur der an Oberlippe und Wange verbliebenen entstellenden Defekte

Schlußfolgerungen

Es konnten nur einige wesentliche Prinzipien zu dem Thema dieser Sitzung aufgezeigt werden. Die Prinzipien der medizinischen Ethik müssen bei dem Ablauf der rekonstruktiven Therapie stets übergeordnet Beachtung finden. Die Prinzipien *interdisziplinäre Zusammenarbeit* und *systematische ärztliche Untersuchung* und nicht zuletzt *Beherrschung der Methoden* und die Norm „*Tue anderen nicht das, was Du nicht wünschst, das Dir getan wird*" (Joseph 1931) bestimmen unter Berücksichtigung der allgemeinen und speziellen Risikofaktoren die Indikationen und den Ablauf der rekonstruktiven Therapie. Wegen der von einigen Chirurgen allzu leicht in Kauf genommenen zu großen „Entnahmedefekte" (Hebedefekte) äußerte Millard (1986), daß das Prinzip der *körperlichen Intaktheit* besser beachtet werden müsse. Millard, Autor des 680 Seiten umfassenden Werkes „Principalization of Plastic Surgery" schrieb zu dem Umgang mit der Fülle der die rekonstruktive Behandlung bestimmenden Normen: „Jedes Prinzip ordnet die Reihung der Prioritäten mit der Freiheit einer ständigen Veränderung dieser Ordnung, die letztlich von der Besonderheit jedes einzelnen Falles abhängen muß. Leitlinie für eine korrekt Ordnung der Prioritäten ist die Logik". Diese Regel wird bei der Anwendung des hier vorgestellten „Programmes für die Erstbefundhebung und Operationsspezifikation zur Qualitätssicherung und Statistik" befolgt.

Literatur

1. Berger A, Tizian C (1985) Technik der Mikrochirurgie. Lehrbuch und Atlas. Verlag W. Kohlhammer GmbH
2. Biemer E, Duspiva W (1980) Rekonstruktive Mikrochirurgie. Springer Verlag, Berlin Heidelberg New York

3. Bolt W, Schölmerich P (1977) Präventivmedizinische Gesichtspunkte bei inneren Krankheiten. In: Gross R, Schölmerich P (Hrsg) Lehrbuch der Inneren Medizin. Schattauer Verlag, Stuttgart, 5. Auflage, S 1185–1194

4. Converse JM (1977) Reconstructive Plastic Surgery. Vol 1, W. B. Saunders Company, Philadelphia London Toronto

5. Eder A, Gedigk P (1975) Lehrbuch der allgemeinen Pathologie und der Pathologischen Anatomie. Springer Verlag, Heidelberg

6. Feineis H (1974) Anatomisches Bildwörterbuch der Internationalen Nomenklatur. Thieme Verlag, Stuttgart

7. Gillies H, Millard DR (1957) Principles and Art of Plastic Surgery. Vol 1, Little, Brown and Company, Boston

8. Joseph J (1931) Nasenplastik und sonstige Gesichtsplastik nebst Mammaplastik. Verlag AG Curt Kabitsch, Leipzig

9. Lexer E (1931) Die gesamte Wiederherstellungschirurgie. JA Barth, Leipzig

10. Lösch GM (1989) Systematik und Ethik der Plastischen Chirurgie. Ethik im Alltag der Medizin. Hrsg D von Engelhardt. Springer Verlag, Berlin Heidelberg New York

11. Lösch GM (1992) Systematisierung der Hautlappenplastiken im Spiegel der Geschichte. Vortrag am II. Hamburger Symposium für Plastische Chirurgie am 28.03. im Ev. Krankenhaus Alten Eichen, Akademisches Lehrkrankenhaus der Universität Hamburg

12. Lösch GM (1972) Entwicklung, Aufgaben und Ziele der Plastischen und Wiederherstellenden Chirurgie. Tägl Praxis 13:65

13. Michler M (1985) Die Geburt der Ästhetik im alten Griechenland und ihre Beziehung zur bildenden Kunst. In: Pfeifer G (Hrsg) Ästhetik von Form und Funktion in der Plastischen und Wiederherstellungschirurgie. Springer Verlag, Berlin Heidelberg New York Tokio

14. Millard DR jr (1986) Principalization of Plastic Surgery. Little, Brown and Company, Boston Toronto

15. Müller FW (1992) Der Chirurg Johann Friedrich Dieffenbach und sein Einfluß auf die Entwicklung der Plastischen Chirurgie. Chirurg BDC, 31 Jg, Nr 7

16. Schmidt-Tintemann U (1972) Zur Lage der Plastischen Chirurgie. Hefte zur Unfallheilkunde 109. Hrsg Bürkle de la Camp, H, Springer Verlag, Berlin Heidelberg New York

17. Schrader M, Lösch GM (1991) Datenbank zur Qualitätssicherung und Statistik bei der primären und sekundären operativen Behandlung handverletzter Patienten. Springer Verlag, Berlin Heidelberg. Hefte zur Unfallheilkunde 220:359

18. Selbmann HK, Schega W (1982) Qualitätssicherung ärztlichen Handelns zwischen Wollen und Können. Fortschr Med 100 Jg, No 10

19. Siegenthaler W, Jenny S (1980) Allgemeine Gesichtspunkte. Differentialdiagnose innerer Krankheiten. Hrsg Siegenthaler W. Thieme Verlag, Stuttgart

20. Vosschulte K (1979) Innere Medizin und Chirurgie. Hrsg Vosschulte K, Lasch HG, Heinrich F. Thieme Verlag, Stuttgart

21. Webster JP (1957) In: Principles and Art of Plastic Surgery. Vol 1. Hrsg Gillies H, Millard DR. Little, Brown und Company, Boston

22. Wilflingseder P (1967) Wesen und Aufgaben der Plastischen Chirurgie. Wiener klin Wschr 79:27–28

23. Zittel RX (1979) Systematik der Chirurgie mit Schlüssel zum Gegenstandskatalog. Thieme Verlag, Stuttgart

190. Rekonstruktion der Haut und Weichteile nach Tumoren im Gesichtsbereich

M. Greulich und W. Gubisch

Klinik für Plastische Chirurgie, Marienhospital Stuttgart, Böheimstr. 37, 70597 Stuttgart

Reconstruction of the Skin and Soft Tissue After Resection of Tumors

Summary. Defects in the face are covered with the local flaps when ever possible – also after tumor resection. According to the variety of the individual mimic folds, the laxity of the redundancies of the different faces an individual solution has to be found in every case. Distant flaps – nowadays mainly free flaps – are used for extensive and deep defects especially in unfavorable conditions as scarring and irradiation.

Key words: Tumor surgery – Local flaps – Free flaps

Zusammenfassung. Defekte im Gesicht werden mit örtlichen Nahlappen gedeckt, wann immer dies möglich ist. Entsprechend der großen Variabilität in der Lage der mimischen Falten, der Elastizität und der Lage von Hautüberschüssen, die für die Deckung der Defekte herangezogen werden können, muß die individuelle richtige Lösung in jedem einzelnen Fall gefunden werden. Fernlappen – heute meist als freie Lappen – werden bei großen und tiefen Defekten angewandt sowie bei ungünstigen Bedingungen vor allem ausgedehnter Vernarbungen und Bestrahlung.

Schlüsselwörter: Tumorchirurgie – Nahlappen – Fernlappen

Der Radikalität für die Excision von Tumoren sind im Gesichtsbereich enge Grenzen gesetzt. Bei der dichten Nachbarschaft schwer ersetzbarer Strukturen wie Nase, Lider, Lippen und Ohren sind großzügige Excisionen nicht ratsam. Zum Glück erlaubt die Hauptmasse der Tumoren im Gesichtsbereich, d. h. in erster Linie Basaliome und Carcinome, eine schrittweise offene Excision mit histologischer Kontrolle der Sicherheitsabstände.

Im plastisch-chirurgischen Alltag hat man es mehrheitlich mit 1–3 cm großen Defekten zu tun, deren Deckung wegen der schwer zugänglichen Lage doch manche Probleme stellt:

– kein Defekt ist wie der andere
– kein Gesicht ist wie das andere

Dies gilt vor allem für:

1. Lage und Ausdehnung der mimischen Falten
2. Die Dehnbarkeit der Haut
3. Individuelle Hautüberschüsse, die für die Defektdeckung ausgenützt werden können.

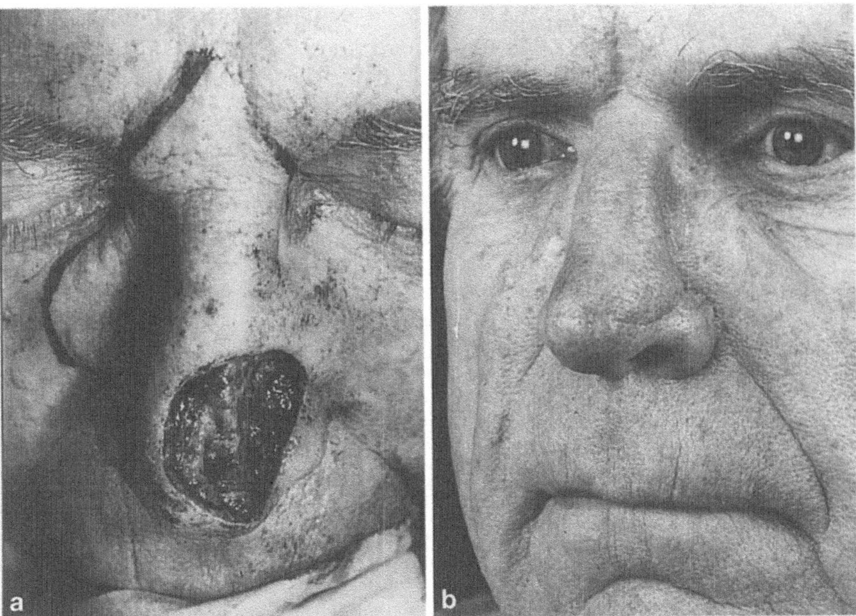

Abb. 1. a Großer Defekt im Bereich von Nasenspitze und Nasenflügel, der mit einem auf die Wange übergreifenden Marchac-Lappen durch Rotation der Nasenhaut gedeckt wird. **b** Spätergebnis

Falldemonstrationen

1. Fall. Verlagerung des Hautüberschusses aus der Glabella mit Hilfe eines Marchac-Lappens in Form einer Rotation zur Nasenspitze.

2. Fall. Zusätzliche Ausnutzung der Dehnbarkeit der Wange zum Verschluß eines recht großen Defektes auf der Nasenspitze (Abb. 1).

3. Fall. Verlagerung des gleichen Überschusses aus der Glabella in Form eines Verschiebe-Schwenk-Lappens zum Nasenabhang hin.

4. Fall. Nutzen des Hautüberschusses aus dem Oberlid zur Unterlidrekonstruktion. Zur Abstützung wird unter den Lappen ein chondromucöser Composite graft eingelagert.

5. Fall. Rekonstruktion des linken Nasenflügels aus dem Hautüberschuß der Nasolabialfalte in Form eines Verschiebeschwenklappens.

Die Falldemonstrationen belegen:

1. Narben im Gesichtsbereich sind weitgehend unauffällig, solange sie auf den Grenzlinien der ästhetischen Gesichtseinheiten liegen. Die Symmetrie ist dabei von entscheidender Bedeutung. Die Ausdrucksfähigkeit des Gesichtes hängt ganz unwillkürlich von den Maßstäben von Normalität und Unauffälligkeit ab. Bereits geringe Störungen der Gesichtskontur ziehen die Aufmerksamkeit auf sich und stören den Kontakt ganz empfindlich. Ästhetik und Funktion sind im Gesichtsbereich nicht voneinander zu trennen.
2. Nahlappen sind das Verfahren der ersten Wahl: Textur und Colorit der Gesichtshaut sind nur durch Gesichtshaut aus der nächsten Nachbarschaft einigermaßen zu imitieren. In Wirklichkeit handelt es sich ja um sehr viele unterschiedliche Häute.

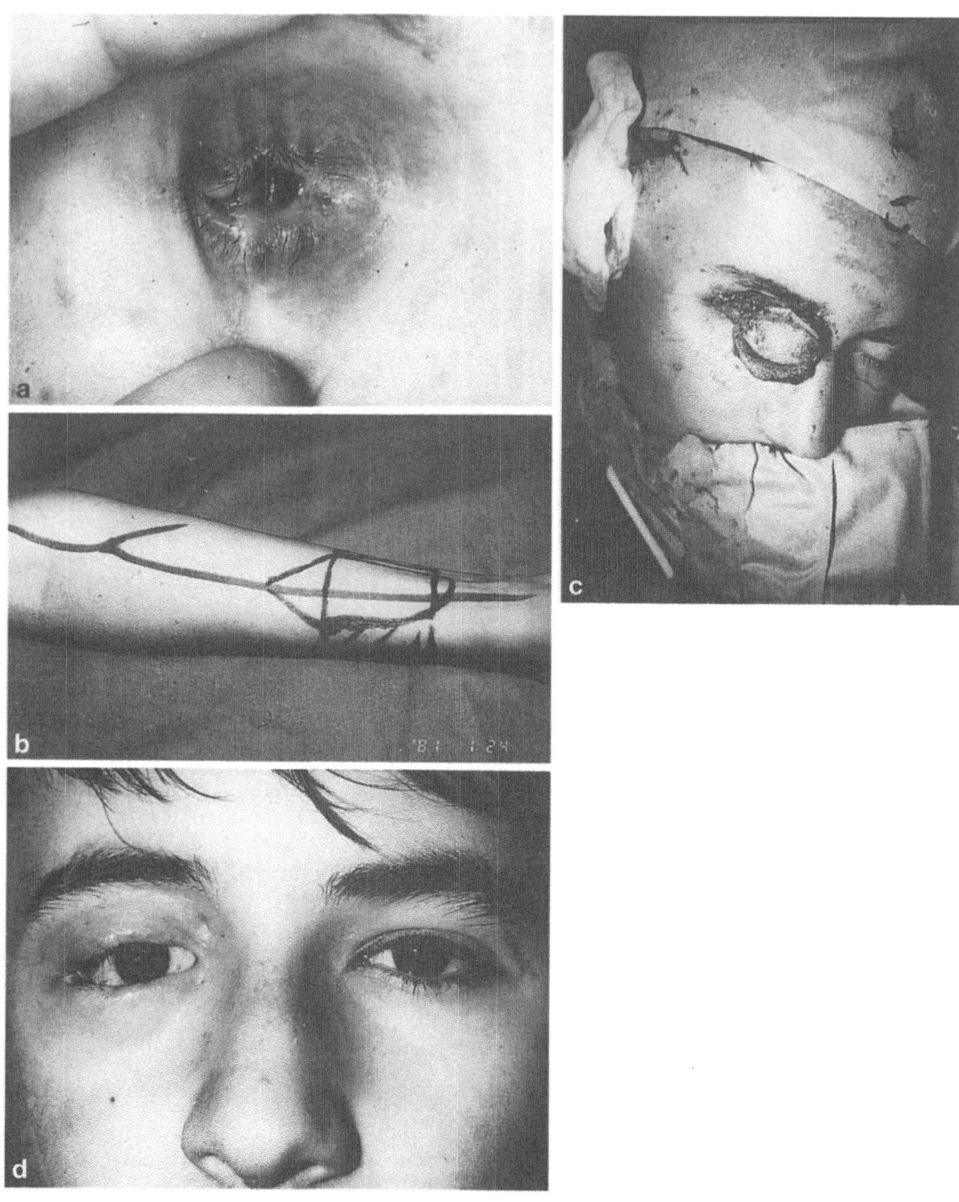

Abb. 2. a Chronisch schrumpfende Orbita links nach Enukleation wegen Rhabdomyosarcom und Nachbestrahlung. **b** Unterarmlappen zum Aufbau der Prothesentasche. **c** Einsatz der Prothesentasche, Anschluß am Gefäßbündel der A. temporalis superficialis. **d** Stabile gut prothesenfähige Tasche (5 Jahre postoperativ)

Vollhauttransplantate können überraschend gute Ergebnisse liefern (6. Fall), leider nicht in zuverlässiger Form. Sie neigen, auch wenn sie mit größter Sorgfalt übertragen wurden, zur Hyperpigmentierung und Schrumpfung (7. Fall).

Composite grafts können bei kleinen mehrschichtigen Defekten gute Dienste leisten. Demonstriert wird ein zweilagiger Composite graft mit Knorpel und Haut, der aus dem Ohr entnommen wurde und zur Rekonstrukion des rechten Nasenflügels dient (8. Fall). Die Kühlung und Ruhigstellung zur Herabsetzung des Stoffwechsels in den ersten Tagen ist dabei erfolgsentscheidend.

Durch Gewebeexpansion können Nahlappen erheblich vergrößert werden. Dies wird am Fall eines axial gestielten paramedianen Stirnlappens demonstriert, der zum Aufbau eines großen linksseitigen Nasenflügeldefektes benutzt wurde (9. Fall). Der Expander wurde über drei Monate hin belassen, die Haut des Nasenabhanges wurde für die Innenschichtauskleidung in Form eines Umkipplappens genutzt. Anhand eines weiteren Fallbeispieles wird bei einem gleichzeitigen Defekt von Oberlippe und Nase die Rekonstruktion durch einen ABBE-Lappen aus der Unterlippe und durch einen Converselappen von der linken Stirn her demonstriert, was die extremen Möglichkeiten der Rekonstruktion durch Nahlappen aus dem Gesichtsbereich allein zeigt (10. Fall).

Bei sehr großen Defekten kommt man ohne Fernlappen – heute in der Regel mikrovaskulär gestielt – nicht aus.

Falldemonstration

11. Fall. Großer Defekt im Stirnbereich mit Eröffnung der Stirnhöhle nach Ulcus rodens. Die Kontur ist akzeptabel, das Hautkolorit sticht jedoch sehr gegenüber der Umgebung ab.

12. Fall. Großzügige Excision von Wange, Stirn und Ohr wegen eines malignen fibrösen Histiocytoms, Defektdeckung mit einem freien Parascapularlappen, der an die A. facialis angeschlossen wurde. Der Ohrdefekt wurde mit einer Epithese kaschiert. In diesem Falle paßt die Haut relativ gut, auch die Funktion des N. facialis konnte zum Glück erhalten werden.

Ein spezielles Problem stellt der Orbitaaufbau nach Tumorexcision dar – ein Problem, das wir in Stuttgart zunehmend mit mikrochirurgischen Mitteln angehen.

Falldemonstration

13. Fall. Eine chronisch schrumpfende Orbita nach Enukleation und Bestrahlung wegen Rhabdomyosarkom. Mehrere Versuche, eine Prothesentasche durch Schleimhauttransplantate zu schaffen, waren bereits gescheitert. Die Prothesentasche wurde deshalb aus einem Unterarmlappen gebildet, der an der A. temporalis superficialis angeschlossen wurde (s. Abb. 2).

14. Fall. Z. n. Exenteratio orbitae ebenfalls wegen Rhabdomyosarcom. Die junge Dame hatte ihr Problem stets durch eine große Stirnlocke verdeckt. Hier wurde ein fasciomucöser Lappen am Unterarm vorgefertigt, was die Auskleidung der Augenhöhle mit Mucosa ermöglicht und auch einen weniger auffälligen Hebedefekt erlaubt, da die Haut des Unterarmes selbst erhalten werden kann.

Zusammenfassend sei betont:

1. Voraussetzung jeder Rekonstruktion ist die radikale Tumorentfernung.
2. Nahlappen aus dem Gesicht sind – wenn möglich – wegen der Qualität ihrer Haut häufig die beste Lösung.
3. Freie Lappen haben vor allem bei großen Defekten und im bestrahlten Gebiet ihren Platz.

191. Rekonstruktion von Haut und Weichteilen nach Traumen

G. Spilker und G. B. Stark

Klinik für Plastische Chirurgie, Wiederherstellungschirurgie, Handchirurgie,
Schwerstverbranntenzentrum, Ostmerheimer Str. 200, 51109 Köln

Reconstruction of Skin and Soft Tissue After Trauma

Summary. The aesthetic reconstruction of soft tissue in the facial region is as much important for the psychosocial reintegration of the injured as the function of the face. Usually we encounter mechanical, thermal and chemical causes of trauma. Different techniques are discussed. Their principles rely on the reconstruction of functional and aesthetic units. Good results increase the quality of life. With reconstruction of the face a higher self esteem of the individual can be achieved.

Key words: Facial trauma – Soft tissue injuries – Reconstructive surgery

Zusammenfassung. Für die psychosoziale Wiedereingliederung Unfallverletzter spielt die aesthetische Wiederherstellung des Gesichts eine ebenso große Rolle wie die Wiederherstellung der Funktion. In der Regel handelt es sich um mechanische, thermische und chemische Verletzungen. Verschiedene Techniken werden gegenübergestellt und diskutiert. Das Grundprinzip ist die Rekonstruktion funktioneller Einheiten. Gute Ergebnisse verbessern die Lebensqualität der Patienten. Mit der Wiederherstellung der äußeren Integrität geht stets auch eine Wiederherstellung des Selbstwertgefühles einher.

Schlüsselwörter: Gesichtsverletzung – Weichteilrekonstruktion – Lebensqualität

Einleitung

Das Gesicht stellt den Körperteil dar, welcher eine herausragende Rolle bei der Interaktion mit unserer Umwelt darstellt. Auch die rein ästhetische Rekonstruktion spielt deshalb eine der Funktion gleichwertige Rolle in der psychosozialen Wiedereingliederung Unfallverletzter (Spilker und Stark 1991).

Bereits bei der primären Versorgung sollten deshalb plastisch-chirurgische Prinzipien angewandt werden, um vermeidbare Narbenbildungen und Gewebeverluste zu vermeiden. Ursächlich nehmen neben mechanischen Traumen thermische Verletzungen einen wichtigen Raum ein. Das Ausmaß reicht dabei von sehr häufigen Bagatellverletzungen bis hin zu schwersten, entstellenden Traumen, die unter Umständen mit Begleitverletzungen einhergehen.

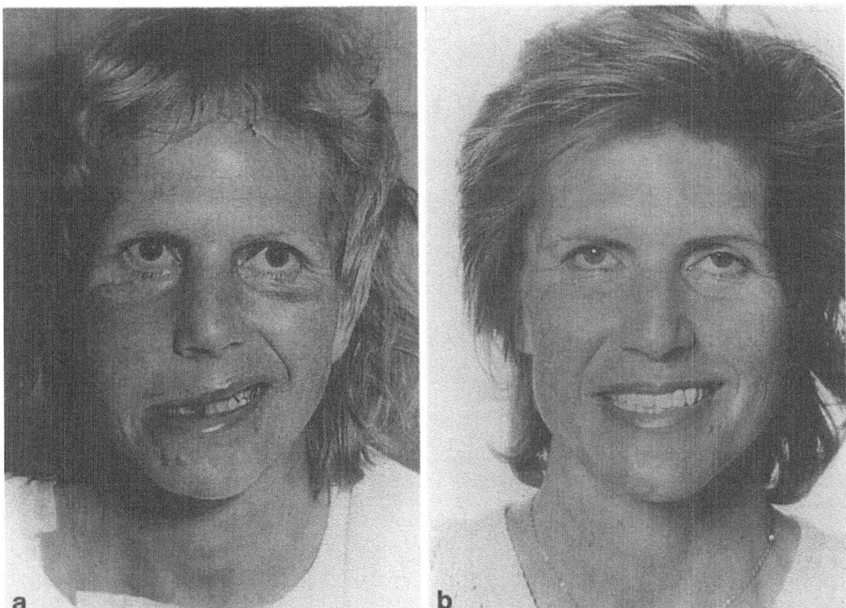

Abb. 1. a Komplette Fazialis-Parese des Mittel- und Untergesichtes nach tiefer Schnittverletzung. **b** Nach primärer mikrochirurgischer Nervennaht kommt es nach einem halben Jahr zur kompletten funktionellen Restitution

Behandlungsprinzipien

Bei der Behandlung von Weichteildefekten und Narben des Gesichtes sollte vorrangiges Ziel die Vermeidung der Narbenbildung sein, um eine haarfeine und möglichst unsichtbare Narbe zu erzielen. Je besser die Primärversorgung, um so weniger ausgeprägt die erforderliche Sekundärrekonstruktion. Sekundäre Narbenrevisionen bieten dagegen den Vorteil, daß sie mehr Zeit für die Analyse gewähren, während die kontraktilen Kräfte der Narbenbildung ihre Wirkung zeigen. Vor einer Narbenrevision sollten mindestens sechs Monate verstreichen. Eine Frist von 12 bis 18 Monaten vermindert die Gewebereaktion weiter und vermindert oft das Ausmaß der erforderlichen chirurgischen Korrektur. Operative Prinzipien sowohl bei der primären Versorgung wie auch bei der sekundären Wiederherstellung umfassen im einzelnen:

1. Eine primär multidisziplinäre Kooperation unter Einschluß von Allgemeinchirurgen, plastischem Chirurgen, Augenarzt, Neurochirurgen, Kieferchirurgen und eventuell HNO-Arzt sollte frühzeitig erwogen werden. Bei ausgedehnten Gesichtsverletzungen sind begleitende Verletzungen tiefer liegender Strukturen (Skelett, Nasennebenhöhlen, Gebiß, Speicheldrüsengänge, N. facialis, Tarsus, Bulbus, Tränengangssystem) nicht selten und bedürfen der Berücksichtigung (Tabelle 1, Abb. 1 a, b).
2. Ähnlich der operativen Techniken der Handchirurgie ist atraumatisches Vorgehen, gegebenenfalls mit optischer Vergrößerung, und die Beachtung von Hautspannungslinien bei der Schnittführung zwingend (Farrior et al. 1983). Bei der Primärbehandlung ist eine sorgfältige Wundreinigung erforderlich (Abb. 2).
3. Bei Gewebeverlusten sollte versucht werden, „Gleiches mit Gleichem" zu ersetzen. Lokalem Gewebe aus der Kopf-Hals-Region ist dabei der Vorzug vor Ferntransplantaten oder Fernlappenplastiken zu geben.

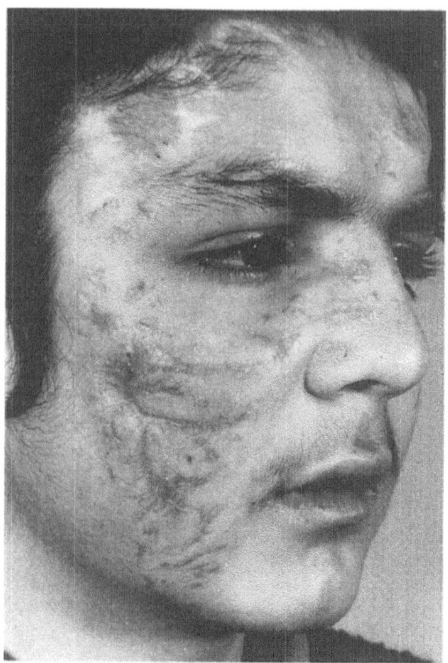

Abb. 2. Bei insuffizienter Wundversorgung und Wundreinigung kommt es zu partiellen Sekundärheilungen, breiten Narben und verbleibenden, extrem schwer behandelbaren Schmutztätowierungen. Tangentiale Schnitte führen zu ödematösen Hautlappenrändern. Die Primärbehandlung bestimmt ganz wesentlich die Voraussetzungen für sekundäre Korrekturen und das Endergebnis

Tabelle 1. Prinzipien der Primärversorgung

primär multidisziplinär
– Allgemeinchirurg
– Plastischer Chirurg
– Augenarzt
– Neurochirurg
– Kieferchirurg
– Otolaryngologe
gezieltes diagnostisches und rekonstruktives
Konzept
atraumatisches Vorgehen (Vergrößerung
und maximale Gewebeerhaltung)
Ersatz von „Gleichem mit Gleichem"

Tabelle 2. Die „rekonstruktive Leiter"

1. Exzision und Naht
2. lokale Lappenplastik
3. Voll- oder Spalthauttransplantat
4. Composite graft
5. Fernlappenplastik
6. Gewebeexpansion
7. freier mikrochirurgischer Gewebetransfer

4. Hierbei ist Grundprinzip die rekonstruktive Stufenleiter, wobei erwogen werden muß, ob einfache oder kompliziertere Techniken erforderlich sind, um ein optimales Ergebnis zu erreichen (Tabelle 2):
   a) Lokale Gewebeverschiebung durch Mobilisation und W-Plastik (Farrior et al. 1983),
   b) freies Transplantat möglichst von kranial der Klavikeln (Abb. 3a–c),
   c) lokale Lappenplastik (Z-Plastik, Limberg-Lappen, Wangenrotationslappen, etc., Abb. 4a, b),
   d) „composite grafts", welche vor allem bei der Rekonstruktion von Nase, Lidern und Ohren von Bedeutung sind (Abb. 5a, b),
   e) und schließlich aufwendige Verfahren wie die Gewebeexpansion und freie mikrochirurgische Gewebetransfers (Abb. 6a–c).

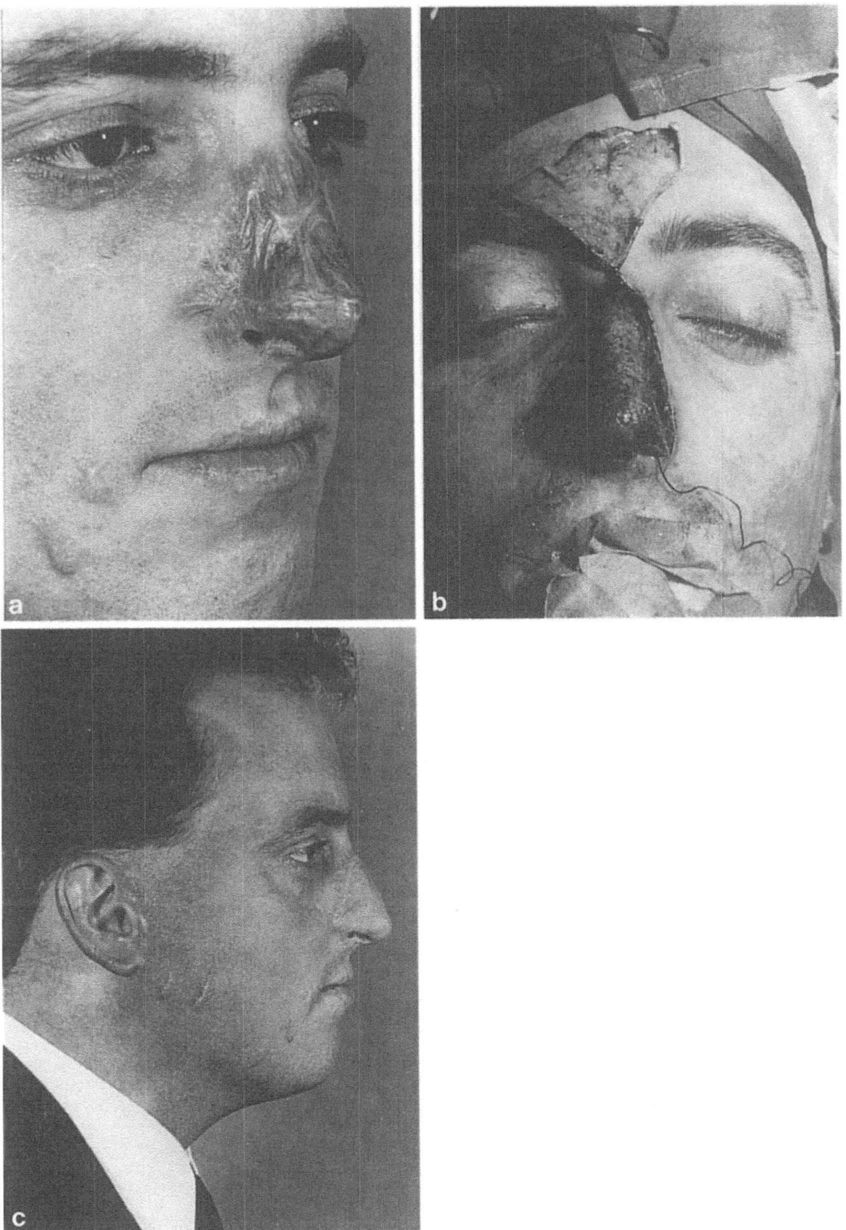

Abb. 3. a Hypertrophe Narbenbildung der Nase nach Verbrennung. **b** Ersatz der kompletten ästhetischen Einheit durch ein supraklavikuläres Vollhauttransplantat. **c** Langzeitergebnis

Dies setzt die Beherrschung des gesamten plastisch-chirurgischen Spektrums voraus. Insbesondere bei komplexen Verletzungen unter Einschluß von Nase, Ohren und Periorbita müssen nicht selten verschiedene Verfahren kombiniert werden. Ein mehrzeitiges Vorgehen ist eher die Norm denn die Ausnahme. Kleinere Narbenkorrekturen unter Einschluß der Dermabrasio geben oft dem Ergebnis den letzten „Touch".

Insbesondere bei ausgedehnten Narbenbildungen von Verbrennungsopfern haben auch konservative Maßnahmen durch kontinuierliche Kompressionsbehandlung ihre Bedeutung (Tabelle 3).

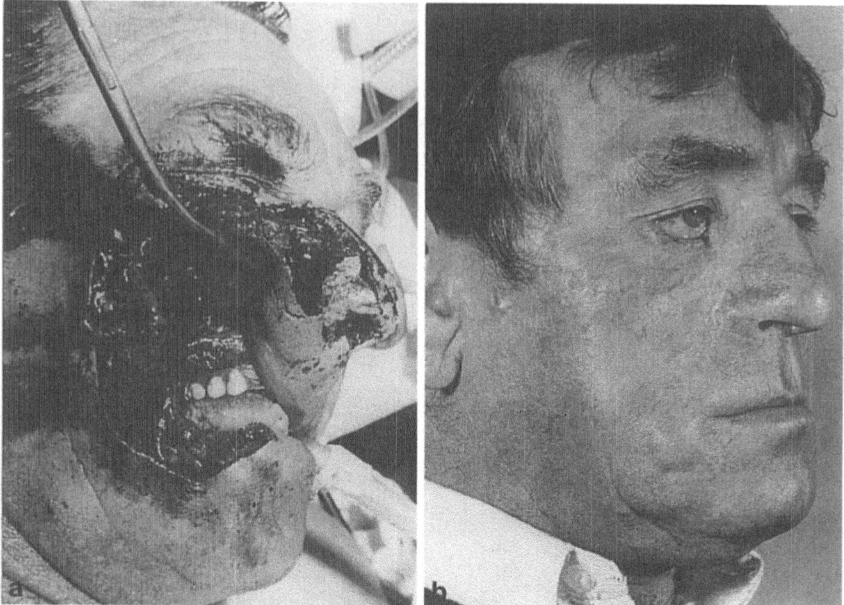

Abb. 4. a Allschichtige Riß-Quetsch-Schnittwunde mit Gewebeverlust an der medialen Wange und am Unterlid. **b** Frühergebnis nach primärer schrittweiser Rekonstruktion aller Strukturen und Defektdeckung durch modifizierten Wangenrotationslappen

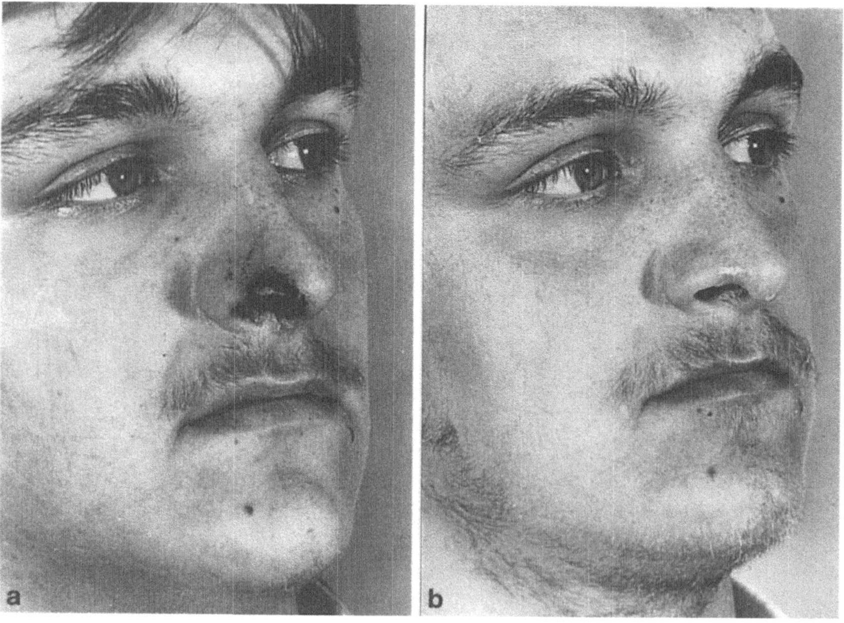

Abb. 5. a Sogenannte „Composite grafts" (freie Transplantate, welche aus mehreren Gewebskomponenten bestehen) zeigen oft primär eine ausgeprägte Schwellung und Blaufärbung. Hier erfolgte ein Ersatz des Nasenflügels durch ein chondrokutanes Transplantat von der Ohrmuschel. **b** Endergebnis

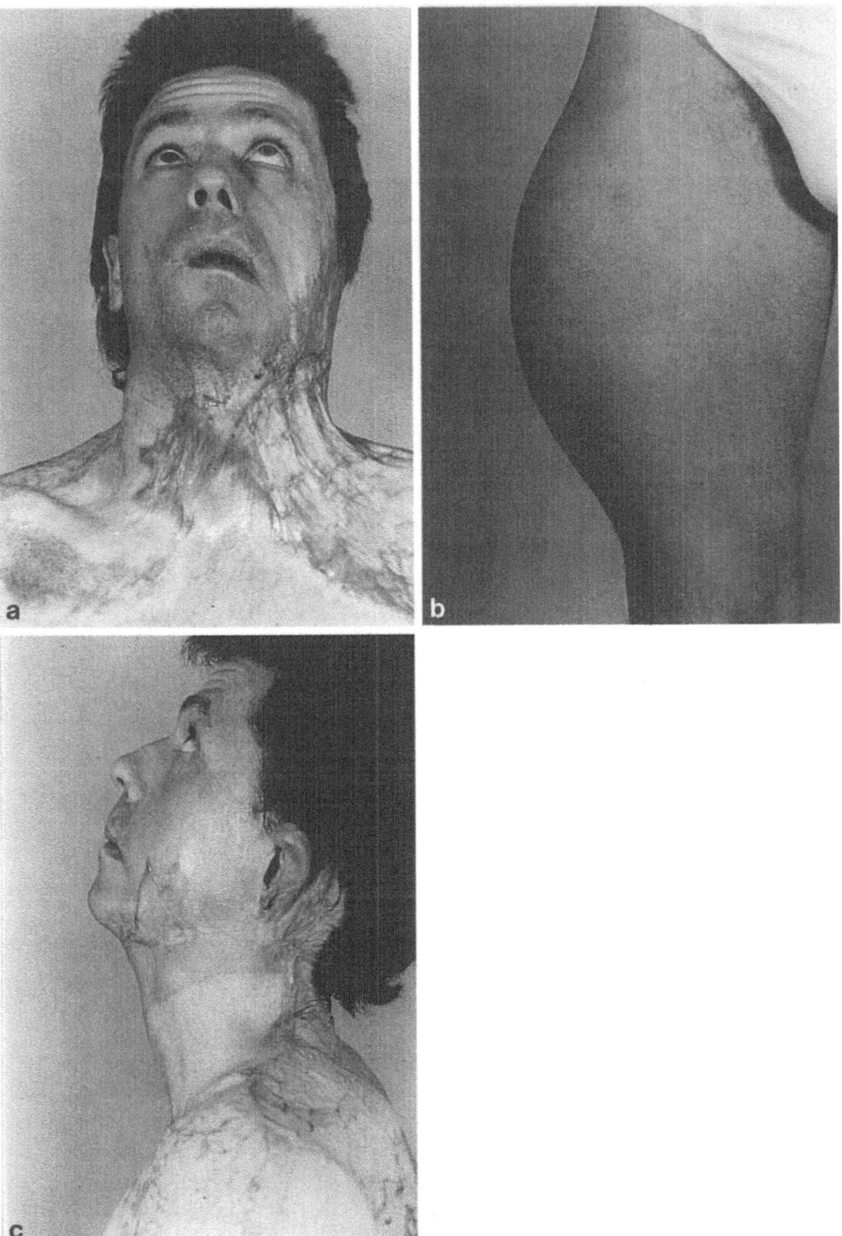

Abb. 6. a Massive hypertrophe Narbenkontraktur des Halses nach III.–IV.-gradiger Verbrennung und kompletter Ohrverlust. **b** Da auch der gesamte Rücken und Thoraxbereich wegen Verbrennungsnarben als Spenderregion ausfällt, erfolgt die Präexpansion eines muskulofasziokutanen Tensor-fasciae-latae-Lappens zum mikrochirurgischen Gewebetransfer. **c** Endergebnis nach Transplantation des freien Lappens zum Hals und partieller Ohrrekonstruktion mit Rippenknorpel und vollhautgedecktem, gestieltem Temporalis-Faszienlappen

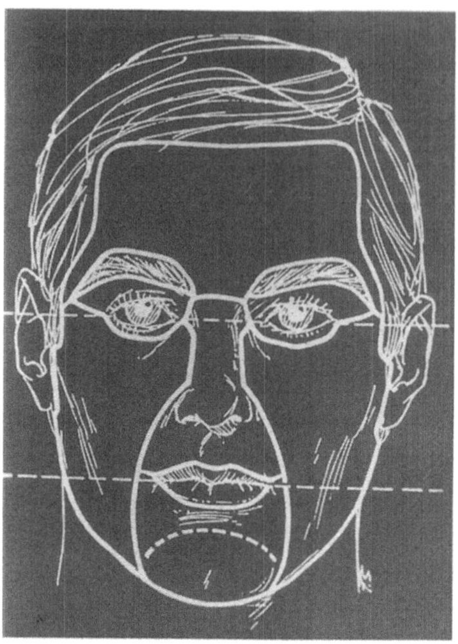

Abb. 7. Die ästhetischen Einheiten des Gesichtes

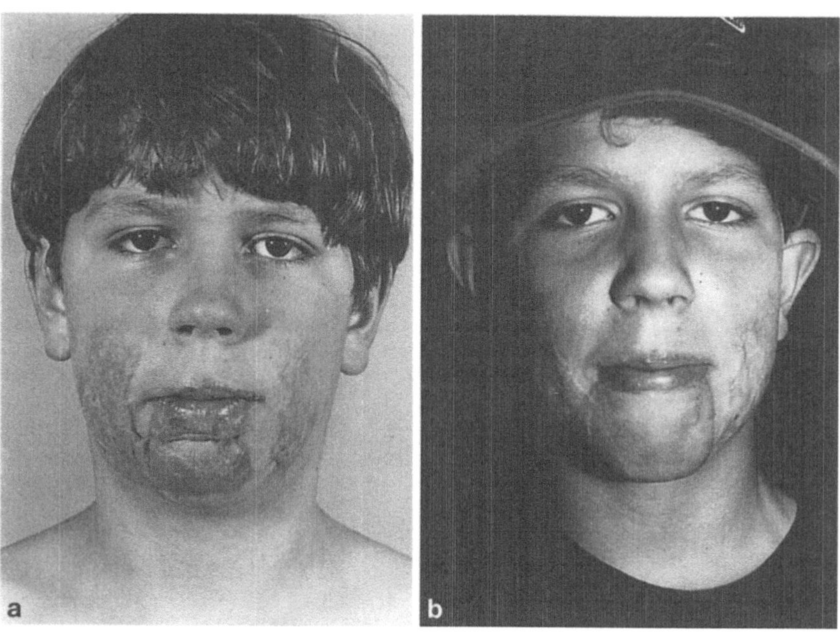

Abb. 8. a Hypertrophe Narbenbildung der Unterlippe mit Ektropion des Lippenrotes nach II.-gradiger Verbrennung trotz Kompressionsbehandlung. **b** Ersatz der ästhetischen Einheit durch Vollhauttransplantat

Tabelle 3. Adjuvante Maßnahmen bei Gesichtsverletzungen

Antibiotika (?)
Narbenpflege (Cremes) (?)
Kortikoide
Kompressionsbehandlung, vor allem nach
Verbrennungen
Dermabrasio
Kollageninjektionen

---

5. Weichteildefekte können nicht losgelöst von knöchernen und kartilaginären Skelettverlet-
zungen betrachtet werden (Schultz und de Camara 1984). Diese müssen durch osteopla-
stische Maßnahmen und Knochen- und Knorpeltransplantationen sowie seltener alloplas-
tische Implantate korrigiert werden. Freie osteokutane Lappentechniken ermöglichen
heute die synchrone vaskularisierte Rekonstruktion auch ausgedehnte Knochen- und
Weichteildefekte (Stark 1991).
6. Bei Rekonstruktion von Hautdefekten müssen die „ästhetischen Einheiten" des Gesichtes
streng beachtet werden (Abb. 7), das bedeutet, daß im Zweifelsfall eine solche Einheit
komplett zu ersetzen ist (Abb. 8 a, b). Ein weiteres wesentliches Ziel ist die Symmetrie, die
unter anderem wesentlich von dieser Beachtung ästhetischer Einheiten abhängt.

Diskussion

Durch den differenzierten Einsatz des gesamten Spektrums der plastischen Chirurgie kann
die Lebensqualität von Unfallopfern wesentlich verbessert werden, die nicht nur von orga-
nisch-funktionellen Behinderungen, sondern auch von Störungen der Körperbildempfin-
dungen beeinträchtigt ist (Spilker und Stark 1991). Am häufigsten gelingt dies durch relativ
einfache Techniken, wie Hauttransplantation, Narbenkorrekturen oder Z-Plastiken, die
auch von nicht-plastisch-rekonstruktiv spezialisierten Operateuren beherrscht werden können. Die Indikationsstellung im Einzelfall sollte aber nicht von dieser Verfügbarkeit abhängig gemacht werden. Auch komplexe Techniken, wie freie mikrochirurgische Gewebetransfers oder die Gewebeexpansion, gehören heute zur Routine und müssen ebenso wie
adjuvante Techniken von Anfang an mit in die differentialtherapeutische Erwägung integriert werden (Swartz und Banis 1992). Dasselbe gilt für moderne kraniofaciale und maxil-
lofaciale Rekonstruktionstechniken am Schädelknochen. Dies setzt bei allen komplexeren
Gesichtsverletzungen auch die primäre Konsultation eines plastischen Chirurgen voraus
(Ramatschi und Mühlbauer 1987). Im Rahmen von Polytraumen mag die Gesichtsverletzung zunächst als zweitrangig erscheinen, kann aber für den Patienten im weiteren Leben
von vorrangiger Bedeutung sein.

Literatur

Farrior RT, Jarchow RC, Rojas B (1983) Primary and late plastic repair of soft tissue injuries. Otolaryng
    Clin N Am 16:697–708
Ramatschi P, Mühlbauer W (1987) Primärbehandlung großer Weichteilverletzungen in der Gesichts-
    und Schädelregion. Langenbecks Arch Chir 372:721–722
Schultz RC, de Camara DL (1984) Athletic facial fractures. JAMA 252:3395–3398
Spilker G, Stark GB (1991) Quality of life considerations in plastic and reconstructive surgery. Theor
    Surg 6:216–220
Stamatopoulos C, Panayotou P, Tsrigotou S, Ioannovich JD (1992) Use of free flaps in aesthetic
    reconstruction of face and neck deformities. Microsurgery 13:188–191
Stark GB (1991) Der freie osteokutane Skapulartransfer. Chir Praxis 43:129–137
Swartz WM, Banis JC (1992) Head and Neck Microsurgery. Williams & Wilkins, Baltimore

192. Kombinierte Verfahren zur Wiederherstellung auch des knöchernen Skeletts

W. Stock und E. Dielert

Abteilung für Plastische Chirurgie, Chirurgische Klinik und Poliklinik, Klinikum Innenstadt der LMU, Nußbaumstr. 20, 80336 München

Combined Methods of Reconstruction of the Bone Structures

Summary. Extended bone defects, especially in the mandibular region after tumor excision, radiotherapy with osteoradionecrosis and mandibular atrophy pose great problems concerning reconstruction of these malnourished regions by traditional methods like cancelleous and cortical bone graft, because of frequent atrophisation. The microvascular techniques offer actually the possibility to combine vascular bony transplants from the ilical crest, fibula, scapula and radius with soft tissue flaps in simultaneous reconstruction of extended bone- and soft tissue defects predominantly in the head neck region.

Zusammenfassung. Große Knochendefekte, besonders im Unterkieferbereich nach Tumorexcision, Bestrahlung mit Osteoradionekrosen und Unterkieferathrophie bereiten bei der Wiederherstellung eines ersatzschwachen Lagers mit herkömmlichen Methoden wie Spongiosaplastik und Knochenspanen große Probleme, da es verstärkt zur Atrophie kommt. Durch die mikrochirurgischen Operationstechniken ist es jetzt möglich, vaskularisierte Knochentransplantate aus dem Becken, der Fibula, der Scapula oder aus dem Radius auch kombiniert mit Weichtteillappen zur einzeitigen Rekonstruktion von großen Knochen- und Weichteildefekten besonders nach Tumorexcision im Kopf-Hals-Bereich einzusetzen.

Schlüsselwörter: Mikrochirurgie – Knochendefekte – Kopfbereich

Im Kiefer-Gesichts-Bereich bewirken große Knochen- und Weichteildefekte schwere funktionelle Einbußen sowie Schwierigkeiten bei sozialer Wiedereingliederung und sind verbunden mit der psychischen Belastung der Patienten. Besonders nach schweren Gesichtstraumata und Tumorexstirpationen sind größere knöcherne Defekte möglich, die einer funktionellen und ästhetischen Wiederherstellung bedürfen.

Lexer berichtete 1924 über schwere Gesichtsverletzungen, die während der Kriegszeit entstanden waren. Er gab verschiedene Verfahrenstechniken zur Rekonstruktion sowohl des knöchernen Skeletts als auch des Weichteilmantels an. Zum Teil sind diese Verfahren noch gängig und möglich. Er hat schon damals festgestellt, daß die physiologischen Grundlagen des Knochentransfers wichtig für das Einheilen des transplantierten Knochens sind. Über die Osteogenese sowie die Revaskularisierung von Knochentransplantaten und die biomechanischen Konstellationen wird in vielen Veröffentlichungen berichtet.

Besonders Axhausen berichtet schon 1952 über die Knochenregeneration als „zweiphasiges Geschehen" und spricht von dem Terminus schleichender Ersatz bei Transplantation von Knochenspänen. Der Knochenspan wird entsprechend seiner Funktion vollständig umgebaut. Er gleicht sich der Strukturmatrix des ortständigen Knochens entsprechend seiner funktionellen Beanspruchung an.

Lagergewebe

Entsprechend in der Literatur beschriebener Einheilungsvorgänge hat das Lagergewebe eine überragende Bedeutung für die klinische Anwendung eines Knochentransfers.

Schon Lexer erkannte diese Problematik und führte eine Einteilung des Lagergewebes durch, die dann von Eitel und Mitarbeitern 1980 durch das Ausmaß der Vorschädigung des Gewebes vervollständigt wurde. Es werden heute drei Lagertypen unterschieden:

1) Ersatzstark ohne oder mit kompensierter Vorschädigung
2) Ersatzschwach mit Schädigung der Vaskularität, meist verbunden mit Instabilität
3) Ersatzunfähig mit aufrecht erhaltener Noxe im akuten Infekt nach Art eines Circulus vitiosus.

Im Gesichtsbereich findet man bei kleineren Knochendefekten ein starkes Lager vor, welches bei guten Durchblutungsverhältnissen und geringem Narbengewebe eine Rekonstruktion mit Knochenersatzmitteln oder mit autologen Knochen erlaubt. Je nach Größe des Knochendefektes ändert sich jedoch das Operationsverfahren. Kunststoffe und Biomaterialien eignen sich als Platzhalter oder zur Augmentation von Knochendefekten aus ästhetischen Gründen. Sie eignen sich nicht zur Benutzung in gewichttragenden oder artikulierenden Regionen. Die autologe Spongiosa kann im ersatzstarken Lager Knochendefekte auffüllen, der vitale Knochen selbst ist hier das günstigste Lager.

Besonders große Knochendefekte in gewichttragenden Regionen – wie am Unterkiefer – müssen durch einen kortikospongiösen Span stabilisiert werden. Schweiberer und Mitarbeiter (1981) konnten überzeugend darstellen, daß Instabilität die Revaskularisation behindert. Somit ist der Spaneinbau direkt von seiner biomechanischen Stabilität abhängig. Wie Lentrodt und Mitarbeiter (1985) berichteten, ist die mechanische Ruhe gewährleistet, können auch infizierte Knochenspäne Osteoblastenaktivität und Vaskularität zeigen und somit zur Einheilung gebracht werden, was jedoch nur in ersatzstarken Lagern möglich ist.

Klinische Erfahrungen haben gezeigt, daß zwei Lagersituationen besonders problematisch sind: vorbestrahlte oder osteomyelitisch veränderte Gewebe. Hier kommt es durch die initial mangelhafte Durchblutung zur Infektion und zur Resorption (Luhr 1982).

Bei ersatzunfähigen Lagern muß die Noxe durch ein sorgfältiges Debridement entfernt werden. Die Umwandlung eines ersatzunfähigen in ein ersatzstarkes Lager kann nach einem sorgfältigen Debridement durch plastisch-chirurgische Maßnahmen wie lokale Verschiebeschwenklappenplastiken oder Fernlappenplastiken erzielt werden. Ebenso wie im ersatzschwachen Lager kann beim ersatzunfähigen Lager der Knochen- und Weichteildefekt besonders nach Infektion, nach Bestrahlung oder nach Tumorresektion nach einem sorgfältigen Debridement durch einen freien Gewebetransfer mit Knochen und Weichteilen in ein ersatzstarkes Lager umgewandelt werden. Hier wird durch den freien Transfer Knochenspäne mit mikrovaskulärem Anschluß oder einem osteocutanen Lappen, in einer Sitzung der bestehende Knochenweichteildefekt aufgebaut, damit kann sofort ein gutes funktionelles Ergebnis erzielt werden.

Die Bedeutung des Lagergewebes zeigt eine Untersuchung von Zangrando (1988), bei der die Transplantation von kortikospongiösen Spänen und freien Beckenkammtransplantaten mit Gefäßanschluß zum Unterkieferersatz verglichen werden. Obwohl der kortikospongiöse Span in ein ersatzstarkes Lager transplantiert wurde, zeigte sich eine deutliche Atrophie des neugebildeten Knochens. Demgegenüber zeigt im ersatzschwachen Lager ein freies Beckenkammtransplantat mit mikrovaskulärem Anschluß eine stabile Form. Die Untersuchungen haben gezeigt, daß es bei besonderer Belastung in einigen Fällen zur Hypertrophie kommen kann.

Große Knochen- und Weichteildefekte, die Probleme funktioneller Art aufwerfen, treten besonders am Unterkiefer auf. Freiliegende Allentesen, Artropien, Osteoradionekrosen, Pseudarthrosen sowie Tumordefekte fordern eine Rekonstruktion, die sowohl funktionell als auch ästhetisch anspruchsvoll und nach Abheilung implantat- und prothesenfähig ist. Grundsätzlich kommen verschiedene Operationsverfahren zur Rekonstruktion des Knochens am Unterkiefer zur Anwendung:

1) Auffüllung größerer Knochenhöhlen durch Spongiosachips
2) Überbrücken von Unterkieferkontinuitätsdefekten mit avaskulären spongiösen oder kortikospongiösen Knochenspänen im ersatzstarken Lager
3) Überbrücken von Unterkieferkontinuitätsdefekten mit mikrochirurgischen reanastomosierten Knochenspänen bzw. osteocutanen oder osteomyocutanen Lappen im ersatzschwachen oder ersatzunfähigen Lager.

Wie die Nachuntersuchungen gezeigt haben, kommt es besonders im Mundbereich nach Unterkieferrekonstruktionen mit avaskulären spongiösen oder kortikospongiösen Spänen zu Nahtdehiszenzen, was in dem keimreichen Mundhöhlengebiet allein in weit mehr als 50 % der Fälle zum Spanverlust führt (Dielert 1981). Deshalb bevorzugen wir bei großen Knochendefekten den revaskulierten Knochenspan entweder aus dem Beckenkamm, aus dem Radius, der Scapula, der Rippe oder der Fibula.

Die Vorteile der vaskularisierten Knochenspantransplantate sind

1) schnellere und ausgeprägte knöcherne Konsolidierungen im Empfängerlager
2) früher einsetzende und stärkere Transplantathypertrophie
3) früherer Beginn der Umbauvorgänge
4) erhöhte Resistenz gegenüber Infektionen
5) eigene Durchblutung.

Um ein funktionell und ästhetisch gutes Ergebnis erzielen zu können, haben wir unsere Operationsmethode dahin geändert, daß jeder Knochenweichteildefekt im Bereich des Unterkiefers in einer Sitzung durch einen kombinierten Transfer mit Knochen und entsprechenden Weichteilen rekonstruiert wird.

In der Abteilung für Plastische Chirurgie der Chirurgischen Klinik wurden im Zeitraum von 1985–1992 335 freie Gewebetransfers zur Rekonstruktion am ganzen Körper durchgeführt.

Im Kopf-Hals-Bereich konnten insgesamt 102 freie Lappen operiert werden, davon wurden zur Rekonstruktion von knöchernem Defekt im Gesichtsbereich 81 freie kombinierte Lappen eingesetzt. Die Komplikationen waren im Hinblick auf das Endresultat gering. Vier Lappen gingen total verloren, Ursachen waren in Operations- und Überwachungsfehlern zu suchen. Partielle Lappennekrosen, die jedoch das Endresultat nicht beeinflußten, müssen mit 6,3 % angegeben werden. 42 % Wundheilungsstörungen traten besonders im Empfängerlager auf. Funktionelle unbedeutende Pseudarthrosen im Bereich der Knochentransplantationen wurden in 5 % gefunden.

Der revaskularisierte Knochentransfer wird in unserer Klinik besonders bei Pseudarthrosen im Bereich des Unterkiefers nach Bestrahlung, nach Knochendefekten in der Tumorchirurgie primär und sekundär durchgeführt. Es zeigt sich, daß bei Pseudarthrose nach Bestrahlung der Knochen morsch ist und das umgebende Gewebe eine Schädigung der Vaskularität aufweist. Es liegt somit ein ersatzschwaches Lager vor. Deshalb wird zur Rekonstruktion der Unterkieferdefekte die Knochendefekte durch ein vaskularisiertes Beckenkammtransplantat überbrückt. Der Span wird von der Crista ilica anterior mit der A. circumflexa ileum profunda entnommen. Die Entnahmestelle wird primär verschlossen. Der Knochenspan kann auf eine Länge zwischen 3 bis 15 cm und einer Höhe von 3–4 cm entnommen werden. Da der Knochen so modelliert wird, daß er dem Unterkieferast oder der Kinnspitze entspricht, müssen Osteotomien so durchgeführt werden, daß die gefäßversorgende Innenseite nicht verletzt wird. Der Knochen wird am Unterkiefer mit einer Rekonstruktionsplatte monokortikal an der äußeren Korikalis fixiert, um nicht die wichtige Blutzufuhr zu zerstören. Die Rekonstruktionsplatte wird im Durchschnitt im 3.–4. Monat entfernt. Bis dahin zeigt sich eine vollständige knöcherne Integrierung des frei transplantierten revaskularisierten Knochens. Er ist somit implantationsfähig und ermöglicht hier Implantate zu setzen, auf denen Prothesen fixiert werden können.

Bei größeren Knochenweichteildefekten mit Gewebemangel, z. B. im Bereich des Kinns, kommen osteocutane Lappen zur Anwendung. Ein elliptischer Hautanteil über der Crista iliaca anterior wird zusammen mit dem Knochen entnommen und in einer Sitzung transplantiert, um ein funktionell sowie ästhetisch gutes Ergebnis zu erzielen. Bei Tumorpatienten, die sofort rekonstruiert werden, kann, da ein großer Gewebeblock zur Rekonstruktion zur Verfügung steht, die primäre Tumorexcision großzügig durchgeführt werden. Mit dem frei kombinierten Gewebetransfer ist es somit möglich, schichtweise Gewebedefekte wie z. B. die Mundschleimhaut, die Mandibula, die äußere Wange oder Kinnhaut in einer Sitzung wieder aufzubauen. Dabei wird besonders das Beckenkammtransplantat mit dem darüberliegenden Leistenlappen gehoben. Hierzu werden vier Gefäße, die A. circumflexa ilium profunda und superficialis mit Begleitvenen vorsichtig präpariert, die dann in mikrochirurgischer Technik eine sichere Revaskularisierung des großen Gewebeblockes garantieren.

Ein Nachteil des osteocutanen Lappens, der in den Gesichtsbereich transplantiert wird, ist die Hautfarbe, die nicht immer der Gesichtshaut entspricht. Der Nachteil des freien Gewebetransfers war früher in der neuen Operationstechnik zu suchen, besonders in der Länge der Operationszeit. Heute gehört diese Operation in unserer Klinik in das Routineprogramm.

Diskussion

Der freie Knochen- und Gewebetransfer in mikrochirurgischer Technik im ersatzschwachen oder ersatzunfähigen Lager bewirkt:

1) Eine Verringerung der Anzahl von belastenden Operationen
2) Ein kürzerer Zeitraum bis Abschluß der Gesamtrekonstruktion
3) Erhöhte Resistenz bei postoperativer Radiatio
4) Bessere funktionelle Ergebnisse
5) Bessere ästhetische Ergebnisse
6) Keine erhöhte Komplikationsrate bei alten Patienten

Insgesamt wird hierdurch die Lebensqualität des Patienten erhöht bei nur geringster Verlängerung der Operationsdauer.

Zusammenfassend bleibt festzustellen, daß bei kleineren Defekten mit gutem Weichteillager herkömmliche Operationsverfahren weiterhin gerechtfertigt sind. Wenn allerdings bisher bewährte Rekonstruktionstechniken hohe Komplikationen erwarten lassen, sollten vaskularisierte Knochenspäne zum Ersatz kommen.

Literatur beim Verfasser.

193. Vollhauttransplantate für Hals- und Gesichtsrekonstruktion

R. Hettich, D. Kistler und S. Eren

Klinik für Verbrennungs- und Plastische Wiederherstellungschirurgie der Medizinischen Fakultät Aachen, Pauwelsstraße 30, 52074 Aachen

Full Thickness Skin Grafts for Neck and Face Burn Reconstruction

Summary. By the use of preoperative expansion, full thickness grafts have been enlarged more than three times the size that allows primary wound closure of the donor area under normal conditions, and the length of rotation flaps from the shoulder thoracic area could be increased 4:1 in relation with the base of the flap, even in random pattern flaps. The cheeks as well as the upper and lower lip have been reconstructed using the frontal part of the neck by cranial advancement with and without expansion; these flaps have also been used for the reconstruction of scar formations in the centre of the frontal neck by means of some kind of a Z-plastic producing a diagonal scar above the ventral neck. The use of rotation or advancement flaps prepared by preoperative expansion is propagated in combined muscle skin defects. In the case of an intact platysma the reconstruction with full thickness preexpanded skin grafts shows the best results.

Key words: Burns – Reconstruction – Face – Neck

Zusammenfassung. Die Größe der Vollhauttransplantate kann durch Vordehnung mittels Expander verdreifacht werden. Dies ermöglicht, einen Hebedefekt von über 20 cm Durchmesser primär zu verschließen. Ein Rotationslappen im claviculären Thoraxbereich konnte im Verhältnis 4:1 gegenüber der Lappenbasis vergrößert werden. Die Wangen sowie die Ober- und Unterlippe können unter Verwendung der vorderen Halsregion rekonstruiert werden. Diese Lappen werden auch für die Rekonstruktion von Narbenbildungen in der Mitte des ventralen Halses mittels Z-Plastik, durch die eine diagonale Narbe über dem ventralen Hals entsteht, verwendet. Die präoperative Expansion der umgebenden Haut und die Rekonstruktion mit Vollhaut und Verschiebe-Schwenklappen stellt die für Gesicht und Hals besseren Voraussetzungen dar als die sehr selten indizierten freien Lappen.

Schlüsselwörter: Verbrennung – Rekonstruktion – Gesicht – Hals

Wir alle kennen Fälle mit verheerenden Ergebnissen, wie sie vor allem nach einer konservativen Behandlung bei tiefen Gesichtsverbrennungen mit narbigen Kontrakturen, nicht nur im Bereich der Lider, der Nase und der Ohren, sondern auch im Bereich des Mundes und der Halsregion vorkommen. Hier soll auf die Rekonstruktion der Hals- und unteren Gesichtsregion eingegangen werden.

Die heutige Behandlung der Gesichts- und Halsverbrennungen zielt auf eine möglichst frühzeitige Exzision des nekrotischen Gewebes hin. – Dabei wird bei uns

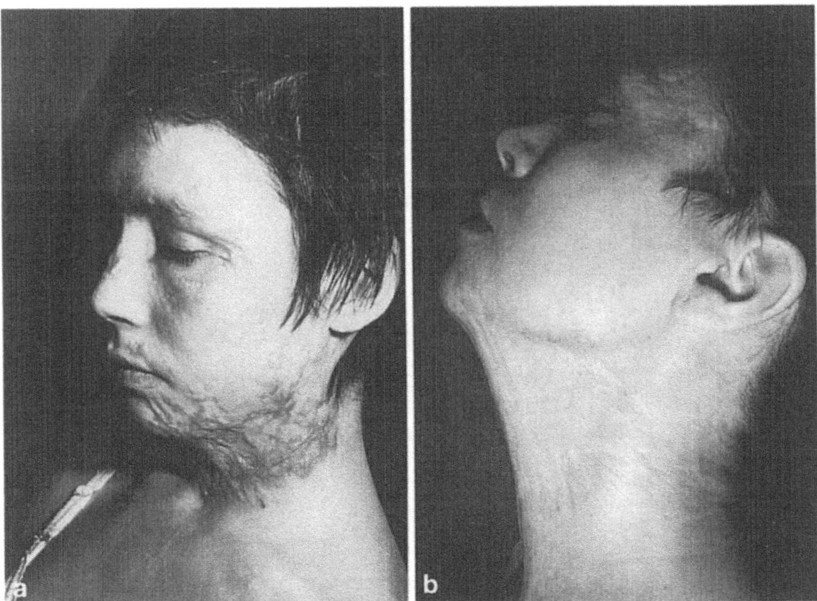

Abb. 1. a Tief zweitgradige Verbrennungen – nachdem 4 Wochen postcombustionem keine spontane Reepithelisierung aufgetreten ist, **b** wird eine Vollhauttransplantation aus der Leistenregion ohne Vordehnung durchgeführt. – Ergebnis nach 5 Jahren in der Seitenansicht von links

für die Versorgung tief zweitgradiger Verbrennung Fremdhaut,
für die drittgradigen Verbrennungen primär autogene Spalthaut
und

für die späte Rekonstruktion im Regelfall autogene Vollhaut
verwendet.

In Fällen mit Zerstörung des Platysmas und/oder der kurzen Halsmuskulatur werden regionale Lappenplastiken und nur in extremen Ausnahmefällen mikrovaskuläre freie Lappen verwendet, die im Gesichts- und Halsbereich immer nur die Lösung der zweiten Wahl darstellen sollten. Die technischen Möglichkeiten der Rekonstruktion von Verbrennungsdefekten haben sich in den letzten Jahren durch drei wesentliche Neuerungen verbessert. Dies sind:

1. Die Größe der Vollhauttransplantate kann durch die Vordehnung mittels Expander auf das zwei- bis dreifache der früher möglichen Größe ausgedehnt werden, ohne daß dadurch ein primärer Verschluß des Hebedefektes unmöglich wird.
2. Die Schienenbehandlung wird heute durch die regelmäßige Anwendung von Kompressionsverbänden bezüglich der Einflußnahme auf Kontraktur und Narbenbildung ganz entscheidend ergänzt.
3. Durch die Möglichkeit der primären Abdeckung von tief zweitgradigen Verbrennungen mit Fremdhaut wird in vielen Fällen die Ausbildung von hypertrophen Narben von vornherein verhindert.

Trotzdem sind Narbenkorrekturen auch bei aggressiver chirurgischer Primärtherapie trotz der zusätzlichen Anwendung von allen genannten technischen Hilfsmitteln nicht immer zu verhindern. Alle modernen Verfahren müssen sich letztlich aber an den relativ guten Ergebnissen messen lassen, die schon vor mehr als 20 Jahren von unseren Lehrern mit den nicht expandierten Vollhauttransplantaten und Rundstiellappen erzielt worden sind.

Dieser Fall zeigt eine jugendliche Patientin (Nr. 1) mit tief zweit- bis drittgradigen Verbrennungen, bei der es nach 4 Wochen konservativer Behandlung nicht zu der erwarteten

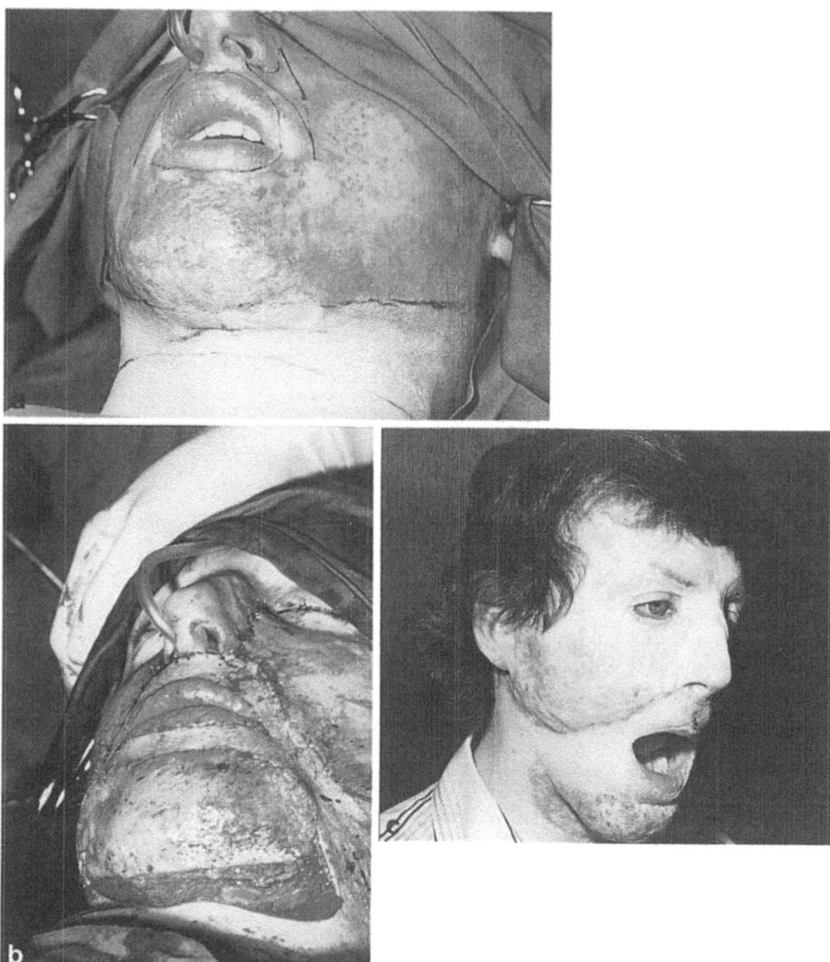

Abb. 2. a Zustand nach inkompletter Einheilung von ⅔ dicken Spalthauttransplantaten bei Infektion mit hypertropher Narbenbildung und Schrumpfung der Oberlippe sowie Ektropionierung des Lippenrotes der Ober- und Unterlippe, **b** Narbenexzision und Rekonstruktion der Ober- und Unterlippe mittels Visierlappen vom Hals, **c** Zustand nach Einheilung des bis dahin noch unter leichter Spannung stehenden Visierlappens

Reepithelisierung kam. Trotz der dann durchgeführten Spalthauttransplantation kam es zu einer hypertrophen Narbenbildung mit Kontraktur. Die durch unsere Forderung eines Primärverschlusses beschränkte Größe für die Vollhauttransplantation ließ eine völlig flächendeckende Exzision der Narben nicht zu. Trotzdem ist es bei einer langfristigen Stellungskorrektur durch eine Schiene bereits 1 Jahr später zu einem funktionell und kosmetisch befriedigenden Ergebnis gekommen. Die zu dieser Zeit noch auffälligen Pigmentverschiebungen und Elastizitätsverluste waren 5 Jahre später weitgehend verschwunden. Die gute Funktion und Konturierung der Hals-, Mundbodenregion wird im Abschlußbild gut dargestellt.

Zu derartigen hypertrophen Narbenbildungen kommt es nach unserer heutigen Vorgehensweise auch bei tief zweitgradigen Verbrennungen meist nicht mehr, weil primär dermabradiert und dann zunächst Fremdhaut aufgelegt wird. Diese wird nach einer Woche gewechselt. Die Transplantate müssen hier nicht entsprechend der funktionellen anatomi-

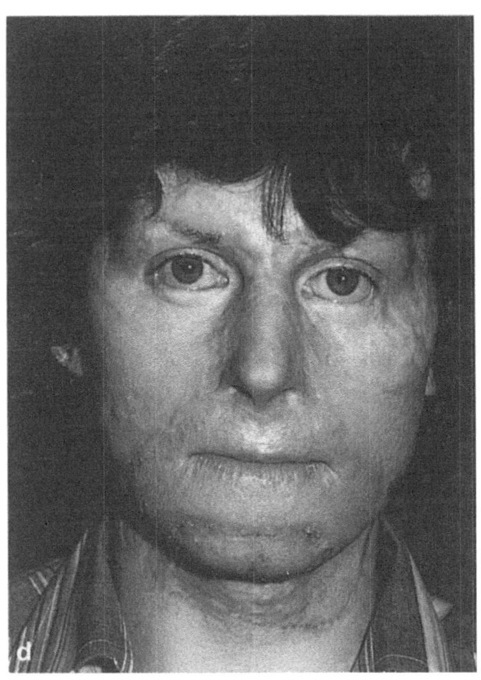

Abb. 2d. Ansicht von vorn nach 2 Jahren

schen Strukturen des Gesichtes verlegt werden. Die Fremdhaut muß aber auf Stoß, besser überlappend, aufgebracht werden. – Später erfolgt eine gezielte Kompressionsbehandlung von innen und außen. Dazu werden Aufbißschienen nach Abdruck hergestellt, in die wir eine Widerlage für den äußeren Druckverband einarbeiten. Nach einer möglichst einjährigen Kompressionsbehandlung lassen sich durch diese beiden gezielten Maßnahmen der Fremdhautabdeckung und der Kompression meist sehr gute Ergebnisse erzielen.

Im nächsten Fall war es 1976 (Nr. 2) durch Infektion nach ⅔ dicker autogener Spalthauttransplantation zu einer weitgehenden Abstoßung der Transplantate gekommen, was zu sehr hypertrophen Narben geführt hat. Die nachfolgende Kontraktur führte dazu, daß die Oberlippe fast vollständig aufgebraucht war. Es entstand eine Ektropionierung des Lippenrotes, was in diesem Fall, ohne Vordehnung der gesunden Halshaut, mit einem Visierlappen für Ober- und Unterlippe aus dem Mundbodenbereich rekonstruiert wurde. Diese Möglichkeit der Rekonstruktion kann heute durch die Verwendung des Expanders, aber auch insbesondere bezüglich der dadurch möglichen Verlängerung des Lappens, die Größe der zu deckenden Fläche erweitert werden, was später gezeigt werden soll.

Ein weiterer auswärtiger Fall führte ebenfalls zur Abstoßung der primär aufgebrachten Spalthauttransplantate durch Infektion, wodurch exzessive Kontrakturen im Halsbereich resultierten, die hier ausschließlich mit Vollhaut rekonstruiert wurden. Das Problem in der limitierten Größe der Vollhauttransplantate bestand dabei nicht. Die Vordehnung der Transplantate hat es erlaubt, den gesamten hypertrophierten Narbenbereich zu exzidieren und zu decken. Die Wiederherstellung der Halskontur und Funktion ist hier gut gelungen (Fall 3).

Durch Anwendung der Expander zur Vergrößerung der Vollhauttransplantate können heute Hebedefekte bis zu 28 cm primär verschlossen werden. In einem spezifischen Fall wurde praktisch das gesamte Gesicht mit der Stirn nach den anatomischen Grenzen pro Seite mit 2 großen Vollhauttransplantaten rekonstruiert.

Bei einer nepalesischen Patientin (ohne Bilder) wurden diese Expander sowohl zur Vordehnung eines riesigen mikrovaskulären Lappens im Scapulabereich für die Handrekonstruktion, als auch zur Gewinnung von Vollhauttransplantaten für das Gesicht verwendet.

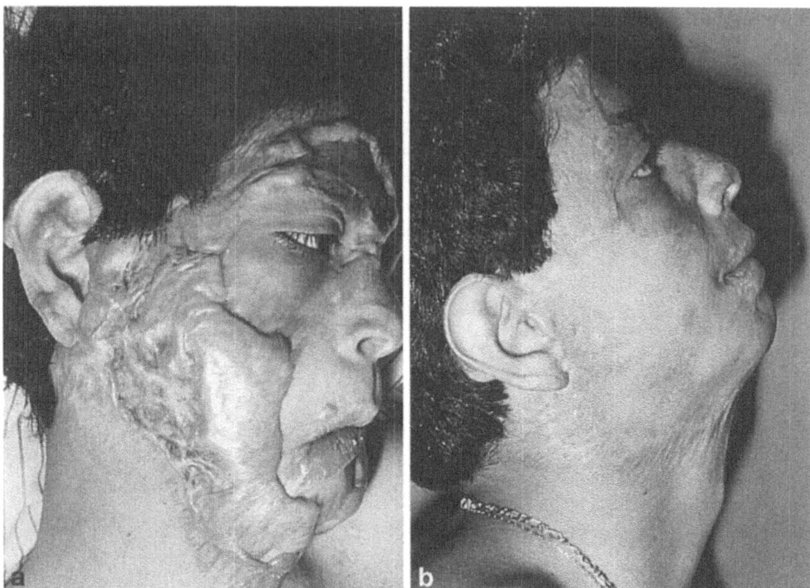

Abb. 3. a Extreme Keloidbildungen nach Verbrennungen mit Kontraktur der Halsregion und extremer Verziehung des Mundwinkels mit Speichelfluß, **b** Ergebnis 1 ½ Jahre nach Rekonstruktion mit vorgedehnten Vollhauttransplantaten vom Rücken

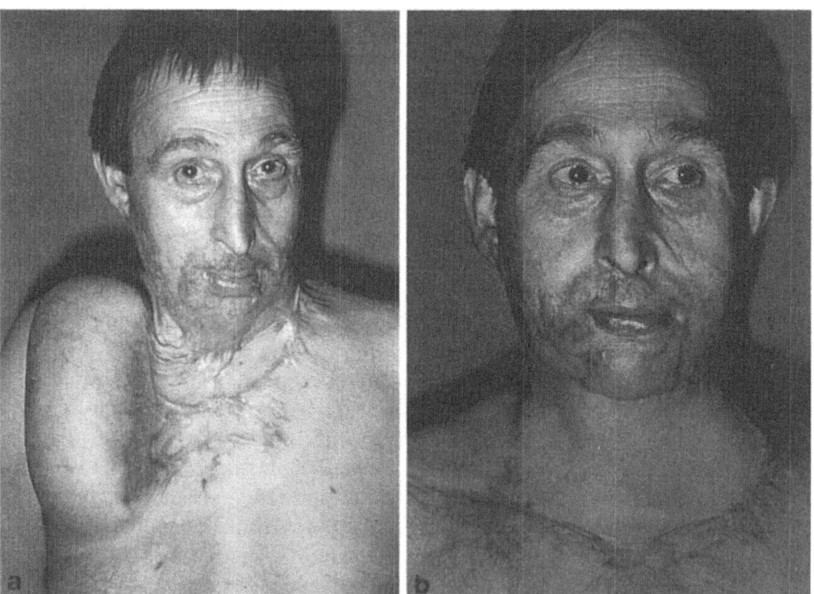

Abb. 4. a Patient mit Zerstörung der gesamten Halsregion und der unteren Gesichtshälfte wegen hypertropher Narbenbildung mit nachfolgender sehr starker Kontraktur des Halses nach Implantation eines 1000-ml-Rechteckexpanders im rechten Schulterbereich. **b** Nach Einbringen des 1:4 (Basislänge) umschnittenen random-pattern-flaps und nach Korrektur der Rotationsbasis sowie Rekonstruktion der unteren Gesichtshälfte mit 3 expandierten Vollhauttransplantaten

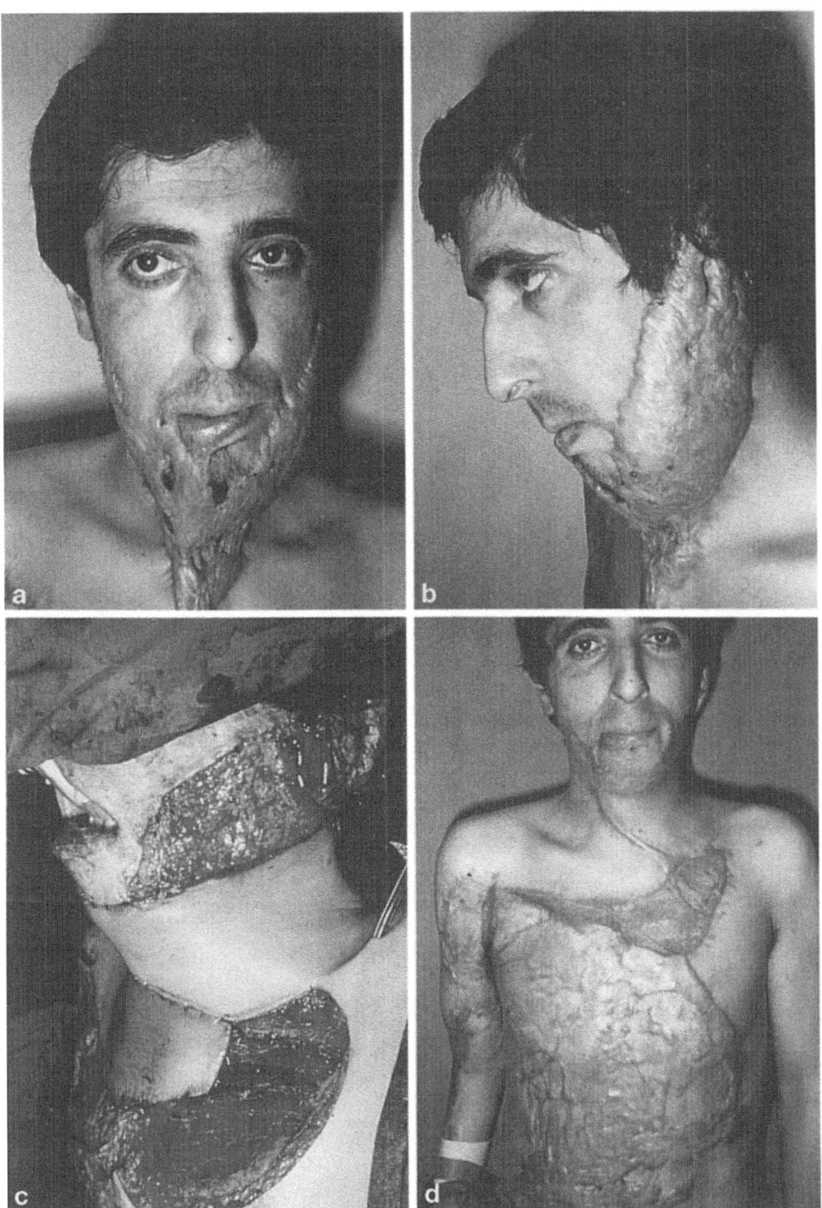

Abb. 5. a Keloidbildung nach schweren Phosphorverbrennungen des unteren Gesichtes und der Halsregion mit starker Kontraktur des Halses und der Unterlippe. **b** Seitenansicht des in Abb. 4a frontal gezeigten Patienten. **c** Einschwenken der von der rechten und linken vorderen und seitlichen Thoraxapertur mobilisierten vorgedehnten Lappen. **d** Endergebnis der Lappenplastik nach 6 Monaten bei zusätzlicher Rekonstruktion der linken Wangenregion mit präexpandierten Vollhautransplantaten

Die bizarre Verziehung und Funktionseinschränkung des Mundwinkels, der auch für den normalen Speichelfluß nicht mehr verschlossen werden konnte, ist dadurch vollständig korrigiert worden, und die Identität des Gesichtes wurde weitgehend wiederhergestellt. Feine Korrekturen der randständigen Narben konnten bei der Kürze des Aufenthaltes hier nicht durchgeführt werden.

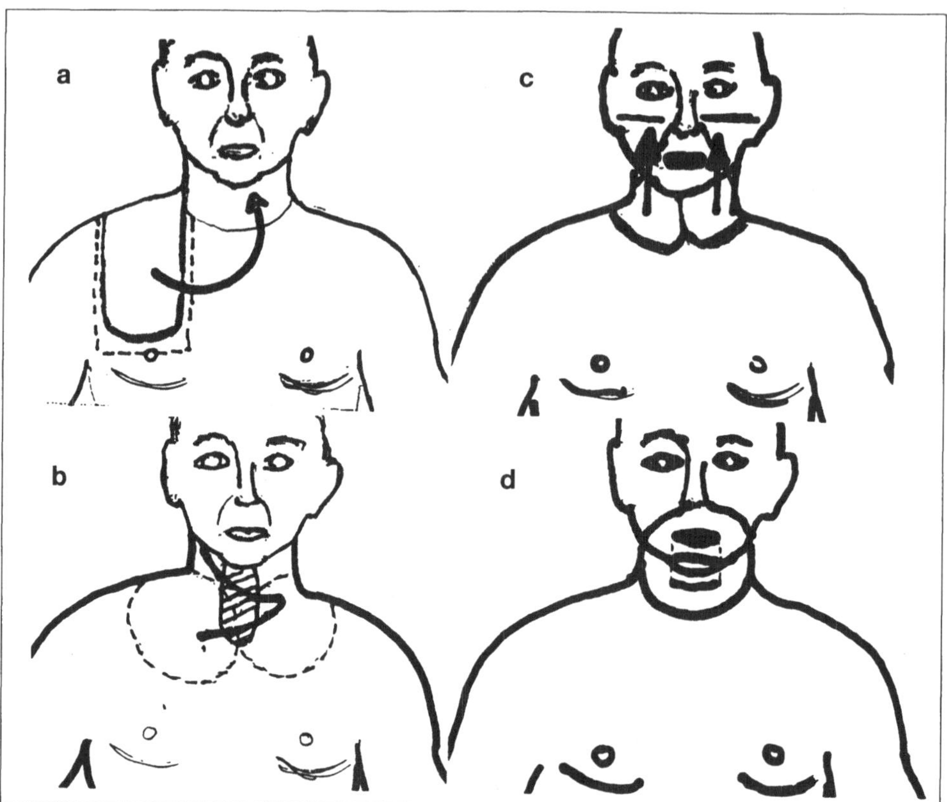

Abb. 6. a Random-pattern-flap nach Vordehnung im Basislängenverhältnis 1:4 von der Schulterregion (Fall 5). **b** Beidseitige Vordehnung im oberen Thorax-Hals-Bereich und medial advancement der Lappen im Sinne einer Z-Plastik (Fall 4). **c** Craniales advancement zur Rekonstruktion der Wangenregion nach ein- oder zweiseitiger Vordehnung der seitlichen Halshaut zur Rekonstruktion der behaarten Gesichtshaut. **d** Bilateraler Visierlappen zur Rekonstruktion von Ober- und Unterlippe nach Vordehnung der Halsregion bei erhaltener behaarter Haut am Hals (Fall 3)

In einem weiteren Fall (Nr. 4) wurden bei einem Patienten mit extremer Keloidbildung ebenfalls durch die Verwendung von Expandern sowohl ein Verschiebeschwenklappen von riesigen Ausmaßen zur Rekonstruktion des Halses, als auch überdimensionierte Vollhauttransplantate für die Gesichtsrekonstruktion vorbereitet. Das Ergebnis ist befriedigend. Die Kompressionsbehandlung und der Faktor Zeit werden es noch weiter verbessern.

Auch in diesem Fall kam es zu einer extremen Kontraktur der vorderen Halsregion nach drittgradigen infizierten Verbrennungen. Hier wurde wegen des Fehlens von ortsständigem Ersatzgewebe ein 32 cm langer und 8 cm breiter Lappen aus der Schulterregion zur Rekonstruktion der Halskontur transportiert. Wie in allen anderen Fällen konnte das Gesicht gleichzeitig mittels Vollhauttransplantaten, die mit Expandern vorgedehnt wurden, rekonstruiert werden. Die Funktion war gut. Die Halskontur ist trotz des sehr großen Lappens nur befriedigend, aber in diesem Falle besser als mit reiner Vollhauttransplantation zu erwarten, da durch die Zerstörung des Platysmas in einem ersten Versuch mit Vollhauttransplantaten kein vergleichbarer Erfolg erzielt werden konnte.

Bei einem iranischen Patienten (Nr. 5) nach Phosphorverbrennungen und nachfolgenden Keloidbildungen in der Hals- und Gesichtsregion wurde der Expander im claviculären Thoraxbereich beidseitig eingebracht und die Halskontur durch eine regionale doppelte Verschiebelappenplastik im Sinne einer Z-Plastik rekonstruiert. Auch hier ist das ortsständige Gewebe wegen der Pigmentierung und der Behaarung zweifellos als optimale Lösung anzusehen.

Das letzte Beispiel zeigt (Abb. 6), daß durch Expandervordehnung, vor allem bei der Gesichtsrekonstruktion des Mannes, die wichtige behaarte Halshaut auch durch eine craniale Verschiebung, die unter Umständen beidseitig möglich ist, zu einer Defektdeckung der Wangen- und Unterkieferregion bis praktisch zum Jochbein genutzt werden kann.

Die Zusammenfassung unserer Ergebnisse führt zu folgendem Schluß (Grafik):

1. Außer der Vordehnung von Vollhauttransplantaten zur freien Transplantation ist vor allem die Vorbereitung von „random pattern flaps" aus der Schulter- und Thoraxregion für die Halsrekonstruktion von Bedeutung. Hier kann eine Längenbasisrelation des Lappens bis zum Verhältnis 1:4 erzielt werden.

2. Durch Vordehnung der seitlichen Halsregion auf beiden Seiten können medial gelegene Narben und Kontrakturen des Halses im Sinne eines „medial advancements" korrigiert werden, wobei letztlich eine z-förmige Schnittführung resultiert.

3. Nach Vordehnung der seitlichen Halsregion kann im Sinne eines „cranial advancements" die gesamte Wangenregion durch Verschiebelappen rekonstruiert werden.

4. Die Vordehnung der Halshaut kann zur Vorbereitung eines doppelt gestielten Visierlappens verwendet werden, der vor allem für die Rekonstruktion der Ober- und Unterlippe gute Dienste geleistet hat.

194. Rekonstruktive Eingriffe zur Wiederherstellung der Funktion und Mimik

W. Schneider, A. Berger (Hannover)

(Manuskript bis Redaktionsschluß nicht eingegangen)

195. Tumorrezidivchirurgie und extreme Tumorchirurgie im Gesichtsbereich – welche Konsequenzen hat der Patient zu tragen?

R. B. Drommer

Klinik und Poliklinik für Mund-, Kiefer- und Gesichtschirurgie der Universität,
Im Neuenheimer Feld 400, 69120 Heidelberg

Comprehensive Treatment of Patients with Extensive Malignant Tumors and Recurrent Tumors – What Can They Expect?

Summary. It is often difficult to decide whether radical treatment of tumors in the head and neck area is justifiable or not. When planning ablative surgery in this field, particular attention has to be paid to the following considerations:
What are the consequences to the patient if such surgery is not performed?
Is this operation acceptable on ethical grounds, considering the possible long term functional and cosmetic result to the patient?
Our studies of these patients have shown that radical tumor surgery involving reconstructive surgery methods can restore an acceptable quality of life.

Key words: Tumor surgery – Ethical justification – Quality of life

Zusammenfassung. Die technischen Möglichkeiten in der Tumorchirurgie lassen die Entscheidung schwer werden, inwieweit tumoradäquates Vorgehen gegenüber dem Patienten verantwortbar ist. Bei der gesamttherapeutischen Planung haben wir mindestens zwei Faktoren zu bedenken.
Welches Schicksal hat der Patient zu erwarten, wenn lediglich palliativ therapiert wird?
Ist die erforderliche Operation in Einklang mit unseren ethischen Grundregeln zu bringen und werden die resultierenden Nachteile durch den – lediglich statistisch abzusichernden Erfolg – aufgewogen werden können?
Die Einbeziehung rekonstruktiver Operationsmethoden in die Tumorchirurgie scheint es zu ermöglichen, auch nach ausgedehnten Resektionen die Lebensqualität dieser Patienten wieder herzustellen.

Schlüsselwörter: Tumorchirurgie – Ethische Verantwortbarkeit – Lebensqualität

Die Erwartungen eines tumorerkrankten Patienten an das therapeutische Team sind zunächst im wesentlichen von der Angst in bezug auf den auf Vernichtung des Individuums ausgerichteten Charakter dieser Erkrankungen geprägt.

Speziell für den Gesichtsbereich drängen sich jedoch zusätzliche Fragen für den Patienten auf, die sich mit den nachteiligen therapeutischen Auswirkungen, wie Sprechvermögen und orale Nahrungsaufnahme, beschäftigen.

Diese ästhetischen Veränderungen des tumoradäquaten, chirurgischen Vorgehens sind – unabhängig vom Alter der Patienten – bewegende Fragestellungen.

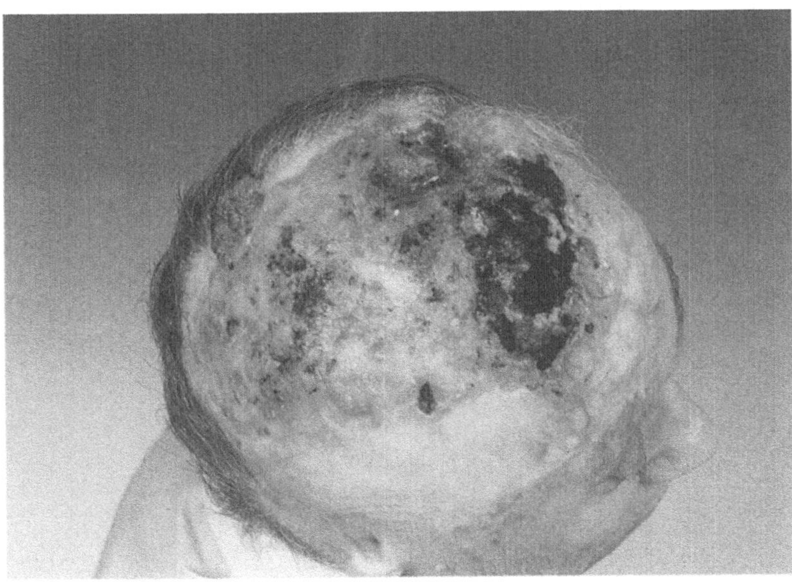

Abb. 1. Ackermanncarcinom auf dem Boden einer chronischen Entzündung nach Skalpierungsverletzung im Kindesalter

Nicht zuletzt muß die zu erwartende Sterbequalität in das gesamttherapeutische Konzept miteinbezogen werden und dem hiernach fragenden Patienten dieses ebenfalls beantwortet werden können.

Unser primäres, therapeutisches Denken strebt die Vernichtung der Tumorerkrankung an. Damit erklären sich alle Untersuchungen in bezug auf Überlebenszeiten. Wir haben 3438 Patienten statistisch eingeordnet und konnten u. a. die bekannten Tatsachen ermitteln, daß ohne tumoradäquate Therapie eine wesentlich geringere Lebenserwartung besteht, als dies bei Ausschöpfung der therapeutischen Möglichkeiten der Fall ist (Drommer u. a. 1986).

Die meisten Tumoren im Kopf-Hals-Bereich, speziell Basaliome bzw. Basaliomrezidive, vernichten nicht primär das Leben der Betroffenen, sie vernichten zunächst erst das Gesicht. Aus dieser Erfahrung heraus gesehen operieren wir deshalb nicht selten auch extrem alte Patienten, um neben der eventuell wieder verbesserten Lebensqualität auch der Sterbequalität gerecht werden zu können.

Im Zusammenwirken mit aufwendigen Rekonstruktionsmaßnahmen haben wir heute eine gewisse Grenze in der chirurgischen Tumorbekämpfung erreicht (Krifka u. a. 1992).

Neben dieser doch etwas bedrückenden Tatsache gibt uns dieser Sachverhalt jedoch mehr Spielraum, die Lebensqualität in unser Denken und Handeln vermehrt einzubeziehen. Wir haben Lebensqualitätsparameter qualitativ erfaßt (Drommer und Hartenstein 1991). Für uns war interessant, daß neben den vielen anderen Ergebnissen eine primäre Auffüllung von Tumorresektionsdefekten mit ortsfernen Materialien die Belastung in bezug auf die einzelnen Lebensqualitätsdimensionen reduzieren hilft (Drommer und Adler 1992).

Es bietet sich an, entsprechend der funktionellen Bedeutung der zu resezierenden, anatomischen Strukturkomplexe die Beeinträchtigungen für den betroffenen Patienten aufzugliedern.

Das obere Gesichtsdrittel einschließlich des Hirnschädels hat vorwiegend statische und ästhetische Bedeutung (Drommer und Albert 1992). Tumorresektionen können ohne wesentliche funktionelle Behinderungen ausgeführt werden (Abb. 1, 2).

Schwieriger wird es, wenn wir Mittelgesichtsstrukturen zu resezieren haben. Das Fehlen der Orbita mit ihrem Inhalt und des Oberkiefers, kann aufgrund der großen Resektionshöhle zu Sprach- und Schluckbehinderungen führen.

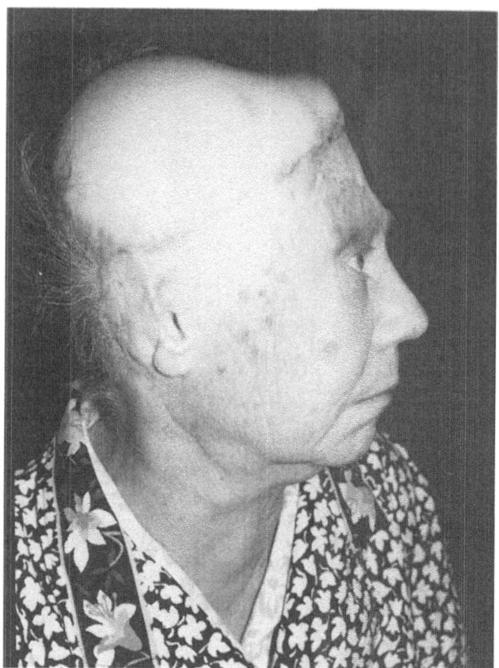

Abb. 2. Zustand nach Tumorresektion und Rekonstruktion der Knochen-Weichteilstrukturen mit freien Rippentransplantaten und mikrovaskulär anastomosiertem Musculus-latissimus-dorsi-Lappen

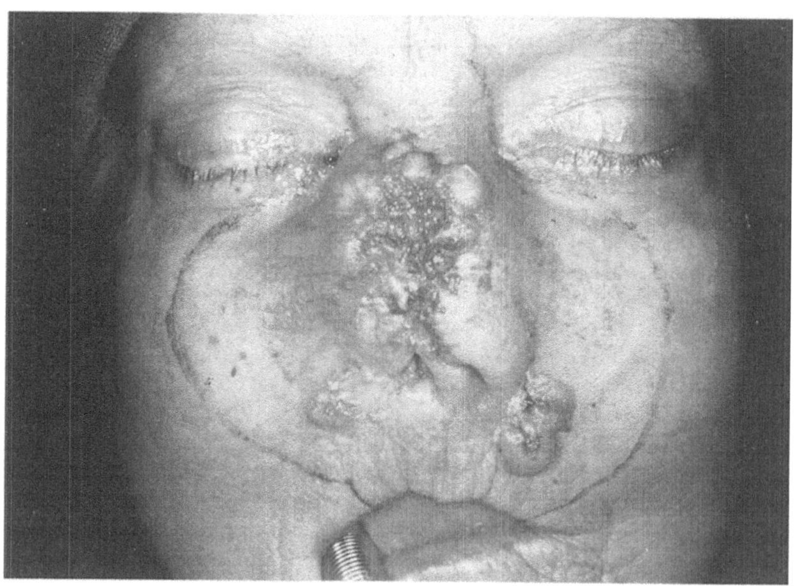

Abb. 3. Ausgedehntes Carcinom der Nasen-Wangen-Oberlippenregion mit Infiltration des Oberkiefers. Das Resektionsgebiet ist markiert

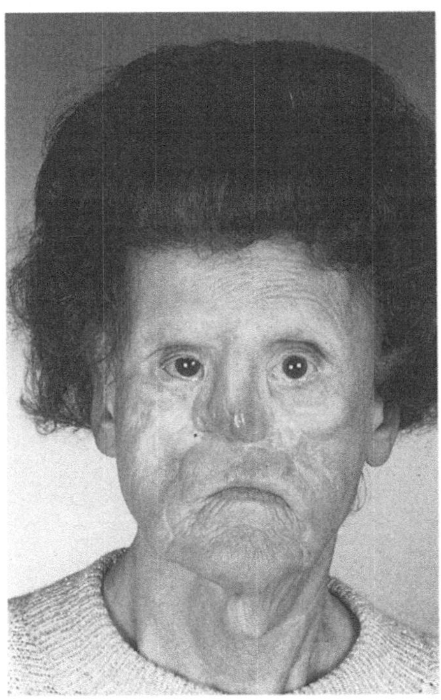

Abb. 4. Zustand fünf Jahre postoperativ. Der Oberkiefer wurde mit einem kalottenknochentragendem Temporalismusmuskellappen rekonstruiert. Die Nase mit einem osteo-fascio-cutanem Unterarmlappen geformt. Die Oberlippe und die palatinale Auskleidung des Oberkiefers mit einem weiteren Unterarmlappen wieder hergestellt

Hierbei verbessert die Einlagerung eines rippentragenden Latissimus-dorsi-Lappens das funktionelle und ästhetische Resultat.

Mit Hilfe einer Epithese kann die Ästhetik noch wesentlich mehr positiv beeinflußt werden.

Die komplexe Mittelgesichtsresektion geht an die Grenzen der ethischen Verantwortbarkeit des operativen Vorgehens heran. Das Verständnis und die Mitarbeit der Patienten müssen für den Gesamterfolg vorausgesetzt werden können (Abb. 3, 4).

Noch schwieriger sind funktionelle und ästhetische Probleme bei Resektionen im unteren Gesichtsdrittel einzuordnen.

Wir streben deshalb soweit als möglich die primäre Rekonstruktion der resezierten Knochen- und Weichteilstrukturen an.

Totale Zungenresektionen sind bis vor wenigen Jahren noch als ethisch nicht verantwortbar eingeordnet worden. Die Möglichkeit des Volumenersatzes der resezierten Zunge haben jetzt andere Wertvorstellungen gültig werden lassen.

Große Tumoren oder Tumorrezidive sollten, nach unserer Ansicht, nur operativ angegangen werden, wenn die entsprechenden rekonstruktiven Möglichkeiten und Erfahrungen vorausgesetzt werden können.

Die Kombination, radikales operatives Vorgehen und adäquate Rekonstruktionen, lassen noch am ehesten die Lebensqualitätsvorstellungen eines solchen Patienten in akzeptabler Weise in Erfüllung gehen (Abb. 5, 6).

Im Einzelfall ist auch heute noch nicht vorhersehbar, inwieweit auch umfangreichste Resektionen die weitere Tumorausdehnung vermeiden lassen.

Welche Voraussetzungen sollen erfüllbar sein, um eine derartige extreme Tumorchirurgie bzw. Tumorrezidivchirurgie dem Patienten antragen zu können?

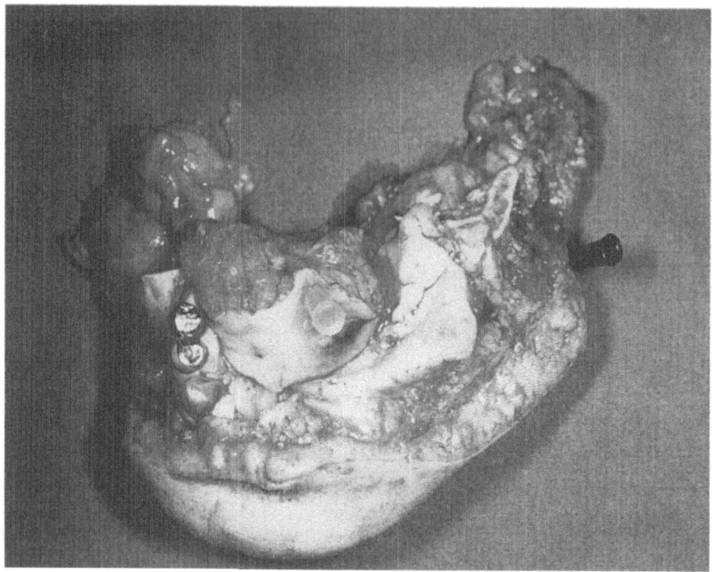

Abb. 5. Resezierter Untergesichtsanteil bei ausgedehntem Mundbodencarcinom eines 47jährigen Patienten

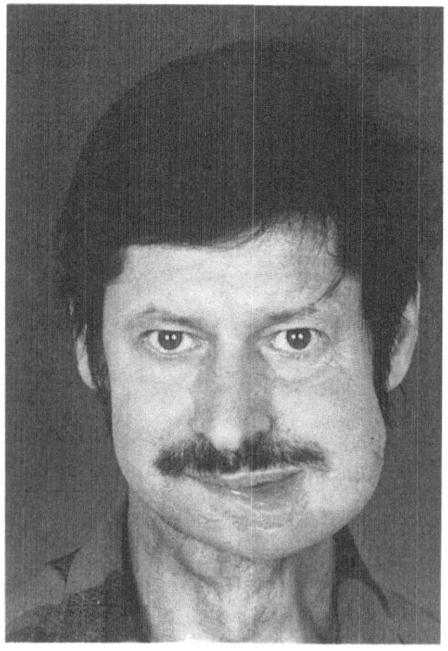

Abb. 6. Der Patient ein Jahr postoperativ. Das Untergesicht wurde mit einem zweigeteilten, rippentragenden Musculus-latissimus-dorsi-Lappen sofort rekonstruiert

Es hat sich uns als wertvoll erwiesen, mit den Patienten die Gesamtproblematik des tumoradäquaten Vorgehens oder eines lediglich palliativen Verhaltens zu besprechen.

Es müssen auch Mißerfolge, die vor allen Dingen in der mikrovaskulären Lappenchirurgie mit einkalkuliert werden sollten, dem Patienten mit den hieraus resultierenden Konsequenzen in ihrer Eventualität angedeutet werden.

Es empfiehlt sich vor der therapeutischen Entscheidung die Einzelproblematik im Team zu besprechen. Tagesabhängige Stimmungssituationen des Operateurs werden in ihrer Wirksamkeit hiermit eingeschränkt.

Nicht zuletzt muß die Wahl der Entnahmeorte für die Transplantate unter Respektierung der Patientenpersönlichkeit erfolgen.

Literatur

Drommer RB, Adler D (1992) Die chirurgische Therapie extremer Tumorinfiltrationen des Mittelgesichtes. In: Draf W (Hrsg) Möglichkeiten der interdisziplinären Zusammenarbeit. Sasse, Rotenburg

Drommer RB, Albert F (1992) Teamarbeit bei der Behandlung von Tumoren der Hirnschädelregion. In: Draf W (Hrsg) Möglichkeiten der interdisziplinären Zusammenarbeit. Sasse, Rotenburg

Drommer RB, Hartenstein PE (1991) Psychosoziale Aspekte bei der Therapie von Patienten mit Malignomen im Kopf-Hals-Bereich. Jahrbuch der Psychologie und Psychosomatik in der Zahnheilkunde, Bd 2, 93. Sergl HG, Müller-Fahlbusch H (Hrsg) Quintessenz Verlags-GmbH, Berlin

Drommer RB, Stell PM, Dorman EB (1986) Patienten – älter als 70 Jahre – mit malignen Tumoren im Kopf- und Halsbereich. In: Neubauer H (Hrsg) Plastische und Wiederherstellungschirurgie des Alters. Springer Verlag, Berlin Heidelberg

Krifka FJ, Drommer RB, Kirsten K, Hothorn L, Zöller J (1992) Vergleichende Untersuchungen zweier Patientengruppen mit primären Mundhöhlencarcinomen aus dem Zeitraum 1981 bis 1989. Fortschr Kiefer Gesichtschir

196. Der Stellenwert des myocutanen Pectoralis-major-Lappens in der rekonstruktiven Chirurgie im Kiefer-Gesichts-Bereich

A. Bremerich, E. Machtens, W. Kozuschek und N.-C. Gellrich

Klinik für Mund-, Kiefer- und Gesichtschirurgie und Klinik für Chirurgie, Knappschaftskrankenhaus, Universitätsklinik, In der Schornau 23–25, 44892 Bochum

The Rank of Myocutaneous Pectoralis-Major Flap in Reconstructive Surgery of Jaw and Face

Summary. The rank of the pectoralis major myocutaneous flap (PMMF) for primary and secondary reconstruction in head and neck area was investigated. Clinical data of 99 patients (109 PMMFs) showed an overall rate of necrosis of more than 30% with a significant relation to the patient's nutritional condition. 26 patients could be followed up. Their judgement was very critical, especially in cases of secondary reconstructions. Although PMMF is still a valuable flap for reconstructing soft tissue defects in the oral and maxillofacial area, accurate diagnosis – especially in cases of secondary reconstructions – must be imperative as complications at the donor and reconstruction site cannot always be avoided.

Key words: Pectoralis flap – Reconstructive surgery – Head and neck area

Zusammenfassung. Der Stellenwert des myocutanen Pectoralis-major-Lappens zur primären und sekundären Rekonstruktion von Defekten im Mund-, Kiefer- und Gesichtsbereich wurde anhand von 99 Patienten (109 Pectoralislappen) untersucht. Es kam zu einer Nekroserate von über 30%, die einen signifikanten Zusammenhang zum Ernährungszustand des Patienten zeigte. Die Beurteilung der Rekonstruktionsergebnisse durch 26 nachuntersuchte Patienten war – insbesondere bei den Sekundärrekonstruktionen – sehr kritisch. Obwohl prinzipiell mit dem Pectoralislappen gute Ergebnisse erzielt werden können, sollte die Indikation – vor allem bei Sekundärrekonstruktionen – sehr streng gestellt werden, da Komplikationen im Entnahme- und Empfängergebiet nicht vollständig vermieden werden können.

Schlüsselwörter: Pectoralislappen – Rekonstruktive Chirurgie – Mund-Kiefer-Gesichts-Bereich

Einleitung

Bei der operativen Entfernung von Tumoren und Verletzungen im Mund-, Kiefer-, Gesichtsbereich treten häufig Weichteildefekte auf, die durch ortsständig vorhandenes Material nicht mehr ausreichend gedeckt werden können. Für die rekonstruktive Versorgung mit ortsfernem Gewebe stehen vor allem gestielte und mikrovaskulär anastomosierte Gewebeanteile zur Verfügung. Einer der häufig verwandten Lappen ist der gestielte myocutane Pectoralis-major-Lappen, dessen intraoperative Anlage als wenig aufwendig einzuschätzen ist (Mendelson 1980).

Durch die Innovation mikrochirurgisch angeschlossener Lappen stellt sich jedoch die Frage, ob die Vorteile des Pectoralislappens ausreichen, um ihm weiterhin seinen Stellenwert in der rekonstruktiven Chirurgie im MKG-Bereich zu lassen.

Material und Methodik

An der Klinik für MKG-Chirurgie wurden von 1985 bis 1991 99 Patienten mit insgesamt 109 Pectoralislappen versorgt. Epidemiologische und operative Daten wurden den Krankenunterlagen entnommen. Zur Nachuntersuchung wurden 26 noch lebende Patienten einbestellt.

Ergebnisse

Die Altersverteilung ergab mit 82% einen Schwerpunkt zwischen dem 40. und 69. Lebensjahr mit deutlichem Gipfel in der 5. Lebensdekade. Die Geschlechtsverteilung Männer zu Frauen betrug 4:1.

Die häufigsten Defektlokalisationen lagen im Zungen-Mundboden-Unterkiefer-Bereich (31%) und der Wangen-Parotis-Region (21%) (Tabelle 1). 19 der 109 Lappen wurden zur Sekundärrekonstruktion verwandt.

Die Verlustrate betrug 9% Voll- und 31% Teilnekrosen. Häufige Komplikationen waren Nahtdehiszenzen (22,5%), Hämatome (15,9%) und Fisteln (18,7%). Abszeßbildungen traten in 2,8% auf. Beim Vergleich der Komplikationsraten mit anderen Parametern zeigten sich bezüglich Lappengröße, Defektlokalisation und präoperativer Radiatio keine signifikanten Auffälligkeiten bezüglich der Nekroserate; dagegen lag eine auffällige Abhängigkeit vom Ernährungszustand vor. Lappennekrosen waren bei 32% der untergewichtigen, bei 45% der normalgewichtigen und bei 75% der übergewichtigen Patienten zu verzeichnen.

1991 konnten nur noch 26 überlebende Tumorpatienten nachuntersucht werden, was sich aus dem primär weit fortgeschrittenen Tumorstadium erklärt. Bei diesem Kollektiv wurden 28 Pectoralislappen angelegt, davon 17 zur primären und 11 zur sekundären Rekonstruktion. 22 Patienten beklagten Einschränkungen der Armbeweglichkeit. Intraorale Probleme, wie Schluckbeschwerden und Verständlichkeit der Sprache, konnten nicht allein auf die Lappenplastik zurückgeführt werden und ließen sich auch schwer objektivieren.

Mit dem Ergebnis ihrer Rekonstruktion waren 13 Patienten „zufrieden", während je 6 Patienten es als „mäßig" oder „schlecht" bezeichneten. 1 Patient wollte keine Wertung abgeben. Betrachtet man nur die extraoralen Rekonstruktionen, so waren 6 Patienten mit dem Ergebnis „zufrieden", während die übrigen 6 Patienten es als „mäßig" oder „schlecht" bezeichneten. Bei den Sekundärrekonstruktionen bewerteten nur 4 Patienten das Ergebnis als „zufriedenstellend", während 6 Patienten es als „mäßig" und „schlecht" bewerteten. Das kosmetische Ergebnis im Brustbereich wurde von 15 Patienten als „nicht zufriedenstellend" angesehen.

Tabelle 1. Defektlokalisationen (n = 109)

Mundboden/Zunge	31,2%
Wange/Parotis	21,1%
Pharynx	18,3%
Kinn/Hals	17,4%
Oberkiefer/Gaumen	6,4%
Trig. retromolare	4,6%
Hinterkopf	0,9%

Schlußfolgerungen

Fazit dieser Untersuchung ist, daß *prinzipiell* mit den Pectoralislappen gute Ergebnisse bei der Deckung von Weichteildefekten im MKG-Bereich zu erzielen sind. In jedem Fall muß die Indikation jedoch streng gestellt werden, da Komplikationen sowohl im Entnahme- als auch im Empfängergebiet nicht vollständig vermieden werden können. Insbesondere gilt dies für Sekundärrekonstruktionen, die nicht einer unbedingten Notwendigkeit unterliegen. Hier ist streng abzuwägen, ob die erwünschten und erwarteten funktionellen Verbesserungen im Rekonstruktionsgebiet das Operationsrisiko, die funktionelle Beeinträchtigung durch die Lappenentnahme und ebenfalls häufige optische Verschlechterungen rechtfertigen. Die psychische Situation des Patienten und seine weitere Lebensplanung sollten in die Operationsplanung mit einbezogen werden. Von einer Lappentransplantation aus rein optischen Gründen ist nach dieser Untersuchung in den meisten Fällen abzuraten, da die Erwartungen der Patienten häufig nicht erfüllt werden können.

Literatur

Mendelson BC (1980) The pectoralis major island flap for head and neck reconstruction. Br J Plast Surg 33:318–322

197. Zur Rekonstruktion des Unterkiefers: Entwicklung von Techniken in mehreren Jahrzehnten

H.-D. Pape, K. L. Gerlach, K. E. Rehm und Ch. Schippers

Klinik und Poliklinik für Zahn-, Mund- und Kieferheilkunde der Universität zu Köln, Mund-, Kiefer- und Gesichtschirurgie, Joseph-Stelzmann-Str. 9, 50931 Köln

Concerning Reconstruction of the Mandibula: Development of Techniques in Several Decades

Summary. Between 1971 and 1993, 152 reconstructions of the mandible have been performed with free bone transplants of iliac crest and ribs in the Department of Maxillo-facial Surgery of the University of Cologne. The evaluation of the results of treatment in 110 reconstruction cases where different methods of fixation had been used, lead to the development of a titanium minireconstruction plate. The results of 60 mandible reconstructions using this technique will be discussed.

Erstmals berichtete Bardenheuer 1892 von der Wiederherstellung eines zerstörten Unterkieferanteiles durch einen gestielten Haut-Periost-Knochenlappen aus dem Stirnbereich. Die erste freie Transplantation mit autologem Knochen zur Rekonstruktion des Unterkiefers wurde von Lexer durchgeführt, der 1907 Tibiaknochen und 1908 Rippenanteile verwandte. Seit dieser Zeit ist die Wiederherstellung des Unterkiefers durch verschiedene Transplantate und Techniken beeinflußt und modifiziert worden. Das Knochentransplantat selbst und die Art seiner Fixierung haben gerade für die Unterkieferrekonstruktion eine entscheidende Rolle gespielt. Dabei beeinflußt neben der Ruhigstellung des Transplantates der Zustand des umgebenden Weichgewebes die erfolgreiche Einheilung des Transplantates.

Obwohl Lexer 1911, Lindemann 1916 und Ganzer noch 1943 die indirekte Immobilisation vorgeschlagen haben, ist die Fixationsmethode der Wahl in den meisten Kliniken der Welt bis 1975 die Drahtosteosynthese gewesen. Erst in den letzten Jahrzehnten ist die Technik der Unterkieferrekonstruktion mit freien Knochentransplantaten durch die Anwendung von stabilen Kompressionsplatten bestimmt worden (Reuther und Hausamen 1977, Luhr 1976, Raveh 1990 u.a.).

Ihre Größe und ihre starre Stabilität können sich jedoch nachteilig auf die Revaskularisation und den inneren Umbau des Transplantates im Sinne einer „stress protection" auswirken. Sie können gleichzeitig ein Belastungsfaktor für das umgebende Weichgewebe sein. Parallel hierzu hat die Technik der Knochentransplantation mit mikrovaskulärem Gefäßanschluß große Fortschritte erfahren. Sie erfordert zur Stabilisation des Transplantates lediglich kleine Platten im Kontaktbereich der Knochenstümpfe.

Da speziell diese sehr zeitaufwendige Technik in ihrem Indikationsbereich begrenzt ist, stellt die freie Knochentransplantation bis heute die bevorzugte Methode dar. Sie erlaubt in

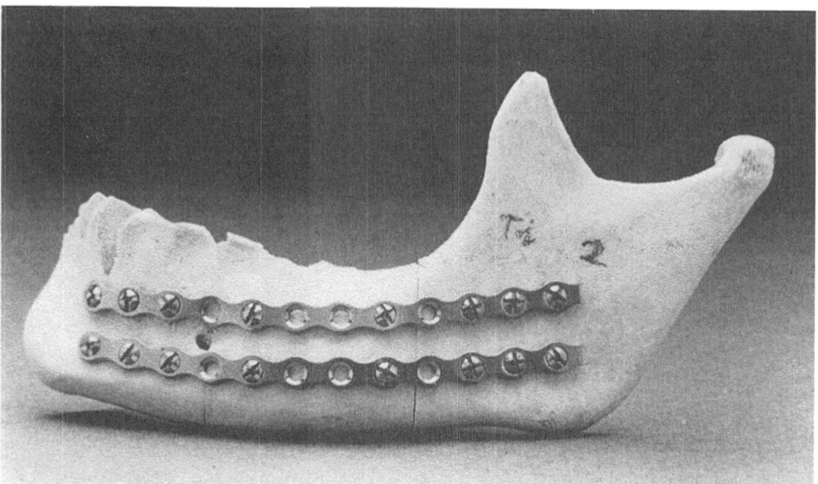

Abb. 1. Versuchsmodell eines rekonstruierten Unterkiefers mit zwei Minirekonstruktionsplatten an den Resektionsstümpfen; jeweils mit drei 9 mm langen Schrauben fixiert

den meisten Fällen die Verwendung eines Beckenkammtransplantates, das die besten Vorbedingungen für eine folgende prothetische Versorgung bietet.

Die Weiterentwicklung zur Inkorporation des freien Transplantates soll im folgenden am Krankengut der Mund-, Kiefer- und Gesichtschirurgie der Universität Köln dargestellt werden. Von 1971 bis 1993 wurden 152 Unterkieferrekonstruktionen bei 143 Patienten durchgeführt. Bei 55,2 % der Patienten handelte es sich um Folgezustände nach Resektion eines malignen Tumors, d. h. daß die sekundäre Osteoplastik mit insgesamt 107 Rekonstruktionen im Vordergrund stand.

Die Evaluierung der Behandlungsergebnisse von 110 Rekonstruktionsfällen, bei denen bis 1988 verschiedene Fixationsmethoden angewandt worden waren, führte zur Entwicklung einer schmalen Titanminirekonstruktionsplatte, die nach experimenteller Erprobung in der klinischen Anwendung folgende Vorteile aufweist:

Die hohe Elastizität der nur 1,27 mm starken und 3 mm breiten Titanplatten ermöglicht den Transfer von Funktionsreizen und führt zu einer frühen Knochenregeneration. Trotzdem ist die Stabilität des Transplantates ohne intermaxilläre Fixation gewährleistet. Für die Revaskularisation und für das umgebende Weichgewebe stellt die Platte kein Hindernis dar. Zwischenzeitlich wurden 60 Transplantate, davon 25 länger als 8 cm, damit fixiert. Die Komplikationsrate von 15 % mit einer Verlustrate von 8 % liegt im unteren Mittelfeld derartiger Eingriffe (siehe Abb. 1, 2).

Die intraorale Rehabilitation sollte nach der Rekonstruktion des Unterkiefers immer als zweiter Schritt der Wiederherstellung angestrebt werden. Während früher die Aufbereitung des Prothesenlagers verschiedene Operationsschritte zur Eingliederung einer Prothese erforderte, können heute mit der Entfernung der Platten gleichzeitig dentale Implantate in das Transplantat gesetzt werden. Sie gewährleisten nach weiteren 3 bis 5 Monaten Einheilung die Basis für die Eingliederung einer Suprakonstruktion und damit die Wiederherstellung der Kaufähigkeit. Durch die rechtzeitige orale Rehabilitation kann bei ausgewogener Funktionsbelastung die unerwünschte Atrophie des transplantierten Knochens langfristig vermieden werden.

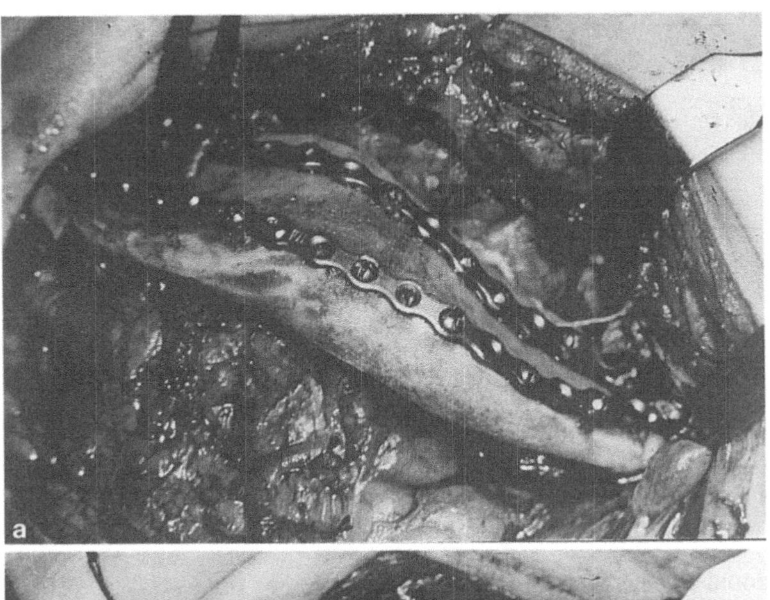
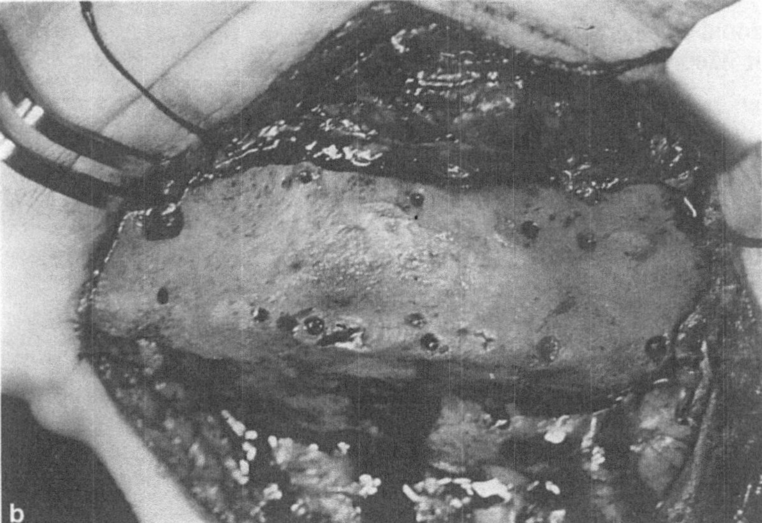

Abb. 2. a Zustand nach Unterkieferresektion von 033 bis zur Incisura semilunaris. Rekonstruktion durch ein Beckenkammtransplantat mit zwei Minirekonstruktionsplatten fixiert. **b** 6 Monate später, rekonstruierter Unterkiefer nach Plattenentfernung, formkonstantes inkorporiertes Transplantat

Literatur

Bardenheuer P (1892) Resektion des Unterkiefers und Resektion des Oberkiefers. Zbl Chir 19:78
Ganzer H (1943) Die Kriegsverletzungen des Gesichtes und Gesichtsschädels. Ambrosius Barth, Leipzig
Lexer E (1911) Über freie Transplantationen. Langenbecks Arch klin Chir 95:827
Lindemann A (1916) Über die Deckung der Defekte des knöchernen Gesichtsschädels bei Schußverletzungen durch freie Autoplastik. Zbl Chir 43:457
Luhr HG (1976) Ein Plattensystem zur Unterkieferrekonstruktion einschließlich des Gelenks. Dtsch Zahnärztl Z 31:747
Raveh J (1990) Lower Jaw Reconstruction with the THORP System for Bridging of Lower Jaw Defects. Head and Neck Cancer, Volume II. BC Decker
Reuther JF, Hausamen JE (1977) System zur alloplastischen Überbrückung von Unterkieferdefekten. Dtsch Zahnärztl Z 32:334

198. Dreidimensionale Rekonstruktion von schweren Gesichtsschädelfrakturen unter Zuhilfenahme moderner bildgebender Verfahren

P. Stoll, R. Wächter, A. Nilles, B. Wimmer und R. Kirchner

Klinik und Poliklinik für MKG-Chirurgie, Hugstetter Str. 55, 79106 Freiburg

Three-Dimensional Reconstruction of Severe Fractures of the Facial Skull with the Aid of Modern Imaging Methods

Summary. Advances in cranio-maxillofacial surgery, in conjunction with the development of plating systems that provide rigid internal fixation of facial fractures have totally changed the surgical management. However, complex and panfacial fractures pose a challenge to the surgeon. Pre- und postoperative radiological assessment by using 2D-CT and 3D-CT-techniques are of particular importance to avoid failures and errors in reconstruction of the facial architecture.

Einleitung und Problematik

Die Entwicklung von Mini- und Mikroplattensystemen, die eine stabile Fixierung der Fragmente ermöglichen, hat zu einem grundlegenden Wandel bei der Versorgung schwerer Gesichtsschädelfrakturen geführt (Stoll und Schilli 1988, Markowitz und Manson 1989). Die Behandlung dieser Frakturen mit extra- und intraoralen Halteapparaturen und Schienen ist heute vollständig verlassen. Eine gewisse Verbreitung erfährt heute lediglich noch die Verwendung von Drahtnähten. In dreidimensionaler Hinsicht ist diese Versorgung jedoch als nicht ausreichend stabil zu betrachten.

Die offene Reposition hat jedoch immerhin zu besseren Ergebnissen geführt als die bis dahin übliche indirekte Einstellung und Fixierung der Frakturen, die oftmals eine schwere Deformierung des Gesichtes zur Folge hatte.

Komplexe Frakturen stellen auch bei Verwendung von Mini- und Mikroplattensystemen aus Titan eine Herausforderung für den Chirurgen dar. Bei diesen Frakturen besteht eine schwere Zerstörung der Architektur des Gesichtes. Behandlungsziel ist die Wiederherstellung der Gesichtsdimensionen, Rekonstruktion der Orbitae und des nasoethmoidalen Komplexes, die Einstellung einer korrekten Okklusion der Zähne und die Behandlung frontobasaler Frakturen. Dazu ist eine exakte präoperative Diagnostik und postoperative Kontrolle erforderlich.

Zur Routinediagnostik bei Gesichtsschädelverletzungen gehört neben der konventionellen Röntgenuntersuchung die 2D-Computertomographie. Mit den Möglichkeiten der multiplanaren sekundären Rekonstruktion ermöglicht sie eine überlagerungsfreie Darstellung der knöchernen Strukturen des Gesichtsskeletts. Trotzdem sind schwere Frakturen mit Dislokationen oder Defektbildungen oft schwierig zu beurteilen.

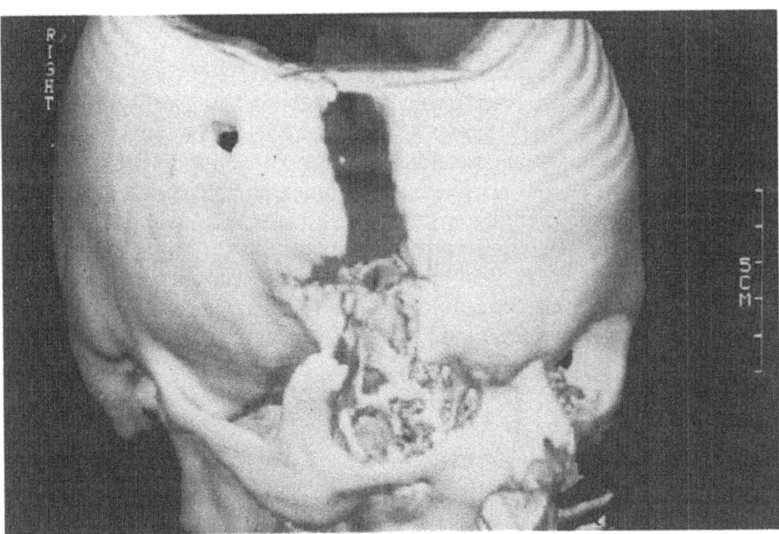

Abb. 1. Präoperativer 3D-CT-Befund: Stirnbein- und Orbitadachdefekt rechts

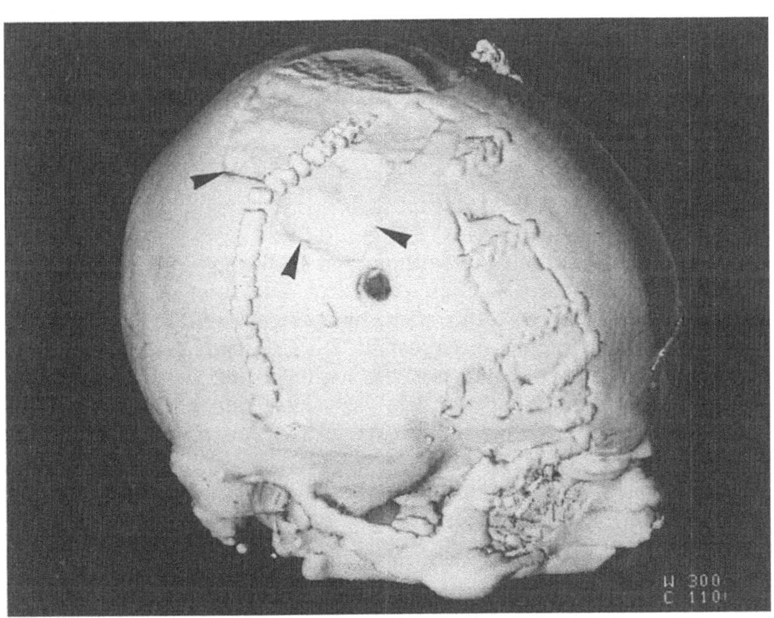

Abb. 2. Postoperativer 3D-CT-Befund: Der Defekt wurde über einen coronalen Zugang mit Tabula externa gedeckt. Keine Metallartefakte bei Verwendung von Osteosynthesematerial aus Titan. → Entnahmeareal

Ein Ansatz zur Lösung dieses Problems stellt die 3D-Rekonstruktion zweidimensionaler CT-Schnittbilder dar (Denny und Gonnering 1990, Voth et al. 1992). Form und Größe des Defektes können berechnet, der operative Zugangsweg genau festgelegt werden. Reproduzierbare Erfolgs- und Verlaufskontrollen sind möglich. Metallartefakte sind bei Verwendung von Titan-Osteosyntheseplatten zu vernachlässigen (Abb. 1, 2).

Material und Methode

In der vorliegenden Arbeit wird untersucht, inwieweit die 3D-CT-Rekonstruktionen die klassischen röntgenologischen Zeichen einer Gesichtsschädelverletzung erfassen können. Zusätzlich wird die Darstellung klinisch relevanter Frakturzonen bewertet. Zu diesem Zweck wurden bei 20 Patienten mit Gesichtsschädelfrakturen konventionelle Röntgenaufnahmen, axiale 2D-CT mit multiplanaren 2D-Rekonstruktionen und 3D-Rekonstruktionen angefertigt. Eine Gesamtzahl von 60 kompletten Bilddatensätzen (60 konventionelle Röntgenbilder mit fallbezogener digitaler Nachbearbeitung, 20 axiale 2D-CT mit gezielten multiplanaren 2D-Rekonstruktionen sowie 20 3D-Rekonstruktionen) wurden von 2 Untersuchern bezüglich indirekter und direkter röntgenologischer Frakturzeichen ausgewertet. Die endgültige Diagnose wurde unter Hinzuziehung klinischer Informationen sowie dem Operationsbefund gesichert.

Ergebnisse

Bezüglich der Erfassung indirekter Frakturzeichen wie Weichteilschwellung oder Verschattung einer präformierten Höhle konnten die 3D-Rekonstruktionen erwartungsgemäß keine zusätzlichen Informationen liefern. Die 2D-CT war den konventionellen Aufnahmen mit digitaler Nachbearbeitung überlegen.

Sagittale und schräge Frakturlinienverläufe konnten durch die 3D-Oberflächenaufnahmen im Gegensatz zu horizontalen und koronalen Bruchlinien zuverlässig dokumentiert werden. Dislokationen über 2 mm zeigten vergleichbare Ergebnisse bei den verschiedenen bildgebenden Verfahren. Der große Vorteil der 3D-Rekonstruktion bei der Beurteilung von schweren Gesichtsschädelfrakturen liegt jedoch in der Darstellung von Rotationskomponenten und komplexen Asymmetrien.

Diskussion und Schlußfolgerung

Die erschwerte Erfassung von Dislokationen unter 2 mm mit Hilfe von 3D-Rekonstruktionen wurde bereits unter experimentellen Bedingungen durch Drebin et al. 1989 nachgewiesen. Dislokationen über 2 mm werden dafür allerdings plastisch und in der gesamten räumlichen Situation der einzelnen Fragmente dargestellt. Die Erfassung von Frakturen im Bereich der Orbita, des nasoethmoidalen Komplexes, des Jochbeins und des Jochbogens ist, insbesondere wenn eine Rotationskomponente vorliegt, sehr anschaulich. Die dorsale Ansicht bei komplexen Unterkieferfrakturen bietet eine quantitative Auswertungsmöglichkeit des Ausmaßes der Dislokation.

Die bessere räumliche Darstellung der oft komplexen anatomischen posttraumatischen Verhältnisse ermöglicht eine den heutigen Anforderungen entsprechende funktionelle und ästhetische Wiederherstellung des Gesichtes.

Literatur

1. Denny AD, Gonnering RS (1990) Early Repair of Complex Orbita Fractures. Retina, 10 Suppl 1, 10:8–19
2. Drebin AD, Magid D, Robertson DD, Fishman EK (1989) Fidelity of Three-dimensional CT-Imaging for Detecting Fracture Gaps. ICAT 13:487–489
3. Markowitz BL, Manson PN (1989) Panfacial Fractures: Organization of Treatment. Clin Plast Surg 16:105–114
4. Stoll P, Schilli W (1988) Primary Reconstruction with AO-Miniplates after Severe Cranio-Maxillofacial Trauma. J Cranio-Max-Fac Surg 16:18–21
5. Voth D, Schwarz M, Wagner W, von Domarus H, Henn M, Schweden F (1992) The Frontoorbital Advancement. On the Use of 3D-CT and the Miniplate Osteosynthesis. Neurosurg Review 15(3):209–215

199. Der koronale Zugang zur Rekonstruktion komplexer kranio-fazialer Traumen

N. Hardt, A. Gottsauner und F. Sgier

Klinik für Mund-, Kiefer- und Gesichts-Chirurgie und Klinik für Neurochirurgie, Kantonsspital, Spitalstr., CH-6000 Luzern 16

The Coronal Access for Reconstruction of Severe Cranio-maxillo-facial Injuries

Summary. A perfect reconstruction of cranio-facial fractures is obtained by a neuro-maxillo-facial-surgery and one-stage procedure raising a coronal flap. The course is mostly uneventful with excellent esthetic results.

96% of the cranio-facial fractures showed a complete bony reconstruction without any defects or dips affecting the esthetic appearance. The technique of filling little defects with bone dust and applying a membrane (Gore-Tex) or using a micro-mesh for frontal and temporal areas was highly efficient. Extended defects were successfully reconstructed with Calvaria transplants.

Key words: Cranio-facial traumatology – Coronal approach – Complications

Zusammenfassung. Die kombinierte neurochirurgisch-kieferchirurgische One-stage-Operation über den koronalen Zugang gewährleistet eine perfekte Rekonstruktion der kranio-fazialen Frakturareale bei insgesamt geringer Komplikationsrate mit aesthetisch einwandfreiem Ergebnis.

Gesamthaft konnte bei 96% der versorgten kranio-fazialen Frakturen eine komplette ossäre Wiederherstellung ohne ästhetisch störende Restdefekte und Einsenkungen erzielt werden. Insbesondere bewährte sich dabei die intraoperative Auffüllung von kleinen Restdefekten mit Bone dust und ihre Abdeckung mit Gore-Tex oder Kraniotomie-Rosetten bzw. die Verwendung eines Mikro-Mesh im Stirnhöhlen- und Temporal-Bereich und bei großen Defekten die Deckung mit Calvaria-Transplantaten.

Schlüsselwörter: Cranio-faziale Traumen – Coronaler Zugang – Komplikationen

Einleitung

Mit dem Eintritt komplexer kranio-fazialer und subkranialer Frakturen geht die anatomische Orientierung für den nachgeordneten frakturierten Mittelgesichtskomplex verloren. Falls diese Strukturen nicht vorgängig adäquat reponiert und stabilisiert werden, resultieren daraus unterschiedlich schwere Entstellungen, funktionelle Behinderungen und eine relevante Infektgefährdung (Gruss et al. 1989).

Mit dem von Tessier 1971 vorgeschlagenen koronalen Zugang bzw. seinen Varianten, kann im Gegensatz zu alternativen fazialen – insbesondere subkranial nasoorbitalen Zugängen (Raveh und Vuillemin 1988) – die gesamte kranio-orbitale Region, die Frontobasis und

Tabelle 1. Indikationen des coronalen Zugangs bei komplexen kranio-fazialen Verletzungen
Schwere kranio-faziale Traumen
Komplexe subkraniale Frakturen
Komplexe Frakturen von Orbita-Jochbein und Jochbogen
Subkraniale Mittelgesichtsfrakturen mit intrakranieller Verletzung
Reosteotomien kranio-fazialer Strukturen

Tabelle 2. Infektkomplikationen nach Versorgung von komplexen kranio-fazialen Frakturen über den coronalen Zugang (n = 60)

Osteosynthese-Infekt	3%
Ostitis + Knochensequester	2%
Epiduraler Abszeß	4%
Sinus-Abszeß (Muskelobliteration)	3%

vom Gesichtsskelett der Periorbital- und Jochbein-Bereich exponiert werden (Krafft et al. 1991). Dies ermöglicht:

- Die gleichzeitige Versorgung von begleitenden intrakraniellen und basalen Verletzungen. Insbesondere können frontobasale Frakturen und Defekte mit variablen Perikraniumlappen und/oder Knochentransplantaten versorgt werden (Schilli und Joos 1991).
- Erleichtert die vorrangige primäre Rekonstruktion des fronto-fazialen Kompartimentes und des Jochbeinkomplexes – als Orientierungsstrukturen die nachfolgende Einstellung und Osteosynthese des Mittelgesichtes (Sailer und Graetz 1991).
- Die stabile Osteosynthese der subkranialen Strukturen gewährleistet eine optimale Protektion der versorgten Dura- und Frontobasisverletzungen.
- Zur Defektdeckung können gleichzeitig desmale Calvaria-Transplantate mit der Split-Skull-Technik gewonnen werden.
- Die breite Zugangsinzision liegt in einer ästhetisch unauffälligen Region.

Wir verwenden daher den koronalen Zugang bei allen kombinierten kraniomaxillären sowie kranio-orbitalen Frakturen; desgleichen bei komplizierten Mehrfachfrakturen des Zygomatico-orbitalen Komplexes (Tabelle 1).

Operationstechnik

Operationstechnisch wird zur Vermeidung von Verletzungen der Facialisäste – nach fallweisem Umschneiden eines perikranialen Lappens – die periorbitale, nasale und glabelläre Region subperiostal einschließlich des neurovaskulären supraorbitalen Bündels dargestellt.

Ist ein zusätzlicher Zugang zum Jochbeinkomplex notwendig, so wird zur Vermeidung von Nervverletzungen interfasciell zwischen den beiden Fascienblättern der Fascia temporalis – d. h. zwischen superfiziellem Blatt und interfasziellem Fettkörper auf diese Strukturen vorgegangen.

Material und Methode

In einer retrospektiven Studie wurden 60 Patienten mit komplexen CF-Frakturen nachkontrolliert. Die Frakturen verteilten sich auf 15 kraniomaxilläre, 8 panfaziale und 37 subkraniale Frakturen. Die begleitenden fronto-basalen Frakturen waren in 68% im Orbito-Ethmoidal- und Sinus-Bereich, in 29% im Lamina-cribrosa- und in 3% im Sella-Sphenoid-Bereich lokalisiert.

Ergebnisse

Bei der Beurteilung des Operationszuganges wurde zwischen Zugangs- und Kontaminations-bedingten Komplikationen unterschieden. Wir fanden folgende Komplikationen:

1. Temporäre Ausfälle des N. supraorbitalis waren bei 7%, ein definitiver verletzungsbedingter Sensibilitätsverlust in 3% nachweisbar. Bei Ausschluß von prä- und intraoperativen direkten Verletzungen ist wohl eine extensive Zerrung des neurovaskulären Bündels für den temporären Sensibilitätsverlust verantwortlich – insbesondere – wenn dieses nicht intraoperativ aus seinem Foramen gelöst wird.
2. Motorische Nervausfälle des Stirnastes bestanden einseitig in 14% und doppelseitig in 4%. Permanente Funktionsausfälle verblieben unilateral in 2%. Während die temporären Ausfälle dehnungsbedingt sind, resultieren die persistierenden Ausfälle unzweifelhaft als Folge einer operationsbedingten Nervverletzung.
3. Die in 4% nachweisbaren ausgedehnten subgaleatischen Hämatome koinzidierten mit einer intraoperativen Entnahme von Muskeltransplantaten aus dem M. temporalis und sind durch sorgfältige Blutstillung im Bereich der Entnahmestelle vermeidbar.
4. In 3% der Fälle traten Infekte im Bereich des Osteosynthesematerials und zusätzlich in 2% eine Ostitis mit Knochensequestration ein (Tabelle 2). Die Infektsanierung wurde nach Entfernung des Osteosynthesematerials und der infizierten Knochenfragmente in gleicher Sitzung mittels autologer Spongiosatransplantation und einem stabilisierenden Titan-Gitter durchgeführt.
5. Als weitere infektbedingte Komplikation trat in 4% der Fälle ein epiduraler Abszeß wenige Monate nach der Rekonstruktion ein. Dabei waren die Kalottenfragmente selbst vital eingeheilt.
6. Komplikationen in Form von Rezidiv-Liquor-Fisteln im Bereich der neurochirurgisch versorgten Frontobasis traten in keinem Falle ein, während sich ein Infekt in mit Muskeltransplantaten obliterierten Sinus frontalis in 3% als Folge einer Kontamination mit dem Nasenrachenraum entwickelte.

Zusammengefaßt liegen die Vorteile des coronalen-präaurikulären Zuganges in der breiten Expositionsmöglichkeit und damit unbehinderten dreidimensionalen Rekonstruktion der fronto-fazialen Region, in der gleichzeitigen Versorgung neurochirurgischer Zusatzverletzungen, in einem geringen Infektrisiko und in minimalen zugangsbedingten Operationskomplikationen, die sich bei Beachtung der Faszienstrukturen praktisch ausschalten lassen.

Literatur

Gruss JS, Philips JH (1989) Complex facial trauma: The evoling role of rigid fixation and immediate bone graft reconstruction. Clin plast Surg 16:93–104

Krafft T, Spitzer WJ, Farmand M, Laumer R, Seyer H (1991) Ergebnisse der kombinierten neurochirurgischen und Mund-Kiefer-Gesichts-chirurgischen Behandlung von fronto-maxillären Frakturen. In: Fortschritte der Kiefer- und Gesichts-Chirurgie, Bd XXXVI. Thieme, Stuttgart

Raveh J, Vuillemin Th (1988) The surgical one-stage management of combined cranio-maxillo-facial and frontobasal fractures. Advantages of the subcranial approach in 374 cases. J Cranio-Maxillo-Facial Surg 16:160

Sailer HF, Graetz KW (1991) Konzept der Behandlung schwerer Mittelgesichtsfrakturen beim Bezahnten und Unbezahnten. In: Fortschritte der Kiefer- und Gesichts-Chirurgie, Bd XXXVI. Thieme, Stuttgart

Schilli W, Joos U (1991) Behandlung panfazialer Frakturen. In: Fortschritte der Kiefer- und Gesichts-Chirurgie, Bd XXXVI. Thieme, Stuttgart

Tessier PL (1971) Relationship of craniostenosis to craniofacial dysostoses and faciostenoses. Plast reconstr Surg 48:224

Herzchirurgie

Extrakorporale und assistierte Zirkulation

200. Die Physiologie der extrakorporalen und der assistierten Zirkulation

G. Hellige (Göttingen)

(Manuskript bis Redaktionsschluß nicht eingegangen)

201. Extrakorporaler veno-venöser Langzeitbypass beim ARDS

H. Lennartz (Marburg)

(Manuskript bis Redaktionsschluß nicht eingegangen)

202. Extrakorporale Kreislaufunterstützung bei prä- und postoperativem Herzversagen

R. Körfer, H. Posival und A. El-Banayosy

Herzzentrum Nordrhein-Westfalen, Georgstr. 11, 32545 Bad Oeynhausen

Pre- and Postoperative Myocardial Failure and Mechanical Circulatory Support

Summary. The mechanical circulatory support provides the possibility of maintaining the systemic and pulmonary blood flow in case of myocardial failure refractory to conventional therapy until the recovery of the native heart or donor heart procurement. Between 9/1987 and 3/1993 110 patients were treated with mechanical circulatory support. Indications were postcardiotomy myocardial failure (n = 60) or bridge to transplant (n = 35). Overall survival rate (> 30 days) was 48%. Causes of death were bleeding and thromboembolic complications.

Key words: Mechanical circulatory support – Postcardiotomy syndrome – Transplantation

Zusammenfassung. Die mechanische Kreislaufunterstützung (MKU) bietet heute die Möglichkeit, bei einem therapierefraktären Herzversagen den systemischen und pulmonalen Blutfluß solange aufrecht zu erhalten, bis sich entweder das eigene Herz erholt oder ein geeignetes Spenderorgan gefunden worden ist. Zwischen 9/1987 und 3/1993 wurden 110 Patienten mit einer MKU behandelt. Hauptindikation waren Myokardversagen nach herzchirurgischen Eingriffen (n = 60) bzw. die therapierefraktäre Herzinsuffizienz vor Transplantation (n = 35). Insgesamt betrug die Überlebensrate (> 30 Tage) 48%. Haupttodesursachen waren Blutungen und Thromboembolien.

Schlüsselwörter: Mechanische Kreislaufunterstützung – Postcardiotomiesyndrom – Transplantation

Mit dem Herbst 1987 wurde das „mechanische Kreislaufunterstützungsprogramm" in der Klinik für Thorax- und Kardiovaskularchirurgie des Herzzentrums NRW etabliert. Es wurde erstmals eine Zentrifugalpumpe als Linksherzunterstützung bei einer Patientin im kardiogenen Schock nach einer offenen Herzoperation (Myokardrevaskularisation) eingesetzt.

In der Zwischenzeit wurden 110 Patienten mit konservativ therapierefraktärem Herz-Kreislauf-Versagen mit verschiedenen mechanischen Kreislaufunterstützungssystemen (MKU) behandelt. Es handelte sich dabei um 86 Männer und 24 Frauen im Alter zwischen 11 und 82 Jahren (Durchschnitt: 54 Jahre). In Abhängigkeit von der Indikation konnte das Patientengut in drei Hauptgruppen unterteilt werden:

Gruppe A: MKU in der perioperativen Phase nach kardiochirurgischen Eingriffen (sog. Postkardiotomie-Gruppe)
Gruppe B: MKU als Überbrückung (Bridging) zur Herztransplantation
Gruppe C: MKU in Sonderfällen

Die in unserer Klinik bisher angewandten Systeme, die Unterstützungsart sowie die Zeitdauer der Unterstützung sind in der Tabelle 1 zusammengefaßt.

Tabelle 1

Gruppe	A	B	C
Angewandte Systeme:			
Zentrifugalpumpe	38	3	12
Abiomed	25	12	2
Thoratec	1	19	3
Novacor	–	1	–
Unterstützungsarten:			
LVAD	46	19	3
RVAD	–	–	3
BVAD	8	15	4
FFBP	8	1	7
Unterstützungsdauer:	1–670 Std. (79 Std.)	3–93 Tage (20,6 Tage)	48–216 Std. (121 Std.)

LVAD = Linksherzunterstützung
RVAD = Rechtsherzunterstützung
BVAD = Biventrikuläre Unterstützung
FFBP = Femoro-femoraler Bypass

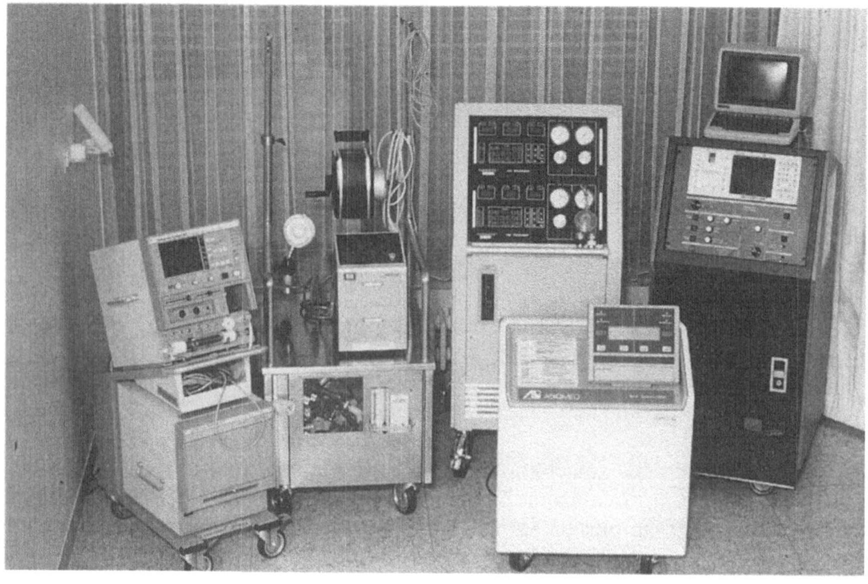

Gruppe A

In unserer Klinik werden pro Jahr knapp 3000 Operationen am offenen Herzen durchgeführt. Hierbei kommt es bei ungefähr 5% aller Fälle entweder noch im Operationssaal beim

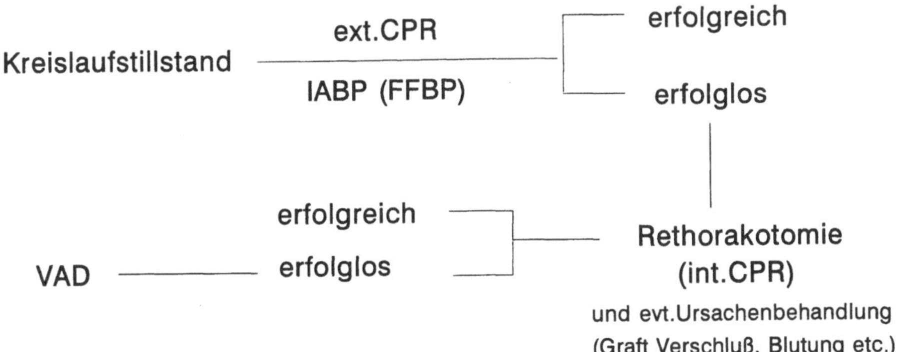

Abb. 1. Implantation auf der Intensivstation nach Kreislaufstillstand

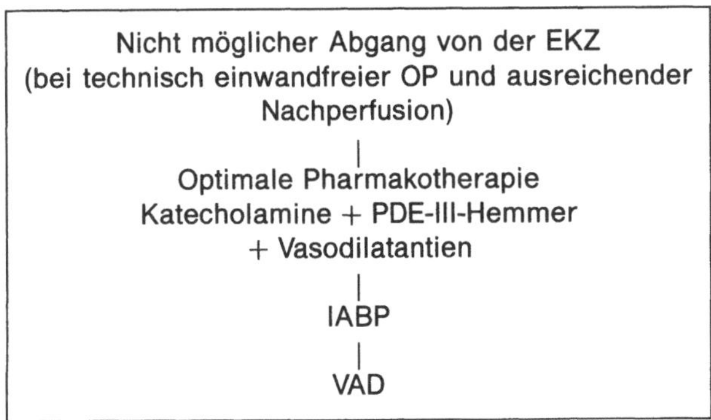

Abb. 2. Implantation im OP

Versuch der Entwöhnung von der extrakorporalen Zirkulation (HLM) oder später im Verlauf der ersten Stunden und Tage nach der Operation zu einem therapiebedürftigen Herzversagen. Die überwiegende Mehrzahl der Patienten spricht dabei auf eine rein konservativ-pharmakologische Behandlung an und kann in dieser Weise stabilisiert werden. Immerhin aber ist bei etwa 1,5% des Gesamtkollektivs die Anwendung einer intraaortalen Gegenpulsation indiziert. Erweist sich auch die Behandlung mit einer IABP als nicht ausreichend, besteht die Indikation zur MKU (0,7% des gesamten Patientenkollektivs).

Seit September 1987 wurden insgesamt 60 Patienten in dieser Gruppe mit einem mechanischen Kreislaufunterstützungssystem behandelt. Voraussetzung für die Implantation eines MKU sind folgende hämodynamische Parameter: Cardiac Index (CI) $< 1,8$ l/min/m^2, linksatrialer Druck (LAP) > 20 mm Hg, rechtsatrialer Druck (RAP) > 20 mm Hg, mittlerer arterieller Druck (MAP) < 60 mm Hg, systemischer arterieller Widerstand (SVR) 900 dyn. $\times$ sec. $\times$ cm^{-5}. Eine exakt definierte Kontraindikation gegen die Implantation eines mechanischen Kreislaufunterstützungssystemes in dieser Gruppe gibt es derzeit nicht. Es wird letztendlich im Einzelfall dem operierenden Herzchirurgen überlassen sein, ein solches System zu implantieren oder das Herzversagen in der Gesamtprognose eines Patienten als nicht behandelbare Komplikation zu akzeptieren. Das Vorgehen bei einem Herzversagen im gegebenen Fall ist aus der Abb. 1 und 2 ersichtlich.

Von ursprünglich 60 Patienten der Gruppe A konnten 28 Patienten (46,6%) von der MKU entwöhnt werden, nachdem sich das eigene Herz wieder erholt hatte. 22 dieser

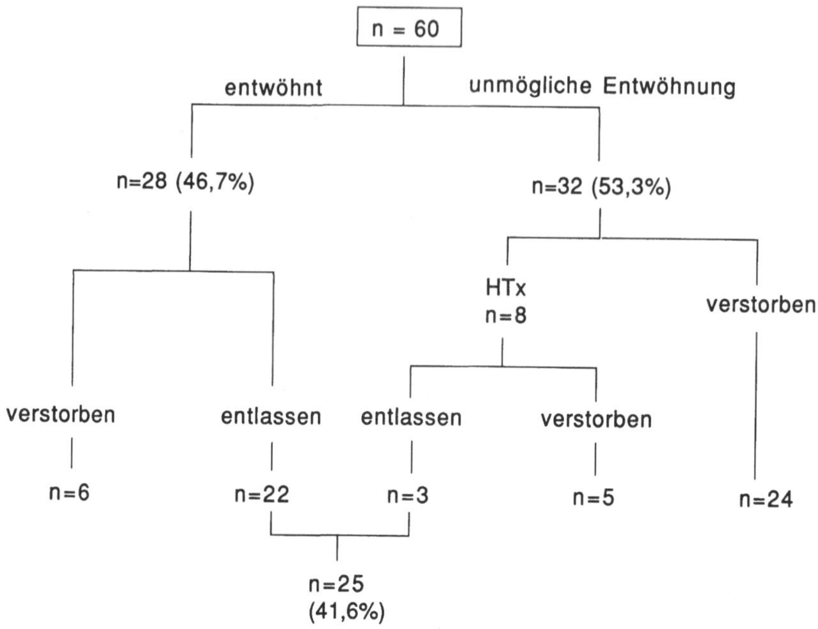

Abb. 3. Verlauf und Ergebnisse Gruppe A

Patienten wurden schließlich aus der stationären Behandlung entlassen, die übrigen 6 Patienten verstarben nach Beendigung der MKU an Multiorganversagen (n = 3), an cerebroembolischen Komplikationen (n = 2) sowie an einer Sepsis (n = 1). 32 Patienten (53,3%) konnten nicht entwöhnt werden, da das eigene Herz nicht mehr in der Lage war, einen adäquaten Kreislauf aufrechtzuerhalten. 8 Patienten dieser Gruppe wurden in das Transplantationsprogramm eingeschleust und konnten transplantiert werden (3 Patienten sind Langzeitüberlebende, 5 Patienten verstarben an septischen Komplikationen (n = 3) sowie an Multiorganversagen (n = 2)). Insgesamt 24 Patienten verstarben an der MKU, wobei die Haupttodesursachen Blutungen, cerebro-embolische Komplikationen, Septitiden und Multiorganversagen waren. In der Postkardiotomiegruppe betrug die Langzeitüberlebensrate zusammengefaßt 41,6% (25 von 60 Patienten) (Abb. 3).

Gruppe B

Die Einführung von Cyclosporin A hat die Prognose nach orthotoper Herztransplantation hinsichtlich der Langzeitüberlebensrate deutlich verbessert. Die Zahl potentieller Herzempfänger steigt kontinuierlich an, wobei die Zahl der Spenderorgane gleich bleibt oder sogar rückläufig ist. Weltweit sterben etwa 20% der Patienten auf der Warteliste an Herzversagen, bevor ein geeignetes, passendes Organ gefunden werden kann. Die MKU als Überbrückung zur Herztransplantation kann bei einem Teil dieser Patienten das Leben mit kalkulierbarem Risiko über mehrere Monate erhalten. Seit März 1989 wurden in unserer Klinik mehr als 450 Patienten transplantiert. Bei 35 Patienten wurde zuvor eine MKU als Bridging implantiert. Neben den bereits erwähnten hämodynamischen Kriterien (s. Gruppe A) sind hier klinische Kriterien heranzuziehen, wenn die Indikation zur Implantation eines MKU diskutiert wird. Dabei handelt es sich insbesondere um Oligurie/Anurie, Bewußtseinstrübung oder Verwirrtheit sowie um Zeichen der peripheren Vasokonstriktion. Als Kontraindikation gelten die gleichen Voraussetzungen wie für die orthotope Herztransplantation.

Von 35 Patienten der Bridging-Gruppe konnten 23 (66,6%) erfolgreich transplantiert werden. Lediglich einer dieser 23 Patienten verstarb 40 Tage nach der Transplantation an

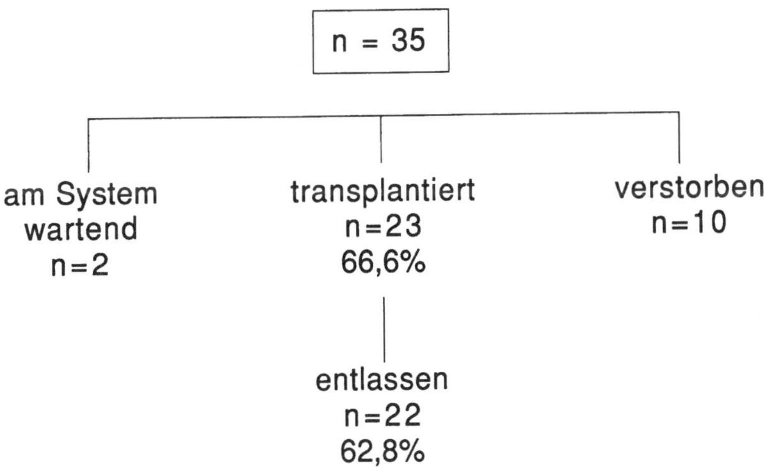

Abb. 4. Verlauf und Ergebnisse Gruppe B

Sepsis und Multiorganversagen. Immerhin verstarben aber auch 10 Patienten am System. Die Haupttodesursachen waren hier cerebro-embolische Komplikationen, Multiorganversagen und Sepsis. Zur Zeit befinden sich 2 Patienten am System in gutem Zustand und warten auf die Transplantation. Die Ergebnisse der Gruppe B können aus der Abb. 4 entnommen werden.

Gruppe C

In diesem Kollektiv sind Patienten mit den verschiedensten Ätiologien des therapierefraktären kardiogenen Schocks zusammengefaßt. Im einzelnen handelt es sich um Patienten mit Herzinfarkt, mit Myokarditis, mit akuter Abstoßung nach Herztransplantation sowie um Rechtsherzversagen nach Herztransplantation (Abb. 5). Auch hier können die Ergebnisse,

MKU bei:	Entwöhnung	Entlassung
Akuter Abstoßung n=2	1	1
Myokarditis n=3	2	1
Rechtsherzversagen und HTX n=3	3	1
Herzinfarkt n=7	4	2
Total n=15	9 (60%)	5 (33,3%)

Abb. 5. Verlauf und Ergebnisse Gruppe C

die sich auf Einzelfälle beziehen und nicht generalisiert werden dürfen, der Tabelle entnommen werden.

Zusammenfassung

Im Herzzentrum NRW wurden bisher 110 Patienten im therapierefraktären kardiogenen Schock mit Hilfe eines mechanischen Kreislaufunterstützungssystems behandelt. Trotz der primär aussichtslosen Situation konnten 52 dieser Patienten (48%) entlassen werden, 2 Patienten warten zur Zeit auf eine Herztransplantation. In der bisherigen Nachbeobachtungszeit starben 2 Patienten zwei bzw. sechs Monate nach Entlassung an plötzlichem Herzversagen oder an einer akuten Abstoßung nach Herztransplantation. Ein Patient erlitt einen schweren apoplektischen Insult. Die übrigen 49 Patienten befinden sich im Zeitraum zwischen 2 und 44 Monaten in gutem bis befriedigendem Zustand und adäquater Lebensqualität. Unsere Ergebnisanalyse zeigt weiterhin, daß mit zunehmender Erfahrung die Zahl nennenswerter Komplikationen sinkt. So ist bei den Patienten, die in den ersten vier Jahren mit einem mechanischen Kreislaufunterstützungssystem behandelt wurden, eine höhere Komplikations- und Sterblichkeitsrate zu verzeichnen als bei den Patienten, die in den letzten beiden Jahren behandelt wurden. Bei den letzten 15 Patienten, bei denen z. B. ein mechanisches Kreislaufunterstützungssystem als Bridging zur Herztransplantation implantiert wurde, betrug die Überlebensrate 85%. Durch den Einsatz moderner Systeme (wie z. B. Thoratec und Novacor) ist eine weitere Ergebnisverbesserung zu erwarten. Insgesamt rechtfertigen unsere Ergebnisse den finanziellen und arbeitsintensiven Aufwand.

203. Extrakorporale Kreislaufunterstützung und mechanische Überbrückung zur Herztransplantation

R. Hetzer, A. Schiessler, N. Friedel, Y. Weng und E. Hennig

Deutsches Herzzentrum Berlin, Augustenburger Platz 1, 13353 Berlin

Extracorporeal Circulatory Assistance and Mechanical Bridging to Heart Transplantation

Summary. Centrifugal, toroidal and pulsatile blood pumps are in widespread clinical use for sustaining the failing heart after cardiac surgery, myocardial infarction and after heart transplantation with acute graft failure or as a bridge to heart transplantation. Since 1988 in 101 patients a pneumatic extracorporeal assist device was implanted as a bridge to transplantation, when the patient developed low cardiac output despite maximum of inotropic support. 59 patients had transplants, 4 are on the system and 42 were alive/discharged. Risk factor analysis in the bridging group revealed that preoperative multiple organ failure, infective pneumonia and shock related coagulation disorders had an unfavorable influence on patient survival.

Key words: Mechanical circulatory support – Bridge to heart transplantation – Risk factors

Zusammenfassung. Verschiedene Systeme zur mechanischen Kreislaufunterstützung nach Herzoperation, -infarkt, -transplantation und zur Überbrückung zur Herztransplantation sind im klinischen Einsatz. Seit 1988 wurde bei 101 Patienten am Deutschen Herzzentrum Berlin ein pulsatiles extrakorporales Assistenzsystem implantiert, wenn sie auf der Warteliste zur Transplantation trotz maximaler inotropischer Unterstützung ein Kreislaufversagen entwickelten. 59 Patienten wurden transplantiert, 42 entlassen oder sind noch im Krankenhaus. Die Analyse präoperativer Risikofaktoren ergab, daß Multiorganversagen, Pneumonien oder schockbedingte Störungen der Gerinnung einen ungünstigen Einfluß auf die Prognose der Patienten hatten.

Schlüsselwörter: Mechanische Kreislaufunterstützung – Überbrückung zur Herztransplantation – Risikofaktoren

Einleitung

Während der letzten Jahre haben mechanische Kreislaufunterstützungssysteme, die das gesamte Herzzeitvolumen übernehmen können, immer größere klinische Bedeutung erlangt. Ein Ziel ist, ein versagendes Herz bis zu seiner Erholung zu unterstützen oder zu ersetzen. Wesentlich erfolgreicher gelingt es, bei einem irreversiblen Herzfehler den Kreislauf aufrecht zu erhalten, bis der Patient in einem Zustand ist, der eine Herztransplantation möglich macht [1].

Tabelle 1. Transplantationsprogramm 1988–1993, Deutsches Herzzentrum Berlin

	auf der Warte- liste gestorben (Pat.)	transplantiert (Pat.)	mech. Kreislauf- unterstützung (Pat.)
1988	35	77	8
1989	34	96	14
1990	38	104	18
1991	47	120	23
1992	71	115	29
1993 inkl. März	11	26	9

Es stehen pulsatile und pulslose Systeme für den klinischen Gebrauch zur Verfügung. Pulslose Zentrifugal- und Toroidalpumpen befinden sich außerhalb des Körpers und werden mit speziellen Schläuchen an das Gefäßsystem angeschlossen. Elektropneumatisch oder elektromechanisch angetriebene pulsatile Blutpumpen können sowohl außerhalb des Körpers wie auch teilweise implantiert eingesetzt werden. Zur Zeit gibt es zwei voll implantierte elektromechanische Systeme (nur die Energieversorgung ist noch außerhalb) für linksventrikuläre Unterstützung [2].

Material und Methoden

Im Deutschen Herzzentrum Berlin werden das „Berlin-Heart"-System und pulslose Zentrifugal- und Toroidalpumpen zur ein- oder beidseitigen Unterstützung des versagenden Herzens eingesetzt.

Das Berlin-Heart-System besteht aus ein oder zwei extrakorporalen, pneumatisch angetriebenen Blutpumpen. Die Pumpen sind aus Polyurethan, die Kanülen zum Anschluß an Vorhöfe und große Arterien sind aus Silikonkautschuk hergestellt. Das elektropneumatische Antriebssystem (HEIMES HD 7) hat ein komplettes Ersatzsystem integriert, das im Falle eines elektronischen oder mechanischen Fehlers automatisch aktiviert wird. Der Antrieb wiegt 7 kg und erlaubt mit seinen eingebauten Batterien einen netzunabhängigen Betrieb von mehreren Stunden [3].

Mit Aufnahme des klinischen Betriebs im Deutschen Herzzentrum Berlin im Jahre 1986 wurde ein Transplantationsprogramm etabliert (Tabelle 1).

Bis heute sind über 650 Patienten herztransplantiert worden. Mit dem Anwachsen der Zahl der Transplantierten wurde eine immer größere Zahl von Patienten verloren, während sie auf eine Herztransplantation warteten. Gleichzeitig wurde in zunehmender Zahl eine mechanische Kreislaufunterstützung (von Juni 1988 bis März 1993 bei 101 Patienten) vorgenommen, mit der Absicht, diese Patienten zu einer Transplantation zu führen.

In diesem Zeitraum wurden insgesamt 138 Patienten mit dem Berlin-Heart-System unterstützt. Tabelle 2 gibt eine Übersicht der Patienten mit ihren Grundkrankheiten.

Die *Indikationen* für den Einsatz waren akutes Transplantatversagen nach Herztransplantationen, kardiogener Schock nach Herzchirurgie und akute Myokardinfarkte. Patienten, die sich auf der Warteliste zur Herztransplantation zirkulatorisch trotz maximaler medikamentöser Therapie verschlechtern und in ein terminales Herzversagen geraten [4], wurden an ein biventrikuläres Assistenzsystem angeschlossen (in 7 Fällen nur linksventrikulär). Ausschlußkriterien waren Apoplex, Sepsis und innere Blutungen. Hämodynamische Meßwerte, echokardiografische Untersuchung und Klinik bestimmten den Implantationszeitpunkt.

Prä- und postoperativer Verlauf nach Implantation und Transplantation wurden in einer Studie, die von der Deutschen Forschungsgemeinschaft gefördert wird, analysiert. Das Schwergewicht liegt auf der Lösung der Fragen nach der Indikationsstellung zur mechani-

Tabelle 2. Grundkrankheiten der mit mechanischer Assistenz behandelten Patienten, 1/1988–3/1993

138 Patienten – 104 männlich
Alter: 6 Tage–62 Jahre (im Mittel 40,0 Jahre)

	Pat.
Kardiomyopathie	80
Koronare Herzkrankheit	
chronisches Versagen	12
akuter Infarkt	10
nach Aortenklappenersatz-Op	
chronisches Versagen	3
Myokarditis	2
Akutes Transplantatversagen	14
Verschiedene	17
	138

Tabelle 3. Übersicht der wichtigsten Komplikationen bei Überbrückung zur Herztransplantation (101 Patienten)

	n	Blutung	Sepsis	akute Abstoßung
1988	8	3	2	2
1989	14	8	2	1
1990	18	9	3	1
1991	23	13	4	0
1992	29	11	6	0
3/1993	9	0	1	0

schen Kreislaufunterstützung und ihrem Zeitpunkt, der Wahl des Systems, der präoperativen Risikofaktoren, der Indikation zu der nachfolgenden Transplantation und der Bewertung des Verlaufs in Hinblick auf das Ergebnis.

Ergebnisse

„Recovery"-Gruppe

Nur ein Patient aus der Gruppe von 12, die nicht nach extrakorporaler Zirkulation entwöhnt werden konnten, und keiner aus einer Gruppe von 4 nach akutem Myokardinfarkt überlebte nach mechanischer Kreislaufunterstützung für längere Zeit. Zwei Patienten nach primärem Transplantatversagen konnten nach Wiedergewinnung einer ausreichenden Herzfunktion vom Assistenzsystem abtrainiert werden.

Überbrückung zur Transplantation („Bridging"-Gruppe)

Die Mehrzahl der Patienten wiesen vor Implantation ein schockbedingtes Versagen eines oder mehrerer Organe auf. Bei vielen Fällen lag gleichzeitig Zeichen einer Infektion vor (meist Pneumonien). Mit Wiederherstellung einer ausreichenden Zirkulation durch das Pumpsystem (Minutenvolumina ca. 5 l) gelang es bei 59 Patienten, alle Organfunktionen zu normalisieren und sie einer Transplantation zuzuführen. Die Indikation zur Transplantation wurde gestellt, wenn sich auch von den Laborwerten die Organerholung dokumentieren ließ und keine Infektionszeichen bestanden [5]. Es zeigte sich, daß eine eher längerfristige Unterstützungsdauer – trotz stärkerer Verwachsungen und größerem chirurgischem Aufwand bei der Transplantation – günstiger ist: Die Patienten sind nicht mehr bettlägerig und weitgehend mobilisiert. In neuerer Zeit wurden zur Sicherung der Forderung nach Freiheit von Infektionen neben den üblichen Laborparametern die Bestimmung der inflammatorischen Zytokine vorgenommen. Neben den therapeutischen Vorteilen war dadurch die „Transplantabilität" sicherer zu bestimmen, was mit dazu beigetragen hat, die Ergebnisse in den letzten beiden Jahren soweit zu verbessern, daß die Vergleichbarkeit mit normalen Transplantationen erreicht wurde (70% vs. 86%). Abbildung 1 zeigt die Zusammenstellung der Ergebnisse aus den Jahren 1988–1993.

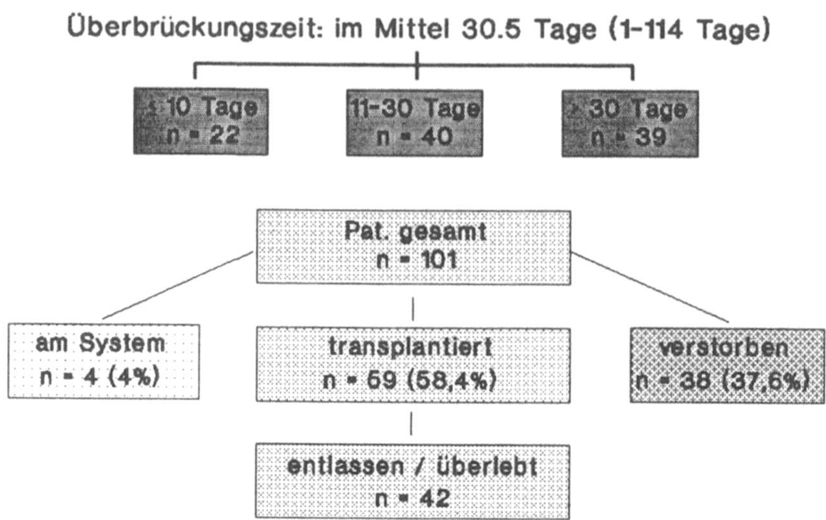

Abb. 1. Zusammenstellung der Ergebnisse bei der Indikation „Überbrückung zur Herztransplantation" 6/88–3/93

In der Tabelle 3 sind die wesentlichen peri- und postoperativen Komplikationen aufgelistet. Blutungsprobleme stehen im Zentrum und haben entsprechend der Größe des Blutverlustes, der Notwendigkeit von Transfusionen und Rethorakotomien einen starken Einfluß auf die Prognose.

Diskussion

Die Erfahrungen mit mechanischer Kreislaufassistenz mit Ziel der Wiederherstellung der Herzfunktion legen den Schluß nahe, daß Patienten mit schwerer Schädigung des Herzmuskels nur selten bis zu einer ausreichenden Erholung der Herzfunktion gebracht werden können. Offenbar weisen Herzen, die nicht mehr allein medikamentös und mit der Ballonpumpe gehandhabt werden können, einen zu großen Verlust an reversibel geschädigtem Myokard auf, der eine langfristige Erholung, selbst nach Überwindung der ersten Schockphase, ausschließt. Bei dieser Patientengruppe fällt der Entschluß zu einer Unterstützung mit einem pneumatischen (finanziell ebenso aufwendigem) System schwer. Statt dessen bieten sich die kostengünstigeren Zentrifugalpumpen an. Nach einer Beobachtungszeit von 48 Stunden kann dann die Herzfunktion auf eine mögliche Erholung geprüft werden. Wenn die Entwöhnung nicht möglich ist, kann bei Erfüllung der Kriterien für eine Transplantation auf das effizientere aber komplexere pneumatische, pulsatile System gewechselt werden. Zur Vereinfachung der Realisierung dieses Konzeptes würden wir primär die großkalibrigen Berlin-Heart-Kanülen implantieren, die mit beiden Pumpentypen kompatibel sind. Der Wechsel auf das neue System ist dann ohne chirurgische Intervention möglich.

Patienten mit primärem Transplantatversagen scheinen geeignete Kandidaten für eine Unterstützung mit dem Ziel der Erholung des Herzens zu sein. Bei ventrikulärer Entlastung des Spenderorgans bedarf es nur Stunden oder Tage, um die Folgen einer Überschreitung der ischämischen Toleranz zu kompensieren.

Im Falle einer terminalen Herzinsuffizienz infolge einer Abstoßungsreaktion bei Patienten nach einer Herztransplantation ist eine erfolgreiche mechanische Unterstützung selten. Bei diesen zwangsläufig immunsupprimierten Patienten sind schwere Infektionen die Regel.

Bridging-Patienten

Erfahrungsgemäß konnten die Patienten, die perioperative Blutungsprobleme entwickelten, nur in Ausnahmefällen zu einer Transplantation gebracht werden. Es zeigte sich ein enger Zusammenhang mit präoperativ pathologisch veränderten Gerinnungswerten. Infolge einer längerdauernden präoperativen Kreislaufinsuffizienz sind gleichzeitig in höherem Grade Organstörungen zu verzeichnen. Zusammen mit der Veränderung des Gerinnungssystems im Sinne einer disseminierten intravasalen Gerinnung scheinen die aufgetretenen Störungen schwerwiegender zu sein und gelangten seltener zu einer vollkommenen Restitution. Wenn es gelingt, die Organfunktionen wiederherzustellen, den Patienten zu mobilisieren und infektfrei zu transplantieren, dann rechtfertigen die Ergebnisse den großen Aufwand.

Literatur

1. Pennington DG (1990) Circulatory support at the turn of the decade: a clinician's view. ASAIO Trans 36:126–139
2. McGee MG, Parnis SM, Nakatani T (1989) Extended clinical support with an implantable left ventricular assist device. ASAIO Trans 35:614–616
3. Hennig E, Bücherl ES (1989) The "Berlin artificial heart" system. Heart Surgery 89, Third International Symposium on Cardiovascular Surgery, Rom, Italien
4. Friedel N, Teebken M, Lemme A, Schüler S, Hetzer R (1991) Enoximone als pharmakologisches „bridging" zur Herztransplantation. Z Kardiologie 80, Suppl 4:27–33
5. Hetzer R, Hennig E, Schiessler A, Friedel N, Warnecke H, Adt M (1992) Mechanical circulatory support and heart transplantation. J Heart Lung Transplant 11:175–181

204. Intraaortale Ballongegenpulsation – Indikationen, Risiken und Ergebnisse

P. Kalmár, H.-M. Stubbe und Chr. Rülke

H.-M. Stubbe, Abteilung für Thorax-, Herz- und Gefäßchirurgie, UK Eppendorf, Martinistr. 52, 20251 Hamburg

Intra-aortic Balloon Counterpulsation

Summary. The technique of intra-aortic balloon counterpulsation was used in our department between 1987 and 1991 to manage low cardiac output in 108 patients following open heart surgery. This comprises 4.7% of all ECC-patients. Out of this 86 (79%) were coronary-, 5 (5%) valvular-, 13 (12%) combined coronary and valvular procedures. 4 other patients underwent surgery due to infarct VSD. The 30-day survival rate was 46.3%. Age, ejection fraction, re-operation and duration of ECC were no significant risc factors. On the contrary, the urgent nature of surgery presented a high mortality risk. The system was inserted 90 times trans-aortic and 18 times trans-femoral. We had 2 technique related complications with regards to the trans-aortic method (1.85%). In conclusion, we recommend the transaortic implantation of the IABP in surgical patients.

Key words: Low cardiac output – Counterpulsation – Implantation – Complications

Zusammenfassung. In der Zeit von 1987 bis 1991 wurden an unserer Abteilung 108 Patienten mit der intraaortalen Ballongegenpulsation behandelt. Dies entspricht 4,7% aller ECC-Patienten. 86 (79%) waren KHK-, 5 (5%) Klappen-, 13 (12%) KHK- und Klappenpatienten und 4 Patienten (4%) wurden wegen eines Infarkt-VSD operiert. Die 30-Tage-Überlebenszeit betrug 46,3%. Alter, Ejektionsfraktion, Schweregrad, Reoperation und ECC-Zeiten stellten keine signifikanten Risikofaktoren dar. Dagegen muß die erhöhte Dringlichkeit der Operation als höheres Mortalitätsrisiko eingeschätzt werden. Das System wurde 90mal transaortal, 18mal transfemoral implantiert. Es traten 2 Komplikationen auf, die auf die transaortale Technik zu beziehen sind (1,85%). Wir empfehlen bei chirurgischen Patienten die transaortale Implantation der IABP.

Schlüsselwörter: Low cardiac output – Gegenpulsation – Implantation – Komplikationen

Die intraaortale Ballonpumpe bewirkt durch systolische Widerstandssenkung und diastolische Anhebung des intraarteriellen Druckes eine Senkung der Nachlast des linken Ventrikels bei Verbesserung der Koronarperfusion.

Der systolische Effekt bewirkt durch Entlastung des linken Ventrikels eine Senkung des Energiebedarfes, der diastolische eine Erhöhung des Sauerstoffangebotes für die linksventrikuläre Muskulatur.

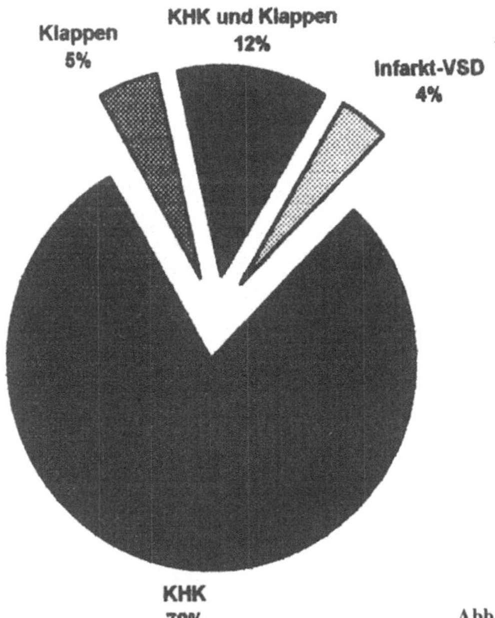

Abb. 1. Grunderkrankungen

Nachdem die Brüder Kantrowitz im Tierversuch 1952 verzögerte Pulswellen über ein Schlauchsystem in die kanülierten Koronararterien umleiteten und so die Koronardurchblutung in der Diastole um 22–53% steigern konnten, entwickelte Moulopoulos 1962 den ersten intraaortalen Ballon, der dem heute angewendeten prinzipiell entspricht [13, 16].

Das System kann entweder per Punktion der Femoral- oder Axillararterie, nach Freilegung der Femoralarterie oder nach Anbringen einer Gefäßprothese bei offenem Thorax direkt in die Aorta vorgeschoben werden.

Wirkungsweise

1. In der Diastole wird nach Schluß der Aortenklappe der Ballon schlagartig aufgeblasen. Das entsprechende Blutvolumen wird verdrängt und der diastolische Druck steigt. Es resultiert eine Verbesserung der (zu 80% diastolischen) Koronarperfusion [1, 3–5, 9, 13, 15–17, 19].
2. Systolisch wird durch Erschlaffen des Ballons ein Volumendefizit in der Aorta thoracalis erzeugt. Der systolische Druck sinkt, die Auswurfarbeit für den linken Ventrikel wird reduziert. Es resultiert ein geringerer Sauerstoffverbrauch [1, 3, 5, 16].
3. Erholt sich das Myokard unter diesen Bedingungen, ergibt sich daraus eine Steigerung der Förderleistung mit konsekutiver Stabilisierung des arteriellen Druckes mit verbesserter Durchblutung aller Organe [6].

Indikation

Die Indikation zum Einsatz der IABP ergibt sich aus dem Unvermögen des linken Ventrikels, eine ausreichende Perfusion zu gewährleisten. Dieser – als low cardiac output syndrome bezeichnete – Zustand kann Folge verschiedener Zustände sein. Neben dem Myokardinfarkt stellt die Gruppe der postoperativen Herzinsuffizienz das Hauptanwendungsgebiet der Gegenpulsation dar [7, 10, 12, 14].

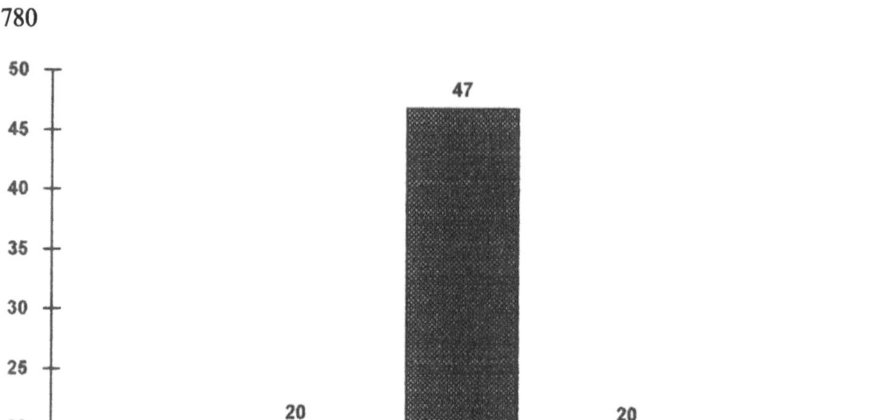

Abb. 2. Zeitpunkt der Implantation

Ergebnisse

Wir haben in den Jahren 1987–1991 108mal die IABP implantiert. Dies entspricht einem Anteil von rund 4,7 % aller bei uns mit der Herz-Lungen-Maschine operierten Patienten und entspricht dem internationalen Durchschnitt [15, 17, 18].

86 KHK-, 5 Klappen-, 13 KHK- und Klappen- und 4 Patienten mit Infarkt-VSD wurden augmentiert.

Es ergab sich bei 88 Patienten die Indikation aus einem low cardiac output syndrome.

10 Patienten wurden wegen sich postoperativ verschlechternder Hämodynamik mit der Ballonpumpe behandelt. Bei 9 Patienten war ein Abstellen der Herz-Lungen-Maschine nicht möglich. Linksventrikuläre Insuffizienz, Herzstillstand und kardiogener Schock waren weitere Gründe.

Zeitpunkt

Drei Patienten waren präoperativ mit der Ballonpumpe versorgt worden. Während der ersten Phase der extrakorporalen Zirkulation war bei 20 Patienten, in der wegen myokardialer Insuffizienz notwendig gewordenen zweiten Phase bei 47, nach dem primären Thoraxverschluß bei 20 und postoperativ bei 18 Patienten die Pumpe implantiert worden.

90mal wurde transthorakal, 18mal transfemoral implantiert. Es zeigt sich eine deutliche Präferenz für das transaortale Vorgehen.

Komplikationen

Wir sahen bei 9 Patienten (8,33 %) Komplikationen.
Es handelte sich um:

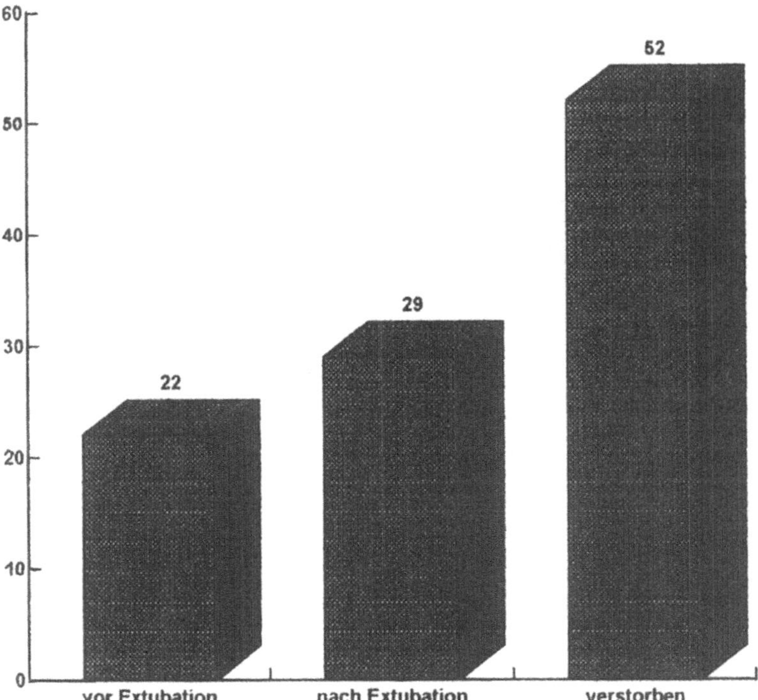

Abb. 3. Zeitpunkt der Entfernung

– Ballondefekte:	4
– Aortenperforation:	1
– Hirnembolie:	1
– Durchblutungsstörung Bein:	1
– Insertion transfemoral nicht möglich:	1
– wiederholter Ballondefekt bei Ins.:	1

Die auf die transortale Technik zurückzuführende Komplikationsrate betrifft die Aortenperforation und wahrscheinlich die Hirnembolie.

Daraus ergibt sich eine Rate von 1,85%.

Zeitpunkt der Entfernung

Die Entscheidung zur Beendigung der intraaortalen Gegenpulsation wird unter Beachtung der Vor- und Nachlast, der myokardialen Leistungsfähigkeit, der Parameter des Gasaustausches, der Katecholamintherapie und zunehmend unter Berücksichtigung des echokardiographischen Befundes getroffen [2, 17]. Dabei ist die Beatmungssituation kein vordergründig ausschlaggebender Faktor mehr.

20,4% der Patienten wurden erst extubiert, bei 26,8% haben wir vor der Extubation die IABP explantiert.

An dieser Stelle sei darauf hingewiesen, daß die Explantation des Systems keine weitere Thorakotomie erfordert. Die Gefäßprothese wird unter sterilen Kautelen wenige Zentimeter vor die Haut luxiert, das System entfernt und der sterile Anteil der Prothese nach Übernähung unter die Haut versenkt. Die nachfolgende Thrombosierung bleibt folgenlos.

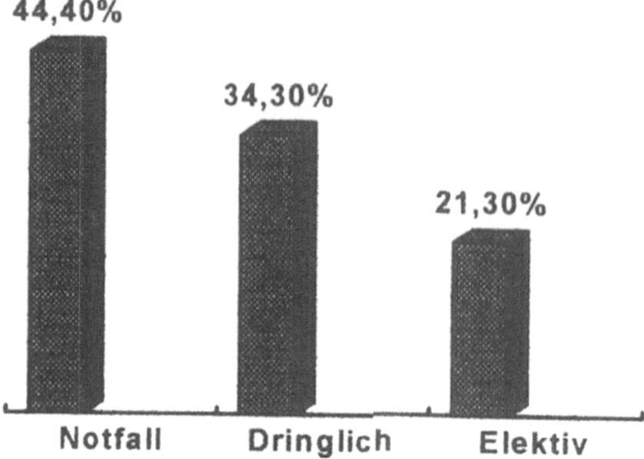

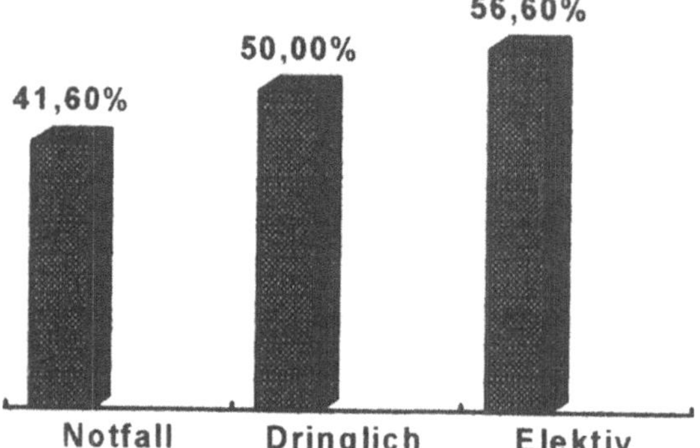

Abb. 4. Letalität und > 30-Tage-Überleben

Risikofaktoren

Wir haben mehrere Risikofaktoren hinsichtlich der Letalität bei Anwendung der Ballonpulsation untersucht.

Deutlich ist die höhere Letalität in der Gruppe der Notoperationen.

Uns erscheint es daneben auch interessant, daß bei dieser Art der Implantation das Alter der Patienten hinsichtlich der Mortalität kaum wirksam wird. Von den Patienten über 70 Jahre verstarben 52,2%.

Zusammenfassung

Die intraaortale Ballonpulsation ist ein geeignetes Verfahren der Linksherzunterstützung bei postoperativem low cardiac output syndrome. Die Indikation sollte und kann, angesichts der niedrigen Komplikationsrate bei transaortalem Vorgehen, früh gestellt werden.

Zur Definition des Explantationszeitpunktes gehört die Echokardiographie. Ein extubierter Patient kann weiter augmentiert und partiell mobilisiert werden. Angesichts der hohen Rate von 10–30% lokaler Komplikationen bei transfemoralem Zugang scheint uns für das herzchirurgische Krankengut die transaortale Insertion der IABP überlegen zu sein [18, 7, 15, 8, 11].

Literatur

1. Anwar A, Money MR, Stertzer S, Fishman MJ, Shaw RE, Madison JD (1990) Intra-aortic balloon counterpulsation support for elective coronary angioplasty in the setting of poor left ventricular function: A two center experience. J Inv Cardiol 2:175–180
2. Bavin TK, Self MA, Weaning from intra-aortic balloon pump support. Am J Nurs 91(10):54–59
3. Bolooki H, Williams W, Thurer RJ, Vargas A, Kaiser GA, Mack F, Ghahramani AR, Fried A, Vovack S (1976) Clinical and hemodynamic criteria for use of the intra-aortic balloon pump in patients requiring cardiac surgery. J Thorac Cardiovasc Surg 72:756–786
4. Bregmann D, Kaskel P (1986) Advances in percutaneous intra-aortic balloon pumping. Crit Care Clin 2(2):221–236
5. Buckley M, Leinbach RC, Kastor JA, Laird JD, Kantrowitz A, Madras PN, Sanders CA, Austen WG (1970) Hemodynamic evaluation of intra-aortic balloon pumping in man. Circulation (Suppl II) 41 und 42:II130–II136
6. De Vivie R, Hellberg K, Kettler D (1977) Grundlagen der intraaortalen Ballongegenpulsation. In: Lawin P, von Loewenich V, Rodewald G, Schölmerich P, Stöckel H (Hrsg) Schriftenreihe Intensivmedizin Notfallmedizin Anästhesiologie Bd 6. Georg Thieme Verlag, Stuttgart, S 14–24
7. Freed PS, Wasfie T, Zado B, Kantrowitz A (1988) Intraaortic balloon pumping for prolonged circulatory support. Am J Cardiol Marl 61(8):554–557
8. Goldberg MJ, Rubenfire M, Kantrowitz A, Goodman G, Freed PS, Hallen L, Reimann P (1987) Intraaortic balloon pump insertion: a randomized study comparing percutaneous and surgical techniques. J Am Coll Cardiol 9:515–523
9. Gregg DE (1962) Physiology of the coronary circulation. Ann NY Acad Sci 90:145–155
10. Hauser AM, Seymor G, Gangadharan V, Ramos RG, Westveer DC, Garg AK, Timmis GC (1982) Percutaneous intraaortic balloon counterpulsation. Clinical effectiveness and hazards. Chest 82(4):422–425
11. Isner JM, Cohen SR, Virmani R, Lawrinson W, Roberts WC (1980) Complications of the intraaortic balloon counterpulsation device: Clinical and morphological observations in 45 necropsy patients. Am J Cardiol 45(2):260–268
12. Kalmar P, Bleese N, Luckmann E (1973) Intraaortale Ballon-Gegenpulsation: Klinische Erfahrungen. Diagnostik 6:683–686
13. Kantrowitz Ad, Kantrowitz A (1953) Experimental augmentation of coronary flow by retardation of the arterial pressure pulse. Surgery 34(10):678–687
14. Kuchar DL, Campbell TJ, O'Rourke MF (1987) Long-term survival after counterpulsation for medical refractory heart failure complicating myocardial infarction and cardiac surgery. Europ Heart J 8:490–502
15. Lauwers E, Meese G, Adriaensen H, Amsel B, van der Mast M (1990) Perioperative intra-aortic balloon counterpulsation in cardiosurgery: a retrospective study. Acta Anaesthesiol Belg 41(1):41–45
16. Moulopoulos SD, Topaz S, Kolff WJ (1962) Diastolic balloon pumping (with carbon dioxide) in the aorta – A mechanical assistance to the failing circulation. Am Heart J 63:669–675
17. Nobis H, Enenkel W (1985) Der derzeitige Stand der intraaortalen Ballongegenpulsation. Intensivmed 22:61–68
18. Pennington DG, Swartz M, Codd JE, Merjavy JP, Kaiser GC (1983) Intraaortic balloon pumping in cardiac surgical patients – A nine year experience. Ann thorac surg 36(8):125–131
19. Scholz KH, Saathoff H, Tebbe U (1989) Intraaortale Ballongegenpulsation bei akutem Myokardinfarkt, ischämischer Herzinsuffizienz und therapierefraktärer Angina pectoris. Dtsch med Wschr 114:1821–1827

205. Die Anwendung der Zentrifugalpumpe in der Thorax-, Herz- und Gefäßchirurgie

F.-W. Mohr, R. Autschbach, J. Gummert und A. Diegeler

Klinik für Thorax-, Herz- und Gefäßchirurgie, Robert-Koch-Str. 40, 37075 Göttingen

Use of Centrifugal Pumps in Cardiovascular Surgery

Summary. In 1991–1992 centrifugal pumps were used for routine cardio pulmonary bypass (n = 2179 pts.), for ventricular assist in post-cardiotomy heart failure (n = 28 pts.), and, in addition, percutaneous cardio pulmonary bypass was implemented as a rescue therapy in ten patients under resuscitation bridging to subsequent cardiac surgery. Comparative studies between roller pumps (RP) and two centrifugal pumps (CP) Biomedicus® and Delphin Sarns® investigating blood cell trauma did not reveal significant differences in short perfusion times. However, when perfusion time exceeded 180 min hemolysis was significantly lower with the Biomedicus pump. Major air embolism was not seen using CP. Weaning rate after prolonged ventricular assist (medium 54 h) was 8/19 with LVAD and 5/8 with RVAD. 5 patients died despite cardiac restabilization. Percutaneous cardiopulmonary bypass led to successful open heart surgery in 8/10 pts. with 4/8 survivors. Centrifugal pumps are safe, easy to handle, less traumatic with low spalliation, and, as such, advantageous when prolonged perfusion is necessary.

Key words: Centrifugal pump – Extracorporal circulation – Cardiac surgery

Zusammenfassung. Von 1991–1992 wurden Zentrifugalpumpen (CP) routinemäßige HLM bei 2179 Patienten, als ventrikuläre Kreislaufassistenz bei 28 Patienten mit Postkardiotomie-Syndrom und als notfallmäßige perkutane HLM bei 10 Patienten unter Reanimation angewendet. Randomisierte Vergleichsuntersuchungen zur Bluttraumatisierung zwischen Rollerpumpen und Biomedicus® und Delphin Sarns® CP zeigten keine signifikanten Unterschiede bei kurzen Perfusionszeiten, nach mehr als 180 Minuten wird mit der Biomedicus®-Pumpe eine geringere Hämolyse beobachtet. Mit CP wurden keine massiven Luftembolisationen beobachtet. Nach mehrtägiger (Mittel 54 h) ventrikulärer Kreislaufassistenz konnten 8/19 Patienten mit LVAD und 5/8 Patienten mit RVAD entwöhnt werden, jedoch verstarben 5 Patienten nachfolgend trotz kardialer Stabilisierung. Mit der perkutanen HLM wurde ein erfolgreiches „Bridging" zur Herz-OP in 8/11 Fällen möglich, 4/8 Patienten überlebten. Zentrifugalpumpen sind sicher und einfach zu handhaben und aufgrund einer geringeren Bluttraumatisierung und Fremdkörperbelastung bei längeren Perfusionszeiten von Vorteil.

Schlüsselwörter: Zentrifugalpumpe – Extrakorporale Zirkulation – Herzchirurgie

Die Techniken der extrakorporalen Zirkulation und Organprotektion wurden in den letzten Jahren zunehmend verfeinert, um den Herausforderungen eines immer älter und schwieriger werdenden Patientenguts entgegenzukommen. Die Verwendung von Membranoxygenatoren und Zentrifugalpumpsystemen stellen die wesentlichen technischen Verbesserungen in der extrakorporalen Zirkulation dar. In den USA wird bereits bei mehr als 50 % der Eingriffe mit Herz-Lungen-Maschine eine Zentrifugalpumpe benutzt.

Entsprechend ist die Forderung von Utley et al. [1] zu verstehen, daß die Qualität und Sicherheit einer extrakorporalen Zirkulation nicht an dem Verlauf einfacher, normal verlaufender, junger Patienten, sondern an den alten, Hoch-Risiko-Patienten mit Multiorganschaden und den Notfallpatienten zu bemessen sei, zumal der Anteil dieser Patienten jährlich zunimmt. Im Vergleich zu herkömmlichen Rollerpumpsystemen wird den Zentrifugalpumpen eine verminderte Bluttraumatisierung, ein geringeres Luftembolierisiko, ein reduziertes Einschwemmen von Fremdpartikeln und eine vermehrte Sicherheit durch autoregulative Flußsteuerung und Druckbegrenzung zugeschrieben. Diese Vorteile haben weltweit dazu geführt, daß Zentrifugalpumpen neben der routinemäßigen Anwendung bei Herzoperationen zu einem bevorzugten Bypass-Pumpsystem zur mechanischen, ventrikulären Kreislaufassistenz, bei der perkutanen HLM, bei der ECMO (extrakorporalen Membranoxygenation), bei der selektiven Organperfusion und in der thorakalen Aneurysmachirurgie geworden sind. Die nachfolgende Betrachtung konzentriert sich auf die Anwendung der Zentrifugalpumpen während extrakorporaler Zirkulation in der Routine-Herzchirurgie, auf die ventrikuläre Kreislaufassistenz und auf den notfallmäßigen Einsatz der mobilen perkutanen HLM, da in diesen Bereichen ausreichend eigene Erfahrungen vorliegen.

Methodik

Ein erster Einsatz der Zentifugalpumpen zur extrakorporalen Zirkulation erfolgte in unserem Zentrum im Jahre 1989 und zur mechanischen Kreislaufassistenz bei Postkardiotomiesyndrom bereits 1987. Eine häufigere Anwendung wurde seit April 1990 vorgenommen, da von diesem Zeitpunkt eine Integration in die konventionelle Rollerpumpen-Herz-Lungen-Maschine (Polystan®) eingeleitet wurde. Die mobile perkutane HLM wurde seit 1991 innerhalb der Klinik sowie zusätzlich in einem nahe gelegenen, auswärtigen Krankenhaus eingesetzt.

Es wurden zwei unterschiedliche Zentrifugalpumpen gleichzeitig zu den konventionellen Rollerpumpen eingesetzt, die Biomedicus/Medtronic® und die Delphin/Sarns/3M®-Pumpe. Während bei der Biomedicuspumpe drei übereinandergelagerte Kegel die zentrifugale Kraft auf das Blut übertragen, handelt es sich bei der Delphin-Pumpe um ein Propeller/Schaufelradsystem. Beide Pumpenköpfe werden über eine elektromagnetische Koppelung an das Pumpengehäuse angeschlossen. Die Pumpleistung erfolgt mit 1500−5000 U/min, wobei systembedingt eine obere Druckbegrenzung vorgegeben ist und der Blutfluß vom peripheren Gefäßwiderstand abhängt.

Einsatz bei der Herz-Lungen-Maschine

Bei den insgesamt 2971 routinemäßigen Herzoperationen mit Zentrifugalpumpen bei der extrakorporalen Zirkulation ergab sich im Krankengut (Durchschnittsalter ca. 63 Jahre) eine Dominanz der Aortokoronaren-Bypassoperationen (n = 2060), beteiligt waren allerdings auch 159 Kinder unter 10 Jahren.

Es wurden ausschließlich Membranoxygenatoren verwendet.

Das „Priming" beim Erwachsenen erfolgte einheitlich mit Ringer-Lactat 1000 ml, Glucose 5 % 500 ml, Humanalbumin 20 % 400 ml, Nabicarbonat 8,4 % 100 ml, 7500 IE Heparin.

Bei Kindern von 1−6 Jahren bevorzugten wir aufgrund der geringen Pumpvolumina kleine Pumpenköpfe und bei unter einjährigen Rollerpumpen.

Im Jahre 1991−1992 wurden insgesamt 2179 Patienten mit HLM operiert, mit einem Anteil von 202 Rollerpumpen, 984 Biomedicus- und 993 Delphin-Sarns-Zentrifugalpumpen.

Im Rahmen dieser Operationsverläufe erfolgte eine randomisierte prospektive Studie mit drei gleichverteilten Gruppen von jeweils zwanzig Patienten mit coronarchirurgischen Eingriffen. Um Unterschiede in der Bluttraumatisierung und Leukozytenaktivierung bei den drei Pumpsystemen darzustellen, wurden die Serumenzyme: GOT, GPT, LDH, freies Hämoglobin, AT-III-Spiegel, Leukozyten und Thrombozyten vor, während und bis 10 Tagen nach der Operation mit HLM verfolgt. Bei durchschnittlichen Perfusionszeiten von 93–108 min ließen sich in diesen Untersuchungen keine diskrepanten Veränderungen zwischen den drei Pumpsystemen nachweisen. In einer weiteren retrospektiven Untersuchung bei insgesamt 300 Patienten wurde jedoch eine verminderte Hämolyserate für die Biomedicuspumpe offensichtlich, wenn die Perfusionszeiten über 180 min hinausgingen. Diese Ergebnisse finden ihre Bestätigung in einer Arbeit von Jakob et al. [11, 12], der eine zunehmende Hämolyserate und Thrombozytenaktivierung nach mehr als 90 min Perfusionszeit bei Rollerpumpen im Vergleich zur Biomedicuspumpe nachweisen konnte.

Noon et al. [2] konnten experimentell nachweisen, daß die Delphin-Pumpe eine zwar gering signifikant, jedoch höhere Hämolyserate aufweist als die Biomedicus-Pumpe, diese Daten bestätigen unsere klinischen Erfahrungen. Ausreichende vergleichende Untersuchungen auch mit neueren Zentrifugalpumpsystemen, z. B. Lifestream/St. Jude Medical® liegen derzeit nicht vor. Ein wesentlicher Vorteil der Zentrifugalpumpen besteht darin, daß systembedingt massive Luftembolien vermieden und gasförmige Mikrobläschen weniger häufig als bei Rollerpumpen auftreten können. Magovern et al. [3] hebt zusätzlich hervor, daß bei den Rollerpumpen eine vermehrte Belastung des Patienten mit Mikropartikeln durch Abrieb der Polyvinyl- oder Silikonschläuche im Verlauf der Rollerkompression auftritt.

Ventrikuläre Kreislaufassistenz

Nach ersten Berichten erfolgreicher mechanischer Kreislaufassistenz mit Zentrifugalpumpen von Pennington et al. [4] und Golding et al. [5] aus dem Jahre 1982, wurden die Zentrifugalpumpen weltweit zur mehrtätigen postoperativen uni- und biventrikulären Unterstützung im Postkardiotomie-Syndrom angewendet. Das Indikationsspektrum hat sich sogar auf die Anwendung im Kindesalter (Karl et al. [6, 7]) und auf die Patienten vor und nach Herztransplantation ausgeweitet (Odom et al., Bolman et al., Radovancevic et al. [8–10]). Heute werden Zentrifugalpumpen weltweit am häufigsten zur mechanischen Kreislaufassistenz beim Postkardiotomie-Syndrom eingesetzt.

Im eigenen Krankengut beziehen sich die Erfahrungen auf den Zeitraum von 1987–3/ 1993. Bei einer Gesamtzahl von etwa 6600 Herzoperationen mit extrakorporaler Zirkulation in diesem Zeitraum wurde eine Zentrifugalpumpe als uni-/biventrikuläres „assist system" bei insgesamt 28 Patienten (Inzidenz = 0,42%) mit ventrikulärem Pumpversagen post Kardiotomie implantiert. Die Indikation zur Implantation eines „assist device" wurde bei geeigneten Patienten immer dann gestellt, wenn ein „weaning" von der HLM trotz langer Reperfusionsphase (im Mittel 115 min) und ausgeschöpfter medikamentöser + IABP-Therapie nicht möglich war. Das mittlere Patientenalter lag bei 58 Jahre ± 13, es überwog das männliche Geschlecht mit 19 Patienten. Im Vordergrund standen linksventrikuläre Versagen, entsprechend häufiger wurde ein Linksherzbypass durchgeführt (LVAD, n = 19, RVAD, n = 8 und BVAD, n = 1).

Bei den ersten 16 Patienten verwendeten wir ein recht komplexes System mit Reservoir, Wärmetauscher und Blutfilter, welches eine dauerhafte hochdosierte Heparinbehandlung erforderte. Bei den nachfolgenden Patienten wurde dann nur ein einfaches System mit Pumpenkopf und kurzer Schlauchverbindung implantiert und eine Low-dose-Heparinisierung durchgeführt. Neuerdings stehen komplett heparinbeschichtete Systeme der Fa. Cameda® zur Verfügung und wurden bei den letzten drei Patienten erstmals erfolgreich angewendet. Im direkten Zusammenhang mit dieser Systemänderung wurden schwerwiegende Blutungskomplikationen geringer, wir vermerkten eine Abnahme der stündlichen Blutverluste über 24 h von > 180 ml/h auf unter 90 ml/h. Entsprechend günstiger war die „weaning-Rate" und die Überlebensrate in den bei den letzten Gruppen ohne oder mit Low-dose-He-

Patienten

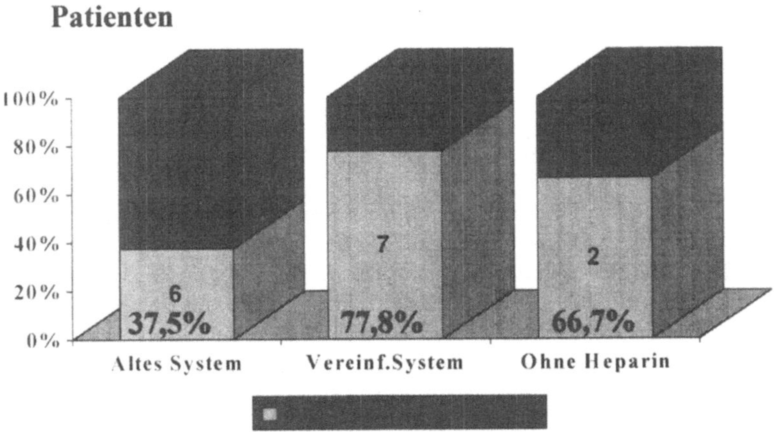

Abb. 1. Outcome in Abhängigkeit vom Systemaufbau

Tabelle 1. Ergebnisse differenziert nach Notfall-
oder Elektiveingriff

	verstorben	weaned	entlassen
Notfall	10	5	3
Elektiv Op.	5	8	5
Gesamt	15	13	8

parinbehandlung (s. Abb. 1). Von den 15 unter Kreislaufassistenz verstorbenen Patienten standen als Ursache unbeherrschbare Blutungen 5mal und fehlende kardiale Rekompensation und Multiorganversagen 8mal im Vordergrund. Die durchschnittliche Augmentationszeit lag beim LVAD bei 53,45 h und beim RVAD bei 40,3 h. Ein erfolgreiches „weaning" war stets innerhalb von 2–4 Tagen zu erreichen. Eine längere Kreislaufassistenz von mehr als 4 Tagen hat in diesem Patientengut zu keiner weiteren kardialen Rekompensation geführt, so daß im Einzelfall, in Übereinstimmung mit den Ergebnissen anderer Arbeitsgruppen, entweder eine Einstellung der therapeutischen Maßnahmen oder aber eine Weichenstellung zur Organtransplantation diskutiert wird. Von den 13 Patienten mit erfolgreichem „weaning" verstarben im weiteren Verlauf noch 5 Patienten trotz kardialer Stabilisierung am Multiorganversagen, so daß letztendlich nur 8/28 Patienten von der mechanischen Kreislaufassistenz profitierten (s. Tabelle 1). In der Analyse der Patientendaten in bezug auf Notfall-, Elektiveingriff zeigte sich eine wesentlich schlechtere Überlebensrate bei den Notfallpatienten mit 3/15 im Gegensatz zu den elektiv operierten Patienten mit einer Überlebensrate von 5/13 Patienten. Zusätzliche präoperative Risiken wie Reanimation, Lysebehandlung, akuter Infarkt haben bei den Notfallpatienten eine wesentliche Rolle gespielt.

Die akute Erfolgsrate mechanischer Kreislaufassistenz mit Zentrifugalpumpen bei Postkardiotomie-Patienten wird von vielen Arbeitsgruppen mit einer 30–40%igen 30-Tage-Überlebensrate angegeben. In bezug auf den Langzeitverlauf berichtete Magovern et al. [3] kürzlich bei dieser erfolgreich behandelten Patientengruppe über eine Fünfjahresüberlebensrate von 60%, so daß diese Zahlen den aufwendigen Einsatz solcher mechanischer Kreislaufassistenzen rechtfertigen.

Transportable, perkutane HLM – „Bridging zur Herzoperation"

Die beschriebenen Vorzüge des Zentrifugalpumpsystems wurden in einigen Institutionen dazu benutzt, kleine mobile Herz-Lungen-Maschinen zusammenzustellen und als Notfallsystem bei einer erfolglosen Reanimation, perkutan im Sinne eines femoro-femoralen Bypass zur Kreislaufstabilisierung zu verwenden. In einigen Herzkatheterlaboren werden solche Systeme bei sogenannten Risiko-PTCA zum Schutz des Patienten implantiert. Aus der Sicht der Herz- und Gefäßchirurgie kommt dem notfallmäßigen Einsatz der perkutanen HLM als „Bridging" zur kardialen Diagnostik und der nachfolgenden, eventuell notwendigen Herzoperation, besondere Bedeutung zu. Zum einen kann diese extrakorporale Zirkulation auch ohne Mitwirken des Herzchirurgen installiert und betrieben werden, so daß nicht immer erfahrene Techniker als Bediener einer solchen extrakorporalen Zirkulation zur Verfügung stehen.

Die Diskussion der Operationsindikation nach erfolgter kardialer Diagnostik kann durch eine nur schwer zu beurteilende neurologische Situation bei dem Patienten nach Reanimation erschwert sein, so daß eine verantwortungsvolle Kooperation zwischen den herzchirurgischen und kardiologischen Kollegen eine wesentliche Voraussetzung für ein solches Vorgehen darstellt.

So umstritten dieses Konzept derzeit auch sein mag, sollten doch mögliche Ergebnisse den Wert dieser Maßnahmen ausreichend rechtfertigen.

Seit 1991 wurden 11 Patienten im eigenen Krankengut nach erfolgloser Notfallreanimation mit einer perkutanen HLM kreislaufstabilisiert und nach kardialer Diagnostik zur Herzoperation vorgestellt. Bei 3/11 Patienten wurde ein operativer Eingriff aufgrund erkennbarer neurologischer Schädigung abgelehnt. Bei den Patienten mit einem Durchschnittsalter von 55 Jahren waren 6mal ein akuter Myokardinfarkt mit Hauptstammverschluß, 3mal eine Lungenembolie und 2mal ein Bügelbruch bei implantierter Björk-Shiley-Prothese Ursache für ein akutes kardiales Versagen. Nach Reanimationszeiten von 45–90 min erfolgte die Implantation der perkutanen HLM in 15–25 min auf Intensiv- und Aufnahmestation. Mit dieser mobilen extrakorporalen Zirkulation wurde eine Kreislaufstabilisierung erreicht und der Transport zur Diagnostik in den Herzkatheterraum und nachfolgend die Verlegung (maximal bis zu 50 km Transport) zur Herzoperation erst möglich.

Bei 8/11 Patienten wurde die perkutane HLM als „Bridging" bis zur Herz-OP erfolgreich verwendet, zwei pulmonale Thrombembolektomien erfolgten sogar unter alleiniger Benutzung des perkutan implantierten Systems. Die Perfusionszeiten vor dem operativen Eingriff variierten zwischen 1–2,5 h, mit einer nachgeschalteten extrakorporalen Zirkulation von 90–120 min im Rahmen der Herzoperation. Überlebt haben 4/8 operierten Patienten, zwei verstarben postoperativ an Multiorganversagen und zwei weitere direkt intraoperativ aufgrund fehlender kardialer Rekompensation bei chronischer rezidivierender Lungenembolie.

Nach eigenen Erfahrungen, auch nach den Berichten anderer Arbeitsgruppen (Raithel et al. [13]) scheint mit der perkutanen HLM unter einer für die Patienten aussichtslosen Situation, bei erfolgloser Reanimation aus kardialer Ursache, eine Überlebensrate von 50–60% erreichbar.

Die perkutane HLM als Notfallmaßnahme, als Bridging zur Herzoperation, stellt eine neue provokative Herausforderung im Rahmen der mechanischen Kreislaufassistenz dar. Es ist nahezu selbstverständlich, daß Zentrifugalpumpen und Membranoxygenatoren in ein solches System integriert sind.

Die Vorteile der Zentrifugalpumpen als „treibende Kraft" während der extrakorporalen Zirkulation bei routinemäßigen Herzoperationen bestehen besonders bei verlängerten Perfusionszeiten von mehr als 2 h, da erst danach eine deutlich geringere Bluttraumatisierung nachgewiesen werden konnte. Die vorgegebenen Sicherheitsmerkmale und die einfache Bedienbarkeit der Pumpsysteme haben überdies dazu beigetragen, daß die Zentrifugalpumpen bevorzugt zur mechanischen Kreislaufassistenz vor und nach einer Herzoperation angewendet werden.

Literatur

1. Utley JR (1990) Pathophysiology of cardiopulmonary bypass: Current issues. Journal of Cardiac Surgery 5:177–189
2. Noon GP, Sekela ME, Glueck J, Coleman CL, Feldman L (1990) Comparison of Delphin and BioMedicus pumps. ASAIO Trans, Jul–Sep, 36(3):M616–M619
3. Macgovern GJ (1993) Are there advantages of centrifugal pumps for Routine CBP? 13th Cardiothoracic Surgery Symposium, San Diego
4. Pennington DG, Merjavy JP, Swartz MT, Willman VL (1982) Clinical experience with a centrifugal pump ventricular assist device. Trans Am Soc Artif Intern Organs 28:93–99
5. Golding LR, Jacobs G, Groves LK, Gill CC, Nose Y, Loop FD (1982) Clinical results of mechanical support of the failing left ventricle. J Thorac Cardiovasc Surg, Apr, 83(4):597–601
6. Karl TR, Horton SB, Mee RB (1989) Left heart assist for ischemic postoperative ventricular dysfunction in an infant with anomalous left coronary artery. J Card Surg, Dec, 4(4):352–354
7. Karl TR, Sano S, Horton S, Mee RB (1991) Centrifugal pump left heart assist in pediatric cardiac operations. Indication, technique, and results. J Thorac Cardiovasc Surg, Oct, 102(4):624–630
8. Odom NJ, Richens D, Glenville BE, Kirk AJ, Hilton CJ, Dark JH (1990) Successful use of mechanical assist device for right ventricular failure after orthotopic heart transplantation. J Heart Transplant, Nov–Dec, 9(6):652–653
9. Radovancevic B, Nakatani T, Frazier OH, Moncrief C, Vega J, Haupt H, Duncan JM (1989) Mechanical circulatory support for perioperative donor heart failure. ASAIO Trans, Jul–Sep, 35(3):539–541
10. Bolman RM 3d, Cox JL, Marshall W, Kouchoukos N, Spray TL, Cance C, Genton RE, Saffitz J (1989) Circulatory support with a centrifugal pump as a bridge to cardiac transplantation. Ann Thorac Surg, Jan, 47(1):108–112
11. Jakob HG, Hafner G, Thelemann C, Sturer A, Prellwitz W, Oelert H (1991) Routine extracorporeal circulation with a centrifugal or roller pump. ASAIO Trans, Jul–Sep, 37(3):M487–M489
12. Jakob H, Hafner G, Iversen S, Hake U, Thelemann C, Prellwitz W, Oelert H (1992) Reoperation and the centrifugal pump? Eur J Cardiothorac Surg, 6 Suppl 1:S59-6
13. Raithel SC, Swarzt MT, Braun PR, Dake SB, Taub JO, Pennington DG (1989) Experience with an emergency resuscitation system. ASAIO Trans 35(3):475–477

206. Extrakorporale Zirkulation in der Chirurgie der thorakalen Aortenaneurysmen

M. Horst, A. Borowski, M. Südkamp und E. R. de Vivie

Klinik und Poliklinik für Herzchirurgie der Universität zu Köln, Joseph-Stelzmann-Straße 9, 50931 Köln

Extracorporal Circulation in Surgery of the Thoracic Aortic Aneurysms

Summary. The surgical approach of thoracic aortic aneurysms, dissections and ruptures and the use of the extracorporal circulation devices in these cases depend on the localization of the aortic lesions. The main goal of all surgical procedures is the organ protection, especially the avoidance of ischemic lesions of the brain and the spinal cord. In spite of all technical progress the early lethality lies from 12 to 25% of all operated patients. Significant progress was made concerning the surgery of the descending aorta. Regarding these patients, the use of the partial left heart bypass has shown a significantly reduction of the rate of paraplegia to a minimum of only 2%.

Key words: Aortic lesions – Extracorporal circulation – Organ protection – Centrifugal pump

Zusammenfassung. Thorakale Aortenaneurysmen, -dissektionen und -rupturen werden abhängig von der Befundlokalisation mit verschiedenen Verfahren der extrakorporalen Zirkulation operiert. Wesentliches Ziel aller Maßnahmen ist die Organprotektion, insbesondere die Vermeidung von Ischämien des Cerebrums und des Rückenmarks. Trotz der stetigen technischen Weiterentwicklung liegt die Frühletalität noch zwischen 12 und 25% des Gesamtkollektivs. Deutliche Fortschritte konnten in der Chirurgie der Aorta descendens erzielt werden: Hier hat sich der partielle Linksherzbypass unter gleichzeitigem Einsatz einer Zentrifugalpumpe durchgesetzt und zu einer Reduzierung der Paraplegierate auf minimal 2% geführt.

Schlüsselwörter: Aortenläsionen – Extrakorporale Zirkulation – Organprotektion – Zentrifugalpumpe

Einleitung

Die chirurgischen Maßnahmen unter Einsatz verschiedener Verfahren der extrakorporalen Zirkulation (EKZ) hängen von der Lokalisation der Aortenschädigung ab. Dabei ist für die Wahl des EKZ-Verfahrens nicht ausschlaggebend, ob es sich um eine Ruptur, eine Dissektion oder ein Aneurysma handelt [1].

Es können folgende Formen der EKZ angewendet werden:

Mit Herz-Lungen-Maschine (HLM):
- in mäßiger Hypothermie (28 – 32 °C) und kardioplegischem Herzstillstand,
- in tiefer Hypothermie (15 – 20 °C) und Kreislaufstillstand sowie kardioplegischem Herzstillstand,
- als femoro-femoraler (veno-arterieller) oder rechtsatrio-arteriofemoraler Bypass in Normo- oder Hypothermie

Ohne HLM:
- mit Zentrifugalpumpe oder
- ohne Zentrifugalpumpe

als arterio-arterieller (linkssubclavio–femoraler) Shunt,
arterio-aortaler (linke Subclavia–Aorta descendens),
aorto-aortaler Shunt (Aorta ascendens–Aorta descendens, Aorta descendens–Aorta descendens) oder linksatrio-arteriofemoraler (partieller) Linksherzbypass

Im folgenden sollen die verschiedenen technischen Möglichkeiten der Anwendung der EKZ in Abhängigkeit vom Befund aufgezeigt werden.

Methodik

Aorta ascendens

Alle isoliert die Aorta ascendens einschließlich der Aortenklappe mit den Sinus valsalvae betreffenden Läsionen werden mit Hilfe der Herz-Lungen-Maschine in mäßiger Hypothermie [4] und kardioplegischem Herzstillstand versorgt [5].

Reicht die Läsion bis in den Aortenbogen oder ist trotz Anwendung aller diagnostischen Möglichkeiten eine Läsion der supraaortalen Gefäße oder des Aortenbogens nicht ausgeschlossen, muß wie bei Aortenbogen-Versorgung vorgegangen werden [5].

Aortenbogen

Läsionen, die die supraaortalen Gefäße oder den Aortenbogen miteinbeziehen, werden mit Hilfe der HLM in tiefer Hypothermie und Kreislaufstillstand [1, 4–6] sowie kardioplegischem Herzstillstand versorgt. Üblicherweise werden hier zum Anschluß der HLM selektive Kanülierungen der Venae cavae oder Kanülierung des rechten Atriums und der Vena cava inferior im Two-Stage-Verfahren [4] sowie die Kanülierung der Arteria femoralis vorgenommen.

Seit Etablierung dieses Verfahrens ist die selektive Perfusion der supraaortalen Gefäße, insbesondere der Carotiden, als Alternative zum Kreislaufstillstand in vielen Zentren verlassen worden [7].

Aorta descendens

Isoliert an der Aorta descendens nach Abgang der linken Arteria subclavia auftretende Läsionen werden unterschiedlich versorgt:

Grundsätzlich ist ein einfacher aorto-aortaler oder arterio-arterieller bzw. arterio-aortaler Shunt (z. B. GOTT-Shunt) mit heparinbeschichteten Schlauchsystemen denkbar [3, 5].

Der Einsatz einer Zentrifugalpumpe mindert jedoch den Druckgradienten über dem Schlauchsystem mit den Vorteilen der Schonung korpuskulärer Blutbestandteile (weniger Hämolyse, weniger Leukozytenschädigung) und einer sichereren distalen Perfusion des Rückenmarks.

Zudem ist lediglich eine Minimal-Heparinisierung (activated clotting time ca. 150 sec) notwendig, so daß die Nachteile der kompletten Antikoagulation entfallen.

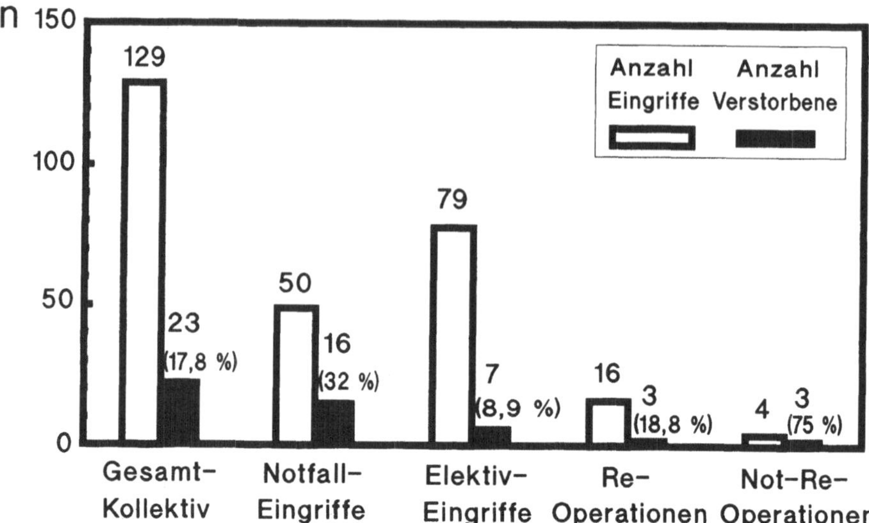

Abb. 1. Aortenchirurgie: Frühletalität in Abhängigkeit von der Dringlichkeit des Aorteneingriffs

Tabelle 1. Anzahl der Eingriffe und Lokalisation der Aortenschädigung

	Aorta ascendens und Aortenbogen	Aorta descendens	n	Früh-letalität
Januar 1980–Februar 1990:	56	34	90	18,9%
März 1990–April 1993:	30	9	39	15,4%
	86	43	129*	

* Bogenersatz = 13

Tabelle 2. OP-Techniken in Abhängigkeit von der Lokalisation der Aortenschädigung

Operationstechnik	Anzahl	Aorten-dissektion*		Aneurysma verum		Aneurysma spurium		Traumatische Ruptur	
	n	Typ A	Typ B	Asc./Bogen	Desc.	Asc./Bogen	Desc.	Asc./Bogen	Desc.
Herz-Lungen-Maschine	63	32		21		5		5	
Tiefe Hypothermie und Kreislaufstillstand	22	20				2			
Linksherzbypass	36		19	6			7		4
GOTT-Shunt	5		2	1				1	1
Direkt-Naht/ Patchversorgung	3					1			2
gesamt	129	* nach Daily							

Ergebnisse

Trotz der zur Verfügung stehenden Verfahren liegt die Frühletalität insgesamt noch zwischen 12 und 15% [1, 2, 5, 6, 9, 10].

In unserem Patientengut der letzten 13 Jahre wurden zwei Drittel der Eingriffe an der Aorta ascendens und am Aortenbogen sowie ein Drittel an der Aorta descendens vorgenommen (s. Tabelle 1). Die Frühletalität lag durchschnittlich bei 17,8%. Dabei muß die Dringlichkeit des Eingriffs berücksichtigt werden: Von 129 waren 79 Elektiv-Eingriffe mit einer Frühletalität von 8,9%, 50 waren Notfall-Eingriffe mit einer Frühletalität von 32%. Reoperationen ergaben ein Risiko von 18,8% und notfallmäßige Reoperationen sogar eine Frühletalität von 75% (s. Abb. 1).

Die in unserer Klinik in Abhängigkeit von der Lokalisation der Aortenläsion durchgeführten Operationstechniken sind in Tabelle 2 dargestellt.

Insgesamt ist die Paraplegie-Inzidenz in der Chirurgie der thorakalen Aorta descendens mit ca. 2% im linksatrio-arteriofemoralen partiellen Linksherzbypass mit Zentrifugalpumpe und Minimal-Heparinisierung am geringsten [1, 7, 8]. Jedoch ist unter besonders ungünstiger anatomischer Konstellation der ohnehin ungewöhnlichen Variabilität in der Gefäßversorgung des Rückenmarks eine Paraplegie trotz aller technischen Maßnahmen nicht immer vermeidbar [1, 10]. Eine wichtige Rolle spielt dabei die Erhaltung der Arteria radicularis magna anterior (A. Adamkievicz) [11, 12].

Schlußfolgerung

Im letzten Jahrzehnt ist eine Standardisierung in der Chirurgie der thorakalen Aortenläsionen gelungen. Unabhängig von der Art der Läsion werden verschiedene Formen der EKZ in Abhängigkeit von der Befundlokalisation angewendet (s. Tabelle 2).

Dabei wird das Ziel einer optimalen Organprotektion verfolgt.

Die Etablierung von tiefer Hypothermie und Kreislaufstillstand in der Chirurgie der Aortenbogen-Läsionen hat zu einer Senkung der Frühletalität auf durchschnittlich unter 20% geführt. Notfalleingriffe sind immer noch mit einem weit überdurchschnittlich hohen Risiko verbunden (32–75% Letalität).

In der Chirurgie der Aorta-descendens-Läsionen hat sich der Einsatz einer Zentrifugalpumpe bewährt. Vorteile sind vor allem die Minimal-Heparinisierung und die Schonung korpuskulärer Blutbestandteile durch Verminderung des Druckgradienten über den Schlauchsystemen sowie eine sicherere Perfusion der das Rückenmark versorgenden Gefäße. Auf diese Weise ist es gelungen, die Paraplegie-Rate signifikant zu senken.

Literatur

1. Borst HG (1990) Aneurysmen, Dissektionen und Trauma der thorakalen Aorta. Langenbecks Arch Chir Suppl II:459–462
2. Borst HG, Laas J, Frank G, Haverich A (1987) Surgical Decision Making in Acute Aortic Dissection Type A. Thorac Cardiovasc Surg (Special Issue II) 35:134–135
3. Gott VL (1972) Heparinized shunts for thoracic vascular operations. Ann Thorac Surg 14:219–220
4. Hake U, Oelert H (1992) Chirurgische Therapie der thorakalen Aortendissektion. Herz 17, Nr 6:357–376
5. Hügel W, Deimel U, Bauer A (1990) Aortenaneurysmen und Aortenverletzungen – Chirurgische Behandlung und Verläufe. Langenbecks Arch Chir Suppl II:503–509
6. Kipfer B, Leupi F, Schuepbach P, Althaus U (1990) Aortale Aneurysmachirurgie mit hypothermem Kreislaufstillstand. Thorac Cardiovasc Surg (Suppl I) 38:64
7. Laas J, Borst HG (1990) Chirurgie der thorakalen Aorta. In: Hombach V (Hrsg) Kardiovaskuläre Chirurgie. Schattauer, Stuttgart New York (Kardiologie; Bd 3), S 355–385
8. Laas J, Heinemann M, Jurmann M, Borst HG (1992) Chirurgische Aspekte der akuten Aortendissektion. Herz 17, Nr 6:348–356

9. Piepho A, Hertl M, Kalmar P, Siglow V, Spielmann RP (1990) Langzeitergebnisse nach Operation des Aneurysma dissecans der thorakalen Aorta. Thorac Cardiovasc Surg (Suppl I) 38:65
10. Reidemeister JC, Sadony V, Rohm N, Doetsch N, Zerkowski HR (1990) Diagnostik und Therapie der akuten traumatischen Aortenruptur. Langenbecks Arch Chir Suppl II:511–516
11. Wadouh F, Lindemann EM, Arndt CF, Hetzer R, Borst HG (1984) The arteria radicularis magna anterior as a decisive factor influencing spinal cord damage during aortic occlusion. J Thorac Cardiovasc Surg 88:1–10
12. Wittenstein GJ (1987) Complications of Aortic Aneurysm Surgery: Prevention and Treatment. Thorac Cardiovasc Surg (Special Issue II) 35:136–139

207. Extrakorporale und assistierte Zirkulation bei der Lungentransplantation

A. Haverich, St. Hirt und J. Cremer

Klinik für Herz- und Gefäßchirurgie, Christian-Albrechts-Universität, Arnold-Heller-Str. 7, 24105 Kiel

Extracorporeal and Assisted Circulation in Lung Transplantation

Summary. In heart transplantation, ventricular assist devices are broadly used to bridge candidates prior to the operation. The only means of mechanical circulatory support in lung transplant candidates remains extracorporeal membrane oxygenation. This concept has been applied in 5 patients; indications, complications, and results are presented.

Key words: Extracorporeal membrane oxygenation – Lung transplantation

Zusammenfassung. Ventrikuläre mechanische Blutpumpen werden heute vielfach zur Überbrückung bis zur Herztransplantation eingesetzt. Die einzige Möglichkeit der assistierten Zirkulation vor Lungentransplantation ist die extrakorporale Membranoxygenierung. Dieses Verfahren haben wir bei 5 Patienten eingesetzt; Indikationen, Komplikationen und Ergebnisse werden vorgestellt.

Schlüsselwörter: Extrakorporale Membranoxygenierung – Lungentransplantation

Einleitung

Bis zum Anfang der 80er Jahre blieben alle klinischen Versuche der Lungentransplantation (LTx) erfolglos [1], insbesondere jene, bei denen die extrakorporale Zirkulation vor oder während des Eingriffes verwandt wurde. Im Jahre 1981 erfolgte die erste erfolgreiche Lungentransplantation in Form einer kombinierten Übertragung von Herz und beiden Lungen (HLTx) [2], gefolgt von den ersten erfolgreichen einseitigen Lungentransplantation (SLTx) im Jahre 1983 durch Cooper in Toronto [3]. Dieselbe Gruppe führte 1986 den ersten Versuch durch, einen Lungentransplantationskandidaten durch Verwendung der extrakorporalen Zirkulation bis zur Operation am Leben zu erhalten.

Während die extrakorporale Zirkulation bei der Herz-Lungen-Übertragung unabdingbar ist, muß die Verwendung einer Herz-Lungen-Maschine bei der einseitigen oder doppelseitigen Lungentransplantation individuell und vom intraoperativen Verlauf abhängig gemacht werden. Über die Indikation zu diesem Vorgehen sowie die haemodynamischen Kriterien, die eine extrakorporale Zirkulation erforderlich machen, wurde von unserer Gruppe bereits berichtet [4].

Der erste Versuch, einen Lungentransplantationskandidaten durch Verwendung der extrakorporalen Zirkulation bis zur Operation am Leben zu erhalten – Überbrückung zur Transplantation – wurde 1986 aus Toronto berichtet. Wir teilen hier unsere Erfahrungen mit 5 solcher Patienten mit.

Patienten und Methoden

In dem 5-Jahres-Zeitraum, von Mai 1988 bis April 1993, führten wir bei 5 von 111 Lungen-
bzw. Herz-Lungen-Transplantationen (4,5%) eine extrakorporale Membranoxygenierung
(ECMO) durch. 2 dieser Erkrankten litten unter einem frühen Transplantatversagen nach
einseitiger Lungenübertragung. Hier wurde die ECMO als überbrückende Maßnahme zur
unilateralen Retransplantation für einen bzw. elf Tage aufrecht erhalten. Einer der Patienten
verstarb 6 Monate postoperativ an einer chronischen Abstoßungsreaktion, der andere
mußte sich später einer dritten Lungentransplantation unterziehen und verfügt heute, 42
Monate nach diesem Eingriff, über eine stabile kardiorespiratorische Funktion. Bei 3 weiteren Patienten, die bereits für 5 bis 12 Tage mittels ECMO behandelt worden waren, erholte
sich die Lungenfunktion aufgrund des bestehenden „Adult respiratory distress syndrome"
(ARDS) (n = 2) bzw. des akuten Lungenversagens nach kombinierter Leber- und Nierentransplantation nicht. Der letztgenannte Patient (unilaterale Ltx) und einer der zuvor genannten (bilaterale Ltx bei ARDS) sind Langzeitüberleber (12 bzw. 30 Monate). Der Patient
mit einseitiger Transplantation bei ARDS litt bereits zum Zeitpunkt der Transplantation an
einem Multiorganversagen und verstarb intraoperativ.

Im folgenden werden die Verläufe der Patienten im einzelnen kurz zusammengefaßt
dargestellt.

Fall 1: Eine 32jährige Frau mit terminaler Lungenfibrose (arterieller Sauerstoffpartialdruck
(PAO_2) = 55 Torr bei Raumluft, Vitalkapazität: 650 ml, kontinuierliche externe Sauerstoffzufuhr, Heimbeatmung, Immobilisation über 18 Monate, Kachexie) erhielt ein rechtsseitiges
Lungentransplantat. Nach Reperfusion persistierten Atelektasen in der transplantierten
Lunge und der Pulmonalgefäßwiderstand stieg auf Werte über 250 dyn/sec/cm^{-5}. Nach
Entwöhnung von der extrakorporalen Zirkulation kam es zu einer plötzlichen kardiopulmonalen Dekompensation mit der Notwendigkeit einer offenen Herzmassage und erneuter
extrakorporaler Zirkulation. Eine Kombination aus initialem Transplantatversagen und
linksventrikulärer Pumpschwäche machte die ECMO (rechte V. femoralis zu rechter A.
femoralis) notwendig. Stunden später war das linksventrikuläre Versagen progredient, so
daß eine intraaortale Ballonpumpe implantiert wurde. Die Patientin verblieb an der ECMO,
11 Tage später hatte sich die Lungenfunktion in keiner Weise gebessert. Die Ballonpumpe
war nach 6 Tagen explantiert worden. Bei akutem Nierenversagen war eine kontinuierliche
arterio-venöse Haemofiltration am 4. Tag initiiert worden. 10 Tage nach der Erstoperation
erfolgte eine einseitige rechte Lungen-Retransplantation. Die ECMO konnte noch während
der Operation beendet werden, die Haemofiltration am 20. postoperativen Tag. Die Extubation erfolgte 10 Tage später. Aufgrund einer Instabilität des rechten Haupt- und Intermediärbronchus mußte am Tag 55 ein endobronchialer Silikontubus implantiert werden, wor-
aufhin sich der Zustand der Patientin deutlich besserte. Am 110. postoperativen Tag entwik-
kelte sie jedoch eine CMV-Pneumonie und verstarb an den Folgen dieser Infektion bei
gleichzeitig vorliegender chronischer Transplantatabstoßung 159 Tage nach der Transplantation.

Fall 2: Eine 46jährige Patientin litt an den Folgen einer Lungenfibrose und erhielt ein
rechtsseitiges Lungentransplantat. Während der Operation fand sich ein größeres Kontu-
sionsareal in der Spenderlunge. Ab dem 2. postoperativen Tag entwickelte die Patientin
insbesondere in dem kontusionierten Areal eine bakterielle Pneumonie. Über die nächsten
8 postoperativen Tage verschlechterte sich trotz maximaler antibiotischer und ventilatori-
scher Therapie die Funktion des Transplantats zunehmend. Aufgrund einer weiteren Verminderung der Oxygenierungsleistung des Transplantates am 11. postoperativen Tag (FiO_2:
0,8, PAO_2: 60 Torr), wurde die Implantation einer ECMO ins Auge gefaßt. Gleichzeitig
konnte ein zweites, passendes Spenderorgan lokalisiert werden. Die ECMO wurde veno-arteriell perkutan implantiert und die Patientin unter den Bedingungen der extrakorporalen
Zirkulation in den Operationssaal gebracht und auf der gleichen Seite retransplantiert. Mit

Ausnahme eines erheblichen, jedoch vorübergehenden zerebralen Schadens war der postoperative Verlauf unauffällig. 18 Monate nach dem Zweiteingriff wurde jedoch eine Dritt-Transplantation bei schwerer, chronischer Abstoßung notwendig. 42 Monate nach diesem neuerlichen Eingriff fühlt sich die Patientin wohl und geht ihrem Beruf als Lehrerin wieder nach.

Fall 3: Ein 19jähriger Mann wurde Opfer eines Autounfalls, anläßlich dessen er ein schweres, stumpfes Thoraxtrauma erlitt. Zusätzlich lagen eine Beckenfraktur und diverse Rippenfrakturen beidseits vor. Aufgrund der verzögert auftretenden Hypoxaemie bei schwerer Blutung und massivem Luftleck erfolgte die Verlegung in unserer Abteilung zur sofortigen rechtsseitigen Thorakotomie. Multiple Parenchymverletzungen wurden übernäht und somit Blutung und Luftleck so versorgt. Bei einem FiO_2 von 1,0 fiel der PAO_2 jedoch auf 37 Torr, so daß postoperativ ein ECMO, veno-venös über die V. femoralis und die rechte V. jugularis, implantiert wurde. Diese Maßnahme führte zu einer deutlichen Verbesserung der Lungenfunktion während der nächsten 3 Tage, um dann kontinuierlich wieder abzufallen. Das Röntgenbild zeigte beidseits pulmonale Infiltrate mit massiven intrapulmonalen und intrabronchialen Blutungen. Aufgrund der damit ausgesprochen schlechten Prognose des Patienten entschloß man sich zur beidseitigen Lungentransplantation, die 5 Tage nach Beginn der ECMO durchgeführt wurde. Der postoperative Verlauf war weitgehend unauffällig, der Patient ist inzwischen, 30 Monate nach dem Eingriff, in seinen Beruf zurückgekehrt.

Fall 4: Dieser 32jährige Patient erlitt ein stumpfes Thoraxtrauma bei einem Autounfall. Am 2. Tag nach dem Ereignis wurde er intubiert und trotz Beatmung verschlechterte sich die Lungenfunktion über die nächsten 5 Tage. Bei einem FiO_2 von 1,0 und einem PAO_2 unter 60 Torr wurde die ECMO veno-venös angelegt. Während der nächsten 5 Tage erholte sich die Lunge radiologisch und funktionell deutlich, die Lungenverschattungen im Sinne eines ARDS waren deutlich rückläufig. Hiernach kam es jedoch wieder zu einer deutlichen Verschlechterung sowohl der Gasaustauschfunktion als auch des Röntgenbildes, rasch gefolgt von einem akuten Nierenversagen. Trotz massiver Kreislaufunterstützung durch Volumengabe drohte ein Multiorganversagen, so daß eine Lungentransplantation ins Auge gefaßt wurde. Am Tag darauf konnte ein Spenderorgan gefunden werden. Zu diesem Zeitpunkt hatte sich die Gesamtsituation des Patienten allerdings schon bis zu einem Status verschlechtert, der im Prinzip eine Kontraindikation für eine Lungenübertragung darstellte. Es lag in der Tat ein Multiorganversagen vor mit massiver Veränderung auch der Leberwerte und einem peripheren Kreislaufversagen bei niedrigen peripheren Widerständen. Dennoch wurde eine linksseitige Lungentransplantation durchgeführt. Der Patient verstarb jedoch intraoperativ an intraktabler pulmonaler Hypertension und Rechtsherzversagen.

Fall 5: Eine 43jährige Patientin mit polyzystischer Nieren- und Lebererkrankung wurde in kachektischem Zustand leber- und nierentransplantiert. Nach frühzeitiger Extubation wurde sie am 3. postoperativen Tag wieder reintubationspflichtig. Bei hohem Sauerstoffbedarf (FiO_2: 1,0, PAO_2 < 60 Torr, PEEP > 10 cm H_2O) wurde 2 Tage später die Implantation einer extrakorporalen Membranoxygenierung notwendig. An der veno-venösen ECMO wurde eine offene Lungenbiopsie durchgeführt, die histopathologisch den Befund einer pulmonalen Endarteriitis obliterans erbrachte. Während der nächsten 9 Tage war keinerlei Verbesserung der nativen Lungenfunktion erkennbar, so daß sie als „non responder" der ECMO-Therapie angesehen wurde und für eine Transplantation angemeldet wurde. Diese wurde 4 Tage später als linksseitige Lungentransplantation durchgeführt. Trotz verzögerter Rekonvaleszenz aufgrund der bestehenden erheblichen Kachexie erholte sich die Patientin ohne wesentliche Probleme. Zwölf Monate nach dem Eingriff der sequentiellen Leber-Nieren- und Lungentransplantation ist die Patientin klinisch weitgehend beschwerdefrei.

Kommentar

Die hier vorgestellten Patienten mit der Implantation einer ECMO als überbrückende Maßnahme zur Lungentransplantation stellt weltweit die größte Serie dar. Sie veranschaulicht, daß in ausgewählten Fällen ein solches Vorgehen durchaus erfolgreich sein kann. Intensivmedizinisch ist das Konzept aufgrund der potentiellen Blutungskomplikationen und des drohenden Multiorganschadens extrem aufwendig, durch häufig notwendige Oxygenatorenwechsel auch kostenintensiv.

Zukünftige Untersuchungen müssen zeigen, welche technischen Spezifizierungen der ECMO (veno-venös; veno-arteriell; Heparinbeschichtung, Art des Oxygenators) die günstigsten Ergebnisse während Langzeitperfusion beim akuten Lungenversagen zeigen. Diese Art der Perfusion sollte dann bei Patienten mit schwerem Lungenversagen und vorgesehener (Re-)Lungentransplantation eingesetzt werden. Ebenso wie bei der Verwendung von ventrikulären Unterstützungssystemen vor der Herztransplantation werden sich Ein- und Ausschlußkriterien zur Patienteneignung ergeben, wenn eine größere Anzahl von Erkrankten mit diesem Verfahren behandelt wurde.

Literatur

1. Burke CM, Baldwin JC, Morris AJ, Shumway NE, Theodore J, Tazelaar HD, McGregor C, Robin ED, Jamieson SW (1986) Twenty-eight cases of human heart-lung-transplantation. Lancet 1:517–519
2. Reitz BA, Wallwork JL, Hunt SA et al (1982) Heart-Lung-Transplantation – Successful therapy for patients with pulmonary vascular disease. N Engl J Med 306:557–564
3. Toronto Lung Transplant Group (1986) Unilateral lung transplantation for pulmonary fibrosis. N Engl J Med 314:1140–1145
4. Hirt SW, Haverich A, Wahlers TH, Schäfers HJ, Alken A, Borst HG (1992) Predictive criteria for the need of extracorporeal circulation in single lung transplantation. Ann Thorac Surg 54:676–680

208. Extracorporale Organperfusion der Leber

H. J. C. Wenisch

Klinik für Allgemeinchirurgie, Klinikum der Johann-Wolfgang-Goethe-Universität,
Theodor-Stern-Kai 7, 60596 Frankfurt am Main

Extracorporal Perfusion in Liver Transplantation

Summary. Liver transplantation today is introduced into clinical practice. One step to the good results of the operation was the development of veno-porto-venous bypasses with mechanical pumps. Solutions for perfusion of the liver, like the UW-solution, allow the cooled storage of the graft for several hours. The recipient procedure can be performed safely. The risk of the operation was minimized by use of veno-venous bypasses, and the rate of postoperative complications decreased.

Key words: Extracorporal perfusion – Liver transplantation

Zusammenfassung. Die Lebertransplantation ist heute klinische Routine geworden. Zum Erfolg der Operation haben die Entwicklung maschineller veno-porto-venöser Bypass-Systeme und spezieller Perfusionslösungen, vor allem der UW-Lösung, beigetragen. Das gekühlte Transplantat ist über viele Stunden haltbar und die Empfängeroperation kann ohne Zeitdruck durchgeführt werden. Der veno-porto-venöse Bypass macht den Eingriff für den Patienten risikoarm und trägt zur Vermeidung postoperativer Komplikationen bei.

Schlüsselwörter: Extracorporale Organperfusion – Lebertransplantation

(Manuskript bis Redaktionsschluß nicht eingegangen)

209. Extrakorporale, kontrollierte Extremitäten-Reperfusion

F. Beyersdorf, K. Sarai, Z. Mitrev, K. Ihnken, G. Matheis, L. Eckel und P. Satter

Klinik für Thorax-, Herz- und Gefäßchirurgie, Johann Wolfgang Goethe-Universität, Frankfurt/M., Theodor-Stern-Kai 7, 60596 Frankfurt/M.

Extracorporeal, Controlled Limb Reperfusion

Summary. Revascularization after prolonged acute complete limb ischemia may lead to a severe postischemic syndrome. Controlled, extracorporeal limb reperfusion has been shown to reduce this reperfusion damage provided complete revascularization can be achieved.

The principle of controlled limb reperfusion consists of a therapy of skeletal muscle damaged by ischemia during the initial reperfusion phase (modifying conditions of reperfusion and composition of reperfusate). Thereafter, normal blood flow is reestablished. This surgical technique was used successfully in 13 of 15 patients with prolonged complete ischemia.

Controlled limb reperfusion is a new surgical approach that may reduce the complications of postischemic syndrome.

Key words: Limb ischemia – Limb reperfusion – Postischemic syndrome – Controlled limb reperfusion

Zusammenfassung. Revaskularisationen nach akuter, kompletter, mehrstündiger Extremitätenischämie sind häufig mit der Entwicklung eines schweren Postischämie-Syndroms verbunden. Durch extrakorporale, kontrollierte Extremitäten-Reperfusion ist eine Verminderung der Schäden zu erzielen. Voraussetzung ist jedoch die Möglichkeit zur kompletten Revaskularisation.

Das Prinzip der kontrollierten Extremitäten-Reperfusion besteht in einer Therapie der ischämischen Skelettmuskulatur während der initialen Reperfusion (Veränderungen in der Zusammensetzung des Reperfusates und der Bedingungen der Reperfusion). Danach wird die normale Blutreperfusion wiederhergestellt. Diese chirurgische Technik wurde bisher bei 13 von 15 Patienten mit mehrstündiger, kompletter Ischämie erfolgreich angewandt.

Die kontrollierte Extremitäten-Reperfusion stellt eine neue chirurgische Möglichkeit dar, die Komplikationen des Postischämie-Syndroms nach Revaskularisation zu vermindern.

Schlüsselwörter: Extremitätenischämie – Extremitäten-Reperfusion – Postischämie-Syndrom – Kontrollierte Extremitäten-Reperfusion

Einleitung

Revaskularisation nach akuter, kompletter Ischämie der unteren Extremitäten sind bis heute mit einer hohen Letalität, Morbidität und Amputationsrate verbunden [10–12, 22]. Die Ursache dieser hohen Komplikationsrate liegt in der Reperfusion des ischämisch geschädigten Gewebes mit normalem Blut unter „physiologischen" Bedingungen [6–8]. Aufgrund der großen Muskelmasse der unteren Extremität erzeugt dieser Reperfusionsschaden nicht nur lokale, sondern auch systemische Komplikationen [8]. Eine Verbesserung der chirurgischen Ergebnisse ist daher nur möglich, wenn neben der mechanischen Beseitigung des Verschlusses auch der Entwicklung eines Reperfusionsschadens entgegengewirkt wird [18].

Zusätzlich zu den durch die Ischämie verursachten Veränderungen (z.B. Abbau der energiereichen Phosphate, Akkumulation von Endprodukten der anaeroben Glykolyse, Azidose, intrazelluläre Hyperosmolarität) wird die Skelettmuskulatur mit Beginn der normalen Blutreperfusion erneut geschädigt (z.B. Bildung von freien Radikalen, explosive Zellschwellung, No-reflow-Phänomen). Die Kombination von Ischämie- und Reperfusionsschäden führt letztlich zur Nekrose von Zellen, die am Ende der Ischämie noch nicht irreversibel geschädigt waren.

Basierend auf diesen pathophysiologischen Überlegungen sind in den letzten Jahren zahlreiche Therapieansätze zur Verhinderung des Reperfusionsschadens erprobt worden. Dazu zählen u.a. die Gabe von freien Radikalfängern [23, 25], Leukozytendepletion [21], Verminderung des initialen Reperfusionsflusses [26], langsame Steigerung des Sauerstoffgehaltes des Reperfusates [15] sowie der Zusatz von Prostaglandinen [3].

Aufgrund der komplexen pathophysiologischen Interaktionen der verschiedenen Faktoren während der initialen Reperfusionsphase halten wir das Konzept der kontrollierten Extremitäten-Reperfusion für am besten geeignet, die Komplikationen des Postischämie-Syndroms zu vermindern. Unsere experimentellen Studien haben gezeigt, daß die sorgfältige Kontrolle der Zusammensetzung des Reperfusates (Hyperosmolarität, Hyperglykämie, Hypocalcämie, Alkalose, freie Radikalfänger, Vorstufen der Krebs-Zyklus-Intermediärprodukte) und der Bedingungen der Reperfusion (Temperatur, Druck, Fluß, Dauer) den durch normale Reperfusion entstehenden zusätzlichen Schaden zu vermindern vermag und damit als „Behandlungsmöglichkeit" für Extremitäten, die durch Ischämie geschädigt sind, dienen kann [4–8, 13, 23]. Eine weitere experimentelle Überprüfung hinsichtlich der klinischen Anwendbarkeit sowie der lokalen und systemischen Auswirkungen dieser neuen chirurgischen Strategie wurde am Schweinemodell mit 6stündiger, infrarenaler Aortenokklusion vorgenommen [17]. Die Ergebnisse dieser Studie bestätigen die Überlegenheit der kontrollierten, extrakorporalen Extremitäten-Reperfusion im Vergleich zur normalen Blutreperfusion sowohl hinsichtlich der lokalen als auch der systemischen Schäden [17].

Die vorliegende Studie ist ein Bericht über die Anwendung der kontrollierten Extremitäten-Reperfusion bei Patienten mit kompletter, mehrstündiger Ischämie.

Material und Methoden

Patientenkollektiv

Die kontrollierte extrakorporale Extremitäten-Reperfusion wurde bei 15 Patienten (11 Männer, 4 Frauen) mit kompletter Ischämie angewandt. Das Studiendesign wurde durch die Ethikkommission der Johann Wolfgang Goethe-Universität Frankfurt/Main überprüft und genehmigt.

Der Beginn der akuten Ischämie wurde definiert als das Einsetzen der Schmerzen bzw. der Gehunfähigkeit und anhand der Anamnese, der körperlichen Untersuchung (Schmerz, Pulslosigkeit, Blässe, Funktionseinbuße) und der Dopplersonographie bestätigt. Angiogramme wurden bei Verdacht auf arterielle Thrombose durchgeführt.

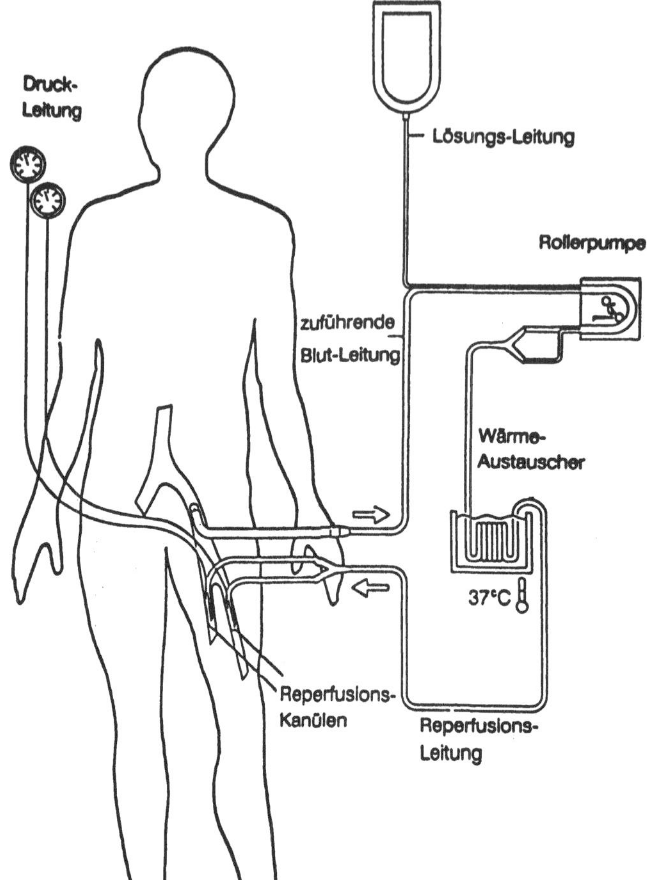

Abb. 1. Schematische Darstellung der Reperfusionssets für die kontrollierte Extremitäten-Reperfusion nach mehrstündiger, kompletter Ischämie. Die Arteria iliaca communis ist kanüliert zur Aspiration von oxygeniertem Blut. Das oxygenierte Blut wird mit einer kristalloiden Lösung im Verhältnis 6:1 gemischt. Dieses kontrollierte Reperfusat wird durch einen Wärmeaustauscher und einen arteriellen Filter in die Femoralarterien des Patienten geleitet, wobei der intraarterielle Druck gemessen wird

Bei allen Patienten wurden die initialen Zeichen und Frühsymptome, die Dauer vom plötzlichen Verschluß bis zum Beginn der Reperfusion, der Schweregrad der Ischämie, Begleiterkrankungen, die Quelle sowie die Lokalisation der Thromben bzw. Emboli, die Art der chirurgischen Intervention und das chirurgische Ergebnis erfaßt.

Chirurgische Technik der kontrollierten arterio-arteriellen Extremitäten-Reperfusion

In Vollnarkose erfolgte zunächst eine vollständige systemische Heparinisierung (300 mg/kg). Ein zentraler Venenkatheter und ein Urinkatheter wurden gelegt. Blutdruck, Puls und EKG wurden kontinuierlich abgeleitet. Furosemid (10 mg) wurde intravenös verabreicht; von der Anaesthesie wurden keinerlei Infusionen gegeben.

Von der Inzision in der Leiste wurden die A. femoralis communis sowie die A. femoralis profunda und superficialis präpariert und angezügelt. Nach Längsinzision knapp proximal der Bifurkation wurde ein Fogarty-Katheter in die A. iliaca communis, femoralis profunda und femoralis superficialis eingebracht und thrombo-embolektomiert. Anschließend wurde weder mit heparinisierter Ringer- noch mit einer sonstigen Lösung gespült. Über die Längs-

Tabelle 1. Zusammensetzung des kontrollierten Extremitäten-Reperfusates

Prinzip	Methode	Konzentration
Sauerstoffgabe	Blut	Hb 7,8–8,9 g/dl
Ödemverhinderung	Hyperosmolarität	340–350 mosmol/l
Substratgabe	Glutamat	5 mM/l
	Aspartat	5 mM/l
	Glukose	330–340 mg%
Verhinderung Azidose	THAM	pH 7,5–7,6
Verhinderung Ca^{++}-Überladung	CPD	Gesamt Ca^{++} 1,5 mM/l
Verhinderung freier Radikale	Allopurinol	100 mg Gesamtdosis

THAM	Tromethamol
CPD	Citrat-Phosphat-Dextrose

inzision wurde eine 22-F-Kanüle in die A. iliaca eingebracht. Diese Kanüle wurde mit der „Blutleitung" (Abb. 1) des Reperfusionssets (HP Medica, Augsburg, Germany) verbunden. Die „Blutleitung" und die „Lösungs-Leitung" (Abb. 1) wurden in eine Roller-Pumpe eingelegt. Das oxygenierte Blut aus der A. iliaca wurde mit der kristalloiden Lösung (Tabelle 1) im Verhältnis 6:1 (6 Teile Blut und 1 Teil kristalloide Lösung) gemischt, um die Zusammensetzung des kontrollierten Reperfusates zu erreichen, d. h. eine hyperosmolare, hyperglykämische, alkalotische, substratangereicherte, hypocalcämische Reperfusionslösung mit einem Hb von 7–9 g/dl. Das Verhältnis von 6:1 (Blut zu kristalloider Lösung) wird automatisch durch das 6:1-Verhältnis der inneren Durchmesser der „Blut-" und der „Lösungs-Leitung" erreicht; ein Mischen per Hand oder das Messen der Bestandteile ist damit nicht notwendig. Beide Linien werden mit einem Y-Stück zur „Reperfusions-Leitung" verbunden (Abb. 1). Anschließend wird das kontrollierte Reperfusat durch einen Wärmeaustauscher und einen arteriellen Filter geleitet. Am Ende der „Reperfusions-Leitung" erlaubt ein zweites Y-Stück die Verbindung mit 2 Reperfusionskanülen. Die Reperfusionskanülen werden in die A. femoralis profunda und A. femoralis superficialis eingebracht. Sie bestehen aus 9-F-Kathetern mit selbstaufblasendem Ballon und einer zusätzlichen Druckmeßleitung. Das Reperfusionsset wurde mit Blut und kristalloider Lösung gefüllt, das System sorgfältig entlüftet und die Kanülen in die A. femoralis superficialis und profunda eingebracht. Die Druckmeßleitungen der Reperfusionskanülen wurden an einen Monitor angeschlossen und die kontrollierte Extremitäten-Reperfusion begonnen. Der intraarterielle Druck in beiden Gefäßen betrug 50–60 mm Hg. Der Fluß des kontrollierten Reperfusates konnte mit der Roller-Pumpe eingestellt werden und betrug zwischen 200 und 300 ml/Min.

Die Dauer der kontrollierten Extremitäten-Reperfusion war auf 30 Minuten begrenzt. Danach wurden die Kanülen entfernt und die Arteriotomie mittels Patch verschlossen. Erst dann wurde der normale Blutstrom freigegeben.

Postoperativ wurde die Heparinisierung fortgesetzt, eine Umstellung auf Marcumar erfolgte nur in den Fällen mit nachgewiesener Embolusquelle.

Ergebnisse

Das Alter der Patienten variierte von 19 bis 83 Jahren mit einem Mittelwert von 55 ± 19 Jahren. Plötzliches Einsetzen der Schmerzen, einhergehend mit Kältegefühl, waren die häufigsten Symptome bei bewußtseinsklaren Patienten. Kontrakturen im Bereich der Ober- bzw. Unterschenkelmuskulatur waren bei 10 Patienten (66%) nachweisbar. Das Ischämieintervall betrug zwischen 5 Stunden und 2½ Tagen.

Die Ursachen der akuten Beinischämie gehen aus Tabelle 2 hervor; eine embolische Ursache bestand in 53%, eine thrombotische in 13% der Fälle. In 20% der Fälle war das

<table>
<tr><td colspan="2">Tabelle 2. Ursache der akuten kompletten Extremitäten-Ischämie (n = 15)</td></tr>
<tr><td>Embolie</td><td>n = 8</td></tr>
<tr><td>Thrombose</td><td>n = 2</td></tr>
<tr><td>Intraaortale Ballonpumpe</td><td>n = 3</td></tr>
<tr><td>Trauma</td><td>n = 2</td></tr>
</table>

<table>
<tr><td colspan="2">Tabelle 3. Lokalisation des Verschlusses der Extremitäten (n = 15)</td></tr>
<tr><td>Distale Aorta</td><td>n = 4</td></tr>
<tr><td>A. iliaca communis/externa</td><td>n = 3</td></tr>
<tr><td>A. femoralis communis/superficialis</td><td>n = 7</td></tr>
<tr><td>Arteria poplitea</td><td>n = 1</td></tr>
</table>

Einführen der intraaortalen Ballonpumpe über die Femoralarterie der Grund für die Ischämie und ein traumatischer arterieller Verschluß lag bei zwei Patienten vor (13%).

Die Lokalisation des Verschlusses war unterschiedlich (Tabelle 3). Der akute Verschluß beider unteren Extremitäten lag bei vier Patienten, der Verschluß der A. iliaca bei drei, der Verschluß der A. femoralis bei sieben und der Verschluß der A. poplitea bei einem Patienten vor.

Nach Thrombektomie bzw. Embolektomie wurden die A. iliaca und die A. femoralis superficialis und profunda kanüliert. Die Kanülierung konnte bei allen Patienten durchgeführt werden mit Ausnahme von einem Patienten, bei dem eine Thrombendarteriektomie zur Verbesserung des Zustroms durchgeführt werden mußte. Das Füllen des Schlauchsystems hatte einen kurzfristigen Abfall des Blutdrucks in der Mehrzahl der Patienten zur Folge. Sofort mit Beginn der Reperfusion stieg der Blutdruck wieder an. Während der 30minütigen Reperfusion konnten keine systemischen Nebenwirkungen des kontrollierten Reperfusates beobachtet werden. Nach Dekanülierung und Verschluß der Arteriotomien mittels Venenpatch wurde der normale Blutstrom freigegeben. Eine prophylaktische Fasziotomie wurde bei 9 von 15 Patienten durchgeführt.

Die Überlebensrate in dieser gefährdeten Patientengruppe betrug 13 von 15 Patienten (87%). Die beiden Patienten, die gestorben sind, befanden sich präoperativ bereits vor Entstehen des akuten Verschlusses der Beine im kardiogenen Schock. Bei beiden Patienten war das Einbringen der intraaortalen Ballonpumpe die Ursache des thrombotischen Verschlusses. Einer der Patienten hatte einen akuten Verschluß der distalen Aorta, und der Tod war die Folge der Darmischämie und der systemischen Komplikationen nach Revaskularisation. Der andere Patient mit einseitigem Verschluß der Femoralarterie hatte keine schweren systemischen Komplikationen nach der Reperfusion des ischämischen Beins, er starb jedoch im Herzversagen.

Die anderen 13 Patienten sind Langzeit-Überlebende und erlebten keine Episoden schwerer systemischer Komplikationen nach Revaskularisation der ischämischen Extremität; d.h. kein Patient zeigte Herzrhythmusstörungen, war dialysepflichtig oder pulmonal insuffizient.

Elf der 13 Patienten verließen das Krankenhaus mit funktionsfähigen Extremitäten. Von den verbliebenen zwei Patienten mußte eine 74jährige Frau wegen akuter, kompletter, distaler Aortenokklusion und einer Ischämiezeit von 2½ Tagen beiderseits amputiert werden. Bei einem Patienten mit einem Kniedurchschuß (Ischämiezeit 10 Stunden) und vollständiger Durchtrennung des 1. Segmentes der A. poplitea konnten Muskelnekrosen zwar verhindert werden; Sensibilität und Motorik waren aber durch nervale Begleitverletzungen stark eingeschränkt.

Diskussion

Die während der Ischämie in der Zelle stattfindenden Vorgänge wurden bereits lange als die zur Pathogenese des Organschadens beitragenden Veränderungen angesehen, während der Anteil der Reperfusion an diesem Prozeß erst in neuerer Zeit gewürdigt wird. Obwohl die Reperfusion zur Wiederherstellung der metabolischen Aktivität unerläßlich ist, vergrößert das Wiedereinsetzen des unmodifizierten Blutstroms nach langandauernder Ischämie den Gewebeschaden [4–9, 16, 25].

In den letzten Jahren ist über unterschiedliche therapeutische Ansätze zur Verminderung des Reperfusionsschadens berichtet worden [3, 15, 21, 26]. Im Gegensatz zu diesen Ansätzen, die jeweils nur einen Aspekt des Reperfusionsschadens berücksichtigten, versuchten wir mit unserem Konzept der kontrollierten Extremitäten-Reperfusion möglichst vielen bekannten Faktoren bei der Entstehung des Reperfusionsschadens entgegenzuwirken. Es wurden sowohl die Bedingungen der Reperfusion als auch die Zusammensetzung des Reperfusates in den ersten 30 Minuten kontrolliert.

Bei den hier vorgestellten Patienten erfolgte die Modifikation der initialen Reperfusion in den folgenden Bereichen:

(1) Verminderter Reperfusionsdruck und -fluß (d. h. 50 mm Hg), um damit das postischämische Ödem und die Schädigung der Endothelzellen zu vermindern, die durch Reperfusion mit systemischem Druck verursacht werden; (2) Normothermie (d. h. 37 °C), um die metabolischen Prozesse während der Zellreparatur zu optimieren; (3) Verminderung des Calcium-Einstroms durch Zugabe von Citrat-Phosphat-Dextrose zum Blut, welches die Calcium-Konzentration reduziert; (4) Hyperosmolarität durch Erhöhung der Glukosekonzentration zur Verhinderung des Postischämieödems und zur allmählichen Regulation des Zellvolumens bei Einsetzen des normalen Blutstroms; (5) Verhinderung der Produktion freier Sauerstoffradikale durch Zugabe von einem Xanthin-Oxidase-Hemmer (z. B. Allopurinol); (6) Erhöhung der Glukosekonzentration zur Erhöhung der Osmolarität und um die anaerobe Energieproduktion am Beginn der Reperfusion zu initiieren; darüber hinaus fanden wir eine erhöhte Glukoseaufnahme während kontrollierter Reperfusion nach Ischämie im Schweinemodell [17] und beim Menschen [9]; (7) Zugabe von Aminosäure-Vorstufen der Krebs-Zyklus-Intermediärprodukte (d. h. Glutamat und Aspartat), um einen effektiven oxidativen Metabolismus zur Energieproduktion zu erreichen. Svedjeholm und Mitarbeiter [24] haben kürzlich über eine signifikant höhere Aufnahme verschiedener Aminosäuren durch den Skelettmuskel, inklusive Aspartat und Glutamat, nach einer Minderperfusionsphase (z. B. extrakorporale Zirkulation) berichtet. Weiterhin war die Glutamataufnahme durch den Skelettmuskel abhängig von den arteriellen Plasmaspiegeln, was implizieren könnte, daß die Substrat-Verfügbarkeit ein limitierender Faktor war [24]. Darüber hinaus vermögen diese Aminosäuren auch den sauerstoffvermittelten Schaden über den L-Arginin-Stickstoffmonoxyd-Weg zu reduzieren [14]. Die Sicherheit der intravenösen Gabe dieser Aminosäuren ist jedoch noch nicht völlig geklärt, da es unter anderem Berichte über eine Verstärkung von postischämischen neurologischen Schäden [20] und Reduzierung des peripheren Gefäßwiderstandes [1] gibt.

Das kontrollierte Reperfusat wird mit einem Fluß von 200–300 ml/Min beim erwachsenen Patienten gegeben. Da 6 Teile Blut mit einem Teil kristalloider Lösung gemischt werden, erhält der Patient 860 bis 1300 ml zusätzlicher Flüssigkeit während der Reperfusionsphase. Um eine Flüssigkeitsüberlastung des Patienten zu vermeiden, werden dem Patienten unmittelbar bei Eintreffen im Operationssaal Diuretika gegeben; außerdem bekommt er vom Anästhesisten keine zusätzlichen Infusionen. Dennoch wird der zentrale Venendruck sorgfältig kontinuierlich kontrolliert und ein Anstieg des zentralen Venendruckes würde ein Grund für die Beendigung der kontrollierten Reperfusion sein. Dies jedoch war bei keinem unserer Patienten erforderlich.

Die Zusammensetzung der kristalloiden Lösung, die, vermischt mit Blut, das kontrollierte Reperfusat ergibt, wurde nach folgenden Gesichtspunkten gewählt: (a) zur Gewährleistung einer maximalen Skelettmuskelprotektion und (b) zur Vermeidung unerwünschter Nebenwirkungen, die durch die systemische Gabe des Reperfusates auftreten könnten. Die relativ geringe Menge von CPD (50 ml) als Zugabe zum Blut wurde so gewählt, daß keine Reduktion des systemischen ionisierten Calciums eintritt. Der Zusatz von THAM als Puffer konnte eine systemische Azidose bei allen Patienten nicht völlig verhindern und gelegentlich mußte zusätzlich Natriumbicarbonat gegeben werden. Da eine Flüssigkeitsüberlastung bei unseren Patienten kein Problem darstellte, erhielten sie nach Eintreffen auf der Intensivstation weitere Infusionen.

Ergebnisse von weiteren Studien über die optimale Zusammensetzung des initialen Reperfusates und der Bedingungen der initialen Reperfusion (z. B. Leukozyten-Depletion,

Verwendung von Filtern) können ohne Probleme mit dem vorgestellten System der kontrollierten Extremitäten-Reperfusion verwirklicht werden. Darüber hinaus kann mit dieser Technik auch eine Verminderung des Ischämie/Reperfusionsschadens des Skelettmuskels nach Replantation bzw. Transplantation von Skelettmuskelgewebe erreicht werden.

Eine der Grundvoraussetzungen zur erfolgreichen Durchführung der kontrollierten Extremitäten-Reperfusion ist die Möglichkeit zur kompletten Revaskularisation. Sollte dies bei arterieller Thrombose und gleichzeitig bestehenden chronischen Verschlußprozessen nicht möglich sein, kann selbstverständlich auch durch die kontrollierte Reperfusion die Amputation nicht verhindert werden. Da sich aber auch bei einem embolischen Verschluß nach längerer Ischämie sowie Appositions- als auch Stagnationsthrombosen in der Peripherie entwickeln [11], denken wir daran, Urokinase in das kontrollierte Reperfusat in Zukunft hinzuzugeben. Sowohl experimentelle [2, 19] als auch klinische Arbeiten unterstützen dieses Vorgehen.

Die Indikation zur kontrollierten Extremitäten-Reperfusion basiert auf der klinischen Einschätzung der Schwere der Ischämie, da reproduzierbare Parameter (Muskel-pH, Muskel-pO$_2$, o. ä.) nicht existieren. In weiteren Studien sollten jedoch Richtlinien für die Anwendung der kontrollierten Extremitäten-Reperfusion herausgearbeitet werden.

Literatur

1. Amory D, Wagner B, Nicklas W, Zeevalk G (1991) Plasma glutamate and aspartate levels during cardiac surgery. Anesthesiology 75, No 3 A
2. Belkin M, Valeri CR, Hobson RW (1989) Intraarterial urokinase increases skeletal muscle viability after acute ischemia. J Vasc Surg 9:161
3. Belkin M, Wright JG, Hobson II RW (1990) Iloprost infusion decreases skeletal muscle ischemia-reperfusion injury. J Vasc Surg 11:77–83
4. Beyersdorf F, Matheis G, Hanselmann A, Zimmer G (1987) Reducing Reperfusion Injury After Acute Ischemia in the Hindlimb by Controlled Reperfusion. Thorac Cardiovasc Surgeon (Suppl) 35:94–95
5. Beyersdorf F, Matheis G, Hanselmann A, Freisleben HJ, Zimmer G, Satter P (1988) Kontrollierte Reperfusion zur Verminderung des Reperfusionsschadens nach akutem, peripherem Gefäßverschluß. Angio 10:233–244
6. Beyersdorf F, Matheis G, Krüger S, Hanselmann A, Freisleben HJ, Zimmer G, Satter P (1989) Avoiding reperfusion injury after limb revascularization: Experimental observations and recommendations for clinical application. J Vasc Surg 9:757–766
7. Beyersdorf F, Unger A, Wildhirt A, Kretzer U, Deutschländer N, Krüger S, Matheis G, Hanselmann A, Zimmer G, Satter P (1991) Studies of Reperfusion Injury in Skeletal Muscle: Preserved Cellular Viability after Extended Periods of Warm Ischemia. J Cardiovasc Surg 32:664–676
8. Beyersdorf F (1991) Protection of the Ischemic Skeletal Muscle. Thorac Cardiovasc Surgeon 39:19–28
9. Beyersdorf F, Mitrev Z, Eckel L, Sarai K, Satter P (1993) Controlled limb reperfusion as a new surgical technique to reduce postischemic syndrome. J Thorac Cardiovasc Surg, in press
10. Blaisdell FW, Steele M, Allen RE (1978) Management of acute lower extremity ischemia due to embolism and thrombosis. Surgery 84:822–834
11. Blaisdell FW (1989) The reperfusion syndrome. Microcirc Endothelium Lymphatics 5:127
12. Freund U, Romanoff H, Floman Y (1975) Mortality rate following lower limb arterial embolectomy. Causative factors. Surgery 77:201–207
13. Hanselmann A, Beyersdorf F, Matheis G et al. (1990) Verminderung des Postischämie-Syndroms nach akutem peripherem Gefäßverschluß durch Modifikation der initialen Reperfusion unter Berücksichtigung des Kalziumgehaltes des Reperfusates. Z Herz Thorax Gefäßchir 4:13–20
14. Hecker M, Mitchell JA, Swierkosz TA, Sessa WC, Vane JR (1990) Inhibition by L-glutamine of the release of endothelium-derived relaxing factor from cultured endothelial cells. Br J Pharmacol 101:237–239
15. Korthuis RJ, Smith JK, Carden DL (1989) Hypoxic reperfusion attenuates postischemic microvascular injury. Am J Physiol 256:H315–H319
16. McCutchan HJ, Schwappach JR, Enquist EG et al. (1990) Xanthine oxidase-derived H_2O_2 contributes to reperfusion injury of ischemic skeletal muscle. Am J Physiol 258:H1415–H1419

17. Mitrev Z, Beyersdorf F, Poloczek Y, Hallmann R, Ihnken K, Keller H, Schelkle H, Unkelbach U, Zimmer G, Matheis G (1993) Kontrollierte Extremitäten-Reperfusion zur Verminderung lokaler und systemischer Schäden nach Ischämie. Eine experimentelle Studie nach 6stündiger, kompletter Aortenokklusion. Thorac Cardiovasc Surgeon (Suppl) 41:60
18. Paetz B, Allenberg JR (1992) Behandlung des Reperfusionsschadens nach akuter Extremitäten-ischämie. Chirurg 63:90–97
19. Quinones-Baldrich WJ (1989) The role of fibrinolysis during reperfusion of ischemic skeletal muscle. Microcirc Endothelium Lymphatics 5:299
20. Rothman SM, Olney JW (1986) Glutamate and the pathophysiology of hypoxic-ischemic brain damage. Ann Neurol 19:105–111
21. Rubin B, Tittley J, Chang G, Smith A, Liauw S, Romaschin A, Walker PM (1991) A clinically applicable method for long-term salvage of postischemic skeletal muscle. J Vasc Surg 13:58–68
22. Satiani B, Gross WS, Evans WE (1978) Improved limb salvage after arterial embolectomy. Ann Surg 188:153–157
23. Simon J, Beyersdorf F, Seewald P, Zimmer G, Satter P (1991) Free Radical Scavengers Reduce the Ischemic-Reperfusion Injury of Skeletal Muscle. Thorac Cardiovasc Surgeon (Suppl) 39:93
24. Svetjeholm R, Svensson S, Milocco I, Nilsson F, Vinnars E, Wernerman J (1990) Trauma metabolism and the heart: Studies of heart and leg amino acid flux after cardiac surgery. Thorac Cardiovasc Surgeon 38:1–5
25. Walker PM, Lindsay TF, Labbe R, Mickle DA, Romaschin AD (1987) Salvage of skeletal muscle with free radical scavengers. J Vasc Surg 5:68–75
26. Wright JG, Fox D, Kerr JC, Valeri CR, Hobson II RW (1988) Rate of reperfusion blood flow modulates reperfusion injury in skeletal muscle. J Surg Res 44:754–763

Extrakorporale und assistierte Zirkulation und thorakoskopische Chirurgie

210. Präoperative Risikofaktoren bei mechanischer Kreislaufassistenz als Überbrückung zur Herztransplantation

A. Schiessler, N. Friedel, E. Hennig und R. Hetzer

Deutsches Herzzentrum Berlin, Augustenburger Platz 1, 13353 Berlin

Preoperative Risk Factors in Mechanical Circulation Assistance for Bridging Time in Patients Planned for Heart Transplantation

Summary. Prolonged circulatory insufficiency prior to implantation of mechanical assist devices causes end organ failure. In some patients complete organ function can be restored. In cases of enhanced alteration of the coagulation system it is more likely, however, that the patient will not reach a status of full recovery, allowing a subsequent transplantation.

Key words: Mechanical circulation – Heart transplantation – Preoperative risk-score

Zusammenfassung. Längerdauernde Kreislaufinsuffizienz vor Implantation eines mechanischen Assistenzsystems führt zu Organversagen. Bei einigen Patienten kann dies reversibel sein. Bei starker Beeinträchtigung des Gerinnungssystems sinkt die Wahrscheinlichkeit, daß sich der Patient soweit erholen kann, daß eine nachfolgende Transplantation möglich wird.

Schlüsselwörter: Mechanische Kreislaufunterstützung – Herztransplantation – Präoperativer Risikoscore

Einleitung

Mechanische Kreislaufunterstützungssysteme haben in den letzten Jahren zunehmende Bedeutung erlangt. Die Indikationen [1] sind, ein versagendes Herz bis zu seiner Erholung zu unterstützen (Recovery-Gruppe), bei einem irreversiblen Herzfehler den Kreislauf des Patienten aufrecht zu erhalten, bis eine Transplantation sinnvoll und möglich wird (Bridging-Gruppe) und dauerhafter Ersatz des Herzens bei Kontraindikationen zur Transplantation (Long term support). Von der Vielzahl der verfügbaren Systeme bietet gegenwärtig keines eine genügende Langzeitstabilität im biologischen Milieu, um eine Implantation auf Dauer ohne nachfolgende Transplantation zu rechtfertigen. Trotz der vergleichsweise besten Resultate in der Bridging-Gruppe stirbt ein großer Teil der Patienten auch nach Wiederherstellung einer ausreichenden Zirkulation. Weltweit wird die Anzeige zur Implantation eines Assistenzsystems erst nach Ausschöpfung aller konservativen Behandlungsmöglichkeiten gestellt. Die Patienten befinden sich dann in einem Kreislaufschock oder präsentieren sich mit den Folgen einer schweren Kreislaufinsuffizienz [2]. Es interessiert in höchstem Maße, solche präoperativen Funktionszustände der einzelnen Organe zu identifizieren, die eine günstige Prognose nach Implantation eines Assistenzsystems zulassen [3].

Material, Methoden, Patienten

Von Juni 88 bis März 93 wurden 100 Patienten, die sich auf der Warteliste zur Herztransplantation befanden und sich trotz maximaler medikamentöser Therapie im Kreislaufversagen befanden an das Berlin-Heart®-System angeschlossen. Das Berlin-Heart®-System besteht aus speziellen Kanülen zum Anschluß an die Aorta und den linken Vorhof bei linksventrikulärer Unterstützung (in 7 Fällen) und zusätzlich zum Anschluß an Pulmonalarterie und rechten Vorhof bei biventrikulärer Assistenz. Die Blutpumpen sind extrakorporal und werden elektropneumatisch aktiviert. Durch etwa 2 m lange Luftschläuche sind die Pumpen mit dem elektropneumatischen Antrieb (HEIMES HD 7®) verbunden. In diesen Antrieb ist ein Ersatzsystem integriert, das automatisch bei einem mechanischen oder elektronischen Fehler den Betrieb übernimmt.

Retrospektiv wurden bei 49 Patienten präoperative Gerinnungswerte, postoperativer Blutverlust, Rethorakotomien wegen Blutungen und späterer Verlauf (transplantiert, nicht transplantiert) verglichen. Als Ausdruck einer schweren zirkulatorischen Insuffizienz wurden Respiratortherapie (Intubation), Oligurie (< 30 ml Urinausscheidung/Std.) länger als 10 Stunden und Adrenalinzufuhr $> 0{,}2$ µg/ml/min zum Zeitpunkt der Operation bei diesen Patienten registriert.

Zunächst wurden alle gewonnenen Gerinnungsparameter mit dem postoperativen Blutverlust in den ersten 6 Stunden korreliert (chi^2-Test). Es wurde dann ein Gerinnungsscore aufgestellt, der in der Tabelle 1 gezeigt wird.

Tabelle 1. Gerinnungsscore

Punkte	1	2	3	4	5
Fibrinogen (mg/dl)	< 100	< 350	< 300	< 200	< 100
AT III (%)	< 60	< 45	< 30		
Thrombo.-Zahl ($\times 1000$)	< 150	100	< 50		
Thrombo.-Abfall $\times 1000/24$ Std	> 50	> 100	> 150		
Vor-OP			ja		

Gerinnungsscore: Für entsprechende Bereiche der Laborwerte zu gebende Punkte. Bei Vor-OP werden 3 Punkte dazugezählt.

Ergebnisse

Die Berechnung nach dem chi^2-Test ergab für die einzelnen Gerinnungsparameter (Fibrinogen, Antithrombin III, PTT, TPZ, Thrombozytenzahl und Kinetik der Thrombozytenzahlen) jeweils eine signifikante Korrelation zum postoperativen Blutverlust (während der ersten 6 Stunden nach OP) und „outcome" (jeweils p = 0,0001). Nach Anwendung des „Gerinnungsscores" auf die einzelnen Patienten wiederum in bezug auf den Blutverlust nach Implantation des Assistenzsystems konnte eine signifikante Beziehung (r = 0,73, F = 50,42 und p = 0,0001) gefunden werden. Zuletzt wurden die Patienten in Gruppen mit Scorepunkten 0, 1–3, 4–5 und ≥ 6 eingeteilt und in Hinsicht auf die Prognose verglichen. Aus der Gruppe „0 Punkte" (N = 13) wurden 11 Patienten transplantiert und entlassen. Von den Patienten mit ≥ 4 (N = 7) und ≥ 6 Punkten (N = 11) konnten nur insgesamt 3 Patienten zur Transplantation gebracht werden.

Bei der Betrachtung der Auswirkungen einer längerdauernden präoperativen Kreislaufinsuffizienz (hier nur Notwendigkeit zur Respiratortherapie, Oligurie, höhere Katecholaminzufuhr) erweisen sich die Patientengruppen mit Scorepunkten 0 (N = 13) und 1–3 (N = 16) gegenüber den Gruppen ≥ 4–5 (N = 7) und ≥ 6 (N = 11) als deutlich geringer beeinträchtigt (Abb. 1).

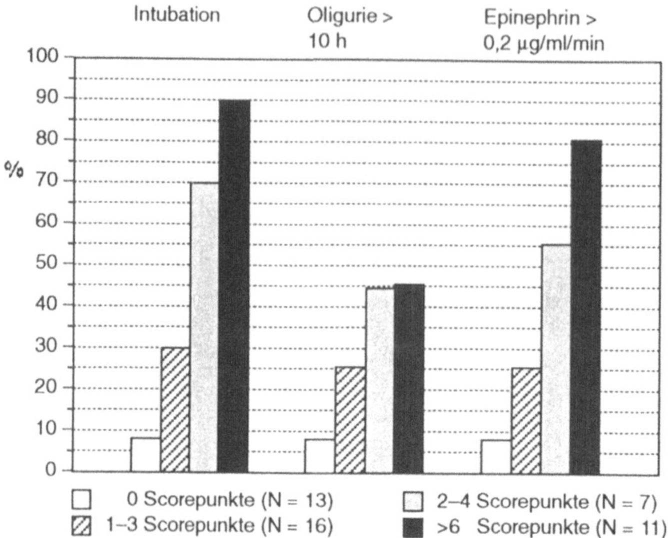

Abb. 1. Präoperative Kreislaufinsuffizienz und Gerinnungsscore. Einschränkung der respiratorischen und renalen Funktion, längerfristige hohe Katecholaminzufuhr.

Diskussion

Alle verfügbaren Risikoscores lassen sich auf die vorgestellten Patienten nicht anwenden. Der hier gezeigte „Gerinnungsscore" berücksichtigt nur wenige Parameter und wird nur auf eine kleine Patientenzahl bezogen. Er demonstriert aber, daß die Folgen einer längerdauernden zirkulatorischen Insuffizienz mit Auswirkungen auf mehrere Organsysteme, speziell auf das Gerinnungssystem, prognostisch ungünstig sind. Im Einzelfall können aber auch Patienten mit schwerer generalisierter Funktionseinschränkung von mechanischer Kreislaufunterstützung profitieren [4]. Solange noch keine eindeutigen prognostischen Indizes vorliegen – von größeren Patientenzahlen gewonnen –, sollte der Einsatz eines Assistenzsystems liberal gehandhabt werden.

Literatur

1. Pennington DG (1990) Circulatory support at the turn of the decade: a clinician's view. ASAIO Trans 36:126–131
2. Kawaguchi AT, Cabrol C, Gandijbackhch, I, Pavie A, Bors V, Muneretto C (1991) Preoperative risk analysis in patients receiving Jarvik-7 artificial heart as a bridge to transplantation. Eur J Cardio-thorac Surg 5:509–514
3. Hetzer R, Hennig E, Schiessler A, Friedel N, Warnecke H, Adt M (1992) Mechanical Circulatory Support and Heart Transplantation. J Heart Lung Transplant 11:175–181
4. Friedel N, Viazis P, Schiessler A, Warnecke H, Trittin A, Böttner W, Hetzer R (1992) Recovery of end-organ failure during mechanical circulatory support. Eur J Cardio-thorac Surg 6:519–523

211. Die Anwendung des linksventrikulären Kreislaufunterstützungssystems Novacor als Überbrückung zur Herztransplantation *

H. O. Vetter, H. G. Kaulbach, O. Gödje, H. Reichenspurner, E. Kreuzer,
G. Schindler, W. Röll und B. Reichart

Herzchirurgische Klinik, Ludwig-Maximilians-Universität, Klinikum Großhadern, Marchioninistr. 15,
81377 München

Application of the Left Ventricular Assist System NOVACOR as Bridging for Heart Transplantation

Summary. The electromagnetically powered Novacor left ventricular assist system was used in 4 patients suffering from decompensated heart failure as a bridge to heart transplantation. All patients could be significantly recompensated during mechanical circulatory support with respect to hemodynamics, hepatic, pulmonary, and renal function. Because right heart function did improve, as well, the use of the Novacor system seems to be useful even in patients with biventricular heart failure.

Einleitung

Der Einsatz der assistierten Zirkulation in Form von künstlichen Blutpumpen hat sich bei Patienten, welche auf der Warteliste zur Herztransplantation akut dekompensieren, als Möglichkeit der Überbrückung bewährt [3]. Die möglichst vollständige Erholung aller Organfunktionen ist das Ziel einer solchen künstlichen Kreislaufunterstützung.

Das Linksherzunterstützungssystem Novacor (Novacor Division, Baxter Healthcare Corp., Oakland/Kalifornien, USA) wird dem arteriellen Kreislauf parallel zugeschaltet (Abb. 1) und kommt als Überbrückung bis zur Herztransplantation, sog. „bridging", oder bis zur Rekompensation des Herzens nach einem Myokardinfarkt oder einer akuten Myokarditis zur Anwendung.

Patienten und Methodik

Zwischen 2/1992 und 12/1992 wurde das Novacor-System bei insgesamt vier Patienten erstmals in Deutschland als Überbrückung zur Herztransplantation (HTx) angewandt. Die Indikation zum Einsatz des Novacor war in allen Fällen eine globale kardiale Dekompensation trotz hochdosierter Gabe inotroper Substanzen. Drei Patienten litten an einer dilatativen Kardiomyopathie und ein Patient hatte eine akute Virusmyokarditis als Grunderkrankung. Vor Novacor-Implantation waren zwei Patienten beatmet und anurisch; drei Patien-

---

* Herrn Professor Dr. Dr. W. Klinner zum 70. Geburtstag gewidmet.

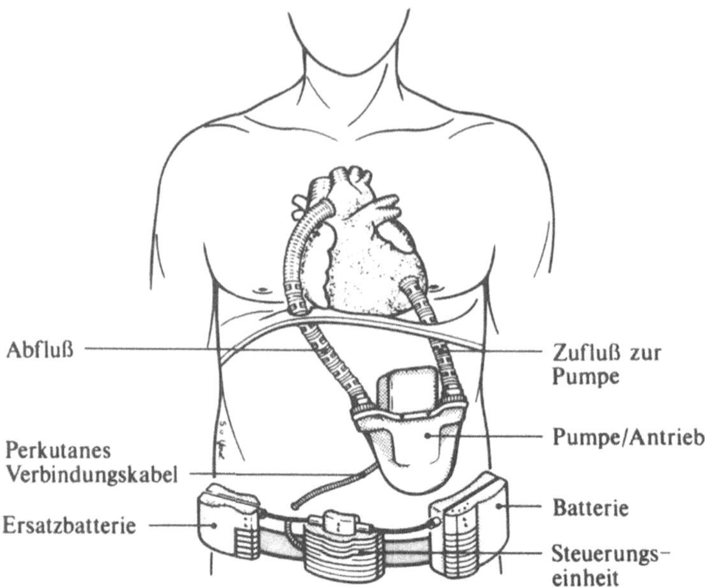

Abb. 1. Darstellung des sog. tragbaren linksventrikulären Kreislaufunterstützungssystems Novacor N100P. Der Blutzufluß zur elektromagnetisch angetriebenen Pumpe, welche in der Abdominalwand implantiert wird, erfolgt durch Kanülieren der Herzspitze mit einer Gefäßprothese. Der Abfluß in die Aorta ascendens erfolgt über eine weitere Gefäßprothese. Die externe Überwachung und Steuerung der Pumpe werden durch ein perkutanes Verbindungskabel ermöglicht, wobei die Steuerungseinheit und die entsprechenden Energiequellen (Batterien) an einem Gürtel getragen werden können

ten erhielten den PDE-Hemmer Enoximon und ein Patient bekam für 7 Tage die intraaortale Ballonpumpe, ohne daß eine signifikante Besserung zu verzeichnen war.

Das mittlere Lebensalter der Patienten zum Zeitpunkt der Implantation des Novacor-Systems betrug $28,5 \pm 15,5$ Jahre (16–49 Jahre) und das durchschnittliche Körpergewicht $65,0 \pm 3,5$ kg. Die Mittelwerte der präoperativ gemessenen hämodynamischen Parameter sind in Tabelle 1 dargestellt. Während mechanischer Kreislaufunterstützung wurde als Antikoagulation zur Vermeidung von thromboembolischen Komplikationen die partielle Thrombinzeit (PTT) auf Werte zwischen 60 und 80 Sekunden eingestellt. Darüber hinaus wurde die Blutgerinnung engmaschig hinsichtlich Thrombozytenzahl und -funktion, Antithrombin III, Quickwert und Fibrinogen überwacht.

Ergebnisse

Innerhalb von 2–7 Tagen konnten alle vier Patienten hämodynamisch und metabolisch rekompensiert werden. Als wesentliche Parameter stiegen der mittlere arterielle Blutdruck (MAP) von 65 ± 7 auf 82 ± 11 mmHg ($p < 0,05$) und der Herzindex (HI) von präoperativ $1,25 \pm 0,42$ auf $3,18 \pm 1,25$ l/min/m^2 ($p < 0,0001$) signifikant an. Die übrigen Meßwerte sind in Tabelle 1 aufgeführt.

Während assistierter Zirkulation fielen die präoperativ deutlich erhöhten Parameter der Leberfunktion deutlich ab (Tabelle 1) und bei allen Patienten setzte bereits kurze Zeit nach Beginn der künstlichen Kreislaufunterstützung wieder eine Diurese ein, obgleich die durchschnittlichen Kreatininwerte unverändert blieben.

Bei allen Patienten erfolgte nach entsprechender Stabilisierung am Unterstützungssystem eine orthotope HTx. Ein 16jähriger Patient verstarb am 1. Tag nach HTx aufgrund

Tabelle 1. Hämodynamik und Stoffwechselparameter vor und nach Implantation des Novacor-Linksherzunterstützungssystems

vor/nach Novacor Impl.	HF [1/min]	MAP [mm Hg]	MPAP [mm Hg]	PCWP [mm Hg]	HI [l/min/m^2]	REF [%]	Krea [mg/dl]	SGOT [U/l]
vor x	113	65	45	27	1,25	11,0	1,22	187
± SD	9	8	11	5	0,42	5,8	0,50	213
nach x	112	82*	31*	12*	3,18*	26,0*	1,06	119
± SD	3	11	2	4	1,25	7,0	0,48	106

(HF, Herzfrequenz; MAP, mittlerer arterieller Druck; MPAP, mittlerer Pulmonalarteriendruck; PCWP, pulmonalkapillärer Verschlußdruck; HI, Herzindex; REF rechtsventrikuläre Ejektionsfraktion; x, Mittelwert; SD, Standardabweichung; * = p < 0,05)

eines unspezifischen Transplantatversagens des Spenderorgans. Drei Patienten konnten rehabilitiert werden; zwei sind wieder berufstätig.

Diskussion

Bis Januar 1993 wurden seit der Erstimplantation des Linksherzunterstützungssystems Novacor an der Stanford-Universität in Kalifornien/USA im Jahre 1984 [2] insgesamt 138 Patienten mit diesem „Kunstventrikel" behandelt. 59 % dieser Patienten konnte erfolgreich bis zur HTx überbrückt werden. Im Gegensatz zu unseren, relativ kurzen Unterstützungszeiten von 2–7 Tagen, betrug die durchschnittliche Dauer der mechanischen Kreislaufunterstützung im Gesamtkollektiv 41 Tage bei einem Maximum von 370 Tagen.

Ein entscheidender Vorteil ist die nahezu vollständige intrakorporale Lokalisation des Systems. Lediglich ein Verbindungskabel zur Energieübertragung und Steuerung verläßt den Körper des Patienten. Dadurch wird das Infektionsrisiko vermindert.

Entscheidend für die erfolgreiche Durchführung einer HTx war die Rekompensation der Lungen-, Nieren- und Leberfunktion als Resultat eines ausreichenden Herzzeitvolumens bzw. Pumpenminutenvolumens. Die Effektivität des Systems wird durch die Zunahme des HI um durchschnittlich 107 % verdeutlicht. Obwohl bei den Patienten auch die Rechtsherzfunktion deutlich eingeschränkt war (mittlerer Pulmonalarteriendruck 45 ± 11 mm Hg), war die zusätzliche Implantation eines Rechtsherzunterstützungssystems (z. B. einer Impellerpumpe) nicht erforderlich. Auch andere Untersucher konnten eine Verbesserung der Rechtsherzfunktion bei alleiniger Linksherzunterstützung mit dem Novacor-System nachweisen [1].

Nach den bisherigen Erfahrungen erscheint der Einsatz des linksventrikulären Kreislaufunterstützungssystems Novacor geeignet, um Patienten mit globaler Herzinsuffizienz zu rekompensieren und bis zu einer möglichen Herztransplantation zu überbrücken.

Literatur

1. Kormos RL, Gasior T, Antaki J, Armitage JM, Griffith BP (1989) Evaluation of right ventricular function during clinical left ventricular assistance. ASAIO Transactions 35:547–550
2. McCarthy PM, Portner PM, Tobler HG, Starnes VA, Ramasamy N, Oyer PE (1991) Clinical experience with the Novacor ventricular assist system. J Thorac Cardiovasc Surg 102:578–587
3. Pea WE (1993) Ventricular assist devices and total artificial hearts: a combined registry experience. Ann Thorac Surg 55:295–298

212. Assistierte Zirkulation bei einem 7 Tage alten Neugeborenen wegen Postkardiotomie-low-output-syndrom

F. X. Schmid, U. Hake, B. Eberle, D. Schranz und H. Oelert

Klinik für Herz-, Thorax- und Gefäßchirurgie, Johannes-Gutenberg-Universität Mainz, Langenbeckstraße 1, 55131 Mainz

Assisted Circulation in a 7 Days Old Newborn Infant for Postcardiotomy Low Output Syndrome

Summary. Following anatomical correction of d-TGA postcardiotomy low cardiac output syndrome was successfully treated in a 7 days old neonate by ventricular assisted circulation. Left ventricular assist by using a centrifugal pump was established for 20 hours until weaning was successfully accomplished. At the time of discharge there was no evidence of neurological damage and echocardiography demonstrated complete left ventricular recovery.

Key words: Ventricular assist – Neonatal cardiac surgery – Postcardiotomy low-output-syndrom

Zusammenfassung. Bei einem 7 Tage alten Säugling wurde ein nach anatomischer Korrektur einer d-Transposition der großen Arterien aufgetretenes Postkardiotomie-low-output-Syndrom mittels assistierter Zirkulation behandelt. Unter Einsatz eines Zentrifugalpumpensystems konnte die linksventrikuläre Kreislaufunterstützung bis zur Durchführung eines erfolgreichen Entwöhnungsverfahrens nach insgesamt 20 Stunden der Kreislaufassistenz aufrechterhalten werden. Zum Entlassungszeitpunkt war bei dem neurologisch unauffälligen Neugeborenen echokardiographisch eine komplette Erholung der linksventrikulären Funktion nachweisbar.

Schlüsselwörter: Ventrikuläre Kreislaufunterstützung – Neugeborenenherzchirurgie – Postkardiotomie-low-output-syndrom

Einleitung

Im Gegensatz zum Erwachsenenalter liegen bisher nur sehr begrenzte Erfahrungen mit ventrikulären extrakorporalen Kreislaufunterstützungssystemen bei Kindern und insbesondere bei Säuglingen vor. Wir berichten über den ersten erfolgreichen Einsatz eines Ventrikulären Assist Device (VAD) bei einem Neugeborenen mit Postkardiotomie-low-output-Syndrom.

Patient

Bei einem 7 Tage alten Neugeborenen (3,2 kg KG) wurde eine anatomische Korrektur (arterielle Switch-Operation) wegen Transposition der großen Arterien in Perfusionshypothermie (24 °C Körpertemperatur) und kardioplegischem Herzstillstand durchgeführt. Nach operativ einwandfreier Korrektur mit insgesamt 90 Minuten Ischämiezeit zeigte sich beim probatorischen Abgehen von der Herz-Lungen-Maschine eine ausgeprägte Funktionseinschränkung des linken Ventrikels, die trotz makroskopisch unbeeinträchtigt erscheinender Myokardperfusion auch nach 180minütiger Reperfusion keine Erholungstendenz zeigte.

Material und Methodik

Die erforderliche Kreislaufunterstützung erfolgte daraufhin nach Umkanülierung der Aorta ascendens (3 mm Metallkanüle) und transatrio-mitraler Doppeldrainage von linkem Vorhof und Ventrikel (4 mm Rygh-Kanüle) durch Anschluß an eine Zentrifugalpumpe (Biomedicus BP50) (Abb. 1). Durch eine patientengerechte Auswahl und Installation des Assistenzsystems konnte ein reduziertes Primingvolumen von 150 ml erreicht werden. Nach partieller Heparinantagonisierung (aktivierte Gerinnungszeit ACT 200 sec) und Drainageplazierung wurde der Thorax provisorisch mit einem Kunststoffflicken verschlossen.

Ergebnis

Bei einem mittleren Pumpenfluß von 420 ml/min (Cardiac Index 2.1 l/min/m^2) konnte der systemische Mitteldruck bei 60 mm Hg und der linksatriale Druck bei 4–8 mm Hg gehalten werden, während die positiv inotrope Stimulation mit Adrenalin und Dopamin deutlich reduziert wurde. Aufgrund einer initialen Nachblutungsneigung von bis zu 80 ml/h wurde die ACT auf Werte um 150 sec gesenkt, doch mußte auch weiterhin ein Volumenverlust von ca. 50 ml/h durch Transfusion von Frischblut und FFP ausgeglichen werden.

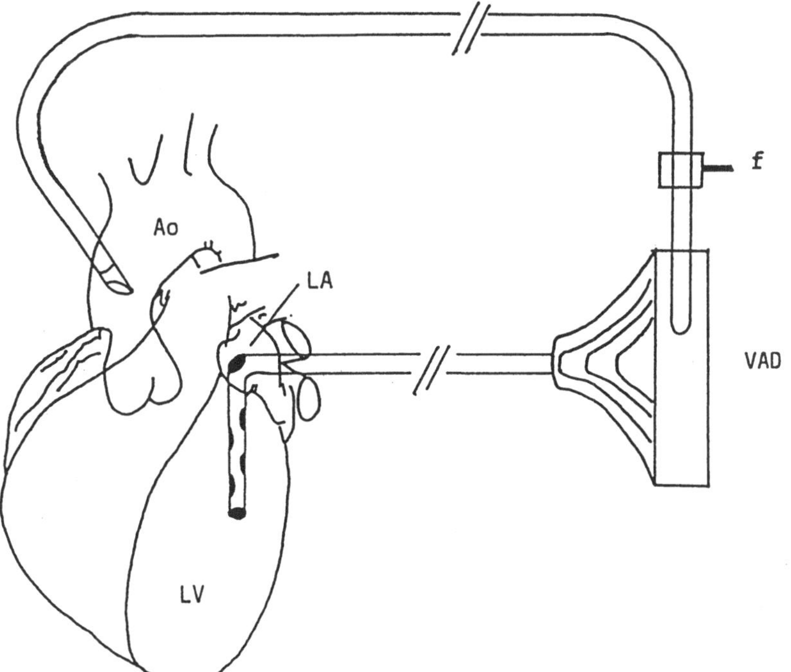

Abb. 1. Schematische Darstellung des ventrikulären Kreislaufunterstützungssystems (*Ao* = Aorta; *f* = Flußmeßkopf; *LA* = linker Vorhof; *LV* = linker Ventrikel; *VAD* = ventricular assist device)

Echokardiographische Verlaufsuntersuchungen, die bereits nach 6 Stunden eine zunehmende linksventrikuläre Erholung angezeigt hatten, erlaubten nach 20 Stunden der Kreislaufassistenz die erfolgreiche Entwöhnung vom VAD-System unter optimierter Pharmakotherapie mit Enoximone.

Der weitere postoperative Verlauf mit zweizeitigem Thoraxverschluß nach VAD-Explantation war problemlos. Zum Entlassungszeitpunkt wie auch bei der letzten Kontrolluntersuchung nach einem Jahr war echokardiographisch eine komplette Erholung der linksventrikulären Funktion bei dem neurologisch unauffälligen Säugling nachweisbar.

Diskussion

Die ventrikuläre Kreislaufunterstützung mittels pulsatiler oder nichtpulsatiler Assistenzsysteme hat sich im Erwachsenenalter bei therapierefraktärem Low-output-Syndrom nach Ausschöpfung aller konservativen Maßnahmen einschließlich der intraaortalen Gegenpulsation (IABP) mit Erfolgsraten von bis zu 40% bewährt [2]. Die Erfahrungen im Kindesalter beschränken sich auch in wenigen spezialisierten Zentren auf Kasuistiken „älterer" Kinder [1, 3].

Eine Indikation für die IABP war bei unserem Patienten nicht gegeben, da einerseits kein ausreichender Restkreislauf vorhanden und andererseits die Größenverhältnisse, die Herzfrequenz des Säuglings und die Eigenelastizität der kindlichen Aorta dieses Unterstützungsverfahren ungeeignet erscheinen ließen.

Der wesentliche Vorteil der Anwendung von Zentrifugalpumpen im extrakorporalen Kreislauf ist im weitgehenden Verzicht auf Antikoagulation zu sehen. Erst bei Flußraten unter 500 ml/min, wie es im Säuglingsalter erforderlich ist, sollte die ACT nicht unter 150 sec betragen, um thromboembolische Komplikationen zu vermeiden [3]. Entsprechend dem Vorgehen im Erwachsenenalter haben wir die venöse Drainage über eine transmitral eingelegte, mehrfach perforierte Kanüle durchgeführt. Damit konnte zwar eine komplette Dekompression von Ventrikel und Vorhof und eine konstant stabile Kreislaufsituation erreicht werden, doch zeigte diese Methode im Rahmen der Entwöhnung den Nachteil einer zunehmenden Mitralinsuffizienz. Während des Weaning-Verfahrens wie auch in der Verlaufsbeurteilung leistete die Echokardiographie wertvolle qualitative Entscheidungshilfen bezüglich der Regeneration der Myokardkontraktilität. Zukünftige Studien sollten diesbezüglich quantitative Parameter erarbeiten und das Ausmaß der erforderlichen Antikoagulation exakt definieren.

Literatur

1. Karl TR, Sano S, Horton S (1991) Centrifugal pump left heart assist in pediatric cardiac operations. J Thorac Cardiovasc Surg 102:624–630
2. Magovern GJ, Park SB, Maher TD (1985) Use of the centrifugal pump without anticoagulations for postoperative left ventricular assist. World J Surg 9:25–36
3. Moat NE, Pawade A, Lamb R, Monro J (1990) Circulatory support in infants with postcardiopulmonary bypass left ventricular dysfunction using a left ventricular assist device. Eur J Cardiothorac Surg 4:649–652

Thoraxchirurgie

Organerhaltende Operationen an der Lunge

213. Organerhaltende Operationen an der Lunge – Aspekte der Pathologie

K.-M. Müller und A. Theile

Institut für Pathologie, Berufsgenossenschaftliche Kliniken Bergmannsheil
– Universitätsklinik – Gilsingstr. 14, 44789 Bochum

Organ-serving Operations of the Lung – Aspects of Pathology

Summary. Evolution and restriction of pathological abnormalities of the lung in dependence of determined lung units lay the foundation for organ serving operations. Determination, limitation and size of lung units as lobes, segments, subsegments, lobules and acini are demonstrated with regard to embryonal (4.–7. W.), pseudoglandular (6.–16. W.), canalicular (17.–26. W.) and alveolar (26. W.-birth) phases of the development of the lungs. As for instance degenerative (e.g. emphysema, tissue scarring), inflammatory (e.g. granulomas, abscesses) as well as neoplastic (e.g. isolated nodules, metastases) changes are represented under aspects of curative and diagnostical interventions due to the trial of organ saving surgery. Morphological assessment on such surgical obtained specimens has to bear in mind toporegional different localisation of pathological processes as well as iatrogen artefacts due to surgery.

Key words: Lung development – Topographic anatomy/pathology

Zusammenfassung. Entwicklung und Beschränkung pathologischer Prozesse der Lungen in Abhängigkeit entwicklungsgeschichtlich terminierter Lungeneinheiten begründen Organ-sparende Operationen. Gliederung, Begrenzung und Maße der Lungeneinheiten von Lappen, Segmenten, Subsegmenten, Lobuli und Azini werden unter Berücksichtigung der embryonalen (4.–7. SSW), pseudoglandulären (6.–16. SSW), kanalikulären (17.–26. SSW) und alveolären (26. SSW–Geburt) Phasen aufgezeigt. An vorgegebenen Lungeneinheiten orientierte degenerative (z. B. Emphyseme/Vernarbungsprozesse), entzündliche (z. B. Granulome/Abszesse) und neoplastische (z. B. isolierte Rundherde/Metastasen) Prozesse werden unter den Aspekten kurativer und diagnostischer Organ-sparender Eingriffe an den Lungen beispielhaft dargestellt. Die pathologisch-anatomische Begutachtung derartiger unter organsparendem Aspekt entnommener Gewebeproben muß dem möglicherweise toporegional unterschiedlichen Verteilungsmuster pathologischer Prozesse Rechnung tragen und die durch die besondere Entnahmetechnik begründeten Artefakte berücksichtigen.

Schlüsselwörter: Lungenentwicklung – Topografische Anatomie/Pathologie

Pathologisch-anatomische Gesichtspunkte in Zusammenhang mit organerhaltenden Operationen an den Lungen müssen drei Aspekte berücksichtigen:

1. Topographie und Anatomie der intrathorakalen Organe, hier bevorzugt in der Lunge.

2. Auswahlkriterien pathologischer Pleura- und Lungenbefunde für organerhaltende Operationen.
3. Chirurgische Eingriffe unter kurativer, palliativer oder diagnostischer Zielsetzung?

Entwicklungsgeschichte und topographische Anatomie der Lungen

Die pränatale Lungenentwicklung läßt sich in vier zeitlich determinierte Entwicklungsphasen unterteilen (Herbst 1983)

a) In der *embryonalen* Phase (4.–7. Woche) entstehen aus der sogenannten Lungenrille die Trachea und asymmetrisch angelegte Lungenknospen. Über primäre Bronchusknospen erfolgt bis zur 7. Schwangerschaftswoche bereits eine Aufteilung in Segmentbronchien.
b) Die *pseudoglanduläre* Phase (6.–16. Woche) wird von fortschreitenden dichotomen Verzweigungen des luftleitenden Systems (Oberlappen 12–17, Unterlappen 14–33 Verzweigungsgenerationen) und der Gefäßentwicklung mit Kapillarisierung der angelegten mesenchymalen Lungenstrukturen geprägt.
c) Die *kanalikuläre* Phase (17.–26. Woche) betrifft die Differenz und Vaskularisation der kleinsten Lungeneinheiten, der Azini, jenseits der Bronchioli terminales.
d) Die *alveoläre* Phase (26. Schwangerschaftswoche bis zur Geburt) ist durch die weitergehende Ausreifung der Sacculi alveolares, die Verschmälerung der Blut-Luft-Schranke und die Differenzierung der Pneumozyten geprägt.

Lungenfehlbildungen

An den kurz skizzierten wesentlichen zeitlich determinierten Phasen der Lungenentwicklung sind charakteristische, insgesamt aber seltene Fehlbildungen abzuleiten, die besonders auch unter Berücksichtigung der insgesamt „kleinen Verhältnisse" durch mikrochirurgische, organerhaltende Operationen anzugehen sind. Hierzu gehören tracheo-oesophageale Fisteln, segmental entwickelte Bronchiektasen oder Lungenzysten, kongenitale Emphyseme oder verschiedene Formen der zystisch-adenomatoiden Malformation (CCAM) der Lungen (Stocker et al. 1978, Vogel 1983).

Topographische Anatomie der Lungen

Wesentliche Grundlage zur Indikationsstellung und Behandlung von Lungenerkrankungen unter organerhaltenden Aspekten sind Beschränkung bzw. Ausbreitung pathologischer Prozesse auf den Bereich vorgegebener, relativ strenger topographischer Gliederungen. Gemäß einer internationalen Vereinbarung von 1949 werden beide Lungen in 10 Segmente eingeteilt. Bei der linken Lunge sind bei fehlendem 7. Segment in der Regel nur neun Segmente beschrieben. Der zunehmende Einsatz computertomographischer Untersuchungsverfahren erfordert die Zuordnung von Lungensegmenten in Horizontalschnitten (Abb. 1). Die einzelnen, im anatomischen Ausgußpräparat scharf gegeneinander abgrenzbaren Lungensegmente werden durch bindegewebige Septen mit eingelagerten Venen und Lymphgefäßen begrenzt. Diese strenge topographische Gliederung wird radiologisch und röntgenographisch aber in der Regel erst bei pathologischen Prozessen faßbar (Wegener 1981).
Die Segmentbronchien teilen sich dichotom in zwei weitere Subsegmentbronchien, die ihrerseits eine Unterteilung in Prälobuli erhalten. In mehreren Generationen teilen sich die Bronchiolen in die Bronchioli terminales und Bronchioli respiratorii. Die kleinste makroskopisch abgrenzbare Lungeneinheit wird vom Lobulus – im angloamerikanischen Schrifttum auch als „primärer Lobulus" – gebildet. Der Lobulus ist definiert als Bronchus- und Gefäß-abhängige Einheit mit zentral verlaufendem, etwa 0,6 mm im Durchmesser weitem

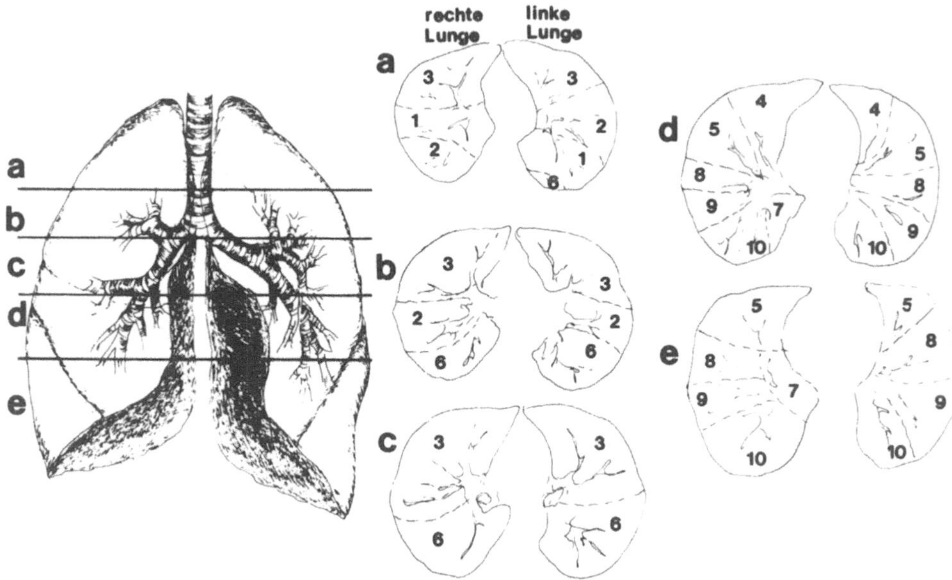

Abb. 1. Schematische Korrelation der Lungensegmente im Frontalbild und horizontalen CT-orientierten Scheiben (*a–e*)

Bronchiolus lobularis und der korrespondierenden Lobulararterie. Diese Gefäße bilden quasi den Stiel des kegelförmigen Lobulus. Die Endverzweigungen des Bronchiolus lobularis erreichen eine Breite von 0,8 bis 1,4 cm und eine Längenausdehnung von 1 bis 2 cm. Die Lobuli werden seitlich durch bindegewebige Septen begrenzt. In den Septen verlaufen Venen und Lymphgefäße. Die strenge lobuläre Gliederung läßt sich gut an der Lungenoberfläche bei perilobulärer Staubpigmentierung im Bereich der septal angeordneten Lymphbahnen nachvollziehen.

Die kleinste Lungeneinheit wird vom *Lungenazinus* (sekundärer Lobulus der angloamerikanischen Nomenklatur) gebildet. Der Azinus entspricht dem Versorgungsgebiet eines Bronchiolus terminalis mit den Aufzweigungen in Bronchioli respiratorii 1. bis 3. Ordnung und ihren Endaufzweigungen, den Alveolargängen. Der Durchmesser der Bronchioli terminales beträgt etwa 0,4 cm, ihre Länge etwa 1,5 cm. Die Größe der Azini variiert zwischen 4 und 6 mm. Durchschnittlich bilden etwa 12 bis 14 Azini einen Lobulus. Die kleinste, nur mikroskopisch erkennbare Untereinheit der Lunge ist die 0,2 bis 0,3 mm im Durchmesser große Alveole. 16 bis 30 Alveolen gehören zu einem Ductus alveolaris (Abb. 2) (Müller 1973, Blümcke 1983).

Die Lungengefäße folgen dem strengen Baumuster der segmentalen, subsegmentalen und lobulären topographischen Gliederung. Die Pulmonalarterien sind jeweils in der zentralen Achse der Einheiten mit den Bronchien und Bronchiolen angeordnet. Die venösen Rückflüsse erfolgen über die peripheren Abschnitte der Lobuli, Subsegmente und Segmente zusammen mit den Lymphgefäßen.

Auch wenn heute mit hochauflösenden Röntgenverfahren Einzelstrukturen bis zum Bereich azinärer Prozesse von 5 mm Durchmesser faßbar werden, wird sich der kleinste „Maßstab" auch für organerhaltende Operationen im Regelfall mindestens an Größenordnungen von Lobuli mit 1,5 bis 2 cm Durchmesser und seitlicher bindegewebiger Begrenzung durch Lobularsepten orientieren (Abb. 3).

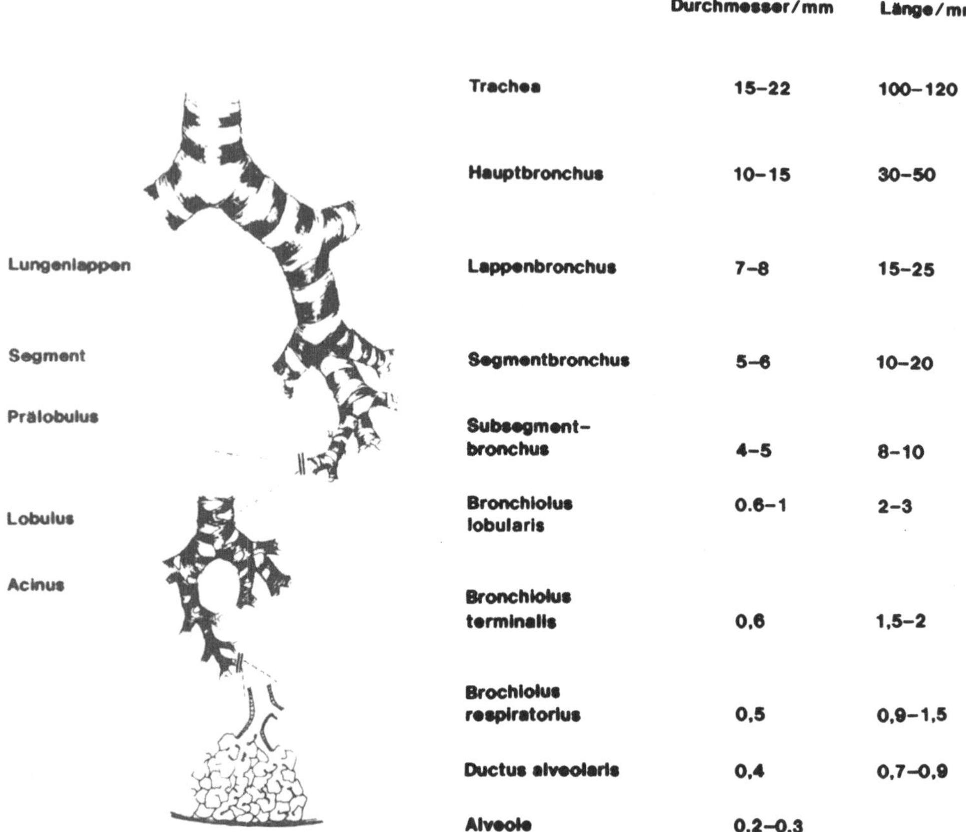

Abb. 2. Längenmaße und Durchmesser (Millimeter) des luftleitenden Systems der Lungen. Gliederung nach entwicklungsgeschichtlich determinierten Lungeneinheiten von Lungenlappen über Segmente bis zum Azinus

Therapeutische und diagnostische organerhaltende Eingriffe

Endoskopische Verfahren zur Diagnostik und Therapie vorwiegend bronchialer Grunderkrankungen sind heute fest etabliert (vgl. Referat H. D. Becker) (Becker et al. 1990, Greschuchna 1990, Müller und Brockmann 1992).

Perthorakale invasive Verfahren unter kurativer Zielsetzung stehen bei Prozessen zur Diskussion, die bei reproduzierbaren Erfahrungen zur formalen Pathogenese eine lobuläre, subsegmentale oder segmentale Entwicklung, Ausbreitung und Begrenzung zeigen. Hierzu gehören

- erworbene Bronchiektasen, z. B. nach Verletzung oder Aspiration,
- Abszesse nach Pneumonien,
- Lungeninfarkte mit Komplikationen,
- toporegional begrenzte emphysematöse Umbauzonen.

Schwierig ist die Entscheidung bei Prozessen zweifelhafter oder unklarer Dignität. Bei wahrscheinlichen Lungenmetastasen nach bekanntem entferntem extrapulmonalem Primärtumor wird eine organerhaltende Operation unter kurativer Zielsetzung kaum zur Diskussion stehen.

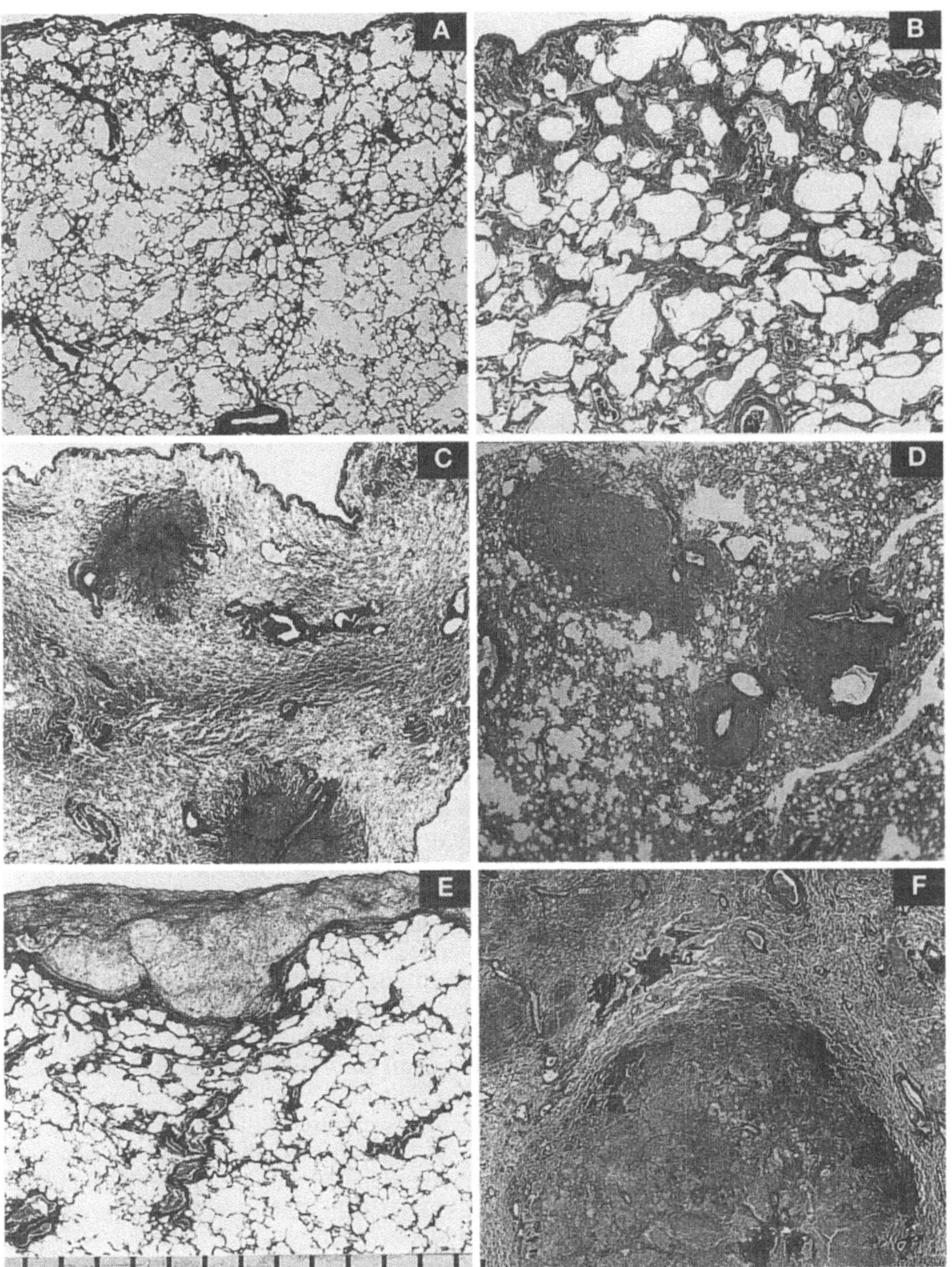

Abb. 3A–F. Großschnitt-Mikrofotogramme mit topografisch orientierten Ausbreitungsmustern pathologischer Prozesse. **A** Regelrechte Lunge, 49 Jahre alter Mann. **B** Vorgeschrittene, irreguläre interstitielle Lungenfibrose, 36 Jahre alter Mann. **C** Eosinophiles Granulom mit Bronchus-Gefäß-assoziierten Herden. 30 Jahre alte Frau. **D** Lymphangioleiomyomatose mit perivaskulären Proliferationsherden, 41 Jahre alte Frau. **E** Frühe Entwicklungsphase eines Pleuramesothelioms im Bereich der Pleura pulmonalis. 66 Jahre alter Mann. **F** Metastase und umgebende Pneumonie eines Bronchialkarzinoms der kontralateralen Lunge. Minimalasbestose. Berufskrankheit nach Ziffer 4104 der Berufskrankheitenordnung. 49 Jahre alter Mann (Maßstabsangabe in mm)

Diagnostische Thoraxchirurgie

Trotz großer technischer und diagnostischer Fortschritte auf der Basis transbronchialer Lungenbiopsien können etwa 20 % chronisch-fibrosierender, vorwiegend interstitiell verlaufender Lungenprozesse nicht zuverlässig für klinische Einordnung und Therapie abgeklärt werden. Bisher geübte Verfahren der mehr oder weniger „zufälligen Lungenbiopsie" können durch die gezielte Entnahme unter Sicht von auffallenden oder präoperativ festgelegten Lungenarealen wesentliche Verbesserung erfahren. Wert und Aussagekraft der Proben von Thorakotomien sind bei inhomogener Verteilung fibrosierender und neoplastischer Lungenprozesse in jeweils 1,5 bis 2 cm im Durchmesser großen subpleuralen Lungenarealen (Größe von ein bis zwei Lobuli) in Abb. 3 zusammengefaßt. Nebeneinander sind hier mikroskopische Großschnittbilder von

a) regelrechter Lunge
b) vorgeschrittener idiopathischer Lungenfibrose
c) granulatomöser Histiozytosis X
d) einer Lymphangioleiomyomatose
e) Metastasen eines Bronchialkarzinoms der kontralateralen Lunge

zusammengestellt.

Organerhaltende Operationen bei Tumoren

Das Beobachtungs- und Operationsgut des Thoraxchirurgen wird weiterhin wesentlich von bösartigen Lungentumoren geprägt. Neben der vollständigen Entfernung des Primärtumors konzentrieren sich die angegebenen Operationsverfahren besonders auf die Entfernung lokaler und mediastinaler Lymphknoten. Zur Frage organerhaltender Operationen können zum gegenwärtigen Zeitpunkt aus pathologisch-anatomischer Sicht nur die organsparende Entfernung kleiner peripherer Rundherde oder die Tumorentfernung unter palliativer Zielsetzung empfohlen werden. Entscheidender Faktor für Prognose und Therapie bleibt das postoperative pTNM-Staging. Aus der Sicht der allgemeinen Tumorpathologie bleibt die Frage der Folgen erhöhter perioperativer Aussaat von Tumorzellen bei erschwerter Beurteilung des Operationsgebietes und der Tumorausdehnung offen (Vogt-Moykopf et al. 1991).

Wünsche des Pathologen werden nur selten und wohl erst in zweiter Linie bei der Diskussion um organsparende Operationen an der Lunge berücksichtigt. Besonderes technisches Vorgehen führt nicht selten dazu, daß das für uns verfügbare Untersuchungsgut im Vergleich zur originären Topographie der Lunge doch erheblich gelitten hat. Klammernähte an gequetschten Teilresektaten können Aussagekraft und seitens der Klinik gewünschte differenzierte Diagnostik erheblich erschweren.

Im Vordergrund steht der Patient. Das Operationsverfahren bestimmt der Chirurg. Erst in einigen Jahren wird das jetzt pathologisch-anatomisch verfügbare Untersuchungsgut, gewonnen im Rahmen organerhaltender Operationen an der Lunge, im Vergleich mit den bisher etablierten Verfahren zur Auswertung verfügbar sein. Erst dann kann eine abschließende Bewertung erfolgen.

Literatur

Becker HD, Kayser K, Schulz V, Thuengertal S, Vollhaber HH (1990) Atlas der Bronchoskopie. Technik – Diagnose – Differentialdiagnose – Therapie. Schattauer Verlag, Stuttgart New York
Blümcke S (1983) Anatomie, Histologie und Ultrastruktur. In: Doerr W, Seifert G, Uehlinger E (Hrsg) Pathologie der Lunge. Springer Verlag, Berlin Heidelberg New York Tokyo, S 1–66
Greschuchna D (1990) Invasive Diagnostik zur Abklärung generalisierter Lungenparenchymerkrankungen. In: Konietzko N, Costabel U, Müller KM (Hrsg) Generalisierte Lungenparenchymerkrankungen. Steinkopff-Verlag, Darmstadt, S 35–82

Herbst R (1983) Entwicklungsgeschichte. In: Doerr W, Seifert G, Uehlinger E (Hrsg) Pathologie der Lunge, Bd I. Springer Verlag, Berlin Heidelberg New York Tokyo, S 101–125

Müller KM (1973) Chronische Bronchitis und Emphysem. Veröffentlichungen aus der Morphologischen Pathologie, Heft 93. Giese W, Büngeler W, Seifert G, Peters G (Hrsg). Gustav Fischer Verlag, Stuttgart

Müller KM, Brockmann M (1992) Morphologische Diagnostik. In: Ferlinz R (Hrsg) Diagnostik in der Pathologie. Georg Thieme Verlag, Stuttgart New York, S 179–208

Stocker JT, Drake RM, Madewell JE (1978) Cystic and congenital lung disease in the newborn. In: Perspectives in Pediatric Pathology. Vol IV. Year Book, Med Publ, Chicago London, S 93

Vogel M (1983) Mißbildungen und Anomalien der Lunge. In: Doerr W, Seifert G, Uehlinger E (Hrsg) Pathologie der Lunge, Bd I. Springer Verlag, Berlin Heidelberg New York Tokyo, S 126–178

Vogt-Moykopf I, Krysa S, Probst G, Bülzebrock H, Schirren J, Barnscheid D, Anyanwu E, Bauer E, Stoelben E (1991) Die chirurgische Therapie des Bronchialkarzinoms. In: Drings P, Vogt-Moykopf I (Hrsg) Thoraxtumoren. Diagnostik – Staging – Gegenwärtiges Therapiekonzept. S 170–186

Wassner KJ (1980) Lungenfehlbildungen. Entwicklungsgeschichte, Gestalt, Klinik, Behandlung. Schattauer Verlag, Stuttgart New York

Wegener OH (1981) Ganzkörper-Computertomographie. Schering, Oraniendruck GmbH, Berlin

214. Die Bedeutung der interventionellen Bronchoskopie im Rahmen organerhaltender Operationen an der Lunge

H. D. Becker

Abteilung Innere Medizin/Onkologie und Endoskopie an der Thoraxklinik der LVA Baden, Amalienstr. 5, 69126 Heidelberg

Interventional Bronchoscopy in Surgery of the Central Airways

Summary. In preoperative planning as well as in postsurgical care, especially in bronchoplastic surgery of the central airways, bronchoscopy is the most important diagnostic tool which has to be readily at hand for every thoracic surgeon. By the methods of interventional bronchoscopy that have been developed during recent years it is possible to resolve many complications of diseases of the central airways and give the patients the chance of surgery. Also postoperative complications that even may be life-threatening, may be treated endoscopically. In some patients, in whom malignant tumors could not be completely resected, we could extend their survival time or even provide cure by endoscopic means.

Key words: Thoracic surgery – Interventional bronchoscopy – Laser – Stents

Zusammenfassung. Die Bronchoskopie ist bei der präoperativen Planung sowie in der postoperativen Nachsorge bei organsparenden Operationen an der Lunge die wichtigste Untersuchungsmethode, die jedem thoraxchirurgisch tätigen Arzt zur Verfügung stehen muß. Mit den Methoden der Interventionellen Bronchoskopie, die in den letzten Jahren entwickelt wurde, ist es uns gelungen, vielen Patienten durch Beseitigung von Komplikationen den Weg zu einem operativen Eingriff zu eröffnen und postoperative, z. T. lebensbedrohliche Komplikationen auf dem endoskopischen Wege zu beheben. Bei ausgewählten Patienten mit inkompletter Tumorresektion konnten wir darüber hinaus durch endoskopische Verfahren eine wesentliche Lebensverlängerung, in einzelnen Fällen sogar eine definitive Heilung erzielen.

Schlüsselwörter: Thoraxchirurgie – Interventionelle Bronchoskopie – Laser – Stents

Einleitung

Die Bronchoskopie nimmt im Rahmen der pneumologischen Diagnostik eine zentrale Stellung ein. An der Schnittstelle zwischen nicht-invasiven Untersuchungsmethoden wie Anamnese, körperlichem Befund, Funktions- und Laborparametern sowie radiologischer Exploration auf der einen und eingreifenderen operativen Untersuchungen wie Mediastinoskopie, Thorakoskopie bis hin zur explorativen Thorakotomie auf der anderen Seite, gelingt es mit ihrer Hilfe besonders bei Erkrankungen mit Beteiligung der zentralen Atemwege in der großen Mehrzahl der Fälle, eine exakte präoperative Diagnose zu stellen. Hierbei kommt es bei den organerhaltenden Eingriffen an den zentralen Atemwegen auf eine exakte Festlegung der Ursache, Lokalisation und Ausdehnung pathologischer Prozesse an, wobei der Operateur sich auf die genaue Bestimmung prospektiver Resektionslinien zur Planung seines Vorgehens verlassen können muß. Gerade bei Erkrankungen mit Beteiligung der zentralen Atemwege kommt es aber häufig zu sekundären Komplikationen, die einer primären Operation im Wege stehen, bzw. das Risiko erheblich erhöhen. Hier kann durch den Einsatz der interventionellen Bronchoskopie der Patient in vielen Fällen in einen operablen Zustand gebracht werden. Auch die postoperative Kontrolle der Heilung von Nähten an der Luftröhre und den Bronchien ist in aller Regel nur bronchoskopisch sicher genug, um etwaige Komplikationen rechtzeitig zu erkennen und – gegebenenfalls auch endoskopisch – behandeln zu können.

Indikationen, Möglichkeiten und Ergebnisse

Die häufigste Komplikation an den zentralen Atemwegen, besonders beim Tumorbefall, ist die mechanische Verlegung. In ihrem Gefolge kommt es zu Symptomen der Atemnot, Atelektasenbildung oder umschriebener Überblähung von Lungenabschnitten durch Ventilstenosen, zu postobstruktiven Pneumonien oder gar Abszedierungen. Alle diese Folgen beeinträchtigen in der Regel den Allgemeinzustand des Patienten in erheblichem Maße. In postobstruktive Abszesse, die sich wegen einer zusätzlichen erheblichen extraluminalen Kompression nicht entleeren, oder auch in abszedierende Tumoren haben wir wiederholt bei Patienten mit septischen Komplikationen präoperativ mit Erfolg „pigtail"-Katheter eingelegt, wie sie aus der Radiologie bekannt sind. Über die Nase werden sie ausgeleitet und hierüber der Abszeß entleert und gespült. Im Falle endoluminaler Gewebeneubildungen lassen sich diese nach bioptischer Sicherung häufig auch mit den entsprechenden Biopsiezangen soweit abtragen, daß eine ausreichende Wiederbelüftung gewährleistet ist. Wenn bei hochgradigen zentralen Atemwegsstenosen auch eine kurze Zeit der Apnoe mit zu großem Risiko behaftet ist, dann muß die Stenose mit dem starren Bronchoskoprohr gesprengt werden. Hierzu wird zunächst die starre Optik als Leitschiene durch die Stenose geführt und anschließend das Bronchoskoprohr darüber hinweg durch die Stenose gestoßen. Während des Eingriffs kann der Patient mit dem Hochfrequenz-Jet-Injektomaten beatmet werden. Ansonsten ist die Stenosendilatation mit Ballons eleganter und auch weniger traumatisch.

Zur Abtragung zentraler Atemwegstumoren hat sich in den letzten zehn Jahren besonders der Nd-YAG-Laser bewährt. Mit ihm können berührungsfrei und unter visueller Kontrolle Gewebeneubildungen entfernt werden. Dabei wird die Lichtenergie des Lasers in Wärme umgesetzt und das Gewebe thermisch zerstört, wobei die Wirkung je nach gewählter Laserleistung von der Koagulation mit gleichzeitiger Verlötung der Blutgefäße über eine Karbonisierung bis hin zur völligen Auflösung in Rauch und Wasserdampf reichen kann. Diese Eigenschaften machen den Laser gerade für den Einsatz in den engen Atemwegen besonders geeignet, die ja aus vitalen Gründen während der Operation zur Beatmung freigehalten werden müssen. Die Laseranwendung ist bei richtiger Technik sehr risikoarm. Bei über 700 Eingriffen haben wir bislang keinen Todesfall und nur bei 2% passagere Probleme durch kardiovaskuläre Insuffizienz oder spontan sistierende Blutungen beobachtet. Ist die Komplikation durch eine drohende Asphyxie, poststenotische Pneumonie oder Blutaspiration bei blutenden Tumoren zunächst einmal behoben, dann kann häufig im Anschluß eine weitere, unter Umständen auch kurative Therapie erfolgen. So sind nach palliativen Lasereingriffen bei zentralen Atemwegstumoren nach einem Jahr noch 40%, nach zwei Jahren noch 25% und nach drei Jahren noch 20% unserer Patienten am Leben. Die adjuvante Therapie kann in einem operativen Eingriff, häufig jedoch auch in einer Radiotherapie bestehen (Abb. 1a–c).

Die applizierbare Strahlendosis ist durch die Empfindlichkeit benachbarter Organe, wie Herz, Lunge, Ösophagus und Knorpel begrenzt, so daß oft keine tumorizide Dosis erreicht wird. Das trifft auch für Tumorreste an den zentralen Atemwegen nach nicht radikaler

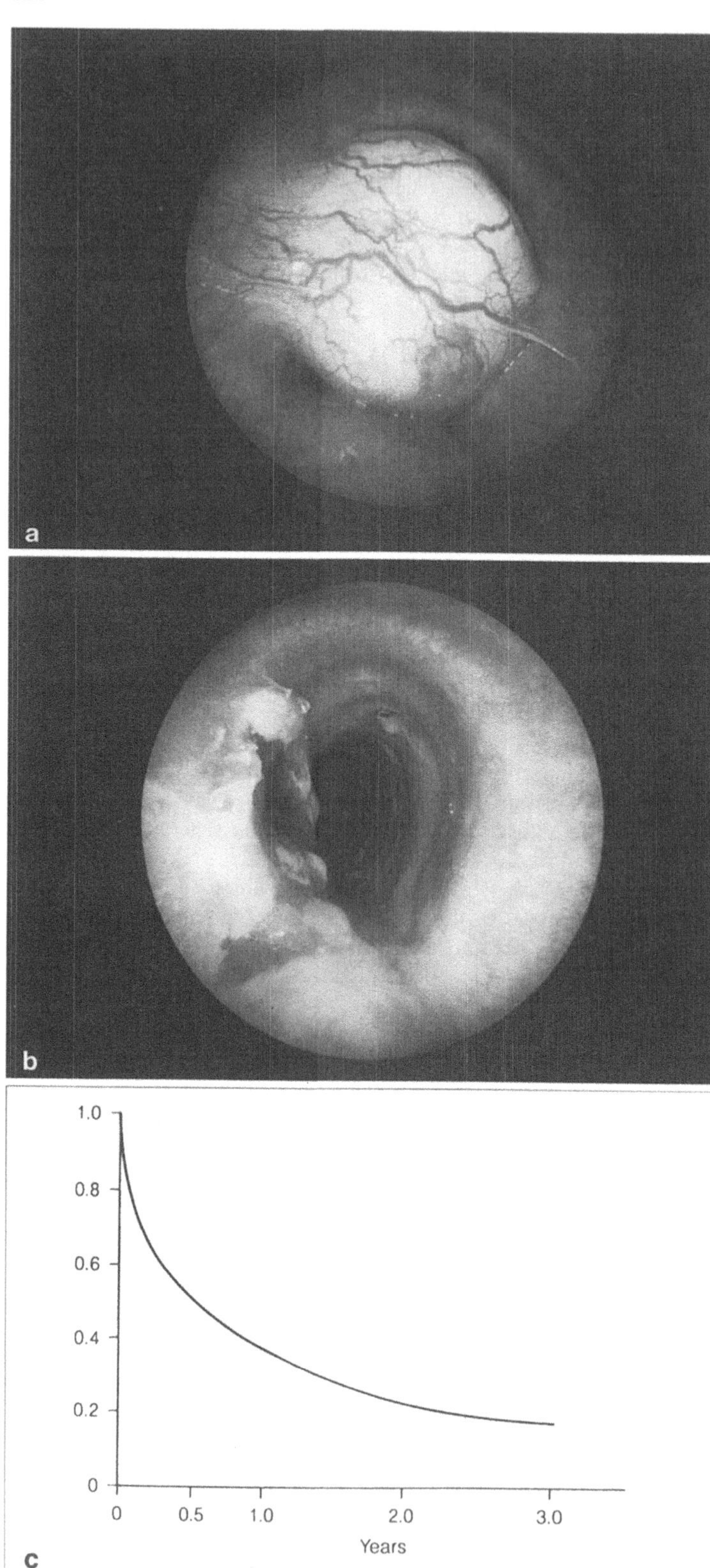

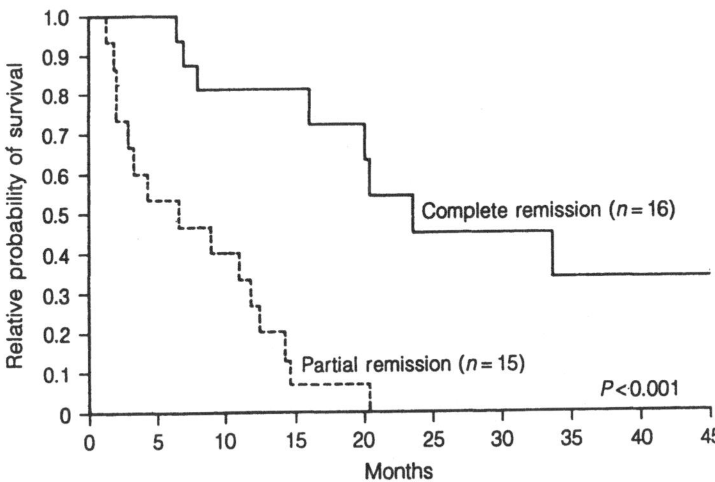

Abb. 2. Prognose nach endobronchialer Brachytherapie (komplette versus inkomplette Remission bei unseren ersten 31 Patienten mit primärem Bronchialkarzinom)

operativer Resektion zu. In diesen Fällen führen wir bei auf wenige Zentimeter um die Atemwege begrenztem Tumorwachstum seit einigen Jahren zusätzlich zur konventionellen Radiotherapie die bronchoskopisch gesteuerte endoluminale Bestrahlung in „afterloading"-Technik (der Strahler wird computergesteuert nach endoskopischer Einlage einer Applikatorsonde eingefahren) mit Iridium 192 durch. Infolge der hohen lokalen Dosis am Bestrahlungsort (HDR = Hochdosis-Radiotherapie) mit vergleichsweise geringer Eindringtiefe in die Umgebung gelingt es damit, das Langzeitüberleben deutlich zu verbessern, so daß unsere Patienten mit kompletter Remission nach der Bestrahlung zu 50 % nach zwei Jahren und zu 35 % nach 4 Jahren überleben. Wir konnten inzwischen sogar schon die ersten Patienten ohne Tumorrezidiv nach fünf Jahren beobachten (Abb. 2).

Im Rahmen der postoperativen Betreuung gehören Atelektasenbildungen durch Abhustschwierigkeiten, z. B. bei Rekurrensparese, postoperativen Schwellungen an Anastomosen, aber auch reflektorische schmerzbedingte Beeinträchtigung des Abhustens zu den häufigsten Problemen. Eine gezielte bronchoskopische Absaugung der oft zähen Sekrete führt sowohl beim noch intubierten als auch beim bereits spontan atmenden Patienten praktisch immer zu einem signifikanten Anstieg der Sauerstoffsättigung, so daß die Indikation hierzu frühzeitig gestellt werden sollte.

Eine gefürchtete postoperative Komplikation ist die Fistelbildung an Nähten. Durch die Öffnung kann sich zum einen aus dem Brustraum Sekret in die Atemwege entleeren und schwere Aspirationspneumonien verursachen. Zum anderen bietet die Bronchusfistel eine Eintrittspforte für die bakterielle Besiedelung der Pleurahöhle als Ursache für ein Empyem. Deswegen sollte in jedem Fall ein rascher sekundärer Verschluß vorgenommen werden. Der ist in fast allen Fällen kleiner Haarfisteln, wie sie nach Durchschneiden einzelner Fäden oder Dislokation einzelner Klammern auftreten, endoskopisch durch Instillation von Fibrinkleber möglich. Kommt es infolge ausgedehnterer Nahtdehiszenzen zu größeren Leckagen am Bronchusstumpf, dann kann das Leck heute zunächst durch einen Träger verschlossen werden, bevor der Fibrinkleber appliziert wird, der dann als Matrix für die Narbenbildung durch Fibroblasten dient. Hierzu haben sich insbesondere die dekalzifizierten Spongiosablocks nach Pridun bewährt. In immerhin fast der Hälfte der von uns behandelten Patienten

---

Abb. 1. a Primäres Chondrosarkom der Trachea mit subtotalem Verschluß, **b** geringer Fibrinbelag nach bronchoskopischer Laserabtragung, **c** Prognose nach bronchoskopischer Laserabtragung von Malignomen

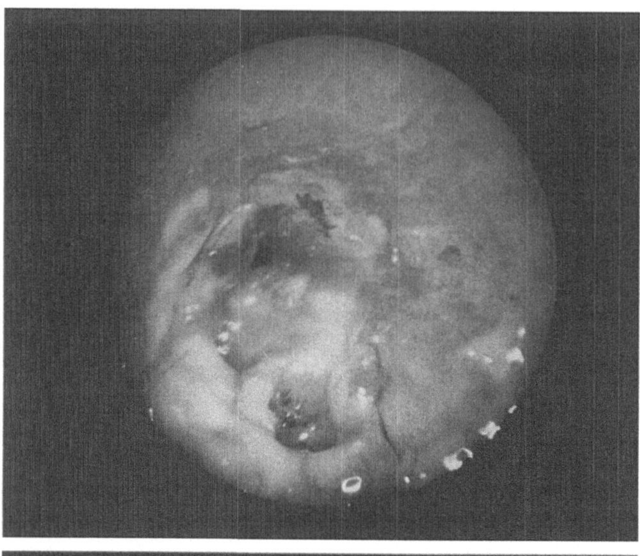

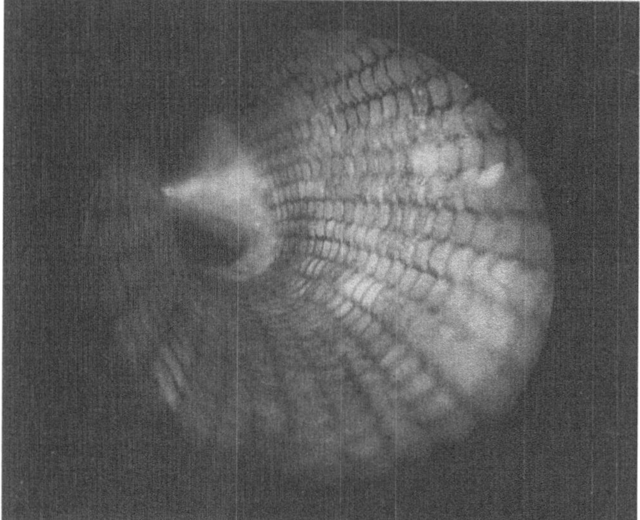

Abb. 3. a Umschriebene gedeckte Nahtdehiszenz (unten im Bild) nach Bifurkationsresektion mit Granulationen, die zur erheblichen Einengung des Hauptbronchuslumens führen. **b** Überbrückung der Dehiszenz durch einen selbstexpandierenden Stent und Freihaltung des Lumens sechs Monate nach der Einlage

mit großen Fisteln bis über einen Zentimeter Durchmesser ist uns damit noch ein endoskopischer Verschluß gelungen und es konnte ein großer operativer Korrektureingriff vermieden werden.

Überschießende Narbenbildungen wie Granulome und Narbensegel, die wir besonders bei Patienten mit Neigung zur Keloidbildung, aber auch nach gedeckten Dehiszenzen sehen, lassen sich meist endoskopisch durch mechanische Abtragung oder mit dem Laser beheben. Durchschneidende Fäden können hierbei zuvor mit der Schere durchtrennt und danach extrahiert werden.

Kombinierte Stenosen mit einer zusätzlichen malazischen Komponente oder mit progredienter Schrumpfung durch externe und intramurale Narbenbildung lassen sich hingegen weder mit dem Laser noch durch wiederholte Dehnung in der zuvor beschriebenen Weise

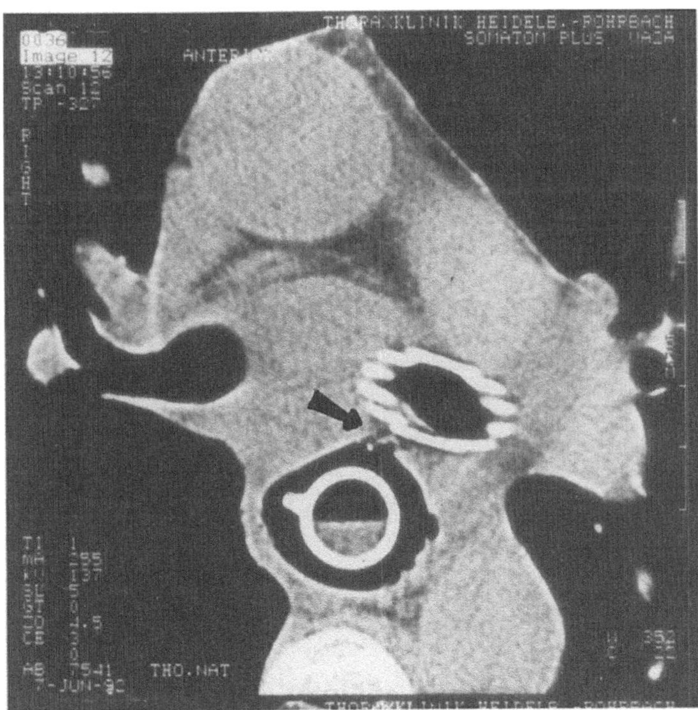

Abb. 4. Schienung des Ösophagus durch eine schaumstoffarmierte Prothese zur Überdeckung einer Tumorfistel zum linken Hauptbronchus (Pfeil), der durch eine Maschendrahtprothese offen gehalten wird. Flüssigkeit passiert die Ösophagusprothese ohne Übertritt ins Bronchialsystem

dauerhaft beheben. Hierzu hat sich in den letzten Jahren zunehmend die bronchoskopische Einlage von künstlichen Gerüsten, den sog. Stents, bewährt. Diese gibt es in zwei Grundformen: als geschlossene Röhren aus Silikon mit aufgebrachten Noppen zur Fixation (Stentsystem nach Dumon) oder als expandierbare oder selbst expandierende Maschendrahtprothesen. Wir haben in der Zwischenzeit insgesamt 150 solcher Prothesen, zum Teil auch zur Behandlung postoperativer Komplikationen gelegt. Nach unserer bisherigen Erfahrung eignen sich die Silikonprothesen besonders dann, wenn exophytisches Tumorwachstum oder erhebliche granulomatöse Wucherungen im Vordergrund stehen, die durch die Drahtmaschen hindurch wuchern können und dann zu einem Verschluß der Prothese führen. Maschendrahtprothesen sind auf der anderen Seite besonders geeignet, wenn lange Strecken, Krümmungen oder sehr enge Lumina zu überbrücken sind. Dabei sollten Stentsysteme, die unter den erheblichen Druckschwankungen im Thorax kollabieren und sich nicht wieder selbst entfalten, wie der Strecker- oder der Palmaz-Stent, vermieden werden, da es bei diesen zu lebensbedrohlichen Komplikationen durch erneute Stenosen kommen kann und eine notfallmäßige Intubation bei liegendem Stent oft unmöglich ist. Bei Modellen mit weitem Gitterabstand und erheblichem Expansionsdruck (Gianturco Stent) kommt es leicht zur Reokklusion und es wurden Perforationen in den Ösophagus sowie Arrosionsblutungen aus der Pulmonalarterie beschrieben. Wir konnten in den letzten zwei Jahren bei über 50 Patienten Erfahrungen mit einer selbstexpandierenden Maschendrahtprothese aus Nickel/ Titan machen, mit deren Hilfe es uns gelang, auch schwierige Komplikationen wie Dehiszenzen nach Manschettenpneumonektomien und große ösophagotracheale Fisteln zu behandeln (Abb. 3a, b). Bei letzteren haben wir zunächst eine schaumstoffarmierte Ösophagusendoprothese eingelegt und dann zusätzlich zur Freihaltung der Atemwege eine Maschendrahtprothese eingebracht. In der Regel konnten die Patienten dann wieder Nahrung aufnehmen, ohne zu aspirieren (Abb. 4).

Schlußfolgerung

Die Bronchoskopie ist bei der präoperativen Planung sowie in der postoperativen Nachsorge bei organsparenden Operationen an der Lunge die wichtigste Untersuchungsmethode, die jedem thoraxchirurgisch tätigen Arzt zur Verfügung stehen muß. Mit den Methoden der interventionellen Bronchoskopie, die in den letzten Jahren entwickelt wurden, ist es uns gelungen, vielen Patienten durch Beseitigung von Komplikationen den Weg zu einem operativen Eingriff zu eröffnen oder postoperative, z. T. lebensbedrohliche Komplikationen auf endoskopischem Wege zu beheben. Bei ausgewählten Patienten mit inkompletter Tumorresektion konnten wir darüber hinaus durch endoskopische Verfahren eine wesentliche Lebensverlängerung, in einzelnen Fällen sogar eine definitive Heilung erzielen.

215. Broncho- und angioplastische Operationen beim Bronchial-Ca.

D. Branscheid, S. Trainer, H. Bülzlebruck, S. Krysa, I. Vogt-Moykopf (Heidelberg)

(Manuskript bis Redaktionsschluß nicht eingegangen)

216. Parenchymerhaltende Bronchoplast-Eingriffe im Bereich des Bronchus intermedius

P. Keszler

1125 Budapest, Ózgida u. 20/C, Ungarn

Sparing Bronchoplastic Procedures at the Level of Bronchus Intermedius

Summary. In order to avoid complications which may follow the bilobectomy of both the lower and the middle lobes (residual space, fistula, empyema) bronchoplastic operations were carried out since 1968 in 41 cases (in 36 for bronchogenic carcinoma). In 34 patients a lower lobe sleeve lobectomy was performed followed by the reimplantation of the middle lobe. 2 patients died in the early postop. period. 36% of all and 27% of those operated for carcinoma were alive 5 years later without signs of recurrence.

Key words: Intermedius tumors – Bronchoplasty – Sleeve lobectomy

Zusammenfassung. Um die Komplikationen der Bilobektomie des rechten Unter- und Mittellappens (Resthöhle, Fistel, Empyem) zu vermeiden, wurde seit 1968 bei 41 Patienten (bei 36 wegen Karzinom) eine organsparende Operation durchgeführt: in 34 Fällen die Unterlappenmanschettenresektion mit Replantation des Mittellappens. Keine Anastomosenstenose ist beobachtet worden. Die Frühlethalität betrug 2 Fälle. 36% aller operierten und 27% der wegen Karzinom operierten waren 5 Jahre nach dem Eingriff rezidivfrei am Leben.

Schlüsselwörter: Intermediustumoren – Bronchusplastik – Manschettenlobektomie

Bei 3000 auf Grund verschiedener Tumoren durchgeführten Lungenresektionen wurde eine Manschettenlobektomie oder eine parenchymerhaltende Bronchusplastik bei 238 Patienten – in 7,8% der Fälle – durchgeführt. Die überwiegende Mehrzahl der Manschettenresektionen betrifft die Hauptbronchien mit der Zielsetzung, einer Pneumonektomie zu entgehen [1–6].

Es ist jedoch bekannt, daß die Bilobektomie des rechten Unter- und Mittellappens, welche als Routineoperation bei den zentralen Tumoren des Unterlappens zur Anwendung kommt, nicht selten wegen der entstandenen erheblichen Raumdysproportion mit schweren Komplikationen, sowie Resthöhle, Parenchym- oder Bronchusfistel, Empyem und Funktionsverlust, belastet ist. Diese Komplikationen drohen besonders bei den älteren Patienten, bei Emphysematikern, und werden im Mangel einer regelrecht entwickelten Horizontalspalte, durch die Vernähung der Resektionsfläche des Oberlappens, weitaus gefördert. Wir haben in 1968 die Vermeidung einer solchen Bilobektomie durch die Mitresektion des Bronchus intermedius und die Replantation des Mittellappens veröffentlicht [1].

Eine parenchymerhaltende Resektion erbietet sich in geeigneten Fällen auch bei den Tumoren der Mittellappenmündung entweder durch die Keilresektion, oder – wenn eine

832

größere Radikalität erforderlich ist – mit einer ringförmigen Resektion des Bronchus intermedius. In diesem Fall muß natürlich auch das Unterlappenspitzensegment mitentfernt werden und nur die basale Segmentgruppe kann erhalten bleiben.

Unter den Operierten waren 36 Männer und 5 Frauen. Das Durchschnittsalter der Kranken betrug 58 Jahre (43–73).

Auf Grund solcher Indikationen wurden 41 bronchoplastische Operationen im Bereich des Bronchus intermedius ausgeführt und zwar:

– Unterlappen-Manschettenresektion mit Replantation des Mittellappens bei 34 Patienten,
– Mittellappen + 6. Segmentresektion mit Replantation der Basalsegmente bei 3 Patienten und
– Keilexzision mit Bronchusplastik bei 4 Patienten.

Die Histologie der Tumoren ist in Tabelle 1 dargestellt. In 36 Fällen handelte es sich um ein Karzinom mit der angegebenen TNM-Verteilung. Die Operation wurde bei 11 Patienten in der Anwesenheit eines – mittels Schnellhistologie schon intraoperativ festgestellten – N_1-

Tabelle 1. Histologie

Karzinom		
Plattenepithel	28	
Anaplastisches	4	T_1N_0: 11
Adeno-	3	T_2N_0: 13
Adenomatoid-zystisches	1	T_2N_1: 11
Karzinoid	2	
Chondrom	1	
Papillom	1	
Lipom	1	
	41	

Tabelle 2. Überlebensrate [n (tot.): 41] – [n (Ca.): 36]

Jahre	n(tot.)	(%)	n(Ca.)	(%)
3	19	46	14	34
5	15	36	11	27
10	10	24	7	17

Ursache der Letalität	
Früh	2 (4,8%)
Lok. Rezidiv	5 (15%)
Metastase	15 (37%)
Andere	6
Unbekannt	3

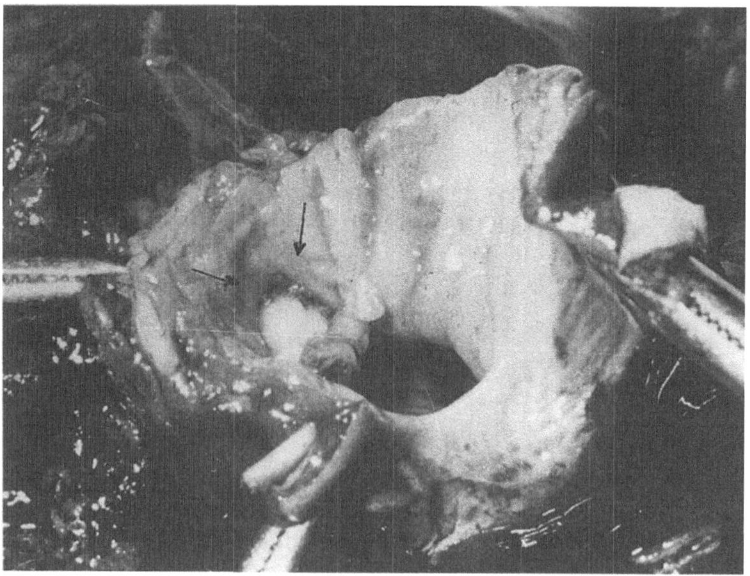

Abb. 1. Der Tumor ist in der Mündung des Unterlappenspitzensegments (Pfeile). Die mitresezierte breite Intermediusmanschette ist sichtbar

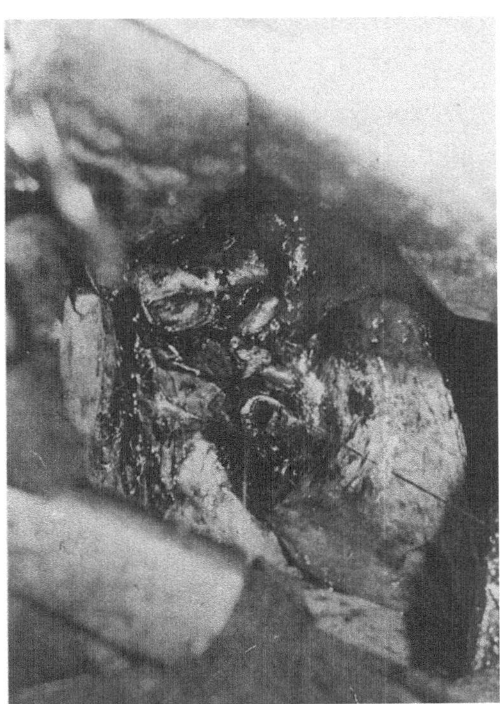

Abb. 2. Nach Resektion des Unterlappens und der Intermediusmanschette sind die Schnittflächen des Intermedius- und des Mittellappenstumpfes (distal) dargestellt

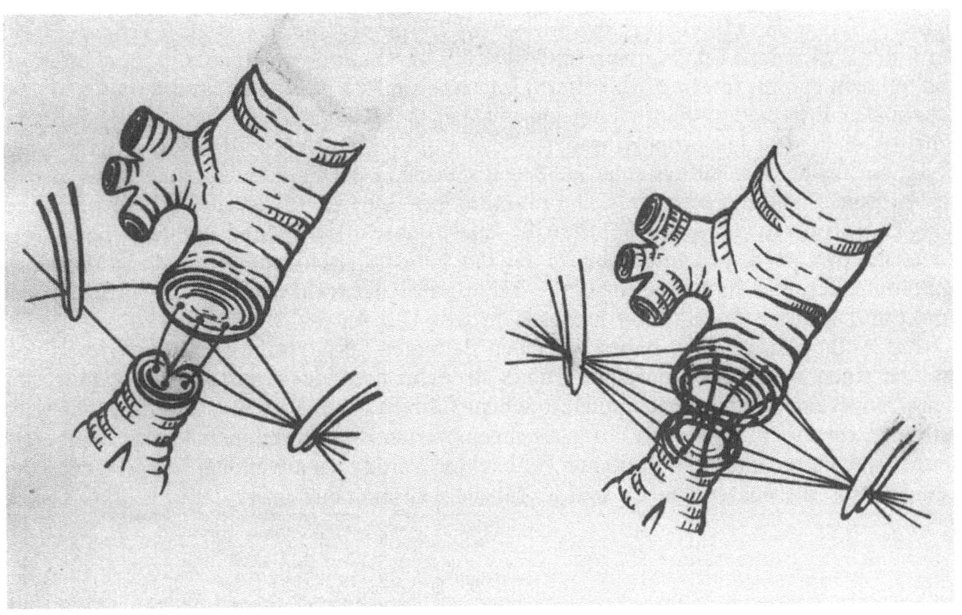

Abb. 3. Schematische Darstellung der Anastomosennahttechnik. Die Disproportion der beiden Lumina wurde mittels Keilinzision der hinteren Mittellappenbronchuswand verringert

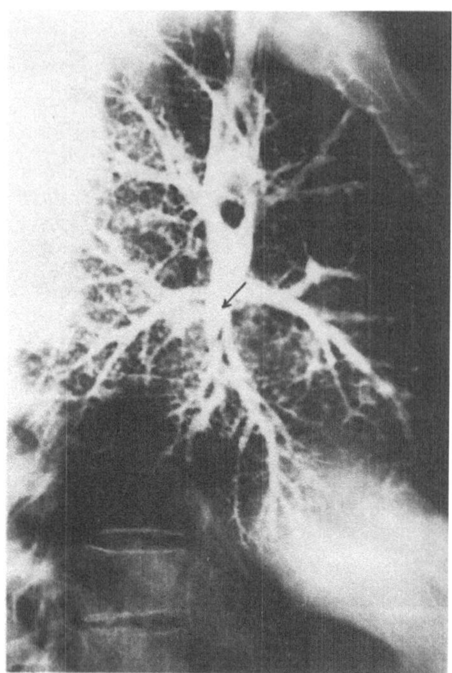

Abb. 4. Bronchographie (Seitenbild) 4 Jahre nach einer Unterlappenmanschettenresektion. Der breite reanastomosierte Mittellappenbronchus (Pfeil) ist in der Achse des Hauptbronchus sichtbar

Lymphknotens, als Zwangsindikation wegen der erhöhten funktionellen Risiken, durchgeführt. Die zentralen Tumoren des Unterlappens hatten ihren Ursprung entweder in dem basalen Stammbronchus (23 Fälle) oder in dem Unterlappenspitzenbronchus (11 Fälle) (Abb. 1). Bleibt der Mittellappenbronchus vom Tumor verschont, was glücklicherweise oft der Fall ist, wird der Mittellappenbronchus vom Intermediusstamm getrennt, der Unterlappen mit dem ganzen Intermedius entfernt und eine End-zu-End-Anastomose zwischen dem proximalen Intermediusstumpf und dem distalen Mittellappenbronchusstumpf, durchgeführt (Abb. 2). Die Dysproportion der beiden Lumina wird entweder durch eine schräge Trennungsfläche oder mittels einer kleinen Keilinzision der Pars membranacea am Mittellappenbronchusstumpf verringert. Die Einzelknopfnähte (Vicryl), welche die kleinere Mündung zum größeren verankern, spreizen die Anastomose in dem Maße aus, daß eine Stenose nie beobachtet werden konnte (Abb. 3). Bei den endoskopischen oder bronchographischen Spätkontrollen sind die zwei segmentalen Mündungen des reanastomosierten Mittellappens direkt in der Achse des Hauptbronchus sichtbar (Abb. 4).

Am Anfang dieser Serie haben wir einen Patienten an Arrosionsblutung verloren und mußten einen anderen wegen einer frühen Bronchusfistel der Anastomose (Nahtinsuffizienz) reoperieren und die Pneumonektomie ausführen; dieser Patient ist später an Ateminsuffizienz gestorben. Unter den übrigen nennenswerten Komplikationen ist eine vorübergehende Atelektase – die bei 4 Patienten beobachtet wurde – zu erwähnen. Die Ursachen der Letalität und die Spätergebnisse sind in Tabelle 2 zusammengefaßt.

Literatur

1. Keszler P (1968) La résection-anastomose bronchique dans le traitement du cancer pulmonaire. Ann Chir Thor Cardiovasc 7:455–457
2. Keszler P (1976) Die Bronchusplastik in der Chirurgie der Bronchialtumoren. Thoraxchirurgie 24:439–446
3. Keszler P (1986) Sleeve resection and other bronchoplastics in the surgery of bronchogenic tumors. Int Surg 71:229–232
4. Vogt-Moykopf I, Abel U et al. (1981) Organsparende Operationsverfahren beim Bronchialkarzinom. Langenbecks Arch Chir 355:117–122
5. Toomes H, Vogt-Moykopf I et al. (1985) Conservative resection for lung cancer. Int Trends in Gen Thor Surg, Vol 1, WB Saunders, Philadelphia, pp 88–89
6. Ungár I, Gyenei I et al. (1981) Sleeve lobectomy an alternative to pneumonectomy in the treatment of bronchial carcinoma. J Thorac Cardiovas Surg 29:41–46

217. Organerhaltende Eingriffe beim Bronchialkarzinom

C. Engelmann

Thoraxchirurgische Klinik im Fachkrankenhaus für Lungenheilkunde und Thoraxchirurgie, Karower Str. 11, 13125 Berlin-Buch

Organ Preserving Operation in Bronchial Carcinoma

Summary. Depending on prior staging lobectomy or pneumonectomy are the standard surgical procedures in patients with bronchial carcinoma. The well-known fact that a high percentage of patients who underwent an operation with curative intention will die, urges the surgeon to preserve a maximum of normal lung tissue. This principle of surgical treatment, though, absolutely indicated for benign bronchopulmonary lesions, is only exceptionally valid for malignomas (e.g. in cases of reduced functional lung reserve, often existing in aged patients). Therefore, lobectomy and pneumonectomy will not be feasible in these patients. In peripheral carcinomas the choice of treatment is segmental or wedge resection thus circumventing lobectomy. If lymph nodes are not involved, the curative effect of this procedure is comparable to lobectomy, nevertheless segmental and wedge resection are generally considered to be palliative.
In patients with tumors of central origin, pneumonectomy can be avoided by bronchial and angioplastic reconstructive techniques so that the extent of resection leaves the patients in a functionally tolerable state. These techniques can also be recommended for palliative resections. Radicality of the reconstructive procedures is demonstrated by fast staining when the edges of resected tissue are free of tumor cells. If the tumor involves the bifurcation the above mentioned bronchial and angioplastic techniques are mandatory for anatomical reasons. Since not in all of these cases a pneumonectomy will be necessary, a maximal preservation of peripheral lung tissue should be considered.
As reconstructive techniques have a higher incidence of complications, mortality, and recurrence rate in comparison to standard procedures, absolute versus relative indications should be well deliberated. In any case, a multitude of new insights into bronchopulmonary tumor surgery has let to the dynamic expansion of relative indications.

Key words: Bronchial carcinoma – Surgical preservation of lung tissue – Bronchoplastic technique – Indications

Zusammenfassung. Lobektomie und Pneumonektomie sind beim Bronchialkarzinom die stadiengerechten kurativen Operationen. Die Erkenntnis, daß ein hoher Prozentsatz der kurativ Operierten am Tumorleiden stirbt, prägt die Tendenz zur maximalen Erhaltung gesunden Lungengewebes. Dieses Prinzip ist für benigne bronchopulmonale Läsionen absolut indiziert, wird für Malignome aber nur als Ausnahme akzeptiert; z. B. bei reduzierter Lungenfunktionsreserve, oft gleichbedeutend mit hohem Alter. Will man diese Kranken chirurgisch behandeln, müssen Lobektomie und Pneumonektomie vermieden werden (funktionelle Indikation). Bei peripheren Karzinomen bieten sich Keil- und Segmentresektionen an (Umgehung der Lobektomie). Sie haben eine der Lobektomie entsprechende kurative Wirkung, wenn Lymphome fehlen, gelten aber als palliativ. Bei zentralen Tumoren kann mit broncho- und angioplastischen Methoden das Resektionsausmaß funktionell tolerabel bleiben (Umgehung der Pneumonektomie). Ihre Anwendung empfiehlt sich auch für geplante palliative Resektionen. Die Radikalität belegen Schnellschnittuntersuchungen der Resektionsränder. Der Tumorbefall der Bifurkation erfordert plastische Maßnahmen aus anatomischer Indikation. Nicht immer ist dabei eine Pneumonektomie notwendig; die Erhaltung peripherer Lungeneinheiten sollte geprüft werden. Da rekonstruktive Methoden gegenüber Standardresektionen höhere Komplikations-, Letalitäts- und Rezidivraten aufweisen, ist streng zwischen absoluten und relativen Indikationen zu unterscheiden. Eine Vielzahl von Erkenntnissen der bronchopulmonalen Tumorchirurgie hat zu einer Dynamik bei den relativen Indikationen geführt.

Schlüsselwörter: Bronchialkarzinom – Therapie, operative – Parenchymerhaltung – Bronchoplastische Operationen – Indikationen

1947 übertrug Price-Thomas [5] das für Trachealäsionen lange bekannte Prinzip der Manschettenresektion mit End-zu-End-Anastomose auf den Bronchialbaum. Allison [1] nutzte diese Technik erstmals beim Bronchialkarzinom. Seit der Publikation von Paulson und Shaw [4] 1955 sprechen wir von „bronchoplastic procedures in the interest of preservation of lung tissue". Dennoch folgten fast 20 Jahre, in denen die Pneumonektomie als einziges kuratives Operationsverfahren beim Bronchialkarzinom galt. Die Erfahrungen haben die Situation verändert: Heute ist die Lobektomie für das nichtkleinzellige Bronchialkarzinom das Standardverfahren. Es wird, wo immer das möglich ist, mit Erweiterungen und organsparenden Methoden erzwungen. Pneumonektomieraten von mehr als 40 % sind heute nicht mehr zu vertreten [6].

Da sich mit diesen Methoden Komplikations-, Letalitäts- und Rezidivquoten auch bei erfahrenen Operateuren erhöhen, muß die Indikation streng gestellt werden, d. h. es muß unterschieden werden, ob eine Tumorresektion überhaupt nur mit einer Bronchus- und/oder Gefäßplastik möglich, also absolut indiziert ist oder ob deren Anwendung im Ermessen des Operateurs liegt, damit relativ indiziert ist (Tabelle 1).

Der Ermessensspielraum des Operateurs im Hinblick auf die Anwendung organerhaltender Methoden wird gegenwärtig durch eine Reihe von Erkenntnissen beeinflußt. Sichtbarer Ausdruck dieses Prozesses ist die steigende Frequenz parenchymerhaltender Operationen in allen Teams.

Noch immer sind die Ergebnisse der Chemo-, Radio- und Immuntherapie denen der Operation nicht ebenbürtig. Es muß deshalb unser Bestreben sein, möglichst viele Kranke mit Bronchialkarzinom der Operation zuzuführen. Das gelingt in Fällen hohen Alters und eingeschränkter biologischer und respiratorischer Reserve nur mit organerhaltenden Techniken. Wir sprechen von einer Indikation aus funktionellen Gründen (Tabelle 2).

Tabelle 1. Dynamik im Ermessen des Operateurs (relative Indikation zu organerhaltenden Operationen)

- Tumoren mit geringer Malignität (z. B. Karzinoid, Zylindrom, Mukoepidermoidkarzinom)
- Karzinome bei jüngeren Patienten (Möglichkeit von Zweit- und Mehrfachkarzinomen)
- palliative Resektionen bei jungen Patienten berechtigt (adjuvante Therapie anwenden)
- ungünstige Prognose bei N-2- und N-3-Situation
- Pneumonektomie als Palliativeingriff ist inadäquat
- Erfahrung der Operateure hat die Letalität gesenkt
- intraoperative Radikalitätskontrolle möglich (Schnellschnittuntersuchungen)
- kontinuierliche Nachsorge mit moderner Rezidivdiagnostik (CT, MRT, Endoskopie ect.)
- Nachoperationen frühzeitig möglich

Tabelle 2. Indikationen zu organerhaltenden Operationen beim Bronchialkarzinom

funktionell begründet	– hohes Alter
	– reduzierte biologische Reserve
	– reduzierte ventilatorische Reserve
	– peripheres Karzinom T 1,2 N 0 M 0
anatomisch begründet	– palliative Tumorresektion
	– Stadium III bei N-2- und N-3-Situation
	– peripheres Karzinom T 1,2 N 0 M 0
	– peripheres Karzinom mit Brustwandeinbruch bei N-0-Situation
	– Tumorbefall der Trachea und Bifurkation

Tabelle 3. Ziele und Methoden organerhaltender Operationen beim Bronchialkarzinom

– Vermeidung der Lob-/Bilobektomie	– atypische (Keil-)Resektion aus der Lunge
	– typische Segmentresektion der Lunge
– Vermeidung der Bilob-/Pneumonektomie	– Lobektomie mit atypischer Resektion aus anderen Lappen
	– plastische Methoden an Bronchien und Gefäßen
– Ermöglichung der Pneumonektomie durch Bifurkationsresektion	
– Vermeidung der Pneumonektomie trotz Bifurkationsresektion	– Bifurkationsresektion ohne Lungenopfer
	– Bifurkationsresektion mit partieller Lungenresektion

Bei jüngeren Kranken in gutem Allgemeinzustand sind in der Hoffnung auf die Wirkung adjuvanter Methoden auch geplante palliative Tumorresektionen berechtigt, die dann parenchymsparend ausgeführt werden sollten. Das gilt auch für die als symptomatisch bezeichneten palliativen Resektionen, die Tumorkomplikationen mit Beeinträchtigung der Lebensqualität, wie Abszedierung oder Blutung vorbeugen sollen.

Bei peripheren Tumoren des Stadiums I (T 1,2 N 0 M 0) stellt sich heute schon die Frage, ob sie nicht generell und nicht nur bei alten und funktionell reduzierten Kranken mit atypischer Keil- oder typischer Segmentresektion (Abb. 1, 2) behandelt werden sollten; denn die Überlebensquoten sind denen der Lobektomie nahezu ebenbürtig [6].

Für das sehr heterogene Stadium III mit den prognostisch ungünstigen Lymphknotensituationen N 2 und N 3 [2] wenden wir häufig auch ohne funktionelle Begründung organerhaltende Techniken an. Das gilt auch bei Tumorbefall der Brustwand durch ein peripheres Karzinom. Zu den organerhaltenden Operationen müssen im weitesten Sinne auch Methoden gerechnet werden, die bei Tumorbefall der Trachea und ihrer Bifurkation überhaupt erst Resektabilität ermöglichen (Tabelle 3).

Das Operationsziel parenchymerhaltender Operationen ist demnach so definiert, daß mit ihnen sowohl Standard-Lungenresektionen beim Bronchialkarzinom aus funktionellen oder anatomischen Gründen zu vermeiden sind, als auch Resektabilität in den Fällen herzustellen ist, die mit einer Standard-Pneumonektomie nicht mehr operabel wären.

Mit welchen Methoden läßt sich dieses Ziel erreichen? Karzinome in der Lungenperipherie können ohne Rücksicht auf anatomische Strukturen über keilförmig angelegten Klammernahtreihen (Abb. 1) reseziert werden. Anatomiegerecht gelingt dies mittels typischer Segmentresektionen. Oft überschreiten periphere Karzinome, besonders in Parenchymbrükken zwischen den Lappen die Lappengrenzen. Bilobektomie und Pneumonektomie lassen sich vermeiden, wenn zur Resektion eines Lappens zusätzlich eine atypische Resektion aus dem Nachbarlappen erfolgt (Abb. 2). Oft kann der Tumor keinem Lappen exakt zugeordnet werden. Hier besteht die Möglichkeit, mit einer tangentialen atypischen Resektion aus

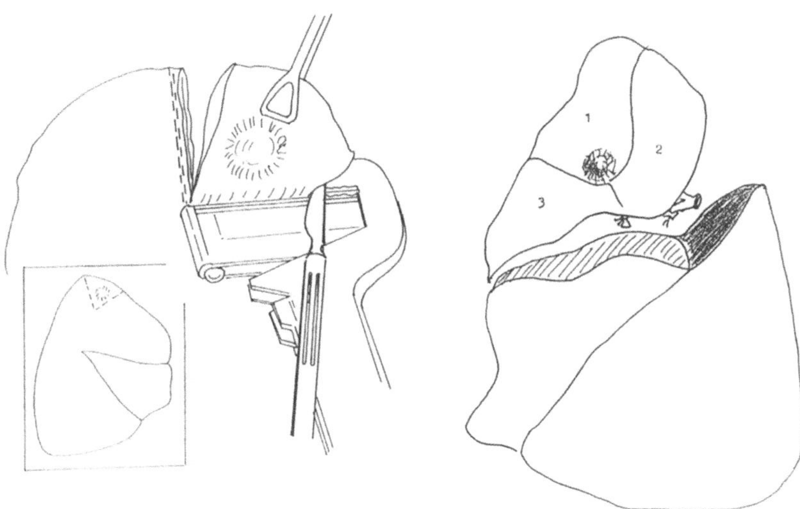

Abb. 1. Schematische Darstellung einer atypischen keilförmigen Resektion eines peripheren malignen Rundherdes über Klammernahtreihen (linkes Teilbild) und Darstellung einer typischen Segmentresektion der Segmente 1, 2 und 3 des linken Oberlappens

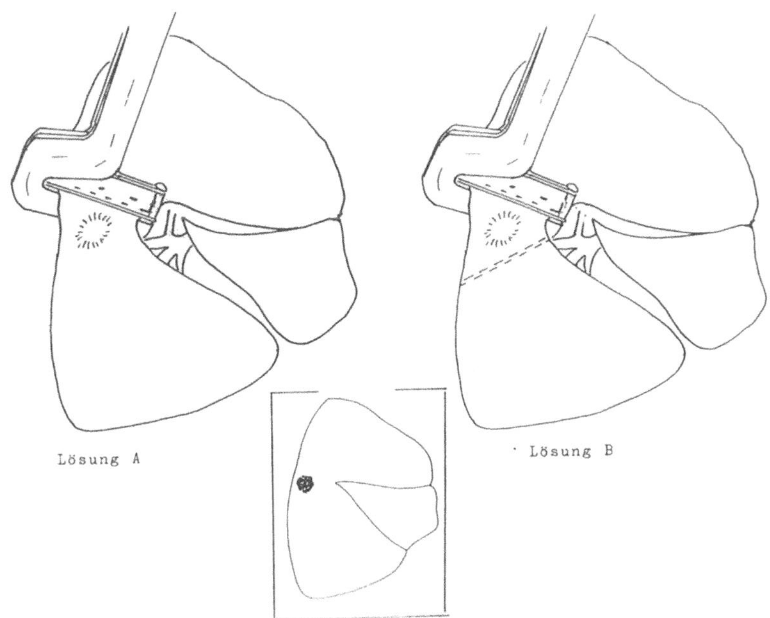

Abb. 2. Schematische Darstellung organsparender Operationen bei einem peripheren malignen Rundherd in der Parenchymbrücke zwischen S 6 und S 2 rechts. Lösung A: Lobektomie des Unterlappens und atypische tangentiale Resektion aus dem Oberlappen (Vermeidung einer Bilobektomie/Pneumonektomie). Lösung B: Atypische tangentiale Resektion aus Ober- und Unterlappen (Vermeidung einer Lobektomie)

beiden Lappen eine Lobektomie und Pneumonektomie zu vermeiden; langfristige Überwachung der Patienten ist dann aber geboten.

Zentrale Karzinome eines Lappens tangieren im Hilus häufig die Strukturen (Bronchus, Arterien) eines Nachbarlappens. Die radikale und dennoch sparsame Resektion erfordert neben einer Lob- oder Bilobektomie auch die partielle Resektion dieser Strukturen und ihre nachfolgende Rekonstruktion. Sie kann als Keil- oder Manschettenresektion vorgenommen werden (Abb. 3). Die Erhaltung gesunden Parenchyms gelingt anschließend mit der endständigen Vereinigung der Resektionsränder mit Einzelknopfnähten. Je nach Lokalisation gibt es zahlreiche Varianten beider Methoden (Abb. 3). Rechts wie links sind sie am häufigsten mit Oberlappenresektionen verbunden. In seltenen Fällen kann sogar ein Lungenopfer vermieden werden.

Dafür ein Beispiel: Eine 65jährige Frau kam mit einer Totalatelektase der linken Lunge bei einem Adenokarzinom des Hauptbronchus zur Aufnahme. Erst intraoperativ konnte erkannt werden, daß das Karzinom nur den Hauptbronchus betraf. Mit einer 3,5 cm langen Manschette, die bis in die Aufteilungsebene reichte, gelang die durch Schnellzytologie gesicherte radikale Tumorresektion. Halbjährlich nahmen wir Endoskopien vor. Die Frau ist jetzt im 7. Jahr frei von einem Rezidiv.

Das ist sicher ein selten glücklicher Verlauf. Er veranlaßt uns aber, in jedem Fall über individuelle operative Lösungen nachzudenken, wenn sie onkologisch begründet werden können.

So geschah das auch bei einem 44jährigen Mann, der auswärts wegen eines Kreislaufschocks reanimiert worden war. Bei der Intubation kam es zur Blutung, die Anlaß zur Notaufnahme war. Röntgenologisch sah man eine faustgroße Verschattung, die die Trachea, den rechten Haupt- und Oberlappenbronchus und die Bifurkation einbezog. Bei der Notfallthorakotomie erwies sich der Tumor unter Mitnahme der unteren Trachea, der Bifurkation, des Hauptbronchus und des Oberlappens als operabel. Die distale Resektionslinie lag am Zwischenbronchus. Durch die partielle Anastomose des linken Hauptbronchus mit der Trachea und die Insertion des Zwischenbronchus in den verbliebenen Defekt konnte die Kontinuität des Tracheobronchialsystems rekonstruiert und Mittel- und Unterlappen erhalten werden. Nach der Strahlentherapie ist der Patient jetzt im 3. Jahr noch am Leben.

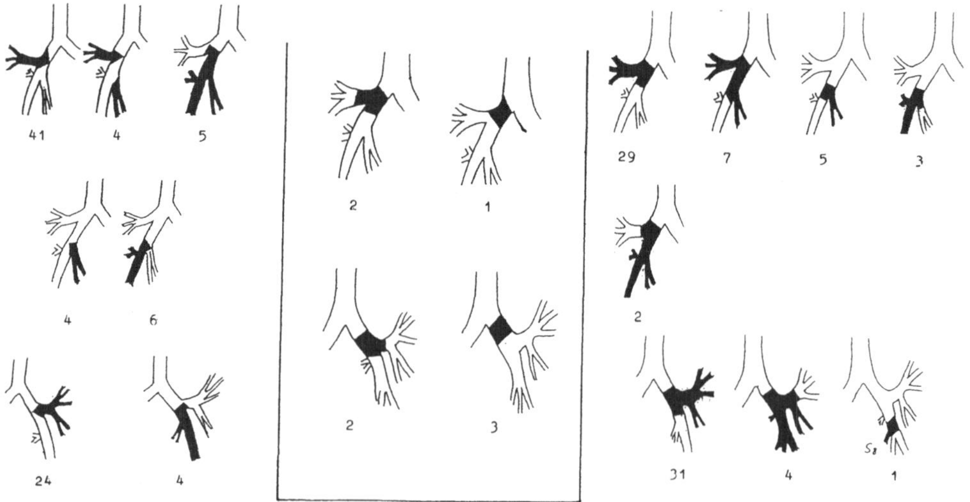

Abb. 3. Schematische Darstellung der im FLT Berlin-Buch ausgeführten Varianten bronchoplastischer Operationen beim Bronchialkarzinom und deren Frequenz. Mitte: Bronchusmanschettenresektion (schwarz) ohne Lungenopfer. *Linkes Teilbild:* Bronchuskeilresektionen. *Rechtes Teilbild:* Bronchusmanschettenresektionen. (Die schwarz gezeichneten Bronchusabschnitte entfallen mit dem dazu gehörenden Lungenparenchym.)

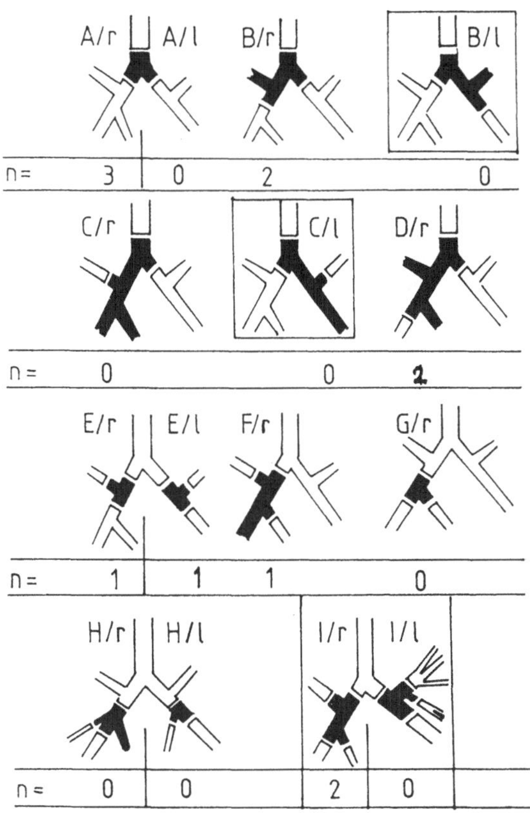

Abb. 4. Schematische Darstellung der praktisch möglichen tracheo-bronchialen Bifurkationsresektionen zur maximalen Parenchymerhaltung durch 3-Ostien-Anastomose beim Bronchialkarzinom und ihre Frequenz im Krankengut des FLT Berlin-Buch

Tabelle 4. Tracheobronchiale und angiopulmonale Rekonstruktionen (FLT Berlin-Buch, Stand vom 31. 12. 1992)

Region	Indikationen		Operationsletalität			
	alle	davon maligne Tumoren	alle		mal. Tumoren	
			absolut	%	absolut	%
Trachea	101	5	9	8,9	–	–
Bifurkation	9	8	1	11,1	1	12,5
Bronchien	183	146	18	9,8	13	8,2
Summe	293	159	28	9,6	13	8,2
davon mit Angioplastik	40	39	5	12,5	5	12,8
nur Angioplastik	19	19	–	–	–	–
Summe	59	58	5	8,5	5	8,6
Gesamtzahl der rekonstruktiven Operationen	312	178 (159 + 19)	28	9,0	13	7,3

Mit diesem Vorgehen haben wir sowohl die in solchen Fällen übliche sleeve pneumonectomy als auch deren Komplikationsmöglichkeiten und physische Beeinträchtigung vermeiden können, und wir haben dem Patienten die Möglichkeit der adjuvanten Therapie erhalten können.

Wenn man bei plastischen Operationen am Bronchialbaum eine geringe Distanz der Resektionslinie zur Tumorgrenze in zentraler Richtung akzeptiert, ist es legitim, auch die Tumorgrenze in distaler Richtung zu beachten und zu prüfen, ob gesundes Lungengewebe erhalten werden kann. Die Dichotomie des Bronchialsystems führt in solchen Fällen zur Notwendigkeit, drei Ostien miteinander anastomosieren zu müssen. Damit geht diese Methode in der Parenchymerhaltung über die mit der sleeve resection zu erzielende hinaus und vermeidet eine sleeve pneumonectomy mit ihren potentiellen Folgen. Die Abb. 4 stellt die Möglichkeiten der Drei-Ostien-Anastomose am Tracheobronchialbaum dar und die Varianten, die bei uns schon zur Anwendung kamen.

Die Synopsis rekonstruktiver Operationen am Tracheobronchialbaum und an der Pulmonalarterie weist zwischen 1973 und 31. 12. 1992 insgesamt 312 Eingriffe aus. 178 wurden im Zusammenhang mit einem Bronchialkarzinom vorgenommen. Die Operationssterblichkeit betrug bei diesen Kranken 7,3 % (Tabelle 4).

Literatur

1. Allison PR (1954) Course of thoracic surgery in Groningen. Ann R Coll Surg 25:20–22
2. Bülzebruck H, Probst G, Vogt-Moykopf I (1989) Validierung des TNM-Systems für das Bronchialkarzinom – Güte der klinischen Klassifikation, Wertigkeit diagnostischer Verfahren und prognostische Relevanz. Z Herz-, Thor-, Gefäßchir 3:195–208
3. Engelmann C, Rouvel D, Liedtke D (1991) Karinaresektionen und -rekonstruktionen am Tracheobronchialbaum zur maximalen Parenchymerhaltung bei Tumoren. Zentrbl Chir 116:23–31
4. Paulson DL, Shaw RR (1955) Bronchial anastomosis and bronchoplastic procedures in the interest of preservation of lung tissue. J Thorac Surg 29:238–259
5. Price-Thomas C (1960) Lobectomy with sleeve resection. Thorax 15:9–11
6. Vogt-Moykopf I, Abel U, Heinrich St, Toomes H, Wesch H (1981) Organsparende Operationsverfahren beim Bronchialkarzinom, Ergebnisse. Langenbecks Arch Chir 355:117–122

218. Organerhaltende Operationen bei benignen und semimalignen Erkrankungen

H. Dienemann, H. Hoffmann, Ch. Müller und F. W. Schildberg

Chirurgische Klinik und Poliklinik der Universität München, Marchioninistraße 15, 81366 München

Conservative Operations in Benign Lesions and "Adenomas" of the Lung

Summary. Endobronchial tumor formation was seen in 42 patients with carcinoid (n = 45), adenoidcystic carcinoma (n = 1), mucoepidemoid tumor (n = 1) and benign lesion of the lung (n = 228). A bronchoplastic operation was performed in 16 cases. All patients survived. In the patient with adenoidcystic carcinoma recurrence occurred 14 years later. All the other patients are tumor-free and alive (mean observation 72 months), among these 1 patient with atypical carcinoid. 6 out of 35 patients with carcinoid undergoing standard procedure had atypical histology and there were 2 cases with nodal infiltration (1 typical, 1 atypical carcinoid), the latter developed an untreatable recurrence after 51 months. In cases of centrally located "adenomas" and benign lesions bronchoplastic operations may prove an adequate procedure whereas parenchymal destruction and tumor growth beyond the origin of the lobar bronchi most often requires lung resection.

Key words: Benign lesion – Adenoma – Bronchoplastic procedure

Zusammenfassung. Bei Karzinoid (n = 45), Mukoepidermoidtumor (n = 1), adenoidcystischem Karzinom (n = 1) und benignem Lungentumor (n = 228) wurde in 42 Fällen ein endobronchiales Wachstum angetroffen, darunter in 16 Fällen eine bronchoplastische Operation vorgenommen. Kein Patient verstarb perioperativ, nach 14 Jahren wurde 1 Rezidiv (adenoidcyst. Ca) beobachtet. Alle übrigen Patienten, darunter 1 Patient mit atypischem Karzinoid, sind rezidivfrei und am Leben (mittlere Beobachtung 72 Monate). 6 von 35 nicht-bronchoplastisch operierten Karzinoiden waren atypische, Lymphknoten-Metastasen bestanden bei je 1 Fall von typischem bzw. atypischem Karzinoid. Letzterer entwickelte innerhalb 51 Monaten ein inoperables Rezidiv. Bronchoplastische Eingriffe stellen bei Tumorsitz im zentralen Tracheobronchialsystem ein adäquates Therapieverfahren dar, bei Parenchymdestruktion oder Tumorlokalisation jenseits der Lappenostien ist die Indikation zur Lappenresektion großzügiger zu stellen.

Schlüsselwörter: Benigner Tumor – Semimaligner Tumor – Bronchoplastisches Verfahren

Parenchymsparende und insbesondere bronchoplastische Operationen haben ihre Berechtigung, wenn bestimmte biologische und topographische Eigenschaften eines Tumors zusammentreffen. Dies gilt nahezu immer für benigne endobronchiale Tumoren und in einem relativ hohen Prozentsatz für die sogenannten Bronchialadenome [3]. Hierzu zählen das

Karzinoid, das adenoidzystische Karzinom und das Mucoepidermoid-Karzinom. Sie werden aufgrund ihres biologischen Verhaltens auch als „semimaligne" bezeichnet, pathomorphologisch aber eindeutig den Bronchialkarzinomen zugeordnet (WHO 1981). Das Karzinoid wird bezüglich Histologie und Prognose weiterhin unterteilt in ein typisches und ein atypisches Karzinoid [7]. Im folgenden sollen die Erfahrungen mit parenchymsparenden Resektionen bei benignen und „semimalignen" Tumoren der Lunge dargestellt werden.

Patienten, Methode, Ergebnisse

Von Januar 1978 bis März 1993 wurden 1891 teils atypische, teils anatomische Resektionen bei primären bronchopulmonalen Neoplasien ausgeführt. Hiervon machten die sogenannten Adenome und die benignen Tumoren weniger als 20% aus. Von diesen hatten 51 Patienten (Abb. 1) ein sogenanntes Adenom (n = 47) oder einen benignen endobronchialen Tumor (n = 4). Das Verhältnis von Männer zu Frauen betrug 31:20, das Durchschnittsalter 49 Jahre in einem Bereich von 17 bis 73 Jahren. 32 Patienten waren symptomatisch, wobei Husten, rezidivierende Pneumonien und Hämoptysen im Vordergrund standen.

Bronchoplastische Eingriffe wurden zur Vermeidung größerer Parenchymverluste immer dann indiziert, wenn der Tumor im Lappenostium oder zentral davon gelegen war. Diese Eingriffe wurden dann mit Parenchymresektionen kombiniert, wenn das peripher gelegene Lungengewebe aufgrund der Obstruktion Zeichen der Infektion oder Destruktion aufwies. Bis 1983 wurden lediglich auffällige Lymphknoten entnommen, seitdem wird eine systematische Lymphknotendissektion vorgenommen. Nach bronchoplastischen Eingriffen wird grundsätzlich eine suffiziente Deckung der Bronchusnaht vorgenommen. Diese dient zum einen dem Schutz der benachbarten Pulmonalarterie gegen Arrosionen von seiten der geknüpften Fäden und zum anderen als Absicherung der Naht gegenüber transmuralen Dehiszenzen. Wir bevorzugen das perikardiale Fett, das von kaudal nach zentral unter Schonung der von der A. thoracica interna einmündenden Gefäße und des N. phrenicus mobilisiert wird. Auf diese Weise kann bei den meisten Patienten ohne nennenswerten Zeitaufwand ein gut durchbluteter Gewebestiel erhalten werden. Alternativ verwenden wir die mobilisierte V. azygos oder gestiefelte Perikardlappen.

Bei keinem Patienten mit Karzinoid (n = 45) war eine endokrine Aktivität klinisch nachweisbar. Bei 42 Patienten konnte endobronchial bis in Höhe der Subsegmentebene ein Tumornachweis erbracht werden, unter diesen wurde in 36 Fällen präoperativ auch eine korrekte histologische Diagnose erzielt.

Unter 45 Patienten mit Karzinoid wurde in 10 Fällen eine parenchymsparende Resektion vorgenommen, darunter 4 × eine Oberlappenkeil- oder Oberlappenmanschettenresektion, 3 × eine Unterlappenkeil- oder Manschettenresektion, 2 × eine Mittellappenmanschettenresektion und in einem Fall eine Hauptbronchusmanschettenresektion. 9 der 10

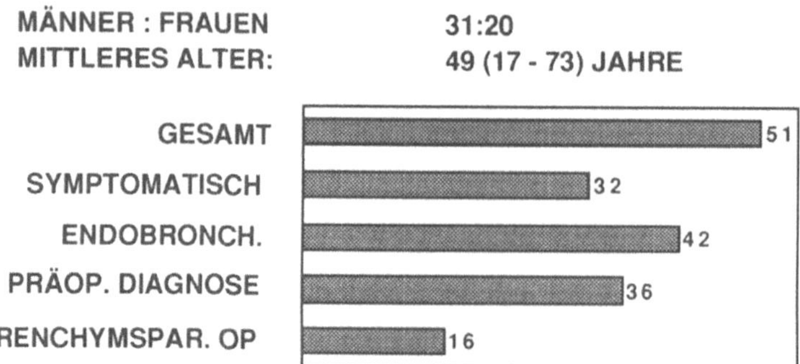

Abb. 1. Daten der 51 Patienten mit „semimalignem" Tumor (n = 47) bzw. benignem endobronchialem Tumor (n = 4)

Tabelle 1. Literaturzusammenstellung über Karzinoide mit Angaben über Anteil bronchoplastischer Eingriffe und Überlebensraten, teilweise differenziert nach typischem und atypischem Karzinoid

Autor, Jahr	Patienten	davon plast.	Überleben alle	Überleben typ.	atyp.
Burcharth '72 [2]	23	7 (30%)	56% (5 J.)		
Arrigoni '72 [1]	29	0			60% (3 J.)
Okike '76 [5]	203	9 (4%)		87% (10 J.)	
Wilkins '84 [8]	111	7 (6%)	82% (10 J.)		
Stamatis '90 [6]	227	50 (22%)		95%	41% (10 J.)
Harpole '92 [4]	126	9 (7%)		91%	32% (10 J.)
Eigene '93	45	10 (22%)	96% (10 J.)	95%	100% (10 J.)

bronchoplastisch operierten Patienten hatten ein typisches, 1 Patient ein atypisches Karzinoid. Letzterer war der einzige Patient mit mediastinalem Lymphknotenbefall. Ein Patient verstarb am 12. postoperativen Tag an einer fulminanten Lungenembolie. Kein Patient erlitt Komplikationen von seiten der Bronchusnaht oder andere nennenswerte Zwischenfälle.

Nach einer mittleren Nachuntersuchungszeit von 72 Monaten waren alle bronchoplastisch operierten Patienten tumorfrei aufgrund klinischer und radiologischer Befunde. Nur 4 Patienten hatten sich zu einer endoskopischen Kontrolle bereit erklärt, die jeweils unauffällige Verhältnisse zeigte. Ein Patient war 4 Jahre postoperativ tumorunabhängig verstorben.

Alle nicht bronchoplastisch operierten Patienten mit Karzinoid (typisches Karzinoid, n = 29; atypisches Karzinoid, n = 6) unterzogen sich überwiegend anatomischen Resektionen, darunter am häufigsten einer Lobektomie. In 5 Fällen wurde lediglich eine atypische Resektion durchgeführt und bei einem Patienten aufgrund einer eingeschränkten Lungenfunktion eine endoskopische Abtragung des Tumors vorgezogen. Je ein Patient mit typischem und atypischem Karzinoid wies hiläre und mediastinale Lymphknotenmetastasen auf. Beide Patienten entwickelten nach 4 bzw. 5 Jahren ein inoperables Lokalrezidiv. Ein weiterer Patient mit typischem Karzinoid ohne Lymphknotenmetastasen war der einzige, der bisher am Rezidiv verstarb. Die kumulative 10-Jahres-Überlebensrate aller Karzinoid-Patienten betrug somit 95%. Es findet sich in unserem Krankengut kein prognostischer Unterschied zwischen typischem und atypischem Karzinoid, wie auch zwischen bronchoplastischen und Standard-Resektionsverfahren.

Eine Patientin mit adenoidzystischem Karzinom unterzog sich zunächst einer Bifurkationskeilresektion mit Pneumonektomie links. 5 Jahre später wurde ein Anastomosenrezidiv in der gleichen Weise nachreseziert und mit der Entfernung einer Metastase aus dem rechten Oberlappen kombiniert. Die Patientin verstarb 10 Jahre später aufgrund eines erneuten Lokalrezidivs und Fernmetastasen.

Ein Patient wies ein Mucoepidermoid-Karzinom am Unterlappeneingang links auf. Der Tumor wurde über eine Bronchotomie in toto reseziert, im Schnellschnitt war der Resektionsrand tumorfrei. Dieser Patient wird seit der Operation 3monatlich endoskopischen Kontrollen unterzogen, wobei bisher kein Rezidiv entdeckt wurde.

Unter den Patienten mit benignem endobronchialem Tumor waren 2 mit Lipochondrom, 1 Patient mit entzündlichem Pseudotumor und 1 Patient mit einem Lipom. In 2 Fällen wurde eine Manschettenbilobektomie rechts vorgenommen, in einem Fall eine Hauptbronchusmanschettenresektion rechts. Der 4. Patient unterzog sich aus funktionellen Gründen lediglich einer endoskopischen Abtragung des Tumors aus dem Unterlappenbronchus links. Alle Patienten mit benignem endobronchialem Tumor sind derzeit klinisch und endoskopisch rezidivfrei.

Diskussion

Das Behandlungsprinzip bei den sogenannten semimalignen Tumoren oder Bronchusadenomen entspricht in jedem Fall dem bei Bronchialkarzinomen, da es sich letztlich um Tumoren mit Invasionszeichen handelt. Offensichtlich besteht eine Diskrepanz zwischen Morphologie und Biologie: Wie gezeigt, können typische Karzinoide, wenngleich seltener als atypische, Lymphknotenmetastasen und Fernmetastasen setzen. Daher ist in jedem Fall eine komplette Lymphknotendissektion bei der Operation eines Karzinoids, eines adenoidzystischen oder eines Mucoepidermoid-Karzinoms zu fordern.

Bronchoplastische Operationen erscheinen zulässig, wenngleich zur Inzidenz der Lokalrezidive wegen selten durchgeführter endoskopischer Langzeitkontrollen keine gesicherten Daten existieren. Andererseits gibt es auch keine indirekten Hinweise auf eine erhöhte Rezidivrate im Vergleich zu Standardresektionen. In jedem Fall muß aber intraoperativ ein Schnellschnitt angefertigt werden, um die Tumorfreiheit der Resektionsränder sicherzustellen. Dies gilt insbesondere auch für das adenoidzystische Karzinom, das in $\frac{1}{3}$ der Fälle submucös infiltriert. Eine Parenchymresektion ist in 70 bis 80% aller Fälle mit endobronchialem Karzinoid nicht zu umgehen, da die peripher hiervon gelegenen Parenchymabschnitte Ursachen rezidivierender Infektionen darstellen oder bereits destruiert sind.

Bronchoplastische Eingriffe weisen in unserem Krankengut keine höhere Morbidität auf als anatomische Standardresektionen. Somit können diese Verfahren auch bei älteren Patienten mit eingeschränkter Lungenfunktion ohne Zugeständnisse an die Radikalität indiziert werden.

Letztlich bleibt unbeantwortet, ob bronchoplastische Eingriffe bei typischem oder atypischem Karzinoid im Hinblick auf Rezidiv- und Überlebensrate gerechtfertigt sind, weil die meisten Kollektive zu klein, bzw. noch nicht ausreichend lange nachbeobachtet worden sind. Die Nachsorge muß in jedem Fall mehr als 10 Jahre umfassen, da auch Spätrezidive beschrieben werden.

Literatur

1. Arrigoni MG, Woolner LB, Bernatz PE (1972) Atypical carcinoid tumors of the lung. J Thorac Cardiovasc Surg 64:413–421
2. Burcharth F, Axelsson C (1972) Bronchial adenomas. Thorax 27:442–449
3. Goldstraw P, Lamb D, McCormack RJM, Walbaum PR (1976) The malignancy of bronchial adenoma. J Thorac Cardiovasc Surg 72:309–314
4. Harpole DH, Feldman JM, Buchanan S, Young WG, Wolfe WG (1992) Bronchial carcinoid tumors: A retrospective analysis of 126 patients. Ann Thorac Surg 54:50–55
5. Okike N, Bernatz PE, Payne WS, Woolner LB, Leonard PF (1978) Bronchoplastic procedures in the treatment of carcinoid tumors of the tracheobronchial tree. J Thorac Cardiovasc Surg 76:281–291
6. Stamatis G, Freitag L, Greschuchna D (1990) Limited and radical resection for tracheal and bronchopulmonary carcinoid tumor. Eur J Cardio Thorac Surg 4:527–533
7. Warren WH, Gould VE, Faber LP, Kittle CF, Memoli VA (1985) Neuroendocrine neoplasms of the bronchopulmonary tract. J Thorac Cardiovasc Surg 89:819–825
8. Wilkins EW, Grillo HC, Moncure AC (1984) Changing times in surgical management of bronchopulmonary carcinoid tumor. Ann Thorac Surg 38:339–344

219. Manschettenresektion bei Bronchusstenosen des Kindesalters: Indikationen, Vorgehen, Langzeitergebnisse

R. H. Richter, H. P. Hümmer, S. Simon, Th. Zimmermann, K.-R. Greskötter und F. P. Gall

Chirurgische Klinik der Universität Erlangen, Maximiliansplatz, 91054 Erlangen

Sleeve Resection for Bronchial Stenosis in Children: Indications, Procedure, Results of Long-term Follow-up

Summary. In contrast to adults, sleeve resection in children and adolescents is a rarity. The indications are mainly limited to local congenital abnormalities, segmental malacia of the trachea or central bronchi of differing aetiologies and secondary stenosis due to scarring or tumors. In two cases, one of a twelve year old boy with a mucoepidermoid carcinoma in the right upper lobe bronchus and the second a six month old infant with malacia of the left main bronchus resulting from long-term ventilation, could functional lung parenchyma be preserved by employing sleeve resection. Investigations, indications for operation, operative procedures and long-term follow-up of these two rare illnesses will be discussed.

Key words: Sleeve resection – Childhood – Follow-up

Zusammenfassung. Im Gegensatz zum Erwachsenen stellen Manschettenresektionen im Kindes- und jugendlichen Alter eine Rarität dar. Die Indikation begrenzt sich im wesentlichen auf lokale kongenitale Anomalien, segmentale Malazien der Trachea bzw. des zentralen Bronchialsystems unterschiedlicher Genese, narbige Stenosen sowie seltene Tumoren. Sowohl bei einem 12jährigen Jungen mit einem Mukoepidermoidkarzinom des rechten Oberlappenbronchus als auch bei einem 6 Monate alten Säugling mit einer Malazie des linken Stammbronchus infolge Langzeitbeatmung konnte durch eine Manschettenresektion funktionstüchtiges Lungenparenchym erhalten bleiben. Es wird über diagnostisches Vorgehen bezüglich der beiden seltenen Krankheitsbilder, Indikationsstellung, operatives Vorgehen sowie Langzeitergebnisse berichtet.

Schlüsselwörter: Manschettenresektion – Kindesalter – Langzeitergebnisse

Einleitung

Bronchoplastische Operationen, insbesondere Manschettenresektionen mit oder ohne Lungenresektion, haben in der Lungenchirurgie ihren festen Platz, der durch enggestellte Indikationen definiert wird [2, 11, 14, 20]. Die Manschettenresektion ist die am häufigsten durchgeführte bronchoplastische Operation [14]. Im Gegensatz zum Erwachsenen stellt sie im Kindes- und jugendlichen Alter eine Rarität dar.

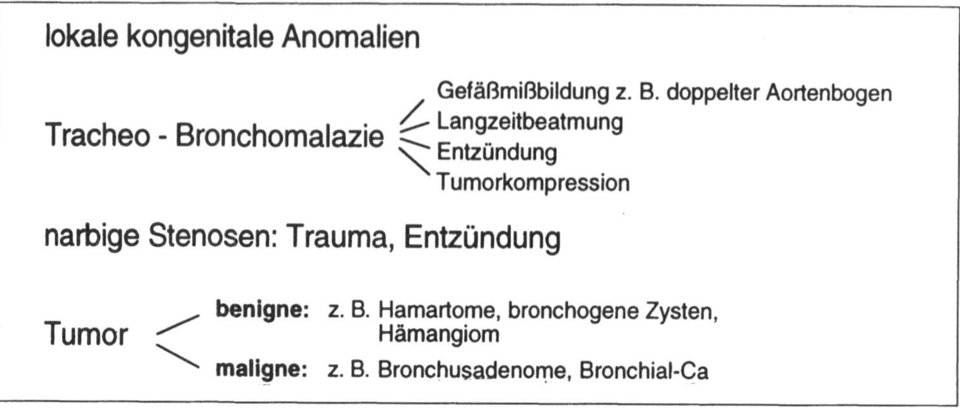

Abb. 1. Bronchusstenosen des Kindesalters

Die Indikation (siehe Abb. 1) begrenzt sich im wesentlichen auf lokale kongenitale Anomalien [7, 10, 21], lokale Malazien der Trachea bzw. des zentralen Bronchialsystems unterschiedlicher Genese [8, 17, 18], narbige Stenosen sowie seltene Tumoren [11, 22]. Tracheo- bzw. Bronchomalazien können angeboren oder erworben sein. In der Gruppe der malignen Prozesse sind die Bronchusadenome hervorzuheben, die in Karzinoide [5, 22], Cylindrome [3, 5] und Mukoepidermoidkarzinome [12, 19] unterteilt werden.

Eigenes Patientengut

In der Zeit vom 1. 1. 1980 bis 31. 3. 1993 wurden an der Chirurgischen Klinik der Universität Erlangen 1206 Lungeneingriffe aus unterschiedlicher Indikation durchgeführt, davon 102 in der Altersgruppe bis zu 18 Jahren. Bei Kindern erfolgten zwei Eingriffe mit Manschettenresektion des Hauptbronchus, eine davon in Verbindung mit einer Oberlappenresektion.

Fall 1: Ein 12½jähriger Junge wurde wegen einer seit 3 Jahren bestehenden rezidivierenden Iridozyklitis zur Abklärung der Grundkrankheit in der Kinderklinik vorgestellt. Bereits ein halbes Jahr vorher fielen belastungsabhängig pfeifende Atemgeräusche sowie in der letzten Zeit zunehmende Hustenattacken auf. Eine mehrwöchige Kur wegen der asthmoiden Symptomatik war vorausgegangen.

Bei der klinischen Untersuchung imponierte ein deutlich abgeschwächtes Atemgeräusch über der rechten Lunge. Abgesehen von einer isolierten IGE-Erhöhung (370 Einheiten/ml) waren alle Labortests, auch bezüglich Allergenen, negativ.

Die Röntgenübersichtsaufnahme des Thorax zeigte eine leichte Überblähung der rechten Lunge. Bei Durchleuchtung wurde ein Mediastinalwandern nach rechts gesehen, so daß der Verdacht auf eine Fremdkörperaspiration bestand. Anamnestische Hinweise fehlten. Vor der geplanten Bronchoskopie erfolgte eine Lungenperfusionsszintigraphie. Die deutliche rechtsseitige Perfusionsminderung und die angiokardiographisch dargestellte Hypoplasie der peripheren Pulmonalarterien bei normalem Pulmonalisdruck sprach eher für eine angeborene Anomalie als für eine reflektorisch bedingte Engstellung der rechten Pulmonalarterie, z. B. im Rahmen einer Fremdkörperaspiration (Euler-Liljestrand-Mechanismus).

Die entscheidende Information konnte erst durch die Bronchoskopie gewonnen werden. Es fand sich ein kugeliger Tumor im rechten Hauptbronchus. Der Abgang zum Oberlappenbronchus war nicht einsehbar, Mittellappen- und Unterlappenbronchus waren frei. Die Histologie der entnommenen PE ergab ein „low grade Mukoepidermoidkarzinom der Lunge". Der Tumor wurde über eine Oberlappenmanschettenresektion entfernt. Die End-zu-End-Anastomose des rechten Hauptbronchus mit dem rechten Intermediärbronchus erfolgte durch nichtresorbierbare, monophile Einzelknopfnähte der Stärke 5,0.

Die definitive Histologie ergab ein zentrales, auf die Bronchialwand begrenztes Muko-epidermoidkarzinom von niedrigem Malignitätsgrad (pT1, pN0 (5 Lymphknoten im Dissektat), R0).

Der postoperative Verlauf gestaltete sich vollkommen komplikationslos. Der Patient ist seit der Operation im November 1981 beschwerdefrei. Bronchoskopische Kontrollen ergaben keinen Anhalt für ein Rezidiv. Perfusionsszintigraphisch waren keine Ausfälle im Sinne einer Minderperfusion der rechten Lunge zu erkennen. Die letzte Röntgenübersichtsaufnahme des Thorax (6/1992) zeigte eine basale Schwiele sowie einen Zwerchfellhochstand rechts, sämtliche Parameter der Lungenfunktion befanden sich im Normbereich.

Fall 2: Kurz nach der Geburt entwickelte ein männliches Neugeborenes Zeichen einer zunehmenden Ateminsuffizienz und Zyanose. Die weiterführende Diagnostik ergab eine D-Transposition der großen Arterien. In den Folgemonaten erlitt der Säugling wiederholt schwere Atemwegsinfekte. Eine akute pulmonale Dekompensation machte Ende April 1984 die Intubation erforderlich. Bei der maschinellen Beatmung fielen hohe Atemdrücke auf. Die Röntgenübersichtsaufnahme des Thorax wies auf eine deutliche Überblähung der linken Lunge hin. Bronchoskopisch war eine ca. 1 cm lange Stenose des linken Hauptbronchus zu sehen, die selektiv intubiert werden konnte. Nach Stabilisierung der pulmonalen Situation erfolgte Ende Mai 1984 in der Herzchirurgischen Abteilung (Prof. Dr. med. von der Emde) die Korrektur der D-TGA nach Senning. Der postoperative Verlauf war von kardialer Seite unauffällig, es bestanden aber weiterhin Zeichen einer beatmungspflichtigen linksseitigen obstruktiven Ventilationsstörung. Bronchographisch bzw. bronchoskopisch war nach wie vor eine schlitzförmige Verengung im Sinne einer Impression am linken Hauptbronchus zu sehen, so daß Anfang Juni 1984 über eine anterolaterale Thorakotomie eine Manschettenresektion des linken Hauptbronchus auf einer Länge von ca. 1,5 cm erfolgte. Zur Anastomosierung verwendeten wir ebenfalls monophiles Nahtmaterial der Stärke 5,0.

Die histologische Aufarbeitung des Resektates ergab einen partiellen Defekt des Bronchialknorpels im Sinne einer Bronchomalazie mit Epitheldysplasie.

Knapp eine Woche nach der Operation konnte das Kind extubiert werden, leider zwang die Aspiration von Erbrochenem zur Reintubation. Beim wiederholten bronchoskopischen Absaugen zeigte sich eine intakte Anastomose. Die endgültige Extubation erfolgte nach schrittweisem Abtrainieren vom Beatmungsgerät (IMV-Beatmung) nach 5 Wochen. Der Junge, der sich altersentsprechend gut entwickelte, stellte sich regelmäßig jährlich zur Kontrolluntersuchung vor, wobei das Interesse an der kardialen Funktion im Vordergrund stand [EKG: (3/1993) Sinusrhythmus, überdrehter Rechtstyp, vitientypische pathologische Rechtshypertrophie mit Erregungsrückbildungsstörungen, keine Rhythmusstörungen. Ultraschall Herz: (3/1993) vitientypisch vergrößerter rechter Ventrikel von guter Funktion, Tricuspidalklappe kompetent, Vorhoftunnel ohne Obstruktion, in beiden Hohlvenen normaler Flow]. Seitens der Lungenfunktion waren bei der letzten Kontrolle (2/93) Zeichen einer leichten obstruktiven Ventilationsstörung zu erkennen bei einer gering verminderten exspiratorischen Flußvolumenkurve (VC = 85,6%, FVC = 91,9%, FEV1 = 94,3%, PEF = 101%, MEF 50 = 55,6%, MEF 75 = 74,2%). Die Röntgenaufnahme des Thorax zeigte eine normale Transparenz beider Lungen bei normal großem, tonisiertem Herz.

Diskussion

Die erstmals 1947 von Price Thomas durchgeführte und 1956 publizierte Manschettenresektion [15] stellt ein ideales operatives Verfahren zur Therapie umschriebener Stenosen und benigner oder niedrig maligner endobronchialer Tumore [11, 20] dar (siehe Abb. 1), wobei bei lokalen narbigen Stenosen nach Ausschluß der Malignität endoskopische Verfahren wie lokale Laserbehandlung [1], Kryotherapie [16], Ballondilatation sowie Elektroresektion [6] zu favorisieren sind.

Das Mukoepidermoidkarzinom der Lunge gehört zu den Karzinomen der Bronchialdrüsen und stellt auch im Kindesalter eine Rarität dar [4, 9]. Durch das niedrige maligne Potential ist, sofern die Größe des Tumors es zuläßt, eine sparsame Resektion zu verantworten [19, 22].

Im Falle der symptomatischen, erworbenen, lokalen Bronchomalazie sollte, falls durch konservative Behandlungsverfahren (CPAP-Beatmung) kein Erfolg eintritt [13], eine segmentale Bronchusresektion erfolgen [17].

In den beiden hier vorgestellten Fällen konnte durch die Manschettenresektion funktionstüchtiges Lungenparenchym erhalten bleiben.

Literatur

1. Azizkhan RG, Lacey SR, Wood RE (1990) Acquired symptomatic bronchial stenosis in infants: successful management using an argon laser. J Pediatr Surg 25:19–24
2. Black CT, Luck SR, Raffensperger JG (1988) Bronchoplastic techniques for pediatric lung salvage. J Pediatr Surg 23:653–656
3. Conlan AA, Payne WS, Woolner LB, Sanderson DR (1978) Adenoid cystic carcinoma (cylindroma) and mucoepidermoid carcinoma of the bronchus. J Thorac Cardiovasc Surg 76:369–377
4. El-Jabbour JN, Slim MS, Bekdash B, Allam CK, Mansour A, Fahl MH, Issa P (1986) Bronchial mucoepidermoid tumor in childhood. Pediatr Surg Int 1:63–67
5. Goodner JT, Berg JW, Watson WL (1961) The non-benign nature of bronchial carcinoids and cylindromas. Cancer 14:539–546
6. Greenholz SK, Hall RJ, Lilly JR, Shikes RH (1987) Surgical implications of bronchopulmonary dysplasia. J Pediatr Surg 22:1132–1136
7. Harris MR, Heldt GP, Brasch RC et al. (1980) Resection of distal tracheal stenosis in a baby with agenesis of the lung. J Pediatr Surg 15:938–943
8. Harrison MR, Hendren WH (1975) Agenesis of the lung complicated by vascular compression and bronchomalacia. J Pediatr Surg 10:813–817
9. Lack EE, Harris GBC, Eraklis AJ, Vawter GF (1983) Primary bronchial tumors in childhood. Cancer 51:492–497
10. Lobe TE, Hayden CK, Nicolas D, Richardson CJ (1987) Successful management of congenital tracheal stenosis in infancy. J Pediatr Surg 22:1137–1142
11. Lowe JE, Bridgman AH, Sabiston DC (1982) The role of bronchoplastic procedures in the surgical management of benign and malignant pulmonary lesions. J Thorac Cardiovasc Surg 83:227–234
12. Nakagawara A, Ikeda K, Ohgami H (1979) Mucoepidermoid tumor of the bronchus in an infant. J Pediatr Surg 14:608–609
13. Neijens HJ, Kerrebijn KF, Smalhout B (1978) Successful treatment with CPAP of two infants with bronchomalazia. Acta Paediatr Scand 67:293–296
14. Nohl-Oser HCH, Salzer GM (1985) Lungenchirurgie. Georg Thieme Verlag, Stuttgart–New York
15. Price Thomas C (1956) Conserving resection of the bronchial tree. JR Coll Surg Edinb 1–2:169
16. Rodgers BM, Moazam F, Talbert JL (1982) Endotracheal Cryotherapy in the treatment of refractory airway strictures. Ann Thoracic Surg 35:52–57
17. Smith KP, Cavett CM (1985) Segmental bronchomalacia: successful surgical correction in an infant. J Pediatr Surg 20:240–241
18. Stark J, Roesler M, Chrispin A, de Leval M (1985) The diagnosis of airway obstruction in children. J Pediatr Surg 20:113–117
19. Torres AM, Ryckman FC (1988) Childhood tracheobronchial mucoepidermoid carcinoma: a case report and review of the literature. J Pediatr Surg 23:367–370
20. Vogt-Moykopf J, Toomes H, Heinrich S (1983) Sleeve resection of the bronchus and pulmonary artery for pulmonary lesions. Thorac cardiovasc surgeon 31:193–198
21. Weber TR, Eisen H, Scott PH et al. (1982) Resection of congenital tracheal stenosis involving the carina. J Thorac Cardiovasc Surg 84:200–203
22. Wildburger R, Höllwarth ME (1989) Bronchoadenoma in childhood. Pediatr Surg Int 4:373–380

220. Spezielle Komplikationen nach organerhaltenden Eingriffen an der Lunge und deren Behandlung – Bronchoplastische Resektionen

M. Semik, A. Linder, G. Horea, G. Friedel und H. Toomes

Klinik Schillerhöhe, Abteilung Thoraxchirurgie, Solitudestr., 70839 Gerlingen

Special Complications and Feasible Therapy After Bronchoplastic Resections

Summary. Nowadays bronchoplastic resections are the method of choice for patients with benign endobronchial lesions, traumatic airway disruptions and central lung cancer. Between 1960 and 1993 344 patients underwent bronchoplastic resections in our hospital; malignancy was the predominant indication with 93 % (n = 320). No protective procedures were used for anastomosis healing. The incidence of special complications as suture granuloma, stenosis, fistula and dehiscency of a suture were significant dependent on the used sutures (non absorbable, 1960–1984; absorbable, 1985–1993). Within same trend the 30-day-mortality could be improved with absorbable sutures, and was 5.2 % for bronchial sleeve resections and 18.7 % for sleeve pneumectomy (respective 11 % and 22 % with non absorbable sutures).

Key words: Bronchoplastic resections – Special complications – Sutures

Zusammenfassung. Bronchoplastische Resektionen sind heutzutage Therapie der Wahl bei Patienten mit benignen endobronchialen Läsionen, Atemwegsverletzungen sowie zentralen Bronchialkarzinomen. In der Zeit von 1960 bis 1993 wurden 344 bronchoplastische Eingriffe durchgeführt, maligne Erkrankungen dominierten als Indikation deutlich mit 93 % (n = 320). Protektive Maßnahmen zur Anastomosenheilung wurden nicht eingesetzt. Die Inzidenz spezieller Komplikationen wie Fadengranulome, Stenosen, Fistel und Dehiszenzen war signifikant vom verwendeten Nahtmaterial abhängig (nicht resorbierbar, 1960–1984; resorbierbar 1985–1993). In gleichem Sinne konnte die 30-Tage-Mortalität mit resorbierbarem Nahtmaterial verbessert werden, sie betrug nach Bronchus-Manschetten-Resektionen 5,2 % und nach Bifurkationsresektionen 18,7 % (respektive mit nicht resorbierbarem Nahtmaterial 11 % und 22 %).

Schlüsselwörter: Bronchoplastische Resektionen – Spezielle Komplikationen – Nahtmaterial

In der Lungenchirurgie hat in den letzten Jahren eine Standardisierung der Operationstechniken stattgefunden. Die plastischen Resektionsverfahren dienen hauptsächlich dem Zweck der Organerhaltung; während sie früher für Patienten mit zentralen Tumoren und schlechter Lungenfunktion eingeführt wurden [1], stellen sie heute bei ausgewählten Patienten das Operationsverfahren der Wahl dar. *Indikationen* sind benigne endobronchiale Läsionen, traumatische Atemwegsverletzungen und zentrale Bronchialkarzinome.

Der erfolgreiche Verlauf nach bronchoplastischen Resektionen ist wesentlich beeinflußt vom Allgemeinzustand, Begleiterkrankungen und Risikofaktoren der Patienten, ist jedoch nicht minder abhängig von einer routinierten, möglichst *atraumatischen Operationstechnik und geeignetem Nahtmaterial.* Aus diesem Grunde wurde das eigene Patientengut von 1960 bis 1993 retrospektiv untersucht, um die Bedeutung des verwendeten Nahtmaterials im postoperativen Verlaufe nach bronchoplastischen Resektionen zu analysieren; besonderes Augenmerk wurde gerichtet auf spezielle Komplikationen, deren mögliche Entstehung und Therapie.

Patientengut

In der Zeit von 1/1960 bis 3/1993 wurden an der Klinik Schillerhöhe 344 bronchoplastische Eingriffe bei 280 männlichen (81,4%) und 64 weiblichen Patienten (18,6%) durchgeführt. Maligne Erkrankungen dominierten als Indikation deutlich mit 93% (n = 320); benigne Erkrankungen lagen bei 7% der Patienten vor (n = 24). Eine Differenzierung der Indikationen zeigt Tabelle 1.

1960–1984 wurden 95 Patienten operiert, bei denen zur Bronchusnaht *nicht resorbierbares Nahtmaterial* eingesetzt wurde (*Gruppe 1*). 1985–1993 wurden dagegen 249 Patienten operiert, bei denen ausschließlich *resorbierbares Nahtmaterial* verwendet wurde (*Gruppe 2*). Eine Übersicht über die eingesetzten Nahtmaterialien in den genannten Zeiträumen zeigt Tabelle 2; hierbei ist erwähnenswert, daß auch vor 1985 vereinzelt resorbierbare Nahtmaterialien eingesetzt wurden, die jedoch, wegen geringer und zweifelhafter Erfahrung damit, in jedem Fall durch nicht resorbierbare Nähte „gesichert" wurden. Beide Patienten-Gruppen waren vergleichbar im Hinblick auf das Patienten-Alter, Geschlechtsverteilung und Indikation zur Operation (Tabelle 3).

Tabelle 1. Indikationen – bronchoplastische Resektionen Gruppe 1 und 2 (n = 344), klinische Einteilung

Bronchialkarzinome	269	78,2%
Karzinoidtumore	26	7,6%
Metastasen	17	4,9%
Sonstige maligne Erkrankungen	7	2,0%
Benigne Erkrankungen	25	7,3%
	n = 344	100%

Tabelle 2. Auflistung der verwendeten Nahtmaterialien zur Bronchusnaht (resorbierbar/nicht resorbierbar) im Zeitraum 1960–1993

1960–1966	Mersilene	Polyester, geflochten
	Chrom-catgut	Darm. gesponnen
1967–1974	Ethiflex	Polyester, gefl. u. beschichtet
	Mersilene	
	Chrom-catgut	
1975–1980	Ethibond	Polyester, gefl. u. beschichtet
	Prolene	Polypropylene, monofil
	Vicryl	Polyglactin 910, gefl. u. besch.
1981–1984	Ethibond	
	Vicryl	
	PDS	Polydioxan, monofil
1985–1993	PDS	

Tabelle 3. Allgemeine Patienten-Daten (Gruppe 1/2) – Bronchoplastische Resektionen

		nicht res. N. n = 95	res. N. n = 249
Geschlecht	m	82 (86%)	198 (79,5%)
	w	13 (14%)	51 (20,5%)
Alter-Durchschnitt		52,8 J	55,5 J.
-Grenzen		5–72 J.	13–84 J.
Dignität maligne		93,7%	92,8%
benigne		6,3%	7,2%

Tabelle 4a. OP-Verfahren (Gruppe 1)

Nichtresorbierbares Nahtmaterial

Bronchusmanschettenresektion	82	86,3%
ohne Lungenresektion 5		
Bifurkationsresektionen	9	9,5%
Bronchusplastiken	4	4,2%
	n = 95	100%

Tabelle 4b. OP-Verfahren (Gruppe 2)

Resorbierbares Nahtmaterial

Bronchusmanschettenresektion	136	54,6%
ohne Lungenresektion 9		
mit Gefäßmanschette 20		
Bifurkationsresektionen	12	4,8%
Bifurkationsrekonstruktionen	4	1,6%
Bronchusplastiken	97	39,0%
	n = 249	100%

Operationsverfahren/-Technik

Die durchgeführten bronchoplastischen Eingriffe kommen, nach Gruppen getrennt, in Tabelle 4a/b zur Darstellung. Die Bronchusplastiken sind hierbei definiert als Tangential- oder Keilresektionen am Bronchusabgang zentral mit semizirkulärer bis 3/4-Anastomose. Bei den kombinierten Manschetten-Resektionen (Gruppe 2 – resorbierbares Nahtmaterial) wurden neben Resektion einer Bronchusmanschette bei 17 Patienten eine Segmentresektion der Pulmonalarterie mit End-zu-End-Anastomose, bei 3 Patienten eine Segmentresektion der Vena cava superior mit Interposition einer PTFE-Prothese durchgeführt (Interponat-Länge 3–5 cm).

Die Operationstechnik sei beispielhaft – in Kürze – bei einem rechtszentralen Tumor und Manschetten-Pneumektomie dargestellt (Abb. 1a): Nach Pneumektomie und Bifurkationsresektion wird zur tracheobronchialen Anastomose (Trachea – linker Hauptbronchus) zunächst eine Ecknaht mit PDS 3.0 gelegt (Abb. 1b). Zur Beatmung wird der Katheter (JK) des Beatmungsgerätes („High-frequency-jet-ventilator") über das OP-Feld in den linken Hauptbronchus (HB) eingeführt. Sodann wird die Hinterwand mit Einzelknüpfnähten (PDS 4.0) anastomosiert, die sofort geknotet werden (Abb. 1c). Der Jet-Katheter wird jetzt transtracheal in den linken Hauptbronchus eingeführt und die Vorderwand, ebenfalls in Einzelknüpf-Nahttechnik, anastomosiert; die Nähte werden hierbei sämtlich vorgelegt und am Schluß verknotet. Protektive Maßnahmen zur Anastomosenheilung werden grundsätzlich *nicht* durchgeführt. Eine Ausnahme stellt die kombinierte Manschettenresektion von Bronchus und Pulmonalarterie dar, bei der die Anastomosen nebeneinander zu liegen kommen; hierbei wird Pleura parietalis oder Perikard mobilisiert und als gestielter Lappen um die Bronchus-Anastomose gelegt und fixiert, zur Vermeidung einer bronchovasculären Fistel. Im postoperativen stationären Verlauf wird einmalig routinemäßig bronchoskopiert, und zusätzlich nur beim Auftreten von Komplikationen.

Komplikationen, ihre Therapie und eigene Ergebnisse

Typische Komplikationen nach bronchoplastischen Eingriffen sind die *Fistelbildung* (bronchopleural, selten bronchovasculär) bis hin zur *Anastomosendehiszenz*, desweiteren die *Ste-*

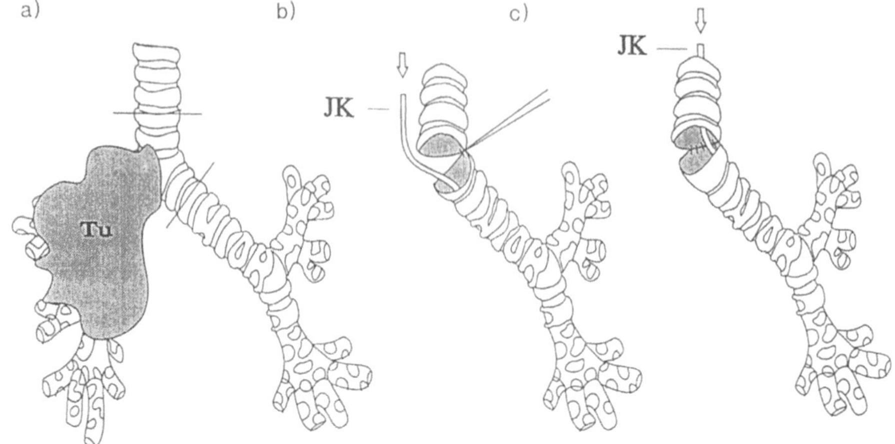

Abb. 1a–c. Manschetten-Pneumektomie re. (Erklärung siehe Text) (*Tu* – Tumor/*JK* – Katheter > Jet-Ventilator)

nose, die früher häufig durch *Fremdkörper-Granulome* im Anastomosenbereich bedingt war und das *Lokalrezidiv*. Deutlich häufiger sind *Sekretretentionen* infolge gestörter mucociliarer Clearance; diese werden begünstigt durch eine lokale Durchblutungsstörung im Anastomosenbereich, Lymphbahnunterbrechung, Bronchialschleimhautödem und Denervation [2]. Folgen können Dys- bzw. Atelektase der nachgeschalteten Lunge sein, Pneumonie und Ateminsuffizienz.

Die postoperativen Komplikationen im eigenen Patientengut waren vom verwendeten Nahtmaterial signifikant abhängig. Bei Verwendung von nicht resorbierbarem Nahtmaterial (Gruppe 1) traten in 70,5% der Patienten Fadengranulome auf, die in 60,5% zur Entfernung von Fadenresten zwangen. Desweiteren waren bei 15,8% der Patienten in Gruppe 1 Stenosen und in 9,5% Fisteln bzw. Dehiszenzen nachweisbar. Dagegen zeigten Patienten der Gruppe 2 mit resorbierbarem Nahtmaterial einen deutlich besseren Heilungsverlauf: Fadengranulome traten bei keinem Patienten auf (0%), desgleichen wurde in keinem Fall Fadenmaterial entfernt (0%). Die Rate der aufgetretenen Stenosen lag bei 0,8% und der Fisteln bzw. Dehiszenzen bei 3,2%.

Beim Auftreten von o.g. Komplikationen sind zunächst konservative Therapieversuche gerechtfertigt und führen meist zur Abheilung der Anastomosen, ohne Spätfolgen. Als Ausnahme gilt das frühpostoperative Auftreten von Hämoptysen, das bei Bronchusfistel bzw. -Dehiszenz eine bronchovasculäre Fistel mit bedrohlicher Blutung ankündigen kann; in diesem Fall ist die sofortige operative Intervention und Revision der Anastomose oder sekundäre Pneumektomie indiziert. Bei kleineren *Bronchusfisteln* bzw. partiellen *Dehiszenzen* sind antibakterielle Therapie und kurzfristige Bronchoskopie-Kontrollen indiziert. Bei weiterhin komplizierter Heilung sowie bei größeren Fisteln kann die Fibrinklebung, evtl. wiederholt und in Kombination mit autologer Spongiosa, zur Abdichtung bzw. Verklebung eingesetzt werden. *Stenosen* sind heutzutage bei Verwendung resorbierbarer Nähte selten. Auftreten von vermehrten Granulationen im Anastomosenbereich kann zur Stenosierung führen, deshalb sind auch in diesem Fall kurzfristige Kontrollen indiziert. Bei Befundzunahme oder Entwicklung einer Stenose können die Granulationen und evtl. vorhandene Membranen mit Laser abgetragen und die Stenose durch Bougierung, evtl. wiederholt, beseitigt und die Abheilung erreicht werden. Bei Auftreten von *Lokalrezidiven* erfolgt die Abklärung des Patienten wie zur Primär-Operation: Nach Ausschluß von Fernmetastasen werden in der Kontroll-Bronchoskopie durch Staging-PE-Entnahme sowie mit radiologischen Zusatzuntersuchungen die möglichen Resektionsgrenzen/-verfahren festgelegt und operiert. Bei funktioneller Inoperabilität ist die lokale endobronchiale Afterloading-Therapie, evtl. in Kombination mit der perkutanen Radiatio einsetzbar, jeweils in

Abhängigkeit von der Histologie und Patienten-Anamnese (Radiatio etc.). Zur Minderung der Lokalrezidive erfolgt heutzutage die intraoperative Schnellschnitt-Untersuchung der proximalen und distalen Resektionsränder (Bronchus, evtl. Gefäß), um die Anastomose mit Sicherheitsabstand im Gesunden durchführen zu können.

Da seit 1985 die Dokumentation der postoperativen Patienten-Verläufe verbessert wurde, werden weitere spezielle und allgemeine Komplikationen nur für Patienten der Gruppe 2 (n = 249, resorbierbares Nahtmaterial) dargestellt. Die Lokalrezidivrate (d. h. Rezidiv im Bereich der Anastomose) lag bei 5,2%. Eine Sekretretention mit Dys-/Atelektase und notwendiger bronchoskopischer Absaugung trat in 2,8% der Patienten auf, eine Pneumonie mit Ateminsuffizienz erlitten 3,6%. Eine protrahierte Drainage-Therapie (d. h. länger als 10 Tage) war bei 3,6% der Patienten mit persistierender Luftleckage oder Empyem indiziert. Komplikationen nach Gefäß-Manschetten-Resektion traten bei 3 Patienten auf, in der DSA war in einem Fall eine Stenose (5%) und in 2 Fällen eine Thrombose (10%) mit Strombahn-Verschluß des nachgeschalteten Lungenlappens nachweisbar. Herzrhythmus-störungen als allgemeine Komplikation traten in 4,4% auf.

Die 30-Tage-Mortalität für Gruppe 1 (nicht resorbierbar) wurde nach Bronchus-Man-schetten-Resektionen mit 11% und nach Bifurkationsresektionen mit 22% errechnet, nach Bronchusplastiken verstarb keiner von 4 Patienten (0%). Bei Einsatz von resorbierbarem Nahtmaterial (Gruppe 2) konnte die Mortalität nach Bronchus-Manschetten-Resektionen auf 5,2% und nach Bifurkationsresektion/-Rekonstruktion auf 18,7% abgesenkt werden; nach Bronchoplastiken starben 5 von 97 operierten Patienten (5,2%).

Die 30-Tage-Mortalität für die gesamten bronchoplastischen Eingriffe betrug für Gruppe 1 (nicht resorbierbar) 10,5% (n = 10/95) und Gruppe 2 (resorbierbar) 6,4% (n = 16/249). Anastomosen-bedingte letale Komplikationen traten bei 2 Patienten der Gruppe 1 auf (2,1%) und 2 Patienten der Gruppe 2 (0,8%). Eine weitere Differenzierung der Todesursachen (30-Tage-Mortalität) kommt in Tabelle 5 zur Darstellung.

Tabelle 5. Auflistung der Todesursachen (30-Tage-Mortalität) nach bronchoplastischer Resektion – Gruppe 1 und 2

	n. res. n = 95	res. N. n = 249
Letale Hämoptoe	1	2
Anastomosendehiszenz	1	
Pneumonie	3	4
Herz-Kreislauf-Versagen	2	3
Multiorganversagen		3
Lungenödem	1	
Cerebraler Insult		1
Intracranielle Aneurysma-blutung		1
Septischer Schock	1	2
Peritonitis (Darmperforation)	1	

Diskussion

Die Anzahl der bronchoplastischen Resektionen hat im letzten Jahrzehnt um ein vielfaches zugenommen. Durch Weiterentwicklung und Standardisierung der OP-Techniken konnten die Raten für Morbidität und Früh-Mortalität deutlich gesenkt werden. Erheblichen Ein-fluß auf die Inzidenz spezieller Komplikationen nach bronchoplastischen Eingriffen hat die Verwendung geeigneten Nahtmaterials; in unserer Untersuchung konnten wir zeigen, daß mit resorbierbaren Nähten die Raten von Fisteln, Dehiszenzen und Stenosen signifikant im

Vergleich zu nicht resorbierbaren Nähten verbessert werden konnte; desweiteren traten Fadengranulome nicht mehr auf, Fadenmaterialien mußten nicht mehr entfernt werden. In einer aktuellen Übersichtsarbeit berichtet Tedder [3] über Morbidität, Mortalität und Überlebensraten nach 1915 bronchoplastischen Resektionen, die er aus verschiedenen Publikationen der letzten Jahre analysiert und zusammen bewertet hat; darin beschreibt er das Auftreten von Lokalrezidiven bei durchschnittlich 10,3% und von Stenosen bei 5,0% der Patienten, unsere aktuellen Raten wurden mit 5,2% und 0,8% bestimmt (Gruppe 2). Die Angaben in der Literatur müssen im Hinblick auf die Lokalrezidive jedoch insofern relativiert werden, weil die Autoren die Lokalrezidive nicht gleichermaßen definiert haben. Schil [4] gibt eine Stenoserate nach Bronchus-Manschetten-Resektionen von 8,9% an, Angaben zum eingesetzten Nahtmaterial werden nicht gemacht. Tedders Angaben im Hinblick auf postoperative Bronchusfisteln (3,5%) sind mit den eigenen Ergebnissen vergleichbar (3,2% – Gruppe 2). Auch die 30-Tage-Mortalität unseres Patientenkollektives deckt sich mit den Angaben in der Literatur, anastomosenbedingte letale Komplikationen traten in Gruppe 2 nur in 0,8% auf und sind damit deutlich niedriger als in Gruppe 1 mit nicht resorbierbarem Nahtmaterial (2,1%). Kontrovers wird in diesem Zusammenhang der Einsatz protektiver Maßnahmen zur Anastomosenheilung diskutiert. Das Umscheiden („Wrapping") der Bronchusanastomosen mit Pleura oder Perikard wird von einigen Autoren beschrieben; in zahlreichen, besonders experimentellen Arbeiten wird der Einfluß von „wrapping"-Techniken auf die Anastomosenheilung untersucht und z. T. eine bessere Heilungsrate nachgewiesen [5, 6]. Im eigenen Patientengut wurden keine protektiven Maßnahmen diesbezüglich eingesetzt, trotzdem konnten o.g. günstige Komplikationsraten erzielt werden, die sich mit den Literaturangaben decken, bei denen solche Maßnahmen eingesetzt werden. Der Einsatz dieser „Wrapping"-Techniken mit Pleura und Perikard kann dagegen eine erhöhte Stenoserate im Anastomosenbereich begünstigen, die durch eine narbige Schrumpfung dieser Gewebe mit konsekutiver Strangulation der Anastomose erklärbar ist. Einen anderen therapeutischen Ansatz zur Verbesserung der Bronchus-Anastomosen-Heilung verfolgt Schäfers [7] nach klinischer Lungentransplantation: Durch medikamentöse Maßnahmen (Cortison, Prostaglandin) wird durch Vasodilatation und Abschwellung im Anastomosenbereich eine bessere lokale Mikrozirkulation erreicht; seine Ergebnisse zeigen eine deutliche Minderung der sonst gefürchteten Heilungsstörungen der Bronchusanastomosen an (persönliche Mitteilung 1993 [7]). In gleichem Sinne konnte Rendina [8] allein durch Einsatz von Cortison, intra- und postoperativ nach Bronchus-Manschetten-Resektion, eine deutliche Verbesserung der Anastomosenheilung nachweisen. Künftige Untersuchungen werden den Stellenwert protektiver Maßnahmen zur Anastomosenheilung klären helfen. *Entscheidend* ist jedoch eine möglichst gewebsschonende und durchblutungserhaltende Präparations- und Anastomosentechnik.

Die Morbidität und Mortalität nach bronchoplastischen Resektionen muß im Vergleich zu konventionellen Resektionen bewertet werden; die Raten der 30-Tage-Mortalität nach Manschetten-Lobektomie sind z. B. vergleichbar oder besser als nach Pneumektomie (3,2% – Gruppe 2 versus 6,2% – Lung Cancer Study Group [9]).

Abschließend ist festzuhalten, daß mit bronchoplastischen Resektionen ein hohes Maß an Lebensqualität erhalten werden kann. Aus diesem Grunde sollten bronchoplastische Eingriffe immer dann eingesetzt werden, wenn es technisch möglich und nach den Regeln der onkologischen Chirurgie sinnvoll ist. Eine Pneumektomie kann heute nicht mehr akzeptiert werden, nur weil die bronchoplastischen Operationstechniken nicht beherrscht werden.

Literatur

1. Paulson DL, Shaw RR (1955) Bronchial anastomoses and bronchoplastic procedures in the interest of preservation of lung tissue. J Thorac Surg 29:238–259
2. Paul A, Marelli D, Shennib H et al. (1989) Mucociliary function in autotransplanted, allotransplanted, and sleeve resected lungs. J Thorac Cardiovasc Surg 98:523–528

3. Tedder M, Anstadt MP, Tedder SD et al. (1992) Current morbidity, Mortality, and Survival after bronchoplastic procedures for malignancy. Ann Thorac Surg 54:387–391
4. van Schil PE, Riviere AB, Knaepen PJ et al. (1991) TNM staging and long-term follow-up after sleeve resection for bronchogenic tumors. Ann Thorac Surg 52:1096–1101
5. Cicero JL, Massad M, Oba J et al. (1992) Short-term and long-term results of experimental wrapping techniques for bronchial anastomosis. J Thorac Cardiovasc Surg 103:763–766
6. Turrentine MW, Kesler KA, Wright CD et al. (1990) Effect of omental, intercostal, and internal mammary artery pedicle wraps on bronchial healing. Ann Thorac Surg 49:574–579
7. Schäfers HJ, Haverich A, Wagner TO et al. (1992) Decreased incidence of bronchial complications following lung transplantation. Eur J Cardio thorac Surgery 6:174–179
8. Rendina EA, Venuta F, Ricci C (1992) Effects of low-dose steroids on bronchial healing after sleeve resection. A clinical study. J Thorac Cardiovasc Surg 104:888–891
9. Ginsberg RJ, Hill LD, Eagan RT et al. (1983) Modern thirty-day operative mortality for surgical resections in lung cancer. J Thorac Cardiovasc Surg 86:654–658

Unfallchirurgie

Die Bedeutung der Biologie in der Traumatologie

221. Die Bedeutung der Biologie in der Traumatologie – Einleitende Bemerkungen zum Thema

S. Weller

BG-Unfallklinik Tübingen, Schnarrenbergstr. 95, 72076 Tübingen

The Importance of Biological Aspects in Traumatology – Introductional Remarks to the Main Topic

Summary. All therapeutic endeavours in trauma have to respect a clinical, mechanical and a biological aspect. While developing new techniques in the entire field of trauma, the mechanical aspect was given preference. Today the biological aspect, directing to a biomechanically oriented technique, is underlining the importance of preservation and restitution of a normal biology of all tissue and organ structures. Minimal-invasive surgical techniques have been used in accident surgery since a long time (percutaneous techniques for internal fixation, arthroscopic techniques etc.).

Zusammensetzung. Alle therapeutischen Bemühungen in der Traumatologie haben neben einem klinischen und mechanischen auch einen biologischen Aspekt zu berücksichtigen. Nach einer bisher mehr mechanistischen Betrachtungsweise während einer Zeit der Entwicklung neuer Techniken auf allen Gebieten bemüht man sich heute im Rahmen einer biomechanisch-orientierten Technik, der Biologie, d. h. den pathophysiologischen Stoffwechselabläufen in allen Gewebestrukturen und Organen die nötige Bedeutung beizumessen. Diese ist sowohl im Hinblick auf die Prävention wie auch die Therapie von Verletzungsfolgen von höchster Aktualität. Während die minimal-invasive Chirurgie in der Unfallchirurgie schon seit langer Zeit im Rahmen perkutaner Osteosynthesetechniken und arthroskopischer Verfahren Anwendung findet, kommt hier ganz generell der gewebeschonenden Operationstechnik höchste Priorität zu.

Schlüsselwörter: Biologische Osteosynthese – Gewebeschonende Operationstechnik

(Manuskript bis Redaktionsschluß nicht eingegangen)

222. Der Einfluß der Vitalfunktionen auf die Wahl des Osteosyntheseverfahrens beim Schwerverletzten

O. Trentz (Zürich)

(Manuskript bis Redaktionsschluß nicht eingegangen)

223. Der Einfluß des Weichteilschadens auf die Frakturheilung – „Konzept der Funktionseinheit Weichteil-Knochen"

A. M. Betz, W. Stock, R. Hierner und L. Schweiberer

Chirurgische Klinik und Poliklinik, Klinikum Innenstadt, Nußbaumstr. 20, 80336 München

Influence of Soft Tissue Defect on Fracture Healing – "Concept of the Functional Unit Soft-Tissue-Bone"

Summary. Good vascularity of the fracture stumps and the surrounding tissue as well as stability, asepsis and correct bone fragment position are crucial factors in an unimpaired fracture healing. Good vascularity within the "fracture zone" is the key point for normal fracture healing. This "fracture zone" consists of the surrounding soft tissue, the so-called "fracture-bed" mostly muscle tissue, and the fracture stumps. Neither bone nor soft tissue should be regarded separately with regard to the reparative processes in fracture healing. The determining point for an uneventful fracture healing is the optimal cooperation of both tissues, working together as the so-called "functional unit soft-tissue bone".

Key words: Soft-tissue defect – Fracture healing – Bone defect – Transplantation

Zusammenfassung. Neben Stabilität, Asepsis und einer guten Fragmentstellung ist eine gute Durchblutung (Vaskularität) der Frakturstümpfe und des umliegenden Weichteillagers eine wesentliche Voraussetzung für eine ungestörte Frakturheilung. Eine gute Vaskularität im Frakturbereich ist der Schlüssel für eine schnelle und sichere Frakturheilung. Der Frakturbereich besteht aus dem umliegenden Weichteilgewebe, oder dem „Frakturlager", meist Muskelgewebe und den Frakturstümpfen. Weder Weichteil noch Knochen können im Hinblick auf die reparativen Prozesse für sich alleine betrachtet werden. Entscheidend für die Frakturheilung ist eine möglichst gute Kooperation beider Gewebe als sogenannte „Funktionseinheit Weichteil-Knochen".

Schlüsselwörter: Weichteildefekt – Frakturheilung – Knochendefekt – Transplantation

Einleitung

Die Frakturheilung ist hauptsächlich abhängig von: 1.) der Vaskularität im Frakturbereich, 2.) der Stabilität im Frakturbereich, 3.) der Fragmentposition und 4.) Infektfreiheit im Frakturbereich. Hauptursachen für eine gestörte Frakturheilung sind deshalb 1.) geringe oder fehlende Vaskularität im Frakturbereich, 2.) Instabilität im Frakturlager, 3.) Fragmentinstabilität oder Knochendefekte und 4.) Infekt im Frakturbereich. Jeder dieser vier Faktoren beeinflußt die anderen drei und wird wiederum von den anderen drei beeinflußt.

Pathophysiologische Grundlagen

„Konzept der Funktionseinheit Weichteil-Knochen"

Eine gute Vaskularität im Frakturbereich ist der Schlüssel für eine schnelle und sichere Frakturheilung. Der Frakturbereich besteht aus dem umliegenden Weichteilgewebe oder dem „Frakturlager", meist Muskelgewebe, und den Frakturstümpfen.

Weder Knochen noch Weichteil können im Hinblick auf die reparativen Vorgänge bei der Frakturheilung für sich alleine betrachtet werden. Entscheidend für die Frakturheilung ist die möglichst gute Kooperation beider Gewebe als sogenannte „Funktionseinheit Weichteil-Knochen" (Hierner et al. 1992).

Bei den Weichteilen muß unterschieden werden in eine relativ gering vaskularisierte Faszio-Kutan-Schicht und eine gut vaskularisierte Muskelschicht. Histologisch zu den Weichteilen zählend nimmt das Periost eine Mittelstellung ein, da es die mechanische und funktionelle Bindeschicht zwischen Weichteil und Knochen darstellt.

Besonders bei den langen Röhrenknochen können hinsichtlich der Blutversorgung zwei Hauptsysteme unterschieden werden, 1.) das zentrale medulläre Gefäßsystem und 2.) das periphere muskulo-periostale Gefäßsystem. Beide Systeme sind durch zahlreiche Anastomosen miteinander verbunden und tragen in unterschiedlichem Maße zu der Ernährung der Knochenkortikalis bei (Abb. 1).

Das „Konzept der dualen Blutversorgung" von Berggren et al. (1982) besagt, daß in einem intraossären Gefäßsystem, welches einem System aus starren Röhren entspricht, die Flußrichtung des Blutstromes sich nach dem herrschenden Druckgradienten richtet. Unter physiologischen Bedingungen werden schematisch die inneren zwei Drittel hauptsächlich aus den Markraumgefäßen, das äußere Kortikalisdrittel hauptsächlich aus dem muskulo-periostalen Gefäßsystem versorgt. Meist unter unphysiologischen Bedingungen kann der Blutdruck im Markraum unter dem Druck im Periost absinken. Es baut sich somit ein zentripedaler Druckgradient auf, der einen zentripedalen Blutfluß bewirkt. Die Kortikalis wird hauptsächlich bis vollständig aus dem periostalen Gefäßsystem versorgt („muskulo-periostale Blutversorgung"). Fällt der Blutdruck im muskulo-periostalen System stark ab (z. B. im Rahmen einer Verbrennungsverletzung) kann die gesamte Kortikalis hauptsächlich bis

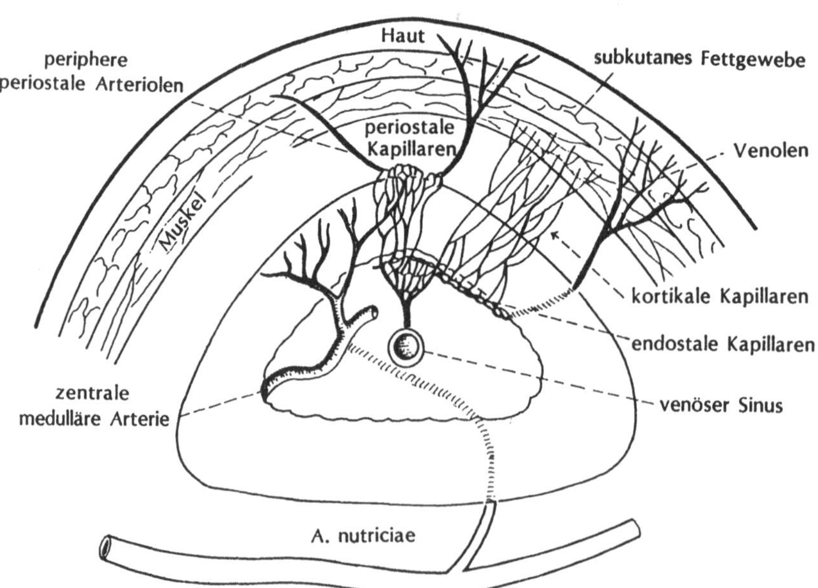

Abb. 1. Hauptgefäßsysteme des langen Röhrenknochens im Diaphysenbereich (modifiziert nach Östrup 1974)

ausschließlich aus dem medullären Gefäßsystem versorgt werden („medulläre Blutversorgung").

Sowohl klinische [16, 32] als auch tierexperimentelle [4, 24, 25] Studien haben gezeigt, daß die medulläre als auch die periostale Blutversorgung alleine in der Lage den Knochen suffizient zu versorgen und eine Fraktur komplikationslos zur Ausheilung zu bringen.

Die Vaskularität im Frakturlager wird bestimmt durch die Qualität und Quantität der Gefäßanastomosen zwischen dem peripheren muskulo-periostalen und dem zentralen medullären Gefäßsystemen der „Funktionseinheit Weichteil-Knochen" im Frakturbereich.

Eine Schädigung führt zu einer Verminderung von Qualität und Quantität der Gefäßverbindungen und somit zu einer Abnahme der Vaskularität in dem betroffenen Abschnitt. Denudierung und Frakturstümpfe und Fragmente durch Abscherung von Periost und darüberliegendem Weichteilgewebe, Knochenkontusion, sowie eine Beeinträchtigung der medullären Blutversorgung des Knochens führen zu mehr oder weniger avaskulären Knochenfragmenten. Avaskuläre Knochenfragmente können keinen nennenswerten Beitrag zur Osteoneogenese leisten.

Therapeutische Eingriffe zielen auf eine Verbesserung von Qualität und Quantität der Gefäßverbindungen und somit zu einer Zunahme der Vaskularität in dem betroffenen Areal. Nur durch eine Revaskularisierung präexistenter Gefäße oder Neovaskularisierung, d. h. die Neueinsprossung von Gefäßen kann eine Revitalisierung der Knochenfragmente erreicht werden. Bei zu großer Schädigung müssen Knochenfragmente entfernt und defektüberbrückende Maßnahmen ergriffen werden.

Aufgaben der Komponenten der Funktionseinheit bei kombinierten Knochen-Weichteil-Schäden

Bei kombinierten Knochen-Weichteil-Schädigungen kommen der Weichteil und Knochenkomponente jeweils spezifische Aufgaben zu.

Aufgaben der umliegenden Weichteile oder einer eventuellen Weichteilplastik im Falle einer Fraktur sind 1.) die Frakturdeckung als mechanischer Schutz und 2.) die Re- und/oder Neovaskularisierung des Frakturbereiches zur Infektprophylaxe oder -therapie und zur Vorbereitung weiterer operativer Eingriffe im Sinne einer Lageverbesserung (Tabelle 1).

Ad 1. Wundverschluß bedeutet Infektprophylaxe, da die Möglichkeiten des Keimeintritts reduziert werden.

Ad 2. In den allermeisten Fällen kann ein Übergang einer akuten in eine chronische Entzündung durch eine adäquate Weichteildeckung verhindert werden.

Wie zahlreiche tierexperimentelle [7, 12, 26] und klinische Studien [8, 20, 21, 29] zeigen, können durch Einbringen von gut vaskularisiertem Gewebe, d. h. durch Muskelgewebe – chronische Infektzustände erfolgreich therapiert werden. Durch die Deckung mit frischem,

Tabelle 1. Aufgaben der Komponenten der Funktionseinheit bei kombinierten Knochen-Weichteil-Schäden

Haut/Muskel	Periost	Knochen

– Frakturbedeckung
– Re- bzw. Neovaskularisierungsquelle
  * Infektprophylaxe
  * Infektsanierung
  * Vorbereitung für weitere
   operative Eingriffe
   (= „Lagerverbessernde Eingriffe")
	– Frakturbedeckung
	– mechanische und
	  funktionelle
	  Bindeschicht
		– Osteogenese
		  * Apposition
		  * Resorption
		  * Umbau
		   (Remodelling)

gut vaskularisiertem Gewebe wird die Vaskularität im Empfängerlager verbessert. Dadurch können mehr Sauerstoff, mehr körpereigene Abwehrzellen, aber auch mehr systemisch und lokal applizierte Pharmaka besser an ihren Wirkort gelangen. Bei akuten Infektzuständen gelten primär die Grundsätze der konservativen und operativen Infektsanierung. Der Wert der Lappenplastik liegt hier mehr in der Defektdeckung.

Klinische sowie tierexperimentelle Studien haben gezeigt, daß eine Revaskularisierung bzw. Neovaskularisierung von Frakturstümpfen und Knochentransplantaten möglich ist. Dabei hat der Muskel das größte „Vaskularisierungspotential". Durch den vermehrten Transport von sauerstoffreichem Blut und einer verbesserten körpereigenen Infektabwehr im Defektbereich wird aus einem „ersatzunfähigen" oder „ersatzschwachen" Lager ein „ersatzstarkes". Dies ist vor allem im Hinblick auf die Frakturheilung und die Rekonstruktion von mitbestehenden Knochendefekten wichtig.

Allgemein anerkannt gilt der Grundsatz: „Je besser die Vaskularisation des Knochens, desto besser heilt die Fraktur bzw. desto schneller und sicherer kann ein ossärer Substanzdefekt rekonstruiert werden."

Über das Periost wird das Weichteil mechanisch (Muskel-Sehen-Ansätze) und funktionell (Gefäßanastomosen) an den Knochen gekoppelt.

Im Falle einer Fraktur besteht die Aufgabe des Knochens in der Frakturheilung mit den Komponenten Knochenapposition, Knochenregeneration und Knochenumbau (Internal remodelling).

Determinanten der Beeinträchtigung der Funktionseinheit Weichteil-Periost-Knochen

Eine Schädigung trifft immer beide Komponenten der „Funktionseinheit Weichteil-Knochen". Beide Komponenten können gleich oder unterschiedlich schwer beeinträchtigt sein. Die Größe der Schädigung bei einer Fraktur und somit der Devaskularisation im Bereich der Fragmentstümpfe wird bestimmt durch die Summe aus dem sogenannten „Fraktur-Trauma" und dem „Therapie-Trauma" (Tabelle 2).

Als „Fraktur-Trauma" definieren wir die Kraftapplikation zum Zeitpunkt des Traumas. Das „Fraktur-Trauma" stellt eine nicht therapeutisch beeinflußbare Basisgröße dar, auf die sich das „Therapie-Trauma" aufpfropft.

Als „Therapie-Trauma" definieren wir alle therapeutischen Versäumnisse oder Maßnahmen, die zu einer weiteren Devaskularisierung der „Funktionseinheit Weichteil-Periost-Knochen" in der Frakturregion führen. Es sind vor allem zu nennen: 1.) fehlende sofortige Reposition und Retention bei dislozierten Frakturen, 2.) fehlerhafte Ruhigstellung der Frakturenden, 3.) mangelndes Debridement avaskulärer Strukturen, 4.) zusätzliche Devaskularisierung der Frakturstümpfe durch zu große chirurgische Zugänge und falsche Osteosynthesewahl.

Tabelle 2. Determinaten der Beeinträchtigung der „Funktionseinheit Weichteil-Knochen"

Schädigung	Beeinflußbarkeit	Therapeutisches Vorgehen
Fraktur-Trauma	keine	* Lagerverbessernde Eingriffe + lokaler oder freier Gewebetransfer

Therapie-Trauma	Minimisierung der iatrogenen Schädigung	* Lagerprotektive Maßnahmen
		  + sofortige Reposition und Retention
		  + minimale Fragmentfreilegung
		  + ausreichendes Debridement avaskulärer Strukturen
		  + Wahl des optimalen Osteosyntheseverfahrens

Klassifikation des kombinierten Knochen-Weichteil-Schadens

Trotz einer großen Anzahl von Klassifikationsschemata bei kombinierten Knochen-Weichteilverletzungen [11, 27, 34] gibt es keine international anerkannte Einteilung. Die meisten Klassifikationen dienen der Begutachtung traumatischer Verletzungsfolgen am Unfalltag. Aufgrund der Einteilung des Verletzungsgrades kann die adäquate Osteosyntheseform gewählt werden. Eine Prognose hinsichtlich der zu erwartenden Komplikationen ist ebenfalls möglich. Aufgrund dieser Klassifikationen ist eine Entscheidung am Unfalltag möglich, ob es im Hinblick auf die Fraktur- und Weichteilheilung möglich und/oder wert ist, die verletzte Extremität zu erhalten.

Trotz aller Verschiedenheit der oben genannten Klassifikationen bestehen für alle die gleichen pathophysiologischen Grundlagen. Deshalb erscheint es sinnvoll, eine Klassifikation des Knochen-Weichteil-Schadens aus pathophysiologischer Sicht einzuführen, um dann sekundär zu versuchen, diese Einteilung mit den gängigsten bestehenden kompatibel zu machen.

Der Funktionszustand der „Funktionseinheit Weichteil-Knochen" wird bestimmt aus den Funktionszuständen seiner Komponenten. Nach Lexer (1924) läßt sich der Funktionszustand der Weichteile oder des „Lagers" klassifizieren in „ersatzstark", „ersatzschwach" und „ersatzunfähig". Klinisch-morphologisch läßt sich der Funktionszustand des Knochens klassifizieren als „gut vaskularisiert", gering „vaskularisiert" und „avaskulär" (Tabelle 3).

Tabelle 3. Klassifikation der Komponenten der „Funktionseinheit Weichteil-Knochen"

Weichteil (Haut/Muskel/Periost) nach Lexer (1924)	Knochen
„ersatzstark"	„gut vaskularisiert"
„ersatzschwach"	„gering vaskularisiert"
„ersatzunfähig"	„avaskulär"

Besteht ein „ersatzstarkes" Lager mit „gut vaskularisiertem" Knochen, liegt ein „sehr guter" Funktionszustand der Funktionseinheit Weichteil-Knochen vor. Für die Fraktur gesprochen liegt im Frakturbereich ein optimales Frakturlager und optimal durchblutete Frakturstümpfe vor. Eine ungestörte Frakturheilung kann erwartet werden.

Ein „guter Funktionszustand der Funktionseinheit Weichteil-Knochen" liegt dann vor, wenn entweder ein „ersatzstarkes" Lager und ein „gering vaskularisierter" Knochen, oder ein „ersatzschwaches" Lager und ein „gut vaskularisierter" Knochen vorliegen. Entweder werden die gering vaskularisierten Frakturstümpfe aus dem umliegenden Weichteillager so gut revaskularisiert, oder sind beide Frakturstümpfe so gut vaskularisiert, daß sie auf eine zusätzliche Revaskularisierung aus dem Weichteillager hinsichtlich der Frakturheilung nicht angewiesen sind. Bei beiden Situationen kommt es in den meisten Fällen zu einer ungestörten Frakturheilung.

Ein „schlechter Funktionszustand der Funktionseinheit Weichteil-Knochen" liegt vor, wenn ein ersatzstarkes Lager und ein „avaskulärer" Knochen oder ein „ersatzunfähiges" Lager und ein „gut vaskularisierter" Knochen bestehen. Von einer komplikationsreichen Frakturheilung muß ausgegangen werden.

Bei allen anderen Konstellationen (Tabelle 4) ist der Funktionszustand der Funktionseinheit Weichteil-Knochen als „ungenügend" zu bezeichnen, eine Frakturheilung kann nicht erwartet werden.

Tabelle 4. Klassifikation und klinische Bedeutung des Funktionszustandes der „Funktionseinheit Weichteil-Knochen"

Funktionseinheit =	Weichteil	+	Knochen	
Frakturbereich =	Frakturlager	+	Frakturstümpfe	Heilungs-Prognose
sehr gut	ersatzstark	+	gut vaskularisiert	komplikationslos
gut	ersatzstark	+	gering vaskularisiert	komplikationsarm
	ersatzschwach	+	gut vaskularisiert	
schlecht	ersatzstark	+	avaskulär	komplikationsreich
	ersatzunfähig	+	gut vaskularisiert	
ungenügend	ersatzschwach	+	avaskulär	keine
	ersatzunfähig	+	avaskulär	Konsolidierung
	ersatzschwach	+	gering vaskularisiert	
	ersatzunfähig	+	gering vaskularisiert	

Tabelle 5. Therapeutische Konsequenzen hinsichtlich der Frakturtherapie aus der Pathophysiologie der „Funktionseinheit Weichteil-Knochen"

Protektive Maßnahmen

Weichteil	Knochen
	– sofortige Reposition und Retention bei dislozierten Frakturen
	– adäquate Ruhigstellung der Frakturenden
	– großzügiges Debridement avaskulärer Strukturen (Infektprophylaxe)
	– Minimierung der zusätzlichen Devaskularisierung der Frakturstümpfe durch den kleinstmöglichen chirurgischen Zugang und richtige Wahl des Osteosyntheseverfahrens

Rekonstruktive Eingriffe

Weichteil	Knochen
– spannungsfreier primärer Wundverschluß	– konservative Frakturtherapie
– lokaler Gewebetransfer	– operative Frakturtherapie
– entfernter Gewebetransfer	* einfache Osteosynthese
* frei	* Knochentransplantation
* mikrovaskulär	+ nicht-vaskularisiert
Sonderform: „composite graft"	+ vaskularisiert

Therapeutische Konsequenzen hinsichtlich der Frakturtherapie

Praktisch-therapeutische Möglichkeiten der Optimierung der „Funktionseinheit Weichteil-Knochen" im Hinblick auf die Frakturheilung liegen in der Minimierung der iatrogenen Schädigung oder „Einheit-protektive Maßnahmen", sowie in „Einheit-verbessernden Eingriffen" (Tabelle 5).

Durch die sogenannten „Einheit-protektiven Maßnahmen" wird versucht, das „Therapie-Trauma" für Knochen und Weichteil durch folgende Behandlungsprinzipien auf ein Minimum zu reduzieren; 1.) sofortige Reposition und Retention bei dislozierten Frakturen, 2.) adäquate Ruhigstellung der Frakturenden, 3.) großzügiges Debridement avaskulärer Strukturen zur Infektprophylaxe und besseren Revitalisierung, sowie 4.) Minimierung der zusätzlichen Devaskularisation der Frakturstümpfe durch den kleinstmöglichen chirurgischen Zugang und die richtige Wahl des Osteosyntheseverfahrens.

„Einheit-verbessernde Eingriffe" existieren für beide Komponenten, Weichteil und Knochen:

Zur Deckung eines Weichteildefektes steht neben der konventionellen (chirurgischen) Wundbehandlung die Gewebetransplantation mit Hauttransplantation (Spalthaut, Meshgraft), lokalen Verschiebeschwenklappen (VSL) und freien mikrovaskulären Lappenplastiken zur Verfügung. Die konventionelle (chirurgische) Wundbehandlung mit primärer oder sekundärer Wundversorgung ist indiziert bei fehlender oder geringer Weichteilschädigung. Größere Weichteildefekte sind Indikationen für die Gewebetransplantation. Über den Einsatz der verschiedenen Transplantationstechniken entscheiden der Zustand des Empfängerlagers und die Defektlokalisation.

Kriterien für die Beurteilung des Zustandes des Empfängerlagers sind a.) die Art des zugrundeliegenden Gewebes (Periost, Muskel versus denudiertem Knochen und Sehnen, Narbengewebe, exponiertes Osteosynthese- und/oder Prothesenmaterial), b.) Infektzeichen (Sekretion, positive Wundabstriche, Nekrose), c.) Bildung von Granulationsgewebe, d.) Ausmaß der Weichteilschädigung und e.) Ausmaß der Knochenschädigung.

Im Gegensatz zu der freien und mikrovaskulären Transplantation von entferntem Gewebe ist die Transposition von lokalem Gewebe im Sinne einer Verschiebeschwenklappenplastik als „random-pattern-flap oder axial-pattern-flap" an lokale anatomische Gegebenheiten gebunden.

Für eine erfolgreiche Frakturtherapie müssen gute Vaskularitätsverhältnisse im Frakturbereich vorliegen. Für die meisten Frakturen ist sowohl das Weichteiltrauma als auch der Knochenschaden so gering, daß ein „sehr guter" oder „guter" Funktionszustand der „Funktionseinheit Weichteil-Knochen" besteht. Bei „schlechtem" und vor allem „ungenügendem" Funktionszustand hat es sich klinisch bewährt, zuerst die Weichteilverhältnisse zu verbessern, um dann eine erfolgreiche Frakturtherapie durchführen zu können. Hinsichtlich der Weichteildefektdeckung können drei Zeitpunkte unterschieden werden (Tabelle 6).

Die „akute Weichteildeckung" am Unfalltag ist nur eine Ausnahmesituation. Freiliegende Gefäße, Nerven und deperiostierte Knochenareale müssen so schnell wie möglich gedeckt werden. Akute Ischämiezustände wie mitbestehende Gefäßverletzungen, subtotale oder totale Amputationsverletzungen (sogenannte viertgradig offene Frakturen) müssen spätestens nach 6–8 Stunden „warmer Ischämiezeit" versorgt werden. Eine sofortige Weichteildeckung im Sinne eines „akuten freien Lappens" nach Godina et al. (1986) und Lister et al. (1988) ist nur bei sonst geringer Gewebeschädigung indiziert. Man muß sich immer vor Augen halten, daß der initial klinisch apparente Weichteilschaden meist kleiner ist als die tatsächliche Weichteilschädigung nach Demarkation [37].

Da eine Demarkation des realen Weichteilschadens nach 4–14 Tagen sichtbar ist, erscheint die sogenannte „verzögert akute Weichteildeckung" als das Vorgehen der Wahl.

Tabelle 6. Zeitpunkt der Weichteildeckung

Zeitpunkt	Indikation
„akute Weichteildeckung" (am Unfalltag)	* subtotale/totale Amputationen * exponierte Gefäße und Nerven * geringe Gewebeschädigung („low-impact-trauma")
„akut verzögerte Weichteildeckung" (4–14 Tage nach Trauma)	* initial unklare Ausdehnung der Weichteilschädigung („high-impact-trauma") * kontaminierte Wunden
„verzögerte Weichteildeckung" (> 14 Tage nach Trauma)	* Infektsanierung * Weichteilsanierung zur Vorbereitung für weitere Operationen

Absolute Indikationen für dieses Verfahren sind unserer Meinung nach „high-inpact-traumata" sowie primär kontaminierte Wunden.

Die sogenannte „verzögerte Weichteildeckung" wird vor allem bei der Infektsanierung und Lagerverbesserung zur Vorbereitung für weitere Operationen durchgeführt. Eine definitive Weichteildeckung wird erst nach erfolgreicher Therapie des Entzündungsherdes – meist nach mehrmaligem Debridement – durchgeführt. Es ist wichtig, nochmals darauf hinzuweisen, daß ein geringer Restinfekt durch eine Muskellappenplastik erfolgreich therapiert werden kann [12, 29].

Knochen-rekonstruktive Eingriffe

Stabile knöcherne Verhältnisse im Frakturbereich sind nicht nur Voraussetzung für eine schnelle und komplikationslose Frakturheilung, sondern stellen auch eine sogenannte „Einheit-protektive Maßnahme" dar, da eine weitere Weichteilschädigung durch andauernde Durchblutungsstörungen bei Fehlstellung vermieden wird.

Liegt eine Fraktur vor, muß sie reponiert und adäquat stabilisiert werden. Die Methode der Stabilisation wird dabei bestimmt durch Ausmaß, Lokalisation sowie die beabsichtigte Therapie des Weichteil- und Knochenschadens. Falls keine operative Versorgung möglich ist oder angestrebt wird, müssen alle konservativen Stabilisierungsmaßnahmen so durchgeführt werden, als handle es sich um die definitive Versorgung.

Die Methode der operativen Stabilisierung wird bestimmt durch Ausmaß und Lokalisation der Schädigung sowie die beabsichtigte Therapie eines Weichteil- und Knochendefektes. Instabilität im Bereich der Frakturstümpfe führt zu einem Vaskularitätsverlust und somit zu Heilungsstörungen. Durch die operative Frakturversorgung kann eine optimale Frakturstabilität erreicht werden. Die Implantation des Osteosynthesematerials führt aber ebenfalls zu einer Knochen-Weichteil-Schädigung. Unterschiedliche Osteosyntheseformen ergeben unterschiedliche Stabilitätsgrade im Frakturbereich und unterschiedliche Devaskularisationstraumen bei Implantation. Im Einzelfall entscheidet deshalb Benefit und Schaden der unterschiedlichen Osteosynthesemethoden über deren Auswahl.

Wie tierexperimentelle und klinische Untersuchungen belegen, ergibt die Plattenosteosynthese die größtmögliche Stabilität im Frakturlager, führt aber gleichzeitig zur größten zusätzlichen Devaskularisation des Knochens. Histologische Untersuchungen zeigen Perfusionsausfälle mit folgender Nekrose unterhalb des Plattenlagers. Diese Knochennekrose wird bedingt durch eine vollständig zerstörte periphere muskulo-periostale sowie eine beeinträchtigte zentrale medulläre Blutversorgung. Die Knochennekrose wird neovaskularisiert durch den Prozeß des „Schleichenden Ersatzes". Die Plattenosteosynthese gibt ein Maximum an Fragmentstabilität, führt aber zu der höchsten Beeinflussung der Vaskularität. Während des Aufbohrens werden beim gebohrten Marknagel die medullären Gefäße sowie die Gefäße der inneren Kortikalisschichten zerstört. Eine Revaskularisation dieses „Innenschichtschadens" erfolgt aus den muskulo-periostalen Gefäßen, sowie den sich regenerierenden medullären Gefäßen. Durch „Schleichenden Ersatz" wird die avaskuläre Knochennekrose innerhalb von Wochen revitalisiert.

Bei dem ungebohrten Marknagel wird der „Innenschichtschaden" auf ein Minimum reduziert. Darüber hinaus kommt es zu keiner vollständigen Zerstörung der medullären Blutgefäße. Eine bessere Restdurchblutung in Verbindung mit den oben genannten Revitalisierungsmechanismen führen theoretisch im Vergleich zum gebohrten Marknagel zu einer schnelleren Frakturheilung und geringerer Infektrate.

Im Gegensatz zur Osteosyntheseplatte führt der Fixateur interne [28] zu keiner nennenswerten Beeinträchtigung der periostalen Blutversorgung, da kein Kontakt zur Knochenoberfläche besteht. Eine Beeinträchtigung der Vaskularisation entsteht nur an den Pineintrittsstellen in den Knochen. Verglichen mit dem Fixateur externe besteht bei geringerer Infektanfälligkeit eine höhere Fragmentstabilität.

Der Fixateur externe ist das Osteosyntheseverfahren mit der geringsten Beeinflussung der Vaskularität in der „Funktionseinheit Weichteil-Knochen", weshalb er besonders bei ausgeprägter Weichteilschädigung eingesetzt wird. Wegen seiner geringen Stabilität im Frakturbereich dient er jedoch nur ausnahmsweise zur definitiven Frakturtherapie.

Der Zeitpunkt der Versorgung eines mitbestehenden Knochendefektes wird bestimmt durch die Ätiologie und Größe der Knochenschädigung.

Bei fehlender oder geringer Weichteilschädigung und einfachen Frakturformen ohne Kontinuitätdefekt führen wir eine definitive Versorgung am Unfalltag durch.

Eine gleichzeitige Rekonstruktion von Weichteil- und Knochendefekt („Konzept der Einzeitigkeit") ist möglich, wenn ein „ersatzstarkes Lager" vorhanden ist. Dies ist der Fall, wenn weder eine chronische Osteomyelitis noch eine ausgedehnte Weichteilschädigung vorliegt. Vor allem bei kleinen, traumatisch bedingten Weichteildefekten mit partiellem oder segmentalem Knochendefekt größer 4 bis 6 cm sollte man an die Möglichkeit eines freien (mikrovaskulären) osteo-myo-kutanen Transplantates („composite graft") vom vorderen Beckenkamm [1, 30, 33] oder der Fibula [3, 9, 14, 32] denken.

Das „Konzept der primär verkürzten Replantation mit sekundärer Extremitätenverlängerung" [5, 31] stellt eine Sonderform des „Konzepts der Einzeitigkeit" dar. Durch ein aggressives Debridement mit Verkürzung bis zu 15 cm ist eine Replantation im Gesunden möglich. Neben einer geringeren Anzahl von notwendigen funktionsverbessernden Sekundäroperationen, scheinen die funktionellen Spätergebnisse jenen der herkömmlichen Replantationen überlegen zu sein.

Bei unklarer oder ausgedehnter Weichteilschädigung bei Frakturen und Kontinuitätsdefekten, sowie chronischen Infektzuständen hat sich ein abgestuftes Verfahren („Konzept der Mehrzeitigkeit") bewährt.

Am Unfalltag fixieren wir die Knochenverletzung mit einem Fixateur externe. Die heute allgemein übliche Stabilisierung mit dem Fixateur externe wird dabei nicht nur den Lokalverhältnissen gerecht, sondern stellt durch die kurze Operationszeit und minimale zusätzliche Traumatisierung insbesondere beim polytraumatisierten Patienten die ideale Behandlungsform dar. Dieses Verfahren erlaubt eine angemessene Stabilität des Knochens und guten Zugang für die Diagnostik und Therapie eines mitbestehenden Weichteilschadens. Art und Zeitpunkt der definitiven osteosynthetischen Versorgung sind abhängig von: 1.) Ausmaß der Weichteilschädigung nach Abschluß der Demarkation (4–14 Tage), 2.) Infektsituation und 3.) Art und Ausmaß des Knochenschadens.

Die „Funktionsverbessernden Eingriffe" zielen auf eine Verbesserung von Qualität und Quantität der Gefäßverbindungen und somit zu einer Zunahme der Vaskularität der Funktionseinheit Weichteil-Periost-Knochen in dem betroffenen Areal. Mit Einbringen von gut vaskularisiertem Muskelgewebe wird ein „ersatzunfähiges" bzw. „ersatzschwaches" Lager in ein „ersatzstarkes" Lager im Hinblick auf die Knochenheilung umgewandelt. Eine Fraktur konsolidiert schneller und bietet weniger Komplikationen. Die Transplantation von nicht-vaskularisierten Knochentransplantaten, meist in Form der Spongiosaplastik wird erst möglich. Die Einheilungsergebnisse von vaskularisierten Becken- und Fibulatransplantaten erhöhen sich um 20–40% [13] von 60 auf 95%. Die verbesserte Vaskularisation scheint sich auch auf die Kallusdistraktion – eine Sonderform des vaskularisierten Knochentransfers – positiv auszuwirken.

Das „Konzept der versuchten Längenerhaltung" bei Amputationsverletzungen stellt eine Sonderform des „Konzeptes der Mehrzeitigkeit" dar. Bei relativ geringer Weichteilschädigung (Nerven!) und dominierendem Knochendefekt erscheint eine Längenerhaltung der Extremität durch Anbringen eines Fixateur externe sinnvoll. Sekundär wird der Knochendefekt rekonstruiert.

Diskussion

Die Bedeutung der Qualität des Weichteillagers für die Knochenheilung wurde schon früh beschrieben. Im Gegensatz zu Lexer (1924) betrachten wir die Knochenheilung nicht nur als Funktion des Weichteilmantels oder „Lagers", sondern als Funktion der „Funktionseinheit Weichteil-Knochen". Nur wenn beide Komponenten optimal vaskularisiert sind, ist mit einer ungestörten Frakturheilung zu rechnen. Gering vaskularisierte Gewebe müssen durch gut vaskularisierte ersetzt werden. Für das Weichteil bedeutet dies Entfernung von schlecht vaskularisiertem Gewebe und Ersatz durch gut vaskularisiertes lokales oder fernes Weichteilgewebe. Für den Knochen bedeutet dies entweder Re- und/oder Neovaskularisierung durch die umliegenden Weichteile oder Exzision und Rekonstruktion durch lokale oder freie Knochentransplantation.

Danksagung

An dieser Stelle möchten wir uns recht herzlich bedanken bei Frau I. Wiktorin und Herrn A. Judae für die Anfertigung der Graphiken und Schemazeichnungen, sowie bei Frau H. Langnickel, Herrn P. Pruy und Herrn H. v. Mankowsky für die Photoarbeiten.

Literatur

1. Allieu Y, Gomis R, Bonnel F, Escare Ph, Hochimora M (1980) The free composed cutaneo-osseous iliac flap (FCCOIF). Anat Clin 2:83–88
2. Barth H (1895) Histologische Untersuchungen über Knochentransplantation. Path Anat Allg Pathol 17:65–142
3. Baudet J, Panconi P, Schoofs M, Amarante J, Kaddoura R (1983) The composite fibula and soleus transfer. Int J Microsurg 5:10–26
4. Berggren A (1982) Microvascular free bone transfer with revascularization of the medullary and periostal circulation or the periosteal circulation alone: a comparative experimental study. J Bone Jt Surg 64A:799–809
5. Betz AM, Stock W, Hierner R, Baumgart R, Schweiberer L. Primary shortening with secondary limb lengthening in major limb replantation. Microsurgery, submitted for publication
6. Cheng-Zhong W, Wang Y (1983) The study and clinical application of the osteocutaneous flap of the fibula. Microsurg 4:11–16
7. Calderon W, Chang N, Mathes SJ (1986) Comparison of the effect of bacterial inoculation in musculocutaneous and fasciocutaneous flaps. Plast Renconstr Surg 77, No 5:785–792
8. Ganzoni N, Jurecek V (1991) Die gestielte Muskellappenplastik am Unterschenkel – Ein Beitrag zur Traumatologie des Unterschenkels. Praktische Chirurgie, Band 103. Ferdinand Enke Verlag, Stuttgart
9. Gilbert A (1979) Vascularized transfer of the fibular shaft. Int J Microsurgery 1:100–103
10. Godina M, Bajec J, Baraga A (1986) Early microsurgical reconstruction of complex trauma of the extremities. Plast Reconstr Surg 78:285–292
11. Gustilo RB (1991) The fracture classification manual. Mosby Year book, St Louis
12. Habermeyer P, Schweiberer L (1983) Die Weichteilplastik zur Sanierung infizierter Defekte der unteren Extremität. Orthopäde 12:205–217
13. Hierner R, Wood MB, Stock W (1991) Comparison of vascularized iliac crest and vascularized fibula transfer for reconstruction of bone defects in long bones of the lower extremity. 10th Symposium of the International Society of Reconstructive Microsurgery, Munich 16.–20. September
14. Hierner R, Stock W, Wood MB (1992) Der vaskularisierte Fibulatransfer – Eine Übersichtsarbeit. Unfallchirurg 95:152–159
15. Hierner R, Stock W, Betz AM, Kessler SB, Schweiberer L, Baumgart R (1992) Differentialtherapie „Knochendefekt" – Richtlinien zur differentiierten Behandlung von partiellen und segmentalen Knochendefekten in langen Röhrenknochen. Vortrag, Klinikfortbildung 11/92, München
16. Jupiter JB, Bour CG, May JW (1987) Reconstruction of defects in the femoral shaft with vascularized transfer of fibular bone. J Bone Jt Surg 69A:365–374
17. Lexer E (1924) Die freie Transplantation. Neue Dtsch Chir 26b
18. Lister G, Scheker L (1988) Emergency free flaps to the upper extremity. J Hand Surg 13A:22–28
19. Masquelet AC (1992) Persönliche Mitteilung
20. Mathes SJ, Nahai F (1982) Clinical applications for muscle and musculocutaneous flaps. The CV Mosby Company, St. Louis Toronto London
21. Oberlin C, Alnot JY, Duparc J (1988) La couverture par lambeau des pertes de substance cutanée de la jambe et du pied. A propos de 76 cas. Rev Chir Orthop 74:526–538

22. Oestern HJ, Tscherne H (1984) Pathophysiology and classification of soft tissue injuries associated with fractures. In: Tscherne H, Gontzen L (eds) Fractures with soft tissue injuries. Springer, Berlin
23. Östrup LT (1982) Free bone transfer, some theoretical aspects. Scand J Plast Reconstr Surg Suppl 19:103–104
24. Östrup LT, Fredrickson IM (1974) Distant transfer of a free, living bone graft by microvascular anastomoses: An experimental study. Plast Reconstr Surg 54:274–285
25. Papanastasiou VW, Lalonde DH, Williams HB (1984) The vascular pattern and viability of microvascularized rib grafts based on periosteal circulation. Ann Plast Surg 13:375–380
26. Richards RR, Orsini EC, Mahoney JL, Verschuren R (1987) The influence of muscle flap coverage on the repair of devascularized cortex: an experimental investigation in the dog. Plast Reconstr Surg 79, No 6:946–956
27. Ruedi Th, Border JR, Allgöwer M (1992) Klassifikation der Weichteilverletzung (I-MT-NV). In: Müller ME, Allgöwer M, Schneider R, Willenegger H (Hrsg) Manual der Osteosynthese. Springer Verlag, Berlin Heidelberg London Paris Tokyo Hong Kong Barcelona Budapest, S 151–158
28. Seibold (1990) Der Fixateur interne. Langenbeck Arch, Suppl (Kongreßband)
29. Stock W, Hierner R (1992) Weichteil- und Infektsanierung aus plastisch-chirurgischer Sicht – therapeutisches Vorgehen am Beispiel des Problemgebietes Unterschenkel. Vortrag „Stiftum Coloplast", Leipzig, 23. 10. 1992
30. Stock W, Hierner R, Dielert E, Stotz S, Manninger J, Wolf K (1991) The iliac crest region: donor site for vascularized bone periosteal and soft tissue flaps. Ann Plast Surg 26:105–109
31. Stock W, Betz A, Hierner R, Baumgart R (1992) Primary shortening with secondary limb lengthening in major limb replantation with extensive soft tissue loss – a 5 year experience. 1st Meeting of the European Federation of Microsurgical Societies, Rom 26th–29th September
32. Taylor GI, Miller GDH, Ham FJ (1975) The free vascularized bone graft. Plast Reconstr Surg 55:533–544
33. Taylor GI, Buncke HJ, Watson N, Murray W (1979) Chapter 47: Vascularized osseous transplantation for reconstruction of the tibia. In: Serafin D, Buncke HJ (eds) "Microsurgical composite tissue transplantation". The CB Mosby, St Louis Toronto London, pp 713–742
34. Tscherne H, Gotzen L (1984) Fractures with soft tissue injuries. Springer Verlag, Berlin
35. Ueba Y, Fujikawa S (1983) Nine years follow-up of vascularized fibula graft in neurofibromatosis: a case report and literature review. Orthop Traum Surg 26:595
36. Wood MB (1986) Free vascularized bone transfer for nonunions, segmental gaps and following tumor resection. Orthop No 6:810–816
37. Yaremchuk MJ, Brumback RJ, Manson PN, Burges AR, Poka A, Weiland AJ (1987) Acute and definitive management of traumatic osteocutaneous defects of the lower extremity. Plast Reconstr Surg 80, No 1:1–12

Moderne Osteosynthesetechniken zur verbesserten Schonung der Fragmentdurchblutung an Beispielen

224. Der Fixateur externe

D. Höntzsch

BG Unfallklinik, Schnarrenbergstr. 95, 72076 Tübingen

External Fixation

Summary. In traumatology, we differentiate between conservative and surgical treatments. External fixation of the bone lies somewhere between the two. When deciding on the most appropriate treatment for each patient, the advantages and disadvantages must be carefully evaluated. However, there are a series of single or multiple injuries which cannot be optimally treated with conservative procedures nor with invasive surgery. External fixation has become the treatment method of choice in many of these cases. The fragments to be stabilised are fixed with so-called Schanz screws or with Steinmann pins or with wires. The section which lies outside the body are attached to longitudinal rods. External fixation is a non-invasive, surgical method of fracture stabilisation with many advantages is easy to handle has a low complication rate, can be taught anywhere, and can be used everywhere. There are great advantages in cases of soft tissue damage, in polytraumatised patients and in septic orthopedic surgery.

Key words: External fixation – Fractures with soft tissue damage – Polytrauma

Zusammenfassung. In der Traumatologie unterscheiden wir die konservative und operative Behandlung. Die äußere Knochenfixation nimmt eine Mittelstellung ein. Bei der Entscheidung zur richtigen Behandlung der Frakturen bei den jeweiligen Patienten müssen Vor- und Nachteile der zur Verfügung stehenden Verfahren abgewogen werden. Nun gibt es eine Reihe von Einzelverletzungen oder Mehrfachverletzungen, wo konservative oder intensiv operative Verfahren an Grenzen stoßen. Hier hat sich die Behandlung mit der äußeren Knochenfixation einen weiten Raum erobert. Die externe Fixation ist eine nichtinvasive operative Knochenstabilisierung mit großen Vorteilen: leicht zu handhaben, niedrige Komplikationsrate, überall zu lernen, überall anzuwenden. Der größte Gewinn liegt bei Frakturen mit Weichteilschaden, polytraumatisierten Patienten und in der septischen Knochenchirurgie.

Schlüsselwörter: Fixateur externe – Frakturen mit Weichteilschaden – Polytrauma

Einleitung

Es gibt eine Reihe von Einzelverletzungen oder Mehrfachverletzungen, wo konservative und invasiv-operative Frakturenbehandlung an entscheidende Grenzen stoßen und mit ganz erheblichen Risiken und Gefahren für die Verletzung und dem Patienten verbunden sind.

Neben der allgemeinen muß auch die örtliche Bedeutung der Biologie in der Traumatologie gesehen werden. Hier hat sich die Behandlung mit der äußeren Knochenfixation, dem Fixateur externe, ein immer breiter werdender Sektor im Behandlungsspektrum erobert.

Wir können die äußere Knochenfixation als minimal invasiv-operative Knochenstabilisierung bezeichnen.

Prinzip: Die zu stabilisierenden Fragmente werden mit Schrauben (sog. Schanzschen Schrauben, durchquerenden Nägeln, Steinmann-Nägel) oder von gespannten Drähten gefaßt. Die außerhalb des Körpers liegenden Enden werden mit Längsträgern stabilisiert. Die Stabilität an der Fraktur bzw. des Gesamtsystems hängt von mehreren Faktoren ab: Verbindung zwischen den Schrauben, Nägel oder Drähten mit den Knochen.

Stabilität dieser Elemente (freie Länge, Abstand im Fragment).

Stabilität der Längsträger (Anzahl, Form).

Konfiguration der gesamten Montage (zeltförmig, rahmenförmig, v-förmig, unilaterale Anordnung oder ringförmig).

Durch die äußere Fixation kann in Analogie zur internen Osteosynthese Übungsstabilität erreicht werden.

Es kann sofort nach der Operation frei gelagert und geübt werden. Zudem wird in vielen Fällen eine Teilbelastungsstabilität erreicht.

Neben einfachen Montagen, wie z. B. der Klammermontage an der Tibia, erlauben es die modulen modernen Fixateursysteme Montagen am Schaft, gelenküberbrückend an allen Extremitäten oder am Becken durchzuführen (Abb. 1).

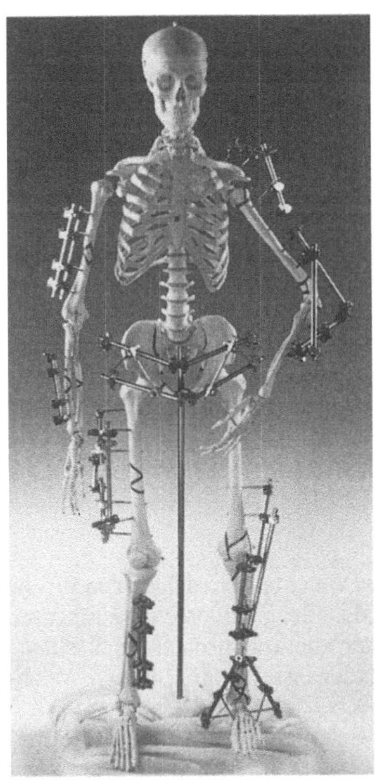

Abb. 1. Mit modulen Systemen können Fixateur externe Montagen an allen Körperregionen und in jeder gewünschten Form durchgeführt werden. Auf der rechten Seite des Skelettes sind Montagen bei Schaftfrakturen und auf der linken Seite des Skelettes gelenküberbrückende Fixateurmontagen zu sehen

Anwendung des Fixateur externe

Offene Frakturen

Offene Frakturen galten schon immer und gelten noch heute als Problemfrakturen ersten Ranges. Gefürchtet sind alle Komplikationen, die in der Knochenchirurgie nur denkbar sind. An erster Stelle sind Infektionen und Funktionsverlust der betroffenen Gliedmaßen zu nennen. Der Schweregrad der Verletzung kann in verschiedene Grade eingeteilt werden. Durchgesetzt hat sich neben der Einteilung nach Gustilo vor allem eine Einteilung nach Tscherne [14], welche auch, wie wir noch sehen werden, den Weichteilschaden bei geschlossenen Frakturen berücksichtigt. Die offenen Frakturen werden dabei in 4 Grade eingeteilt, wobei der erste Grad eine Durchspießung bedeutet, aufsteigend in der Schwereskala bedeutet dann der Grad IV eine fast totale Abtrennung im Bereich der Verletzung.

Es hat sich folgendes Behandlungskonzept durchgesetzt [2, 6, 8, 12, 15, 17, 18 u. a.]:

Ausgedehntes *Wunddebridement* von allem zerstörten und nicht mehr heilungsfähigem Gewebe.

Eine *rasche Reposition* von Knochen und Gelenken. Eine *möglichst einfache Stabilisierung*, d. h. Operations- und Verletzungsgebiet sollten durch weitere Operationen *möglichst wenig belastet* werden, die Operation sollte möglichst wenig Zeit verbrauchen und es sollten *möglichst wenig Fremdkörper* im oder am Knochen liegen.

Etwaige Schwellungen sind großzügig zu entlasten und, *mit als wichtigster Punkt*, eine *konsequente offene Wundbehandlung* ist durchzuführen. D. h. offene Wunden müssen offen bleiben, sie sind lediglich temporär abzudecken. Nur so kann die Infektionsgefahr beherrscht werden.

Für dieses Behandlungskonzept bietet sich nun die Stabilisierung mit dem Fixateur externe geradezu ideal an.

Mit dem Fixateur externe können die Knochen weit ab vom verletzten Gebiet gefaßt und dann stabilisiert werden. Eine zusätzliche Operation (bis auf das großzügige Wunddebridement) im Bereich der Verletzung ist nicht notwendig.

Das Operationsverfahren ist einfach und am oder im Knochen liegen keine Fremdkörper. Hierdurch ist es möglich, offene Schaft- und Gelenkfrakturen erfolgreich zu behandeln [17, 18].

Bei den hochgradigen offenen Frakturen (3. und 4.-gradig offen) sind neben den genannten Maßnahmen in der Folge noch häufige Sanierungsmaßnahmen an den Weichteilen notwendig.

Ohne die Möglichkeit der äußeren Knochenfixation zusammen mit der Behandlung und Sanierung von Weichteilen und Knochen wäre solch ein Behandlungserfolg nicht denkbar und die Unfallchirurgie zeigt hier gegenüber früheren Jahrzehnten einen in vielen Studien und tagtäglich am Einzelfall nachgewiesenen Fortschritt [2, 6, 15, 17, 18].

Geschlossene Frakturen mit Weichteilschaden

Die geschlossenen Frakturen mit unter der Haut gelegenem Weichteilschaden stellen für die Traumatologie ein nicht minder schwerwiegendes Problem dar. Bei geschlossenen Frakturen mit Weichteilschaden mußte die Unfallchirurgie die meisten therapeutischen Rückschläge hinnehmen [2]. Die Gefahr des geschlossenen Weichteilschadens ist dem des offenen Weichteilschadens gleichzusetzen.

Heute wissen wir, daß bei schwerwiegenden Weichteilschäden keine primäre Plattenosteosynthese oder keine primäre Marknagelung mit Aufbohrung des Marknagels durchgeführt werden sollte.

Wegen diesem Gefahrenpotential ist es richtig, daß die Frakturen nicht nur im offenen Bereich, sondern vor allem auch im geschlossenen Bereich eine differenzierte Einteilung erfahren. Dies wird durch die Einteilung von Tscherne [15] auch in einem Grad Null für keinen Weichteilschaden berücksichtigt. Der Weichteilschaden Grad I umfaßt nur die Haut, der des Grades III Haut, Unterhaut, Muskel- und Funktionsgewebe wie Sehnen, Nerven und Blutgefäße.

Die Gefahr des geschlossenen Weichteilschadens liegt unter anderem darin, daß er häufig *verkannt wird*. Das Ausmaß der Verletzung ist unter der Haut versteckt und läßt sich nur durch eine exakte Untersuchung und mit Erfahrung erkennen. Bei diesen Frakturen hat sich die Anwendung der äußeren Knochenfixation außerordentlich bewährt. Hier kommen die gleichen Vorteile wie bei den offenen Frakturen zum Tragen.

Innere Osteosynthesen wie die Plattenosteosynthese sind durch Devastierung, Nekrosen und Infektion bei geschlossenen Frakturen ab dem Grad II hochgradig gefährdet [6]. Beim Auftreten einer Infektion oder Nekrose der Weichteile oder des Knochens kommt es zu langwierigen therapieresistenten Zuständen mit Verlust von Knochen und Weichteilen, andauernden Infektionen, Nichtheilung (Infektpseudarthrosen) und Funktionsverlust durch Beeinträchtigung der angrenzenden Gelenke, Sehnen, Nerven und Blutgefäße.

Diese Gefahren können durch eine schrittweise Behandlung zunächst mit dem Fixateur externe weitgehend umgangen werden. Die andere nicht invasive Alternative, nämlich die konservative Behandlung, kann dies nicht in gleicher Weise leisten. Durch Extensionen und/oder Gipsverbände wird in vielen Fällen keine ausreichende Stabilität und Reposition erreicht. Zudem belastet die Lagerung zum Beispiel in Gipsverbänden die Weichteile zusätzlich.

Septische Knochenchirurgie

Aus der Behandlung des akut oder chronisch entzündeten nichtheilenden Knochens ist der Fixateur externe nicht mehr wegzudenken. Die Indikationen aus der septischen Knochenchirurgie waren so viele Jahre der hauptsächliche Einsatz der externen Knochenfixation. All die Vorteile, wie sie bei den offenen und geschlossenen Frakturen dargestellt wurden, kommen auch hier zum Tragen [2, 4].

Ein Infekt kann nur ausheilen wenn:

- Vitalität
- Stabilität
- Weichteildeckung und
- keine oder möglichst wenige Fremdkörper

vorliegen.

Dem Argument „Stabilität ohne Fremdkörper im Entzündungsbereich" wird vom Fixateur externe gefolgt.

Unter dem Schutz und der Stabilisierung mit Fixateur externe sind die Sanierung und Infektion im Knochen und in den Weichteilen sowie der Wiederaufbau, Sanierung und Regeneration von Weichteilen und Knochen möglich. Hierzu sind sehr differenzierte Behandlungstechniken nötig. Bei diesen Infektionen ist mit den am längsten dauernden Liegezeiten (oft über Wochen und Monate) des Fixateur externe zu rechnen.

Polytrauma

Unter einer Mehrfachverletzung – Polytrauma genannt – versteht man vereinbarungsgemäß gleichzeitig entstandene Verletzungen mehrerer Körperregionen und Organsysteme, wobei wenigstens eine Verletzung oder die Kombination mehrerer Verletzungen lebensbedrohlich ist.

Bei diesen Patienten ist der Stütz- und Bewegungsapparat in mindestens zwei Drittel der Fälle betroffen. Erschwerend kommt hinzu, daß besonders die stammnahen Frakturen überproportional häufig vertreten sind, und daß nicht selten bei einem Patienten mehrere Frakturen und Weichteilschäden vorliegen.

Die stammnahen Verletzungen stellen beim Polytrauma eine erhebliche vitale Gefährdung dar. Dies kommt auch darin zum Ausdruck, daß bei den Polytraumaschlüsseln diesen Verletzungen ein sehr hohen Stellenwert beigemessen wird.

Welche Alternativen stehen nun für die Erstversorgung von Verletzungen des Stütz- und Bewegungsapparates beim polytraumatisierten Patienten zur Verfügung?

Durch konservative Behandlung lassen sich die Forderungen an eine wirksame Intensivtherapie des polytraumatisierten Patienten nicht immer erfüllen! In den 70er Jahren hat sich deshalb ein Behandlungsmanagement durchgesetzt, daß eine definitive Erstversorgung mit innerer Stabilisierung aller Frakturen empfiehlt [3]. Diesem Konzept liegt der Gedanke zugrunde, daß die operative Stabilisierung zwar eine erhebliche zusätzliche Belastung darstellt, wenn diese dann aber überwunden ist, der Heilverlauf und die Prognose positiv beeinflußt werden. Die Überlebenschance wird wie Border [3] nachweisen konnte, statistisch signifikant gegenüber der konservativen Therapie erhöht. Aber für viele Patienten ist die interne Osteosynthese (vor allem mehrerer Frakturen) zu belastend. Auf der anderen Seite sind viele Verletzungen bei polytraumatisierten Patienten Frakturen mit offenem oder geschlossenem Weichteilschaden verbunden. Hier gilt dann wieder, daß innere Osteosynthesen nicht möglich sind, sondern daß ein alternatives Verfahren gewählt werden muß.

Vorteile für den mehrfach verletzten Patienten bei Anwendung des Fixateurs externe:

1. Die heutigen Fixateur-externe-Systeme erlauben eine zeitsparende Reposition und Fixation. Durch die modulen Systeme konnten Implantation und Reposition gegenüber früher noch wesentlich vereinfacht werden. Durch den Fixateur externe wird die Fraktur übungs- und lagerungsstabil fixiert. Dadurch werden zusätzliche lokale Schädigungen durch Fragmentbewegung, Infektionsgefahr bei offenen Frakturen und das Ausschwemmen von schockwirksamen zellulären Mediatoren vermindert.

   Durch eine möglichst gute Reposition wird auch eine Blutstillung bewirkt. Evident ist dies zum Beispiel bei der hinteren Beckenringfraktur, bei der es aus dem venösen Plexus und aus der fraktuierten Spongiosa zu lebensbedrohlichen Blutungen kommen kann. Bei diesen Beckenfrakturen aber auch bei Oberschenkelfrakturen oder Frakturen mit Gefäßverletzung kann die Stabilisierung durch äußere Systeme lebensrettend sein und gehört damit zu den akuten Sofortmaßnahmen!

2. Weiter ist die operative Belastung gering.
   Die verletzte Körperregion wird lediglich mit 4 bis 6 die haut durchquerenden Schrauben belastet. Die Implantation einer Schraube ist mit dem Setzen eines Extensionsdrahtes zu vergleichen.

3. Der Fixateur externe erlaubt eine Notversorgung im Not-OP oder im Eingriffsraum der Intensivstation.

4. Durch den geringen operativen Auswand kann eine Parallelversorgung zweier Extremitäten oder eine Parallelversorgung zusammen mit Chirurgen der anderen Fachrichtungen durchgeführt werden. Das Verfahren ist einfach und kann vor allem auch außerhalb von großen Traumazentren leicht erlernt und durchgeführt werden.

   Aufwendige interne Osteosyntheseverfahren beim Polytrauma sind solchen Traumazentren vorbehalten, so daß zusätzliche Transportrisiken für den dann noch nicht ausreichend stabilisierten Patienten entstehen.

6. Durch die stabile Fixation wird die Überwachung, Therapie und Diagnostik in der Stabilisierungs- und Intensivbehandlungsphase wesentlich erleichtert. Der Patient kann ohne Risiko bewegt, transportiert und gelagert werden.

   (So ist es ohne weiteres möglich, computertomographische Untersuchungen mit der notwendigen Umlagerung auf der CT-Liege durchzuführen).

Kallotaxis

Am besten und häufigsten angewendet findet heutzutage die Kallusdistraktion mit Fixateur externe Systemen statt. Das Prinzip ist dabei, daß die einzelnen Fixateurteile gegeneinander *verschieblich* angeordnet werden. Dadurch ist es möglich Verlängerungen, Achskorrekturen und Segmenttransport durchzuführen [1, 9, 10].

Bei der *Verlängerung* wird lediglich der Knochen an einer Stelle um das gewünschte Ausmaß verlängert. Bei Korrekturen wird zusätzlich über Winkelbewegungen eine Achskorrektur durchgeführt.

Beim Segmenttransport liegen noch weitere besondere Verhältnisse vor. Hier ist es so, daß an einer Stelle, zum Beispiel am körperfernen Unterschenkel, ein großer Knochendefekt vorliegt. Herkömmlich wird solch ein Knochendefekt mit häufigen Spongiosaplastiken und anderen Methoden aufgebaut. Als Alternative bietet sich heute die Segmentverschiebung in den Defekt an.

Hierbei wird der Knochendefekt von totem und entzündetem Gewebe saniert. Dann wird entfernt von diesem Sanierungsort am anderen Ende des Knochens eine Knochendurchtrennung, meist Corticotomie, durchgeführt. Das ganze System wird mit einem Fixateur externe gehalten. Mit *einem verschieblichen Mittelteil* wird dann das Knochensegment zwischen Knochendurchtrennung und Knochendefekt in den Defekt hineingeschoben. Dort muß es dann lediglich zur Frakturheilung des eingeschobenen Knochenendes mit dem weiter entfernt liegenden Knochenende kommen. Häufig sind hier dann aber Zusatzmaßnahmen wie Knochenverpflanzung usw. notwendig.

Ob nun Verlängerung, Korrektur oder Segmenttransport, im Regelfall muß der Fixateur externe so lang liegen bleiben, bis der neugebildete Kallus sich zu tragfähigem Knochen umgebildet hat. Diese „Reifungszeit" kann aber auch mit dann eingebrachten Marknägeln oder Plattenosteosynthesen abgekürzt werden.

Der Fixateur externe erlaubt zusammen mit dem Prinzip der Kallotaxis

- Verlängerung der Gliedmaßen
- Verlängerung der Amputationsstümpfe
- Segmenttransport in Knochendefekte
- Segmenttransport in der Tumorchirurgie
- und Achsenkorrekturen.

Weiterbehandlung

Nach der Behandlung mit Fixateur externe sind grundsätzlich drei Behandlungswege denkbar:

1. Ausbehandlung mit Fixateur externe bis zur funktionellen und knöchernen Heilung.
2. Verfahrenswechsel zur inneren Osteosynthese.
3. Verfahrenswechsel zur konservativen Ausbehandlung, zum Beispiel im Gehgips.

Drei Hauptgesichtspunkte sind zu berücksichtigen:
1. Schwachpunkt und *Grenzen des Fixateur externe*:
a) Die Eintrittsstellen der Schanzschen Schrauben durch und in die Haut können auf lange Dauer nicht immer infektfrei gehalten werden.
b) Die Lage außerhalb des Körpers ist häufig unbequem.
c) Die Haltbarkeit der Schrauben im Knochen ist begrenzt.
d) Die endgültige Knochenheilung ist in vielen Fällen mit dem Fixateur externe nicht möglich, ohne daß wir heute im einzelnen wissen, welches die entscheidenden Faktoren sind.
2. Wenn ein *Verfahrenswechsel* zu internen Osteosyntheseverfahren durchgeführt werden soll oder muß, so ist eindeutig festzustellen, daß beim *frühen Verfahrenswechsel* innerhalb der ersten drei Wochen eine *niedrige* und beim *späteren Verfahrenswechsel* nach drei Wochen mit einer *hohen Komplikationsrate* zu rechnen ist [17]. Die höhere Komplikationsrate beim späteren Verfahrenswechsel wird zwanglos durch die mögliche bakterielle Kontamination bis zur Infektion am Pin und durch die Auslockerung und damit verbundenen Knochenschäden erklärt (Tab. 1).

Tabelle 1. Infektionen beim Verfahrenswechsel im Zeitraum 8/89–7/91 und im Zeitraum 8/91–12/92 an der BG Unfallklinik Tübingen. In der 3. Zeile ist der gesamte Zeitraum von 8/89–12/92 aufgelistet (siehe Vortrag 381)

	Femur			Tibia			Gesamt		
	n	Infekt	%	n	Infekt	%	n	Infekt	%
8/89–7/91	61	0	0%	106	2	1,9%	167	2	1,2%
8/91–12/92	37	2	5,4%	58	1	1,7%	95	3	3,2%
Gesamt 8/89–12/92	98	2	2,0%	164	3	1,8%	262	5	1,9%

3. Der Komfort für den Patienten ist bei lang getragenem Fixateur doch erheblich eingeschränkt. Trotz moderner Fixateurmodelle ist zum Beispiel beim Einliegen des Fixateur externe nicht mit Arbeitsfähigkeit zu rechnen, während dies zum Beispiel beim Umsteigen auf eine belastungsstabile Marknagelung durchaus der Fall ist.

Diese drei Faktoren bestimmen nun die weitere Behandlung nach primärer Implantation eines Fixateur externe.

Es gibt chirurgische Schulen, welche zur Ausbehandlung im Fixateur externe neigen. Diese sind aber mit einer hohen Komplikationsrate bei all jenen Verfahrenswechseln belastet, die dann bei Ausbleiben der knöchernen Heilung Pin-Infekt oder Reizzustand doch notwendig sind.

Andere Schulen, zu denen wir uns zählen, neigen zum geplanten früheren Verfahrenswechsel.

Literatur

1. Anderson R (1936) Femoral bone lengthening. Am J Surg 31:479–483
2. Buri C (1974) Posttraumatische Osteitis. Huber, Bern Stuttgart Wien
3. Border JR, Allgöwer M, Hansen St Jr, Rüedi Th (1988) Blunt Multiple Trauma. Decker Inv, New York Basel
4. Fernandez A (1992) Modular External Fixation in Emergency using the A.O. Tubular System. Editorial Mar Adento, Montevideo
5. Ganz R (1992) Die Beckennotfallzwinge. AO Bulletin, Davos Bern
6. Hierholzer G, Kleining R, Hörster G, Zemendides P (1978) External Fixation. Classification and Indications. Arch Orthop Trauma Surg 92:175–182
7. Hoffmann R (1941) Percutane Frakturbehandlung. Der Chirurg 13:101–107
8. Höntzsch D (1991) Untersuchungen am Rahmensystem am Unterschenkel mit Tibia und Fibula unter den Bedingungen der Frakturbehandlung mit Osteosynthese von Tibia und Fibula. Habilitationsarbeit, Universität Tübingen
9. Ilizarov GA (1991) Transosseus Osteosynthesis. Springer Verlag, Berlin Heidelberg New York
10. Klapp R, Block W (1930) Die Knochenbruchbehandlung mit Drahtzügen. Urban und Schwarzenberg, Berlin Wien
11. Lambotte A (1907) Le Traitment des fractures. Masson, Paris
12. Müller ME, Allgöwer M, Schneider R, Willeneger H (1992) Manual der Osteosynthese-AO-Technik. Springer Verlag, Berlin Heidelberg New York
13. Richter H (1964) Die transacetabuläre Beckensprengung und ihre Behandlung mittels percutaner Schraubenzugkompression. Monatsschrift für Unfallheilkunde 67:109–115
14. Tscherne H (1982) Das Kompartment-Syndrom. Langenbecks Arch chir 358:243–244
15. Tscherne H, Östern HJ (1982) Die Klassifizierung des Weichteilschadens bei offenen Frakturen. Unfallheilkunde 85:111–115
16. Weber BG (1973) Pseudarthrosen, Pathophysiologie, Biomechanik. Therapie, Ergebnisse. Huber, Bern Stuttgart Wien
17. Weise K, Weller S (1987) Fixateur externe. In: Schmit-Neuenburg KP, Stürmer KM (eds) Die Tibiaschaftfraktur bei Erwachsenen. Springer, Berlin Heidelberg New York
18. Weller S (1982) Der Fixateur externe im Dienst der Prophylaxe und Therapie von Infektionen. Aktuelle Traumatologie 12:43–47

225. Die Bedeutung der Biologie in der Traumatologie

N. Haas, M. Schütz und U. Stöckle

Universitätsklinikum Rudolf Virchow, Abteilung für Unfall- und Wiederherstellungschirurgie, Augustenburger Platz 1, 13353 Berlin

The Significance of Biology in Trauma Treatment

Summary. Plate osteosynthesis is a demanding invasive procedure with relatively limited tolerance. New implants and improved techniques have been developed to lower the additional soft tissue damage. With the so-called "classic" compression osteosynthesis for simple fracture types and the so-called "biological" bridging osteosynthesis for complex fracture types, two supplementary techniques are available. The objective of both techniques is to gain a biological and mechanical correct osteosynthesis.

Key words: Plate osteosynthesis – Biological osteosynthesis

Zusammenfassung. Die Plattenosteosynthese ist ein anspruchsvolles invasives Osteosyntheseverfahren mit relativ geringen Toleranzgrenzen. Neue Implantate und verfeinerte Osteosynthesetechniken wurden mit dem Ziel entwickelt, die zusätzliche Weichteilschädigung zu verringern. Mit der sogenannten „klassischen" Kompressionsosteosynthese für einfache Frakturtypen und der sogenannten „biologischen" Überbrückungsosteosynthese für komplexe Frakturtypen stehen zwei sich ergänzende Osteosynthesetechniken zur Verfügung. Das Ziel beider Techniken ist es, eine biologische und mechanisch korrekte Osteosynthese zu erreichen.

Schlüsselwörter: Plattenosteosynthese – Biologische Osteosynthese

Die Plattenosteosynthese ist und bleibt ein invasives Verfahren mit zusätzlichem Weichteiltrauma. Sie kann zu Störungen der Knochendurchblutung mit all den damit verbundenen Folgeproblemen führen und ist biomechanisch anspruchsvoll. Hieraus ergeben sich geringe Toleranzgrenzen für dieses Osteosyntheseverfahren mit teilweise relativ hohen Infektionsraten [1]. Dies führte allgemein zu einer deutlichen Reduzierung der Plattenosteosynthesen. Unter bestimmten Indikationen und Beachtung der Weichteile sind jedoch mit der Plattenosteosynthese unverändert gute Ergebnisse zu erzielen. Heute erlebt sie unter dem Schlagwort der sogenannten „biologischen" Osteosynthese eine allgemeine Renaissance, wobei die Plattenosteosynthese in vieler Hinsicht weiterentwickelt wurde.

Neben den gezielter gewählten Indikationen, wurde im besonderen die operative Technik verfeinert und die Implantate den gewonnenen klinischen und labortechnischen Erkenntnissen angepaßt. Als Weiterentwicklung der alten dynamischen Kompressionsplatte wurde die LC-DCP entwickelt (limited contact – dynamic compression plate). Sie berücksichtigt sowohl neue biomechanische als auch biologische Aspekte [2]. Das neue Plattendesign der LC-DCP führt zu einem geringeren Knochenkontakt bei gleichmäßiger Biege- und Tor-

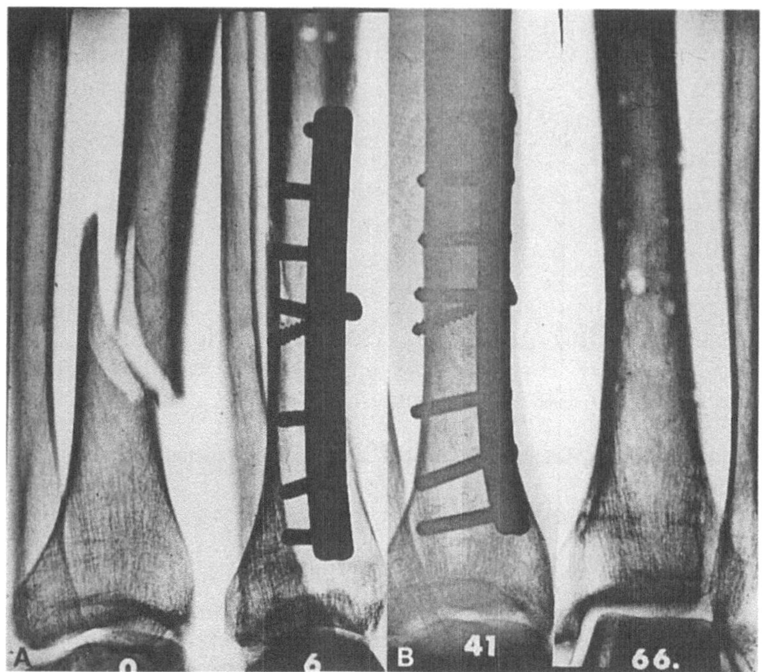

Abb. 1. 24jähriger Patient nach Skiunfall mit kurzer Tibiaschaftfraktur (42.A1.1). Bei minimaler Freilegung des Frakturspaltes erfolgt die exakte anatomische Reposition, sowie die Stabilisierung durch eine Kompressionsosteosynthese. Dies ist Voraussetzung für den primären komplikationslosen Heilungsverlauf. Die Röntgenkontrollen nach 6 und 41 Wochen, sowie nach Metallentfernung

sionsfestigkeit des Implantates. Der Knochenkontakt wird durch den Plattenunterschnitt deutlich reduziert, und führt hierdurch zu einer besseren Durchblutung und einer deutlich verminderten Osteoporose unter der Platte. Ebenfalls durch den Unterschnitt der LC-DCP kommt es nicht mehr wie bei der DCP zu Streßkonzentrationen bei Biegebelastungen im Bereich der Plattenlöcher, sondern zu einer Biegebelastung, die sich über die gesamte Platte verteilt [3]. Diese führt zusammen mit einer ausgewogeneren Torsionsfestigkeit zu einer Reduzierung der Ermüdungsbrüche und zu besseren Schwingungsverhältnissen, welche besonders bei Überbrückungsosteosynthesen von Vorteil sind. Ebenfalls neu ist die symmetrische Lochgeometrie der LC-DCP. Sie erlaubt eine Schraubenneigung bis zu 45 Grad zur Plattenachse, und bis zu 10 Grad Seitneigung. Eine weitere Änderung wurde durch Verwendung einer Schaftschraube als Plattenzugschraube vorgenommen. Mit ihr kann eine um 50 % bessere Kompressionswirkung erzielt werden als mit der bisherigen Corticalisschraube [4]. Das Material der LC-DCP ist das biologisch inerte AO-Reintitan, das sich durch eine hohe Korrosionsfestigkeit und eine hohe Biokompatibilität auszeichnet. So werden allergische Reaktionen auf das Metall vermieden, wie sie gelegentlich bei Stahlimplantaten beobachtet werden. Dies alles scheint nach neueren Untersuchungen auch dafür verantwortlich zu sein, daß bei diesen Plattenosteosynthesen ein vermindertes Infektionsrisiko gegenüber den herkömmlichen Stahlimplantaten besteht [5].

Auf dem Gebiet der Osteosynthesetechnik wurde in den letzten Jahren die Bezeichnung der sogenannten „biologischen" Osteosynthese geprägt [6]. Sie versteht sich im Gegensatz zur sogenannten „klassischen" Osteosynthese mit anatomischer Reposition, interfragmentärer Kompression und stabilen Implantaten. Die Prinzipien der sogenannten „biologischen" Osteosynthese sind hingegen ein Verzicht auf eine anatomische Reposition, wenig Implantate, Frakturüberbrückung und keine rigide Stabilität. Diese Technik ist jedoch nicht neu. Dahinter verbirgt sich die bewährte Überbrückungsosteosynthese. Neu ist die klare

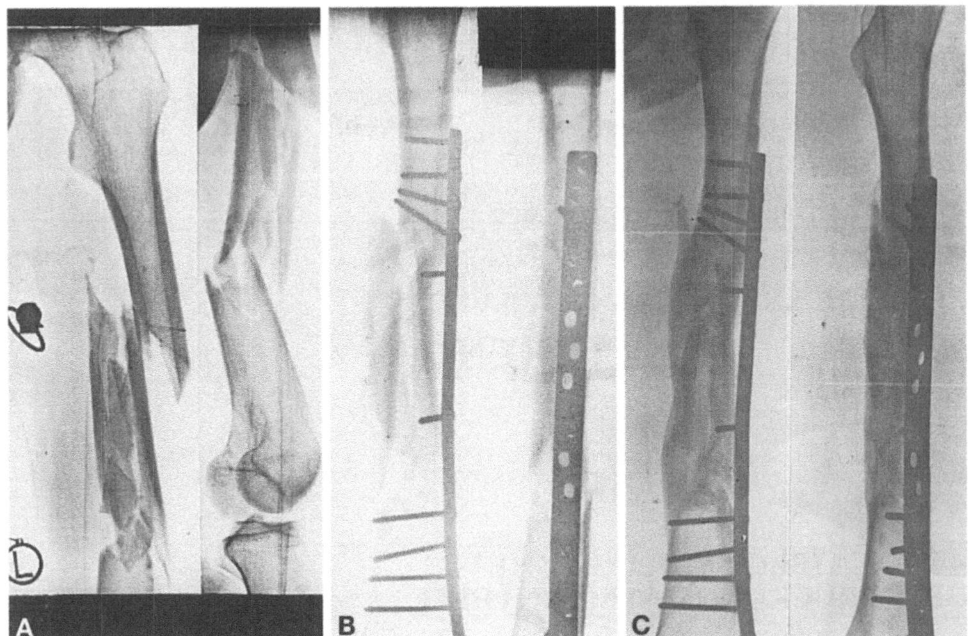

Abb. 2. 35jähriger Patient nach Motorradunfall mit Femurtrümmerfraktur (32.C3.3). Nach indirekter Reposition mit Verzicht auf eine exakte anatomische Stellung der Fragmente wird die Fraktur mit einer Platte überbrückt unter Berücksichtigung von Länge, Achse und Rotation. Die postoperativen Bilder zeigen den Frakturverlauf mit guter Kallusbildung

Herausarbeitung, wo welche Art der Osteosynthese indiziert ist. Die sogenannte „klassische" Kompressionsosteosynthese mit anatomischer Reposition ist bei einfachen Quer- und Schrägfrakturen weiterhin aus biomechanischer Sicht notwendig. Nur durch das Prinzip der Stabilität mittels interfragmentärer Kompression kann bei diesen Frakturtypen mit wenig, d.h. kurzstreckigen Implantaten biologisch gehandelt werden (Abb. 1).

Bei Mehrfragment- und Trümmerfrakturen ist diese Osteosynthesetechnik falsch. Hier würde eine anatomische Reposition mit interfragmentärer Kompression zur Denudierung und zu Durchblutungsstörungen mit entsprechenden Folgen führen. Das Ziel bei diesen Frakturen ist es, den Frakturbereich zu überbrücken und die Fragmente im Weichteilverbund unberührt zu belassen. Bei der indirekten Repositionstechnik muß aber auf eine korrekte Achse, Länge und Rotation geachtet werden (Abb. 2).

Erst durch die Perfektionierung der indirekten Repositionstechniken ließ sich bei diesen Frakturen die überbrückende Osteosynthese standardisieren [6]. Hier spielt neben dem Distraktor und dem Spanngerät der Fixateur externe die entscheidende Rolle. Ein kontralateral zur späteren Plattenlage angebrachter Fixateur externe kann z.B. beim Unterschenkel bei komplexen Frakturen eine Doppelfunktion erfüllen. Zum einen als ideale Repositionshilfe, zum anderen als temporäre zusätzliche Abstützung und Sicherung der Plattenosteosynthese. Zunächst wird mittels einem perkutan angebrachten Fixateur externe die Fraktur unter besonderer Weichteilschonung indirekt reponiert und das Ergebnis ohne Frakturfreilegung mit einer Platte stabilisiert. Der Fixateur externe wird dann belassen und je nach knöcherner Konsolidierung nach 4 bis 6 Wochen entfernt.

Die Weichteilsituation kann es jedoch notwendig machen, besonders bei metaphysären Trümmerfrakturen mit Gelenksbeteiligung in zwei Schritten vorzugehen. Zunächst erfolgt wieder die indirekte Reposition unter Zuhilfenahme des Fixateur externe mit Gelenkrekonstruktion ohne Denudierung von Fragmenten. Häufig muß dabei die externe Stabilisierung

STABILE "KLASSISCHE" KOMPRESSIONSOSTEOSYNTHESE

Anatomische Reposition

Interfragmentäre Kompression

PRIMÄRE KNOCHENBRUCHHEILUNG

TYP A - FRAKTUREN

Abb. 3

FLEXIBLE "BIOLOGISCHE" ÜBERBRÜCKUNGSOSTEOSYNTHESE

Ohne Anatomische Reposition

Korrekte Achse-Länge-Rotation

SEKUNDÄRE KNOCHENBRUCHHEILUNG

TYP B/C - FRAKTUREN

Abb. 4

JEDE PLATTENOSTEOSYNTHESE MUß BIOLOGISCH UND MECHANISCH KORREKT SEIN

▷ **IMPLANTATE**
- *GERINGE BIOLOGISCHE SCHÄDIGUNG*
- *AUSREICHENDE MECHANISCHE FESTIGKEIT*

▷ **OSTEOSYNTHESETECHNIK**
- *KORREKT*
- *WEICHTEILSCHONEND*

Abb. 5

als Transfixation durchgeführt werden. In einem zweiten Schritt nach Weichteilberuhigung oder -rekonstruktion kann dann der Verfahrenswechsel auf die Platte erfolgen.

Schlußfolgerung

Grundsätzlich gibt es weiterhin zwei Techniken der Plattenosteosynthese, die beide abhängig vom Frakturtyp ihre ganz bestimmten Indikationen und Anwendungen besitzen. Die sogenannte „klassische" Kompressionsosteosynthese ist das Verfahren bei einfachen Quer- oder Schrägfrakturen des Typs A der AO-Klassifikation (Abb. 3). Dieses Verfahren mit interfragmentärer Kompression führt zur primären Knochenheilung. Die sogenannte „biologische" Überbrückungsosteosynthese kommt bei komplexen Frakturen des Typs B/C zur Anwendung (Abb. 4). Der Begriff „biologische" Osteosynthese kann irreführend sein, und sollte besser wieder Überbrückungsosteosynthese genannt werden. Denn generell gilt die Forderung (Abb. 5): Jede Plattenosteosynthese sollte biologisch und mechanisch korrekt sein. Dies bedeutet, daß Implantate zur Anwendung kommen mit geringer biologischer Schädigung, aber ausreichender mechanischer Festigkeit, wobei die Osteosynthesetechniken korrekt und weichteilschonend sein müssen.

Literatur

1. Haas N, Gotzen L (1987) Plattenosteosynthese. In: Schmidt-Neuerburg et al. (Hrsg) Tibiaschaftfraktur beim Erwachsenen. Springer Verlag, Berlin Heidelberg
2. Perren SM, Klaue K, Pohler O, Predieri M, Steinemann S, Gautier E (1990) The limited contact dynamic compression plate (LC-DCP). Arch Orthop Trauma Surg 109:304–310
3. Perren SM, Brunner H, Pohler O, Steinemann S (1991) Proposed elements for plate design. In: The concept of biological plating using the limited contact-dynamic compression plate (LC-DCP). Injury, Vol 22, Suppl 1
4. Klaue K, Frigg R, Perren SM (1985) Die Entlastung der Osteosyntheseplatte durch interfragmentäre Plattenzugschraube. Helv Chir Acta 52:19–23
5. Matter P, Burch HB, Schütz M (1991) Clinical experience with pure titanium and LC-DCP plates. In: The concept of biological plating using the limited contact-dynamic compression plate (LC-DCP). Injury, Vol 22, Suppl 1
6. Mast J, Jakob R, Ganz R (1989) Planning and reduction technique in fracture surgery. Springer Verlag, Berlin Heidelberg

226. Moderne Osteosyntheseverfahren zur verbesserten Schonung der Fragmentdurchblutung: Marknagelung

C. Krettek, P. Schandelmaier, C. Pape, H. Tscherne

Unfallchirurgische Klinik, Medizinische Hochschule Hannover, 30623 Hannover

Unreamed Nailing Techniques for Fixation of Long Bone Shaft Fractures

Summary. Clinical experience with 72 Unreamed Tibial Nail (UTN) cases (exclusively severe 2° oder 3° soft tissue damage, (55 followed up) demonstrated: The Unreamed Tibial Nail group, compared to the external fixator group (n = 117 followed up) showed a significant lower incidence of aseptic complications and secondary procedures, while patient comfort is increased. There is no higher incidence of septic complications. According to preliminary experimental and clinical investigations, the risk for pulmonary complications in polytrauma patients seems to be less after Unreamed Femoral Nailing (UFN) compared to reamed procedures. The benefit of unreamed intramedullary techniques in the upper extremity is currently evaluated by a clinical study, using a newly designed intramedullary device. Distal approach, closed procedure, avoidance of reaming the medullary cavity, simplified interlocking techniques without additional radiation are the major advantages of this new technique.

Key words: Unreamed nailing – Tibia – Femur – Humerus

Zusammenfassung. Aus der Erfahrung mit 72 unaufgebohrten Tibianagelungen (UTN) (ausschließlich schwerer 2° oder 3° Weichteilschaden, 55 nachuntersucht) zeigt sich: Mit dem UTN kann eine im Vergleich zum Fixateur externe signifikant niedrigere Rate an aseptischen Komplikationen und Reeingriffen bei deutlich höherem Patientenkomfort erreicht werden. Ein im Vergleich zum Fixateur externe höheres Risiko an septischen Komplikationen besteht nicht. Nach den ersten experimentellen und klinischen Untersuchungen scheint das pulmonale Risiko für den polytraumatisierten Patienten bei der Durchführung der unaufgebohrten Nagelung am Femur mit dem UFN geringer zu sein als bei der Marknagelung mit Aufbohrung. Der Nutzen unaufgebohrter Techniken wird gegenwärtig auch bei den Schaftfrakturen der oberen Extremität (Humerus) überprüft. Distale Insertion, geschlossenes Vorgehen, Vermeidung der Markraumaufbohrung, Verriegelungstechnik ohne zusätzliche Strahlenbelastung sind Vorteile der Nagelungstechnik mit dem neuen Implantat.

Schlüsselwörter: Unaufgebohrte Nagelung – Tibia – Femur – Humerus

Schwere offene und geschlossene Weichteilschäden galten in den letzten Jahren als Kontraindikation zur Marknagelosteosynthese am langen Röhrenknochen, insbesondere am Unterschenkel. Bei diesen Verletzungen hatte sich der Fixateur externe bei niedriger Infektrate weitgehend durchgesetzt. Als nachteilig erwiesen sich aber die teilweise erforderlichen langen Ausheilungszeiten, die hohe Rate an aseptischen Heilungsstörungen und mechanische und septische Probleme im Bereich der Schanz-Schrauben Eintrittstellen [16].

Die Stabilisierung von Schaftfrakturen mit intramedullären Implantaten ist heute als bewährtes Behandlungsverfahren allgemein anerkannt. Die Anwendung der Verriegelungsnagelung, die den Erhalt von Länge und Rotation des versorgten Röhrenknochens nicht auf dem Verklemmungsprinzip, sondern über einen Formschluß der Verriegelungsbolzen erreicht, hat das Ausmaß der notwendigen Markraumaufbohrung auf das Maß reduziert, das benötigt wird, um die Implantate in die Markhöhle einzubringen. Die Entwicklung von dünnlumigen Implantaten von 8 und 9 mm für die Tibia und 9 und 10 mm für das Femur waren logische Folgeentwicklungen. Diese Implantate konnten nun völlig ohne vorhergehende Markraumaufbohrung und so mit minimierter Störung der kortikalen Durchblutung in die Markhöhle eingebracht werden. Es lagen somit Implantate vor, die die Vorteile des Fixateur externe (Erhalt der kortikalen Durchblutung) und die Vorteile des Marknagels (geschlossenes System ohne Verbindung nach außen, keine Pin Probleme, hoher Patientenkomfort) ohne die Nachteile von instabilen Osteosyntheseformen in sich vereinigten.

Unaufgebohrter Tibia Nagel (UTN)

Der von der AO zunächst als temporäres Implantat konzipierte „Unaufgebohrte Tibia Nagel, Unreamed Tibial Nail" (UTN) ist aus „Vollmaterial" konstruiert. Dies gewährt neben hoher Festigkeit und Steifigkeit [32, 33] auch bei kleinen Durchmessern die Vermeidung eines Totraumes wie beispielsweise bei ungeschlitzten rohrförmigen Implantaten. Am Übergang vom proximalen zum mittleren Drittel ist das Implantat dorsal-konvex geknickt [9]. Im proximalen Drittel ist der Querschnitt viereckig, im mittleren und unteren Drittel kreissegmentförmig mit nach ventral zeigender Kante. Der Durchmesser des Implantates beträgt 8 bzw. 9 mm, die Länge in 15 bzw. 20 mm Abstufungen 255 bis 420 mm. Die beiden distalen Verriegelungslöcher sind in der Frontalebene angeordnet, zusätzlich ist dazwischen ein Verriegelungsloch in der Sagittalebene angeordnet. Proximal findet sich ein „statisches" Rundloch und „dynamisches" Langloch, beide in der Frontalebene angeordnet. Zusätzlich besteht die Möglichkeit bei weit proximal gelegenen Frakturen im 45° Winkel von anterolateral oder anteromedial einen weiteren Verriegelungsbolzen einzubringen. Die Verriegelung ist grundsätzlich notwendig. Sie erfolgt mit selbstschneidenden Verriegelungsbolzen mit 3,9 mm Gewindedurchmesser. Der Patient wird in der Regel auf dem Extensionstisch versorgt. Die Fraktur wird zunächst unter Längszug grob reponiert. Nach Durchführung der Weichteilversorgung (Debridement, „Jet Lavage") bei offenen Frakturen erfolgt der Hautschnitt in Verlängerung der Tibialängsachse. Der Zugang zur Tibia erfolgt in der Regel transligamentär durch das Ligamentum patellae. Die Kortikalis wird in Verlängerung der Tibialängsachse mit dem Markraumeröffnungsinstrument eröffnet [23].

Das Implantat ist über eine Verbindungsschraube mit dem Zielbügel fest verbunden. Es wird zunächst per Hand in Richtung der Tibialängsachse in die Spongiosa der Tibiametaphyse eingeführt. Unter Bildverstärkerkontrolle in zwei Ebenen und Sicherung der Reposition wird die Frakturzone passiert und die Nagelspitze in der Mitte der distalen Tibiametaphyse weit nach distal bis in die Höhe der ehemaligen Epiphysenfuge plaziert. Gelegentlich reicht manueller Druck zum Einbringen des Nagels aus, meist sind Schläge mit dem Schlitzhammer erforderlich. Anschließend werden die Verriegelungslöcher mit selbstschneidenden 3,9 mm Verriegelungsbolzen (3,2 mm Bohrung) besetzt, distal mit dem röntgendurchlässigen Winkelgetriebe oder in Freihandtechnik, proximal über den Zielbügel [15, 23].

Krankengut

Im Rahmen einer prospektiven Studie wurden seit 1. März 1989 bis 1. September 1992 unserer Klinik 72 Unterschenkelschaftfrakturen mit schwerem geschlossenen oder offenen Weichteilschaden mit dem AO-UTN stabilisiert. Für die Studie galten folgende Einschlußkriterien:

Tabelle 1. Frakturform (klassifiziert nach Müller [22]) und Weichteilschaden (geschlossener Weichteilschaden, klassifiziert nach Oestern und Tscherne [24], offener Weichteilschaden, klassifiziert nach Gustilo [6])

Frakturform und Weichteilschaden UTN	n	[%]
A 1	1	2
A 2	3	5
A 3	6	11
Summe A	10	18
B 1	1	2
B 2	11	20
B 3	16	29
Summe B	28	51
C 1	0	0
C 2	6	11
C 3	11	20
Summe C	17	31
geschlossener Weichteilschaden	26	48
G 2	7	13
G 3	19	35
offener Weichteilschaden	29	52
O II	9	16
O III A	9	16
O III B	11	20

Tabelle 2. Primäre und sekundäre operative Maßnahmen UTN

primäre operative Maßnahmen	n	[%]
Nageldurchmesser 8 mm	28	51
Nageldurchmesser 9 mm	27	49
primär statisch verriegelt	53	96
primär dynamisch verriegelt	2	4
Lokale Weichteilrekonstruktion	9	16
Dermatofasciotomie	30	55

sekundäre operative Maßnahmen	n	[%]
Freie Lappenplastik (Latissimus dorsi)	1	2
Dermatofasciotomie	3	5
sekundäre Dynamisierung	31	56
Verfahrenswechsel Universalnagel	9	15
Verfahrenswechsel Platte + Spongiosa	1	2

1. Unterschenkelschaftfrakturen mit zweit- oder drittgradig geschlossenem oder offenem Weichteilschaden
2. frische Frakturen (Intervall Unfall-OP: kleiner als vier Wochen),
3. Skelettmature Patienten (Alter über 15 Jahre, Wachstumsfugen geschlossen) und
4. Skelettgesunde Patienten (ohne Erkrankungen des Stütz- und Bewegungsapparates).

Ausschlußkriterien waren:

1. Patienten mit Osteomyelitis der betroffenen Tibia in der Vorgeschichte,
2. Patienten mit manifesten Infektionen und
3. Patienten mit immunsuppressiver Therapie oder insulinpflichtigem Diabetes mellitus.

Die Studie umfaßte radiologische und klinische Nachuntersuchungen mindestens 6 Monate nach der Versorgung. Frakturen, die einen längeren Zeitraum zur Frakturheilung benötigten, wurden bis zum Eintritt der knöchernen Heilung weiter betreut und nachuntersucht. Von den 72 Patienten wurden 55 zum 6-Monatsintervall nachuntersucht. Das mittlere Patientenalter im nachuntersuchten Krankengut betrug 35 Jahre (16 bis 88 Jahre), die Geschlechtsverteilung zeigte 42 Männer und 13 Frauen. Die Einteilung der Frakturen erfolgte entsprechend der AO Klassifikation nach Müller [22] und zeigte ein Überwiegen der schweren Frakturformen (Tabelle 1). Die Frakturlokalisation zeigte eine Häufung nach distal. Der geschlossene Weichteilschaden wurde nach Oestern und Tscherne [24], der offene entsprechend den Studienbedingungen nach Gustilo und Anderson klassifiziert [6] (Tabelle

Tabelle 3. Komplikationen

intra- und postoperative Komplikationen	n	[%]
Bohrer abgebrochen	9	16
fehlplazierte Verriegelungsschraube	2	4
Osteomyelitis	3	5
Lungenembolie (benigner Ausgang)	1	2
Beinvenenthrombose	2	4
Verriegelungsschraubenbruch 2,5/3,5 mm	5	9
Verriegelungsbolzenbruch 3,2/3,9 mm	4	7
Peronaeusparese	1	2
Hämatom	2	4

Tabelle 4. Nachuntersuchung (> 6 Monate postop.)

Nachuntersuchung UTN	n	[%]
nachuntersucht	55	100
knöchern verheilt	54	98
nicht verheilt	1	2
Verfahrenswechsel	10	18
Varus-Valgusfehler > 5°	4	7
Ante-Rekurvationsfehler > 5°	3	5
Außendrehfehler 10–20°	1	2
Innendrehfehler 10°	2	4
Beinverkürzung 0,5–1,0 cm	6	11
Beinverkürzung 1,0–2,0 cm	1	2
Beinverkürzung > 2,0 cm	0	0

1). Unfallursache waren in den meisten Fällen Rasanztraumen im Rahmen von Verkehrsunfällen, lediglich bei 11 Patienten handelte es sich um isolierte Verletzungen. Die Tabelle 2 gibt einen Überblick über die wichtigsten primär und sekundär durchgeführten operativen Maßnahmen. Die Nachbehandlung erfolgte mit einer Ausnahme funktionell mit einer Teilbelastung von 15 bis 20 kg ohne zusätzliche Stabilisierung mit Gipsverband oder Brace. Vollbelastung war in 31 Fällen innerhalb 12 Wochen und in 52 von 55 Fällen innerhalb 26 Wochen erreicht.

Tabelle 3 gibt einen Überblick über aufgetretene intraoperative und postoperative Komplikationen. Die Kriterien für knöcherne Ausheilung waren: Klinisch stabile Tibia, schmerzfreies Gehen ohne Hilfsmittel und radiologischer Nachweis einer soliden, kallösen Überbrückung der Fraktur. Bei den nachuntersuchten 55 Fällen kam es in 33 Fällen zur knöchernen Ausheilung der Fraktur ohne weitere Maßnahmen im Mittel nach 20 Wochen (11 bis 56 Wochen). Der UTN war zunächst als temporäres Implantat konzipiert. Im Laufe der Anwendung zeigte sich jedoch rasch, daß die Frakturen mit dem Implantat auszubehandeln waren. Lediglich in 10 Fällen überwiegend aus der ersten Anwendungsperiode wurde ein Verfahrenswechsel durchgeführt. In 8 Fällen wurde eine Spongiosatransplantation durchgeführt.

Nachuntersuchung

Knöcherne Heilung wurde angenommen, wenn drei von vier Kortikales sicher mit Kallus überbrückt waren und die Patienten die betroffene Extremität schmerzfrei und ohne Zuhilfenahme von Hilfsmitteln voll belasteten. Bei der Nachuntersuchung waren 54 von 55 Fällen knöchern verheilt.

Es fanden sich eine Valgusfehlstellung von 5° bis 10° in 4 Fällen und 3 Fälle mit Ante-Rekurvatum Fehlstellungen zwischen 5 und 10°. In 1 Fall fand sich ein Außenrotationsfehler zwischen 10 und 20°, 2mal ein Innenrotationsfehler zwischen 10° und 20° im Seitenvergleich. Eine klinisch gemessene Beinverkürzung von 0,5 bis 1,0 cm fand sich in 6 Fällen, in einem Fall betrug die Beinverkürzung 1,5 cm. In den übrigen Fällen fand sich keine klinisch meßbare Beinlängendifferenz. Die Weichteilsituation am Unterschenkel war in allen 55 Fällen reizlos, stabil und ohne Fistelung. In einem Fall bestand noch eine leichte Fußheberschwäche nach einer Peronaeusparese (Tabelle 4).

Vergleich zwischen Fixateur externe und Unaufgebohrtem Tibia Nagel (UTN)

Die Leistungsfähigkeit eines neuen Behandlungsverfahrens muß an einem gültigen und allgemein akzeptierten Standard gemessen werden. Diesen Standard in der Behandlung der

Tabelle 5. Vergleich der Komplikationen bei der Behandlung von Unterschenkelschaftfrakturen mit schwerem zweit- oder drittgradigem Weichteilschaden mit dem Fixateur externe [16] oder dem UTN (W: Wochen, *: t-Test nach Student, **: Chi-Quadrat Test)

Tibiaschaftfraktur mit schwerem Weichteilschaden (G II/III, O II/III)	Fixateur externe 1982–1986 n = 117	UTN 1989–1992 n = 55	Signifikanz	Test-methode
Vollbelastung (arithm. Mittel)	12 W	13 W	n.s.	*
Ausheilungszeit (arithm. Mittel)	21 W	20 W	n.s.	*
Ausheilung > 32 Wochen	9%	12%	n.s.	**
Infektion	5,1%	5%	n.s.	**
Verfahrenswechsel (operativ)	9%	18%	p < 0,01	**
Verfahrenswechsel (Gips)	19%	–	p < 0,01	**
Verfahrenswechsel (Brace)	17%	–	p < 0,01	**
Pintract Infekt	12%	–	p < 0,01	**
Refraktur	7%	–	p < 0,01	**
Spongiosaplastik	39%	14%	p < 0,01	**

Unterschenkelschaftfrakturen mit schwerem geschlossenen oder offenen Weichteilschaden stellt bis heute die Behandlung mit dem Fixateur externe dar. Aus diesem Grunde wurden die erhobenen Daten der mit dem UTN behandelten Patienten mit einem vergleichbaren (Alter, Geschlechtsverteilung, Frakturtyp und -lokalisation, Begleitverletzungen) Krankengut aus den Jahren 1982 bis 1986, die mit einem unilateralen Fixateur extern behandelt wurden, verglichen und statistisch (t-Test, Chi-Quadrat-Test) analysiert (Tabelle 5). Dabei zeigte sich bezüglich der Parameter Vollbelastung und Ausheilungszeit, sowie der Inzidenz des Auftretens einer Ausheilungszeit über 32 Wochen zwischen beiden Behandlungsgruppen kein statistisch signifikanter Unterschied. Ebenso war beim Vergleich der Inzidenz der posttraumatischen Osteitis kein signifikanter Unterschied feststellbar. Die Inzidenz der durchgeführten operativen Verfahrenswechsel war in der UTN Gruppe etwas, aber statistisch nicht signifikant höher. Dieser Unterschied ist zum Teil zurückzuführen auf das initiale, „temporäre Versorgungskonzept" des UTN, der anfangs lediglich als temporärer Stabilisator gedacht war. Die ersten Behandlungsergebnisse weiteten den Indikationsbereich jedoch rasch auf eine definitive und endgültige Behandlung mit dem UTN aus.

Bei der weiteren Analyse zeigte sich zudem, daß in der Fixateur externe Gruppe nach Fixateurabnahme in hohem Maße weitere Stabilisierungsmaßnahmen erforderlich waren, während in der UTN Gruppe keine zusätzliche Gips- oder Brace Behandlung durchgeführt wurde. In der Fixateur externe Gruppe war es darüber hinaus in 12% der Fälle zu pin-tract Infektionen gekommen. Ein weiterer Nachteil der Fixateurgruppe war die hohe Inzidenz an Refrakturen, die in unserem Fixateurkrankengut 7% betragen hatte. Einer der wesentlichsten Unterschiede zwischen beiden Behandlungsgruppen bestand jedoch in der Rate der bis zur Ausheilung erforderlichen Spongiosatransplantationen, die in der UTN Gruppe lediglich 14%, in der Fixateur externe Gruppe jedoch 39% betragen hatte (Tabelle 5).

Diskussion

Mit dem Fixateur externe konnten bei der Behandlung von Unterschenkelfrakturen mit schwerem offenen oder geschlossenen Weichteilschaden sehr niedrige Infektraten erreicht werden [4, 6, 37]. Als nachteilig erwiesen sich jedoch, insbesondere beim schweren Weichteilschaden lange Ausheilungszeiten, eine hohe Rate an aseptischen Heilungsstörungen und mechanische und septische Probleme im Bereich der Schanz Schrauben Eintrittstellen [16]. Beim Verfahrenswechsel zum Unterschenkelmarknagel – entsprechend dem primären Konzept des Fixateur externe als temporärer Stabilisator – wurden teilweise hohe Raten an ossären Infekten beobachtet, insbesondere bei längerer Fixateuranlagedauer und/oder Weichteilproblemen im Bereich der Schanz-Schrauben Eintrittstellen [16]. Der Unterschenkelmarknagel wird in der Regel bei offenen und geschlossenen Frakturen mit nur geringem oder ohne Weichteilschaden eingesetzt [39, 42]. Auf die Möglichkeit, auch Frakturen mit schwerem offenen oder geschlossenen Weichteilschaden mit der Marknagelung nach vorherigem Aufbohren zu versorgen, wurde immer wieder hingewiesen [2, 3, 8, 14, 18, 19, 45]. Experimentelle Untersuchungen haben jedoch gezeigt, daß es beim Aufbohren zum extremen Ansteigen von Druck und Temperatur [29] kommt, zur Embolisation von intrakortikalen Blutgefäßen und der nachfolgenden Entstehung von avitalen Kortikalisschichten [5, 13, 28, 31, 34, 36, 38], die wiederum die Entstehung knöcherner Infekte besonders begünstigen, die in zahlreichen klinischen Serien beobachtet wurden [17, 21].

Bei den bisher bekannten intramedullären Stabilisierungsverfahren ohne Aufbohrung und ohne Verriegelung [1, 20] besteht insbesondere bei den komplexen Frakturformen das Problem der zu geringen mechanischen Stabilität in axialer Richtung und gegenüber Torsionsmomenten [10]. Eine zusätzliche externe Stabilisierung (z. B. Gipsverband) [46] verbietet sich meist bereits wegen der Weichteilsituation und erscheint vor der Prämisse der frühfunktionellen Nachbehandlung unerwünscht. Es war daher naheliegend, ein Implantat zu entwickeln das die Vorteile des Fixateur externe (Erhalt der kortikalen Durchblutung) und die Vorteile des Marknagels (geschlossenes System ohne Verbindung nach außen, hoher Patientenkomfort) ohne die Nachteile von instabilen Osteosyntheseformen in sich vereinigt. Das aus diesen Überlegungen heraus entstandene Implantat scheint diese Forderungen weitgehend zu erfüllen [15, 23].

Die entstandenen intraoperativen Probleme (Fehlplazierung von Verriegelungsschrauben) unterscheiden sich nicht wesentlich von der konventionellen Verriegelungsnagelung [30]. Die distale Verriegelung wurde in allen Fällen in „free-hand-technique" durchgeführt. Die relativ hohe Inzidenz von Bohrerbrüchen vor allem proximal ist durch die anfangs erforderlichen dünnen 2,5 mm Bohrer bei Verwendung der 2,5/3,5 mm Kortikalisschrauben als Verriegelungsschrauben erklärt. Bei zu starkem Anpreßdruck des Bohrers gegen die schräge mediale Kortikalisfläche kann es zum Verbiegen des dünnen Bohrers und zum Bohrerbruch kommen. Die hohe Rate an Verriegelungsschraubenbrüchen kann ebenfalls zum auf die anfänglich verwendeten, für diese Zwecke etwas zu gering dimensionierten 2,5/3,5 mm AO Kleinfragment Kortikalisschrauben zurückgeführt werden. Aufgrund dieser Erfahrungen wurden sie zwischenzeitlich durch stärker dimensionierte Verriegelungsbolzen mit einem Kerndurchmesser von 3,2 mm und einem Gewindedurchmesser von 3,9 mm ersetzt, die mit einem selbstschneidenden Gewinde versehen sind.

Entsprechend dem initialen Konzept des UTN als temporäres Implantat war in einigen Fällen überwiegend aus der ersten Anwendungsperiode ein Verfahrenswechsel durchgeführt worden, in denen von Bruchform und Weichteilschaden her eine verzögerte knöcherne Konsolidierung zu erwarten war. In einem weiteren Fall mit ausbleibender knöcherner Heilung zeigte sich, daß die Versorgung von weit proximal gelegenen Frakturen mit der damals überwiegend zur Verfügung stehenden Implantatversion nicht ohne Einschränkung empfohlen werden konnte. Aus diesen Erfahrungen wurde zur besseren Verankerung des Implantates bei Frakturen mit sehr kurzem proximalen oder distalen Hauptfragment eine Modifikation des Nagels mit um 90° versetzter Anordnung der distalen Verriegelungsschraubenlöcher vorgenommen, während eine weit proximal gelegene schräg von 45° ventro-medial oder ventro-lateral kommende zusätzliche Verriegelungsmöglichkeit im proximalen metaphysären Bereich geschaffen hat.

In insgesamt 33 Fällen kam es ohne weitere operative Maßnahmen (Spongiosaplastik, Verfahrenswechsel) zur knöchernen Konsolidierung. Die mittlere Ausheilungszeit von 20 Wochen entspricht den Werten, wie sie auch vom Fixateur externe bekannt sind [4, 12, 16]. Aufgrund der vorliegenden Ergebnisse scheint mit dem als temporäres Implantat konzipierten UTN auch eine generelle Ausbehandlung von Frakturen durchgeführt werden zu können. Die sekundäre „Dynamisierung", durchgeführt in etwa der Hälfte der Fälle wird durch das neue „Langloch" erleichtert. Diese sekundäre „Dynamisierung" scheint an der Tibia größere Bedeutung als am Femur zu haben und sollte frühzeitig in die Therapieplanung einbezogen werden. Die bei der Nachuntersuchung beobachteten Achsenfehler und Beinlängenunterschiede entsprechen dem, was auch mit anderen, „konventionellen" Nägeln zu beobachten ist [17].

Eine der wichtigsten Beobachtungen erscheint uns jedoch die Tatsache, daß es bei dem beschriebenen Krankengut mit durchwegs schweren Weichteilschäden und überwiegend schweren Frakturformen die Infektionsrate in einem Bereich gehalten werden konnte, wie wir sie auch beim Fixateur externe beobachtet haben. In den Fällen, in denen es zum Auftreten einer posttraumatischen Osteitis gekommen war, konnten wir sehen, daß der klinische und hämatologische Verlauf der Osteitis sehr viel milder ausgeprägt war als nach Marknagelung mit Aufbohrung. Die entzündlichen Erscheinungen waren lokal auf den unmittelbaren Frakturbereich oder die Verriegelungskanäle begrenzt. Es scheint, daß mit dem Implantat im Vergleich zu Platte [7, 37] und aufgebohrtem Marknagel [19, 21] eine niedrigere Rate an septischen Komplikationen erreichbar ist.

Die Leistungsfähigkeit eines neuen Behandlungsverfahrens muß jedoch an einem gültigen Standard gemessen werden. Diesen Standard in der Behandlung der Unterschenkelschaftfrakturen mit schwerem geschlossenen oder offenen Weichteilschaden stellt bis heute die Behandlung mit dem Fixateur externe dar. Beim Vergleich der Parameter Vollbelastung und Ausheilungszeit, sowie der Inzidenz des Auftretens einer Ausheilungszeit über 32 Wochen fand sich zwischen beiden Behandlungsgruppen kein statistisch signifikanter Unterschied. Ebenso war beim Vergleich der Inzidenz der posttraumatischen Osteitis kein signifikanter Unterschied feststellbar. Die geringfügig höhere Inzidenz der durchgeführten operativen Verfahrenswechsel in der UTN Gruppe wird zurückgeführt auf das initiale temporäre Stabilisierungskonzept des UTN.

Bei der weiteren Analyse zeigte sich zudem, daß in der Fixateur externe Gruppe nach Fixateurabnahme in hohem Maße weitere Stabilisierungsmaßnahmen erforderlich waren, während in der UTN Gruppe keine zusätzliche Gips- oder Brace Behandlung durchgeführt wurde. In der Fixateur externe Gruppe war es darüber hinaus in 12% der Fälle zu pin-tract Infektionen gekommen, während diese Komplikation in der UTN Gruppe naturgemäß nicht möglich ist. Ein weiterer Nachteil der Fixateurgruppe war die hohe Inzidenz an Refrakturen, die in unserem Fixateurkrankengut 7% betragen hatte. Einer der wesentlichsten Unterschiede zwischen beiden Behandlungsgruppen bestand jedoch in der Rate der bis zur Ausheilung erforderlichen Spongiosatransplantationen, die in der UTN Gruppe lediglich 13%, in der Fixateur externe Gruppe jedoch 39% betragen hatte (Tabelle 5). Beim Vergleich der Gesamtkomplikationen findet sich ein erheblicher und in vielen wichtigen Parametern statistisch signifikanter Behandlungsvorteil zugunsten der UTN Behandlung im Vergleich zum Fixateur externe, so daß bei der Unterschenkelschaftfraktur mit schwerem Weichteilschaden dessen Einsatz vorgezogen wird. Es soll aber nicht unerwähnt bleiben, daß die standardisierte prä- und intraoperative Frakturversorgung, beginnend mit Reposition und steriler Wundabdeckung am Unfallort, rascher Erstversorgung, konsequentem Weichteil- und Knochendebridement sowie dem Einsatz der gepulsten Lavage wesentlich mitverantwortlich sind für das Behandlungsresultat bei der Versorgung von Unterschenkelschaftfrakturen mit schwerem geschlossenen oder offenen Weichteilschaden.

Problematik der Markraumaufbohrung am Femur

Am Oberschenkel ist infolge der im Vergleich zum Unterschenkel erheblich günstigeren Weichteilsituation nicht in erster Linie der Weichteilschaden der limitierende Faktor für die Anwendung der konventionellen Marknagelung mit Aufbohrung, sondern vielmehr die pulmonale Situation des Patienten. Die Oberschenkelmarknagelung mit Markraumaufbohrung im Rahmen eines Polytrauma ist mit einer erhöhten Rate an pulmonalen Komplikationen (ARDS) verbunden [25, 26, 35]. Als pathogenetisch bedeutsamer Faktor wird die

Markraumaufbohrung diskutiert, die zur Einschwemmung von Knochenmark in die pulmonale Strombahn führt [41, 44, 43]. In der Frühphase nach schwerem Trauma ist die Lunge besonders sensitiv gegenüber zusätzlichen Belastungen, so daß die konventionelle Oberschenkelmarknagelung mit Markraumaufbohrung für das pulmonale Organsystem des Patienten eine besondere Belastung darstellt.

Der von der AO entwickelte „Unaufgebohrte Femur Nagel, Unreamed Femoral Nail" (UFN) ist wie der UTN nicht als Rohrnagel, sondern als Nagel aus „Vollmaterial" konstruiert. Anfangs war das Implantat aus Implantatstahl, später aus einer Titanlegierung gefertigt. Titan hat eine höhere Festigkeit und geringere Steifigkeit im Vergleich zu Stahl. Die Konstruktion als massives Implantat hat zudem den Vorteil einer Totraumvermeidung wie beispielsweise bei ungeschlitzten, rohrförmigen Implantaten.

Das Implantat ist wie der AO Universalnagel ventralkonvex gekrümmt. Der Durchmesser beträgt 9, 10 oder 11 mm, die Länge in 20 mm Abstufungen 300 bis 480 mm. Die beiden distalen Verriegelungslöcher sind in der Frontalebene angeordnet. Proximal finden sich bei der ersten Version zwei statische Rundlöcher, die am Rand leicht angesenkt sind. Die neue „Titanversion" besitzt auch ein zusätzliches proximal gelegenes „dynamisches" Langloch. Die Verriegelung ist grundsätzlich notwendig. Sie erfolgt mit selbstschneidenden Verriegelungsbolzen mit 3,2 mm Kerndurchmesser und 3,9 mm Gewindedurchmesser. Der Patient wird vorzugsweise auf dem Extensionstisch gelagert und die Fraktur unter Längszug reponiert. Alternativ ist der Einsatz des Distraktors möglich, was insbesondere bei weit proximal gelegenen Frakturen, ausgeprägter Adipositas sowie beidseitigen oder Serienverletzungen Vorteile bringen kann. Im Bereich der Fossa piriformis wird der Markraum mit dem Markraumeröffnungsinstrument eröffnet. Das Implantat (über eine Verbindungsschraube mit einem Zielbügel fest verbunden) wird zunächst per Hand in Richtung der Femurlängsachse in das proximale Femur eingeführt. Unter Bildverstärkerkontrolle in zwei Ebenen wird die Frakturzone passiert und die Nagelspitze in der Mitte der distalen Femurmetaphyse weit nach distal bis in die Höhe der ehemaligen Epiphysenfuge plaziert. In der Anfangsphase der Insertion reicht manueller Druck zum Einbringen des Nagels in der Regel aus, gegen Ende der Eintreibephase sind meist Schläge mit dem Hammer erforderlich. Anschließend werden standardmäßig proximal und distal nach sorgfältiger Kontrolle von Rotation und Länge die Verriegelungslöcher mit selbstschneidenden Verriegelungsbolzen besetzt.

Im Rahmen einer prospektiven Studie wurden seit 1. 1. 1991 bis 31. 2. 1993 unserer Klinik 46 Oberschenkelschaftfrakturen mit dem unaufgebohrten Femurnagel stabilisiert. Für die Studie mußten folgende Einschlußkriterien erfüllt sein:

1. Oberschenkel mit $\geq$ zweit- oder drittgradig geschlossenem oder offenem Weichteilschaden oder PTS-Gruppe II nach dem Hannover Polytrauma Score [40].
2. Frische Frakturen (Intervall Unfall–OP: kleiner als vier Wochen)
3. Erwachsene Patienten (Patientenalter über 15 Jahre)
4. Skelettgesunde Patienten (ohne Erkrankungen des Stütz- und Bewegungsapparates).

Ausschlußkriterien waren:

1. Patienten mit Osteomyelitis der betroffenen Tibia in der Vorgeschichte,
2. Patienten mit manifesten Infektionen und
3. Patienten mit immunsuppressiver Therapie.

Aus einer Untergruppe des beschriebenen Patientenkollektives wurde in einer prospektiven Studie von Pape et al. [27] Fälle primärer Marknagelung ohne Markraumaufbohrung (Gruppe UFN, n = 6) und mit einem Vergleichskollektiv (Gruppe AFN, n = 10) mit primäre Marknagelung nach Markraumaufbohrung verglichen. Einschlußkriterien für die Aufnahme in die Studie waren u. a.:

Einstufung der Verletzungsschwere nach dem Hannover Polytraumaschlüssel (PTS) in Gruppe III (30–39 Punkte), Fehlen eines schweren Schädelhirntraumas ($> I°$) und kein oder nur geringes Thoraxtrauma.
geschlossene Oberschenkelschaftfraktur im mittleren Drittel
Versorgung innerhalb 24 Stunden nach Trauma

Volumensubstitution unter Ausschluß von Dextranen und Eiweiß
Primärbehandlung an unserer Klinik und
Patientenalter zwischen 15 und 65 Jahren

Die demographischen Daten wiesen bezüglich Verletzungsschwere, Thoraxverletzungen, Alter, OP-Zeitpunkt nach Trauma, Beatmungsdauer und Dauer des Aufenthaltes auf der Intensivstation keine statistisch signifikanten Unterschiede auf. Die pulmonale Hämodynamik wurde mittels Pulmonalarterienkatheter, die pulmonale Oxygenierung an Hand des Oxygenierungsquotienten n. Horovitz bestimmt.

Bei den UFN Patienten war der Oxygenierungsquotient perioperativ stabil, während bei den AFN Patienten sich ein signifikanter Abfall des Oxygenierungsquotienten fand, der sich erst 48 h postoperativ wieder erholte. In gleichem Maße blieb bei den UFN Patienten der pulmonalarterielle Druck stabil, während in der AFN Gruppe der Mitteldruck während der Markraumaufbohrung signifikant von $27,4 \pm 3$ mmHg (präoperativ) auf 37 ± 3 (nach Markraumaufbohrung) anstieg. Zur Ausbildung eines ARDS kam es weder in der UFN- noch in der AFN Behandlungsgruppe [27].

Als warscheinlichste Ursache des Druckanstieges wird eine Embolisation der Lungenstrombahn durch Knochenmarkfett aus dem Markraum diskutiert. Dieser Fettaustritt ist experimentell und klinisch nachgewiesen [36, 44, 43]. Eine rechnerische Abschätzung zeigt, daß erheblich größere Mengen an thrombotischem Material erforderlich wäre, um bei dem sehr großen Querschnitt des pulmonalarteriellen Gefäßbettes einen meßbaren Druckanstieg zu erreichen [27]. Es liegen Hinweise vor, daß hypoxiebedingte reflektorische Regulationsmechanismen (Cournand-Euler-Mechanismus) ebenfalls über eine Vasokonstriktion pulmonaler Arteriolen für die Druckerhöhung im pulmonalarteriellen Kreislauf mit verantwortlich sind [41]. Darüber hinaus wird ein Einfluß von humoralen Mechanismen diskutiert: So sind pulmonalarterielle Druckanstiege unter Einwirkung von Thromboxan bekannt, bei der Marknagelung kommt es zu einer erheblichen Freisetzung dieses Mediators Thromboxan [25]. Zelluläre Mechanismen sind vermutlich am pulmonalarteriellen Druckanstieg ebenfalls beteiligt. Der Einfluß granulozytärer Hyperaktivität und von Makrophagen ist als Folge von Fetteinschwemmung in den pulmonalarteriellen Kreislauf histologisch nachgewiesen [11]. Eine Oberschenkelmarknagelung mit Markraumaufbohrung bei Polytrauma führt also zu einer klinisch meßbaren Veränderung der pulmonalen Hämodynamik, die über eine direkte Strombahnverlegung hinaus auf weitere Mechanismen (reflektorische Vasokonstriktion, Mediatorfreisetzung, zelluläre Aktivierung) zurückzuführen sind und vermutlich im Zusammenhang mit einer Lungenfunktionsstörung stehen. Diese meßbare Lungenfunktionsstörung zeigte sich bei ansonsten vergleichbarem Patientengut nur in der Behandlungsgruppe mit aufgebohrtem Nagelverfahren [27].

Aus diesem Grunde könnte durch die Wahl eines Nagelverfahrens ohne Markraumaufbohrung oder durch eine Modifikation des Bohrverfahrens in Zukunft das Risiko von pulmonalen Komplikationen im Rahmen der Versorgung von Schwerverletzten reduziert werden. Eine endgültige Beurteilung ist zum gegenwärtigen Zeitpunkt jedoch noch nicht möglich.

Der Verzicht auf die Markraumaufbohrung beinhaltet aber gleichzeitig auch eine verbesserte Schonung der Fragmentdurchblutung. In der unaufgebohrten Technik werden auch Femurfrakturen mit schwerem offenen oder geschlossenen Weichteilschaden versorgt. Indirekte Technik und Verzicht auf anatomische Reposition unter Beachtung der korrekten Achsen und Länge, Vermeidung von Frakturfreilegung und Fragmentdenudierung sowie Verzicht auf zusätzliche lokale Osteosynthesen sind die wesentlichen Merkmale dieses Verfahrens.

Unaufgebohrter Humerus Nagel

Die Versorgung von Oberarmschaftfrakturen ist gegenwärtig noch Domäne der konservativen Therapie. In den Fällen, in denen die Indikation zum operativen Vorgehen gestellt wird, wird überwiegend die Plattenosteosynthese, die konventionelle Marknagelung mit Markraumaufbohrung und proximalem Zugang oder die Bündelnagelung angewandt.

Tabelle 6. Unaufgebohrter Humerusnagel MHH.
Frakturform (n. Müller) und Indikationsstellung

Unaufgebohrter Humerusnagel MHH	n	[%]
Frakturform A	8	66
Frakturform B	2	17
Frakturform C	2	17
Indikation		
Weichteilschaden	2	17
Kettenverletzung	3	25
Polytrauma	4	33
pathologische Fraktur	1	8
isolierte Verletzung	2	17

Der Nutzen unaufgebohrter Techniken wird in unserer Klinik gegenwärtig auch am Humerus überprüft. Distale Insertion eines singulären Implantates, geschlossenes Vorgehen, Vermeidung der Markraumaufbohrung, Verriegelungstechnik (Spreizmechanismus proximal, Schraubenverriegelung distal) ohne zusätzliche Strahlenbelastung sind die wesentlichsten Vorteile der Nagelungstechnik mit dem neuen Implantat, das in bisher 12 Fällen erfolgreich eingesetzt wurde (Tabelle 6).

Literatur

1. Arens W (1977) Muß und soll die frische Fraktur für die Küntscher-Nagelung aufgebohrt werden? H Unfallheilkd 129:57
2. Brumback RJ, Ellison PS, Jr, Poka A, Lakatos R, Bathon GH, Burgess AR (1989) Intramedullary nailing of open fractures of the femoral shaft. J Bone Joint Surg [Am] 71 A:1324–1331
3. Chapman MW (1986) The role of intramedullary fixation in open fractures. Clin Orthop 26–34
4. Claudle RJ, Stern PJ (1987) Severe open fractures of the tibia. J Bone Jt Surg (Am) 69 A:801–807
5. Danckwardt-Lillieström G, Lorenzi L, Olerud S (1970) Intracortical circulation after intramedullary reaming with reduction of pressure in the medullary cavity. J Bone Joint Surg [Am] 52 A:1390–1394
6. Gustilo B, Anderson JP (1976) Prevention of infection in the treatment of one thousand and twenty five open fractures of long bones. J Bone Joint Surg [Am] 58 A:453–458
7. Haas N, Gotzen L (1987) Plattenosteosynthese In: Die Tibiaschaftfraktur des Erwachsenen. Springer, Berlin Heidelberg New York, 89–103
8. Harvey FJ, Hodkinson AH, Harvey PM (1975) Intramedullary nailing in the treatment of open fractures of the tibia and fibula. J Bone Joint Surg [Am] 57 A:909–915
9. Heini PF (1988) Untersuchung der Tibia-Innenform im Zusammenhang mit der Marknagelung. Dissertation Universität Bern
10. Holbrook JL, Swiontkowski MF, Sanders R (1989) Treatment of open fractures of the tibial shaft: Ender nailing versus external fixation. A randomized, prospective comparison. J Bone Joint Surg [Am] 71 A:1231–1238
11. Jacobovitz-Derks D, Derks C (1979) Pulmonary neutral fat embolism in dogs. Am J Pathol 95:29
12. Karlström G, Olerud S (1974) Fractures of the tibial shaft – a critical evaluation of treatment alternatives. Clin Orthop Rel Res 105:82–115
13. Klein MPM (1990) Aufbohren oder nicht aufbohren? Dissertation, Universität Basel
14. Kohlmann H, Vecsei V, Rabitsch K, Haupl J (1988) Zur Indikation der Verriegelungsnagelung bei offenen Frakturen. Akt Traumatologie 18:59–63
15. Krettek C, Haas N, Schandelmeier P, Frigg R, Tscherne H (1991) Der unaufgebohrte Tibianagel (UTN) bei Unterschenkelschaftfrakturen mit schwerem Weichteilschaden: Erste Klinische Erfahrungen. Unfallchirurg 94:579–587
16. Krettek C, Haas N, Tscherne H (1989) Behandlungsergebnisse von 202 frischen Unterschenkelschaftfrakturen, versorgt mit einem unilateralen Fixateur externe (Monofixateur). Unfallchirurg 92:440–452
17. Kuner EH, Schweikert CH, Weller S, Ulrich K, Kirschner P, Knapp U, Kurock W (1976) Die Marknagelung von Femur und Tibia mit dem AO Nagel. Erfahrungen und Resultate bei 1591 Fällen. Unfallchirurgie 2:155–162

18. Küntscher G (1962) Praxis der Marknagelung. Schattauer, Stuttgart New York
19. Lhowe DW, Hansen ST (1988) Immidiate nailing of open fractures of the femoral shaft. J Bone Joint Surg [Am] 70 A:812–820
20. Lottes JO (1987) Lottes Nailing. The science and practice of intramedullary nailing, Hrsg. Browner BD, Edwards CC. Lea & Febinger, Philadelphia
21. Maatz R (1983) Zur Infekthäufigkeit nach gedeckter oder offener Nagelung geschlossener Frakturen. Akt Traumatol 13(4):175–178
22. Müller ME, Nazarian S, Koch P, Schatzker J (1990) The comprehensive classification of fractures of long bones. Springer, Berlin Heidelberg New York
23. Oedekoven G, Claudi B, Frigg R (1992) Die Osteosynthese der instabilen offenen und geschlossenen Tibiafraktur mit ungebohrtem Tibiaverriegelungsnagel. Op Orthop Traumatol S1:1–14
24. Oestern HJ, Tscherne H (1983) Pathophysiologie und Klassifikation des Weichteilschadens. H Unfallheilkunde, Hrsg. Tscherne H, Gotzen L. Springer, Berlin Heidelberg New York, 162:1–10
25. Oettinger W, Bach A (1983) Thromboxanfreisetzung während intramedullärer Nagelung von Femurschaftfrakturen bei Patienten. Chir For, 233
26. Pape HC, Dwenger A, Regel G, Schweitzer G, Krumm K, Jonas M, Remmers D, Neumann C, Sturm JA (1992) Pulmonary damage due to intramedullary femoral nailing in severe trauma in sheep – is there an effect from different nailing methods? J Trauma 33:1
27. Pape HC, Regel G, Dwenger A, Krettek C, Mehler D, Sturm JA, Tscherne H (1992) Effekte unterschiedlicher intramedullärer Stabilisierungsverfahren des Femur auf die Lungenfunktion bei Polytrauma. Unfallchirurg 95:634–640
28. Pfister U (1982) Vascularität und Knochenumbau nach Marknagelung der Schafstibia. Hefte Unfallheilkd 158:51–52
29. Povacz F (1979) Verbrennungsschaden an der Tibiadiaphyse nach Marknagelung mit Aufbohren. Unfallheilkunde 82:126–128
30. Reinders J, Mockwitz J (1984) Technical faults and complications in interlocking nailing of femoral and tibial fractures. Acta Orthop Belg 50:577–590
31. Rhinelander FW (1974) Tibial blood supply of the human tibia. Clin Orthop 105:34–81
32. Schandelmaier P, Krettek C, Haas N (1991) Biomechanik des neuen, nicht aufgebohrten massiven AO Unterschenkelverriegelungsnagels und des konventionellen Universalverriegelungsnagels im Vergleich. Langenbecks Arch Chir Suppl Chir Forum 251–254
33. Schandelmaier P, Krettek C, Haas N, Tscherne H (1992) Biomechanik des neuen, nicht aufgebohrten massiven AO-Unterschenkelverriegelungsnagels und des konventionellen Universalverriegelungsnagels im Vergleich. H Unfallheilkd 220:610–611
34. Schweiberer L, Lindemann M (1973) Infektion nach Marknagelung. Chirurg 44:542–548
35. Sturm JA, Oestern HJ, Nerlich ML, Lobenhoffer P (1984) Die primäre Oberschenkelosteosynthese beim Polytrauma: Gefahr oder Gewinn für den Patienten?. Langenbecks Arch Chir 364:325–327
36. Stürmer KM, Schuckardt W (1980) Neue Aspekte der gedeckten Marknagelung und des Aufbohrens der Markhöhle im Tierexperiment. II: Der intramedulläre Druck beim Aufbohren in der Markhöhle. Unfallheilkunde 83:346–352
37. Szyszkowitz R, Reschauer R, Seggl W (1981) Gefahren der Plattenosteosynthese und Möglichkeiten des Fixateur externe in der Frakturversorgung. Hefte Unfallheilkd 153:179–183
38. Trueta J, Cavadias AX (1955) Vascular changes caused by the Küntscher type of nailing. An experimental study in the rabbit. J Bone Joint Surg [Br] 37:492–505
39. Tscherne H, Magerl F, Fleischl P (1967) Die Marknagelung frischer offener und geschlossener Unterschenkelfrakturen. Langenbeck's Arch Chir 317:209
40. Tscherne H, Regel G, Sturm JA, Friedl HP (1987) Schweregrad und Prioritäten bei Mehrfachverletzungen. Chirurg 58:631–640
41. Wehner W (1968) Ablauf der experimentellen Fettembolie. In: Die Fettembolie. VEB Verlag Volk und Gesundheit, Berlin
42. Weller S, Knapp U (1975) Die Marknagelung. Gute und relative Indikationen, Ergebnisse. Chirurg 46:152–154
43. Wenda K, Ritter G, Ahlers J, Issendorff WD von (1990) Nachweis und Effekte von Knochenmarkeinschwemmungen bei Operationen im Bereich der Femurmarkhöhle. Unfallchirurg 93:56–61
44. Wenda K, Ritter G, Degreif J, Rudigier J (1988) Zur Genese pulmonaler Komplikationen nach Marknagelosteosynthesen. Unfallchirurg 91:432–435
45. Whiteside VA, TEJ, Fleming LL (1983) Open fractures of the tibia treated with Lottes nail. J Bone Joint Surg [Am] 65 A/7:879–885
46. Wiss DA (1986) Flexible medullary nailing of acute tibial shaft fractures. Clin Orthop 212:122–132

227. Der biologische Knochenersatz

R. Brutscher

Klinik für Unfall- und Wiederherstellungschirurgie, Städt. Kliniken Darmstadt, Grafenstr. 9, 64276 Darmstadt

Biological Bone Substitute

1. Einleitung

Die Forderung nach Aufbau von Knochendefekten mittels biologischen Materialien ist keine Forderung unserer Zeit, sondern bereits 1863 wurde von Wolff in seiner Publikation „Die Osteoplastik in ihrer Beziehung zur Chirurgie und Physiologie" anhand von Tierversuchen die Rekonstruktion von langen Röhrenknochen mit biologischen Materialien gefordert. Bei den Möglichkeiten der Knochentransplantation muß primär die Transplantationsnomenklatur definiert werden:

Autogen: Spender und Empfänger identisch (autolog, isograft)
Allogen: genetisch differenziertes Individuum der selben Species (homolog, Allograft)
Xenogen: Spender und Empfänger verschiedener Spezies (heterolog, Xenograft)

Die autogene Spongiosaplastik ist die derzeit am häufigsten durchgeführte Methode für den biologischen Knochenersatz.

2. Autogene Spongiosaplastik

Die autogene Spongiosa ist ein gut zu gewinnendes biologisches Knochenmaterial, welches allerdings nur im beschränkten Maße zur Verfügung steht. Abgesehen von den Spongiosalagern am proximalen und distalen Ende eines jeden langen Röhrenknochens befindet sich beim Menschen das ergiebigste Spongiosalager im Bereich der Beckenschaufel. Im ventralen Drittel kann über einen etwa 5 cm langen Hautschnitt cranialseitig und parallel zum Beckenkamm das Os ilium erreicht und durch ein Fenster der Knochen gut entnommen werden. Im mittleren Drittel der Beckenschaufel ist so gut wie keine Spongiosa vorhanden. Das größte Spongiosalager befindet sich im dorsalen Drittel der Beckenschaufel. Hier kann ebenfalls über einen bogenförmigen Schnitt cranialseitig und parallel zum Beckenkamm nach Abhängen der Glutealmuskulatur die äußere Beckenschaufel gut dargestellt und entsprechend lange cortico-spongiöse Späne und Spongiosachips entnommen werden.

Eine grundlegende Frage ist jedoch: Was passiert mit der eingebrachten Spongiosa im Transplantatlager? Nach Tonna (1900) tritt primär eine Entzündungsphase ein, bei der zunehmend Osteoclasten das Knochentransplantat und das knöcherne Lager besiedeln. In der darauffolgenden Induktionsphase, 2–3 Wochen nach Einlage des Transplantats, treten die ersten Reparationsvorgänge im Sinne einer Knochenneubildung auf, die sowohl vom Periost als auch vom Ersatzlager ausgehen. Im weiteren Ablauf kommt es zur Ausbildung eines Faserknochens, der durch Ausbildung von neuen Osteoblasten ein weitläufiges Netz herstellt, in dem Blutgefäße verlaufen. Daraus resultiert langfristig ein Gerüst für den belastungsfähigen, notwendigen Lamellenknochen.

3. Primäre autogene Spongiosaplastik

Die primäre autogene Spongiosaplastik ist das Mittel der Wahl für Defektauffüllungen, die beim Ersteingriff erforderlich werden. Dazu zählen vor allen Dingen Impressionsfrakturen am großen Gelenk, z. B. die Tibiakopffraktur oder Mehrfragment- bzw. Trümmerfrakturen mit großen knöchernen Defekten in der Metaphyse der langen Röhrenknochen (trans- und supracondyläre Femurfraktur, distale Unterschenkelfraktur). Als Behandlungsgrundsatz gilt dabei, die anatomische Rekonstruktion der Gelenkanteile zu erreichen. Durch den wiederhergestellten Längenausgleich wird der tatsächliche Knochendefekt erst sichtbar, der letztendlich mit autogener Spongiosa ausgefüllt und überbrückt werden muß. Zur Stabilisierung kommen wahlweise interne oder externe Implantate – je nach Weichteilsituation – zur Anwendung.

4. Frühsekundäre Spongiosaplastik

Die frühsekundäre Spongiosaplastik kommt hauptsächlich dann zur Anwendung, wenn es sich um eine verzögerte Frakturheilung handelt. Diese ist in der Regel 8–12 Wochen nach Primärversorgung auf dem Röntgenbild zu erkennen. Dabei zeigt sich im wesentlichen keine Zunahme der knöchernen Durchbauung, so daß durch Einbringen von autogener Spongiosa oder cortico-sponginösen Spänen eine biologische Unterstützung der Frakturheilung zu erreichen ist. Sehr häufig muß bei diesem Eingriff das Osteosyntheseverfahren gewechselt, bzw. eine stabilere Montage angebracht werden, um das Behandlungsziel zu erreichen.

5. Spätsekundäre Spongiosaplastik

Bei ausbleibender Frakturheilung bis zum Ablauf von 6 Monaten spricht man per definitionem von einer Pseudarthrose. Die Ursache einer hypertrophen Pseudarthrose ist mangelnde Stabilität. Die atrophe Pseudarthrose hingegen resultiert aus mangelndem biologischen Material im Bereich der Frakturstelle und erfordert damit die Anlage eines biologischen Transplantates. Ganz entscheidend für die zunehmende knöcherne Konsolidierung ist dabei die Vascularität des Weichteillagers, so daß dieses in der Regel radikal debridiert und bessere Voraussetzungen für den zu transplantierenden Knochen geschaffen werden müssen. Mitunter kann dies nur durch weitere Entfernung von Sequestern und daraus resultierenden größeren Knochendefekten oder durch Verbesserung der Weichteilsituation erreicht werden. Durch diese Maßnahmen werden sehr häufig lange Defektpseudarthrosen produziert, deren Behandlung durch die alleinige autogene Spongiosaplastik aufgrund mangelnder Knochenmenge nicht mehr möglich ist.

6. Fibula pro Tibia

Als gängiges Operationsverfahren zur Behandlung von Defektpseudarthrosen am Unterschenkel wird die von Hahn 1884 angegebene und von Brandes 1913 modifizierte Methode der Fibula-pro-Tibia-Operation angewandt. Als Behandlungskonzept soll durch eine solide Blockbildung mit autogener Spongiosa oder cortico-spongiösen Spänen zwischen den knöchernen Resten der Tibia und der vorhandenen Fibula erreicht werden, wobei eine sichere

Lastaufnahme und Umlenkung der Kraft über das eingebrachte Transplantat und die vorhandene Fibula gewährleistet werden soll. Dieser Methode sind durch die nur beschränkt vorhandenen autogenen Spongiosalager natürliche Grenzen gesetzt. Des weiteren wird durch die Blockbildung zwischen Tibia und Fibula eine knöcherne Säule rekonstruiert, welche nicht die Belastungsfähigkeit eines Röhrenknochens erreichen kann und damit zu Pseudarthrosen an den Anschlußstellen des transplantierten Knochens oder durch Torsionskräfte zu Frakturen des Transplantates sowohl an den Anschlußstellen als auch in sich selbst neigt. Die biomechanisch ungünstige Knochensäule kann in häufigen Fällen den Anforderungen des Röhrenknochens nicht gerecht werden.

7. Microvasculärer Fibulatransfer

Als Alternativmethode zur Fibula-pro-Tibia-Operation wurde im Jahr 1975 von Taylor die freie microvasculäre anastomosierte Fibulatransplantation propagiert. Dabei wird vom gesunden Unterschenkel bei entsprechendem Gefäßstatus unter microchirurgischen Bedingungen ein gefäßgestieltes Fibulasegment entnommen und in den knöchernen Defekt eingepaßt, sowie eine microchirurgische Anastomisierung der zu- und abführenden Gefäße angelegt. Eine zusätzliche unterstützende autogene Spongiosaplastik an den knöchernen Transplantatenden unterstützt die knöcherne Einheilung. Dadurch kann das Behandlungsziel – die Wiederherstellung eines Röhrenknochens – erreicht werden. Die operationstechnischen Voraussetzungen für dieses Vorgehen müssen als sehr hochkarätig angesehen werden und stehen sicherlich nur wenigen Zentren zur Verfügung.

8. Kallusdistraktion, Segmentverschiebung

Im Jahre 1951 wurde durch Ilisarow ein Verfahren zur Überbrückung von Knochendefekten propagiert, ohne autogenes, allogenes oder xenogenes Knochenmaterial zu verwenden. Das Grundprinzip dieser Methode besteht darin, daß nach Fixation eines langen Röhrenknochens mit einem Ringfixateur und bestehendem Knochendefekt durch eine Meißelosteotomie aus dem noch vorhandenen Knochen ein Segment gebildet und dieses über einen externen Zugmechanismus in den Knochendefekt hineintransportiert wird. Durch tägliche Distraktion des entstandenen Knochensegmentes um 1 Millimeter schließt sich der ursprüngliche Knochendefekt und verlagert sich dadurch an die Stelle der Knochendurchtrennung (Osteotomie). Durch die Verschiebung des produzierten Knochensegmentes entsteht an der Durchtrennungsstelle eine Zugspannung sowie eine Hypervascularisation, die eine spontane Knochenneubildung zur Folge hat. Dieser neugebildete Knochen muß nun ebenfalls die gesamten Entwicklungsphasen bis zur Ausbildung eines Lamellenknochens durchlaufen, bis er letztendlich die erforderliche mechanische Belastbarkeit erhält. Der Vorteil dieser Methode liegt darin, daß die ursprünglich angestrebte Röhrenform des Knochens entsteht und damit der biomechanisch optimale Kraftträger wieder erreicht wird. Als Problemzone dieser Methode muß die Andockstelle zwischen dem Segment und dem ursprünglich vorhandenen Knochen angesehen werden, da in dieser Region die schlechtesten Durchblutungsverhältnisse und häufig ein traumatisiertes Weichteilgewebe bestehen. Die knöcherne Konsolidierung im Bereich dieser Anschlußstelle kann durch eine autogene Spongiosaplastik wesentlich beschleunigt und eine rasche knöcherne Konsolidierung erreicht werden.

In der Zwischenzeit stehen viele Montagen für diese Segmentverschiebung zur Verfügung. Der von Ilisarow propagierte Ringfixateur hat heute noch eine Anwendung am Unterschenkel und bietet den Vorteil, daß diese Montage auch während des Segmenttransportes voll belastbar ist. Die in unseren Regionen weitverbreiteten unilateralen Fixateurexternsysteme können sowohl mit einem äußeren Schiebemechanismus als auch mit einem internen Zugmechanismus versehen werden, um den Segmenttransport durchführen zu können.

Als Nachteil dieser Methode muß jedoch die lange Verweildauer des Fixateur extern betrachtet werden, da die Region der Knochenneubildung lange Fixationszeiten erfordert. Aus diesem Grunde wurde die Kombination des ungebohrten Verriegelungsnagels mit einem temporären Fixateur extern für den Segmenttransport durchgeführt. Nach erfolgter Segmentverschiebung und zusätzlicher Fixation des Segmentes durch den Verriegelungsnagel kann der Fixateur extern entfernt werden und der Patient kommt für die Dauer der Aushärtungsphase des neugebildeten Knochens in den Vorzug eines internen Implantates. Je nach Knochendichte des Regenerates kann eine zunehmende Teilbelastung über den Nagel bis zur kompletten knöchernen Konsolidierung und Vollbelastung erreicht werden.

9. Schlußfolgerungen

Der biologische Knochenersatz hat seine Domäne in der autogenen Spongiosaplastik. Diese ist als primäre Maßnahme bei Knochendefekten bei Gelenk- oder gelenknahen Frakturen das Mittel der Wahl. Für die Behandlung einer verzögerten Frakturheilung ist die autogene Spongiosa in Kombination mit einer stabilen Osteosynthese ebenfalls das erfolgreichste Hilfsmittel, um das Behandlungsziel zu erreichen. Bei der Behandlung von atrophen Pseudarthrosen kann die autogene Spongiosa nur durch Schaffung eines günstigeren Transplantatlagers in Kombination mit einer stabilen Osteosynthese zum Erfolg führen. Bei Defektpseudarthrosen mit zunehmender Größe kann die autogene Spongiosa einerseits durch das begrenzte Spenderpotential, andererseits durch die nicht erreichbare Rekonstruktion eines Röhrenknochens nur bedingt zum Einsatz kommen. Die häufig angewandte Fibula-pro-Tibia-Operation ist ebenfalls durch hohe Komplikationsraten (Refraktur und Pseudarthrose) belastet. Die microvasculäre Fibulatransplantation zeichnet sich durch eine aufwendige Operationstechnik, die nur wenigen Zentren vorbehalten ist, aus.

Die Segmentverschiebung und Kallusdistaktion hat den Vorteil, daß damit primär die Rekonstruktion eines Röhrenknochens erreicht werden kann, hat aber den Nachteil, daß lange Behandlungszeiträume und Fixationszeiten des Knochens erforderlich sind. Dennoch ist die Segmentverschiebung bei langstreckigen Röhrenknochendefekten heute das Mittel der Wahl und muß als die derzeit biologischste Behandlungsmethode langstreckiger Defekte angesehen werden. Knochendefekte bis zu einer Länge von 3 cm können aus biomechanischen Gründen sicherlich noch mit autogener Spongiosa versorgt werden. Bei einer Defektlänge von mehr als 3 cm ist aus biomechanischen Erfordernissen der Segmentverschiebung und Kallusdistraktion der Vorzug zu geben.

228. Die Bedeutung der Biologie in der Traumatologie

A. Rüter

Klinik für Unfall- und Wiederherstellungschirurgie, Zentralklinikum Augsburg, Stenglinstr. 2, 86156 Augsburg

Importance of Biological Factors in Traumatology

Summary. Evidence is still lacking concerning the value of trauma severity scores when choosing the appropriate method of internal fixation. External fixation is the best way of preserving fragment viability, but its disadvantages have led to less traumatic ways of internal fixation: "biological" plating and unreamed medullary nailing. Callus distraction is a reliable means of biological bone replacement.

Key words: Biology – Polytrauma – Internal fixation – Bone replacement

Zusammenfassung. Es müssen noch Erfahrungen gesammelt werden, inwieweit beim Polytraumatisierten Traumascores Entscheidungshilfen bei der Wahl des Osteosyntheseverfahrens sein können. Der Fixateur externe schont die Fragmentdurchblutung am sichersten. Wegen seiner Nachteile geht der Weg zu schonenden internen Stabilisierungsverfahren: „Biologische" Plattenosteosynthese und unaufgebohrter Marknagel. In der Callusdistraktion steht ein Verfahren mit hoher Treffsicherheit zum biologischen Knochenersatz zur Verfügung.

Schlüsselwörter: Biologie – Polytrauma – Osteosynthese – Knochenersatz

(Manuskript bis Redaktionsschluß nicht eingegangen)

229. Erkennen typischer opportunistischer Infektionen bei AIDS-Patienten vor unfallchirurgischen Akuteingriffen

T. Kossmann, K. B. Brülhart, M. C. Morganti-Kossmann und O. Trentz

Klinik für Unfallchirurgie, Departement Chirurgie, Universitätsspital Zürich, Rämistr. 100, CH-8091 Zürich

Identification of Opportunistic Infections in AIDS Patients Before Traumatic Emergency Operations

Summary. At the time of hospital admission the HIV status of trauma patients is usually unknown, but their injuries will require immediate diagnostic and therapeutic intervention. During the course of their illness many HIV positive patients will develop opportunistic infections with characteristic lesions and neoplasms which can occur on the external integument and intraorally. This paper describes the most common lesions and distinctive appearance which health care workers should be aware of to ensure adequate treatment for the trauma patient and to take preventive measures to avoid exposure or contamination with the HIV virus.

Key words: HIV-infection – Opportunistic infection – Emergency procedures

Zusammenfassung. Bei der Aufnahme schwerverletzter Patienten ist oftmals nicht bekannt, ob eine HIV-Infektion vorliegt. Trotzdem sind notfallmäßige invasive, diagnostische und therapeutische Maßnahmen notwendig. Während des Krankheitsverlaufes zeigen sich bei HIV-positiven Patienten typische opportunistische Infektionen und Neoplasien, die sich vor allem an der Haut und den Schleimhäuten manifestieren. Die vorliegende Arbeit beschreibt charakteristische Veränderungen, die häufig bei HIV-Patienten gesehen werden. Dem bei der Versorgung schwerverletzter Patienten eingesetzten Krankenhauspersonal sollten diese charakteristischen Veränderungen bekannt sein, um eine adäquate Behandlung dieser Patienten zu garantieren und alle präventiven Maßnahmen zur Vermeidung von Exposition oder Kontamination mit dem HIV-Virus durchzuführen. Eine Diskriminierung darf nicht erfolgen.

Schlüsselwörter: HIV-Infektion – Opportunistische Infektionen – Akuteingriffe

In den letzten Jahren hat die Zahl der Patienten, die mit dem HIV-Virus infiziert sind, deutlich zugenommen [1, 3, 4]. Epidemiologische Untersuchungen der WHO gehen weiterhin von einer steigenden Zahl von neuen HIV-Infektionen aus [8]. Der Anstieg HIV-infizierter Personen beruht zum einen darauf, daß die Infektion längst nicht mehr auf sogenannte Risikogruppen (Homosexuelle, Drogenabhängige) beschränkt ist und zum anderen auf Fortschritten in der Behandlung dieser Infektion mit antiviralen Medikamenten.

Im unfallchirurgischen Arbeitsbereich stellen diese Patienten aus verschiedenen Gründen ein besonderes Problem dar. Bei der Erstversorgung am Unfallort, in der Notfallaufnahme, aber auch im Operationssaal ist das Risiko einer HIV-Übertragung vom Patienten auf das behandelnde Personal vorhanden. Konventionelle Testverfahren (ELISA oder Western Blot) beanspruchen viel Zeit und können bei notfallmäßigen Behandlungen nicht angewendet werden. „Quick"-Testverfahren, obwohl gleichwertig in ihrer Aussagekraft [7], dürfen aus ethischen und juristischen Gründen nicht angewandt werden.

Das bei der Versorgung schwerverletzter Patienten eingesetzte Krankenhauspersonal kann sich bisher vor einer Ansteckung mit dem HIV-Virus nur dadurch schützen, indem alle Patienten als potentiell HIV-infiziert angesehen und die „Allgemeinen Schutzmaßnahmen zur Vermeidung von Infektionen" (CDC-guidelines) beachtet werden [2]. Untersuchungen haben aber gezeigt, daß nur bei Kenntnis einer vorliegenden HIV-Infektion alle Vorsichtsmaßnahmen zur Vermeidung einer HIV-Infektion bei der Patientenversorgung genau beachtet werden [1, 3, 4]. Das Risiko einer möglichen Infizierung mit dem HIV-Virus aus Unkenntnis einer möglichen vorliegenden Infektion wird von den an der Versorgung schwerverletzter Patienten beteiligten Personen diskutiert.

Aus diesem Grund wurden charakteristische Veränderungen von opportunistischen Infektionen und Neoplasien zusammengestellt (Tabelle 1), die eine HIV-Infektion vermuten lassen [5, 6].

Diese Erkrankungen lassen sich oftmals leicht an der Haut oder im Mund-Rachen-Raum erkennen und sollten dem bei der Versorgung schwerverletzter Patienten eingesetzten Personal bekannt sein. Bei bestehendem Verdacht sollte eine genaue serologische Abklärung

Tabelle 1. Opportunistische Infektionen sowie Neoplasmen und deren klinischen Symptome

A. Bakterien	
Staphylokokken	Abszesse, Phlegmone
Pseudomonas	Gangrän
Serratia	Nekrotisierende Weichteilinfektionen
Proteus	
Providencia	
Mykobakterien	Lungentuberkulose, Miliartuberkulose
	extrapulmonale Form (Lymphknoten)
B. Pilze	
Candida	Soor Stomatitis/Ösophagitis
	(pseudomembranöse, atrophische
	erythematös-atrophische Form)
Aspergillus	Pneumonie
	ZNS-Befall
Kryptokokkus neoformans	Abszesse an inneren Organen
	Meningitis
C. Viren	
Cytomegalie	ZNS-Befall, Retinitis, Pneumonie
	Befall innerer Organe
Herpes simplex	Kutane/myokutane Ulzera
	Enzephalitis, Proktitis
Herpes zoster	Dermatombefall, generalisierter Zoster
	Varizellen, Pneumonie
D. Protozoen	
Pneumocystis carinii	Pneumonie (interstitielle)
Toxoplasma gondii	Encephalitis
Kryptosporidium	chronische Durchfälle, Kachexie
E. Neoplasmen	
Kaposi Sarkom	kutane/myokutane Form
Lymphome	
Myelome	
Karzinome	

900

der möglichen HIV-Infektion nach Einverständnis des Patienten oder der Angehörigen durchgeführt werden, eine Diskriminierung darf nicht erfolgen.

Literatur

1. Baker JL, Kelen GD, Sivertson KT, Quinn TC (1987) Unsuspected human immunodeficiency virus in critically ill emergency patients. JAMA 257:2609–2611
2. Centers of Disease Control (1989) Guidelines for prevention of transmission of human immunodeficiency virus and hepatitis B virus to health-care and public safety workers. MMWR 38:3–37
3. Hebra A, Adams DB, Holley HP (1990) Human immunodeficiency virus and the surgeons. JSC Med Assoc 86:479–483
4. Kelen GD, Fritz S, Qaqish B, Brookmeyer R, Baker JL, Kline RL, Cuddy RM, Goessel TK, Floccare D, Williams KA, Sivertson KT, Altman S, Quinn TC (1988) Unrecognized human immunodeficiency virus infection in emergency department patients. N Engl J Med 318:1645–1650
5. Kossmann T, Simmen HP (1993) Der Spritzenabszeß beim Drogenabhängigen. QM 1:55–60
6. Rasokat H (1990) Hautveränderungen bei Drogenabhängigen. Z Hautkrankheiten 65:351–357
7. Spielberg F, Kabeya CM, Ryder RW, Kifuani NK, Harris J, Bender TR, Heyward WL, Quinn T (1989) Field testing and comparative evaluation of rapid visually read screening assays for antibody to human immunodeficiency virus. Lancet 580–584
8. WHO (1990) The global AIDS situation. World Health Organization Information 68:1–3

230. Versorgung kindlicher Schaftfrakturen mit dem Fixateur externe

J. Bennek, D. Brock, K. Rothe und U. Bühligen

Klinik und Poliklinik für Kinderchirurgie der Universität Leipzig, Oststraße 21–25, 04317 Leipzig

The Application of a Unilateral External Fixator in Children with Shaft Fractures

Summary. 120 children with 126 fractures were treated with primary external fixation. This uncommon management is advantageous in childhood (short immobilisation, early back to school). Our own experience and late investigations in 76 children with 80 fractures show the effectiveness of this method.

Key words: Children – Shaft fractures – Treatment – External fixation

Einleitung

Mit der externen Fixation bietet sich auch für das Kindesalter ein alternatives Behandlungskonzept in der Frakturversorgung an. Diese sog. flexible Fixation nutzt in der Frakturheilung das biologische Prinzip der Kallusinduktion durch Bewegung mit „bone remodelling" zur funktionsgerechten Wiederherstellung der Knochenform. Auch der Forderung nach einer kindgemäßen Frakturbehandlung mit kurzer Immobilisation und Akzeptanz durch das Kind wird die externe Fixation gerecht (Abb. 1). Eine starre, konservative Frakturbehandlung im Kindesalter ist mit der Aufrechterhaltung von Lebensqualität nur schwer zu vereinbaren. Die Lebensqualität des Kindes wird im entscheidenden Maß von der Mobilität geprägt. Konkurrierende Methoden der Frakturbehandlung müssen sich zur Beurteilung ihrer Effektivität daran messen. Im Rahmen einer kontrollierten Studie wird über erste Erfahrungen mit der externen Fixation bei kindlichen Schaftfrakturen berichtet.

Patientengut

Im Zeitraum 6/1990 bis 3/1993 wurden bei 120 Kindern 70 Femur- und 40 Tibia/Fibulafrakturen sowie 11 Humerus- und 5 Radius/Ulnafrakturen mit einer externen Fixation versorgt. In 86 Fällen handelte es sich um eine Einzel- und in 30 um eine Mehrfachverletzung. Bei 4 Kindern ohne Trauma bestand eine Störung der Knochenmaturität. In 28 Fällen war die Extremitätenverletzung mit einem Schädel-Hirn-Trauma (Glasgow-Coma-Scale 8–12) kombiniert. 9 schwerverletzte Kinder befanden sich im Schock mit konsekutiver Organmanifestation. Jeweils bei 2 Kindern lag eine zwei- bzw. dreifache Extremitätenverletzung vor. Als Grundlage für eine vergleichende Beurteilung erfolgte die Spezifikation der Frakturen nach der AO-Klassifikation. Die externe Fixation kam am Femurschaft bei 47 einfachen (32 A1–A3), 18 Keilfrakturen (32 B1–B3) sowie 2 komplexen Frakturen (32 C 1) zur Anwendung. 3 Frakturen waren drittgradig offen und eine zweitgradig. An der Tibia/Fibula

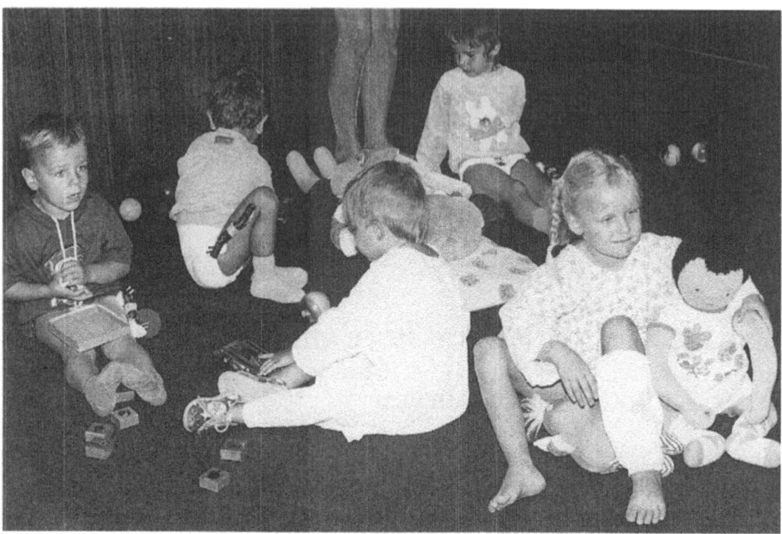

Abb. 1. Ungezwungenheit und Freude am Spiel als Ausdruck uneingeschränkter Lebensqualität

Tabelle 1. Indikationen zur externen Fixation
bei kindlichen Schaftfrakturen

Fraktur bei Mehrfachverletzung
zweit- und drittgradig offene Fraktur
geschlossene Fraktur mit schwerem Weichteiltrauma
diaphysäre Femur- und Tibiafraktur
Quer- und Schrägfraktur der mittleren Zone
Keilfraktur
komplexe Fraktur (spiral, segmental, irregulär)
diaphysäre Humerusfraktur
(Radius/Ulnafraktur)
pathologische Fraktur

---

wurden 22 einfache (42 A1–A3), 8 Keilfrakturen (42 B1–B3) und 2 komplexe Frakturen
(42 C1 und C3) versorgt. Hier waren 4 Frakturen drittgradig offen und 2 zweitgradig. Am
Humerus erfolgte die externe Fixation bei 11 einfachen Frakturen (12 A1–A3). Auch an der
Radius/Ulnadiaphyse wurden 5 einfache Frakturen (22 A1 und A3) mit dem Fixateur
externe stabilisiert. Am Unterarm waren 4 Frakturen zweitgradig offen und eine erstgradig.
11 Frakturen lagen außerhalb der Diaphyse. Das Unfallalter schwankte zwischen $3^{1}/_{12}$ und
$16^{6}/_{12}$ Jahren bei einem Durchschnittsalter von $9^{8}/_{12}$ Jahren. Unter den Unfallursachen stand
der Verkehrsunfall mit 60 % an erster Stelle.

Operationszeitpunkt und -technik

Grundsätzlich wurde der frühestmögliche Zeitpunkt der Stabilisierung gewählt. Besonders
bei Mehrfachverletzungen mit immobiler Fraktur besteht immer die Gefahr einer sekundären Lungenschädigung und Störung der Hämodynamik. Auch traumainduzierte Veränderungen des Immunsystems treten in Abhängigkeit vom Grad der Weichteilverletzung auf [2].
Zur Anwendung kam ausschließlich ein dynamisierbarer unilateraler Fixateur [3]. Bei Fe-

mur- und Humerusfrakturen wurde der Fixateur externe von lateral appliziert, bei Tibia/Fibulafrakturen von ventral unmittelbar neben der Tibiavorderkante. Eine adäquate Frakturstellung war immer das primäre Ziel. Nach Möglichkeit wurde auf Nachreposition wegen dem Risiko der Pin-tract-Infektion verzichtet. Ein kontrolliertes „overriding" erfolgte nicht.

Postoperatives Management

Hier standen die Pinpflege, die frühe Mobilisation und Belastung nach einem physiotherapeutischen Stufenprogramm sowie das Timing der Dynamisierung im Mittelpunkt. Die Belastungsphase begann in der 2. Woche. Im Durchschnitt betrug die Dauer des stationären Aufenthaltes 17 Tage. Frühestens in der 4. Woche, immer in Abhängigkeit von der periostalen Kallusbildung und Länge des Frakturspaltes, wurde axial dynamisiert. Offene Frakturen mit ausgedehnter Weichteilschädigung und Mehrfachverletzungen erforderten ein individuelles Vorgehen. In der Regel nach 10 bis 12 Wochen mit Abschluß der Knochenheilung entfernten die Kinder die Pins unter ambulanten Bedingungen ohne Anästhesie.

Komplikationen

Eine Femurrefraktur nach 8 Wochen wurde auf die vorzeitige Entfernung des Fixateur externe zurückgeführt und als Fehlbehandlung eingestuft. Bei infantiler Zerebralparese mit gestörter Knochenmaturität trat eine weitere Femurrefraktur nach 12 Wochen auf. Pin-tract-Infektionen wurden bei 7 Kindern (5,6%) ausschließlich nach Femurapplikation beobachtet. Chirurgische Interventionen waren nicht erforderlich.

Nachuntersuchungen

80 Frakturen bei 76 Kindern konnten ersten und z. T. zweiten Nachuntersuchungen nach maximal $2^6/_{12}$ Jahren unterzogen werden. Von 47 Femurfrakturen waren 38 (81%) achsengerecht und ohne Längendifferenz ausgeheilt. Es verblieben 5 Antekurvationen, 3 von 10°, eine von 15° und eine von 20° mit Verlängerung von 2 cm, 2 Valgisierungen von 10 und 15° sowie 2 isolierte Verlängerungen von 1,5 und 2 cm. Nach zwei- bzw. dreifacher Extremitätenverletzung mit Femurfraktur traten eine Antekurvation von 20° mit Verlängerung von 2 cm und eine Valgisierung von 10° auf. Verbliebene Achsenabweichungen zur Nachuntersuchung wurden ausschließlich nach Femurfrakturen beobachtet. Von 21 Tibia/Fibulafrakturen waren 20 (95%) achsengerecht und ohne Längendifferenz ausgeheilt, nur einmal zeigte sich eine Verlängerung von 1,5 cm. 5 Humerusfrakturen waren zur Nachuntersuchung unauffällig. Rotationsfehler oder Bewegungsdefizite wurden nicht beobachtet. 10 von 80 Frakturen waren offen und heilten komplikationslos aus. Zum gegenwärtigen Zeitpunkt ist sicher eine endgültige Wertung verfrüht, sie sollte im Wachstumsalter Langzeitergebnissen nach vollständigem „bone remodelling" vorbehalten bleiben.

Schlußfolgerung

Nach eigenen Erfahrungen und Mitteilungen aus der Literatur [1, 4] ist eine adäquate Versorgung kindlicher Schaftfrakturen mit einem dynamisierbaren unilateralen Fixateur möglich. Das Behandlungskonzept kann mit der elastisch stabilen intramedullären Schienung ohne Einschränkung konkurrieren [5]. Alle Vorteile für das Kind können genutzt werden. Zu nennen sind definitive Stabilisierung in kurzer Zeit ohne Traumatisierung der Weichteile, kein operativer Zweiteingriff zur Entfernung der Pins, frühe Mobilisation und Vollbelastung, Kindergarten- bzw. Schulbesuch und keine verlängerte Physiotherapie. Es verbleibt letztlich die Frage nach den Indikationen im Kindesalter. Zum gegenwärtigen Zeitpunkt lassen sich die in Tabelle 1 genannten Anwendungen formulieren, wobei die Radius/Ulnafraktur sicher eine Indikation zweiter Wahl darstellt.

Literatur

1. Aronson J, Tursky EH (1992) External fixation of femur fractures in children. J Pediatr Orthop 12:157–163
2. Brug E, Pennig D, Gähler R, Haeske-Seeberg H (1988) Polytrauma und Femurfraktur. Akt Traumatol 18:125–128
3. De Bastiani G, Aldegheri G, Renzi-Brivio L (1984) Treatment of fractures with a dynamic axial fixator. J Bone Jt Surg 66:538–545
4. Klein W, Pennig D, Brug E (1989) Die Anwendung eines unilateralen Fixateur externe bei der kindlichen Femurschaftfraktur im Rahmen des Polytraumas. Unfallchirurg 92:282–286
5. Linhart WE, Spendel S, Mayr H, Schwendenwein E (1992) Die elastisch stabile intramedulläre Schienung kindlicher Schaftfrakturen. Zentralbl Kinderchir 1:215–220

231. Die ventrale transpedunkuläre Instrumentation – eine neue Stabilisation nach Wirbelkörperresektion bei Metastasen der LWS

H. Hertlein, T. Mittlmeier, M. Schürmann und G. Lob

Chirurgische Klinik und Poliklinik der Universität München, Klinikum Großhadern, 81377 München

Ventral Transpeduncular Instrumentation: a New Stabilization After Vertebral Body Resection of the Lumbar Spine for Metastases

Summary. Spinal metastasis of the lumbar spine with destruction of the vertebral body generally require a combined anterior-posterior surgical approach for adequate anterior decompression, replacement of the vertebral body and posterior transpeduncular stabilization. A new method is developed to perform the decompression as well as the transpeduncular stabilization from a single anterior approach. The technique provides a stability comparable with the conventional bilateral instrumentation and the experience with 9 patients who underwent this kind of operation showed the safety and efficacy of the procedure.

Key words: Vertebral body resection – Transpeduncular stabilisation

Bei tumoröser Zerstörung eines Lendenwirbelkörpers im ventralen und dorsalen Anteil war die kombinierte ventro-dorsale Instrumentation bisher das Vorgehen der Wahl, um eine suffiziente Stabilität zu erreichen. Der ventrale Eingriff, der zur Dekrompression neuraler Strukturen und zur Implantation eines Wirbelkörperersatzes notwendig ist, bot bislang keine ausreichende Möglichkeit zur alleinigen belastungsstabilen Fixation. Da die Bogenwurzel den entscheidenden Kraftträger zur Verankerung der Implantate darstellt [2], war eine zweite dorsale Operation notwendig, um eine transpedunkuläre Stabilisation zu erreichen.

Neben den etablierten ventralen, dorsalen oder kombinierten dorso-ventralen Vorgehen wurde eine vierte und neue Alternative – nämlich die rein ventral transpedunkuläre Stabilisationstechnik entwickelt, die bereits erfolgreich in den letzten 3 ½ Jahren in ausgewählten Fällen durchgeführt wurde [1]. Die Indikation wird bei Osteolysen der Lendenwirbelkörper von L1 bis L4 mit einer Zerstörung der ventralen und dorsalen Säule gestellt, bei denen bisher das kombinierte dorso-ventrale Vorgehen die Methode der Wahl darstellte.

Zugang

Wir führen die Darstellung der Lendenwirbelsäule über einen links-lateralen retroperitonealen Zugang durch, über den nach Durchtrennung der schrägen Bauchmuskulatur stumpf retroperitoneal die Baucheingeweide sowie Niere, Ureter und die großen retroperitonealen

Gefäße nach rechts mobilisiert werden. Nach Ligatur der linkslateralen Segmentgefäße läßt sich danach die gesamte Ventralfläche der Lendenwirbelsäule darstellen.

Instrumentation

Um eine sichere Instrumentation bzw. eine exakte ventral transpedunkuläre Bohrung zu erreichen, werden die über und unter dem verletzten Segment liegenden Wirbelkörper nach computertomographischer Darstellung exakt vermessen. Es wird hierbei die Breite des Spinalkanals, die Breite und die Tiefe des Wirbelkörpers ermittelt [4]. Nach operativer Darstellung der Lendenwirbelsäule über den oben beschriebenen retroperitonealen Zugang wird zunächst der destruierte Wirbelkörper auf herkömmliche Art reseziert und der Defekt mit einem mit Knochenzement aufgefüllten Titankorb ersetzt [3]. Nun wird die Mitte jedes entsprechenden Wirbelkörpers bestimmt und mit einem Kirschner-Draht markiert. Danach wird an der Ventralfläche der Wirbelkörper die halbe Breite des Spinalkanals nach links und rechts lateral aufgetragen und von diesen Punkten aus die Bohrung mit einem Winkel von 10 bis 15 Grad nach jeweils lateral vorgenommen. Um den Pedikel in seiner horizontalen Ebene zu erreichen, wird diese Bohrung unter Bildwandlerkontrolle durchgeführt. Der anschließend transpedunkulär eingebrachte Druckplattenfixateur wird zusätzlich am Titankorb fixiert (Abb. 1).

Implantat

Bei der Suche nach einem geeigneten winkelstabilen und kurzstreckigen Implantat fiel die Wahl auf den Druckplattenfixateur nach Wolter, der bisher lediglich von dorsal zur Anwendung kam. Dieser interne Fixateur zeichnet sich durch einen geringen Höhenaufbau sowie durch runde und glatte Oberflächen aus [5].

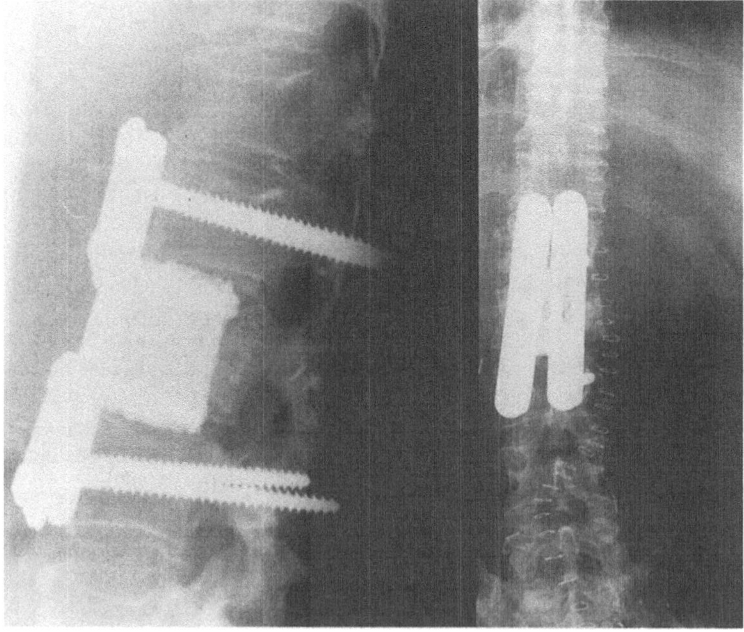

Abb. 1. Ventrale transpedunkuläre Stabilisierung mit Wolter-Platten von LWK 1 bis LWK 3 und Wirbelkörperersatz durch Titankorb bei Tumordestruktion von LWK 2

Patientengut

Im Zeitraum von 3 ½ Jahren führten wir 9mal die ventral transpedunkuläre Stabilisation bei Tumoren der Lendenwirbelsäule durch. Wie Tabelle 1 zeigt, lagen in der Mehrzahl der Fälle metastatische Zerstörungen der Wirbelkörper vor. In zwei Fällen handelte es sich um Primärtumoren, die den Wirbelkörper per continuitatem infiltrierten. Anhand der dargestellten Überlebenszeit ist zu sehen, daß die erste nach dem neuen Verfahren operierte Patientin knapp 3 ½ Jahre ohne Rezidiv oder Implantatdislokation lebt. Zwei Patienten mit Nierenkarzinom bzw. Mammakarzinom sind nach 5 bzw. 7 Monaten verstorben. Die Ergebnisse zeigen, daß aufgrund des operativen Vorgehens kein Patient eine neurologische Verschlechterung erlitt bzw. es zu keinem Implantatversagen kam. Ein subcutaner Wundinfekt konnte konservativ zur Abheilung gebracht werden.

Tabelle 1. Ventrale transpedunkuläre Stabilisationen, n = 9

Patient	Primärtumor	Lokalisation	Monate nach OP
44 J. weibl.	Mamma-Ca	LWK 3	41
68 J. weibl.	Mamma-Ca	LWK 4	26
72 J. weibl.	Nierenzell-Ca	LWK 1	5
40 J. männl.	Hoden-Ca	LWK 2	13
25 J. weibl.	Rhabdomyosarkom	LWK 3	13
72 J. männl.	Plasmozytom	LWK 4	9
63 J. weibl.	Mamma-Ca	LWK 3	7
82 J. männl.	Chordom	LWK 3	8
52 J. weibl.	Plasmozytom	LWK 3	3

Vorteile und Nachteile

Ein entscheidender Vorteil der ventral transpedunkulären Instrumentation ist die Schonung der Rückenmuskulatur bei retroperitonealem Monozugang. Dabei wird die Operationszeit und Narkosedauer deutlich verkürzt. Die sofort belastungsstabile Versorgung ermöglicht eine orthesefreie Nachbehandlung. Im Hinblick auf die häufig multimorbiden Tumorpatienten gewährleistet das neue Verfahren eine Minimierung des Operationstraumas bei gleichzeitig optimaler postoperativer Mobilisationsfähigkeit. Als Nachteil kann die Notwendigkeit zur ausgedehnteren ventralen Freilegung und die technisch anspruchsvolle Präparation angesehen werden.

Die ventral transpedunkuläre Stabilisation stellt nicht nur eine Alternative zum herkömmlichen kombinierten dorso-ventralen Vorgehen dar, sondern ist in ausgewählten Fällen der bisherigen Operationstechnik überlegen.

Literatur

1. Abumi K, Panjabi MM, Duranceau J (1989) Biomechanical evaluation of spinal fixation devices. Part III. Stability provided by six spinal fixation devices and interbody bone graft. Spine 14:1249–1255
2. Gertzbein SD, Robbins SE (1990) Accuracy of pedicular screw placement in vivo. Spine 15:11–14
3. Hertlein H, Mittlmeier T, Piltz S, Schürmann M, Kauschke T, Lob G (1992) Spinal stabilization for patients with metastatic lesions of the spine using a titanium spacer. Eur Spine J 1:131–136
4. Hertlein H, Mittlmeier T, Schürmann M, Lob G (1992) Anterior Transpedicular Instrumentation of the Lumbar Spine: An Anatomical Study. J Spinal Disorders 5:330–334
5. Wolter D (1988) Anwendungsempfehlung für den Druckplattenfixateur interne nach Wolter zur Spondylodese der Brust- und Lendenwirbelsäule. Litos, Hamburg

232. Kontinuierliche Kompartmentdruckmessung bei Oberschenkelschaftfrakturen

K. P. Lehrbaß-Sökeland, V. Golombek und M. Hansis

Klinik und Poliklinik für Unfallchirurgie der Rheinischen Friedrich-Wilhelms-Universität Bonn, Sigmund-Freud-Straße 25, 53127 Bonn

Continuous Compartment Pressure Assessment in Femur Fractures

Summary. Continuous pressure monitoring of the quadriceps compartment of the thigh was carried out in patients, who suffered femoral shaft fractures. Even during the stabilization of comminuted femoral shaft fractures only minimal pressure increases were noted. Nonetheless, one must always be aware of the possibility that a compartment syndrome of the thigh may develop.

Key words: Femur fracture – Compartment pressure

Zusammenfassung. In der Quadricepsloge des Oberschenkels wurden kontinuierliche Druckmessungen bei Oberschenkelschaftfrakturen durchgeführt. Selbst bei der Versorgung frischer Oberschenkelschafttrümmerfrakturen fielen die Druckanstiege erstaunlich gering aus. Dennoch muß an die Möglichkeit eines Kompartmentsyndroms des Oberschenkels gedacht werden.

Schlüsselwörter: Femurfraktur – Kompartmentdruck

Obwohl die anatomisch präformierten Logen des Oberschenkels als geschlossene Räume ähnlich wie die des Unterschenkels beschrieben werden, führt eine Volumenzunahme in den Oberschenkelkompartimenten nicht entsprechend häufig zu Kompressionssyndromen wie am Unterschenkel. Die bisher erschienenen Publikationen beschränken sich in der Regel auf wenige Fallbeschreibungen. Größere Zahlen mit 21 Fällen wurden 1989 von Schwartz [5] und 30 Fälle 1991 von Kladny [4] vorgestellt. Dabei entfallen bei Schwartz 10 von 21 und bei Kladny 19 von 30 Fällen auf Oberschenkelfrakturen. Kladny schätzt die Koinzidenz eines Kompartmentsyndroms des Oberschenkels mit Oberschenkelschaftfraktur auf 1 bis 2%. Dagegen wird die Häufigkeit von Kompartmentsyndromen des Unterschenkels bei Tibiafrakturen mit bis zu 33% angegeben [1].

Patienten und Methoden

Bei überwiegend polytraumatisierten Patienten wurden Druckmessungen in der Quadricepsloge des Oberschenkels durchgeführt, wenn gleichzeitig eine Oberschenkelschaftfraktur vorlag und diese operativ versorgt wurde. Die Messungen wurden unmittelbar präoperativ begonnen und über mehrere Tage verfolgt. Als osteosynthetische Verfahren (Abb. 1) kamen

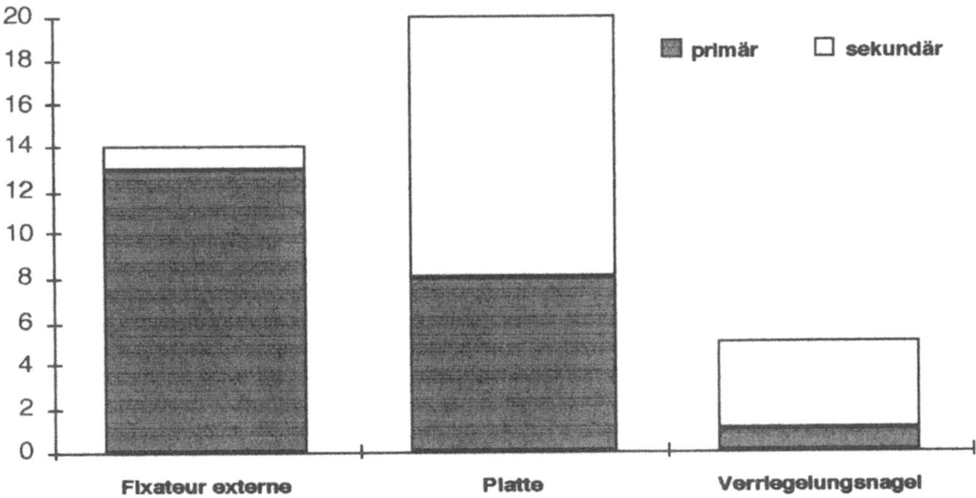

Abb. 1. Frakturversorgung: grau = primäre Osteosynthesen, weiß = sekundäre Osteosynthesen

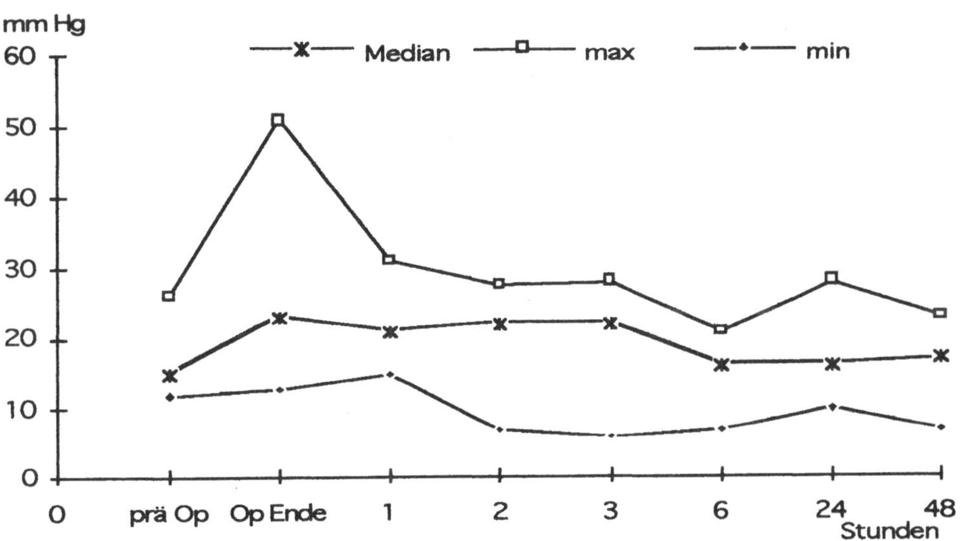

Abb. 2. Ergebnisse der Druckmessungen bei 39 Osteosynthesen an Oberschenkelschaftfrakturen. Von oben nach unten: maximale Druckwerte, Mediane, minimale Druckwerte

14mal der Fixateur externe, 20mal die Osteosyntheseplatte und 5mal der Verriegelungsnagel zur Anwendung. Die Druckmessungen wurden mit einem mobilen Kompartmentdruckmeßgerät durchgeführt. Als Sensor diente eine Dehnungsmeßstreifensonde auf piezoresistiver Basis [2]. Die aktuellen Druckwerte in mm Hg waren jederzeit über eine LCD-Anzeige ablesbar. Die Meßwerte erwiesen sich auch bei Langzeitmessungen als reproduzierbar.

Ergebnisse

Die Mediane der gemessenen Druckwerte (Abb. 2) in der Quadrizepsloge des Oberschenkels vor und nach Osteosynthesen von Oberschenkelschaftfrakturen bis zum zweiten postopera-

910

tiven Tag zeigten Kompartmentdrücke zwischen 15 und 23 mm Hg. 30 mm Hg bis 33 mm Hg wurden nur von 8 Messungen unmittelbar postoperativ erreicht. Eine Stunde nach der Operation waren alle Werte niedriger als 30 mm Hg.

Eine einzelne Messung bei Operationsende ergab 51 mm Hg. Dieser Wert wurde als funktionelle Drucksteigerung gewertet, weil sich der Patient in der Narkoseausleitung heftig bewegte. Durch den operativen Eingriff kam es unabhängig von dem angewandten Operationsverfahren und unabhängig vom Operationszeitpunkt zu einem medianen Druckanstieg von 8 mm Hg. Nach 48 Stunden hatten sich die Kompartmentdrücke noch nicht normalisiert.

Diskussion

Als pathologischer Grenzwert einer Kompartmentdruckerhöhung werden in der Literatur 40 mm Hg angesehen. Wird dieser Wert im Rahmen von Verletzungen und Erkrankungen überschritten, wird die Indikation zur Kompartmentspaltung gestellt. Selbst eine Drucksteigerung auf 30 mm Hg sollte nach den Ergebnissen experimenteller pathophysiologischer Untersuchungen nicht länger als sechs Stunden toleriert werden [3]. In die Beurteilung der gemessenen Druckwerte müssen die mutmaßliche Dauer der Kompartmentdruckerhöhung und die klinischen Umstände einfließen. Unsere Daten zeigen, daß bei keinem Patienten im Rahmen der Versorgung von Oberschenkelschaftfrakturen bedrohliche Drucksteigerungen in der Quadricepsloge des Oberschenkels zu messen waren. Einzelne Werte reichten bis zu drei Stunden nahe an 30 mm Hg heran. Bei diesen Patienten ist es vorstellbar, daß durch weitere Umstände die Grenzwerte mit entsprechender zeitlicher Dauer doch überschritten werden könnten.

Schlußfolgerungen

Druckanstiege in der Quadricepsloge des Oberschenkels fallen selbst bei der operativen Versorgung von frischen Trümmerfrakturen des Oberschenkelschaftes erstaunlich gering aus. Auf Grund der publizierten Fälle und eigener Beobachtungen in einem anderen Zusammenhang muß dennoch an die Möglichkeit eines Kompartmentsyndroms des Oberschenkels gedacht werden. Sind die Kompartimente des Oberschenkels prall zu tasten, sollten ergänzende Druckmessungen durchgeführt werden, um mögliche therapeutische Maßnahmen nicht zu versäumen.

Literatur

1. Ellis H (1958) Disabilities after tibial shaft fractures. J Bone Joint Surg [BR] 40:190
2. Gerngroß H, Rosenheimer M, Becker HP (1991) Invasive Messung des Compartmentdrucks auf piezoresistiver Basis. Chirurg 62:832–833
3. Hargens AR, Romine JS, Sipe JC, Evans KL, Mubarek SJ, Akeson WH (1979) Peripheral nerve-conduction block by high muscle-compartment. J Bone Joint Surg [Am] 61:192
4. Kladny B, Nerlich M (1991) Das Kompartmentsyndrom am Oberschenkel. Unfallchirurg 94:249–253
5. Schwartz JT, Brumback RJ, Lakatos R, Poka A, Bathon GH, Burgess AR (1989) Acute compartment syndrome of the thigh. A spectrum of injury. J Bone Joint Surg [Am] 71:392–400

233. Gewebeschonende Operationstaktik bei der Tibiakopffraktur

R. Volkmann, F. Maurer, S. Weller und M. Jockheck

Berufsgenossenschaftliche Unfallklinik Tübingen, Schnarrenbergstr. 95, 72076 Tübingen

Tissue Preserving Operative Tactics in Tibial Head Fractures

Summary. Operative treatment of tibial head fractures provides satisfactory results concerning knee joint function. Because of the considerable damaging of the soft tissue due to trauma immediate reconstruction with internal stabilisation should be avoided in favour of delayed step by step surgery. Functional results after this proceeding are similar to that after immediate surgery, but infection rate can be diminished at the same time from 9.6 to 3.8 per cent.

Key words: Tibial head fractures – Biological osteosynthesis

Einleitung

Tibiakopffrakturen sind in etwa ¾ der Fälle mit erheblichen Weichteilschäden kombiniert. Ursächlich sind direkte Gewalteinwirkungen, die sowohl Knochen als auch Weichteile schädigen (Holz und Mitarbeiter 1985). Die Therapie erfordert eine möglichst exakte Wiederherstellung der Gelenkfläche innerhalb frühester Zeit, wobei zusätzliche Durchblutungsstörungen zu vermeiden sind (Moore 1987, Muggler 1978).

Taktisches Vorgehen

Unter Berücksichtigung des Weichteilschadens und der knöchernen Situation ist eine schrittweise Behandlungstaktik am erfolgversprechendsten. Dabei ist, ausgehend von einer anfänglichen absoluten Ruhigstellung der betroffenen Gelenkregion im weiteren Verlauf einer frühfunktionellen Nachbehandlung Rechnung zu tragen, um für die mitgeschädigten Kniebinnenstrukturen physiologische Verhältnisse schaffen zu können (Tscherne 1984). Am Anfang steht die geschlossene Reposition und die temporäre Ruhigstellung mit einem Fixateur externe. Nach Stabilisierung der Weichteilsituation wird innerhalb eines Zeitraumes von 14 Tagen die operative Rekonstruktion des Tibiakopfes und der Kniebinnenstrukturen vorgenommen. Dabei ist situationsangepaßt und unter Beachtung der Durchblutungsverhältnisse eine optimale Gelenkrekonstruktion durch stabile Osteosyntheseverfahren in entsprechender Dimensionierung erforderlich.

Es wird nach den Prinzipien der AO vorgegangen (Spongiosaplastik zur Unterfütterung der Gelenkfläche, Abstützplattenosteosynthese) und die Kniebinnenstrukturen fallweise entsprechend mitversorgt. Ist eine Doppelplattenosteosynthese nicht zu vermeiden, hängt es vom Weichteilschaden ab, ob diese in gleicher Sitzung, oder zu einem verzögerten, späteren

Zeitpunkt vorgenommen werden kann. In einer Reihe von Fällen hat sich auch ein kombiniertes Vorgehen (Plattenosteosynthese + Abstützung durch T-förmigen Fixateur externe) bewährt. Bereits in den ersten Tagen wird mit einer frühfunktionellen Nachbehandlung begonnen im Sinne isometrischer Spannungsübungen, nach Gelenkfreigabe aktive, geführte Bewegungen unterstützt durch kontinuierliches Üben auf der Motorschiene (Betz 1989).

Ergebnisse

Das nachuntersuchte Patientengut umfaßt im Zeitraum von 1980 bis 1984 132 Tibiakopffrakturen (41 A–C, AO-Klassifikation), die in 70% operativ und 30% konservativ behandelt wurden. Es handelte sich hauptsächlich um geschlossene Frakturen mit Weichteilschäden (G 2–3 nach Tscherne). Die operative Versorgung erfolgte zum überwiegenden Teil noch am Unfalltag. Dadurch kam es zu einer erheblichen, zusätzlichen Schädigung des Weichteilmantels und die Komplikationsrate war entsprechend hoch. Die Anzahl der primären Infektionen betrug 9,6%, Weichteilnekrosen wurden in 6,4% beobachtet, sekundäre, nicht infizierte Hämatome mußten in 16% der Fälle revidiert werden.

Erst nach konsequenter Änderung des Therapiekonzeptes im Sinne des mehrzeitigen, operativen Vorgehens bei den Tibiakopffrakturen wurden insgesamt befriedigende Ergebnisse erzielt und die Infektrate deutlich gesenkt (Abb. 1).

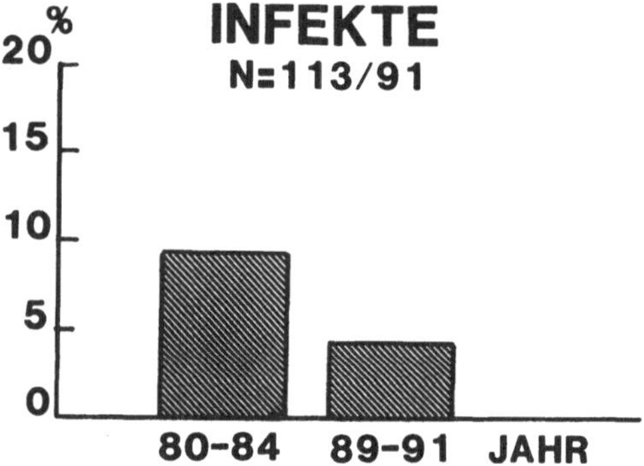

Abb. 1

Literatur

1. Betz A, Sebisch E, Schweiberer L (1989) Die Tibiakopffraktur. Chirurg 60:732–738
2. Holz U, Welte G, Märklin HM, Weller S (1985) Ergebnisse nach operativer Versorgung von Tibiakopffrakturen. Chirurg 56:519
3. Moore TM, Patzakis MJ, Harvey JP (1987) Tibial Plateau Fractures: Definition, Demographics, Treatment Rationale, and Long-Term Results of Closed Traction Management or Operative Reduction. Journal of Orthopaedic Trauma
4. Muggler E, Bartzke G, Burri C (1978) Die Tibiakopffraktur – Problematik, operative Therapie und Resultate. Unfallchirurgie (Nr 3) 4:157–178
5. Tscherne H, Lobenhoffer P, Russe O (1984) Proximale intraartikuläre Tibiafrakturen. Unfallheilkunde 87:277–289

234. Chirurgisches Management bei kniegelenksnahen Frakturen und Luxationen mit kritischer Extremitätenischämie

W. Lang, G. Rümenapf, H.-P. Koerfgen und H. Schweiger

Chirurgische Universitätsklinik, Gefäßchirurgie, Maximiliansplatz, 91054 Erlangen

Surgical Management in Fractures Near the Knee Joint Combined with Critical Limb Ischaemia

Summary. In a retrospective review 43 patients with orthopedic and vascular popliteal injuries were analyzed with respect to ischemic time as well as diagnostic and operative procedures. The amputation rate of all patients was 41 % with a lower rate of 26 % after immediate revascularisation. Complex popliteal injuries require rapid fixation and vascular reconstruction.

Key words: Popliteal artery – Injuries – Surgery – Complex trauma

Wegen der topographischen Lage der Arteria poplitea ist bei kniegelenksnahen Frakturen, vor allem aber bei Kniegelenksluxationen mit einer begleitenden Gefäßläsion zu rechnen. Durch die mangelhafte Kollateralversorgung kommt es zusätzlich zum Trauma am Bewegungsapparat zu einer kritischen Extremitätenischämie. Eine zentrale Stellung im „chirurgischen Management" gewinnt dabei die unverzügliche, im Zweifelsfall stets invasive Diagnostik und die Kooperation von Traumatologen und Gefäßchirurgen bei der schnellstmöglichen operativen Versorgung.

Krankengut

Patienten mit kniegelenksnahen Frakturen sowie Luxationen und Verletzung der Arteria poplitea wurden retrospektiv analysiert. Ausgewertet wurden alle Fälle, bei denen die Rekonstruktion der arteriellen Verletzung erfolgte. Ausgeschlossen wurden primäre Gliedmaßenamputationen ohne Rekonstruktion, Gefäßläsionen ohne Beteiligung der Knochen bzw. des Kapselbandapparates und Folgezustände wie z.B. arterio-venöse Fisteln. Neben anamnestischen Daten über den Unfallhergang wurden insbesondere die Dauer der Extremitätenischämie, die Art sowie die Reihenfolge des operativen Vorgehens betrachtet. Die Nachbeobachtung verfolgte den Erhalt der Extremität und die Durchgängigkeit der Gefäßrekonstruktion.

Ergebnisse

Untersucht wurden 43 Patienten (34 männlich, 9 weiblich) mit einem Durchschnittsalter von 32 Jahren. Ein Verkehrsunfall führte in 77% zum Trauma, 26% der Patienten waren polytraumatisiert. Nach dem Unfall erfolgte bei 24 Patienten (55%) die Diagnostik und Erstversorgung in einer auswärtigen Klinik. Während bei direkter Einlieferung alle Patienten innerhalb von 12 Stunden operiert wurden (80% innerhalb der ersten 6 Stunden), war das ischämische Intervall nach Erstversorgung im auswärtigen Krankenhaus bei 25% der Verletzten größer als 12 Stunden. Die Verletzung der Arterie lag in 29 Fällen (67%) oberhalb des Kniegelenkes oder in Gelenkhöhe, in 14 Fällen unterhalb. Luxationen des Kniegelenkes führten in 16 Fällen (37%) zur Verletzung. Hierbei handelte es sich immer um längerstreckige Läsionen der Arterie durch Überdehnung, z. T. auch um komplette Rupturen. Bei den gelenknahen Frakturen waren überwiegend eine supracondyläre Oberschenkelfraktur (n = 10) sowie eine Tibiakopffraktur (n = 14) Ursache der Ischämie. In diesen Fällen waren Durchspießungen der Arterie durch Knochenfragmente eingetreten. Bei insgesamt 14% traten schwere Begleitverletzungen des tiefen poplitealen Venensystems auf. Alle Verletzungen wurden angiographisch gesichert. Die Gefäßkontinuität wurde nach proximaler und distaler Thrombektomie überwiegend durch ein kurzstreckiges autologes Veneninterponat (n = 30; 70%) hergestellt. Wegen der häufig längerstreckigen Intimaläsionen erfolgte nur bei 12 Patienten eine direkte End-zu-End-Rekonstruktion der Arterie. Nur in einem Fall wurde mit einem PTFE-Interponat rekonstruiert. Jeweils zur Hälfte war die Rekonstruktion des Bewegungsapparates bzw. des Gefäßsystems vorangestellt. Zur Stabilisierung des Bewegungsapparates wurden vorwiegend der Fixateur externe (n = 13) sowie die Plattenosteosynthese gewählt (n = 12). Wegen eines Kompartmentsyndroms erfolgte in 24 von 43 Fällen die Fasziotomie. Bei 5 von 16 Patienten mit Kniegelenksluxation wurde der Bandapparat primär rekonstruiert. Während der ersten 30 postoperativen Tage mußte bei 16 Patienten (37%) die Extremität amputiert werden, meist infolge von ausgedehnten postischämischen Gewebenekrosen mit progredienter Weichteilinfektion. In 14 Fällen wurde die Amputation bei intakter Gefäßrekonstruktion durchgeführt. Bei den Patienten, die direkt eingewiesen wurden (n = 19), ergab sich nach einer Ischämiezeit von durchschnittlich 6 Stunden eine Amputationsrate von 26%, gegenüber 46% nach verzögerter Rekonstruktion (mittlere Ischämiezeit 13 Stunden). Im Nachbeobachtungszeitraum von 4 Monaten bis 15 Jahren (Mittel 7 Jahre) kam es bei zwei weiteren Patienten zum Gliedmaßenverlust, wobei die Gefäßrekonstruktion jeweils suffizient war. Insgesamt lag im gesamten Krankengut die Amputationsrate bei 41%.

Diskussion

Eine Amputationsrate nach Verletzungen der Arteria poplitea von über 70% im II. Weltkrieg ist überwiegend auf nicht durchgeführte Gefäßrekonstruktionen zurückzuführen. Bei Kombinationsverletzungen von Arterie und gelenknahen Frakturen bzw. Kniegelenksluxationen werden Amputationsraten zwischen 32 und 85% berichtet. Durch unverzügliche Diagnostik und Revaskularisierung kann je nach Schwere der Begleitverletzung der Gliedmaßenverlust auf unter 40%, zum Teil sogar auf unter 10% gesenkt werden [3, 4]. Allgemein liegt die Häufigkeit von Gefäßverletzungen bei Extremitätenfrakturen und Luxationen zwischen 10 und 40% [1, 2]. Besonders beim kniegelenksnahen Trauma muß an die begleitende Gefäßverletzung gedacht werden. Bei rund 30% der anterioren oder posterioren Kniegelenksluxationen tritt eine arterielle Gefäßläsion auf [4]. Die sichere Diagnostik kann erschwert werden durch eine noch inkomplette Ischämie, durch zusätzliche Nervenläsionen – wodurch ischämische Ausfälle maskiert werden – und durch einen unsicheren peripheren Pulsstatus bei hypotonem Kreislauf oder traumatischer Schwellung. Gefährlich ist die Wiederkehr peripherer Pulse nach Reposition mit darauffolgender zweizeitiger Ischämie infolge einer Intimaläsion mit Spätthrombose, sowie die nahezu immer fälschliche Annahme eines Gefäßspasmus [2, 4, 5]. In Zweifelsfällen sollte deshalb immer eine invasive Gefäßdiagnostik durch Angiographie erfolgen, die wegen der hohen Wahrscheinlichkeit einer poplitealen Arterienläsion bei kompletter Kniegelenksluxation immer empfohlen wird [5]. Beim klinischen Nachweis einer Gefäßverletzung liefert die Angiographie wichtige Hinweise über Ausdehnung und Lokalisation der Läsion. Der wesentlichste Faktor für den Erhalt der Extremität ist die Ischämiedauer. Die Ischämietoleranz des Skelettmuskels beträgt in normaler Umgebung ca. 6 (bis 8) Stunden. Nach dieser Zeit treten trotz Revaskularisierung irreversible Schäden auf, die auch bei wiederhergestellter Strombahn zum Gliedmaßenverlust führen. Im eigenen Krankengut wurden die besten Ergebnisse bei Patienten erzielt, die primär versorgt werden konnten. Die durchschnittliche Ischämiedauer lag hier bei 6 Stunden mit einer Amputationsrate von 26%. Demgegenüber war in 55% der Fälle nach Diagnostik und Erstversorgung in auswärtigen Kliniken ein ischämisches Intervall von durchschnittlich 13 Stunden aufgetreten. Die deutlich höhere Amputationsrate von 46% in dieser Gruppe verdeutlicht die Dringlichkeit einer Revaskularisierung. Während das diagnostische Vorgehen relativ schematisch und wegen der kurzen Ischämietoleranz zeitlich limitiert ist, ergibt sich aus der Kombination der einzelnen Verletzungen eine Vielfalt chirurgischer Rekonstruktionsmöglichkeiten. Den Erhalt der Extremität sichert die möglichst schnelle und sichere Wiederherstellung der Durchblutung. Das bedeutet nicht, daß bei der Operation primär die Revaskularisierung erfolgen muß. Auch im vorliegenden Krankengut ist die Reihenfolge des operativen Vorgehens ausgewogen. Technisch und somit meist zeitlich aufwendige Rekonstruktionen des Bewegungsapparates müssen jedoch im Hinblick auf den Extremitätenerhalt unterbleiben [5]. Im Idealfall wird der Patient von einem Team aus Gefäßchirurgen und Traumatologen versorgt. Der Vorteil einer primär ossären Rekonstruktion besteht darin, daß die anschließende Gefäßoperation in einem mechanisch stabilen Areal mit anatomischen Verhältnissen erfolgen kann [2]. Dadurch können technische Fehler wie z. B. Knickstenosen eines Venentransplantats nach Reposition vermieden werden. Eine schnelle Stabilisierung wird in vielen Fällen mit dem Fixateur externe erreicht. Durch das Einbringen eines intravasalen Shunt kann die Ischämiezeit zusätzlich verkürzt werden [2]. Wegen der z. T. längerstreckigen Gefäßläsionen, welche insbesondere bei Luxationen auftraten, wurde überwiegend mit einem autologen Veneninterponat rekonstruiert. Dabei ergaben sich weder unmittelbar postoperativ noch im Langzeitverlauf Nachteile gegenüber einer direkten End-zu-End-Anastomosierung. Die Revaskularisierung mit Kunststoffmaterialien bleibt Ausnahmesituationen vorbehalten. Bei offenen Verletzungen mit Kontamination sollte sie auf jeden Fall unterbleiben. Die Indikation zur Fasziotomie sollte wegen des traumatischen und zusätzlich postischämischen Ödems großzügig gestellt werden.

Literatur

1. Bongard FS, White GH, Klein SR (1989) Management strategy of complex extremity injuries. Am J Surg 158:151
2. Müller-Wiefel H, Langkau G (1988) Gefäßverletzungen im Beckenbereich und an der unteren Extremität. Chirurg 59:376
3. Orcutt MB, Levine BA, Root BA, Sirinek KR (1983) The continuing challenge of popliteal vascular injuries. Am J Surg 146:758
4. Pedrotti M, Ris HB, Stirnemann P (1990) Ischämie bei akuter traumatischer Kniegelenkinstabilität. Chirurg 61:792
5. Welling RE, Kakkasseril J, Cranley JJ (1981) Complete dislocations of the knee with popliteal vascular injury. J Trauma 21:450

235. Kompartment-Syndrom des Unterschenkels

M. Walter, M. Gawenda, H. Erasmi und R. Schmidt

Chirurgische Klinik und Poliklinik der Universität zu Köln, Chirurgisches Kreislauflabor, Joseph-Stelzmann-Str. 9, 50924 Köln

Compartment Syndrome of the Lower Limb

Summary. From 1983–1992 71 patients developed acute compartment-syndromes following iliac or femoral arterial reconstruction. Successful limb salvage could be performed at least in 53% of cases. Letality counted with 24%.

Zusammenfassung. Von 1983–1992 trat bei 71 unserer Patienten nach Rekonstruktion der Becken- oder Oberschenkeletage ein Compartment-Syndrom auf. In 53% der Fälle gelang der Funktionserhalt der betroffenen Extremität. Die Kliniksletalität beträgt 24%.

Einleitung

Das Krankheitsbild des Compartment-Syndroms und seine deletären Folgen bei ausbleibender Behandlung sind seit langem bekannt [5]. Dennoch wird es auch heute noch oft nicht oder zu spät erkannt, nicht selten unterbleibt die kausale Behandlung. Die Anzahl der den Schlichtungsstellen vorgelegten Fälle ist nicht unerheblich [1].

1980 definierte Matsen [3] das Compartment-Syndrom als einen Zustand, bei dem es innerhalb einer Muskelloge zum Anstieg des Gewebedruckes komme, der zu einer Verminderung der Gewebedurchblutung führt und letztlich neuromuskuläre Funktionsstörungen nach sich zieht.

In der rekonstruktiven Gefäßchirurgie sind vor allem die Fascienräume an oberer und unterer Extremität von Bedeutung.

Weitaus am häufigsten betroffen ist der Unterschenkel mit seinen 4 Muskellogen. Hierbei ist zu bedenken, daß die A. poplitea funktionell einer Endarterie entspricht, deren Kollateralen im Verletzungsfall fast nie zur Versorgung der Peripherie ausreichen.

Während sich die Veränderungen auf zellulärer Ebene bei der Entwicklung eines CS der klinischen Diagnose entziehen, ist die Flüssigkeitsverschiebung, die zum Druckanstieg in der Muskelloge führt, sehr wohl klinisch erfaßbar.

Diagnostik

Die klinische Untersuchung ist der Schlüssel zur Diagnose. Hier steht der pathologische Palpationsbefund der Muskulatur der betroffenen Loge ganz im Vordergrund. Ergänzend

Tabelle 1. Symptomatik des Compartment-Syndroms

Drohend:
  Schmerz
  keine oder geringe neurolog. Ausfälle
  keine periphere Durchblutungsstörung
  Gewebedruck ↑ (30–40 mm Hg)

Manifest:
  Schmerz
  Schwellung
  neurologische Ausfälle
  periphere Durchblutungsminderung
  Gewebedruck ↑↑ (> 40 mm Hg)

werden die subfasciale Druckmessung, die Ultraschall-Doppler-Sonographie oder eine Angiographie eingesetzt.

Es sei darauf hingewiesen, daß nicht der absolute Druck im Fascienraum, sondern vielmehr sein Verhältnis zu Blutdruck und Dauer der Ischämie für die Durchblutung der Muskulatur entscheidend sei.

So kann im Schock bereits ein deutlich geringerer Druckanstieg ausreichend sein, um den Pathomechanismus des CS in Gang zu setzen.

Dementsprechend unterscheiden sich die in der Literatur angegebenen Grenzwerte je nach Patientengut ganz erheblich.

Je nach Schweregrad wird zwischen drohendem und manifestem CS unterschieden:

Führendes Symptom des drohenden CS ist ein inadäquat heftiger Schmerz. Neurologische Ausfälle fehlen oder sind eher diskret, der Pulsstatus unauffällig.
Das manifeste CS ist gekennzeichnet durch neurologische Ausfälle. Erst jetzt treten periphere Durchblutungsstörungen auf. Der subfascial gemessene Druck liegt bei 40 mm Hg oder darüber (Tabelle 1).

Bei drohendem CS muß über die Operationsindikation im Einzelfall entschieden werden. Bei zweifelhaftem klinischem Befund ist sie nach unserer Auffassung großzügig zu stellen, insbesondere wenn der Gewebedruck im betroffenen Kompartment 40 mm Hg oder mehr beträgt. Jedes manifeste CS stellt eine dringende Operationsindikation dar.

Während dem Compartment-Syndrom in der unfallchirurgischen Literatur relativ breiter Raum eingeräumt wird, sind Mitteilungen zu diesem Thema aus gefäßchirurgischer Sicht eher spärlich [2, 4].

Dies war für uns Anlaß, unser eigenes Patientengut der Jahre 1983 bis 1992 retrospektiv zu analysieren.

Patientengut und Methode

In die Untersuchung gingen lediglich jene 71 Patienten ein, deren Daten vollständig in unserer Klinik dokumentiert sind.

In 62 Fällen entwickelte sich ein CS nach Rekonstruktion der Becken-, Oberschenkel- oder Unterschenkeletage, 9mal waren Gefäßverletzungen die Ursache.

Wir führen die Fasciotomie stets durch lange offene Incisionen der Haut bis auf den Muskel durch.

Seit 1985 gilt uns die unilaterale parafibulare Fasciotomie nach Matsen am Unterschenkel als Standardeingriff (Abb. 1).

Unter sicherer Schonung des N. peroneus erfolgt die Dekompression aller 4 Muskellogen über nur 1 Incision am Unterschenkel.

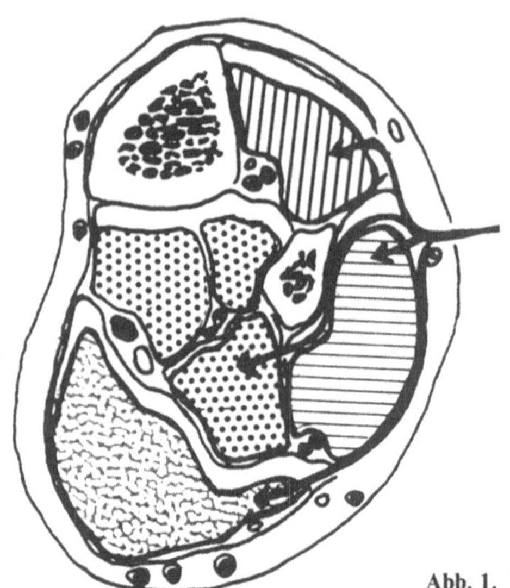

Abb. 1. Fasciotomie nach Matsen

Ergebnisse

Unsere Ergebnisse zeigen, daß immerhin 41% der Patienten eine vollständig funktionstüchtige Extremität behielten.

In 12% der Fälle blieben Funktionseinschränkungen zurück. Hierbei ist anzumerken, daß die Einweisung etwa der Hälfte der Erkrankten erst mit erheblichem Zeitverlust erfolgte.

In etwa einem Viertel der Fälle blieb der Versuch des Extremitätenerhaltes erfolglos. Die Letalität beträgt 23%.

Sie ist Ausdruck der Multimorbidität des gefäßchirurgischen Patientengutes.

Schlußfolgerungen

Wie bei allen Hypoxiezuständen entscheidet letztlich der Zeitfaktor darüber, ob die Gewebeschädigung lediglich passagerer Natur ist, ob es zur neuro-muskulären Defektheilung bis hin zum völligen Funktionsverlust der Extremität oder gar deren Verlust kommt.

Die einzig erfolgversprechende Therapie des CS ist daher die rechtzeitige Erkennung und umgehende Entlastung der betroffenen Muskellogen, spätestens 2–4 Stunden nach Einsetzen der Ischämie.

Literatur

1. Carstensen G, Schreiber HL (1988) Das Kompartment-Syndrom aus medizin-juristischer Sicht. Chirurg 59:728–733
2. Knopp W, Muhr G (1989) Die bilaterale Fasciotomie beim Unterschenkelbruch mit drohendem Ischämie-Syndrom. Operat Orthop Traumatol 1:35–42
3. Matsen FA, Winquist RA, Krugmire RB (1980) Diagnosis and management of compartmental syndromes. J Bone Joint Surg 62(A):286–291
4. Reilmann H, Blauth M, Lobenhoffer P (1990) Das komplexe Trauma des Kniegelenkes. Unfallheilkd 212:138–139
5. Volkmann R (1881) Die ischämischen Muskellähmungen und -kontrakturen. Zentralbl Chir 51:51–53

236. Drehfehler nach Unterschenkelmarknagelung und Fixateur Externe

P. Schandelmaier, C. Krettek, E. Scola und H. Tscherne

Unfallchirurgische Klinik, Medizinische Hochschule Hannover, Konstanty-Gutschow-Str. 8, 30625 Hannover

Malrotation After Intramedullary Nailing and External Fixation of Tibial Fractures

Summary. Clinical estimation of malrotation after tibial fracture is unreliable and often underestimates the degree of malrotation. We found a high incidence of malrotation after tibial fracture, not associated with a certain type of fracture or osteosynthesis. The degree of malrotation did not have a significant influence on functional outcome or complication rate. We would recommend control of rotational deformity on the operating table using Clementz method.

Key words: Malrotation – Intramedullary nailing exturnal fixation

Zielsetzung

Die Studie sollte Aufschluß geben über den Einfluß des Osteosyntheseverfahrens auf die Inzidenz únd Größe von Rotationsfehlern nach operativ versorgter Tibiaschaftfraktur.

Einleitung

An der Tibia ist die klinische Einschätzung des Drehfehlers aufgrund der ungenügenden Möglichkeit zur genauen Visualisierung der Rotationsachsen bekanntermaßen fehlerhaftet. Um den Rotationsfehler exakt messen zu können, sind verschiedene Techniken beschrieben worden. Insbesondere kam es zur Anwendung des Drehfehler-CT's. Alle diese Untersuchungsmöglichkeiten des Drehfehlers sind entweder sehr komplex oder kostenintensiv. Die von uns angewandte Technik nach Clementz verbindet hohe Genauigkeit mit einfacher Handhabung. Er beschrieb 1989 bei 100 gesunden Probanden einen mittleren Rechts-Links-Unterschied von 2,1°; eine Standardabweichung von 5,2°.

Zur Drehfehlerbestimmung wird unter dem Röntgenbildverstärker die Ebene der Femurkondylen und die Innenkante des medialen Malleolus dargestellt, der Winkel zwischen beiden Ebenen am C-Arm des Bildwandlers abgelesen dient zur Messung der Tibiarotation. Die Ergebnisse beider Seiten werden miteinander verglichen, hieraus wird dann der Drehfehler bestimmt. Patienten mit Verletzungen des Innenknöchels, Kniegelenksinstabilität oder beiderseitigen Frakturen können darum mit dieser Methode nicht genau gemessen werden und wurden darum auch aus der Studie ausgeschlossen.

Material und Methode

169 operativ zwischen dem 1. 1. 1987 und dem 30. 5. 1990 an der MHH mit einem Fixateur oder einem Marknagel versorgte Tibiaschaftfrakturen wurden in die Studie einbezogen. Patienten mit Kniegelenksinstabilität, Verletzungen am Innenknöchel und mit bilateraler Tibiafraktur, Verstorbene, Amputierte und Patienten, die zur Nachuntersuchung nicht erschienen, wurden ausgeschlossen. Insgesamt verblieben 90 Frakturen, 53 mit Marknagel versorgt und 37 mit einem Fixateur externe versorgt in der Studie. Bei der Nachuntersuchung zwischen 12 und 36 Monaten nach dem Unfall wurde zunächst der Rotationsfehler klinisch geschätzt, dann erfolgte die Messung in der oben angegebenen Weise. Die funktionellen Ergebnisse wurden nach dem Olerud- und Karlström-Score für Unterschenkelfrakturen beurteilt. Bei diesem Score gibt es ein sehr gutes Ergebnis nur bei 36/36 Punkten. Es werden anatomische (Beinlängendifferenz, Fehlstellung, Muskelverschmächtigung), funktionelle (Beweglichkeit der angrenzenden Gelenke, Hinken, Treppensteigen) und Behinderungen bei Arbeit und Sport erfaßt.

Bei der klinischen Untersuchung wurde in unserem Krankengut in keinem Fall eine Rechts-Links-Differenz von mehr als 20° gemessen. Unter dem Bildwandler fand sich hingegen ein Seitenunterschied von mehr als 20° bei 10 Patienten.

Der Drehfehler wurde klinisch im Durchschnitt 10° geringer als radiologisch gemessen. Besondere Schwierigkeiten ergaben sich klinisch beim Erkennen von Innendrehfehlern. Bei 23 Patienten betrug der Unterschied zwischen klinischer Messung und radiologischer Untersuchung mehr als 20°. Im Vergleich mit der von Clementz gefundenen Verteilung des Seitenunterschieds hatten in unserem Patientengut mehr als 60 % einen Seitenunterschied von mehr als einer Standardabweichung und 25 % mehr als 2 Standardabweichungen. Hierin zeigt sich die hohe Inzidenz des Drehfehlers nach Unterschenkelmarknagelung. Bei der weiteren Statistischen Auswertung fand sich keine signifikante Korrelation zwischen dem Drehfehler und der Anzahl der Reeingriffe, verbleibender Verkürzung, Achsenfehler und der AO-Klassifikation. Weiterhin fand sich eine Übereinstimmung des funktionellen Scores nach Karlström mit verschiedenen Komplikationen.

Anhand des gemessenen Drehfehlers erfolgte die Einteilung der Patienten in eine von 3 Gruppen:

1. Rotationsfehler > 20°
2. Rotationsfehler 5°–20°
3. kein Rotationsfehler (± 5°)

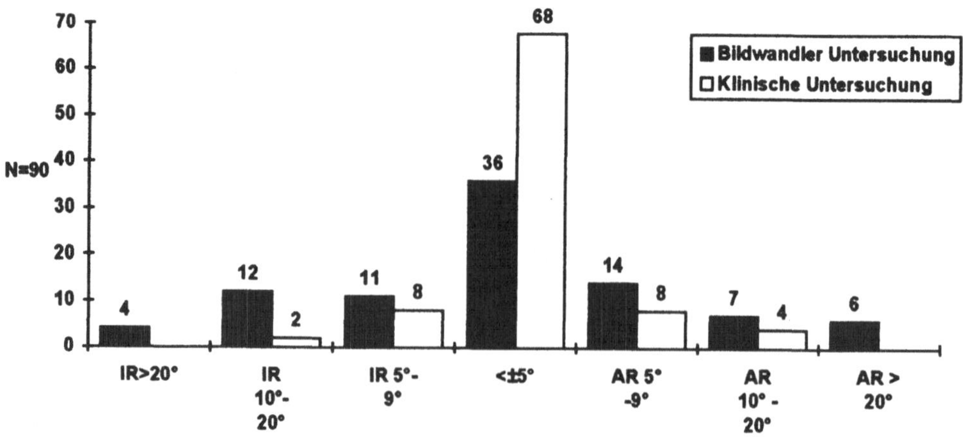

Abb. 1. Ergebnisse: Vergleich der klinischen und Bildwandleruntersuchung auf Drehfehler am Unterschenkel

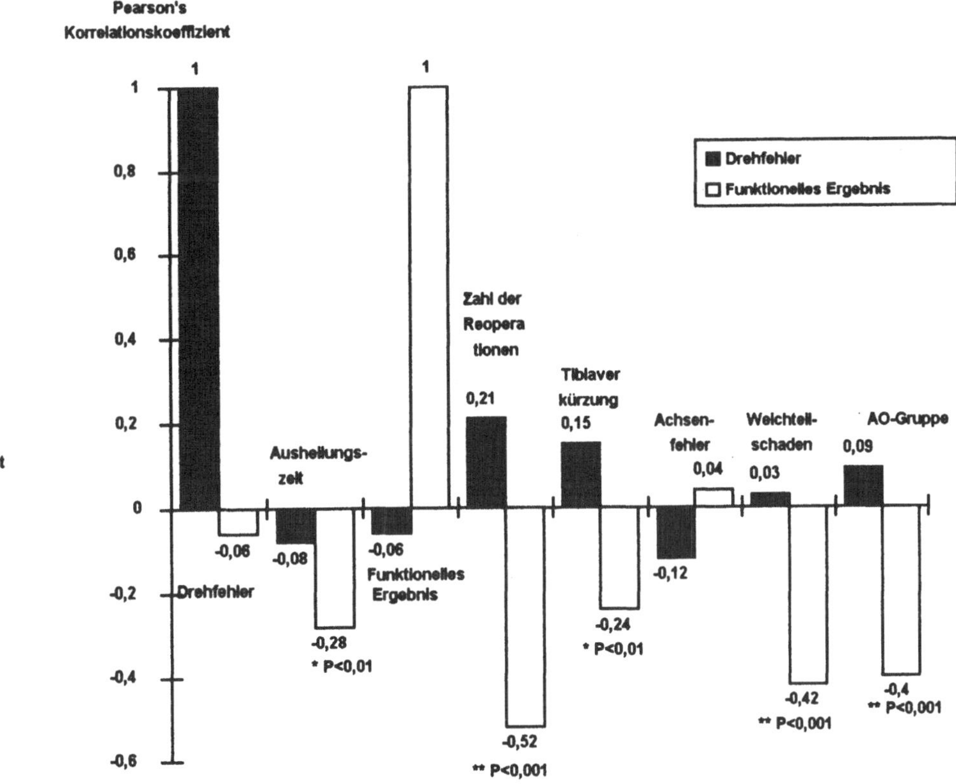

Abb. 2. Korrelation von funktionellem Ergebnis und Drehfehler

Auch zwischen den Patienten der Gruppen 1 und 3 fand sich kein signifikanter Unterschied in bezug auf Osteosynthese, AO-Klassifikation, funktionellem Ergebnis, Achsenfehler oder auch der Benutzung eines Extensionstisches. Eine Einschränkung erhält dieses Ergebnis durch den Nachuntersuchungszeitraum von durchschnittlich 30 Monaten, Beschwerden aufgrund von Achsenfehlern wären eigentlich erst nach vielen Jahren zu erwarten.

Schlußfolgerungen

1. Wir konnten in unserem Krankengut keine signifikant unterschiedlichen Drehfehler nach Marknagelung und nach Fixateur externe Behandlung der Unterschenkelschaftfraktur nachweisen.
2. Die klinische Untersuchung auf Drehfehler nach Unterschenkelschaftfraktur ist häufig irreführend.
3. Die Untersuchung unter dem Bildwandler ist einfach, schnell durchzuführen und präzise.
4. Bei nicht anatomischer Reposition empfehlen wir die Kontrolle des Drehfehlers intraoperativ.

Literatur

Clementz BG (1989) Assessment of tibial torsion and rotational deformity with a new fluoroscopic technique. Clin Orthop 245:199–209
Karlström G, Olerud S (1983) External Fixation of severe open tibial fractures with the Hoffmann frame. Clin Orthop 180:68–77

237. Die Antibiotika-imprägnierte Spongiosaplastik als biologische Trägersubstanz in der Osteomyelitis-Behandlung

K. Neumann, W. Buchholz und G. Muhr

Abteilung für Unfall- und Wiederherstellungschirurgie, Kreiskrankenhaus – Akademisches Lehrkrankenhaus der Technischen Universität München, Auenstr. 6, 82467 Garmisch-Partenkirchen

Antibiotic Impregnated Spongiosaplasty as Biologic Carrier Substance in Treatment of Osteomyelitis

Summary. Bacterial adhesion and its ability to elaborate a protective exopolysaccharide biofilm is a critical factor in pathogenesis of chronic osteomyelitis. Repetitive radical debridement to viable and well perfused cortical bone – controlled by scintigram and antibiogram – together with vancomycin- and tobramycin-impregnated cancellous grafts induce a permanent revascularization of the defect (biointegration).

Key words: Chronic osteomyelitis – Bacterial adhesion – Antibiotic impregnated bone graft

Die Rezidivrate chronischer Osteitiden wird nach Debridement, Spongiosaplastik, vaskularisiertem Knochentransfer und Myoplastik in der Literatur mit 12–20% angegeben [5]. Unter den verschiedenen resorbierbaren Antibiotikaträgern gelang eine protrahierte Freisetzung des Antibiotikums nicht. Bislang konnte nur das Gentamycin-Collagenvlies die Erwartungen erfüllen, ist jedoch in seiner Anwendung auf kleine Hohlräume bis Nußgröße beschränkt [4]. Kritischer Faktor aller Verfahren in der Behandlung der chronischen Osteitis bleibt der durch die Bakterien gebildete Polysaccharid-Schleim, der einen protektiven Biofilm mit Abdichtung der Knochenoberfläche gegen Antibiotika produziert. Die Bedeutung eines gut vaskularisierten Transplantatlagers beim chronischen Knocheninfekt wurde von Duwelius [2] mittels Laser-Doppler-Flußmessung belegt. Vor Debridement des infizierten Knochens lag die LDF bei 26,1 mV, nach Debridement bei 93,6 mV (normale Corticalis 106,7 mV); mit Rezidiv eines Knocheninfektes betrug die LDF 71,8 mV und ohne 106,7 mV.

Material und Methode

Von 1990 bis 1992 wurden 22 Patienten mit chronischer Osteitis Typ III bis IV nach Cierny [1] behandelt; 15× war der Oberschenkel, 7× der Unterschenkel betroffen. Das durchschnittliche Intervall zwischen Trauma und Osteitis lag bei 4 Jahren (1–40). Bei den Patienten waren durchschnittlich 5 Voroperationen (1–20) vorgenommen worden. Das Keimspektrum bestand in 14 Fällen aus Staph. aureus, in 3 Fällen aus Staph. epididermidis und in 5 Fällen aus Mischinfektionen. Das Durchschnittsalter lag bei 42 Jahren (25–72).

Alle Patienten wiesen einen großen Totraum bei umgebender vitaler Muskulatur der langen Röhrenknochen auf. Neben einem konsequenten Weichteildebridement mußte der affektierte Knochen repetitiv solange angefrischt und mittels Fräsen ausgedünnt (bis 2 mm) werden, bis gut durchblutete Strukturen erkennbar waren. Dieses Vorgehen wurde solange wiederholt, bis die jeweils entnommenen Abstriche steril und die nach jedem Eingriff vorgenommene Knochenszintigraphie keine Anreicherung mehr zeigte. Erst bei intakten Verhältnissen der Knochenoberfläche wurde dann autologe Spongiosa mit 1200 mg Tobramycin und 1000 mg Vancomycin durchmischt. Diese autologe Spongiosaplombe als Antibiotikaträger sollte eine permanente Revaskularisation des Defektes mit Remodellierungseigenschaft induzieren. Die Antibiotikumspiegel im Serum wurden nach 6, 12, 24, 48 Stunden, dann 6× wöchentlich, im Urin am 1., 3., 7. Tag, dann einmal pro Woche und in der Drainage nach 24 und 48 Stunden gemessen.

Ergebnisse

In allen Fällen konnten hohe lokale, jedoch ausreichende Spiegel im Serum, Urin und Drainage ohne Risiko der systemischen Toxizität nachgewiesen werden (Tabelle 1). Alle 22 Patienten konnten durchschnittlich 22 Monate (10–43) nach diesem Therapiekonzept untersucht werden. 19 Patienten heilten ohne Rezidiv oder Komplikationen bei negativen Kontroll-Szintigraphien aus. Bei 2 Patienten mit Oberschenkelosteitis traten innerhalb von 4 Monaten erneut Fistelungen auf, wobei die Skelettszintigraphie noch kontaminierte Areale und eine ungenügende Resektion ergeben haben. In diesen beiden Fällen waren Erweiterungen des Debridementes mit Anfrischen der Knochensubstanz und nochmaliger antibiotikahaltiger Spongiosaplombe erforderlich. Bei der Kontrolluntersuchung 12 Monate nach diesen erneuten Eingriffen war kein Rezidiv aufgetreten. Ein Patient mit chronischer Osteitis am Unterschenkel muß als Therapieversager interpretiert werden. Nach 8 Revisionen und ausgeschöpften Spongiosalagern kam es zu rezidivierenden Infekten mit instabilem Weichteilmantel. Hier wurde konsequenterweise die Radikalsanierung durch Transportcorticotomie nach Ilizarov und Muskellappenplastik vorgenommen.

Tabelle 1. Klinische Pharmakokinetik

Serum	TOB	6 µg/ml	(0–18)	max. ⌀ 12 Std.
	VAN	9 µg/ml	(0–21)	max. ⌀ 12 Std.
Urin	TOB	145 µg/ml	(80–290)	
	VAN	180 µg/ml	(65–310)	
Drainage	TOB	285 µg/ml	(185–1690)	
	VAN	350 µg/ml	(230–2345)	

Schlußfolgerung

Nur eine vitale Oberfläche kann bei chronischer Osteitis der langen Röhrenknochen einer bakteriellen Kolonisation mit umgebendem Biofilm und inaktivierten Antikörpern entgegenwirken. Die mit Antibiotika imprägnierte Spongiosa schützt vor Kontamination und verhindert die bakterielle Besiedelung vitaler Resektionsflächen [3]. Voraussetzungen sind ein gut vaskularisiertes Transplantatlager durch radikales repetitives Debridement mit negativen Kontroll-Szintigraphien und Antibiogrammen. Dieses Verfahren in der Behandlung der chronischen Osteitis ist indiziert bei großem Totraum mit ausreichender Weichteildeckung. Große Defekte mit insuffizientem Weichteillager erfordern die Radikalsanierung durch eine Bio-Plombe aus Antibiotika-imprägnierter Spongiosa und myoplastischer Deckung.

Literatur

1. Cierny G, Mader JT, Penninck JJ (1980) A clinical staging system for adult osteomyelitis. Cont Orthop 10:5
2. Duwelius PJ, Schmidt AH (1992) Assessment of bone viability in patients with osteomyelitis: preliminary clinical experience with Laser Doppler Flowmetry. J Orthop Trauma 6:327
3. Lindsey RW, Probe RS, Miclau T, Perren SM (1991) The effects of tobramycin impregnated on the incorporation of autologous cancellous bone graft. 6. Deutsch-Österreich-Schweizerische Unfalltagung 21.–25. 5. 1991, Wien
4. Wernet E, Ekkernkamp A, Jellestad H, Muhr G (1992) Antibiotikahaltiges Kollagenvlies in der Osteitistherapie. Unfallchirurg 95:259
5. Wood MB, Cooney WP, Irons GB (1985) Skeletal reconstruction by vascularized bone transfer: indications and results. Mayo Clin Proc 60:729

238. Therapie von infizierten Pilon-Tibiale-Frakturen mit dem Ilizarov-Verfahren

M. Raschke, G. Oedekoven, Ch. Freisleben und B. F. Claudi

Chirurgische Klinik und Poliklinik, Technische Universität München, Klinikum rechts der Isar, Ismaninger Straße 22, 81675 München

Treatment of Infected Fractures of the Pilon Tibiale by the Ilizarov Procedure

Summary. Out of 70 Patients, who have been treated in the past 3½ years according to the method of Ilizarov, 19 of these involved the distal tibia. Twelve of these patients underwent segmental transport with a healing index of 39 days/cm (bone formation). In 7 patients an initially planned ankle arthrodesis was performed. Thirteen docking regions healed without additional bone grafting. After bone transport soft tissue interposition had to be excised in three patients. In the relatively short follow-up period all patients remained free of infection.

The Ilizarov Method is minimally invasive and well suited for the treatment of distal tibial segmental defects. Due to the simultaneous soft tissue transport additional reconstructive procedures are not necessary. The three dimensional corrections from leg length discrepancies, angular deformities and non unions by gradual compression or distraction forces are a clear advantage to other operative techniques.

Key words: Pilon fracture – Ilizarov method – Segmental bone transport – Callusdistraction

Einleitung

Die Komplikationsraten bei Pilon-Tibiale-Frakturen mit schwerem Weichteilschaden nach anatomischer Reposition und interner Stabilisierung sind hoch. Bisherige therapeutische Ansätze sahen bei Infektentstehung die Weichteildeckung mit freien myokutanen Lappenplastiken und die sekundäre Wiederherstellung der knöchernen Kontinuität mit repetitiven Spongiosaplastiken kombiniert mit inneren oder äußeren Stabilisierungsverfahren vor. Dieses Vorgehen ist mit einer hohen Operationsfrequenz, langen Hospitalisationsraten und Rezidivinfektraten verbunden.

Die Kallusdistraktion bietet als Alternative zu den oben genannten Verfahren die Möglichkeit des radikalen Debridements, bis in sicher vitales Gewebe hinein, die Regeneration des Knochens fern von der Defektzone und dem allmählichen Defekt- und Weichteilverschluß durch Segmenttransport. Unter den verschiedenen externen Fixateursystemen bevorzugen wir bei gelenknahen, weichteilkompromittierten Ausgangssituationen den Original-Ilizarov-Fixateur. Dieses liegt an der geringen Invasivität des Systems und an den dreidimensionalen externen Korrekturmöglichkeiten des Ringfixateurs bei hoher Stabilität in allen biomechanischen Ebenen. Als nachteilig sind die lange Behandlungsdauer, der fehlende Tragekomfort und die komplizierte Handhabung des Fixateursystems anzusehen.

Material und Methode

Von den durch uns in den letzten 3½ Jahren durchgeführten 70 Ilizarov-Fixateur-Montagen entfallen in unserem Krankengut 19 auf die distale Tibia.

Ausgangssituation waren distale Tibiadefekte nach radikalem Debridement (10/19), posttraumatische Fehlstellungen (3/19) mit schlechten Weichteilverhältnissen, infizierte Pseudarthrosen (3/19) und frische intraartikuläre Trümmerfrakturen der distalen Tibia (3/19). Von den 19 Patienten konnten bei einem durchschnittlichen Nachuntersuchungs-intervall von 14 Monaten 16 Patienten klinisch und radiologisch ausgewertet werden.

Ergebnisse

Bei 12 Patienten wurde ein Segmenttransport durchgeführt. Die knöchernen Defektstrecken betrugen zwischen 3 und 10 cm ($\sim$ 6,7 cm); die Transportgeschwindigkeit 0,5–1,2 mm/die. Der durchschnittliche Zeitraum bis zur Überbrückung und knöchernen Konsolidierung von 1 cm Defekt betrug 33–57 Tage/cm ($\sim$ 39 Tage/cm).

Bei 7 Patienten erfolgte eine initial geplante Arthrodese im oberen Sprunggelenk. Bei 13 Patienten konnte die knöcherne Durchbauung der „Docking"-Region ohne weitere Spongiosaplastik erreicht werden. Bei 3 Patienten wurde eine Weichteilinvagination operativ exzidiert. Zusätzliche Weichteildeckungen mit myokutanen Lappenplastiken nach Beginn der Behandlung waren trotz bis zu 10 × 15 cm großen Weichteildefekte bei keinem Patienten erforderlich.

Alle Patienten entwickelten Pin-Trakt-Infekte, jedoch unterschiedlicher Intensität. Diese wurden entweder durch Nachspannen der Drähte und orale Antibiotikagabe oder durch Drahtentfernung, ggf. Neuplazierung (4 Drähte) therapiert.

Entscheidend für den Zeitpunkt der Demontage des Ilizarov-Fixateurs war die knöcherne Konsolidierung des Regenerates und der „Docking"-Region bzw. der Pseudarthrose. Beeinträchtigend wird die z. T. schlechte radiologische Einsehbarkeit der „Docking"-Region (4 Patienten) angesehen, aus diesem Grunde wird die Verwendung von Carbonringen an diesen Stellen empfohlen. Bei allen Patienten erfolgte eine 4–6wöchige Nachbehandlung im Unterschenkelgehgips.

Komplikationen

Dislokation des Transportsegmentes während der Distraktionsphase: 4 Patienten. Nicht konsolidierte Arthrodese und Neumontage des Fixateursystems: 1 Patient. Weichteilinterposition: 3 Patienten.

Pin-Trakt-Infekte mit notwendigem K-Draht-Wechsel: 5 Drähte.

Schlechte radiologische Einsehbarkeit der „Docking"-Region: 4 Unterschenkel.

Zusammenfassung

In den letzten 3½ Jahren wurden 70 Ilizarov-Fixateur-Montagen durchgeführt, hiervon entfallen 19 auf die distale Tibia.

Bei 12 Patienten wurde ein Segmenttransport durchgeführt. Die knöchernen Defekt-strecken betrugen im Durchschnitt 6,7 cm, der Heilungsindex (Knochenbildungsrate pro cm) 39 Tage. Bei 7 Patienten erfolgte eine initial geplante Arthrodese im oberen Sprunggelenk. Die „Docking"-Region heilte bei 13 Patienten ohne weitere Spongiosaplastik. Bei 3 Patienten mußte eine Weichteilinterposition operativ exzidiert werden.

In unserem kurzen Beobachtungszeitraum von durchschnittlich 14 Monaten blieben alle Patienten infektfrei. Das Ilizarov-Verfahren ist wenig invasiv und scheint sich zur Therapie distaler Gelenkdefekte zu eignen. Zusätzliche plastisch-rekonstruktive Weichteilmaßnahmen sind wegen gleichzeitigem Weichteiltransport nicht erforderlich. Die multiplanen Korrekturmöglichkeiten von Achsenabweichungen, Beinlängendifferenzen und Pseudarthrosen ist mit externer Fixation u. U. ohne erneutes operatives Vorgehen möglich und stellt damit eindeutige Vorteile gegenüber anderen operativen Techniken dar.

239. Oberschenkelfraktur bei liegender Hüftendoprothese – Plattenosteosynthese versus Wagner-Revisionsprothese

A. Lies, J. Buchholz, A. Ekkernkamp und Ch. Josten

Berufsgenossenschaftliche Krankenanstalten Bergmannsheil Bochum, Universitätsklinik, Gilsingstr. 14, 44789 Bochum

Thigh Fracture After Total Hip Endoprosthesis: Metal Osteosynthetic Operation vs. Wagner Revisions Prosthesis

Summary. Ipsilateral femoral fractures following total hip replacement managed with bone cement and osteosynthesis often lead to progressing atrophia of the femoral shaft and, consequently, to a new fracture.
The "Wagner" revision prosthesis promotes restoration of the bony shaft and, therefore, it is an excellent alternative for the treatment of these injuries.

Die Fraktur des ipsilateralen Femur bei liegender Prothese steht an dritter Stelle der postoperativen Komplikationen. Als erste haben Horwitz und Lenobel im Jahre 1954 über diese Frakturformen berichtet. Die Inzidenz dieser Frakturen schwankt zwischen 0,1 % nach Larsen 1984 und 6,3 % nach Christensen 1989. Die Femurfraktur bei liegender Hüftprothese stellt daher eine zunehmend auftretende Komplikation spontan oder als Folge eines Traumas dar. Faktoren wie die corticale Osteolyse durch Prothesenlockerung und Abriebmaterial, Osteoporose, Corticalissubstanzverluste und intraossale Zirkulationsstörungen durch Voroperationen und Knochenzement, die Vorschädigung des proximalen Femur (Fensterung, Schraubenlöcher, Prothesenperforation), Fehler bei der Implantationstechnik sowie Gangunsicherheiten bei extremer Adipositas begünstigen derartige Frakturen.

Um derartige Brüche richtig einschätzen zu können sowie therapeutische Konsequenzen festzulegen, ist es notwendig, eine Klassifikation derselben vorzunehmen. Wir verwenden hierzu die Einteilung nach Johanson: Bei Typ A findet sich die Fraktur in Höhe der Trochanterregion, der Prothesenschaft verbleibt im Markkanal, Typ B I proximal der Prothesenspitze, Prothesenschaft verbleibt im Markkanal, Typ B II proximal der Prothesenspitze, evtl. mit drittem Fragment des Femur und Ausbruch der Prothese aus dem Schaft, Typ C, eindeutig unter der Prothesenspitze.

Besonders gefährdet ist dabei durch den Elastizitätssprung vom Prothesenschaftbereich zum Femurschaft die Region der Prothesenspitze, da in dem Locus minoris resistentiae die biomechanische Beanspruchung am größten ist. Bis zu ⅔ aller Frakturen liegen in diesem Anteil.

Auch nach eingehendem Studium der Literatur stellt zur Zeit die Plattenosteosynthese mit oder ohne Spongiosaanlagerung sowie mit gleichzeitigem Prothesenwechsel die gängigste Methode bei diesen Frakturen dar [4, 5]. Wir haben in der Zeit von 1981 bis 1992 84 Patienten mit derartigen Verletzungen behandelt. Es konnten davon 59 Patienten nachuntersucht werden. In 39 Fällen lag ein adäquates Trauma vor, bei 20 Patienten war es spontan zum Bruch gekommen. Das Durchschnittsalter lag bei 65 Jahren, es waren 34 Frauen und 25 Männer beteiligt. Das Alter der Prothese bei Fraktur betrug zwischen 4 Wochen und 23 Jahren (58% waren älter als 5 Jahre).

4mal kam der Typ A, 6mal Typ B I, 18mal der Typ B II und 31mal der Typ C vor. Der Nachuntersuchungszeitraum betrug im Durchschnitt 3,2 Jahre.

Anhand dieser 59 Fälle soll im Vergleich zur Literatur über Inzidenz, Frakturtyp, spezifische operative Behandlung und Verlauf berichtet werden. Wir bildeten so zwei Gruppen, es werden zunächst die Ergebnisse von 34 Patienten mit Plattenosteosynthesen mit und ohne Spongiosaanlagerung und gleichzeitigem Prothesenwechsel berichtet. Hiermit wird verglichen die 2. Gruppe, die statt mit der Plattenosteosynthese mit der Wagner-Prothese versorgt wurden.

Aus der Gruppe mit der Plattenosteosynthese (34) waren bereits 7 Patienten zum drittenmal operiert. Die knöcherne Ausheilung trat nach 3–5 Monaten ein. Die Patienten waren im Zeitraum von durchschnittlich 4,5 Monaten wieder gehfähig. Die Behandlung von 3 Patienten endete als Pflegefall. Die Funktion war recht gut, 31 Patienten konnten im Hüftgelenk bis 90 Grad beugen. An Komplikationen kam es zweimal zum Plattenausbruch, einmal mußte eine Amputation wegen ausgeprägter Durchblutungsstörungen durchgeführt werden und in einem weiteren Fall kam es zur Refraktur mit Infekt. In der Literatur werden Komplikationsraten bis zu 60% beschrieben [1].

Die oft schlechten Voraussetzungen für eine Plattenosteosynthese nach vorhergehender Prothese bei zunehmendem Knochenabbau sowie auch technische Schwierigkeiten führten zur Suche nach einer anderen Methode. Vor allem mußte eine Möglichkeit gefunden werden, eine Knochenregeneration zu ermöglichen, da – wie wir alle wissen – nicht selten nach vermehrten Prothesenwechseln die Femurkortikalis, die in den proximalen Schaft reicht, ab hier dünn werden kann. Es bot sich daher der Einsatz der Wagner-Revisionsprothese an, eine Titanprothese mit aufgerauhter Oberfläche, die es in verschiedenen Längen und Dicken gibt und die ohne Zement eingesetzt wird. Die Vorzüge dieser Prothese sind, daß sie durch ihre distale Verankerung den geschädigten knöchernen Bereich des alten Prothesenlagers überbrückt, die Wechsel durch zementfreie Anwendung komplikationsloser werden, vor allem aber die knöcherne Regeneration des Femurs im alten Prothesenlager ermöglicht, da es nach Einsatz dieser Prothese zu einer eindrucksvollen Knochenneubildung kommt (Abb. 1).

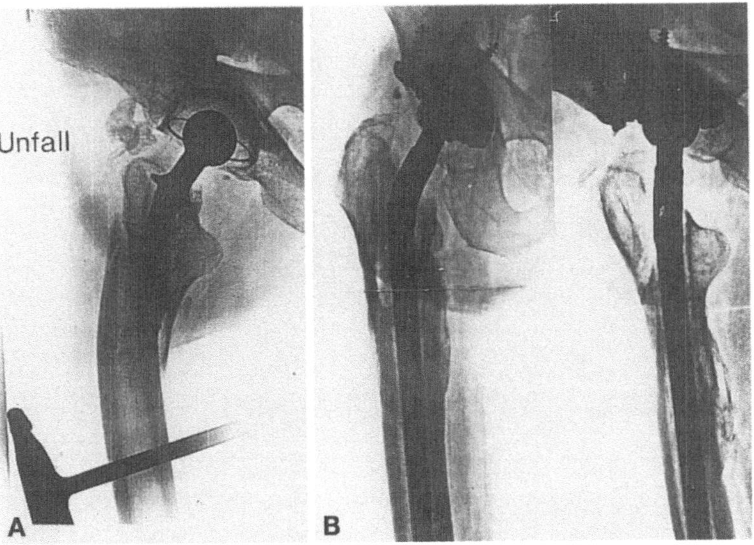

Abb. 1. 71jähriger Patient – Frakturtyp B II – 1,5 Jahre nach Unfall

Wir überblicken nach Einsatz dieser Prothese einen Behandlungszeitraum von 4 Jahren, und es konnten insgesamt 25 Patienten nachuntersucht werden. Das Durchschnittsalter betrug 78,7 Jahre. Die Patienten waren ein- bis siebenmal voroperiert, die knöcherne Ausheilung benötigte 2–3 Monate und die Patienten waren nach 4 Monaten gehfähig. In einem Fall kam es zu einem Pflegefall. Die Funktion lag im Durchschnitt bei der Beugung über 100 Grad. An Komplikationen konnten wir einen Infekt sowie eine Lockerung mit Nachsinterung feststellen. Der Nachuntersuchungszeitraum betrug 1–3 Jahre. Beim Vergleich dieser zwei Methoden – Plattenosteosynthese sowie Wagner-Prothese – konnten wir sehen, daß es vor allem nach der Osteosynthese zu einer ausgeprägten knöchernen Atrophie im weiteren Verlauf kam, während bei der Verwendung der Wagner-Prothese in der Folgezeit ein vermehrter Knochenaufbau festzustellen war und ein tragfähiger Schaft entstand. Insofern bedingen unterschiedliche Versorgungen auch eine unterschiedliche biologische Entwicklung. Insgesamt waren auch die Patienten, die mit einer Wagner-Prothese versorgt waren, schneller gehfähig und erreichten auch eine bessere Funktion. Nicht zuletzt sollte man auch erwähnen, daß die Verwendung der Wagner-Prothese technisch weniger Schwierigkeiten bietet.

Abschließend können wir sagen, daß die Wagner-Revisionsprothese ihre Erwartungen erfüllt hat, sie aufgrund ihrer Eigenschaften in der Lage ist, die bei der Plattenosteosynthese auftretende fortschreitende Atrophie zu bremsen, einen vermehrten Knochenaufbau zu bewirken und trägt wesentlich zur Verbesserung der Biologie des Schaftknochens bei. Das Verfahren stellt eine gute Lösung in dieser Not dar.

Literatur

1. Christensen CM, Seger BM, Schultz RB (1989) Management of intraoperative femur fractures associated with revision hip arthroplasty. Clin Orthop 248:177–180
2. Horwitz JB, Lenobel MJ (1954) Artificial Hip Prosthesis in Acute and non Union Fractures of the Neck. JAMA 155:564–567
3. Larsen E, Menck H, Rosenklint A (1986) Fractures after Hemialloplastic Hip Replacement. The Journal of Trauma 26:72–74
4. Winckler St, Baranowski D, Neumann H, Brug E (1992) Behandlungskonzept und Ergebnisse peri/subprothetischer Frakturen. Zentrbl Chir 117:143–150
5. Zuber K, Koch P, Lustenberger A, Ganz R (1990) Femurfraktur nach Hüfttotalprothese. Unfallchirurg 93:467–472

240. Primäre Oberschenkelmarknagelung bei Polytrauma mit Lungenkontusion – Erhöhtes ARDS-Risiko?

H.-C. Pape, G. Regel, M. Auf'm'kolk und H. Tscherne

Unfallchirurgische Klinik, MHH, Konstanty-Gutschow-Str. 8, 30625 Hannover

Primary Intramedullary Nailing of Femur Fractures in Polytraumatized Patients with Lung Contusion: Increased Risk of ARDS?

Summary. In polytraumatized patients the ARDS-incidence after intramedullary femoral nailing was investigated retrospectively. Patients with (T) and with no (N) thoracic trauma were separated. Primary intramedullary femoral nailing in T patients was associated with a high incidence of ARDS and death and should be avoided.

Zusammenfassung. Versorgungszeitpunkt und -methode einer Oberschenkelfraktur bei Polytrauma mit begleitender Lungenkontusion sind mit pathogenetischen Faktoren vergesellschaftet, die mit pulmonalen Komplikationen einhergehen können. Eine primäre OSMN mit Markraumbohrung sollte aufgrund unserer Ergebnisse nur dann durchgeführt werden, wenn das Vorliegen einer Lungenkontusion sicher ausgeschlossen werden kann. Aufgrund tierexperimenteller [4], sowie klinischer Untersuchungen scheint eine OSMN ohne Markraumbohrung eine geringere pulmonale Belastung darzustellen. Inwieweit durch Verwendung/Entwicklung anderer Bohrersysteme ebenso eine Verminderung der zusätzlichen pulmonalen Belastung erreichbar ist, könnte möglicherweise den Inhalt weiterer Studien darstellen.

Einleitung

Die primäre (< 24 Std.) Frakturstabilisierung ist als wesentliches Prinzip der Versorgung schwerverletzter Patienten anerkannt. Die Versorgung des Femur wird allerdings in letzter Zeit zunehmend kontrovers diskutiert. Während im amerikanischen Raum weiterhin das Dogma der primären Oberschenkelmarknagelung (OSMN) – unabhängig vom Verletzungsmuster des Patienten – aufrechterhalten wird [1, 2], vermehrten sich bei europäischen Autoren in den letzten Jahren die Berichte über pulmonale Komplikationen nach Oberschenkelmarknagelung bei Polytrauma [2–5]. Dabei scheint insbesondere die Kombination einer zusätzlichen pulmonalen Verletzung und primärer OSMN eine Prädisposition eines Lungenversagens darzustellen. Klinische Untersuchungen an größeren Kollektiven existieren bisher jedoch nicht. Wir untersuchten deshalb die Auswirkung einer Oberschenkelmarknagelung auf die Lungenfunktion im Hinblick auf den Einfluß des Operationszeitpunktes und einer pulmonalen Zusatzverletzung anhand einer größeren Patientenzahl.

Methodik

Untersuchungszeitraum 1982–1991. Datenbank mit n = 766 Patienten. Einschlußkriterien: Polytrauma, Verletzungsschwere > 18 Punkte (injury severity score {ISS} nach abbreviated injury scale {AIS}), Primärbehandlung MHH oder Überweisung innerhalb 8 Stunden nach Trauma, Femurschaftbruch mit Marknagel (mit Aufbohrung des Femur) versorgt, kein Tod durch Schädel-Hirn-Trauma oder häm. Schock. Definitionen: – Primäre Oberschenkelmarknagelung: Versorgung < 24 Std. nach Trauma. – Posttraumatisches Lungenversagen (ARDS) bei Vorhandensein von: Beatmung > 5 Tage; und $FiO_2 \geq 0,6$ > 5 Tage; und PEEP > 6 cm H_2O; Beatmung > 5 Tage; beidseitige diffuse Infiltrationen im Thoraxröntgenbild und kein kardiogenes Lungenödem (pcwp < 18 mm Hg). – Kriterium Thoraxtrauma: Vorhandensein einer Thoraxverletzungsschwere von > 2 Punkten nach AIS. Es wurden somit 2 Haupt- und 2 Untergruppen gebildet:

T I: Thoraxtrauma, primäre OSMN (< 24 Std.)   N I: Kein Thoraxtrauma, prim. OSMN
T II: Thoraxtrauma, sekundäre OSMN   N II: Kein Thoraxtrauma, sek. OSMN

Statistik

Fisher's exakt Test, $p < 0,05$. * = sign. zwischen Untergruppen.

Ergebnisse

Von n = 766 Patienten erfüllten 106 die Einschlußkriterien. Die Gruppen und Untergruppen zeigten vergleichbare Rettungszeiten (Daten nicht gezeigt). Patienten ohne Thoraxtrauma (N) wiesen tendenziell eine geringere Verletzungsschwere auf als solche mit Thoraxtrauma (Tabelle 1), n.s., welches im wesentlichen durch den Schweregrad der Thoraxverletzung begründet war. Die Pneumonierate war bei Patienten mit Thoraxtrauma bei primärer OSMN nicht niedriger als bei sek. Versorgung. Ebenso zeigte sich bei T-I-Patienten eine außergewöhnlich hohe ARDS-Inzidenz (Abb. 1), die mit einer hohen Letalität vergesellschaftet war.

Diskussion

Zur Beurteilung und zum Vergleich der vorliegenden Untersuchung und den zitierten Studien [1, 2] erscheinen die unterschiedlichen Auswahlkriterien der Patienten von Bedeutung: *1.* Die Verletzungsschwere (ISS) wurde bei Bone und Johnson anhand des Hospital-Trauma-Index berechnet (HTI/ISS), nicht anhand des AIS (AIS/ISS). Sie fanden einen HTI/ISS von 31,8 und 31,3 Punkten in den schwerstverletzten Gruppen (Bone), bzw. 38,0 und 38,2

Tabelle 1

	n	ISS	AIS_{Th}	Pneumonie (n)	Intensivdauer	Tod (n)
T I:	24	29,4	3,3	5	11,8	5
T II:	26	31,4	3,4	3	19,1	1
N I:	33	20,3	0,2	1	7,6 *	1
N II:	23	25,4	0,1	5	17,7 *	1

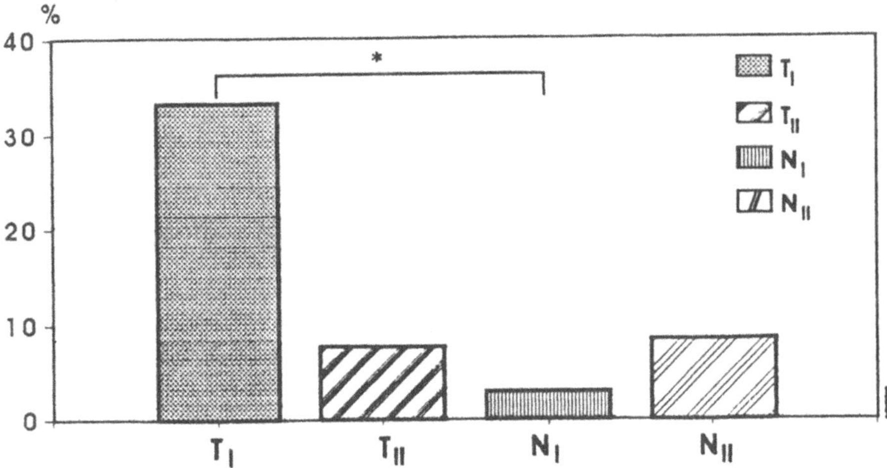

Abb. 1. ARDS-Inzidenz bei 106 Polytraumapatienten (ISS > 18) mit Femurschaftfraktur

(Johnson). Nach Berechnung des HTI/ISS in unserer Studie zeigte sich eine deutlich höhere Verletzungsschwere (52,2 ± 14,7 Punkte, Gruppe T I; 55,2 ± 7,8 Punkte, Gruppe T II). 2. Bone wählte als ARDS-Definition ein PaO_2 < 70 bei FiO_2 40 % mit 4 Tagen Beatmungsdauer. Hätten wir diese ARDS-Definition angewendet, so wäre bei beinahe allen unseren Patienten ein ARDS vorhanden gewesen. 3. Das Ausmaß der Thoraxverletzungsschwere: Ein direkter Vergleich der Thoraxverletzungsschwere zwischen US-Verkehrsunfällen (ca. 90 km/h Geschwindigkeitsbegrenzung) und Europa existiert nicht. In dem größten Bericht aus Europa fand Beeson bei 1500 Patienten eine Thoraxtraumainzidenz von 71 %, die Diagnose „instabiler Thorax" wurde bei 13 % der Patienten gestellt. In der major trauma outcome study zeigte sich hingegen eine Inzidenz an Thoraxverletzungen von 30,6 % und die Diagnose „instabiler Thorax" lediglich bei 5 %. Somit könnten die unterschiedlichen Ergebnisse mit einer unterschiedlichen Verletzungsschwere erklärbar sein.

Die Entwicklung eines ARDS ist von verschiedenen Faktoren abhängig: 1. Die Verletzungsschwere allgemein, d. h. der Schweregrad eines häm. Schocks hat Folgen bzgl. der Wahrscheinlichkeit einer ARDS-Entwicklung. 2. Ein Thoraxtrauma selbst bedingt naturgemäß eine hohe ARDS-Inzidenz. Hierbei ist sowohl die Zerstörung von Lungengewebe durch Kontusion und sek. Einblutung bedeutsam, als auch eine Rekrutierung und Aktivierung von neutrophilen Granulozyten, welche im aktivierten Zustand zu einer Verstärkung des mikrovaskulären Permeabilitätsschadens führen. 3. Die OSMN scheint selbst ein erhebliches Potential einer Lungenschädigung innezuhaben [5]. Bekannt ist eine intramedulläre Drucksteigerung durch den Aufbohrvorgang, welche eine Fetteinschwemmung in die Lunge bewirkt [3]. Hiermit verbunden entsteht eine Drucksteigerung im Lungengefäßsystem und, bei Vorhandensein eines pulmonalen Vorschadens, eine Permeabilitätsstörung der Lunge. Bei Anwendung einer unaufgebohrten Marknagelung kommt es trotz pulmonalen Vorschadens nicht zu letzteren Phänomenen [4].

Eine Oberschenkelmarknagelung mit Markraumbohrung kann somit dieselben pathogenetischen Mechanismen hervorrufen, wie sie von der ARDS-Pathogenese bekannt sind (erhöhter pulmonalarterieller Druck, gestörte Oxygenierung, mikrovaskulärer Endothelschaden). Entscheidend für die klinischen Auswirkungen scheinen dann zusätzliche Faktoren zu sein, so insbesondere das Vorhandensein einer pulmonalen Zusatzverletzung und der Operationszeitpunkt. Früh nach Trauma kann das volle Ausmaß der pulmonalen Verletzung oft noch nicht erkannt werden, das Thoraxröntgenbild ist nicht sicher pathologisch, die Kompensationsmechanismen der Lunge (Lymphabfluß) sind noch nicht erschöpft. Zur Vermeidung eines klinisch relevanten Lungenschadens erscheint somit die genauere Beurteilung der pulmonalen Verletzungsschwere von außerordentlicher Bedeutung.

Literatur

1. Bone LB, Johnson KD, Weigelt J, Scheinberg R (1989) Early versus delayed stabilization of fractures – a prospective randomized study. JBJS 71-A 3:336
2. Johnson KD, Cadambi A, Seibert B (1985) Incidence of adult respiratory distress syndrome in patients with multiple musculosceletal injuries: effect of early operative stabilization of fractures. J Trauma 25, 5:375
3. Wenda K, Ritter G, Degreif J, Rudigier J (1988) Zur Genese pulmonaler Komplikationen nach Marknagelosteosynthesen. Unfallchirurg 91:432–435
4. Pape HC, Dwenger A, Regel G et al. (1992) Pulmonary damage due to intramedullary femoral nailing in severe trauma in sheep – is there an effect from different nailing methods? J Trauma 33, 4:574–581
5. Nast-Kolb, Waydhas Ch, Jochum M et al. (1990) Günstigster Operationszeitpunkt für die Versorgung von Femurschaftfrakturen bei Polytrauma? Chirurg 61:259–265

241. Spongiosaplastik oder biologische Abstützung bei komplexen Frakturen des Oberschenkels

K. Wenda, J. Degreif, M. Runkel und G. Ritter

Klinik für Unfallchirurgie, Universitätsklinikum, Langenbeckstraße 1, 55131 Mainz

Bone Grafting or Biologic Butress in Complex Fractures of the Femur?

Summary. In 37 of 39 complex femoral fractures operated on in the bridging technique an excellent medial butress was achieved by biological fracture healing of untouched fragments. Based on these observations the renounce of mechanical reconstruction of the medial butress, which always is accomponied by denudation, can be recommended. Primary bone grafting is not necessary. Restoration is better achieved by bone healing of fragments with preserved vascularity.

Key words: Complex femoral fractures – Bone grafting – Biological butress

Bei Plattenosteosynthesen des Oberschenkels nach Mehrfragment- und Trümmerfrakturen ist die Notwendigkeit einer tragfähigen medialen Abstützung für die dauerhafte Belastbarkeit unbestritten. Bisher wurde die mediale Abstützung vielerorts operativ durch mechanisches Einpassen der Einzelfragmente aufgebaut und häufig eine zusätzliche Spongiosaplastik durchgeführt. Vielfach war nach diesen Osteosynthesen eine auffallend langsame oder sogar ausbleibende Knochenheilung zu beobachten [5]. Ein anderes Konzept ist die Erzielung einer medialen Abstützung durch Callusheilung [2–4]. Voraussetzung dafür ist die Erhaltung der Blutversorgung der Fragmente und die geringst mögliche Störung der Callus induzierenden Faktoren durch Verzicht auf die operative Freilegung der medialen Corticalis und von medialen Fragmenten. In der vorliegenden Arbeit wurden 39 Plattenosteosynthesen wegen Mehrfragment- und Trümmerfrakturen des Oberschenkels in dieser Technik durchgeführt (Abb. 1), bei der der Aufbau der medialen Abstützung der Callusheilung überlassen und trotz medialer Defekte keine Knochenspanplastik durchgeführt wird. In neun Fällen wurden die Platten bei Trümmerfrakturen hinter dem in seiner Kontinuität belassenen M. vastus lateralis durchgeschoben, dann das distale Hauptfragment an die Platte reponiert und direkt mit einer Schraube fixiert. Nach subtiler Überprüfung der Rotationsstellung und der Beinlänge wurden die Platten dann durch Besetzung frakturferner Plattenlöcher fixiert. Alle 39 Frakturen sind inzwischen knöchern konsolidiert. Ein Infekt trat nicht auf. In 8 Fällen waren im Verlauf Knochenspanplastiken zur Auffüllung von Defekten erforderlich. Diese waren jedoch nur in 2 Fällen im Bereich der medialen Corticalis lokalisiert. Bei 37 der 39 Plattenosteosynthesen wurde eine tragfähige mediale Abstützung über Callusheilung erzielt. Einmal dislozierten zwei lange Intermediärfragmente bei einer Etagenfraktur vermutlich durch Adduktorenzug, einmal fand ein großes mediales Fragment mit dem Trochanter minor keinen knöchernen Anschluß. Diese Komplikationen erscheinen durch eine kurze Röntgenkontrolle nach Fixation der Hauptfragmente lösbar, nach der

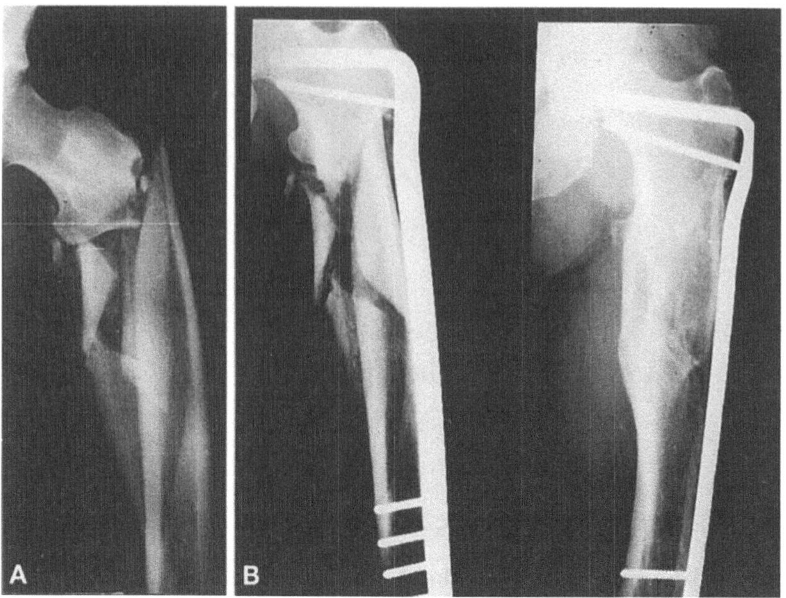

Abb. 1. Hinter dem M. vastus lateralis durchgeschobene Platte, prae- und post-operativ und nach einem Jahr

große, weit nach medial dislozierte oder dislokationsgefährdete Fragmente gegebenenfalls durch Stichinzisionen mit einer durch die Platte eingebrachten Zugschraube adaptiert werden. Dieses Vorgehen entspricht der von Claudi und Oedekoven [1] formulierten Funktion von Zugschrauben, die bei „biologischen Osteosynthesen" mit minimaler Freilegung eingebracht werden und vitalerhaltene Fragmente in einer für den Frakturverband günstigen Position halten sollen. Auf Grund der Untersuchung kann empfohlen werden, bei Plattenosteosynthesen auf einen devitalisierenden Aufbau der medialen Abstützung zu verzichten, und deren Wiederherstellung der biologischen Heilung der im Weichteilverband belassenen Fragmente zu überlassen. Eine Spongiosaplastik im Bereich der medialen Corticalis, die immer mit einer gewissen Beeinträchtigung des vasculären Anschlusses der Fragmente einhergeht, ist nicht erforderlich.

Literatur

1. Claudi BF, Oedekoven G (1991) „Biologische" Osteosynthesen. Der Chirurg 62:367–377
2. Heitemeyer U, Hierholzer G, Terhorst J (1986) Der Stellenwert der überbrückenden Plattenosteosynthese bei Mehrfragmentbruchschädigungen des Femur im klinischen Vergleich. Unfallchirurg 89:533–588
3. Kinast C, Bolhofner BR, Mast JW, Ganz R (1989) Subtrochanteric Fractures of the Femur. Results of Treatment with the 95° Condylar Blade-Plate. Clinical Orthopaedics and Related Research 238:122–130
4. Mast J, Jakob R, Ganz R (1989) Planning and Reduction Technique in Fracture Surgery. Springer Verlag, Berlin Heidelberg New York
5. Tscherne H, Trentz O (1977) Operationstechnik und Ergebnisse bei Mehrfragment- und Trümmerbrüchen des Femurschaftes. Unfallheilkunde 80:221–230

242. Konzept und Ergebnisse der primär komprimierten Verriegelungsnagelung ohne Kortikalisaufbohrung an Femur und Tibia

V. Bühren, M. Potulski und I. Marzi

Berufsgenossenschaftliche Unfallklinik, Prof.-Küntscher-Str., 82418 Murnau

Concept and Clinical Results of Primary Compressed Interlocking Nailing of the Femur and the Tibia

Summary. With introduction of compressed interlocking a highly rigid intramedullary osteosynthesis using small diameter nails is made possible thereby avoiding the hazards of cortical reaming. Clinical experiences are based on 125 cases of which 69 were suitable for compressed interlocking. In all patients full weight bearing was possible within 10 days and all fractures healed in time.

Key words: Internal fixation of femur – Internal fixation of tibia – Interlocking nailing – Interfragmentary compression

Zusammenfassung. Die aktiv komprimierte Verriegelungsnagelung ermöglicht eine hochstabile Frakturversorgung auch bei Benutzung kleinkalibriger Nägel, deren Verwendung die Nachteile der Markraumaufbohrung vermeidet. Die klinischen Erfahrungen mit dem Implantat basieren auf 125 Fällen, von denen sich 69 zur Anwendung der Kompression eigneten. Eine Vollbelastung war regelmäßig binnen 10 Tagen möglich bei zeitgerechter Frakturheilung in allen Fällen.

Schlüsselwörter: Osteosynthese am Femur – Osteosynthese an der Tibia – Verriegelungsnagelung – Intramedulläre kortikale Aufbohrung

Biomechanik der komprimiert-dynamischen Verriegelungsnagelung

Das Prinzip der intramedullären Verklemmung für die Marknagelung an Femur und Tibia, wie es von Küntscher angegeben worden ist, eignet sich prinzipiell für Frakturen des mittleren Schaftdrittels [3]. Durch Einführen der Verriegelung, d. h. der metaphysären Fixierung der Hauptfragmente mittels durch den Nagel geführter Querbolzen, konnte die Indikation auch auf proximaler und distaler gelegene Frakturlokalisationen und komplexe Frakturformen mit Trümmerzonen ausgedehnt werden [1].

Eine hohe Steifigkeit trotz geringer Durchmesser konnte für solide und Vollrohrimplantate nachgewiesen werden [2]. Die letztgenannten als Rohr ausgeführten Nägel haben den Vorteil, daß sie über einen Führdorn eingebracht werden können. Entsprechend kann die insbesondere für komplexe Bruchformen bisweilen schwierige gedeckte Reposition in der bewährten Technik über Führdrähte vorgenommen werden. Als Implantate können für die statische Osteosynthese Nägel mit geringen Durchmessern verwendet werden. Diese können ohne ausgiebige Markraumaufbohrung und die damit verbundene systemimmanente iatrogene Knochenschädigung eingebracht werden.

Dieser Vorteil läßt sich auch auf die dynamische Osteosyntheseform übertragen, wenn durch Querverriegelung beider Hauptfragmente die Rotationsstabilität gesichert wird. Um die Dynamisierung zu erhalten, muß der Verriegelungsbolzen zum Nagel verschieblich in einem Längsloch geführt werden. Darüber hinaus läßt sich durch Schub einer im Nagel verankerten Schraube auf den im Knochen fixierten Bolzen das Prinzip der aktiv komprimierenden Osteosynthese verwirklichen. Da der aktiv mit Kompression eingebrachte Nagel weiterhin Sinterungen bis zu 10 mm im Frakturspalt zuläßt, ist diese Osteosyntheseform als „komprimiert-dynamisch" zu definieren. Im Gegensatz dazu muß die klassische dynamische Verriegelung präzisierend als „oszillierend-dynamisch" bezeichnet werden, da beim belasteten Gehen Wechsellasten im Frakturspalt auftreten.

Klinische Studie

Nach einer 1jährigen Pilotphase wurden seit 1991 insgesamt 125 Implantationen mit statischer und komprimierter Verriegelung vorgenommen, die sich auf 61 tibiale und 64 femorale Fälle verteilten. Neben 87 Frakturen (69% der Gesamtfälle) wurden 30 Frakturheilungsstörungen (25%) und 8 pathologische Frakturen bzw. Metastasen (6%) behandelt. Wenn immer möglich, wurde die aktive Kompression angewendet. Insgesamt kamen hierfür 69 Fälle in Frage, vorwiegend mit der Indikation Frakturheilungsstörung (83% dieser Indikation) und bei 58% der Tibiafrakturen. Anteilmäßig mußten mehr Frakturen des Femur statisch verriegelt werden (41% komprimiert verriegelt), ebenso wie ohne Ausnahme alle pathologischen Destruktionen.

Von den 71 Frakturen des eigenen Krankengutes waren 16 (23%) primär offen. Eine Indikation zur Marknagelung wegen Frakturheilungsstörung wurde auch bei 4 Patienten gesehen, die im Verlauf infektiöse Komplikationen erlitten hatten. Als günstigste Alternative hat sich im eigenen Management bei Polytraumatisierten die primäre Versorgung mit einem einfachen unilateralen Fixateur und der spätere verzahnte Wechsel direkt auf den Marknagel nach Möglichkeit innerhalb von 10 Tagen bewährt (bei 25% der Frakturen).

Implantatversager wurden in keinem Fall beobachtet. Infektiöse Komplikationen traten bei 2 Patienten auf. Kompressionsverriegelte Frakturen zeichneten sich durch sofortige postoperative Schmerzfreiheit aus. Nach Abklingen der lokalen Schwellung darf innerhalb von 10 Tagen vollbelastet werden.

In Verbindung mit dem Aufbohrvorgang für die metaphysären Knochenstrecken und dem Nageleinschlag kommt es zu einer Beimpfung des Frakturhämatoms mit osteogenetisch potenten Zellen. Entsprechend wurde bei keiner der Frakturakutversorgungen eine primäre oder sekundäre Spongiosaplastik angewendet. Auch die Argumentation, eine hohe interfragmentäre Stabilität sei der Knochenheilung abträglich, kann für die Kompressionsverriegelung aus der klinischen Erfahrung widerlegt werden, die regelhaft nach ca. 6 Wochen eine deutliche Kallusbildung zeigt.

Fazit

Die Verwendung kleinkalibriger, hochsteifer Markraumimplantate bringt im Hinblick auf Knochenbiologie und Biomechanik erhebliche Vorteile mit sich [4]. Für die Versorgung von frischen Frakturen, Frakturheilungsstörungen und Sonderindikationen lassen sich 2 biomechanische Situationen eindeutig definieren. Bei axialer Instabilität, wie bei komplexen Bruchformen mit Destruktionszonen, muß statisch verriegelt werden. Bei axialer Stabilität, wie bei einfachen Frakturformen oder Pseudarthrosen, kann unter Anwendung einer aktiven, implantatvermittelten Kompression verriegelt werden. Bei weiter gegebener Sinterungsmöglichkeit erfüllt diese Instrumentierung die Kriterien der dynamischen Osteosynthese.

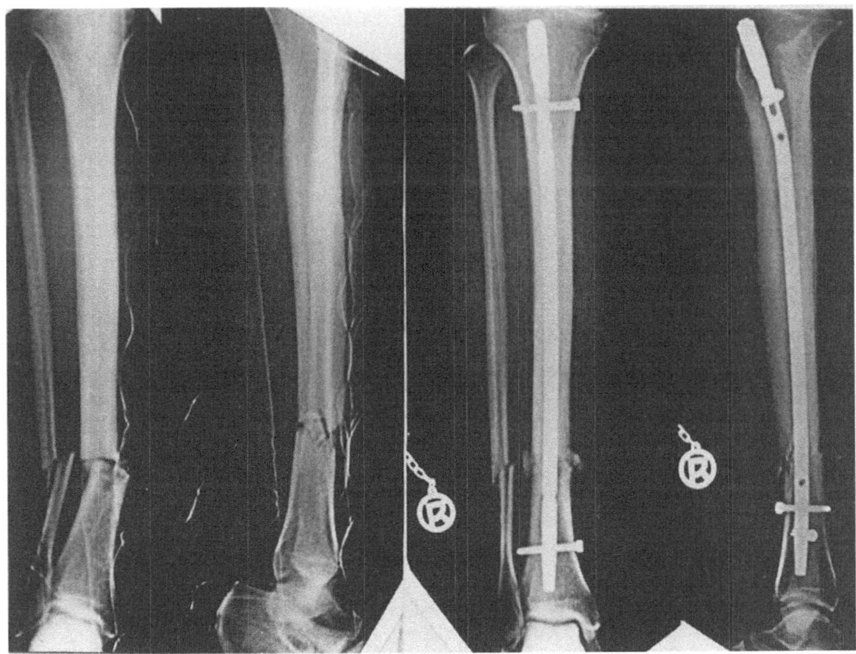

Abb. 1. Versorgung einer distalen Unterschenkelfraktur, bei axialer Stabilität proximale Querverriegelung im Längsloch und Kompressionsschraube längs im Nagelkopf

Literatur

1. Brug E, Pennig D (1988) Standortbestimmung der Verriegelungsnagelung. Jahrbuch Chirurgie, 145, Regensberg & Biermann, Münster, S 145
2. Johnson KD, Tencer A (1990) Mechanics of intramedullary nails for femoral fractures. Unfallchirurg 93:506
3. Küntscher G (1972) Praxis der Marknagelung. Karger, Basel
4. Mittelmeier H, Trennheuser M, Mittelmeier W (1990) Vergleichende biomechanische Messungen der Torsionsstabilität von intramedullären Nagel-Osteosynthesen. H Unfallheilk 212:468

243. Die Plattenosteosynthese bei der Tibiaschaftfraktur – wann ist sie unter biologischen Gesichtspunkten heute noch indiziert?

M. Jockheck, R. Volkmann und S. Weller

Berufsgenossenschaftliche Unfallklinik Tübingen, Schnarrenbergstr. 95, 72076 Tübingen

Plating in Tibial Fractures: Still Indicated Nowadays Regarding Biological Aspects?

Summary. The plate osteosynthesis of the tibial shaft has a relatively high frequency of complications. Before starting any operation, the strictly observance of the soft tissue damage is very important. In competition with intramedullary nailing the plate osteosynthesis should be mainly performed in a bridging technique at the proximal and distal third of the tibia.

Zusammenfassung. Die Plattenosteosynthese am Tibiaschaft ist mit einer relativ hohen Komplikationsrate behaftet. Nach der Analyse des eigenen Krankengutes ist die strenge Beachtung der Weichteilsituation vor dem operativen Eingriff entscheidend. Konkurrierend zur Marknagelung sehen wir die Indikation zur Plattenosteosynthese vorwiegend im proximalen und distalen metaphysären Bereich der Tibia, möglichst in überbrückender Technik.

Einleitung

Die Tibiaschaftfraktur stellt aufgrund der besonderen Exposition des Unterschenkels die häufigste Fraktur an den langen Röhrenknochen dar [1]. Im Vergleich zu den Oberschenkelfrakturen liegen gehäuft komplizierte Frakturformen vor. Neben der Marknagelung stellt die Plattenosteosynthese das am meisten angewandte innere Osteosyntheseverfahren dar. Obgleich sich die Technik der Plattenosteosynthese seit ihrer ersten Anwendung ständig verbessert hat, ist die Komplikationsrate dennoch relativ hoch [2]. Anhand einer retrospektiven Untersuchung soll die Komplikationsrate und deren Ursachen im eigenen Krankengut insbesondere unter biologischen Aspekten dargestellt werden.

Material und Methode

In einer retrospektiven Untersuchung wird die Komplikationsrate nach Plattenosteosynthese am Tibiaschaft gemäß AO-Klassifikation 41 A2, A3; 42 A–C; und 43 A1–A3 in der Zeit von 1979 bis 1991 dargestellt. Von insgesamt 2334 konservativ oder operativ behandelten Tibiaschaftfrakturen wurden 128 Plattenosteosynthesen analysiert.

Ergebnisse

Die 128 Plattenosteosynthesen wurden bei 30 offenen und 98 geschlossenen Frakturen durchgeführt, bei 6 Patienten lag ein Kompartmentsyndrom vor, welches gespalten wurde. Die meisten Frakturen (n = 60) lagen im distalen Tibiadrittel, lange Torsionsfrakturen wurden in 9 Fällen mit Platte stabilisiert (Tabelle 1).

Der Zeitraum bis zur definitiven operativen Versorgung ist der Tabelle 2 zu entnehmen.

Insgesamt waren 11 Infekte zu verzeichnen, das entspricht einer Infektrate von 8,6%. 8 Pseudarthrosen (6,5%) wurden mit einer Spongiosaplastik ausgeheilt. Bezüglich der Infektrate nach Plattenosteosynthese am Unfalltag (primär) oder später (sekundär – ggf. Verfahrenswechsel) wurde kein signifikanter Unterschied festgestellt. Im Zeitraum 1988–1991 trat kein Infekt auf.

Tabelle 1. Frakturlokalisation

prox. Fraktur	n = 19
dist. Fraktur ohne Gelenkbeteiligung	n = 39
dist. Fraktur mit Gelenkbeteiligung	n = 21
lange Tosionsfrakturen	n = 9

Tabelle 2. Zeitraum bis zur Plattenosteosynthese

Unfalltag	n = 61
= 1 Woche	n = 28
$\leq$ 2 Wochen	n = 14
> 2 Wochen	n = 25

Diskussion

Wegen der besonderen Weichteilproblematik an der Tibia ist die exakte Beurteilung des Weichteilschadens vor der Entscheidung, ob primär ein inneres Osteosyntheseverfahren durchgeführt werden soll von großer Bedeutung. Trotz strenger Beachtung dieses Faktors ist die Infektrate im eigenen Krankengut mit 8,6% relativ hoch, entspricht aber durchaus den Angaben der Literatur [3]. Die relativ geringe Anzahl von 128 Plattenosteosynthesen in 13 Jahren zeigt, daß wir am Tibiaschaft die Marknagelung bevorzugen. In den letzten Jahren wurde zunehmend auf eine anatomische Reposition verzichtet, zu Gunsten einer überbrückenden Osteosynthese mit möglichst wenig Weichteilablösung und somit möglichst geringer Beeinträchtigung der „Biologie". In den Jahren 1988 bis 1991 war so kein Infekt zu verzeichnen (bei allerdings geringer Fallzahl).

Die Entwicklung neuer Plattenformen aufgrund biomechanischer Untersuchungen, wie beispielsweise die LC-DCP kann die Komplikationsrate möglicherweise noch weiter senken [4]. Vielleicht wirken sich neue Materialien, z.B. Titan zusätzlich günstig aus [5]. Unter Berücksichtigung der Biologie sehen wir die Indikation zur Durchführung einer Plattenosteosynthese am Tibiaschaft vorwiegend im metaphysären Bereich proximal und distal. Die hierbei in Zukunft festzustellende Komplikationsrate muß sich an den Resultaten der Marknagelung messen. Hier liegt die Infektrate im eigenen Krankengut nach Verfahrenswechsel bei 1,9% (n = 106).

Literatur

1. Dassbach A, Hamacher E, Neubert H (1983) Arbeits- und Wegeunfälle in der medizinischen Rehabilitation. Schriftenreihe des Hauptverbandes der gewerblichen Berufsgenossenschaften eV, Bonn
2. Biewener A, Wolter D (1988) Komplikationen in der Unfallchirurgie. Springer, Berlin Heidelberg New York
3. Burri C (1979) Osteitis. Huber, Bern Stuttgart Wien
4. Perren SM, Klaue K, Pohler O, Predieri M, Steinemann S, Gautier E (1990) The limited contact dynamic compression plate (LC-DCP). Arch Orthop Trauma Surg 109:304–310
5. Gautier E, Perren SM (1992) Die „Limited Contact Dynamic Compression Plate" (LC-DCP) – Biomechanische Forschung als Grundlage des neuen Plattendesigns. Orthop 21:11–23

244. Der unaufgebohrte Marknagel beim offenen Unterschenkelbruch – eine sinnvolle Alternative zum Fixateur externe?

W. Knopp, P. A. W. Ostermann, J. Buchholz und G. Muhr

Chirurgische Klinik und Poliklinik der BG-Krankenanstalten „Bergmannsheil", Gilsingstr. 14, 44789 Bochum

The Undrilled Marrow Nail in Open Tibia Fractures: Useful Alternative to External Fixation?

Summary. The prognosis of lower leg fractures depends upon the soft tissue damage. The unreamed nail is an acceptable alternative to the external fixation with regard to infection and bone healing. The external fixation is required, when primary limb shortening was necessary and secondary limb lengthening has to be done. An unreamed nail is nevertheless much more expensive than an external fixation.

Zusammenfassung. Die Heilungsprognose des weichteilgeschädigten Unterschenkelbruches wird vom Ausmaß der lokalen Gewebezerstörung bestimmt. Je schwerer der Weichteilschaden, desto „biologischer" muß die Osteosynthese erfolgen. Zur Verfügung stehen der unaufgebohrte Marknagel und die einfache Fixateur-externe-Montage. Die Fixateur-externe-Osteosynthese ist weiterhin bei der „Ziehharmonika-Technik" (primäre Verkürzung nach Debridement und sekundäre Verlängerung) indiziert. Der unaufgebohrte Marknagel ist eine Alternative mit erhöhtem Patientenkomfort, aber auch mit höheren Materialkosten.

Biologische Osteosynthese

Die endostale Durchblutung wird beim dislozierten Knochenbruch gestört. Der periossäre Weichteilschaden beeinträchtigt die periostale Durchblutung: durch die Weichteiltraumatisierung selbst und durch die Ablösung des Periosts. Mit einer Osteosynthese kann die Vaskularität des Knochens noch weiter beeinträchtigt werden. Stabilisierungstechniken mit dem Ziel, die periostale Durchblutung des Knochens nicht noch zusätzlich zu beeinträchtigen, werden als biologisch bezeichnet – und das muß ja das Ziel gerade bei der Behandlung offener Frakturen darstellen. Je stärker die Weichteiltraumatisierung, um so schlechter ist die Durchblutung, desto weichteilschonender müssen die Brüche stabilisiert werden.

Das Ziel kann mit einfachen Fixateur-externe-Montagen oder mit unaufgebohrten Marknägeln erreicht werden, wobei nach Untersuchungen von Klein der unaufgebohrte Marknagel im Vergleich zum aufgebohrten Marknagel wesentlich geringere Zirkulationsstörungen verursacht [3].

Die Schonung der Vaskularität geht sicherlich zu Lasten der Stabilität. Eine primäre Knochenheilung ist aber gar nicht erwünscht. Die kontrollierte Instabilität geht mit einer

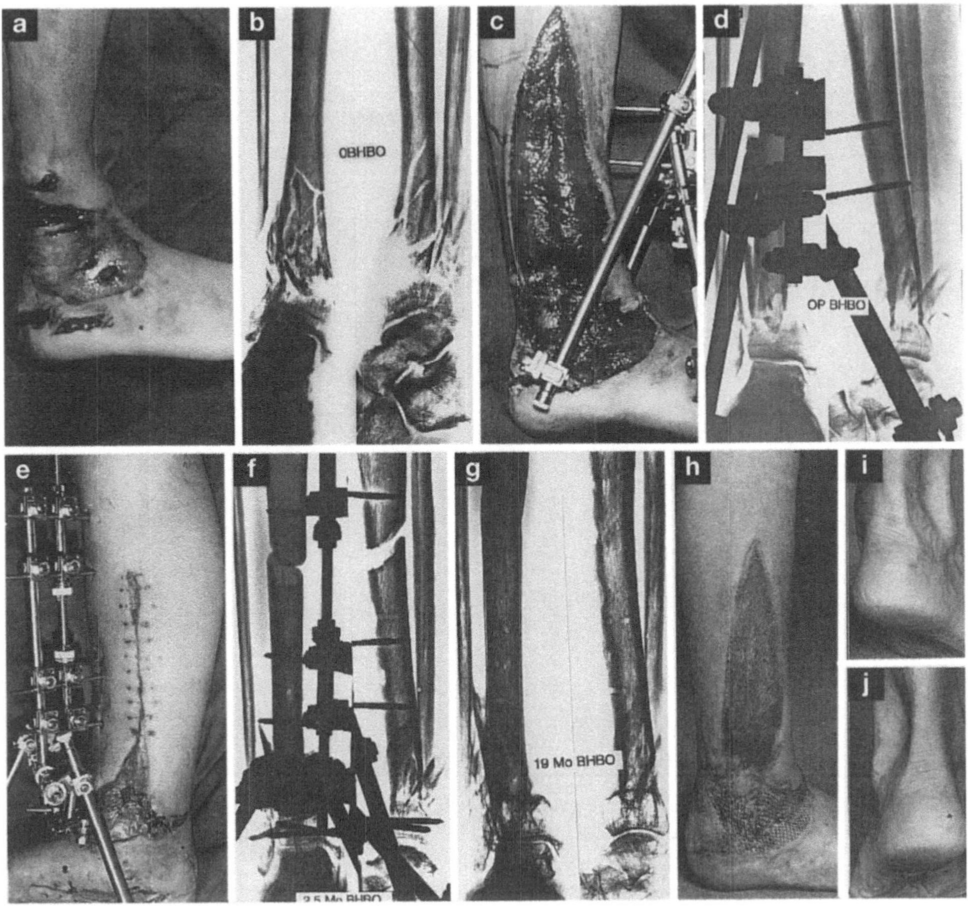

Abb. 1. a, b 1jähriger Patient mit Typ-III C-Verletzung; **c, d** Bruchstabilisierung, primäre Verkürzung und Gefäßrekonstruktion; **e, f** Transportkortikotomie; **g** Ausheilung und Funktion

sekundären Bruchheilung und ausgeprägter Kallusbildung einher, sofern das Periost nicht abgelöst wurde oder der Knochen durch die umgebenden Weichteile wieder revaskularisiert wurde.

Osteosyntheseverfahren

Die Fixateur-externe-Osteosynthese galt beim weichteilgeschädigten Unterschenkelbruch als Verfahren der Wahl – die Marknagelung mit Aufbohren sollte wegen der erhöhten Gefahr eines Markrauminfektes vermieden werden. Zunächst berichteten Harvey und Hodgkinson über die unaufgebohrte Marknagelung im Behandlungskonzept offener Tibiafrakturen ohne die Komplikation eines tiefen Infektes [2].

Das Problem waren verzögerte Bruchheilungen oder Pseudarthrosen [5]. Die Entwicklung solider Verriegelungsmarknägel verbesserten die Stabilitätseigenschaften. Haas und Claudi berichteten erstmalig über den von der AO entwickelten unaufgebohrten Tibiamarknagel [1, 6]. Das erste AO-Implantat war für weichteilgeschädigte Brüche konzipiert worden. Wegen der dünnen Verriegelungsbolzen war dieses Implantat ausschließlich zur temporären Frakturstabilisierung bis zur Weichteilheilung entwickelt worden. Die Maßgabe, später auf

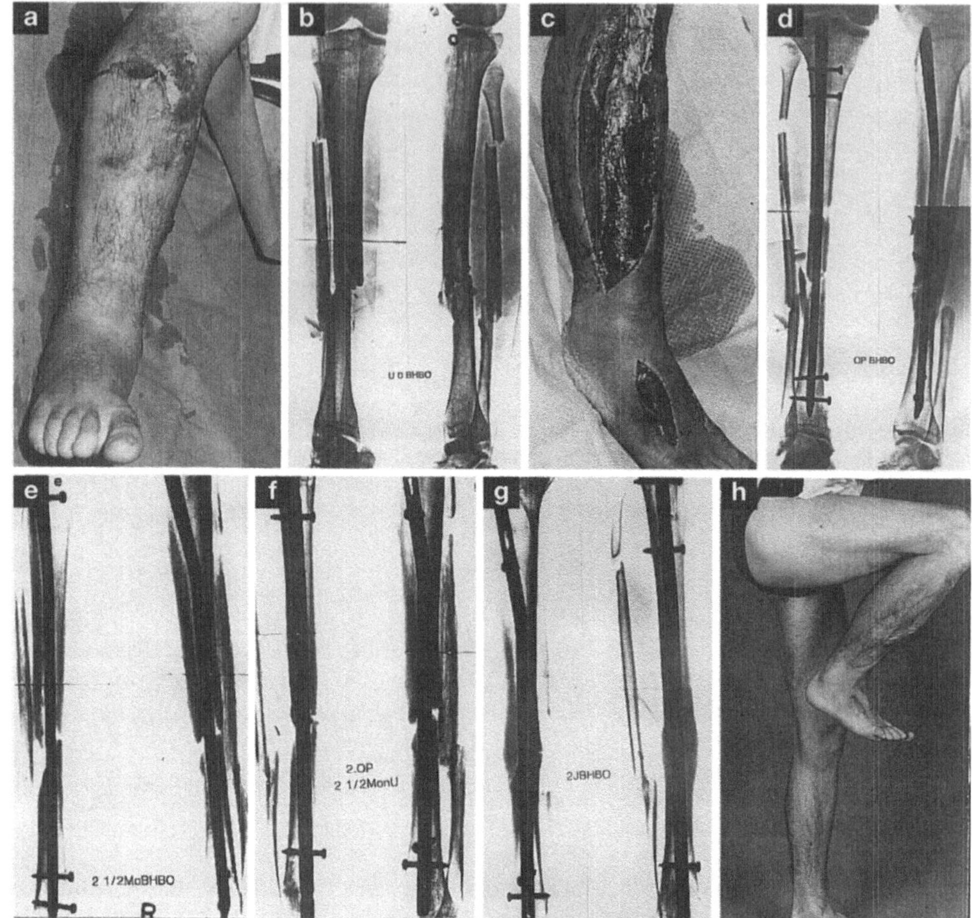

Abb. 2. a, b 21jähriger Patient mit Typ-III A-Verletzung; **c, d** Bruchstabilisierung und Fasziotomie; **e, f** Verfahrenswechsel zum aufgebohrten Marknagel; **g, h** Ausheilung und Funktion

den Universalmarknagel zu wechseln, wurde natürlich kaum durchgeführt, so daß Bolzenbrüche oder -verbiegungen die Regel waren.

Es gibt aber auch andere unaufgebohrte Unterschenkelmarknägel aus einer Titan-Aluminium-Legierung, den ACE-Nagel. Aufgrund der 4,5 mm dicken Verriegelungsbolzen bestehen verbesserte biomechanische Eigenschaften. Die Dreipunktbiegeprobe ergab beim ACE-Nagel bei der bruchmechanischen Prüfung einen Wert von 11,34 N/m², wohingegen beim AO-Nagel ein Wert von 7,4 N/m² erreicht wurde [4]. Auch ist der Abstand der distalen Verriegelung zum Nagelende beim ACE-Nagel geringer.

Patientenkollektiv

Im Zeitraum von 1986 bis Dezember 1992 wurden 204 weichteilgeschädigten Unterschenkelschaftbrüche (Typ I bis III nach Gustillo) primär im „Bergmannsheil" behandelt. Nach der Einteilung von Gustillo lagen in acht Fällen eine Typ-III C-, in 31 Fällen eine Typ-III B- und in 79 Fällen eine Typ-III A-Verletzung vor, 48 Unterschenkelschaftbrüche waren dem Typ II und 38 Brüche dem Typ I zuzuordnen. Der Fixateur überwog bei der primären Stabilisierung (165 Fälle), 36 Brüche wurden mit einer Marknagelosteosynthese versorgt, die in 22 Fällen unaufgebohrt durchgeführt wurde. 3 kindliche Frakturen konnten konservativ behandelt werden. 192 Brüche waren im Dezember 1992 ausgeheilt. Die Ausheilung gelang im Fixateur in 85 Fällen, in 58 weiteren Fällen war nach Fixateur-Entfernung eine vorübergehende Gipsruhigstellung notwendig. 17mal war eine verzögerte Bruchheilung oder das Ziel einer frühzeitigeren Vollbelastung die Indikation zur sekundären Osteosynthese (nach primärer Fixateur-externe-Osteosynthese: 8 × Plattenosteosynthese, 4 × gebohrte Marknagelung, 2 × unaufgebohrte Marknagelung); eine verzögerte Bruchheilung erforderte in 3 Fällen den Verfahrenswechsel vom unaufgebohrten zum gebohrten Verriegelungsnagel. Es mußte letztendlich nur eine Infektrate von 3,5 % hingenommen werden. Ein tiefer Infekt nach unaufgebohrter Marknagelung trat nur einmal bei einer III C-Verletzung auf.

Die Ausheilungszeiten im Gesamtkollektiv und im Kollektiv der Patienten mit einer unaufgebohrten Marknagelosteosynthese unterschieden sich nicht. 94 % bzw. 96 % der Brüche waren nach einem Jahr verheilt. Komplikationen beim unaufgebohrten Marknagel waren Bolzenbrüche oder -verbiegungen (6 Fälle), die jedoch die Bruchheilung nicht verhinderten. Verfahrenswechsel waren in drei Fällen und eine vorübergehende Gipsimmobilisierung bei gelenknahen Frakturen in zwei Fällen erforderlich. Bolzenbrüche traten bei den Titan-Aluminium-Nägeln nicht auf, Verfahrenswechsel waren ebenfalls nicht erforderlich.

Verfahrenswahl

Die Fixateur-externe-Osteosynthese ist dann angebracht, wenn aufgrund des Weichteilschadens oder des Knochendefektes, aber auch zur Reduzierung eines Kompartment-Syndrom-Risikos, eine primäre Verkürzung notwendig ist und sekundär nach Weichteilheilung eine Verlängerung durchgeführt werden muß.

Der unaufgebohrte Marknagel ist ein zuverlässiges Verfahren, gerade bei Typ-III-Verletzungen, mit höherer Patientenakzeptanz: Er stellt eine Alternative zum aufgebohrten Marknagel bei weichteilgeschädigten Brüchen mit erhöhtem Infektrisiko und eine Alternative zum Fixateur externe bei freiliegendem Knochen dar, wenn die Weichteildeckung innerhalb einer Woche durchgeführt werden kann.

Demgegenüber stehen die Kosten des Osteosyntheseverfahrens, die beim Fixateur externe mit wiederverwendbaren Rohren und Backen bei 100,– DM liegt, wohingegen sich die Kosten eines unaufgebohrten Marknagels auf 550,– bis 1550,– DM belaufen.

Literatur

1. Claudi B, Oedekoven B (1991) „Biologische" Osteosynthesen. Chirurg 62:367
2. Harvey FJ, Hodgkinson AHT (1975) Intramedullary Nailing in the treatment of open fractures of the tibia and fibula. J bone Joint Surg 57 (A):909
3. Klein MPM (1990) Aufbohren oder nicht aufbohren? Zirkulationsstörung durch Marknagelung ohne aufbohren an der Hundetibia. Dissertation, University of Basel, Switzerland
4. Latta L (1992) Biomechanics of unreamed tibial nails. Unpublished data-personal communication
5. Velazco A, Whitesside TE, Fleming LL (1983) Open fractures of the tibia treated with the Lottes nail. J Bone Joint Surg 65 (A):879
6. Haas N, Krettek C (1991) Neue Trends bei der Behandlung von Schaftfrakturen. Langenbecks Arch Chir Suppl:478

245. Biologische Osteosynthesen von Schaftfrakturen der unteren Extremität im Wachstumsalter

H. G. Dietz, P. P. Schmittenbecher, P. Knorr und M. Stehr

Kinderchirurgische Klinik im Dr. von Haunerschen Kinderspital der Universität München, Lindwurmstr. 4, 80337 München

„Biological osteosynthesis" of Shaft Fractures of the Lower Limb in Children

Summary. The goal in the treatment of shaftfractures in the lower limb is the equal length in adults and the healing in anatomical position. By using the technique of intramedullary nailing (Nancy-nailing) and the fixateur externe this is possible. Important facts in the healing of the fractures are the slight instability, the fracture haematoma, the preserved periost and the untouched soft tissue. We can show the efficacy in presenting 26 patients with fractures of the femur, treated by Nancy-nailing and 22 patients with fractures of the lower leg treated by fixateur externe.

Key words: Biological osteosynthesis – Children – "Nancy-nailing" – Fixateur externe

Zusammenfassung. Das oberste Ziel der Frakturbehandlung, die Integrität der unteren Extremität nach Wachstumsabschluß bei ungestörter Frakturheilung, kann durch die Nancy-Nagelung und durch den Fixateur externe weitgehend erreicht werden. Die Grundpfeiler der Frakturheilung, die dosierte Instabilität, das erhaltene Frakturhämatom, das unversehrte Periost und die nicht tangierten Weichteile stellen den Schlüssel zum Erfolg dieser alternativen Methoden dar. Anhand von 26 Patienten mit Oberschenkelschaftfrakturen und Nancy-Nagelung wie auch an dem Beispiel von 22 Patienten mit Fixateur externe am Unterschenkel kann das erfolgreiche Konzept gezeigt werden.

Schlüsselwörter: Biologische Osteosynthesen – Wachstumsalter – „Nancy-Nagelung" – Fixateur externe

Schaftfrakturen im Wachstumsalter konservativ zu behandeln galt bis vor kurzem als unumstößliche Regel, und in der Monographie von Blount [2] wird an der unteren Extremität die Osteosynthese negiert. Die Kenntnis von Korrekturmechanismen der Wachstumsfuge und die Bedeutung des Wolffschen Transformationsgesetzes [10] haben auch in Fehlstellung verheilten Schaftfrakturen, wenn allerdings auch nur zum Teil, eine gute Prognose ausstellen lassen. Ein eigener Fall bei einer 6 Monate alten Patientin mit Femurschaftfraktur und Ausheilung in 45° Varusfehlstellung am Femurschaft zeigte im Verlauf die sukzessive Korrektur auf 20° nach 1 Jahr, und im Alter von 3 Jahren ist bei dieser kleinen Patientin keine Achsenabweichung mehr zu beobachten bei einem Beinlängenplus von 1 cm. Derartige spektakuläre Beispiele sind nicht erstrebenswert, und das Ziel der Therapie von Schaftfrakturen bei der unteren Extremität ist die Herstellung der anatomischen Situation, um den zum Teil ungerichteten und dann unkalkulierbaren Korrekturkräften Einhalt zu gebieten

(Laer [5]). Zur Optimierung der Behandlung von Schaftfrakturen im Wachstumsalter, zur Verkürzung der Ruhigstellungszeit und vor allem auch der Hospitalisierungszeit und zur Verbesserung der Spätergebnisse sind Osteosynthesen möglich, wobei hier die biologischen Kräfte der Frakturheilung genützt werden können (Claudi [3]). Als biologische Osteosynthesen sehen wir die intramedulläre Schienung, gegenwärtig „Nancy-Nagelung" genannt und den Fixateur externe an, wobei wir am Oberschenkel die intramedulläre Fixation vorziehen und am Unterschenkel bislang dem Fixateur externe, so nötig, den Vorzug gegeben haben.

Eigene Patienten mit Oberschenkelschaftfrakturen

Von 1975 bis 1992 wurden insgesamt 412 Femurschaftfrakturen im Wachstumsalter behandelt, davon wurden 42% der Patienten operiert (Abb. 1). In den letzten 3 Jahren haben wir bei 26 Patienten Oberschenkelschaftfrakturen mit Nancy-Nägeln versorgt (Abb. 2). Es zeigt

- 1975 - 1992
- n = 412
- bis zum 16.Lebensjahr

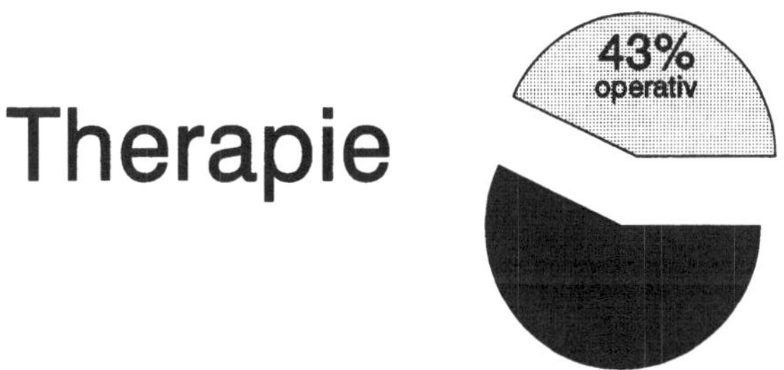

Abb. 1. Eigene Patienten mit Femurschaftfraktur

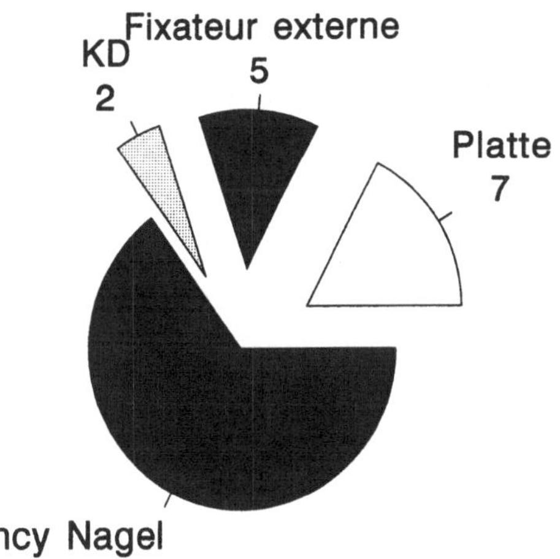

Abb. 2. Osteosynthesetechniken der Jahre 1990–1992

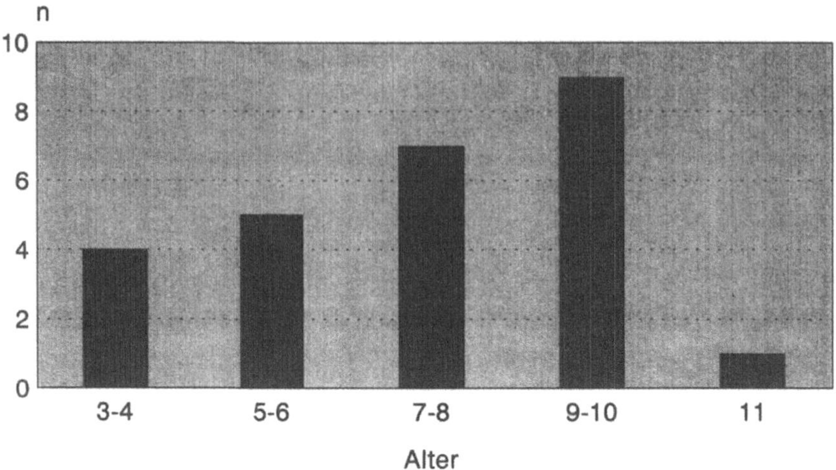

Abb. 3. Altersverteilung der Patienten mit Nancy-Nagelung, n = 26

Tabelle 1. Verlauf nach radiologischer Auswertung, n = 26

Verlauf nach Nancy-Nagelung				
Kallus	Kallusbrücke	# fest	ME	
2,4 W	4,1 W	7,5 W	4,6 M	im Mittel
(10 T – 4 W)	(2 – 8 W)	(5 – 16 W)	(7 W – 11 M)	von – bis

sich, daß die alternativen Osteosyntheseverfahren, wie Fixateur externe, Platte oder Kirschnerdraht, deutlich in den Hintergrund getreten sind, die Op.-Frequenz beträgt weiterhin 40 %. Bei der Altersverteilung zeigt sich, daß die Patienten zwischen 3 und 11 Jahre alt waren (Abb. 3).

Der Verlauf nach Nancy-Nagelung zeigt, daß im Durchschnitt nach 2,4 Wochen Kallus nachzuweisen war, eine fixierende Kallusbrücke zeigte sich nach 4,1 Wochen. Die Frakturen waren radiologisch durchbaut nach 7,5 Wochen im Durchschnitt und die Metallentfernung war in der Regel nach 4½ Monaten (Tabelle 1).

Die Alternative zum Vorgehen mit der intramedullären Schienung, die Versorgung mit dem Fixateur externe, hat am Femur nach unserer Erfahrung keinen Vorteil gebracht und wird lediglich unter speziellen Aspekten, z. B. drittgradig offene Fraktur, eingesetzt.

Patienten mit Unterschenkelschaftfrakturen

Am Unterschenkelschaft haben wir von 1975 bis 1992 bei insgesamt 545 Patienten lediglich in 5 % die Indikation zur Osteosynthese stellen müssen (Abb. 4). Bei den 22 Patienten mit operierten Unterschenkelfrakturen überwogen in 15 Fällen die offenen Frakturen, die nicht zu retinierenden bzw. die zu korrigierenden waren jeweils in 3 Fällen die Indikation zur Operation. Eine Kettenfraktur mit einem kniegelenksüberbrückenden Fixateur wurde in einem Fall entsprechend versorgt (Tabelle 2). Die Altersverteilung der Patienten liegt bei 6 – 14 Jahren (Abb. 5). Im Verlauf ist festzustellen, daß der Kallus sich im Mittel nach 3,7 Wochen zeigte, die Kallusbrücke nach 7,1 Wochen, die Fraktur war fest nach 10,9 Wochen und die Fixateurabnahme in der Regel im Durchschnitt nach 5,7 Wochen bzw. nach 10,5 Wochen, wenn die Fraktur im Fixateur externe ausbehandelt wurde (Tabelle 3).

Tabelle 2. Operationsindikation bei n = 22 Patienten

Indikationen Unterschenkelschaft	
offen	
I	5
II	4
III	6
nicht zu halten	3
Korrektur	3
Kettenfraktur	1

Tabelle 3. Verlauf nach radiologischer Auswertung, n = 22

Verlauf nach Fixateur externe					
Kallus	Kallusbrücke	# fest	ME/Gips	ME ausbehandelt	
3,7 W	7,1 W	10,9 W	5,7 W n = 8	10,5 W n = 13	im Mittel

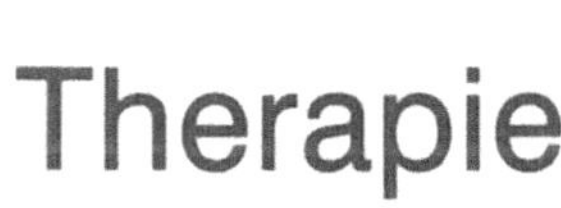
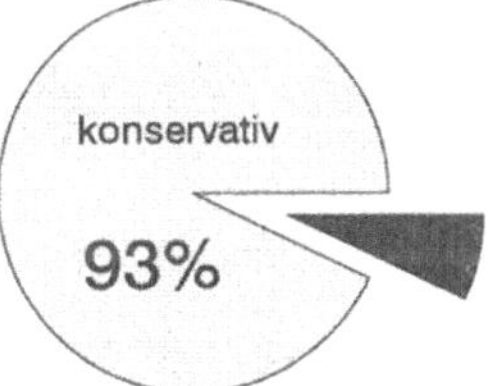

- 1975 - 1992
- n = 545
- bis zum 16.Lebensjahr

Abb. 4. Eigene Patienten mit Unterschenkelschaftfraktur

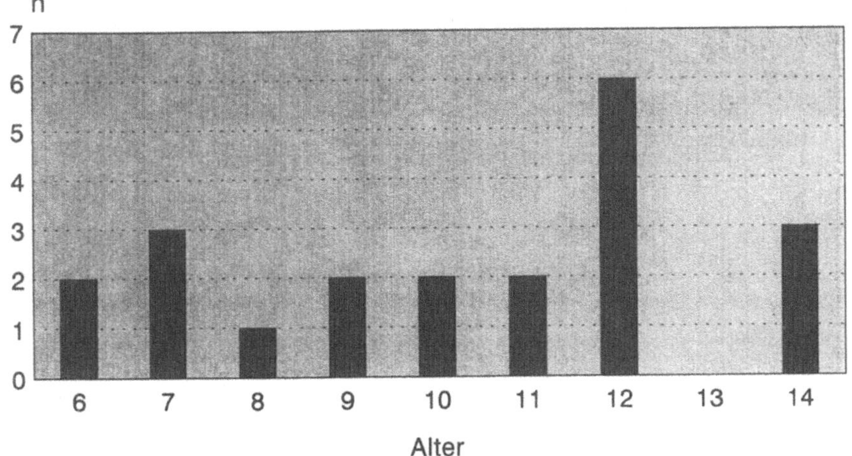

Abb. 5. Altersverteilung der Patienten mit Fixateur externe, n = 21 (mit 22 FE)

Diskussion

Die Zeit der ausschließlich konservativen Behandlung der Oberschenkelschaftfraktur im Wachstumsalter ist Vergangenheit. Die Technik der „Nancy-Nagelung", die Technik einer modifizierten, intramedullären Schienung mit Respektieren der Wachstumsfugen (Ligier [6]) hat die überwiegend konservative Therapie, aber auch die operative Versorgung mit der Platte bei Kindern über dem 5. Lebensjahr in den Hintergrund gedrängt. Während die Plattenosteosynthese (Hofmann [4]) in den Händen des Kundigen sicher gute Ergebnisse erzielt, so ist doch die intramedulläre Schienung für den Patienten angenehmer und nach derzeitigem Kenntnisstand für die Frakturheilung hervorragend und im Spätergebnis wahrscheinlich der Platte überlegen (Ligier [6]). Bei den Unterschenkelschaftfrakturen überwiegt auch heute die konservative Behandlung, bei offenen Frakturen, bei nicht zu retinierenden Frakturen oder Kettenfrakturen kann mühelos der Fixateur externe angelegt werden. Der Fixateur externe kann aufgrund seiner hervorragenden Eigenschaften, vor allem auch für die Stabilisierung der Fraktur bei minimaler Kompromittierung des Knochens (Behrends [1]) hier bedenkenlos in das therapeutische Konzept miteinbezogen werden. Hier zeigen auch die Spätergebnisse nach Unterschenkelschaftfrakturen im Kindesalter (Schmittenbecher [9]), daß oftmals eine frühzeitige operative Therapie bei nicht zu retinierenden Frakturen die Prognose bezüglich der Spätergebnisse deutlich verbessert. Als Alternative zum Fixateur externe ist auch hier der „Nancy-Nagel" zu erwägen, speziell auch in der Indikation bei Kettenfrakturen.

Biologische Osteosynthesen im Wachstumsalter, wie die „Nancy-Nagelung" und der Fixateur externe erlauben heute eine großzügigere Indikation, da sie die Integrität, und hier im Vordergrund das Längenwachstum nach Abschluß desselben nicht tangieren, da hier vor allem auch die Vorteile der konservativen Knochenbruchbehandlung genützt werden können (Perren [7], Reikeras [8]).

Literatur

1. Behrends F, Searls K (1986) External fixation of the tibia. JBJS 68 B:246–254
2. Blount PW (1977) Fractures in children. RE Krieger Publishing Co, Huntington New York
3. Claudi BF, Oedkoven G (1991) „Biologische" Osteosynthesen. Chirurg 62:367–377
4. Hofmann von Kapherr S, Fischer U, Zügel N et al. (1985) Spätergebnisse nach Oberschenkelschaftfrakturen im Kindesalter. Unfallchirurgie 11:28–32
5. von Laer L (1991) Frakturen und Luxationen im Wachstumsalter. 2 Aufl. Thieme Verlag, Stuttgart New York
6. Ligier JN, Metaizeau JP, Prevot J et al. (1988) Elastic stable intramedullary nailing in femoral shaft fractures in children. JBJS 70 B:74–77
7. Perren SM (1992) Biomechanische Grundlagen der Frakturbehandlung. Orthopäde 21:3–10
8. Reikeras O, Reigstad A (1985) Healing of stable and unstable osteotomies in rats. Arch Orthop Trauma Surg 104:161–163
9. Schmittenbecher PP, Dietz HG, German Ch (1989) Spätergebnisse nach Unterschenkelfrakturen im Kindesalter. Unfallchirurg 92:79–84
10. Wolff J (1986) The law of Bone Remodelling. Springer Verlag, Berlin Heidelberg

246. Ergebnisse nach Minimalosteosynthese der Pilon-Tibial-Fraktur

D. Nast-Kolb, A. Betz, Ch. Rödel und L. Schweiberer

Chirurgische Klinik, Klinikum Innenstadt der LMU-München, Nußbaumstr. 20, 80336 München

Results of Minimal Osteosynthetic Procedures in Fracture of the Pilon Tibiale

Summary. 56 pilon tibial fractures have been treated operatively, 64% by minimal osteosynthesis, 29% by plate fixation, and 7% by primary arthrodesis. The follow-up examination showed good to excellent results in 72% of the patients. According to the type of the operative procedure, minimal osteosynthesis showed less disturbed wound healing (14% vs. 27%) and less severe posttraumatic arthrosis (18% vs. 43%).

Key words: Fracture treatment – Wound healing – Posttraumatic arthrosis

Jahrelang galt das von Ruedi et al. [4] beschriebene operative Vorgehen als „klassische" Behandlungsmethode der Pilon-Tibial-Fraktur. Als Schweiberer [5] 1986 mit der Vorstellung der „Minimalosteosynthese" von diesem Versorgungskonzept abwich, rief er vielfachen Widerspruch hervor. Während die Wiederherstellung der korrekten Fibulalänge dabei ebenfalls an erster Stelle steht, geschieht die Rekonstruktion der Gelenkfläche durch sparsamste Freilegung und Implantatanwendung (Spickdrähte und/oder einzelne Schrauben, meist über Stichinzisionen). Nicht zur Anwendung kommt die mediale Abstützung durch Plattenosteosynthese, statt dessen ist immer eine zusätzlich äußere Stabilisierung erforderlich, je nach Weichteil- und Fraktursituation durch Fixateur externe oder Gipsverband.

Methodik

Anhand der Krankenunterlagen der Klinik von 1984–1989 wurden sämtliche operativ behandelten Pilon-Tibial-Frakturen retrospektiv ausgewertet und zur Nachuntersuchung einbestellt. Die Fraktureinteilung erfolgte nach der AO-Klassifikation, die subjektiven Ausheilungsergebnisse wurden mittels dem Bewertungsschema von Ruedi et al. [4] erfaßt und das Ausmaß der Arthroseausprägung nach der Einteilung von Gay et al. [2] differenziert.

Ergebnisse

Von 58 Patienten mit 60 Frakturen konnten 52 (90%) persönlich befragt und 44 (76%) klinisch und radiologisch nachuntersucht werden. Die Analyse der Unfallmechanismen und Bruchformen (Tabelle 1) ergab in über der Hälfte der Fälle schwere Frakturen der Gruppe C nach der AO-Klassifikation (insgesamt 29% mit Weichteilschaden), hervorgerufen durch überwiegend schwere indirekte (Stürze aus großer Höhe) und direkte (Verkehrsunfälle)

Tabelle 1. Unfallursache und Schweregrad

Unfallursache	Schweregrad			Gesamt
	A	B	C	
Sturz aus großer Höhe	1	9	15	25 (42%)
Distorsionstrauma	6	6	7	19 (31%)
Verkehrsunfall	1	5	10	16 (27%)
Gesamt	8 (13%)	20 (33%)	32 (54%)	60 (100%)

Gewalteinwirkung. Sportunfälle kamen innerhalb der Distorsionsverletzungen lediglich in 13% der Fälle vor. 56 Frakturen wurden operativ versorgt, offene Verletzungen überwiegend sofort, geschlossene meist nach Abschwellung zwischen dem 6. und 11. Tag. Die Minimalosteosynthese kam 43mal zur Anwendung, wobei in 5 Fällen sekundär zusätzlich eine mediale Abstützung durch Tibiaplatte erfolgte. Die „klassische" Versorgung nach Ruedi wurde – immer sekundär nach Weichteilerholung – neben den 5 Zweiteingriffen 11mal primär durchgeführt. Neben einer primären Arthrodese erfolgten 3 sekundäre Versteifungen im weiteren Behandlungsverlauf.

Bei 9 Patienten traten Wundheilungsstörungen auf, bis auf eine Ausnahme nach Frakturen mit Weichteilschaden: Es handelte sich dabei um jeweils 3 oberflächliche Infektionen und Nekrosen, in einem Fall lag eine tiefe Weichteilnekrose im Bereich der Ferse vor. 3 Verläufe waren durch tiefe Infektionen mit Knochenbeteiligung kompliziert. Alle Infektionen und Nekrosen konnten nach Debridement zur Ausheilung gebracht werden. Bezogen auf die Behandlungsmethode betrafen die Wundheilungsstörungen 6 von 43 primären Minimal- und 3 von 11 primären Plattenosteosynthesen, d. h. die lokale Komplikationsrate war nach Tibiaplattenosteosynthese mit 27% fast doppelt so hoch wie nach Minimalosteosynthese mit 14%.

Das subjektive Ausheilungsergebnis nach dem Bewertungsschema von Ruedi et al. [4] konnte von 52 Patienten mit 53 Frakturen festgestellt werden. Danach erreichten fast drei Viertel ein sehr gutes (45%) und gutes (27%) Ergebnis, während die Befragung bei 17% ein mäßiges und bei 11% ein schlechtes Resultat ergab. 42 Frakturen konnten bei der Nachuntersuchung radiologisch nach der Einteilung von Gay et al. [2] beurteilt werden (Tabelle 2). Ebenso wie bei den lokalen Frühkomplikationen zeigten auch hierbei die Versorgungen mittels Minimalosteosynthese wesentlich weniger schlechte Resultate: 18% der

Tabelle 2. Schwere der Arthrose in Abhängigkeit vom Operationsverfahren

Arthrose	Operationsmethode				
	Minimal-Osteosynthese			Tibia-Platten-Osteosynthese	
	Gesamt	(C-Fraktur)		Gesamt	(C-Fraktur)
0	10			4	
		> 75%	(54%)		> 57%	(25%)
1	11			4	
m	2			–	
s	2			5	
		> 18%	(38%)		> 43%	(75%)
ss	3			1	
Summe	28	(n = 13)		14	(n = 8)

Fälle wiesen schwere und sehr schwere arthrotische Veränderungen auf im Gegensatz zu 42% nach Plattenosteosynthesen. Dieser Unterschied zeigte sich ebenfalls beim isolierten alleinigen Vergleich der C-Frakturen (38% vs. 75%).

Diskussion

Unsere Ergebnisse zeigen, wie auch von anderen Autoren beschrieben [1, 3], nach Tibiaplattenosteosynthesen eine erhöhte Rate von Wundkomplikationen sowie von Ausheilungsergebnissen mit schwerer Arthroseausprägung im Vergleich zur Minimalosteosynthese. Es zeigt sich, daß neben der Schwere der Fraktur und des Weichteilschadens insbesondere auch die durch den Unfallmechanismus bestimmte primäre Gewalteinwirkung prognosebestimmend zu sein scheint. Aus diesem Grund sollte die von Ruedi [4] mit ausgezeichneten Ergebnissen vor allem bei Skiunfällen angewandte „klassische" Operationsmethode der Pilon-Tibial-Fraktur nur Frakturen ohne großem direktem und indirektem axialen Schaden vorenthalten bleiben. Ansonsten ist immer die Minimalosteosynthese mit sparsamer Knochenfreilegung und Implantatanwendung und zusätzlicher äußerer Stabilisierung durch Gipsverband oder Fixateur externe zu empfehlen.

Literatur

1. Breitfuss H, Muhr G, Neumann K, Korthaus C (1988) Prognose und Therapie geschlossener, distaler, intraartikulärer Unterschenkelbrüche. Unfallchirurg 91:557–564
2. Gay R, Evrard J (1963) Les fractures récentes du pilon tibial chez l'adulte. Rev chir orthop 49:397
3. Höntzsch D, Karnatz N, Jansen T (1990) Ein- oder zweizeitige (mit Fixateur externe) Versorgung der schweren Pilon-Tibial-Fraktur. Akt Traumatologie 20:199–204
4. Ruedi T, Matter P, Allgöwer M (1968) Die intraartikulären Frakturen des distalen Unterschenkelendes. Helv Chir Acta 35:556–582
5. Schweiberer L, Betz A, Nast-Kolb D, Bischoff B (1987) Spezielle Behandlungstaktik am distalen Unterschenkel und bei Pilonfraktur. Unfallchirurg 90:253–259

247. Einfluß der Behandlungsmodalitäten auf die Früh- und Langzeitergebnisse bei Pilon-Tibial-Frakturen

Chr. Kuntz, W. Friedl und P. Meeder

Chirurgische Universitätsklinik, Im Neuenheimer Feld 110, 69120 Heidelberg

Influence of Treatment Modalities on Early and Late Results of Pilon Tibial Fractures

Summary. Because of fewer complications in wound healing the two step procedure is superior to a one step procedure. In cases of limited soft tissue injuries the one step procedure with a dorsomedial approach may be an alternative possibility.

Zusammenfassung. Aufgrund der geringeren Wundheilungskomplikationen ist das zweizeitige dem einzeitigen Vorgehen bei gleichen Langzeitergebnissen vorzuziehen. Bei sehr guten primären Weichteilverhältnissen kann das einzeitige Vorgehen mittels dorsomedialen Zugangs eine adäquate Alternative sein.

In der operativen Therapie der Pilon-Tibial-Frakturen ist in den letzten Jahren ein Wandel von dem einzeitigen zum zweizeitigen Vorgehen festzustellen [1, 2]. An der Chirurgischen Universitätsklinik Heidelberg wurde aufgrund vermehrter Wundkomplikationen, der ventrale zugunsten des dorsomedialen Zugangs zur offenen Reposition und Osteosynthese der Tibia verlassen. Die Früh- und Langzeitergebnisse dieser beiden Therapiekonzepte sollen in der vorliegenden Untersuchung dargestellt werden.

Patientengut und Methodik

In einer teils prospektiven (n = 13), teils retrospektiven (n = 21) Untersuchung wurden alle Pilon-Tibial-Frakturen, die zwischen Januar 1987 und Dezember 1992 an der Chirurgischen Universitäts-Klinik Heidelberg behandelt wurden, gemäß AO-Einteilung und Weichteilschaden nach Tscherne [4] klassifiziert. Die Frühergebnisse (Wundheilung, Infekt, Nekrosen und allgemeine Komplikationen bis zur Entlassung des Patienten) und die Langzeitergebnisse, entsprechend der Klassifikation von Kazár [3], wurden nach x = 38 Monaten (0,5–5 Jahre) in bezug zur Frakturgruppe und der durchgeführten Therapie miteinander verglichen.

Ergebnisse

Im angegebenen Zeitraum wurden 33 Patienten (8 weiblich, 25 männlich, x = 46,3 Jahre) mit 34 Pilon-Tibial-Frakturen behandelt. Ursache war bei 19 Patienten (58%) ein Sturz aus mindestens 2 m Höhe, bei 5 Patienten (15%) ein Autounfall, 5 Patienten (15%) waren polytraumatisiert, nur ein Patient hatte einen Skiunfall. 18 der 33 Patienten hatten lediglich Verletzungen im Bereich des betroffenen Unterschenkels. 21 Patienten wurden mittels primärer und 13 mittels zweizeitiger Osteosynthese, 17 mittels ventralen und 17 mittels dorsomedialen Zugangs operativ versorgt, wobei 2 Patienten nach einzeitigem ventralen Vorgehen intraoperativ bzw. am 1. postoperativen Tag wegen anderer Begleitverletzungen starben und in der weiteren Auswertung nicht erscheinen.

Bezüglich des Frakturtyps nach der AO-Klassifikation handelt es sich um 8 B-Frakturen und um 26 C-Frakturen ohne wesentliche Unterschiede zwischen den einzelnen Gruppen. 67% der Patienten mit zweizeitigem Vorgehen hatten einen Weichteilschaden G2 oder G3 gegenüber 11% bei einzeitigem Vorgehen.

Nach einzeitigem Vorgehen traten Spannungsblasen ohne weitere Infektzeichen bei je 2 Patienten nach ventralem (18%) bzw. dorsomedialem Zugang (25%) auf. Bei weiteren 5 Patienten nach ventralem Zugang kam es zu 2 trockenen Nekrosen (18%) sowie 2 Infekten mit Wunddehiszenz (18%), die eine weitere Behandlung erforderte. Nach dorsomedialem Zugang kam es zu keiner Nekrosenbildung. Entsprechend der Infektsituation unterschied sich die Krankenhausliegedauer mit 51,6 nach ventralem versus 19,2 Tagen nach dorsomedialem Zugang.

Die Langzeitergebnisse zeigen bei den nachuntersuchten Patienten nach ventralem Zugang und primärer Osteosynthese subjektiv 3 × eine Restitutio ad integrum (I°), 4 × unbedeutende Veränderungen (II°), 1 × mittelschwere Veränderungen (III°) sowie objektiv 3 × I°, 3 × II°, 2 × III° sowie 4 × I°, 2 × II°, 1 × III° und 1 × IV° (schwere Veränderungen) nach radiologischen Kriterien. 2 Patienten wurden wegen infizierter Pseudarthrosen mit Osteomyelitis amputiert. Nach dorsomedialem Zugang ergab sich subjektiv 4 × I°, 2 × II°, 1 × III°, objektiv 4 × I°, 2 × II°, 1 × III°, und radiologisch 5mal ein I°-Ergebnis.

13 Patienten mit zweizeitigem Vorgehen wurden durchschnittlich 10 Tage nach Fixateurexterne- (9), Drahtextension- (2) oder Oberschenkelgips-Behandlung (2) und bei abgeschwollenen Weichteilverhältnissen mittels interner Osteosynthese stabilisiert, 4mal über einen ventralen und 9mal über einen dorsomedialen Zugang. Zwischen primärer und definitiver Versorgung erlitt ein Patient trotz Heparinprophylaxe eine tiefe Beinvenenthrombose mit Lungenembolie. Nach definitiver Versorgung kam es bei einem Patienten bei dorsomedialem Zugang am 14. Tag nach der Operation zu einer Nekrose des medialen Weichteilmantels.

Die Langzeitergebnisse zeigen nach ventralem Zugang subjektiv 1 × I°, 2 × II°, objektiv 1 × I°, 1 × II°, 1 × III°, nach radiologischen Kriterien 1 × I° und 2 × II°. Nach dorsomedialem Zugang kam es bei einem Patienten bei gleichzeitiger Calcaneusfraktur zu einer Arthrose im unteren Sprunggelenk, weswegen sowohl subjektiv als auch klinisch 1 × IV° imponiert. Ansonsten ergab sich subjektiv 3 × I° und II°, klinisch 3 × I°, 2 × II°, 1 × III°, und 2 × I° bzw. 3 × II° nach radiologischen Kriterien.

Literatur

1. Heim U (1991) Die Pilon-Tibial-Fraktur. Springer Verlag, Berlin Heidelberg New York London Paris Tokyo Hong Kong Barcelona
2. Höntzsch D, Karnatz N, Jansen T (1990) Ein- oder zweizeitige (mit Fixateur externe) Versorgung der schweren Pilon-Tibial-Fraktur. Aktuelle Traumatologie 20:199–204
3. Kazár G (1978) Auswertungsmethode der Spätergebnisse in der Traumatologie der Bewegungsorgane. Hefte zur Unfallheilkunde 130:313–316
4. Oestern HJ, Tscherne H (1983) Pathophysiologie des Weichteilschadens. Hefte zur Unfallheilkunde 162

248. Ringfixateur oder unilateraler Fixateur – beeinflußt die unterschiedliche Montageform die Knochenregeneration beim Segmenttransport?

Ch. Josten, A. Ekkernkamp, A. Lies und G. Muhr

Berufsgenossenschaftliche Krankenanstalten Bergmannsheil, Universitätsklinik, Chirurgische Klinik und Poliklinik, Gilsingstr. 14, 44789 Bochum

Ring Fixateur or Unilateral Fixateur: Influence of the Different Form of Installation on Bone Regeneration?

Summary. 33 Patients with tibial bone defects were treated by segmental bone transport, 22 patients with the ring fixator, 11 patients with the AO-unilateral system. The average consolidation time was 25.8 days/cm in the ring fixator group and 35.8 days/cm in the AO fixator group. There exists a linear correlation (-0.712) between consolidation time and distance within the AO fixator group.

Zusammenfassung. Die hier vorgestellten Behandlungsresultate nach großen Knochendefekten mittels der Distraktionsosteogenese nach Ilizarov zeigen eine weitestgehende Übereinstimmung mit den Literaturangaben hinsichtlich der Länge der Behandlung und der Komplikationsrate. Exakte Vergleichsdaten für den posttraumatischen Tibiasegmenttransport mit Vergleich der Konsolidierungszeit zwischen Ring- und unilateralem Fixateur liegen bisher nicht vor. Aufgrund unserer Erfahrungen glauben wir, daß der Segmenttransport eine äußerst effiziente Behandlungsmethode zur Überbrückung großer Knochendefekte darstellt, wobei die Art der Fixation und des Transportes von untergeordneter Bedeutung ist. Aufgrund der hier vorliegenden Daten können genaue Vorhersagen über die Therapiedauer getroffen werden.

Einleitung

Verschiedene Behandlungsmethoden existieren für den Wiederaufbau von Tibiadefekten. Die häufigst beschriebene ist die externe Fixation in Kombination mit Spongiosaplastik [3]. Gefäßgestielte Fibula- oder Beckenkammtransplantate [6] oder der Segmenttransport entsprechend den Prinzipien nach Ilizarov [2, 4] sind technisch aufwendige Verfahren. Der Segmenttransport nach Ilizarov kann sowohl mit dem Ring-Fixateur [4, 5] als auch mit dem AO-Fixateur [1, 7] vorgenommen werden. Mit der Einführung der Transportkortikotomie stellt die Überbrückung von Knochendefekten ein lösbares Problem dar. Beeinflußt werden Therapieergebnis und Zeitdauer der Behandlung einerseits durch den Segmentanschluß und andererseits durch die Konsolidierungsphase des Knochenregenerates. Anhand einer retrospektiven Analyse von 33 Patienten wurde die Frage nach der Konsolidierungsphase in Abhängigkeit von dem Fixateursystem untersucht.

Patientendaten

Von 1987 bis Juni 1992 konnten 33 Patienten mit Tibiasegmenttransporten nachuntersucht werden. Bei 11 Patienten erfolgte die Konsolidierungsphase über den Ringfixateur, bei 22 Patienten über den unilateralen Fixateur.

Das Durchschnittsalter der Patienten mit unilateralem Fixateur betrug 32,6 Jahre (15–50 Jahre) mit einer durchschnittlichen Transportdistanz von 7,89 cm (3,5–16). Das Durchschnittsalter der Patienten, die mit dem Ringfixateur behandelt wurden, belief sich auf 31,2 Jahre (7–49 Jahre), die durchschnittliche Transportdistanz lag bei 8,55 cm (3–15 cm).

Von den insgesamt 33 Patienten waren 30 männlich, 3 weiblich. Jeweils 2 Patientinnen befanden sich in der Gruppe mit Ring- und eine Patientin mit unilateralem Fixateur.

Ergebnisse

Die durchschnittliche Transportzeit zeigte in beiden Behandlungsgruppen keine signifikanten Unterschiede. So belief sich der durchschnittliche Transport bei dem unilateralen System auf 14,6 Tage/cm, bei dem Ringfixateur auf 15,3 Tage/cm. Ein deutlicher Unterschied lag jedoch in der Konsolidierungszeit vor. Als Konsolidierungszeit wurde die Zeit vom Ende des Transportes bis auf Verzicht jeder externen Fixationsmaßnahme (Fixateur externe, Gipsverband, Orthese) bemessen.

Betrug die Konsolidierungsphase 35,8 Tage/cm bei Anwendung unilateraler Systeme, so lag die Konsolidierungszeit unter Anwendung der Ringfixateure bei 25,8 Tage/cm ($P = < 0,05$). Dies ergab eine Behandlungszeit von durchschnittlich 49,4 Tage/cm bei Einsatz des unilateralen Systems und 42,1 Tage/cm bei Einsatz des Ringfixateurs. Dies war statistisch hochsignifikant.

Tabelle 1

	Ringfixateur	unilateraler
Transportzeit (Tg/cm)	15,3	14,6
Konsolidierungszeit (Tg/cm)	25,8	35,8
Gesamtbehandlung (Tg/cm)	41,1	50,4

Neben der Abhängigkeit der Regenerationsphase von Anwendung des Fixateurs stellt sich die Frage der Korrelation zu Regeneration mit Alter des Patienten und Länge der Distraktionsstrecke. Die statistische Analyse erfolgte mittels des SPSS sowie der multiplen Regressionsanalyse.

1. Alter:
In beiden Kollektiven lag keine Abhängigkeit von Konsolidierungszeit und Alter vor. Der Korrelationsquotient betrug für die Gruppe mit dem Ringfixateur − 0,386, für die unilateralen Fixationssysteme 0,191.

2. Distanz:
In beiden Gruppen konnte eine lineare Korrelation zwischen Konsolidierungszeit und Distanzstrecke aufgezeigt werden. Mit Zunahme der Distanz verringerte sich die durchschnittliche Konsolidierungszeit pro cm. Der Korrelationsquotient für die Gruppe mit unilateralem Fixateur betrug − 0,712 und war statistisch signifikant ($P = < 0,001$), für die Patienten mit Ringfixateuren − 0,513. Hier lag jedoch keine statistische Signifikanz vor.

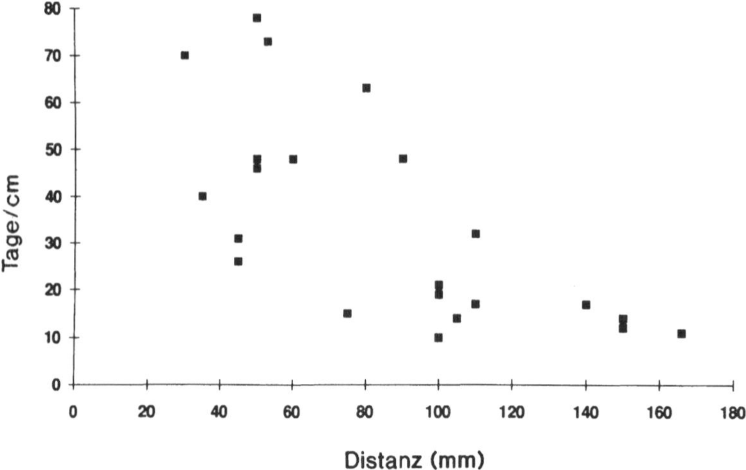

Abb. 1. Korrelation Konsolidierungszeit zur Distanzstrecke beim unilateralen Fixateur (Korrelations-koeffizient − 0,734)

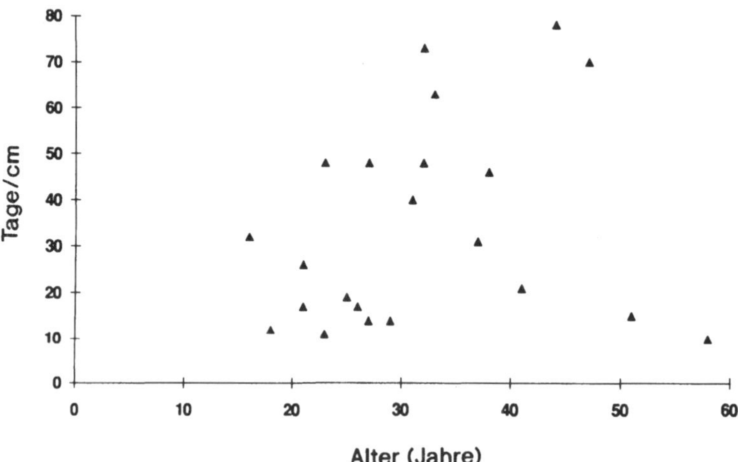

Abb. 2. Korrelation Konsolidierungszeit gegen Alter beim unilateralen Fixateur, (Korrelationskoeffi-zient 0,191)

Diskussion

Die vorliegenden Ergebnisse hinsichtlich der Konsolidierungszeit des Regenerates stimmen mit der Mitteilung von Ilizarov überein, daß das Verhältnis Transport zu Konsolidierungs-zeit etwa 1:2 beträgt. Diese Regenerationszeit erhöht sich unter Einsatz des unilateralen Fixateurs signifikant um etwa 9 Tage/cm. Mit zunehmender Distanzstrecke verkürzt sich jedoch auch beim unilateralen Fixateur die Konsolidierungszeit, so daß nach posttraumati-schen Defekten mit einer durchschnittlichen Zeit von 6 Wochen/cm Knochenaufbau gerech-net werden muß. Der Defektaufbau war bei alten Patienten ohne additive Spongiosaplastik notwendig.

Während für das Alter keine Korrelation festgestellt werden konnte, lag sowohl bei den Patienten, die mit dem Ringfixateur, als auch die, die mit dem unilateralen Fixateur behan-delt wurden, eine deutliche Abhängigkeit zur Distanzstrecke vor. Diese Abhängigkeit war signifikant ausgeprägt bei Einsatz des unilateralen Fixateur-Systems. Mit Zunahme der Distanzstrecke verkürzte sich die Regeneratzeit. Offensichtlich stellt die kritische Phase der

Regeneratbildung die Distanz der ersten 3–4 cm dar, da hier in den ersten Wochen die Revaskularisierung stattfindet. Sind die regenerativen Prozesse eingeleitet und unterliegen durch die kontinuierliche Distraktion einem beständigen Reiz, so läuft die Regeneration zunehmend schneller ab und die Länge der Distanzstrecke ist von untergeordneter Bedeutung [4].

Auffälligerweise war das Alter des Patienten für die Konsolidierungsphase des Knochenregenerates von untergoerdneter Bedeutung. Sowohl für den Ringfixateur als auch für den unilateralen Fixateur fanden sich keine signifikanten Korrelationen für die Konsolidierungszeit mit zunehmendem Alter. Die Regenerationspotenz des Knochens bleibt wohl zumindest bis zum 50. Lebensjahr gut erhalten, so daß die Wiederherstellung der Extremitätenkontinuität jederzeit möglich und anstrebbar ist.

Ob die Regenerationszeit von der Art der externen Fixation beeinflußt wird, kann nicht beantwortet werden, trotz des signifikanten Unterschiedes bei Einsatz der unterschiedlichen Fixateur-Systeme. Sicherlich ist mit dem Ringfixateur eine mehr axiale Belastung möglich, so daß die axialen Schwingungen durch die Belastung zu einem verstärkten Wachstumsreiz führen können, im Gegensatz zu der exzentrischen Krafteinwirkung bei den unilateralen Fixateursystemen. Der Erfolg einer schnellen Regeneration ist sicherlich abhängig vom Ort der Kortikotomie (möglichst proximal) sowie von der fraktionierten Distraktion in mehreren Schritten pro Tag und nicht die einmalige Distraktion von 1 mm/Tag.

Welches Transportsystem angewandt werden sollte, ist individuell zu entscheiden. Während die Anlage der unilateralen Systeme technisch einfacher und weniger zeitaufwendig ist bei gleichzeitig erhöhtem Patientenkomfort, so hat der Ringfixateur eindeutig Vorteile bei gelenknahen Defekten. Insbesondere bei sprunggelenknahen Defekten benötigt der Ringfixateur deutlich weniger Knochensubstanz zur ausreichenden Fixation bei gleichzeitig einfacher und stabiler Transfixation im oberen Sprunggelenk. Die Komplikationsrate, insbesondere die Zahl der Pininfektionen war in beiden Gruppen gleich mit 68 bis 59 % Pininfektionen.

Literatur

1. Alonso JE, Regazzoni P (1990) The Use of the Ilizarov Concept with the AO/ASIF Tubular Fixateur in the Treatment of Segmental Defects. Orth Clin N Am, Vol 21, Nr 4
2. Aronson J, Johnson E, Harp JH (1989) Local Bone Transportation for Treatment of Intercalary Defects by the Ilizarov Technique. Clinical Orthopaedics Nr 243:71–79
3. Edwards CC, Simmons SC, Browner BD et al. (1988) Severe open tibial fractures: Results treating 202 injuries with external fixation. Clin Orthop 230:98
4. Ilizarov GA (1990) Clinical Application of the Tension-Stress Effect for Limb Lengthing. Clinical Orthopaedics Nr 250:8–26
5. Ilizarov GA (1989) Persönliche Mitteilung
6. Naggar L, Chevalley F, Blanc C, Livio JJ (1993) Treatment of Large Bone Defects with the Ilizarov Technique. J Trauma Vol 34 Nr 3:390
7. Rüter A, Brutscher R (1988) Die Behandlung ausgedehnter Knochendefekte am Unterschenkel durch die Verschiebeosteotomie nach Ilizarov. Chirurg 59:357–359
8. Ward WG, Goldner RD, Noley JA (1990) Reconstruction of tibial bone defects in tibial nonunion. Microsurgery 11:63

249. Die Plattenosteosynthese proximaler Humerusfrakturen in der No-touch-Technik

C. Dahlen, J. Henkel und L. Gotzen (Marburg)

(Manuskript bis Redaktionsschluß nicht eingegangen)

250. Die Fixateur-externe-Osteosynthese distaler Radiusfrakturen nach dem Prinzip der Ligamentotaxis

K. Huch, M. Hünerbein und P. J. Meeder

Sektion für Unfall- und Wiederherstellungschirurgie der Chirurgischen Klinik der Universität Heidelberg, Im Neuenheimer Feld 110, 69120 Heidelberg

The External Fixation in Fractures of the Distal End of the Radius Using the Principle of Ligamentotaxis

Summary. Between 01. 01. 1988 and 31. 10. 1991 73 patients with severe intraarticular fractures of the distal end of the radius type C 2 and C 3 were treated by fixateur externe. Despite the distraction over six weeks 32 of the 40 followed up patients showed good functional and radiological results. The restruction of the volar angle succeeded in only 10 percent of the patients.

Zusammenfassung. Im Zeitraum vom 01. 01. 1988 bis zum 31. 10. 1991 wurden bei 73 Patienten mit komplexen, intraartikulären Radiusfrakturen vom Typ C 2 und C 3 die Indikation zur Fixateur-externe-Osteosynthese gestellt. Trotz der sechswöchigen Distraktion zeigten von den 40 nachuntersuchten Patienten 32 gute funktionelle und radiologische Ergebnisse. Die Wiederherstellung des volaren Kippwinkels gelang jedoch nur in 10 % der Fälle.

Einleitung

Die distale Radiusfraktur stellt eine häufige und sehr variantenreiche Frakturform dar. Die stabilen Formen (insbesondere Typ A 2 gemäß AO-Klassifikation) sind in der Regel gut konservativ zu therapieren. Besondere Anforderungen an den Operateur und das angewandte Osteosyntheseverfahren stellen hingegen die Frakturtypen A 3, C 2 und C 3 gemäß der AO-Klassifikation. Vorgeschlagen werden die offene bzw. perkutane (kombinierte) Kirschnerdraht-Fixation, die Plattenosteosynthese [1] und der Fixateur externe.

Methodik und Patienten

Vom 01. 01. 88 bis zum 31. 10. 91 wurden an der Sektion Unfall- und Wiederherstellungschirurgie der Chirurgischen Universitäts-Klinik Heidelberg 73 Patienten mit 34 C 2- und 39 C 3-Frakturen des distalen Radius (davon offen: n = 14) durch einen Fixateur externe versorgt (Tabelle 1). Von ihnen konnten 40 Patienten (24 w, 16 m) nach im Mittel 28 Monaten (6–54 Monaten) nachuntersucht werden.

Tabelle 1. Alter, Frakturart und Geschlechterverteilung (Durchschnittsalter in Klammern) bei den beiden Radiusfrakturtypen

	w	m	Summe
C 2	23 (67,6 J.)	11 (49,8 J.)	34 (61,8 J.)
C 3	25 (63,1 J.)	14 (40,8 J.)	39 (55,1 J.)
Summe	48 (65,3 J.)	25 (44,8 J.)	73 (58,3 J.)

Die Anlage des Fixateur externe erfolgt in der Regel in Oberarmplexusanästhesie, bei Polytraumatisierten in Intubationsnarkose. Ca. 10 cm proximal des Handgelenkspaltes werden über je einen etwa 1,5 cm langen Zugang unter Schonung des Ramus superficialis n. radialis zwei Schanz-Schrauben in den Radius eingebracht, sowie distal in den zweiten Mittelhandknochen [2]. Die Reposition nach Anlage des Fixateur erfolgt unter Röntgen-Bildverstärker-Kontrolle.

Nach drei bis vier Wochen wird die ulnare Abduktion (Schede-Stellung) aufgehoben und gegebenenfalls eine übermäßige Distraktion reduziert.

Ergebnisse

Intraoperativ kam es einmal zu einer Radiusschaftsprengung, die konservativ therapiert folgenlos ausheilte.

Postoperativ waren eine Sudeck-Dystrophie und ein postoperativer Infekt („Pin track infection") zu beobachten. Bei einer 89jährigen Patientin erforderte vier Monate nach der Erstversorgung eine Pseudarthrose nach drittgradig offener Radiusfraktur eine Spongiosaplastik mit volarer T-Plattenosteosynthese.

Alle übrigen 72 Frakturen verheilten primär knöchern fest. Trotz der sechswöchigen Ruhigstellung inklusive einer dreiwöchigen Distraktion des Handgelenks in ulnarer Abduktion waren die Patienten in der Regel nach drei Monaten arbeitsfähig und konnten ihren gewohnten Tätigkeiten nachgehen.

Bei der Nachuntersuchung der 40 Patienten (w: 12 C 2, 12 C 3; m: 7 C 2, 9 C 3) zeigte sich im Mittel eine Einschränkung der Dorsalflexion von 12 Grad und der Palmarflexion von 9 Grad, der Ulnarabduktion von 9 Grad und der Radialabduktion von 11 Grad, der Pronation von 3 Grad und der Supination von 12 Grad. Vier Patienten klagten über leichtere Hyp- und Parästhesien überwiegend im Bereich des R. superficialis n. radialis.

Trotzdem waren alle Patienten im Bewußtsein ihrer schweren Verletzung mit dem Behandlungsergebnis zufrieden.

Radiologisch fanden sich bei drei Patienten arthrotische Veränderungen mit Sklerosierung und beginnender Gelenkspaltverschmälerung. Während der Speichenschaftgelenkwinkel in 92,5 % der Fälle wiederhergestellt werden konnte (30 $\pm$ 10 Grad), gelang dies beim volaren Kippwinkel nur in 10 % der Fälle (10 $\pm$ 5 Grad; negative Winkel bei drei Patienten). Gelenkstufen zeigten sich bei 7,5 % der Patienten.

Diskussion

Nach dem von Vidal 1977 beschriebenen Prinzip der Ligamentotaxis [3] lassen sich instabile intraartikuläre Radiusfrakturen komplikationsarm durch eine Fixateur-externe-Osteosynthese mit gutem klinischem und radiologischem Ergebnis zur Ausheilung bringen. Bei 32 Patienten ging ein gutes radiologisches Ergebnis mit einem guten funktionellen Ergebnis einher.

Durch einen etwas längeren Zugang für die Schanz-Schrauben reduziert sich das Risiko der Verletzung des sensiblen Radiusastes und der exzentrischen Positionierung der Schrauben im Knochen. Die Verminderung der Distraktion und die Aufhebung der ulnaren Abduktion nach drei Wochen begrenzt bei insgesamt sechswöchiger Fixateur-externe-Anlage die Einschränkungen in der Handgelenksbeweglichkeit.

Literatur

1. Tscherne H, Jähne J (1990) Aktueller Stand der Therapie der distalen Radiusfraktur. Unfallchirurg 93:157–164
2. Seitz WH, Putnam MD, Dick HM (1990) Limited open surgical approach for external fixation of the distal radial fractures. J Hand Surg 15A:288–293
3. Vidal J, Buscagret C, Rischback C, Brahin B, Poran M, Escare P (1977) Une méthode originale dans le traitement des fractures comminutives de l'extrémité inférieure du radius: «Le taxis ligamentaire». Acta Orthop Belg 43:781–789

Gefäßchirurgie

Maßnahmen zur Qualitätsverbesserung und -sicherung in der Gefäßchirurgie: Nachbehandlung und Nachkontrollen

251. Gefäßrekonstruktion und Rehabilitation

W. Schoop

Sonnenbergstr. 6 a, 79117 Freiburg

Vascular Reconstruction and Rehabilitation

Summary. After successful surgical arterial reconstruction, there are often still handicaps which can be remedied or improved by rehabilitation measures. There are medical reasons for the major disorders of blood flow or their sequelae still persisting in many patients. Rehabilitation follow-up treatment should also be instituted in all operated patients who believe that they are no longer able to persue their previous occupation. The prophylactic measures to maintain the condition attained are supported by participation in a blood vessel sports group.

Key words: Vascular reconstruction – Rehabilitation – Exercise treatment

Zusammenfassung. Nach einer erfolgreichen operativen Arterienrekonstruktion bestehen häufig noch Einschränkungen, die sich durch Reha-Maßnahmen beheben oder bessern lassen. Medizinische Gründe liegen bei vielen Patienten vor, bei denen postoperativ noch wesentliche Durchblutungsstörungen oder deren Folgen bestehen. Ein Anschlußheilverfahren sollte auch bei allen Operierten eingeleitet werden, die glauben, ihre bisherige Tätigkeit nicht mehr ausüben zu können. Die prophylaktischen Maßnahmen zur Erhaltung des erreichten Zustandes werden durch die Teilnahme in einer Gefäßsportgruppe unterstützt.

Schlüsselwörter: Gefäßrekonstruktion – Rehabilitation – Anschlußheilverfahren – Trainingstherapie

Nach einer erfolgreichen operativen Arterienrekonstruktion bestehen häufig noch Einschränkungen, die die Einleitung von Rehabilitationsmaßnahmen nahelegen. Die Kenntnis der Möglichkeiten und Grenzen einer systematischen Rehabilitation dürfte bzw. sollte die Planung chirurgischer Maßnahmen bei Patienten mit peripherer arterieller Verschlußkrankheit beeinflussen. Ich sehe meine Aufgabe darin, in dieser Hinsicht einige Anregungen zu geben.

Zunächst sind medizinische Gründe für eine Rehabilitation zu nennen. Postoperativ können ja verschiedenartige Gefäß- bzw. Durchblutungssituationen vorliegen:

Eine weitgehend freie Strombahn mit Normalisierung der Blutversorgung; eine noch vorhandene Einschränkung der Belastbarkeit nach Teilsanierung oder infolge durchblutungsunabhängiger Beschwerden; noch nicht abgeheilte Läsionen nach vollständiger oder nach Teilrekonstruktion.

Während die Patienten mit einer wenig bzw. ungestörten Blutversorgung theoretisch keine besonderen Reha-Maßnahmen bedürfen sollten, besteht bei den beiden anderen Gruppen meistens eine Indikation dazu.

Eine häufige Konstellation stellt der Zustand nach Beckenarterienrekonstruktion und fortbestehendem Femoralisverschluß dar. Eine derartige Teilrekonstruktion hat bei den meisten Patienten eine gute Chance. Sie verbessert nicht nur sofort die periphere Blutversorgung; die veränderte hämodynamische Situation mit Steigerung des Druckgradienten im Kollateralkreislauf führt außerdem über die erhöhte kollaterale Strömungsgeschwindigkeit zu einem Lumenwachstum der Kollateralarterien. Das heißt, es kommt in den folgenden Wochen und Monaten zu einer weiteren Verbesserung der peripheren Blutversorgung. Mit einem solchen günstigen Effekt ist besonders bei einem freien Ausstrom des Profundakollateralkreislaufes zu rechnen, d. h. bei durchgängiger A. poplitea. Außerdem ist die Gefahr einer Reobliteration nach Rekonstruktion der Beckenarterien gering, jedenfalls weit geringer als nach Rekonstruktion der Femoralarterie.

Diese günstige postoperative Entwicklung wird durch eine systematische Trainingstherapie sicher noch gefördert. Schon bei der Indikationsstellung zur Arterienoperation sollten diese Zusammenhänge berücksichtigt werden. Meistens dürfte bei Patienten mit Mehretagenverschluß die Rekonstruktion nur der Beckenetage der auf Dauer beste Weg sein.

Die Wirkung der Trainingstherapie beschränkt sich nicht darauf, die Blutzufuhr zu verbessern. Der trainierte Muskel beansprucht für eine bestimmte Arbeit einen geringeren Blutbedarf als der untrainierte. Von großer Bedeutung ist außerdem eine Verbesserung der Bewegungskoordination, die ein ökonomischeres Gehen, d. h. bei gleicher Blutversorgung eine bessere Gehleistung ermöglicht.

Dieser Effekt ist besonders auch bei den Patienten zu erwarten, bei denen am nichtoperierten Bein Durchblutungsstörungen verblieben sind. Das heißt, daß bei doppelseitigen Prozessen die einseitige Korrektur ausreichen kann, da die Chancen der Trainingstherapie bei einseitigen Durchblutungsstörungen recht gut sind.

Durchblutungsunabhängige Beeinträchtigungen können aus den verschiedensten Gründen bestehen. Hier interessieren besonders diejenigen, die durch die Gefäßoperation entstanden sind. Zu nennen sind Narbenbeschwerden, stärkere nervale Irritationen, Lymphoedem.

Diese Folgen haben für manche Patienten eine weit größere Bedeutung, als man geneigt ist anzunehmen. Ob und wieweit psychische Faktoren an den angegebenen Beschwerden beteiligt sind, ist gewöhnlich schwer zu beurteilen. Eine vom Patienten angegebene wesentliche Beeinträchtigung sollte dazu veranlassen, Reha-Maßnahmen einzuleiten.

Noch nicht abgeheilte Läsionen bedürfen einer sachgerechten Nachbehandlung, besonders bei den Patienten, bei denen nur eine Teilrekonstruktion durchgeführt wurde, bei denen also noch eine Störung der Blutversorgung besteht. Die guten Chancen der konservativen Therapie in derartigen Fällen spricht dafür, sich mit einer Teilrekonstruktion zu begnügen, wenn die vollständige Wiederherstellung der Strombahn riskant erscheint.

Auf diese Weise wird zwar die Abheilungszeit verlängert, manch ungünstiger Verlauf dürfte aber vermieden werden.

Schon bald nach der operativen Verbesserung der Blutversorgung muß bei diesen Patienten mit Läsionen eine gezielte Belastung und Trainingsbehandlung beginnen, um die vorliegenden Atrophien und Funktionseinschränkungen zu beseitigen. Den vorliegenden Bedingungen angepaßt, fördern derartige Maßnahmen auch die Heilungstendenz. Daß nach Amputation größerer Extremitätenteile spezielle Reha-Maßnahmen erforderlich sind, braucht nicht besonders begründet zu werden. Schwerwiegende Auswirkungen haben große Amputationen oft für alte Personen. Viele von ihnen lernen es trotz guter Gehschule nicht mehr, mit der Prothese sicher zu gehen. Sie landen daher im Rollstuhl. Das gilt besonders für Patienten nach Ablatio im Oberschenkel. Eine derartige Operation, die ja mit einer relativ hohen Letalität belastet ist, dürfte meistens vermeidbar sein zugunsten einer Amputation im Kniegelenk, die zwar manchmal nicht primär heilt, die aber weniger häufig zum Tode führt und im allgemeinen günstigere Voraussetzungen für eine Rehabilitation bietet. Da bei vielen derartigen Patienten bald auch das andere Bein in eine ähnliche Situation kommt, sollte man vor einer großen Amputation alle konservativen Möglichkeiten ausschöpfen, auch wenn der Erfolg oft unsicher ist und viel Zeit erfordert. Die hier vorhandenen Chancen werden vielerorts unterschätzt.

Nach erfolgter Operation ist der erreichte Zustand von großer Bedeutung im Hinblick auf die bisherige berufliche Tätigkeit. In der Klinik ist man dabei im wesentlichen auf die Angaben des Patienten angewiesen. Der behandelnde Klinikarzt kann bei noch vorhandenen Durchblutungsstörungen oder anderen Beschwerden kaum abschätzen, ob sie eine weitere Tätigkeit am bisherigen Arbeitsplatz zulassen. Wenn keine eindeutige Arbeitsfähigkeit besteht, empfiehlt sich die Einleitung einer Anschlußheilbehandlung, evtl. in Verbindung mit dem Sozialberater der Klinik.

Hier werden zunächst einmal die Möglichkeiten der medizinischen Rehabilitation ausgeschöpft. Gleichzeitig kann bei den Patienten, die voraussichtlich ihre bisherige Tätigkeit nicht mehr werden ausüben können, die Einleitung von erfolgversprechenden Maßnahmen folgen. Nicht selten ist, besonders in größeren Betrieben, eine Umsetzung auf einen anderen Arbeitsplatz möglich, evtl. unter Mithilfe des Reha-Beraters der Anstalt. Anderenfalls kommen die speziellen Reha-Einrichtungen der Rentenversicherungsträger in Betracht: Psychologische Eignungsuntersuchung, Berufsfindungsmaßnahmen, Arbeits- und Belastungserprobung, Umschulung.

Erfahrungsgemäß erfüllen nur wenige Patienten hierfür die Voraussetzungen. Als ein wichtiger Faktor für die Chancen der beruflichen Rehabilitation erweist sich immer wieder die Motivation des Patienten. Sie fehlt oft bei den Kranken, die schon längere Zeit arbeitsunfähig sind und sich inzwischen entschlossen haben, „in Rente zu gehen". Bei der Berücksichtigung beruflicher Gesichtspunkte im Rahmen der Indikationsstellung zur operativen Rekonstruktion sollte eine längere Arbeitsunfähigkeit vermieden werden.

Zur Rehabilitation kann man schließlich auch die Bemühungen rechnen, eine Reobliteration zu verhindern. Bei der Beeinflussung der Risikofaktoren steht die Raucherentwöhnung im Vordergrund. Eine medikamentöse Prophylaxe dürfte bei bestimmten Konstellationen nützlich sein.

Einen großen Fortschritt brachte die Gründung von Gefäßsportgruppen. Hier wird der Kranke zum Training und zur gesunderen Lebensführung motiviert und hier lernt er in der Gemeinschaft von Leidensgefährten, mit seinen Beschwerden besser zurechtzukommen.

252. Postoperative Kontrollintervalle nach Gefäßrekonstruktionen: Welche Parameter sind zu überprüfen?

M. Haug, F. Frizen und G. Krüger

Klinikum Remscheid, Abteilung Gefäßchirurgie, Burger Str. 211, 42859 Remscheid

Postreconstruction Follow-ups in Vascular Surgery: Why? Who? When? What?

Summary. There is a real need for postreconstruction checks. The programme, however, must be limited because of multiple problems. Acceptable limitation may be achieved by considering the reported incidence of complications and their significance. Our recommendation: 6 weeks after discharge for all patients, for carotids and AAA's no further specific control, for aortic and distal prosthetic grafts after 6 and 12 months and for distal vein grafts every 3 months during the first year. All further visits can be done by the general practician.

Key words: Follow-ups – Intervals – Parameters

Zusammenfassung. Postoperative Kontrollen sind eine echte Notwendigkeit. Die Programme müssen jedoch wegen vielfacher Probleme begrenzt sein. Sinnvoll erscheint uns, sich an der bekannten Komplikationsinzidenz und deren Bedeutung zu orientieren. Folglich schlagen wir vor: 6 Wochen nach Entlassung sollten alle Patienten wieder gesehen werden, Carotiden und operierte Aneurysmen keine weitere Kontrolle, dagegen Prothesenbypässe aortal und femoral nach 6 und 12 Monaten und distale Venenbypässe alle 3 Monate im 1. postoperativen Jahr. Die allgemeinärztlichen Untersuchungen gehen weiter.

Schlüsselwörter: Postrekonstruktive Kontrollen – Intervalle – Parameter

Postoperative Kontrolluntersuchungen sind ein wesentlicher Bestandteil chirurgischen Handelns. Sie bieten die Möglichkeit zur Bestätigung des Operationserfolges, zur Abwendung von Komplikationen, zur Qualitätserfassung, zur klinischen Forschung und nicht zuletzt zur wiederholten Betonung einer gesünderen Lebensführung.

Die unmittelbar postoperative Kontrolle ist problemlos und nahezu selbstverständlich. Die Klinik stellt meist genügend personelle und technische Kapazität zur Verfügung. Die ambulante Nachsorge dagegen ist begrenzt. Die Probleme sind vielschichtig. Es ist absurd, jeden Operierten engmaschig und intensiv kontrollieren zu wollen. Nur ein differenziertes und limitiertes Kontrollprogramm kann Forderungen, Ansprüchen, Wünschen und Chancen in gleichem Maße berücksichtigen.

Die Erarbeitung eines Kontrollprogramms hinsichtlich Untersuchungsintervall und Untersuchungsmethodik konfrontiert uns mit 3 grundsätzlichen Problemen: dem organisatorischen, dem technischen und dem ökonomischen.

Es ist zunächst unerheblich, ob zur Kontrolle die Kliniksambulanz in Form einer Instituts- oder Chefarztermächtigung, oder ob der spezialisierte Niedergelassene bzw. der angiologisch interessierte Allgemeinarzt gewählt wird. Die genannten grundsätzlichen Probleme bestehen bei beiden Verfahrensweisen. Sicherlich ist die Rückkopplung zwischen Kliniksambulanz und operierender Klinik einfacher als zwischen Niedergelassenem und Klinik. Neuere Kommunikationsverfahren aber sollten solche Barrieren überwinden. Allerdings dürfte die Zahl der an Kontrolluntersuchungen teilnehmenden Niedergelassenen derzeit noch klein sein. Die folgenden Gedanken sind daher ganz auf eine Kliniksprechstunde mit Chefarztermächtigung ausgerichtet.

Das organisatorische Problem

Peter Harris aus Liverpool machte folgende Hochrechnung: Eine Abteilung, die 15 Patienten pro Woche rekonstruiert und dieselben regelmäßig 4mal jährlich kontrolliert, wird – einen jährlichen Verlust von 20% der Patienten einkalkuliert – innerhalb von 5 Jahren auf wöchentlich über 400 Nachuntersuchungen kommen. Man rechne noch Neuzugänge, Nichtoperierte und sonstige Patienten hinzu. Dieses Programm würde schnell im Chaos enden.

Das technische Problem

Was ist damit gemeint? Es geht bei den regelmäßigen Kontrollen größtenteils um die Erfassung von asymptomatischen, also hämodynamisch nichtrelevanten Stenosen. Verschiedene physikalische Gesetzmäßigkeiten, wie z.B.: die Flußgeschwindigkeit ist umgekehrt proportional zur Querschnittsfläche oder zum Durchmesser im Quadrat, erklären uns, daß eine Lumeneinengung bis 75% nicht mit einer Einschränkung der Durchblutungsreserve und schon gar nicht mit einer Änderung des Druckgefälles verbunden ist. Das medizintechnische Problem ist also, eine genügend sensitive, aber nicht zu aufwendige Untersuchungsapparatur zur Verfügung zu haben, damit die Kontrolle ihren Zweck erfüllen kann. Einschlägige Publikationen erwecken den Eindruck, daß nur mit der Farbduplexmaschine oder mit der digitalen Subtraktionsangiographie eine Prüfung des distalen Venenbypasses möglich sei. Wenn das so sein sollte, könnten nur wenige, gut ausgestattete Ambulanzen sinnvolle Nachsorge anbieten.

Das ökonomische Problem

Dieses stellt sich dann besonders, wenn viele, „überflüssige" Untersuchungen erforderlich werden, um nur wenige „Treffer", also Fälle mit effektiver Behandlungskonsequenz, ausfindig zu machen. Es sei an dieser Stelle bemerkt, daß – gemäß einer Studie von Moody und Harris aus dem Jahre 90 – immerhin 77% der asymptomatischen Stenosen femorodistaler Venenbypässe 1 Jahr später noch unverändert sind; außerdem, daß die selektive, prophylaktische Intervention die patency rates um 12% verbessern konnte. Angesichts solcher Zahlen ist die Frage berechtigt, ob die Strategie der prophylaktischen Intervention grundsätzlich weiterverfolgt werden soll.

Programmvorschlag

Es ist sinnvoll und zweckmäßig, grundsätzlich alle Rekonstruierten frühzeitig wieder zu sehen. Bester Zeitpunkt: 6 Wochen nach Entlassung. Diese frühpostoperative Untersuchung dient zur Qualitätsprüfung, zur Erfolgsbestätigung, zur Reaktivierung des Patienten, sprich Wiedereingliederung in den Arbeitsprozeß, zur Complianceverbesserung und letztlich zur

Nachinformation, denn viele Fragen sind während des stationären Aufenthaltes offen geblieben, vieles ist überhaupt nicht verstanden worden. Das weitere Kontrollprogramm orientiert sich an den bekannten Problemen spezifischer Rekonstruktionen.

Angesprochen werden: Operierte Carotis, operiertes Bauchaortenaneurysma, Aortenbifurkationsbypass, femorodistaler Prothesenbypass und femorodistaler Venenbypass.

Operierte Carotis

Da nur symptomatische Carotis-Rezidivstenosen operationswürdig sind, diese aber nur in 1% bis maximal 4% auftreten, können weitere spezifische Kontrolluntersuchungen entfallen.

Operiertes Bauchaortenaneurysma

Gleiches Verhalten gilt für das Bauchaortenaneurysma. Ist die Gefäßprothese bei der ersten Nachuntersuchung als incorporiert zu bezeichnen, können weitere Routinekontrollen entfallen, da die Komplikationsinzidenz gering ist und neue Probleme sich allenfalls nach 5 bis 15 Jahren einstellen.

Aortenbifurkationsbypass

Diese Patienten sollten 6 und 12 Monate später nochmals mit B-Scan und Doppler kontrolliert werden, da sich relativ früh im Leistenanschluß Stenosen durch myointimale Hyperplasie bilden und nicht selten auch Pseudoaneurysmen. Weitere routinemäßige Kontrollen können entfallen, da die hyperplastische Reaktion nach dem ersten Jahr abklingt.

Femorodistaler Prothesenbypass

Hier sollte ebenfalls nach 6 und 12 Monaten nochmals kontrolliert werden wegen der frühzeitigen Stenosenentwicklung an der distalen Anschlußstelle. Falls nicht schon die Ruhedruckmessung einen pathologischen Wert ergibt, ist die Druckmessung nach Belastung anzufügen. Die myointimale Reaktion beruhigt sich nach dem 1. Jahr. Deshalb können weitere spezifische Kontrollen entfallen.

Femorodistaler Venenbypass

Dieser erfordert eine engmaschige und aufwendige Kontrolle, allerdings nur im 1. postoperativen Jahr. Der Grund: Es ist hinreichend bekannt, daß 20–30% der Bypässe im 1. postoperativen Jahr Stenosen entwickeln infolge fibröser Strikturen. Es ist auch bekannt, daß solche Bypässe ein 3fach höheres Verschlußrisiko haben. Die Wiedereröffnung ist schwieriger und weniger erfolgreich als beim Prothesenbypass. Da die Ausgangssituation meist eine kritische war, ist der Bypass-Reverschluß mit Beinverlust gleichzusetzen. Diese Problematik rechtfertigt ein umfassendes Kontrollprogramm. Üblich ist die Untersuchung mit Duplexsonographie alle 3 Monate im 1. postoperativen Jahr, besser noch mit Farbduplex, da es zügiger geht. Stellt man eine höhergradige Stenose fest, muß die Angiographie folgen, die intravenöse DSA nur zur Verifikation des pathologischen Befundes, die intraarterielle aber, wenn eine Service-Maßnahme geplant ist.

Um nicht voll und ganz auf die Duplexsonographie angewiesen zu sein, kann ein Screeningtest in Form einer Knöchel/Armarteriendruckmessung vorgezogen werden. Dabei ist der Index sehr sorgfältig zu ermitteln: Ist er bereits unter Ruhebedingungen um 0,1 und mehr unter der Norm, folgen die apparativen Untersuchungen. Ist er in Ruhe normal und fällt er nach Belastung um 0,1 und mehr, folgen wiederum die apparativen Untersuchungen.

Man kann festhalten: wird ein Abfall des Index um 0,1 und mehr als Indikation zur weiteren apparativen Untersuchung angenommen, so können 65% der Stenosen bereits im Vorfeld erfaßt werden. Natürlich muß man viele falsch positiven Befunde einkalkulieren. Immerhin kann bei diesem Vorgehen auch derjenige an der Nachsorge teilnehmen, der keinen Duplexsonographen besitzt.

Tabelle 1. Sinn und Zweck der frühen postoperativen Kontrolle aller operierten Patienten (nach 6 Wochen)

- zur Qualitätsprüfung
- zur Erfolgsbestätigung
- zur Reaktivierung
- zur Complianceprüfung
- zur Nachinformation

Tabelle 2. Postoperative Kontrollintervalle nach Gefäßrekonstruktionen

	Monate					
	6 Wo	3	6	9	12	1 × /J
Carotis	×					×
BAA	×					×
ABB	×		×		×	×
FEM-DIST-Prothese	×		×		×	×
FEM-DIST-Vene	×	×	×	×	×	×

Kontrollen im ersten postoperativen Jahr durch Fachmann, weitere jährliche Kontrollen können vom Hausarzt vorgenommen werden

Schlußfolgerung

Postoperative Kontrollprogramme müssen so konzipiert sein, daß sie einerseits ihren Sinn und Zweck erfüllen, andererseits den Rahmen des Möglichen nicht sprengen. Lückenlose und umfassende Kontrollen bis zum Tode des Patienten sind zwar wünschenswert, praktisch aber nicht durchführbar. Solche Programme mögen nur ganz wenigen Zentren vorbehalten sein. Das hier vorgestellte Programm ist auf eine Kliniksambulanz mit Ermächtigung des Chefarztes zugeschnitten. Es läßt bei 15 Rekonstruktionen in der Woche etwa 30–40 Kontrolluntersuchungen pro Woche erwarten.

Literatur beim Verfasser

253. Medikamentöse Nachbehandlung nach peripherer Gefäßrekonstruktion

H. Kortmann, M. Sokol und T. Mansfeld

Abteilung für Thorax- und Gefäßchirurgie, Allgemeines Krankenhaus Altona, Paul-Ehrlich-Straße 1, 22763 Hamburg

Medical Treatment After Distal Arterial Reconstruction

Summary. There is no general accepted medical treatment after distal arterial reconstruction. The studies results are not yet conclusive and do not allow any strong recommendation. Commonly ASS is applied after thromboendarterectomy, anticoagulants like heparin or coumarin are preferred with long distal bypasses.

Key words: Femoro-distal bypass – Platelet aggregation inhibitors – Anticoagulants – Graft patency

Zusammenfassung. Die medikamentöse Behandlung nach peripheren Gefäßrekonstruktionen wird nicht einheitlich durchgeführt. Die Resultate der bisher vorliegenden Studien zu diesem Thema sind zum Teil konträr und lassen noch keine fundierte Empfehlung zu. Nach Thrombendarteriektomie ist die Applikation von Thrombocytenaggregationshemmern üblich; nach längeren distalen Bypasskonstruktionen wird die Antikoagulation mit Heparin bzw. Cumarin bevorzugt.

Schlüsselwörter: Femoro-distaler Bypass – Thrombocyten-Aggregationshemmer – Antikoagulation – Bypass-Durchgängigkeit

Eine der wesentlichen Funktionen des Gefäßendothel ist die Regulation der Homöostase zwischen Blutgerinnung und Fibrinolyse. Rekanalisation und Revaskularisation arterieller Occlusionen verursachen nahezu immer eine erhebliche Endothelschädigung. Den Gefäßprothesen fehlt die Endothelauskleidung ganz.

Die endothelfreien, negativ geladenen Arterien- und Prothesenwände aktivieren bei Kontakt mit Blut das intrinsische plasmatische und korpuskuläre Blutgerinnungssystem. Da funktionsfähige Endothelzellen fehlen, bleibt die unter physiologischen Bedingungen durch Freisetzung des endothelialen Plasminogenaktivators simultan ablaufende Aktivierung des Fibrinolysesystems aus. Die aktivierten Thrombocyten setzen ihre aggregationsfördernde Substanzen wie Thromboxan, Serotonin und ADP frei. Die Homöostase wird zugunsten der Thrombogenität nachhaltig gestört.

Zusätzlich kann die Clearancefunktion des Blutflusses durch eingeschränktes „run-in" und „run-off" oder andere hämodynamische Störungen beeinträchtigt sein.

Aus physiologischer Sicht ist also ein Behandlungsbedarf zur Wiederherstellung der Homöostase des Gerinnungssystems nach rekonstruktiven Gefäßeingriffen gegeben. Pharmakologisch sind mit den Thrombocytenaggregationshemmern, den Antikoagulantien und den Prostanoiden Substanzen vorhanden, die sowohl den Gerinnungsablauf als auch die Hämodynamik besonders in der frühen postoperativen Zeit wirksam beeinflussen könnten.

Wochen bis Monate nach der Revaskularisation kann sich im Gebiet der Endothelschädigung die Intimahyperplasie als weiterer funktioneller Störfaktor entwickeln. Die Reduktion dieses Prozesses durch pharmakologische Substanzen wie Kalziumantagonisten, ACE-Inhibitoren und langkettige ungesättigte Fettsäuren ist noch im Versuchsstadium. Schließlich hat die Progredienz der Arteriosklerose für die Langzeitergebnisse entscheidende Bedeutung. Hier steht die wirksame und konsequente Therapie der Risikofaktoren ganz im Vordergrund.

Leider liegen aus der gefäßchirurgischen Wissenschaft nur wenige statistisch relevante Studien über die Wirksamkeit der medikamentösen Nachbehandlung peripherer Rekonstruktionen vor. Wesentlich häufiger wurden entsprechende Untersuchungen aus der Coronarchirurgie bekannt.

Eine inzwischen klassische Studie über die Wirksamkeit von Dipyridamol (DPDM) und Aspirin (ASS) auf die langfristige Durchgängigkeit von aorto-coronaren Venenumleitungen wurde von Chesebro 1984 aus der Mayo-Klinik bekannt [2]. Die Patienten erhielten 2 Tage praeoperativ und 1 Stunde postoperativ Dipyridamol. Ab der 7. postoperativen Stunde 3mal täglich 75 mg Dipyridamol zusammen mit 325 mg Aspirin.

Die Studie war prospektiv, randomisiert und doppelblind mit zwei vergleichbaren Patientenkollektiven angelegt. Prüfkriterium war die Durchgängigkeit der distalen Anastomosen. Die Compliance wurde durch Urinuntersuchungen kontrolliert.

Die Verumgruppe wies mit nur 2% eine deutlich geringere Verschlußrate im Vergleich zu den 10% der Placebogruppe auf (Abb. 1). Die Autoren begründen das im Vergleich zu früheren Studien [9] sehr gute Ergebnis mit der bereits perioperativ begonnenen Prophylaxe.

Weber [10] konnte in einer randomisierten Multicenter-Vergleichsstudie zwischen niedrig dosierter ASS und der Antikoagulation mit Heparin bzw. Phenprocumon keinen Unterschied in der Durchgängigkeit von Coronarbypasses 3 Monate postoperativ feststellen. Die ASS-Behandlung (100 mg) begann einen Tag vor, die Antikoagulation mit Heparin und Marcumar 6 Stunden bzw. 2 Tage nach der Operation.

Ein signifikanter Unterschied ergab sich aber bei Patienten mit zusätzlicher Endarteriektomie. In der Aspirin-Gruppe lag die Verschlußrate bei nur 12%. In der Phenprocoumon-Gruppe war sie mit 22% signifikant schlechter. Insgesamt war die Bypass-Verschlußrate aber wesentlich höher als in der Mayo-Studie (Abb. 2).

Wie bereits erwähnt, sind vergleichbare Studien für periphere Gefäßrekonstruktionen rar.

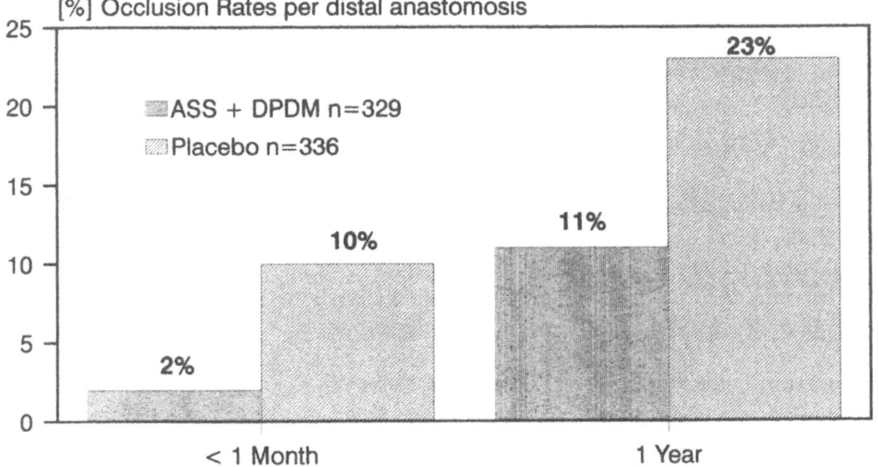

Abb. 1. Wirksamkeit von Aspirin (*ASS*) und Dipyridamol (*DPDM*) im Vergleich zu Placebo auf die Durchgängigkeit von aorto-coronaren Venenbypasses [2]

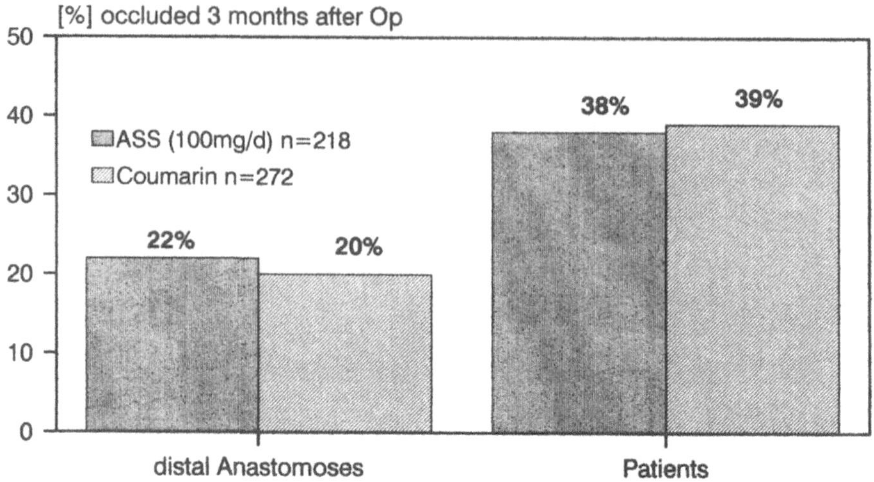

Abb. 2. Verschlußrate von aorto-coronaren Venenbypasses nach Behandlung mit Acetylsalicylsäure und Cumarin [10]

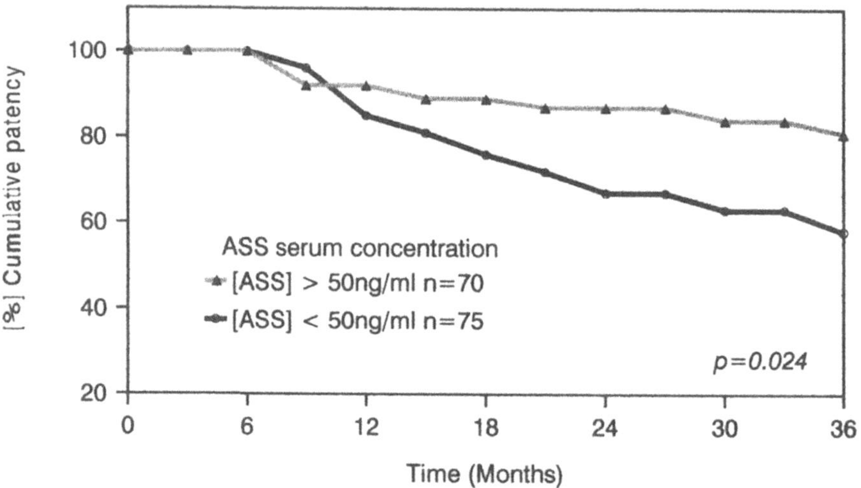

Abb. 3. Die Durchgängigkeit von femoro-popliteale Venenumleitungen in Abhängigkeit von der kontrollierten ASS-Serumkonzentration in den Versuchsgruppen (ASS versus Placebo) [3]

Franks [3] veröffentlichte 1991 interessante Ergebnisse einer Multicenter-randomisierten Doppelblindstudie über den Einfluß von Aspirin auf die Durchgängigkeit femoro-popliitealer Venenumleitungen. Der Beobachtungszeitraum betrug 5 Jahre. Insgesamt gingen 145 Patienten in die Studie ein: 80 in die Verum-Gruppe (300 mg ASS + 150 mg DPDM, $2 \times$ täglich), 65 Patienten erhielten das Placebo. Die Gruppeneigenschaften waren in den randomisierten Gruppen ausgeglichen. Die Compliance wurde durch Serumkontrollen auf ASS überprüft. Relevante Salicylatkonzentrationen von mehr als 50 ng/ml im Serum wurde in 28% (!) der Placebo-Gruppe, aber nur in 65% der „Intention to treat"-Gruppe entdeckt. Die Auswertung der unkontrollierten Patientenkollektive („Placebo" und „Intention to treat") ergab keinen signifikanten Unterschied bezüglich der Durchgängigkeitsrate.

Bei Kontrolle der ASS-Serumkonzentrationen zeigte sich dann aber für die ASS-serumpositive Gruppe ein signifikanter Vorteil (Abb. 3). Allerdings waren die serumkontrollierten

Kollektive bezüglich der Ischämiestadien und der Venenbypasstechnik ungleich verteilt. Statistisch ist damit das Ergebnis anfechtbar. Die Letalität war aber in der behandelten Gruppe mit 27/1000 im Vergleich zu 72/1000 in der Placebo-Gruppe hochsignifikant geringer; das allein kann schon für die ASS-Therapie sprechen.

Die Wirksamkeit von Dicumarol auf die Durchgängigkeit verschiedener peripherer Rekonstruktionen (Vene, PTFE, TEA) wurde von Arfvidson [1] untersucht. In einer prospektiven randomisierten Doppelblindstudie wurden 61 Patienten mit Cumarin langfristig antikoaguliert. Eine regelmäßige Kontrolle der Blutgerinnung (Quick < 30%) war gewährleistet. Die Kontrollgruppe mit 55 Patienten erhielt keine Nachbehandlung.

Die Antikoagulation zeigte keinen Effekt auf die Durchgängigkeit der Rekonstruktionen unabhängig von der Rekonstruktionsart (Abb. 4). In beiden Gruppen waren die Venenumleitungen den PTFE-Prothesen signifikant überlegen. Auch die Beinerhaltungsrate und die Lebenserwartung konnte durch Dicumarol nicht verbessert werden. Arfvidsson schließt aus seinen Ergebnissen, daß Cumarin keinen Platz in der primären Nachbehandlung peripherer Rekonstruktionen hat.

Ganz anders die Untersuchungsergebnisse der Wiener Arbeitsgruppe um Kretschmer [5]: In einer prospektiven, randomisierten Studie wurden 130 Patienten nach femoro-poplitealem Venenbypass 10 Jahre lang kontrolliert. 66 von 130 Patienten wurden nach Randomisierung ab der 2. postoperativen Woche mit Marcumar (Quick zwischen 15 und 25%) antikoaguliert. Die 64 Patienten der Kontrollgruppe erhielten keine Behandlung.

Die Therapiegruppe erlangte signifikant bessere Ergebnisse bezüglich der primären kumulativen Durchgängigkeit (Abb. 5), der Beinerhaltungsrate und der Überlebenszeit. Außerdem wurde eine außergewöhnlich niedrige Blutungskomplikationsrate von 0,32 pro 100 Behandlungsjahre registriert. Auch in sehr gut überwachten antikoagulierten Patientenkollektiven liegt die Rate hospitalpflichtiger Marcumarblutungen siebenmal höher [7]. Porter [8] und Leather [6] berichten über ausgezeichnete Langzeitergebnisse langstreckiger peripherer Venenbypass-Konstruktionen mit Durchgängigkeitsraten von 75% bzw. 80% nach 5 Jahren nur mit Thrombocytenaggregationshemmern als Verschlußprophylaxe.

Neben der Senkung des koagulatorischen Potentials ist das Blutflußvolumen eine weitere Größe, mit der die Ergebnisse peripherer Gefäßrekonstruktionen verbessert werden können.

Hickey [4] konnte in einer randomisierten, placebokontrollierten Doppelblindstudie eine signifikante Flußsteigerung in femoro-cruralen in situ Venenumleitungen nach einer Einzelinjektion von 3000 ng Iloprost messen (Abb. 6). Das im Vergleich zur Placebogruppe er-

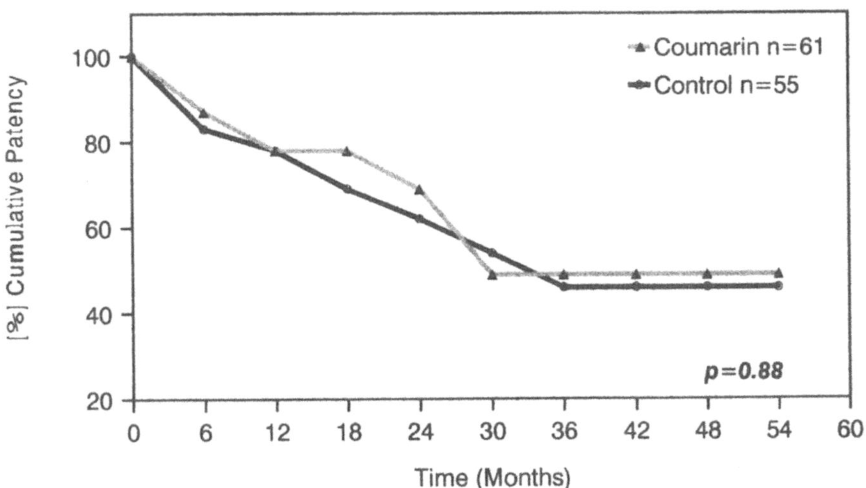

Abb. 4. Keine signifikante Wirksamkeit von Cumarin auf die Durchgängigkeit peripherer arterieller Rekonstruktionen [1]

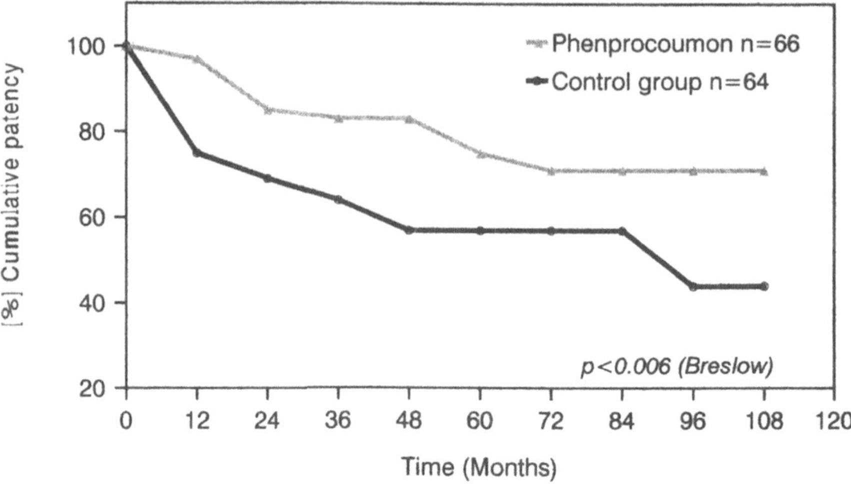

Abb. 5. Signifikant bessere Durchgängigkeit und Langzeitergebnisse in der antikoagulierten Gruppe nach femoro-poplitealem Bypass [5]

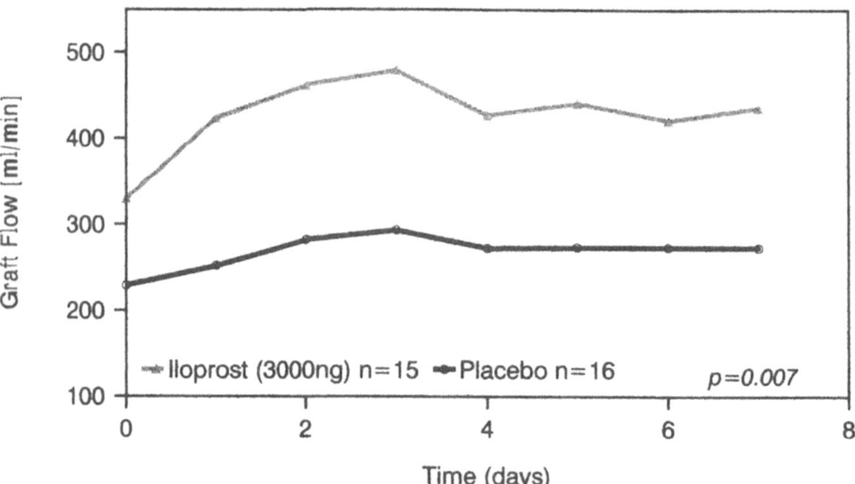

Abb. 6. Eine einzige Bolusinjektion von Iloprost verbessert signifikant die Durchflußrate nach femorodistalem Bypass für mehrere Tage [4]

höhte Blutvolumen konnte über 7 Tage mit der Duplex-Sonographie nachgewiesen werden. Bezüglich der geprüften Eigenschaften waren beide Gruppen statistisch vergleichbar.

Die Pharmaindustrie hat Medikamente verschiedener Wirkgruppen entwickelt, die – eventuell auch in Kombination – die Früh- und Spätergebnisse nach peripherer Gefäßrekonstruktion verbessern könnten. Nach Thrombendarteriektomien ist heute die Applikation von ASS in einer Dosierung zwischen 30 und 1500 mg täglich zur Hemmung der Thrombocytenaggregation weit verbreitet. Ticlopidin, Prostanoide und Omega-3-Fettsäuren könnten als weitere wirksame Substanzen zukünftig Bedeutung erlangen. Die Antikoagulation mit Heparin und langfristig mit Cumarinen wird von vielen Gefäßchirurgen nach langen peripheren Bypasskonstruktionen praktiziert. Die inhibitorische Wirksamkeit von Calciumantagonisten und ACE-Hemmern auf die stenosierende Intimahyperplasie muß erst noch durch weitere Untersuchungen belegt werden. Da die bisher vorliegenden Studien zur

Verschlußprophylaxe nach peripherer Gefäßrekonstruktion nicht ausreichend und zum Teil konträr sind, kann zur Zeit noch keine fundierte Empfehlung zur Qualität der medikamentösen Nachbehandlung gegeben werden.

Literatur

1. Arfvidson B, Lundgren F, Drott C, Schersten T, Lundholm K (1990) Influence of coumarin treatment on patency and limb salvage after peripheral arterial reconstructive surgery. Am J Surg 159:556–560
2. Chesebro JH, Fuster V, Elveback LR, Clements IP, Smith HC, Holmes DR, Bardsley WT, Pluth JR, Wallace RB, Puga FJ, Orszulak TA, Piehler JM, Danielson GK, Schaff HV, Frye RL (1984) Effect of Dipyridamole and Aspirin on late vein-graft patency after coronary bypass operation. N Engl J Med 310:209–214
3. Franks PJ, Sian M, Kenchington GF, Alexander CE, Powell JT (1992) Aspirin usage and its influence on femoro-popliteal vein graft patency. The Femoro-popliteal Bypass Trial Participants. Eur J Vasc Surg 6:85–88
4. Hickey NC, Shearman CP (1991) Eur J Vasc Surg 5:19
5. Kretschmer G, Herbst F, Prager M, Sautner T, Wenzl E, Berlakovich GA, Zekert F, Marosi L, Schemper M (1992) A decade of oral anticoagulant treatment to maintain autologous vein grafts for femoropopliteal atherosclerosis. Arch Surg 127:1112–1115
6. Leather RP, Shah DM, Chang BB, Darling RC (1993) Indication and results of in situ Bypass for femoropopliteal and crural arterial occlusive disease. 9 Jahrestgg Dt Ges f Gefäßchirurgie, Heidelberg
7. Marko P, Fluckiger H, Christeller S (1992) Zur oralen Antikoagulation in der Praxis. Schweiz med Wochenschr 122:732–741
8. Porter JM (1993) Infrainguinal Bypass – current status. 9 Jahrestgg Dt Ges f Gefäßchirurgie, Heidelberg
9. Sharma GVRK, Khuri SF, Folland ED, Josa M, Parisi AF (1982) Lack of benefit from aspirin-dipyridamole therapy in aorto-coronary vein-graft patency. Circulation 60:96–99
10. Weber MA, Hasford J, Taillens C, Zitzmann A, Hahalis G, Seggewiss H, Langbehn AF, Fassbender D, Buchwalsky R, Theisen K, Hauf E (1990) Low-dose aspirin versus anticoagulants for prevention of coronary graft occlusion. Am J Cardiol 66:464–468

254. Postoperative sonographische Verlaufskontrollen nach aortalen und femoro-poplitealen Rekonstruktionen

A. Schröder, G. Riepe, G. v. Klinggräff und H. Imig

Allgemeines Krankenhaus Harburg, 22527 Hamburg

Postoperative Sonography in Surveillance of Aortic and Femoro-popliteal Reconstructive Surgery

Summary. Late follow-up B-mode sonography permits an accurate diagnosis of graft dilatations and graft aneurysms. The cumulative aneurysm rate of biological prostheses in infrainguinal positions (Solcograft-P®, n = 104) amounted to 50.3% after 6 years. Graft aneurysms in autologous veins and warp-knitted dacron prostheses were exceptional, whereas diffuse dilatations were frequently encountered in vein grafts (13 of 36 grafts) and were generally seen in dacron grafts (mean increase of diameter 34.8% 3 years postoperative). We conclude that graft material problems are unresolved and that graft surveillance programs are justified even in the long term.

Key words: Sonography – Graft material – Aneurysm – Dilatation

Zusammenfassung. Die Bild-Sonographie erlaubt im Spätverlauf die sichere Diagnose von Transplantataneurysmen und Transplantatdilatationen. Die so ermittelte kumulative Aneurysmarate biologischer Prothesen in infrainguinaler Position (Solcograft-P®, n = 104) betrug 50,3% nach 6 Jahren. Während Transplantataneurysmen bei autologen Venen und kettengewirkten Dacronprothesen nur ausnahmsweise beobachtet wurden, sind diffuse Dilatationen bei Venentransplantaten häufig (13 von 36) und bei Dacronprothesen generell (Durchmesserzunahme im Mittel 34,8% 3 Jahre postoperativ) anzutreffen. Wir folgern, daß die Materialprobleme beim Gefäßersatz ungelöst und systematische Kontrollen auch im Langzeitverlauf berechtigt sind.

Schlüsselwörter: Sonographie – Gefäßersatzmaterial – Aneurysma – Dilatation

Die Ursachen für das Versagen arterieller Rekonstruktionen können, abhängig vom postoperativen Zeitintervall in drei Kategorien eingeteilt werden [10]:

1. Versagen in 10–15% der Fälle innerhalb des ersten postoperativen Monats infolge operationstechnischer Probleme oder fehlerhafter Indikation bzw. Selektion.
2. In einer zweiten Gruppe sind 75–85% der Fälle einzuordnen. Hier kommt es zum thrombotischen Verschluß in einem Zeitraum von einem Monat bis zwei Jahren postoperativ aufgrund von Transplantat bezogenen Stenosen. Der frühzeitigen Erkennung dieser Stenosen wird heute eine immer größere Bedeutung beigemessen, da die Korrektur dieser Stenosen durch gefäßchirurgische oder perkutane Maßnahmen ungleich effektiver scheint als der Rezidiveingriff im Stadium des Verschlusses.

Die dopplersonographische Bestimmung der systolischen Knöchelarteriendrücke hat sich zur Erkennung des drohenden Funktionsverlustes als wenig sensitiv erwiesen. Angiographische Verlaufskontrollen als Suchmethode haben die Nachteile der Invasivität und der hohen Kosten. Die Duplex-Sonographie, einkanalig oder vielkanalig mit Farbkodierung der Strömungsverhältnisse, gewinnt hier als nicht-invasive Methode zunehmend an Bedeutung [10]. Ihr genereller Einsatz ist allerdings noch eingeschränkt durch die hohen Gerätekosten, die Untersucherabhängigkeit der Methode und die Unsicherheit in den benutzten Kriterien zur Definition pathologischer Strömungsverhältnisse. Alternativ zur Duplexsonographie wird in England (Bristol) auch die Bestimmung der Impedanz als Verlaufskontrolle praktiziert. Die Impedanz kann über eine Fourier-Transformation nach Registrierung von Strömungsgeschwindigkeitskurven mit Hilfe eines einfachen kontinuierlich emittierenden Dopplergerätes und von Druckpulskurven mit einem Sphygmographen ermittelt werden [11].

3. In einer späten Phase und dritten Gruppe von Ursachen für die Funktionseinbuße von rekonstruierten Gefäßen und Gefäßersatzmaterialien sind die Progression der Arteriosklerose und Materialprobleme zu nennen. Diese zuletzt genannten Veränderungen sind auch durch ein nur bildgebendes sonographisches Verfahren, der B-Bild-Sonographie in Echtzeit (real-time), gut darstellbar und wurden von uns sowohl bei aorto-iliakalen als auch femoro-poplitealen Rekonstruktionen untersucht.

Zu Beginn der achtziger Jahre hatten wir 104 Umleitungen mit einer bovinen Kollagenprothese, der Solcograft-P® in femoro-poplitealer und infrapoplitealer Position vorgenommen. Nachdem sich zeigte, daß der klinische Palpationsbefund zur Erkennung von Prothesenaneurysmen äußerst unzuverlässig war und auch die Angiographie Prothesenaneurysmen aufgrund parietaler Thromben nicht immer klar erkennen läßt, haben wir im Jahre 1986 in Anlehnung an Karkow und Mitarbeiter [1] die B-Bild-Sonographie zur systematischen Verlaufskontrolle eingeführt, wobei alle zu dem Zeitpunkt noch durchgängigen 51 Prothesen in jährlichen Abständen untersucht wurden. Bei einem Ausgangsdurchmesser nach Herstellerangaben von 6 mm (Durchschnittswerte bei 7 untersuchten Präparaten: Lumen 5,3 ± 0,2 mm, Wanddicke 0,8 ± 0,04 mm) wurden sonographische Befunde als Aneurysmen gedeutet, sobald eine abrupte Zunahme von 3 mm vorgefunden wurde, oder aber wenn ein Prothesendurchmesser von mehr als 12 mm vorlag.

In der Verlaufskontrolle der Solcograft-P®-Prothesen hat sich die B-Bild-Sonographie als zuverlässige Methode erwiesen – und diese Aussage gilt auch für andere biologische Prothesen und autogene Transplantate – aus drei Gründen:

1. Sie erlaubt eine sichere Diagnose von Prothesenaneurysmen, selbst in Fällen, wo angiographische Befunde die Diagnose offen lassen;
2. sie ermöglicht eine nicht-invasive Verlaufskontrolle, wenn bei gesichertem Aneurysma eine abwartende Haltung eingenommen wird (Größenzunahme, multilokuläres Auftreten?);
3. im Falle eines akuten Prothesenverschlusses ermöglicht sie ein differenziertes Vorgehen, nämlich Prothesenersatz oder Thrombektomie, abhängig vom Vorliegen aneurysmatischer Veränderungen, die im Stadium des Verschlusses angiographisch nicht mehr, sonographisch aber noch sehr wohl darstellbar sind.

Die mit Hilfe der Sonographie ermittelte Aneurysmarate der Solcograft-P®-Prothesen betrug, kumulativ berechnet, 50,3 ± 8,6 % nach 6 Jahren. Vergleichbar hohe Aneurysmaraten finden sich in der Literatur auch bei anderen biologischen Prothesen wie der Humanen Umbilikalvene (HUV Dardik Biograft®) und der Homologen Vene (Varivas®) unter der Voraussetzung, daß systematische sonographische Verlaufskontrollen erfolgen und die Aneurysmahäufigkeit auf die Anzahl noch offener Prothesen bezogen oder kumulativ berechnet wird (Tabelle 1) [1, 2, 5, 7, 9].

Die aneurysmatische Degeneration, deren Ursachen bei biologischen homologen oder heterologen Prothesen nicht endgültig geklärt sind, schließt aber auch autologe Transplantate nicht ganz aus.

978

Tabelle 1. Aneurysmarate biologischer Prothesen, femoro-popliteal

Prothese	Autor	sonographische Methode	% Aneurysmen (n Aneur./n offen)
HUV (Dardik Biograft)®	Karkow (1986)	B-Bild	65% (> 5 J.)
HUV (Dardik Biograft)®	Nevelsteen (1988)	Duplex	40% (> 3 J.)
HUV (Dardik Biograft)®	Sommeling (1981)	Farb-Duplex	50% (6 J.)

Prothese	Autor	sonographische Methode	% Aneurysmen (kumulativ)
Homologe Vene (Varivas®)	van Reedt Dortland (1991)	B-Bild	58% (5 J.)
Bovine Kollagenprothese (Solcograft-P®)	Schröder (1988)	B-Bild	50% (6 J.)

Im Rahmen von Verlaufskontrollen nicht-operierter und rekonstruierter Poplitea-Aneurysmen konnten 36 autologe Saphena-magna-Transplantate (25 „reversed", 10 „ex-situ non-reversed", 1 „in-situ") sonographisch in der B-Bild-Technik nachuntersucht werden. Eine Dilatation (Durchmesser > 8, < 12 mm) ohne wandständige Thromben, die sich bei 13 von 36 Transplantaten im Mittel 49 Monate (17 bis 64 Monate) postoperativ vorfand, wurde nicht als pathologischer Befund gedeutet. In einem Fall jedoch zeigte die Sonographie 22 Monate postoperativ als Zufallsbefund ein 21 mm im Durchmesser betragendes Aneurysma mit einem 7 mm dicken wandständigen Thrombus bei einem „ex-situ non-reversed" Saphenatransplantat. Ein „reversed" Saphenatransplantat auf der kontralateralen Seite bei demselben Patienten war hingegen unauffällig, bzw. wies eine Dilatation auf 10 mm Durchmesser auf. Das aneurysmatische Transplantat thrombosierte akut, bevor eine elektiv geplante Gefäßrekonstruktion vorgenommen werden konnte. Dieser Fall und zwei andere Fälle aneurysmatisch degenerierter autologer „reversed" Saphenatransplantate in femoropoplitealer Position, die wir vor Beginn unserer sonographischen Poplitea-Aneurysma-Studie jeweils 5 und 7 Jahre postoperativ diagnostizierten, zeigen, daß auch bei autologen Venentransplantaten im Spätverlauf in einem bisher nicht exakt zu definierendem Prozentsatz mit Transplantataneurysmen gerechnet werden muß.

Während die Suche nach dem idealen Gefäßersatzmaterial im peripheren infrainguinalen Bereich in den letzten zwanzig Jahren intensiv betrieben wurde, schien mit der Entwicklung von Dacronprothesen das Problem des Gefäßersatzes im aorto-iliakalen Abschnitt gelöst, nachdem die zunächst einfach gestrickten Prothesen von den kettengewirkten und mit Velour besetzten Dacronprothesen abgelöst wurden. Wir haben 127 Patienten, denen zur Rekonstruktion aorto-iliakaler Aneurysmen Rohr- (n = 78) oder Bifurkationsprothesen (n = 49) aus kettengewirkten Dacronvelourprothesen in den Jahren 1981–1985 implantiert wurden, einer sonographischen Verlaufskontrolle 1 bis 6 Jahre postoperativ in der B-Bild-Technik unterzogen. Die Befunde im ehemaligen Operationssitus und im übrigen Abdomen sind tabellarisch aufgeführt (Tabellen 2, 3).

Auch im Spätverlauf war in 11% der Fälle im ehemaligen Operationssitus der alte, um die Prothese geschlagene Aneurysmasack noch erkennbar und mußte differentialdiagnostisch von einem Nahtaneurysma abgegrenzt werden. Befunde wie Aortenerweiterung bzw. Aneurysma proximal der cranialen Prothesenanastomose (7,9%) und Iliacaaneurysma bei Zustand nach Rohrprothese (0,8%) werden bei Langzeitverläufen möglicherweise öfter als im Rahmen dieser Studie erhoben werden und die nicht einfach zu beantwortende Frage nach der Indikation zur operativen Revision aufwerfen. Chronische Nahtaneurysmen wurden in dieser Gruppe von 127 Operierten, die Gegenstand der sonographischen Verlaufskontrolle waren, nicht diagnostiziert, was nicht heißt, daß diese Komplikation in unserem Krankengut unbekannt ist.

Tabelle 2. Kettengewirkte Dacronprothesen, aorto-iliakal, nach Aneurysmaersatz (n = 127); sonographische Befunde 1–6 Jahre postoperativ im Operationssitus

1. ohne Befund	93	73,2%
2. alter Aneurysmaanteil	14	11,0%
3. craniale Aortenerweiterung (> 3 cm)	10	7,9%
4. Ventralverlagerung, Abknickung der Prothese	6	4,7%
5. Prothesenstenose	2	1,6%
6. wandständige Prothesenauflagerung	1	0,8%
7. Iliacaaneurysma	1	0,8%
8. Lymphozele	1	0,8%

Tabelle 3. Kettengewirkte Dacronprothesen, aorto-iliakal, nach Aneurysmaersatz (n = 127); sonographische Befunde 1–6 Jahre postoperativ im übrigen Abdomen („Nebenbefunde")

1. Normalbefund	81	63,3%
2. Nierenzysten	21	16,4%
3. Cholezystolithiasis	18	14,1%
4. Nephrolithiasis	6	4,7%
5. Hydronephrose	6	4,7%
6. Leberzysten	3	2,3%
7. Prostatahyperplasie	3	2,3%
8. Splenomegalie	1	0,8%
9. Sonstiges	2	1,6%

Hervorzuheben ist aus den Befunden im übrigen Abdomen, als „Nebenbefunde" klassifiziert, die Hydronephrose (n = 6, 4,7%), der im Zusammenhang mit einer Bifurkationsprothese eine besondere Bedeutung zukommt, weil sie Folge einer Kompression durch den vor statt hinter dem Ureter verlaufenden Prothesenschenkel sein kann. Während drei Befunde auf eine urologische Problematik zurückzuführen waren und in einem Fall die Ursache unklar blieb, war bei einem Patienten 4 Jahre nach Implantation der Bifurkationsprothese die beidseitige Hydronephrose, die sich bei weiteren Verlaufskontrollen als progredient erwies, eindeutig Folge einer Kompression, so daß beide Prothesenschenkel revidiert und hinter den Ureter verlagert werden mußten.

Der eigentliche Überraschungsbefund unserer sonographischen Studie aber waren Veränderungen am Prothesenmaterial selbst in Form einer generellen und diffusen Dilatation des aortalen Teils der Prothesen, mit einer Durchmesserzunahme von im Mittel 34,8% (Medianwert 38%), 1 bis 6 Jahre postoperativ (im Durchschnitt 3 Jahre postoperativ) (Abb. 1, 2). Dabei wurden, ausgehend von einem Durchmesser, der auf die Angaben der Prothesenhersteller basierte, erhebliche Differenzen notiert; die maximale Durchmesserzunahme betrug 81% [6].

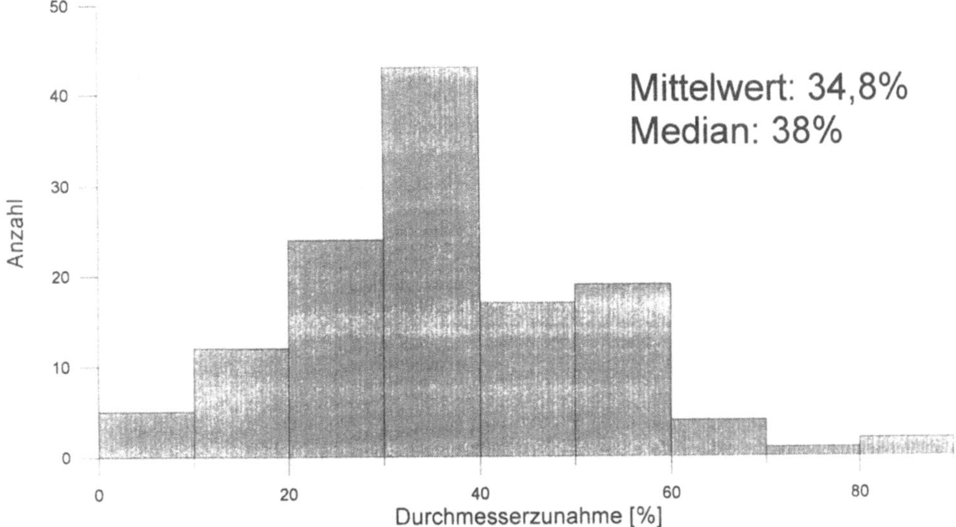

Abb. 1. Dilatation kettengewirkter Dacronprothesen. 1–6 Jahre postoperativ, n = 127

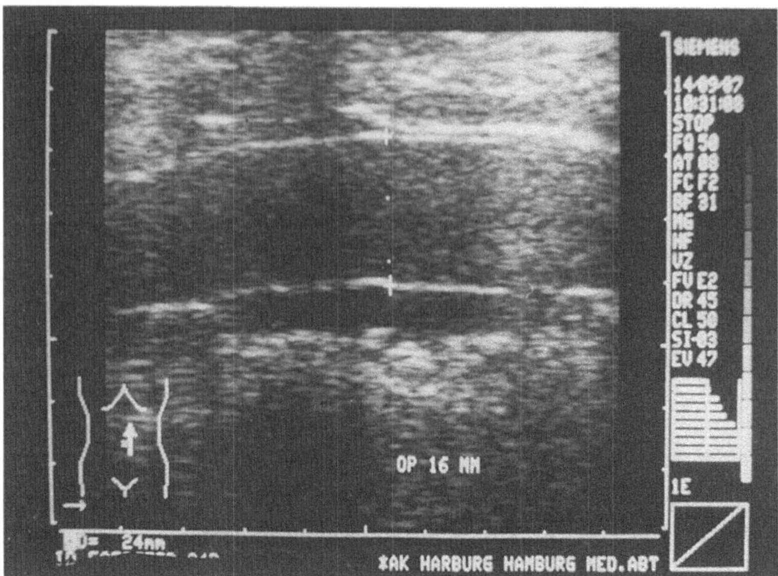

Abb. 2. B-Bild-Sonographie nach Aortenrohrprothese: Prothesendurchmesserzunahme von 50 % drei Jahre postoperativ

Das Studium der Literatur zeigte allerdings, daß diese Erkenntnisse so neu nicht waren [4, 8]. Nunn hatte bereits 1979 eine sonographische Studie vorgelegt, die Dilatationen bei gestrickten und gewirkten Prothesen um durchschnittlich 18 % bei einer mittleren Beobachtungszeit von 2¾ Jahren aufzeigte. Aus dem selben, initial sonographisch nachuntersuchten Krankengut, konnte dieser Autor 32 Patienten mit Bifurkationsprothesen im Spätverlauf, im Mittel 14,5 Jahre, maximal 20 Jahre postoperativ, computertomographisch nachuntersuchen. Die Zunahme des Prothesendurchmessers im aortalen Teil betrug 16–181 % (im Mittel 67 %), im rechten Schenkel 20–367 % (im Mittel 77 %), im linken Schenkel 11–115 % (im Mittel 54 %). Über eine alleinige Dilatation hinaus fanden sich fünfmal wandständige Thromben wie bei echten Aneurysmen und fünfzehnmal Anastomosenaneurysmen [3].

Die primäre Ursache der Prothesendilatationen ist in der Maschenstruktur dieser Textilwaren zu suchen. Experimentelle Untersuchungen und Befunde an explantierten Prothesen lassen jedoch befürchten, daß im Spätverlauf Materialschäden mechanischer und chemischer Natur hinzukommen [4].

Diese Annahme konnten wir unlängst an Hand von zwei Prothesenexplantaten, die Längsrupturen aufwiesen, bestätigen. Eine Prothesenruptur manifestierte sich akut als pulsierendes prätracheales Hämatom 12 Jahre nach Implantation einer Subclavia-Subclavia-Dacronprothese wegen eines Subclaviaanzapfsyndroms. Im anderen Fall war als Zufallsbefund die sonographische Verdachtsdiagnose eines Prothesenaneurysmas von 4,7 cm Durchmesser mit wandständigen Thromben (Abb. 3) im linken Schenkel einer 14 Jahre zuvor implantierten Dacronbifurkationsprothese gestellt worden. Angiographisch hatte sich lediglich eine fusiforme fokale Dilatation gezeigt. Intraoperativ fanden wir zu unserer Überraschung einen Längsriß an der vorderen und hinteren Zirkumferenz von 4 cm Länge. In der Rasterelektronenmikroskopie sahen die Polyaethylenterephtalatfilamente wie „zerfressen" aus, was als Hinweis auf einen chemisch-biologischen Abbauprozeß gedeutet werden kann.

Während in der frühpostoperativen Phase (< 2 Jahre) die stenosierenden Veränderungen im Bereich der Gefäßrekonstruktion im Vordergrund stehen, bestimmen in der späten Phase nicht nur die Grunderkrankung Arteriosklerose, sondern auch Probleme im Zusammenhang mit dem Gefäßersatzmaterial wie Prothesendilatationen, Prothesenaneurysmen und Nahtaneurysmen das Bild. Wie unsere Verlaufsbeobachtungen nach femoro-poplitea-

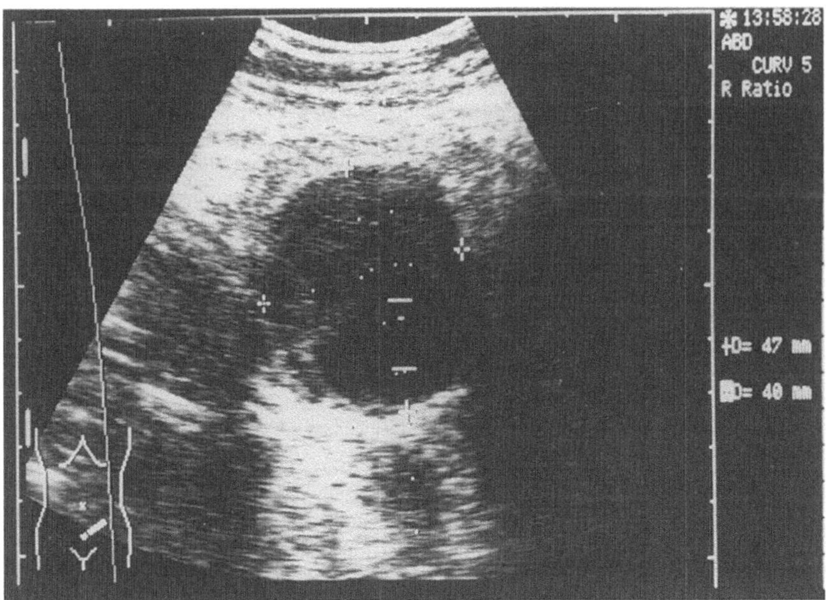

Abb. 3. Duplex-Sonographie linker Prothesenschenkel einer 14 Jahre zuvor implantierten Aortenbifurkationsprothese. Prothesenaneurysma

len und aorto-ilakalen Rekonstruktionen zeigen, können mit Hilfe der B-Bild-Sonographie morphologische Veränderungen am und in der Umgebung des Gefäßersatzmaterials erfaßt werden, noch bevor diese zu Komplikationen Anlaß geben. Unsere Befunde haben insbesondere gezeigt, daß die Materialprobleme beim Gefäßersatz keineswegs gelöst sind, weder im infrainguinalen noch im aorto-iliakalen Bereich. Hieraus kann die Notwendigkeit eines systematischen und langfristigen sonographischen Überwachungsprogramms abgeleitet werden. Der damit verbundene Aufwand wirft jedoch auch die Frage nach der Kosten-Nutzen-Relation auf. Diese Frage kann heute noch nicht eindeutig beantwortet werden.

Literatur

1. Karkow WS, Cranley JJ, Cranley RD, Hafner CD, Ruoff BA (1986) Extended study of aneurysm formation in umbilical vein grafts. J Vasc Surg 4:243–250
2. Nevelsteen A, Smet G, Wilms G, Marchal G, Suy R (1988) Intravenous digital subtraction angiography and Duplex scanning in the detection of late human umbilical vein degeneration. Br J Surg 75:668–670
3. Nunn DB, Carter MM, Donohue MT, Hudgins PC (1990) Postoperative dilation of knitted Dacron aortic bifurcation graft. J Vasc Surg 12:291–297
4. Pourdeyhimi B, Wagner D (1986) On the correlation between the failure of vascular grafts and their structural and material properties: A critical analysis. J Biomed Mat Res 20:375–409
5. van Reedt Dortland RWH, van Leuwen MS, Steijling JJH, Theorides Th, van Vroonhoven ThJMV (1991) Long-term Results with Vein Homograft in Femoro-distal Arterial Reconstructions. Eur J Vasc Surg 5:557–564
6. Riepe G, v Klinggräff G, Imig H (1989) Prothesendilatation nach Aortenersatz. Angio 11:153–157
7. Schröder A, Imig H, Peiper U, Neidel J, Petereit A (1988) Results of a Bovine Collagen Vascular Graft (Solcograft-P) in Infra-inguinal Positions. Eur J Vasc Surg 2:315–321
8. Schröder A, Riepe G, v Klinggräff G, Imig H (1991) Dilatation of Knitted Dacron Double Velour Grafts after Aortic Reconstruction. In: Kogel HC (Hrsg) Prosthetic Substitution of Blood Vessels – Actual State and Future Development. Quintessenz-Verlags-GmbH, München, S 165–171

9. Sommeling CA, Buth J, Jakimovicz (1990) Long-term Behaviour of Modified Human Umbilical Vein Grafts; Late Aneurysmal Degeneration Established by Colour-Duplex Scanning. Eur J Vasc Surg 4:89–94
10. Wolfe JHN, Taylor PR, Cheshire NJ (1991) Graft Surveillance – A Biased Overview. In: Greenhalgh RM, Hollier LH (Hrsg) WB Saunders Company LTD, London Philadelphia Toronto Sydney Tokyo, S 119–127
11. Wyatt MG, Muir RM, Tennant WG, Scott DJA, Baird RN, Horrocks M (1991) Impedance analysis to identify the at risk femorodistal graft. J Vasc Surg 13:284–293

255. Kontrollangiographie – Indikation und Verfahrenswahl: Ist die DSA ausreichend?

G. Hagmüller, M. Hold und A. Schlegl

1. Chirurgische Abteilung des Wilhelminenspitals, Montleartstraße 37, A-1171 Wien

Controllangiography: Indication and Choice of Method: Is i.v. DSA Sufficient?

Summary. Based on an experience of 1048 controllangiographies (i.v. DSA: 126, i.a. DSA: 922) clinical and academic indications are discussed. Clinical necessity is mandatory if the immediate result after vascular surgery is unsatisfactory and can causally not be detected by ultrasound or duplex-sonography. Academic indication occurs in the control of new operative procedures and in residential training. I.a. DSA is the method of choice for controlling nearly all vascular regions except the thoracoabdominal aorta, where i.v. DSA is sufficient.

Key words: Controllangiography – Intravenous versus intraarterial DSA

Zusammenfassung. Klinische und akademische Indikationen zur Kontrollangiographie basieren auf der Erfahrung von 1048 Untersuchungen (i.v. DSA 126, i.a. DSA 922). Die klinische Indikation ist gegeben, wenn ein erwartetes Ergebnis nach Gefäßrekonstruktion nicht erreicht wird und mittels Ultraschall oder Duplexsonographie eine exakte Darstellung der Gefäßrekonstruktion für eine notwendige Reintervention nicht dargestellt werden kann. Die akademische Indikation dient zur Überprüfung neuer chirurgischer Techniken sowie für die Lernphase in der Gefäßchirurgie. Die i.a. DSA hat sich in fast allen kontrollierenden Gefäßabschnitten als die Methode der Wahl herausgestellt, KM-Belastung und Patientenbelastung ist äußerst gering, das angiomorphologische Resultat exczellent. Für die Kontrolle der thoraco-abdominellen Aorta ist die i.v. DSA ausreichend. Die Sensitivität der i.v. DSA ist individuell, aber auch je nach Gefäßregion so unterschiedlich, daß sie für eine notwendige Detaildarstellung der Gefäßmorphologie in den wenigsten Fällen ausreicht.

Schlüsselwörter: Kontrollangiographie – Indikation – Gegenüberstellung, i.v. DSA:i.a. DSA

Im Rahmen der postoperativen Kontrollmaßnahmen nach Eingriffen am Gefäßsystem hat die Angiographie nach wie vor ihren festen Platz zur Beurteilung der Angiomorphologie.

Bei der Bearbeitung des Themas bedarf es einer Definition des Begriffes Kontrollangiographie. Im weiteren beziehen sich meine Ausführungen auf die Terminologie der angiomorphologischen Kontrollen einer Gefäßrekonstruktion im unmittelbaren postoperativen stationären Aufenthalt.

Jede Angiographie zu einem späteren amublanten Zeitpunkt muß als Zweitangiographie bewertet werden und unterliegt den Anforderungskriterien einer Primärangiographie, wie zum Beispiel beim Spätverschluß oder beim Verdacht auf eine Rezidivstenose einer rekonstruierten Gefäßstrecke.

Wir unterscheiden zwei Indikationen bei der Kontrollangiographie:

1. Die klinische Indikation kommt dann zum Tragen, wenn das erwartete klinische Ergebnis nach Gefäßrekonstruktion nicht erreicht wird und mit anderen heutigen Untersuchungsmethoden wie Ultraschall und Duplexsonographie rasch und unmittelbar eine exakte Darstellung des rekonstruierten Gefäßabschnittes in allen seinen Details für eine notwendige operative oder interventionelle Revision nicht dargestellt werden kann.
2. Eine sogenannte akademische Indikation, die zur Überprüfung einerseits neuer gefäßchirurgischer Technik dient und andererseits für die Lernphase in der Gefäßchirurgie eine direkte Überprüfung einer Gefäßrekonstruktion gestattet. Auch hier muß eine exakte Darstellung der Gefäßmorphologie verlangt werden.

Durch die Einführung der digitalen Subtraktionsangiographie ergeben sich zwei Möglichkeiten:

1. Die intraarterielle DSA. Sie bietet als Vorteil eine gute Bildqualität und bedarf nur äußerst geringer Kontrastmittelmengen. Als möglicher Nachweis ist die Invasivität mit Arterienpunktion und der daraus resultierenden Möglichkeit lokaler oder embolischer Komplikationen zu sehen. In einem Routinebetrieb liegen jedoch diese Komplikationsraten weit unter 1 %.
2. Bei der intravenösen DSA bietet sich als Vorteil die Nichtinvasivität an, weiters ist sie ambulant durchzuführen und hat aufgrund der Nichtinvasivität eine sehr gute Patientenakzeptanz. Als Nachteil ist die im Vorhinein niemals exakt definierbare ausreichende Bildqualität zu bezeichnen. Außerdem sind oft beträchtliche Kontrastmittelmengen bis zu 300 ml, besonders bei Mehretagenkontrollen, notwendig.

Wir haben in unserer Arbeitsgruppe seit 1985 eine EDV-unterstützte Dokumentation unserer Angiographien durchgeführt (Abb. 1). Im Rahmen dieses Zeitraumes überblicken wir insgesamt 7076 Untersuchungen, davon 6028 primäre Angiographien und 1048 Kontrollangiographien. Von diesen Kontrollangiographien wurden 128 als i.v. DSA und 922 als i.a. DSA durchgeführt.

Anhand der Carotisoperationen sei das Routinekontrollschema nach diesen Carotis-TEA aufgezeigt, das in 3,8 % zu einer Kontrollangiographie führte (Abb. 2). 9 × wurde unmittelbar noch im Operationssaal eine Sofortrevision bei Blutung oder neurologischem Defizit ohne Kontrolle durchgeführt. 884 × bei den übrigen Patienten eine Kontroll-Duplex-Untersuchung. Bei 860 Carotiden (96,3 %) war der Kontrolleduplex negativ, wobei 9 dieser Patienten ein neurologisches Defizit aufwiesen. Bei 24 Patienten (3,7 %) war der Kontrolldu-

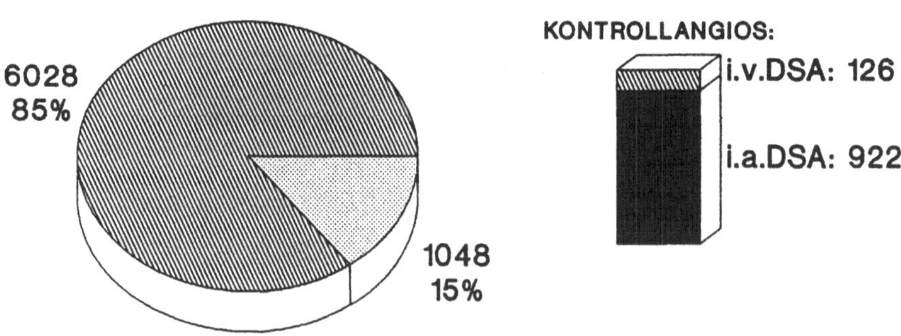

Abb. 1. EDV-dokumentierte Angiographien, primäre Angios: 6028; Kontrollangios: 1048

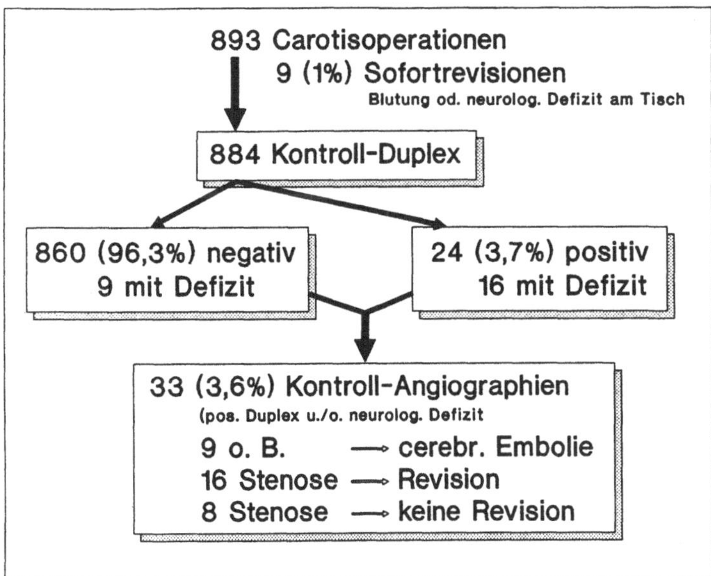

Abb. 2

plex positiv. Von diesen Patienten wiesen 16 ein neurologisches Defizit auf. Zur weiteren klinischen Abklärung wurden diese 33 Patienten, 24 × bei positivem Duplex, sowie 9 × bei negativem Duplex aber bei neurologischem Defizit, kontrollangiographiert. 9 Patienten zeigten ein ebenfalls negatives, d. h. unauffälliges Angiogramm an der Carotisbifurkation, das korrelierende neurologische Defizit wurde somit als cerebrale Embolie gewertet. 16 × wurde eine signifikante Stenose im Rekonstruktionsgebiet festgestellt, welche zu einer Revision führte, 8 mäßiggradige Stenosen wurden nicht revidiert.

Unserer Meinung nach ist diese gute morphologische Dokumentation, die der Gefäßchirurg braucht, nur durch intraarterielle DSA erreichbar. Somit kann als Resümee zur Kontrollangiographie nach 893 Carotis-TEAs gesagt werden, daß bei positivem Kontrollduplex oder positivem neurologischem Defizit mit negativem Duplex die intraarterielle Kontroll-DSA zur Klärung der Ursache und damit zur Therapieentscheidung führt.

Bei 88 Vertebraliskonstruktionen ist primär die akademische Indikation im Vordergrund gestanden, da durch Einführung dieser für uns neuen Operationstechnik das morphologische Ergebnis von Interesse war. Sowohl V1-Transpositionen als auch C1-Bypass wurden ausschließlich durch intraarterielle Kontroll-DSA dargestellt. Duplexkontrollen der Arteria vertebralis sind aus technischen Problemen respekt. aus der anatomischen Lokalisation her nicht zielführend, so daß, wenn Kontrollen im Rahmen der Rekonstruktion der Arteria vertebralis durchgeführt werden, diese jedenfalls angiographisch und zwar mit intraarterieller DSA des Aortenbogens durchgeführt werden sollen.

Die thoracale und abdominelle Aorta wird bei akademischer Indikation kontrollangiographiert, wobei hier neue Operationsmethoden, wie z. B. der thoracobifemorale Bypass oder die Gefäßrekonstruktion nach thoraco-abdominellen Aortenaneurysmen kontrolliert werden können. Hier ergibt sich eine ausreichende Bildqualität, die mit i.v. DSA erreicht werden kann.

Im aortoiliacofemoralen Abschnitt ergeben sich sowohl akademische als auch klinische Indikationen. Die akademische Indikation wiederum bei Einsatz neuer Operationstechniken, wie der geschlossene Endarteriektomie nach Le Veen. Die Erfahrung zeigt, daß die i.v. DSA hier nur geringe Kontrastdichte zeigt und oft Darmgasüberlagerung die Erkennung respekt. die Beurteilung einer exakten Wiederherstellung der Strombahn nicht erlauben.

Die klinische Indikation zur Angiographie nach aortoiliacofemoralen Rekonstruktionen ergibt sich beim akuten Etagenverschluß, wie beispielhaft an einem rezidivierenden embolischen Verschluß eines linken Bifurkationsschenkels dargestellt wird, wobei die intravenöse Angiographie keine ausreichende Bildqualität bieten muß, die aortale Emboliequelle als Abscheidungsthrombus in Höhe der Intestinalarterien durch Darmgasüberlagerungen zu erkennen. Somit ist auch hier die intraarterielle DSA der intravenösen DSA vorzuziehen.

Intestinale Arterienrekonstruktionen werden sowohl aus klinischer als auch akademischer Indikation angiographiert. Die intraarterielle DSA bietet hier jedenfalls exakte Morphologien bei kleinkalibrigen Gefäßen, wogegen die i.v. DSA bei Gasüberlagerungen und geringer Kontrastdichte genauere Strukturbeurteilungen nicht zuläßt. Die Duplexkontrolle nach intestinalen Gefäßkonstruktionen kann nur sehr erfahrenen Untersuchern vorbehalten sein.

Die Kontrollangiographie nach femoro-poplitealen-cruralen Rekonstruktionen stellt sich als klinische Indikation bei Nichterreichen des erwarteten Operationsergebnisses im Sinne einer Normalisierung des Knöchel-Arm-Dopplerindex. Aufgrund der guten Beurteilbarkeit der Gefäßstrukturen mittels intraarterieller DSA ist dieser jedenfalls der Vorzug vor der intravenösen DSA zu geben, da die Bildqualität ab Arteria poplitea bei der i.v. DSA nicht ausreichend ist. Die Untersuchungsergebnisse bei der i.v. DSA sind von Patient zu Patient so unterschiedlich, daß es günstiger erscheint, eine direkte intraarterielle Feinnadel-DSA durchzuführen (Abb. 3).

Als Schlußfolgerung zur Kontrollangiographie ergeben sich somit, bei der klinischen Indikation die intraarterielle DSA supraaortisch, aortofemoral und intestinal sowie femoro-crural einzusetzen. Die i.v. DSA ist für Kontrollen der thoracoabdominellen Aorta ausreichend.

Kontrollangiographien aus akademischem Interesse sind nach ausreichender eigener Erfahrung mit der intraarteriellen DSA bei Gefäßdurchmesser kleiner als 8 mm durchzuführen, wogegen die intravenöse DSA sicherlich zur akademischen Erfolgskontrolle bei Gefäßdurchmesser über 8 mm durchgeführt werden kann.

In einem Algorithmus zur Kontrollangiographie soll die Indikation und die Methodik aufgezeigt werden (Abb. 4). Eine Kontrollangiographie aus akademischer oder klinischer Indikation soll jedenfalls die geringstmögliche Belastung für die Patienten bedeuten. Bei akademischer Indikation, d.h. Kontrolle neuer Operationstechniken, respektive Kontrolle in der Lernphase der Gefäßchirurgie, ist die Differenzierung zwischen i.v. oder i.a. DSA abhängig von zu kontrollierendem Gefäßdurchmesser und natürlich auch von den jeweiligen technischen Gegebenheiten und persönlichen Erfahrungen des Untersuchungsteams.

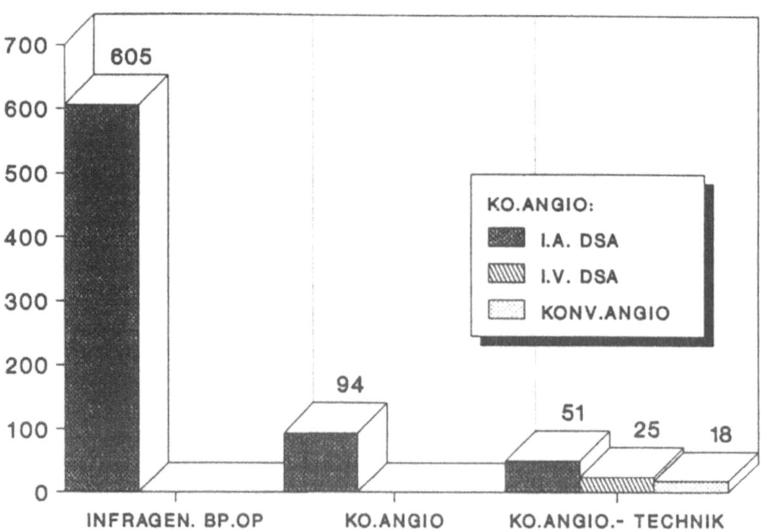

Abb. 3. Kontrollangiographie 605 infragenuale Bypässe 1985–1992

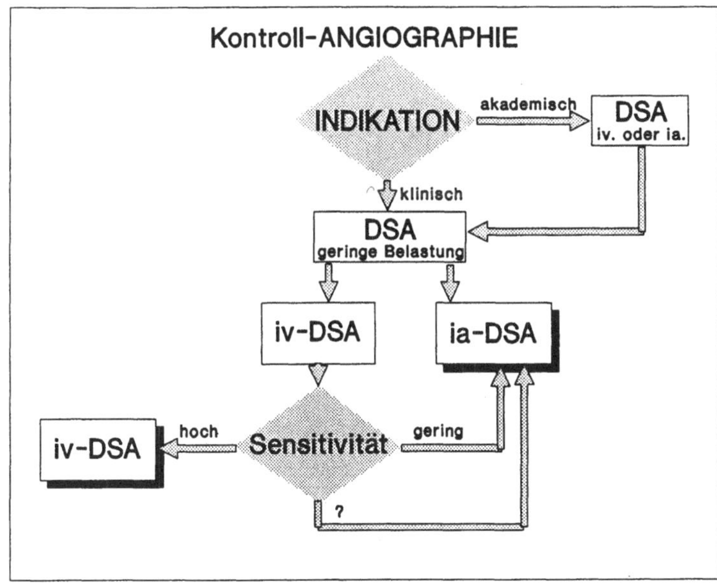

Abb. 4

Liegt die klinische Indikation zur Kontrollangiographie vor, wenn nach klinischen Gesichtspunkten oder nicht-invasiven postoperativen Kontrollmaßnahmen Zweifel am erreichten Rekonstruktionsergebnis bestehen, so bietet die i.a. DSA durch gute Bildqualität, geringe Kontrastmittelmengen, durch Erreichbarkeit sämtlicher Gefäßregionen mittels dünnlumigen French-IV-Katheter respektive als Feinnadelangiographie für die Kontrolle der unteren Extremität das beste morphologische Kontrollwerkzeug dar.

Die Verwendbarkeit der i.v. DSA ist abhängig von der oft weit gestreuten Sensitivität dieser Methode, die sowohl patientenabhängig ist als auch davon abhängt, welchen Arterienabschnitt man kontrollangiographiert.

Ist die zu erwartende Sensitivität der i.V. DSA wie z.B. im Bereich der zentralen Aortenabschnitte hoch, so ist diese Methode von vornherein als kontrollangiographische Maßnahme einzusetzen. Bei bekannter geringer Sensitivität, wie bei kleinlumigen Gefäßen, bei feinstrukturellen Problemen, wie an der Arteria carotis, an Intestinalarterienrekonstruktionen oder an femoro-cruralen Anastomosen ist für diese Bereiche primär die intraarterielle DSA vorzuziehen. Ergibt sich erst im Rahmen einer i.v. DSA eine geringe Sensitivität, so ist als Zweituntersuchung eine zusätzliche i.a. DSA notwendig. Ist die Sensitivität der intravenösen DSA von vornherein ungewiß, so ist wiederum der intraarteriellen DSA der Vorzug zu geben.

Es gibt wenig Möglichkeiten dieses Thema mit stastistischen Methoden gültig aufzuarbeiten. Aussagen darüber können daher nur als eine subjektive Erfahrungstatsache aus allerdings sehr großen Patientenkollektiven gewertet werden.

Literatur

1. Ackerstaff RGA, Eikelboom BC, Moll FL (1991) Investigation of the Vertebral Artery in Cerebral Artherosclerosis (Review Article). Eur J Vasc Surg 5:229–235
2. Anderson JB, Wolinski AP, Wells IP, Wilkins DC, Bliss BP (1986) The impact of percutaneous angioplasty on the management of peripheral vascular disease. Br J Surg 73:17–19
3. Harris S, Vaughan CJ, Torrie EPH, Galland RB (1991) An Evaluation of Intravenous Digital Subtraction Angiography in Assessing Lower Limb Ischaemia. Eur J Vasc Surg 5:205–207
4. Skau T, Bolin T, Karner G (1988) Digital subtraction angiography versus standard contrast arteriography in evaluation of peripheral vascular disease. Int Ang 7:42–45

256. Computergestützte Nachsorgesysteme

O. Wagner und M. Schemper

Krankenhaus der Barmherzigen Brüder, Große Mohrengasse 9, A-1021 Wien

Computer Aided Follow-up Systems

Summary. At the I. Surgical Department, University of Vienna, a documentation system for vascular surgical procedures was developed in 1969/70 (Wagner) and has been in continuous use with minor modifications until now (Angioarchiv). To organize the follow-up of these patients a computer-aided system was established in 1978 called Nasok. Patients data are monthly transferred from Angioarchiv to Nasok, and a computerised routine follow-up program by a special team is started by letter and telephone contacts. Furthermore information on deaths as well as the ICD-coded causes of death are annually transferred from the Federal Data Center to the data bank of the hospital and from there to the vascular registry. The system works very well for routine follow-up, but also for prospective and controlled trials.

Key words: Vascular surgery – Computer aided follow-up system – Vascular registry

Zusammenfassung. An der I. Chirurgischen Klinik in Wien wurde 1969/70 das Dokumentationssystem für Gefäßoperationen entwickelt (Wagner), wie es leicht modifiziert bis heute in Verwendung ist (Angioarchiv). Seit 1978 besteht dazu ein computergestütztes Nachsorgesystem (Nasok), mit dem die regelmäßige Einberufung der Patienten erfolgt. Die Daten der interessierenden Patienten werden monatlich in die Nasok-Datei überspielt, und es erfolgt durch eine eigene Arbeitsgruppe die regelmäßige Einberufung, bzw. die telephonische Mahnung. Zusätzlich werden jährlich vom Österreichischen Bundesrechenamt mit Routineprogrammen die ICD-verschlüsselten Sterbedaten sämtlicher Patienten übernommen. Dies ermöglicht bei routinemäßiger Standardnachsorge eine genaue Langzeitbeobachtung gefäßchirurgischer Patienten sowie die integrierte Durchführung prospektiver Beobachtungs- und kontrollierter Therapiestudien.

Schlüsselwörter: Gefäßchirurgie – EDV-Dokumentation – Nachsorge

Die Nachsorge nach chirurgischen Eingriffen, besonders nach Tumor- oder Gefäßoperationen, ist eine absolute Notwendigkeit, um die Qualität der chirurgischen Leistung zu erfassen und den Patienten auch postoperativ zu betreuen, der in vielen Fällen nicht auf Dauer geheilt ist. Erfolgt diese Nachsorge computergestützt, so bedingt dies vorerst einmal eine Computerdokumentation, heute eine Selbstverständlichkeit, obwohl meines Wissens in Deutschland bis heute keine standardisierte einheitliche chirurgische Dokumentation existiert. Das Folgende bezieht sich daher nur auf Österreich, hier haben wir, insbesondere im Rahmen der Gefäßchirurgie, doch eine beträchtliche Tradition.

Seit der Einführung der elektronischen Datenverarbeitung in weiteste Bereiche des täglichen Lebens hat auch die medizinische Dokumentation diesen Umstellungsprozeß mitgemacht, wobei es nicht nur um die Datenerfassung, sondern auch um exakte statistische Auswertungen geht. Die medizinisch-wissenschaftliche Bedeutung der EDV wurde in Wien schon in den frühen 60er Jahren erkannt und führte 1966/67 zur Gründung des Rechenzentrums der Wiener Medizinischen Fakultät durch Professor Fellinger mit überwiegend klinisch-wissenschaftlicher Fragestellung. Es stand damals ein IBM-Computer 360/30 zur Verfügung. Die Verwaltung war an diesem Rechenzentrum nicht beteiligt.

1968 wurde die Österreichische Gesellschaft für Gefäßchirurgie gegründet. Piza und Denck regten damals die Schaffung eines gemeinsamen Dokumentationssystemes an, das in der Folge von Wagner [1] in Zusammenarbeit mit anderen Gefäßchirurgen und Statistikern entwickelt wurde und an der I. Chirurgischen Klinik in Wien mit geringer Modifikation bis heute in Verwendung ist. Ende 1991 waren 6275 Operationen bei 4320 Patienten dokumentiert. Am Rechenzentrum der Wiener Medizinischen Fakultät wurde indessen auf dieser Großrechenanlage bis 1975 WAMIS (Wiener Allgemeines medizinisches Informationssystem) entwickelt, vor allem WAMAS (Wiener allgemeines medizinisches Auswertungssystem), ein statistisches Auswertungsprogramm, das an dezentralen Bildschirmen unter BMTP, SAS, FORTRAN und SAS-GRAPH genützt werden kann [2]. 1978 wurde von Schemper und Funovics [3] – nach Übernahme der Klinik durch Fritsch – Nasok (Nachsorgeklinik) entwickelt und organisiert. Schließlich entstand 1982 CHIDOS (Chirurgisches Dokumentationssystem) aus der gleichen Arbeitsgruppe (Puchner [4]), ein chirurgisches Dokumentationssystem für die damals bereits vorhandenen Personalcomputer (PCs).

Computergestützte Nachsorge betrifft Patientengruppen mit bedeutsamer Diagnose. Die entsprechenden Patienten (es sind dies meist Tumorpatienten bzw. Patienten nach gefäßchirurgischen Eingriffen) werden monatlich auf eine Nachsorgekartei überspielt, und dann beginnt ein automatisches Mahnwesen. Im gleichen Programm werden Adreßetiketten für Standardeinberufungsschreiben, die an die entsprechenden Patienten ergehen, gedruckt (Abb. 1). Wesentlich ist, daß zu diesem Zwecke eine eigene Arbeitsgruppe aus mehreren Personen bestehend, zur Verfügung steht. In standardisierten Mahnschreiben werden die Patienten zu regelmäßigen Ambulanzbesuchen aufgefordert. Dabei läuft bei Nichteinhalten des Ambulanztermines ein organisiertes Mahnwesen ab, die Patienten werden schriftlich gemahnt, telefonisch kontaktiert oder Nachforschungen bei Angehörigen und Hausarzt angestellt (Abb. 2). Wenn der Patient keine Nachuntersuchung wünscht, wird er aus der Nachsorgekartei gestrichen. Trotz des Aufwandes ist allerdings meine vollständige Nachuntersuchung aller Patienten möglich, im Gegensatz zu den Tumorpatienten mit 4% ist der Prozentsatz verlorener Gefäßpatienten mit 19% relativ hoch.

Ein wesentlicher Vorteil des NASOK ist der direkte Zugang zu den Daten des Zentralmeldeamtes in Österreich. Jährlich einmal werden mittels Magnetband routinemäßig die Sterbedaten mit ICD-verschlüsselten Todesursachen sämtlicher Patienten in die allgemeine

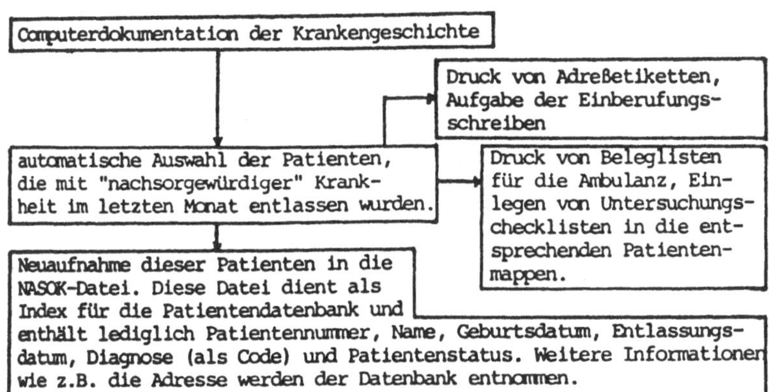

Abb. 1. Schema zur Aufnahme eines Patienten in die NASOK [3]

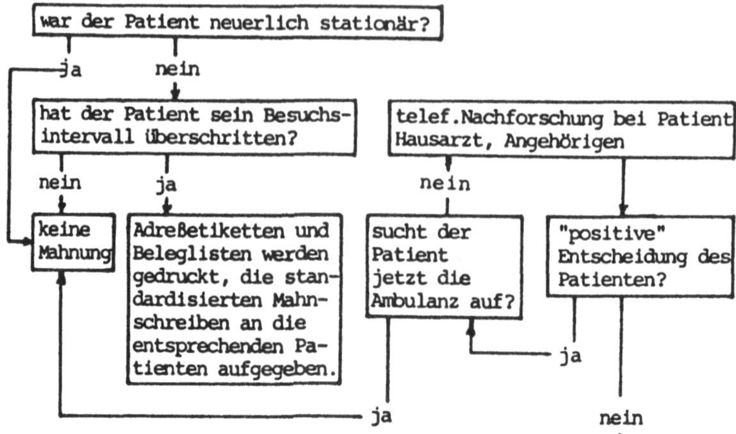

Abb. 2. Schema zum Mahnwesen der NASOK [3]

Datenbank der Klinik und damit auch in die Gefäßdokumentation überspielt. Dies ist vor allem eine entscheidende Information bei Karzinompatienten (100% Überlebensinforma-tion). Bei Gefäßoperierten geht es im wesentlichen um die Funktion der Rekonstruktion, um den Extremitätenerhalt, aber es werden doch Analysen der posttherapeutischen Lebens-dauer ermöglicht und die Einberufung verstorbener Patienten vermieden.

Am Nachsorgebogen des Angioarchivs wird für jede einzelne Operation jedes Patienten und für jedes Rekonstruktionsgebiet die Funktion in Monaten festgehalten, weiters das Stadium, der Dopplerindex, die Anwendung von Antikoagulantien oder Aggregationshem-mern, die Amputationsrate mit Datum sowie die Überlebenszeit. Dementsprechend erfolgt die Auswertung operationsbezogen und gefäßetagenbezogen. Die Daten sind als SAS-Datei im Direktzugriff für jeden Patienten bzw. Eingriff am Bildschirmgerät dezentral unter Verwendung der SAS-FSB-Software abrufbar. Statistische Analysen des gefäßchirurgischen Krankengutes werden unter Verwendung der BMTP und SAS-Commandosprache durchge-führt. Für Spezialprobleme werden selbstentwickelte FORTRAN-Programme eingesetzt, mehrfarbige graphische Veranschaulichungen statistischer Ergebnisse werden durch das Graphikpaket SAS-GRAPH ermöglicht. Es können daher Funktionskurven nach Kaplan-Mayer, aber auch Kurven hinsichtlich des Extremitätenerhaltes oder des Überlebens der Patienten für bestimmte Patientengruppen ermittelt werden [5].

Daneben besteht, wie oben erwähnt, in Österreich ein allgemeines chirurgisches Doku-mentationssystem an derzeit 44 Krankenhäusern, in dem bereits insgesamt mehr als 700 000 stationäre Aufnahmen enthalten sind [4]. Dieses Dokumentationssystem enthält ebenfalls eine Patientenverwaltung inclusive standardisierter Arztbriefschreibung, eine Nachsorge-datenauswertung, Schlüsselverwaltung und Datensicherung. Die Dokumentation der gefäß-chirurgischen Eingriffe ist ähnlich der gefäßchirurgischen Dokumentation in Wien (An-gioarchiv), allerdings etwas einfacher gestaltet. CHIDOS ist mit Modifikationen auch an den Universitäten Graz und Innsbruck an den gefäßchirurgischen Abteilungen in Verwen-dung. An der gefäßchirurgischen Abteilung des Wilhelminenspitals, die aus der Gefäß-chirurgie im Krankenhaus Lainz (Vorstand: Professor Dr. Denck) hervorgegangen ist, wurde hingegen von Hold ein völlig neuer Schlüssel entwickelt, der die Dokumentation einer Vielzahl zusätzlicher Daten ermöglicht. Dieses System funktioniert, allerdings sind Verbes-serungen der Software notwendig und im Gange, um die Anwendung weiterhin zu erleich-tern.

Mit der Übersiedlung der alten Kliniken ins neue Wiener Allgemeine Krankenhaus erfolgt eine Neustrukturierung der beiden chirurgischen Kliniken und die Errichtung einer eigenen gefäßchirurgischen Abteilung (P. Polterauer). Hinsichtlich der gefäßchirurgischen Dokumentation sind keine Änderungen vorgesehen, es wird weiterhin die Gefäßdokumentation (Angioarchiv) und NASOK unverändert weitergeführt. Da die beiden dann zusammengelegten allgemeinchirurgischen Kliniken I und II bisher ein verschiedenes Dokumentationssystem hatten, ist geplant, einen gemeinsamen Schlüssel auf Basis von CHIDOS zu entwerfen. Damit wäre dann die chirurgische Dokumentation in Österreich weitgehend vereinheitlicht.

Die Gefäßdokumentation mit NASOK ermöglicht somit in Zukunft an der Abteilung für Gefäßchirurgie im Allgemeinen Krankenhaus der Stadt Wien weiterhin eine routinemäßige Standardnachsorge zum Nutzen der Patienten, eine genaue Langzeitbeobachtung nach verschiedenen gefäßchirurgischen Eingriffen als Qualitätskontrolle und damit eine integrierte Durchführung prospektiver Beobachtungsstudien und kontrollierter Therapiestudien für wissenschaftliche Zwecke [6, 7].

Literatur

1. Wagner O (1973) Das Dokumentationssystem der Österreichischen Gesellschaft für Gefäßchirurgie – Aufbau, Struktur und praktische Anwendung. In: Denck H, Koch G, Piza F, Wagner O (Hrsg) Intestinale Durchblutungsstörungen. Egermann, Wien, S 211–226
2. WAMIS Wiener Allgemeines Medizinisches Informations-System (1985). Grabner G (Hrsg) Medizinische Informatik und Statistik, Bd 59. Springer Verlag, Heidelberg
3. Schemper M, Funovics J, Puchner M (1981) Computergestützte Patientennachsorge – Darstellung eines Modells und Bericht über 40 Monate Funktionsdauer. In: Adlassnig KP, Dorda W, Grabner G (Hrsg) Medizinische Informatik. Schriftenreihe der Österreichischen Computergesellschaft, Band 14. R. Oldenburg Verlag, Wien München, S 71–75
4. Puchner MA (1993) Chirurgisches Dokumentationssystem CHIDOS. Bericht über den derzeitigen Stand und dessen Weiterentwicklung. Mitt d Öst Ges f Chir 33:145–147
5. Wagner O, Schemper M (1987) Dokumentation und Statistik. In: Heberer G, van Dongen RJAM (Hrsg) Kirschners allgemeine und spezielle Operationslehre: Gefäßchirurgie. Springer Verlag, Berlin Heidelberg, S 147–160
6. Kretscher G, Wenzl E, Wagner O, Polterauer P, Ehringer H, Minar E, Schemper M (1986) Influence of anticoagulant treatment in preventing graft occlusion following saphenous vein bypass for femoropopliteal occlusive disease. Br J Surg 73:689–692
7. Kretschmer G, Wenzl E, Schemper M, Polterauer P, Ehringer H, Marosi L, Minar E (1988) Influence of postoperative anticoagulant treatment on patient survival after femoropopliteal vein bypass surgery. The Lancet, 797–798

257. Service-Operationen oder interventionelles Vorgehen bei Rezidivstenosen nach peripherer Gefäßrekonstruktion

J. Largiader, E. Schneider (Frauenfeld)

(Manuskript bis Redaktionsschluß nicht eingegangen)

Carotischirurgie

258. Zur Wertigkeit der intraoperativen transkraniellen Dopplersonographie

F. M. Grögler, H. J. v. Büdingen (Ravensburg)

(Manuskript bis Redaktionsschluß nicht eingegangen)

259. Wert der Stumpfdruckmessung in der Carotis-Chirurgie

S. Hutschenreiter

Steinbacher Hohl 2–26, 60488 Frankfurt/Main

The Value of the Stump Pressure Measurement in Carotid Surgery

Summary. In spite of the development of better methods, such as somatosensory evoked potentials (SEP), transcranial Doppler sonography (TCD) and EEG-monitoring, the stump pressure measurement has still a solid place in carotid surgery. The method is available in the most operating rooms and is easy in handling. There is a good correlation between the results of SEP- and TCD-monitoring. Disadvantages, such as a missing continuous monitoring can possibly be corrected by liberal indication for shunting.

Key words: Carotid surgery – Intraoperative monitoring – Stump pressure measurement

Zusammenfassung. Neuere intraoperative Kontrollverfahren haben die Stumpfdruckmessung letztendlich nicht völlig verdrängen können. Einfaches Handling, gute Verfügbarkeit und eine gute Korrelation mit TCD und SEP sichern der Stumpfdruckmessung nach wie vor einen Platz in der Carotis-Chirurgie. Für die Beibehaltung des Verfahrens sprechen auch Überlegungen bezüglich Finanzierbarkeit und Praktikabilität. Meßtechnische Nachteile, wie das fehlende kontinuierliche Monitoring können möglicherweise durch eine großzügige Indikationsstellung zum intraluminären Shunt kompensiert werden.

Schlüsselwörter: Carotis-Chirurgie – Intraoperatives Monitoring – Stumpfdruckmessung

Die Stumpfdruckmessung stellt in der Carotis-Chirurgie das älteste intraoperative Kontrollverfahren dar, welches aber mit der Einführung neuerer Verfahren zunehmend kontrovers diskutiert wird.

Die Frage, die sich heute stellt, lautet:

Haben modernere Verfahren (s. Tabelle 1) die Druckmessung ergänzt, ihre Bedeutung eingeschränkt, oder sie gar entbehrlich gemacht?

Beim Literaturstudium stieß ich auf zwei Zitate. Im ersten kommen die Autoren [9] zu der Schlußfolgerung: „Intraoperative monitoring during carotid surgery with routine shunting has little usefulness", und stellen damit das intraoperative Monitoring generell in Frage. Eine andere Gruppe kommt zu dem Ergebnis: „Stump pressure investigation of the internal carotid artery is a very unreliable parameter for cerebral ischemia and inferior to the results of EEG-monitoring" [4]. Sie sehen also die Druckmessung als dem EEG eindeutig unterlegenes Verfahren an. Beide Zitate scheinen den Wert der Stumpfdruckmessung doch sehr in Frage zu stellen und verunsichern den Chirurgen, der über viele Jahre getreu seiner Schule die Druckmessung als Standard seines chirurgischen Handelns angesehen hatte.

Tabelle 1. Carotis-Chirurgie, intraoperatives Monitoring

Stumpfdruck-Messung	prä-/rekonstruktiv ("Momentaufnahme")
EEG SEP TCD	} kontinuierlich
Doppler/Duplex Endoskopie DSA Flow-Messung	} post-rekonstruktiv

Tabelle 2. Wert der Stumpfdruck-Messung in der Carotis-Chirurgie

Stumpfdruck (N = 9) als Referenzwert zu		Korrelation
EEG	3mal	mäßig
SEP	3mal	gut
TCD (intraop.)	4mal	gut
TCD (präop.)	2mal	gut
FLOW	1mal	keine Aussage

Die Zweifel werden verstärkt durch Publikationen aus der Arbeitsgruppe um Courbier [2], die belegen, daß eine relativ exakte Voraussage des Stumpfdruckes durch genaue Analyse der präoperativen Angiogramme in Verbindung mit dem präoperativen Transcraniellen Doppler (TCD) einschließlich Carotis-Kompressionstest und Bestimmung des CO_2-response möglich ist. Benichou [1] konnte in seinen Untersuchungen nachweisen, daß insbesondere bei cerebralen Mehrgefäßerkrankungen der Einsatz des TCD eine sehr genaue Voraussage des zu erwartenden Stumpfdruckes ermöglicht. Er zieht daraus die Konsequenz und entscheidet nicht intraoperativ in Abhängigkeit vom Ergebnis der Druckmessung über den Einsatz eines intraluminalen Shunts, sondern bereits präoperativ.

Ist also die Stumpfdruckmessung am Ende doch entbehrlich? Hat das, was auch heute noch in den Lehrbüchern fortgeschrieben wird [3, 12], nämlich der Stumpfdruck als Entscheidungshilfe für den Einsatz eines Shunts, keine Bedeutung mehr?

Eine Literaturrecherche sollte Klarheit schaffen. In den Jahren 1986–1992 fand ich 33 Publikationen, die sich gezielt mit dem intraoperativen Monitoring in der Carotis-Chirurgie befaßten. Die Stumpfdruckmessung fand zwar in 9 Arbeiten Erwähnung, aber keine dieser Publikationen hatte das primäre Ziel, den Wert der Stumpfdruckmessung zu untersuchen. Vielmehr diente die Druckmessung als Vergleichsparameter zu anderen Kontrollverfahren (s. Tabelle 2). Es stellte sich heraus, daß eine gute Korrelation zu den somatosensiblen evozierten Potentialen – SEP – [7, 8, 11] und dem TCD prä- und intraoperativ [1, 2, 5, 6, 10] besteht, während die Korrelation zum EEG meist als mäßig beschrieben wird [4, 5, 10].

Kommen wir zu der bereits zuvor gestellten Frage:

Stumpfdruck als Entscheidungskriterium für intraoperative Maßnahmen zur Hirnprotektion, d. h. Einsatz eines intraluminären Shunts?

Die Analyse der 9 erwähnten Arbeiten ergibt, daß lediglich 2mal Konsequenzen aus dem Ergebnis der Druckmessung gezogen wurde [1, 6], während 7mal das Ergebnis der Druckmessung keinen Einfluß auf die operative Taktik hatte. Ebenfalls nur je 2mal wurde in Abhängigkeit von den Ergebnissen des TCD und der SEP geshuntet [2, 5, 11]. 4 Autoren [4, 7, 9, 10] verwendeten unabhängig vom Monitoring immer einen Shunt. Eine Arbeitsgruppe operierte generell ohne Shunt [8] (s. Tabelle 3). Vergleichen wir die zur Zeit verfügba-

Tabelle 3. Wert der Stumpfdruck-Messung in der Carotis-Chirurgie

Shunt-Indikationen	N = 9
Selektiv (nach Stumpfdruck)	2mal
Selektiv (nach SEP, TCD)	2mal
Generell (unabhängig v. Monitoring)	4mal
Kein Shunt	1mal

Tabelle 4. Carotis-Chirurgie, intraoperatives Monitoring

Methode	Konsequenz
Stumpfdruck-Messung	Shunt-Einlage
EEG	
SEP	Shunt-Einlage
TCD	bzw. -Revision
Doppler/Duplex	
Endoskopie	intraoperative
DSA	Sofort-Korrektur
Flow-Messung	

Tabelle 5. Wert der Stumpfdruck-Messung in der Carotis-Chirurgie

Pro	Contra
Einfaches Handling	Kein kontinuierliches Monitoring des Erfolgsorganes
Gute Verfügbarkeit	Lokales Risiko (Embolisation, Dissektion)
Gute Korrelation	Zumindest teilweise
Mit TCD und SEP	Ersetzbar durch exaakte präop. Diagnostik (TCD, ART. DSA)

ren Kontrollverfahren, so finden wir in Abhängigkeit vom Meßzeitpunkt und dem Meßintervall (s. Tabelle 1) sehr unterschiedliche Wertigkeiten der einzelnen Methoden, aus denen sich völlig unterschiedliche Konsequenzen ergeben (s. Tabelle 4). Bezogen auf die Stumpfdruckmessung bedeutet dies, daß man sich darüber im klaren sein muß, daß es sich lediglich um eine „Momentaufnahme" handelt, die die Qualität des cerebralen Kollateralkreislaufes beim Beginn des Clampings repräsentiert. Der Nachteil gegenüber EEG, SEP und TCD ist vor allem darin zu sehen, daß sie einerseits keine kontinuierliche Information über die gesamte Clampingphase hinweg erlaubt und andererseits keine Beurteilung des Erfolgsorganes ermöglicht. Dementsprechend müssen Konsequenzen aus der Druckmessung, wenn sie denn gezogen werden sollen, entweder sofort oder gar nicht erfolgen.

Zieht man nach dem bisher Gesagten eine Zwischenbilanz, könnte man zu dem Schluß kommen, die Stumpfdruckmessung habe heute in der Carotis-Chirurgie ihren Stellenwert verloren. Einerseits stellt der generelle Einsatz des intraluminären Shunts das intraoperative Monitoring zumindest betreffs der Druckmessung ohnehin in Frage. Andererseits scheinen verbesserte Kontrollverfahren haushoch überlegen.

Ehe man jedoch eine Methode auf den Schild hebt und die andere verdammt, sollte gerade in einer Zeit der zunehmend kostenorientierten Medizin die Frage der Finanzierbarkeit und der Praktikabilität sehr kritisch unter die Lupe genommen werden. Dabei bleibt festzustellen, daß EEG-, SEP- und TCD-Monitoring gegenüber der Stumpfdruckmessung einen zusätzlichen personellen, aber auch finanziellen Aufwand erfordern, der nicht in jeder Klinik realisiert werden kann. Demgegenüber dürfte die Verfügbarkeit eines Druckwandlers wohl in keinem Operationssaal ein Problem darstellen.

Auch die Qualität der präoperativen Diagnostik ist regional sehr unterschiedlich, so daß eine exakte Voraussage über die zu erwartende cerebrale Kollateralreserve nicht mit ausreichender Sicherheit erfolgen kann. Auch diesbezüglich stellt m.E. die Stumpfdruckmessung nach wie vor eine wertvolle Entscheidungshilfe für das operative Vorgehen dar.

Pro und Contra bezüglich des Wertes der Stumpfdruckmessung in der Carotis-Chirurgie sind in Tabelle 5 zusammengefaßt. Hinzu kommen die o.g. Überlegungen hinsichtlich Praktikabilität und Finanzierbarkeit.

Zusammenfassung

1. Neuere intraoperative Kontrollverfahren in der Carotis-Chirurgie haben die Stumpfdruckmessung wesentlich ergänzt, ihren Wert teilweise auch eingeschränkt, aber letztendlich das Verfahren nicht entbehrlich gemacht.
2. Einfaches Handling, gute Verfügbarkeit sowie die in der Literatur beschriebene gute Korrelation mit TCD und SEP sichern der Stumpfdruckmessung nach wie vor einen Platz in der Carotis-Chirurgie.

3. Zusätzlich sprechen auch Überlegungen der Praktikabilität und der Finanzierbarkeit für die Beibehaltung des Verfahrens.
4. Meßtechnische Nachteile, wie das fehlende kontinuierliche Monitoring können möglicherweise durch eine großzügige Indikationsstellung zum intraluminären Shunt kompensiert werden.

Literatur

1. Benichou H, Bergeron P, Ferdani M, Jausseran JM, Reggi M, Courbier R (1991) Pre- and intraoperative transcranial Doppler: prediction and surveillance of tolerance to carotid clamping. Ann Vasc Surg 5(1):21–25
2. Bergeron P, Benichou H, Rudondy P, Jausseran JM, Ferdani M, Courbier R (1991) Stroke prevention during carotid surgery in high risk patients (value of transcranial Doppler and local anesthesia). J Cardiovasc Surg 32(6):713–719
3. Carstensen G, Balzer K (1987) Verschlußprozesse an den supraaortalen Ästen. In: Heberer G, van Dongen RJAM (Hrsg) Kirschnersche allgemeine und spezielle Operationslehre – Gefäßchirurgie. Springer Verlag, S 483
4. Loeprecht H, Wölfle K, Heudorfer J, Reich H (1985) Can EEG monitoring with the Trend Analyser replace stump pressure measurement in carotid surgery? Langenbecks Arch Chir 366:333–338
5. McDowell HA, Gross GM, Halsey JH (1992) Carotid endarterectomy monitored with transcranial Doppler. Ann Surg 215(5):514–519
6. Naylor AR, Wildsmith JA, McClure J, Jenkins AM, Ruckley CV (1991) Transcranial Doppler monitoring during carotid endarterectomy. J Cardiovasc Surg 32(6):713–719
7. Okada Y, Shima T, Matsumura S, Nishida M, Yamada T, Okita S (1989) Intraoperative monitoring of cerebral function and hemodynamics during carotid endarterectomy. No shinkei Geka 17(10):925–931
8. Pedrini L, Paragona O, Pisano E, Sacca A, Cifiello BI, Daddato M (1991) Morbidity and mortality following carotid surgery. J Cardiovasc Surg 32(6):720–725
9. Scheyvaerts M, Limet R (1990) Intraoperative electroencephalographic monitoring during carotid surgery with routine shunting. Ann Vasc Surg 4(4):318–322
10. Shima T, Matsumurs S, Okada Y, Nishida M, Yamada T, Yamane K (1990) Experience of carotid endarterectomy. Neurol Med Chir Tokyo 30(11):813–819
11. Tiberio G, Floriani M, Giulini SM, Bonardelli S, Portolani N, Pulcini G et al. (1991) Monitoring of somatosensory evoked potentials during carotid endarterectomy: relationship with different haemodynamic parameters and clinical outcome. Eur J Vasc Surg 5(6):647–653
12. Vollmar J (1982) Rekonstruktive Chirurgie der Arterien. Thieme Verlag, S 409

260. Wert der somatosensorischen evozierten Potentiale (SEP) und des EEG-Monitorings als intraoperative Kontrolle bei Carotisoperationen

H. W. Kniemeyer, R. Kolvenbach und W. Sandmann

Abteilung für Gefäßchirurgie und Nierentransplantation, Zentrum für Chirurgie I, Heinrich-Heine-Universität Düsseldorf, Moorenstr. 5, 40225 Düsseldorf

Value of Somatosensory Evoked Potentials and EEG Monitoring in Intraoperative Control During Carotid Operations

Summary. Combined EEG- and SEP-Monitoring revealed a 4% incidence of intraoperative cerebral ischemia. High risk patients are those with contralateral carotid artery occlusion, previous history of stroke or a positive CT-scan. Today high risk patients are shunted primarily without intraoperative monitoring of brain function.

Key words: Carotid artery surgery – Brain monitoring – Clamping ischemia

Zusammenfassung. In ca. 4% aller Patienten mit operationswürdiger Carotisläsion ist intraoperativ eine cerebrale Minderperfusion zu erwarten. Mit Shunt als einziger therapeutischer Option wird heute bei Patienten der Risikogruppe (Insult im Spontanverlauf, positiver CT-Befund, contralateraler Carotisverschluß) primär ein Shunt eingelegt und auf ein Monitoring verzichtet.

Schlüsselwörter: Carotischirurgie – Neuromonitoring – Klemmischämie

Sicherheitsaspekte und Qualitätsanforderungen beschleunigen die Durchsetzung eines perioperativen Monitorings in der Carotischirurgie. Die seit mehr als 30 Jahren diskutierte Frage nach der Shuntnotwendigkeit zur Vermeidung einer möglichen „Klemmischämie" steht damit weiterhin im Vordergrund. Weniger interessant ist jedoch das früher eher apodiktisch diskutierte Problem des routinemäßigen „shunt versus non-shunt", da sich signifikante Unterschiede hinsichtlich der Insultrate bei beiden Gruppen nicht ergeben hatten [5].

Heute ist der Ansatz zur Problemlösung anders. Da der Shunt im Falle einer klemmbedingten cerebralen Minderperfusion den einzig möglichen therapeutischen Ansatz darstellt, wird über präoperative Diagnostik und intraoperatives Monitoring selektiv die Indikation zur Shunteinlage zu eruieren versucht [1, 3, 5].

Elektroencephalogramm (EEG) und somatosensorische evozierte Potentiale (SEP) sind geeignete und sensible Methoden, die eine enge Korrelation zur cerebralen Perfusion aufweisen [1, 2]. Während das kontinuierlich abzuleitende EEG die calottennahe Cortexaktivität mißt, gibt das SEP (intermittierend abgeleitet) Informationen über afferente Bahnen und tiefere Bereiche. Nachteil beider Verfahren ist eine gewisse Störanfälligkeit, insbesondere im OP, zudem die Abhängigkeit von der Narkosetiefe. Die Sensitivität des intraoperativen EEG wird mit 80%, die Spezifität mit 99% beschrieben [4].

Material und Methode

In einer randomisierten Studie zur Beurteilung der Shuntnotwendigkeit in der Carotischirurgie wurde bei 503 Eingriffen (472 Patienten, 153 Frauen, Durchschnittsalter 64 Jahre) die Hirnfunktion routinemäßig mittels EEG und SEP kontrolliert [5]. Laut Protokoll waren 250 Eingriffe mit und 253 ohne Shunt vorgesehen. In 35 Fällen der „Shuntgruppe" konnte aus technischen Gründen kein Shunt eingelegt werden, umgekehrt mußte in 10 Fällen der „Nicht-Shunt-Gruppe" nach signifikantem Absinken der kortikalen Aktivität im EEG und/oder deutlicher Amplitudenreduktion im SEP bei aus ethischen Gründen geändertem Studiendesign ein Shunt eingelegt werden. Beide Gruppen unterschieden sich nicht bezüglich der neurologischen Vorschädigung. 15 % wiesen ein Stadium I, 48 % ein Stadium II und 37 % ein Stadium IV auf.

Ergebnisse

Die perioperative Insultrate betrug in beiden Gruppen 4 %. Insgesamt zeigten 19 Patienten (3,8 %) eine signifikante Aktivitätsminderung im EEG und/oder eine Amplitudenreduktion im SEP, die in 10 Fällen zu einer sekundären Shunteinlage (Nicht-Shunt-Gruppe) führte. Unter 484 Eingriffen mit unauffälligem EEG/SEP trat in 1,2 %, unter den 19 Fällen mit signifikanten Zeichen einer Minderperfusion in EEG und SEP jedoch in 42 % ein Insult auf (p < 0,000000002) (Tabelle 1).

Nach Auswertung der Studien (Multivarianzanalyse) stellt sich ein Risikoprofil für das Auftreten eines perioperativen Insultes dar. Die perioperative Insultrate stieg signifikant, wenn im Spontanverlauf ein Insult (Faktor 3), ein kontralateraler Verschluß (Faktor 5) oder ein positiver CT-Befund (Faktor 6) vorlag.

Insgesamt lag die Inzidenz der EEG- und SEP-nachgewiesenen Zeichen einer cerebralen Minderperfusion und damit absoluter Indikation zur Shunteinlage bei 4 %. In der Literatur wird hierzu eine erhebliche Streubreite zwischen 4 und 28 % für das intraoperative EEG-, sowie zwischen 4 und 11 % für das SEP-Monitoring angegeben. Ursache hierfür mag neben der jeweiligen gelegentlichen Störanfälligkeit beider Verfahren unter Einsatz im OP, der Abhängigkeit von der Narkosetiefe und der Erfahrung des Untersuchers auch eine unterschiedliche Wertung der Befunde mit nachfolgender Shunteinlage sein (Tabelle 2).

Aus diesen Gründen bevorzugen wir das kombinierte Monitoring mit EEG und SEP, da im Falle einer nicht oder wenig aussagefähigen Ableitung eines Monitoringverfahrens wesentliche Entscheidungshilfen vom jeweiligen ergänzenden Verfahren gewonnen werden können.

Intraoperatives EEG- und SEP-Monitoring sind sensible Methoden zum Nachweis einer intraoperativen cerebralen Minderperfusion (Klemmischämie). Da die einzige therapeutische Option in der Shunteinlage besteht, verzichten wir heute bei nachgewiesener Risikokonstellation (vorbestehender Insult, positiver CT-Befund, kontralateraler Carotisverschluß) auf ein intraoperatives Neuromonitoring und legen primär einen Shunt ein.

Tabelle 1. Signifikant höheres Insultrisiko bei Patienten mit EEG- und SEP-Veränderungen als Zeichen einer cerebralen Minderperfusion in der Ausklemmphase (p < 0,000000002)

EEG/SEP	o.B.	Insult periop.	Insult postop.	Summe
o.B., geringe Veränd.	475	6 (1,2 %)	3 (0,6 %)	484
sign. Veränderungen	10	8 (42 %)	1 (5 %)	19
Summe	485	14 (2,8 %)	4 (0,8 %)	503

Tabelle 2. Literaturübersicht: Häufigkeit intraoperativer signifikanter EEG- und SEP-Veränderungen in der Carotischirurgie

EEG-Monitoring		n	Shunt	SEP-Monitoring		n	Shunt
Whittemore et al.	(1983)	219	16%	Schweiger et al.	(1990)	400	4,3%
Callow	(1985)	289	6%	Horsch et al.	(1990)	775	11,5%
Graham et al.	(1986)	73	26%	Dinkel et al.	(1991)	482	4,6%
McFarlane et al.	(1988)	427	13%	Lam et al.	(1991)	64	6,3%
Ahn et al.	(1992)	46	28%	Tiberio et al.	(1991)	264	11%
Redekop et al.	(1992)	293	7,5%	eigene Daten (Studie)	(1992)	503	3,8%
eigene Daten (Studie)	(1992)	503	3,8%				

Literatur

1. Callow AD (1985) The Value of Electroencephalography for Cerebral Protection. In: Greenhalgh RM (ed) Diagnostic techniques and Assessment Procedures in Vascular Surgery. Grune & Stratton, London
2. Dinkel M, Kamp HD, Schweiger H (1991) Somatosensorische evozierte Potentiale in der Karotischirurgie. Anaesthesist 40:72–78
3. Eikelboom BC, Ackerstaff RGA (1993) Preoperative Prediction of Cerebral Ischaemia Due to Carotid Occlusion. Eur J Vasc Surg 1993, Suppl A 7:21–24
4. Krul JM, Ackerstaff RG, Eikelboom BC, Vermeulen FE (1989) Stroke related EEG changes during carotid surgery. JVS 3:423–428
5. Sandmann W, Willeke F, Kolvenbach R, Benecke R, Godehardt E (1993) Shunting and Neuromonitoring: A prospective Randomized Study. In: Greenhalgh RM, Hollier LH (eds) Surgery for Stroke. WB Saunders, London, pp 287–296

261. Wert der Gefäßendoskopie in der Carotischirurgie

P. Kasprzak und D. Raithel

Abteilung für Gefäßchirurgie, Klinikum Nürnberg, Flurstr. 17, 90419 Nürnberg

Value of Angioscopy in Carotid Surgery

Summary. From 1989 to 1990 188 patients (136 men and 42 women) with a mean age of 67.3 years underwent an intraoperative angioscopy after carotid endarterectomy. In 68% of the patients no pathologic findings were found (stage I). 13% of the patients (stage II) showed minor pathology so that no intervention was necessary. In 16% of the patients (stage III) either small thrombi were rinsed out or debris had to be removed by endoscopy. In 3% of the patients (stage IV) immediate surgical reintervention was necessary. Vascular endoscopy is a valuable method for intraoperative quality control after carotid EA.

Key words: Angioscopy – Carotid surgery – Quality control

Zusammenfassung. Bei 188 Patienten (136 Männer und 42 Frauen) im Durchschnittsalter von 67,3 Jahren wurde in den Jahren 1989–1990 eine intraoperative Gefäßendoskopie nach Carotisendarteriektomie durchgeführt. Bei 68% der Patienten wurde ein regelrechter Befund festgestellt (Stadium I). Bei 13% der Patienten (Stadium II) ergaben sich nur geringgradige pathologische Veränderungen, so daß keine Intervention notwendig war. Bei 16% der Patienten mit Stadium III wurden entweder kleine Thromben herausgespült oder Debris auf dem endoskopischen Wege entfernt. Bei 3% der Patienten mit Stadium IV-Pathologie war eine sofortige chirurgische Reintervention notwendig.

Schlüsselwörter: Gefäßendoskopie – Carotischirurgie – Qualitätskontrolle

(Manuskript bis Redaktionsschluß nicht eingegangen)

Periphere Arterien

262. Ist die periphere Gefäßrekonstruktion ohne intraoperative Kontrollangiographie vertretbar?

J. D. Gruß, W. Hiemer und J. Uy

Kurhessisches Diakonissenhaus, Goethestraße 85, 34119 Kassel

Are Peripheral Arterial Reconstructions Justified Without Intraoperative Control Angiography

Summary. Immediate occlusions of peripheral reconstructions with any type of graft material during the first three postoperative days are fatal for the longterm result. Our femoro-tibial in situ vein bypasses show a cumulative patency of 64.9% at five years, while successfully reconstructed immediate occlusions show a patency of only 39.5% at five years. The intraoperative angiography detects deficiencies of the transplant, technical errors and any pathological changes in the outflow tract. The immediate correction is mandatory. At the end of the operation the morphological picture is perfect, that means reduction of fatal immediate occlusions. By this procedure we believe that our longterm results will be improved.

Key words: Immediate occlusion – Technical errors – Intraoperative angiography – Longterm patency

Zusammenfassung. Der Sofortverschluß einer peripheren Rekonstruktion während der ersten 3 Tage ist deletär für das Langzeitergebnis sowohl von Kunststoffbypasses als auch von Venenbypasses. Bei unseren femoro-cruralen in situ Bypasses beträgt die kumulative Offenrate nach 5 Jahren im Gesamtkollektiv 64,9%, während sie bei den erfolgreich revidierten Sofortverschlüssen nur noch 39,5% beträgt. Die intraoperative Kontrollangiographie erlaubt die Aufdeckung von Transplantatmängeln, von technischen Fehlern sowie von pathologischen Veränderungen der Ausstrombahn. Die sofortige Korrektur gewährleistet bei Abschluß des Eingriffs ein gefäßmorphologisch einwandfreies Rekonstruktionsergebnis. Hierdurch werden Sofortverschlüsse vermieden, so daß global eine Verbesserung der Langzeitergebnisse erwartet werden darf.

Schlüsselwörter: Sofortverschlußrate – Technische Fehler – Intraoperative Angiographie – Langzeitergebnisse

Lassen Sie mich mit der Zusammenfassung beginnen: Die mir von unserem Präsidenten gestellte Frage muß mit einem eindeutigen „Nein" beantwortet werden. Drei Beobachtungen am eigenen Krankengut begründen dieses Statement.

1. Seit 1986 führen wir bei allen rekonstruktiven Eingriffen an der Carotis eine intraoperative Kontrollangiographie durch. Im ersten Jahr fanden wir dabei in 20% unserer Fälle einen korrekturbedürftigen Befund, im zweiten Jahr waren es noch 10%, in den

1002

nachfolgenden Jahren pendelte sich die Korrekturrate zwischen 6 und 8 % ein. Die Lernkurve war also nicht geeignet, die intraoperative Kontrollangiographie überflüssig zu machen.

2. Femoro-popliteale Verschlüsse mit freier Einstrombahn und freier Ausstrombahn werden bei uns durch Interposition von PTFE-Prothesen korrigiert. Die Offenraten betragen nach dem primären Eingriff 82 % nach einem Jahr und 75 % nach 2 Jahren. Nach erfolgreicher Revision eines Sofortverschlusses liegen die kumulativen Offenraten nach einem Jahr bei 58 % und nach zwei Jahren bei 48 %. Die intraoperative Angiographie kann technische Fehler als Ursache von Sofortverschlüssen aufdecken und erlaubt ihre sofortige Beseitigung. Die intraoperative Angiographie bringt die Transplantatlänge, seine Lage, evtl. Abknickungen oder Torsionen zur Darstellung. Anastomosenstenosen, periphere Dissektionen oder Thrombenbildung in der Ausstrombahn werden absolut sicher dargestellt.

3. Und hierauf möchte ich etwas ausführlicher eingehen – ist auch der Sofortverschluß beim femoro-distalen Venenbypass gleichermaßen deletär.

Kniegelenksüberschreitende Rekonstruktionen, also femoro-crurale und pedale Bypasse oder Bypasses auf isolierte Unterschenkelarteriensegmente erfolgen heute wohl allgemein unter Verwendung körpereigenen Venenmaterials, wenn immer möglich. Die Vene kann dabei umgekehrt in Form des klassischen Venenbypasses als auch in situ verwendet werden. Bei uns hat sich seit 1974 die in situ Technik bewährt. Die intraoperative Angiographie erfolgt über einen lang gelassenen hohen Venenast, durch den die Angiographiekanüle annähernd atraumatisch, d.h. ohne Punktion der Vene in die Vene eingebracht werden kann. Die Kontrastmittelinjektion erfolgt durch den Operateur selbst. Die Aufnahmen können entweder mit einer einfachen Siemenskugel oder durch den Einsatz einer Bildwandler-Fernseheinheit angefertigt werden. Im Rahmen einer Dissertation haben wir unsere ersten 336 in situ Bypasses analysiert und fanden bei den intraoperativen Angiographien, unabhängig von der Darstellung der afferenten und efferenten Venenäste, in 22 % der Fälle korrekturbedürftige Befunde. Hierbei handelte es sich zwar 45mal um Abknickungen am Faszienrand, 11mal um persistierende Venenklappen, aber auch um 6 Torsionen und 6 Anastomosenstenosen. Abknickungen am Faszienrand kommen heute praktisch nicht mehr zur Beobachtung, ebenso seit Einführung des Insitucut keine persistierenden Venenklappen mehr. Dennoch finden wir auch heute noch, nach 18jähriger Erfahrung an über 1000 in situ Bypasses, immer noch in 6–8 % unserer Fälle korrekturbedürftige Befunde wie Torsionen, Anastomosenstenosen, periphere Dissektionen und periphere Thrombosierung, deren sofortige Beseitigung die Gefahr eines deletären Sofortverschlusses reduziert. Mein Mitarbeiter Hiemer hat das Schicksal von 130 in situ Bypässen nach Sofortverschlüssen verfolgt. Bei der obligaten sofortigen Revision erwiesen sich von 130 Bypässen nur noch 88 als reaktivierbar, 42 Transplantate blieben definitiv verschlossen; ihr Schicksal ergibt sich aus dem Diapositiv. Es erwies sich als Trugschluß anzunehmen, daß das Schicksal der erfolgreich revidierten Bypasses dem Normalverlauf entsprechen könnte: Während die 5-Jahres-Permeabilität unseres Gesamtkollektivs 64,9 % beträgt, liegt die Permeabilität nach erfolgreich revidiertem Sofortverschluß bei 39,5 %, die Werte nach 6 Jahren betragen entsprechend 62,3 % gegenüber 33,1 %.

Eine spezifische Notwendigkeit der in situ Technik ist die Darstellung, Lokalisation und Unterbrechung der afferenten und efferenten Saphenaäste. Während die afferenten Äste beim Insuffizientwerden ihrer Klappen schmerzhafte rote, ggf. auch nekrotisierende Hautareale produzieren, gefährden persistierende efferente Äste, also Venae perforantes, das Schicksal des Bypasses selbst. Bei fortschreitender Grundkrankheit nimmt der periphere Widerstand zu. Im gleichen Maße wird der arterielle Zustrom zunehmend in das venöse Niederdrucksystem abgeleitet, so daß es zu einer Bypassthrombose unterhalb der AV-Fistel kommen kann.

Die intraoperative Qualitätskontrolle ist also auch in dieser Hinsicht für die Langzeitergebnisse peripherer Rekonstruktionen unerläßlich.

Auch der Erfahrenste sieht einer Anastomose ihre inneren Qualitäten nicht an. So mußte dieser periphere Bypassanschluß vom Vortragenden im vergangenen Jahr insgesamt dreimal genäht werden, bis dieses befriedigende Ergebnis erzielt war.

Die intraoperative Angioskopie kann beim femoro-poplitealen Kunststoffbypass alternativ eingesetzt werden. Sie hat bei Venentransplantaten jedoch der intraoperativen Angiographie gegenüber einige entscheidende Nachteile. Sie ist zeitaufwendiger, sie ist traumatischer und sie erlaubt nicht die Erkennung von Transplantattorsionen sowie die Erkennung peripherer Thrombenbildung in der Ausstrombahn.

Die Flußmessung stellt keine echte Alternative dar, da sie keine Beurteilung der Gefäßmorphologie erlaubt, das gleiche gilt mit einigen Einschränkungen auch für die Dopplerverfahren.

Intraoperative Kontrollverfahren haben das Ziel, ein gefäßmorphologisch einwandfreies Rekonstruktionsergebnis bei Abschluß der Operation zu gewährleisten, um somit dem deletären Sofortverschluß vorzubeugen.

263. Stellenwert der Gefäßendoskopie als Kontrollverfahren bei infrainguinalen Bypassoperationen

K. D. Wölfle, U. Kugelmann, C. Barnikel und H. Loeprecht

Klinik für Gefäß- und Thoraxchirurgie, Zentralklinikum, Stenglinstr. 2, 86156 Augsburg

Appraisal of Vascular Endoscopy for Monitoring Infrainguinal Bypass Grafts

Summary. In a prospective study, the findings of angiography and endoscopy were compared with respect to the detection of technical problems in 50 infrainguinal bypass grafts. In 8 cases with abnormal angiogram, angioscopy confirmed the presence of abnormalities in 3 patients. 4 defects distal to the peripheral anastomosis were not accessible to endoscopic examination. In 42 normal angiograms, angioscopy disclosed 3 abnormalities. Our data suggest that endoscopy is more accurate in detection of defects within the graft but it provides no information about the run-off.

Key words: Infrainguinal bypass grafts – Completion angiography – Vascular endoscopy

Zusammenfassung. In einer prospektiven Studie wurden bei 50 infrainguinalen Bypässen die Befunde von Angiographie und Endoskopie bzg. der Aufdeckung intraop. Fehler verglichen. Bei 8 Patienten mit pathologischer Angiographie wurde der Befund 3mal endoskopisch bestätigt. 4 Defekte unterhalb der distalen Anastomose entzogen sich der endoskopischen Inspektion. Unter 42 unauffälligen Angiogrammen enthüllte die Endoskopie 3 pathologische Befunde. Insgesamt erscheint die Gefäßendoskopie sensitiver beim Aufdecken von Abnormitäten im Bypass, doch sie liefert keine Information über den Abstrom.

Schlüsselwörter: Infrainguinale Bypassoperation – Kontrollangiographie – Gefäßendoskopie

Einleitung

Wegen möglicher technischer Defekte bei der Anlage von femorodistalen Rekonstruktionen ist eine intraoperative Überprüfung der Bypassmorphologie für eine optimale Funktion unerläßlich. Die Kontrollangiographie galt hierfür lange Zeit als der „Gold Standard". Nach neueren Untersuchungen erwies sich aber die Gefäßdarstellung bei hoher Spezifität als nur mäßig sensitiv für die Erkennung von Fehlerquellen [1], so daß – auch bei unauffälliger intraoperativer Angiographie – noch eine Reihe von Frühverschlüssen auf initial übersehenen, technischen Defekten beruhte [2]. Da nun mit der Gefäßendoskopie ein neues bildgebendes Kontrollverfahren bereitsteht, haben wir im Rahmen einer vergleichenden Studie die diagnostischen Möglichkeiten von Angiographie und Endoskopie bei infrainguinalen Bypässen untersucht. Die mit beiden Verfahren erhaltenen Befunde wurden analysiert und ihre Auswirkungen auf den weiteren Operationsverlauf dargestellt.

Patienten und Methode

Vom 1. 2. 90–30. 4. 91 wurden in unserer Klinik 48 Patienten mit 50 infrainguinalen Gefäßrekonstruktionen prospektiv erfaßt, die intraoperativ sowohl angiographisch als auch endoskopisch kontrolliert wurden. Die relevanten Patientendaten sind in der Tabelle 1 aufgeführt.

39 Bypässe bestanden aus autologer Vene, 6 aus PTFE und 5 waren aus beiden Materialien zusammengesetzt. Die eingebauten Bypässe wiesen eine mittlere Länge von 43 cm auf, der durchschnittliche distale Venendurchmesser betrug 3,85 mm. Insgesamt waren die Bypässe 5mal auf das III. Popliteasegment, 42mal auf krurale und 3mal auf pedale Arterien angeschlossen (Tabelle 2).

Tabelle 1. Patientendaten

Anzahl der Rekonstruktionen	50
Anzahl der Patienten	48
Durchschnittsalter (Jahre)	69
Diabetiker	33
Stadium III	2
Stadium IV	48
ABI (präoperativ)	0,40

Tabelle 2. Bypass-Material und Lage der distalen Anastomose. VSM = V. saphena magna, VSP = V. saphena parva

Material	Distale Anastomose		
	Popliteal III	Krural	Pedal
VSM reversed	3	14	2
VSM non-reversed	–	9	1
VSM in situ	–	8	–
VSP	1	1	–
PTFE (Gore RRT, 6 mm)	1	5	–
Composite	–	5	–

Nach Beendigung der distalen Anastomose und Fixierung des Bypasses an der proximalen Anastomose wurde eine Angiographie der distalen Bypasshälfte und der angrenzenden Ausstrombahn vorgenommen. Zusätzliche Darstellungen der proximalen Bypass-Segmente erfolgten bei in situ und non-reversed Bypässen, um die Vollständigkeit der Valvulotomie im gesamten Gefäßabschnitt zu erfassen. Die Gefäßdarstellung wurde durch manuelle Kontrastmittelinjektion über das offene, proximale Bypassende vorgenommen. Für die anschließende Inspektion des Bypasses wurden Endoskope mit einem Außendurchmesser von 2,2 mm und steuerbarer Spitze verwendet (PF 22; Fa. Olympus, Hamburg). Die zur Klärung der Sichtverhältnisse im Bypass benötigte Druckspülung mit Ringerlösung wurde über einen parallel mit dem Angioskop vorgeschobenen Venenkatheter appliziert. Die Ergebnisse der angiographischen und endoskopischen Untersuchung wurden vom Operateur analysiert und führten in Abhängigkeit vom Befund zu unverzüglichen Korrekturmaßnahmen.

Ergebnisse

Durchführbarkeit der Untersuchung: Bei einer durchschnittlichen Kontrastmittelgabe von 45 ml und 5 Wiederholungsaufnahmen konnte in 47 Fällen eine gute, in zwei Fällen eine befriedigende und bei einem Patienten eine nicht verwertbare angiographische Abbildung erreicht werden. Mit der endoskopischen Untersuchung waren bei 46 Patienten gute, bei 3 befriedigende und nur bei einem Patienten schlechte Sichtverhältnisse zu erzielen. Unter Einschluß des letzten Falles konnte der gesamte Bypass und die distale Anastomose nur dreimal nicht eingesehen werden. Die für die Untersuchung erforderliche Zeit betrug im Mittel 7,8 Minuten (maximal 30 min), das dabei benötigte Spülvolumen belief sich auf durchschnittlich 245 ml (maximal 1000 ml).

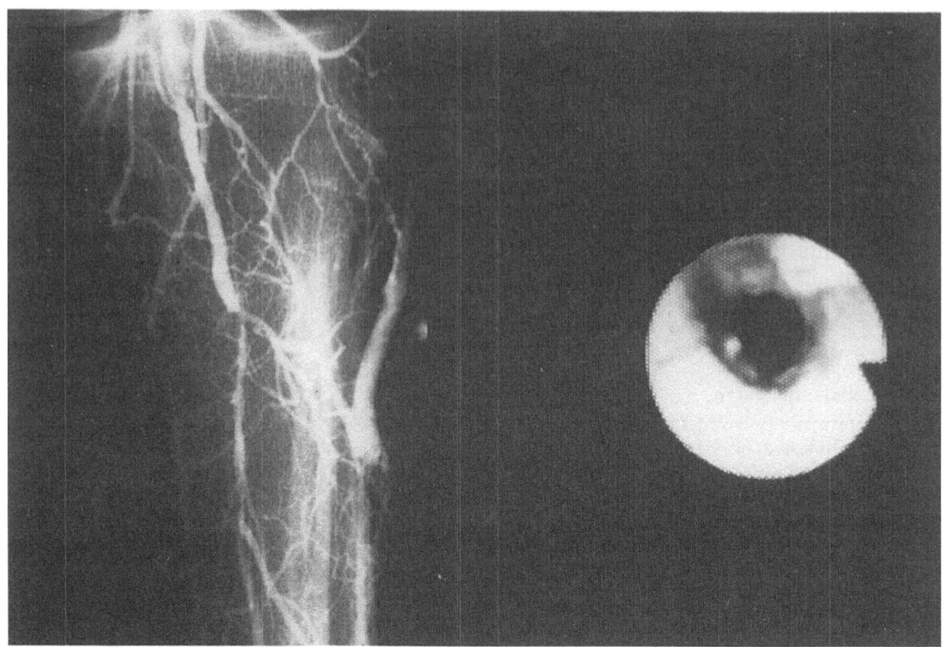

Abb. 1. Füllungsdefekt an der distalen Anastomose (*links*), der durch die Endoskopie (*rechts*) als Thrombusformation identifiziert wird

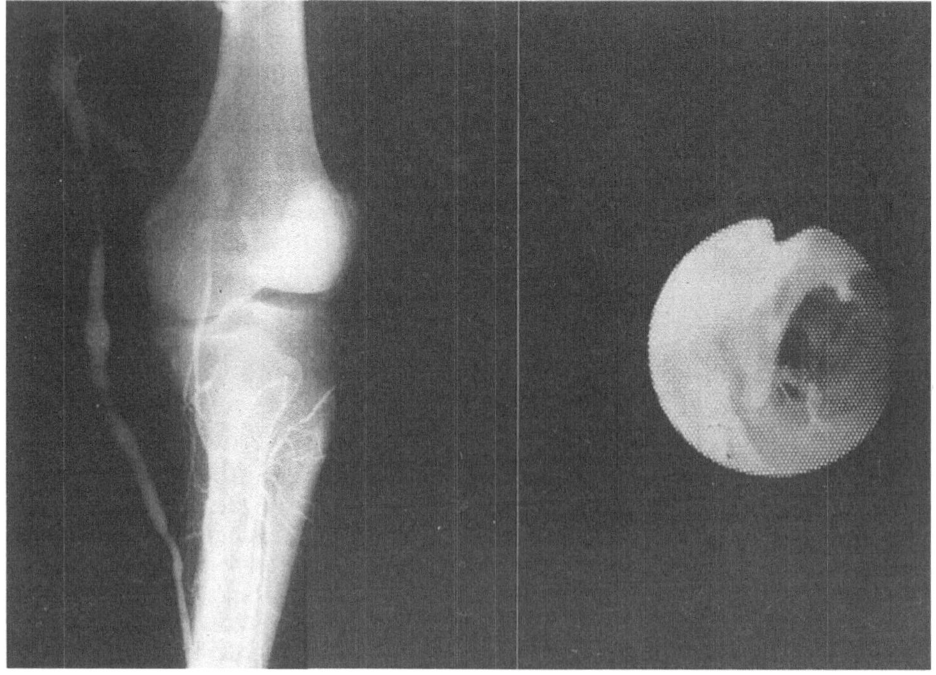

Abb. 2. Endoskopisch festgestellte inkomplette Valvulotomie, die angiographisch nicht zu erkennen ist

Auffällige Kontrollangiographie: In 8 Fällen war die Gefäßdarstellung pathologisch. Bei 4 Patienten handelte es sich dabei um Defekte unterhalb der distalen Anastomose, die der endoskopischen Inspektion nicht zugänglich waren; zwei davon wurden durch Patchplastik korrigiert. Im Bereich des distalen Bypassanschlusses wurden eine Einengung an der Bypassspitze und drei Füllungsdefekte (Abb. 1) aufgedeckt, von denen sich einer auf Grund der endoskopischen Beurteilung als falsch positiv erwies. In den drei Fällen mit endoskopischer Bestätigung erfolgte eine Revision.

Endoskopische Zusatzbefunde bei unauffälliger Angiographie: Bei 42 Patienten wurde die Kontrollangiographie als frei von pathologischen Befunden beurteilt. Bei der endoskopischen Untersuchung fanden sich in 3 Fällen relevante Zusatzbefunde, die im Rahmen der durchgeführten Revisionseingriffe alle bestätigt wurden. Im einzelnen handelte es sich um 2 Fälle mit inkompletter Valvulotomie (Abb. 2) bei in situ Bypässen sowie bei einem Patienten um eine Bypassstenose. Unter Zugrundelegung der endoskopischen Ergebnisse wurden durch die Gefäßdarstellung im Bypass ein falsch positiver sowie drei falsch negative Befunde erhoben. Im Vergleich zur Gefäßendoskopie beträgt somit die Sensitivität bzw. Spezifität für die Aufdeckung pathologischer Befunde innerhalb des Bypasses 50 bzw. 97%.

Komplikationen: Die 30 Tage Mortalität in unserer Studie betrug 0%; während dieser Periode ereignete sich ein nicht letaler Herzinfarkt. Bezüglich der durchgeführten Kontrollmaßnahmen ergab sich keine verfahrensspezifische Morbidität. Während der ersten 30 Tage traten 7 Bypassverschlüsse auf. Bei den 6 Fällen, die einer Revision zugeführt wurden, konnte intraoperativ kein technischer Fehler festgestellt werden.

Diskussion

Gefäßendoskopie und Angiographie stellen sichere Kontrollverfahren bei infrainguinalen Rekonstruktionen dar. Dabei gilt insbesondere für die Angioskopie, daß in 96–100% eine Abbildung des Bypasses in gesamter Länge bei adäquater Visualisation in 94–100% erreicht werden kann [1, 3, 4].

Für das Erfassen von Feindetails im Bypass scheint die Gefäßendoskopie im Vergleich zur Angiographie das empfindlichere Verfahren zu sein. Kompetente Klappenreste bei in situ und non-reversed Rekonstruktionen, mit denen in 16–17% gerechnet werden muß [3, 5] und die angiographisch nur in etwa 20% auszumachen sind [4], werden zuverlässig erkannt. Das Gleiche gilt für die Diagnose pathologischer Befunde im Bereich des Bypasses bzw. der distalen Anastomose, die in einer größeren Serie in 4 bzw. 2% vorkommen [3]. Abnormitäten im Bypass wie Thrombenansammlungen, postphlebitische Defektzustände oder Stenosen werden durch die Angioskopie sicher diagnostiziert [3]. Ähnlich verhält es sich auch mit der korrekten Beurteilung der distalen Anastomose [1, 4].

Die Auswirkungen der endoskopischen Bypasskontrolle auf die spätere Offenheit sind bisher nur spärlich untersucht worden. Zwei retrospektive Erhebungen unserer Arbeitsgruppe bezüglich femorokruraler konventioneller bzw. in situ Rekonstruktionen, wobei jeweils eine zusätzlich endoskopierte Gruppe mit einer nur angiographierten Kontrollgruppe verglichen wurde, konnten keine signifikant verbesserten Durchgängigkeitsraten nach 30 Tagen nachweisen [5, 6]. Eine prospektive Erhebung von Miller mit 250 primären Venenbypässen ergab ebenfalls keine statistisch verwertbare Steigerung der Offenheit [7].

Nach dem derzeitigen Stand erscheint die intraoperative Gefäßdarstellung mit Einschränkungen als Standardverfahren weiter ausreichend, doch ist die Gefäßendoskopie deutlich präziser im Aufdecken von Abnormitäten im Bypass bzw. an der distalen Anastomose. Auch wenn auf Grund der bisher nicht nachgewiesenen Auswirkungen auf die Bypassfunktion keine generelle Empfehlung für den Einsatz der Gefäßendoskopie bei infrainguinalen Rekonstruktionen gegeben werden kann, sollte dieses Verfahren doch bei in situ und non-reversed Bypässen angewendet werden, weil dadurch eine absolut sichere Klappeninzision erreicht werden kann. Zur Zeit ist die Angioskopie zumindest bei diesen Rekonstruktionstechniken als komplementäres Untersuchungsverfahren zur Angiographie zu sehen, die wiederum für die Beurteilung der anastomosennahen Gefäßabschnitte sowie der weiteren Abstromsituation unverzichtbar erscheint.

Literatur

1. Baxter BT, Rizzo RJ, Flinn WR, Almgren CN, McCarthy WJ, Pearce WH, Yao JST (1990) A comparative study of intraoperative angioscopy and completion arteriography following femorodistal bypass. Arch Surg 125:997–1002
2. Stept LL, Flinn WR, McCarthy WJ, Bartlett ST, Bergan JJ, Yao YST (1987) Technical defects as a cause of early graft failure after femorodistal bypass. Arch Surg 122:599–604
3. Miller A, Stonebridge PA, Jepsen SJ, Tsoukas A, Gibbons GW, Pomposelli FB, Freeman DV, Campbell DR, LoGerfo FW (1991) Continued experience with intraoperative angioscopy for monitoring infra-inguinal bypass grafting. Surgery 109:286–293
4. Gilbertson JJ, Walsh DB, Zwolak RM, Waters MA, Musson A, Magnant JG, Schneider JR, Cronenwett CL (1992) A blinded comparison of angiography, angioscopy and duplex scanning in the intraoperative evaluation of in situ saphenous vein bypass grafts. J Vasc Surg 15:121–129
5. Wölfle KD, Zügel N, Bruijnen H, Mayer H, Weber H, Loeprecht H. Femorodistal in situ saphenous vein bypass grafts: what is the impact of endoscopically checked valvulotomy on graft patency? J Cardiovasc Surg (in Druck)
6. Wölfle KD, Bruijnen H, Zügel N, Weber H, Jakob R, Loeprecht H (1992) Technique and results of vascular endoscopy in arterial and venous reconstructions. Ann Vasc Surg 6:347–356
7. Miller A, Marcaccio E, Tannenbaum G, Kwolek C, Stonebridge P, Lavin PT, Gibbons GW, Campbell DR, Pomposelli FB, Freeman DV, Campbell DR, LoGerfo FW (1993) Comparison of angioscopy and angiography for monitoring infrainguinal bypass vein grafts: Results of a prospective randomized trial. J Vasc Surg 17:382–398

264. Wertigkeit der peripheren Widerstandsmessung für die Prognose einer Gefäßrekonstruktion

H. Schweiger und W. Lang

Chirurgische Universitätsklinik, Maximiliansplatz, 91054 Erlangen

Prognostic Value of Peripheral Resistance Measurement for Graft Function

Summary. In clinical practice of femorodistal bypass grafting peripheral resistance is estimated by angiographic run-off criteria.
We measured peripheral resistance intraoperatively in 264 infrainguinal bypass reconstructions using the method of constant flow rates. Peripheral resistance units (mPRU) were calculated by distal pressure devided by flow rates of 100 ml/min. When resistance values were low (below 420 mPRU) primary graft closure rate was 9.4% and secondary closure rate 2.0%. In contrast, resistance values above 580 mPRU resulted in a primary closure rate of 26.2% and a secondary closure rate of 20.0%.
It is concluded, that estimation of peripheral resistance is a valuable prognostic tool especially in below knee reconstructions.

Key words: Peripheral resistance – Graft closure

Zusammenfassung. In der klinischen Praxis wird der periphere Widerstand bei distalen Bypassrekonstruktionen anhand des angiographischen Bildes abgeschätzt.
Wir bestimmten den peripheren Widerstand bei 264 distalen Bypassrekonstruktionen mit der Methode der konstanten Flowraten. Die Widerstandswerte (mPRU) wurden aus dem gemessenen Druck bei einer Flowrate von 100 ml/min berechnet. Bei niedrigen Widerstandswerten (unter 420 mPRU) betrug die primäre Verschlußrate 9,4%, die sekundäre Rate 2,0%. Bei Werten über 580 mPRU dagegen wurde eine primäre Verschlußrate von 26,2% und eine sekundäre Verschlußrate von 20% beobachtet.
Es wird festgestellt, daß die Bestimmung des peripheren Widerstandes eine nützliche prognostische Methode bei distalen Bypassrekonstruktionen ist.

Schlüsselwörter: Peripherer Gefäßwiderstand – Bypassverschlußrate

Die kurzfristige Funktion einer peripheren Bypassrekonstruktion wird durch verschiedene Faktoren determiniert, der wohl wichtigste ist der periphere Gefäßwiderstand. Dieser wird in der klinischen Praxis anhand des angiographischen Bildes („run-off") abgeschätzt. Wesentlich sinnvoller erscheint es jedoch, den peripheren Gefäßwiderstand als eine funktionelle Größe direkt zu bestimmen. Wir haben in den letzten Jahren daher versucht, den Widerstand der Ausstrombahn einer Bypassrekonstruktion während des Eingriffs abzuschätzen.

Material und Methodik

Nach Fertigstellung der distalen Bypassanastomose wird über das proximale Transplantatende physiologische Kochsalzlösung in konstanten Flowraten (100 ml/min) eingeleitet. In Höhe der distalen Anastomose wird eine Kanüle eingestochen, die über ein Schlauchsystem mit einem Druckelement in Verbindung steht. Der sich unter der Infusion von Kochsalzlösung aufbauende distale Druck ist ein direkter Maßstab für die Höhe des peripheren Gefäßwiderstandes. Der Quotient aus Druck und Fluß (100 ml/min) wird als PRU bzw. mPRU angegeben.

Ergebnisse

Bei 385 peripheren Bypassrekonstruktionen wurde der Widerstand nach der oben angegebenen Methode abgeschätzt. Dabei zeigte sich eine deutliche Abhängigkeit von der Höhe der distalen Anastomose und dem peripheren Gefäßwiderstand. Dieser betrug bei freier Poplitea (Anschluß A. poplitea) im Mittel 450 mPRU, im cruralen Bereich 550 mPRU und in Höhe des Arcus plantaris ca. 800 mPRU. Insgesamt ergab sich eine gute Korrelation mit dem angiographischen Bild, soweit sich daraus überhaupt der Abstrom abschätzen ließ. Dies gelingt morphologisch nicht beispielsweise bei der Revaskularisation eines isolierten Popliteasegments, das nach der Literatur und nach eigenen Erfahrungen durchaus günstige Ergebnisse aufweist, selbst wenn mit Kunststoffprothesen gearbeitet werden muß. In diesen Fällen ergaben sich überraschend teilweise extrem niedrige Widerstandswerte, wie sie bei einem guten Abstrom mit drei offenen Unterschenkelarterien zu erwarten sind, zum Teil jedoch auch exzessiv hohe Werte.

Bei der zusammenfassenden Auswertung aller gemessenen Rekonstruktionen zeigte sich, daß die primäre Verschlußrate des Transplantats deutlich von der Höhe des gemessenen peripheren Widerstandes abhängt (Tabelle 1). Noch deutlicher zeigt sich diese Abhängigkeit bei der sekundären Verschlußrate, d. h. den Transplantatverschlüssen nach Revision. Bei niedrigen Widerstandswerten ließ sich in der überwiegenden Anzahl ein primärer Transplantatverschluß erfolgreich thrombektomieren, so daß die sekundäre Verschlußrate sehr niedrig lag. Bei sehr hohen Widerstandswerten gelang dies jedoch nur selten: Nur jeder fünfte Verschluß konnte erfolgreich korrigiert werden.

Analysiert man die Widerstandswerte getrennt nach der distalen Anschlußhöhe des Bypasstransplantats, so zeigt sich, daß im poplitealen Bereich nur in Ausnahmefällen mit hohen, die Durchgängigkeit des Transplantats limitierenden Widerstandswerten zu rechnen ist. Bei cruralen Rekonstruktionen, die bekanntlich mit einer hohen primären Versagerquote belastet sind, werden meist hohe Widerstandswerte gemessen.

Tabelle 1. Peripherer Gefäßwiderstand und primäre bzw. sekundäre Bypassfunktion bis 30 Tage

Widerstand (mPRU)	Primärverschluß	Verschluß 30. Tag
< 420	9,4%	2,0%
420–580	16,7%	9,0%
> 580	26,2%	20,0%

Diskussion

Die Übersicht zeigt, daß besonders bei sehr distalen Rekonstruktionen der periphere Gefäßwiderstand der Hauptfaktor für die frühe Prognose des Transplantats ist. Ist dagegen ein femoro-poplitealer Anschluß möglich und zeigt die Angiographie eine brauchbare Ausstrombahn, kann man davon ausgehen, daß die frühe Funktionsprognose günstig und eine Widerstandsmessung entbehrlich ist.

Welche Konsequenzen können nun aus der Messung des peripheren Gefäßwiderstandes gezogen werden? Werden intraoperativ hohe Widerstandswerte gemessen, sollte versucht werden, den peripheren Widerstand zu senken. Dazu bietet sich eine Revaskularisation mehrerer offener Segmente an, eventuell auch eine AV-Fistel oder eine langfristige medikamentöse Behandlung beispielsweise mit Prostazyklinen. Sind alle diese Maßnahmen jedoch nicht ausreichend, so sollte bei sehr hohen Widerstandswerten im Falle eines Sofortverschlusses des Transplantats eher an eine Amputation gedacht werden, statt den Patienten durch mehrfache frustrane Rezidiveingriffe zu belasten.

Tritt dagegen ein früher Transplantatverschluß trotz niedrigem Widerstand auf, so muß dringend revidiert werden, da mit hoher Wahrscheinlichkeit ein technisches Problem wie Anastomosenstenose, Dissektion, Transplantattorsion oder ähnliches vorliegt. In diesem Fall kann durch eine frühe Revision die Bypassfunktion zuverlässig wieder hergestellt werden.

Anästhesie

265. Intraoperativ erforderliches Herz-Kreislauf-Monitoring bei großen gefäßchirurgischen Eingriffen

H. Böhrer und E. Martin

Klinik für Anästhesiologie, Universität Heidelberg, Im Neuenheimer Feld 110, 69120 Heidelberg

Hemodynamic Monitoring in Aortic Reconstructive Surgery

Summary. The extent of hemodynamic monitoring in aortic reconstructive surgery should consider the preoperative cardiovascular state of the patient. In patients without cardiac morbidity, monitoring the ECG, central venous pressure, and arterial pressure may be adequate. Patients with a history of cardiac problems should be invasively monitored using a pulmonary artery catheter. This will allow for assessment of left ventricular enddiastolic filling and possibly early detection of myocardial ischemia. Regional wall motion abnormalities will best be recognized by transesophageal echocardiography. Monitoring of the future will include automated ST segment analysis, continuous measurement of cardiac output, and determination of tissue oxygenation via optical spectroscopy.

Key words: Hemodynamic monitoring – Swan-Ganz catheter – Vascular surgery

Zusammenfassung. Zur Herz-Kreislauf-Überwachung bei großen gefäßchirurgischen Eingriffen reicht für Patienten, die präoperativ kardial unauffällig sind, neben der EKG-Ableitung die Messung des zentralen Venendruckes und die invasive Blutdruckmessung aus. Bei kardial vorgeschädigten Patienten mit arterieller Hypertonie gibt das Monitoring mittels Swan-Ganz-Katheter Hinweise auf die linksventrikuläre enddiastolische Füllung und auf eine evtl. Myokardischämie. Am frühesten lassen sich solche Ischämien jedoch anhand von regionalen Bewegungsstörungen mittels transösophagealer Echokardiographie erfassen. Zu den künftigen Überwachungsmaßnahmen zählen die automatisierte ST-Segment-Analyse von EKG-Mehrfach-Ableitungen, die kontinuierliche Messung des Herzzeitvolumens und die Beurteilung der Gewebeoxygenierung durch optische Verfahren.

Schlüsselwörter: Hämodynamisches Monitoring – Swan-Ganz-Katheter – Gefäßchirurgie

Patienten, die zu großen gefäßchirurgischen Eingriffen anstehen, weisen im Vergleich zur sonstigen operativen Patientenpopulation eine relativ hohe Inzidenz an kardiovaskulären Begleiterkrankungen auf. Neben der arteriellen Hypertonie ist insbesondere die koronare Herzerkrankung prävalent [12]. Da akute Änderungen der Nachlast des Herzens z. B. in der Clamping- und Declampingphase zu Myokardischämien prädestinieren [1], sollte bei elektiven Eingriffen an den großen Gefäßen eine präoperative kardiale Beurteilung stattfinden [4]. Hierzu kann einerseits der Goldman-Index ermittelt werden, d. h. mittels anamnestischer

Kriterien und anhand der klinischen Untersuchung wird eine Risikoeinschätzung durchgeführt [5]. Andererseits können die Ejektionsfraktion des Herzens und die Thalliumszintigraphie als objektive Kriterien eingesetzt werden [11].

Zu den klassischen intraoperativen Prädiktoren der kardialen Morbidität zählen die Operationsdauer, diverse Spezifika der Operation wie Aortenabklemmzeit und die Dringlichkeit des Eingriffes. Idealerweise sollte in der gesamten perioperativen Phase ein normotoner Blutdruck und ein normofrequenter Sinusrhythmus vorliegen. Hypo- und hypertone Phasen können Auslöser sein für kardiale, zerebrale oder auch renale Probleme. Insbesondere Patienten mit arterieller Hypertonie neigen zu einem instabilen Blutdruckverhalten, so daß unter der Vorstellung einer perioperativen adrenergen Landschaft von einer alpinen Anästhesie gesprochen wurde [10]. Als Ziel der Herz-Kreislauf-Überwachung bei großen gefäßchirurgischen Eingriffen gilt somit die Gewährleistung der kardiovaskulären Stabilität des einzelnen Patienten.

Die standardisierte Überwachung beinhaltet die kontinuierliche EKG-Ableitung, die pulsoximetrische Messung der Sauerstoffsättigung und damit des peripheren Blutflusses, die invasive arterielle Blutdruckmessung, die Registrierung des zentralen Venendruckes (ZVD), das Monitoring mittels Swan-Ganz-Katheter und – mit Einschränkungen – den Einsatz der transösophagealen Echokardiographie (Tabelle 1).

Tabelle 1. Standardmethoden zur Überwachung bei großen gefäßchirurgischen Eingriffen

- EKG
- Pulsoximetrie
- invasive arterielle Blutdruckmessung
- zentraler Venendruck
- Monitoring mittels Swan-Ganz-Katheter
- (TEE)

Mit der kontinuierlichen Ableitung des EKG werden Herzfrequenz und Rhythmusstörungen erfaßt. Weiterhin kann die EKG-Ableitung der Erkennung einer Myokardischämie dienen. Allerdings sind hierfür modifizierte Mehrfach-Ableitungen erforderlich, wobei der V_5-Ableitung die höchste Spezifität zur Diagnose einer Myokardischämie zukommt [9]. Die Pulsoximetrie muß im Jahre 1993 als essentielles intraoperatives Routinemonitoring bezeichnet werden, wobei dieses Verfahren nur den pulsatilen Anteil der peripheren Perfusion zur optischen Messung heranzieht und somit indirekte Hinweise auf die Kreislaufsituation gibt. Die kontinuierliche direkte Blutdruckregistrierung ermöglicht die sofortige Erkennung hypo- und hypertoner Phasen. Normalerweise zeigt die arterielle Blutdruckkurve – auch unter kontrollierter Beatmung – keine atemabhängigen Schwankungen. Liegt jedoch eine intravasale Hypovolämie vor, tritt ein atem- bzw. beatmungsabhängiges Cardiac-Cycling der Blutdruckkurve auf [13], so daß hieraus Rückschlüsse auf die intravasale Volumensituation gezogen werden können.

Bei Patienten, die präoperativ keine oder nur gering ausgeprägte kardiovaskuläre Begleiterkrankungen aufweisen, reicht beim intraoperativen Monitoring neben der kontinuierlichen EKG-Ableitung die invasive arterielle Druckmessung und die Messung des ZVD aus. Ein Swan-Ganz-Katheter ist bei diesen Patienten nicht erforderlich, da bei guter linksventrikulärer Funktion eine enge Korrelation zwischen ZVD und pulmonalkapillärem Wedgedruck (PCWP) besteht. Sinnvoll hingegen erscheint der Einsatz des Swan-Ganz-Katheters bei Patienten mit eingeschränkter linksventrikulärer Funktion oder ventrikulären Wandbewegungsstörungen. Da der PCWP bei intakter Mitralklappe exakte Hinweise auf die linksventrikuläre enddiastolische Füllung gibt, gilt er zusätzlich als Parameter zur Beurteilung des Kreislaufvolumens bei kardial eingeschränkten Patienten. Mit Hilfe des PCWP kann eine Frank-Starling-Kurve ermittelt werden, so daß der Volumenersatz und die Katecholamintherapie optimiert werden können. Die akuten kardialen Veränderungen beim

Clamping und Declamping der Aorta [6] lassen sich mit dem Swan-Ganz-Katheter erfassen, wobei akute PCWP-Anstiege die rechtzeitige Erkennung von Myokardischämien ermöglichen können [8].

Bei Patienten mit Myokardinfarkt in der Anamnese war in den siebziger Jahren eine hohe Inzidenz von perioperativen Reinfarkten beschrieben worden (s. Tabelle 2), so daß die Empfehlung ausgesprochen wurde, eine elektive Operation nach einem Herzinfarkt nur in einem zeitlichen Abstand von mehr als sechs Monaten durchzuführen. Rao und Mitarbeiter konnten im Jahre 1983 die Effizienz des invasiven Monitoring mittels Swan-Ganz-Katheter bei diesem Patientengut nachweisen [14]; sie fanden, daß eine aggressiv durchgeführte Kreislauftherapie die Reinfarkt-Inzidenz deutlich senkte.

Tabelle 2. Effizienz des Monitoring mit Swan-Ganz-Katheter (mit konsekutiver aggressiver Therapie) bei Patienten mit Myokardinfarkt in der Anamnese

Infarkt in Anamnese	perioperative Reinfarktrate (Tarhan 1972 [17], Steen 1978 [16])	perioperative Reinfarktrate (Rao 1983 [14])
< 3 Monate	ca. 30%	5,8%
3–6 Monate	ca. 15%	2,3%
> 6 Monate	ca. 5%	1,5%

Seit einiger Zeit steht ein Pulmonaliskatheter mit einem Fast-Response-Thermistor zur Verfügung, der neben den traditionellen hämodynamischen Parametern zusätzliche Informationen über das rechte Herz liefert, nämlich Ejektionsfraktion, enddiastolisches Volumen und endsystolisches Volumen. Dennis und Mitarbeiter sehen in dieser zusätzlichen Information einen großen Fortschritt und fordern seinen Einsatz bei Operationen an der Aorta [2]. Swan-Ganz-Katheter lassen sich auch therapeutisch einsetzen. Beim sogenannten Paceport-Katheter läßt sich über das rechtsventrikulär mündende Lumen eine Schrittmachersonde vorschieben, so daß eine Schrittmacher-Stimulation via Swan-Ganz-Katheter möglich wird.

Mit Hilfe der transösophagealen Echokardiographie (TEE) können regionale Wandbewegungsstörungen der Ventrikel sofort erkannt werden, wobei solche Störungen als früheste Zeichen einer Myokardischämie interpretierbar sind [15]. Die TEE erlaubt weiterhin die Beurteilung der globalen Ventrikelfunktion durch Ermittlung der Ventrikelvolumina und der Ejektionsfraktion. Außerdem läßt sich mittels TEE die Integrität der thorakalen Aorta grob beurteilen. Zusätzlich können noch besondere Phänomene wie das Auftreten intrakardialer Luft bzw. Emboli erkannt werden. Die TEE besitzt den Vorteil, relativ nicht-invasiv zu sein. Als Nachteile des Verfahrens müssen die hohen Anschaffungskosten, die Platzbeanspruchung des Gerätes und die erforderliche Erfahrung des Untersuchers angesehen werden.

In der Zukunft wird die Entwicklung neuer EKG-Monitorsysteme mit integrierter Spezialsoftware eine automatisierte ST-Segment-Analyse von Mehrfach-Ableitungen ermöglichen. Hierdurch sollen kardiale Ischämien noch früher erfaßt werden können [3]. Das Herzzeitvolumen (HZV) wird zur Zeit intermittierend mit Hilfe der Kälteverdünnungsmethode gemessen. Mit speziellen Swan-Ganz-Kathetern, die das Blut im Bereich des rechten Herzens anwärmen und die Temperaturänderung über die Zeit in der Pulmonalarterie messen, ist eine zuverlässige kontinuierliche Messung des HZV möglich [18]. Alternativ bietet sich zur kontinuierlichen HZV-Messung ein transtrachealer Doppler an, wobei die Doppler-Sonde im distalen Anteil des Endotrachealtubus integriert ist [7]. Allerdings erscheint diese Methodik technisch noch nicht ausgereift zu sein. Zur indirekten Beurteilung des Herz-Kreislauf-Systems durch Messung der Gewebeoxygenierung lassen sich optische Verfahren einsetzen.

Literatur

1. Attia RR, Murphy JD, Snider M, Lappas DG, Darling RC, Lowenstein E (1976) Myocardial ischemia due to infrarenal aortic cross-clamping during aortic surgery in patients with severe coronary artery disease. Circulation 53:961–967
2. Dennis JW, Menawat SS, Sobowale OO, Adams C, Crump JM (1992) Superiority of end-diastolic volume and ejection fraction measurements over wedge pressures in evaluating cardiac function during aortic reconstruction. J Vasc Surg 16:372–377
3. Ellis JE, Shah MN, Briller JE, Roizen MF, Aronson S, Feinstein SB (1992) A comparison of methods for the detection of myocardial ischemia during noncardiac surgery: Automated ST-segment analysis systems, electrocardiography, and transesophageal echocardiography. Anesth Analg 75:764–772
4. Fleisher LA, Barash PG (1992) Preoperative cardiac evaluation for noncardiac surgery: A functional approach. Anesth Analg 74:586–598
5. Goldman L, Caldera DL, Nussbaum SR, Southwick FS, Krogstad D, Murray B, Burke DS, O'Malley TA, Goroll AH, Caplan CH, Nolan J, Carabello B, Slater EE (1977) Multifactorial index of cardiac risk in noncardiac surgical procedures. N Engl J Med 297:845–850
6. Harpole DH, Clements FM, Quill T, Wolfe WG, Jones RH, McCann RL (1989) Right and left ventricular performance during and after abdominal aortic aneursym repair. Ann Surg 209:356–362
7. Hausen B, Schäfers HJ, Rohde R, Haverich A (1992) Clinical evaluation of transtracheal Doppler for continuous cardiac output estimation. Anesth Analg 74:800–804
8. Kaplan JA, Wells PH (1981) Early diagnosis of myocardial ischemia using the pulmonary arterial catheter. Anesth Analg 60:789–793
9. London MJ, Hollenberg M, Wong MG, Levenson L, Tubau JF, Browner W, Mangano DT, SPI Research Group (1988) Intraoperative myocardial ischemia: Localization by continuous 12-lead electrocardiography. Anesthesiology 69:232–241
10. Longnecker DE (1987) Alpine anesthesia: Can pretreatment with clonidine decrease the peaks and valleys? Anesthesiology 67:1–2
11. McEnroe CS, O'Donnell TF, Yeager A, Konstam M, Mackey WC (1990) Comparison of ejection fraction and Goldman risk factor analysis to dipyridamole-thallium 201 studies in the evaluation of cardiac morbidity after aortic aneurysm surgery. J Vasc Surg 11:497–504
12. Menke H, Bader S, Treese N, Klein A, Junginger T (1992) Kardiale Morbidität und Letalität bei Patienten mit gefäßchirurgischen Eingriffen. Identifizierung von Risikogruppen. Chirurg 63:733–738
13. Perel A, Pizov R, Cotev S (1987) Systolic blood pressure variation is a sensitive indicator of hypovolemia in ventilated dogs subjected to graded hemorrhage. Anesthesiology 67:498–502
14. Rao TLK, Jacobs KH, El-Etr AA (1983) Reinfarction following anesthesia in patients with myocardial infarction. Anesthesiology 59:499–505
15. Smith JS, Cahalan MK, Benefiel DJ, Byrd BF, Lurz FW, Shapiro WA, Roizen MF, Bouchard A, Schiller NB (1985) Intraoperative detection of myocardial ischemia in high-risk patients: Electrocardiographic versus two-dimensional tranesophageal echocardiography. Circulation 72:1015–1021
16. Steen PA, Tinker JH, Tarhan S (1978) Myocardial reinfarction after anesthesia and surgery. JAMA 239:2566–2570
17. Tarhan S, Moffitt EA, Taylor WF, Giuliani ER (1972) Myocardial infarction after general anesthesia. JAMA 220:1451–1454
18. Yelderman ML, Ramsay MA, Quinn MD, Paulsen AW, McKnown RC, Gillman PH (1992) Continuous thermodilution cardiac output measurement in intensive care unit patients. J Cardiothorac Vasc Anesth 6:270–274

Endovaskuläre Techniken

266. PTA und ITA der Aortenäste und Beckenarterien

J.-R. Allenberg[1] und G. Richter[2]

[1] Chirurg. Univ. Klinik, Sektion Gefäßchirurgie, [2] Radiolog. Univ.-Klinik, Abt. Radiodiagnostik, Im Neuenheimer Feld 110, 69120 Heidelberg

PTA and ITA of the Aortic Branches and Iliac Arteries

Zusammenfassung. Die endovaskuläre Rekonstruktion beinhaltet: 1. Angioplastie allein, 2. Angioplastie als vorbereitende Maßnahme vor Operationen, 3. Angioplastie intraoperativ zur Verbesserung der Ein- und Ausstrombahn, 4. Angioplastie zur Behandlung von Restenosen (postoperativ, postinterventionell). An den supraaortalen Gefäßen variiert die Erfolgsrate der PTA je nach Lokalisation der Läsion. Einen festen Platz hat die Dilatation der A. subclavia Stenose und des Truncus brachiocephalicus erlangt, während die PTA der A. carotis interna Stenose mit einer Komplikationsrate von über 6% inakzeptabel erscheint. Sowohl an den supraaortischen als auch an den Viszeralarterien muß mit einer Restenoserate von 22 bis 24% nach 3 Jahren gerechnet werden, im Iliacalbereich konnte die Rezidivrate durch die Stent-Angioplastie von 23,5% nach alleiniger PTA auf 3,4% nach Stent-PTA gesenkt werden. Die Kombination von intraluminären Techniken und operativen Verfahren ist ein zukunftsträchtiges Konzept, das entweder interdisziplinär oder in der Hand des Gefäßchirurgen zur Minimierung des Eingriffs verfolgt werden muß.

Schlüsselwörter: Arteriosklerose – Angioplastie – Stent

267. PTA und ITA der unteren Extremitäten

D. Rühland

Chirurgische Klinik, Städt. Krankenhaus, 78224 Singen

PTA and ITA of Femoral Arteries

Summary. In case of short stenoses or occlusions PTA is a generally accepted procedure in vascular therapy of femoral arteries. New intraoperative X-ray technics (DSA) make simultaneous dilatation of femoral artery stenoses possible during operation too (ITA). There is an indication for ITA in 5 to 10% of femoral arteries in patients with iliac artery reconstruction. ITA is possible in the native or in the opened artery. In femoral arteries the opened-artery-technic has to be prefered to avoid embolization.

Key words: Femoral artery – Dilatation – PTA – ITA

Zusammenfassung. Die PTA der unteren Extremitäten hat im Falle kurzer Stenosen und Verschlüsse der Oberschenkelarterien ihren festen Platz in der Gefäßtherapie. Neuere intraoperative angiographische Techniken (DSA) machen heute auch die simultane intraoperative Dilatation (ITA) der OS-Arterien möglich. Die Indikation ist bei etwa 5–10 % der Patienten bei gleichzeitiger Beckenarterienrekonstruktion und gleichzeitig bestehenden Femoralisstenosen gegeben. Die ITA ist am geschlossenen und am offenen Gefäß möglich, wobei am Oberschenkel zur Vermeidung peripherer Embolisation die Technik am offenen Gefäß vorzuziehen ist.

Schlüsselwörter: Intraoperative Dilatation – Femoralarterien

268. PTA der supra-aortalen Arterien

R. Kachel

Abteilung für Diagnostische Radiologie, Klinik und Poliklinik Radiologie,
Medizinische Hochschule Erfurt, 99089 Erfurt

PTA of Brachio-cephalic Arteries

Summary. PTA was attempted in 165 patients (69 femal, 96 male) with a total of 174 obliterations of brachio-cephalic arteries. Before and after PTA were used: duplex and B-mode sonography, CT and/or MRT, HMPAO-SPECT, indium-111-labelled platelet scintigraphy and angiography. Successful were dilated: 60 carotid-, 25 vertebral-, 77 subclavian artery stenoses and 7 subclavian occlusions.
There were a mortality of 0, a morbidity of carotid angioplasty of 1.9 %, a total morbidity of 0.5 % and minor complications in 3 to 5 %. In the observation period of 3–136 months were 149 of 152 patients symptomfree, in 2 cases we found re-stenoses and 1 patient has a hemiparesis (major complication). Summary: PTA is the method of choice in treatment of symptomatic vertebral and subclavian artery stenoses. PTA may be an alternative method to vascular surgery in high risk patients with multivessel disease and coronary or pulmonary diseases.

Key words: Angioplasty, percutaneous transluminal – Carotid artery – Subclavian artery – Vertebral artery

Zusammenfassung. Die PTA wurde bei 165 Patienten (69 weiblich, 96 männlich) an 174 supra-aortalen Arterienobliterationen eingesetzt. Vor und nach PTA wurden durchgeführt: Duplex- und B-Mode-Sonographie, CT, HMPAO-SPECT, In-111-Thrombozytenszintigraphie und Angiographie. Erfolgreich behandelt wurden: 60 Karotis-, 25 Vertebralis-, 77 Subklavia- bzw. Trunkusstenosen und 7 Subklaviaverschlüsse. Mortalität: 0, Gesamt-Morbidität: 0,5 %, Karotis-PTA-Morbidität: 1,9 %, Minor-Komplikationen: 3–5 %. Während der Nachbeobachtungszeit von 3–136 Monaten (Durchschnitt: 67 M) waren 149 von 152 Patienten gebessert, Re-Stenosen in 2 Fällen, 1 unveränderte Hemiparese. Zusammenfassung: Die PTA ist die Methode der I. Wahl in der Behandlung der symptomatischen Vertebralis- und Subklaviastenosen. Bei Risikopatienten mit Mehrgefäßbefall und koronarer bzw. pulmonaler Begleiterkrankung kann die PTA auch an der Karotis als alternative Methode zur Gefäßchirurgie angesehen werden.

Schlüsselwörter: Angioplastik, perkutane transluminale – Artera carotis – Arteria subclavia – Arteria vertebralis

269. Simpson-Atherektomie-Katheter

B. Höfling

(Manuskript bis Redaktionsschluß nicht eingegangen)

270. Rotationskatheter

G. Küffer

Radiologische Klinik und Poliklinik der Ludwig-Maximilians-Universität München,
Zentr. Röntgenabt., Pettenkoferstr. 8a, 80336 München

Rotational Devices

Summary. Rotational catheters are angioplasty instruments of the second generation. They include blunt, frontally operating instruments i.e., the high-speed Kensey-catheter and the low-speed Rotacs-catheter, the sharp, frontally operating TEC-System, and the purely laterally operating Simpson-catheter. The Rotacs and Kensey catheters are generally reserved for use in the recanalization of at most slightly to moderate calcified vessels that do not allow passage of a guide wire. The TEC-System is suitable for long, diffuse stenoses. The advantage of the Simpson-Catheter is in its alternative or supplementary function in incomplete PTA of complex obstructions of the femoro-popliteal arteries.

Key words: Rotational devices – Angioplasty – Femoral artery

Zusammenfassung. Rotationskatheter sind Angioplastieinstrumente der zweiten Generation. Unter ihnen können die stumpfen, frontal wirkenden Instrumente, wie der hochtourige Kensey-Katheter und der niedertourige Rotationskatheter nach Kaltenbach (Rotacs) von dem scharfen, frontal wirksamen TEC-System und dem ausschließlich lateral wirksamen Simpson-Katheter unterschieden werden. Der Rotacs- und Kensey-Katheter sind für die Rekanalisation gering verkalkter und nicht führungsdrahtpassierbarer Verschlüsse reserviert. Das TEC-System ist für langstreckige Stenosierungen geeignet. Der Vorteil des Simpson-Katheters liegt in seiner alternativen oder ergänzenden Funktion bei unvollständiger PTA komplexer Obstruktionen in femoro-poplitealen Arterien.

Schlüsselwörter: Rotationskatheter – Angioplastie – A. femoralis

271. Laserangioplastie

H. Berger, C. Hundt, P. Kohz und L. Lauterjung

Radiolog. Universitätsklinik, Klinikum Großhadern, Marchioninistr. 15, 81377 München

Summary. In laserangioplasty especially for recanalization of occlusions of iliac, femoropopl., and lower limb arteries, thermal lasers (Argon-L, Nd.-YAG-L.) and pulsed non-thermal lasers (Excimer L.) are used. In femoro-popl. occlusions recanalization with thermal lasers showed initial success in 84% independent from the length of the occlusions. Results in recanalization of chronic iliac occlusions were significantly improved using Excimer-Laser probes (91%) compared to the mechanical recanalization technique (70–80%). Using small calibre Excimer-laser-probes in occluded lower limb arteries, recanalization was possible in 73% of the cases. 88% of these achieved persistent clinical success for at least 7 months.

Key words: Thermal/non thermal laserangioplasty – Peripheral arteriosclerotic disease

Zusammenfassung. In der Laserangioplastie werden thermische Laser (Argon-Laser, Nd-YAG-Laser) und gepulste Kaltlichtlaser verwendet. In drei klinischen Einsatzgebieten – Beckenetage, femoropopliteale Gefäße, Unterschenkelarterien – wurden diese Laser zur Rekanalisierung von arteriellen Verschlüssen eingesetzt. Die Rekanalisation mit thermischen L. in femoro-popl. Gefäßen zeigte unabhängig von der Verschlußlänge einen initialen Erfolg in 84%. Die Rekanalisierung von älteren Beckenarterienverschlüssen mittels Excimer-L. war in 91% erfolgreich und übertrifft hierbei die Ergebnisse der mechanischen Rekanalisierungstechnik. In Unterschenkelarterien konnte durch kleinkalibrige Excimerlasersonden eine dauerhafte Rekanalisierung verschlossener Unterschenkelarterien in 73% erzielt werden.

Schlüsselwörter: Thermische/nicht thermische Laserangioplastie – Periphere arterielle Verschlußkrankheit

272. Aspirationsthrombembolektomie

F.-J. Roth und S.-Ph. Roth

Radiologische Abteilung, Aggertalklinik, 51766 Engelskirchen

Aspiration Thrombembolectomy

Summary. Aspirationthrombembolectomy (ASP) means the percutaneuous endovascular removal of core substance in acute arterial occlusion by means of the catheter. This therapeutic principle is mostly performed in the femoro-popliteal segment and the lower leg arteries. Usually ASP is combined with regional low dose fibrinolytic therapy and angioplasty as well. The use of these three different techniques in one procedure depends from the individual vascular situation during the catheter manoeuvre. Using this differential therapy the primary success rate improves from 67.8% (n = 304) to 89.7% (n = 116) in our experience.

Key words: Aspirationthrombembolectomy (ASP) – Low dose fibrinolytic therapy

Zusammenfassung. Unter Aspirationsthrombembolektomie (ASP) wird die perkutane endovasale Entfernung von Verschlußmaterial des frischen Arterienverschlusses mittels Katheter verstanden. Das Behandlungsprinzip wird überwiegend im femoro-poplitealen Segment und an der Unterschenkelarterie eingesetzt. Methodisch wird die ASP heute in Kombination mit lokaler Lyse und Angioplastie eingesetzt, wobei abhängig von der jeweiligen Gefäßsituation regionale Lyse, Aspiration allein oder kombiniert Lyse/PTA/ Aspiration eingesetzt werden. Wird diese Differentialtherapie durchgeführt, läßt sich der Primärerfolg der Katheterbehandlung des akuten Beinarterienverschlusses in unserer Erfahrung von 67,8% (n = 304) auf 89,7% (n = 116) verbessern.

Schlüsselwörter: Aspirationsthrombembolektomie (ASP) – Lokale, niedrig dosierte Fibrinolyse

273. Intraarterielle Lyse

G. Hohlbach

Direktor der Chirurgischen Universitätsklinik Marienhospital, Ruhr-Universität Bochum, Hölkeskampring 40, 44625 Herne

Intraarterial Lysis

Summary. Acute arterial, limbthreatening thromboembolism usually requires immediate thrombectomie; depending on the age of the thrombus in 24% of all cases residual thrombus can be seen. Under this circumstances intraoperative, intraarterial lysis is an useful adjunct. Lysis is carried out with Streptokinase ($20-50 \cdot 1^3$ U), Urokinase ($50-100 \cdot 1^3$ U) or rtPA ($0.1-0.3$ mg/kg) in a repeated bolustechnique (3 to 4 times) with a delay of $15-30$ min starting the next one. The total procedure should not last longer than 2 h. Complete lysis can be achieved in 74 to 100%. In 30% despite a successful lysis additional interventions like PTA, bypass or others have to be carried out.

Key words: Intraarterial lysis – Thromboembolism

Zusammenfassung. Beim akuten arteriellen Verschluß mit sensomotorischen Störungen besteht die Indikation zur Katheterthrombektomie; in Abhängigkeit vom Verschlußalter verbleiben in bis zu 24% Restthromben. Die intraoperative Lyse kann in dieser Siutation zur Wiederherstellung der Strombahn beitragen. Sie wird mit Streptokinase ($20-50 \cdot 1^3$ U), Urokinase ($50-100 \cdot 1^3$ U) oder rtPA ($0,1-0,3$ mg/kg) in Bolustechnik mit einer Repetitionsfrequenz von $3-4$ alle $15-30$ min maximal bis 2 h durchgeführt. Eine komplette Lyse ist in $74-100$% zu erreichen. Bei 30% aller Patienten muß sich daran ein Serviceeingriff (PTA, Bypass o.a.) anschließen.

Schlüsselwörter: Intraarterielle Lyse – Thromboembolie

274. Vaskuläre Stent-Implantationen

W. Gross-Fengels, H. Imig, W. Heindel und A. Schröder

Leiter der Klinischen Radiologie AK Harburg, Eißendorfer Pferdeweg 52, 21075 Hamburg

Vascular Stent-Implantations

Summary. Metallic endoprostheses show a high biocompatibility and can be placed firmly into the vessel wall. A relevant importance gained this technique in the iliac arteries, leading to significant better hemodynamic results and fewer re-stenosis. We implanted iliac arteries, leading to significant better hemodynamic results and fewer re-stenosis. We implanted iliac stents in 100 patients. Acute occlusions occurred in 1%. The total complication-rate was 7%, needing surgery in 3%. Cumulative patency after 12 months was 96%. In the iliac arteries using a proper indication stent implantation may be regarded to be a safe and effective technique. In coronary vein bypass grafts and in central vein obstructions stent placement seems justified in selected cases. Using stents in other vascular areas need further evaluation.

Key words: Percutaneous transluminal angioplasty (PTA) – Arteriosclerosis – Vascular endoprostheses (Stent)

Zusammenfassung. Metallgitterprothesen weisen eine hohe Biokompatibilität auf und lassen sich fest in der Gefäßwand verankern. Wesentliche Bedeutung hat diese Technik insbesondere im Bereich der Beckenarterien erlangt, wo sie zu signifikant besseren hämodynamischen Ergebnissen und geringeren Re-Stenosen führt. Wir nahmen bei 100 Patienten iliacal Stentimplantationen vor. Dabei kam es in 1 % zu akuten Verschlüssen. Die Gesamtkomplikationsquote betrug 6 % mit OP-pflichtigen Ereignissen in 3 %. Die kumulative Patency nach einem Jahr betrug 96 %. Im Bereich der A. iliacae kann bei entsprechender Indikation die Stentimplantation als sicher und effektiv angesehen werden. Auch bei Obstruktionen der zentralen Venen- und ACVB-Stenosen erscheint sie in Einzelfällen gerechtfertigt. Inwieweit eine Stenteinbringung auch in andere Gefäßgebiete sinnvoll ist, müssen erst weitere Studien zeigen.

Schlüsselwörter: Perkutane transluminale Angioplastie (PTA) – Arteriosklerose – Gefäßendoprothese (Stent)

275. Kavafilterimplantation

D. Vorwerk, R. W. Günther und J. Neuerburg

Klinik für Radiologische Diagnostik, RWTH Aachen, Pauwelsstraße, 52074 Aachen

Implantation of Caval Filters

Summary. Implantation of caval filters is indicated in only selected cases. Method of choice is the percutaneous implantation which is indicated in (1) recurrent pulmonary embolism despite adequate or in case of contraindicated anticoagulation, (2) floating thrombus in the inferior vena cava or iliac vein, (3) high risk patients with a single event of pulmonary embolism. The ideal type of filter has not yet defined, which is influenced by filter efficacy, thrombogenicity and complication rate of different designs. Few information exists on the late follow-up results after filter implantation. A rate of 10–20 % of caval obstruction, however, and 5 % of recurrent embolism despite – or even due to the filter – has to be taken into account.

Key words: Filters, caval – Embolism, pulmonary – Percutaneous

Zusammenfassung. Eine Filterimplantation zur Embolieprophylaxe ist nur in Sonderfällen indiziert. Die Methode der Wahl ist die perkutane Implantation von Kavafiltern. Die Indikationen zur Kavafilterimplantation sind: (1) rezidivierende Lungenembolie trotz adäquater Antikoagulantientherapie oder bei kontraindizierter Antikoagulantientherapie, (3) bei flottierendem Thrombus iliofemoral oder kaval, (4) bei Patienten mit hohem Risiko nach einem einmaligen Ereignis der Lungenembolie. Der ideale Filtertyp ist noch nicht klar definiert. Es bestehen theoretische Unterschiede in der Effektivität, der Thrombogenität und der Komplikationsrate der unterschiedlichen Filtertypen. Über die Spätverläufe von Kavafiltern liegen nur wenige Erfahrungen vor: es muß mit 10–20 % Kavaverschlüssen und in 5 % mit einer Lungenembolie trotz, oder auch aus dem Filter gerechnet werden.

Schlüsselwörter Kavafilter – Perkutan – Lungenembolie

276. Transjugulärer intrahepatischer portocavaler Shunt (TIPS)

G. Noeldge

(Manuskript bis Redaktionsschluß nicht eingegangen)

277. Intravasale Sonographie

J. M. Heiss, H. Rinecker und R. Kreuzer

Chirurgische Klinik Dr. Rinecker, Am Isarkanal 30, 81379 München

Intravascular Ultrasound

Summary. The IVUS system allows for a complete, only slightly invasive assessment for the femoral, pelvic and abdominal vessels in cross-section within the framework of diagnostics and quality control. This method provides clear information concerning the vascular walls and internal structure. In our experience so far, it provides a good form of control in cases of venous thrombectomy, embolectomy in the abdominal and pelvic vessels, following half-closed and open thromboendarteriectomy and especially in angioplastic interventions. A dissection of the wall of vessels is shown better than in angiography.

Key words: Vascular surgery – Ultrasound – Intravascular – Interventional

Zusammenfassung. Das IVUS-System erlaubt eine lückenlose, gering invasive Beurteilung der Oberschenkel-, Becken- und Bauchgefäße im Querschnitt bei der Diagnostik und Qualitätskontrolle. Die Methodik liefert klare Aussagen über die Gefäßwand- und -binnenstruktur. Soweit von uns derzeit beurteilbar, stellt sie eine Qualitätskontrolle intra operationem bei venösen Thrombektomien, ferner bei Embolektomien an den Bauch- und Beckengefäßen, nach halb geschlossenen und offenen Thrombendarteriektomien und insbesondere bei angioplastischen Eingriffen dar. Gefäßwanddissektionen sind ideal darzustellen.

Schlüsselwörter: Gefäßchirurgie – Intravasal – Sonographie – Interventionell

278. Angioskopie

H. Loeprecht

(Manuskript bis Redaktionsschluß nicht eingegangen)

EDV in der Chirurgie: Anwendungsbeispiele Gefäßchirurgie

279. EDV-Datenbank in der Gefäßchirurgie

J. Sauer, P. Heider und St. v. Sommoggy

Klinikum Rechts der Isar der Technischen Universität München, Abt. für Gefäßchirurgie,
Ismaningerstr. 22, 81675 München

Data Bank in a Vascular Surgery Department

Summary. The potential of electronic data processing for labor saving and optimizing
of documentation, evaluation and presentation of results as well as for controlling and
securing quality of work is undisputed. For reduction of functions in workaday routine
a computer-network (Apple-Macintosh) was installed with terminals at all places of
function. Operating system is FileMaker Pro®. System benefit are short initial periods
and easy handling. Creating letters, OR-reports, treatment-reports and producing ana-
lyzes is much more easier with standard schedules. The open structure of development
allows quick adaptation to new machines, techniques and so on. The network in process
shows facilitation in clinical and scientific work and in the same way the compliance of
the staff is very good.

Key words: Databank-Network – Apple-Computer – Routine-function

Zusammenfassung. Das Potential der EDV zur Arbeitsersparnis und Optimierung von
Dokumentation, Auswertung und graphischer Darstellung der Ergebnisse sowie zur
Qualitätskontrolle und -sicherung ist unbestritten. Zur Reduzierung von Routinetätig-
keiten im Klinikalltag wurde ein Computernetzwerk (Apple-Macintosh) mit Terminals
an allen Funktionsstellen installiert. Betriebsprogramm ist FileMaker Pro®. Systemvor-
teile sind kurze Einarbeitungszeit und leichte Bedienbarkeit. Briefe, OP-Berichte, Dopp-
lerbefunde u. v. m. werden mit Standardvorgaben schneller erstellt. Auswertungen sind
jederzeit durchführbar. Die offene Entwicklungsstruktur erlaubt schnelle Anpassung an
neue Geräte, Untersuchungsverfahren usw. Die Anlage zeigt im Betrieb eine erhebliche
Erleichterung der klinischen und wissenschaftlichen Arbeit bei guter Akzeptanz durch
die Mitarbeiter.

Schlüsselwörter: Datenbank-Netzwerk – Apple-Computer – Routinebetrieb

280. EDV-Dokumentation in Grebenhain

G. Stelzer

(Manuskript bis Redaktionsschluß nicht eingegangen)

281. EDV-Dokumentation in Augsburg

H. Weber und H. Loeprecht

Klinik für Gefäß- und Thoraxchirurgie, Zentralklinikum, Stenglinstr. 2, 86156 Augsburg

EDV-Documentation in Augsburg

Summary. The electronic data processing at the vascular surgical clinic in Augsburg is based on a relational database software called DATAEASE. While a special vascular data bank, developed from S. Gupta NY 1984, failed to be useful because of its size and logistical problems, our own small data entry forms related to single procedures grew to experienced tools. Nevertheless the prerequisits for an extensive data management of a clinical department are multiuser systems with online data entry facilities covering all daily routines.

Key words: Vascular databank – Applicability – Clinical data management

Zusammenfassung. Die EDV in der Gefäßchirurgischen Klinik Augsburg beruht auf der relationalen Datenbank-Software Dataease. Nachdem eine von S. Gupta, New York entwickelte Eingabeform sich als zu umfangreich erwies, wurden kleinere, operationsbezogene Masken erstellt, die sich bewährt haben. Für eine umfassende Datenverarbeitung sind jedoch Voraussetzungen wie Netzwerkbetrieb, on line Ein- und Ausgabe und Personalschulung erforderlich. Ziel ist neben der medizinischen Auswertung und Qualitätskontrolle die Bewältigung sämtlicher anfallender Klinikroutinen.

Schlüsselwörter: Vaskuläre Datenbank – Anwendbarkeit – Konzept Klinik EDV

282. Patientendokumentation mit Superbase 4 in der Gefäßchirurgie

A. Herrmann, K.-H. Orend, B. Fetscher und L. Sunder-Plassmann

Universitätsklinik Ulm, Abteilung für Gefäß-, Thorax- und Herzchirurgie, Steinhövelstr. 9, 89075 Ulm/Donau

Patient Documentation in Vascular Surgery with Windows-Superbase 4

Summary. The department of vascular surgery at the University of Ulm utilizes a Windows-Superbase program for patient documentation. That program enables the unexperienced user to process data by simple mouse driven pull down menues. The data bank stores all demographic patient data, diagnosis, operations as well as services done for those patients. External data as surgery reports can be imported into the data base online. Access to the data base is available to the same pull down menue. It is possible to get operation reports or medical letters immediately at any time. Data can be exported as summery reports via plotters or printers with a form designer program. Patient billing is included in a subprogram.

Key words: Documentation – Data processing – Data base – Service documentation

Zusammenfassung. Zur Patientendokumentation wird in der Gefäßchirurgie der Universität Ulm ein EDV-System mit Windows-Datenbank Superbase 4 verwendet. Bei Superbase ist es möglich, alle Funktionen im Dialog über Menüs auszuführen, so daß auch wenig EDV-erfahrene Anwender das System nutzen können. In der Datenbank sind Daten zum Patienten, Diagnosen, Operationen und Leistungen gespeichert. Aus externen Dateien werden OP-Skizzen, OP-Berichte und Arztbriefe verwaltet. Über ein menügesteuertes Abfragesystem lassen sich Auswertungen durchführen. Ein sofortiger Zugriff auf OP-Berichte und Arztbriefe ist jederzeit möglich. Mit Hilfe des Formular-Designers können Reports und Rechnungsformulare erstellt werden. Für die Erstellung von Abrechnungen steht ein Unterprogramm zur Verfügung.

Schlüsselwörter: EDV – Dokumentation – Datenbank – Leistungserfassung

283. Stand der EDV im Städtischen Krankenhaus München-Neuperlach

H. Niedermeier und F. Furtschegger

Städtisches Krankenhaus München-Neuperlach, Gefäßchirurgische Abteilung, Oskar-Maria-Graf-Ring 51, 81737 München 83

State of "EDV" at the Municipal Hospital München-Neuperlach

Summary. Our computer program is used for a scientific data acquisition and evaluation in vascular surgery. It is designed for single user applications on IBM-compatible personal computers running MS-DOS. Currently we compile the basic documentation of diagnosis, therapy and follow-up dates. For specific quality control related projects or for studies the program will temporarily be enhanced by several features. Different reports may be generated, lists and various statistics.

Key words: Databank vascular surgery

Zusammenfassung. Das EDV-Programm „Litinei" ist ein wissenschaftliches Erfassungs- und Auswertungsprogramm für die Gefäßchirurgie. Es ist konzipiert als Einzelplatzlösung für IBM-kompatible PC's mit dem Betriebssystem MS-DOS. Wir führen derzeit eine Basisdokumentation der Diagnosen, der Therapien und des Verlaufs mit den Komplikationen. Für spezielle Projekte der Qualitätssicherung und für Studien kann es beliebig erweitert werden. Zur Auswertung lassen sich Verlaufsberichte, teilautomatisierte Arztbriefe, Listen und verschiedene Statistiken erstellen.

284. Die perioperative Dokumentation mit ANGIOBASE

H.-J. Schober-Halstenberg, H.-D. Clevert

Chirurgie DRK-Mark Brandenburg, Drontheimerstr. 39, 13359 Berlin

Perioperative Documentation with ANGIOBASE

Summary. The data bank ANGIOBASE consolidates case history data, physical inspection results, clinical progress reports, laboratory data and operative documentation as well as pictorial and graphical documents e.g. roentgenograms, angiograms, sonograms, intraoperative sites etc. Particular attention was given to the layout of the graphical computermasks, so that novice in computer processing have easy access to data. The graphical picture elements, e.g. vascular diagrams in various projections allow for simple and fast data input. The pictorial documents (roentgenograms, films, photos) are portrayed directly on the PC screen as videos. After digitalisation and storage the picture and graphic documents are combined to the remaining data to form data blocks that automatically deliver results. The pictorial and text data can be complemented by sound (dictation), which is a very easy input medium for physicians with little skilfulness in PC's. ANGIOBASE is a medical multimedia data bank system.

Key words: Quality-control – Vascular-surgery – Multimedia – Documentation

Zusammenfassung. Das Datenbanksystem ANGIOBASE vereinigt Anamnesen, Untersuchungsbefunde, klinische Beobachtungen, Labordaten und die operative Dokumentation mit den dazugehörigen Graphiken oder Bildinformationen, z. B. Röntgenbilder, Angiogramme, Sonographien, intraoperative Befunde usw. Besondere Aufmerksamkeit wurde auf das Layout der graphischen Computermasken gelegt, um ungeübten PC-Benutzern die Handhabung der Daten zu erleichtern. Die graphischen Bildelemente, z. B. Gefäßdiagramme in verschiedenen Projektionen ermöglichen die einfache und schnelle Dateneingabe. Die Bilddokumentation (Röntgenbilder, Filme, intraoperative Lokalbefunde) werden direkt am PC-Bildschirm dargestellt. Nach Digitalisierung und Speicherung der Bilder stehen diese mit den übrigen Daten in Verbindung und können analysiert werden. Diese Daten können mit Klang (Diktaten) ergänzt werden und sind so ein direktes Eingabemedium für PC-ungeübte Ärzte. ANGIOBASE ist eine medizinische multimediale Datenbank.

Schlüsselwörter: Qualitätskontrolle – Gefäßchirurgie – Multimedia – Dokumentation

In Zusammenarbeit mit dem Berufsverband: Anforderungsprofil in der Position des leitenden Krankenhauschirurgen

285. Anforderungsprofil des leitenden Arztes im Krankenhaus der Grund- und Regelversorgung

K. Hempel

Berufsverband der Deutschen Chirurgen e. V. (BDC), Wendemuthstraße 5, 22041 Hamburg

Meine sehr verehrten Damen und Herren, liebe Kolleginnen und Kollegen, wir – die Deutsche Gesellschaft für Chirurgie, der Berufsverband der Deutschen Chirurgen und die im Programm verzeichneten hochrangigen Referenten – möchten mit Ihnen gemeinsam eine Erscheinung im chirurgischen Berufsleben untersuchen, die, obwohl wenig in das öffentliche Bewußtsein tretend, bedrückend ist und ein bislang nicht untersuchtes Phänomen darstellt.

Was ist gemeint?

Die Frage: Warum scheitern relativ viele Chirurgen am Anfang ihrer Karriere als Chefarzt?

Warum gehört es heute nicht mehr zu den Seltenheiten, daß chirurgische Chefärzte im weiteren Verlauf ihrer Tätigkeit aufgrund von Kündigungen der Krankenhausträger ihre Arbeitsstätte verlassen müssen?

5 bis 10% der Chirurgen mit entsprechenden Voraussetzungen haben die Chance, Chefarzt zu werden. Nach den im Berufsverband vorhandenen Informationen überstehen etwa 10 bis 20% der gewählten Chefärzte nicht die Probezeit!

Auch aus „wichtigem Grund", wie es in einem Paragraphen des Chefarztdienstvertrages festgelegt ist, wird Chefärzten gekündigt.

Mein Eindruck ist, daß es in erster Linie „parachirurgische" Gründe sind, die chirurgische Chefärzte scheitern lassen; erst in zweiter Linie Insuffizienzen in der eigentlichen chirurgischen Tätigkeit selbst.

Aus diesen Erfahrungen ergibt sich die Frage: Werden Anwärter auf chirurgische Chefarztpositionen umfassend genug vorbereitet und ausgebildet? Besonders bedenklich erscheinen mir erhebliche Defizite in der zwischenmenschlichen Kommunikation. Beispiele hierfür gibt es leider zahlreiche.

Der Begriff „Anforderungsprofil" stammt aus dem industriell-wirtschaftlichen Bereich, kann jedoch m. E. für die Chefarztqualifikation übernommen werden.

Einige kurze Charakterisierungen und Anmerkungen:

Viele durchaus erfolggewohnte Chirurgen neigen zur Selbstüberschätzung. Eine selbstkritische Prüfung ihrer eigenen Stärken und Schwächen könnte sie vor einer Fehleinschätzung der eigenen Möglichkeiten und Grenzen bewahren.

Sehr wichtig ist ein gesundes Reflektionsvermögen, so daß man bereit ist, mögliche Fehler auch mal bei sich selber zu suchen; das führte eher zu einer klaren Selbsteinschätzung, wo seine eigenen Stärken und Schwächen liegen.

Das Scheitern in einer Führungsposition beruht fast immer auf Fehleinschätzung des Krankenhausträgers und/oder des Kandidaten über sich selbst und/oder über den anderen.

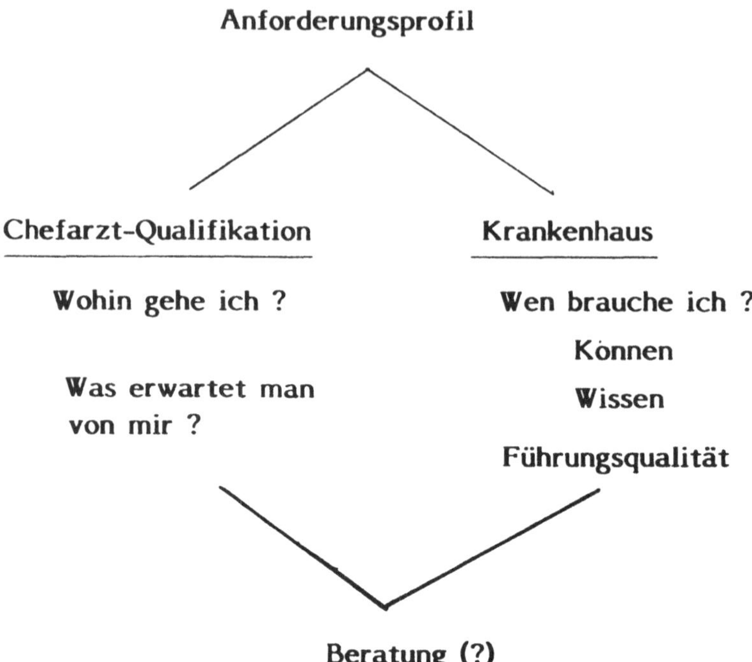

Abb. 1

Man glaubt, einen „gemeinsamen Nenner" bereits zu haben oder ist sehr zuversichtlich ihn zu finden, im Grunde aber denkt und redet man aneinander vorbei.

Noch ein weiterer Punkt, der eine wichtige Rolle spielt:

Der Krankenhausträger und auch die anderen Chefärzte eines Krankenhauses, aber auch Mitarbeiter, gegenüber denen der Chefarzt weisungsberechtigt ist, unterschätzen die Schwierigkeiten des Neuen in der Integrationsphase. Man gibt dem Chefarzt wenig Hilfestellung. Wenn jemand von außen auf hoher Ebene in ein Krankenhaus oder auch in ein anderes Unternehmen „einsteigt", dann sitzt und steht er auch ein paar Leuten vor, von denen mindestens einer oder zwei glaubten, sie hätten den Job auch machen können! Also fangen sie sofort an zu beweisen, daß sie es eigentlich besser können als ihr Chef, und in einer Übergangsphase von Monaten bis zu 1 Jahr hat der Neue wenig Chancen, wenn er nicht die volle Rückendeckung des Krankenhausträgers hat. Das ist eine Zeit, in der dafür gesorgt werden muß, vom neuen Chefarzt, aber auch vom Krankenhausträger und vom Umfeld, daß der „Neue anwächst". Man muß ihm dann auch Chancen geben, seine Qualitäten wirklich entfalten zu können.

Meine Damen und Herren, das Klima der Unternehmenskulturen und Krankenhäuser:

Das Klima ist rauher geworden; man zeigt heute rascher, leichter und konsequenter die „rote Karte".

Meine Damen und Herren, soweit eine kurze Einstimmung zum Thema. Gestandene Chirurgen, erfahrene Männer aus den Bereichen des Rechts, der Krankenversicherung, der Krankenhausorganisation und nicht zuletzt der Managementschulung/Verhaltensforschung werden nun zum Thema referieren.

286. Anforderungsprofil in der Position des leitenden Krankenhauschirurgen – aus Sicht des Universitätschirurgen

J. R. Siewert

Chirurgische Klinik u. Poliklinik d. Technischen Universität München, Ismaningerstr. 22, 81675 München

Required Qualifications for the Position as Head of a Community Hospital – the University Surgeon's View

Summary. The basic conditions of being the senior consultant in a community hospital have profoundly changed in the last few years. Nowadays management tasks have reached the same importance as surgical activities. Applicants for a position as senior consultant, especially those originating from university hospitals, are not adequately prepared for this. Therefore dismissals of senior surgeons are not unusual any more. For the universities the only way to improve upon this situation is to include training to be senior surgeon of a community hospital in their range of educational activities for their staff.

Key words: Training – Senior surgeon – Community hospital

Zusammenfassung. Die Rahmenbedingungen für eine Chefarzttätigkeit in peripheren Krankenhäusern haben sich in den letzten Jahren grundlegend geändert: Management-aufgaben sind gleichrangig neben die chirurgischen Tätigkeiten getreten. Darauf sind die Bewerber um eine Chefarztposition insbesondere aus Universitätskliniken nicht ausreichend vorbereitet. Chefarztentlassungen sind deshalb keine Seltenheit mehr. Die Situation kann nur gebessert werden, wenn die Universitäten künftig auch die Vorbereitung ihrer Mitarbeiter auf eine Chefarztposition im peripheren Krankenhaus zum Inhalt ihrer Fortbildung machen.

Schlüsselwörter: Fortbildung – Chefarzttätigkeit – Peripheres Krankenhaus

Es gilt ein Phänomen zu analysieren:

15%–20% der neu gewählten chirurgischen Chefärzte werden nach Ablauf ihrer Probefrist – gelegentlich auch später – aus ihren neu erworbenen Positionen wieder entlassen, weil sie den Erwartungen des Trägers, des Krankenhauses oder des externen Einzugsgebietes nicht entsprechen; tatsächlich oder vermeintlich muß hier offen bleiben. Da es sich bei neugewählten Chefärzten in annähernd 60% um solche mit universitäter Aus- und Weiterbildung handelt, scheint es sich hier um ein Problem der Universitätskliniken bzw. ihrer Weiterbildung zu handeln. Eine selbstkritische Analyse dieser Weiterbildung an den Universitätskliniken scheint deshalb sinnvoll und notwendig.

Da es sich bei einer solchen „Chefarztinthronisation" aber nicht nur um eine bilaterale Beziehung zwischen Universität und Chefarzt handelt, sondern um ein „Dreiecksverhältnis", soll zuvor auch das Umfeld ausgeleuchtet werden, in dem sich eine Chefarztwahl bzw. eine beginnende Chefarzttätigkeit abspielt.

- Die Wahl eines chirurgischen Chefarztes erfolgt – wohl zurecht – durch den Träger eines Krankenhauses – meist handelt es sich um politische Mandatsträger – in der Regel auf Vorschlag anderer, nicht-chirurgischer Chefärzte des entsprechenden Krankenhauses. Eine Kompromißentscheidung ist häufig vorprogrammiert. Nicht-chirurgische Informationen konkurrieren mit chirurgischen. Die Beurteilung „der chirurgischen Leistungsfähigkeit" eines Bewerbers erfolgt in aller Regel nur nach dem „Hören/Sagen". Verbindliche Begutachtungen kompetenter Fachkenner sind nicht üblich. Selbst im Bereich akademischer Krankenhäuser hat die Universität nur beratende Funktion, die Chefarztwahl erfolgt bestenfalls im Benehmen mit der Universität. Warum nicht ein Gremium kompetenter Chirurgen, z. B. die regionale Chirurgenvereinigung, um ein vergleichendes Gutachten gebeten wird, ist schwer zu erklären. Vielleicht, weil man sich einem solchen Votum fügen müßte und eigene Vorstellungen sehr viel schwerer durchzusetzen wären. Eins ist sicher, viele der in letzter Zeit aufgetretenen Probleme hätten von Insidern vorausgesagt und damit wahrscheinlich vermieden werden können.
- Viele der neugewählten Chefärzte treffen zudem von vornherein auf ein schwieriges Umfeld. Der alternde, jetzt ausscheidene Chefarzt hat häufig einen Teil seiner Tätigkeit – nicht selten die durch nächtliche Aktivitäten lästige Unfallchirurgie – einem verdienten Oberarzt anvertraut, der wiederum nur durch Versprechungen des Trägers über die Jahre gehalten werden konnte. Diese Zusagen müßen bei einem Chefarztwechsel nunmehr eingelöst werden. Das künftige Tätigkeitsfeld des neuen Chefarztes ist damit von vornherein problembelastet. Es wird häufig nicht mehr der beste Chirurg, sondern in erster Linie der „Passer" für ein Gespann gesucht. Die aus fachlichen Gründen eventuell zu akzeptierende Teilung wird als willkommenes Alibi für die Versorgung eines verdienten Oberarztes mißbraucht. Eine solche „hausinterne Teilung" wäre auch unter dieser Voraussetzung noch akzeptabel, wenn eine teilbare Infrastruktur bestünde. Dies ist aber in den allermeisten Fällen nicht der Fall. Die Ressourcen sind für eine Teilung zu knapp – der Neuling hat mit dem Alteingesessenen alles bis hin zur Sektretärin zu teilen.
- Auch die „Reizschwelle", sich von einem Chefarzt wieder zu trennen, ist offenbar deutlich niedriger als noch vor Jahren. Eine vermeintlich mißglückte Chefarztwahl läßt sich – nicht zuletzt auf Grund entsprechender Vertragsgestaltung – leicht wieder korrigieren. Dies verführt, einen Probelauf zu akzeptieren, ein zweiter Versuch ist ja noch möglich. Druck von Mitarbeitern und Mit-Chefärzten wird rasch zum Anlaß derartiger Kündigungen genommen. Nicht der Träger trifft die unpopuläre Entscheidung, er sichert lediglich den Betriebsfrieden. Letztendlich ist es leichter, einem Chefarzt zu kündigen und damit zu diskreditieren, als eine eigene Fehlentscheidung oder gar Organisationsmängel im Krankenhaus einzugestehen. Die Schuldfrage bei einer Trennung ist immer im Vorhinein geklärt.

Soweit die Schilderung des Umfeldes.

Nunmehr zum „Problemfeld" der Weiterbildung des jungen Chirurgen zum potentiellen chirurgischen Chefarzt an der Universitätsklinik. Um die Problematik – die es zweifellos gibt – zu verstehen, muß man sich zunächst noch einmal in Erinnerung rufen, was die eigentlichen Aufgaben einer Universitätsklinik sind:

- zuallererst die Ausbildung von Studenten, also die Lehre; dafür unterhält der Staat überhaupt Universitäten,
- dann die klinische Forschung im Sinne der permanenten Infragestellung des Etablierten und dadurch des Vorantreibens der Chirurgie, also des Erarbeitens neuer Standards, nicht das Halten bewährter Standards,
- schließlich die Maximalversorgung von schwerstkranken Patienten. Für den Universitätschirurgen bedeutet dies ein ständiges Leben in Extremsituationen, in denen häufig genug eine Alles-oder-Nichts-Entscheidung verlangt wird. Für die Universitätsklinik bedeutet dies, daß sie ihren Aktionsradius selbst bestimmt. Sie bekommt ihn nicht durch das

Umfeld vorgegeben. Sie ist immer „letzte Instanz", Marktführer und nicht, wie ein Krankenhaus der Regelversorgung, auf ein regionales Einzugsgebiet angewiesen.

Es gehört somit nicht zu den vorgegebenen Aufgaben der Universitätsklinik, Chefärzte auszubilden. Eine Vorbereitung auf die Aufgaben eines Chefarztes erfolgt in diesem Sinne auch nur indirekt, quasi per diffusionem, nämlich durch die Chefarzttätigkeit des Lehrstuhlinhabers bzw. des Abteilungsleiters. Kliniksmanagement, Training in Organisationsentscheidungen oder Pflege des Einzugsgebietes gehören nicht zu den Alltagsaufgaben des universitären Oberarztes. Seine Karriere wird durch andere Kriterien bestimmt.

Dabei hat er die beste aller möglichen Ausbildungen. Er hat Chirurgie wirklich in allen Ebenen und Bereichen durchmessen. Er hat sich mit ihr kreativ auseinandergestzt. Er hat nicht nur eine „Fachlehre Chirurgie" hinter sich gebracht. Sein Problem ist es, sein Wissen und Können adäquat und dosiert in die neue, eigenständige Tätigkeit einzubringen. Ein Begriff, der primär für andere universitäre Ausbildungsgänge geprägt worden ist, bietet sich hier an, um dieses Problem zu beschreiben: der sog. „Praxisschock".

Viele Überlegungen sind in letzter Zeit angestellt worden, wie man diesem Phänomen „Praxisschock" begegnen könnte. Eine Trennung von Universität als Zentrum der geistigen Auseinandersetzung mit einem Fach und der Fachhochschule als Stätte der Vorbereitung auf den praktischen Beruf werden derzeit hochschulpolitisch diskutiert. Eine solche Trennung zwischen Universität und Fachhochschule würde die Weiterentwicklung der Medizin aber in der Peripherie wesentlich verzögern, wenn nicht sogar verhindern. Die Weiterentwicklung würde an der Universität stattfinden, die Ausbildung der Chirurgen für die Praxis durch Studienräte für Chirurgie an einer Fachhochschule. Eine solche Trennung ist für die Medizin als praxisorientiertes Fach nicht vorstellbar.

Nicht die Trennung zwischen Theorie und Forschung auf der einen Seite und der praktisch chirurgischen Tätigkeit auf der anderen Seite kann das Ziel sein, sondern die bessere Inkorporation der Vorbereitung zukünftiger Chefärzte auf die Praxis während ihrer Weiterbildung an den Universitätskliniken. Nicht die chirurgische Ausbildung muß verbessert werden – sie ist anerkannt gut – sondern die potentiellen Chefärzte müssen vermehrt an die Aufgaben des Kliniksmanagement, der Menschenführung und der chirurgischen Normalversorgung auch unter ökonomischen Gesichtspunkten herangeführt werden. Diese Ansicht erfährt ihre Bestätigung durch die Analyse der Trennungsgründe gescheiterter Chefärzte. Nur ausnahmsweise wird chirurgisches Versagen angeführt. In aller Regel sind es Versäumnisse in der organisatorischen Kliniksführung, in der Menschenführung, im Verständnis für ökonomische Notwendigkeiten oder Mißverständnisse in der Kooperation mit niedergelassenen Kollegen, also dem Einzugsgebiet; alles in allem also ein mangelndes Verständnis für die Aufgaben des Krankenhauses der Regelversorgung. Um es überspitzt auszudrücken: der neue Chefarzt soll nicht seinen an der Universität erworbenen chirurgischen Hobbies frönen, d.h. vorwiegend die Operationen ausführen, die ihm selbst am meisten Befriedigung geben, sondern die, die das Krankenhaus und sein Einzugsgebiet, vor allem aber das Krankengut von ihm erwarten. Die Chirurgie soll nicht dem Chirurgen nutzen oder ihn erfreuen, sondern dem Patienten.

Wie soll diese Form der Chefarztweiterbildung in der Praxis aussehen:

- Oberärzte, die in die Bewerbungsphase eintreten möchten, müssen vermehrt in das Kliniksmanagement einbezogen werden; sie müssen zu Gesprächspartnern der Verwaltung und der Pflegedienstleitung werden, um auch die anderen Seiten einer Kliniksstruktur kennen- und verstehenzulernen.
- Sie müssen intensiver einen Bereich der Klinik, z.B. eine Station, eigenständig leiten, d.h. nicht nur chirurgisch, sondern auch im Hinblick auf lästige Probleme des Pflegenotstandes und der Budgetierung.
- Sie müssen vermehrt Verantwortung für die ihnen zu- und nachgeordneten Ärzte übernehmen, indem sie sich definitiv zu ihrem Leistungsstand äußern und über ihre weitere Entwicklung verantwortlich entscheiden und – das ist besonders wichtig – nach außen dafür geradestehen müssen.

- Dringend wünschenswert wäre eine Phase der Chefarztvertretung in einem peripheren Krankenhaus, um ihnen die Augen für die Probleme und Gegebenheiten eines Krankenhauses der Regelversorgung zu öffnen.
- Die Teilnahme an sog. Managementkursen sollte zur Pflicht werden, Kurse über die wirtschaftliche Führung eines Krankenhauses sollten ebenfalls besucht werden.

Alles in allem sollte sich der bewerbungsreife Oberarzt emotional rechtzeitig von der Universität lösen und sich mental auf sein wahrscheinliches neues Tätigkeitsfeld vorbereiten. Geht er so vorbereitet in seine neue Aufgabe, bedarf es nur noch der guten Ratschläge seines Chefs, um erfolgreich zu sein. Diese Ratschläge für einen jungen Chefarzt könnten wie folgt lauten:

- Die Entscheidung, Chefarzt in einem Krankenhaus der Regelversorgung zu werden, ist eine Entscheidung für den Rest des beruflichen Lebens. Das Kokketieren mit weiteren Positionswechseln ist kontraproduktiv und belastet das Umfeld.
- Die Analyse der Bedürfnisse des neuen Krankenhauses und ihres Einzugsgebietes ist eine wesentliche Voraussetzung für eine sinnvolle Planung. Der Aufbau einer Miniuniversitätsklinik ist in der Peripherie meist nicht erwünscht.
- Gut funktionierende Einrichtungen der neuen Klinik sollen zunächst beibehalten werden und wo nötig durch neue Angebote ergänzt werden. Überfordere das Umfeld der chirurgischen Klinik dabei nicht.
- Die Ökonomie eines Krankenhauses hat die gleiche Bedeutung wie gute Medizin und umgekehrt.
- Die Mitarbeiter müssen sich an einen neuen Chef gewöhnen, also gewöhnen Sie sich auch an die Mitarbeiter. Tägliche Kommunikationen in Form von Besprechungen sind notwendig und vermeiden Mißverständnisse. Eine chirurgische Klinik wird zwar aus dem OP dirigiert, aber nicht ausschließlich.
- Der „ältere Oberarzt" vorort bedarf der besonderen Toleranz. Sein Problem mit einem jungen Chef ist größer als das des jungen Chefs mit einem älteren Oberarzt.
- Bediene Dich einer zurückhaltenden Indikationsstellung. Ein Mißerfolg wiegt schwerer als 100 vermeintliche strahlende Siege.

Zugegeben, dies waren nur theoretische Überlegungen zu einem sehr praktischen Problem, aber die Problemanalyse steht immer am Anfang jeder praktischen Lösung.

287. Anforderungsprofil in der Position des leitenden Krankenhauschirurgen: Aus der Sicht des Krankenhauschirurgen

H. Bauer

Kreiskrankenhaus Alt/Neuötting, Vinzenz-von-Paul-Str. 10, 84503 Altötting

Chief or Surgery: Profile of Requested Abilities

Summary. To be an efficient chief or surgery one needs abilities ranging from specific surgical aspects (qualification, basic and special teaching, quality control) over personal attitude (leadership, readiness to cooperate, public relation) to economic knowledge (financial management). Problems and deficits may be caused by personal and human aspects, insufficient preparation for the job and low activity in non medical fields.

Key words: Chief of surgery – Requested abilities

Zusammenfassung. Das Anforderungsprofil reicht vom fachlichen Bereich (fachliche Qualifikation, Aufgaben in der Aus-, Weiter- und Fortbildung und der Qualitätssicherung) über Führungsqualitäten und Kooperationsbereitschaft in der vertikalen und horizontalen Verantwortungsebene bis hin zu Aufgaben in der Betriebsführung und des Krankenhausmanagements und nicht zuletzt auch in der Öffentlichkeitsarbeit. Defizite bestehen neben nicht zu unterschätzenden persönlich-menschlichen Problemen in einer ungenügenden Vorbereitung des angehenden Chefarztes auf diese Position, oft aber auch in der Bereitschaft, sich neben der klinischen Tätigkeit diesen Anforderungen mit der notwendigen Intensität zu widmen.

Schlüsselwörter: Leitender Krankenhauschirurg – Anforderungen

Im Rahmen der Qualitätssicherungsstudien in der Chirurgie wurden für die einzelnen Tracerdiagnosen Indikatoren und Referenzbereiche entwickelt, die klare Bewertungsmaßstäbe zulassen. Es wäre reizvoll, auch das Thema über das Anforderungsprofil für den leitenden Krankenhauschirurgen unter diesem Aspekt zu bearbeiten. Dabei ließen sich die Indikatoren relativ leicht darstellen, etwa aus den Ausschreibungen, wie sie heute in den Anzeigen z. B. des Deutschen Ärzteblattes formuliert werden, in denen die verantwortlichen Krankenhausträger nach leitenden Chirurgen suchen (Abb. 1). Weitere Indikatoren ergäben sich aus den in den Chefarztverträgen und auch in den Geschäftsordnungen der Krankenhäuser festgelegten Anforderungen. Wesentlich schwieriger, wenn nicht unmöglich, ist es dagegen, Referenzbereiche formulieren zu wollen etwa mit dem Ziel, festzulegen, was bezogen auf die jeweilige Anforderung bei Nichterfüllung noch tolerabel oder wo die Grenze der möglichen Akzeptanz überschritten ist. Es gibt hier keine verläßlichen Daten, etwa Auswertungen von Kündigungsgründen, die zur Auflösung von Verträgen leitender Krankenhauschirurgen entweder noch in der Probezeit oder auch später geführt haben.

> *" Wir erwarten eine fachlich und menschlich qualifizierte dynamische Persönlichkeit, welche das gesamte chirurgische Spektrum eines Krankenhauses der Regelversorgung beherrscht und bereits in Führungsposition tätig war. Ein zusätzlicher chirurgischer Schwerpunkt wird begrüßt. "*

> *" Erwartet wird weiter die Bereitschaft zur kollegialen Zusammenarbeit mit allen Abteilungen des Hauses sowie der Krankenhausleitung. "*

> *" Eigenverantwortliches Engagement und Flexibilität werden vorausgesetzt. Hierzu gehört auch die Bereitschaft, die Forderungen nach einer wirtschaftlichen Betriebsführung und Management einer Krankenhausabteilung in die Praxis umzusetzen. "*

Abb. 1

Das Anforderungsprofil (Abb. 2) reicht vom fachlichen Bereich über Führungsqualitäten und Kooperationsbereitschaft bis hin zu Aufgaben in der Betriebsführung und des Managements und nicht zuletzt auch der Öffentlichkeitsarbeit. Zu diesen Punkten soll im folgenden Stellung genommen werden.

Im chirurgisch-fachlichen Bereich ergeben sich in den Krankenhäusern der Grund- und Regelversorgung – und hiervon soll ja in erster Linie die Rede sein – besondere Aspekte für den leitenden Chirurgen. In Häusern dieser Größe werden, wie es z. B. der Krankenhausplan Bayerns von diesem Jahr ausweist (Abb. 3) immerhin mehr als $^2/_3$ aller geförderten chirurgischen Planbetten vorgehalten. Aus fachlicher Sicht gilt es dabei, verkürzt gesagt, den richtigen Patient zur rechten Zeit am rechten Ort mit der rechten Methode zu behandeln (Abb. 4). Hier gehen die Kompetenz des Chirurgen, die Dringlichkeit der Versorgung, die Strukturqualität der Abteilungen des gesamten Krankenhauses und vor allem auch die Gewährleistung einer angemessenen Versorgung ein. Gefordert ist der breit ausgebildete Chirurg, der in der Lage ist, gerade in Notsituationen ohne Schwerpunktsabgrenzungen die richtigen Indikationen zu stellen und sachgerecht auch operative Konsequenzen zu ziehen. Genauso wichtig ist es aber, daß er seine Grenzen erkennt, wobei natürlich auch die gesamte Infrastruktur, z.B. die anaesthesiologischen und intensivmedizinischen Möglichkeiten, berücksichtigt werden müssen. Mangelnde Routine in der operativen Grundversorgung, aber

Anforderungsprofil

- Fachliche Qualifikation
- Aus- Weiter- Fortbildung
- Qualitätssicherung
- Organisationstalent
- Führungsqualität
- Kooperationsbereitschaft
  (horizontale und vertikale
  Verantwortungsebene)
- Wirtschaftliche Betriebsführung
  (Budgetverantwortung,
  Definition von Leistungszielen)
- Managementaufgaben
- Öffentlichkeitsarbeit

Abb. 2

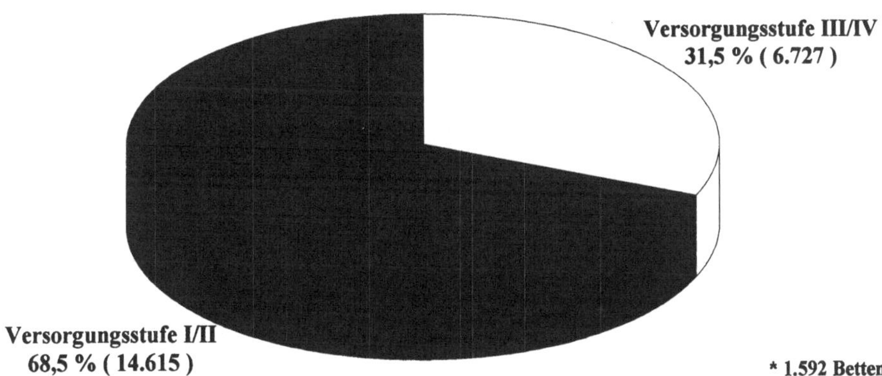

Abb. 3. KH-Plan Freistaat Bayern (1.1.1993). Geförderte Betten Chirurgie (ohne Uni-Kliniken*) n = 21 342

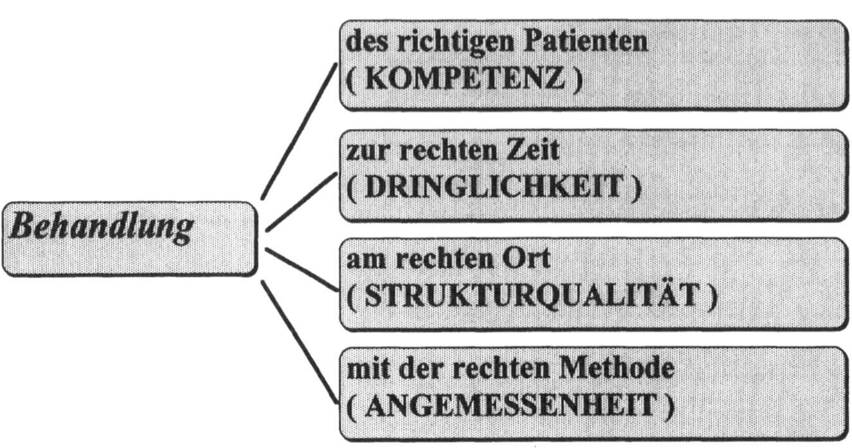

Abb. 4

auch ungenügendes operatives Training mit inadäquatem Zeitaufwand und fehlendes, schwerpunktübergreifendes chirurgisches Basiskönnen haben manchen Chirurgen ebenso scheitern lassen wie die Überschreitung der vor Ort gegebenen Möglichkeiten mit allzu aggressiven Indikationsstellungen und aufwendigen Versorgungen, die weit über den Versorgungsauftrag der Abteilung und des Krankenhauses hinausgehen.

Selbstverständlich liegen die wirklichen Probleme häufig im rein menschlichen Bereich, etwa wenn es gilt, als junger Chef einem älteren Oberarzt gegenüber anders geartete fachliche Vorstellungen durchzusetzen oder notwendige einschneidende, fachlich begründete Veränderungen vorzunehmen, ohne das Selbstwertgefühl der Mitarbeiter zu verletzen, die häufig schon jahrelang tätig sind mit dem Anspruch, auch bisher qualitativ gute Arbeit geleistet zu haben.

Besonders hohe Anforderungen bestehen auch hinsichtlich der persönlichen Leistungserbringung des Chefarztes. In nicht voll zur Facharztweiterbildung zugelassenen Abteilungen ist, wie eine Umfrage in Bayern gezeigt hat, der Anteil der Fachärzte unter den Assistenten gering (Tabelle 1). Das sog. Facharzturteil des BGH hat diese Situation drastisch verschärft und bringt gerade die kleineren Krankenhäuser in kaum beherrschbare Zwangssituationen. Gesteigerten Anforderungen sieht sich der leitende Arzt in Zukunft auch als der Verantwortliche für die Qualitätssicherung an seiner Abteilung gegenüber. Die Tragweite der Vorschrift, wie sie in § des SGB V niedergelegt ist, nämlich daß sich die qualitätssichern-

Tabelle 1

Weiterbildung zum Chirurgen
(222 Weiterbildungsstätten in Bayern,
Umfrage Prof. Dr. Witte 1989)

Krankenhäuser mit 1–5 Jhr. WB-Ermächtigung
8,5% der Assistenten fertige Chirurgen
45% in chirurgischer WB

Krankenhäuser mit voller WB-Ermächtigung
24,5% der Assistenten fertige Chirurgen
59,3% in chirurgischer WB

den Maßnahmen auf die Qualität der Behandlung, der Versorgungsabläufe und auch der Behandlungsergebnisse (Ergebnisqualität) zu erstrecken haben, ist vielen noch nicht bewußt. Rahmenverträge, die die Durchführung der gesetzlichen Bestimmungen garantieren, sind, obwohl das Gesetz schon seit 1989 in Kraft ist, erst jetzt vorbereitet. Die Qualitätssicherung Chirurgie ist hier seit Jahren schon die richtigen Wege gegangen. Jedem leitenden Chirurgen kann nur dringend empfohlen werden, zumindest in den Kammerbereichen, wo dies möglich ist, sich diesem Projekt anzuschließen.

Besondere und häufig unterschätzte Anforderungen bestehen hinsichtlich der Führungsqualität und der Kooperationsbereitschaft in den unterschiedlichen Verantwortungsebenen des Krankenhauses, vertikal wie horizontal. Wichtigste Eigenschaft einer erfolgreichen Führungskraft sind nach einer Meinungsumfrage die Motivation von Mitarbeitern, das Durchsetzungsvermögen und die Fähigkeit, Entscheidungen zu treffen. Unbestritten ist die notwendige hohe Vorbildfunktion des Chefarztes. Dieser gerecht zu werden, gelingt aber nicht nur durch ein Durchhalten und ein Vorleben der sog. „puritanischen" Arbeitstugenden mit möglichst hoher Präzision, Pünktlichkeit, mit der Fähigkeit, möglichst umsichtig und intelligent zu arbeiten, fleißig zu sein und möglichst viel zu leisten, nicht lange zu fragen, sondern tun, was gefordert ist, mit anderen Worten, in allen Bereichen seine Pflicht zu erfüllen. Zu schnell wird der leitende Arzt zum Einzelkämpfer, nicht fähig, sinnvoll Aufgaben, aber auch Verantwortung zu delegieren. Unverzichtbar ist daneben der Einsatz der sog. kommunikativen Tugenden, die alle das Ziel haben, die Mitarbeiter systematisch auch kreativ einzubinden. Nur so sind Arbeitszufriedenheiten und Leistungsmotivation zu erreichen. Dies wird sich nachhaltig im Leistungsgeschehen der Abteilung niederschlagen, trägt aber auch wesentlich zu dem bei, was man das innere Klima nennt.

Eine besondere Bedeutung haben heute die krankenhausökonomischen Aspekte, mit denen sich der leitende Krankenhauschirurg konfrontiert sieht. Die Leistungsfähigkeit seiner Abteilung und des gesamten Krankenhauses hängt eben nicht ausschließlich, sondern nur teilweise vom ärztlichen Können ab. Der Chefarzt muß von Anfang an begreifen, daß gerade derjenige, der durch seine fachliche Kompetenz an der Spitze einer Leistungspyramide steht, nun einen erheblichen Teil seiner Zeit und seiner Arbeitskraft Aufgaben widmen soll, für die er meist nur ungenügend ausgebildet ist und denen gegenüber er häufig auch eine nicht unerhebliche innere Ablehnung mitbringt. Wer nicht gelernt hat, selbst mitzuentscheiden, wer nicht gelernt hat, hierfür auch zusätzlichen Einsatz zu erbringen, der muß sehr rasch erfahren, daß über ihn entschieden wird.

Ärzte, die heute im Krankenhaus Verantwortung übernehmen, müssen sich künftig vermehrt daran gewöhnen, daß nach Aufstellung und Festsetzung eines Budgets das Arsenal der diagnostischen und therapeutischen Maßnahmen nicht mehr unbegrenzt zur Verfügung steht. Und der Chirurg ist in der Regel an ein gewaltiges derartiges insbesondere im Rahmen seiner universitären Ausbildung gewöhnt und zum Einsatz dieses gesamten Arsenals auch erzogen! Ob nun die Ressourcen für die dem Krankenhaus und der Abteilung abgeforderten Leistungen, nämlich der Versorgung der zugewiesenen Patienten, ausreichen, wird immer mehr zu einer Frage einer sorgfältigen Planung sowie auch einer Kontrolle und Steuerung. Dies gilt übrigens nicht erst seit Inkrafttreten des GSG, durch das sich eine völlig neue Dimension mit der Deckelung der Kostenentwicklung im Krankenhaus ergibt.

Der leitende Krankenhauschirurg muß als der Budgetverantwortliche sehr rasch lernen, daß Budgetierung eine prospektive Festlegung eines benötigten Etats bedeutet, beruhend auf Erfahrungswerten unter Berücksichtigung zukünftiger Entwicklungen.

Ganz besondere Bedeutung gewinnt dabei die Definition von Leistungszielen, was wiederum nur vor dem Hintergrund des Versorgungsauftrages des Krankenhauses, aber auch in enger Absprache mit den Verantwortlichen der anderen Fachabteilungen sowie der Verwaltung und dem Krankenhausträger geschehen kann. „Das Aufstellen eines Budgets ist die Kunst, Enttäuschungen möglichst gleichmäßig zu verteilen" (M. Stans).

Ein Chefarzt muß heute um diese Problematik wissen, er muß darauf vorbereitet sein. Und er muß vor allem versuchen, sich der Mechanismen zu bedienen, die es ihm erlauben, in den vorgegebenen Systemen bestehen zu können. So ist nicht nur eine sorgfältige Planung für das Aufstellen eines Budgets erforderlich. Es ist eine Kontrolle während der Budget-

Laufzeit notwendig, um Übereinstimmung oder Abweichung von vorauskalkulierten Kosten und den Ist-Kosten festzustellen. Dem sog. „Controlling" im Krankenhaus kommt deshalb besondere Bedeutung zu. Die leitenden Ärzte müssen lernen, damit zurecht zu kommen. Wer unter Controlling primär eine unzulässige „Kontrolle" seiner medizinisch-ärztlichen Tätigkeit sieht, begibt sich in eine Konfliktsituation, die unter Umständen bereits das Risiko des Scheitern an der eigentlichen Aufgabe birgt. Richtig eingesetztes Controlling (Abb. 5) ist eine unverzichtbre Informationshilfe, eine Angebot, das es zu nützen gilt.

Aus dem bisher dargestellten Anforderungsprofil ergibt sich zwanglos auch die Bedeutung, die Managementaufgaben für den leitenden Krankenhauschirurgen haben. Über Managementtraining wird ja gesondert referiert. Dieses gilt heute für leitende Krankenhausärzte als eine Pflichtaufgabe. Ohne Zweifel gibt es eine Reihe von Chirurgen, die sich in leitender Position intuitiv richtig verhalten. Doch auch gerade für sie sind derartige Managementseminare, wie sie auch vom Berufsverband angeboten werden, äußerst fruchtbar. Sie sind ein hervorragendes und vor allem professionelles Werkzeug zur Selbsterkenntnis, zur Bestimmung der eigenen Position und eine Möglichkeit zur Reduzierung frustraner und letztlich die Persönlichkeit destruierender Enttäuschungen.

Nicht zu unterschätzen sind auch die Anforderungen, die sich dem leitenden Arzt hinsichtlich einer wohlverstandenen Öffentlichkeitsarbeit stellen. Hohen Stellenwert hat dabei die enge Kooperation mit den niedergelassenen Ärzten. Wie machtvoll deren Stellung gegenüber den Kliniken ist, zeigen Analysen, die belegen, daß sich um ein 400-Bettenkrankenhaus im Durchschnitt etwa 350 potentiell einweisende Ärzte befinden. Sie versorgen zusammen im Mittel täglich 15 000 Patienten, also alles potentielle Klinikkunden. Ganze

Controlling

- im Gegensatz zur "Kontrolle" eine auf die Zukunft gerichtete "Vorsorgetherapie"

- erhöht die innerbetriebliche Transparenz durch empfänger-orientierte Information

- übernimmt ökonomische Lotsen-funktion bei der Steuerung und Planung des Krankenhaus-geschehens

- analysiert Zukunftschancen und Risiken für das Unternehmen Krankenhaus

Abb. 5

80 % aller Einweisungen eines Krankenhauses werden jedoch von nur 20 % der umliegenden Praxisärzte abgedeckt. Von dieser Gruppe ist das Krankenhaus und damit auch der leitende Arzt in hohem Maße abhängig. Er muß also eine Strategie entwickeln, mit der die einweisenden Ärzte bei der Stange gehalten und andere Mediziner zusätzlich gewonnen werden können. Schnelle Termine für Operationen und persönliche Kontakte zu den Krankenhausärzten sind die von Praxisärzten immer wieder genannten positiven Qualitätsurteile. Dem gegenüber gelten mangelnde Rücksprache und zu lange Zeitspannen bis zum Erhalt des Arztbriefes neben medizinischen Kriterien und Serviceleistungen als die gravierendsten negativen Qualitätsbeispiele. Interne Klinikreibereien und ein unheitliches Erscheinungsbild nach außen können eine Abteilung und ein ganzes Krankenhaus in Verruf bringen.

Auch die Kontakte zu den Rettungsdienstorganisationen und Wohlfahrtsverbänden, den Einrichtungen der Erwachsenenbildung und nicht zuletzt der örtlichen Presse sind in ihrer Bedeutung nicht zu unterschätzen. Hinter all diesen Punkten versteckt sich, was man heute unter dem zugegebenermaßen häßlichen Wort „Klinikmarketing" versteht. Während bei so manchem Verwalter diese Marketingbotschaft ankommt, ist sie dagegen für die Mehrheit der Krankenhausärzte immer noch etwas anrüchiges und nach deren Auffassung sogar mit dem Berufsethos nicht vereinbar. Hier ist ein Umdenken notwendig.

Das Anforderungsprofil, das sich dem leitenden Krankenhauschirurgen an einem Krankenhaus der Grund- und Regelversorgung stellt, ist umfangreich. Der Chefarzt einer ungeteilten Krankenhausabteilung, und die ist dort die Regel, hat in vielen operativen Gebieten einschließlich der dabei notwendigen intensivmedizinischen Maßnahmen tätig zu sein. Die dazu nötigen Erfahrungen wurden bisher und werden wohl auch in Zukunft in der Regel nur in einer mehr als zehnjährigen Tätigkeit an einer entsprechenden Weiterbildungsstätte zu erlangen sein, wo es ihm möglich war, nicht ausschließlich in einem Schwerpunkt zu arbeiten. Leider ist eine entsprechende fachliche Qualifikation, so hervorragend sie sein mag, alleine aber noch keine Garantie, um in der Funktion eines leitenden Arztes bestehen zu können. Wer heute als Chefarzt auf die darüber hinaus gehenden Aufgaben nicht vorbereitet ist, wer nur mit dem ja an sich lobenswerten Vorsatz antritt, für seine Patienten des „Optimale" zu wollen, wer nicht bereit ist, gemeinsam mit allen Mitarbeitern nach allen Möglichkeiten zu suchen, Wirtschaftlichkeitsreserven ohne Qualitätsverlust für die Behandlung seiner Patienten zu mobilisieren, wer Controlling primär nicht als Unterstützung, sondern als inakzeptale Beeinträchtigung und Beschneidung seiner schon durch die Position des Chefarztes gegebenen Entscheidungskompetenz sieht, wer nicht bereit ist, eine im chirurgischen Versorgungsbereich akzeptierte und unerläßliche Teamarbeit auch auf die Kooperation mit anderen Gruppierungen des Krankenhauses zu übertragen und wer nicht in der Lage ist, hier im besten Sinne verstanden, offensiv auf seine Partner zuzugehen und sich aktiv einzubringen, der wird, wenn nicht kurzfristig, so doch langfristig Probleme bekommen oder gar an seiner Aufgabe scheitern müssen.

288. Anforderungsprofil in der Position des leitenden Krankenhauschirurgen aus der Sicht des Krankenhausträgers

W. G. Fack-Asmuth

Tersteegenstr. 9, 40474 Düsseldorf

Qualification of a Leading Hospital Surgeon from the Hospital Owner's Point of View

Summary. The development of the last decade and the challenge due to a lot of new laws has consequences also for the leading hospital surgeon. Even excellent qualification in surgery will not longer be sufficient for managing a department of surgery. A qualification in hospital management is absolutely necessery for all surgeons in leading positions.

Key words: Leading hospital surgeon – Hospital management

Zusammenfassung. Die Entwicklung der letzten Dekade und die Herausforderungen durch die neue Krankenhausgesetzgebung haben Konsequenzen auch für den leitenden Krankenhauschirurgen. Auch eine excellente Qualifikation als Chirurg reicht nicht mehr länger aus für die erfolgreiche Führung einer chirurgischen Abteilung/Klinik. Eine ausreichende Qualifizierung im Krankenhaus-Management ist eine absolut unverzichtbare Voraussetzung für alle leitenden Krankenhauschirurgen.

Schlüsselwörter: Leitender Krankenhauschirurg – Krankenhaus-Management

Ausgangslage

Es besteht heute wohl bei niemandem mehr ein Zweifel, daß Krankenhäuser nach betriebswirtschaftlichen Grundsätzen geführt werden müssen. Dementsprechend haben sich auch die Anforderungen an die Qualifikation von leitenden Ärzten gewandelt. Es genügt ganz einfach nicht mehr, ein hervorragender Chirurg zu sein, einen klaren Menschenverstand und „Erfahrung" zu besitzen.

Nicht nur die Medizin im allgemeinen und die Chirurgie im besonderen, sondern auch die Rahmenbedingungen des Krankenhauses haben sich in den letzten Jahren grundlegend verändert. Mit den durch das Gesundheitsstrukturgesetz eingeführten Reformen, insbesondere das ambulante Operieren im Krankenhaus, vor- und nachstationäre Behandlung, die „Deckelung" der Krankenhausbudgets 1993 bis 1995 und die ab 1994/95 in Kraft tretende völlige Änderung des Vergütungssystems (Basispflegesatz, Abteilungspflegesätze, Sonderentgelte, Fallpauschalen) wird ein Systemwechsel eingeleitet, der gravierende Auswirkungen auf die gesamte „Krankenhauslandschaft" haben wird.

In dem sich abzeichnenden totalen Wettbewerb wird das einzelne Krankenhaus nur bestehen können, wenn das „Management" – als Institution und als Funktion – dieser Herausforderung gewachsen ist. Dies bedeutet, daß auch der leitende Chirurg – wenn er nicht früher oder später an seiner Aufgabe scheitern will – über ausreichende „Management-Qualifikationen" verfügen muß.

Woran scheitern leitende Ärzte in der Praxis?

Zwar gibt es keine „typische" Mißerfolgs-Checkliste für leitende Ärzte/Chirurgen. Dennoch können drei Problemfelder unterschieden werden, in die sich fast alle Mißerfolgsfälle einordnen lassen:

- Mängel im fachlichen/chirurgischen Bereich
- Mängel im rein persönlichen Bereich
- Mängel im „Umfeld" des Tätigkeitsbereichs:
  - im Verhältnis zum Krankenhausträger
  - im krankenhausinternen Bereich
  - im krankenhausexternen Bereich.

Das „Umfeld" des leitenden Krankenhauschirurgen ist insbesondere durch folgende Beziehungen geprägt:

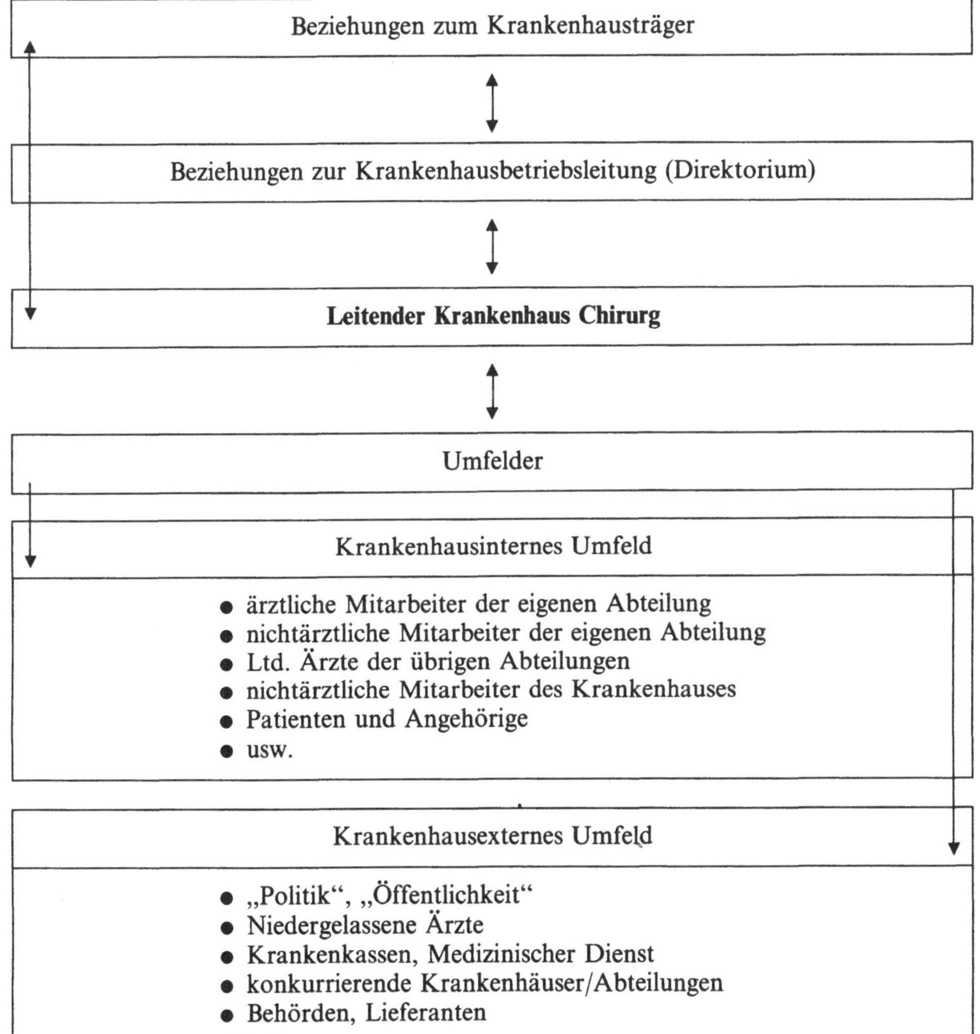

Es bedarf keiner weiteren Erläuterung, daß Mängel auf dem fachlich-chirurgischen Gebiet zum Scheitern eines Leitenden Chirurgen führen müssen. „Kunstfehler", veraltete Techniken, unzureichende Spezialisierung und Weiterbildung usw. zwingen Krankenhausbetriebsleitung und Krankenhausträger früher oder später zu Konsequenzen. Gleiches gilt, wenn schwerwiegende Probleme deutlich werden, die in der Person des Arztes liegen, z. B. durch Krankheit, Alkohol, Drogen etc. Auch persönliches Fehlverhalten, zum Beispiel im Umgang mit Patienten, Mitarbeitern usw. gefährdet die Position des Arztes.

Welches sind die entscheidenden Beziehungsfelder?

Von besonderer Bedeutung für Erfolg und Mißerfolg eines leitenden Krankenhausarztes sind die Beziehungen zum Krankenhausträger, zur Krankenhausbetriebsleitung und zum übrigen krankenhausinternen und krankenhausexternen Umfeld.

Die Beziehungen zwischen leitendem Krankenhausarzt/Chirurgen und Krankenhausträger sind nicht selten konfliktbelastet durch

- Streitigkeiten aus dem Dienstverhältnis (Chefarztvertrag)
- Differenzen über die Zielsetzung des Krankenhauses bzw. der Abteilung (z. B. Einhaltung des „Versorgungsauftrags", Einführung neuer Operationsmethoden usw.)
- unzureichendes „Management" (Mängel in der Organisation – z. B. bei der OP-Planung –, in der Personalführung, Überschreitung des Budgets usw.)
- mangelhafte Kooperation innerhalb und außerhalb des Krankenhauses („Abteilungsdenken", „Besitzstandswahrung")
- gestörtes Vertrauensverhältnis
- mangelnde Akzeptanz innerhalb und/oder außerhalb des Krankenhauses usw.

Nicht selten wird der Keim für das Scheitern eines leitenden Arztes bereits bei der Personalentscheidung gelegt. Häufig geht eine der beiden Parteien – und nicht selten sind es sogar beide – von falschen Erwartungen aus. Wenn z. B. bei der Personalauswahl auf seiten des Krankenhausträgers andere als fachliche Gesichtspunkte überwiegen (z. B. Parteizugehörigkeit, Prestigedenken – der „Neue" muß wenigstens habilitiert sein, weil im Nachbar-Krankenhaus alle Abteilungsleiter den Professorentitel tragen –, der eigene Oberarzt wird – obwohl fachliche Zweifel bestehen – Nachfolger des ausgeschiedenen Chefarztes, „weil ihn sonst das örtliche Konkurrenz-Krankenhaus abgeworben hätte"), wenn über die ärztlich-pflegerische Zielsetzung und den Versorgungsauftrag des Krankenhauses keine Klarheit besteht, wenn dem habilitierten Bewerber nicht klar ist, daß er als Leiter einer Allgemein-chirurgischen Abteilung eines Krankenhauses der Grundversorgung keine „Universitäts-Chirurgie" betreiben kann und darf, ist der Mißerfolg vorprogrammiert.

Um es auf einen einfachen Nenner zu bringen: Der Krankenhausträger erwartet von seinem leitenden Chirurgen, daß er quantitativ und qualitativ gute Leistungen bietet, seine Abteilung wirtschaftlich führt („unternehmerisches Denken") und in seinem Tätigkeitsumfeld möglichst konfliktfrei agiert („Compliance"). Andererseits muß der Leitende Arzt vom Krankenhausträger eindeutige Vorgaben und Rahmenbedingungen und nicht selten auch rasche und klare Entscheidungen erwarten.

Es ist ein Faktum, daß leitende Krankenhausärzte weitaus häufiger als an mangelnder chirurgischer Kompetenz an „parachirurgischen" Problemen, insbesondere unzureichender Menschenführung und mangelhafter Kooperation innerhalb des Krankenhauses scheitern. Immer noch viel zu gering wird bei der Personalauswahl die „menschliche Komponente" bewertet, also die Frage, ob jemand „ins Team paßt", Mitarbeiter führen kann, Organisationstalent hat, ein Bewußtsein für Leistung und Kosten besitzt, kunden(patienten)orientiert denkt und handelt, zur Kooperation fähig ist usw. In diesem Zusammenhang muß mit aller Deutlichkeit auf Sinn und Zweck der Probezeit hingewiesen werden. Es ist ein häufiger und vor allem für den Krankenhausträger u. U. auch äußerst kostspieliger Fehler, ein Arbeitsverhältnis mit einem leitenden Arzt, der offensichtlich fachliche, persönliche oder führungsmäßige Defizite aufweist, nicht rechtzeitig zu beenden.

Besondere Anforderungen an den leitenden Krankenhauschirurgen stellt auch das krankenhausinterne Umfeld. Das „Management" einer Abteilung bzw. einer Klinik erfordert Organisationstalent, wirtschaftliches Denken („Entrepreneurship"), die Fähigkeit, mit Mitarbeitern, ärztlichen Kollegen und dem übrigen nichtärztlichen Personal des Krankenhauses erfolgreich zusammenzuarbeiten (Motivation, Kooperation, Koordination, Kommunikation, Information). Das „Angebot" der Abteilung muß einerseits dem medizinischen Fortschritt Rechnung tragen („Minimal Invasive Chirurgie", „ambulantes Operieren"), darf andererseits den Versorgungsauftrag nicht überschreiten. Gerade die Überschreitung des Versorgungsauftrags („wir machen alles, was wir gut können", „das X-Krankenhaus macht das auch"...) führt zu Konflikten mit Krankenhausträger und Betriebsleitung. Auch die Einführung neuer Verfahren, Techniken, Arzneimittel usw. muß abgestimmt werden, um eine Budgetüberschreitung und u.U. sogar eine wirtschaftliche Gefährdung des ganzen Hauses zu vermeiden.

Ebenso wichtig wie die krankenhausinternen Beziehungen des leitenden Chirurgen sind die Beziehungen zum krankenhausexternen Umfeld. Das Bild des Chirurgen und seiner Abteilung spiegelt sich in der „Politik" und „Öffentlichkeit" wider. „Tue Gutes und rede darüber" gilt auch für den Krankenhausarzt, der nicht nur mit dem Skalpell, sondern auch mit den Medien umgehen können muß. Fachliche Kompetenz, Überzeugungskraft, die Fähigkeit, in den Kategorien der Krankenhausfinanzierung zu argumentieren, sind künftig mehr noch als bisher gefordert, um die Kostenträger/Krankenkassen und die Patienten von der Notwendigkeit, Qualität und Wirtschaftlichkeit der erbrachten Leistungen zu überzeugen.

Neben den rein fachlichen Voraussetzungen erfordert künftig der Umgang mit den („einweisenden") niedergelassenen Ärzten, aber auch den leitenden Ärzten konkurrierender und kooperierender Krankenhäuser, besondere kommunikative Fähigkeiten. Defizite auf diesem Gebiet, mangelnde Information (z.B. über neue Operationsmethoden, Spezialgebiete, personelle Veränderungen), unzureichende Kooperation („Doppeluntersuchungen", „Kurz-Briefe" etc.) „rächen" sich durch geringe Compliance und rückläufige Patientenzahl.

Das „Marketing" gehört künftig ebenso zu den Aufgaben eines Leitenden Krankenhauschirurgen wie der niedergelassene Arzt gegen die zunehmende Konkurrenz nur durch ständige „Werbung" um Kunden bestehen kann. Der Wandel des Status des Patienten vom „Eingewiesenen" zum „Kunden" erfordert auch vom leitenden Chirurgen vielfach ein Umdenken hin zu größerer Kundenorientierung.

Was ist also zu tun?

Die Führungskräfte im Krankenhaus – und damit auch die leitenden Krankenhauschirurgen – müssen sich den veränderten Rahmenbedingungen und erweiterten Führungsaufgaben anpassen. Zu den ärztlichen Funktionen kommen zusätzliche Management-Aufgaben hinzu, auf die sich die Aspiranten auf Führungspositionen ebenso gründlich vorbereiten müssen wie auf ihre chirurgischen Aufgaben. Ebensowenig wie der Kaufmännische Direktor eines Krankenhauses nicht mehr ohne medizinische Grundkenntnisse sachgerecht entscheiden kann, ist es einem leitenden Krankenhausarzt möglich, ohne ein Minimum an „Management-Wissen" erfolgreich eine Abteilung bzw. Klinik zu führen.

Eine solche sozio-ökonomische Zusatzqualifikation müßte bereits während des Medizinstudiums beginnen und während der Weiterbildung zum Facharzt, spätestens jedoch mit der Übernahme von Führungsverantwortung als Stations- oder Oberarzt, vertieft werden. Die Übernahme einer Chefarztposition ohne parachirurgisches Basiswissen und entsprechende Erfahrung kommt dem Fahren eines Kfz ohne Führerschein gleich.

Wer als Arzt künftig eine Führungsfunktion anstrebt, muß sich auf die Führungsaufgaben ebenso systematisch vorbereiten wie auf die traditionellen medizinischen Fachaufgaben am Krankenbett, in der Lehre und in der Forschung. Dies erfordert zugleich die Bereitschaft der Leitenden Ärzte, ihrer Führungsaufgabe künftig einen größeren Stellenwert zu geben als bisher.

289. Anforderungsprofil in der Position des leitenden Krankenhauschirurgen – aus der Sicht des Kostenträgers

H. Sitzmann

Landesverband der Ortskrankenkassen Bayern, Friedrich-Engels-Bogen 6, 81735 München

From the Health Insurance Point of View

Wer sich heute mit praktischer Gesundheitspolitik befaßt, muß erkennen, daß widersprechende Wunschvorstellungen regieren: Ich meine zum einen die Verfügbarkeit des jeweils größten technischen Fortschritts und zum andern das, was man heute unter Humanisierung versteht. Beiden steht ein dritter Gesichtspunkt gegenüber, in beide eingreifend: es ist die Forderung nach einer Mäßigung der Kostenentwicklung. Die rasch steigenden Kosten haben zuerst zum Gesundheitsreformgesetz und dann zum Gesundheitsstrukturgesetz geführt.

In der Chirurgie und Anästhesiologie ist es möglich geworden, Organe zu transplantieren, durch Kunststoffplantate Herzfehler erfolgreich zu behandeln und Schmerzzustände in Gelenken zu heilen. Die Beherrschung von Notfallsituationen aller Art durch die Intensivmedizin hat viele Leben gerettet. Diese Fortschritte der Medizin sind im Bedarfsfalle allen Bürgern unseres Landes eröffnet. Dank der gesetzlichen Krankenversicherung als eine unserem Gesellschafts- und Sozialsystem adäquate Einrichtung, die die finanziellen Barrieren zur Teilnahme am Gesundheitsdienst fallen ließ, muß heute niemand „früher sterben, weil er arm ist". Jeder Bedürftige erhält ohne Rücksicht auf sein Alter den Grad an Versorgung, dessen er bedarf.

Stellen wir doch erst einmal fest, daß die Krankenversicherung bei allen finanziellen Belastungen der Beitragszahler den medizinischen Erfordernissen und Möglichkeiten gerecht geworden ist; unser Gesundheitssystem braucht keinen Vergleich zu scheuen.

Mit Stolz können wir heute auf der medizinischen Seite einen eindrucksvollen Erfolgskatalog nachweisen. Die Medizin hat z. B. die Tuberkulose und die Kinderlähmung „in den Griff" bekommen. Die Behandlung der Zuckerkrankheit gehört zur Routine der Allgemeinmedizin und der Verlust der Nierenfunktion ist nicht mehr Todesurteil.

Charakterisiert ist unser Gesundheitssystem durch gewachsene und bewährte Strukturen ambulanter und stationärer Behandlung, in denen der Arzt frei nach medizinischen Gesichtspunkten, nur seinem Wissen und Gewissen verpflichtet, die medizinischen Entscheidungen treffen kann, die er für richtig und notwendig hält.

Es ist nicht zu übersehen, daß sich Entwicklungen anbahnen, die diese ärztliche Entscheidungsfreiheit einschränken könnten. Dafür stehen handfeste ökonomische Zwänge. Dafür stehen aber auch gesellschaftspolitische Überlegungen zum Stellenwert der Gesundheitsversorgung etwa in Abwägung gegenüber einer notwendigen Umweltpolitik, deren Auswirkung den Gesundheitszustand der Gesamtbevölkerung in höherem Maße beeinflußt als die kurative Medizin im Einzelfall.

Die Ärzte werden sich dieser Diskussion und Abwägung nicht entziehen können. Ihnen muß aber vordringlich am Erhalt ärztlicher Entscheidungsfreiheit im Einzelfall liegen – und sei es auch im Rahmen eines vorgegebenen, begrenzten Budgets. Es müssen alle Möglichkeiten einer Optimierung der Wirtschaftlichkeit der Leistungserbringer (Rationalisierung) ausgeschöpft werden. Dabei entstehen zwangsläufig Konflikte zwischen Lösungsmöglichkeiten, die entweder die medizinischen Erfordernisse im Rahmen der vorgegebenen Strukturen anzupassen versuchen oder umgekehrt die Strukturen anzupassen versuchen oder umgekehrt die Strukturen so zu erweitern trachten, daß sie den medizinischen Notwendigkeiten am besten gerecht werden.

In einer kritischen Diskussion dieser Problematik werden die Medizin oder der Arzt, der sich in seiner Garantenstellung für den Patienten, der sich ihm anvertraut hat, nur bestehen, wenn alle organisatorischen und ökonomischen Möglichkeiten ausgeschöpft sind, mit den vorhandenen Mitteln das maximal Erreichbare an individueller Gesundheitsversorgung zu realisieren. Dies verlangt bei den Beteiligten aktive und passive Kritikfähigkeit gegenüber Hergebrachtem und Eingefahrenem in Versorgungssystemen und Verhaltensweisen.

Ein in meinen Augen entscheidender Einfluß geht dabei von der Frage der Akzeptanz des Alters als biologische Tatsache aus. In der Bundesrepublik Deutschland ist das Alter kein Kriterium für irgendwelchen Leistungsausschluß.

Trotzdem zwingen die steigenden Fallzahlen älterer Patienten zum Nachdenken. Nahezu jeder dritte Operierte ist heute über 70 Jahre alt. Auch erfolgreiche chirurgische Eingriffe selbst an 90jährigen sind keine Seltenheit. Diese erfreulichen Resultate sind nicht zuletzt durch die ausgezeichnete Intensivversorgung möglich geworden.

Trotz der hohen Bedeutung kann die Alterschirurgie aber nur als ein wichtiger Sektor im Rahmen der gesamten stationären und nachstationären Krankenversorgung älterer Menschen angesehen werden. Der Erfolg des chirurgischen Eingriffs ist deshalb gleichfalls nur dann gesichert, wenn der Patient danach auf Verhältnisse trifft, in denen er sich zurechtfindet. Es ist entscheidend, in der nachoperativen Phase die speziellen Belange älterer Patienten zu berücksichtigen. Die Krankenkassen setzen sich mit Nachdruck für ein Geriatriekonzept ein, das die Rehabilitation zum Bestandteil eines effektiven Versorgungssystems gerade für ältere Mitbürger macht. Nur so wird der Wert der Alterschirurgie untermauert und dem Geriatrie-Patienten ggf. der Weg ins Pflegeheim erspart.

Nun erwarten wir als Kostenträger von den verantwortlichen Medizinern, daß sie die Möglichkeiten jeder Stufe in Diagnose- und Therapieverfahren erst voll ausnutzen, bevor sie die nächste Stufe der Behandlung in Betracht ziehen.

Dabei bin ich freilich überzeugt, daß Sie sich solcher Abwägung stellen und zwar schon allein unter Gesichtspunkten der medizinischen Indikationen und Risiken. Jedenfalls redet Ihnen in diese Entscheidung kein Kostenträger hinein, derzeit nicht und auch nicht in Zukunft.

Aber ich appelliere an Sie alle, offen zu bleiben, eigene Gewohnheiten immer mal wieder in Frage zu stellen, den Blick in andere Länder zu richten und die Routinen der eigenen, deutschen Medizin mit der in anderen Ländern zu vergleichen, auch bereit zu sein, sich in neue Verfahren als Lehrling einzuarbeiten, auch wenn man in bewährten, aber vielleicht schon überholten Verfahren über eine anerkannte Meisterschaft verfügt.

Status, Macht, Ansehen, Ehrgeiz, Verdienst – all dies besteht in unserer Welt neben den Sachrealitäten und prägt diese. Aber zu je mehr Selbsterkenntnis und Selbstkritik wir fähig sind, um so besser erfüllen wir die uns gestellten Aufgaben. Im medizinischen Bereich garantiert das eine optimale Versorgung der Versicherten zu finanzierbaren Preisen.

Noch sind wir von der Transparenz des Kosten- und Leistungsgeschehens im Krankenhaus weiter entfernt, als dies z. B. vor zehn Jahren noch gehofft wurde.

Weit sind wir entfernt von vergleichenden und bewertenden Kosten-Nutzen-Analysen, wie sie in anderen Ländern, wie z. B. in den USA, fast schon zum Standard gehören. Nur mit interdisziplinärem Forschen und Vergleichen kann der Brückenschlag zwischen Medizin, Ökonomie, Politik und Ethik gelingen.

Im besonderen der Krankenhausbereich wird sich daran gewöhnen müssen, daß seine Leistungen und Kosten mehr als bisher hinterfragt werden. Auch für mehr Transparenz, mehr Qualitätssicherung, mehr Qualitätskontrolle der Ergebnisse und Korrektur, wo dies möglich und nötig ist, muß Aufgeschlossenheit bestehen.

Hinter den Kliniktoren treffen Sie, die Mediziner viele Entscheidungen – einfache und schwierige, lindernde und heilende, lebensverlängernde und lebensrettende, immer aber kostenträchtige Entscheidungen. Derzeit redet Ihnen unsere Gesellschaft dort wenig hinein. Aber um noch einmal auf die Frage der Akzeptanz des Alters als biologische Tatsache zurückzukommen, zitiere ich Professor Arnold, der 1988 auf dem 36. Fortbildungskongreß der Bundesärztekammer in Davos darauf hinwies, daß die wachsende Multimorbidität einer überalterten Gesellschaft allein noch keine wachsenden Ausgaben für Gesundheitsleistungen rechtfertige. Pathologische Veränderungen und Funktionseinbußen seien im Alter unvermeidlich.

Die Ärzteschaft übertrage die im mittleren Lebensalter angemessene interventionistische Schulmedizin unkritisch auf die Diagnostik und Therapie bei alten Menschen.

Wenn aber alle objektiven Abweichungen von einer Norm behandelt würden, dann führe das zu Überdiagnostik und Übertherapie – und lassen Sie mich ergänzen, dann führt dies auch zu überflüssigen Kosten.

290. Das Anforderungsprofil in der Position des leitenden Krankenhauschirurgen – aus der Sicht des Arztrechts

M. Andreas

Schinnrainstr. 15/XIV, 76227 Karlsruhe

From the Medical Profession's Law Point of View

Zusammenfassung. In der Mehrzahl der ausgesprochenen Kündigungen von Chefarztverträgen macht der Krankenhausträger Behandlungsfehler geltend (35% der Fälle). 30% der Kündigungen werden auf fehlerhafte Abrechnungen gestützt. Die schlechte Kooperation mit anderen Bediensteten des Krankenhauses führt in 25% der Fälle zur Kündigung und wird häufig als Anlaß einer sogenannten Druckkündigung genommen. Mangelhafte Arbeitsleistung mit zu wenig persönlichem Einsatz und allgemeiner Leistungsminderung ist in 12% der Fälle Anlaß zur Kündigung. In ebenfalls 12% der Fälle liegt eine Schließung des Krankenhauses oder der Abteilung zugrunde. 10% der Kündigungen werden mit unberechtigter Kritik am Krankenhaus, insbesondere beleidigenden Äußerungen gegenüber dem Verwaltungsleiter begründet. Von diesen offiziellen Kündigungsgründen sind die wahren Kündigungsgründe, die häufig offiziell nicht genannt werden, zu unterscheiden.

Das arztrechtliche Anforderungsprofil an den leitenden Krankenhauschirurgen ergibt sich aus den geschriebenen und ungeschriebenen Regelungen des Chefarztdienstverhältnisses. Der Chefarztdienstvertrag sollte sachkundig formuliert sein. Der beste Vertrag ist aber dann derjenige, der in der Schublade liegt, weil man ihn – abgesehen von einigen finanziellen Rechenformeln im Bereich der Abgaben – nicht mehr einzusehen braucht.

So geschieht es auch in der Mehrzahl der Chefarztverhältnisse, wenn die Vertragspartner die aneinander gestellten Erwartungen erfüllen. Werden die Anforderungen nach Ansicht des Krankenhausträgers nicht mehr erreicht, erlangen Reaktionen des Krankenhausträgers dann rechtliches Gewicht, wenn es zur Abmahnung oder gar zur Kündigung kommt. Da insbesondere eine Kündigung tief in das Leben eines Chefarztes eingreift, sollte der Chefarzt sich möglichst so verhalten, daß eine solche Maßnahme nicht erfolgt. Zwar ist die Art der möglichen Kündigungsgründe nahezu unbegrenzt. Doch die Praxis zeigt, daß gewisse Vorwürfe – seien sie berechtigt oder unberechtigt – gehäuft vorkommen.

Unter der Fragestellung „Warum scheitern Chefärzte?" hat eine Auswertung der von uns geführten Kündigungsschutzprozesse folgendes ergeben:

Der häufigste Grund, auf den Kündigungen gestützt werden, ist der Vorwurf, Patienten falsch behandelt zu haben. Dabei ist es im Kündigungsschutzprozeß unerheblich, ob der Patient auch diesen Vorwurf erhebt. Es genügt, wenn dem Chefarzt nachgewiesen werden kann, daß er die Operation falsch durchgeführt, den Entschluß zur Operation zu früh oder zu spät gestellt hat. Mit 35% der Kündigungsgründe liegen die Behandlungsfehler an erster Stelle.

Der Vorwurf, falsch gegenüber dem Patienten oder aber insbesondere in Abgabensachen unrichtig gegenüber dem Krankenhaus abgerechnet zu haben, war in 30% der Fälle Anlaß, die Kündigung auszusprechen.

In 25% der Fälle wurde dem Chefarzt vorgeworfen, er habe ein schlechtes Verhältnis zu den anderen Chefärzten und dem Personal des Krankenhauses überhaupt. Dieser Vorwurf wird oft gepaart mit der Behauptung, auch die niedergelassenen Ärzte vermißten die notwendige Kooperation. Kommt der Vorwurf schlechter Zusammenarbeit insbesondere aus dem Bereich des eigenen Krankenhauses, macht der Krankenhausträger häufig davon Gebrauch, eine sogenannte Druckkündigung auszusprechen.

Ein weiterer, immer wieder genannter Kündigungsgrund ist der Vorwurf, die Arbeitsleistung des Chefarztes sei mangelhaft. Dies wird nicht an konkreten Behandlungsfehlern dargelegt. Vielmehr wird mehr oder weniger pauschal behauptet, der persönliche Einsatz des Chefarztes lasse zu wünschen übrig, es liege eine allgemeine Leistungsminderung, meist verbunden mit einem eingeengten Leistungsspektrum vor. Diese Argumentation lag 12% der ausgesprochenen Kündigungen zugrunde.

Ebenfalls mit 12% der Kündigungsverfahren schlägt die Beendigung des Arbeitsverhältnisses wegen Schließung des Krankenhauses oder der Abteilung zu Buche. Dabei kommt es mitunter zu Umwandlungen von Anstaltsabteilungen in Belegabteilungen oder von Belegabteilungen in Anstaltsabteilungen.

In 10% der Fälle war Anlaß für die Kündigung die vom Krankenhausträger als unberechtigt empfundene Kritik des Chefarztes an Vorgängen im Krankenhaus. Insbesondere reagieren Krankenhausträger dann mit der Kündigung, wenn sich der Verwaltungsleiter durch den Chefarzt beleidigt fühlt.

Eine Addition der genannten Prozentzahlen ergibt, daß die Anzahl der Kündigungsgründe über 100% liegt. Die Erklärung liegt darin, daß Kündigungen häufig auf mehrere Gründe gestützt werden.

Vorstehend wurden die in Kündigungsschutzverfahren offiziell vorgetragenen Kündigungsgründe genannt. Davon strikt zu unterscheiden sind die Gründe, die in Wahrheit zur Kündigung des Arbeitsverhältnisses geführt haben. Diese Gründe können ganz anderer Natur als die offiziell vorgetragenen Vorwürfe sein. Auch der Rechtsanwalt, der für den Chefarzt den Kündigungsschutzprozeß führt, erfährt nicht immer die wahren Gründe. Deshalb kann insoweit nicht mit statistischen Zahlen, sondern nur mit Erfahrungswerten gearbeitet werden.

Natürlich gibt es die Fälle, in denen mangelnde fachliche Qualifikation Anlaß der Kündigung ist. Darüber hinaus ist schlechte Menschenführung durch den Chefarzt häufig ein Anlaß für den Krankenhausträger, sich vom Chefarzt zu trennen. Diese mangelhafte Menschenführung kann sich darin äußern, daß es an einer geordneten Anleitung des Personals in der Abteilung sowie an einer kollegialen Zusammenarbeit mit anderen Abteilungen oder dem Verwaltungsleiter fehlt. Mangelhafte Menschenführung liegt aber auch dann vor, wenn der Chefarzt das Personal der eigenen Abteilung überfordert, weil er Anforderungen stellt, die vom Personal nicht erfüllt werden können und auch nicht erfüllt zu werden brauchen, weil der Chefarzt ein Leistungsspektrum vorgibt, das über den Versorgungsauftrag des Krankenhauses hinausgeht.

Bei bestehenden Kollegialsystemen ist häufiger zu beobachten, daß der ältere Chefarzt durch den jüngeren Kollegen aus der Position gedrängt wird. Es entsteht mitunter der Verdacht, daß einige Krankenhausträger das Kollegialsystem gerade deshalb eingeführt haben, um auf diese Weise mit Hilfe des jungen Chefarztes kündigungsrechtlich relevante Munition gegen den älteren Chefarzt zu erhalten und eine reibungslose Chefarztnachfolge zu sichern.

Aber nicht nur Mängel im Verhalten des Chefarztes, sondern auch Mängel in der Person des Verwaltungsleiters oder des Krankenhausgeschäftsführers können der wahre Hintergrund für eine Kündigung sein.

Um eine Kündigung möglichst zu vermeiden, ist es für den Chefarzt entscheidend, ein gutes Verhältnis zu dem Organ des Krankenhausträgers, das über eine etwaige Vertragsbeendigung entscheidet, zu pflegen. Denn kein Krankenhausträger muß kündigen, wenn Kündigungsgründe vorliegen. Es liegt im Ermessen des Krankenhausträgers, ob er beim Vorliegen entsprehender Gründe eine Kündigung ausspricht. Es gibt durchaus Chefärzte, die mehrfach in Strafverfahren wegen Behandlungsfehlern verwickelt waren und teilweise auch rechtskräftig verurteilt worden sind, ohne die Kündigung erhalten zu haben. Andererseits wird häufig nur der Verdacht eines Behandlungsfehlers vom Krankenhausträger zum Anlaß genommen, eine Kündigung auszusprechen, weil der Krankenhausträger nach Gründen sucht, sich vom Chefarzt zu trennen.

Nach meiner Erfahrung schätzen Krankenhausträger es vor allem, wenn die Belegungsquote mit ihren finanziellen Vorstellungen übereinstimmt und eine reibungslose Arbeitsweise ohne Querelen personeller Art im Krankenhaus erfolgt.

Der Chefarzt kann diese Anforderungen nur erfüllen, wenn er in der Lage ist, die Mitarbeiter zu motivieren und zu führen. Außerdem muß der Chefarzt die notwendigen zwischenmenschlichen Beziehungen zu den Personen, auf deren Kooperation er angewiesen ist, pflegen.

Das Problem des Chefarztes besteht darin, die an ihn gestellten Forderungen des Krankenhausbetriebes mit dem Anspruch des Patienten auf eine ärztliche Versorgung nach dem Standard des Faches „Chirurgie" in Einklang zu bringen.

291. Anforderungsprofil in der Position des leitenden Krankenhauschirurgen aus der Sicht wirtschaftlicher und sozialrechtlicher Fragen – Ermächtigungen

J. Bauch

Nachtigallenweg 5, 30657 Hannover

Prerequisite for a Position of Surgeons in Leading Hospital Areas in View of Economic and Legal Interpretations – Authorization

Summary. Historical backround, definition.
Interpretation of the concept „authorization" in the jurisdiction of the Federal welfare tribunal.
Prerequisite to the granting of authorization through the committee of registration recording to § 116, SGB V.
Explanation of the current legal position including the jurisdiction of the Federal welfare tribunal.
Average indicators of the technical and economic performance of surgeons in leading positions and with authorization in hospitals of a state-register.

Key words: Authorization: definition and legal interpretation of welfare tribunal

Zusammenfassung: Historischer Hintergrund, Definition.
Interpretation des Begriffes „Ermächtigung" in der Rechtssprechung des Bundessozialgerichtes.
Voraussetzung zur Erteilung der Ermächtigung durch die Zulassungsausschüsse nach § 116, SGB V.
Darstellen der gegenwärtigen Rechtslage unter Einbeziehung der Rechtssprechung des Bundessozialgerichtes.
Durchschnittszahlen eines fachlichen und ökonomischen Leistungsprofils ermächtigter leitender chirurgischer Krankenhausärzte einer Landes-KV.

Schlüsselwörter: Ermächtigung: Definition und sozialrechtliche Interpretation

Das Anforderungsprofil aus der Sicht wirtschaftlicher und sozialrechtlicher Fragen läßt sich in dem Begriff: „Ermächtigung" zusammenfassen.

Wenn ich im Rahmen dieser Sitzung vor diesem Auditorium zu dem Thema „Ermächtigung des Krankenhausarztes" Stellung nehme, so ist mir sehr wohl bewußt, daß ich damit ein sog. „heißes Eisen" anfasse; sind hier Interessenlage grundsätzlich und Auslegung des Begriffes im Einzelfall zwischen Krankenhaus- und niedergelassenen Ärzten umstritten, und zwar sowohl in ökonomischer als auch fachlich kompetenter Hinsicht.

In wieweit die Öffnung der Krankenhäuser bezüglich des ambulanten Operierens und der prae- und poststationären Diagnostik laut Gesundheitsstrukturgesetz das Leistungsprofil einerseits und die Interessenlage des niedergelassenen Chirurgen andererseits beeinflussen werden, läßt sich naturgemäß zu diesem Zeitpunkt noch nicht sagen. Auf jeden Fall erlöschen die Ermächtigungen für diejenigen Leistungen, die jetzt durch das ambulante Operieren erbracht werden sollen, sofort. Eine Parallelität zwischen beiden Leistungen ist nicht zugelassen. Möglicherweise müssen unter diesem Gesichtspunkt die hier vorgetragenen Daten in nächster Zeit korrigiert werden.

Lassen Sie mich zunächst rückblickend die historischen Hintergründe der Entstehung, Definition und sozialrechtlicher Auslegung des Begriffes „Ermächtigung" schildern, wobei ich mich naturgemäß auf das Fach Chirurgie beschränken werde.

Nach der Einführung der Bismarckschen Sozialgesetze 1883 wurden bis weit nach dem 1. Weltkrieg in der Regel chirurgische Erkrankungen ausschließlich an Krankenhäusern behandelt, die sog. „kleine Chirurgie", vor allen Dingen auf dem flachen Lande, häufig von niedergelassenen praktischen Ärzten mit entsprechender chirurgischer Ausbildung und Erfahrung übernommen.

Am 8. 12. 1931 kam es zur Gründung der kassenärztlichen Vereinigungen, 1953 wurde im Sozialgerichtsgesetz die Zuständigkeit der Sozialgerichte für das Kassenarztrecht festgelegt und am 17. 8. 1955 wurde den KV'en im heute sog. Sicherstellungsauftrag das ambulante kassenärztliche Behandlungsmonopol zugestanden, im Gegenzug dazu verzichteten die kassenärztlich tätigen Ärzte auf gewerkschaftliche Kampfmaßnahmen. Noch im Jahre 1955 hat es Schwerpunktstreiks niedergelassener Ärzte mit einem organisierten Notfalldienst gegeben. In Urteilen des Bundesgerichtshofs vom 17. 1. 1957 und des Bundessozialgerichts vom 30. 10. 1959 wurde entschieden, daß die Beziehungen zwischen KV und Kassenarzt ausschließlich der Kontrolle der Sozialgerichte unterliegen. In einem Urteil des Bundesverfassungsgerichts vom 17. 2. 1956 stellt dieses fest, daß die Bezeichnung Kassenarzt kein eigener Beruf im Sinne des Artikels 12, Abs. 1 des Grundgesetzes ist, sondern nur eine besondere Ausübungsform der Tätigkeit des frei praktizierenden Arztes.

Mit der Zunahme chirurgischer Erkrankungen, insbesondere der Unfälle einerseits und dem Fortschritt der therapeutischen Möglichkeiten andererseits, kam es immer häufiger zu Niederlassungen von zur kassenärztlichen Tätigkeit zugelassenen Chirurgen, besonders in den Ballungsgebieten, die die Primärversorgung, bzw. in geeigneten Fällen die ambulante Gesamttherapie übernahmen.

Der Bedarf an chirurgisch kompetenten niedergelassenen Ärzten war aber dadurch nicht gedeckt, so daß für die angestellten leitenden Krankenhausärzte – Universitätspolikliniken bildeten wegen ihrer Tätigkeit in Forschung und Lehre schon immer eine Ausnahme – 1959 im Bundesmantelvertrag eine Ermächtigung und ab 1. 1. 1977 in bestimmten Fällen sogar eine Beteiligung an der kassenärztlichen Versorgung ermöglicht wurde.

Ebenso konnten ab 1. 1. 1977 auch nichtleitende Fachärzte eine Ermächtigung erhalten. Allein zuständig für die Erteilung waren die Zulassungsausschüsse der KV'en. Am 27. 7. 1963 entschied das Bundesverfassungsgericht, daß eine Einschränkung der Beteiligung leitender Krankenhausärzte nicht verfassungswidrig sei.

Bis vor wenigen Jahren wurden diese Zulassungen, bzw. Beteiligungen in der Regel sehr großzügig gewährt, erst bei zunehmender Dichte niedergelassener Chirurgen legten die Zulassungsausschüsse strengere Maßstäbe an.

Nach dem Inkrafttreten des GRG von 1989 wurde die Beteiligung, also der direkte Zugang der Patienten zum leitenden Krankenhausarzt abgeschafft, bestehende Verträge wurden nicht mehr verlängert oder in Ermächtigungen umgewandelt.

Klagen der Betroffenen gegen diese Umwandlung wurden in der Rechtssprechung der Sozialgerichte abgewiesen, Revisionen gegen diese Urteile wurden vom BSG verworfen (unter anderem Urteil des 6. Senats des BSG vom 2. 12. 1992). Es gibt also jetzt nur noch den Begriff der „Ermächtigung".

Die Voraussetzung zur ambulanten Behandlung von Kassenpatienten durch Krankenhausärzte sind im § 116 SGB V exakt definiert, der § 115 SGB V wurde durch die Regelungen des Gesundheitsstrukturgesetzes 1993 ergänzt (§ 115a + b).

Nach § 116 SGB V ist die Ermächtigung nur zu erteilen, so weit und so lange eine ausreichende ärztliche Versorgung der Versicherten ohne die besonderen Untersuchungs-

und Behandlungsmethoden oder Kenntnisse von hierfür geeigneten Krankenhausärzten nicht sichergestellt wird. Entscheidungen über beantragte Ermächtigungen treffen ab 1.1.1989 die Zulassungsausschüsse, die jetzt paritätisch mit Ärzten und Krankenkassenvertretern besetzt sind. Ab dem 55. Lebensjahr werden keine Zulassungen oder Ermächtigungen mehr erteilt.

Zusammenfassend läßt sich also sagen, daß die Zulassung ausschließlich an dem oben definierten Bedarf zu orientieren ist.

Das BSG hat letztinstanzlich auch zu den zur Revision zugelassenen Klagen gegen eine zeitliche Limitierung von Zulassungen ermächtigter Ärzte Stellung genommen. Der 6. Senat des BSG hat klar und unmißverständlich die Rechtmäßigkeit der zeitlichen Limitierung – im allgemeinen zwischen 3 und 24 Monaten – bestätigt und entsprechende Revisionen gegen die Urteile der Erst- und Zweitinstanzen zurück gewiesen.

Nach Ablauf der in der Zulassung ausgesprochenen Fristen sind erneute Anträge auf weitere oder erweiterte Zulassung zu stellen und von den Zulassungsausschüssen zu entscheiden.

Das Urteil des 6. Senats des BSG vom Mai 1991 ist mehrfach dahingehend interpretiert worden, daß eine Verweigerung der Ermächtigung nicht rechtens sei. In Kommentaren wurde immer auf die sog. Konkurrenzklausel hingewiesen. Diese Interpretation läßt sich m. E. so nicht halten, der 6. Senat hatte in einem ganz konkreten Fall zu entscheiden. Allerdings kam in dem Urteil klar zum Ausdruck, daß die Kassenzulassung durch die KV keine Garantie für eine wirtschaftliche Absicherung des niedergelassenen Arztes bedeutet. Dies wäre auch nicht mit dem Begriff der Freiberuflichkeit und ihren Risiken zu vereinbaren.

Wie Sie ja sicher wissen, haben die neuen Bundesländer einen Gesetzesantrag im Bundesrat eingebracht mit dem Ziel, die sog. „Fachambulanzen" überwiegend der konfessionellen Häuser zu erhalten und an der ambulanten Versorgung zu beteiligen. Dies ist eine politische Entscheidung, die eindeutig dem Inhalt des Einigungsvertrages widerspricht. Die Auswirkungen auf die niedergelassenen Chirurgen in den neuen Ländern, die mit großen wirtschaftlichen Schwierigkeiten zu kämpfen haben, ist noch nicht zu übersehen, der Primat der ambulanten Versorgung der Bevölkerung durch niedergelassene Ärzte wird unterlaufen.

Meine Damen und Herren, wie sieht denn nun in der Praxis das fachliche und ökonomische Leistungsprofil der ermächtigten Chirurgen aus?

Ich darf Ihnen die folgenden Zahlen aus dem 2. Quartal 1992 einer KV der alten Länder vorlegen, die sich auf ein Ballungszentrum mit ca. 1,1 Mill. Einwohner beziehen.

41 Krankenhauschirurgen sind mit einem definierten Leistungsspektrum ermächtigt worden.

Fallzahlen pro Chirurg: (siehe Tabelle 1)

Prozentuale Aufschlüsselung der erbrachten Leistungen nach den Abrechnungskapiteln der Gebührenordnung: (siehe Tabelle 2)

Der Leistungsvergleich (siehe Tabelle 3) ergibt das erstaunliche Bild, daß den eigentlich chirurgischen Leistungen von 36,4% Fremdleistungen (Labor und Röntgen) in Höhe von 57,8% gegenüberstehen. Bei den Tabellen wurde die Erbringung von Leistungen unter 0,5% nicht berücksichtigt, der höhere Anteil am Röntgen bei den Primärkassen ergibt sich durch die Einbeziehung der Sonographien in diesem Kassenbereich.

Tabelle 1. Fallzahlen pro Chirurg

Ersatzkassen	6340
	insgesamt = 154.6
Primärkassen	11 496
	insgesamt = 280.4
insgesamt	435 Fälle
	pro ermächtigtem Chirurgen

Tabelle 2. Vergleich der Kassenarten

	Ersatzkasse	Primärkasse
Beratung	14,69%	13,62%
Untersuchungen	4,25%	3,95%
Allgem. Leistungen	6,13%	5,78%
Sonderleistungen	18,35%	18,29%
Labor	38,04%	38,27%
Röntgen	17,96%	20,06%

Tabelle 3. Leistungsvergleich bei den Kassen

Sonderleistungen u. Operationen	18,3 %
Beratung	14,2 %
Untersuchungen	4,1 %
„Chirurgische" Leistungen	36,4 %
Laborleistungen	38,7 %
Röntgen	19,1 %

Tabelle 5. Honorarverteilung pro ermächtigtem Arzt

Ersatzkassen	DM 15 892,90
Primärkassen	DM 27 008,80
insgesamt	DM 42 901,70

Tabelle 4. Honorarverteilung pro Fall

Ersatzkassen	DM 102,80
Primärkassen	DM 96,32

Das ökonomische Profil läßt sich bei den Ersatzkassen in DM ausdrücken, bei den Primärkassen wird ja bekanntlich über ein Punktsystem abgerechnet, die Punktwerte schwanken quartalsmäßig innerhalb der jeweiligen KV und insgesamt zwischen den KV'en in den alten Ländern. Im 2. Quartal 1992 betrug der Punktwert 9,7 Pf. (1991 9,2 Pf.), so daß sich folgende ausgeworfene Summen ergaben:

Ersatzkassen DM 651 609,00

Primärkassen DM 1 107 358,00

Dies ergab folgende Honorarverteilung pro Fall: (siehe Tabelle 4) und dies wiederum bedeutet ein Gesamthonorar pro ermächtigtem Arzt: (siehe Tabelle 5)

Meine Damen und Herren, ich meine diese Zahlen sollten beiden Gruppen, den niedergelassenen wie den ermächtigten Kollegen, zu denken geben, insbesondere wenn man sieht, daß über 50 % des Honorars den Chirurgen entzogen wird und fremden Fachgebieten zufließt.

Unser gemeinsames Bestreben kann doch nur darin liegen, daß einerseits dem operierenden Krankenhauschirurgen in seinem und seiner Patienten Interesse die Möglichkeit gegeben werden muß, in einem definierten Leistungsspektrum Fälle vor und nach dem Eingriff untersuchen und kontrollieren zu können, ohne andererseits dem niedergelassenen Chirurgen, bei dessen angespannter wirtschaftlicher Lage, die sich durch das Gesundheitsstrukturgesetz 1993 mit Sicherheit verschlechtern wird, die fachlichen und ökonomischen Ressourcen zu beschneiden.

Hier sind Kollegialität und großes Fingerspitzengefühl erforderlich, auf keinen Fall dürfen sich Krankenhaus- und niedergelassene Chirurgen in dieser für uns alle kritischen Situation auseinanderdividieren lassen.

Literatur

1. Gesundheitsstrukturgesetz, Bundesgesetzblatt, Jahrgang 1992, Teil I vom 21.12.1992, Artikel 1: Änderung des Fünften Buches Sozialgesetzbuch
2. Hauck/Haines, SGB V, Grw. VII/89, K § 72 und K § 75: Sicherstellung der kassenärztlichen Versorgung
3. Heinemann/Liebold/Zalewski: Überblick über das Kassenrecht 5. Auflage, Stand: Oktober 1990
4. KBV direkt, Beilage zum Deutschen Ärzteblatt Nr. 3 vom 22.1.1993
5. Kossow (1992) Die Wut der weißen Haie. Birkhäuser Verlag, Basel, S 49–52
6. KV Niedersachsen, Bezirksstelle Hannover: Einzelleistungsnachweis ermächtigter Chirurgen, 2/92
7. SGB V, § 368 RVO, 4. Auflage, Stand Januar 1978
8. SGB V, § 116 Stand 1. Januar 1990

292. OPTIMA-Leistungsmanagement in der Klinik

E. Schmid

Institut Profiliertes Verhalten AG, Riedhofstrasse 45, CH-8408 Winterthur

OPTIMA-Efficiency Management in the Clinic

Summary. It is a question of developing an effective and productive management culture in the surgical management environment. Through Lean- und Keen-Management we achieve the desired resonance in the organisation. It is fundamental to mobilize and activate the existing human resources and to renovate the organisation from within.

Key words: Resonance effect – Lean-/Keen-Management

Zusammenfassung. Es geht darum, einen Management-Stil zu entwickeln, der im ärztlichen Aktionsfeld produktiv und wirkungsvoll ist. Durch Lean- und Keen-Management erreichen wir den gewünschten Resonanzeffekt. Dazu werden die menschlichen Ressourcen mobilisiert und dynamisiert und die Organisation von innen her renoviert.

Schlüsselwörter: Resonanzeffekt – Lean-/Keen-Management

Aus der Sicht einer 8-jährigen Trainingserfahrung auf dem Gebiet des Führungsverhaltens mit klinisch tätigen Ärzten, im speziellen mit Chirurgen, möchte ich zusammen mit Ihnen, meine lieben Zuhörer, zwei Fragen etwas unter die Lupe nehmen, und hernach aus der Fragestellung nach den besten Lösungswegen suchen.

Bevor ich allerdings die 2 Fragen stelle, mache ich aus meiner 23-jährigen Beratungs- und Trainings-Erfahrung in Industrie und Dienstleistung einen kurzen Motivations-Vergleich. Ich wage ein Statement zu machen: daß nämlich das Engagement und die Hingabe der mitarbeitenden Menschen in den Kliniken vergleichsweise überdurchschnittlich ist, jedenfalls höher als in andern Bereichen.

Das ist ja schon mal eine gute Voraussetzung, wenn wir über den produktiven und wirkungsvollen Führungsstil des Klinikarztes einige Überlegungen anstellen wollen.

Nun also meine 2 Fragen:

1. Worauf kommt es an, wenn wir als chirurgische Führungskraft die vorhandenen menschlichen Ressourcen in der Klinik mobilisieren und dynamisieren wollen?
2. Welchen Führungsstil pflegen wir als Chirurgen, damit wir uns auf das Optimieren der vielseitig erbrachten Leistungen konzentrieren können?

Um diese Fragen zu beantworten, müssen und wollen wir uns dem Wirkungsfeld zuwenden, in welchem wir uns als Arzt täglich bewegen (Abb. 1).

Im Mittelpunkt steht natürlich der Patient, den wir mit unserer besten Primär-Kompetenz behandeln wollen. Mit diesem Anspruch sind wir aber ständig mit der Frage konfrontiert:

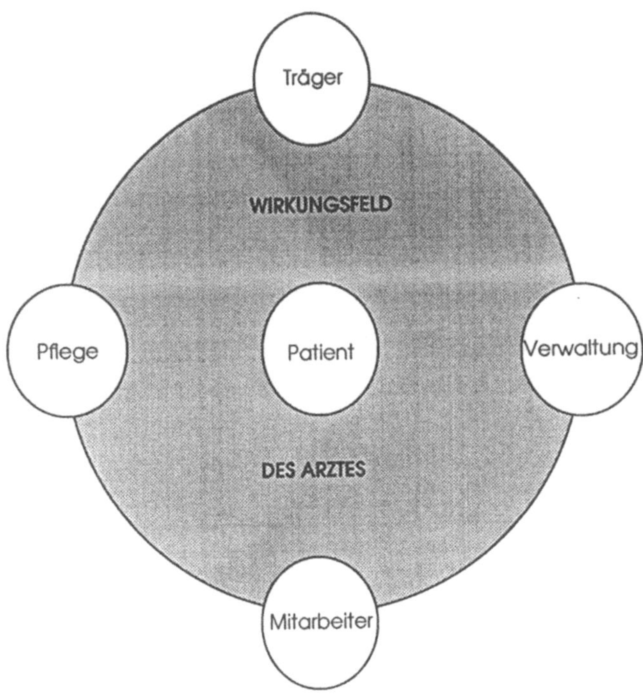

Abb. 1. Wirkungsfeld des Klinikarztes

Wie können wir vor Ort

- die Leistung verbessern?
- die Qualität steigern?
- die Kosten senken?

Diese Fragen haben mit dem Inkraftsetzen von GSG höchste Aktualität gewonnen!

Die Antwort darauf ist eine neue Führungs- bzw. Kommunikationskultur, die sich auf den Resonanzeffekt abstützt.

Dabei geht es darum, die Human Resources im ärztlichen Wirkungsfeld zu Höchst- oder zumindest zu überdurchschnittlichen Leistungen anzuregen.

Wie aber funktioniert der Resonanzeffekt im Management?

Wer zum Beispiel hat unter Ihnen, meine Damen und Herren, noch die Muße, selber ein Instrument zu spielen? – Wohl werden wir alle die Gelegenheit nutzen, den herrlichen Resonanzeffekt des Konzertsaals in Gasteig zu genießen. Doch die Musik machen andere...

Nun aber geht es darum, eine Resonanz in der Klinik zu erzielen und diese Musik machen wir Ärzte, Chefärzte usw. selber... und zwar durch das Antippen – Anzapfen – Anregen – von Lean-Management, Keen-Management sowie durch die besondere Geisteshaltung (Abb. 2).

Was verstehen wir unter dem Begriff Lean-Management in der Klinik?

Es geht dabei im wesentlichen darum, miteinander Ziele bzw. Standards festzulegen, die unseren hohen Ansprüchen genügen. Uns geht es anschließend darum, Lösungen und Wege zu finden, diese Standards auf eleganteste und einfachste Weise zu erreichen.

Es ist somit jedem klar, was wir erreichen wollen... Und daß wir für die Zielerreichung nur schlanke Wege wählen. Einfach gesagt – wir gehen einfach, kostensparend und wirkungsvoll vor.

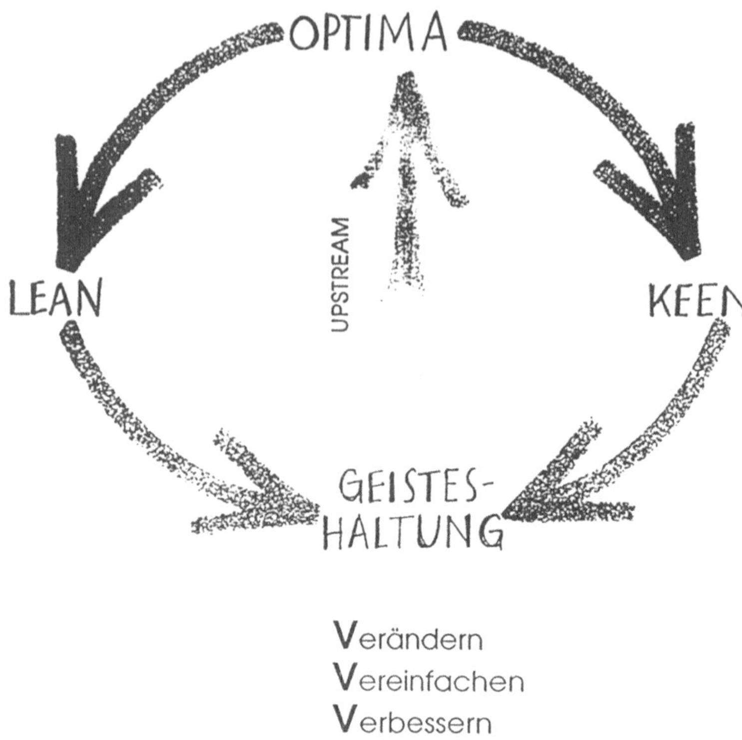

Abb. 2. Der Resonanzeffekt

Nun werden Sie sagen, das tönt plausibel, aber:

- Einfache Lösungen setzen sorgfältiges Nachdenken voraus – und wer will schon gerne nachdenken?
- Und sparen? – da wissen die meisten schon gar nicht mehr, was das ist.
- Und wirkungsvoll? – da müssen wir dauernd unsere Wirkung überprüfen, das heißt, uns selbst, unser Denken und Handeln in Frage stellen – wer ist schon gerne kritisch mit sich selbst?

Trotz all diesen entwaffnenden Fragen haben wir eine große Chance zu positiven Antworten, wenn es uns gelingt, eine bestimmte Geisteshaltung zu mobilisieren, die sich durch die folgenden *3 V* auszeichnet. Es ist unsere ständige Aufgabe die Bereitschaft zur

- *Veränderung*
- *Vereinfachung*
- *Verbesserung*

anzutippen und aufrecht zu erhalten, wenn es nötig wird, zusammenzusitzen und gemeinsam Veränderungen auszulösen, Vereinfachungen zu finden und Verbesserungen vorzunehmen. Das ist die Art, wie früher in der Großfamilie auf dem Bauernhof der Tagesablauf gemeinsam diskutiert und beschlossen wurde.

Ja, das ist wahrlich ein alt-neuer Stil, wenn der Chirurg mit dem Pflegepersonal, mit dem Anästhesisten oder mit anderen Mitarbeitern zusammensitzt und sich deren Lösungsvorschläge aufmerksam anhört.

Vielleicht denken Sie jetzt, dieser Management-Stil ist bei uns gar nicht praktikabel, weil bei uns in der Klinik nicht die geringste Bereitschaft zu all den genannten Veränderungen

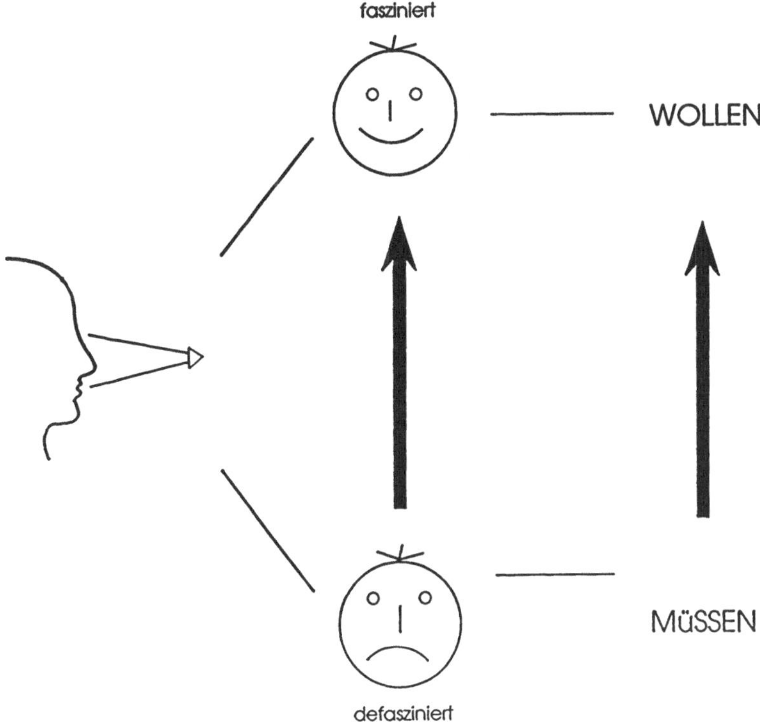

Abb. 3. Faszination-Wollen

vorhanden ist. Das geht doch nur, werfen Sie ein, wenn die Menschen auch mitmachen wollen!

Damit sind wir beim Keen-Management, dem wichtigsten Element überhaupt, um den Resonanzeffekt zu erzielen. Keen-sein, begierig sein, Lust haben, anpacken wollen! Eben dieses *Wollen* zu mobilisieren, durch die Art oder die Form, wie wir mit anderen Menschen umgehen.

Das ist stimmungsprägend und schlägt sich deutlich merkbar in der Kultur der Klinik nieder. Wie bringen wir Menschen – Mitarbeiter, Kollegen, Untergebene – welche defasziniert sind, relativ schnell in eine faszinierte Verhaltensweise? (Abb. 3).

Manche Führungskräfte sind sich nicht in genügendem Maße bewußt, welches die Wirkung defaszinierter Menschen in der Klinik ist. Mir scheint, daß defaszinierte Menschen, also jene, die mehr oder weniger nur gerade das tun, was sie müssen, die größten, nicht meßbaren Kostenfaktoren in einer Organisation darstellen.

Folglich: Keen-Management zu praktizieren, Faszination zu empfinden, zu schaffen und weiterzugeben – das gehört zu den fundamentalsten Fähigkeiten einer Führungskraft.

Was macht denn mehr Spaß, als Menschen zum *Wollen* anzuleiten, zum *Wollen* zu verführen?

Was macht mehr Freude, als mit Menschen Resultate zu erreichen, an denen sie selber aktiv und mit Lust mitgewirkt haben?

Damit sind die Antworten auf die ersten beiden Fragen zumindest teilweise gegeben:

Resonanz in wechselnden Teams erzielen durch ständiges und sorgfältiges Antippen von Keen-sein, Lean-sein und der Geisteshaltung zur Veränderung, Vereinfachung und Verbesserung.

Meine Damen und Herren, erleichten Sie sich Ihr Leben in der Klinik mit dem Resonanzeffekt! Tippen Sie die Menschen an! Verbreiten Sie eine Aura der Lust auf Leistung!

Weiter- und Fortbildung

Intensivmedizin bei posttraumatischem Organversagen

293. Pathophysiologie des Organversagens nach Trauma

M. Nerlich

(Manuskript bis Redaktionsschluß nicht eingegangen)

294. Kreislaufversagen

B. Schwarz und H. Zuckermann

(Manuskript bis Redaktionsschluß nicht eingegangen)

295. Respiratorisches Versagen

H. Bartels und J. R. Siewert

Chirurgische Klinik und Poliklinik der TUM, Klinikum rechts der Isar, Ismaningerstr. 22, 81675 München

Respiratory Failure

Summary. Respiratory failure following trauma is a result of locally accentuated systemic inflammatory response. Pharmacological intervention is limited. Mechanical ventilation is directed to alveolar recruitment without damaging the diseased lung in terms of barotrauma, volutrauma and O_2-toxicity. This can be done by pressure limitation, low tidal volumes, increased I:E ratio and intrinsic PEEP. The results using this type of respiratory management are encouraging. Extracorporal gas exchange is restricted to rare cases with severe ARDS. Prophylactic measures are adequate shock-therapy and early fracture stabilisation in "little" invasive techniques.

Key words: ARDS – Respiratory management – Early fracture stabilisation – Posttraumatic organ failure

Zusammenfassung. Das respiratorische Versagen nach Trauma ist Folge einer lokal akzentuierten Entzündungsreaktion. Möglichkeiten einer pharmakologischen Intervention sind gering. Ziel der Respiratorbehandlung ist die Vergrößerung der Gasaustauschfläche unter Vermeidung von Barotrauma, Volutrauma und O_2-Toxizität. Der Ansatz liegt dabei in Druckbegrenzung, kleinen Atemzugvolumina, verlängertem I:E Verhältnis und intrinsic PEEP. Die Ergebnisse mit differenzierten Beatmungstechniken sind vielversprechend. Der extrakorporale Gasaustausch bleibt seltenen Ausnahmeindikationen vorbehalten. Prophylaktische Maßnahmen umfassen eine adäquate Schocktherapie und frühestmögliche Osteosynthese in „gering" invasiver Technik.

Schlüsselwörter: ARDS – Differenzierte Beatmung – Frühosteosynthese – Posttraumatisches Organversagen

296. Intensivmedizin bei posttraumatischem Leberversagen

W. O. Bechstein

Chirurgische Klinik, UK Rudolf Virchow, Augustenburger Platz 1, 13353 Berlin

Intensive Care for Posttraumatic Liver Failure

Summary. Posttraumatic liver failure presents itself mostly as part of the multiorgan failure syndrome (MOFS) following trauma or sepsis. Regulatory dysfunction of activated Kupffer cells plays a pivotal role. The resulting "ICU-jaundice" can be distinguished from ischemic hepatitis with massively increased transaminases following acutely diminished hepatic perfusion. Treatment of shock, elimination of septic foci and antibiotics are the main principles of treatment. Hybrid, bioartificial liver support systems are currently being developed.

Key words: Liver failure – Trauma – Sepsis – Multiorganfailure

Zusammenfassung. Posttraumatisches Leberversagen tritt meist im Rahmen eines Mehrfachorganversagens nach Polytrauma oder bei Sepsis auf. Eine zentrale Rolle spielt die regulatorische Dysfunktion aktivierter Kupfferzellen. Der hierdurch auftretende Ikterus ist abzugrenzen von der ischämischen Hepatitis mit Transaminasenanstieg infolge akuter hepatischer Minderdurchblutung. Schockbekämpfung, Sanierung septischer Herde und Antibiotikatherapie sind als wesentliche Behandlungsprinzipien zu nennen. „Leberunterstützungssysteme" befinden sich erst in Erprobung.

Schlüsselwörter: Leberversagen – Trauma – Sepsis – Multiorganversagen

297. Nierenversagen

D. Inthorn

Chirurgische Klinik und Poliklinik, Klinikum Großhadern, Marchioninistr. 15, 81377 München

Acute Renal Failure

Summary. In treatment of postoperative acute renal failure (ARF) continuous haemofiltration has superseded intermittent haemodialysis. High volume haemofiltation was associated with a significant better survival rate in comparison to low volume filtration. So elimination of low molecular weight mediators of multiple organ failure by filtration or adsorption to the filter membrane may play a major role in the procedure. However, prognosis of 287 patients with ARF was mainly determined by sepsis, age and the procedure of extracorporal kidney support.

Key words: Haemofiltration – Acute renal failure

Zusammenfassung. In der Therapie des postoperativen akuten Nierenversagens (ANV) haben die Hämofiltrationsverfahren (HF) die intermittierende Hämodialyse weitgehend verdrängt. Wir erzielten mit der hochvolumigen HF signifikant bessere Überlebensraten als mit niedrigen Filtratvolumina. Die Elimination von nieder- und mittelmolekularen Mediatoren des (Mehr)organversagen durch Filtration und/oder Adsorption scheint dabei eine wichtige Rolle zu spielen. Die Prognose von 287 Patienten mit ANV wurde bestimmt durch das Grundleiden, das Lebensalter und das Nierenersatzverfahren.

Schlüsselwörter: Akutes Nierenversagen – Hämofiltration

Perioperatives Risiko und Qualitätssicherung

298. Einführung zum Thema:
Warum eine Verknüpfung der beiden Begriffe?

W. Lorenz

Institut für Theoretische Chirurgie, Klinikum Lahnberge, Baldingerstraße, 35043 Marburg

Introduction: Why is a Connection of the two Terms Intended?

Summary. Investigations on perioperative risk intend to identify groups of patients in which after surgical intervention a bad or even no recovery is expected. Quality assurance and audit, however, accept all unwanted outcomes as already completed. They attempt to minimize these events via an audit circle. In the CEPOD study in Great Britain (Confidential Enquiry on Perioperative Deaths), but also in other audit studies the causal connection of risk factors with complications (infection, thromboembolism, cardiovascular problems) is not sufficiently included. The connection of risk analysis and audit in a systematic way is intended in this session.

Key words: Perioperative risk – Audit – Complications

Zusammenfassung. Untersuchungen zum perioperativen Risiko zielen auf die Identifizierung von Patientengruppen, die von einem Eingriff erhöht schlechte oder keine gesundheitliche Wiederherstellung zu erwarten haben. Qualitätssicherung nimmt dagegen die unerwünschten Endergebnisse als bereits stattgefunden an und versucht sie über eine Qualitätssicherungsschleife (audit circle) zu minimieren. In der CEPOD Studie der Engländer (vertrauliche Untersuchung perioperativer Todesfälle), aber auch den Studien in Deutschland wird den Risikofaktoren und der kausalen Kette von Risikofaktoren zur Komplikation (Infektion, Thromboembolie etc.) zu wenig Rechnung getragen. Diese Verbindung systematisch anzustoßen, ist die Absicht der Sitzung des Kongresses.

Schlüsselwörter: Perioperatives Risiko – Qualitätssicherung – Komplikationen

299. Beziehung von prä- und intraoperativen Risikofaktoren bei der postoperativen Wiederherstellungsqualität

Th. Junginger, H. Menke und A. Klein

Klinik für Allgemein- und Abdominalchirurgie der Universitätsklinik Mainz, Langenbeckstr. 1, 55131 Mainz

Relation of Pre- and Intraoperative Risk Factors to Postoperative Recovery

Summary. Relevance of different risk factors is demonstrated using data of a prospective study with nearly 4000 surgical patients. The consideration of fatal outcome taking into account mortality as well as the extension of postoperative treatment should be preferred instead of mortality or morbidity alone. On the basis of multivariate analysis postoperative outcome was mainly associated with ASA Physical Status, next to loss of blood and length of procedure. There were obvious variations among different surgeons, which were demonstrated after surgery for colorectal or gastric cancer.

Key words: Outcome measures – Mortality – Risk factor – Multivariate analysis

Zusammenfassung. Am Beispiel einer prospektiven Studie mit fast 4000 allgemeinchirurgischen Patienten wird die Bedeutung verschiedener Einflußgrößen gezeigt. Mortalität oder Morbidität stellen nur ungenügende Zielgrößen dar, die besser an ungünstigen Verläufen unter Verknüpfung von Mortalität und Therapieaufwand beurteilt wird. Nach multivariaten statistischen Analysen steht die Bedeutung des physischen Gesamtzustandes, bewertet anhand der ASA-Klassifikation, vor Einflußgrößen der Operation, wie Blutverlust und Operationsdauer, an erster Stelle. Aber auch der Operateur muß als Einflußgröße berücksichtigt werden, wie am Beispiel von Magen- und Kolonkarzinomoperation gezeigt wird.

Schlüsselwörter: Wiederherstellungsqualität – Risikofaktor – Mortalität – Multivarianzanalyse

300. Neue pathophysiologische Prozesse beim perioperativen Risiko: Auswirkungen auf die Qualitätssicherung

E. Neugebauer

Biochemische und Expl. Abteilung, II. Chirurgischer Lehrstuhl der Universität zu Köln, Ostmerheimer Str. 200, 51109 Köln

New Pathophysiological Processes and Perioperative Risk: Consequences For Quality Assurance

Summary. Quality assurance and surgical audit is mainly based on riskfactors and accompanying diseases of the patient before the operation. Dynamic perioperative pathophysiological alterations beyond normal stress response are not yet considered in this context. Numerous studies in all fields of surgery demonstrate a close relationship between perioperative mediator release, altered metabolism and immunfunction and postoperative morbidity and mortality. The surgeon/anesthestist can decrease the risk by technical and pharmacological interventions before and during the operation and can improve the outcome considerably.

Key words: Surgical audit – Pathophysiological alterations – Immune system – Mediator release

Zusammenfassung. Die Beurteilung der Ergebnisqualität im Rahmen der Qualitätssicherung erfolgt bis heute nur unter Berücksichtigung von Risikofaktoren/Begleiterkrankungen des Patienten. Dynamische perioperative pathophysiologische Veränderungen, die über die normale „Stress response" hinausgehen, werden bisher nicht beachtet. Studien belegen einen engen Zusammenhang zwischen perioperativer Mediatorfreisetzung, Stoffwechsel- und Immunreaktionen als entscheidend für die postoperative Morbidität und Letalität. Der Chirurg/Anaesthesist kann das perioperative Risiko mit operationstechnischen und medikamentösen Maßnahmen senken und so zur Verbesserung der Ergebnisqualität entscheidend beitragen.

Schlüsselwörter: Qualitätssicherung – Pathophysiologische Prozesse – Immunsystem – Mediatorfreisetzung

301. Mortalitätsraten: Beispiele für das Problem der Kausalität in der Qualitätssicherung

E. Bollschweiler und J. R. Siewert

Chirurgische Klinik TU München, Ismaninger Str. 22, 81675 München

Rates of Mortality: Examples for the Problem in Causality of Quality Assurance

Summary. The most important task in quality assurance for surgery is to improve the therapeutic results for patients. The posttherapeutic mortality is one relevant measurement for evaluation. To improve the quality it is necessary to look for interrelationships between the postulated cause and the postoperative death. All concepts of quality improvement in surgery had to include the special clinical course with the main target of surgical therapy – the operation –, which divide this course in the pre-, inter- and postoperative phase. Caused by time related dependence each of these phase can be influenced by earlier phases. Therefore causality of postoperative mortality rates had to evaluate multifactorially. It is necessary to classify the factors of influence to the time depended clinical phases.

Key words: Quality assurance – Perioperative risk

Zusammenfassung. Wichtigste Aufgabe der Qualitätssicherung in der Chirurgie ist die Qualität des Behandlungsergebnisses für den Patienten zu verbessern. Die therapiebedingte Mortalität ist eine bedeutende Maßzahl für die Beurteilung. Um die Qualität zu verbessern, müssen kausale Zusammenhänge zwischen postulierter Ursache und dem Tod des Patienten herausgefunden werden. Qualitätssicherungskonzepte in der Chirurgie müssen aber auch den besonderen klinischen Ablauf berücksichtigen, dessen Hauptzielpunkt die chirurgische Therapie – die Operation – ist, mit der Unterteilung in die prae-, intra- und postoperative Phase. Durch die zeitliche Abhängigkeit kann jede spätere Phase durch die vorhergehenden beeinflußt werden. Daher können Kausalitätsbeziehungen für postoperative Mortalitätsraten nur mulitfaktoriel betrachtet werden. Es ist notwendig, die wichtigen Einflußfaktoren auf die zeitlich abhängigen Phasen zu klassifizieren.

Schlüsselwörter: Qualitätssicherung – perioperatives Risiko

302. Einfluß der Risikoanalyse auf den Kreisprozeß der Qualitätssicherung: Die tägliche Praxis

O. Scheibe und P. Allhoff

Thüringer-Waldstraße 33, 70469 Stuttgart

The Circle Process of Quality Protection and its Influence on Risk Analyses: The Daily Experience

Summary. An increase of septic complications from 0.7 to 1.6% for patients with risk factors and side effects appear by conventional and laparoscopic cholecystektomy. With the appendectomy the increase is from 3.2 to 8.1%. Also with age the danger of septic complications increase. The remain lying down time increase for 2.5 days after cholecystectomy and upgoing temperatur to more than 38°C on the operation day after conventional operations and for 10 days after laparoscopic operations. This analyse of risks must be taken into account when new flat-rates will be established in 1995.

Key words: Septic complications – Conventional – Laparoscopic – Flat-rates

Zusammenfassung. Patienten mit Risikofaktoren und Begleiterscheinungen erfahren bei der konventionell und laparoskopischen Cholecystektomie eine Erhöhung septischer Komplikationen von 0,7 auf 1,6%. Bei der Appendektomie von 3,2 auf 8,1%. Auch mit dem Alter steigt die Gefahr septischer Komplikationen. Die Liegedauer erhöht sich nach Cholecystektomie und Temperaturerhöhung auf mehr als 38°C am OP-Tag, nach konventionellem Eingriff um 2,5, nach laparoskopischem Eingriff um 10 Tage. Die Risikoanalyse muß bei der Festsetzung von Pauschalen, wie sie ab 1995 eingeführt werden, Berücksichtigung finden.

Schlüsselwörter. Septische Komplikationen – konventionell – laparoskopisch – Pauschalen

303. Qualitätssicherung bei großen Eingriffen

I. Gastinger und H. Lippert

Klinikum Suhl, Klinik für Chirurgie, A.-Schweitzer-Str. 3, 98527 Suhl

Quality Control in Major Abdominal Surgery

Summary. The problem of collecting data on surgical technique and quality control in major general surgery procedures is discussed within the context of the East German „Colorectal Carcinoma" quality control study. Twenty departments of differing sizes and profiles have been participating in this study, which commenced in September 1991. Data on approximately 1200 colorectal carcinoma operations were collected in 1991/92 and analyzed with respect to indicators and reference areas important in quality control. The results were comparatively analyzed with those results obtained by the „Colorectal Carcinoma Study Group".

Key words: Quality control – Colorectal carcinoma

Zusammenfassung. Am Beispiel der ostdeutschen Qualitätssicherungsstudie „Kolorektales Karzinom" wird auf die Problematik der chirurgischen Leistungserfassung und

Qualitätssicherung bei großen allgemeinchirurgischen Eingriffen hingewiesen. An dieser seit dem 1.9.1991 begonnenen Qualitätssicherung beteiligen sich 20 Kliniken unterschiedlicher Größe und Profils. Die im Jahreszeitraum 1991/92 erfaßten ca. 1200 Eingriffe beim kolorektalen Karzinom werden hinsichtlich der für eine Qualitätsaussage wichtigen Indikatoren und Referenzbereiche ausgewertet. Die Ergebnisse werden einer vergleichenden Analyse mit den Resultaten der „Studiengruppe Kolorektales Karzinom" unterzogen.

Schlüsselwörter. Qualitätssicherung – kolorektales Karzinom

304. Qualitätssicherung in einer neuen Dimension: Standardisierung der Behandlungsstrategien untereinander bei verschiedenen Kliniken

H.-K. Selbmann

Institut für Medizinische Informationsverarbeitung der Universität, Westbahnhofstr. 55, 72070 Tübingen

Quality Assurance in a New Dimension: Standardisation of Treatments by Cooperation of Hospitals

Summary. Quality management essentially consists of quality planning, quality control, and quality improvement. In all parts standards or guidelines are needed: They are measures for assessing the provided care and possible solutions for eliminating defects. Standards of the process of care have an explicit indication, a variety of realisations and a dynamic development. Several study designs for developing standards are known in epidemiology like interventional or randomized clinical trials. In addition comprehensive techniques for defining standards like metaanalyses of study results or consensus conferences are available. A national strategy for defining surgical standards is needed to support appropriately the ongoing quality assurance activities in surgery.

Key words: Quality assurance – Standards

Zusammenfassung. Qualitätsmanagement besteht im wesentlichen aus Qualitätsplanung, Qualitätskontrolle und Qualitätsverbesserung. In allen drei Bereichen werden Standards oder Leitlinien benötigt: sie sind Maßstab zur Beurteilung der erbrachten Leistungen und Lösungen für die Beseitigung vorhandener Schwachstellen. Standards haben eine genaue Indikation, eine Variationsbreite und eine dynamische Entwicklung. Für ihre Entwicklung kennt die Epidemiologie Studienpläne wie Interventionsstudien oder randomisierte klinische Studien. Zusätzlich gibt es übergreifende Techniken zur Standarddefinition wie Meta-Analysen der Ergebnisse mehrerer Studien oder Konsensus-Konferenzen. Wir benötigen eine nationale Strategie zur Definition von chirurgischen Standards, um die existierenden Qualitätssicherungsaktivitäten in der Chirurgie angemessen unterstützen zu können.

Schlüsselwörter: Qualitätssicherung – Standards

EDV in der klinischen Chirurgie: Datenerfassung und Dokumentation

305. Fachübergreifende Datenerfassung zur perioperativen Qualitätskontrolle

R. Schunck

Wilferdinger Str. 67, 75179 Pforzheim

Termoverlapping Dataprocessing for Perioperativ Quality Control

Summary. A prerequisite for an analysis of overlapping data is a computer grid of the admin. Computer in conjunction with the UNIX computer used in the medical section an existing PC's. The benefit statistics according to the „Bundespflegesatzverordnung" has access on to the data as well as the accounts department, the listing of OP-catalogues and the determination of staff requirements. The data will be used in the quality study of the state of Baden-Württemberg and allows extensive, scientific evaluations. A patient accompanying, critical and decentralised data collection is important. The prerequisites for an extensive (and individual cases) cost analysis are there.

Key words: Patient accompanying documentation – Quality assurance – cost analysis

Zusammenfassung. Voraussetzung für eine fachübergreifende Datenanalyse ist ein Rechnerverbund des Verwaltungsrechners mit dem im medizinischen Bereich eingesetzten Unix-Rechner und den vorhandenen PCs. Die Leistungsstatistik entsprechend der Bundespflegesatzverordnung greift auf die Daten ebenso zurück wie die Abrechnung, die Erstellung von OP-Katalogen und die Ermittlung des Personalbedarfs. Die Daten fließen in die Qualitätsstudie des Landes Baden-Württemberg ein und erlauben umfangreiche, wissenschaftliche Auswertungen. Wichtig ist die patientenbegleitende, zeitkritische, dezentrale Datenerfassung. Die Voraussetzungen für umfangreiche, fallbezogene Kostenanalysen sind gegeben.

Schlüsselwörter: patientenbegleitende Dokumentation – Qualitätssicherung – Kostenanalyse

306. EDV-Dokumentation

H. G. Kroczek, R. Bähr und D. Laqua

Chirurgische Klinik, Städtisches Klinikum, Moltkestr. 14, 76133 Karlsruhe

Clinical Information System

Summary. Clinical information, i.e. forms, letters, reports, processed on wordprocessors linked with a software database and filled on a hard disc, can bei recalled and evaluated at any time. Its merits as compared to clinical records are:
- clinical information is set up faster and with less personnel
- diagnostic and therapeutic decisions are facilitated
- strategies are continously controlled and improved.

Key words: Clinical information system

Zusammenfassung. Wird zur Erstellung von klinischer Information in Form von Formularen, Befunden und Briefen eine EDV (Textverarbeitung in Kombination mit einer Datenbank Software) benutzt und diese gesamte Information auf einer Festplatte gespeichert, so ist sie in allen Terminals jederzeit abrufbar und auswertbar. Gegenüber der Krankenblattarchivierung zeigen sich folgende Vorteile: Klinische Information kann schneller mit weniger Personal erstellt werden, diagnostische und therapeutische Entscheidungen können rascher getroffen werden, Strategien ständig überprüft und verbessert werden.

Schlüsselwörter: EDV – Krankenhausinformationssystem

307. OP-Planung und OP-Betriebsablaufsteuerung als Teil des Klinik-Kommunikationssystems KMMS

B. Pollwein, L. Gierl und H. Krämling

(Manuskript bis Redaktionsschluß nicht eingegangen)

308. Leistungserfassung im Hinblick auf Abrechnung und Budgetierung sowie Fallpauschalen

G. Neubauer

Uni Bw München, FB WOW, Werner-Heisenberg-Weg 39, 85579 Neubiberg

Hospital-Output, Budgeting, and Case-based Hospital Reimbursement

Summary. Within the scope of the German health reform act the hospital reimbursement is restructured to a payment by result. Basis of the reimbursement is no longer the day spent in hospitals, but the treated case. Therefore patients are grouped in diagnosis and therapy related categories. Precondition for the calculation of the costs of special treatments is a collection of output-data as near as possible at the patient. Different solutions are possible, but in the long term highly integrated data processing facilities will come to the top.

Key words: Case-based – Hospital reimbursement

Zusammenfassung. Im Rahmen des Gesundheitsstrukturgesetzes wird die Krankenhausvergütung leistungsbezogen umgestaltet. Basis der Vergütung wird nicht mehr der Pflegetag sein, sondern der behandelte Fall. Die Patienten werden dabei in nach Diagnose und Therapie differenzierte Fallgruppen zusammengefaßt. Voraussetzung für die Kalkulation der entstehenden Behandlungskosten ist eine möglichst nahe am Patienten durchgeführte Erfassung der erbrachten Leistungen. Hierbei sind mehrere Lösungen denkbar, langfristig werden sich aber das gesamte Haus umfassende EDV-Lösungen durchsetzen.

Schlüsselwörter: Fallgruppe – Krankenhausvergütung

309. Die elektronische Krankenakte

D. Hoelzel, K. Adelhard und W. Tretter

Institut für Medizinische Informationsverarbeitung, Biometrie und Epidemiologie, Marchioninistr. 15, 81377 München

The Computer-based Patient Record

Summary. The program is a prototype of a computer-based patient record (CPR). Structured, narrative and pictorial data can be communicated, presented and modified. Qualifiers about storage status, authorship, quality and comments can be added to each value. Thousands of entries in the datadictionary for the definition of messages and presentations allows to fit the CPR to special requests. Also windows with medical knowledge can be defined. Specialities of the CPR are a table of contents, the presentation of the same data in quite different views, the automated insert of patient data over the network and the possibility of duplication of the whole CPR. Unix, C, X-window system and TCP/IP are technical characteristics of the prototype.

Key words: Computer-based patient record – Workstation

Zusammenfassung. Das Programm zeigt Ansätze, Krankenakten elektronisch zu führen. Strukturierte Daten, Texte, Bilder können kommuniziert, präsentiert, modifiziert werden. Jeder Meßwert ist zu kommentieren, mit Sicherheits-, Qualitäts- und Urheberattributen zu versehen. Tausende von Merkmalen, Nachrichten, Präsentationsformen und medizinisches Wissen können definiert werden. Ein Inhaltsverzeichnis, die Aufbereitung der Daten in unterschiedlichsten Sichten, eine flexible Datenübermittlung, die Erstellung von Aktenkopien sind u.a. Vorteile der elektronischen Akte. Eine Interpretersprache erlaubt dem Benutzer die Gestaltung seiner Arbeitsoberfläche. Unix, C, X-Window System, TCP/IP sind technische Charakteristika des Entwurfs.

Schlüsselwörter: elektronische Krankenakte – Arbeitsplatzrechner

310. Die digitale Krankengeschichte im klinischen Alltag

M. Fischer, G. Segmüller und G. Sennwald

Chirurgie St. Leonhard, Pestalozzistr. 2, CH-9000 St. Gallen

Electronic Patient Charts in Clinical Workaday Routine

Summary. With the advent of computers in medicine, the patient's chart has a more varied function. In order to link the physician with the capacity of a computer, a common language was elaborated based on the patient's chart. Computerized charting now makes possible not only improved communication and administration. Other important applications are statistical analysis, quality control of medical practice and facilitation of scientify studies. The patient's chart becomes a powerful multifunctional instrument in the clinic.

Key words: Documentation – Computerized patient history

Zusammenfassung. Das elektronische Krankendossier ist trotz der Komplexität seit über 6 Jahren Wirklichkeit. Es dient als Arbeitsinstrument vor allem für Arzt und medizinischem Fachpersonal des Spitals. Nebst der Kommunikationsfähigkeit zwischen den Partnern im Gesundheitswesen, stellt die elektronische Krankenakte die Grundlage für klinisch-wissenschaftliche Arbeit, die Qualitätskontrolle und dient als rechtliches Dokument. Die Krankengeschichte ist an jedem Arbeitsplatz für jeden Berechtigten jederzeit abrufbar.

Schlüsselwörter: Dokumentation – elektonische Krankenakte

311. Chirurgische Praxis-EDV

G.-D. von Koschitzky

Chirurg – D-Arzt – Sportmedizin, Großer Graben 23, 29664 Walsrode

Computer in a Surgical Praxis

Summary. The computer is the best means in order to let the administration of a praxis work most effektive, provided that the programme contains the following topics: Documentation, printed forms, correspondence, and statistics. Concerning accidents occurred at work they are additionally: Collection and keeping of the dates of the accident, forms of the associations, different liquidations and their updates, accounts, and letters requesting payment.

Key words: Computer in a surgical praxis

Zusammenfassung. Für die chirurgische Praxis-EDV ist von Bedeutung: Die Bearbeitung der Arbeitsunfälle, BG-Formulare, BG-Abrechnung der verschiedenen Behandlungsarten, Rechnungserstellung, Mahnwesen, Pflege der berufsgenossenschaftlichen Abrechnungsziffern. Bei einem guten EDV-Programm ist die rechnergestützte Bewältigung der Dokumentation, des Formularwesens, der Erstellung von Statistiken und die Korrespondenz heute sicher der rationellste Weg zur Bewältigung der Praxisverwaltung.

Schlüsselwörter: Chirurgische Praxis-EDV

EDV in der klinischen Chirurgie: Perspektiven

312. HP CareVue 9000 Intensive Nursing System

K. Glittenberg

Schickardtstraße 2, 71034 Böblingen

HP CareVue 9000

Summary. HP CareVue 9000 is a bedside oriented clinical information system designed to automate the charting process in the critical care area. An advanced, easy-to-use human interface and intuitive system operation allows the user a smooth transition from their current manual system to the HP CareVue 9000 system without modifying existing procedures. HP CareVue 9000 provides effective clinical information management through the use of powerful, high resolution bedside workstations. The workstations support the collection and review of patient information in a format configurable to each critical care unit's specific needs. Available patient information includes flowsheet data, nursing/physician notes, nursing care plans, patient acuity and severily of illness.

Key words: Intensive nursing system

Zusammenfassung. Das HP CareVue 9000 ist ein bettseitiges klinisches Informationssystem zur Automatisierung des Überwachungsprotokolls im Intensivpflegebereich. Eine komfortable Benutzeroberfläche mit intuitiver Systembedienung erleichtert dem Anwender den problemlosen Übergang vom herkömmlichen manuellen Dokumentationssystem zum HP CareVue 9000, ohne daß bewährte Abläufe geändert werden müssen. HP CareVue 9000 ermöglicht ein effektives klinisches Datenmanagement mit Hilfe von leistungsfähigen hochauflösenden Bettseit-Systemen. Die Arbeitsplätze bieten die Möglichkeit, die Patientendaten in einem für die speziellen Anforderungen jeder Intensivstation konfigurierbaren Format zu erfassen und darzustellen. Das System umfaßt Funktionen für das Krankenblatt, Arzt-/Schwesternnotizen, Pflegeplanung, Bestimmung des Pflegebedarfs für den einzelnen Patienten und des Schweregrads der Erkrankung.

Schlüsselwörter: Intensiv Pflegesystem

313. Expertensysteme und Entscheidungsfindung in der klinischen Praxis

C. Ohmann

Funktionsbereich Theoretische Chirurgie, Klinik für Allgemein- und Unfallchirurgie,
Heinrich-Heine-Universität, Moorenstr. 5, 40225 Düsseldorf

Expert Systems and Decision-making in Clinical Routine

Summary. Computer-aided decision-aids are accepted both by the doctor and the patient. There is a need for decision-support. Nevertheless only a few systems are available for clinical routine. Evaluation has been insufficient for most of the systems. For some computerized decision-aids a clinical utility has been demonstrated (diagnosis of chest pain and acute abdominal pain). By using new methodological approaches, adapting the programs to actual needs and integrating the systems into clinical routine the weaknesses of existing systems should be eliminated (MEDWIS project A 70: expert system for diagnostic and treatment support in acute abdominal pain).

Key words: Decision-making – Expert systems – Computer-aided diagnosis

Zusammenfassung. Computerunterstützte Entscheidungshilfen werden sowohl durch den Arzt als auch den Patienten akzeptiert. Ein Bedarf an Entscheidungsunterstützung ist ebenfalls vorhanden. Dennoch sind nur wenige Systeme für die klinische Routine verfügbar. Die Evaluierung ist bei den meisten Systemen unzureichend. Für einzelne Systeme wurde eindeutig ein klinischer Nutzen nachgewiesen (z. B. Diagnose bei Brustschmerzen und akuten Bauchschmerzen). Durch neue methodische Ansätze, eine Anpassung der Programme auf tatsächliche Bedürfnisse und Einbindung in den routinemäßigen Ablauf wird versucht die Schwächen vorhandener Systeme zu überwinden. (MEDWIS-Projekt A 70: Expertensystem zur Unterstützung von Diagnosestellung und Therapiewahl bei akuten Bauchschmerzen)

Schlüsselwörter: Entscheidungsfindung – Expertensysteme – computerunterstützte Diagnose

314. Telepathology mit ISDN (Integrated Services Digital Network)

M. Oberholzer, H.-R. Fischer, H. Christen und St. Gerber

Department of Pathology, Schönbeinstraße 40, CH-4003 Basel

Telepathology with Integrated Services Digital Network (ISDN)

Summary. The system consists of modular software and hardware elements: Apple Macintosh workstations; program for a simultaneous transfer of pictures, voice and data; systems for image processing and general administration of information generated. Any peripheral instrument can be remotely controlled by a picture-instrument-manager (PIM). The transfer rate is 128 Kbit/s. A remote frozen section service was offered in 21 cases between the Ospidel Circuitel d'Engadina'Ota, Samedan, and the Department of Pathology of the University, Basel, Switzerland (distance: 250 km) until today. 24-bit colour images containing 165 Kbytes each (median value) $\pm$ 16.9 (standard error) were transfered. The time used for a diagnostic session was between 25 and 35 minutes.

Key words: ISDN – Telepathology – Frozen section diagnosis– Image transfer

Zusammenfassung. Das System besteht aus modularen Elementen: Apple Macintosh Workstationen, einem Programm für den Transfer von Bildern, Daten und Ton, Programmen für Bildverarbeitung und einer relationalen Datenbank für die Dokumentation aller anfallenden Informationen. Eine robotermäßige Fernsteuerung beliebiger Instrumente ist möglich über das Programm Picture-instrument-manager (PIM). Die Bildtransfer-Rate beträgt 128 Kbit/s. Seit einem halben Jahr wird dem Ospidel Circuitel d'Engadina'Ota, Samedan, durch das Institut für Pathologie der Universität Basel, Schweiz, ein Schnellschnitt-Service angeboten. Bisher wurden 21 Fälle so beurteilt. Übertragen werden 24-bit Farbbilder. Die mittlere Zeit für eine Fern-Schnellschnitt-Diagnose lag zwischen 25 und 35 Minuten.

Schlüsselwörter: ISDN – Telepathologie – Schnellschnitt-Diagnostik – Bildtransfer

315. Hypermedia in Aus- und Weiterbildung

F. Eitel, W. Arends und J. Kuprion

Chirurgische Klinik Innenstadt Nußbaumstr. 20, 80336 München

Hypermedia in Medical Education

Summary. The severe indictments of medical education induce new didactic approaches. The integration of new teaching technologies into curricular programs seems to contribute to problem solving in respect to the enhancement of educational quality. The computer-based, case-based, interactive hypermedia learning program „abdominal pain" has been evaluated. It is highly interactive, enhances the motivation to learn, and is accepted by the students. The learning outcome is satisfactory.

Key words: Medical education – Computer-based learning programs – Evaluation – Hypermedia

Zusammenfassung. Die Ausbildungsmisere induziert neue Zugänge zur Lehre. Die Integration neuer Lehr-Technologien in den Unterricht scheint zur Problemlösung bezüglich der Qualitätsverbesserung beizutragen. Das computerbasierte, fallbasierte, interaktive Hypermedia-Lernprogramm „Bauchschmerz" wurde evaluiert. Es ist in besonderem Maße interaktiv, fördert die Lernmotivation und wird von den Studenten akzeptiert. Das Lernergebnis ist zufriedenstellend.

Schlüsselwörter: Ausbildung – computer-basierte Lernprogramme – Evaluation – Hypermedia

Neue Ansätze in der Sepsistherapie

316. Einführung

E. Faist

(Manuskript bis Redaktionsschluß nicht eingegangen)

317. The Human Monoclonal Antibody HA-1A Mechanisms of Action, Spectrum of Application and Clinical Efficacy

C. Wortel

(Manuskript bis Redaktionsschluß nicht eingegangen)

318. The Inactivation of TNF: From Animal Models to Clinical Reality

S. van Deventer

(Manuskript bis Redaktionsschluß nicht eingegangen)

319. Are there Feasible Approaches to Endothelial Protection

H. Michie

(Manuskript bis Redaktionsschluß nicht eingegangen)

320. Sepsis-Syndrom: Niederregulation von Monozyten und Granulozyten mit Xanthinderivaten

F. U. Schade, P. Zabel und M. Schönharting

Forschungsinst. Borstel, Parkallee 22, 23845 Borstel

Sepsis Syndrome: Down Regulation of Monocytes and Granulocytes by Xanthine Derivatives

Summary. Pentoxifylline (POF) and related xanthine derivatives provide protection in experimental models of shock. Equally, POF inhibits the synthesis of tumor necrosis factor (TNF). Since TNF essentially contributes to shock genesis it is assumed that this inhibitory potential is responsible for the protecting capacity of POF. In addition to this major effect of POF it counteracts the activation of granulocytes and prevents endotoxin-induced leukopenia in experimental animals and humans. In endothelial cell cultures POF induces the synthesis of prostacyclin. The effects of POF on shock and leukopenia are reversed to a grate part by the cyclooxygenase inhibitor indomethacin.

Key words: Pentoxifylline – Inhibition of tumor necrosis factor – Effects on granulocytes

Zusammenfassung. Pentoxyfyllin (POF) und verwandte Xanthinderivate bewirken in tierexperimentellen Schockmodellen einen effektiven Schutz gegen Letalität. POF hemmt ebenfalls die Synthese von Tumor Nekrose Faktor (TNF). Da TNF essentiell zur Schockgenese beiträgt, könnte die protektive Wirkung von POF auf dessen Synthesehemmung beruhen. Neben dieser vermutlichen Hauptwirkung wirkt POF auch direkt der Aktivierung von Granulozyten entgegen und verhindert die Endotoxin-induzierte Leukopenie im Tier und Menschen. Xanthinderivate induzieren in Endothelzellkulturen die Synthese von Prostazyklin. Die Wirkung von POF bei Schock und Leukopenie werden durch den Zyklooxygenase-Synthesehemmer Indometazin zum großen Teil aufgehoben.

Schlüsselwörter: Pentoxyfyllin – Hemmer des Tumor Nekrose Faktors – Wirkung auf Granulozyten

321. Rational für den Einsatz von Proteasen-Inhibitoren

M. Jochum *, D. Inthorn und Ch. Waydhas

* Abteilung für Klinische Chemie und Klinische Biochemie, Chirurg. Klinik, Klinikum Innenstadt, Nußbaumstr. 20, 80336 München

Rationale for the Administration of Protease-Inhibitors

Summary. Proteolysis-induced pathomechanisms are suggested to play a major role in severe postoperative and posttraumatic courses. To verify this hypothesis high dosis of AT III (mean plasma levels up to 140% of normal) were applied in first controlled randomized studies on surgical patients suffering from sepsis or multiple trauma. In control patients we could demonstrate the sequential appearance of lysosomal proteases (PMN-elastase, cathepsin B), protease/serpin-complexes (Eα1 PI, TAT), cytokines (IL-8, IL-6), and soluble intercellular adhesion molecules (ICAM, ELAM) in the circulation. These factors turned out to be a helpful tool for early diagnosis and prognosis of forthcoming organ dysfunctions. Interestingly, in AT III-treated patients a clearly reduced release/production of the inflammatory mediators became obvious concomitant with the improved clinical course in comparison to an increasing deterioration in control patients.

Key words: Proteolysis-induced pathomechanisms – Inflammatory mediators – Protease inhibitors – AT III therapy

Zusammenfassung. Proteolyse-induzierte Pathomechanismen spielen allem Anschein nach eine wesentliche Rolle bei schweren postoperativen und posttraumatischen Krankheitsverläufen. Um diese Annahme zu verifizieren, haben wir in ersten kontrollierten, randomisierten Studien hohe Dosen an AT III (mittlere Plasmaspiegel bis ca. 140% der Norm) in Sepsis- bzw. Polytraumapatienten i.v. appliziert. In Kontrollpatienten konnten wir ein sequentielles Auftreten von lysosomalen Proteasen (PMN-Elastase, Cathepsin B), Proetease/Serpin-Komplexen (Eα1 PI, TAT), Zytokinen (IL-8, IL-6) und löslichen interzellulären Adhäsionsmolekülen (ICAM, ELAM) in der Zirkulation nachweisen. Diese Faktoren haben sich als sehr hilfreich für eine frühe Diagnose und Prognose von Organversagen erwiesen. Interessanterweise zeigte sich in AT III-behandelten Patienten eine deutlich reduzierte Freisetzung/Produktion dieser Entzündungsmediatoren gemeinsam mit einer auffälligen Verbesserung des klinischen Krankheitsbildes.

Schlüsselwörter: Proteolyse-induzierte Pathomechanismen – Entzündungsmediatoren – Proteaseinhibitoren – AT III-Therapie

Neue Möglichkeiten durch den Einsatz von hämatopoetischen Wachstumsfaktoren in der Chirurgie

322. Hämatopoetische Wachstumsfaktoren – Biologie und Wirkungsmechanismen

K. Welte

(Manuskript bis Redaktionsschluß nicht eingegangen)

323. Erfahrungen mit Wachstumsfaktoren in der Neutropeniebehandlung bei Chemotherapie

H. H. Gerhartz, M. Engelhard, G. Brittinger, G. Schlimok, D. Huhn, K. Lennert et al.

Med. Klinik III, Klinikum Großhadern, Marchioninistr. 15, 81377 München

Prevention of Chemotherapy-induced Neutropenia by Human Recombinant Granulocyte/Macrophage Colony-Stimulating Factor (rhGM-CSF)

Summary. Sixty patients with established neutropenia following chemotherapy (ctx) received rhGM-CSF at various dose steps for 5 days. Doses of 4–11 µg/kg b. w. significantly enhanced leucocyte recovery as compared to placebo controls. In a multicenter placebo-controlled study 125 pts. with aggressive non-Hodgkin's lymphomas received the study medication prophylactically following the COP-BLAM chemotherapy for 6 courses. While placebo-treated patients experienced 69 infections of score 2–4 this figure was only 28 in rhGM-CSF treated cases (P = 0.04). The probability to remain free of infections was increased from 50% (controls) to 72% (treated, P = 0.04). These data show that rhGM-CSF can be used successfully for both the treatment and prevention of ctx-induced neutropenia and infections.

Key words: Hematopoietic growth factors – Neutropenia – Infections

Zusammenfassung. Bei 60 Pt. mit Chemotherapie-induzierter Neutropenie wurde GM-CSF (oder Placebo) als Interventionsbehandlung über 5 Tage gegeben. GM-CSF beschleunigte die Neutrophilenerholung signifikant. Am besten wirksam waren Dosen im mittleren Bereich (3,7 bis 11,0 µg/kg K.G.). In einer multizentrischen Placebo-kontrollierten Phase III Studie wurde GM-CSF prophylaktisch bei der Chemotherapie hochmaligner Lymphome eingesetzt. 125 Pt. erhielten die Substanz über 5–6 Chemotherapiekurse. Infektionen des Schweregrades 2–4 traten 69mal bei Kontrollpatienten und 28mal bei GM-CSF behandelten Patienten auf. Die kumulative Wahrscheinlichkeit einer

Infektion betrug 50% vs. 27% (P = 0,04). Diese Daten belegen, daß GM-CSF sowohl in der Prophylaxe als auch in der Therapie neutropenischer Infektionen erfolgreich eingesetzt werden kann.

Schlüsselwörter: Hämatopoetische Wachstumsfaktoren – Infektionen – Neutropenie

324. Wirkung von mikrobiellen Pathogenitätsfaktoren auf Immuneffektorzellen – Einfluß von Zytokinen bei Verbrennungspatienten

W. König, P. Müller-Lange, M. Köller und J. Brom

AG Infektabwehrmechanismen Med. Mikrobiologie und Immunologie, Ruhr-Universität, 44780 Bochum

Effect of Microbial Pathogenicity Factors on Immuno-effector Cells – Influence of Cytokines on Severely Burned Patients

Summary. The cellular reactivity of neutrophils and lymphocytes/monocytes from serverely burned patients was studied. It was observed that the synthesis of chemotactic signals e.g. leukotriene B_4 (LTB_4) and interleukin-8 (IL-8) was decreased. Functions of these leukocytes were than analyzed after priming with GM-CSF and G-CSF. Preliminary results indicate that partly a regeneration of IL-8-release and the leukotriene synthesis could be achieved.

Key words: Microbial pathogenicity – Sepsis – Colony-stimulating factors

Zusammenfassung. Bei Patienten mit schweren Verbrennungen untersuchten wir die zelluläre Reaktivität von neutrophilen Granulozyten und Lymphozyten/Monozyten. Es zeigte sich, daß die Synthese und Freisetzung von chemotaktischen Signalen wie Leukotrien B_4 (LTB_4) und Interleukin-8 (IL-8) vermindert ist. Die Funktionen von Leukozyten schwerbrandverletzter Patienten wurden dann ex vivo unter dem Einfluß von GM-CSF sowie G-CSF untersucht. Erste Ergebnisse haben gezeigt, daß eine Regenerierung der IL-8-Freisetzung und Leukotrien-Synthese teilweise erreicht werden konnte.

Schlüsselwörter: Mikrobielle Pathogenität – Sepsis – Wachstumsfaktoren

325. Einsatz von Wachstumsfaktoren bei Polytrauma

M. Heberer, A. Marx, R. Rosso und R. Babst

Departement Chirurgie, Universität Basel, Spitalstr. 21, CH-4031 Basel

Use of Growth Factors in the Treatment of Multiple Trauma

Summary. Therapeutic effets of growth factors following multiple trauma have not been evaluated to date. The potential of a moderate dose of granulocyte-monocyte colony stimulating factor (5 µg/kg/d during 7 days post injury) to modulate immune functions was therefore tested in 10 patients with severe multiple injuries (ISS > 22) under control-led conditions. Number and oxidative function of granulocytes and monocytes was significantly enhanced in the treatment group. No clinical effects were observed in this limited number of observations. These data indicate a potential of growth factors to modulate immune functions during trauma associated immune deficiency. Clinical effects of such treatment remain to be determined.

Key words: Growth factors – Granulocyte-monocyte colony stimulating factor – Polytrauma

Zusammenfassung. Die Wirkung exogener Wachstumsfaktoren unmittelbar nach Trauma ist bis heute ungeprüft. Bei 10 Patienten mit Polytrauma (ISS > 22) wurde deshalb die Möglichkeit der Immunmodulation durch eine geringe Menge des Granulozyten-Monozyten Colony Stimulating Factors (5 µg/kg/d für 7 Tage) kontrolliert und doppeltblind untersucht. Zahl und oxidative Funktion von Granulozyten und Monozyten wurden in der Therapiegruppe signifikant verbessert. Offensichtliche klinische Effekte oder unerwünschte Wirkungen wurden in dieser Pilotuntersuchung nicht beobachtet. Die traumabedingte Immundefizienz nach Mehrfachverletzungen kann somit durch Wachstumsfaktoren beeinflußt werden. Eine Prüfung der klinischen Effizienz ist erforderlich.

Schlüsselwörter: Polytrauma – Wachstumsfaktoren – Granulozyten-Monozyten Colony stimulating factor

326. Wachstumsfaktoren im Rahmen multimodaler Therapiekonzepte solider Tumoren

U. Gatzemeier

Chefarzt der Pneumolog.-Onkologischen Abteilung, Krankenhaus Großhansdorf, Wöhrendamm 80, 22927 Großhansdorf

The Role of Growth Factors in the Multimodality Treatment of Solid Tumors

Summary. Chemotherapy is a main part of multimodality treatment in many solid tumors. Especially in locally advanced tumors there is an indication for adjuvant or neoadjuvant chemotherapy and/or radiotherapy. The dose-limiting toxicity of chemotherapy is often myelosuppression with leuco- or thrombocytopenia. Growth factors can prevent the neutropenia. But wether there is a potential for increase of efficacy after chemotherapy, it's still an open question.

Key words: Growth factors – Solid tumors – Chemotherapy – Multimodality treatment

Zusammenfassung. Chemotherapie ist bei vielen soliden Tumoren ein wesentlicher Bestandteil einer multimodalen Therapie. Insbesondere bei lokal fortgeschrittenen Tumoren kommen neoadjuvante oder adjuvante Therapieverfahren zum Einsatz. Die wesentliche dosislimitierende Nebenwirkung für viele Chemotherapiekombinationen ist die Knochenmarkstoxizität mit Leuco- und Thrombopenie. Wachstumsfaktoren können dabei die Leukopenie verhindern. Ob ein zusätzlicher Ansatz für eine höhere Effektivität unter Chemotherapie in Verbindung mit Wachstumsfaktoren gegeben ist, ist nach wie vor eine offene Frage.

Schlüsselwörter: Wachstumsfaktoren – solide Tumoren – Chemotherapie – multimodale Therapie

327. Erythropoetin bei chronischen Tumoranämien

H. Ludwig, C. Leitgeb, E. Fritz und M. Pecherstorfer

(Manuskript bis Redaktionsschluß nicht eingegangen)

Interdisziplinäre Behandlung von Weichteilgewebemalignomen – Interaktives Tumorkonsil an Fallbeispielen

328. Interdisziplinäre Behandlung von Weichgewebemalignomen – interaktives Tumorkonsil an Fallbeispielen

K.-W. Jauch*, W. Hohenberger, V. Budach, R. Issels, D. Meister, W. Mutschler, H. Steinau und J. Treuner

* Chirurg. Universitätsklinik, Klinikum Großhadern, Marchioninistr. 15, 81377 München

Multimodality Treatment of Soft Tissue Sarcoma – Case Presentation and Discussion

Summary. After presentation of typical cases diagnostic workup with preference of NMR and operative technique for represamtive biopsy are demonstrated. The pathologist can judge prognosis with help of defined criteria. Therapeutic strategy is developed in an interdisciplinary approach with the aim to achieve a RO-resektion. Often reconstructive techniques and different operative specialities are necessary. Preoperative radiation or hyperthermia may help to avoid amputation and marginal resections. In all cases with marginal resection postop radiation is mandatory. The value of adjuvant chemotherapy warrants further clinical studies.

Key words: Soft tissue sarcoma – Multimodality treatment

Zusammenfassung. Anhand typischer Patientenbeispiele wird das diagnostische Procedere mit Preferenz der Kernspintomographie sowie das Vorgehen bei der Gewinnung einer repräsentativen Biopsie dargestellt. Pathohistologisch kann heute anhand klarer Kriterien eine Prognoseabschätzung vorgenommen werden. Im interdisziplinärem Konsil sollte ein Therapieplan entwickelt werden, in dessen Zentrum das Erreichen einer RO-Resektion steht, welche häufig den Einsatz plastisch-rekonstruktiver Techniken und die Kooperation mehrerer erfahrener Fachdisziplinen erfordert. Im Einzelfall kann durch eine präoperative Bestrahlung oder regionale Hyperthermie mit Chemotherapie eine mutilierende Operation vermieden und eine marginale Resektion erreicht werden. Bei allen Resektionen knapp im Gesunden, sollte eine postoperative Strahlentherapie erfolgen. Bei R 1 Resektion ist eine Nachoperation anzustreben. Der Wert einer adjuvanten Chemotherapie wird noch in Studien untersucht.

Schlüsselwörter: Weichgewebsmalignome – Multimodale Therapie

Filme und Video

329. Operative Thorakoskopie beim Pneumothorax

Th. Junginger, A. Heintz und Th. Böttger

Klinik und Poliklinik für Allgemein- und Abdominalchirurgie der Johannes Gutenberg-Universität Mainz, Langenbeckstr. 1, 55131 Mainz

Thoracoscopic Surgery for Pneumothorax

Summary. Operative therapy of recurrent pneumothorax with pleurectomy and resection of bullous portions of the lung is usually combined with thoracotomy. The thorax as preformed cavity is predicted for endoscopic surgery. Resection of bullae can be performed with a suture clip instrument, pleurectomy with monophasic current and hook electrode. The use of endoscopic techniques implies a rapid disappearance of complaints and reduced time of hospitalisation.

Key words: Pneumothorax – Endoscopic surgery

Zusammenfassung. Zur operativen Therapie des rezidivierenden Pneumothorax mit Pleurektomie und Zystenresektion war bisher eine Thorakotomie nötig. Der Thorax als präformierte Höhle bietet aber optimale Voraussetzungen für einen thoraskopischen Eingriff. Die Abtragung von bullösen Lungenveränderungen erfolgt mit einem Klammergerät, die partielle Pleurektomie mit Präparationshaken und monopolarem Strom. Die Verminderung des Operationstraumas führt zu einer besseren postoperativen Befindlichkeit der Patienten.

Schlüsselwörter: Pneumothorax – endoskopische Chirugie

330. Die thorakoskopische thorakale Sympathektomie

W. Bauer, H. Niedermeier und U. Bergmann

Gefäßchirurg. Abteilung, Städt. Krankenhaus München-Neuperlach, Oskar-Maria-Graf-Ring 51, 81737 München

Toracic Sympathectomy by M.I.S.

Summary. The sympathetic denervation of the upper extremity is performed by resection of the second and third sympathetic ganglion. Aside from an indirect measure of increasing blood flow in case of M. Raynaud and Thrombangitis, thoracic sympathectomy is indicated as treatment of hyperhidrosis. The video clip shows our technique of thoracoscopic video surgery. The performance is simple. Generally we use our equipment for laparoscopic video surgery. Thoracoscopic sympathectomy should be a standard operation of M.I.S. in thoracic surgery.

Key words: Thoracic sympathectomy – Thoracoscopic video surgery

Zusammenfassung. Die sympathische Denervierung der oberen Extremitäten kann mit der Entfernung des 2. und 3. thorakalen Grenzstrangganglions erreicht werden. Mehrdurchblutung und Schweißminderung indiziert die thorakale Sympathektomie z. B. beim M. Raynaud, bei der Thrombangiitis und bei Hyperhidrosis. Durch Anwendung des thorakoskopischen videounterstützten Operationsverfahrens läßt sich der Eingriff mit dem laparoskopischen Instrumentarium patientenschonend ausführen. Bei gegebener Indikation sollte die thorakoskopische Sympathektomie technischer Standard sein.

Schlüsselwörter: thorakale Sympathektomie – videounterstützte thorakoskopische Operationsverfahren

331. Minimal invasive Lungenteilresektion – Indikation, Technik und Ergebnisse

W. Wayand, R. Woisetschläger, P. Schrenk und R. Rieger

II. Chir. Abt. u. Ludwig Boltzmann Institut für operative Laparoskopie, AKh, Krankenhausstr. 9, A-4020 Linz

Minimal Invasive Lung Resection – Indication, Technique and Results

Summary. Since June 1991 35 minimal invasive lung procedures have been performed. Indications were 13 times recurrent spontaneous pneumothorax, 11 times peripheral lung tumors, 10 times pleural and lung biopsies. Preconditions for minimal invasive procedures within the chest are: possibility for thoracotomy, single lung ventilation, surgical experience with traditional chest procedures, possibility of fresh frozen section. In case of a thoracoscopic resected carcinoma subsequent thoracotomy with lymph node dissection is recommended.

Key words: Minimal invasive surgery – Lung resection

Zusammenfassung. Seit Juni 1991 haben wir 35 minimal invasive Lungeneingriffe unter folgenden Indikationen durchgeführt: 13 × rezidiv. Spontanpneumothorax, 11 × periphere Lungentumore, 10 × Pleura- bzw. Lungen PE. Voraussetzungen für MIC im Thorax sind: Belastbarkeit des Patienten für Thorakotomie, Thorakotomiebereitschaft, einseitige Ventilation-Doppellumentubus, thoraxchirurg. Erfahrung des Operateurs, Schnellschnittmöglichkeit. Bei Carcinomen soll die Thorakotomie und Lymphknotendissektion angeschlossen werden.

Schlüsselwörter: MIC-Thorax – Lungenresektion

332. Anatomie der Inguinalhernien und deren Behandlung mittels Transversalisfasziendoppelung

W. Schweizer, M. Gilg und L. Böhlen

Universitätsklinik für Viszerale und Transplantationschirurgie, CH-3010 Bern-Inselspital

The Anatomy of Inguinal Hernia and its Treatment with Transversalis Fascial Repair

Summary. On the basis of the excellent results of the Shouldice repair and particularly of the modification from Dr. Barwell, Cornwall, England, we performed this method of hernia repair in Berne, Switzerland, for the past years. In this film, we present the concept of this method for the treatment of inguinal hernia:
- Careful exposure of inguinal anatomy
- Radical resection of the cremasteric muscle
- Resection of lipoma down to the fully-exposed internal ring
- Overlapping continuous suture of transversalis fascia with non-resorbable looped nylon

With diagrams and an actual procedure in the operating theatre we illustrate the technical performance of this method.

Key words: Inguinal Hernia – Transversalis fascial repair

Zusammenfassung. Aufgrund der guten Resultate der Hernienoperation nach Shouldice führen wir an unserer Klinik seit einigen Jahren die ähnliche Methode der Transversalisfasziendoppelung nach Barwell durch. Aufgrund der Erfahrungen und der Resultate in der Literatur sieht unser Konzept zur Behandlung von Leistenhernien folgendermaßen aus:
- Vollständige Resektion von Kremasterfaszie und Muskel
- Konsequente Lipomresektion nach Darstellung der Strukturen tief am inneren Leistenring
- Fortlaufende Transversalisfasziendoppelung mittels
- Nichtresorbierbarem Nahtmaterial (atraumatischer Schlingen-Nylon-0)

In unserem Film zeigen wir mit graphischen Darstellungen und im Operationssaal die technische Durchführung dieses Konzeptes.

Schlüsselwörter: Leistenbruch – Transversalisfasziendoppelung

333. Leistenbruchkorrektion nach Lichtenstein

J. A. Gruwez, J. P. Puts, M. R. Christiaens, J. Deldycke und P. Nicodemus

Universitätsklinik K. U. Leuven, Brusselsestraat 69, B-3000 Leuven

The Lichtenstein-Repair for Inguinal Hernia with E-PTFE

Summary. The results with different techniques for inguinal hernia repair are presented. Former techniques were disappointing: Bassini (400 op. 1962–1966, recurrence rate 8.06% after 1.4–2.75 years), modified Bassini (613 op. 1973–1979, Recurr. 3.92% after 1 yr), modified Willys-Andrews (1980–1981, Recurr. 2.59% after 1 yr, 12% after 10 yr).

The results of the Lichtenstein operation were: 114 operations 1991–1992, no infections, very low morbidity, no early recurrences. The Lichtenstein operation consists in the use of a E-PTFE (Gore-tex)-prosthesis for tension-free hernioplasty as published in the American J. of Surg. 1989.

Key words: Inguinal hernia – Lichtenstein repair – E-PTFE (Gore-tex)

Zusammenfassung. Die Ergebnisse früherer Verfahren zur Leistenbruchkorrektion waren unbefriedigend: Bassini (400 Operationen 1962–1966, Rezidivrate 8,06% nach 1,4–2,75 Jahren), abgewandelte Bassini (613 Op. 1973–1979, Rez. R 3,92% nach 1 J.), modifizierte Willys-Andrews (1980–1981, Rez. R. 2,6% nach 1 J., 12% nach 10 J.). Die Resultate der Lichtenstein-Operation waren: 114 Operationen 1991–1992, keine Infektionen, sehr geringe Morbidität, keine Frührezidive. Bei der Lichtenstein-Operation wird eine Gore-tex Prothese (1 mm, 5 × 10 cm) benützt. Der Gore-tex Patch wird spannungsfrei eingenäht zwischen dem Ligamentum inguinale und der Unterkante des musculus obliquus internus.

Schlüsselwörter: Hernia inguinalis – Lichtenstein Operation – E-PTFE (Gore-tex)

334. Technik der laparoskopischen Operation des Leistenbruches mit transperitoneal oder präperitoneal eingebrachtem Prolenenetz

G. Buess, K. Manncke, J. Merhan und H. D. Becker

Universität Tübingen, Klinik für Allgemeinchirurgie, Hoppe-Seyler-Str. 3, 72076 Tübingen

Technique of Endoscopic Operation of the Inguinal Hernia with Transperitoneal or Preperitoneal Prolene-mesh

Summary. Using the intraperitoneal technique, the region of the inner hernia ring is visualized. The peritoneum is split and dissected in an area of 6 × 11 cm. The vessels are precisely dissected and the hernia sack is resected. The mesh is cut and guided around the vessels. The fixation performed by a mechanical stapler. The same technique is used to close the peritoneum. We prefer the preperitoneal approach. In this technique the anterior sheeth of the rectal fascia is cut and with the use of a blunt trocar the preperitoneal space is dissected. With the use of an operative laparoscope, the further dissection of the space is performed. When the os pubis is reached then dissection to the flanks is performed, the conventional optic and two additional instruments are introduced. The further technique is the same as in transperitoneal procedure.

Key words: Laparoscopic herniotomy – Preperitoneal herniotomy – Prolene-mesh

Zusammenfassung. Bei der intraperitonealen Verschlußtechnik wird laparoskopisch die Region des inneren Leistenringes dargestellt, das Peritoneum gespalten und auf eine Fläche von 6 × 11 cm abpräpariert. Die Samenstranggebilde werden unter exakter Sicht dargestellt und der Bruchsack reseziert. Das Prolenenetz wird eingeschnitten und eine Hälfte hinter den Samenstranggebilden durchgezogen. Mit einem Hernienstapler wird der Schlitz im Netz verschlossen und das Netz an der Fascie fixiert. Abschließend muß das Peritoneum mit Klammern sorgfältig verschlossen werden, um ein Verkleben des Netzes mit Darmschlingen zu vermeiden. Beim präperitonealen Zugang wird über eine kleine Incision am Nabel die Fascie gespalten und mit einem stumpfen Trokar der präperitoneale Raum sondiert. Die weitere Freipräparation erfolgt zuerst über den Instrumentenkanal eines Laparoskopes und dann nach Einbringen von zwei weiteren

Trokaren mit zusätzlichen Instrumenten. Das weitere Vorgehen entspricht weitgehend der transperitonealen Technik, auf die Resektion des Bruchsackes wird verzichtet.

Schlüsselwörter: Laparoskopische Herniotomie – Herniotomie mit Prolenenetz – Präperitoneale Herniotomie

335. Zerviko-mediastinale Dissektion beim differenzierten Schilddrüsenkarzinom (DTC & MTC)

P. E. Goretzki, D. Simon, J. Witte und H.-D. Röher

Klinik für Allgemeine und Unfallchirurgie, Heinrich-Heine-Universität, Moorenstr. 5, 40225 Düsseldorf

Cervico-mediastinal Dissection in Differentiated Thyroid Cancer (DTC & MTC)

Summary. Neck dissection is indicated in patients with papillary and follicular thyroid cancer, in case of T 4 tumours and suspicious or proven lymphnode metastases. It is part of the surgical treatment in all patients with medullary thyroid cancer, in familiarity on both sides. Mediastinal dissection might be considered for patients with mediastinal tumour spread without further multiple distant metastases. Our strategy, technical approach and the results of 141 cervical and 12 transsternal mediastinal dissections are demonstrated.

Key words: Differentiated thyroid cancer (DTC & MTC) – Cervical and mediastinal dissection

Zusammenfassung. Die zervikale Dissektion wird bei papillären und follikulären Schilddrüsenkarzinomen für alle ausgedehnten T 4-Tumore und für Patienten mit Metastasenverdacht bzw. Metastasennachweis empfohlen. Sie stellt einen obligatorischen Teil der chirurgischen Therapie des C-Zell-Karzinoms dar, erfolgt bei Familiarität beidseitig. Eine mediastinale transsternale Kompartmentausräumung kann für Patienten mit mediastinalen Metastasen ohne multiple Fernmetastasen erwogen werden. Die Strategie und das technische Vorgehen werden dargestellt und die Ergebnisse von 141 zervikalen und 12 transsternalen mediastinalen Operationen gezeigt.

Schlüsselwörter: Differenzierte Schilddrüsenkarzinome – zervikale und mediastinale Dissektion

336. Die Chirurgie des primären Hyperparathyreoidismus

H. J. Buhr und Ch. Herfarth

Chirurgische Universitätsklinik, Im Neuenheimer Feld 110, 69120 Heidelberg

Surgery of Primary Hyperparathyroidism

Summary. Following an introductory listing of the main principles (sound anatomical knowledge, meticulous surgical technique, and adequate intraoperative exposure) graphics illustrate the embryological and anatomical basis of parathyroid surgery. Intraoperative video recordings demonstrate the stepwise, systematic surgical approach including dissection of all 4 parathyroid glands following identification of the inferior thyroid artery and the recurrent laryngeal nerve. Thereafter, the parathyroid adenoma is resected. Finally, indications and complications are listed for 449 patients with hyperparathyroidism treated between 1979 and June 1992.

Key words: Hyperparathyroidism – Surgical technique – Results

Zusammenfassung. Nach Auflistung der wichtigsten Prinzipien (fundierte anatomische Kenntnisse, subtile Operationstechnik und ausreichende intraoperative Übersicht) werden die embryologischen und anatomischen Voraussetzungen der Epithelkörperchen-Chirurgie anhand von Graphiken erläutert. Intraoperative Videoszenen illustrieren die systematische Operationstaktik mit sauberer Darstellung aller 4 Nebenschilddrüsen nach Präparation der Arteria thyreoidea inferior und das Nervus laryngeus recurrens, bevor ein in diesem Fall rechts craniales Adenom reseziert wird. Abschließend werden Indikationen und Komplikationen am eigenen Krankengut von 449 Patienten (1979–6/1992) aufgelistet.

Schlüsselwörter: Hyperparathyreoidismus – Operative Technik – Ergebnisse

337. Adrenalektomie beim Phäochromozytom

P. K. Wagner und M. Rothmund

Klinikum, Pettenkoferstr. 10, 83022 Rosenheim

Adrenalectomy in Pheochromocytoma

Summary. In an operation for pheochromocytoma a transabdominal approach is preferred. The examination of the general abdominal cavity is necessary to exclude tumors extraadrenal in location (10%). The first step is the early ligation of the adrenal vein. In right adrenalectomy following dissection upward along the vena cava the adrenal vein can be safely exposed. The left adrenal vein can be seen entering the left renal vein. After isolation from the venous side of the circulation the process of freeing the gland from here bed can be proceed with less concern for the occurrence of paroxysms of hypertension.

Key words: Adrenalectomy – Pheochromocytoma

Zusammenfassung. Als Zugang zur Adrenalektomie beim Phäochromozytom wird die Laparotomie bevorzugt. So läßt sich die ganze Bauchhöhle zum Ausschluß von extraadrenalen Phäochromozytomen (10%) revidieren. Der erste Schritt ist die frühe Ligatur der Nebennierenvene. Bei der rechtsseitigen Adrenalektomie läßt sich die Nebennierenvene nach Präparation der V. cava darstellen. Die linke Nebennierenvene mündet in die linke Nierenvene. Nach Versorgung der Venen kann der Tumor ohne besondere Gefahr einer Hochdruckkrise aus seinem Bett freipräpariert werden.

Schlüsselwörter: Adrenalektomie – Phäochromozytom

338. Die operative Behandlung des Mamma-Karzinoms unter Berücksichtigung brusterhaltender Verfahren

P. Vogelbach, U. Laffer und F. Harder

Departement Chirurgie der Universität, Kantonsspital, CH-4031 Basel

The Operative Treatment of Breast Cancer Conservative and Amputation

Summary. Conservative treatment of breast cancer is an established treatment method. Large series demonstrate comparable results of conservative breast surgery compared to mastectomy concerning survival data and distant metastasis. This 17 minutes video demonstrates the surgical technique of conservative treatment for breast cancer with lumpectomy. Indication, preoperative planning and diagnostic procedures are discussed. Lymphnode dissection in the axilla, level I and II is also performed. Postoperative treatment including postoperative radiotherapy is discussed. The 2nd part of the video shows the technique of mastectomy including lymphnode dissection in the axilla level I and II.

Key words: Breast cancer – Conservative treatment – Mastectomy

Zusammenfassung. Brusterhaltende Verfahren bei der chirurgischen Therapie des Mamma-Karzinoms sind etabliert. Größere Studien zeigen bei adäquater Therapie vergleichbare Resultate der brusterhaltenden Therapie gegenüber der Mastektomie bezüglich Überlebensraten und Fernmetastasen. Dieser Videofilm demonstriert die chirurgische Technik der brusterhaltenden Therapie beim Mammakarzinom mittels Tumorektomie unter Berücksichtigung von Diagnostik, Indikation und präoperativer Planung. Die Lymphknotendissektion der Axilla Level I und II wird ebenfalls demonstriert. Anschließend wird die chirurgische Technik der Mastektomie mit Axillaausräumung demonstriert.

Schlüsselwörter: Mammakarzinom – Brusterhaltung – Mastektomie

339. Technik der Leberresektion ex situ

G. Gubernatis und R. Pichlmayr

Klinik für Abdominal- und Transplantationschirurgie der Medizinischen Hochschule Hannover, Konstanty-Gutschow-Straße 8, 30625 Hannover

Technic of the Liver Resection ex Situ

Summary. In spite of advanced liver resection techniques many tumors remain unresectable by conventional means. In most cases transplantation is not indicated, but the new resection techniques on the bloodless protected liver inside or outside of the body represent the only chance for resection in the individual patient resp. a new dimension in liver surgery. The most extended technique, the so-called ex situ-resection is shown in the video in detail. The video demonstrates a flexible, individualized procedure within the 5 standardized operation phases.

Key words: Liver resection – Liver transplantation

Zusammenfassung. Trotz fortgeschrittener Leberresektonstechniken bleiben viele konventionell nicht entfernbare Befunde. Eine Transplantation kommt meist nicht infrage. Hier stellen die neuen Leberresektionstechniken an der blutleeren, protektionierten Leber innerhalb oder außerhalb des Körpers für den Patienten die einzige Chance auf Resektion des Tumors, für die Leberchirurgie eine neue technische Dimension dar. Die aufwendigste, sogenannte ex situ-Technik ist Gegenstand dieses Filmes. Der Film zeigt ein flexibles, individuelles Vorgehen innerhalb von 5 standardisierten Operationsphasen.

Schlüsselwörter: Leberresektioß – Lebertransplantation

340. Extremitätenperfusion beim malignen Melanom

I. Krüger, R. Huber und H. J. Helling

Chirurgische Universitätsklinik, Joseph-Stelzmann-Str. 9, 50931 Köln

Extremity Perfusion in Malignant Melanoma

Summary. After demonstration of a newly deviced computer aided perfusion system perfusion technique for regional hyperthermic zytostatic perfusion of a lower limb including details about perfusate, perfusion flow, perfusion pressure, temperatures of perfusate and tissue and zytostatic drug administration is explained.
According to low complication rate (2.1% WHO-grade III/IV) and high effectiveness (5-year survival rate from 85% in stage I to 36% in stage IV) extremity perfusion recommends as adjuvant therapy in patients with high risk or locally metastasized malignant melanomas of the extremities.

Key words: Extremity perfusion – Technique – Results

Zusammenfassung. Nach Demonstration eines neu entwickelten computergestützten Perfusionssystems wird die Operationstechnik zur regionalen hyperthermen Zytostatikaperfusion einer unteren Extremität unter Angabe des Perfusates, des Perfusionsflußes, des Perfusionsdruckes, der Perfusat- und Gewebetemperaturen sowie des verwendeten Zytostatikums und seiner Applikation erläutert. Bei einer niedrigen Komplikationsrate (2,1% WHO-Grad III/IV) und einer hohen Effektivität (5-Jahres Überlebensrate 85% im Stadium I bis 36% im Stadium IV) empfiehlt sich die Extremitätenperfusion als adjuvantes Therapieverfahren bei Patienten mit high-risk oder lokal metastasierten malignen Melanomen der Extremitäten.

Schlüsselwörter: Extremitätenperfusion – Technik – Ergebnisse

341. Die Bedeutung des Omentum majus für die Versorgung septischer und aseptischer Defekte

M. Pliess und Ch. Gebhardt

(Manuskript bis Redaktionsschluß nicht eingegangen)

342. Laparoskopische Naht- und Knüpftechniken

A. Pier, F. Götz und M. Benedic

Abteilung Laparoskopische Chirurgie, Kreiskrankenhaus, Von-Werth-Str. 5, 41515 Grevenbroich

Suturing and Knoting Techniques in Laparoscopy

Summary. In conventional abdominal surgery ligature and suture meant to be the safest methods for hemostasis and closure of a wound. Using a Roeder loop and developing new materials for suturing these techniques became more important in laparoscopic surgery. The main handlings of laparoscopic suture- and knoting techniques. All techniques will be presented graphically or in a video.

Keywords: Laparoscopy – Suturing and Knoting

Zusammenfassung. In der konventionellen Adominalchirurgie gelten Ligatur und Naht als die sichersten Methoden zur Blutstillung und zum Wundverschluß. Durch die Anwendung der Roederschlinge und die Entwicklung neuer Nahtmaterialien ist es gelungen, diese Techniken auch in der laparoskopischen Chirurgie einzusetzen. ImVideo werden die wichtigsten Handgriffe zum Erlernen der laparoskopischen Naht- und Knüpftechnik gezeigt. Grundsätzlich werden extra- und intrakorporale Knotentechniken unterschieden. Die Darstellung aller Techniken erfolgt mittels Graphiken und Videosequenzen.

Schlüsselwörter: Laparoskopie – Naht- und Knüpftechnik

343. Experimenteller Einsatz neuer steuerbarer und teilautomatischer Instrumente in der endoskopischen Chirurgie

M. O. Schurr, A. Melzer, P. Dautzenberg, R. Trapp und G. Buess

(Manuskript bis Redaktionsschluß nicht eingegangen)

344. Laparoskopische Operationen: Fundoplikatio nach Nissen-Rossetti

G. Lepsien, F.-E. Lüdtke und T. Neufang

Universitätsklinik für Allgemeinchirurgie, Robert-Koch-Str. 40, 37075 Göttingen

Laparoscopic Operations: Fundoplication (Nissen-Rossetti)

Summary. Nissen-Rossetti fundoplication is still indicated in patients with severe reflux esophagitis when medical treatment failed. A recent study of the Veterans Affairs Gastroesophageal Reflux Disease Study Group (N Eng J Med 1992; 326:786–792) concluded that „In men with gastroesophageal reflux disease, surgery is significantly more effective (symptoms, esophagitis) than medical therapy for up to two years, although medical treatment is also effective". That study was addressing open surgery. Laparoscopic fundoplication has been performed on 15 patients, greatly minimizing the morbidity of the operation, with excellent therapeutic relief. A videotape of the OR setup and the technique demonstrates our procedure.

Key words: Reflux disease – Fundoplication – Laparoscopy

Zusammenfassung. Trotz medikamentöser Therapie der Refluxkrankheit bestehen weiterhin Indikationen zur Fundoplikatio. In einer kürzlich veröffentlichen Studie (N Eng J Med 1992; 326:786–792) wurde dargelegt, daß bei Patienten mit gastrooesophagealer Refluxkrankheit die Fundoplikatio bei einer 2-Jahres-Kontrolle signifikant wirksamer war (Symptome, Ösophagitis) als die medikamentöse Therapie, obwohl letztere auch effektiv war. Dieses galt für die „offene" Chirurgie. Wir haben bei 15 Patienten laparoskopisch eine Fundoplikatio angelegt. Es traten keine Komplikationen auf, das therapeutische Ergebnis war sehr gut. Ein Videoband zeigt unsere Op-Vorbereitung und die laparoskopische Technik.

Schlüsselwörter: Refluxkrankheit – Fundoplikatio – Laparoskopie

345. Laparoskopische selektiv proximale Vagotomie

B. Helms und H.-D. Czarnetzki

Klinikum Rostock Südstadt, Klinik für Chirurgie, Südring 81, 18059 Rostock

Laparoscopic Highly Selective Vagotomy

Summary. Recurrent duodenal ulcer disease is the indication for laparoscopic highly selective vagotomy. The technical steps are exactly the same then in conventional operation. After identification of Latarjett's nerv preparation of lesser curve is performed from the upper part of „crows foot" up to the esophagus. Praeparation of 6 cm esophagus and 4 cm fundus, the esophagus is been inspected for cutting the criminalis nerv, cutting also the upper part of „crows foot" with all the rami recurrentes. Reserosation of lesser curve up to the esophagus. 15 patients got a laparoscopic HSV with a operation time between 3:45 to 2:40 hours. The gastric acid analyses of 6 patients shows a acid reduction to 30%, 6 month after operation. There is no recurrence of ulcer disease in this time. The technique is hard but well evaluated, patient friendly and one time cure.

Key words: Vagotomy, laparoscopic highly selective – Ulcer disease, recurrent duodenal

Zusammenfassung. Rezidivierende Ulcera duodeni geben die Indikation zum säurereduzierenden Eingriff. Die laparoskopische SPV orientiert sich streng am konventionellen Vorgehen. Nach Identifikation des Latarjett'schen Nerven erfolgt die Skelettierung der kleinen Kurvatur vom oberen Ast des „Krähenfußes" bis hinauf auf den Ösophagus. Präparation von 6 cm Ösophagus und 4 cm Fundus, Durchtrennung des Nervus criminalis. Durchtrennung aller Rami recurrentes am „Krähenfuß". Reserosierung der kleinen Kurvatur bis hinauf auf den Ösophagus. Bei 15 Patienten betrug die Operationszeit zwischen 3:45 und 2:40 Stunden. 6 nach sechs Monaten nachuntersuchte Patienten zeigten eine Säurereduktion auf 30% der Norm. Rezidivulzera wurden bisher nicht beobachtet. Das Verfahren ist technisch anspruchsvoll, aber patientenfreundlich und einzeitig kurativ.

Schlüsselwörter: Vagotomie, laparoskopische selektiv proximale – Ulkus duodeni, rezidivierend

346. Laparoskopische Gastro-Enterostomie (GE) zur Palliation beim inoperablen Pankreaskopfkarzinom (PKK)

R. Schlumpf, O. Schöb, R. Schmid und M. Röthlin

Klinik für Viszeralchirurgie, Departement Chirurgie, Universitätsspital, Rämistr. 100, CH-8091 Zürich

Laparoscopic Gastroenterostomy (GE) for Palliation of the Inoperable Pancreatic Head Carcinoma (PHC)

Summary. As palliative surgery aims only to maintain the patient's well being, minimally invasive surgical methods are the venue of choice for such operations. Palliation of an evidently inoperable PHC usually requires a biliodigestive anastomosis and GE. In such patients we treat the obstructive icterus with a CBD stent inserted by ERCP. If duodenal tumor obstruction is present, laparoscopic GE is performed as follows: placement of 5 trocars (1 × 18; 3 × 10; 1 × 5 mm); Identification of a jejunal loop (JL) 30 cm distal Treitz; antecolic placement of the JL; small incision on the large curvature side of the antrum and on the anti-mesenteric side of the JL; insertion of a 60 mm endoscopic linear cutter with its legs in the antrum and JL; creation of the stapled anastomosis; closure of the stapler incision with a single row, continuous, extramucosal absorbable monofilament suture; placement of resorbable (PDS-) clips at the suture ends instead of tying knots; at the foot-point of the Ω-JL a side-to-side anastomosis is performed with the same technique (30 mm linear stapler). The postoperative period in the 3 cases operated was totally uneventful. Our goal in the future in regards to PHC is to use a laparoscopic approach to determine the operability as well as to complete the eventual biliodigestive anastomosis and GE.

Key words: Operative laparoscopy – Laparoscopic gastroenterostomy – Pancreatic head carcinoma – Linear stapler

Zusammenfassung. Da palliative Eingriffe einzig das subjektive Wohlbefinden des Pat. zum Ziele haben, sind minimal invasive Methoden für solche Operationen zu bevorzugen. Beim eindeutig inoperablen PKK ist zur Palliation in der Regel eine bilidigestive Anastomose und eine GE anzulegen. Bei solchen Pat. behandeln wir den Verschlußikterus mit einer Choledochus-Schienung (stent) durch ERCP. Falls ebenfalls eine Duodenal-Obstruktion auftritt führen wir eine laparoskopische GE durch, mit folgender Technik: Installation von 5 Trokars (1 × 18, 3 × 10, 1 × 5 mm); Identifikation einer Jejunum-Schlinge (JS) 30 cm distal Treitz; antecolisches Hochziehen derselben; kleine Eröffnungs-incision am Magenantrum großkurvaturseits und antemesenterial an der hochgezogenen JS; Einbringen des linearen Endonahtklammergerätes (60 mm) bzw. dessen Branchen in Magen und JS; Auslösen der stapler-Anastomose; Verschluß der stapler-Öffnung durch einreihige, fortlaufende, extramuköse Naht mit monofilem resorbierbarem Faden; Ansetzen von (PDS-) Clips an den Fadenenden anstelle von Knoten; Anlegen einer Seit-zu-Seit Anastomose am Fußpunkt der Ω-JS mit derselben Technik (30 mm linear stapler). Der postoperative Verlauf bei den 3 bisherigen Pat. war problemlos. Unser Ziel ist es beim PKK sowohl die Beurteilung der Operabilität, sowie die bilidigestive Anastomose und GE laparoskopisch durchzuführen.

Schlüsselwörter: Operative Laparoskopie, Laparoskopische Gastroenterostomie, Pankreaskopfkarzinom, lineares Nahtklammergerät

347. Simultane laparoskopische Resektion extraluminaler Duodenaldivertikel bei Cholecystolithiasis

D. Rühland, A. Huber und H. Schmid

Städt. Krankenhaus Singen, Chirurgische Abteilung, 78224 Singen

Simultaneous Laparoscopic Resection of Extraluminal Duodenal Diverticula in Case of Cholecystolithiasis

Summary. Between Nov. 90 and Sept. 92 at the Surgical Department General Hosp. of Singen 400 laparoscopic CHE were performed. In 2 patients symptomatic extraluminal duodenal diverticula were observed simultaneously. Technic of laparoscopic operation with resection of diverticula by Endogia 30 is demonstrated. Histology shows corresponding signs of inflammation. Post operative X-ray studies demonstrate regular anatomy and function of the duodenum. Resection of extraluminal duodenal diverticula is possible by laparoscopic operation.

Key words: Laparoscopic operation – Duodenal diverticula

Zusammenfassung. Vom Nov. 90 bis Sept. 92 erfolgten an der Chirurgischen Klinik des Städt. Krankenhauses Singen 400 laparoskopische Cholecystektomien. Bei 2 Patienten zeigten sich zusätzlich bei der präoperativen Diagnostik große, extraluminale Duodenaldivertikel, die nach Beschwerdebild als symptomatisch einzustufen waren. Es bestand damit neben der Cholecystektomie die Indikation zur Divertikelabtragung. Präparationstechnik, ferner die Abtragung der Divertikel (Endogia 30) werden demonstriert. Die postoperativen Funktionsaufnahmen ergeben einen regulären Organbefund. Auch die Resektion von Duodenaldivertikeln ist lap. möglich.

Schlüsselwörter: Duodenaldivertikel – laparoskopische Operation

348. Laparoskopische Lymphocelenfensterung nach Nierentransplantation

V. Paolucci, W. W. Meyer, B. Schaeff und A. Encke

Klinik für Allgemeinchirurgie, Universität Frankfurt, Theodor-Stern-Kai 7, 60596 Frankfurt/M.

Laparoscopic Drainage of Lymphoceles after Renal Transplantation

Summary. Lymphoceles are complications of renal transplantation, with incidence rates about 5%. The management of symptomatic lymphoceles remains controversial. We report three cases of lymphoceles, which were successfully drained into the peritoneal cavity, using laparoscopic surgery. During general anesthesia a 10 mm trocar was inserted into the umbilicus as well as an accessory 5 mm trocar into the controlateral inguinal fossa. After visual evaluation of the transplanted kidney and surrounding structures we make a positive diagnosis on the basis of the macroscopic feature of the lymphocele (transparent, rubbary consistency, aspiration of lymphe). The blood vessels on the surface of the wall were cauterized and a 5 cm breech was made using a monopolar cauterizing scissor. We conclude that every symptomatic lymphocele after kidney transplantation should be included among the indications for laparoscopic inspection with the aim of laparoscopic fenestration.

Key words: Lymphocele – Minimal invasive surgery – Complication of renal transplantation

Zusammenfassung. Die umschriebene Ansammlung von Lymphe im Retroperitoneum tritt in ca. 5% aller Nierentransplantationen auf. Durch Kompression des Ureters und partielle Verlegung der Nierenvene kann es zum Verlust des Transplantats kommen. Die Therapie der symptomatischen Lymphocele ist nicht einheitlich. Basierend auf den drei bisher operierten Fällen wird die Technik der laparoskopischen Lymphocelenfensterung vorgestellt. Der Eingriff erfolgt in Vollnarkose, mit der „2-Trokar-Technik" (10 mm Trokar über die obere Nabelgrube und 5 mm Trokar über den contralateralen Unterbauch). Die Lymphocele wird aufgrund des makroskopischen Aspektes (Transparenz, prallelastische Konsistenz, Aspiration von Lymphe) von der transplantierten Niere differenziert und mit Hilfe der Diathermieschere und des Diathermiehakens ca. 5 cm breit gefenstert. Die Blutstillung erfolgt mit der bipolaren Diathermie. Wir erwägen die Indikation zur laparoskopischen Inspektion und eventuellen Fensterung bei jeder symptomatischen Lymphocele nach Nierentransplantation.

Schlüsselwörter: Lymphocele – Komplikationen der Nierentransplantation – laparoskopische Chirurgie

349. Die laparoskopische Anlage einer Loop-Ileostomie

T. Reck, F. Köckerling, I. Gastinger, B. Schneider, K. Bin Dayna und F. P. Gall

Chirurgische Universitätsklinik, Maximiliansplatz, 91054 Erlangen

Laparoscopic Loop Ileostomy

Summary. Proctological diseases like recto-vaginal fistulas, perineal injuries or complicated recurrent anal fistulas may require a complete temporary faecal deviation. In the literature and also in our hands loop ileostomies are less complicated than colostomies. Therefore we tend to the first one and developed for this a laparoscopic procedure. Avoiding a laparotomy we could prepare the last loop of the small intestine, caught it by a small ribbon and pulled it through a twenty millimeter trocar incision of the abdominal wall at the marked position. The discriped laparoscopic procedure proved to be very easy and uncomplicated and can therefore be recommended.

Key words: Loop ileostomy – Laparoscopic procedure

Zusammenfassung: Bei proktologischen Erkrankungen, wie rekto-vaginalen Fisteln, nach perinealen Verletzungen, komplizierten Analfistelrezidiven u.a. besteht gelegentlich die Indikation zur temporären Anlage einer vorgeschalteten kompletten Stuhlableitung als Loop-Ileostomie. War bisher eine Laparotomie notwendig um die letzte Dünndarmschlinge sicher zu identifizieren und vorzulagern, so konnten wir dies jetzt erstmals laparoskopisch durchführen. Der Patient profitiert von den typischen Vorteilen eines minimal invasiven Vorgehens, die beschriebene Operationsmethode ist leicht nachzuvollziehen.

Schlüsselwörter: Loop-Ileostomie – Laparoskopische Operation.

350. Laparoskopische Rektopexie

F. Köckerling, I. Gastinger, B. Schneider, C. W. Gall, T. Reck und F. P. Gall

Chirurg. Klinik mit Poliklinik der Universität Erlangen-Nürnberg, Maximiliansplatz,
91054 Erlangen

Laparoscopic Rectopexy

Summary. Despite the technically simple execution of and good results obtained by abdominal correction of rectal prolapse using Well's rectopexy, it appears that a minimal invasive approach to this benign condition is desirable. Following extensive experimental studies, we developed a laparoscopic operative technique for Well's rectopexy and were able to successfully apply it clinically. Nine patients have been operated on without any complications; a video presentation illustrates the technique. Laparoscopic rectopexy does not differ in principle from Well's technique, however, the individual steps must be modified to suit the minimal invasive approach.

Key words: Rectal prolapse – Laparoscopic Well's rectopexy – Laparoscopic colorectal surgery

Zusammenfassung. Trotz der technisch einfachen Durchführbarkeit und der guten Ergebnisse der abdominellen Korrektur des Rektumprolapses durch die Rektopexie nach Wells erscheint ein minimal invasives Vorgehen bei dieser gutartigen Erkrankung als sehr wünschenswert. Nach eingehenden experimentellen Untersuchungen entwickelten wir eine laparoskopische Operationstechnik der Rektopexie nach Wells und konnten sie erfolgreich in die Klinik einführen. Zwischenzeitlich haben wir in der im Videobeitrag dargestellten Technik neun Patienten ohne jegliche Komplikation operiert. Dabei unterscheidet sich die laparoskopische Rektopexie nicht grundsätzlich von der konventionellen Rektopexie nach Wells, lediglich die technische Realisierung der einzelnen Schritte muß der minimal invasiven Vorgehensweise angepaßt werden.

Schlüsselwörter: Rektumprolaps – laparoskopische Rektopexie nach Wells – laparoskopische kolorektale Chirurgie

351. Erweiterte Indikationen für die laparoskopische Chirurgie – Leberhämatomentfernung mit Koagulation durch Argonbeamer, Behandlung von Lymphocelen, thorakoskopische Biopsie von Mediastinal- und Lungentumoren

K. Manncke, G. Buess, H. Raestrup und H. D. Becker

(Manuskript bis Redaktionsschluß nicht eingegangen)

Wissenschaftliche Ausstellung

352. Einfluß der akuten zellulären Abstoßung auf die Leberfunktion nach orthotoper Lebertransplantation: Quantitative Funktionsuntersuchungen mit dem ^{14}C-Aminopyrin-Atemtest

J. Adolf, K. T. E. Beckurts, D. F. Müller, C. D. Heidecke, W. G. Martin, J. Schneider-Eicke und C. Wittekind

Chirurgische Klinik und Poliklinik der TU München, Klinikum rechts der Isar, Ismaninger Str. 22, 81675 München

Effect of Acute Cellular Rejection on Liver Function Following Orthotopic Liver Transplantation: Quantitative Functional Evaluation with the ^{14}C-Aminopyrine Breath Test

Summary. The aminopyrine-breath-test reflects the activity of hepatic cytochrome p-450 and was performed serially in the postoperative course in 58 patients following 67 liver transplantations. Routine liver biopsies were performed weekly and when clinically indicated. 14 patients (21 %) showed histological evidence of acute cellular rejection. In all cases a reduction of breath test results of 65 % occured before or together with onset of clinical and biochemical symptoms, and values normalized after successful anti-rejection therapy. Thus, the test which is simple and safe to perform is useful for the monitoring of hepatic function after liver transplantation.

Key words: Aminopyrine breath test, Cytochrome p-450, Liver transplantation, Rejection

Zusammenfassung. Der Aminopyrin-Atemtest als in vivo-Bestimmungsmethode der hepatischen Cytochrome p-450 Enzymaktivität wurde bei 67 Lebertransplantationen an 58 Patienten postoperativ engmaschig durchgeführt. Gleichzeitig wurden wöchentliche Routinebiopsien der Lebern entnommen. Bei 14 Patienten (21%) wurde die Diagnose einer akuten zellulären Abstoßung histologisch gestellt. In allen Fällen ging der klinischen und laborchemischen Symptomatik ein Abfall der Atemtest-Resultate um durchschnittlich 65% vom Ausgangsniveau voraus bzw. trat zeitgleich ein und erholte sich mit erfolgreicher Abstoßungstherapie. Der Test eignet sich damit zur zuverlässigen Verlaufsbeobachtung der Organfunktion nach Lebertransplantation.

Schlüsselwörter: Aminopyrin-Atemtest – Lebertransplantation, Cytochrom p-450, Abstoßung.

353. Extrakorporaler Organersatz für die Leber auf der Basis organotypischer Zellkulturverfahren – Entwicklung eines Prototypen

A. Bader und R. Pichlmayr

Klinik für Abdominal- und Transplantationschirurgie, Medizinische Hochschule Hannover, Konstanty-Gutschow-Str. 8, 30625 Hannover

Organotypical Culture of Primary Hepatocytes

Summary. Conventional culture systems for primary hepatocytes expose the cells to extracellular matrix on one side and to a layer of culture medium on the opposite side of the cells. This is different from in vivo liver architecture and causes the cells to loose their specific functions while invariably approaching cell death within a short period of time. Such fundamental problems of primary hepatocyte cell culture techniques can be eliminated by imitating the normal in vivo hepatocyte environment in a modified culture system. In vivo each hepatocyte is exposed to extracellular matrix (space of Disse) via two opposing surfaces. Based on this model we have established a dynamic massculture system for primary hepatocyts by reconstructing the threedimensional liver architecture.

Key words: Organotypical culture – Primary hepatocytes

Zusammenfassung. Die Konfiguration einer Leberzellkultur in herkömmlichen Systemen besteht aus einem Hepatozytenmonolayer unter Anhaftung an einer Seite proteinhaltige extrazelluläre Matrix. Oberhalb der Hepatozyten befindet sich in direktem Kontakt Kulturmedium. In vivo treten Hepatozyten jedoch auf 2 sich entgegengesetzten basolateralen Seiten in Kontakt mit extrazellulärer Matrix, dem Disseschen Spaltraum. Diese dreidimensionale in vivo Umgebung der Hepatozyten wurde durch Kultivierung der Leberzellen innerhalb eines Kollagensandwich nachgeahmt. Wir haben ein dynamisches und massenkulturfähiges Kultursystem für primäre Hepatozyten unter Rekonstruktion der dreidimensionalen in vivo Leberarchitektur etabliert.

Schlüsselwörter: Organotypische Kultur – primäre Hepatozyten

354. Die postischämische Transplantatpankreatitis – Ein klinisches Modell der akuten Pankreatitis

M. Büsing, U. T. Hopt, F. Pfeffer, H. D. Becker und K. Morgenroth

Chirurgische Universitätsklinik, Hoppe-Seyler-Str. 3, 72076 Tübingen

The Postischemic Graft Pancreatitis – A Clinical Modell of Acute Pancreatitis

Summary. The morphology and pathophysiology of postischemic pancreatitis after pancreatic transplantation was studied and correlated with experimental data. The initial stage of graft pancreatitis is characterized by acinar cell damage with vacuolization of the endoplasmic reticulum and fusion figures localized between intrazytoplasmic vacuoles and zymogen granules. Later an zymogen synthesis is markedly diminished. The plasma levels of inhibitors as α1-antitrypsin, α2-makroglobulin and antithrombin III are reduced. The pancreatic secretion is impaired while enzyme levels in the peripancreatic space are elevated. These morphologic phenomenons correspond to the severity of pancreatitis. The results of our clinical study of the initial stage of acute pancreatitis equals those of experimential modells.

Key words: Pancreatitis – Pancreas transplantation – Morphology – Pathophysiology

Zusammenfassung. Die postischämische Pankreatitis nach Pankreastransplantation wurde anhand morphologischer und pathophysiologischer Parameter erfaßt und mit den Ergebnissen experimenteller Untersuchungen korreliert. Morphologisch ist das Initialstadium der Transplantatpankreatitis durch Veränderungen an den Azinuszellen gekennzeichnet. Neben Vakuolisierungen der ER finden sich Fusionsvorgänge zwischen intrazytoplasmatischen Vakuolen und Zymogengranula. Im Folgestadium ist die Zymogensynthese deutlich reduziert. Die Plasmaspiegel von Inhibitoren wie α1-Antitrypsin, α2-Makroglobulin und Antithrombin III sind erheblich reduziert. Die Pankreassekretion ist abhängig vom Schweregrad der Pankreatitis vermindert oder sistiert vollständig, während peripankreatisch hohe Enzymkonzentrationen vorliegen. Diese klinischen Untersuchungen im Initialstadium der akuten Pankreatitis entsprechen weitgehend den Ergebnissen experimenteller Modelle.

Schlüsselwörter: Pankreatitis – Pankreastransplantation – Morphologie – Pathophysiologie

355. Manifestation von Reperfusionsschäden in der Leber mit/und ohne Organfreispülung vor der Reoxygenierung

T. Minor, W. Isselhard und J. Ziebell

Inst. f. Exp. Medizin, Universität Köln, Robert-Koch-Str. 10, 50931 Köln

Reperfusion Injury in the Liver With and Without Postischemic Rinse Prior to Reoxygenation

Summary. Rat livers were excised, stored ischemically (1 h at 37°C + 1 h at 4°C) and reperfused for 45 min with Krebs-Henseleit solution (37°C; 95% O_2, 5% CO_2). Groups: I: no modification; II: 6000 U SOD preischemically; III: only postischemic rinse with 10 ml room air equilibrated Ringer's solution. Results at the end of reperfusion (gr. I/II/III): Enzyme leakage from parenchyma (ALT): 18.4/6.3*/7.5* IU/l) and endothelium (PNP): 9.9/6.6*/6.4* IU/l; vascular resistance: 26337/12335*/20111 dynxsxcm^{-5}; lipid peroxides: 1331/494*/579* nmol/g. It is concluded that simple rinse of the organ eliminates metabolites from damaged cells out of the extracellular space, thus reducing intravasal generation of free radicals upon reoxygenation. (*: p < 0.05 vs Gr. I)

Key words: Reperfusion damage – Oxygen – Endothelium

Zusammenfassung. Lebern wurden isoliert und nach ischämischer Lagerung (1 h bei 37°C + 1 h bei 4°C) für 45 min mit Krebs-Henseleit Lsg. (37°C, 95% O_2 – 5% CO_2) reperfundiert. Gruppen: I: keine Modifikationen; II: 6000 IE SOD präischämisch; III: postischämisches Ausspülen mit 10 ml nicht oxygenierter RL. Ergebnisse zu Ende der Reperfusion (Gr. I/II/III): Enzymverlust aus Parenchym (ALT): 18,4/6,3*/7,5* IE/l) und Endothel (PNP): 9,9/6,6*/6,4* IE/l; Strömungswiderstand: 26337/12335*/20111 dynxsxcm^{-5}; Lipidperoxide: 1331/494*/579*/540* nmol/g. Es wird gefolgert, daß einfaches Ausspülen des Organs Stoffwechselprodukte geschädigter Zellen aus dem Extrazellularraum entfernt und die intravasale Bildung freier Radikale unter der Reoxygenierung vermindert. (*: p < 0,05 vs. Gruppe I)

Schlüsselwörter: Reperfusionsschaden – Sauerstoff – Endothel

356. Laparoskopische Chirurgie:
Präparation mit Hilfe der Ultraschalldissektion

K. Leber und K. Junghanns

Allgemeinchirurgische Klinik, Krankenanstalten, Posilipostraße 49, 71640 Ludwigsburg

Laparoscopic surgery: Selective Preparation
by Means of Ultrasonic Dissection

Summary. By ultrasonic dissection in laparoscopic visceral surgery it is possible to unmask quicklier, more selective and more reliable nonparenchymatic structures even in fat tissue and in inflammatory edema as there are: Cystic artery, common bile duct, appendicular base, mesenteric artery. Fat and parenchymatic tissue is desintegrated, then emulgified and at last removed by suction through the ultrasonic probe. The procedure will get great importance in laparoscopic surgery of gall bladder, inguinal hernia and colon.

Key words: Ultrasonic dissection – Selective preparation – Laparoscopic surgery

Zusammenfassung. Die Ultraschalldissektion als Trennverfahren in der laparoskopischen Chirurgie ermöglicht rasche selektive Präparation und zuverlässige Demaskierung nicht-parenchymatöser Strukturen in fettreicher, auch ödematöser Umgebung. Gut praktikabel ist die Anwendung zum Beispiel an der Gallenblase, dem Gallengang, dem Ductus cysticus, der Arteria cystica, der Appendixbasis, den Mesenterialgefäßen und bei Verwachsungssträngen. Desintegriert, emulgiert und abgesaugt wird Fett- und Parenchymgewebe in Abhängigkeit von Wasser- und Bindegewebsgehalt. Thermische Schäden treten auch in der Umgebung nicht auf. Das Verfahren wird insbesondere bei der lap. Hernien- und Dickdarmchirurgie große Bedeutung erlangen.

Schlüsselwörter: Laparoskopische Chirurgie – Ultraschalldissektion – selektive Präparation

357. Neue Instrumente als mögliche Werkzeuge
eines Intelligenten Steuerbaren Instrumentensystems ISIS

A. Melzer, M. O. Schurr, P. Dautzenberger, B. Neisius und G. Buess

(Manuskript bis Redaktionsschluß nicht eingegangen)

358. Neue Naht-, Knoten- und Ligaturtechniken
für die endoskopische Anwendung

A. Melzer, M. O. Schurr, B. Klemm, K. Brehl, R. Trapp und G. Buess

(Manuskript bis Redaktionsschluß nicht eingegangen)

359. Neues und Altbewährtes in der Chirurgie der Leistenhernien – Ein Operationsverfahren in seiner historischen Entwicklung

M. Sachs und A. Encke

Klinik für Allgemeinchirurgie, Klinikum der Johann Wolfgang Goethe-Universität, Theodor-Stein-Kai, 60596 Frankfurt/Main

New and established Practices in the Surgery of Inguinal Hernias – the Historical Evolution of a Surgical Procedure

Summary. The last few years have witnessed a host of "novelties" published for inguinal hernia surgery. However, these are generally modifications of well-known operative procedures. The sole genuinely new method is laparoscopy for which, however, no long-term results are available. An analysis of original articles shows that all surgical techniques for repair of the hernial orifice can be traced back to two simple repair principles: 1) reinforcement of the anterior wall of the inguinal canal and tightening the external inguinal ring [Stromayr 1559, Purmann 1694, Czerny 1877], 2) reinforcement of the posterior wall of the inguinal canal and tightening the internal inguinal ring a) externally [Lucas-Championnière 1881, Bassini 1889, Brenner 1898, Lotheissen 1898, McVay 1942, Shouldice 1945] or b) via an intra-abdominal approach (by laparotomy [Tait 1891] or laparoscopically [Ger 1990, Schultz 1990]).

Key words: Inguinal hernia – Surgery – History of medicine

Zusammenfassung. In den letzten Jahren wurden zahlreiche „Neuerungen" in der Leistenhernienchirurgie publiziert. Dabei handelt es sich aber meist nur um Modifikationen bereits bekannter Operationsmethoden. Neu sind lediglich laparoskopische Operationsverfahren, über die aber bisher noch keine Langzeitergebnisse vorliegen. An Hand einer Auswertung der Originalarbeiten kann gezeigt werden, daß sich alle Operationsverfahren zur Versorgung der Bruchpforten auf zwei einfache Reparationsprinzipien zurückführen lassen: 1) Verstärkung der Vorderwand des Leistenkanals und Einengung des äußeren Leistenringes 2) Verstärkung der Hinterwand des Leistenkanals und Einengung des inneren Leistenringes: a) von außen oder b) von intraabdominell (per Laparotomie, laparoskopisch)

Schlüsselwörter: Leistenhernie – Operationsmethoden – Medizingeschichte

360. Senkung der postoperativen Komplikationsrate nach der Implantation eines peritoneo-venösen Shunts durch ein praeoperatives Screening-Programm

A. Holzgreve, U. Sulkowski, R. H. Zimmermann und G. Hohlbach

Chirurgische Universitätsklinik, Ruhr-Universität Bochum, Marienhospital, Hölkeskampring 40, 44625 Herne

Decreased Rate of Postoperative Complications After Implantation of a Peritoneo-Venous Shunt With the Help of a Preoperative Screening Score

Summary. Between 01.01.1982 and 31.12.1991 a LeVeen- or Denver-shunt was implanted into 41 patients (26 male, 15 female, average age of 51 years). In order to minimize a postoperative disorder of the coagulation of blood as one of the main complication a preoperative screening score with a new developed in-vitro-test and different blood coagulation investigations have been introduced in our department in 1986. These tests give information about the individual degree of activation of the blood coagulability when ascites fluid gets into contact with patients plasma. Within the observation period between 1987 and 1991 the following postoperative complications appeared (n = 20): wound infection or healing disturbance (16%), leaking of ascites fluid (9.6%), shunt infection (5%), disorder of the coagulation of blood – local and DIC – (11%), late occlusion of the shunt (10%), operation releated functional disorder (12%).

Key words: Peritoneo-venous shunt – In-vitro clotting test – Screening score – Ascites

Zusammenfassung. Vom 01.01.1982 bis zum 31.12.1991 wurde bei 41 Patienten ein LeVeen- oder Denver-Shunt implantiert (26 Männer, 15 Frauen, Durchschnittsalter 51 J.). Um die Hauptkomplikation, die postoperative Gerinnungsstörung, zu minimieren, wurde 1986 ein praeoperatives Screening-Programm mit einem neu entwickelten in-vitro-Test und diversen Laborparameterbestimmungen eingeführt, das den gerinnungsphysiologischen Aktivierungsgrad der Ascitesflüssigkeit bei Kontakt mit Plasma des individuellen Patienten bestimmt. Von 1987 bis 1991 traten folgende postoperative Komplikationen auf (n = 20): Wundheilungsstörungen bzw. Wundinfektionen (16%), Ausbildung eines Asciteslecks (9,6%), Shuntsepsis (5%), Blutgerinnungsstörungen – lokal and DIC – (11%), Shuntverschluß als Spätkomplikation (10%), operationsbedingte Funktionsstörungen (12%).

Schlüsselwörter: Peritoneo-venöse Shunt – In-vitro Gerinnungstest – Screening-Programm – Ascites

361. Erweiterung des konventionellen Staging durch den Mikrometastasennachweis im Knochenmark von Tumorpatienten

I. Funke, F. Lindemann, M. Heiss, K. Pantel, G. Schlimok und K.-W. Jauch

(Manuskript bis Redaktionsschluß nicht eingegangen)

362. Zur Wertigkeit elektromanometrischer Untersuchungsverfahren in der proktologischen Funktionsdiagnostik am Beispiel der chronischen Analfissur

P. Prohm

Gathe 70, 42107 Wuppertal

The Value of Electromanometry in Proctologic Function Diagnosis, for Example in Chronic Fissure in Ano

Summary. 177 patients with chronic fissure in ano were treated on by internal sphincterotomy between 10/1/1990 to 12/31/1991. Electromanometry was performed preoperatively in order to prove the increased resting pressure within the anal canal and the maximum squeeze pressure, too. Patients with normal or decreased pressure levels were excluded from operation. Electromanometry was repeated 6 weeks postoperatively. Resting pressure decreased from 106.6 ± 21.5 to 80.9 ± 10.4 ($p < 0.001$), maximum squeese pressure from 149.3 ± 27.6 to 135.3 ± 27.2 [cm H_2O] ($p < 0.001$), (control group: resting pressure $= 74.4 \pm 8.9$, maximum squeese pressure $= 130.2 \pm 15.0$). No problems concerning continence were seen by selecting patients preoperatively by electromanometry of the anal canal.

Key words: Fissure in ano – Manometry – Sphincterotomy

Zusammenfassung. Vom 1.10.1990 bis zum 31.12.1991 wurden 177 Patienten mit einer chronischen Analfissur mittels einer lateralen Sphincterotomie behandelt. Präoperativ wurde eine Elektromanometrie durchgeführt um den erhöhten intraanalen Ruhedruck nachzuweisen, ebenso den erhöhten maximalen Kontraktionsdruck. Patienten mit einem normalen oder erniedrigten Ruhedruck wurden von der Operation ausgeschlossen. Die Elektromanometrie wurde 6 Wochen postoperativ wiederholt. Der Ruhedruck erniedrigte sich von $106,6 \pm 21,5$ auf $80,9 \pm 10,4$ ($p < 0,001$), der maximale Ruhedruck erniedrigte sich von $149,3 \pm 27,6$ auf $135,3 \pm 27,2$ [cm H_2O] ($p < 0,001$), (Kontrollgruppe: Ruhedruck $= 74,4 \pm 8,9$, maximaler Kontraktionsdruck $= 130,2 \pm 15,0$). Postoperativ traten keine Kontinenzprobleme auf, da präoperativ eine Selektion der Patienten durch die Elektromanometrie des Analkanals erfolgte.

Schlüsselwörter: Analfissur – Manometrie – Sphincterotomie

363. Entwicklung eines homologen freien Dünndarmtransplantates für den funktionellen Trachealersatz im Tiermodell

F. Fändrich, DW. Schröder, RJ. Elfeldt und J. Thies

Klinik für Allgemeine- und Thoraxchirurgie, der Christian-Albrechts-Universität, Arnold-Heller-Str. 7, 24105 Kiel

Development of a Homologous Free Small Bowel Transplant for Functional Tracheal Replacement in the Animal Model

Summary. Grafting of large tracheal defects ($> 50\%$) has not been accomplished satisfactorily, til now. Artificial prothesis suffer an epithelial layer which connotes a basic problem. This unavoidable leads to bacterial contamination of the alloplastic material with consecutive infection and ulceration at the site of anastomosis. Hence, insufficiency of the suture line follows and as a cause of proliferation stenosis and scar contracture ensue. As the respiratory tract is of entodermal origin, it was to prove, whether the phylogenetically related small bowel is able to adapt to the tracheal function under orthotopic conditions. In order to solve this problem Lewis rats (280–320 g) were operated in a "two step" procedure. First a four cm long ileal segment is bypassed doing a Roux-en-Y anastomosis and covered antimesenterically by a ring enforced goretex protheses. The prothesis was embedded optimally after a time interval of 3 weeks. Subsequently the goretex prothesis was implanted orthotopically as a free transplant into a syngeneic animal in a second surgical step. By now 6 animals were transplanted successfully. The clinical and histological analysis of these animals demonstrated a gap-free mucosal crossing at the anastomotic site, airtightness and a normal respiratory tract without signs of mucos congestion. Long-term observations are currently investigated.

Key words: Homologous tracheal replacement

Zusammenfassung: Die Deckung größerer Trachealdefekte ($>50\%$) ist bisher unbefriedigend gelöst. Ein Grundproblem bei der Anwendung künstlicher Prothesen resultiert aus dem Fehlen einer epithelialen Auskleidung. Dies führt zur unvermeidlichen bakteriellen Kontamination des alloplastischen Materials mit konsekutiver Infektion und Ulzeration im Bereich der Anastomosen. Daraus resultieren Insuffizienzen der Nahtstellen und durch die Folgen der Reparation Stenosen und narbige Strikturen. Da der Respirationstrakt entodermalen Ursprungs ist, sollte geprüft werden, ob der phylogenetisch verwandte Dünndarm die Fähigkeit besitzt, sich unter orthotopen Bedingungen an die Trachealfunktion zu adaptieren. Zur Lösung dieser Problematik wurden Lewisratten (280–320 g) in einem „two-step" Verfahren operiert. Zunächst erfolgte die Ausschaltung eines 4 cm langen Ileumsegmentes nach Y-Roux und das Aufnähen einer ringverstärkten Goretexprothese, antimesenterial. Der optimale Zeitpunkt bis zur Einheilung der Prothese wurde nach 3 Wochen erzielt. Anschließend erfolgte in einem 2. Schritt der orthotope Einsatz des Goretexsegmentes als freies Transplantat in ein syngenes Empfängertier. Bisher konnten 6 Tiere erfolgreich transplantiert werden. Die klinische und histologische Auswertung dieser Tiere zeigte einen stufenlosen mukosalen Übergang im Bereich der Anastomose, Luftdichtigkeit und einen normalen Respirationstrakt ohne Zeichen der Verschleimung. Langzeitbeobachtungen werden derzeit untersucht.

Schlüsselwörter: Homologer Trachealersatz

364. Ist die Prophylaxe der Streßgallenblase mit Ceruletid möglich?

Chr. Hasse, C. Nies, H.-J. Klotter und M. Rothmund

Klinik für Allgemeinchirurgie der Philipps-Universität Marburg, Baldingerstraße, 35043 Marburg

Is a Prophylaxis of Acalculous Cholecystitis with Ceruletid Possible?

Summary. Aim of our study was to investigate, whether it is possible to reduce the gallbladder volume in ICU-patients by 50% with the drug Ceruletid as measure of prophylaxis for acalculous cholecystitis, which dose is required and what side effects occur. In order to reduce gallbladder size by 50% a dose of 1.2 µg/kg body weight is required. Using this dose the expected gallbladder construction occurred in 92% of the patients (37/40). In 32.5% of the patients (n = 13) side effects could be observed (hypotension, electrolyte and acid-base disturbances), in 6 cases (12.5%) a specific treatment of these side effects was necessary. It is possible to markedly reduce the gallbladder volume in ICU-patients by using Ceruletid. This drug may therefore help in prophylaxis for acalculous cholecystitis. However, the side effects have to be considered when decisions about this indication for its use are made.

Key words: Alcalculous cholecystitis – Ceruletid – Function of the gallbladder

Zusammenfassung. Ziel unserer Untersuchungen war es zu prüfen, ob und in welcher Dosis das Medikament Ceruletid die Gallenblase von Intensivpatienten zur 50 %igen Volumenverminderung als Prophylaxe der alkalkulösen Cholezystitis bringen kann und mit welchen Nebenwirkungen dies verbunden ist. Für die Tonisierung der Gallenblase bedarf es 1,2 µg/kg Körpergewicht Ceruletid. Darunter kommt es bei 92 % der Patienten (37/40) zu einer Gallenblasenkontraktion, die zu einer Verringerung des Ausgangsvolumens um mehr als die Hälfte führt. Bei 32,5 % der Patienten (n = 13) traten Nebenwirkungen in Form von Hypotonie und Störungen des Elektrolyt- und Säure-Basen-Haushaltes auf, in 5 Fällen (12,5 %) mit therapeutischen Konsequenzen. Ceruletid ist in der Lage, das Gallenblasenvolumen von Intensivpatienten deutlich zu vermindern und kann so mit der Prophylaxe der alkalulösen Cholezystitis dienen. Dessen Nebenwirkungen müssen jedoch auf die Entscheidung über einen solchen Einsatz des Medikamentes einfließen.

Schlüsselwörter: Streßgallenblase – Ceruletid – Tonisierung der Gallenblase

365. Kontinuierliche veno-venöse Hämofiltration (CVVH) bei schwerer nekrotisierender Pankreatitis (NP)

H. Bödeker, L. Blinzler und Ch. Gebhardt

Abteilung für Abdominal-, Thorax- und Endokrine Chirurgie, Städt. Klinikum Nürnberg, Flurstraße 17, 90419 Nürnberg

Continuous veno-venous Hemofiltration (CVVH) in Severe Necrotizing Pancreatitis (NP)

Summary. The early toxic phase of severe NP can be treated conservatively in most cases. We could manage 10 patients without surgery using prophylactic antibiotics, intensive care and CVVH. Only 1 of 11 patients developed an infection of necroses followed by necrotectomy. The intensive care and the handling of CVVH are outlined in detail. Infection of necroses and the therapeutic principles of CVVH in multi organ failure are discussed. First results in reducing the concentration of mediator substances are shown.

Key words: Acute pancreatitis – Hemofiltration – Mediator substances – Infection

Zusammenfassung. Die toxische Frühphase der schweren NP läßt sich in der Regel unter Einsatz der Intensivmedizin konservativ behandeln. Unter Antibiotikaprophylaxe und früher Anwendung der CVVH konnten wir bei einigen Patienten die Infektion der Nekrosen und damit ein operatives Vorgehen ganz vermeiden. Die Durchführung der Intensivtherapie sowie der CVVH werden dargestellt. Anhand der klinischen Verläufe wird die Problematik der frühzeitigen und sicheren Erkennung der Infektion diskutiert. Das therapeutische Prinzip bei der Anwendung der CVVH im Rahmen des MOF bei NP wird beleuchtet. Erste Ergebnisse hinsichtlich der Reduktion von Mediatoren im Plasma werden angegeben.

Schlüsselwörter: Akute Pankreatitis – Hämofiltration – Mediatoren – Infektion

366. Der Einfluß differenter Prognosefaktoren auf der Aussagekraft von „burn scores" and „outcome" Schwerverbrannter

G. Germann

BG Unfallklinik Ludwigshafen-Oggersheim, Ludw. Guttmannstr. 13, 67071 Ludwigshafen/Rh.

The Influence of Different Prognostic Factors on the Precision of Burn Scores and the Outcome of Severely Burned Patients

Summary. Burn scores are still lacking precision. Risk factors like alcohol, inhalation trauma or preexisting diseases are not incorporated or underestimated. The influence of these factors was investigated in 500 consecutive burn patients. The results show a significant influence of these risk factors an mortality in „borderline groups" (Abbreviate burns severity index 7–10). These risk factors can be identified and should be incorporated into clinically used admission scores.

Key words: Burn score – Risk factors – Reevaluation – „Borderline Groups"

Zusammenfassung. „Burn scores" mangelt es noch immer an Präzision und Aussagekraft. Risikofaktoren wie Inhalationstrauma, Alkohol etc. sind nicht berücksichtigt oder unterbewertet. Der Einfluß solcher Risikofaktoren wurde an 500 konsekutiven Verbrennungspatienten untersucht. Die Ergebnisse zeigen einen signifikanten Einfluß gewisser Risikofaktoren auf die Mortalität und die Aussagekraft gebräuchlicher Score Systeme, vor allem bei sog. „Borderline Gruppen" (Abbreviated Burn Severity Index 7–10). Diese Faktoren können identifiziert werden und sollten zukünftig in Score Systeme einfließen.

Schlüsselwörter: „Burn Score" – Präzision – Risikofaktoren – „Borderline Gruppen"

367. Resorptionskinetik einer neuen PDS-Kordel

MA. Scherer, C. Kaddick, R. Ascherl, H.-J. Früh, G. Metak und G. Blümel

Institut für Experimentelle Chirurgie der TU München, Ismaninger Straße 22, 81675 München

Kinetics of Resorption of a New Braided PDS-Cord

Summary. *Objectives of the study, materials and methods*: Kinetics of resorption and loss of inherent strength of a given resorbable suture material depends on the species and the implant location. A new braided PDS-cord, thought to work as an augmentation for ACL suture repair, was implanted into 5 merino sheep s.c., i.m., and into the articular cavity. 2.3, 4, 6, and 8 weeks p.op. the animals were killed and the implants (n = 109) harvested and tested with a materials testing machine. *Results, clinical consequences*: The new cord has better biomechanical properties compared to that commercially available within the first 4 weeks. 6 weeks p.op. no apparent differences were left. The loss of strength is much faster i.a. than in the other two implant locations. Better biomechanical properties within the first weeks p.op. might also increase the safety margin or early functional aftertreatment.

Key words: Polydioxanon – Resorption – Suture material – Experimental

Zusammenfassung: *Einleitung, Material und Methoden*: Die Resorptionskinetik und der Festigkeitsverlust bei resorbierbaren Materialien sind u.a. von der Spezies und vom Implantationsort abhängig. Eine neue PDS-Kordel, die zur Kreuzband-Augmentationsnaht verwendet werden soll, wurde an 5 Merinoschafen subkutan, intramuskulär oder intraartikulär implantiert. Nach 2.3, 4, 6 und 8 Wochen wurden die Tiere getötet, die Implantate (n = 109) entnommen und biomechanisch untersucht. *Ergebnisse, klinische Konsequenzen*: Die neue Kordel weist innerhalb der ersten 4 Wochen p.op. verbesserte biomechanische Eigenschaften gegenüber dem kommerziell erhältlichen Kordeltyp auf. Im Vergleich zum s.c. und i.m. Lager ist der Festigkeitsverlust intraartikulär stark beschleunigt. Die verbesserten biomechanischen Eigenschaften in den ersten p.op. Wochen könnten möglicherweise den Sicherheitsmarge bei der frühfunktionellen Nachbehandlung erweitern.

Schlüsselwörter: Polydioxanon – Resorption – Nahtmaterial – experimentell

368. Kunstbandfixation im Knochen durch biomorphologisches Prothesendesign – eine experimentelle Untersuchung

V. J. Wening, G. Fröschle, Ch. Tesch und K. H. Jungbluth

Abt. f. Unfallchirurgie, Universitätsklinik, Martinistr. 52, 20251 Hamburg

Artificial ACL Osteointegration Based on Biomorphological Prothesis Design

Summary. ACL prothesis raises three major problems so far: 1. insufficient mechanical properties, 2. foreign body reaction and 3. insufficient anchorage in the bone. Generally, AO screw or staple fixations are used. Integration into the bone depends on prothetic structure and design. An animal trial (20 sheep, 8–64th week) using an Aramid prothesis showed that, with 2 mm holes, fingerlike bony integration leads to sufficient mechanical support ("Pull out" tests with Zwick testing device). Mechanical testing was correlated with histological and X-ray evaluation which both confirmed real osteointegration into the prothesis. These results suppose that appropriate ACL prothesis design allows early removal of fixation screws after 8 weeks.

Key words: Artificial cruciate ligament – Anchorage

Zusammenfassung. Kreuzbandprothesen haben bisher wegen drei wesentlicher Probleme nicht überzeugen können: Mechanische Eigenschaften, Fremdkörperreaktionen, Verankerung. Für die meisten Modelle sind Schrauben- oder Klammerfixationen vorgesehen. Eine tierexperimentelle Untersuchung am Schaf zeigt am Beispiel einer Aramid-Kreuzbandprothese, daß es bei großporigem ($\varnothing$2 mm) Prothesendesign zu einer Knochenneubildung durch die Prothese hindurch kommt. Histologisch und radiologisch ergibt sich, daß Knochen fingerförmig durch das Kunstband wächst. Nach Entfernen der primären Fixation reißt das Band im Bruchlastversuch nicht aus den Bohrkanälen aus, sondern durchschneidet die Kortikalis des Tibiaplateaus bis zum Ausriß. Fazit: bei entsprechendem Design wird eine frühe Schraubenentfernung (nach 8 Wochen) möglich.

Schlüsselwörter: Kreuzbandprothese – biologische Verankerung

369. Wirkung von Gelatine-Resorcin-Klebstoff auf die Aortenwand – Klinische Bedeutung

J. Ennker, H. A. Schoon, I. Ennker und R. Hetzer

Deutsches Herzzentrum Berlin, Augustenburger Platz 1, 13353 Berlin

The Impact of Gelatine-resorcinol-formaldehyde-glue on the Aortic Wall – Clinical Significance

Summary. The mode of action of gelatine-resorcinol-formaldehyde-glue (GRF) for treatment of acute aortic dissection is still unclear. In addition to GRF, the effectiveness of a new formaldehyde-free glueing system (GR-DIAL) was tested in experimental animal studies. The tanning effect of the aortic tissue showed a disintegration of the aortic fibre texture. On account of its more favourable qualities, GR-DIAL was used in 21 cases of acute aortic dissection. A significant reinforcement and sealing of the tissue could be obtained, thus, sufficient reconstruction of the aortic root was achieved. This new glueing system can be recommended in the treatment of acute aortic dissection.
Key words: Aortic dissection – Glue – Tissue reinforcement

Zusammenfassung. Die Wirkung des bei akuten Aortendissektionen eingesetzten Gelatine-Resorcin-Formaldehyd-Klebstoffes (GRF) war noch unklar. Zusätzlich zu GRF wurde die Wirkung eines neuen, formaldehydfreien Gewebeklebsystems (GR-DIAL) tierexperimentell untersucht. Der beobachtete Gerbeffekt der Aortenwand beruht auf einer Desintegration der aortalen Fasertextur. Aufgrund günstigerer Eigenschaften wurde GR-DIAL zur Behandlung von 21 akuten Aortendissektionen eingesetzt. Es zeigte sich eine signifikante Gewebeverstärkung und Versiegelung, so daß sich eine Rekonstruktion der Aortenbasis suffizient erreichen ließ. Das neue Klebsystem kann für die Behandlung akuter Aortendissektion empfohlen werden.
Schlüsselwörter: Aortendissektion – Klebstoff – Gewebeverstärkung

370. Prinzipien und Langzeitresultate der primären und sekundären Behandlung von Gesichtsverletzungen

J. Hoch, G. M. Lösch, M. Schrader und A. Grewe

Klinik für Plastische Chirurgie der Medizinischen Universität zu Lübeck, Ratzeburger Allee 160, 23562 Lübeck

Principles and Longterm-results of Primary and Secondary Treatment of Facial Injuries

Summary. The following important principles were published in 1956 by Gillies: „1. Observing is the basis of surgical diagnosis. 2. Diagnose before you treat and 3. Make a plan and a pattern for this plan." Basing on these and further principles (Joseph 1931, Selbmann and Schega 1982) and of other authors we present a method developed as a basic system for quality of care-assesment.

Key words: Facial injuries – Principles of treatment – Longterm-results

Zusammenfassung. Prinzipien, die während der geschichtlichen Entwicklung der Plastischen Chirurgie entstanden sind, wurden 1956 von Gillies sinngemäß so formuliert: Die Diagnose (für uns gründend auf Anamnese, Status und Verlaufsbeobachtung) ist die Voraussetzung für die Therapie. Die Analyse führt zur Feststellung des tatsächlichen Defektes und zur Planung der ein- oder mehrzeitigen Rekonstruktion. Auf weiteren, von Joseph (1931), Selbmann und Schega (1982) und anderen Autoren dargestellten Prinzipien basierend, wurde ein EDV-Programm zur Erstbefunderhebung und Operationsspezifikation als Beitrag zur Qualitätssicherung und Statistik entwickelt und seit 1984 von uns angewendet.

Schlüsselwörter: Gesichtsverletzungen – Behandlungsprinzipien – Langzeitresultate

Posterausstellung

Unfall-/Plastische Chirurgie

371. Klassifikation von Keilkompressionsfrakturen der thorakolumbalen Wirbelsäule – eine neue Einteilung anhand der Pathomorphologie unter Berücksichtigung der Stabilität

A. Junge, L. Gotzen und N. Wagner

Klinik für Unfallchirurgie der Philipps-Universität, Baldingerstraße, 35043 Marburg

Classification of Wedge Compression Fractures of the Thoracolumbar Spine – a Classification Based on Pathomorphology and Stability

Summary. *Wedge compression fracture Grade I:* Osseous lesion of the anterior column with a small up to moderate wedge-shaped deformation of the vertebral body. Sagittal Beck-Index more than 0.7. Mechanically and neurologically stable injury. *Conservativ-functional treatment*
Wedge compression fracture Grade II: Disco-osseous wedge-shaped lesion of the anterior column and a ligamental traction lesion of the posterior column. Sagittal Beck-Index below 0.7. Mechanically unstable, neurologically stable injury. *Treatment by posterior one level stabilization and fusion.*
Wedge compression fracture Grade III: Lesion of all three columns with excessive wedge-shaped compression of the vertebral body (sagittal Beck-Index beloy 0.5) and narrowing of the vertebral canal by osseous-ligamental lesions of the middle column. Mechanically and neurologically unstable injury. *Treatment by two level stabilization and fusion.*
Key words: Wedge compression fractures – Stability – Classification

Zusammenfassung. *Keilkompressionsfraktur Grad I:* ossärer Kompressionsschaden der vorderen Säule mit geringer bis mäßiger Keildeformierung. Beck-Index über 0,7. Mechanisch und neurologisch stabile Verletzung. *Therapie:* Konservativ-funktionell.
Keilkompressionsfraktur Grad II: Disco-ossäre Kompressionsverletzung der vorderen Säule und ligamentäre Distraktionsverletzung der hinteren Säule. Beck-Index unter 0,7. Mechanisch instabile, neurologisch stabile Verletzung. *Therapie:* Monosegmentale dorsale Spondylodese
Keilkompressionsfraktur Grad III: Drei-Säulenverletzung mit ausgeprägter keilförmiger Wirbelkörperdeformierung (Beck-Index unter 0,5) und Einengung des Spinalkanals durch osteoligamentäre Läsionen der mittleren Säule. Mechanisch und neurologisch instabile Verletzung. *Therapie:* bisegmentale Spondylodese.
Schlüsselwörter: Keilkompressionsfrakturen – Stabilität – Klassifikation

372. Vereinfachte Behandlung von Frakturen und Luxationen der Hand durch einen neuen Faustschienenverband

H. R. Willmen, B. Mann und B. Mies

Chirurgische Klinik, Kreiskrankenhaus Grevenbroich, von-Werth-Str. 5, 41515 Grevenbroich

Simplified Treatment of Bone-fractures and Joint-luxations of the Hand by Use of a new Fist-Splint-Bandage

Summary. With our newly-developed Fist-Splint-Bandage made of a manifold perforated and cylindrically-shaped plastic and provided with or without a thumb-bed, we have provided a very simple and time-saving method of treating Carpal-bone and finger fractures, finger-joint distorsions and luxations, as well as the treatment of sensitive wounds of the hand. Because of the possibility of exact reposition, dispensability with shaping conventional bandages and handiness (over 4000 clinical applications), it should replace the conventional Splint bandages in future.

Key words: Fist-Splint-Bandage – New development

Zusammenfassung. Mit dem von uns entwickelten Faustschienenverband einer mehrfach perforierten Kunststoffrolle mit/ohne Daumenlager steht ein sehr einfaches, zeitsparendes Verfahren in der Behandlung von Mittelhand- und Fingerfrakturen, von Fingergelenksdistorsionen und Luxationen sowie von Problemwunden zur Verfügung. Wegen der Möglichkeit der exakten Ruhigstellung, des Verzichts auf Anmodellieren herkömmlicher Verbände und seiner leichten Praktikabilität (über 4000 klinische Anwendungen) sollte der Faustschienenverband (Fa. Link) in Zukunft herkömmliche Schienenverbände ablösen.

Schlüsselwörter: Faustschienenverband – Neuentwicklung

373. Indikation, Technik und Komplikationen unterschiedlicher „Docking-Manöver" beim Segmenttransport der Tibia

Ch. Josten, A. Lies, Ch. Schumann und G. Muhr

Berufsgenossenschaftliche Krankenanstalten Bergmannsheil Bochum – Universitätsklinik, Gilsingstr. 14, 44789 Bochum

Indication, Technique and Complications of Different „Docking" Procedures After Bone Segment Transport

Summary. Effective „Docking" is of fundamental importance to achieve bony union. The transport systems employed were the Ilizarov ring fixator (15 cases) and the AO unilateral fixator (31 cases). The average transport distance was 15.6 days/cm, the average transport distance was 7.7 cm. The following principles are advocated: For „Docking" with diaphyseal to diaphyseal contact – cancellous bone graft and a dynamic compression plate are placed in the „docking" region when a unilateral frame is in use. With a ring fixator, there is better stability of the ununited bone fragments and excellent compression provided by the frame. For „docking" diaphyses to metaphyses, cancellous bone graft is added to the „docking" region, when the unilateral frame is in use. For ring fixators, the compression provided by the frame is all that is required.

Key words: Bone transport – Docking – Fixator

Zusammenfassung. 46 Patienten mit Tibiadefekten wurden von 1987–1992 mittels Transportkortikotomie behandelt. 15 Patienten wurden mittels Ringfixateur, 28 Patienten mit dem unilateralen Fixateur der AO behandelt. Die durchschnittliche Transportzeit belief sich auf 15,6 Tage/cm, die durchschnittliche Distanzstrecke betrug 7,7 cm. 1. Diaphyse: in der Diaphyse ist eine hohe Kompression im Kontaktbereich der Fragmente notwendig, die erzielt werden kann durch den Ringfixateur. Bei Einsatz des unilateralen Fixateurs ist meistens eine zusätzliche Osteosynthese durch Kleinfragmentplatte notwendig. 2. Metaphyse: Bei Anwendung des Ringfixateurs und korrektem „Eintauchen" sind keine weiteren operativen Maßnahmen erforderlich, bei Verwendung des unilateralen Systems die zusätzliche Spongiosaplastik.

Schlüsselwörter: Segmenttransport – Docking – Fixateur

374. Radiologische Planung und Darstellung der Charakteristika von Distraktionsosteotomien

R. G. K. Schlenzka und M. Kasper

Philipps-Universität, Klinik für Unfallchirurgie, Baldinger Straße, 35043 Marburg/Lahn

Radiological Planning and Monitoring of Lenthening Osteotomies

Summary. In patients with posttraumatic leg length discrepancy of 2–4 cm, distraction corticotomy offers a good alternative to shortening osteotomy. Discrepancies over 3 cm should be treated by callotasis to restore the correct anatomical, cosmetic and functional symmetry including an equal level of the joints. The techniques of corticotomy and callotasis is well as the application of single sided frames have turned distraction osteotomies more convenient, less risky and more effective. The success is determined essentially by the quality of the precise preoperative clearing up of the pathological condition by comparative X-rays of the axis and the height of the joints, CT-scan, etc. The exact radiological follow-up is meaning for the postoperative radiological judgment. We demonstrated the results of 32 lengthening osteotomies applying a single-sided frame, characteristic signs of development of the regenerative zone with a central translucent zone replaced by the sclerosing zone followed by the zone of the compact bone. Developing disturbances in the distraction zone and their causes are demonstrated.

Key words: Callotasis – Radiographic follow up

Zusammenfassung. Bei posttraumatischen Längenunterschieden der Beine zwischen 2–4 cm bietet die Distraktionsosteosynthese eine gute Alternative zur Verkürzungsosteotomie. Längendifferenzen über 3 cm sollten durch eine Kallotasis therapiert werden, um eine korrekte anatomische, kosmetische und funktionelle Symmetrie bei Höhengleichheit der Gelenke wiederherzustellen und dem Patienten ein lebenslanges Angewiesensein auf Schuherhöhungen und Prothesen zu ersparen. Die Techniken der Kortikotomie und Kallusdistraktion sowie die Anwendung unilateraler Fixationselemente haben die Distraktionsosteotomie einfacher, risikoärmer und effektiver gestaltet. Der Erfolg wird wesentlich von der Qualität der präzisen präoperativen Abklärung des pathologischen Zustandes durch Achsenaufnahmen, CT, Höhenvergleich der Gelenke etc. bestimmt. Für die postoperative radiologische Beurteilung ist die exakte radiologische Verlaufs-

beurteilung von Bedeutung. Demonstriert werden die Ergebnisse von 32 Verlängerungs-
osteotomien unter Verwendung eines unilateralen Fixateurs, die radiologischen Verlaufs-
charakteristika der Kallotasis in der Regeneratzone mit einer zentralen Transparenz –
der sich anschließenden Sklerose – und der Zone des kompakten Knochens. Sich entwik-
kelnde Störungen in der Distraktionszone und ihre Ursache werden demonstriert.

Schlüsselwörter: Kallotasis – Verlängerungsosteosynthese Verlaufsdokumentation

375. Verbesserung der Ausbildung der Notfallversorgung Polytraumatisierter durch Nutzung paradigmatischen Trainings

R. G. K. Schlenzka, C. Hofmann, S. Petroff-Geb und T. v. Garrel

Klinik für Unfallchirurgie, Philipps-Universität, Baldinger Str., 35043 Marburg/Lahn

Improved Instruction of Initial Management of Trauma Victims by Using Paradigmatic Training

Summary. Initial treatment of trauma victims demands purposeful procedures, that can
only be mastered after an intense common training of the involved personnel. To mediate
the necessary, very specific knowledge in courses and to keep it later upright pedagogic
science offers us the technology of transfer by means of paradigmatic training. Essential
point of this training include the mediation of metacognitive processes, which mediate
the special task designations. Training the implementation of trauma skills has to use
realistic situations, so that the more or less experienced doctor is not overwhelmed by
the multiplicity of the symptoms and signs, recognises developing indications for more
invasive measures in time e.g. in case of anatomical intubation problems and changes his
proceeding quickly and efficiently.

Key words: Paradigmatic training – Emergency rescue

Zusammenfassung. Die Primärversorgung polytraumatisierter Patienten erfordert ein
rasches zielgerichtetes Vorgehen, daß sich nur nach einem intensiven gemeinsamen Training der Beteiligten adäquat beherrschen läßt. Um das spezifische Wissen in Kursen zu
vermitteln und später aufrecht zu erhalten bietet die Pädagogik Erkenntnisse über die
Technik des Transfers von Handlungsstrukturen mittels paradigmatischem Training.
Kernpunkt dieses Trainings umfassen die Vermittlung metakognitiver Prozesse und
Strategien, die einen breiten Anwendungsbereich haben und auch die speziellen Aufga-
benstellungen vermitteln. Das Training des Anwendungsfalles ist anhand lebensnaher
Übungsaufgaben unbedingt erforderlich, damit auch der weniger erfahrene Arzt von der
Vielfältigkeit der Symptome und Zeichen nicht überwältigt wird, sich entwickelnde
Indikationen für invasive Maßnahmen rechtzeitig erkannt werden und z. B. das Zu-
gangsverfahren bei Intubationsproblemen jederzeit rasch und effizient gewechselt werden kann.

Schlüsselwörter: Paradigmatischer Transfer – Notfallversorgung

376. Die "Critical Wound Care Unit" –
Ein richtungsweisendes therapeutisches Konzept?

H. U. Steinau, D. Hebebrand, G. Germann, W. Klein und J. Hußmann

Klinik f. Plast. Chir. u. Verbrennungskrankheiten, BG-Universitätskliniken Bergmannsheil, Gilsingstr. 14, 44789 Bochum

The "Critical Wound Care Unit" – a Therapeutical Concept for the Future?

Summary. Management and treatment of extended critical wounds in a burn center are presented. Besides major burns and severe electrical injuries, infected toxic animal bites and severe soft tissue trauma after radiation and tumor resection were treated. The average time of treatment before referred to the unit was 19 months. After an average hospitalisation of 54 days patients could be discharged. Due to special surgical equipment and skilled staff on the ward overall costs of treatment, time of rehabilitation and number of secondary complications could be significantly reduced.

Key words: Burn unit – Critical wound care – Trauma management

Zusammenfassung. Vorgestellt wird die Versorgung von komplizierten Großwunden in einem Schwerstverbranntenzentrum. Neben ausgedehnten Verbrennungswunden und Starkstromverletzungen wurden flächige Überrolltraumen, infizierte toxische Tierbißverletzungen und Weichteilschäden nach Tumorresektion und Bestrahlung versorgt. Im Durchschnitt lag die stationäre Behandlungsdauer vor Aufnahme bei 19 Monaten. Nach im Mittel 54 Tagen konnten die Patienten entlassen werden. Durch die operationellen Voraussetzungen eines Brandverletztenzentrums, mit intensivmedizinisch geschultem Personal, integrierter Operationseinheit und in plastisch-rekonstruktivem Team können nach primärer Zuweisung kritischer Großwunden die Behandlungskosten gesenkt, Rehabilitationszeiten verkürzt und die Anzahl der Sekundärkomplikationen reduziert werden.

Schlüsselwörter: Verbrennungseinheit – Großwunden – Trauma – Behandlung

377. Partieller Latissimus dorsi Lappen

M. Greulich und Ch. Ludwig

Klinik für Plastische Chirurgie, Marienhospital Stuttgart, Böheimstr. 37, 70597 Stuttgart

The Partial Latissimus Dorsal Flap

Summary. Partial latissimus dorsal flaps may reduce a donordefect considerably. Only one half of the muscle is taken. The remaining half with its innervation is left in place. Which is of importance in children, patients with scoliosis or paraplegics. It allows also to avoid the unsighty bulk of the total flap which is often a problem in the distal lower leg.

Key words: Partial latissimus flap – Donor defect morbidity

Zusammenfassung. Der partielle Latissimus dorsi Lappen kann die Hebedefektmorbidität erheblich verringern. Es wird nur die Hälfte entnommen, die andere Hälfte bleibt mit ihrer Innervation vor Ort. Die ist vor allem bei Kindern, Patienten mit Skoliose und Paraplegikern von Bedeutung. Zudem kann der sehr unschöne Gewebsüberschuß der bei Verwendung des gesamten Lappens entsteht vermieden werden, vor allem im Bereich des distalen Unterschenkels.

Schlüsselwörter: Partieller Latissimus dorsi Lappen – Hebedefektmorbidität

378. Der Glabella-Insellappen

G. B. Stark und I. M. Tangco

Klinik für Plastische Chirurgie, Wiederherstellungs- und Handchirurgie, Schwerstverbranntenzentrum, Krankenhaus Merheim, Ostmerheimerstr. 200, 51109 Köln

The Glabella Island Flap

Summary. The classic glabella flap with a cutaneous base offers a good technique to cover defects of the dorsum of nose. Regional flap skin quality is ideal for local reconstructions and the donor defect usually is well hidden within the corrugator wrinkles. Large defects and defects located in the periphery (canthus, lids, forehead) commonly can only be closed under tension or accepting dog ears. The rich subcutaneous blood supply of the glabella via the angular artery permits the safe transposition of the glabella skin as an island flap with a contralateral pedicle. Advantages of the island flap without a cutaneous base are the possible rotation-advancement up to 180°, a more extensive advancement and the transfer in a single operative session.

Key words: Glabella flap – Island flaps – Axial vessels – Facial reconstruction

Zusammenfassung. Bei kleinen bis mittleren Defekten des Nasenrückens bietet der klassische Glabellalappen mit kutaner Basis eine gute Rekonstruktionsmöglichkeit. Die lokale Hautqualität ist ideal und der Entnahmedefekt in den Korrugatorfalten kosmetisch günstig. Größere und peripherer gelegene Defekte (Kanthus, Lid, Stirn) können nur mit größeren Lappen, oft nur unter Spannung oder gar nicht mit diesem Lappen gedeckt werden. Die reiche subkutane Blutversorgung über die A. angularis erlaubt eine sichere Transposition der Glabellahaut als kontralateral gestielten, axialen Insellappen. Vorteile dieses Insellappens ohne kutane Lappenbasis sind ein großer Rotationsbogen bis zu 180°, ein ausgedehnterer Vorschub und ein einzeitiges Vorgehen.

Schlüsselwörter: Glabellalappen – Insellappen – Axialgefäße – Gesichtsrekonstruktion

379. Der bikoronare Schnitt als idealer und sicherer Zugang für Rekonstruktion von Mittelgesicht und Stirn

G. B. Stark

Klinik f. Plastische, Wiederherstellungs- und Handchirurgie, Schwerstverbranntenzentrum Krankenhaus Merheim, Ostmerheimerstr. 200, 51109 Köln

The Bicoronal Incision as the Ideal and Safe Access for Mid-Facial and Frontal Reconstruction

Summary. The correction of congenital and acquired deformities of the facial skeleton requires a good visualisation. Direct incisions via the facial skin have a limited overview, lead to visible scars, and may endanger superficial structures as the facial nerve. The bicoronal incision is a standard access in neurosurgery and has developed to be the most versatile dissection in craniofacial surgery. The incision must be occipital enough to be completely hidden in the hirsute portion of the skalp. The epicranial dissection minimizes the risk of nerve injuries. Postoperative swelling commonly is minimal compared to transfacial incisions. The bicoronal incision permits the complete subperiosteal dissection of the forehead and periorbital region down to the alveolar process. These are prerequisites for exact reconstruction and rigid fixation. Blood loss and morbidity are minimal.

Key words: Bicoronal incision – Maxillofacial reconstruction – Surgical access – Craniofacial surgery

Zusammenfassung. Korrekturen angeborener und erworbener Deformitäten des Gesichtsschädels setzen eine gute Visualisierung voraus. Direkte Inzisionen im Gesicht erlauben dies nur eingeschränkt, führen zu sichtbaren Narben und können oberflächliche Strukturen (N. facialis) gefährden. Der bikoronare Bügelschnitt ist seit langem ein neurochirurgischer Standardzugang und hat sich zum vielseitigen Zugang der kraniofacialen Chirurgie entwickelt. Weit genug okzipital angelegt bleibt er vollkommen im behaarten Anteil der Kopfhaut und am Ohrrand verborgen. Die epikranielle Präparation minimiert das Risiko von Nervenverletzungen. Die postoperative Schwellneigung ist verglichen mit transfazialen Schnitten vermindert.
Über den bikoronaren Zugang kann eine komplette subperiostale Freilegung der gesamten Stirn und Periorbita erfolgen. Blutverluste und Morbidität sind gering.

Schlüsselwörter: Bikoronarer Zugang – maxillo-faziale Rekonstruktion – chirurgischer Zugang – kraniofaziale Chirurgie

Allgemeinchirurgie

380. Diagnostik der Choledocholithiasis vor Cholezystektomie

M. Amlang und K. Wiedemann

Klinik für Chirurgie, Medizinische Akademie „Carl Gustav Carus" Dresden, Fetscherstr. 74, 01307 Dresden

A Multivariate Analysis of the Predictive Ability of Choledocholithiasis Indicators

Summary. A multivariate analysis of indicators of common bile duct (CBD) calculi was undertaken in 401 patients who underwent cholecystectomy and operative exploration of the CBD after routine intraoperative cholangiography (history of jaundice and pancreatitis, bilirubin, alkaline phosphatase, alanine aminotransferase, amylase). Univariate significant indicators were the serum levels of bilirubin, alkaline phosphatase and alanine aminotransferase, but we didn't find a multivariate significant factor. The specifity and the positive predictive value of the multivariate model were only 4.3% and 66.4%, respectively.

Key words: Common bile duct calculi – Intraoperative cholangiography – Cholecystectomy

Zusammenfassung. Mit einer multivariaten Analyse anamnestischer und laborchemischer Indikatoren einer Choledocholithiasis bei 401 Patienten mit Cholezystektomie und Choledochusrevision nach intraoperativer Cholangiographie sollte deren diagnostische Wertigkeit untersucht werden (anamnestisch Ikterus/Pankreatitis, Bilirubin i. S., alkalische Phosphatase i. S., GPT i. S., Amylase i. S.). Univariat signifikant waren Bilirubin, alkalische Phosphatase und GPT. Multivariat konnte jedoch kein signifikanter Faktor nachgewiesen werden. Die Spezifität und der positive prädiktive Wert des multivarianten Modells betrugen nur 4,3% und 66,4%.

Schlüsselwörter: Gallengangskonkremente – intraoperative Cholangiographie – Cholezystektomie

381. Die distale Gallengangsligatur bei der Ratte – ein Modell für Untersuchungen bei ödematöser Pankreatitis biliärer Genese

M. Sachs, C. Gurlitt, H. Förster und A. Encke

Klinik für Abdominalchirurgie, Klinikum der Johann Wolfgang Goethe-Universität, Theodor-Stern-Kai, 60596 Frankfurt am Main

Distal Bile Duct Ligature in Rats – a Model for Investigations on Biliary Oedematous Pancreatitis

Summary. The aim of the investigation was to find an atraumatic animal experiment model in rats for metabolic testing of acute biliary oedematous pancreatitis. Wistar rats underwent laparotomy under pentobarbital anaesthesia and the bile ducts were ligatured at various levels: either centrally at the porta hepatis [CL] or distally near the duodenum where the pancreatic ducts come into contact with the bile duct [DL]. After a few minutes only those rats with DL showed increased serum activity of the pancreatic enzymes (α-amylase, lipase). 12 hours later light microscope examination showed oedematous, loosened periductal connective tissue and loss of periductal zymogen granules, but only few cases of parenchymal necrosis. None of the rats with CL exhibited any of these biochemical or histological changes. DL in rats is a reproducible, relatively atraumatic model for metabolic investigations on biliary oedematous pancreatitis.

Key words: Acute pancreatitis – Biliary pancreatitis – Oedematous pancreatitis

Zusammenfassung. Gesucht wurde ein atraumatisches Modell bei der Ratte für Stoffwechseluntersuchungen bei akuter ödematöser Pankreatitis biliärer Genese. Wistar-Ratten wurde der Gallengang in unterschiedlicher Höhe ligiert: entweder zentral in der Leberpforte [ZL] oder distal (duodenumnah) nach der Einmündung der Pankreasgänge [DL]. Nur bei den Ratten mit DL ließ sich eine Aktivitätserhöhung der Pankreasenzyme im Serum nachweisen. Lichtmikroskopisch war nach 12 h ein ödematös aufgelockertes periductuläres Bindegewebe, ein Verlust der Zymogengranula periductulär nachweisbar, aber nur vereinzelt Parenchymnekrosen. Bei Ratten mit ZL wurden diese laborchemischen und histologischen Veränderungen nicht angetroffen. Die DL bei der Ratte ist ein reproduzierbares, relativ atraumatisches Modell für Stoffwechseluntersuchungen bei ödematöser Pankreatitis biliärer Genese.

Schlüsselwörter: akute ödematöse Pankreatitis – biliäre Pankreatitis – Ratte

382. Angiodysplasia intestini

P. Decker, H.-Ch. Kratzsch und A. Hirner

Chirurgische Klinik und Poliklinik der Universität Bonn, Sigmund-Freud-Str. 25, 53127 Bonn

Angiodysplasia Intestini

Summary. Vascular ectasias of the gastrointestinal tract are localized changes in the development of blood vessels, frequently associated with an arteriovenous shunt. The reported rates of such angiodysplasias have been increased in the past years due to improved diagnostic procedures as well as a general increase in the age of the population. A majority of these changes is found in the right colon. It is often difficult to localize the bleeding. We treat our patient according to the following diagnostic regimen: esophagogastroduodenoscopy, proctorectoscopy, colonoscopy, angiography, erythrocyte scintigram and diagnostic laparotomy. Therapeutic approaches include the surgical resection of the bleeding area as well as interventional endoscopy.

Key words: Angiodyplasia intestini – Gastrointestinal bleeding – Diagnostic – Treatment

Zusammenfassung. Bei der Angiodysplasie des Intestinums handelt es sich um fokale Gefäßüberschußbildungen, meist als Folge arterio-venöser Kurzschlußverbindungen. Die Inzidenz der Angiodysplasie stieg in den letzten Jahren infolge verbesserter Diagnostik und Zunahme des Lebensalters stark an. Da sie im gesamten Intestinum lokalisiert sein kann, werden sowohl die Symptome der oberen als auch der unteren gastrointestinalen Blutung beobachtet. Am häufigsten finden sich angiodysplastische Veränderungen im rechten Hemicolon. Schwierigkeiten bereitet oft die Lokalisation der Blutungsquelle. Wir führen folgende Stufendiagnostik durch: Ösophagogastroduodenoskopie, Proktorektoskopie, Koloskopie, Angiographie, Erythrozytenszintigraphie, explorative Laparotomie. Therapeutisch steht neben der Resektion des blutenden Bezirkes noch die interventionelle Endoskopie zur Verfügung.

Schlüsselwörter: Angiodysplasie – gastrointestinale Blutung – Stufendiagnostik – Therapie

383. Cumarininduzierte Darmblutung – konservative Therapie

St. Trabhardt, M. Ernst, L. C. Tung und R. Häring

Abtl. f. Allgemein-, Gefäß- u. Thoraxchirurgie, Universitätsklinikum Steglitz, Hindenburgdamm 30, 12203 Berlin

Cumarin-induced Intestinal Bleeding – Conservative Therapy

Summary. Intestinal bleeding may be expected to occur out of 2500 patients receiving anticoagulant therapy. We treated 13 such patients in the last 12 years: 4 surgically and 9 conservatively. One patient (7.7%) died postoperatively, all others were discharged. The literature reports surgical management to be associated with a more than 4 times higher mortality than conservative therapy (n = 166, 10.6% vs 2.4%). Our results likewise suggest the advisability of a conservative attitude in these cases. Surgery is indicated only for protracted bleeding, a laparoscopy possibily providing specific information for establishing the further procedure.

Key words: Anticoagulant therapy – Intestinal bleeding

Zusammenfassung. Mit Darmwandeinblutungen unter Antikoagulatientherapie ist bei einem von 2500 behandelten Patienten zu rechnen. Wir behandelten in den letzten 12 Jahren deswegen 13 Patienten, 4 Patienten operativ, 9 Patienten konservativ. Ein Patient (7,7%) verstarb postoperativ, alle anderen wurden entlassen. Aus der Literatur ist eine mehr als 4fach höhere operative Letalität gegenüber der konservativen Therapie bekannt (n = 166, 10,6% vs 2,4%). Wie auch unser Ergebnis zeigt, empfiehlt sich ein abwartendes konservatives Vorgehen. Erst bei protrahiertem Geschehen ist eine Operation indiziert, ggf. ist eine Laparoskopie richtungsweisend für das weitere Procedere.

Schlüsselwörter: Antikoagulantientherapie – intestinale Blutung

384. Dekubitusprophylaxe bei Patienten mit chronischen arteriellen Durchblutungsstörungen mittels einer neu entwickelten thermoaktiven Wechseldruckmatratze

A. Holzgreve, M. Waldner, P. W. Waldner und G. Hohlbach

Chirurgische Universitätsklinik – Ruhr-Universität Bochum – Marienhospital, Hölkeskampring 40, 44625 Herne

Bed Sore Prophylaxis in Patients with Chronic Arterial Occlusive Disease with a new Thermoactive Pressure Alternating Mattress

Summary. The efficiency of a "thermoactive" pressure alternating mattress has been investigated in 20 patients (average age: 66.8 years) with chronic arterial occlusion. The average follow up duration was 2.2 months. In patients being confined to bed with chronic arterial occlusive disease laying on a "thermoactive" pressure alternating mattress a far better bed sore prophylaxis could be achieved than in a comparable collective being nursed as usual with changing of position laying on a normal mattress. Better perfusion of the sacral soft tissue area has been established by percutaneous pO_2 measurements. Within the whole time of observation decubital ulcerations (III- and IV-degree) appeared in 6% of patients on the special mattress and 20.8% in the comparison group respectively.

Key words: Bed sore prophylaxis – Decubitus ulcer – Chronic arterial occlusion – Pressure alternating mattress

Zusammenfassung. Bei 20 bettlägrigen Patienten (Durchschnittsalter 66,8 J.) mit chronisch arteriellen Durchblutungsstörungen wurde die thermoaktive Wechseldruckmatratze klinisch erprobt. Der Beobachtungszeitraum erstreckte sich im Mittel über 2,2 Monate. Als Ergebnisse der Studie konnten eine deutlich bessere Prohylaxe gegen Dekubitalgeschwüre bei den Patienten in einem Bett mit thermoaktiver Wechseldruckmatratze festgestellt werden als bei Patienten in einem normalen Krankenhausbett, die als Dekubitusprophylaxe den bekannten Lagewechsel durch das Pflegepersonal unterzogen wurden. Anhand der perkutanen pO_2 Messungen in der Sakralgegend konnte in der ersten Patientengruppe eine dauerhaft bessere Durchblutung nachgewiesen werden. Ein Dekubitus (Stad. III u. IV) trat bei den Patienten auf der thermoaktiven Wechseldruckmatratze während des Beobachtungszeitraums nur in 6% auf, in der Vergleichsgruppe in 20,8%.

Schlüsselwörter: Durchblutungsstörungen – Dekubitusprophylaxe – thermoaktive Wechseldruckmatratze

385. 10 Jahre Chirurgische Sonographie am UK Eppendorf – Wie kontrollieren wir unsere Qualität?

C. Tesch, V. J. Wening, E. Yekebas und K.-H. Jungbluth

Chirurgische Klinik, Universitäts-Krankenhaus Eppendorf, Martinistr. 52, 20246 Hamburg

10 Years of Surgical Ultrasound at the University Hospital of Hamburg – The Way we Control the Quality of Surgical Ultrasound

Summary. 8000 surgical ultrasonic examinations were performed since 1982 at the university hospital of Hamburg-Eppendorf and since 1989 3000 results were listed by the table-calculation-program EXCEL. Using this program we designed a database, which could be extended by an unterminated number of datafields and we are able to compare the results of ultrasound to the kind of question, the findings of computed tomography, histology and surgical procedure. Once designed a formula, during input of new data the program counts these data and shows actual calculation of statistical values (sensitivity, specifity, mean, etc.) graphically within the table. The quality of ultrasound findings is tested at every time for every kind of examination, every examinator and when decreased we could improve the procedure as soon as possible.

Key words: Ultrasonics – Surgery – Quality control – Computers

Zusammenfassung. 8000 Chirurgische Sonographien wurden seit 1982 am Universitäts-Krankenhaus Eppendorf durchgeführt und seit 1989 3000 Befunde konsequent dokumentiert und mit dem Tabellen-Kalkulations-Programm EXCEL archiviert. Mit diesem Programm wurde eine Datenbank angelegt, deren Maske jederzeit um eine beliebige Anzahl von Datenfeldern erweiterbar ist. Eine jederzeitige Korrelation der Sonographie-Befunde untereinander und von Fragestellung zur Sonographie, Sonographie-Befund, Op-Befund und CT-Befund ist möglich. Ist eine Berechnungs-Formel einmal erstellt, werden die Werte von statistischen Parametern (Sensitivität, Spezifität, Mittelwert etc.) mit jedem Eintrag neu berechnet, gezeichnet und die Qualität für jede Untersuchungs-Art und jeden Untersucher ist überprüf- und etwaige Verbesserungen sind sofort durchführbar.

Schlüsselwörter: Sonographie – Chirurgie – Qualitätskontrolle – Tabellen-Kalkulation

386. Der Einsatz fremdblutsparender Maßnahmen in der Bundesrepublik Deutschland (alte Bundesländer) – Ergebnis einer bundesweiten Befragung

G. Singbartl und W. Schleinzer

Abteilung Anästhesiologie, Intensiv- und Transfusionsmedizin, ENDO-KLINIK, Holstenstr. 2, 22767 Hamburg

Frequency of the Application of Blood Saving Techniques in the Federal Republic of Germany

Summary. The fear of transmission of viral diseases as well as high-court sentences make autologous transfusion gain growing importance in the patient's blood supply. Analysis of a questionnaire in anaesthesia departments shows that 1st hemodilution, perioperative blood-salvage and autologous blood donation are applied routineously in approximately 30% of all hospitals while autologous plasmapheresis is administered in 12%, only; 2nd lack of experience in managing the various autologous transfusion techniques as well as 3rd inexperience to rate the patient's ability for autologous donation and 4th the lack of personnel are the main reasons which limit the routineous administration of autologous transfusion.

Key words: Autologous transfusion – Hemodilution – Blood salvage – Autologous donation

Zusammenfassung. Die potentiellen Risiken einer Fremdbluttransfusion (Infektion, Immunmodulation) sowie höchstrichterliche Urteile bilden den Hintergrund für das zunehmende Interesse an der autologen Transfusion. Die Analyse einer bundesweit durchgeführten Befragung ergibt: 1. Hämodilution, maschinelle Autotransfusion und Eigenblutspende kommen routinemäßig in ca. 30% aller Kliniken zur Anwendung (Plasmapherese in ca. 12%); 2. mangelnde Vertrautheit im Umgang mit den verschiedenen Verfahren der autologen Transfusion, 3. Unsicherheit in der Bewertung der Eignungskriterien der Patienten für die autologe Spende sowie 4. fehlende Personalbedarfsanalysen limitieren den routinemäßigen Einsatz der verschiedenen fremdblutsparenden Maßnahmen.

Schlüsselwörter: Autologe Transfusion – Haemodilution – maschinelle Autotransfusion – autologe Blut-/Plasmaspende

387. Auswirkungen der chirurgischen Fettsuchttherapie auf körperlichen und psychischen Gesundheitszustand

E. Hell und H. Roschal

Chirurgische Abteilung, Allgem. öffentl. Krankenhaus, Bürgermeisterstraße 32, A-5400 Hallein

Effects of Surgery for Morbid Obesity on Physical and Mental State of Health

Summary. More than 450 patients with morbid obesity were treated surgically in our unit over the past 20 years. Three different methods (intestinal bypass, biliointestinal shunt and vertical banded gastroplasty) were used. In order to assess any postoperative increase in life quality and to compare the three different techniques, 25 matched patients from each group were followed up and the findings compared with a group of nonoperated morbidly obese persons. Psychological tests were also supplied. Irrespective of the technique performed a significant increase in quality of life was obtained in 75% of the cases.

Key words: Bariatric operations – Postoperative life quality

Zusammenfassung. Es wurden 450 Fettsuchtoperationen mit drei verschiedenen Methoden (Jejuno-Ileostomie, biliointestinaler Shunt und Gastroplastik) durchgeführt. Zur Erfassung einer möglichen postoperativen Verbesserung der Lebensqualität und zum Vergleich der drei verschiedenen Operationsmethoden wurden aus jeder Gruppe mindestens 25 vergleichbare Patienten nachuntersucht und mit einer nicht operierten Gruppe Adipöser verglichen. Unabhängig von der Operationsmethode zeigte sich eine Verbesserung der physischen und psychischen Lebensqualität in etwa 3/4 der Fälle.

Schlüsselwörter: Fettsuchtoperationen – postoperative Lebensqualität

388. Komplexe Behandlungsstrategie und Qualitätssicherung in der Thoraxchirurgie – Erfahrungen mit einem neuen Informations- und Dokumentationssystem

H. Neef, H.-G. Pannwitz und H. Jäger

Klinik für Allgemein-, Thorax- und Gefäßchirurgie der Martin-Luther-Universität Halle-Wittenberg, E.-Grube-Straße 40, 06120 Halle

Complex Strategy of Treatment and Quality Control in Thoracic Surgery – Experiences with a new System of Information and Documentation

Summary. This computer-assisted system for quality control of thoracic surgery and performance of complex programmes for tumor treatment includes the documentation of all patient specific data (preoperative diagnosis, report of the procedure, postoperative course, outpatient treatment). The information is recorded both in a coded form and verbally. The integration of the thoracic surgery orientated programme into the central hospital information system, the data bank of the centre of oncology and the data transfer to the central pilot study for quality control of the German Society of Thoracic Surgery are guaranteed.

Key words: Chest tumors – Complex treatment – Quality control – Computerassisted programme

Zusammenfassung. Das EDV-System zur chirurgischen Qualitätssicherung sowie zur Planung und Durchführung komplexer Tumor-Therapieprogramme realisiert die Erfassung und Archivierung aller patientenspezifischen Daten (Präoperative Diagnostik, Thextbausteine zur OP-Berichterstattung, postoperativer Verlauf, ambulante Nachsorgeuntersuchungen). Die Informationen werden sowohl in verschlüsselter als auch in verbaler Form erfaßt. Die Einbindung dieses thoraxchirurgichen Programmes in das zentrale Kliniksinformationssystem, das klinische Krebsregister des Tumorzentrums und die automatisierte Datenübergabe an die zentrale Studie der Deutschen Gesellschaft für Thoraxchirurgie zur Qualitätssicherung sind gewährleistet.

Schlüsselwörter: Thoraxtumoren – Komplexbehandlung – computergestützte Qualitätssicherung

Allgemeinchirurgie (Onkologie)

389. Risiko der Rektumchirurgie im hohen Alter

K. Wellmann, T. Blankenstein und B. Ulrich

Kliniken der Landeshauptstadt Düsseldorf, Chirurgische Klinik Gerresheim, Grächinger Str. 120, 40625 Düsseldorf

Risk of Old Age Surgery in Rectal Cancer

Summary. Colorectal cancer is the second frequent cancer as well in man as in woman. Expecting a steep increase of old persons in the following years the risk of colorectal cancer surgery with priority of rectal cancer will achieve more and more interest. The results of 184 patients, who are operated between 1.10.86 and 30.6.92 because of rectal cancer, are analysed with regard to age, tumor-level, concomitant diseases, letality and complications. 54 from those patients were elder than 75, 21 patients elder than 80 years. 70 per cent of the 75 years old persons suffered from at least one and 20 per cent from two concomitant diseases. The lethality of persons elder than 75 years and having two concomitant diseases amounts to 45.5 per cent. The indication for elective resection of the rectum should not be appointed by the age only but by the physical state. For each patient one should carefully consider the individuell risk and the benefit of an operation.

Key words: Rectal cancer – Risk of old age surgery

Zusammenfassung. Das kolorectale Karzinom ist sowohl beim Mann als auch bei der Frau das zeithäufigste Karzinom. Da wir in den nächsten Jahren mit einer weiteren deutlichen Zunahme alter Menschen rechnen müssen, wird die Frage des Risikos in der Chirurgie des kolorektalen Karzinoms – und hier besonders des Rektumkarzinoms – als typisches Alterskarzinom von immer größerem Interesse. Die Ergebnisse von 184 Pat., die vom 1.10.86–30.6.92 an einem Rektumkarzinom operiert wurden, wurden bzgl. Alter, Begleiterkrankungen, Tumorstadium, Letalität und Komplikationen analysiert. 54 dieser Patienten waren über 75 Jahre alt, 21 Patienten waren 80 Jahre und älter. 70% der über 75jährigen hat mindestens eine Begleiterkrankung, 20% mindestens 2 Begleiterkrankungen. Die Letalität der über 75jährigen mit zwei Begleiterkrankungen betrug 45.5%. Die Indikation zur elektiven Rektumresektion sollte nicht allein durch das Alter der Patienten sondern durch den Zustand (Multimorbidität) eingeschränkt werden. Für jeden dieser Patienten sollte individuell das Risiko des Eingriffs mit dem Nutzen abgewogen werden.

Schlüsselwörter: Rektumkarzinom – Risiko der Alterschirurgie

390. Minimal invasive Chirurgie bei Rektumtumoren – Klinische Ergebnisse

K. Kipfmüller, B. Halfar, P. Merkle

(Manuskript bis Redaktionsschluß nicht eingegangen)

391. Das gestielte demukosierte intestinale Transplantat zur Rekonstruktion des Beckenbodens in der Tumorchirurgie

H. Weidemann, H.-P. Lemmens, R. Lüsebrink und P. Neuhaus

Chirurgische Klinik und Poliklinik, Universitätsklinikum Rudolf Virchow, Augustenburger Platz 1, 14050 Berlin

Demucoused Intestinal Graft for Reconstruction of the Pelvic Floor in Tumor Surgery

Summary. Between 1988 and 1993 6 patients had to undergo relaparotomy due to intestinal complications after combined radiotherapy and surgery of advanced carcinomas of the cervix and large intestine. Conditions for reconstruction of the pelvic floor following multivisceral pelvic resection and irradiation were poor. As the omentum majus or local soft tissue was not suitable for pelvic floor reconstruction we used demucoused intestinal segments, antimesenterically incised. They met all requirements of grafting regarding transposition and strength. Another advantage is to provide the increased vascular supply to the irradiated pelvis. Intestinal complications did not occur.

Key words: Pelvic tumor surgery – Pelvic floor-reconstruction – Demucoused intestinal graft

Zusammenfassung. Von 1988 bis 1993 wurden 6 Patienten wegen intestinaler Komplikationen nach chirurgisch-radiologischer Behandlung fortgeschrittener Karzinome des Dickdarms und der Cervix relaparotomiert. Die Voraussetzungen für eine Rekonstruktion des Beckenbodens nach z. T. pelviner multiszeraler Resektion waren schlecht. Da sich das Omentum majus und benachbarte Gewebsstrukturen als unbrauchbar erwiesen, boten sich antimesenterial eröffnete und demukosierte intestinale Segmente an. Sie genügten den Anforderungen der plastischen Deckung hinsichtlich der Transposition, Gewebsfestigkeit und der Revaskularisation strahlengeschädigten Gewebes. Intestinale Komplikationen traten nicht auf.

Schlüsselwörter: TM-Chirurgie kleines Becken – Beckenbodenplastik – demukosiertes intestinales Transplantat

392. Die kontinenzerhaltende Proktokolektomie – Erfahrungen mit dem S-Pouch

D. Lorenz, U. Lorenz und P. Podlech

Chirurgische Klinik am Klinikum Mannheim der Universität Heidelberg,
Theodor-Kutzer-Ufer 1–3, 68167 Mannheim

Restorative Proctocolectomy – Experience with the Pelvic S-Pouch

Summary. Between 1981 and 1993 50 patients have been operated with a restorative proctocolectomy because of ulcerative colitis (19) and familial polyposis coli (31). The postoperative course was uneventful in 37 pats. (74%). A reoperation had to be done because of: intestinal obstruction: 8 pats. (16%), insufficiency of the ileoanal anastomosis: 4 pats. (8%), septical complications around the pouch: 1 patient. Functional results were obtained from 37 pats. (74%). Frequency of defaecation is around 5/day (3–8), 15 pats. (40.5%) have up to 2 evacuations of the bowels at night. 17 pats. (46%) were completely continet, 20 pats. (54%) have to wear a pad because of soiling. Urgency is normal in 34 pats. (92%). Discrimination (faeces/flatus) is good in 17 pats. (46%), variable in 13 pats. (35%) and poor in 7 pats. (19%).

Key words: Restorative proctocolectomy – S-pouch – Ulcerative colitis – Familial polyposis coli

Zusammenfassung. Zwischen 1981 und 1993 wurden 50 Patienten wegen Colitis Ulcerosa (19) und Adenomatosis Coli (31) kontinenzerhaltend proktokolektomiert. Der postoperative Verlauf war bei 37 Patienten (74%) vollständig komplikationslos. Eine Nachoperation war erforderlich wegen: Ileus: 8 Pat. (16%), Nahtdehiszenz der ileoanalen Anastomose: 4 Pat. (8%), septischer Komplikationen um den Pouch: 1 Pat. (2%). Das funktionelle Ergebnis bei 37 Pat. (74%) kann derzeit beurteil werden. Die Stuhlfrequenz liegt bei 5/24 Std. (3–8), 15 Pat. (40,5%) haben nachts regelmäßig 1–2 Stuhlentleerungen. 17 Pat. (46%) sind vollständig kontinent, 20 Pat. (54%) benötigen gelegentlich oder immer eine Vorlage. Die Vorwarnperiode ist bei 34 Pat. (92%) normal. Die Diskrimination (Faeces/Flatus) gelingt bei 17 Pat. (46%) immer, bei 13 Pat. (35%) gelegentlich und bei 7 Pat. (19%) nie.

Schlüsselwörter: Kontinenzerhaltende Proktokolektomie – S-Pouch – Colitis Ulcerosa – Adenomatosis Coli

393. Mammakarzinom des Mannes

M. Nagel, E. Hagmüller und H. D. Saeger

Chirurg. Universitätsklinik Mannheim, Theodor-Kutzer-Ufer 1, 68167 Mannheim

Carcinoms of the Male Breast

Summary. Between 1982 and 1992, 1027 females and 15 males with breast cancer were operated. There was no difference in age, localisation, clinical signs and duration of symptoms. Standard procedure was the modified radical mastectomy. The mean time of follow-up was 54 months. No male died because of his breast cancer, while the tumor recurrence rate was 16%. Relevant for prognosis is the involvement of lymphnodes, while the staging based on the UICC 1987 for females is not available for estimation of prognosis in man. An endocrine therapy with tamoxifene seems to be recommandable as an adjuvant therapy, because of an high rate of hormone receptor positivity.

Key words: Male breast cancer – Therapy – Prognosis

Zusammenfassung. Zwischen 1982 und 1992 wurden 1027 Frauen und 15 Männer wegen eines Mammakarzinoms operiert. Sowohl in Lebensalter, Lokalisation und Symptomatik fanden sich keine Unterschiede. Regeleingriff war die modifiziert radikale Mastektomie. Die durchschnittliche Beobachtungsdauer betrug 54 Monate. Kein männlicher Patient verstarb, die Rezidivquote betrug 16%. Prognostisch relevant ist der Lymphknotenbefall, die Stadieneinteilung nach der UICC 1987 für das Mammakarzinom der Frau ist beim Mann nicht zur Prognosebeurteilung geeignet. Bei einem positiven Hormonrezeptorstatus in über 80% der Fälle ist eine adjuvante Therapie mit Tamoxifen indiziert.

Schlüsselwörter: Mammakarzinom, männlich – Therapie – Prognose

394. Der Mikrometastasenstatus im Knochenmark als Entscheidungshilfe zur adjuvanten Therapie nodalnegativer Mammakarzinom-Patientinnen

I. Funke, K.-W. Jauch, S. Fries und F. W. Schildberg

(Manuskript bis Redaktionsschluß nicht eingegangen)

395. Behandlungsergebnisse des Ösophaguskarzinoms

M. Nagel, H. D. Saeger und M. Trede

Chirurgische Universitätsklinik Mannheim, Theodor-Kutzer-Ufer 1, 68167 Mannheim

Results of Treatment of Esophageal Cancer

Summary. From 1972 until 1992 176 patients were operated from esophageal cancer. Standard procedure was the transthoracic en-bloc esophagectomy (91.7%) and reconstruction by interposition of the stomach (93.7%). The hospital mortality, which between 1972 and 1982 amounted to 29.1%, decreased to 10.1% in the last ten years. The 5-year-survival rate for all patients was 21%, for T 1-tumors 55% and in case of negative lymph nodes 38%. An examination on long term survivors showed an high quality of life although of some following problems as reflux (68%) and stenosis of the anastomosis (25%).

Key words: Esophageal cancer – Mortality – Prognosis – Quality of life

Zusammenfassung. Im Zeitraum 1972 bis 1992 wurden 176 Patienten wegen eines Ösophaguskarzinoms reseziert. Standardeingriff war die abdomino-rechts-thorakale en-bloc-Osophagektomie (91,7%) mit Rekonstruktion durch Mageninterposition (93,7%). Die postoperative Letalität konnte von 29,1% im Zeitraum 1972–1982 auf 10,1% in den letzten 10 Jahren gesenkt werden. Die durchschnittliche 5-JUR beträgt 21%, bei T 1-Tumoren 55% und bei N 0-Status immerhin noch 39%. In einer Nachuntersuchung an Langzeitüberlebenden ergab sich trotz objektiver Folgeprobleme (Refluxbeschwerden 68%; Anastomosenstenose 25%) eine hohe Lebensqualität.

Schlüsselwörter: Ösophaguskarzinom – Letalität – Prognose – Lebensqualität

396. Ergebnisse der Magenkarzinomchirurgie 1972–1992

D. Jentschura, H. Kopp und N. Beck

Chirurgische Klinik am Klinikum Mannheim der Universität Heidelberg, Theodor-Kutzer-Ufer, 68167 Mannheim

Results in Surgery of Gastric Cancer 1972–1992

Summary. Between 1972 and 1992 1582 patients suffering from gastric carcinoma underwent surgery with a resectability of 73%. Remarkable is a high portion of the early stage I a und I b (UICC 1987) with 50%. The surgical strategy was determined by the Lauren's classification and the localisation of the tumor. The distal resection was preferred, if the distance between tumor and proximal resection line was at least 5 cm in intestinal and 10 cm in diffuse tumor-types (Lauren). A systematic lymphadenectomy of the compartments I and II was always performed. Following total gastrectomy anastomotic leakage occured in 9.8% in the first decade compared to 5.6% in the second decade. The letality rate declined from 9.8% to 4.6%. The 5-years survival rate was 38% without significant changes.

Key words: Gastric cancer – Surgery – Letality – Survival rate

Zusammenfassung. Zwischen 1972 und 1992 wurden 1582 Patienten wegen eines Magenkarzinoms operiert. Die Resektionsquote lag bei 73%. Bemerkenswert war ein hoher Anteil der frühen Tumorstadien I a und I b (UICC 1987) mit 50%. Die operative Vorgehensweise wird durch die Laurenklassifikation und die Tumorlokalisation bestimmt. Die distale Resektion wird bevorzugt, wenn ein proximaler Sicherheitsabstand von mindestens 5 cm bei intestinalen und 10 cm beim diffusen Tumortyp möglich ist. Es erfolgt immer die Lymphadenektomie der Kompartimente I und II. Nach totaler Gastrektomie konnte die Rate der Anastomoseninsuffizienzen von 9,8% in der ersten auf 5,6% in der 2. Dekade gesenkt werden. Die Letalitätsrate fiel von 9,8% auf 4,6%. Die 5-Jahres-Überlebensrate bliebt konstant bei 38%.

Schlüsselwörter: Magenkarzinom – Chirurgische Therapie – Letalität – Überlebensrate

397. Tumorbiologische Grenzen bei der Behandlung des Magenkarzinoms

J. Diermann, J. Boese-Landgraf, J. Kaiser, St. Schill, A. Scheffler, R. Häring und H. Ernst

Abtl. f. Allgem.-, Gefäß- u. Thoraxchirurgie, Universitätsklinikum Steglitz, Hindenburgdamm 30, 12203 Berlin

Tumor-biologic Limitations in the Treatment of Gastric Carcinoma

Summary. Since November 1987 42 patients with histologically proven gastric adenocarcinoma were treated by adjuvant intra-operative radiation (IORT). In comparison with a control group, IORT showed a clear benefit in 2 year-survival in the intestinal tumor type (58% vs. 43%), stage II UICC (60% vs. 35%), and stage III (48% vs. 28.5%)

cancer. In most cases local recurrences were situated outside the radiated field. We conclude that adjuvant IORT has limitations regarding the type of proliferation as well as the extent of tissue and lymph node infiltration.

Key words: Gastric cancer – IORT – Tumor-biologic limitations

Zusammenfassung. Seit November 1987 wurden 42 Patienten mit Adenokarzinom des Magens einer adjuvanten intraoperativen Bestrahlung (IORT) zugeführt. Im Vergleich zu einer nicht bestrahlten Kontrollgruppe ergab sich eine deutlich bessere 2-Jahresüberlebenszeit beim intestinalen Tumortyp (58% gegenüber 43%) sowie für die Stadien II (60% gegenüber 35%) und III (48% gegenüber 28,5%). Bei Auftreten eines Lokalrezidivs lag dieses fast ausschließlich außerhalb des Bestrahlungsfeldes. Dies beweist, daß die adjuvante IORT ihre Wirkungsgrenzen in Wachstumsform und Infiltrationstiefe des Karzinoms sowie im Ausmaß des metastatischen Befalls des Lymphabflußgebietes findet.

Schlüsselwörter: Magenkarzinom – IORT – Tumorbiologische Grenzen

398. Leiomyosarkome des Magens – Bericht über 14 Fälle

M. Peiper, A. Emmermann, S. Schröder und C. Zornig

Abt. für Allgemeinchirurgie, Universitäts-Krankenhaus Eppendorf, Universität Hamburg, Martinistraße 52, 20251 Hamburg

Leiomyosarcomas of the Stomach – a Report About 14 Cases

Summary. From 1970–1992 14 patients with leiomyosarcomas of the stomach have been operated on. Tumor size varied from 5–25 cm. 9 tumors were graded G1, 3 G2 and 2 G3. By different extents of operation in 11 cases a wide (R0) and three times a marginal resection (R1) could be achieved (Excision of the gastric wall – extended gastrectomy). Two patients had positive nodes, none had distant metastases. After a median of 41 (2–132) months 10 patients live free of disease. The three patients with marginal resection and both nodal positive patients died because of the tumor disease. A marginal resection (R1) and positive nodes are prognostically unfavorable. The extent of resection should be determined depending on the localisation, size and grade of the tumor.

Key words: Leiomyosarcomas of the stomach – Operative treatment – Prognostic factors

Zusammenfassung: Von 1970 bis 1992 wurden 14 Patienten mit Leiomyosarkomen des Magens operiert. Die Tumorgröße variierte von 5–25 cm. Es fanden sich 9 G1, 3 G2 und 2 G3-Tumoren. 11 R0- und 3 R1-Resektionen gelangen durch ganz unterschiedliche Operationsausmaße (Wandexzision – erweiterte Gastrektomie). Bei 2 Patienten lagen positive Lymphknoten vor, in keinem Fall Fernmetastasen. Nach durchschnittlich 41 (2–132) Monaten leben 10 Patienten tumorfrei. Alle 3 Patienten mit R1-Resektion und beide N1-Patienten verstarben. Eine R1-Resektion wie auch das seltene Vorliegen von Lymphknotenmetastasen sind prognostisch ungünstig. Das Resektionsausmaß sollte in Abhängigkeit von Lokalisation, Ausdehnung und Differenzierungsgrad festgelegt werden.

Schlüsselwörter: Leiomyosarkome des Magens – operative Therapie – prognostische Faktoren

399. Multimodale Diagnostik- und Therapiekonzepte bei Weichteilsarkomen

B. Hoksch, H. Wolff, B. Rudolph und St. Paris

Chirurgische Klinik der Charité Berlin, Schumannstraße 20/21, 10117 Berlin

Multidisziplinary Concepts in Diagnostic and Treatment of Soft Tissue Sarcoma (STS)

Summary. Soft tissue sarcoma (STS) is an aggressive malignancy. The approach to this tumor entity is complicated by problems in the diagnostic, the wide range of treatment modalities and histologic examination. One of the major advances of the last decade concerning the treatment of patients with STS is the increasing number of patients being discussed in multidisziplinary teams prior to the treatment. Local control rates of about 85% can be achieved for sarcomas by the combination of surgery and cytostatic-/radio-therapy regimens. A retrospective analysis was undertaken of 126 patients with a sarcoma referred to the Departement of surgery, Humboldt-University Medical School (Charité), Berlin.

Key words: Soft tissue sarcoma – Multidisziplinary concepts

Zusammenfassung. Weichteilsarkome stellen eine aggressive Tumorgruppe dar. Schwierigkeiten in Diagnostik, adäquater Therapie und histologischer Aufarbeitung bedingen die Komplexität dieses Krankheitsbildes. In den letzten 10 Jahren haben prätherapeutische multidisziplinäre Konsile wesentlich zur Verbesserung der Therapie beim Weichteilsarkom beigetragen. Bei Anwendung kombinierter Therapieformen – Chirurgie, Chemotherapie und Strahlentherapie – werden bis zu 85% Rezidivfreiheit angegeben. Eine retrospektive Aufarbeitung von 126 Patienten mit einem Weichteilsarkom, die im Zeitraum 1980 bis 1992 an der Chirurgischen Klinik der Charité Berlin behandelt wurden, wird vorgestellt.

Schlüsselwörter: Weichteilsarkom – multidisziplinäre Konzepte

400. Hepatectomie mit Erhaltung der Cavahinterwand – Versorgung des Retroperitoneum bei Orthotoper Lebertransplantation

R. Viebahn, W. Schareck, G. Köveker und W. Lauchart

Abt. Allgemeine Chirurgie, Chir. Universitätsklinik, Hoppe-Seyler-Str. 3, 72076 Tübingen

Preservation of Retroperitoneal Vena Cava Circumference During Recipient-Hepatectomy-Reduced Retroperitoneal Bleeding During Liver Transplantation

Summary. During orthotopic liver transplantation (OLTX) hepatectomy in the recipient may be complicated, when intraabdominal collateralisation is very marked as a consequence of longlasting portal hypertension. Control of retroperitoneal bleeding may be very time consuming and cause major blood loss. In order to prevent opening of the retroperitoneum several alternative techniques are described (e.g. "piggy-back") requiring a different variant of caval anastomosis. In our program we developed only different technique of hepatectomy by preparation of the recipient liver like usual except opening the retroperitoneum during cava isolation. So the posteriorcircumference of the intrahepatic vena cava remains in the patient while the anterior circumference is removed together with the liver. So after hepatectomy the inside of the usually completely resected intrahepatic vena cava is open and the abouchement of the right adrenergic and retroperitoneal veins can be controlled from the inside. Finally the longitudinal edges of the opened caval segment are adapted to each other like closing a book and the caval vein is cut off completely below the surprahepatic and above the intrahepatic clamp. Now OLTX can be completed like usual. Evaluation of 20 patients operated in this manner showed reduction of blood loss, shorter anhepatic time in patients with excessive collateralisation and lower incidence of postoperative pleural effusion.

Key words: Liver transplantation – Recipient hepatectomy – Partial cavapreservation

Zusammenfassung. Die orthotope Lebertransplantation ist häufig durch retroperitoneale Blutungen mit zeitaufwendiger Versorgung in der anhepatischen Phase kompliziert, wenn bei langdauernder portaler Hypertension eine erhebliche intraabdominelle Kollateralisierung vorliegt. Alternative Operationstechniken (z. B. „piggy-back") erfordern eine Abweichung von der üblichen Technik der Cavaanastomosierung. Eine andere Modifikation der Hepatectomie im Empfänger wurde im eigenen Krankengut erprobt. Hier wird das erkrankte Organ wie üblich präpariert, lediglich Retroperitoneum und hintere Cavacircumferenz bleiben unberührt. Die Leber wird nur mit der vorderen Cavahälfte entfernt, so daß retroperitoneale Veneneinmündungen und die Einmündung der rechten Nebennierenvene von der Innenseite der V. cava gezielt umstochen werden können. Schließlich wird die V. cava unterhalb der suprahepatischen und oberhalb der infrahepatischen Klemme durchtrennt, die Cavaränder längs gedoppelt und die Operation kann wie üblich fortgesetzt werden. Bei 20 Patienten, bei denen diese Technik angewendet wurde, ergab sich ein geringerer Blutverlust sowie kürzere Blutstillung in der anhepatischen Phase sowie eine geringere Inzidenz an postoperativen rechtsseitigen Pleuraergüssen.

Schlüsselwörter: Lebertransplantation – Empfängerhepatectomie – partieller Cavaerhalt

401. Späte arterielle Komplikationen und ihre Therapie nach orthotoper Lebertransplantation

J. Zanow, U. Settmacher und H. Wolff

Chirurgische Klinik der Charité, Schumannstr. 20/21, 10117 Berlin

Late Hepatic Artery Complications and Their Therapy After Liver-TX

Summary. Arterial stenosis is a rarely encountered complication in late course after liver transplantation. We report about 2 patients (male, 36 and 48 years old) from more than 120 received liver transplant, who showed acute increase of transaminases and cholestatic parameters 6 resp. 14 weeks after transplantation. With Duplex ultrasound and angiography was shown an arterial stenosis at the anastomosis. One man, who underwent operative reconstruction, is asymptomatic with normal hepatic enzyme levels 12 months later. The second patient underwent ballon angioplasty but developed chronic cholangiopathy of transplant and retransplantation is required.

Key words: Liver transplantation – Arterial complications – Chronic transplantcholangiopathy

Zusammenfassung. Arterielle Stenosen stellen in der Langzeitbeobachtung nach Lebertransplantationen eine seltenere Komplikation dar. Wir berichten über 2 Patienten (männlich, 36 und 48 Jahre alt) bei mehr als 120 durchgeführten Lebertransplantationen, die 6 bzw. 14 Wochen nach der Transplantation einen akuten Anstieg der Transaminasen und Cholestaseparameter zeigten. Mittels Duplexsonographie und Angiographie wurde eine Stenosierung der arteriellen Anastomose nachgewiesen. Der 1. Patient ist 12 Monate nach operativer Rekonstruktion beschwerdefrei und zeigt normale Leberenzyme. Der 2. Patient entwickelte trotz suffizienter Ballondilatation eine chronische Transplantatcholangiopathie, welche eine Retransplantation erforderlich macht.

Schlüsselwörter: Lebertransplantation – arterielle Komplikationen – chronische Transplantatschädigung

MIC/Endokrine und Gefäßchirurgie

402. Die humane Plazenta: ein ideales, biologisches Modell zum Training mikrochirurgischer Gefäßanastomosen

T. Fritz, R. Simon und W. Friedl

Chir. Univ. Klinik Heidelberg, Im Neuenheimer Feld 110, 69120 Heidelberg

Human Placenta: An Ideal Model for Microvascular Exercise

Summary. The increase of microvascular techniques in various fields of surgery requires a subtile education and training of surgeons in this procedure. Thereby the operative situation has to be simulated as realistic as possible. For ethical and logistic reasons we looked for an alternative to the animal model of the rat. In the human placenta we found an ideal biologic model which allows the exercise all necessary types of arterial and venous anastomosis including the vascular interposition. The quality of anastomosis is checked by perfusing the organ via the umbilical vessels. Concerning availability, costs and handling the placenta is superior to the animal model and can therefore replace it for training purpose.

Key words: Microsurgery – Vascular anastomosis – Surgical training – Placenta

Zusammenfassung. Die zunehmende Notwendigkeit der Anwendung mikrochirurgischer Verfahren erfordert eine frühzeitige und subtile Einweisung des chirurgischen Assistenten in diese operative Technik. Dabei ergibt sich das Problem, die operative Situation am Modell möglichst realistisch darzustellen. Aus logistischen und ethischen Erwägungen haben wir nach einer Alternative zu dem aufwendigen Tiermodell der Ratte gesucht. Dabei bot sich die humane Plazenta als biologisches Modell an. Sie ermöglicht die Durchführung aller erforderlichen arteriellen und venösen Anastomosentypen einschließlich der Gefäßinterponate. Die Qualität der Anastomose wird durch Perfusion des Organs über die Nabelschnurgefäße überprüft. Bezüglich Verfügbarkeit, Kosten und Handhabung ist die Plazenta dem Tiermodell überlegen und kann dieses weitgehend ersetzen.

Schlüsselwörter: Mikrochirurgie – Gefäßanastomose – Ausbildung – Plazenta

403. Das craniale Aneurysma nach prothetischem Ersatz des aorto-iliacalen Abschnittes

M. Walter, H. Erasmi und R. Schmidt

Klinik u. Poliklinik f. Chirurgie/ Kreislauflabor/ Eb O. A. – Neubau, Joseph-Stelzmann-Str. 9, 50931 Köln

Suture Aneurysms After Reconstruction of the Abdominal Aorta and Iliac Vessels

Summary. Inspite of advances in vascular surgery and the development of suitable suture- and prosthetic material up to 4% of patients get aneurysms at the anastomotic site. Aortic suture lines are concerned in 0.2–0.7%. In a retrospective analysis we tried to show, which causes were respondable for aneurysms at the aortic suture line after reconstruction of the aortic-iliac blood vessels. Just 17 patients whose data are completely documented in our department were included. In 76.4% an anastomosis evidently far below renal arteries was the cause of the anastomotic aneurysm. In 2 cases (11.8%) new abdominal aortic aneurysms came to evidence.

Key words: Anastomotic aneurysm – Abdominal aortic-aneurysm – Technique of anastomoses

Zusammenfassung. Trotz aller Fortschritte auf gefäßchirurgischem Gebiet und der Entwicklung geeigneter Naht- und Prothesenmaterialien entwickeln bis zu 4% der Patienten Nahtaneurysmen. Die aortale Anastomose ist hierbei in 0,2–0,7% der Fälle betroffen. In einer retrospektiven Analyse des eigenen Patientengutes der Jahre 1986–1992 gingen wir der Frage nach, welche Ursachen für die Entwicklung cranialer Aneurysmen nach aorto-iliacalem Ersatz verantwortlich waren. In die Studie gingen lediglich jene 17 Patienten ein, deren Daten vollständig in unserer Klinik dokumentiert sind. In 76,4% der Fälle waren eindeutig zu weit infrarenal angelegte Anastomosen Ursache des Nahtaneurysmas. Nur 2mal lagen echte Aneurysmen bei Fortschreiten der Grunderkrankung (BAA) vor.

Schlüsselwörter: Nahtaneurysma – Aortenaneurysma – Anastomosentechnik

404. Laparoskopische Lebersegmentresektion

T. Reck, F. Köckerling, I. Gastinger und B. Schneider

Chirurgische Universitätsklinik, Maximiliansplatz, 21054 Erlangen

Laparoscopic Liver Resection

Summary. Aim of this study was to demonstrate the laparoscopic procedure for a segmental liver resection in the pig. The operations were done under general anesthesia and artifical respiration by circulation monitoring. After a laparoscopic pringle-procedure Segment IV b of the liver was resected by a special laparoscopic ultrasound dissector. Larger vessels and bile ducts could be clipped. Bleeding from the resection surface was controlled by argon gas coagulation and fibrin sealing. On principle even liver resection is possible by laparoscopy because major hemorrhage can be avoided.

Key words: Liver resection – Laparoscopic procedure

Zusammenfassung. An Läuferschweinen (N = 7) mit einem Körpergewicht von 20 kg sollte die technische Durchführbarkeit einer Lebersegmentresektion überprüft werden. In Vollnarkose und maschineller Beatmung, einem invasiven Kreislauf-Monitoring und nach Durchführung eines laparoskopischen Pringle-Manövers wurde Segment IV b der Schweineleber reseziert. Zur Anwendung kamen ein laparoskopischer Ultraschall-Dissektor, die Versorgung größerer Gefäße und Gallengänge mit Titanclips, Argongaskoagulation und Fibrinklebung. Somit waren Parenchymblutungen beherrschbar und eine laparoskopische Leberresektion prinzipiell durchführbar.

Schlüsselwörter: Laparoskopische Leberresektion – laparoskopisches Pringle-Manöver

405. Ein atraumatischer Manipulator für laparoskopische Eingriffe

J. Waninger, H.-J. Mappes, R. Salm und C. Smolka

Chirurg. Universitätsklinik Hugstetterstr. 55, 79106 Freiburg

An Atraumatic Retractor for Laparoscopic Procedures

Summary. An atraumatic retractor of 53 cm in length and 5 mm in diameter with a balloon at the end was constructed with the support of the W. Rüsch Company, Waiblingen, Germany. The balloon is inflated with 20 ml of air. The instrument was used in 58 cholecystectomies. After removal of the gallbladder exposition of the liver bed, the lig. hepato-duodenale and the subphrenic space was achieved in every case. In 12 cases the instrument was of indispensable help. Retraction, compression and elevation of an organ are the functions of the instrument.

Key words: Atraumatic retractor – Balloon – Laparoscopy

Zusammenfassung. Mit Hilfe der Fa. W. Rüsch, Waiblingen, wurde ein atraumatischer Manipulator von 53 cm Länge, 5 mm Dicke und einem aufblasbaren Ballon (20 ml Luft) am Ende gebaut. Das Instrument wurde bei 58 laparoskopischen Cholezystektomien eingesetzt. Nach Entfernung der Gallenblase gelang in allen Fällen die Exposition des Leberbettes, des Lig. hepato-duodenale und des subphrenischen Raumes. In 12 Fällen war das Instrument von unentbehrlicher Hilfe. Es erlaubt das Weghalten, Komprimieren und Anheben von Organen.

Schlüsselwörter: Atraumatischer Manipulator – Ballon – Laparoskopie

406. Thorakoskopische Resektion
eines 5 cm großen mediastinalen Nebenschilddrüsenadenoms

M. Furrer, A. Leutenegger und T. Ruedi

(Manuskript bis Redaktionsschluß nicht eingegangen)

407. Minimale invasive endoskopische Okklusionstherapie bei Neugeborenen mit ösophagotrachealer Fistel – Experimentelle Untersuchungen zur Determinierung der intraluminalen Anwendung verschiedener Lasersysteme und Radialstrahler

H. Meier, R. R. Lehmann und S. Czapski

Prof. Dr. Harald Meier, Chefarzt Klinik für Kinderchirurgie, Ev. Krankenhaus, Virchowstr. 20, 46047 Oberhausen

Minimal Invasiv Endoscopie Occlusion of ETF in Newborns – Experimental Investigations to Determine Intraluminell Application in Different Laser Systems and Radial Applicator

Summary. We use esophagus of rat as model of ETF in newborns. Aim is to determine parameters in closing fistulas by laser beam. We compare Nd: YAG (1.06 µm; 1.32 µm) and argon (488–514 nm), different applicators such as saphir-tip, bare fiber, special radial applicator. In all cases complete occlusion is demonstrated by histological examinations. We found coagulation necrosis at the beginning. After 10 days there was repair of tissue, contacted by the laser beam and a complete closure of the fistula. We found the best result by using argon laser and special radial applicator.

Key words: Lasersystems – ETF – Radial applicator – Occlusion

Zusammenfassung. Am Fistelmodell des Rattenösophagus erfolgt mit den Lasersystemen Nd: YAG (1,06 µm; 1,32 µm) und Argonlaser (488–514 nm) die intraluminelle Fistelokkklusion. Als Applikator erzielt ein speziell entwickelter Radialstrahler die beste Okklusionsrate im Vergleich zur Saphirspitze und Barefiber. Die statistische Auswertung der histologisch geprüften Okklusionsraten zum Energieaufwand des jeweiligen Lasers ergibt einen stufenweisen Verschluß: Primäre Okklusion durch Koagulationsnekrose, sekundäre Okklusion durch Narbenbildung nach 10 Tagen. Beim Argonlaser war die geringste Leistungs-Zeit-Kombination erforderlich.

Schlüsselwörter: Laser – Ösophago-tracheale Fistel – Radialstrahler

408. Senkung der Morbidität der zwei-zeitigen totalen Thyreoidektomie durch primäre Hemithyreoidektomie beim verdächtigen kalten Knoten?

R. A. Wahl, J. Schabram, A. Luther, Ch. Luther und R. Hornstein

Bürgerhospital Frankfurt, Nibelungenallee 37–41, 60318 Frankfurt/Main

Is Primary Total Lobectomy for Cold Thyroid Nodules Really Diminishing the Risk of Recurrent Laryngeal Nerve Paralysis with Regard to Second Stage Total Thyroidectomy?

Summary. Patients with second stage total thyroidectomy (N = 39) are compared A) after primary total lobectomy (n = 21) and B) after primary partial lobectomy (n = 18) with respect ot postop. complications. Less frequent early postop. hypocalcemia (10%

vs. 22%, p < 0.1) and a significant lower incidence of recurrent laryngeal nerve paralysis (0% vs. 15%; p > 0.05) showed up in A vs. B. But, in our hands, total lobectomy had a higher risk of recurrent laryngeal nerve paralysis (1.1 out of 369) than partial lobectomy (0.1% out of 1033 nerves at risk). Thus, under the given conditions, the concept of primary total lobectomy saves a higher number of nerves ultimately only, when it is applied to nodes with a prevalence of malignancy of more than 30%.

Key words: Cold nodule – Total thyroidectomy – Thyroid carcinoma

Zusammenfassung. Der Vergleich zwei-zeitig total-thyreoidektomierter Patienten (N = 39) A) nach primär erfolgter Hemithyreoidektomie (n = 21) und B) nach primärer Resektion (n = 18) hinsichtlich der postoperativen Komplikationen zeigt eine im Trend niedrigere frühpostoperative Hypokalzämierate (10% vs. 22%; p < 0,1) und eine signifikant niedrigere Recurrensparese-Rate (0% vs. 15%; p < 0,05) bei A) im Vergleich zu B). Da jedoch in unserer Hand die vollständige Lobektomie mit einem deutlich höheren Recurrensparese-Risiko behaftet ist (1,1% von 369) als die Resektion (0,1% von 1033 „nerves at risk"), werden durch das Konzept der grundsätzlichen primären Hemithyreoidektomie unter den gegebenen Bedingungen Recurrensparesen letztendlich nur eingespart, wenn dieses Konzept auf Knoten mit einer Karzinom-Prävalenz von über 30% angewendet wird.

Schlüsselwörter: Kalter Knoten – totale Thyreoidektomie – Schilddrüsenkarzinom

409. Papilläres Mikrokarzinom der Schilddrüse: Ergebnisse nach Operation mit eingeschränkter Radikalität

A. Larena-Avellaneda, G. Doppstadt, A. Rausch und A. Larena-Avellaneda jun.

Chirurgische Abteilung St. Katharinen Hospital, 50226 Frechen

**Papillary Microcarcinoma of the Thyroid:
Prognosis Following Conservative Surgical Treatment**

Summary. In 3635 patients, operated in our clinic from 1.1.80 to 31.12.91 on a disease of the thyroid gland, we encountered 91 cases of papillary cancer. A microcarcinoma (diameter up to 1.0 cm, pT 1) was diagnosed in 48 specimens. If the clinically unsuspected malignancy was found on careful pathological examination of the thyroid tissue, and the removal was considered to be complete, reoperation-thyroidectomy with modified neck dissection- was not performed. We found no recurrences in the follow up (14 months to 13 years, ∅ = 57 months).

Key words: Papillary microcarcinoma of the thyroid – Limited operation – Follow-up

Zusammenfassung. Im Zeitraum vom 1.1.80 bis 31.12.91 fanden sich bei 3635 Schilddrüsenoperationen in unserer Klinik 91 papilläre Karzinome, in 48 Fällen wurde ein Stadium pT1 (Größe bis 1,0 cm) diagnostiziert. Bei solchen Zufallskarzinomen und mikroskopischer Bestätigung der vollständigen Ausräumung des Tumors wurde auf Thyroidektomie sowie neck dissection im Rahmen eines Zweiteingriffes verzichtet. In einer retrospektiven Studie konnten bei durchschnittlicher Beobachtungszeit von 57 Monaten (14 Monate bis 13 Jahre) keine Rezidive gefunden werden.

Schlüsselwörter: Papilläres Mikrokarzinom der Schilddrüse – Ergebnisse nach eingeschränkt radikaler Operation

Schlußveranstaltung

410. Festvortrag:
„Taktstock und Skalpell"

R. Liebermann

Via Imprunetana per pozzolatico 88, I-50020 Monte Oriolo

Sie erwarten wahrscheinlich, daß ich unverzüglich von Billroth und Brahms sprechen werde. Wenn ich mir auch durchaus bewußt bin, daß an einem Chirurgenkongreß beide Genies nicht fehlen dürfen, möchte ich zunächst von Mozart erzählen, der als Erster Musik und Medizin vereint hat, und zwar in der Oper „Cosi fan tutte" und in der Person der Zofe Despina. Sie ist zwar ein falscher verkleideter Arzt, es wurden ihr aber erstaunliche Kenntnisse von Da Ponte in den Mund gelegt. Sie begrüßt die Anwesenden küchenlateinisch, bis Fiordiligi und Dorabella eine Bitte aussprechen, die uns Laien und Patienten aus der Seele gesprochen ist: „Herr Doktor, reden Sie daß wir's verstehn:"

Die Kommunikation durch die Sprache wird heute, in einer Zeit der sich verstärkenden Sprachlosigkeit und Verarmung von immer größerer Wichtigkeit. Eine Abgrenzung, auch wenn sie nicht bezweckt ist und dem Sachzwang zu folgen scheint, kann Gefahren in sich bergen. Es könnten nämlich negative Phänomene dieser Zeit verstärkt werden. Ich meine Kontaktverlust, Vereinsamung und die Angst des heutigen Menschen. Georg Büchner verdichtet diese existentielle Gefahr in dem armen „Subjekt Wozzek", indem er ihn uns auch als „Casus" und Experimentierobjekt des „Doctors" vorführt.

Auch die Musik ist eine Form der Kommunikation. Sie hat es darin leichter als das Wort, weil sie, wie Levi-Strauß mit Recht ausdrückt, „die widersprüchlichen Merkmale der Allgemeinverständlichkeit und der Unübersetzbarkeit vereinigt." Die Musik hat im Gegensatz zur Sprache keine Zeichen. Die Note, die wir kennen, erhält ihre Bedeutung erst innerhalb der Tonleiter. So ist es unmöglich, die balinesische Musik für das wohltemperierte Klavier umzuschreiben.

Mozart und sein Textdichter Lorenzo da Ponte waren gut informiert über den neuesten Stand der Medizin ihrer Zeit. Despina macht die scheintoten Schelme mit Hilfe des Mesmerschen Magnetismus wieder lebendig, und im Hause Mesmers wurde 1768 Mozarts „Bastien und Bastienne" aufgeführt. Sie sehen, es gibt denkwürdige Konstellationen, in denen sich Musik und Medizin begegnen.

Das Potential der Kunst und der Wissenschaft liegt in der Chance des permanenten kritischen Weiterdenkens, des Unvollendeten, des schwer sich Anzeigenden, das sich so wohltuend unterscheidet von dem Wiederholten, von dem Bekannten und dem oft Gesehenen, von dem Austauschbaren. „Blick in die Zukunft" war Thema und Inhalt Ihres Kongresses.

Rilke vergleicht die Haltung des Künstlers zur Welt mit der des Kindes, das nicht weiß, daß „die Welt schön ist" und deshalb eine macht. Ein „offenes Ende" im Umgang mit der Kunst wie mit der Wissenschaft annehmen, ist ihre Entwicklungschance. Es sind nicht nur die Künstler, es sind ebenso Biologen, Elektroingenieure und Sie als Mediziner, die schöpferisch die Welt neu schaffen und erhalten. Es ist alles nur die Frage der Terminologie und des Mutes. Kunst und Wissenschaft sind kein spektakuläres Ereignis, sondern ein evolutionäres. Die Sache selbst ist der mentale Beschleuniger, auf die es sich einzulassen gilt. Ist die Methode der Wahrnehmung analytisch-rational und intuitiv, ist vor allem die Sache selbst das effektivste Werkzeug der Wahrnehmung.

Um zu versuchen, neue Lösungen für die menschlichen Bedürfnisse von heute und morgen zu finden, muß man sich auch fragen, welcher Art von Kontinuierung und Tradierung die Werte sind, auf die sich unsere Zivilisation stützt. Ich möchte kurz von dem sprechen, was mich mein Leben lang tangiert und engagiert, die kulturellen Werte. Kultur in ihrer Gesamtheit der geistigen und künstlerischen Äußerungen, ihres Fortschritts und ihrer Pflege. Mir scheint, daß die Krise, die die Welt erschüttert, nicht nur ökonomisch-ökologisch, sondern vor allem kultureller Art ist. Die rasende technische Entwicklung erstickt und paralysiert die Kreativen auf allen Gebieten und beschleunigt zugleich den Verlust von kulturellem Bewußtsein. Der Mensch, verwirrt und unentschieden, klammert sich einerseits an Werte der Vergangenheit, die ihren Inhalt verloren haben, schreckt aber andererseits vor einer kulturellen Zukunft zurück, die in einer Sackgasse enden könnte. In dem Wunsch des Menschen, die Gesamtheit der Werte, die man „Erbe" nennt, aufzubewahren und zu überliefern, drückt sich eine Lebensnotwendigkeit aus. Zu bemerken ist, daß je bedrohter sich eine Kultur fühlt, sie sich desto stärker bemüht, die Überreste der Vergangenheit zu erfassen. Im Negativen könnten dem nationalistische Züge entwachsen. Im Positiven drückt dieser Wille zur Konservierung, wie Guillaume sagt, einen „Teil der Trauerarbeit" aus, „mit der man von einer unwiederbringlich schwindenden Welt Abschied nimmt." Man kann sich nun fragen, wer die Auswahl des zu Tradierenden in der Kulturgeschichte nimmt. Sartre schrieb in „Das Sein und das Nichts":

„Indem ich mich in die Zukunft meiner Zielsetzung projiziere, rette ich auch die Vergangenheit und entscheide durch die Tat über ihre Bedeutung."

Wissenschaft und Kunst, Medizin und Musik sind im tiefen Sinn verwandt.

Musik ist nicht nur die Freude des gesunden, nicht nur der Trost des kranken Menschen. Der Romantiker und Naturwissenschaftler Novalis faßt den Einklang von „musica mundana" und „musica humana" in den Satz: „Die musikalischen Verhältnisse scheinen mit Recht eigentlich die Grundverhältnisse der Natur zu sein." Ihm ist Krankheit „ein musikalisches Problem" und Heilung „eine musikalische Auflösung".

Die Beziehung von Musik und Medizin wird schon seit der Antike beobachtet und beschrieben. Die Vorstellung von musikalisch-metrischen Rhythmen im Puls übernahm das Mittelalter im Rahmen der „musica humana" Idee, wonach die Seele und der Körper des Menschen sowie das Zusammenwirken beider von denselben harmonischen, zahlenmäßigen Ordnungen bestimmt waren wie die Töne der Musik und die Umläufe der Sonne. Die Musik wurde der Mathematik zugeordnet.

Es waren arabische Gelehrte und Ärzte, die die antike Lehre vom „Ethos" der Musik mit dem Körper-Seele-Verständnis der Medizin verknüpften. Musik als seelisch-körperliches Regulativ und als medizinische Therapie zieht sich durch die ganze Menschheitsgeschichte.

„Gesang zu lauschen, ist Wohlgeruch für die Seele, Beruhigung für Herzen, Nahrung für den Geist und gehört zu den wichtigsten Arten der seelischen Medizin", so der jüdische Arzt Maimonides im 12. Jh.

Der Arzt und der Chirurg im besonderen ist Künstler, aber der Künstler ist auch Arzt. „Die Medizin heilt die Seele durch den Körper, und die Musik wiederum den Körper durch die Seele." (Giovanni Pico delle Mirandola).

Es gibt viele Beispiele für die umfassende Wirkung der Musik am Krankenbett. In der erhaltenen „Consilienliteratur" wird Musik als aufmunternde Therapie bei körperlichen Leiden empfohlen.

„Wohlproportionierte musikalische Klänge sind im Stande, die Atome des spiritus und des innersten Gehirnteils sowie die von Bier und Wein zerstreuten Fäserchen der Hirnhäute wieder in normale Verfassung zu bringen", so Werner Rolfink 1671.

Michel Montaigne schreibt in einem Essay, daß sein Vater immer einen Spinett-Spieler engagiert habe, durch dessen Musik er geweckt worden sei, damit sein zartes Gehirn nicht in Unordnung gerate, wenn man es morgens gewaltsam und plötzlich aus dem Schlaf reiße.

Gesang und Instrumentalmusik sollten auf die Affekte wirken und die Rekonvaleszenz fördern. Die Ärzte verlangten für ihre Zwecke, daß die Musik vor allem „anmutig" und „lieblich" sei. Diese Ansprüche erfüllten neben dem Gesang am besten gezupfte und gestrichene Saiteninstrumente wie Harfe, Psalterium, Laute, Fiedel, aber auch Flöte und Krummhorn, die zu den leisen Instrumenten gerechnet wurden.

Die musikalische Kurmethode richtete sich immer differenziert nach Geschmack und Bildung, denn z. B. „ein Künstler wird auf eine schlechte Musik statt besser zu werden, kränker." (Fr. A. Weber, 1801)

Besonders genaue Vorschriften gaben die Ärzte, um die Patienten in den genesenden Schlaf zu bringen. Dafür waren auch klagende Melodien beliebt, die zu tiefen Tönen hinabsteigen. Schick war es sicher, als ein Herr von Goldberg dem Compositeur J. S. Bach damit beauftragte, für seinen Sohn kleine Stücke zu schreiben, um diesem das Einschlafen zu erleichtern, die Goldbergvariationen.

Süße Klänge gegen „stupor mentis", beruhigende gegen Manie, laute Pauken und Trompeten gegen „litargia", unterhaltende für den frisch Operierten.

Erst Descartes war es, der die allgemeingültigen Zusammenhänge zwischen Musik und ihrer Wirkung auf Kranke in Frage zu stellen begann.

Seit langem versucht nun die Musikwissenschaft von verschiedenen Grundlagen her, das musikalische Erleben zu erforschen.

Erst die neue Rezeptionsforschung stellt die Wechselwirkung zwischen Musik und Rezipienten in den Mittelpunkt der wissenschaftlichen Untersuchung.

Das musikalische Erleben ruft mehr als anderes Kunsterleben körperlich-physiologische, im engeren Sinne vegetative Reaktionen hervor, die Ausdruck des Phänomens Spannung und Entspannung sind. Seit Mitte des 19. Jh. werden verschiedene Messungen vegetativer Reaktionen beim Hören von Musik beschrieben. Blutdruckerhöhungen und Pulsbeschleunigungen in Abhängigkeit von einem Musikstück und dem individuellen Temperament; z. B. Atemverkürzung bei Dissonanzen. Ungewohnte musikalische Reize erzeugten vegetative Aktivierung im Sinne von Spannung, und umgekehrt schuf vertrautes musikalisches Material vegetative Glättung. Guibaud (1898) fand heraus, daß der Wechsel von Tonart, des Tempos, des Rhythmus und Tongeschlechts zunächst zu Pulsbeschleunigung und Atemverkürzung, im Sinne von Spannung führte, mit darauf folgender Beruhigung. Sobald eine Komposition vertraut und im weiteren Sinne antizipiert war, löste sich die Spannung in Entspannung.

Spannung als Mobilisierung von Energie, also Leistungssteigerung durch Musik, beobachtete Ferré 1904 besonders durch rhythmisches Material und Dur-Tonarten.

Was in der Musik bewirkt nun beim Hörer Spannung und Entspannung? Wovon ist ihre Wirkung beim Hörer abhängig?

Der Effekt der Anregung und Entspannung ist abhängig vom Verhältnis von Information und Redundanz. Ich will es erläutern: Musik besteht aus einer akustischen Ereignisfolge. Jedes Zeichen gibt dem Hörer eine Information. Die Höhe und Qualität der Information richtet sich nach dem Überraschungs- bzw. Neuigkeitswert, das heißt nach der Unvorhersehbarkeit. Eine Musik, deren Ereignisfolge wenig vorhersehbar ist, hat einen hohen Informationsgehalt. Der Informationsgehalt von Musik wird so durch Antizipationsversuche meßbar. Umgekehrt wird eine Ereignisfolge als redundant bezeichnet, wenn sie vorhersagbar ist. Diese Redundanz wird erreicht durch Kompositionsgesetzmäßigkeiten, also durch eine Vereinbarung auf ein bestimmtes Ordnen der Ereignisfolge. Dieser Ordnungs- und Strukturierungsstil muß wiederum beim Hörer verfügbar sein, um einen musikalischen Lustgewinn von Spannung und Entspannung zu ermöglichen.

Ordnung muß erkennbar sein, andererseits muß die Information genügend hoch sein, damit die Musik nicht langweilig wird.

Die Wirkung von Musik passiert unter einer wichtigen Voraussetzung. Wenn der Hörer sich „der Musik hingibt" und sie nicht nur intellektuell analysierend hört, zieht er sich aus dem kommunikativen Raum zurück, und die Konzentration auf das „Objekt Musik" zieht seine Aufmerksamkeit von Personen und Geschehen, Sorgen oder Schmerzen ab.

Colbert konnte 1963 nachweisen, daß die Einengung der Aufmerksamkeit durch Hören von Musik auf den angstlösenden Effekt der musikalischen Entspannung zurückzuführen ist.

Auch die Wirkung von Schlafliedern darf darin gesehen werden, daß sie dem Kind den Abzug von Objektbesetzungen erleichern. Diese Einengung der Aufmerkamkeit bewirkt den entspannenden und therapeutischen Faktor der Musik.

Zu Beginn meiner Rede sprach ich kurz über den Unterschied zwischen Musik und Wort als Mittel der Kommunikation. Ich will den Unterschied zwischen Musik und den anderen Künsten, besonders der Literatur und der bildenen Kunst verdeutlichen.

Musik ist eine Kunst in einer Welt der Objektlosigkeit. Literatur ist an die Welt der Objekte gebunden. Die Musik ist „analoge Kommunikation". Sie enthält keine Zeichen mit Bedeutungen und keine Symbole. Hier sind Gefühle und nicht Zeichen, die Gefühle bedeuten. Dieser Schwerpunkt des narzistischen Erlebens charakterisiert die musikalische Kunst im besonderen. Freud nennt dieses narzistische Gefühl in Anlehnung an Romain Rolland das „ozeanische Gefühl", das den Mensch über die Welt und sich selbst heben kann. Musil beschreibt in seinem Roman „Mann ohne Eigenschaften" dieses Empfinden als eine „Art Schmerzzustand…, durch den das Ich eintrete, in unendliche Weiten gerät und umgekehrt die Weiten der Welt in das Ich eintreten, wobei man nicht erkennen kann, was zum Eigenen und was zum Unendlichen gehört."

Musik nur so betrachtet, wäre verfehlt. Musik ist, wie gesagt, ein Objekt der Wahrnehmung, besonderer Art. Es handelt sich um eine strukturierte Wahrnehmung, die jedoch nicht so eindeutig ist wie die Objekte der unmittelbaren Umwelt. Sie gehört zur Imagination und ist durch persönliches Erleben und Erfahrung bestimmt.

Diese Analyse gilt bis zu jenem alles in Frage stellenden Tag, da Wagner die ewige Melodie und den Tristan-Akkord erfand. Die Spannung wird durch eine harmonische Wendung nicht zur Tonika, also zur Entspannung geführt, sondern bis zum Schluß eines Aktes immer weiter und weiter gesteigert. Hier liegt der Ursprung einer Entwicklung, die im 20. Jahrhundert zur totalen Vermeidung der Tonalität führte, einer Musik, die sich nicht mehr an Kadenz und Tonika, also an Spannung und Entspannung hält, sondern die Spannung bis zum Ende des Werkes steigert und sie nicht auflöst. Schon Richard Strauß beendet seine Elektra mit zwei übereinandergeschichteten harmonisch extrem weit auseinanderliegenden Akkorden C-Dur Cis-Dur. Schönberg erfindet ein System, aus dem die Tonika völlig verschwindet, indem er zwölf gleichwertige Töne an die Stelle der Tonleiter setzt und damit der Kadenz den Garaus macht. Und damit verabschiedet sich die Musik des 20. Jahrhunderts vom sogenannten „le Beau, le Bon et le Vrai" (vom Schönen, Guten und Wahren), die die universelle, ideale Harmonie und die musikalische Tonalität zur Übereinstimmung brachten, auf der Suche nach der Befriedigung physischen Wohlbefindens.

Mit Mozart und Da Ponte habe ich begonnen. Mit zwei anderen Genies lassen Sie mich schließen:

Mit Brahms und seiner Wahlverwandtschaft mit Billroth, dem großen Mediziner, der ein Musiker war.

In Zürich lernte er im Spätherbst 1865 anläßlich eines Konzertes Brahms kennen. Der enthusiastische Chirurg veranstaltete mit Freunden am folgenden Tag eine private Aufführung, in der Brahms sein Klavierkonzert op. 15 spielte und die A-Dur Serenade gehört werden konnte.

Der Komponist schreibt an Clara Schumann:

„Sie mieteten das Orchester, telegrafierten nach allen Enden, damit die Stimmen gewiß kämen, und jedem, der sich dafür interessierte, war ohne weiteres das Zuhören erlaubt."

Vom gleichen Tag stammt der erste Brief Billroths an Brahms. Die Freundschaft und der Briefwechsel der beiden währte bis zum Tod des vier Jahre älteren, drei Jahre vor Brahms gestorbenen Billroth.

Spontan und ohne Vorbehalt drückt Billroth oft schon seine ersten Empfindungen über eine neue Komposition oder ein Konzert des Freundes aus. Lange Nachtbriefe entstehen.

Und Brahms beteuert immer wieder wie wertvoll und wesentlich ihm die Anteilnahme und die Betrachtungen Billroths sind, der über zwanzig Jahre lang die Autographen Brahms vor der endgültigen Vollendung zur Durchsicht und Überprüfung erhielt.

Eduard Hanslick, der nächste Vertraute in dieser Männerfreundschaft, nannte es das „ius primae noctis", das Billroth an der Brahmsschen Kammermusik besaß. Es wurde zur Gepflogenheit, neue Lieder und Kammermusik Brahms' im Hause Billroths in Wien zu spielen, auch damit der Komponist seine Werke „abhören" konnte. Brahms, besonders scheu in allem Persönlichen, äußerte sich in den Briefen eher knapp und voll sprachlicher Finesse. Immer ging ein Konzept dem Brief voraus. Für Billroth ist die Musik das größte Glück seines Lebens gewesen, und Brahms fand in ihm den immer engagierten Freund und Mentor.

Sie erlauben mir als Musiker gewiß, an dieser Stelle dem ärztlichen Stand das Kompliment zu machen, daß gerade er eine wunderbare Affinität zur Musik besitzt. Und ich bin sicher, daß folgende Worte Billroths an Brahms auch auf das bezogen werden können, das in manchen Vorträgen dieses Chirurgenkongreßes deutlich wurde.

„Ich habe noch nie einen großen Forscher kennengelernt... der nicht im Grunde eine Art Künstler gewesen wäre, mit reicher Phantasie und kindlichem Sinn... Wissenschaft und Kunst schöpfen aus derselben Quelle."

Autorenverzeichnis

Daum, R. (174) 649
- (176) 658
Dautzenberg, P. (343) 1088
Dautzenberger, P. (357) 1097
Decker, P. (382) 1115
Defreyne, L. (96) 378
Degreif, J. (241) 935
Delanoff, Ch. (104) 386
Deldycke, J. (333) 1082
Demartines, N. (58) 228
Detter, Ch. (114) 417
Deventer, S. van (318) 1072
Diegeler, A. (205) 784
Dielert, E. (192) 736
Dienemann, H. (114) 417
- (218) 843
Dierauer, S. (165) 610
Diermann, J. (397) 1125
Dietz, H. G. (245) 946
Dittler, H.-J. (41) 215
Dohmoto, M. (51) 220
Dohrmann, P. (47) 218
Doppstadt, G. (409) 1134
Dörner, A. (77) 308
Dralle, H. (129) 486
Drommer, R. B. (195) 748
Dudda, W. (61) 242

Eberle, B. (212) 814
Ebert, M. (124) 460
Eckel, L. (209) 800
Eigler, F. W. (134) 506
Eigler, F.-W. (145) 542
Eisele, U. (144) 539
Eitel, F. (315) 1071
Ekesparre, M. v. (178) 664
Ekkernkamp, A. (239) 928
- (248) 956
El-Banayosy, A. (202) 767
Elfeldt, R. J. (363) 1100
Emmermann, A. (27) 172
- (28) 175
- (398) 1126
Encke, A. (89) 347
- (348) 1091
- (359) 1098
- (381) 1115
Engelhard, M. (323) 1075
Engelmann, C. (217) 836
Engemann, R. (66) 263
Ennker, I. (369) 1105
Ennker, J. (369) 1105
Entholzner, E. (100) 383
Erasmi, H. (159) 591
- (235) 916
- (403) 1131
Eren, S. (193) 740
Ernst, H. (397) 1125
Ernst, M. (382) 1116
Eypasch, E. (19) 134

Fack-Asmuth, W. G. (288) 1040
Fahlbusch, R. (83) 326
Faist, E. (316) 1072
Falkenhahn, D. (166) 612
Fändrich, F. (363) 1100
Fätkenheuer, G. (146) 544
Federmann, G. (44) 216
Feifel, G. (1) 41
Ferson, P. F. (39) 211
Fetscher, B. (282) 1024
Feussner, H. (33) 189
Fischer, H.-R. (314) 1070
Fischer, J. L. (40) 214
Fischer, M. (310) 1068
Fleck, U. (63) 253
Florek, H.-J. (149) 552
Flury, R. (35) 196
Forst, H. (114) 417
Förster, H. (381) 1115
Frank, J. (163) 604
Freisleben, Ch. (238) 925
Frey, L. (99) 382
Frick, A. (187) 705
Friedel, G. (220) 851
Friedel, N. (203) 773
- (210) 808
Friedl, W. (247) 954
- (402) 1130
Friedrich, J. (130) 490
- (134) 506
Fries, S. (394) 1124
Fritz, E. (327) 1078
Fritz, R. (402) 1130
Frizen, F. (252) 966
Frohmüller, H. (90) 352
Fröschle, G. (368) 1104
Früh, H.-J. (367) 1103
Funke, I. (361) 1099
- (394) 1124
Funovics, J. M. (34) 193
Funovics, M. A. (34) 193
Furtschegger, F. (283) 1025

Gall, C. W. (350) 1093
Gall, F. P. (26) 169
- (125) 465
- (219) 847
- (349) 1092
- (350) 1093
Garrel, T. v. (375) 1110
Gastinger, I. (14) 111
- (26) 169
- (303) 1063
- (349) 1092
- (350) 1093
- (404) 1131
Gatzemeier, U. (326) 1077
Gawenda, M. (235) 916
Gdanietz, K. (173) 642
Gebhardt, Ch. (17) 128

- (147) 546
- (341) 1087
- (365) 1102
Geiger, P. (101) 383
Gellert, K. (137) 515
Gellrich, N.-C. (196) 754
Gelowicz, M. (101) 383
Gemperle, A. (13) 105
Gerber, St. (314) 1070
Gerhartz, H. H. (323) 1075
Gerlach, K. L. (197) 757
Gerlach, U. (50) 220
Gerlich, W. (102) 384
Germann, G. (366) 1103
- (376) 1111
Gharib, M. (71) 282
Gierl, L. (307) 1066
Gilg, M. (332) 1082
Glittenberg, K. (312) 1069
Gödje, O. (211) 811
Golombek, V. (232) 908
Goretzki, P. E. (148) 549
- (335) 1084
Gottsauner, A. (199) 763
Götz, F. (342) 1088
Gotzen, L. (249) 959
- (371) 1107
Graf, J. M. v. d. Schulenburg (139) 521
Graf, P. R. (188) 711
Graf, P. (184) 693
Greeve, M. (118) 427
Greger, B. (141) 528
Greskötter, K.-R. (219) 847
Greulich, M. (190) 724
- (377) 1111
Grewe, A. (370) 1106
Grögler, F. M. (258) 992
Gröner, R. (184) 693
Gross-Fengels, W. (274) 1020
Gründel, J. (108) 396
Grundlach, M. (118) 427
Gruß, J. D. (262) 1001
Grüßner, A. (142) 532
Grüßner, R. (142) 532
Gruwez, J. A. (333) 1082
Gubernatis, G. (339) 1086
Gubisch, W. (190) 724
Gummert, J. (205) 784
Gundlach, M. (138) 518
Günther, R. W. (275) 1021
Gurlitt, C. (381) 1115

Haas, N. (225) 877
Hagmüller, E. (393) 1123
Hagmüller, G. (255) 983
Hake, U. (212) 814
Halfar, B. (390) 1122
Hamelmann, H. (4) 54
Hanisch, E. (144) 539

Sachverzeichnis

Springer-Verlag und Umwelt